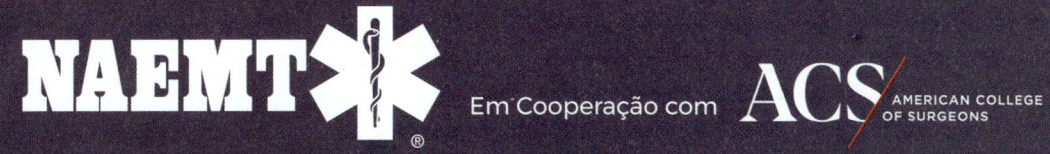 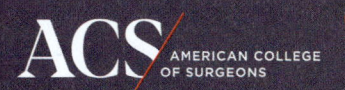 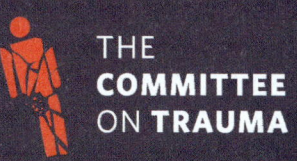

Em Cooperação com — ACS AMERICAN COLLEGE OF SURGEONS — THE COMMITTEE ON TRAUMA

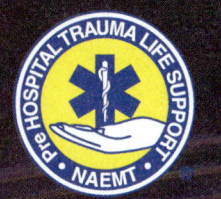

PHTLS

Atendimento Pré-hospitalar ao Traumatizado

DÉCIMA EDIÇÃO

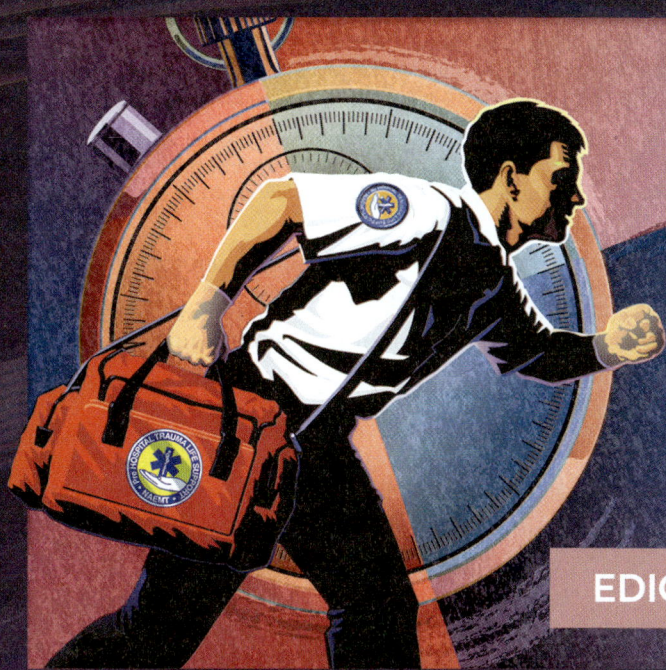

EDIÇÃO EM PORTUGUES

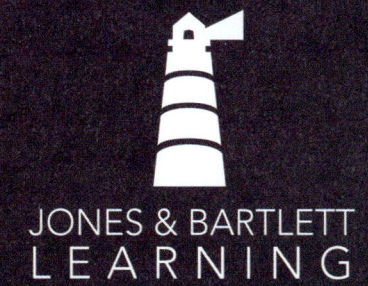

JONES & BARTLETT
LEARNING

CB043509

Apoiado por

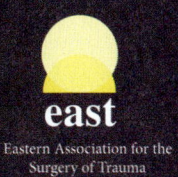

east
Eastern Association for the
Surgery of Trauma

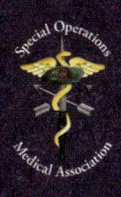

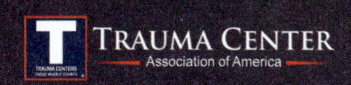

TRAUMA CENTER
Association of America

Sede mundial
Jones & Bartlett Learning
25 Mall Road
Burlington, MA 01803
978-443-5000
info@jblearning.com
www.jblearning.com
www.psglearning.com

Créditos de produção
Vice-presidente, Soluções Inovadoras de Aprendizagem e Avaliação: Ada Woo
Diretora Sênior, Gerenciamiento de Produto e Conteúdo: Christine Emerton
Diretora, Gerenciamento de Produto: Cathy Esperti
Gerente, Propriedade Intelectual e Produção de Conteúdo: Kristen Rogers
Gerente, Estratégia de Conteúdo: Alison Lozeau
Especialista sênior em Propriedade Intelectual: Angela Dooley
Gerente sênior, marketing de produtos: Elaine Riordan
Diretor, Desenvolvimento de Produto: Aaron McKinzie
Gerente de compras: Wendy Kilborn
Composição: S4Carlisle Publishing Services
Gerenciamento de projeto: S4Carlisle Publishing Services
Especialista em Direitos: Maria Leon Maimone
Imagem da capa (página de título, abertura de parte, abertura de capítulo): © Ralf Hiemisch/ fstop/ Getty Images; © National Association of Emergency Medical Technicians (NAEMT); © American College of Surgeons; Cortesia de Eastern Association for the Surgery of Trauma; Cortesia de Special Operation Medical Association; Cortesia de Trauma Center Association of America.
Impressão e encadernação: Lakeside Book Company, Willard

Para encomendar este produto, use ISBN: 978-1-284-30069-7

6048

Impresso nos Estados Unidos da América
29 28 27 26 25 10 9 8 7 6 5 4 3 2 1

Sumário Resumido

Divisão 1 Introdução   **1**

Capítulo 1 PHTLS: Passado, Presente e Futuro 3

Capítulo 2 Princípios de Ouro, Preferências e Pensamento Crítico 25

Divisão 2 Avaliação e Abordagem   **51**

Capítulo 3 Choque: Fisiopatologia de Vida e Morte 53

Capítulo 4 A Física do Trauma 111

Capítulo 5 Avaliação da Cena 159

Capítulo 6 Avaliação e Abordagem do Paciente 185

Capítulo 7 Via Aérea e Ventilação 221

Divisão 3 Lesões Específicas   **285**

Capítulo 8 Trauma da Cabeça e Pescoço 287

Capítulo 9 Trauma da Coluna Vertebral e da Medula Espinal 323

Capítulo 10 Trauma Torácico 375

Capítulo 11 Trauma Abdominal 411

Capítulo 12 Trauma Musculoesquelético 431

Capítulo 13 Lesões Térmicas 459

Capítulo 14 Trauma Pediátrico 489

Capítulo 15 Trauma Geriátrico 523

Divisão 4 Prevenção   **545**

Capítulo 16 Prevenção do Trauma 547

Divisão 5 Vítimas em Massa e Terrorismo   **571**

Capítulo 17 Gerenciamento de Desastres 573

Capítulo 18 Explosões e Armas de Destruição em Massa 599

Divisão 6 Considerações Especiais   **639**

Capítulo 19 Trauma Ambiental I: Calor e Frio . . . 641

Capítulo 20 Trauma Ambiental II: Raios, Afogamentos, Mergulhos e Altitude 693

Capítulo 21 Cuidados no Trauma em Áreas Remotas 743

Capítulo 22 Suporte Médico de Emergência Tática Civil 783

Glossário 803

Índice 819

Sumário

Divisão 1 Introdução   1

Capítulo 1 PHTLS: Passado, Presente e Futuro   3

Introdução 3
História do Cuidado do Trauma no Serviço de Emergência (SE) 3
  Período Antigo 3
  Período Larrey (Fim do Século XVIII Até 1950) 4
  Era Farrington (Aproximadamente 1950 a 1970) 5
  Era Moderna do Atendimento Pré-hospitalar (Aproximadamente 1970 Até Hoje) 5
Filosofia do PHTLS 7
  Epidemiologia e Custos 8
As Fases do Cuidado do Traumatizado 11
  Fase Pré-evento 11
  Fase do Evento 13
  Fase Pós-evento 14
PHTLS: Passado, Presente e Futuro 17
  Suporte Avançado de Vida no Trauma 17
  PHTLS 18
  PHTLS na Área Militar 19
  PHTLS Internacional 19
  Visão de Futuro 19
Resumo 20
Referências 20
Leituras Sugeridas 23

Capítulo 2 Princípios de Ouro, Preferências e Pensamento Crítico   25

Introdução 26
Princípios e Preferências 27
  Situação 28
  Condição do Doente 29
  Base de Conhecimentos do Profissional do Atendimento Pré-hospitalar 29
  Protocolos Locais 30
  Equipamento Disponível 30
Pensamento Crítico 31
  Usando o Pensamento Crítico para o Controle de Vieses 33

Usando o Pensamento Crítico na Tomada Rápida de Decisões 33
Usando o Pensamento Crítico na Análise de Dados 33
Usando o Pensamento Crítico em Todas as Fases do Cuidado do Doente 34
Ética 34
  Princípios Éticos 34
O Período de Ouro: Condições Sensíveis ao Tempo 36
Por Que os Doentes Traumatizados Morrem 37
Princípios de Ouro do Atendimento Pré-hospitalar do Traumatizado 38
  1. Garantir a Segurança dos Profissionais do Atendimento Pré-hospitalar e do Doente 38
  2. Avaliar a Situação da Cena para Determinar a Necessidade de Recursos Adicionais 40
  3. Controlar Qualquer Hemorragia Externa Significativa 40
  4. Usar a Avaliação Primária para Identificar Condições Potencialmente Fatais 41
  5. Reconhecer a Física do Trauma que Produziu as Lesões 41
  6. Fornecer Abordagem Apropriada da Via Aérea Enquanto Mantém a Restrição do Movimento da Coluna, Conforme Indicado 41
  7. Oferecer Suporte Ventilatório e Fornecer Oxigênio para Manter a $SpO_2 \geq 94\%$ 42
  8. Fornecer Terapia Básica para o Choque, Incluindo a Imobilização Apropriada de Lesões Musculoesqueléticas e a Restauração e Manutenção da Temperatura Corporal Normal . . . 42
  9. Aplicar os Princípios Adequados de Restrição de Movimento da Coluna com base nas Queixas e no Estado Mental do Doente e Considerando o Mecanismo do Trauma 42
  10. Para Doentes Traumatizados Graves, Iniciar o Transporte para a Unidade de Emergência Apropriada Mais Próxima Assim que Possível Após a Chegada do SEM na Cena 43
  11. Iniciar a Reposição de Fluidos durante o Transporte até a Unidade de Destino Conforme Necessário para Restaurar a Perfusão Basal 44
  12. Obter a Anamnese do Doente e Realizar a Avaliação Secundária Quando os Problemas Potencialmente Fatais Tiverem Sido Manejados ou Descartados de Maneira Satisfatória 44
  13. Fornecer Analgesia Adequada 44
  14. Oferecer Comunicação Abrangente e Acurada em Relação ao Doente e às Circunstâncias do Trauma para a Unidade de Destino 45

Pesquisa. **45**
Lendo a Literatura relacionada aos SEM. 45
Níveis de Evidência Médica 45
Resumo. **47**
Referências. **49**
Leituras Sugeridas. **50**

Divisão 2 Avaliação e Abordagem **51**

Capítulo 3 Choque: Fisiopatologia de Vida e Morte **53**

Introdução. **54**
Fisiologia do Choque **54**
Metabolismo. 54
Definição de Choque **55**
Fisiopatologia do Choque **55**
Metabolismo: O Motor Humano 55
Fornecimento de Oxigênio (Princípio de Fick) 57
Perfusão Celular e Choque. 57
Anatomia e Fisiopatologia do Choque **58**
Resposta Cardiovascular 58
Resposta Hemodinâmica 61
Resposta Endócrina. 62
Classificação do Choque Traumático. **63**
Tipos de Choque Traumático. **63**
Choque Hipovolêmico 63
Choque Distributivo (Vasogênico) 66
Choque Cardiogênico. 66
Avaliação **69**
Avaliação Primária 70
Avaliação Secundária 74
Lesões Musculoesqueléticas 75
Fatores de Confusão 76
Abordagem. **77**
Hemorragia Exsanguinante 77
Via Aérea. 82
Respiração. 82
Circulação. 82
Incapacidade 83
Exposição/Ambiente. 83
Transporte do Paciente 84
Acesso Vascular 84
Reposição Volêmica 87
Complicações do Choque **92**
Insuficiência Renal Aguda 92
Síndrome da Angústia Respiratória Aguda. 92
Falência Hematológica 93
Insuficiência Hepática 93
Infecção Grave 93
Falência de Múltiplos Órgãos 93
Transporte Prolongado. **94**

Resumo. **95**
Referências. **96**
Leituras Sugeridas. **99**

Capítulo 4 A Física do Trauma **111**

Introdução. **112**
Princípios Gerais. **112**
Pré-evento 113
Evento 113
Pós-evento 113
Energia **114**
Leis de Energia e Movimento 114
Troca de Energia Entre um Objeto Sólido
    e o Corpo Humano 116
Trauma Contuso. **120**
Colisões Envolvendo Veículos Automotores 120
Colisões de Motocicletas. 130
Atropelamentos. 133
Quedas 134
Lesões Relacionadas a Esportes. 135
Efeitos Regionais do Trauma Contuso. 136
Trauma Penetrante. **141**
Física do Trauma Penetrante 141
Dano e Níveis de Energia 142
Efeitos Regionais do Trauma Penetrante. 147
Ferimentos por Espingarda 148
Lesões Explosivas **151**
Lesão Causada por Explosões 151
Física da Explosão. 151
Interação entre Ondas de Explosão e o Corpo 152
Lesões Relacionadas a Explosões 152
Lesões Causadas por Fragmentos 152
Lesão por Múltiplas Etiologias. 154
Uso da Física do Trauma na Avaliação. **154**
Resumo. **154**
Referências. **156**
Leituras Sugeridas. **157**

Capítulo 5 Avaliação da Cena **159**

Introdução. **159**
Avaliação da Cena **160**
Segurança 160
Situação 161
Problemas de Segurança. **161**
Segurança do Tráfego. 161
Violência 164
Questões na Cena **165**
Cenas de Crimes 165
Materiais Perigosos. 166
Armas de Destruição em Massa 168
Zonas de Controle da Cena 169
Descontaminação. 169

Dispositivos Secundários............................169
Estrutura de Comando...............................171
Planos de Ação para Incidentes....................173
Patógenos Transmitidos pelo Sangue..............173
Avaliação e Triagem do Paciente...................178
Resumo...183
Referências...184
Leituras Sugeridas.................................184

Capítulo 6 Avaliação e Abordagem do Paciente   185

Introdução...186
Estabelecimento de Prioridades...............187
Avaliação Primária................................187
Impressão Geral......................................188
Sequência de Avaliação Primária 188
Avaliação e Abordagem Simultâneos.............197
Adjuntos para a Avaliação Primária..............197
Reanimação...198
Transporte...198
Reposição Volêmica.................................198
Profissionais de Atendimento Pré-hospitalar
    de Nível Básico *Versus* Avançado.............200
Avaliação Secundária............................201
Sinais Vitais...202
História SAMPLER....................................202
Avaliação de Regiões Anatômicas................202
Exame Neurológico..................................205
Cuidado Definitivo na Cena....................206
Preparo para o Transporte.........................206
Transporte...206
Triagem na Cena dos Pacientes com Lesões.......207
Duração do Transporte.............................208
Método de Transporte..............................210
**Monitorização e Reavaliação (Avaliação
Continuada)..210**
Comunicação.......................................210
Considerações Especiais........................211
Paragem Cardiopulmonar Traumática.............211
Abordagem à Dor....................................214
Lesão Causada por Abuso Interpessoal............215
**Transporte Prolongado e Transferências entre
Instituições..215**
Problemas Relacionados ao Paciente.............215
Problemas Relacionados à Equipe.................216
Problemas Relacionados a Equipamentos..........216
Resumo...217
Referências...219
Leitura Sugerida...................................220

Capítulo 7 Via Aérea e Ventilação   221

Introdução...222
Anatomia...222

Via Aérea Superior 222
Via Aérea Inferior....................................222
Fisiologia..225
Como a ventilação é regulada?....................226
Espaço morto...226
O Trajeto do Oxigênio..............................228
Fisiopatologia......................................229
Causas e Locais de Obstrução da Via Aérea
    no Doente Traumatizado.........................229
Avaliação da Via Aérea..........................230
Posição da Via Aérea e do Doente 230
Ruídos da Via Aérea Superior 231
Avaliação para Obstrução da Via Aérea 231
Observação da Expansão e Retração Torácica.......231
Abordagem..232
Controle da Via Aérea...............................232
Habilidades Essenciais..............................232
Abertura Manual da Via Aérea.................232
Manobras Manuais Simples.........................232
Aspiração..233
Seleção do Dispositivo Auxiliar...............234
Dispositivos Auxiliares Simples...............234
Cânula Orofaríngea..................................235
Cânula Nasofaríngea................................236
Vias Aéreas Supraglóticas.......................236
Máscara Laríngea....................................238
Máscara Laríngea de Intubação....................238
Dispositivo i-gel......................................238
Tubo laríngeo...238
Via Aérea Definitiva..............................239
Intubação Endotraqueal............................239
Ventilação...252
Avaliação..252
Otimização da oxigenação.........................254
Otimização da ventilação 254
Ventilação assistida.................................255
**Melhoria Contínua da Qualidade na
Intubação..259**
Transporte Prolongado..........................259
Resumo...261
Referências...263

Divisão 3 Lesões Específicas   285

Capítulo 8 Trauma da Cabeça e Pescoço   287

Introdução...288
Anatomia...288
Fisiologia..291
Fluxo Sanguíneo Cerebral..........................291
Drenagem Venosa Cerebral........................293
Oxigênio e Fluxo Sanguíneo Cerebral 293

Dióxido de Carbono e Fluxo Sanguíneo
    Cerebral. 293
**Fisiopatologia do traumatismo
cranioencefálico 293**
    Lesão Cerebral Primária 293
    Lesão Cerebral Secundária 297
Avaliação e Abordagem 304
    Física do Trauma 304
    Avaliação Primária .304
    Avaliação Secundária 311
Lesões Específicas de Cabeça e Pescoço 311
    Lesões do Couro Cabeludo. 311
    Fraturas de Crânio. 311
    Lesões Faciais 312
    Lesões Laríngeas 314
    Lesões de Vasos Cervicais 315
    Transporte 315
Resumo. 318
Referências 319
Leituras Sugeridas. .322

**Capítulo 9 Trauma da Coluna
Vertebral e da Medula Espinal   323**

Introdução. 324
Anatomia e Fisiologia 325
    Anatomia Vertebral 325
    Anatomia da Medula Espinal 329
Fisiopatologia 330
    Lesões Esqueléticas 331
    Mecanismos Específicos de Lesão que
      Causam Trauma da Coluna Vertebral
      e da Medula Espinal 332
    Lesões da Medula Espinal. 333
Avaliação 335
    Exame Neurológico 335
    Usando o Mecanismo de Lesão para Avaliar
      Lesões da Medula Espinal. 335
    Indicações para Restrição de Movimento da
      Coluna 337
Tratamento. 340
    Método Geral 342
    Alinhamento e Estabilização Manual
      da Cabeça 342
    Colares Cervicais Rígidos 343
    Imobilização do Tronco no Dispositivo de
      Prancha. 344
    Debate Sobre a Prancha Dorsal 345
    Manutenção da Posição Neutra e Alinhada
      da Cabeça 346
    Finalização da Estabilização. 348
    Erros de Estabilização da Coluna Mais
      Comuns 350
    Pacientes Obesos .351
    Pacientes Gestantes 352
    Uso de Esteroides .352
Transporte Prolongado. 352

Resumo. 353
Referências 355
Leituras Sugeridas. .358

Capítulo 10 Trauma Torácico   375

Introdução. 376
Anatomia 376
Fisiologia 377
    Ventilação. 377
    Circulação. 379
Fisiopatologia 380
    Lesão Penetrante 380
    Lesão Contusa 381
Avaliação 381
**Avaliação e Abordagem de Lesões
Específicas. 383**
    Fraturas de Arcos Costais. 383
    Tórax Instável. 384
    Contusão Pulmonar. 385
    Pneumotórax 385
    Hemotórax 391
    Contusão Cardíaca. 393
    Tamponamento Cardíaco. 394
    Commotio Cordis 396
    Ruptura Traumática da Aorta 397
    Ruptura Traqueobrônquica 397
    Asfixia Traumática. 400
    Ruptura Diafragmática. 400
Transporte Prolongado. 401
Resumo. 402
Referências 404
Leituras Sugeridas. .406

Capítulo 11 Trauma Abdominal   411

Introdução. 412
Anatomia 412
Fisiopatologia 413
Avaliação 416
    Cinemática. 416
    Lesões por explosão. 417
    Anamnese 418
    Exame Físico 418
    Exames Especiais e Indicadores Importantes 420
Abordagem. 422
Considerações Especiais 423
    Empalamento de Objetos 423
    Evisceração 424
    Trauma em Pacientes Obstétricas. 424
    Lesões Urogenitais .427
Resumo. 428
Referências 429
Leituras Sugeridas. .430

Capítulo 12 Trauma Musculoesquelético   431

Introdução...432
Anatomia e Fisiologia 432
Avaliação 434
  Mecanismo de Lesão.........................434
  Avaliações Primária e Secundária 435
  Lesões Associadas............................436
Lesões Musculoesqueléticas
  Específicas......................................438
  Hemorragia 438
  Extremidade sem Pulso.......................439
  Instabilidade (Fraturas e Luxações)........441
Considerações Especiais 445
  Paciente com Trauma Multissistêmico Crítico......445
  Síndrome Compartimental 445
  Extremidade Mutilada 446
  Amputações 446
  Síndrome de Esmagamento.................448
  Entorses...450
Transporte Prolongado.......................450
Resumo..451
Referências 452
Leituras Sugeridas............................453

Capítulo 13 Lesões Térmicas   459

Introdução..460
Etiologia da Lesão Térmica.................460
Fisiopatologia da Lesão Térmica 460
  Desvio de Líquidos na Lesão Térmica......461
Efeitos Sistêmicos da Lesão Térmica 461
Anatomia da Pele 461
Características das Queimaduras 462
  Profundidade da Queimadura...............463
Avaliação das Queimaduras.................466
  Avaliação Primária e Reanimação.........466
  Avaliação Secundária 468
Abordagem.......................................470
  Cuidados Iniciais..............................470
  Reposição Volêmica 472
  Analgesia 475
Considerações Especiais 475
  Lesões Elétricas 475
  Queimaduras Circunferenciais.............476
  Lesões por Inalação de Fumaça............477
  Abuso Infantil..................................480
  Queimaduras por Radiação..................480
  Queimaduras Químicas......................482
Resumo..485
Referências 487

Capítulo 14 Trauma Pediátrico   489

Introdução..490
Crianças Como Pacientes de Trauma 490
  Demografia do Trauma Pediátrico 490
  A Física do Trauma e o Trauma Pediátrico.........491
  Padrões Comuns de Lesões 491
  Homeostase Térmica.........................492
  Problemas Psicossociais 492
  Recuperação e Reabilitação 493
Fisiopatologia 493
  Hipóxia..493
  Hemorragia 493
  Lesão do Sistema Nervoso Central 495
Avaliação 495
  Avaliação Primária 495
  Via Aérea..496
  Respiração 498
  Circulação.......................................500
  Neurológico.....................................502
  Exposição/Ambiente..........................502
  Avaliação Secundária 503
Abordagem.......................................504
  Controle da Hemorragia Externa Grave 504
  Via Aérea..504
  Respiração 506
  Circulação.......................................507
  Controle da Dor................................508
  Transporte 509
Lesões Específicas.............................509
  Lesão Cerebral Traumática 509
  Trauma da Coluna Vertebral e da Medula..........511
  Lesões Torácicas..............................512
  Lesões Abdominais 512
  Trauma de Extremidade 512
  Lesões Térmicas...............................513
Prevenção de Acidentes Automobilísticos 515
Abuso e Negligência de Crianças.........515
Transporte Prolongado.......................516
Resumo..518
Referências 519
Leitura Sugerida...............................521

Capítulo 15 Trauma Geriátrico   523

Introdução..524
Anatomia e Fisiologia do Envelhecimento.....524
  Influência de Problemas Clínicos Crônicos.........524
  Ouvidos, Nariz e Garganta..................525
  Sistema Respiratório 526
  Sistema Circulatório 527
  Sistema Nervoso 528
  Alterações Sensoriais........................528

Sistema Renal 529
Sistema Musculoesquelético. 529
Pele. 530
Nutrição e Sistema Imune .531
Avaliação **531**
Física do Trauma 531
Avaliação Primária 532
Avaliação Secundária 533
Abordagem **537**
Hemorragia Exsanguinante 537
Via Aérea. 537
Respiração 537
Circulação. 537
Restrição do Movimento da Coluna. 537
Controle de Temperatura 538
Considerações Legais. **538**
Relato do Abuso de Idosos. 539
Maus-tratos de Idosos **539**
Perfil do Abusado. 539
Perfil do Abusador 540
Categorias de Maus-tratos 540
Impacto da COVID-19 no Abuso de Idosos 540
Pontos Importantes. 540
Encaminhamento **541**
Transporte Prolongado **541**
Prevenção **542**
Resumo. **542**
Referências **543**
Leituras Sugeridas. **544**

Divisão 4 Prevenção　　545

Capítulo 16 Prevenção do Trauma　547

Introdução. **548**
Conceitos do Trauma. **549**
Definição do Trauma. 549
Trauma como Doença 549
Matriz de Haddon 550
Modelo do Queijo Suíço 552
Classificação do Trauma. 552
Escopo do Problema **552**
Violência Doméstica 556
Trauma e Equipe de Atendimento
Pré-hospitalar (APH) 556
Prevenção como Solução. **557**
Conceitos da Prevenção do trauma **558**
Objetivo. 558
Oportunidades para Intervenção. 558
Estratégias Potenciais 558
Estratégia de Implementação 558
Abordagem de Saúde Pública 562

**Evolução do Papel do SEM na Prevenção do
Trauma** **563**
Intervenções Individualizadas. 563
Intervenções na Comunidade. 564
Prevenção do Trauma para Profissionais do SEM 565
Resumo. **566**
Referências **568**
Leitura Sugerida **570**

Divisão 5 Vítimas em Massa e Terrorismo　　571

Capítulo 17 Gerenciamento de Desastres　　573

Introdução. **574**
O Ciclo do Desastre. **574**
Gerenciamento Abrangente de Emergências. 575
Preparação Pessoal 576
**Gerenciamento de Incidentes com
Vítimas em Massa** **579**
National Incident Management System (Sistema
Nacional de Gerenciamento de Incidentes). 579
Sistema de Comando de Incidentes 580
Organização do Sistema de Comando
de Incidentes 583
Resposta Médica a Desastres. **585**
Resposta Inicial 585
Busca e Resgate 586
Triagem. 586
Tratamento 589
Transporte 589
Equipes de Assistência Médica. 589
Ameaças de Terrorismo e Armas de Destruição
em Massa 590
Descontaminação. 591
Área de Tratamento. 591
Resposta Psicológica a Desastres **591**
Características dos Desastres que Afetam
a Saúde Mental 591
Fatores Impactam a Resposta Psicológica 591
Sequelas Psicológicas de Desastres 592
Intervenções 592
Estresse do Socorrista 592
Educação e Treinamento para Desastres. **593**
**Armadilhas Comuns da Resposta
a Desastres** **594**
Preparação. 594
Comunicação 594
Segurança na Cena 595
Assistência Autodespachada. 595
Recursos de Suprimentos e Equipamentos 595

Falha na Notificação dos Hospitais.................595
Meios de Comunicação.........................596
Resumo.....................................596
Referências................................598
Leituras Sugeridas..........................598

Capítulo 18 Explosões e Armas de Destruição em Massa 599

Introdução................................. 600
Considerações Gerais........................ 601
Avaliação da Cena 601
Sistema de Comando de Incidentes...............603
Equipamento de Proteção Individual............603
Zonas de Controle 603
Triagem de Pacientes.........................605
Princípios da Descontaminação 605
Explosões, Explosivos e Agentes
Incendiários 606
Categorias de Explosivos.....................607
Mecanismos de Lesão.........................608
Padrões de Lesão 610
Avaliação e Abordagem....................... 611
Considerações de Transporte.................. 611
Agentes Incendiários......................... 612
Agentes Químicos........................... 612
Propriedades Físicas dos Agentes Químicos 613
Equipamento de Proteção Individual............. 613
Avaliação e Abordagem....................... 613
Considerações de Transporte.................. 614
Agentes Químicos Específicos Selecionados 614
Agentes Biológicos 619
Agente de Ameaça Biológica Concentrada
Versus Paciente Infectado 619
Agentes Selecionados........................ 621
Desastres Radiológicos......................628
Efeitos Clínicos de Catástrofes Radioativas.........629
Equipamento de Proteção Individual.............632
Avaliação e Abordagem.......................633
Considerações de Transporte..................634
Resumo....................................634
Referências................................635
Leituras Sugeridas..........................637

Divisão 6 Considerações Especiais 639

Capítulo 19 Trauma Ambiental I: Calor e Frio 641

Introdução.................................642
Epidemiologia..............................642

Doença Relacionada ao Calor.................642
Doença Relacionada ao Frio..................642
Anatomia..................................642
Pele......................................642
Fisiologia 643
Termorregulação e Equilíbrio da Temperatura 643
Homeostase 645
Fatores de Risco para Doença Induzida
pelo Calor................................645
Obesidade, Condicionamento Físico e Índice
de Massa Corporal 646
Idade.....................................646
Condições Clínicas..........................646
Medicamentos..............................646
Desidratação...............................646
Lesões Causadas pelo Calor 647
Distúrbios Menores Relacionados ao
Calor....................................647
Distúrbios Maiores Relacionados ao Calor..........650
Prevenção de Doença Relacionada ao Calor ...657
Ambiente 661
Hidratação 661
Condicionamento Físico 661
Aclimatação ao Calor 663
Reabilitação em Incidentes de Emergência 664
Lesões Produzidas pelo Frio..................665
Desidratação...............................665
Distúrbios Menores Relacionados ao Frio..........665
Distúrbios Maiores Relacionados ao Frio...........667
Diretrizes de 2020 da American Heart
Association para a Reanimação
Cardiopulmonar e Ciência dos Cuidados
Cardiovasculares de Emergência.............679
Parada Cardíaca em Situações
Especiais – Hipotermia Acidental 679
Diretrizes de Suporte Básico de Vida para o
Tratamento de Hipotermia Leve a Grave 680
Diretrizes do Suporte Avançado de Vida em
Cardiologia para o Tratamento da Hipotermia....680
Prevenção de Lesões Relacionadas ao Frio.....682
Transporte Prolongado......................683
Doença Relacionada ao Calor..................684
Doença Relacionada ao Frio 685
Resumo....................................686
Referências................................688
Leituras Sugeridas..........................692

Capítulo 20 Trauma Ambiental II: Raios, Afogamentos, Mergulhos e Altitude 693

Introdução.................................694
Lesões Relacionadas a Raios 694
Epidemiologia 694
Mecanismo de Lesão.........................695
Lesões Causadas por Raios....................696

Avaliação 697
Abordagem 698
Prevenção 699
Afogamento 700
Epidemiologia 702
Fatores de Risco para ocorrência de
   Afogamentos 702
Mecanismo de Lesão 704
Resgate na Água 706
Itens preditores de Sobrevida 706
Avaliação 706
Abordagem 708
Prevenção de Afogamento 710
Lesões Relacionadas a Mergulho Autônomo
Recreacional 711
Epidemiologia 712
Efeitos Mecânicos da Pressão 712
Barotrauma 713
Avaliação de EG e DCS 718
Abordagem 719
Prevenção de Lesões Relacionadas ao Mergulho
   com SCUBA 720
Doenças Relacionadas à Altitude 725
Epidemiologia 725
Hipóxia Hipobárica 726
Fatores de risco relacionados à doença relacionada
   à altitudes 726
Mal da Montanha 727
Edema Cerebral Relacionado à Altitude 730
Edema Pulmonar Relacionado à Altitudes 730
Prevenção 731
Transporte Prolongado 732
Afogamento 733
Lesão por Raios 733
Lesões Relacionadas ao Mergulho Recreacional
   com SCUBA 733
Doença Relacionada à Altitudes 733
Resumo 734
Referências 736
Leituras Sugeridas 741

Capítulo 21 Cuidados no Trauma
em Áreas Remotas   743

Introdução 744
Definição de Serviço de Emergência
em Áreas Remotas 745
SE em Áreas Remotas *Versus* SE Tradicional
   nas Ruas 745
Sistema de SE em Áreas Remotas 746
Treinamento para Profissionais de SE em Áreas
   Remotas 746
Supervisão Médica de SE em Áreas
   Remotas 748
Agências de SE em Áreas
   Remotas 748

Contexto do SE em Áreas Remotas 748
Princípios Importantes de SE/Equipes de Busca e
   Resgate em Áreas Remotas: Localização, Acesso,
   Tratamento, Extricação (LATE) 748
Interface de Resgate Técnico 749
Domínio do SE em Áreas Remotas 749
Padrões de Lesões em Áreas Remotas 749
Segurança 750
O Cuidado Adequado Depende do Contexto 750
Cuidado Ideal e Real 750
Tomada de Decisões no SE em Áreas
Remotas: Equilibrando Riscos e
Benefícios 752
Princípios de TCCC e TECC Aplicados ao Cuidado
   do Trauma em Áreas Remotas 752
Princípios de Preparo Básico do Paciente 753
Imobilização Fisiológica .753
Considerações Sobre Via Aérea 754
Lesão e Restrição do Movimento da Coluna
   Vertebral 754
Opções de Extricação em Áreas Remotas 756
Outras Considerações Sobre Cuidados
de Pacientes em SE de Áreas Remotas 756
Princípios da Avaliação do Paciente 756
MARCH PAWS 756
Considerações Sobre o Cuidado Prolongado dos
   Pacientes 758
Necessidades de Eliminação (Urina/Fezes) 760
Necessidade de Alimentos e Água 760
Síndrome de Suspensão 761
Proteção de Olhos/Cabeça 762
Proteção Solar 763
Especificidades do SE em Áreas
Remotas 764
Abordagem de Feridas 764
Torniquetes Improvisados 765
Abordagem da Dor 767
Luxações 768
Reanimação Cardiopulmonar em Áreas
   Remotas 768
Picadas e Ferroadas 770
Contexto do SE em Áreas Remotas
Revisitado 774
Resumo 775
Referências 778
Leituras Sugeridas 781

Capítulo 22 Suporte Médico de
Emergência Tática Civil   783

Introdução 784
História e Evolução do Suporte Médico
de Emergência Tática .784
Componentes da Prática de TEMS 785
Barreiras ao Acesso do SE Tradicional 785
Zonas de Operação 786

Fases de Cuidados............................**786**
  Cuidado Sob Fogo/Ameaça
    (Cuidado Sob Ameaça Direta) 786
  Cuidado Tático de Campo
    (Cuidado Sob Ameaça Indireta)................788
  Cuidado de Evacuação Tática
    (Cuidado de Evacuação) 794
Incidentes com Vítimas em Massa **795**
Inteligência Médica e Direção Médica.........**795**

Resumo...**796**
Referências.....................................**797**
Leitura Sugerida................................**799**

Glossário.......................................**803**

Índice...**819**

Sumário de Habilidades Específicas

Acesso Vascular Intraósseo .100

Aplicação de Torniquete 102

Aplicação do C-A-T em Extremidade Superior 102

Aplicação do C-A-T em Extremidade Inferior 104

Cobertura da Ferida com Curativo Hemostático Tópico ou Gaze Simples 106

Curativo Compressivo Usando Bandagem Israelense para Trauma 108

Habilidades Específicas de Ventilação e Abordagem da Via Aérea 265

Anteriorização da Mandíbula 265

Anteriorização Alternativa da Mandíbula 265

Elevação do Mento 266

Cânula Orofaríngea 266

Cânula Nasofaríngea 268

Ventilação com Bolsa-valva-máscara 270

Via Aérea Supraglótica 271

Máscara Laríngea I-Gel 274

Máscara Laríngea de Intubação 275

Intubação Orotraqueal com Visualização Direta no Doente Traumatizado 277

Intubação Orotraqueal Face a Face 279

Intubação com Videolaringoscópio Airtraq com Canal 281

Cricotireoidostomia Cirúrgica 282

Abordagem da Coluna 359

Escolha do Tamanho e Aplicação do Colar Cervical 359

Rolamento em Bloco 361

Estabelecimento da Restrição de Movimento da Coluna Vertebral em um Paciente Encontrado na Posição Sentada 364

Dispositivo para Imobilização de Crianças 369

Remoção de Capacete 370

Aplicação de Colchão a Vácuo 372

Habilidades em Trauma Torácico 407

Descompressão com Agulha 407

Tala com Tração para Fraturas do Fêmur 454

Acesso Intravenoso Rugoso 800

Reconhecimentos

Coordenação do programa de revisão em Português

Deivid Francisco Narváez Benavides
Clinical Psychologist
Project Coordinator
Editor
Quito, Ecuador

Revisores da edição em Português

Antonio Gandra d'Almeida
MD, MsC, FCCM, FACS, OF-4
Commander of the Portuguese Army
 Medical Task Force
Portugal

Maria Cecilia Damasceno
MD. PhD. MBA em Gestão em Saúde.
Especialista em Medicina de Emergência
 e Clínica Médica.
Professor Associado – Faculdade de
 Medicina do ABC.

Cristiane de Alencar Domingues
PhD, MSN, BSN, RN
Coordinator
All Trauma
Sao Paulo, Brasil

Daniel Souza Lima
PhD, MD, FACS
Trauma Surgeon
Institute Dr. Jose Frota Hospital
Educational Director
Tuttoria Saude
Fortaleza, Brasil

Pedro Caldeira, RN, MsC
Emergency Nurse at VMER Cascais
Diretor of Education and Operations at
 Ocean Medical
Portugal

Roberto Stefanelli
Diretor de educação do Comite de
 Trauma Brasileiro
Titular do Colegio Brasileiro de
 Cirurgiões
Ex diretor do Grau Resgate sp
Medico do Grau Resgate sp
Diretor de ATLS, PHTLS
Brasil

Wana Yeda Paranhos
Enfermeira pela Universidade Federal de
 São Paulo,
Mestre em enfermagem na saúde do
 adulto e doutora em ciências pela
 Escola de enfermagem da USP.
Instrutora dos programas PHTLS, AMLS
 e ATCN.
Coordenadora do curso de enfermagem
 da Universidade Cidade de São Paulo
 – UNICID
Brasil

Editor Médico – 10.ª Edição

Andrew N. Pollak, MD, FAAOS
The James Lawrence Kernan Professor
 and Chairman
Department of Orthopaedics
University of Maryland School of
 Medicine
Chief of Clinical Officer
University of Maryland Medical System
Medical Director Baltimore County Fire
 Department
Special Deputy U.S. Marshal
Baltimore, Maryland

Editor – Edição Militar

Frank K. Butler Jr., MD
Capt, MC, USN (Retired)
Chairperson
Committee on Tactical Combat Casualty
 Care
Joint Trauma System
Pensacola, Florida

Editores de Capítulos

Heidi Abraham, MD, EMT-B, EMT-T, FAEMS
Deputy Medical Director Austin/Travis
 County Office of the Chief Medical
 Officer
Austin, Texas
Medical Director New Braunfels Fire
 Department
New Braunfels, Texas

Faizan H. Arshad, MD
Section Chief, Division of EMS
EMS Medical Director — Vassar EMS
 part of NuVance
Asst Residency Program Director—Dept
 of Emergency Medicine
USAF-R Flight Commander—Critical
 Care Air Transport Team
Evaluations Subcommittee Chair,
 Hudson Valley REMAC, New York
Host and Producer of EMS Nation
 Podcast
Hudson Valley, New York

Robert D. Barraco, MD, MPH, FACS, FCCP
Chief Academic Officer
Lehigh Valley Health Network
Associate Dean for Educational Affairs
USF Health Morsani College of
 Medicine–Lehigh Valley
Allentown, Pennsylvania

Ian Bussey, BS
R Adams Cowley Shock Trauma Center
Department of Orthopaedics
University of Maryland School of
 Medicine
Baltimore, Maryland

Thomas Colvin, NREMT-P
Firefighter/Paramedic
Houston Fire Department
Houston, Texas

Alexander L. Eastman, MD, MPH, FACS, FAEMS
Senior Medical Officer—Operations
Medical Operations/Office of the Chief
 Medical Officer
Countering Weapons of Mass
 Destruction Office
U.S. Department of Homeland Security
Tactical Medical Director, NAEMT
 Prehospital Trauma Committee
Washington, D.C.

Emily Esposito, DO
Assistant Professor, Department of
  Emergency Medicine
University of Maryland School of
  Medicine
R Adams Cowley Shock Trauma Center
Baltimore, Maryland

Samuel M. Galvagno Jr., DO, PhD, MS, FCCM
Professor and Executive Vice Chair
Department of Anesthesiology
University of Maryland School of
  Medicine
State Medical Director, Critical Care
  Coordination Center (C4), Maryland
Institute for Emergency Medical Services
  Systems
Baltimore, Maryland

Mark Gestring, MD, FACS
Medical Director, Kessler Trauma Center
Chief, Acute Care Surgery Division
Professor of Surgery, Emergency
  Medicine and Pediatrics
University of Rochester School of
  Medicine
Rochester, New York

Jennifer M. Gurney, MD, FACS
COL, MC, U.S. Army
Surgeon, U.S. Army Institute of Surgical
  Research
Chief, Defense Committee on Trauma
  and Chair, Committee on Surgical
  Combat Casualty Care, Joint Trauma
  System
San Antonio, Texas

Danielle Hashmi, DO, MS
Trauma/Burn/Surgical Critical Care
Crozer Chester Medical Center
Upland, Pennsylvania

Seth C. Hawkins, MD
Associate Professor of Emergency
  Medicine, Wake Forest University
Medical Director, Western Piedmont
  Community College Emergency
  Services Programs
Medical Director, North Carolina State
  Parks
Medical Director, National Association
  for Search & Rescue
Medical Director, Landmark Learning
Chief, Appalachian Mountain Rescue
  Team
Morganton, North Carolina

Nancy Hoffmann, MSW
Clinical Assistant Professor of
  Emergency Medicine
UNLV School of Medicine
Las Vegas, Nevada

Michael Holtz, MD
Clinical Assistant Professor of
  Emergency Medicine
UNLV School of Medicine
Las Vegas, Nevada

Jay Johannigman, MD, FACS
Chief Medical Officer
Knight Aerospace's
Trauma Surgeon
Brooke Army Medical Center
San Antonio, Texas

Brandon Kelly, MD
Orthopedic Surgery Resident
University of Minnesota
Minneapolis, Minnesota

Spogmai Komak, MD, FACS
Assistant Professor, Department of
  Surgery
McGovern Medical School
University of Texas Health — Houston
Houston, Texas

Matthew J. Levy, DO, MSc
Deputy Director of Special Operations
Associate EMS Fellowship Director
Associate Professor of Emergency
  Medicine
Johns Hopkins University School of
  Medicine
Baltimore, Maryland

Angel Ramon Lopez, MD
General and Trauma Surgeon
Trauma Medical Director
Yuma Regional Medical Center
Yuma, Arizona

Anthony Loria, MD
Department of Surgery, Emergency
  Medicine and Pediatrics
University of Rochester School of
  Medicine
Rochester, New York

Steven C. Ludwig, MD
Professor of Orthopaedics
Chief of the Division of Spine Surgery
Spine Surgery Fellowship Director
Department of Orthopaedics
University of Maryland Medical Center
Baltimore, Maryland

Angela Lumba-Brown, MD
Associate Professor and Associate Vice
  Chair
Department of Emergency Medicine
Stanford University School of Medicine
Co-Director, Stanford Brain Performance
  Center
Palo Alto, California

Faroukh Mehkri, DO
Assistant Professor
Division of Emergency Medical Services
Department of Emergency Medicine
University of Texas at Southwestern
  Medical Center at Dallas
Deputy Medical Director, Dallas Fire
  Rescue
Police Officer & Tactical Physician, Dallas
  SWAT
Dallas Police Department
Dallas, Texas

Vince Mosesso, MD, FACEP, FAEMS
Professor of Emergency Medicine
Associate Chief, Division of EMS
University of Pittsburgh School of
  Medicine
Medical Director, NAEMT Advanced
  Medical Life
Support Committee
Pittsburgh, Pennsylvania

Jessica A. Naiditch, MD, FACS
Trauma Medical Director
Dell Children's Medical Center of
  Central Texas
Assistant Professor of Surgery &
  Perioperative Care
Dell Medical School
University of Texas—Austin
Austin, Texas

Daniel P. Nogee, MD, MHS
Medical Toxicology Fellow
Department of Emergency Medicine
Emory University School of Medicine
Atlanta, Georgia

Jean-Cyrille Pitteloud, MD
Head of Anesthesiology, HJBE Hospital
  Bern County, Switzerland
EMS Medical Director, Jura County
  Switzerland
At-Large Member, NAEMT Prehospital
  Trauma Committee
Sion, Switzerland

At-Large:
Allison G. S. Knox, MPH, MA, EMT-B
Maria Beermann-Foat, PhD, MBA, NRP
Medical Director:
Douglas F. Kupas, MD, FAEMS, FACEP

Diretor Médico do PHTLS
Warren Dorlac, MD, FACS
PHTLS Medical Director
Col (Retired), USAF, MC, FS
Medical Director, Trauma and Acute
 Care Surgery
Medical Center of the Rockies
Loveland, Colorado

Margaret M. Morgan, MD, FACS
PHTLS Associate Medical Director
Medical Director, Perioperative
 Services
UC Health Memorial
Colorado Springs, Colorado

Comitê do PHT
Dennis W. Rowe, EMT-P
Chair, PHT Committee
Director of Government and Industry
 Relations
Priority Ambulance
Knoxville, Tennessee

Alexander L. Eastman, MD, MPH, FACS
Tactical Medical Director
Senior Medical Officer—Operations
Medical Operations/Office of the Chief
 Medical Officer
Countering Weapons of Mass
 Destruction Office
U.S. Department of Homeland Security
Washington, D.C.

Frank K. Butler Jr., MD
Military Medical Advisor, PHT
 Committee
CAPT, MC, USN (Retired)
Tactical Combat Casualty Care
 Consultant to the Joint Trauma
 System
Pensacola, Florida

Jean-Cyrille Pitteloud, MD
At-Large Member, PHT Committee
Head of Anesthesiology in HJBE
 Hospital Bern County,
 Switzerland
EMS Medical Director, Jura County
 Switzerland
Sion, Switzerland

Anthony S. Harbour, BSN, MEd, RN, NRP
Member, PHT Committee
Acute Care/EMS Educator, Center for
 Trauma and Critical Care Education
Virginia Commonwealth University,
 School of Medicine
Richmond, Virginia
Paramedic/Quality Assurance &
 Performance Improvement
 Committee
Goochland County Department of Fire-
 Rescue and Emergency Services
Goochland, Virginia

Jim McKendry, BSc, MEM, ACP (Retired)
Member, PHT Committee
Winnipeg, Manitoba, Canada

Joanne Piccininni, MBA, NRP, MICP
Member, PHT Committee
Program Director, Assistant Professor
Bergen Community College Paramedic
 Science Program
Lyndhurst, New Jersey

Brian Simonson, MBA, NRP, CHEC
Member, PHT Committee
SERAC Trauma Coordinator
Novant New Hanover Regional Medical
 Center
Wilmington, North Carolina

Revisores

Revisores da 10.ª Edição
William Armonaitis, DHPE, MS, NRP, NCEE
University Hospital EMS
Newark, New Jersey

Ryan Batenhorst, MEd, NRP
Creighton University
Omaha, Nebraska

Shawn Bjarnson, AEMT
EMS Instructor
Retired Law Enforcement Officer
Gunnison Valley Hospital
Gunnison, Utah

Mark A. Boisclair MPA, NRP
EMS Education
Chattahoochee Valley Community
 College
Phenix City, Alabama

Dr. Susan Braithwaite
Western Carolina University
Cullowhee, North Carolina

Edward Caballero, MBA, NRP, FP-c, CCP-c
University of Hawai'i at Kapi'olani
 Community College
Honolulu, Hawaii

Bernadette Cekuta
Dutchess Community College
Poughkeepsie, New York

Joshua Chan
Flight Paramedic
Life Link III
Minneapolis, Minnesota
EMS Educator/Paramedic
Glacial Ridge Health System
Glenwood, Minnesota

Claudia Clark, MA, NRP
Anne Arundel Community College
Arnold, Maryland

Kevin Curry, AS, NRP, CCEMTP
United Training Center
Lewiston, Maine

Charles Dixon, NRP, NCEE
Nucor Steel Berkeley
Huger, South Carolina

Joel Ellzie, BS, NRP
University of South Alabama
Mobile, Alabama

Ronald Feller Sr., BSEd, MBA, NRP
Oklahoma EMS Education
Oklahoma City, Oklahoma

John A. Flora, Firefighter/ Paramedic, EMS-I
EMS Coordinator
Urbana Fire Division
Urbana, Ohio

Victoria Gallaher, FP-C, CCP
Nauvoo Fire Protection District
Nauvoo, Illinois

Jeffery D. Gilliard, PMD, NRP, CCEMTP, FPM, MEd
EMETSEEI Institute, Inc.
Rockledge, Florida

David Glendenning
Captain/Education Coordinator
New Hanover Regional EMS
Wilmington, North Carolina

James E. Gretz, MBA, NRP, CCP-C
JeffSTAT – Jefferson Health
Philadelphia, Pennsylvania

Jason D. Haag, CCEMT-P, CIC
Upstate Medical University
Syracuse, New York

Frederick A. Haas Jr., NRP, BS
Sussex County EMS
Georgetown, Delaware

Randy Hardick, MA, NREMT-P
EMS Department Chair, Paramedic
Program Director
Saddleback College
Mission Viejo, California

Greg P. Henington, Paramedic, FP-C, BBA, MBA
Terlingua Fire & EMS
Terlingua, Texas

Melanie Jorgenson, BLS Education Specialist
Regions Hospital EMS Education
St. Paul, Minnesota

Alan F. Kicks, BSEE
EMT/BLS/PHTLS Instructor
Bergen County EMS Training Center
Paramus, New Jersey

Robert Loiselle, MA, NRP, IC
Patriot Ambulance Service
Flint, Michigan

Josh Lopez, MA, BS-EMS, NRP, I/C
University of New Mexico School of
Medicine
Department of Emergency Medicine
EMS Academy
Albuquerque, New Mexico

Michael McDonald, RN, NRP
Loudoun County Combined Fire and
Rescue System
Leesburg, Virginia

Gregory S. Neiman, MS, NRP, NCEE
VCU Health System
Richmond, Virginia

Keito Ortiz, Paramedic, NYS CIC, NAEMSE Level II
Pre-Hospital Care Training Coordinator
Jamaica Hospital Medical Center
Queens, New York

Kevin Ramdayal
EMS Deputy Chief
FDNY EMS Training Academy
Queens, New York

Josh Steele, MBAHA, NRP, FP-C, CMTE
Hospital Wing
Memphis Medical Center Air
Ambulance, Inc.
Memphis, Tennessee

Melissa Stoddard, MPH, NRP
Tacoma Community College
Tacoma, Washington

Brian Turner, CCEMT-P, RN
Genesis Medical Center
Davenport, Iowa

Jackilyn E. Williams, RN, MSN, NRP
Portland Community College Paramedic
Program
Portland, Oregon

Rich Wisniewski, MA, NRP
South Carolina Department of Health
and Environmental Control
Columbia, South Carolina

Karen "Keri" Wydner Krause RN, CCRN, EMT-P
Lakeshore Technical College
Cleveland, Wisconsin

Editores da 9.ª Edição

Alberto Adduci, MD, ED
Molinette Hospital
Turin, Italy

J. Adam Alford, BS, NRP
Old Dominion EMS Alliance
Bon Air, Virginia

Justin Arnone, BS, NRP, NCEE, TP-C
East Baton Rouge Parish EMS
Baton Rouge, Louisiana

Hector Arroyo
New York City Fire Department Bureau
of Training
Bayside, New York

Ryan Batenhorst, MEd, NRP
Southeast Community College
Lincoln, Nebraska

Nick Bourdeau, RN, Paramedic I/C
Huron Valley Ambulance
Ypsilanti, Michigan

Dr. Susan Smith Braithwaite, EdD, NRP
Western Carolina University
Cullowhee, North Carolina

Lawrence Brewer, MPH, NRP, FP-C
Rogers State University/Tulsa LifeFlight
Claremore, Oklahoma

Aaron R. Byington, MA, NRP
Davis Technical College
Kaysville, Utah

Bernadette Cekuta
Dutchess Community College
Wappingers Falls, New York

Ted Chialtas
Fire Captain/Paramedic, Paramedic
Program Coordinator
San Diego Fire-Rescue Department
Paramedic Program
San Diego, California

Hiram Colon
New York City Fire Department Bureau
of EMS
New York, New York

Kevin Curry, AS, NRP, CCEMT-P
United Training Center
Lewiston, Maine

Charlie Dixon, NRP, NCEE
Nucor Steel Berkeley
Huger, South Carolina

John A. Flora, FF/Paramedic, EMS-I
Urbana Fire Division
Urbana, Ohio

Fidel O. Garcia, EMT-P
Professional EMS Education
Grand Junction, Colorado

Jeff Gilliard, NRP/CCEMT-P/FPC, BS
President/CEO, Central Florida Office
Emergency Medical Education &
Technology Systems Inc.
Rockledge, Florida

David Glendenning, EMT-P
Education & Outreach Officer
New Hanover Regional EMS
Wilmington, North Carolina

Conrad M. Gonzales, Jr., NREMT-P
San Antonio Fire Department (retired)
San Antonio, Texas

David M. Gray, BS, EMTP-IC
Knoxville Fire Department
Knoxville, Tennessee

Jamie Gray, BS, AAS, FF, NRP (NAEMT/NAEMSE/ATOA)
State of Alabama Office of EMS
Montgomery, Alabama

Kevin M. Gurney, MS, CCEMT-P, I/C
Delta Ambulance
Waterville, Maine

Jason D. Haag, CCEMT-P, CIC, Tactical Medic
Finger Lakes Ambulance
Clifton Springs, New York
Wayne County Advanced Life Support
 Services
Marion, New York
Finger Lakes Regional Emergency
 Medical Services Council
Geneva, New York

Poul Anders Hansen, MD
Medical Director
EMS North Denmark Region
Chairman PHTLS Denmark

Anthony S. Harbour, BSN, MEd, RN, NRP
Executive Director
Southern Virginia Emergency Medical
 Services
Roanoke, Virginia

Brad Haywood, NRP, FP-C, CCP-C
Fairfax County Fire and Rescue
 Academy
Fairfax, Virginia

Greg Henington
Terlingua Fire & EMS
Terlingua, Texas

Paul Hitchcock, NRP
Front Royal, Virginia

Sandra Hultz, NREMT-P
Holmes Community College
Ridgeland, Mississippi

Joseph Hurlburt, BS, NREMT-P, EMT-P I/C
Instructor Coordinator/Training Officer
Rapid Response EMS
Romulus, Michigan

Melanie Jorgenson
Regions Hospital EMS
Oakdale, Minnesota

Travis L. Karicofe, NREMT-P
EMS Officer
City of Harrisonburg Fire Department
Harrisonburg, Virginia

Brian Katcher NRP, FP-C
Warrenton, Virginia

Alan F. Kicks, EMT
PHTLS Instructor
Bergen County EMS Training Center
Paramus, New Jersey

Jared Kimball, NRP
Tulane Trauma Education
New Orleans, Louisiana

Timothy M. Kimble, AAS, NRP
Education Coordinator
Carilion Clinic Life Support Training
 Center
Craig County Emergency Services
New Castle, Virginia

Don Kimlicka, NRP, CCEMT-P
Executive Director
Clintonville Area Ambulance Service
Clintonville, Wisconsin

Jim Ladle, BS, FP-C, CCP-C
South Jordan City Fire Department
South Jordan, Utah

Frankie S. Lobner
Mountain Lakes Regional EMS Council
Queensbury, New York

Robert Loiselle, MA, NRP, EMSIC
Bay City, Michigan

Joshua Lopez, BS-EMS, NRP
University of New Mexico EMS
 Academy
Albuquerque, New Mexico

Kevin M. Lynch, NREMT, NYS CIC
Greenburgh Police Department: EMS
White Plains, New York

Christopher Maeder, BA, EMT-P
Chief
Fairview Fire District
Fairview, New York

Jeanette S. Mann, BSN, RN, NRP
Director of EMS Programs
Dabney S. Lancaster Community College
Clifton Forge, Virginia

Michael McDonald, RN, NRP
Loudoun County Fire Rescue
Leesburg, Virginia

Jeff McPhearson, NRP
Southside Regional Medical Center
Petersburg, Virginia

David R. Murack, NREMT-P, CCP
EMS Educator
Lakeshore Technical College
Assistant Chief of Emergency Operations
City of Two Rivers Fire/Rescue
Cleveland, Wisconsin

Stephen Nacy, FP-C, TP-C, CCEMT-P, NRP, DMT
Leesburg, Virginia

Gregory S. Neiman, MS, NRP, NCEE, CEMA(VA)
VCU Health System
Richmond, Virginia

Norma Pancake, BS, MEP, NREMT-P
Pierce County EMS
Tacoma, Washington

Deb Petty
St. Charles County Ambulance District
St. Peter's, Missouri

Mark Podgwaite, NECEMS I/C
Waterbury Ambulance Service
Waterbury, Vermont

Jonathan R. Powell, BS, NRP
University of South Alabama
Mobile, Alabama

Kevin Ramdayal
New York City Fire Department Bureau
 of EMS
New York, New York

Christoph Redelsteiner, PhD, MSW, MS, EMT-P
Academic Director Social Work (MA)
Danube University, Krems Austria
Scientific Director
Emergency Health Services Management
 Program
University of Applied Sciences St. Pölten

Les Remington, EMT-P, I/C, FI1
EMS Educator, Trauma Course
 Coordinator Genesys EMS and
 Employee Education
Grand Blanc, Michigan

Ian T.T. Santee, MPA, MICT
City and County of Honolulu
Honolulu, Hawaii

Edward Schauster, NREMT-P
Air Idaho Rescue
Idaho Falls, Idaho

Justin Schindler, BS, NRP
Monroe Ambulance
Rochester, New York

Kimberly Singleton, APRN, MSN, FNP-C
Gwinnett Medical Center
Lawrenceville, Georgia

Jennifer TeWinkel Smith, BA, AEMT
Regions Hospital Emergency Medical Services
Oakdale, Minnesota

Josh Steele, MBAHA, BS, AAS, NRP, FP-C, I/C
Hospital Wing (Memphis Medical Center Air Ambulance, Inc.)
Memphis, Tennessee

Richard Stump, NRP
Central Carolina Community College
Erwin, North Carolina

William Torres, Jr., NRP
Marcus Daly Memorial Hospital
Hamilton, Montana

Brian Turner, CCEMT-P, RN
Genesis Medical Center
Davenport, Iowa

Scott Vanderkooi, BS, NRP
Department of EMS Education
University of South Alabama
Mobile, Alabama

Gary S. Walter, NRP, BA, MS
Union College
International Rescue & Relief
Lincoln, Nebraska

Mitchell R. Warren, NRP
Children's Hospital and Medical Center
Omaha, Nebraska

David Watson, NRP, CCEMT-P, FP-C
Pickens County EMS
Pickens, South Carolina

Jackilyn E. Williams, RN, MSN, NRP
Portland Community College Paramedic Program
Portland, Oregon

Earl M. Wilson, III, BIS, NREMT-P
Nunez Community College
Chalmette, Louisiana

Rich Wisniewski, BS, NRP
Columbia, South Carolina

Karen "Keri" Wydner Krause, RN, CCRN, EMT-P
Lakeshore Technical College
Cleveland, Wisconsin

Dawn Young
Bossier Parish School for Technology and Innovative Learning
Bossier City, Louisiana

Créditos de Fotografias

Gostaríamos de agradecer às seguintes pessoas e instituições pela colaboração com as fotografias deste projeto. Sua ajuda foi muito importante.

Consultores Técnicos e Instituições
UMass Memorial Paramedics, Worcester EMS
Worcester, Massachusetts

Richard A. Nydam, AS, NREMT-P
Training and Education Specialist, EMS
UMass Memorial Paramedics, Worcester EMS
Worcester, Massachusetts

Southbridge Fire Department
Southbridge, Massachusetts

Jerry Flanagan
Account Manager
BoundTree Medical
Dublin, Ohio

Prólogo

É uma honra reconhecer as conquistas significativas do programa *Atendimento Pré-hospitalar ao Traumatizado* (PHTLS) com o lançamento da 10ª edição do livro didático do PHTLS. Por mais de 40 anos, o PHTLS tem sido o padrão ouro para o treinode profissionais de SE nas estratégias mais recentes para minimizar a morte e a incapacidade após lesões graves. Graças à colaboração de longa data entre a National Association of Emergency Medical Technicians (NAEMT) e o Committee on Trauma (COT) do American College of Surgeons (ACS), o curso PHTLS evoluiu paralelamente ao programa Suporte Avançado de Vida no Trauma (ATLS), garantindo o atendimento contínuo dos pacientes desde o ambiente pré-hospitalar até o hospitalar.

Este ano, quando o Committee on Trauma do ACS comemora seu centenário, refletimos sobre a história da evolução do SE nos Estados Unidos. A otimização do atendimento pré-hospitalar de pacientes com lesões tem sido uma prioridade do ACS desde 1922, quando o Transportation of the Injured foi estabelecido como um dos primeiros subcomitês do Committee on Fractures original da ACS. Nas décadas de 1950 e 1960, os cirurgiões do COT desenvolveram padrões para equipamentos de ambulância e para o treinamento de pessoal de ambulância e socorristas em cuidados básicos de trauma. À medida que os sistemas de SE começaram a se desenvolver, Norman E. McSwain Jr., MD, FACS, membro fundador da NAEMT e presidente do Subcommittee on Emergency Services Prehospital do ACS COT (1981-1986), percebeu a necessidade de um programa de educação abrangente para profissionais de serviços pré-hospitalares comparável ao curso ATLS, e assim nasceu o PHTLS.

Assim como o ATLS, o PHTLS cresceu exponencialmente e se tornou um programa global ensinado em todo o mundo como uma abordagem uniforme e baseada em evidências para o atendimento dos feridos mais graves. O PHTLS se expandiu para dar suporte ao atendimento pré-hospitalar civil e militar e tem sido fundamental na implementação das diretrizes do Tactical Combat Casualty Care desenvolvidas durante as guerras no Iraque e no Afeganistão. Em contrapartida, as lições aprendidas no atendimento a vítimas de combate aprimoraram o atendimento a pacientes de trauma civis.

Esta edição do PHTLS também incorpora as recém-atualizadas National Guidelines for the Field Triage of Injured Patients de 2021, que reconhecem a importância fundamental das decisões de triagem dos médicos de SE para garantir que o paciente certo receba o nível certo de atendimento no tempo certo. O SE é o primeiro elo na cadeia de sobrevivência de pacientes com lesões graves e o portal de entrada em nossos sistemas de trauma.

O Dr. McSwain nos ensinou: *"O trauma é uma doença cirúrgica do começo ao fim. O trauma começa quando o incidente ocorre. O atendimento ao trauma começa quando o primeiro técnico de emergência médica ou socorrista chega ao local, não quando o paciente chega ao hospital. Pelo menos metade do atendimento prestado na hora de ouro está nas mãos dos [EMT e] paramédicos. O trauma é um esforço de equipe e o SE é uma parte essencial dessa equipe"*. (Scudder Oration on Trauma, 2003)

Esta 10ª edição do PHTLS garante uma abordagem padronizada para o atendimento imediato a esses pacientes, o que salvará vidas e promoverá resultados ideais para todos aqueles afetados por lesões traumáticas.

Eileen M. Bulger, MD, FACS
Medical Director of Trauma Programs
American College of Surgeons
Professor of Surgery & Chief of Trauma
Harborview Medical Center, University of Washington

Prefácio

Filosofia de desenvolvimento do livro didático PHTLS

Quando começamos a desenvolver a 10ª edição deste livro didático, nossa intenção era que ele servisse como um recurso. Entretanto, não queríamos que ele fosse apenas um recurso que ficasse em uma prateleira para quando surgissem dúvidas. Também não queríamos que ele servisse simplesmente como a medicina acadêmica que apoia o curso PHTLS. Queríamos que este livro fosse algo que os profissionais de trauma pré-hospitalar lessem e usassem para iniciar ou manter uma jornada ao longo da vida pela literatura. E queríamos oferecer a eles uma maneira de se preparar.

Ao cuidar de vítimas de trauma, é necessário ter um plano. Esse plano pode se basear em protocolos locais, algoritmos jurisdicionais ou até mesmo em padrões nacionais. Mas, como disse certa vez o famoso boxeador Mike Tyson, "*Todo mundo tem um plano até levar um soco na boca*". O trauma geralmente representa esse soco na boca. O soco pode derrubar seu plano, mas uma base sólida de conhecimento e pensamento crítico o prepara para o inesperado.

Os pacientes apresentam desafios diferentes em cenários diferentes, e estar preparado para o inesperado requer conhecimento e leitura. Para estar preparado, é preciso aprender com os erros e acertos dos outros e entender a literatura escrita sobre esses erros ou acertos. Seja em arquitetura, cirurgia ou atendimento pré-hospitalar de trauma, a compreensão da literatura começa com a leitura completa dos livros didáticos e continua com o uso das referências desses livros para se aprofundar nos artigos de periódicos, capítulos de livros didáticos e outras leituras que compõem as evidências de apoio.

A preparação para qualquer coisa envolve a leitura do histórico do que outros fizeram antes em situações semelhantes e o que aprenderam. O ex-general do Corpo de Fuzileiros Navais e ex-secretário de Defesa dos EUA James Mattis defendeu a preparação contínua por meio da leitura. Ele argumenta que todos os problemas que os guerreiros provavelmente enfrentarão em uma batalha já foram enfrentados anteriormente e provavelmente já foram descritos na literatura. Além disso, ele argumenta que a preparação para a batalha por meio da leitura

voraz dessa literatura é a obrigação solene de todo guerreiro. É possível argumentar que o mesmo é verdadeiro no atendimento ao trauma. Qualquer que seja a constelação de lesões que um paciente apresente, é muito provável que as vítimas de trauma tenham apresentado lesões semelhantes no passado. Também é muito provável que alguém já tenha escrito sobre o que funcionou e o que não funcionou no atendimento a esse paciente. O general Mattis é citado como tendo dito: "'*Improvisar*' *e encher sacos de cadáveres enquanto resolvemos o que funciona nos lembra dos ditames morais e do custo da incompetência em nossa profissão*". Embora ele pretendesse que essa declaração se aplicasse ao trabalho de liderar soldados para a batalha, ela certamente se aplica igualmente bem à tarefa de cuidar dos feridos. Não podemos nos dar ao luxo de "improvisar" quando a vida dos pacientes está em jogo.

Além de servir como um importante recurso geral para o profissional de trauma, este livro também tem o objetivo de ajudar a preparar e orientar os alunos no curso formal do PHTLS. Embora estudar o atendimento ao trauma e a ciência por trás dele seja extremamente importante, o treino também o é. Os profissionais de atendimento pré-hospitalar ao trauma devem praticar suas habilidades de forma consistente e frequente e estar completamente preparados para executá-las em situações de estresse.

Arquíloco, poeta e mercenário da Grécia Antiga, escreveu: "Não nos elevamos ao nível de nossas expectativas, mas caímos diante do nível de nosso treino. Ele também estava se referindo ao desempenho dos guerreiros em batalha, mas a citação se aplica igualmente à resposta dos profissionais de atendimento ao trauma no tratamento de pacientes com lesões. Compreender as habilidades que executamos e desenvolver a memória muscular necessária para aplicá-las perfeitamente sob pressão também deve fazer parte do trabalho regular de preparação de todo profissional de atendimento pré-hospitalar.

É a combinação de planeamento, aprendizado e prática que permite que qualquer profissional esteja o mais preparado possível para cuidar de pacientes com trauma. Este livro pretende ser um recurso importante para permitir que os profissionais treinem de forma eficaz, evitem "improvisar" e se preparem para levar um soco na boca uma ou duas vezes.

Por Que o PHTLS?

Filosofia de Educação do Curso

O *Atendimento Pré-hospitalar ao Traumatizado* (PHTLS) se concentra em princípios, não em preferências. Ao focar nos princípios dos bons cuidados no trauma, o PHTLS promove o pensamento crítico. O PHT Committee da National Association of Emergency Medical Technicians (NAEMT) acredita que os profissionais dos serviços de emergência (SE) tomam melhores decisões para seus pacientes quando estão preparados com uma boa base de princípios fundamentais e de conhecimento baseado em evidências. O hábito de memorizar mnemônicas sem realmente compreender seus fundamentos é desestimulado. Além disso, não existe uma 'maneira PHTLS' de realizar uma habilidade específica. O princípio da habilidade é ensinado, sendo depois apresentado um método aceitável para a realização da habilidade que satisfaça esse princípio. Os autores sabem que não existe um método único que possa ser aplicado às diversas situações encontradas no cenário pré-hospitalar.

Informação Atualizada

O desenvolvimento do PHTLS começou em 1981, logo após o lançamento do programa Suporte Avançado de Vida no Trauma (ATLS) para médicos. Como o curso ATLS é revisado a cada 4 a 5 anos, as alterações pertinentes são incorporadas na edição seguinte do PHTLS. Esta 10.ª edição do programa PHTLS foi revisada com base no próximo curso ATLS de 2022 e na 10ª edição do livro ATLS, em discussões com membros da ACS-COT e em publicações subsequentes na literatura médica. Embora alinhado aos princípios do ATLS, o PHTLS é especificamente projetado para preparar estudantes para os desafios únicos encontrados ao atender vítimas de trauma fora do hospital. Todos os capítulos foram revisados e atualizados para refletir as evidências atuais. O material para o instrutor (*Online Instructor's Toolkit*) está disponível para a aquisição no *site* psglearning.com (em inglês).

Base Científica

Os autores e editores adotaram uma abordagem baseada em evidências que inclui referências da literatura médica sustentando os princípios fundamentais. Além disso, posicionamentos publicados por organizações profissionais são citados conforme a relevância. Referências foram acrescentadas ou atualizadas, permitindo que os profissionais de atendimento pré-hospitalar com mentes inquisitivas leiam os artigos científicos originais que formam a base de evidências para nossas recomendações.

PHTLS – Comprometimento e Missão

À medida que buscamos estimular o potencial do curso PHTLS e da comunidade mundial de profissionais de atendimento pré-hospitalar, devemos lembrar das metas e objetivos do programa PHTLS:

- Fornecer uma descrição da fisiologia e da física do trauma
- Fornecer uma compreensão da necessidade e das técnicas de avaliação rápida do paciente com trauma
- Aumentar o nível de conhecimento em relação a habilidades de exame e diagnóstico
- Melhorar o desempenho na avaliação e tratamento do paciente com trauma
- Aumentar o nível de competência em relação a habilidades específicas de intervenção pré-hospitalar no trauma
- Fornecer uma visão geral e estabelecer um método de manejo para o cuidado pré-hospitalar do paciente com trauma multissistêmico
- Promover uma abordagem comum para o início e transição dos cuidados, iniciando com os socorristas civis e continuando por todos os níveis de cuidados até que o paciente seja entregue à instituição de cuidados definitivos

Também é oportuno relembrar a nossa missão, a qual foi escrita durante uma longa sessão na convenção de 1997 da NAEMT:

O programa Prehospital Trauma Life Support (PHTLS) da National Association of Emergency Medical Technicians (NAEMT) atende a vítimas de trauma por meio de educação global de socorristas de todos os níveis. Com a supervisão médica do American College of Surgeons Committee on Trauma (ACS-COT), os programas PHTLS desenvolvem e disseminam materiais educativos e informações científicas, promovendo a excelência no manejo do paciente com trauma por todos os profissionais envolvidos no atendimento pré-hospitalar.

A missão do PHTLS também reforça a missão da NAEMT. O programa PHTLS está comprometido com a melhora da qualidade e do desempenho. Assim, o PHTLS está sempre atento a mudanças em tecnologias e métodos para a entrega de cuidados pré-hospitalares ao trauma que possam ser usados para aumentar o valor deste programa.

Suporte da NAEMT

A NAEMT oferece a estrutura administrativa para o programa PHTLS. Todos os rendimentos do programa PHTLS são reinvestidos na NAEMT para apoiar programas de suma importância para os profissionais de SE, como projetos de educação e assuntos relevantes aos profissionais de atendimento pré-hospitalar e seus pacientes.

PHTLS: Um Líder Mundial

Devido ao sucesso sem precedentes das edições anteriores do PHTLS, o programa continuou crescendo rapidamente. Os cursos PHTLS continuam a proliferar nos setores civil e militar dos Estados Unidos. Eles também têm sido ensinados no mundo todo em mais de 80 nações, com mais países expressando interesse no PHTLS a fim de melhorar o atendimento pré-hospitalar no trauma.

Os profissionais de atendimento pré-hospitalar têm a responsabilidade de assimilar esse conhecimento e essas habilidades para usá-los em benefício de seus pacientes. Os editores e autores desta obra e o PHT Committee da NAEMT esperam que você incorpore essa informação em sua prática e renove sua dedicação ao atendimento dos pacientes com trauma.

National Association of Emergency Medical Technicians

Fundada em 1975, a NAEMT é a única organização nacional nos Estados Unidos a representar e servir aos interesses dos profissionais de SE, incluindo paramédicos, técnicos em medicina de emergência, socorristas e outros profissionais que prestam atendimento pré-hospitalar e extra-hospitalar de emergência, urgência ou preventivo. Os membros da NAEMT trabalham em todos os setores de SE, incluindo agências de serviços governamentais, corpo de bombeiros, serviços de ambulâncias hospitalares, empresas privadas, ambientes de operações industriais e especiais, e militares.

A NAEMT serve a seus membros fazendo a sua defesa em questões que têm impacto sobre sua capacidade de prover atendimento de qualidade aos pacientes, oferecendo educação de alta qualidade que melhora o conhecimento e as habilidades dos profissionais, além de sustentar a pesquisa e as inovações em SE.

Uma das principais atividades da NAEMT é a educação em SE. A missão dos programas de educação da NAEMT é melhorar os cuidados dos pacientes por meio de educação de alta qualidade, custo-efetiva e baseada em evidências, fortalecendo e potencializando o conhecimento e as habilidades dos profissionais de SE.

A NAEMT se empenha em fornecer programas de educação da mais alta qualidade. Todos os programas de educação da NAEMT são desenvolvidos por educadores, médicos e diretores médicos com experiência em SE. O conteúdo do curso incorpora as pesquisas mais recentes, as técnicas mais novas e as abordagens inovadoras no aprendizado de SE. Todos os programas de educação da NAEMT promovem o pensamento crítico como base para o atendimento de qualidade. Isso se baseia na crença de que os profissionais de SE tomam as melhores decisões para seus pacientes quando recebem uma boa base de princípios fundamentais e conhecimentos baseados em evidências.

Após o seu desenvolvimento, os programas são testados e refinados para garantir que os materiais do curso sejam claros, acurados e relevantes para as necessidades dos profissionais de SE. Por fim, todos os programas de educação são revisados e atualizados a cada 4 anos, ou conforme necessário, para garantir que o conteúdo reflita as pesquisas e práticas mais atuais.

A NAEMT fornece suporte continuado para seus instrutores e para os centros de treinamento em SE que administram seus cursos. Mais de 2.500 centros de treinamento, incluindo faculdades, agências de SE, corpos de bombeiros, hospitais e outras instituições de treinamento médico localizados nos Estados Unidos e em mais de 80 outros países oferecem os programas de educação da NAEMT. A equipe central da NAEMT trabalha com a rede de instrutores dos programas educacionais que participam como membros do comitê; autores; coordenadores nacionais, regionais e estaduais; além de instrutores afiliados, para o fornecimento de suporte administrativo e educacional.

Andrew N. Pollak, MD, FAAOS
Editor Médico, PHTLS
The James Lawrence Kernan Professor and Chairman
Department of Orthopaedics
University of Maryland School of Medicine
Chief Clinical Officer
University of Maryland Medical System
Medical Director Baltimore County Fire Department
Special Deputy U.S. Marshal

Dedicatória

Esta edição do PHTLS é dedicada a todos os profissionais de atendimento pré-hospitalar que estão na linha de frente do atendimento ao trauma no Leste Europeu e em outras regiões do mundo.

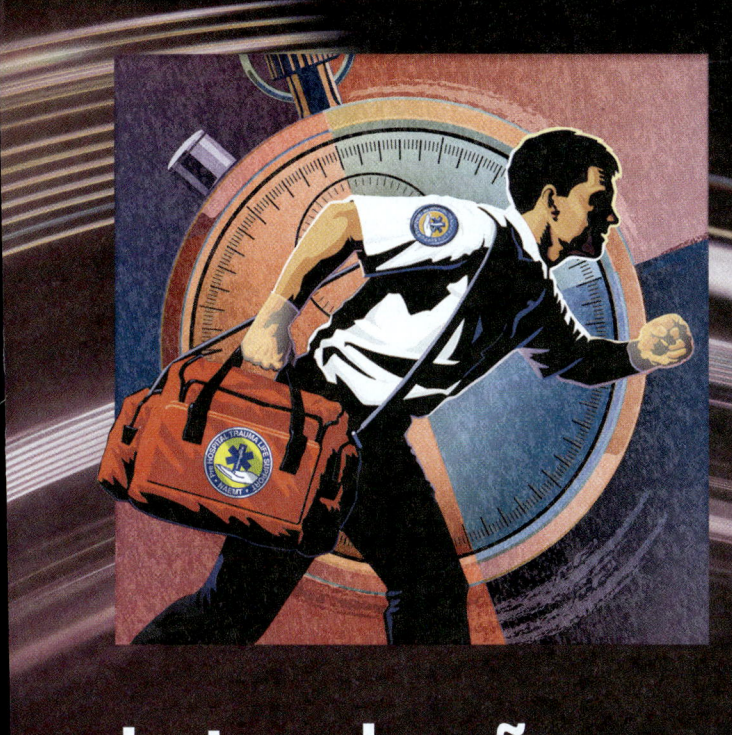

Introdução

CAPÍTULO 1 **PHTLS: Passado, Presente e Futuro**

CAPÍTULO 2 **Princípios de Ouro, Preferências e Pensamento Crítico**

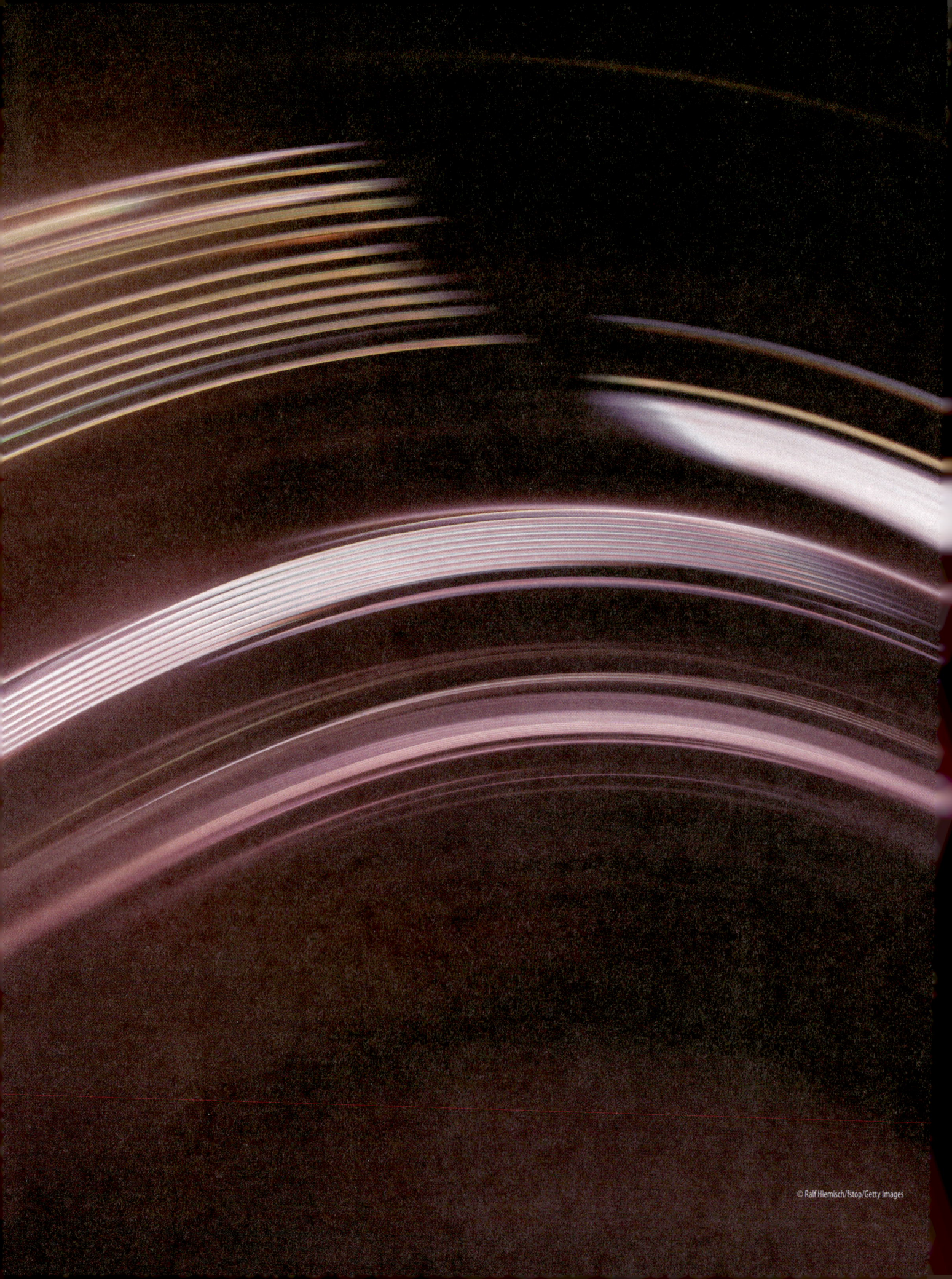

PHTLS: Passado, Presente e Futuro

Editores-chefes:
Andrew N. Pollak, MD, FAAOS
Nancy Hoffmann, MSW

OBJETIVOS DO CAPÍTULO

Ao término deste capítulo, você será capaz de:

- Compreender a história e a evolução do cuidado pré-hospitalar do trauma.
- Reconhecer a magnitude do impacto da lesão traumática, em termos humanos e financeiros.
- Entender as três fases do cuidado do trauma.

INTRODUÇÃO

Nossos pacientes não nos escolhem. Nós os escolhemos. Poderíamos ter escolhido outra profissão, mas não o fizemos. Aceitamos a responsabilidade de cuidar de pacientes em algumas das piores situações – quando estamos cansados ou com frio, quando está chovendo e escuro, quando não podemos prever as condições que encontraremos. Devemos aceitar essa responsabilidade ou desistir. Devemos dar aos nossos pacientes o melhor cuidado que pudermos – não em sonho, não com equipamentos desajustados, não com suprimentos incompletos e não com os conhecimentos desatualizados. Se não lermos e aprendermos todos os dias, não será possível saber quais são as informações médicas atuais, e não estaremos prontos para cuidar de nossos pacientes. O Curso de Atendimento Pré-hospitalar ao Traumatizado (PHTLS, de *Prehospital Trauma Life Support*) fornece uma parte desse conhecimento para o profissional de atendimento pré-hospitalar, mas, ainda mais importante, ele beneficia as pessoas que necessitam de nós – os pacientes. Ao término de cada jornada, devemos sentir que o paciente recebeu nada menos que o nosso melhor.

História do Cuidado do Trauma no Serviço de Emergência (SE)

Os estágios e o desenvolvimento da abordagem do paciente com trauma podem ser divididos em vários períodos de tempo, conforme descrito pelo médico Norman McSwain na Scudder Oration do American College of Surgeons (ACS) em 2003.[1] Os quatro períodos de tempo descritos neste capítulo são (1) o período antigo, (2) o período Larrey, (3) a era Farrington e (4) a era moderna. Este livro, todo o Curso PHTLS e os cuidados ao paciente com trauma se baseiam nos princípios desenvolvidos e ensinados pelos pioneiros dos cuidados pré-hospitalares. A lista desses inovadores é longa; porém, alguns merecem reconhecimento especial.

Período Antigo

Todos os cuidados médicos prestados no Egito, na Grécia e em Roma, pelos israelitas, e até a época de Napoleão são classificados como SE pré-moderno. A maioria dos cuidados médicos era prestada dentro de algum tipo de instituição médica rudimentar; pouco era realizado por profissionais de atendimento pré-hospitalar na cena. A contribuição mais significativa para o nosso conhecimento desse período é o Papiro de Edwin Smith com cerca de 4.500 anos, o qual descreve o cuidado médico em uma série de relatos de casos.

Período Larrey (Fim do Século XVIII Até 1950)

No fim do século XVIII, o barão Dominique Jean Larrey, principal médico do exército de Napoleão, reconheceu a necessidade dos cuidados pré-hospitalares imediatos. Em 1797, ele observou que "a distância de nossas ambulâncias priva os feridos da atenção necessária. Fui autorizado a construir uma carruagem que chamo de ambulâncias voadoras".[2] Ele desenvolveu essas "ambulâncias voadoras" puxadas por cavalos para o resgate em tempo hábil de guerreiros lesados no campo de batalha e introduziu a premissa de que as pessoas que trabalham nessas "ambulâncias voadoras" deveriam ser treinadas para fornecer cuidados médicos para os pacientes no local e durante o trajeto.

No início do século XIX, ele estabeleceu os seguintes elementos da teoria básica do atendimento pré-hospitalar, que continuam sendo usados até hoje:

- Transporte rápido
- Treinamento adequado da equipe médica
- Movimentação no campo durante a batalha para o resgate e o cuidado do paciente
- Controle das hemorragias no campo de batalha (na cena)
- Transporte para um hospital próximo
- Provisão de cuidados durante o trajeto
- Desenvolvimento de hospitais na linha de frente
- Triagem de campo com base na gravidade da lesão

Ele desenvolveu hospitais que estavam próximos das linhas de frente (de forma muito parecida com os militares de hoje) e reforçou o movimento rápido de pacientes do campo até os cuidados médicos. O barão Larrey é atualmente reconhecido por muitos como o pai do SE da era moderna.

Infelizmente, o tipo de cuidados desenvolvido por Larrey não foi usado pelo Union Army nos Estados Unidos 60 anos depois, no começo da Guerra Civil Americana. Na Primeira Batalha de Bull Run, em agosto de 1861, os feridos ficavam deitados no campo de batalha – 3 mil por 3 dias, 600 por até 1 semana.[1] Jonathan Letterman foi apontado Cirurgião Geral dos Estados Unidos e criou um grupo médico distinto com objetivo de prestar atendimento médico mais bem organizados (**Figura 1-1**). Na Segunda Batalha de Bull Run, treze meses depois, havia 300 ambulâncias e os atendentes recolheram 10 mil feridos em 24 horas.[3]

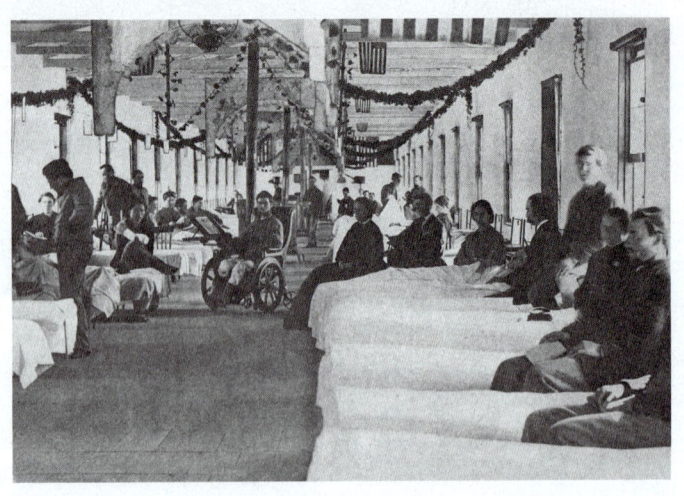

Figura 1-1 Durante a Guerra Civil Americana, foram implementadas as práticas de cuidado para os soldados desenvolvidas por Larrey, como a construção de hospitais temporários próximos das linhas de frente.
© Desconhecido/Alamy Stock Photo

Em agosto de 1864, o Comitê Internacional da Cruz Vermelha foi criado na Primeira Convenção de Genebra. A convenção reconheceu a neutralidade dos hospitais, dos doentes e dos feridos, de todas as pessoas envolvidas e das ambulâncias, garantindo a passagem segura das ambulâncias e das equipes médicas para o transporte de feridos. Ela também reforçou a igualdade dos cuidados médicos fornecidos, independentemente do lado do conflito em que a vítima estava. Essa convenção marcou o primeiro passo em direção ao Código de Conduta usado pelos militares dos Estados Unidos hoje. Esse Código de Conduta é um componente importante do curso do Department of Defense, Tactical Combat Casualty Care (TCCC).

Hospitais, Forças Armadas e Necrotérios

Em 1865, o primeiro serviço privado de ambulâncias nos Estados Unidos foi criado em Cincinnati, Ohio, no Cincinnati General Hospital.[3] Logo depois, vários sistemas de SE foram desenvolvidos nos Estados Unidos: Bellevue Hospital Ambulance[3] na cidade de Nova York em 1867; Grady Hospital Ambulance Service (o mais antigo serviço de ambulância hospitalar continuamente em operação) em Atlanta na década de 1880; Charity Hospital Ambulance Services em New Orleans, criado em 1885 pelo cirurgião Dr. A. B. Miles; e várias outras instalações nos Estados Unidos. Esses serviços de ambulância eram mantidos principalmente por hospitais, militares ou necrotérios até a década de 1950.[1]

Em 1891, o médico Nicholas Senn, fundador da Association of Military Surgeons, disse que "o destino dos feridos repousa nas mãos daquele que aplica o primeiro curativo". Embora o atendimento pré-hospitalar fosse rudimentar quando o Dr. Senn fez essa afirmação, em muitos aspectos, as palavras são ainda mais verdadeiras hoje em dia. O atendimento prestado e as decisões tomadas muito antes de as vítimas de trauma chegarem ao hospital geralmente determinam se um paciente ferido sobreviverá ou não.

Ocorreram algumas mudanças nos atemdimentos médicos durante as várias guerras até o fim da Segunda Guerra Mundial, mas, em geral, o sistema e o tipo de cuidado oferecidoa antes da chegada ao Battalion Aid Station (Echelon II) nos hospitais militares ou aqueles localizados na porta dos fundos de hospitais civis permaneceram relativamente inalterados até meados da década de 1950.

Durante este período, nas grandes cidades muitas ambulâncias estavam vinculadas a hospitais de ensino e usavam internos durante seu primeiro ano de treinamento. O último serviço de ambulâncias a exigir médicos em ambulâncias foi o Charity Hospital em New Orleans na década de 1960. Apesar da presença de médicos, a maior parte do atendimento ao trauma que eram capazes de fornecer era primitiva. O equipamento e os suprimentos não tinham mudado significativamente em relação aos utilizados durante a Guerra Civil Americana.[1]

Era Farrington (Aproximadamente 1950 a 1970)

A era do médico J. D. "Deke" Farrington (1909-1982) começou em 1950. O Dr. Farrington, pai do SE nos Estados Unidos, estimulou o desenvolvimento de melhores cuidados pré-hospitalares com seu famoso artigo "Death in a Ditch".[4] No fim da década de 1960, o Dr. Farrington e outros líderes da época, como os médicos Oscar Hampton e Curtis Artz, colocaram os Estados Unidos na era moderna do SE e do atendimento pré-hospitalar.[1] O Dr. Farrington estava ativamente envolvido em todos os aspectos dos atendimentos realizados em ambulância. Seu trabalho como presidente dos comitês produziram três dos documentos iniciais estabelecendo as bases do SE – a Lista de Equipamentos Essenciais para Ambulâncias do Comitê de Trauma do ACS,[4] as especificações de projetos para ambulâncias do Departamento de Transportes (DOT)[5] e o primeiro programa de treinamento básico para técnico em medicina de emergência (TME) – também impulsionou a ideia e o desenvolvimento dos cuidados pré-hospitalares. Além dos esforços do Dr. Farrington, outros ativamente ajudaram a promover a importância do atendimento pré-hospitalar para as vítimas de trauma. O médico Robert Kennedy foi o autor do *Early Care of the Sick and Injured Patient* (Atendimento Precoce do Paciente Doente e Ferido).[6] O médico Sam Banks, junto com o Dr. Farrington, foi instrutor no primeiro curso de treinamento pré-hospitalar no Fire Department de Chicago em 1957, dando início

ao processo de treinamento dos socorristas para o atendimento adequado do paciente com trauma.

Um texto de 1965, editado e compilado pelo médico George J. Curry, um líder do ACS e de seu Committee on Trauma (COT), afirmava:

> As lesões sofridas em acidentes afetam todas as partes do corpo humano. Elas variam desde simples abrasões e contusões até lesões complexas múltiplas envolvendo muitos tecidos corporais. Isso demanda abordagem e cuidados primários eficientes e inteligentes individualizados antes do transporte. É evidente que os serviços de atendimento pré-hospitalar com socorristas treinados são fundamentais. Se quisermos ter a eficiência máxima para estes socorristas, deve-se preparar um programa de treinamento especial.[7]

O famoso relatório *Accidental Death and Disability: The Neglected Disease of Modern Society* acelerou ainda mais o processo, em 1967.[8] A National Academy of Sciences/National Research Council (NAS/NRC) lançou esse documento apenas 2 anos após o apelo do Dr. Curry.

Era Moderna do Atendimento Pré-hospitalar (Aproximadamente 1970 Até Hoje)

Década de 1970

A era moderna do atendimento pré-hospitalar começou com um relato de Dunlap and Associates para o DOT em 1968, definindo o currículo para o EMT-Ambulance Training (Treinamento em Ambulância-TME). Esse treinamento ficou depois conhecido como EMT-Basic; hoje, ele é conhecido simplesmente como EMT.

O National Registry of Emergency Medical Technicians (NREMT) foi estabelecido em 1970 e desenvolveu os padrões para testagem e registro de pessoas treinadas em SE conforme defendido no relatório do NAS/NRC. Rocco Orando foi o Diretor Executivo do NREMT por mais de 15 anos e estava associado aos Drs. Farrington, Hampton e Artz.

O apelo do Dr. Curry para um treinamento especializado para socorristas de ambulância direcionado *para o atendimento ao trauma* foi inicialmente feito pelo programa educacional desenvolvido pelos Drs. Farrington e Banks. Seu desenvolvimento inicial teve publicação no livro *Emergency Care and Transportation of the Sick and Injured* (o "Orange Book") pela American Academy of Orthopaedic Surgeons (AAOS), pelos programas de treinamento para TME da National Highway Traffic Safety Administration (NHTSA) e pela NAEMT por meio do Curso PHTLS. Os primeiros esforços de treinamento eram rudimentares; porém, eles progrediram de forma significativa em um período relativamente curto.

O primeiro livro desta era foi o *Emergency Care and Transportation of the Sick and Injured*, idealizado pelo médico Walter A. Hoyt Jr. e publicado em 1971 pela AAOS.[1] O livro está agora em sua 12ª edição.

Durante este período, também foi desenvolvida a Escala de Coma de Glasgow (ECG) em Glasgow, Escócia, pelos Drs. Graham Teasdale e Bryan Jennett com propósitos de pesquisa. O Dr. Howard Champion a levou para os Estados Unidos e a incorporou aos cuidados do paciente com trauma para a avaliação do estado neurológico continuado do paciente.[3] A ECG é um indicador sensível, mas facilmente reproduzível, de melhora ou piora desses pacientes.

Em 1973, a legislação federal sobre os SE foi criada para promover o desenvolvimento de sistemas abrangentes. A legislação identificou 15 componentes individuais necessários para se obter um sistema integrado de SE. O Dr. David Boyd, trabalhando no Department of Health and Human Services (DHHS), foi encarregado da implementação dessa legislação. Um desses componentes era a educação. Isso se tornou a base para o desenvolvimento de currículos de treinamento para EMT-Basic, EMT-Intermediate e EMT-Paramedic care por todos os Estados Unidos. Atualmente, esses níveis de treinamento são chamados de Emergency Medical Technician (EMT), Advanced Emergency Medical Technician (AEMT) e Paramedic. O currículo era inicialmente definido pelo DOT por meio da NHTSA, ficando conhecido como National Standard Curriculum ou currículo DOT.

A Dra. Nancy Caroline, uma das pioneiras no ensino de SE, definiu os padrões e o currículo para o primeiro programa paramédico e escreveu o livro inicial, *Emergency Care in the Streets*, usado no treinamento de paramédicos. Esse texto está atualmente em sua 9ª edição.

A Estrela da Vida foi originalmente projetada pela American Medical Association (AMA) como o símbolo para um "Alerta Médico" – uma indicação de que um paciente tinha uma condição médica importante que deveria ser observada pelo SE. Mais tarde, a AMA cedeu esse símbolo ao NREMT para usá-lo como seu logotipo. Como a Cruz Vermelha Americana não havia permitido que o logotipo da "Cruz Vermelha" fosse usado em ambulâncias como símbolo de emergência, Lew Schwartz, o diretor do setor de SE da NHTSA, pediu ao Dr. Farrington, o presidente do conselho do NREMT, que permitisse que a NHTSA usasse o símbolo nas ambulâncias. A permissão foi concedida pelo NREMT e a Estrela da Vida se tornou um símbolo internacional dos sistemas de SE.[1]

A National Association of Emergency Medical Technicians (NAEMT) foi estabelecida em 1975 com o apoio financeiro do NREMT (**Figura 1-2**). A NAEMT é a única organização dos Estados Unidos dedicada apenas a representar os interesses profissionais dos trabalhadores

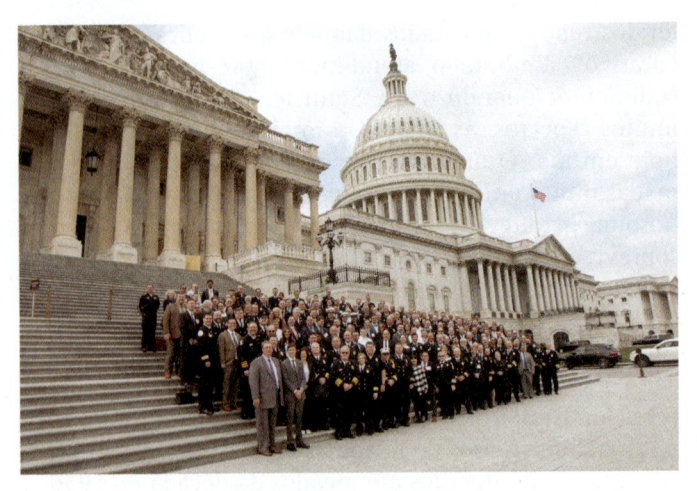

Figura 1-2 Formada em 1975, a NAEMT é a única associação dos Estados Unidos que representa os interesses profissionais de todos os profissionais de cuidados de saúde móveis e de emergência, incluindo EMTs, AEMTs, socorristas médicos, paramédicos, paramédicos de prática avançada, paramédicos de cuidados críticos, paramédicos de voo, paramédicos comunitários e profissionais de cuidados de saúde integrados móveis.

© National Association of Emergency Medical Technicians (NAEMT)

de SE, incluindo paramédicos, AEMTs, EMTs, socorristas médicos e outros profissionais que trabalham em medicina de emergência em âmbito pré-hospitalar.

Década de 1980

Em meados da década de 1980, ficou aparente que os pacientes com trauma eram diferentes dos pacientes cardíacos a partir da perspectiva do atendimento pré-hospitalar e do treinamento. Os cirurgiões do trauma, como Frank Lewis e Donald Trunkey, reconheceram a importante diferença entre esses grupos: para os pacientes cardíacos, todas ou quase todas as ferramentas necessárias para o restabelecimento do débito cardíaco (reanimação cardiopulmonar [RCP], desfibrilação externa e medicamentos de suporte) estavam disponíveis a paramédicos com treinamento apropriado na cena. Porém, para os pacientes com trauma, as ferramentas mais importantes (controle cirúrgico de hemorragia interna e reposição de sangue) não estavam disponíveis na cena. A importância de transportar rapidamente os pacientes para o hospital adequado ficou aparente para os profissionais do atendimento pré-hospitalar e para os diretores médicos de SE. Uma instituição bem preparada com equipe de trauma bem treinada incluía a presença de médicos, cirurgiões, enfermeiros treinados e equipe de centro cirúrgico (CC); um banco de sangue; processos de garantia de qualidade e registro; e todos os componentes restantes necessários para a abordagem de pacientes vítimas de trauma. Todos esses recursos devem estar prontos e aguardando a chegada do paciente, com a equipe cirúrgica pronta para levar o paciente diretamente para o CC, caso seja necessário. Com o tempo, esses padrões foram modificados de modo a incluir conceitos como a hipotensão permissiva (Dr. Ken Mattox) e protocolo de transfusão maciça (1:1).[9-12] Porém, o aspecto da rápida disponibilidade de um CC bem equipado não mudo

O tratamento rápido dos pacientes com trauma depende de um sistema de atendimento pré-hospitalar que ofereça fácil acesso ao sistema. Esse acesso é auxiliado por um único telefone de acesso a emergências (p. ex., 911 nos Estados Unidos), um bom sistema de comunicação para o despacho das viaturas de emergência e socorristas bem preparados e bem treinados. Muitas pessoas foram ensinadas que o acesso precoce e a RCP precoce podem salvar as vidas dos que passam por um evento deparagem cardiorespiratória. O trauma pode ser abordado da mesma forma. Os princípios recém listados servem como uma base para o cuidado adequado do paciente; a esses princípios básicos foi acrescentada a importância do controle da hemorragia interna, o que não pode ser feito fora de um centro de trauma ou de um CC. Assim, a avaliação rápida, o preparo adequado e o transporte rápido para uma instituição com recursos de CC imediatamente disponíveis se tornaram os princípios adicionais que não tinham sido compreendidos ou adotados completamente até meados da década de 1980. Esses princípios básicos permanecem sendo a base do cuidado atual dos SEs.

As conquistas desses importantes médicos, profissionais de atendimento pré-hospitalar e organizações são muito importantes; porém, há muitas outras, numerosas demais para citar, que contribuem para o desenvolvimento dos SE. Devemos muita gratidão a todas elas.

Avanços no Novo Milênio

Em períodos de conflito armado surgem importantes avanços no cuidado do trauma, e os últimos 20 anos não são exceção. Os conflitos militares das últimas duas décadas trouxeram algumas das alterações mais substanciais no manejo de militares feridos no campo de batalha na história recente. Algumas das principais organizações que desenvolveram esses avanços incluem o Joint Trauma System, do Departmento de Defensa, e o Committee on Tactical Combat Casualty Care. O Departamento de Defensa criou o Joint Trauma System com o objetivo de prover chances maiores de sobrevida e máxima de recuperação funcional para cada pessoa ferida em combate. Com esta finalidade, o Departamento de Defensa estabeleceu o Trauma Registry (previamente conhecido como Joint Theater Trauma Registry) para a coleta de dados e estatísticas relacionados a ocorrências de militares feridos e do cuidado que receberam. O Committee on Tactical Combat Casualty Care utiliza esses dados e como base

para a pesquisa que pode, então, levar ao desenvolvimento de diretrizes para a prática clínica. Essas diretrizes para a prática clínica são implementadas pela equipe médica presente na cena em tratamentos e na estabilização de militares feridos. A implementação das melhores práticas para o cuidado de pessoas feridas em combate se tornou um processo ágil que se adapta às circunstâncias instáveis presentes das linhas de frente.

O resultado desse processo continuado salvo vidas. As taxas de mortalidade de feridos em combate diminuíram marcadamente, em comparação com os conflitos prévios. A taxa de sobrevida para as pessoas feridas em combate aumentou para mais de 90%.[13,14] Em pacientes com necessidade de transfusão maciça, em geral aqueles com ferimentos mais graves, a implementação da reanimação para controle de danos (discutido adiante neste capítulo) reduziu a mortalidade de 40 para 20%.[15]

O benefício desses avanços do cuidado no trauma não se limita apenas ao ambiente militar. O mundo civil está rapidamente adotando essas mudanças para uso em hospitais distantes das linhas de frente. A utilização da reanimação para controle de danos está se tornando o padrão do cuidado em grandes centros de trauma. O uso de torniquete, que já foi considerado um último recurso, tornou-se inequivocamente a intervenção primária para controle da hemorragia intensa na cena e durante a estabilização no departamento de emergência. As lições aprendidas com o tratamento de militares feridos nos últimos 20 anos terão impacto significativo sobre a qualidade e a oferta de cuidados de trauma aos civis nas próximas décadas.

Filosofia do PHTLS

O PHTLS oferece os recursos para os profissionais de atendimento pré-hospitalar para que eles conheçam a anatomia e fisiologia, a fisiopatologia do trauma, a avaliação e o cuidado dos pacientes politraumatizado usando a abordagem XABCDE, e as habilidades técnicas necessárias à execução destes cuidados – nem mais, nem menos. Pacientes que estão sangrando ou respirando com dificuldade têm pouco tempo antes que sua condição resulte em incapacidade grave ou se torne fatal (**Quadro 1-1**). Os profissionais de atendimento pré-hospitalar devem ter e necessitam aplicar estas habilidades de raciocínio clínico para rapidamente tomar e executar decisões que aumentarão a sobrevida dos pacientes com trauma. O PHTLS não defende ou treina os socorristas para memorizar abordagens do tipo "o mesmo para todos". Em vez disso, o PHTLS ensina os socorristas a desenvolver maior compreensão dos cuidados do trauma e do pensamento crítico. Cada interação entre socorrista e paciente envolve um conjunto único de circunstâncias. Se o socorrista

Quadro 1-1 XABCDE

ABCDE é uma mnemônica tradicional utilizada para lembrar as etapas na avaliação primária (via **a**érea, respiração [*breathing*], **c**irculação, incapacidade [*disability*], **e**xposição/ambiente [*environment*]). Essa abordagem foi modificada na última edição deste texto a fim de incluir o foco imediato na da exsanguinação quando presente, reconhecendo as consequências imediatas e irreversíveis dessa grande perda sanguínea. O "X" colocado antes do tradicional "ABCDE" descreve a necessidade de se abordar a hemorragia e**x**sanguinante imediatamente após a segurança da cena ter sido estabelecida, antes mesmo da abordagem da via aérea. A hemorragia exsanguinante grave, particularmente a hemorragia arterial, tem potencial para levar à perda completa ou quase completa do volume sanguíneo em um período relativamente curto. Dependendo da velocidade da hemorragia, esse tempo pode ser de apenas de alguns poucos minutos. Além disso, no ambiente pré-hospitalar, sem a possibilidade de se realizar uma transfusão sanguínea, será impossível corrigir tal perda de volume sanguíneo, pois a reposição com cristaloides não restaura a capacidade de transporte de oxigênio para as células. Assim, mesmo antes da estabilização da via aérea, prevalece a necessidade de controle a hemorragia grave de um membro ou de outro local passível de compressão externa. Depois disso, devem se manejar as ameaças à via aérea, garantindo-se a ventilação adequada, avaliando a condição circulatória e qualquer incapacidade, expondo-se todo o corpo a uma avaliação completa.

Para aqueles que tenham participado do Curso Suporte Avançado de Vida no Trauma (ATLS) do Colégio Americano de Cirurgiões e notem a diferença na abordagem primária, é importante entender que essa diferença não reflete nenhuma discordância de filosofia entre os dois cursos em relação à importância do controle precoce da hemorragia. Em vez disso, ela demonstra a distinção entre os atendimento pré-hospitalar e hospitalar. Em primeiro lugar, na maioria dos centros de trauma de Nível I ou Nível II (nos EUA), há pessoal suficiente presente quando o paciente de trauma chega, de modo que o tratamento da hemorragia nas extremidades e o controle das vias aéreas podem ser realizados simultaneamente. Em segundo lugar, uma hemorragia exsanguinante, como da artéria femoral, não haverá nada a ser tratado no hospital, caso em ambiente pré-hospitalar tal controle não tenha sido executado. Por fim, se um paciente chegar à unidade de trauma com sangue jorrando da artéria femoral, ele deve ser tratado imediatamente, mas neste ambiente é possível iniciar protocolos de transfusão maciça para substituir o sangue perdido, o que simplesmente não é viável na maioria dos cenários pré-hospitalares.

entende as bases dos cuidados médicos e as necessidades específicas do paciente, dadas as circunstâncias do caso, poderá tomar decisões precisas quantos aos cuidados necessários para se assegurar maior chance de sobrevida para aquele paciente.

Os princípios do PHTLS afirmam que os socorristas devem ter boa base de conhecimentos, raciocínio crítico, além de habilidades técnicas adequadas para fornecer um excelente cuidado ao paciente, mesmo em circunstâncias aquém das ideais. O PHTLS não proíbe nem prescreve ações específicas para os socorristas; em vez disso, fornece habilidades e conhecimentos adequados, permitindo que o profissional use o raciocínio crítico para tomar decisões sobre o melhor cuidado para cada paciente.

Há grande oportunidade para o socorrista ajudar um paciente. O trauma, em geral, tem impacto em pessoas em seus anos mais produtivos, o custo da sobrevida de um paciente que e recebe um excelente cuidado, seja no ambiente pré-hospitalar ou no hospitalar, é muito importante e traz grandes benefícios para a sociedade como um todo. Ao prestar cuidados de qualidade às vítimas de trauma, os socorristas podem impactar positivamente a a sociedade de maneira geral.

Epidemiologia e Custos

O trauma tem profundo efeito sobre a sociedade. Diariamente, cerca de 14 mil pessoas morrem no mundo todo como resultado de lesões traumáticas. A lesão não intencional é a principal causa de morte em pessoas entre 1 e 45 anos de idade.[16] Cada ano, aproximadamente 4,4 milhões de pessoas no mundo morrem como resultado de lesões traumáticas, representando quase 8% de todas as mortes.[16] O total combinado de mortes causadas por doenças como tuberculose, malária e vírus da imunodeficiência humana (HIV, de *human immunodeficiency virus*)/síndrome da imunodeficiência adquirida (Aids, de *acquired immunodeficiency syndrome*) corresponde a apenas um pouco mais da metade do número de mortes resultantes de trauma.[16] Para se ter uma melhor dimensão, aproximadamente 3 milhões de pessoas morreram durante o primeiro ano da pandemia de COVID-19.[17] Embora não seja difícil ver que o trauma é um problema de proporções epidêmicas, que ocorre todos os anos, compreender suas causas e meios mais eficazes de tratá-las, ainda é complicado, apesar da abundância de dados disponíveis sobre o assunto.

Nos Estados Unidos, o Center for Disease Control and Prevention (CDC) relata os óbitos resultantes de trauma sob os termos gerais "lesão não intencional" e "lesões relacionadas à violência"[18] Ao tentar pesquisar o trauma como causa de morte, esses dados são confundidos pelo fato de nem todas as lesões não intencionais serem traumáticas. Lesão não intencional abrange várias causas, incluindo afogamento, intoxicação exógena, armas de fogo, quedas e acidentes automobilísticos. Deve-se considerar o fato da intoxicação exógena ser uma causa citada de lesão não intencional, e que as mortes como resultado da superdosagem por opioides estão ai incluídas.[18] Esse exemplo demonstra como a análise cuidadosa dos dados disponíveis é necessária para a compreensão completa do problema em questão.

Num outro contexto, é útil avaliar as tendências em relação às causas de mortes mais comumente relacionadas a lesões não intencionais em todas as idades. Quando é feita essa abordagem, podem-se identificar áreas importantes de prevenção, treinamento e educação pública. Algumas dessas áreas podem ser vistas na **Figura 1-3** e na **Figura 1-4**, as quais claramente ilustram que afogamentos e acidentes automobilísticos são causas significativas de mortes precoces. À medida que a idade aumenta, o número de mortes secundárias a afogamento começa a diminuir, e os acidentes automobilísticos começam a se tornar a principal causa de morte até os 25 anos, aproximadamente quando as intoxicações exógenas (nos EUA) surgem como principal causa de lesão não intencional que levam à morte.[19] Intoxicações exógenas permanecem sendo a principal causa de morte devido à lesão não intencional até por volta de 65 a 70 anos de idade, quando as quedas passam a ser a principal causa.[19]

Quando os dados são desmembrados dessa maneira, fica claro que em todas as idades os acidentes automobilísticos persistem como importante causa de morte, enquanto o afogamento persiste comno causa mais provável no início da vida. Embora não sejam consideradas causas de morte traumática-s, as intoxicações exógenas são uma causa importante e crescente de morte classificada como secundária à lesão não intencional. Esta tendência deve continuar no futuro se persistir o alto consumo de opioides que, aparentemente, agravou-se durante a pandemia da COVID-19. (nos EUA)

Essas estatísticas demonstram tendências alarmantes em relação às causas de lesão não intencional, e, embora elas possam não ser novas, as regiões do mundo que são mais afetadas demostram que há mudança neste cenário. Os esforços realizados para se reduzir a mortalidade causada por acidentes automobilísticos levaram à redução geral, considernado-se às décadas anteriores nos países desenvolvidos, embora o número global de mortes por acidentes automobilísticos esteja aumentando.[16] A cada dia, quase 3.700 pessoas morrem em todo o mundo em acidentes envolvendo veículos motorizados, bicicletas

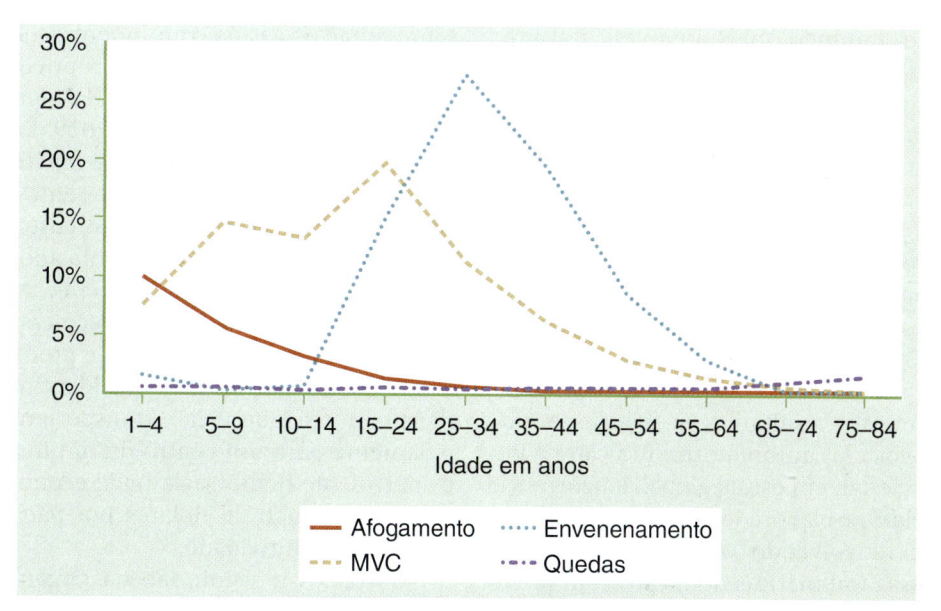

Figura 1-3 Porcentagem de todas as mortes por causas selecionadas – idades de 1 a 85 anos, 2019.

Dados do National Center for Injury Prevention and Control: WISQARS. 10 leading causes of death, Estados Unidos, 2019, pessoas de todas as etnias, de ambos os sexos. Centers for Disease Control and Prevention. https://wisqars.cdc.gov/fatal-leading

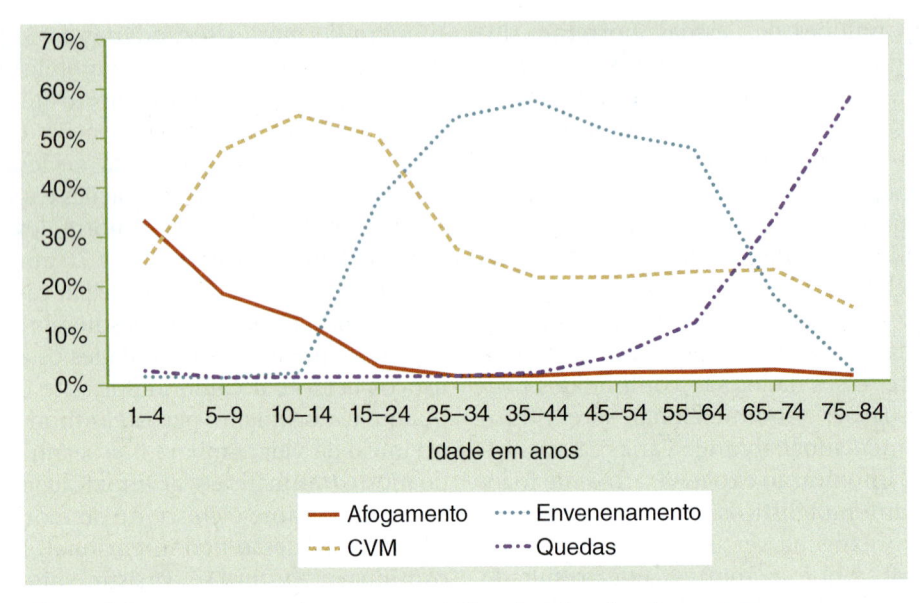

Figura 1-4 Porcentagem de mortes por lesão não intencional por causas selecionadas – idades de 1 a 85 anos, 2019.

Dados do National Center for Injury Prevention and Control: WISQARS. 10 leading causes of death, Estados Unidos, pessoas de todas as etnias, de ambos os sexos. Centers for Disease Control and Prevention. https://wisqars.cdc.gov/fatal-leading

ou atropelamentos.[20] Essa tendência se deve, em grande parte, ao uso crescente de veículos motorizados nos países em desenvolvimento, superando a capacidade da infraestrutura e dos recursos locais (incluindo os SE) de responder às demandas resultantes do aumento do tráfego. Um padrão semelhante é esperado nas próximas décadas, em relação às mortes resultantes de lesões relacionadas a quedas. As quedas são a segunda causa mais comum de morte por lesões não intencionais em todo o mundo. Elas resultam em mais de 650.000 mortes por ano em todo o mundo; mais uma vez, de forma desproporcional em países de baixa e média renda.[21] Em resposta à crescente mortalidade por quedas, os países desenvolvidos iniciaram um rastreamento para identificar onde estão os principais riscos de quedas, e estabelecer educação e programas de prevenção. Ainda assim, nos Estados Unidos, 3 milhões de americanos idosos são tratados em um pronto-socorro por lesões relacionadas a quedas todos os anos, e mais de 800.000 deles acabam sendo hospitalizados. Em 2015, o custo médico total estimado para estaslesões (fatais e não fatais) ultrapassou US$ 50 bilhões.[22]

Analisando as mortes resultantes de quedas e incidentes envolvendo veículos automotores, fica clara a importância de se solucionar, em escala global, a ocorrência destas lesões. Um relatório elaborado em 2014 identificou quedas e incidentes envolvendo veículos automotores como as únicas causas traumáticas de morte com previsão de aumento em todo o mundo até o ano de 2030.[23] Embora o ônus destas lesões seja sentido em todos os lugares, 93% das mortes no trânsito em todo o mundo ocorrem em países de baixa e média renda, apesar destes países serem responsáveis por apenas 60% dos veículos do mundo.[24] Após a publicação deste relatório em 2014, a ONU decidiu que a década de 2021-2030 se tornaria a Segunda Década de Ação pela Segurança no Trânsito, com o objetivo de se reduzir em 50% as mortes no trânsito em todo o mundo.[25]

Além do número de vidas perdidas devido ao trauma ser impressionante, também o é a carga financceira decorrente do cuidado aos sobreviventes. Bilhões de dólares são gastos na abordagem de pacientes traumatizados, sem contar os gastos com indenizações, custos de administração de seguros, danos à propriedade e outros custos para empregadores. O National Safety Council estimou que o impacto econômico em 2019 do trauma fatal e não fatal foi de cerca de 1 trilhão de dólares nos Estados Unidos.[26] O profissional de atendimento pré-hospitalar tem a oportunidade de reduzir este custo social do trauma. Por exemplo, quando ele executa adequadamente a proteção de uma fratura da coluna cervical, vai prevenir a ocorrências de sequelas neurológicas e motoras graves, permitindo uma vida saudável e produtiva, sem restrição de atividades. Salvar uma vida identificando uma hemorragia com risco de vida e transportando os pacientes rapidamente para um centro de trauma para ressuscitação e controle de hemorragia pode economizar para a sociedade 1,2 milhão de dólares por paciente em salários e perda de produtividade.[26]

Os dados a seguir são da Organização Mundial da Saúde (OMS):

• *As lesões decorrentes de incidentes envolvendo veículos automotores são um grande problema de saúde pública. Esses* acidentes matam 1,3 milhão de pessoas anualmente no mundo todo, com uma média diária de mais de 3.500 pessoas. Eles são a principal causa de morte entre pessoas de 15 a 29 anos de idade. Os incidentes envolvendo veículos automotores são responsáveis por quase 4% das mortes em todo o mundo. A OMS prevê que sem melhorias na prevenção, os incidentes automobilísticos serão a 7ª principal causa de morte no mundo até o ano de 2030.[27]

- *A maioria das lesões por incidentes envolvendo veículos automotores afeta pessoas de países com renda baixa e média, e 75% das mortes em estradas ocorrem entre os homens.* Embora as pessoas dos países de baixa renda tenham em média apenas metade dos veículos do mundo, esses países são responsáveis por 90% de todas as mortes causadas por incidentes automobilísticos (**Figura 1-5**).[27]

- *Em todo o mundo, 4,4 milhões de pessoas morrem anualmente devido a lesões intencionais ou não intencionais.* Enquanto os incidentes automobilísticos são a causa mais comum de morte (cerca de um terço), aproximadamente um sexto é causada por suicídio e um décimo é decorrente de homicídio.[16]

Conforme essas estatísticas demonstram claramente, o trauma é um problema mundial. Embora os eventos específicos que levam a lesões e mortes sejam diferentes conforme o país, as consequências não são. O impacto de lesões preveníveis é global.

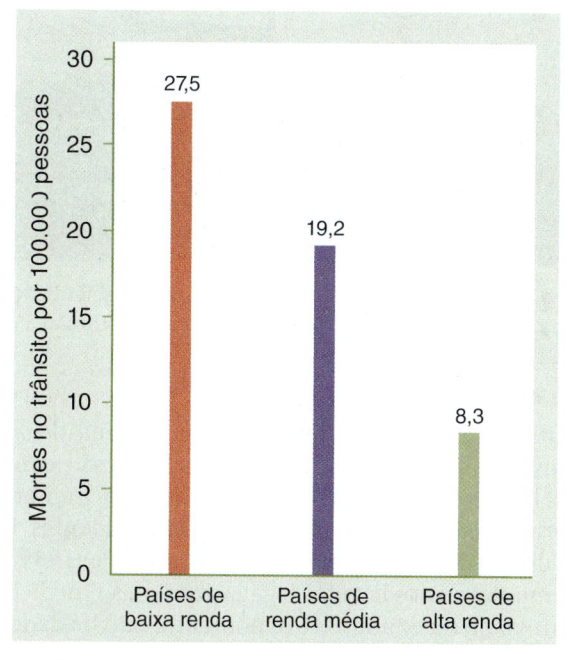

Figura 1-5 Distribuição mundial das mortes em acidentes automobilísticos por 100.000 pessoas.

Dados do World Health Organization Global Status Report on Road Safety 2018. World Health Organization; 2018. https://www.who.int /publications/i/item/9789241565684

Nós, que trabalhamos com a comunidade de traumatizados, temos uma obrigação com nossos pacientes: a de prevenir lesões, e não apenas tratá-las após sua ocorrência. Uma história muitas vezes contada sobre os SE ilustra esse ponto. Em uma longa e sinuosa estrada em uma montanha, havia uma curva onde os carros costumavam derrapar e cair mais de 30 metros até o chão. A comunidade decidiu estacionar uma ambulância na parte de baixo do penhasco para tratar dos pacientes envolvidos nestes acidentes. A melhor alternativa teria sido colocar muretas ao longo da curva, para evitar que os incidentes ocorressem inicialmente.

As Fases do Cuidado do Traumatizado

O trauma não é um acidente, embora, frequentemente, seja referido como tal. Um acidente costuma ser definido como um evento ao acaso ou um evento causado por descuido. A maioria das mortes por lesões traumáticas se encaixa na segunda definição, sendo, portanto, prevenível. A desenvolvimento de processos de prevenção obteve muito sucesso nos países desenvolvidos, mas ainda há muito a ser feiro nos países em desenvolvimento, onde a infraestrutura é ainda pouco desenvolvida, é representa uma barreira importante na educação e prevenção. Os incidentes traumáticos estão incluídos em duas categorias: *intencionais* e *não intencionais*. A lesão intencional resulta de um ato realizado com o objetivo de causar dano, lesão ou morte. A lesão traumática que ocorre não como resultado de uma ação deliberada, mas como consequência acidental ou inadvertida, é considerada não intencional.

O cuidado do trauma pode ser dividido em três fases: pré-evento, evento e pós-evento. Podem ser tomadas medidas para minimizar o impacto da lesão traumática durante qualquer das três fases deste cuidado. O profissional de atendimento pré-hospitalar tem e fundamental refsponsabilidade durante cada uma destas fases.

Fase Pré-evento

A **fase pré-evento** envolve as circunstâncias que levam à lesão. Nessa fase, os esforços estão primariamente concentrados na prevenção delas. Para se obter efeito máximo, as estratégias de abordagem da lesão e da morte, na fase pré-evento, deve-se focar nos fatores mais significativos para a mortalidade e morbidade. Conforme os dados recentes e disponíveis, a lesão não intencional é a quarta principal causa de morte em todas as idades anualmente nos Estados Unidos. Quase metade das mortes causadas por lesão nos Estados Unidos resulta de incidentes automobilísticos, quedas ou por armas de fogo (**Figura 1-6**).[28]

Aproximadamente 85% dos americanos possuíam um *smartphone* em 2021, em comparação com 35% em 2011.[29]

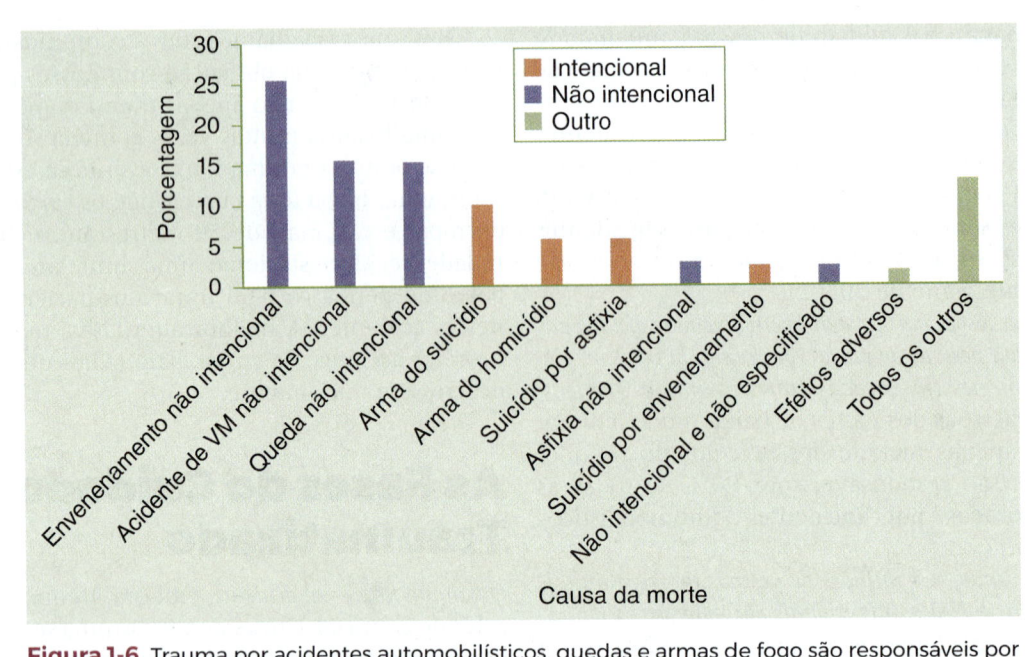

Figura 1-6 Trauma por acidentes automobilísticos, quedas e armas de fogo são responsáveis por quase metade das mortes de origem traumática.

Dados do National Center for Injury Prevention and Control. 10 leading causes of death by age group highlighting violence-related injury deaths, United States - 2018. https://www.cdc.gov/injury/images/lc-charts/leading_causes_of_death_by_age_group_violence_2018_1100w850h.jpg

Esse crescimento no número de aparelhos foi associado a um aumento progressivo no número de mortes causadas por distração na direção. O CDC estima que esta distração resulte em aproximadamente 3.000 mortes por ano, sendo que os motoristas mais jovens correm um risco proporcionalmente maior.[30] Os esforços na prevenção envolvem campanhas de conscientização do público como *"It Can Wait"* e *"U Drive. U Text. U Pay"* que foram desenvolvidas nos últimos anos com o objetivo de reduzir essa tendência de alta neste tipo de incidente (**Figura 1-7**).[30] Em alguns estados americanos, esses programas foram combinados com aplicação de leis direcionadas a proibição do o uso de celulares e outros dispositivos móveis enquanto se dirige veículos automotores. De acordo com a Governor's Highway Safety Association, uma organização voltada para a segurança nas estradas, 24 estados americanos têm leis que banem o uso de celulares enquanto se dirige.[31] O envio de mensagens de texto durante o ato de dirigir são proibidos em 48 estados. O uso de telefones celulares por motoristas novatos dirigindo (motoristas com menos de 18 anos) foi completamente banido em 37 estados dos Estados Unidos e no Distrito de Colúmbia. Esse tipo de legislação focada na idade do condutor visa especificamente à prevenção de acidentes de trânsito nesses grupos mais vulneráveis.[31]

Outra causa prevenível de acidentes automobilísticos é dirigir sob a influência de álcool.[32] Esforços significativos visaram esse problema durante a fase pré-evento. Como resultado da maior conscientização do público, educação e pressão popular, houveram mudanças em leis

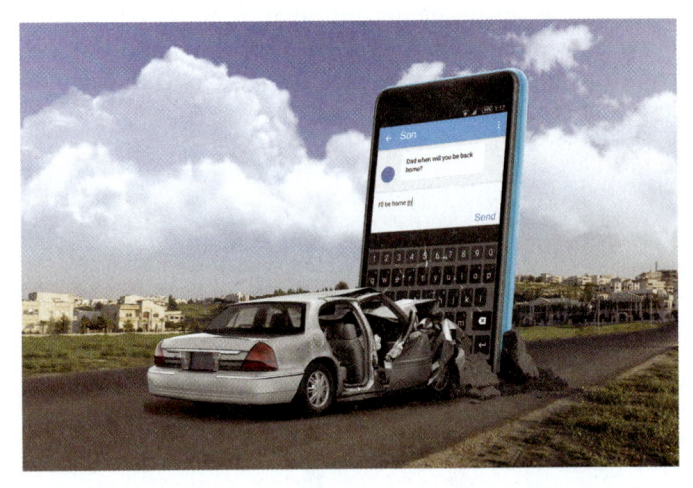

Figura 1-7 Cada vez mais, as campanhas de conscientização pública enfatizam os riscos de dirigir de forma distraída.
© Mosab Bilto/Shutterstock

estaduais em relação à concentração mínima de álcool por litro de sangue com a qual as pessoas são consideradas legalmente intoxicadas. Com isso, o número de motoristas embriagados envolvidos em acidentes fatais vem diminuído de forma consistente desde 1989. Recentemente, vários estados legalizaram o uso medicinal e recreativo da maconha. Até o momento, não há dados sobre o impacto dessas mudanças na ocorrência de mortes e lesões associadas à direção sob efeito da maconha. No entanto, há uma preocupação, já que o risco de acidentes com veículos motorizados por direção sob a influência de álcool e maconha juntos é maior do que o risco de dirigir sob a influência de qualquer uma das duas substâncias isoladamente.[33]

Apoiar o desenvolvimento de programas que aumentam a conscientização entre a população em risco para quedas também é uma área que envolve esforços significativos. O CDC desenvolveu o programa STEADI (*Stopping Elderly Accidents, Deaths, and Injuries* [pondo um fim em acidentes, mortes e lesões em idosos]) para que profissionais de saúde identifiquem as pessoas em risco para quedas, reconheçam quaisquer fatores de risco que sejam modificáveis para elas e ofereça métodos efetivos para a prevenção antes que elas ocorram. Os profissionais de atendimento pré-hospitalar se encontram em posição privilegiada podendo muito contribuir na prevenção de quedas. Um dos principais fatores de risco para queda que resulta em lesão ou morte em idosos esta na ocorrência de um incidente previamente.[34] Socorristas podem encontrar pessoas em risco durante outras chamadas, as auxiliando caso tenham caído identificando lesões menores. Esses chamados representam uma grande oportunidade para que os departamentos locais de segurança pública colaborem com outros profissionais e organizações de cuidados de saúde no desenvolvimento de programas de prevenção de quedas com base em evidências obtidas na própria comunidade.[35]

Programas de educação relacionadas a atividades aquáticas seguras, especialmente nas populações com menos acesso aos serviços e com estado socioeconômico mais baixo, deve permanecer como prioridade.[36] Em todo o mundo, o afogamento é a terceira causa mais comum de morte por lesão não intencional.[37] Existem diretrizes em legislações locais exigindo a colocação de barreiras protetoras ao redor de piscinas em várias cidades nos Estados Unidos. Além disso, programas que oferecem orientação para pais e nadadores em relação a práticas seguras na água estão amplamente disponíveis.[38-41] Considerando o nível de confiança e a posição única nas comunidades locais das agências de segurança pública, a sua participação na divulgação desses programas é fundamental para mitigar o problema do afogamento na fase pré-evento.

Outro componente fundamental da fase pré-evento é a preparação dos profissionais de atendimento pré-hospitalar para os eventos que não foram contemplados em programas de conscientização de segurança pública (**Quadro 1-2**).

Fase do Evento

A **fase do evento** é o momento em que ocorre o trauma. As ações tomadas durante essa fase visam minimizar a lesão resultante do trauma. O uso de equipamentos de segurança tem influência significativa sobre a gravidade da lesão causada pelo evento traumático decorrente de veículos automotores, tais como cintos de segurança,

---

> ### Quadro 1-2 Preparação
>
> A preparação inclui o desenvolvimento de programas de educação adequados e completos, com informações atualizadas a cerca do cuidado médico atual. Da mesma maneira que você atualiza seu computador pessoal ou seu dispositivo móvel com o *software* mais recente, você deve atualizar seu conhecimento a cerca das práticas e *insights* médicos atuais. Além disso, deve revisar os equipamentos utilizados nos atendimentos no início de cada turno e revisar, com seus parceiros, as responsabilidades e as expectativas sobre as tarefas de cada um. É igualmente importante a revisão dos cuidados ao se chegar à cena, decidindo quem vai dirigir e quem vai na parte de trás da viatura com o paciente (nos EUA).
>
> Embora as lesões não intencionais nunca possam ser completamente eliminadas, é possível que, por meio de programas como os mencionados acima, tenham sua magnitude minimizada. As equipes de SE continuarão a desempenhar papel fundamental nos esforços de prevenção durante a crucial fase pré-evento.
>

---

air bags e capacetes de motocicletas. Eles auxiliam na redução e na prevenção das lesões durante a fase de evento. (Ver Capítulo 4, *A Física do Trauma*)

A história da implantação das leis referentes ao uso do capacete em motocicletas é uma boa ilustração do impacto que elas proporcionam como equipamento de segurança podem trazendo grande impacto da diminuição da incidência e gravidade das lesões traumáticas. Em 1966, o Congresso dos Estados Unidos deu ao DOT (Department of Transportation) a autoridade para penalizar os estados que não aprovassem uma legislação obrigando o uso de capacetes por motociclistas.[42] Nos 10 anos seguintes, 47 estados dos Estados Unidos aprovaram leis impomdo o uso do capacete. O Congresso retirou essa autoridade do DOT em 1975; em consequência, os estados começaram a abandonar suas leis de uso de capacetes por motociclistas. Embora as mortes por acidentes de motocicletas estivessem diminuindo de forma contínua desde o início da década de 1980, em 1998, mais de duas décadas após a retirada de penalidades para os estados sem leis obrigando o uso de capacetes, essas taxas começaram a aumentar. Em agosto de 2021, apenas 18 estados mais o Distrito de Colúmbia tinham leis exigindo que todos os motociclistas usassem capacetes, 30 estados tinham leis com exigência parcial para que alguns motoristas (geralmente pessoas com até 17 anos de idade — embora as idades específicas variem de 17 a 25 anos) usassem capacetes e dois estados (Illinois e Iowa) não têm quaisquer leis regulando o uso de capacete para nenhum motociclista, independentemente da idade ou das condições da sua licença.[43,44] Este é o período em que há o menor número de estados com leis para utilização obrigatória de capacetes desde que o Congresso originalmente concedeu a autoridade ao DOT para que influenciasse os estados a aprovar legislações referentes ao seu uso. Segundo a NHTSA, o número de mortes relacionadas a acidentes com motocicletas foi de 5.014 em 2019, uma leve queda em relação aos 5.038 do ano anterior, mas um aumento significativo em relação a 1997, quando 2.056 pessoas morreram em acidentes com motocicletas nos Estados Unidos.[45] A complexa história relacionada à legislação para uso de capacetes nos últimos 50 anos é apenas um exemplo de como leis e outras regras relacionados ao uso de determinados equipamentos de segurança podem alterar, de maneira drástica, os desfechos favoráveis durante a fase do evento.

Outra maneira de minimizar o potencial de lesão traumática é por meio do uso de assentos de segurança infantil. Muitos centros de trauma, organizações policiais, SE e corpo de bombeiros realizam programas para ensinar os pais a cerca da instalação e uso corretos de tais assentos. Quando instalados corretamente e usados adequadamente, estes assentos de segurança infantil oferecem aos bebes e às crianças a melhor proteção durante a fase do evento do atendimento ao trauma.

Determinadas etapas executadas pelos socorristas são importantes para desfechos favoráveis na fase do evento. "Não aumentar o dano" é o lema do bom cuidado dos pacientes. Seja dirigindo um veículo próprio ou um veículo de emergência, os profissionais do atendimento pré-hospitalares devem se proteger e ensinar, dando sempre exemplo. Você é responsável por você mesmo, por seu parceiro e pelos pacientes sob seus cuidados dentro da unidade médica. Faz sentido manter o mesmo compromisso com a segurança de si mesmo e dos outros ao dirigir seu próprio veículo; assim, deve-se evitar lesões, dirigindo de maneira segura e atenta. O mesmo nível de atenção oferecido no cuidado do paciente deve ser dado a todo período que você estiver dirigindo. Use sempre os dispositivos de proteção pessoal disponíveis, como cintos de segurança, esteja você dirigindo ou como passageiro. Evite distrações ao dirigir. Configure o GPS ou o software de localização do carro, ou do smartphone antes de iniciar o trajeto a ser feito. Evite usar o telefone enquanto estiver dirigindo, a menos que seja absolutamente necessário e, nesse caso, somente no modo viva-voz. Lembre-se de que, além dos riscos que suas próprias ações acarretam, como profissional de SE, você é um modelo para os demais. Se as pessoas o virem enviando mensagens de texto e dirigindo, não usando o cinto de segurança ou tendo um comportamento perigoso ao dirigir, elas poderão adotar

os mesmos hábitos. Da mesma forma, o bom exemplo que você dá pode estimular outras pessoas a fazerem o mesmo. Os outros entendem que, se suas experiências no atendimento a pessoas que se envolveram em acidentes veiculares graves o levam a adotar essas medidas de segurança, é possível que eles façam o mesmo.

Fase Pós-evento

A **fase pós-evento** lida com os desfechos pós ocorrência do evento traumático. Obviamente, o pior desfecho possível deste tipo de é a morte do paciente. Donald Trunkey, cirurgião do trauma, descreveu uma distribuição trimodal das mortes por trauma.[46] A *primeira fase* de mortes ocorre nos primeiros minutos até 1 hora após um incidente. Muitas dessas mortes ocorrem imediatamente ou segundos após a lesão traumática. Porém, algumas ocorrem devido à hemorragia intensa durante um curto período de tempo, enquanto se aguarda pela chegada dos cuidados médicos. A melhor forma de se combater essas mortes é por meio de estratégias de prevenção e programas públicos de educação. Além disso, campanhas recentes de conscientização pública incluem o ensino do uso de torniquetes por leigos e a maior presença de *kits* de controle de hemorragia disponíveis em áreas públicas e em viaturas de polícia.[47] Esses esforços podem ajudar a controlar casos com grande hemorragia que frequentemente levam à morte do paciente durante essa primeira fase. A *segunda fase* de mortes ocorre entre uma e várias horas após um incidente. Muitas vezes, essas mortes podem ser evitadas com bons cuidados pré-hospitalares e hospitalares. A *terceira fase* de mortes ocorre vários dias a semanas após o incidente. Essas mortes são geralmente causadas por falência de múltiplos órgãos. Estudos sugerem que essa fase está diminuindo em decorrência da evolução dos cuidados intensivos e ao trauma.[48] A reanimação com controle de danos, uma tendência em evolução no cuidado do paciente traumatizado, visa minimizar o risco de mortes nesta terceira fase, combinando a intervenção cirúrgica necessária com a estabilização em unidade de terapia intensiva (UTI) naqueles com trauma multissistêmico.[49-51] Evidências indicam que os desfechos dos pacientes melhoram quando a ressuscitação com cristaloides é limitada e quando a intervenção cirúrgica inicial é breve e aborda apenas as principais fontes de hemorragia, permitindo que o paciente seja transferido para a UTI especializada em cuidados ao traumatizado, onde pode ser fisiologicamente estabilizado até se chegar num estado metabólico apropriado.[52-54] Após completar essa estabilização na UTI, as intervenções cirúrgicas adicionais podem ser realizadas de forma programada com reinternação na UTI conforme a necessidade do paciente. Se possível, a abordagem precoce e agressivo do choque com

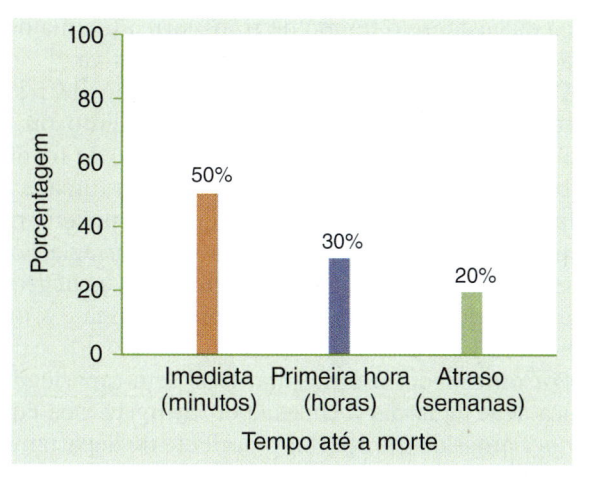

Figura 1-8 As mortes imediatas podem ser evitadas por meio da prevenção e de programas de educação pública na resposta às emergências. As mortes precoces podem ser evitadas por meio de cuidados pré-hospitalares oportunos e apropriados, além do transporte para um centro de trauma. As mortes tardias podem ser evitadas por meio de técnicas modernas de controle de danos no caso de hemorragias, ressuscitação com sangue e seus derivados, e reconstrução em etapas das lesões após a estabilização fisiológica do paciente.

© National Association of Emergency Medical Technicians (NAEMT)

utilização de sangue e outros hemoderivados, em vez de soluções cristaloides no ambiente pré-hospitalar também pode contribuir para a prevenção de algumas dessas mortes (**Figura 1-8**). Em regiões do mundo onde há disponibilidade de acesso combinado da terapia intensiva especializada no cuidado ao traumatizado, a intervenção precoce pelo socorrista, com o controle agressivo da hemorragia associado à transferência rápida para um centro de trauma capacitado e à reanimação com o controle de danos no ambiente hospitalar, melhora os índices de desfechos favoráveis nos pacientes traumatizados.

O médico R. Adams Cowley, fundador do Maryland Institute of Emergency Medical Services Systems (MIEMSS), um dos primeiros centros de trauma nos Estados Unidos, definiu o que ele chamou de "Hora de Ouro".[55] Com base em suas pesquisas, o Dr. Cowley acreditava que os pacientes que recebiam cuidados definitivos logo após uma lesão tinham taxas de sobrevida muito maiores do que os que recebiam cuidados tardiamente. Uma razão para essa melhora na sobrevida é o tratamento imediato da hemorragia e a preservação da capacidade do corpo de produzir energia a fim de manter a função dos diversos órgãos. Para o profissional de atendimento pré-hospitalar, isso se traduz na manutenção da oxigenação e da perfusão, além de prover o transporte rápido até uma instituição preparada para continuar o processo de reanimação, usando sangue e plasma (reanimação com controle de danos), e para

realizar intervenções cirúrgicas necessárias e imediatas, visando sempre o controle da hemorragia.

Como esse período de tempo crítico não é literalmente de 1 hora, é melhor considerar a Hora de Ouro como um "Período de Ouro". Alguns pacientes têm menos de 1 hora para receber estes cuidados, enquanto outros têm mais tempo. Em muitos sistemas pré-hospitalares nos Estados Unidos, o tempo médio entre a ativação do SE e a chegada ao local é de 8 a 9 minutos, não incluindo o tempo entre a ocorrência da lesão e a chamada ao serviço de emergência. Um tempo de deslocamento padrão até a instituição de destino é de mais 8 ou 9 minutos. Se os profissionais de atendimento pré-hospitalar gastarem apenas 10 minutos na cena, mais de 30 minutos já terão se passado até a chegada do paciente ao hospital de destino. Cada minuto gasto na cena é o tempo adicional em que o paciente está sangrando, e um tempo valioso que está sendo perdido dentro do Período de Ouro.

Dados de pesquisas sustentam o conceito de transporte rápido até os cuidados definitivos.[56-59] Um desses estudos mostrou que os pacientes com lesões críticas tinham taxa de mortalidade significativamente menor (17,9% vs. 28,2%) quando transportados por um veículo privado em vez de uma ambulância.[56] É provável que esse achado inesperado seja resultado de um gasto demasiado de tempo na cena pré-hospitalar.

Nas décadas de 1980 e 1990, um determinado centro de trauma documentou que os tempos médios do SE na cena eram de 20 a 30 minutos para pacientes vítimas de incidentes automobilísticos e aquelas com trauma penetrante. Estes achados suscitam duas questões que todos os profissionais de atendimento pré-hospitalar devem responder ao cuidar de vítimas traumatizadas: "O que estou fazendo beneficiará o paciente? Esse benefício supera o risco de atrasar o transporte?".

Uma das responsabilidades mais importantes de um profissional de atendimento pré-hospitalar é ficar o menor tempo possível na cena e, se possível acelerar o atendimento e o transporte do paciente traumatizado. Os primeiros minutos após a chegada à cena são preciosos, o profissional de atendimento pré-hospitalar deve avaliar o paciente, realizar manobras salvadoras e o preparar o mesmo para o transporte. Um dos objetivos mais importantes do PHTLS têm sido diminuir os tempos de permanência na cena pré-hospitalar, permitindo que profissionais envolvidos (bombeiros, policiais e SE) trabalhem como uma unidade coesa e de estilo uniforme ao empregar uma metodologia padronizada. Espera-se que isso tenha contribuído para o aumento da sobrevida dos pacientes durante esse período. Uma segunda responsabilidade é o transporte do paciente até uma instituição apropriada. Um fator que é extremamente crítico para a sobrevida de um paciente grave é o tempo transcorrido entre o incidente e a provisão dos cuidados definitivos.

Na abordagem dos pacientes com trauma, o tempo desde a ocorrência da lesão até a chegada ao centro de trauma é fundamental para a sobrevida. O cuidado definitivo nestes pacientes envolve, geralmente, o controle da hemorragia e a restauração da adequada perfusão por meio da reposição de volume, se assemelhando de forma mais próxima possível do sangue total. A administração de sangue total reconstituído (concentrado de hemácias e plasma em proporção 1:1) para a reposição do sangue perdido produziu resultados impressionantes obtidos pelos militares no Iraque e no Afeganistão e, agora também vemos na comunidade civil. Esses componentes restituem a capacidade perdida do transporte do oxigênio, da coagulação e da pressão oncótica, importante para se evitar maiores perdas a partir do sistema vascular. Eles não estão amplamente disponíveis para uso em ambiente pré-hospitalar, o que se traduz em importante razão para que o transporte até o hospital seja o mais rápido possível. Durante o trajeto para o hospital, esta reanimação balanceada (ver o Capítulo 3, *Choque: Fisiopatologia de Vida e Morte*) mostrou ser importante. A hemostasia (controle da hemorragia) nem sempre pode ser alcançada na cena ou no departamento de emergência; muitas vezes, ela só pode ser obtida no CC. Assim, ao estabelecer a instituição mais apropriada para a qual o paciente será transportado, é importante que o profissional do atendimento pré-hospitalar, faça uso de raciocínio crítico e considere o tempo de transporte até uma determinada instituição e sua capacidade resolutiva.

Um centro especializado com cirurgião de trauma treinado e preparado disponível no momento ou logo depois da chegada do paciente, uma equipe de reanimação bem treinada e com experiência em trauma e uma equipe de CC imediatamente disponível podem tratar um paciente vitima de trauma com hemorragia potencialmente fatal para o CC rapidamente após a chegada do mesmo., podendo fazer diferença entre a vida e a morte (**Quadro 1-3**).

Por outro lado, um hospital local sem capacidade cirúrgica deve aguardar a chegada do cirurgião e da equipe cirúrgica antes de transportar o paciente do departamento de emergência para o CC. Assim, tempo adicional é perdido até que a hemorragia seja controlada, resultando em aumento na taxa de mortalidade (**Figura 1-9**). Há aumento significativo na sobrevida se os todos pacientes com lesões graves forem levados diretamente para centros de trauma, sem passar por hospitais locais não especializados em atendimento de trauma, caso isso se faca necessário.[61-69]

A experiência, além do treinamento inicial seja em cirurgia e no atendimento ao traumatizado, é importante. Estudos mostraram que cirurgiões mais experientes em um centro de trauma movimentado obtêm desfechos mais favoráveis do que aqueles com menos experiência.[69,70]

Quadro 1-3 Centros de Trauma

O CAS estabeleceu os requisitos para os centros de trauma em documento intitulado *Resources for Optimal Care of the Injured Patient* (Recursos para o Atendimento Ideal do Paciente Traumatizado). Instituições estaduais e locais fazem uso destas exigências, assim como das contidas nos relatórios do Verification Review Committee do COT e, a partir de análises estatísticas dos traumas ocorridos localmente, são definidos os centros de trauma em níveis variados de complexidade de tratamentos oferecidos. Conforme o CAS, não deve haver diferença nos requisitos clínicos para centros de trauma nível I e nível II. A diferença primária entre os dois níveis é que a educação médica, a realização de pesquisa, presença de serviços especializados e o volume de pacientes atendidos são maiores nos centros de trauma nível I. Os centros de trauma nível I balizam a organização dos cuidados de trauma em uma determinada região. Em geral, os centros de trauma nível III têm menos recursos e estão localizados em áreas rurais os subúrbios. O seu papel primário é o imediato tratamento e estabilização, combinados com um rápido e eficiente transporte até o centro de trauma de nível mais alto, seja I ou II. Os centros de trauma nível IV têm poucos recursos, além de sala de emergência com equipe disponível 24 horas, e seu principal papel é estabelecer imediatamente os cuidados básicos e a estabilização com rápida transferência para um centro de trauma de nível maior.[60]

É importante observar que o CAS *não* define quais instituições são consideradas como centros de trauma; ele simplesmente verifica se os hospitais preenchem ou não os critérios recomendados para um serviço de trauma de um nível específico. A decisão de designar um determinado hospital como centro de trauma e seu respectivo nível é atribuição das autoridades locais e do estado, geralmente após a verificação realizada pelo CAS que determinados se critérios foram ou não preenchidos.

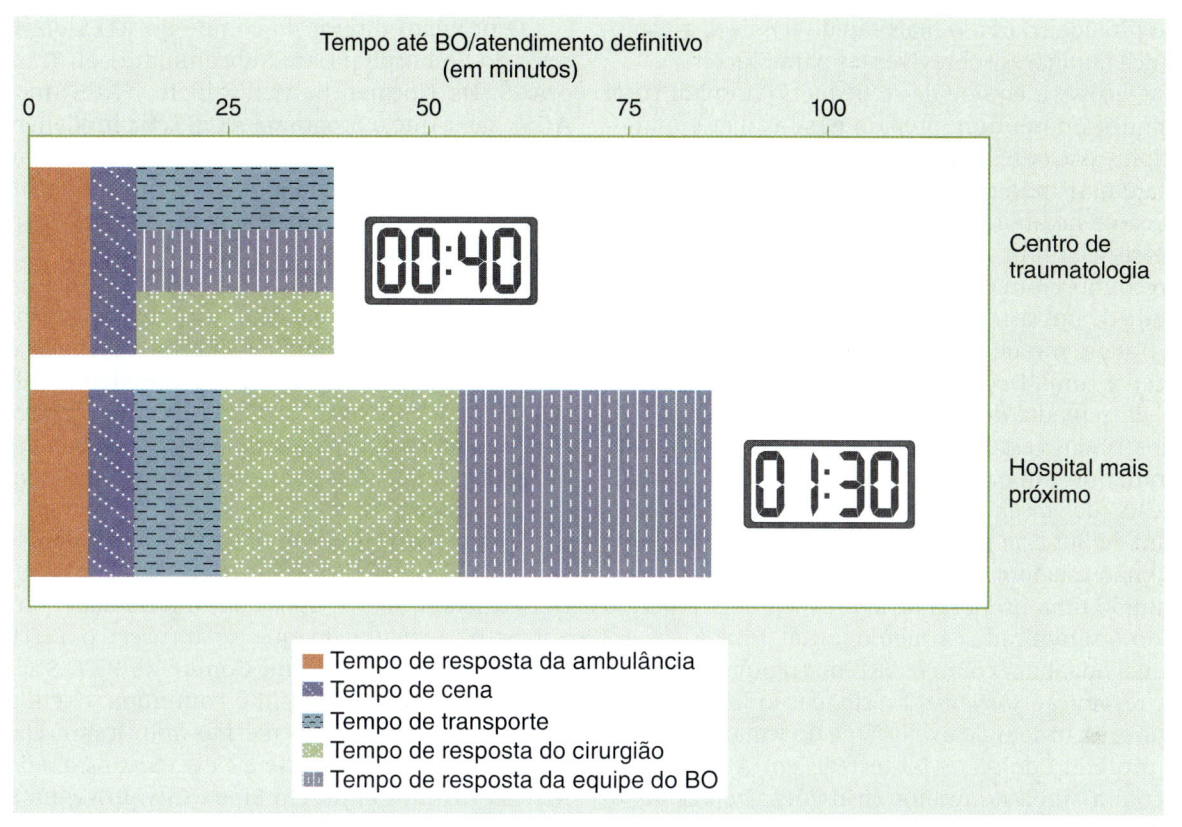

Figura 1-9 Nos locais onde há centros de trauma, deve evitar o encaminhamento de pacientes a hospitais não especializados neste tipo de cuidados. Pacientes com trauma grave, o cuidado definitivo, na maioria das vezes ocorre dentro do centro cirúrgico (CC). Dez a vinte minutos gastos durante um trajeto até o hospital com cirurgião de plantão e equipe de CC de plantão podem reduzir, de maneira expressiva, o tempo até os cuidados definitivos sejam estabelecidos no CC.

© National Association of Emergency Medical Technicians (NAEMT)

PHTLS: Passado, Presente e Futuro

Suporte Avançado de Vida no Trauma

Como ocorre muitas vezes durante a vida, uma experiência pessoal levou às grandes mudanças nos cuidados de emergência, resultando no surgimento do Curso de Suporte Avançado de Vida no Trauma (ATLS, de *Advanced Trauma Life Support*) e, na sequência, do Programa PHTLS. O ATLS começou em 1978, 2 anos depois do acidente com um avião privado em uma área rural do estado de Nebraska, nos Estados Unidos. O Curso ATLS nasceu do metal contorcido, dos feridos e dos mortos. Um ortopedista, sua esposa e seus quatro filhos estavam voando neste avião bimotor, quando ele caiu. Sua esposa morreu instantaneamente. As crianças sofreram lesões graves. Eles esperaram a chegada de ajuda, mas ela nunca

chegou. Após cerca de 8 horas, o ortopedista caminhou quase 1 quilômetro por uma estrada de terra até uma rodovia. Após dois caminhões passarem por ele, ele acenou para um carro. Eles foram juntos até o local do acidente, colocaram as crianças feridas no carro e se dirigiram até o hospital mais próximo, alguns quilômetros ao sul do local do acidente.

Ao chegarem à porta da emergência do hospital rural local, viram que ele estava fechado. O enfermeiro de plantão chamou os dois clínicos gerais da pequena comunidade rural que estavam de sobreaviso. Após examinarem as crianças, um dos médicos carregou uma das crianças feridas pelos ombros e joelhos até a sala de radiografia. Mais tarde, ele retornou anunciando que as radiografias não haviam mostrado nenhuma fratura de crânio. Uma eventual lesão na coluna cervical da criança não tinha sido considerada. Então, um dos médicos começou a suturar uma laceração que a criança tinha sofrido. O ortopedista ligou para um colega médico em Lincoln, Nebraska, e contou o que havia acontecido. Seu colega disse que providenciaria, o mais rápido possível, a transferência dos familiares sobreviventes para Lincoln.

Os médicos e a equipe desse pequeno hospital rural tinham pouco ou nenhum preparo para avaliar e manejar múltiplos pacientes com lesões traumáticas. Infelizmente, faltaram treinamento e experiência na triagem, na avaliação e na abordagem de lesões traumáticas. Nos anos que se seguiram, o ortopedista de Nebraska e seus colegas reconheceram que algo precisava ser feito em relação à falta de um sistema de atendimento de trauma focado no tratamento de pacientes gravemente feridos em um ambiente rural. Decidiram que os médicos rurais precisavam ser treinados de forma sistemática no tratamento de traumatizados, escolhendo um formato semelhante do programa do Suporte Avançado de Vida em Cardiologia (ACLS, de *Advanced Cardiovascular Life Support*) e o chamaram de Suporte Avançado de Vida no Trauma.

Foi então criado e organizado um programa de ensino seguindo uma proposta de abordagem lógica para o manejo do traumatizado. A metodologia *"treat as you go"* foi desenvolvida, bem como o ABC do trauma (via aérea [*airway*], respiração [*breathing*] e circulação [*circulation*]), para priorizar a ordem de avaliação e do tratamento. Em 1978, o protótipo do ATLS foi testado em Auburn, Nebraska, com a ajuda de muitos cirurgiões. Depois disso, o curso foi apresentado na University of Nebraska e, por fim, no Committee on Trauma do CAS.

Desde o primeiro Curso de ATLS em Auburn, Nebraska, mais de quatro décadas se passaram e o ATLS segue se expandindo e crescendo. Originalmente, ele era um curso para a área rural de Nebraska; agora, tornou-se um curso para o mundo todo e para todos os tipos de cenários de trauma. Esse curso é a base do PHTLS.

PHTLS

O Dr. Richard H. Carmona, cirurgião geral aposentado nos Estados Unidos, afirmou em seu prefácio para a 6ª edição do PHTLS:

> Já foi dito que nos encontramos sobre os ombros de gigantes em muitos casos de aparente sucesso, e o PHTLS não é diferente. Com grande visão e paixão, bem como desafios, um pequeno grupo de líderes perseverou e desenvolveu o PHTLS há mais de 25 anos.

Em 1958, o Dr. Farrington convenceu o Chicago Fire Department de que os bombeiros deveriam ser treinados na abordagem de pacientes em situação de emergência. Trabalhando com o Dr. Sam Banks, Dr. Farrington iniciou o Trauma Training Program, em Chicago. Milhões de pessoas foram treinadas conforme as diretrizes desenvolvidas nesse programa inovador. O Dr. Farrington continuou trabalhando em todos os níveis de SE, da assistência à educação e à legislação, ajudando a expandir e melhorar os SE. Os princípios do cuidados no trauma definidos pelo trabalho do Dr. Farrington formam parte importante do cerne do PHTLS.

O primeiro diretor do comitê do ATLS do ACS e diretor do Prehospital Care Subcommittee on Trauma para o ACS, Dr. Norman E. McSwain Jr., FACS (membro do ACS), sabia que o Programa ATLS seria fundamental para estabelecer melhores desfechos nos pacientes traumatizados. Além disso, entendia que o efeito seria maior ainda se levasse esse tipo de treinamento crítico aos profissionais de atendimento pré-hospitalar.

O Dr. McSwain, fundador e depois membro da diretoria da NAEMT, ganhou suporte do presidente da associação, Gary LaBeau, e começou a planejar uma versão pré-hospitalar do ATLS.[71] O presidente LaBeau designou o Dr. McSwain e Robert Nelson, NREMT-P (de *NREMT-Paramedic*), para determinar a viabilidade de um programa tipo ATLS para profissionais do atendimento pré-hospitalar.

Como professor de cirurgia na Tulane University School of Medicine em New Orleans, Louisiana, o Dr. McSwain obteve apoio da universidade para desenvolver o currículo do que se tornaria o PHTLS. Com esse projeto em mãos, um Comitê de PHTLS foi estabelecido em 1983. Esse comitê continuou a refinar o currículo e, mais tarde, no mesmo ano, foram conduzidos cursos-piloto em Lafayette e New Orleans, Louisiana; no Marian Health Center em Sioux City, Iowa; na Yale University School of Medicine em New Haven, Connecticut; e no Norwalk Hospital, em Norwalk, Connecticut.

Richard W. Vomacka (1946-2001) fez parte da força-tarefa que desenvolveu o Curso inicial de PHTLS. O PHTLS se tornou a sua paixão e ele viajou por todo o país no início da década de 80 conduzindo cursos-piloto e *workshops* em faculdades regionais. Ele trabalhou com o Dr. McSwain e os membros originais da força-tarefa para aperfeiçoar o programa. Vomacka foi fundamental para intermediar as relações entre o PHTLS e os militares dos Estados Unidos. Ele também trabalhou nos primeiros Cursos de PHTLS realizados fora do Estados Unidos.

A disseminação em caráter nacional do PHTLS começou com a realização de três cursos intensivos ministrados em Denver, Colorado; Bethesda, Maryland; e Orlando, Flórida, entre setembro de 1984 e fevereiro de 1985. Os graduados desses Cursos iniciais de PHTLS foram os "disseminadores". Essas pessoas filiadas ao Programa PHTLS viajaram o país treinando e disseminando a mensagem central dos princípios do PHTLS. Alex Butman, NREMT-P, junto com Vomacka, trabalhou de forma diligente, com frequência usando dinheiro de seu próprio bolso, para lançar as duas primeiras edições do Programa PHTLS.

Durante todo o processo de crescimento, a supervisão médica foi feita pelo COT-ACS. Por mais de 30 anos, a parceria entre o CAS e a NAEMT garantiu que os participantes do Curso de PHTLS recebessem a oportunidade de ajudar a dar aos pacientes traumatizados a sua melhor chance de sobrevivência.

Entre 1994 e 2001, o Dr. Scott B. Frame, FACS, FCCM (membro do American College of Critical Care Medicine) (1952-2001), foi o diretor médico associado para o Programa de PHTLS. Dedicou-se principalmente no desenvolvimento de recursos audiovisuais para o PHTLS e a sua disseminação internacional. Quando morreu, havia assumido a responsabilidade do desenvolvimento da 5ª edição do Curso de PHTLS. Isso incluía a revisão não apenas do livro, mas também do manual do instrutor e de todo o material de ensino pertinente. Ele foi apontado como diretor médico do Curso de PHTLS quando a 5ª edição foi publicada. O Programa do PHTLS cresceu de maneira muito significativa sob sua liderança e a perenidade dele se deve, em muito, ao seu esforço pessoal, dedicando parte de sua vida ao PHTLS e a seus pacientes.

Devido à importante contribuição dessas pessoas e de tantas outras para se citar, o PHTLS permanece ativo e continua a crescer.

PHTLS na Área Militar

Em 1988, os militares dos Estados Unidos começaram a treinar de forma expressiva seus médicos atuantes em cenário de combate em PHTLS. Coordenados pelo Defense Medical Readiness Training Institute (DMRTI) em Fort Sam Houston no Texas, o PHTLS foi ensinado estes médicos e também para aqueles lotados em instalações militares em outros países. Em 2001, o programa 91WB do exército padronizou o treinamento de 58 mil médicos atuantes em cenário de combate, incluindo o PHTLS.

Na 4ª edição do PHTLS, foi acrescentado um capítulo militar para melhorar a abordagem dos socorristas militares que realizam atendimento de lesões relacionadas a combates. Após a 5ª edição ser publicada, foi estabelecida uma forte relação entre o comitê do PHTLS e o recém-estabelecido Committee on Tactical Combat Casualty Care do Defense Health Board no Departmento de Defesa. Como resultado dessa relação, uma versão militar do PHTLS, com um capítulo focado no meio militar foi extensivamente revisado, sendo publicado como uma 5ª edição revisada em 2005. Essa colaboração entre o comitê do PHTLS e o Committee on Tactical Combat Casualty Care levou à criação de múltiplos capítulos de temática militares para a 6ª edição do PHTLS. Em 2010, a NAEMT começou a oferecer o Curso TCCC do Departmento de Defesa.

PHTLS Internacional

Os sólidos princípios da abordagem pré-hospitalar no trauma enfatizados no Curso de PHTLS levaram os profissionais do atendimento pré-hospitalar e médicos fora dos Estados Unidos a solicitar a rrealização do programa em vários países. Começando no início da década de 90, o PHTLS foi lançado internacionalmente, primeiro no Reino Unido e no México, e depois em outros países.

Em 2019, mais de 25.600 profissionais de atendimento pré-hospitalar em países diversos aprenderam o PHTLS. E, desde a publicação desta edição, o PHTLS foi ensinado em mais de 70 países no mundo todo. Durante a pandemia do COVID-19, os centros de treinamento da NAEMT em todo o mundo ministraram menos Cursos PHTLS, pois os profissionais de atendimento pré-hospitalar voltaram sua atenção para os esforços de imunização e atendimento aos pacientes da mesma. A NAEMT, por meio de seus Comitês de Educação e PHT, trabalhou para apoiar esses centros de treinamento por meio de abordagens inovadoras de ensino virtual. A rede global de professores do PHTLS continua a ensinar esse programa vital de atendimento ao traumatizado tanto virtualmente quanto em sala de aula, de forma ampla e abrangente.

Traduções

Nossa crescente família internacional abrange traduções do texto do PHTLS, o qual está atualmente disponível em idiomas que incluem árabe, holandês, inglês, francês, alemão, grego, italiano, coreano, norueguês, polonês, português, espanhol, sueco e chinês, em forma tradicional ou não.

Visão de Futuro

O Programa PHTLS continuará sua missão de oferecer, a todos que necessitem e desejem essa oportunidade, uma educação de qualidade em atendimento pré-hospitalar no traumatizado. O PHTLS está sempre norteado pelas evidências mais recentes na abordagem pré-hospitalar do trauma, e também comprometido em buscar evidêncisa em todas as fontes respeitáveis.

À medida que o atendimento pré-hospitalar ao traumatizado evolui e melhora, o Programa PHTLS também deve fazê-lo. Estamos dedicados à avaliação continuada do programa para identificar e implementar melhorias sempre que forem necessárias. Buscamos novos métodos e tecnologias visando a melhora da qualidade da assistência e do curso oferecido.

Daremos o melhor para garantir que nosso programa satisfaça as necessidades dos pacientes atendidos em ambiente pré-hospitalar em todos os países. Desde 2010, o corpo docente do PHTLS na Europa tem se encontrado para discutir métodos para a mensuração da qualidade do programa e para a identificação de áreas para melhorias. Esse grupo evoluiu para o Comitê Regional Europeu de Educação, estabelecido em 2018. Comitês semelhantes foram criados na América Latina (2019) e no Oriente Médio (2021). Desde 2012, tem sido realizado anualmente o World Trauma Symposium para apresentar as evidências mais recentes, as tendências e as controvérsias em cuidados pré-hospitalares no trauma. Estes programas reúnem os trabalhos de profissionais e pesquisadores de todo o mundo na busca da excelência em cuidados no trauma. Suas contribuições, bem como as contribuições da família de instrutores de PHTLS, diretores médicos, coordenadores, autores e revisores do mundo todo que dedicam horas incontáveis de suas vidas, garantirão que o Programa de PHTLS continue a prosperar e crescer.

O PHTLS manterá seu compromisso inabalável com nossos pacientes ao garantir que os profissionais de PHTLS sejam capazes de:

- Avaliar seus pacientes de forma rápida e precisa.
- Identificar o choque e a hipoxemia.
- Realizar as intervenções corretas, no momento certo.
- Transportar seus pacientes para o local certo, para que recebam os cuidados corretos no tempo adequado.

RESUMO

- O atendimento pré-hospitalar (APH) como o conhecemos hoje começou no fim do século XVIII, quando o barão Dominique Jean Larrey, médico-chefe do exército de Napoleão, reconheceu a necessidade de cuidados pré-hospitalares imediatos. O progresso nesses cuidados foram relativamente lento até por volta de 1950, quando o médico J. D. "Deke" Farrington buscou o desenvolvimento de melhores práticas de cuidados pré-hospitalares. Desde então, a melhoria nestes cuidados pré-hospitalares no paciente traumatizado tem sido um esforço constante e contínuo.
- Os princípios fundamentais do atendimento pré-hospitalar ao traumatizado (PHTLS, de *Prehospital Trauma Life Support*) dizem que os profissionais de atendimento pré-hospitalar devem ter uma boa base de conhecimentos, exercer um raciocínio crítico e ter habilidades técnicas apropriadas para oferecer cuidados de excelência aos pacientes, mesmo em circunstâncias não ideais.
- No mundo todo, as lesões traumáticas são causa importante de morte e incapacidade, tendo impacto não apenas nas pessoas diretamente envolvidas, mas na sociedade como um todo, devido à magnitude e ramificações financeiras.
- A melhoria dos resultados no cuidado ao trauma podem se divididas em três fases: pré-evento, evento e pós-evento. Podem ser tomadas medidas para minimizar o impacto de lesões traumáticas durante qualquer uma das três fases. O profissional de atendimento pré-hospitalar tem r fundamental esponsabilidade durante cada fase.
- Os conceitos de "Hora de Ouro" e "Período de Ouro" orientam o cuidado pré-hospitalar. As pesquisas têm mostrado que o transporte imediato até o local onde o cuidado definitivo será realizado é fundamental para melhorar o desfecho de forma positiva.
- O Curso de PHTLS, alinhado ao Curso ATLS criado em 1978, enfatiza o transporte rápido do paciente e o tratamento durante o trajeto. À medida que o PHTLS cresceu, a supervisão médica tem sido feita pelo COT-CAS. Por mais de 30 anos, a parceria entre o CAS e a NAEMT garantiu que os participantes do Curso PHTLS recebessem a oportunidade de dar aos pacientes traumatizados a sua melhor chance de sobrevida.

Referências

1. McSwain NE. Prehospital care from Napoleon to Mars: the surgeon's role. *J Am Coll Surg.* 2005;200(44):487-504.
2. Larrey DJ. *Mémoires de Chirurgie Militaire, et Campagnes [Memoirs of Military Surgery and Campaigns of the French Armies]*. Paris, France: J. Smith and F. Buisson; 1812-1817. English translation with notes by R. W. Hall of volumes 1-3 in 2 volumes; 1814. English translation of volume 4 by J. C. Mercer; 1832.
3. Rockwood CA, Mann CM, Farrington JD, et al. History of emergency medical services in the United States. *J Trauma.* 1976;16(4):299-308.
4. Farrington JD. Death in a ditch. *Bull Am Coll Surg.* 1967; 52(3): 121-132.
5. Federal Specifications for Ambulance, KKK-A-1822D. United States General Services Administration, Specifications Section, November 1994.
6. Kennedy R. *Early Care of the Sick and Injured Patient.* American College of Surgeons; 1964.
7. Curry G. *Immediate Care and Transport of the Injured.* Charles C. Thomas Publisher; 1965.
8. Committee on Trauma and Committee on Shock, Division of Medical Sciences. *Accidental Death and Disability:*

The Neglected Disease of Modern Society. National Academy of Sciences/National Research Council; 1966.

9. Holcomb JB, Jenkins D, Rhee P, et al. Damage control resuscitation: directly addressing the early coagulopathy of trauma. *J Trauma*. 2007;62(2):307-310.

10. Holcomb JB, Tilley BC, Baraniuk S, et al. Transfusion of plasma, platelets, and red blood cells in a 1:1:1 vs a 1:1:2 ratio and mortality in patients with severe trauma: the PROPPR randomized clinical trial. *JAMA*. 2015;313(5):471-482.

11. Borgman MA, Spinella PC, Perkins JG, et al. The ratio of blood products transfused affects mortality in patients receiving massive transfusions at a combat support hospital. *J Trauma*. 2007;63(4):805-813.

12. Holcomb JB, Wade CE, Michalek JE, et al. Increased plasma and platelet to red blood cell ratios improves outcome in 466 massively transfused civilian trauma patients. *Ann Surg*. 2008;248(3):447-458.

13. Eastridge BJ, Jenkins D, Flaherty S, et al. Trauma system development in a theater of war: experiences from Operation Iraqi Freedom and Operation Enduring Freedom. *J Trauma*. 2006;61(6):1366-1372.

14. Ling GS, Rhee P, Ecklund JM. Surgical innovations arising from the Iraq and Afghanistan wars. *Annu Rev Med*. 2010;61:457-468.

15. Borden Institute. *Emergency War Surgery 2014*. 4th ed. Office of the Surgeon General; 2014.

16. World Health Organization. Injuries and violence. Published March 19, 2021. Accessed November 11, 2021. https://www.who.int/news-room/fact-sheets/detail/injuries-and-violence

17. World Health Organization. The true death toll of COVID-19. Accessed November 11, 2021. https://www.who.int/data/stories/the-true-death-toll-of-covid-19-estimating-global-excess-mortality

18. Centers for Disease Control and Prevention. Accessed November 11, 2021. Fatal injury and violence data. https://www.cdc.gov/injury/wisqars/fatal.html

19. Centers for Disease Control and Prevention. 10 leading causes of death, United States, 2019, all races, both sexes. Accessed November 11, 2021. https://wisqars.cdc.gov/fatal-leading

20. Centers for Disease Control and Prevention. Road traffic injuries and deaths—A global problem. Last reviewed December 14, 2020. Accessed November 11, 2021. https://www.cdc.gov/injury/features/global-road-safety/index.html

21. World Health Organization. Falls. Published April 26, 2021. Accessed November 11, 2021. https://www.who.int/news-room/fact-sheets/detail/falls

22. Centers for Disease Control and Prevention. Important facts about falls. Last reviewed February 10, 2017. Accessed November 11, 2021. https://www.cdc.gov/homeandrecreationalsafety/falls/adultfalls.html

23. World Health Organization. Injuries and violence: the facts, 2014. Published 2014. Accessed November 11, 2021. http://apps.who.int/iris/bitstream/10665/149798/1/9789241508018_eng.pdf

24. World Health Organization. Road traffic injuries. Published June 21, 2021. Accessed November 11, 2021. https://www.who.int/news-room/fact-sheets/detail/road-traffic-injuries

25. United Nations General Assembly. Improving global road safety. Resolution adopted by the General Assembly on 31 August 2020. Published September 2, 2020. Accessed November 11, 2021. https://undocs.org/en/A/RES/74/299

26. National Safety Council. *Injury facts: Societal costs*. Accessed November 11, 2021. https://injuryfacts.nsc.org/all-injuries/costs/societal-costs/

27. World Health Organization. World traffic injuries: the facts. Accessed November 11, 2021. http://www.who.int/violence_injury_prevention/road_safety_status/2015/magnitude_A4_web.pdf?ua=1

28. Centers for Disease Control and Prevention. 10 leading causes of injury deaths by age group highlighting violence-related injury deaths, United States – 2018. Accessed November 11, 2021. https://www.cdc.gov/injury/images/lc-charts/leading_causes_of_death_by_age_group_violence_2018_1100w850h.jpg

29. O'Dea S. Percentage of U.S. adults who own a smartphone from 2011 to 2021. Statista. Published May 12, 2021. Accessed November 11, 2021. https://www.statista.com/statistics/219865/percentage-of-us-adults-who-own-a-smartphone/

30. Centers for Disease Control and Prevention. Distracted driving. Last reviewed March 2, 2021. Accessed November 11, 2021. https://www.cdc.gov/transportationsafety/distracted_driving/index.html#problem

31. Governors Highway Safety Association. Distracted driving. Accessed August 18, 2021. https://www.ghsa.org/state-laws/issues/distracted%20driving

32. Mothers Against Drunk Driving. Accessed November 11, 2021. http://www.madd.org/

33. Sewell RA, Poling J, Sofuoglu M. The effect of cannabis compared with alcohol on driving. *Am J Addict*. 2009;18(3):185-193.

34. Centers for Disease Control and Prevention, National Center for Injury Prevention and Control. Fact sheet: risk factors for falls. Published 2017. Accessed November 11, 2021. https://www.cdc.gov/steadi/pdf/Risk_Factors_for_Falls-print.pdf

35. Centers for Disease Control and Prevention, National Center for Injury Prevention and Control. Preventing falls: a guide to implementing effective community-based fall prevention programs. Published 2015. Accessed November 11, 2021. https://www.cdc.gov/homeandrecreationalsafety/pdf/falls/fallpreventionguide-2015-a.pdf

36. American Red Cross. Red Cross launches campaign to cut drowning in half in 50 cities. Published May 20, 2014. Accessed November 11, 2021. https://www.redcross.org/about-us/news-and-events/press-release/red-cross-launches-campaign-to-cut-drowning-in-half-in-50-cities.html

37. World Health Organization. Drowning. Published April 27, 201. Accessed November 11, 2021. https://www.who.int/news-room/fact-sheets/detail/drowning#:~:text=Key%20facts,000%20annual%20drowning%20deaths%20worldwide

38. Ramos W, Beale A, Chambers P, Dalke S, Fielding R. Primary and secondary drowning interventions: The American Red

Cross Circle of Drowning Prevention and Chain of Drowning Survival. Int J Aquatic Res Educ. 2015;9(1):89-101.

39. American Red Cross. Water safety. Accessed November 11, 2021. http://www.redcross.org/get-help/how-to-prepare-for-emergencies/types-of-emergencies/water-safety.

40. Association of Aquatic Professionals. Drowning prevention education. Accessed November 11, 2021. https://aquaticpros.org/drowning-prevention-education

41. YMCA. Water safety and swimming. Accessed November 11, 2021. https://www.ymca.org/what-we-do/healthy-living/water-safety

42. Goodwin A, Kirley B, Sandt L, et al., eds. *Countermeasures That Work: A Highway Safety Countermeasure Guide for State Highway Safety Offices*. 7th ed. National Highway Traffic Safety Administration; 2013:5-7.

43. Insurance Institute of Highway Safety. Motorcycles: motorcycle helmet use. Data updated November 2021. Accessed November 11, 2021. https://www.iihs.org/topics/motorcycles/motorcycle-helmet-laws-table

44. Edgar Synder and Associates. Motorcycle helmet laws—by state. Accessed November 11, 2021. https://www.edgarsnyder.com/motorcycle-accidents/state-helmet-laws

45. Insurance Information Institute. Facts and statistics: Motorcycle crashes. Accessed November 11, 2021. https://www.iii.org/fact-statistic/facts-statistics-motorcycle-crashes

46. Trunkey DD. Trauma. *Sci Am*. 1983;249(2):28-35.

47. U.S. Department of Homeland Security. Stop the bleed. Published June 16, 2017. Accessed November 11, 2021. https://www.dhs.gov/stopthebleed

48. Cuschieri J, Johnson JL, Sperry J, et al. Benchmarking outcomes in the critically injured trauma patient and the effect of implementing standard operating procedures. Ann Surg. 2012;255(5):993-999.

49. Rotondo MF, Zonies DH. The damage control sequence and underlying logic. *Surg Clin North Am*. 1997;77(4):761-777.

50. Sugrue M, D'Amours SK, Joshipura M. Damage control surgery and the abdomen. *Injury*. 2004;35(7):642-648.

51. Beldowicz BC. The evolution of damage control in concept and practice. *Clin Colon Rectal Surg*. 2018;31(1):30-35.

52. Rotondo MF, Schwab CW, McGonigal MD, et al. "Damage control": an approach for improved survival in exsanguinating penetrating abdominal injury. *J Trauma*. 1993;35(3):375-382.

53. Schreiber MA. Damage control surgery. *Crit Care Clin*. 2004;20(1):101-118.

54. Parr MJ, Alabdi T. Damage control surgery and intensive care. *Injury*. 2004;35(7):713-722.

55. University of Maryland Medical Center. Tribute to R Adams Cowley, MD. Accessed November 11, 2021. https://www.umms.org/ummc/health-services/shock-trauma/about/history

56. Demetriades D, Chan L, Cornwell EE, et al. Paramedic vs. private transportation of trauma patients: effect on outcome. *Arch Surg*. 1996;131(2):133-138.

57. Cornwell EE, Belzberg H, Hennigan K, et al. Emergency medical services (EMS) vs. non-EMS transport of critically injured patients: a prospective evaluation. *Arch Surg*. 2000;135(3):315-319.

58. Kotwal RS, Howard JT, Oramn JA, et al. The effect of a golden hour policy on the morbidity and mortality of combat casualties. *JAMA Surg*. 2016;151(1):15-24.

59. Alarhayem AQ, Myers JG, Dent D, et al. Time is the enemy: mortality in trauma patients with hemorrhage from torso injury occurs long before the "Golden Hour." *Am J. Surg*. 2016;212(6):1101-1105.

60. American Academy of Surgeons. *Resources for Optimal Care of the Injured Patient*. 6th ed. American College of Surgeons; 2014. Accessed November 11, 2021. https://www.facs.org/quality-programs/trauma/tqp/center-programs/vrc/resources

61. Demetriades D, Martin M, Salim A, Rhee P, Brown C, Chan L. The effect of trauma center designation and trauma volume on outcome in specific severe injuries. *Ann Surg*. 2005;242(4):512-519. doi: 10.1097/01.sla.0000184169.73614.09

62. Peleg K, Aharonson-Daniel L, Stein M, et al. Increased survival among severe trauma patients: the impact of a national trauma system. *Arch Surg*. 2004;139(11):1231-1236.

63. Edwards W. Emergency medical systems significantly increase patient survival rates, Part 2. *Can Doct*. 1982;48(12):20-24.

64. Haas B, Jurkovich GJ, Wang J, et al. Survival advantage in trauma centers: expeditious intervention or experience? *J Am Coll*. 2009;208(1):28-36.

65. Scheetz LJ. Differences in survival, length of stay, and discharge disposition of older trauma patients admitted to trauma centers and nontrauma center hospitals. *J Nurs Scholarsh*. 2005;37(4):361-366.

66. Norwood S, Fernandez L, England J. The early effects of implementing American College of Surgeons level II criteria on transfer and survival rates at a rurally based community hospital. *J Trauma*. 1995;39(2):240-244; discussion 244-245.

67. Kane G, Wheeler NC, Cook S, et al. Impact of the Los Angeles county trauma system on the survival of seriously injured patients. *J Trauma*. 1992;32(5):576-583.

68. Hedges JR, Adams AL, Gunnels MD. ATLS practices and survival at rural level III trauma hospitals, 1995-1999. *Prehosp Emerg Care*. 2002;6(3):299-305.

69. Konvolinka CW, Copes WS, Sacco WJ. Institution and per-surgeon volume vs. survival outcome in Pennsylvania's trauma centers. *Am J Surg*. 1995;170(4):333-340.

70. Margulies DR, Cryer HG, McArthur DL, et al. Patient volume per surgeon does not predict survival in adult level I trauma centers. *J Trauma*. 2001;50(4):597-601; discussion 601-603.

71. McSwain NE. Judgment based on knowledge: a history of Prehospital Trauma Life Support, 1970-2013. *J Trauma Acute Care Surg*. 2013;75:1-7.

Leituras Sugeridas

Callaham M. Quantifying the scanty science of prehospital emergency care. *Ann Emerg Med.* 1997;30:785.

Cone DC, Lewis RJ. Should this study change my practice? *Acad Emerg Med.* 2003;10:417.

Haynes RB, McKibbon KA, Fitzgerald D, et al. How to keep up with the medical literature: II. Deciding which journals to read regularly. *Ann Intern Med.* 1986;105:309.

Keim SM, Spaite DW, Maio RF, et al. Establishing the scope and methodological approach to out-of-hospital outcomes and effectiveness research. *Acad Emerg Med.* 2004;11:1067.

Lewis RJ, Bessen HA. Statistical concepts and methods for the reader of clinical studies in emergency medicine. *J Emerg Med.* 1991;9:221.

MacAvley D. Critical appraisal of medical literature: an aid to rational decision making. *Fam Pract.* 1995;12:98.

Reed JF III, Salen P, Bagher P. Methodological and statistical techniques: what do residents really need to know about statistics? *J Med Syst.* 2003;27:233.

Sackett DL. How to read clinical journals: V. To distinguish useful from useless or even harmful therapy. *Can Med Assoc J.* 1981;124:1156.

CAPÍTULO 2

Princípios de Ouro, Preferências e Pensamento Crítico

Editores-chefes:
Andrew N. Pollak, MD, FAAOS
Nancy Hoffmann, MSW

OBJETIVOS DO CAPÍTULO

Ao término deste capítulo, você será capaz de:

- Descrever a diferença entre princípios e preferências em relação à tomada de decisões no atendimento pré-hospitalar.
- Considerando um cenário de trauma, discutir os princípios do atendimento do traumatizado para a situação específica.
- Considerando um cenário de trauma, usar as habilidades de pensamento crítico para determinar o método preferido para cumprir os princípios do atendimento de emergência do traumatizado.

- Relacionar os quatro princípios da tomada de decisão ética ao atendimento pré-hospitalar do traumatizado.
- Considerando um cenário de trauma, discutir as questões éticas envolvidas e a maneira de abordá-las.
- Relatar a importância da "Hora de Ouro", ou "Período de Ouro".
- Discutir os 14 "Princípios de Ouro" do atendimento pré-hospitalar do traumatizado.
- Identificar os componentes e a importância da literatura e da pesquisa pré-hospitalar.

CENÁRIO

Você e sua equipe de atendimento pré-hospitalar chegam à cena de uma colisão lateral entre dois veículos. No momento, vocês são a única unidade disponível. Em uma caminhonete, há um motorista adulto jovem sem cinto de segurança, com hálito etílico, e com evidente deformidade no antebraço. A caminhonete atingiu a porta lateral dianteira de um pequeno sedã, com intrusão significativa do veículo. Há uma mulher idosa no banco do passageiro da frente que parece não estar respirando; o para-brisa está quebrado bem à sua frente. A motorista do sedã também está ferida, mas está consciente e extremamente ansiosa. Nos bancos traseiros, há duas crianças em assentos infantis de segurança. A criança do lado do passageiro parece ter cerca de 3 anos de idade e está inconsciente e caída sobre o assento. Do lado do motorista, um menino de 5 anos está chorando histericamente em um assento de elevação e parece não estar ferido.

O motorista da caminhonete tem lesões evidentes, apresentando uma fratura exposta no braço, mas está agressivo e verbalmente abusivo, recusando atendimento. Enquanto isso, a motorista do sedã está freneticamente perguntando sobre seus filhos e sua mãe.

(continua)

CENÁRIO (CONTINUAÇÃO)

- Como você conduziria esse incidente com múltiplas vítimas?
- Qual desses doentes é o de maior prioridade?
- O que você diria à mãe das duas crianças sobre a condição delas?
- Como você lidaria com o motorista do outro veículo aparentemente embriagado?
- Você permitiria que o motorista aparentemente embriagado recusasse o atendimento?

INTRODUÇÃO

A medicina mudou muito desde a pintura de Sir Luke Fildes que mostra um médico preocupado e frustrado sentado à beira do leito de uma criança doente (**Figura 2-1**). Naquele tempo não havia antibióticos, a compreensão da maioria das doenças e das moléstias era apenas superficial e a cirurgia era rudimentar. Os medicamentos consistiam principalmente em ervas. Durante muitos anos, a medicina não era uma ciência exata, sendo mais uma forma de arte. Hoje, avanços consideráveis foram feitos na compreensão das doenças, no desenvolvimento de produtos farmacêuticos e na aplicação da tecnologia. As pesquisas permitem fornecer melhor cuidado para os doentes por meio da medicina baseada em evidências. Porém, mesmo que a prática da medicina tenha se tornado mais científica e menos uma forma de arte, a arte permanece.

Somente na década de 1950 é que se considerou o treinamento de indivíduos que atendiam doentes antes de sua chegada aos departamentos de emergência (DE). A formação dos profissionais do atendimento pré-hospitalar avançou de forma significativa desde então. Além do conhecimento adquirido durante o treinamento inicial e o processo de certificação, no entanto, cada profissional do atendimento pré-hospitalar também precisa se manter proficiente, tanto do ponto de vista cognitivo quanto técnico, com uma base de conhecimento médico em constante expansão. A proficiência é mantida pela leitura e pela participação em treinamentos de educação continuada. As habilidades melhoram com a experiência e a crítica, assim como as de um cirurgião ou de um piloto de avião. Da mesma maneira que um piloto não voa sozinho após apenas um voo, um técnico de emergências médicas (TEM) ou um paramédico não adquire proficiência em uma habilidade após realizá-la uma única vez ou em apenas um tipo de situação.

Conforme discutido ao longo deste texto, a ciência do atendimento pré-hospitalar envolve o conhecimento técnico de:

1. Anatomia, que consiste em órgãos, ossos, músculos, artérias, nervos e veias do corpo humano
2. Fisiologia, a compreensão de como os órgãos e tecidos do corpo interagem uns com os outros no funcionamento do corpo humano
3. Farmacologia, a ciência dos medicamentos e como eles interagem com o corpo
4. Relação entre esses componentes e a maneira como afetam uns aos outros

Ao aplicar a compreensão desses elementos, os profissionais do atendimentio pré-hospitalar podem entender as lesões sofridas por seus doentes e a lógica por trás dos tratamentos empregados para atenuar os efeitos dessas lesões.

Importantes progressos na ciência da medicina incluem avanços tecnológicos e a evolução das ferramentas diagnósticas. A capacidade de avaliar, diagnosticar e tratar um doente melhorou muito com as técnicas de imagem por tomografia computadorizada (TC), ultrassonografia (US) e ressonância magnética (RM); os laboratórios clínicos podem medir praticamente qualquer eletrólito, hormônio ou substância encontrada no corpo humano. A indústria farmacêutica está continuamente desenvolvendo novos medicamentos. Os tratamentos

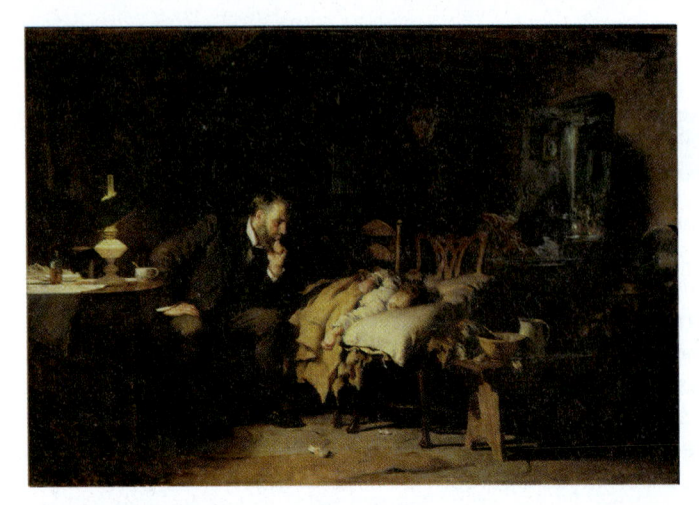

Figura 2-1 "The Doctor", de Sir Luke Fildes, mostra um médico preocupado sentado à beira do leito de uma criança doente. O estado relativamente primitivo dos cuidados de saúde oferecia poucas opções para intervenção além da observação e da expectativa esperançosa.

estão tornando-se menos invasivos e menos mórbidos por meio de técnicas radiológicas endovasculares e intervencionistas. O sistema de comunicação dos serviços de emergências médicas (SEM) melhorou de maneira significativa, e o sistema de posicionamento global (GPS, de *global positioning system*) ajuda a encontrar doentes mesmo nas áreas mais remotas. O alcance rural aumentou, os tempos de resposta nessas áreas diminuíram, e o cuidado geral dos doentes melhorou como consequência dos avanços tecnológicos.

Para tirar proveito de todos esses avanços científicos na área da saúde, profissionais do atendimento pré-hospitalar devem estar qualificados na arte de vincular essa base de conhecimentos às necessidades de cada doente. Os profissionais do atendimento pré-hospitalar devem ser capazes de determinar quais doentes têm lesões graves e exigem transporte rápido e para qual nível de cuidados; eles devem ser capazes de equilibrar quais intervenções podem ser úteis para o tratamento do doente sem correr o risco de piorar o quadro. É fundamental ser capaz de escolher quais adjuntos e técnicas devem ser usados para se chegar ao objetivo, que, no caso de choque, é a perfusão dos órgãos-alvo. Essas capacidades caracterizam a arte da prática da medicina.

A medicina, como outras atividades artísticas, tem princípios que a norteiam. Em particular, neste capítulo inclui-se uma exploração dos Princípios de Ouro do Atendimento do Traumatizado. Um dos princípios fundamentais do Programa de Atendimento Pré-hospitalar do Traumatizado (PHTLS, de *Prehospital Trauma Life Support*) diz que o cuidado do doente deve ser guiado pelo *conhecimento* e não apenas por *protocolos* – daí os Princípios de Ouro que ajudam os profissionais do atendimento pré-hospitalar a melhorarem os desfechos dos doentes e incluem a realização de avaliações rápidas, a aplicação ágil de intervenções importantes na cena e o transporte dos doentes traumatizados para as unidades de saúde apropriadas mais próximas. É claro que isso não quer dizer que os protocolos não tenham uma função no atendimento pré-hospitalar de doentes traumatizados. Em vez disso, significa que a aplicação de protocolos deve ser sempre orientada, influenciada e, quando apropriado, substituída por um entendimento completo da anatomia e da fisiologia das lesões de um doente e da melhor forma de atenuar o impacto prejudicial dessas lesões.

Princípios e Preferências

A ciência da medicina oferece as bases dos **princípios** do cuidado médico. De maneira simplificada, os princípios definem o que o profissional do atendimento pré-hospitalar deve realizar para maximizar a chance de sobrevivência do doente, com o melhor resultado possível. A maneira como esses princípios são implementados individualmente pelo profissional para manejar de maneira mais eficiente o doente depende das **preferências**, as quais descrevem a forma como um sistema e seus profissionais individualmente escolhem aplicar os princípios científicos no cuidado do doente. É assim que a *ciência* e a *arte* da medicina se unem para o bem do cuidado do doente.

A seguir, veja um exemplo de como a abordagem da via aérea pode ilustrar a diferença entre princípio e preferência. O *princípio* é de que o ar contendo oxigênio deve entrar por uma via aérea pérvia até os alvéolos pulmonares para facilitar a troca de oxigênio por dióxido de carbono com as hemácias, de maneira a oferecer oxigênio aos outros tecidos. Esse princípio é verdadeiro para todos os doentes. A *preferência* é o método pelo qual a abordagem da via aérea é realizado em um determinado doente. Na maioria dos casos, os doentes serão capazes de manter sua própria via aérea; em outros doentes, o profissional do atendimento pré-hospitalar terá que decidir qual é o melhor adjunto para facilitar a abordagem da via aérea. Em outras palavras, o profissional determinará o melhor método para garantir que a passagem de ar esteja pérvia para levar oxigênio até os pulmões e, secundariamente, para retirar o dióxido de carbono. A arte, ou preferência, é a maneira como o profissional determina e realiza esse procedimento para alcançar o princípio. Parte dessa arte é orientada por informações de estudos clínicos randomizados de alta qualidade. Isso é o que se chama de medicina baseada em evidências. No entanto, grande parte dela é baseada em experiências e relatos. Os padrões de atendimento descrevem os requisitos de desempenho básicos mínimos que os profissionais devem atender no processo de prestação de atendimento a doentes individualmente.

As preferências sobre como alcançar os princípios dependem da situação, da condição do doente, da base de conhecimentos do profissional sobre as evidências médicas disponíveis, das habilidades e experiência do profissional, dos protocolos locais e dos equipamentos disponíveis (**Quadro 2-1**).

A base do PHTLS é ensinar o profissional do atendimento pré-hospitalar a tomar as decisões adequadas para o atendimento do doente com base no conhecimento e não apenas em protocolos. O objetivo do cuidado do doente é alcançar o princípio. A maneira como isso é alcançado (i.e., a decisão tomada pelo profissional na abordagem do doente) é a preferência com base na situação, na condição do doente, nas evidências médicas e habilidades, nos protocolos locais e nos equipamentos disponíveis no momento – os vários componentes descritos no Quadro 2-1.

A filosofia do Programa PHTLS diz que cada situação e cada doente são diferentes. O PHTLS ensina a importância de ter uma boa compreensão do assunto e das habilidades necessárias para fazer as devidas intervenções. Os julgamentos e decisões feitos na cena devem ser

---

Quadro 2-1 Princípios *versus* Preferências

Princípio – um princípio científico ou anatômico fundamental para a melhoria ou sobrevivência do doente

Preferência – a maneira como o profissional do atendimento pré-hospitalar alcança um princípio particular

A preferência usada para alcançar o princípio depende de vários fatores:

- Situação existente
- Condição do doente
- Base de conhecimentos, habilidades e experiência do profissional do atendimento pré-hospitalar
- Protocolos locais
- Equipamentos disponíveis

© National Association of Emergency Medical Technicians (NAEMT)

---

individualizados para as necessidades do doente específico, que está sendo manejado *naquela* hora e *naquela* situação específicas. Os protocolos são úteis para guiar e orientar, mas eles devem ser suficientemente flexíveis quando houver variabilidade em um evento. As decisões apropriadas podem ser tomadas por meio da compreensão dos princípios envolvidos e do uso de habilidades de pensamento crítico para alcançar o objetivo.

Considerando que a preferência é a maneira como um determinado profissional do atendimento pré-hospitalar alcança o objetivo, o princípio não será obtido da mesma forma sempre. Nem todos os profissionais têm maestria em todas as habilidades técnicas. O equipamento para realizar essas técnicas não está disponível em todas as emergências. O fato de um instrutor, professor ou diretor médico preferir uma técnica não significa que seja a melhor técnica para *todos* os profissionais em *todas* as situações. O ponto importante é chegar ao princípio. A maneira como isso é feito e a forma como o cuidado é fornecido ao doente dependem dos fatores listados no Quadro 2-1. Esses fatores são descritos com mais detalhes nas próximas seções.

Situação

A situação envolve todos os fatores da cena que podem afetar o cuidado oferecido ao doente. Esses fatores incluem (mas não se limitam a) os seguintes:

- Perigos na cena, inclusive riscos de contágio
- Número de doentes envolvidos
- Localização do doente
- Posição do veículo
- Preocupações relacionadas a contaminações ou materiais perigosos

- Incêndio ou potencial para incêndio
- Clima
- Controle da cena e segurança pela polícia
- Tempo/distância até os cuidados médicos, incluindo as capacidades do hospital mais próximo *versus* o centro de trauma mais próximo
- Número de profissionais do atendimento pré-hospitalar e outros possíveis ajudantes na cena
- Espectadores
- Transporte disponível na cena
- Outro transporte disponível a certa distância (i.e., helicópteros, ambulâncias adicionais)

© National Association of Emergency Medical Technicians (NAEMT)

Todas essas condições e circunstâncias, e muitas outras, podem estar constantemente mudando e afetarão a maneira como um profissional do atendimento pré-hospitalar pode responder às necessidades do doente.

Tome como exemplo a seguinte situação: a colisão de um único veículo com uma árvore em uma estrada rural em uma região arborizada. O clima está bom e escuro (2 horas da manhã). O tempo de transporte terrestre até o centro de trauma é de 35 minutos. Um helicóptero médico pode ser solicitado pelos profissionais do atendimento pré-hospitalar na cena com a aprovação da direção médica on-line. O tempo de preparo para o helicóptero é de 5 minutos, e o tempo de viagem é de 15 minutos; um hospital não especializado em trauma fica a 15 minutos e tem um heliponto. Você faz o transporte por terra até o centro de trauma, para no hospital não especializado em trauma para uma avaliação inicial, faz o transporte até o heliponto para encontrar com o helicóptero ou permanece na cena e aguarda o helicóptero?

Alguns exemplos de como a situação afeta um procedimento como a estabilização espinal incluem:

Situação 1

- Colisão automobilística
- Fissura em forma de estrela no para-brisa
- Dia quente e ensolarado
- Sem tráfego na via

Abordagem

- Doente examinado no carro – dor lombar significativa e diminuição da força nas extremidades inferiores
- Colar cervical aplicado
- Doente extricado com uso da prancha longa
- Remoção do carro
- Colocação na maca
- Avaliação física completada
- Doente transportado para o hospital

© National Association of Emergency Medical Technicians (NAEMT)

Situação 2

- Igual à Situação 1, exceto pelo fato de que há gasolina pingando do tanque do carro, o motor está soltando fumaça e nenhuma unidade de combate a incêndio está no local
- Preocupação com incêndio

Abordagem

- Uso de técnicas de extricação rápida
- Doente removido para uma distância significativa do veículo
- Doente examinado e determinada a necessidade de implementação de restrição de movimento da coluna
- Avaliação física completada
- Doente transportado para o hospital

Situação 3

- Doente em uma casa completamente incendiada
- Doente incapaz de se mover

Abordagem

- Sem avaliação
- Doente retirado do incêndio
- Colocado em uma prancha scoop
- Movido rapidamente para uma distância segura do fogo
- Avaliação do doente completada
- Doente transportado para o hospital, dependendo da sua condição

Situação 4

- Vários atiradores ativos em uma tentativa de assalto a banco em andamento
- Oficial com ferimento por tiro no joelho e sangramento significativo

Abordagem

- Avaliação de longe (binóculo)
- Presença de outros ferimentos
- Doente ainda capaz de disparar sua arma de serviço
- Dizer para o doente aplicar torniquete na altura da virilha
- Dizer para o doente rastejar até uma posição protegida
- Resgatar o doente quando as condições permitirem

Condição do Doente

O próximo componente do processo de tomada de decisão diz respeito à condição clínica do doente. A principal questão que afetará a tomada de decisão é "Quão grave está esse doente?". Algumas informações que facilitarão essa determinação incluem a idade do doente, os fatores fisiológicos que afetam a perfusão de órgãos-alvo (pressão arterial, pulso, frequência ventilatória, temperatura da pele etc.), o mecanismo do trauma, a condição médica do doente antes do evento, os medicamentos que o doente utiliza, a ocorrência ou não de intoxição por uso de drogas ou de álcool. Esses fatores e outros exigem o pensamento crítico para determinar o que deve ser feito antes e durante o transporte e qual método de transporte deve ser usado.

Vamos retornar ao cenário da colisão automobilística *versus* árvore. O doente está respirando com dificuldade, com frequência de 30 respirações por minuto, frequência cardíaca de 110 batimentos por minuto (bpm), pressão arterial sistólica de 90 milímetros de mercúrio (mmHg) pela palpação, e não está obedecendo comandos. Ele tem 20 e poucos anos, não está usando cinto de segurança, e está posicionado contra o painel, longe do *air bag* do motorista; ele apresenta deformidade na perna direita, no terço médio da coxa, e fratura exposta no tornozelo esquerdo com hemorragia significativa. Há cerca de 1 litro de sangue no chão perto do tornozelo.

Base de Conhecimentos do Profissional do Atendimento Pré-hospitalar

A base de conhecimentos do profissional do atendimento pré-hospitalar vem de várias fontes, incluindo o treinamento inicial, os cursos de educação continuada, leitura e estudo contínuos, os protocolos locais, a experiência geral e o conjunto de habilidades.

Vamos usar a abordagem da via aérea como exemplo novamente. O nível de conhecimento e a experiência de um profissional do atendimento pré-hospitalar tem impacto significativo na tomada de decisões com relação ao gerenciamento da via aérea. O nível de conforto que os profissionais têm com qualquer habilidade técnica específica depende da frequência com que ela tem sido realizada por eles. Como profissional, você pode considerar: o doente consegue manter a via aérea permeável sem assistência? Se não, quais dispositivos estão disponíveis, e, entre eles, quais você usa com mais confiança? Quando foi a última vez que você realizou uma intubação? Quão confortável você está com o laringoscópio? Quão familiarizado você está com a anatomia da orofaringe? Quantas vezes você fez uma cricotireoidostomia em um doente vivo ou mesmo em um modelo de treinamento animal? Sem a experiência e as habilidades apropriadas, o doente provavelmente estaria em melhor situação e o profissional se sentiria mais confortável se escolhesse uma cânula nsofaríngea ou orofaríngea com um dispositivo de bolsa-valva-máscara em vez de uma intervenção mais avançada como a intubação endotraqueal ou uma via aérea cirúrgica. Independentemente disso, a opção que leva ao controle mais rápido da via aérea e com menor risco associado de complicações é a que você deve escolher.

Retornando ao exemplo do doente da colisão automobilística, os profissionais do atendimento pré-hospitalar que o atenderam estão trabalhando juntos há 2 anos. Ambos são paramédicos com registro nacional (NRPs, de *nationally registered paramedics* [classe profissional nos Estados Unidos]). Seu último treinamento de atualização para intubação endotraqueal (ET) foi há 1 ano (nos EUA a legislação permite que determinados níveis de paramédicos possam realizar intubação seguindo protocolos da direção médica do serviço). Um dos paramédicos colocou um tubo endotraqueal (TET) pela última vez há 2 meses; seu parceiro colocou um há 1 mês. Eles não estão autorizados a usar fármacos paralisantes para a inserção do TET, mas podem usar sedação se necessário. Eles receberam treinamento para controle de hemorragia com uso de torniquetes e agentes hemostáticos há pouco tempo. Como o treinamento desses profissionais terá impacto sobre o que será feito na abordagem desse doente na cena nesse momento?

Protocolos Locais

O escopo de prática de um profissional do PHTLS é definido pelo que ele é treinado para fazer, certificado como competente para fazer, licenciado para fazer e credenciado pelo diretor médico de sua agência para fazer. Os protocolos definem em que circunstâncias o profissional deve aplicar seu escopo de prática. Embora esses protocolos não devam e não possam descrever, como se fossem um livro de receitas, a maneira de cuidar de cada doente, eles visam orientar a abordagem aos doentes de maneira sistemática e consistente com as melhores práticas, os recursos locais e o treinamento. No cenário da colisão automobilística, a sequência rápida de intubação com sedação pode ser útil e indicada em algumas situações, mas se esse conjunto de habilidades não estiver incluído nos protocolos locais, os paramédicos não o terão à sua disposição. Muitas vezes, os protocolos locais ditam quais procedimentos e destinos de transporte o profissional deve selecionar. Eles podem, por exemplo, orientar o profissional a solicitar recursos aeromédicos para assistência no transporte ou a transportar o doente para um centro de trauma específico.

Equipamento Disponível

A experiência de um profissional do atendimento pré-hospitalar não tem valor se ele não tiver os equipamentos apropriados disponíveis. Os profissionais devem usar o equipamento ou os suprimentos que estão disponíveis. Por exemplo, o sangue provavelmente é o melhor fluido de reanimação para vítimas de trauma. Porém, o sangue nem sempre estará disponível no pré-hospitalar; assim, os cristaloides podem ser o único fluido de reanimação disponível. Outro fator a ser considerado é se a hipotensão permissiva seria uma opção melhor, levando em conta a natureza das lesões do doente. Essa questão em particular é discutida com mais detalhes no Capítulo 3, *Choque: Fisiopatologia de Vida e Morte*.

Mais uma vez, vamos voltar ao doente da colisão automobilística. O equipamento paramédico está completo e disponível; ele foi verificado no começo do plantão. Isso inclui TETs, laringoscópios, vias aéreas supraglóticas, cânulas nasofaríngeas, cânulas orofaríngeas, torniquetes e outros equipamentos e suprimentos, conforme indicado na Declaração de Posição Conjunta sobre Equipamentos Essenciais Recomendados para Ambulâncias Terrestres de Suporte Básico de Vida e Suporte Avançado de Vida (Joint Position Statement on Recommended Essential Equipment for Basic Life Support and Advanced Life Support Ground Ambulances)[1] de 2020 da National Association of EMS Physicians (NAEMSP). Os paramédicos têm agentes hemostáticos disponíveis. O doente não está encarcerado; portanto, a forma mais rápida de transporte para o centro de trauma é por terra. O doente é capaz de manter sua via aérea de forma independente. No entanto, devido à sua dificuldade para respirar, os paramédicos auxiliam a sua ventilação usando um dispositivo de bolsa-valva-máscara com oxigênio suplementar. O sangramento contínuo é mínimo após a extricação do veículo; portanto, os paramédicos aplicam a compressão manual no tornozelo com a lesão exposta e conseguem controlar a situação. Eles escolhem um colar cervical e uma prancha longa para estabilizar a coluna cervical e toracolombar doente. Eles imobilizam o fêmur do doente na prancha para economizar tempo e o transportam diretamente para o centro de trauma mais próximo.

Outro exemplo de princípio versus preferência ocorre quando se encontra um doente que está sem respirar. O *princípio* é de que a via aérea deve ser permeável e o oxigênio deve chegar aos pulmões. A *preferência* escolhida depende dos fatores de preferência (situação, condição do doente, base de conhecimentos, protocolos e experiência/habilidade, equipamentos disponíveis). Um espectador na rua com treinamento apenas em reanimação cardiopulmonar (RCP) pode realizar a ventilação boca-máscara; um técnico em emergências médicas pode escolher uma cânula orofaríngea e a ventilação com bolsa-valva-máscara; um paramédico pode escolher colocar um TET ou pode decidir que é mais vantajoso usar o dispositivo de bolsa-valva-máscara com transporte rápido; um agente de segurança com treinamento em atendimento pré-hospitalar em combate pode escolher uma cricotireoidostomia ou nada se o fogo inimigo for muito intenso; e um médico do SEM pode optar por fármacos paralisantes ou colocação de TET guiada por fibra óptica. Nenhuma dessas opções está errada em um momento específico para um determinado doente; da mesma maneira, nenhuma está correta sempre.

Esse conceito de princípio e preferência para o cuidado do doente traumatizado tem a sua aplicação mais drástica na situação de combate militar. Por essa razão, o Committee on Tactical Combat Casualty Care (Co-TCCC) escreveu o componente militar do livro didático do PHTLS. Para o médico militar, a situação na cena incluirá se há combate ativo, a localização do inimigo, a situação tática, as armas usadas naquele momento e a proteção disponível para abrigar os feridos. Embora haja diferenças evidentes na preferência para o cuidado do doente em situações de combate, considerações semelhantes existem em ambientes civis para profissionais de suporte médico de emergência tático e para profissionais de cuidados pré-hospitalares que trabalham em ambientes perigosos, como incêndios. Por exemplo, em meio a uma casa completamente envolvida pelo fogo, um bombeiro paramédico descobre um doente que está caído. Não é seguro e nem mesmo racional numa situação como essa parar e verificar a via aérea ou a condição hemodinâmica do doente. A primeira etapa é retirar o doente para fora da construção incendiada e para longe do perigo imediato do fogo. Apenas depois disso seria apropriado verificar a via aérea e o pulso do doente.

Para o médico militar que está potencialmente envolvido em combate, o processo de três etapas para abordagem de cenários e vítimas desenvolvido pelo Co-TCCC é o seguinte:

1. *Cuidado sob fogo/ameaça* – manejo em meio a um tiroteio
2. *Cuidado tático de campo* – manejo após o fim do tiroteio, mas ainda com perigo
3. *Cuidado tático de evacuação* – tratamento das vítimas após a situação ser considerada segura

Cortesia do Committee on Tactical Combat Casualty Care.

Embora os princípios do cuidado do doente não mudem, as preferências com relação a como o cuidado do doente é executado pode ser muito diferente. Para discussão adicional, detalhes e esclarecimentos, ver o Capítulo 22 ou a versão militar do PHTLS. (Essas diferenças de situação são descritas com mais detalhes no Capítulo 5.)

Pensamento Crítico

Para abordar com sucesso o princípio que se aplica à condição de um doente específico e para escolher a melhor preferência para implementar o princípio, são fundamentais as habilidades de pensamento crítico. Em medicina, o

---

Quadro 2-2 Componentes do Pensamento Crítico nos Cuidados Médicos de Emergência

1. Avaliar a situação.
2. Avaliar o doente.
3. Avaliar os recursos disponíveis.
4. Analisar as soluções possíveis.
5. Pesar os riscos e benefícios relativos das opções de tratamento para determinar a melhor maneira de gerenciar a situação e o doente.
6. Desenvolver o plano de ação.
7. Iniciar o plano de ação.
8. Reavaliar a resposta do doente ao plano de ação.
9. Fazer quaisquer ajustes ou mudanças necessárias no plano de ação.
10. Continuar com as etapas 8 e 9 até que essa fase de cuidado esteja completa.

© National Association of Emergency Medical Technicians (NAEMT)

---

pensamento crítico é um processo em que o profissional de saúde avalia a situação, o doente e todos os recursos que estão disponíveis (**Quadro 2-2**). Então, o profissional analisa rapidamente essas informações e determina a melhor maneira de oferecer o melhor cuidado possível para o doente. O processo do pensamento crítico exige que o profissional de saúde desenvolva um plano de ação, inicie esse plano, reavalie o plano durante a evolução do processo de cuidados do doente e faça ajustes no plano à medida que a condição do doente muda, até completar a fase de cuidados (**Quadro 2-3**). O pensamento crítico é uma habilidade aprendida que melhora com o uso e a experiência.[2] Se os profissionais do atendimento pré-hospitalar quiserem ter sucesso, devem estar equipados com o pensamento crítico necessário para adquirir e processar informações em um mundo que muda rápido e sem cessar.[3]

Para o profissional do atendimento pré-hospitalar, o pensamento crítico começa com a informação inicial fornecida no momento do despacho, continuando até a transferência do atendimento no hospital. O pensamento crítico também está envolvido na seleção do nível da instituição que receberá o doente, tendo em vista que os recursos disponíveis e o tempo de transporte precisam ser levados em conta. Todas essas decisões críticas se baseiam na situação, na condição do doente, na base de conhecimentos do profissional e nas habilidades e equipamento disponíveis.

O processo do pensamento crítico não pode ser dogmático nem ingênuo; em vez disso, ele deve ter mente aberta e manter algum ceticismo.[4] O profissional do atendimento pré-hospitalar deve questionar a acurácia científica de todas as abordagens. Essa é a razão pela qual o

Quadro 2-3 Etapas na Avaliação do Pensamento Crítico

O que está acontecendo? O que precisa ser feito? Quais são os recursos para alcançar o objetivo? A análise envolverá:

- Avaliação da cena
- Identificação de quaisquer perigos para o doente ou o profissional do atendimento pré-hospitalar
- Condição do doente
- Rapidez necessária para a resolução
- Localização do cuidado (na cena, durante o transporte e após a chegada ao hospital)
- Número de doentes na cena
- Número de veículos de transporte necessários
- Necessidade de transporte mais rápido
- Destino do doente para o cuidado apropriado

Análise
Cada uma dessas condições deve ser analisada de maneira individual e rápida, e elas devem ser consideradas de acordo com a base de conhecimentos do profissional do atendimento pré-hospitalar e com os recursos disponíveis. Devem ser definidas as etapas para oferecer o melhor cuidado.

Construção de um Plano
O plano para obter o melhor desfecho para o doente é desenvolvido e criticamente revisado. Alguma etapa está incorreta? As etapas planejadas são factíveis? Há alguma etapa faltando? Os recursos disponíveis permitirão que o plano evolua? Isso levará, com maior probabilidade, a desfechos bem-sucedidos? Há um plano melhor?

Ação
O plano é iniciado e colocado em prática. Isso é feito de maneira decidida e afirmativa de modo que não haja confusão em relação ao que deve ser feito ou a quem está no comando e tomando as decisões. Se as decisões não forem efetivas para o desfecho do doente, o profissional do atendimento pré-hospitalar no comando deve, novamente, pesar os riscos e benefícios relativos e fazer as mudanças apropriadas. As sugestões para as mudanças podem vir do comandante ou dos outros participantes.

Reavaliação
A situação na cena mudou? Há algo a ser mudado no plano de ação? Qual é a condição do doente? Ela mudou? O plano de tratamento melhorou ou piorou a condição do doente?

Mudanças ao Longo do Caminho
Quaisquer mudanças identificadas pelo profissional do atendimento pré-hospitalar são avaliadas e analisadas conforme descrito aqui, sendo feitas as alterações necessárias para permitir que os profissionais continuem a oferecer o melhor cuidado possível para o doente. As alterações na tomada de decisão com base na reavaliação do doente não devem ser percebidas como indicativos de falha ou atendimento incorreto durante as fases anteriores, pois o doente e a situação estão sempre mudando, e pode ser necessário alterar o plano. Ter a capacidade de pensar de forma crítica e permanecer dinâmico com base na situação é um sinal de força do líder.

profissional deve ter uma base de conhecimentos forte e bem-fundamentada, que possa ser usada para tomar as decisões apropriadas. Porém, esse questionamento não pode ser levado tão longe a ponto de retardar o cuidado. Aristóteles sugeriu que não se deve ter mais certeza do que o assunto permite.[5] Quando um profissional está avaliando e cuidando de um doente, deixar de realizar uma ação na esperança de obter segurança absoluta quanto ao diagnóstico do doente seria bobagem; essa certeza é impossível, e buscá-la apenas retardaria as intervenções necessárias. Um profissional deve fazer a avaliação e tomar a decisão da maneira mais fundamentada possível conforme as informações disponíveis no momento.

A base do cuidado médico apropriado defendida pelo PHTLS depende do pensamento crítico: "julgamento baseado no conhecimento". Robert Carroll descreveu o pensamento crítico como conceitos e princípios, e não como regras rígidas e rápidas ou como procedimentos passo a passo.[4] A ênfase ao longo da educação do PHTLS é de que os protocolos devem sempre deixar espaço para o pensamento crítico e ser acompanhados por ele. Os protocolos e as diretrizes formais para os cuidados do doente devem ser flexíveis. O pensamento crítico exige essa flexibilidade. Os protocolos são colocados em prática para servir como diretrizes para ajudar os profissionais do atendimento pré-hospitalar no alinhamento de seu processo de raciocínio. Eles também desempenham um papel fundamental para garantir que etapas importantes na prestação de cuidados não sejam perdidas. Por exemplo, os protocolos geralmente exigem a verificação dos níveis de CO_2 expirado na forma de onda ($ETCO_2$) e dos sons respiratórios após a intubação endotraqueal para verificar o posicionamento correto do tubo. Se a realidade da situação for que você simplesmente não consegue ouvir os sons respiratórios, não porque o tubo está mal posicionado, mas porque você está na parte de trás de um helicóptero em movimento, talvez seja necessário confiar apenas no $ETCO_2$, reconhecendo que isso não oferece o mesmo nível de verificação da posição do tubo que a verificação dos sons respiratórios ou a obtenção de uma radiografia do tórax, nenhuma das quais é possível na situação.

Usando o Pensamento Crítico para o Controle de Vieses

Todos os profissionais de saúde têm vieses que podem afetar processos do pensamento crítico e a tomada de decisões em relação aos doentes. Esses vieses devem ser reconhecidos, e deve-se evitar que eles influenciem o processo de cuidados do doente. Os vieses costumam surgir de várias fontes. Uma experiência prévia que tenha resultado em impacto significativo positivo ou negativo poderia ser uma fonte. Dois processos do pensamento ajudam a proteger os doentes: (1) supor o pior cenário possível até que se prove o contrário e (2) respeitar o princípio *primum non nocere*, ou "em primeiro lugar, não causar dano". O plano de tratamento do doente é elaborado independentemente da opinião do profissional do atendimento pré-hospitalar em relação às condições "aparentes" que podem ter levado às circunstâncias atuais. Por exemplo, a impressão inicial de que um motorista está intoxicado pode estar correta, mas outras condições também podem existir. Doentes intoxicados podem também estar gravemente feridos. O fato de um doente estar comprometido pela intoxicação não significa que parte da alteração do estado mental não possa ser atribuída à lesão cerebral ou à redução da perfusão cerebral causada pelo choque.

Com frequência, não é possível entender o quadro completo com base na apresentação inicial; assim, o pensamento crítico e a resposta do profissional do atendimento pré-hospitalar devem basear-se em suposições do pior cenário possível. Os julgamentos devem ser feitos com base na melhor informação disponível. A pessoa que pensa criticamente está constantemente procurando "outras informações" à medida que elas ficam disponíveis e, então, agindo de acordo com isso. O processo do pensamento crítico deve continuar durante toda a avaliação do doente, da situação e das condições. O profissional sempre deve prever e pensar várias etapas adiante.

Usando o Pensamento Crítico na Tomada Rápida de Decisões

O SEM é um campo de ação rápida e de confiança na capacidade inata do profissional do atendimento pré-hospitalar para responder de forma decisiva a várias apresentações e a várias doenças de maneira oportuna. Eficiência e acurácia são importantes. É ideal a combinação eficiente de protocolo e preferência.

O pensamento crítico no local de uma emergência deve ser rápido, abrangente, flexível e objetivo. O profissional do atendimento pré-hospitalar na cena de uma emergência pode ter apenas alguns segundos para avaliar a situação, a condição do(s) doente(s) e os recursos disponíveis antes de precisar tomar as decisões e começar o cuidado do doente. Algumas vezes, o profissional pode ter um tempo absolutamente privilegiado para pensar sobre uma situação e deve aproveitar o tempo disponível, mas este não costuma ser o caso.

Usando o Pensamento Crítico na Análise de Dados

As informações são coletadas com o uso de quatro dos cinco sentidos: visão, olfato, tato e audição. (Isso será ensinado no Capítulo 6) Então, o profissional do atendimento pré-hospitalar analisa essas informações ou dados obtidos na avaliação primária e determina o plano geral de cuidados para o doente até que o atendimento seja transferido ao profissional hospitalar.

Em geral, a avaliação de um doente traumatizado começa com a avaliação primária por meio do XABCDE (Hemorragia E**x**sanguinante, Via **A**érea, Respiração [*breathing*], **C**irculação, Incapacidade [*disability*], **E**xposição/Ambiente [*environment*]), mas o pensamento crítico guia o profissional do atendimento pré-hospitalar primeiramente para a condição mais crítica. Se o doente estiver em choque devido à hemorragia externa, a aplicação de compressão direta sobre a fonte da hemorragia é a etapa inicial adequada após a avaliação. O pensamento crítico é o reconhecimento de que seguir a prioridade ABC padrão, como seria apropriado para doentes clínicos, pode não valer para um doente traumatizado que tem a via aérea permeável, mas que já perdeu todo o sangue; então, em vez de dar atenção à via aérea, o controle da hemorragia exsanguinante grave óbvia é a primeira etapa adequada. O pensamento crítico é o processo de reconhecer que, se a compressão direta não estiver funcionando, deve ser feito outro procedimento. O pensamento crítico é entender que um sangramento relativamente pequeno em uma extremidade não é a mesma coisa que uma hemorragia exsanguinante e não deve ser tratado até que o restante da avaliação primária tenha sido concluída. O pensamento crítico consiste em sintetizar os dados imediatamente disponíveis e tomar decisões com base nas necessidades do doente no momento, na condição atual, na base de conhecimentos do profissional, nas habilidades do profissional e nos equipamentos disponíveis.

O pensamento crítico é uma habilidade dominante que envolve o escrutínio, a diferenciação e a análise da informação, além da reflexão sobre a informação obtida a fim de fazer julgamentos e informar decisões clínicas.[6]

Usando o Pensamento Crítico em Todas as Fases do Cuidado do Doente

A arte e a ciência da medicina, o conhecimento dos princípios e a aplicação apropriada de preferências levarão ao desfecho antecipado do melhor cuidado possível para o doente nas circunstâncias em que o cuidado é fornecido. Há essencialmente quatro fases no processo de cuidado dos doentes com lesões agudas:

1. A fase pré-hospitalar
2. A fase inicial (de reanimação) no hospital
3. A fase de estabilização e cuidados definitivos
4. A resolução em longo prazo e a fase de reabilitação para o retorno do doente a um estado funcional

Os mesmos princípios do cuidado do doente aplicam-se em cada uma das etapas. Cada um dos profissionais de saúde ao longo de todas as fases do cuidados do doente deve usar o pensamento crítico. O pensamento crítico continua desde o momento do trauma até o momento em que o doente vai para casa. A equipe dos SEM está diretamente envolvida na fase pré-hospitalar inicial do cuidado e deve usar as habilidades de pensamento crítico para para ajudar a identificar e priorizar as decisões de tratamento. O profissional do atendimento pré-hospitalar deve sempre pensar, além da situação atual, nas necessidades de cuidados definitivos e no desfecho final do doente. O objetivo é ajudar a tratar o doente de maneira a promover a cura e a permitir que o doente possa retornar a seu nível de função mais alto possível – de preferênica, exatamanete como antes de seu trauma. Por exemplo, o pensamento crítico envolve o reconhecimento de que, embora a imobilização de um antebraço fraturado em um doente traumatizado com trauma multissistêmico não seja uma das prioridades do cuidado inicial, deve-se considerar o desfecho definitivo do doente e sua capacidade de levar uma vida produtiva. Portanto, nesse caso, a preservação da função do membro e a prevenção de lesões adicionais durante o transporte (e, assim, a imobilização do membro) é uma preocupação importante no tratamento pré-hospitalar do doente.

Ética

Muitas vezes, os profissionais do atendimento pré-hospitalar encontram cenários eticamente desafiadores que são emergenciais e sensíveis ao tempo. Porém, a ausência de educação sobre ética pré-hospitalar especificamente pode deixar os profissionais do atendimento pré-hospitalar se sentindo despreparados e sem suporte ao serem confrontados com dilemas éticos.[7] As habilidades de pensamento crítico podem fornecer uma base sólida para ajudar a trabalhar com algumas das difíceis decisões éticas que, às vezes, são exigidas dos profissionais.

O objetivo desta seção é usar os princípios e os conceitos bioéticos para começar a desenvolver a consciência ética e as habilidades de raciocínio ético, além de fornecer vocabulário e modelos comuns para ajudar a entender casos difíceis do ponto de vista ético. Esta seção terá como base os elementos tradicionais da educação bioética básica, que são familiares a muitos dos profissionais de saúde, mas usará exemplos e casos pré-hospitalares para fornecer conteúdo que seja autêntico, prático e aplicável na cena. Além disso, ao expor os profissionais do atendimento pré-hospitalar aos princípios e conceitos bioéticos comuns, conversas sobre ética entre disciplinas e ambientes da área da saúde podem ser estimuladas.

Princípios Éticos

Todas as pessoas utilizam algum conjunto de valores, crenças ou regras sociais para tomar decisões. Essas regras são crenças geralmente aceitas sobre o comportamento moral e costumam ser chamadas de princípios. Ética é o uso de um conjunto de princípios morais para ajudar a identificar a coisa certa a fazer. Na medicina, o conjunto de princípios que se costuma tomar por base para garantir um comportamento ético, para guiar a prática clínica e para ajudar na tomada de decisões éticas inclui elementos de **autonomia, não maleficência, beneficência** e **justiça**. O uso desses quatro princípios, geralmente chamado de **principialismo**, oferece um modelo dentro do qual se pode ponderar e equilibrar o ônus e o bônus, geralmente dentro do contexto do tratamento de um doente específico, a fim de fazer o que é melhor para o doente.[5]

A palavra *autonomia* define-se como o direito do doente de tomar suas próprias decisões relacionadas aos cuidados de saúde. O princípio da não maleficência obriga o profissional da saúde a não tomar medidas que possam prejudicar o doente. Beneficência significa "fazer o bem" e exige que os profissionais do atendimento pré-hospitalar ajam de forma a maximizar os benefícios e minimizar os riscos para o doente. A justiça, no contexto do atendimento ao trauma, comumente pensada como aquilo que é justo ou correto, geralmente se refere à forma como distribuímos os recursos médicos.

No trauma, o conceito de justiça deve ser considerado quando confrontado com circunstâncias em que os recursos disponíveis são sobrecarregados pela necessidade de atendimento do doente. Por exemplo, ao fazer a triagem em um incidente com múltiplas vítimas, as pessoas com as maiores necessidades médicas são priorizadas em relação àquelas com necessidades menos críticas. Assim, os mais vulneráveis geralmente recebem uma porção maior de bens e serviços de saúde com base em um valor comunitário compartilhado de cuidar dos doentes e marginalizados.

Em um incidente com vítimas em massa, a triagem se baseia parcialmente na probabilidade de sobrevivência, e alguns dos mais graves ou mais vulneráveis são transferidos para uma categoria de expectativa para permitir que os recursos sejam concentrados naqueles com ferimentos com maior chance de sobrevida. Portanto, o que é mais justo em uma determinada situação pode depender da disponibilidade de recursos e da maneira mais justa de usar e distribuir esses recursos nesse caso específico.[8]

Há alguns desafios importantes na prestação de atendimento ao traumatizado que são mais bem compreendidos ao considerar esses princípios éticos. Por exemplo, a capacidade do doente de tomar decisões autônomas pode ser comprometida por lesão cerebral, choque ou intoxicação química. No trauma, os substitutos elegíveis geralmente não estão disponíveis para ajudar na tomada de decisões. O profissional deve se esforçar ao máximo para explicar a situação aos doentes, quando possível, de forma a permitir que eles tomem decisões informadas de forma autônoma. Nem todas as informações estarão disponíveis na apresentação inicial, mas as que estiverem disponíveis devem ser compartilhadas com os doentes conscientes e capazes de entender, a fim de permitir que esses doentes mantenham sua autonomia. Da mesma forma, o princípio da não maleficência exige que os profissionais limitem o movimento na coluna toracolombar de um doente vítima de trauma de alta energia e dificuldade para respirar devido à obesidade mórbida. O complicado cenário do trauma sugere que uma maneira muito aceitável e eficiente de limitar esse movimento é estabilizar o paciente em uma prancha longa. O princípio da beneficência sugeriria que a elevação da cabeça do doente para facilitar a respiração é adequada, mas isso está em conflito com o objetivo da não maleficência. A solução de elevar a cabeça do doente inclinando a prancha 30 graus para cima na altura da cabeça ou movendo a maca para uma posição de Trendelenburg invertida atende a ambos os princípios para o doente.

Consentimento informado

O consentimento informado é um processo pelo qual um profissional da saúde transmite ao doente que tem capacidade de tomar decisões ou a um substituto (pessoa escolhida para tomar decisões relacionadas à saúde em nome do doente quando ele não for capaz de tomar as decisões)[5] as informações necessárias para fornecer um consentimento informado ou para recusar o tratamento oferecido. Embora muitas pessoas imaginem o consentimento informado como um formulário legal, na realidade o formulário é apenas um registro da conversa que leva ao consentimento. Há obrigação ética da parte do profissional de saúde de fornecer aos doentes as informações clínicas apropriadas para permitir que eles tomem as decisões referentes à saúde com base em seus valores, crenças e desejos.

Para que um consentimento informado seja válido, os seguintes itens devem ser verdadeiros para os doentes:

- Devem ter capacidade de tomar decisões
- Devem ter capacidade de comunicar a compreensão de seu diagnóstico, prognóstico e opções terapêuticas
- Devem ser capazes de dar consentimento ou de recusar voluntariamente
- Devem ativamente recusar ou consentir com o tratamento[5,9,10]

A avaliação de qualquer um desses elementos pode ser difícil em um cenário clínico controlado, mas em situações de emergências traumáticas isso é especialmente difícil. Embora muitas pessoas usem os termos *competência* e *capacidade de tomar decisões* como sinônimos, a **competência** é um termo legal que se refere à capacidade geral de uma pessoa de tomar boas decisões para si mesma. A capacidade de tomar decisões se refere à capacidade do doente de tomar decisões relativas a um conjunto específico de opções terapêuticas ou de terapias.

A avaliação da capacidade de um doente é particularmente difícil no contexto do trauma. É raro haver o conhecimento da situação basal do doente na apresentação inicial, e a avaliação costuma ser feita quando a pessoa está gravemente ferida. Ao avaliar a capacidade de tomar decisões de um doente adulto, é necessário tentar determinar o seu nível de compreensão. O doente consegue compreender as opções clínicas e ponderar os riscos e benefícios associados com essas opções? Os doentes também devem ter a capacidade de apreciar os desfechos previstos para as suas escolhas, além de conseguir expressar seus desejos para o profissional de saúde. Embora o processo de consentimento informado respeite os direitos dos doentes quanto a tomarem suas próprias decisões, a exigência do consentimento informado pode ser desconsiderada quando:

1. O doente não tem capacidade de tomar decisões por estar inconsciente ou por apresentar comprometimento cognitivo significativo, não havendo substituto disponível.
2. A condição tem o potencial de ameaça a vida ou a saúde, e o doente pode sofrer dano irreversível na ausência de tratamento.
3. Uma pessoa razoável consentiria com o tratamento, e, nesse caso, um profissional de saúde pode realizar o tratamento na ausência de um consentimento autônomo do doente ou de um substituto.[7]

Privacidade e Confidencialidade

No contexto dos cuidados de saúde, **privacidade** se refere ao direito de os doentes controlarem quem tem acesso às suas informações pessoais de saúde. A **confidencialidade** se refere à obrigação dos profissionais de saúde de não compartilharem de maneira inapropriada as informações dos doentes que tenham sido passadas a eles. Na relação médico-doente, qualquer informação obtida por um profissional deve ser considerada confidencial. Não deve ser divulgada a qualquer pessoa além das autorizadas pelo doente, outros profissionais de saúde envolvidos no cuidado do doente ou agências responsáveis pelo processamento de notificações compulsórias estaduais e/ou federais, como em casos de abuso de crianças ou idosos.

Dependendo das circunstâncias, os profissionais do atendimento pré-hospitalar podem ter que se basear e interagir com outras pessoas além do doente incapacitado (familiares, amigos ou vizinhos) para obter as informações necessárias para a assistência. Porém, deve-se fazer o maior esforço para proteger as informações do doente de pessoas que não sejam profissionais de saúde, como espectadores ou veículos de comunicação que podem estar no local de uma lesão traumática ou perda de vida, limitando as informações dadas a outros até que um substituto apropriado para a tomada de decisões seja identificado.

Dizer a Verdade

Dizer a verdade é algo que também pode apresentar dilemas éticos.[10] A confiança é uma expectativa e é parte necessária na construção da relação médico-doente. A comunicação honesta demonstra respeito pelo doente e permite a tomada de decisões com base em informações confiáveis. Porém, especialmente no ambiente pré-hospitalar, há situações em que dizer a verdade ao doente pode causar grande dano, como em casos de trauma com múltiplas vítimas em que os sobreviventes perguntam sobre a condição de pessoas queridas não sobreviventes ou com lesões críticas. Nessas horas, a obrigação imediata de dizer a verdade pode, algumas vezes, ser mitigada de alguma maneira pela obrigação de não causar dano, dependendo do nível da lesão e da condição da vítima que faz a pergunta.[7] Nunca é aceitável mentir para um doente. Mas reter ou, mais precisamente, atrasar a comunicação de determinadas informações confidenciais pode, às vezes, ser necessário no contexto da priorização de cuidados que salvam vidas em vez de comunicar informações angustiantes a um doente que pode não estar preparado para processá-las completamente.

O Período de Ouro: Condições Sensíveis ao Tempo

No fim da década de 1960, o médico R. Adams Cowley concebeu a ideia de um período de tempo crucial durante o qual é importante começar o cuidado definitivo do doente com lesões traumáticas críticas. Em uma entrevista, ele disse:

> Existe uma "hora de ouro" entre a vida e a morte. Se você apresentar uma lesão crítica, terá menos de 60 minutos para sobreviver. Você pode não morrer imediatamente – isso pode ocorrer 3 dias ou 2 semanas depois – mas acontece algo em seu corpo que é irreparável.[11]

Embora, por vezes, tenha sido interpretado literalmente, o Dr. Cowley estava, na verdade, descrevendo um conceito; e, como tal, é importante considerar que um doente nem sempre pode se dar ao luxo de uma "Hora de Ouro" completa. A "hora" era para ser figurativa e não uma descrição literal de um período de tempo. Um doente com um ferimento penetrante no coração pode ter apenas alguns minutos até receber os cuidados definitivos antes que o choque causado pela lesão se torne irreversível; por outro lado, um doente com hemorragia interna lenta e continuada por uma fratura isolada de fêmur pode ter várias horas ou mais até chegar aos cuidados definitivos e à reanimação.

Como a *Hora* de Ouro não tem exatamente 60 minutos e varia de um doente para outro com base nas lesões, é melhor pensar nesse momento como o *Período de Ouro*. Se um doente com lesão crítica puder obter os cuidados definitivos – isto é, controle da hemorragia e reanimação – dentro do seu Período de Ouro específico, sua chance de sobrevida melhora muito.[12] O American College of Surgeons Committee on Trauma usou esse conceito para enfatizar a importância de transportar os doentes traumatizados para instituições onde haja disponibilidade de cuidados especializados para o atendimento do traumatizado em tempo hábil.

A abordagem de traumas graves no ambiente pré-hospitalar deve refletir essas contingências. Os objetivos a seguir, porém, não mudam:

1. Acessar o doente.
2. Identificar e tratar as lesões potencialmente fatais.
3. Minimizar o tempo na cena por meio de avaliação rápida, imobilização imediata do doente e limitação dos tratamentos na cena apenas para reverter condições de risco de vida imediato.
4. Transportar o doente para a instituição hospitalar apropriada mais próxima pelo modo de transporte mais rápido.

A maioria das técnicas e dos princípios discutidos não é recente, e a maioria é ensinada em programas de treinamentos iniciais. No entanto, o PHTLS é diferente porque:

- Oferece técnicas de cuidado do traumatizado atuais e baseadas em evidências.
- Apresenta uma abordagem sistemática para o estabelecimento de prioridades no cuidado dos doentes

traumatizados que tenham sofrido lesões em múltiplos sistemas corporais.

- Disponibiliza um esquema organizacional para as intervenções.

Por Que os Doentes Traumatizados Morrem

Os estudos que analisam as causas de morte em doentes traumatizados demonstram algumas variações, a depender do local e da época. Um estudo da Rússia de 1975 com mais de 700 mortes por trauma concluiu que a maioria dos doentes que morrem rapidamente devido às suas lesões cai em uma de três categorias: perda sanguínea aguda massiva (36%), lesão grave de órgãos vitais como o encéfalo (30%) e obstrução da via aérea com insuficiência ventilatória aguda (25%).[13] Um estudo publicado em 2010 em Dallas documentou que 76% dos doentes que morreram rapidamente foram a óbito devido a lesões sem chances de sobrevida na cabeça, na aorta ou no coração.[14] Em 2020, em Houston, Kalkwarf e colegas relataram que 17% das mortes por trauma foram causadas por hemorragia e que 45% dessas mortes eram evitáveis ou potencialmente evitáveis com reanimação e controle de hemorragia mais precoces.[15] Um estudo publicado em 2013 encontrou uma redução em mortes por falência de múltiplos órgãos ou pela terceira fase das mortes (ver o Capítulo 1).[16] Essa redução nas mortes pode ser atribuída a melhoras no cuidado moderno do trauma no pré-hospitalar e em nível hospitalar.

É evidente que a gravidade e a duração da hipotensão afetam o resultado, bem como a velocidade do controle cirúrgico da hemorragia. Em 2002, Clarke e seus colegas na Filadélfia demonstraram que, para doentes hipotensos com trauma intra-abdominal, o tempo prolongado no departamento de emergência antes da intervenção cirúrgica era um fator de risco independente para a morte, com um aumento de 1% na mortalidade para cada 3 minutos adicionais de atraso.[17] Em 2016, Meizoso e seus coautores em Miami relataram que atrasos superiores a 10 minutos desde a chegada ao departamento de emergência até a cirurgia triplicavam o risco de morte para vítimas de ferimentos por arma de fogo que apresentavam hipotensão.[18]

Mas o que está acontecendo com esses doentes em nível celular? Os processos metabólicos do corpo humano dependem de energia, como qualquer outra máquina. Isso é discutido com mais detalhes no Capítulo 3. O choque pode ser visto como uma falha na produção de energia pelo organismo causada por uma falha no fornecimento de oxigênio e na retirada de dióxido de carbono dos tecidos do corpo. Como ocorre com as máquinas, o corpo humano gera sua própria energia, mas deve ter combustível para fazer isso. Os combustíveis do organismo são oxigênio e glicose. O corpo pode armazenar glicose como carboidratos complexos (glicogênio) e gordura para que seja usada mais tarde. Porém, o oxigênio não pode ser armazenado. Ele deve ser constantemente suprido às células do corpo. O ar atmosférico, contendo oxigênio, é levado até os pulmões pela ação do diafragma e dos músculos intercostais. O oxigênio se difunde pelas paredes alveolares e pelos capilares, onde se liga à hemoglobina nas hemácias e é transportado até os tecidos do corpo pelo sistema circulatório. Na presença de oxigênio, as células dos tecidos "queimam" a glicose por meio de uma complexa série de processos metabólicos (glicólise, ciclo de Krebs e transporte de elétrons) para produzir a energia necessária para todas as funções corporais. Essa energia é armazenada como trifosfato de adenosina (ATP, de *adenosine triphosphate*). Sem energia suficiente na forma de ATP, atividades metabólicas fundamentais não ocorrem normalmente, e as células começam a morrer, ocorrendo a falência de órgãos.

Acidose, hipotermia e coagulopatia — também conhecidas como a tríade letal do trauma — são fatores que se combinam com o choque em doentes traumatizados para aumentar o risco de morte. Essas não são variáveis independentes. O sangramento e o choque causam acidose devido ao aumento do metabolismo anaeróbico. A acidose prejudica a coagulação. O sangramento leva ao choque e à perda de fatores de coagulação do sangue. Como resultado da perda desses fatores, a coagulação é prejudicada e o sangramento piora durante as primeiras horas após a lesão, resultando no agravamento do estado de choque. Mais tarde, na evolução do doente, a ativação das plaquetas e dos fatores de coagulação leva, na verdade, a estados de hipercoagulabilidade que aumentam os riscos de distúrbios relacionados à coagulação, como embolia pulmonar e síndrome de disfunção de múltiplos órgãos. Cerca de 25% dos civis gravemente feridos e um terço dos militares gravemente feridos que estão em choque também são coagulopatas.[19,20] Da mesma forma, embora a hipotermia possa estar relacionada principalmente à exposição a atmosferas frias, a perda de sangue e o choque diminuem a capacidade do corpo de responder a temperaturas frias. A hipotermia é um fator independente que contribui para a coagulopatia e, portanto, contribui para a hemorragia contínua. O trio de acidose, hipotermia e coagulopatia é particularmente mortal e deve ser revertido imediatamente.

A sensibilidade das células à privação de oxigênio varia conforme o órgão (Quadro 2-4). As células dentro de um órgão podem sofrer dano fatal, mas podem continuar a funcionar por um período de tempo (ver o Capítulo 3 para as complicações do choque prolongado). Em sua afirmação citada anteriormente, o Dr. Cowley se referia a essa morte celular tardia, levando à falência de órgãos. O choque resulta na morte de um doente se ele não for imediatamente tratado. Por essa razão, o Dr. Cowley

Quadro 2-4 Choque

Quando o coração é privado de oxigênio, as células miocárdicas não conseguem produzir energia suficiente para bombear o sangue para os outros tecidos. Por exemplo, um doente que perdeu um número significativo de hemácias e de volume sanguíneo após um ferimento por arma de fogo que atingiu a aorta. O coração continua a bater por vários minutos antes de falhar. Preencher o sistema vascular após o coração ter ficado sem oxigênio por tempo demais não restaurará a função das células lesadas.

Embora a isquemia, conforme visto no choque grave, possa resultar em dano a qualquer tecido, o dano aos órgãos não é aparente inicialmente. Nos pulmões, a síndrome da angústia respiratória aguda costuma ocorrer até 48 horas após um insulto isquêmico, enquanto a insuficiência renal aguda e a insuficiência hepática geralmente ocorrem vários dias depois. Embora todos os tecidos do corpo sejam afetados pela insuficiência de oxigênio, alguns tecidos são mais sensíveis à isquemia. Por exemplo, um doente que tenha sofrido lesão cerebral por choque e anóxia pode desenvolver dano cerebral permanente. Embora as células cerebrais cessem a sua função e morram, o restante do corpo pode sobreviver por anos.

© National Association of Emergency Medical Technicians (NAEMT)

defendia o transporte rápido do doente para o centro cirúrgico para controle da hemorragia interna.

A Hora de Ouro, ou Período de Ouro, representa um intervalo crucial durante o qual uma série de eventos pode piorar a sobrevida em longo prazo e os desfechos gerais do doente; se for recebido o cuidado adequado rapidamente durante esse período, grande parte do dano é reversível. A falha em iniciar as intervenções apropriadas visando à melhora da oxigenação e ao controle da hemorragia permite que o choque progrida, levando à morte. Além disso, a reversão da acidose, da hipotermia e da coagulopatia deve ocorrer o mais rápido possível. Para os doentes traumatizados terem as melhores chances de sobrevivência, as intervenções devem começar com um sistema de comunicação de emergências que seja facilmente acessível e funcional. Atendentes treinados podem iniciar o processo de fornecimento dos cuidados pré-hospitalares, oferecendo instruções para antes da chegada da equipe, como o controle da hemorragia. O cuidado na cena continua com a chegada dos profissionais do atendimento pré-hospitalar e, depois, com a chegada ao departamento de emergência, ao centro cirúrgico, à unidade de terapia

intensiva e, quando apropriado, ao centro de reabilitação. O trauma é um verdadeiro "esporte de equipe". O doente "ganha" quando todos os membros da equipe de trauma – desde aqueles do pré-hospitalar até o centro de trauma – trabalham juntos para cuidar do doente individualmente.

Princípios de Ouro do Atendimento Pré-hospitalar do Traumatizado

Este texto discute a avaliação e a abordagem dos doentes que sofreram lesões em sistemas orgânicos específicos. Embora os sistemas orgânicos sejam apresentados individualmente, muitos dos doentes com trauma grave apresenta lesão de mais de um sistema orgânico – daí o termo doente com trauma *multissistêmico* (também chamado de *politrauma*). Um profissional do atendimento pré-hospitalar deve reconhecer e priorizar o tratamento de doentes com lesões múltiplas, seguindo os Princípios de Ouro do atendimento pré-hospitalar do traumatizado. Deve-se observar que esses princípios podem não ser necessariamente realizados na ordem exata em que estão listados, mas todos eles devem ser feitos para o cuidado ideal do doente traumatizado. Os Princípios de Ouro são revisados com brevidade na próxima discussão. São feitas referências a capítulos específicos nos quais cada princípio é mais diretamente aplicado no atendimento pré-hospitalar do traumatizado. A **Tabela 2-1** oferece uma rápida referência a esses princípios.

1. Garantir a Segurança dos Profissionais do Atendimento Pré-hospitalar e do Doente

A segurança da cena ainda é a maior prioridade, desde a chegada, em todos os atendimentos. Os acionamentos para atendimento do traumatizado representam algumas das respostas de maior risco que os profissionais do pré-hospitalar enfrentam. A consciência situacional de todos os tipos de cena pode ajudar os profissionais a entender como mitigar os riscos (**Figura 2-2**). Essa consciência inclui a segurança de todos os profissionais de emergência, bem como a segurança do doente. Com base nas informações fornecidas pela Central de Regulação (SAMU 192) ou Central de Operações (Corpo de Bombeiros), potenciais ameaças podem, muitas vezes, ser previstas antes da chegada ao local. Os capítulos que discutem esse princípio são o Capítulo 16, "Prevenção do Trauma", e o Capítulo 5, "Avaliação da Cena".

Tabela 2-1 Guia de Referência para os 14 Princípios de Ouro	
Princípio de Ouro	**Capítulos Relacionados**
1. Garantir a segurança dos profissionais do atendimento pré-hospitalar e do doente.	Capítulo 5, Avaliação da Cena Capítulo 16, Prevenção do Trauma
2. Avaliar a situação da cena para determinar a necessidade de recursos adicionais.	Capítulo 5, Avaliação da Cena Capítulo 17, Gerenciamento de Desastres Capítulo 18, Explosões e Armas de Destruição em Massa
3. Controlar qualquer hemorragia externa significativa.	Capítulo 3, Choque: Fisiopatologia de Vida e Morte Capítulo 11, Trauma Abdominal Capítulo 12, Trauma Musculoesquelético Capítulo 21, Cuidados no Trauma em Áreas Remotas Capítulo 22, Suporte Médico de Emergência Tático Civil
4. Usar a avaliação primária para identificar condições potencialmente fatais.	Capítulo 6, Avaliação e Abordagem do Doente
5. Reconhecer a física do trauma que produziu as lesões.	Capítulo 4, A Física do Trauma
6. Fornecer abordagem apropriada da via aérea enquanto mantém a restrição do movimento da coluna, conforme indicado.	Capítulo 7, Via Aérea e Ventilação Capítulo 8, Trauma da Cabeça e Pescoço Capítulo 9, Trauma da Coluna Vertebral e da Medula Espinal
7. Oferecer suporte ventilatório e fornecer oxigênio para manter a $SpO_2 \geq 94\%$.	Capítulo 7, Via Aérea e Ventilação Capítulo 8, Trauma da Cabeça e Pescoço
8. Fornecer terapia básica para o choque, incluindo a imobilização apropriada de lesões musculoesqueléticas e a restauração e manutenção da temperatura corporal normal.	Capítulo 3, Choque: Fisiopatologia de Vida e Morte Capítulo 12, Trauma Musculoesquelético Capítulo 19, Trauma Ambiental I: Calor e Frio Capítulo 21, Cuidados no Trauma em Áreas Remotas
9. Aplicar os princípios adequados de restrição de movimento da coluna com base nas queixas e no estado mental do doente e considerando o mecanismo do trauma	Capítulo 9, Trauma da Coluna Vertebral e da Medula Espinal Capítulo 21, Cuidados no Trauma em Áreas Remotas
10. Para doentes traumatizados e lesões graves, iniciar o transporte para a instituição apropriada mais próxima assim que possível após a chegada do SEM na cena.	Capítulo 6, Avaliação e Abordagem do Doente Capítulo 8, Trauma da Cabeça e Pescoço Capítulo 10, Trauma Torácico Capítulo 13, Lesões Térmicas
11. Iniciar a reposição de líquidos durante o transporte até a unidade de destino conforme necessário para restaurar a perfusão básica.	Capítulo 3, Choque: Fisiopatologia de Vida e Morte Capítulo 13, Lesões Térmicas

(continua)

Tabela 2-1 Guia de Referência para os 14 Princípios de Ouro (*continuação*)

Princípio de Ouro	Capítulos Relacionados
12. Obter a anamnese do doente e realizar a avaliação secundária quando os problemas potencialmente fatais tiverem sido tratados ou descartados de maneira satisfatória.	Capítulo 6, Avaliação e Abordagem do Doente
13. Fornecer analgesia adequada.	Capítulo 6, Avaliação e Abordagem do Doente Capítulo 10, Trauma Torácico Capítulo 11, Trauma Abdominal Capítulo 12, Trauma Musculoesquelético Capítulo 13, Lesões Térmicas Capítulo 14, Trauma Pediátrico Capítulo 15, Trauma Geriátrico
14. Oferecer comunicação abrangente e acurada em relação ao doente e às circunstâncias da lesão para a unidade de destino.	Capítulo 6, Avaliação e Abordagem do Doente

© National Association of Emergency Medical Technicians (NAEMT)

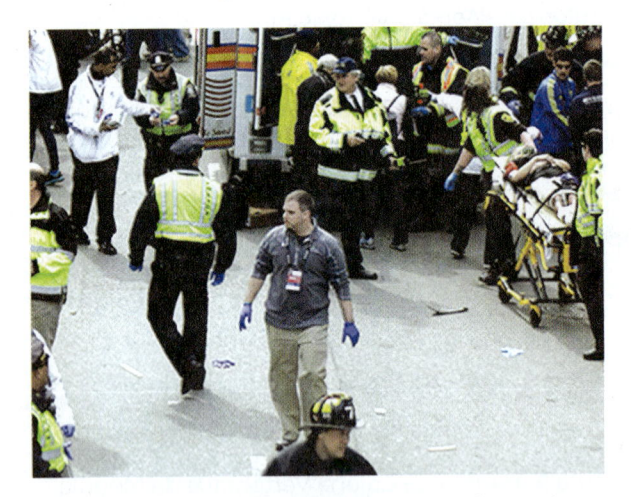

Figura 2-2 A segurança da cena continua sendo a maior prioridade, desde a chegada, em todos os atendimentos. Manter a consciência situacional é uma maneira de ajudar os profissionais a reduzir os riscos.

© Charles Krupa/AP Images

2. Avaliar a Situação da Cena para Determinar a Necessidade de Recursos Adicionais

Durante o deslocamento para a cena e imediatamente após a chegada, os profissionais do atendimento pré-hospitalar devem realizar uma rápida avaliação para determinar a necessidade de recursos adicionais ou especializados. Exemplos incluem unidades adicionais do SEM para acomodar o número de doentes, equipamento de supressão de incêndios, equipes especiais de resgates, helicópteros médicos, além unidades de suporte avançado de vida, quando disponíveis. A necessidade desses recursos deve ser considerada e a solicitação deve ser feita assim que possível, devendo ser garantido um canal de comunicação designado para isso. O Capítulo 5 discute esse princípio em detalhes.

3. Controlar Qualquer Hemorragia Externa Significativa

No doente traumatizado, a hemorragia externa significativa é um achado que exige atenção imediata. Embora as medidas voltadas para a reanimação sejam geralmente a prioridade imediata no atendimento do doente traumatizado, a tentativa de reanimação nunca será bem-sucedida na presença de hemorragia externa grave e contínua. Mesmo no número crescente de situações em que o sangue está disponível para administração no ambiente pré-hospitalar, o controle da hemorragia é uma preocupação primordial para os profissionais do atendimento pré-hospitalar, a fim de manter um número suficiente de hemácias circulantes; cada hemácia conta. O controle da hemorragia é um tópico recorrente ao longo deste texto e é particularmente relevante no Capítulo 3, *Choque: Fisiopatologia da Vida e Morte*; Capítulo 11, *Trauma Abdominal*; Capítulo 12, *Trauma Musculoesquelético*; Capítulo 21, *Cuidados no Trauma em Áreas Remotas*; e Capítulo 22, *Suporte Médico de Emergência Tático Civil*.

4. Usar a Avaliação Primária para Identificar Condições Potencialmente Fatais

Essa breve avaliação permite que as funções vitais sejam avaliadas rapidamente e que as condições com risco à vida sejam identificadas por meio da avaliação sistemática do XABCDE (**Quadro 2-5**). A avaliação primária envolve uma filosofia de "tratar à medida que se avança". À medida que problemas fatais são identificados, o cuidado é

> **Quadro 2-5** Doente traumatizado crítico ou potencialmente crítico: Tempo de cena de 10 minutos ou menos

Presença de qualquer uma das seguintes condições fatais:

1. Via aérea inadequada ou ameaçada
2. Ventilação prejudicada, conforme demonstrado por qualquer um dos itens a seguir:
   a. Frequência respiratória (FR) < 10 ou > 29 respirações/min
   b. Desconforto respiratório ou necessidade de suporte respiratório
   c. Hipóxia (saturação de oxigênio [SpO2] < 90% em ar ambiente)
   d. Dispneia
   e. Instabilidade da parede torácica, deformidade ou suspeita de tórax instável
3. Sangramento ativo que exija torniquete ou empacotamento da ferida com pressão contínua
4. Choque, mesmo que compensado
5. Estado neurológico anormal
   a. Incapacidade de seguir comandos (GCS motor < 6)
   b. Crise convulsiva
   c. Suspeita de lesão na coluna vertebral com nova perda motora ou sensorial
6. Trauma penetrante na cabeça, no pescoço ou no tronco, ou nas extremidades próximo ao cotovelo e ao joelh
7. Amputação ou quase amputação próxima ao pulso ou tornozelo

iniciado o mais cedo possível, com muitos aspectos da avaliação primária realizados simultaneamente quando os recursos permitem. Esse princípio é discutido no Capítulo 6, *Avaliação e Abordagem do Doente*.

5. Reconhecer a Física do Trauma que Produziu as Lesões

Entender a física do trauma fornece ao leitor uma base de como a energia cinética pode se traduzir em lesão no doente traumatizado. Confira o Capítulo 4, "A Física do Trauma", para uma discussão mais detalhada. Quando o profissional do atendimento pré-hospitalar aborda a cena e o doente, ele deve considerar a física do trauma na referida situação (**Figura 2-3**). O conhecimento dos padrões de lesão específicos ajuda a prever as lesões e saber o que procurar. A consideração da física do trauma não deve atrasar o início da avaliação e o cuidado do doente, mas ela pode ser incluída na avaliação global da cena e em questões dirigidas ao doente e aos espectadores. A física do trauma também pode ser importante para determinar a instituição de destino para um doente traumatizado (**Quadro 2-6**).

6. Fornecer Abordagem Apropriada da Via Aérea Enquanto Mantém a Restrição do Movimento da Coluna, Conforme Indicado

Após estabelecer a segurança da cena e controlar a hemorragia exsanguinante, a abordagem da via aérea é a maior prioridade no tratamento de doentes com trauma grave.

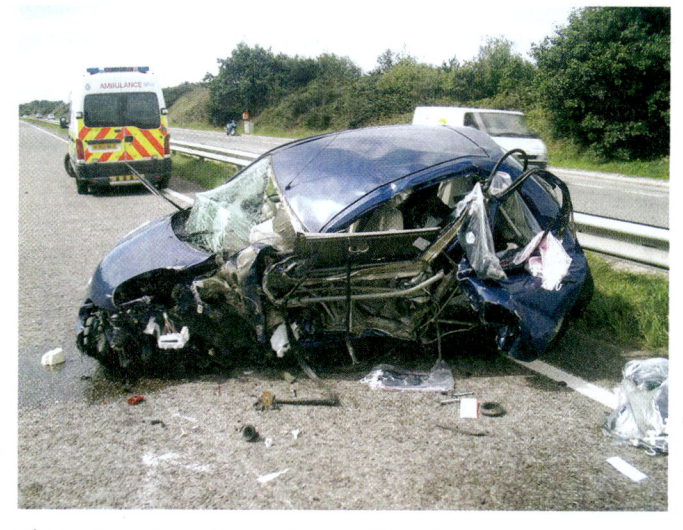

Figura 2-3 Deve-se reconhecer a física do trauma que produziu as lesões.
Cortesia do Dr. Mark Woolcock.

Quadro 2-6 Critérios relacionados ao Mecanismo de Trauma para Triagem aos Centros de Trauma

- Quedas
  - Mais de 3 metros (m) (um andar equivale a 3 m) (todas as idades)
- Colisão automobilística de alto risco (**Figura 2-4**)
  - Intrusão, incluindo o teto: Mais de 0,3 m no local do ocupante; mais de 0,5 m em qualquer outro local
  - Necessidade de extricação (ou seja, aprisionamento físico de uma parte do corpo que requer remoção)
  - Ejeção (parcial ou completa) do automóvel
  - Morte no mesmo compartimento de passageiros
  - Dados de telemetria do veículo consistentes com alto risco de lesão
  - Pedestre/ciclista arremessado, atropelado ou com impacto significativo
  - Piloto separado do veículo de transporte com impacto significativo (por exemplo, motocicleta, quadriciclo, cavalo etc.)

Dados do Field Triage Decision Scheme: The National Trauma Triage Protocol, U.S. Department of Health and Human Services, Centers for Disease Control and Prevention.

Todos os profissionais do atendimento pré hospitalar devem ser capazes de realizar as "habilidades essenciais" de abordagem da via aérea com facilidade: estabilização de cabeça e pescoço, liberação manual da via aérea, manobras manuais para abrir a via aérea (anteriorização da mandíbula [*jaw thrust*] e elevação do mento [*chin lift*]), aspiração e uso de cânulas orofaríngeas e nasofaríngeas. Esse princípio é discutido mais diretamente Capítulo 7, "Via Aérea e Ventilação", mas também é uma consideração importante no Capítulo 8, "Trauma da Cabeça e Pescoço", e no Capítulo 9, "Trauma da Coluna Vertebral e da Medula Espinal".

7. Oferecer Suporte Ventilatório e Fornecer Oxigênio para Manter a $SpO_2 \geq 94\%$

A avaliação e o manejo da ventilação também são aspectos importantes no tratamento do doente com lesões críticas. Os profissionais do atendimento pré-hospitalar devem reconhecer uma frequência respiratória que seja muito lenta (bradipneia) ou muito rápida (taquipneia), auxiliando a ventilação com um dispositivo de bolsa-valva-máscara conectado a oxigênio suplementar. Os doentes que apresentam condições potencialmente fatais suspeitas ou confirmadas também necessitam de manejo com oxigênio suplementar. Esse princípio é discutido em detalhes Capítulo 7, "Via Aérea e Ventilação" e é colocado em ação no Capítulo 8, "Trauma da Cabeça e Pescoço".

8. Fornecer Terapia Básica para o Choque, Incluindo a Imobilização Apropriada de Lesões Musculoesqueléticas e a Restauração e Manutenção da Temperatura Corporal Normal

Após o controle da perda sanguínea externa significativa, o profissional do atendimento pré-hospitalar deve considerar outras causas e complicações relacionadas ao choque. Uma fratura, por exemplo, pode produzir sangramento interno que pode não ser observado visualmente e não pode ser interrompido por meio de bandagens ou compressão. O realinhamento do membro fraturado pode reduzir essa perda sanguínea no ambiente pré-hospitalar. Pode ocorrer hipotermia grave se a temperatura corporal do doente não for mantida. A hipotermia prejudica drasticamente a capacidade do sistema de coagulação do sangue de obter a hemostasia. Assim, é importante manter o calor corporal por meio do uso de cobertores e de um ambiente aquecido dentro da ambulância. O Capítulo 12 discute métodos de imobilização de lesões em extremidades. As medidas para manter o doente aquecido e evitar a hipotermia são discutidas ao longo do texto, mas discussões particularmente relevantes podem ser encontradas nos Capítulos 19, "Trauma Ambiental I: Calor e Frio" e 21 "Cuidados no Trauma em Áreas Remotas".

9. Aplicar os Princípios Adequados de Restrição de Movimento da Coluna com base nas Queixas e no Estado Mental do Doente e Considerando o Mecanismo do Trauma

Quando é feito o contato com o doente traumatizado, a estabilização manual e a restrição de movimento da coluna cervical e toracolombar deve ser realizada e mantida durante o transporte ou até o doente ser considerado como não tendo indicações para a restrição de movimento da Coluna Vertebral (**Figura 2-5**). Ver o Capítulo 9, "Trauma da Coluna Vertebral e da Medula Espinal", para uma discussão completa sobre as indicações e métodos para a estabilização da coluna. O Capítulo 21, "Cuidados

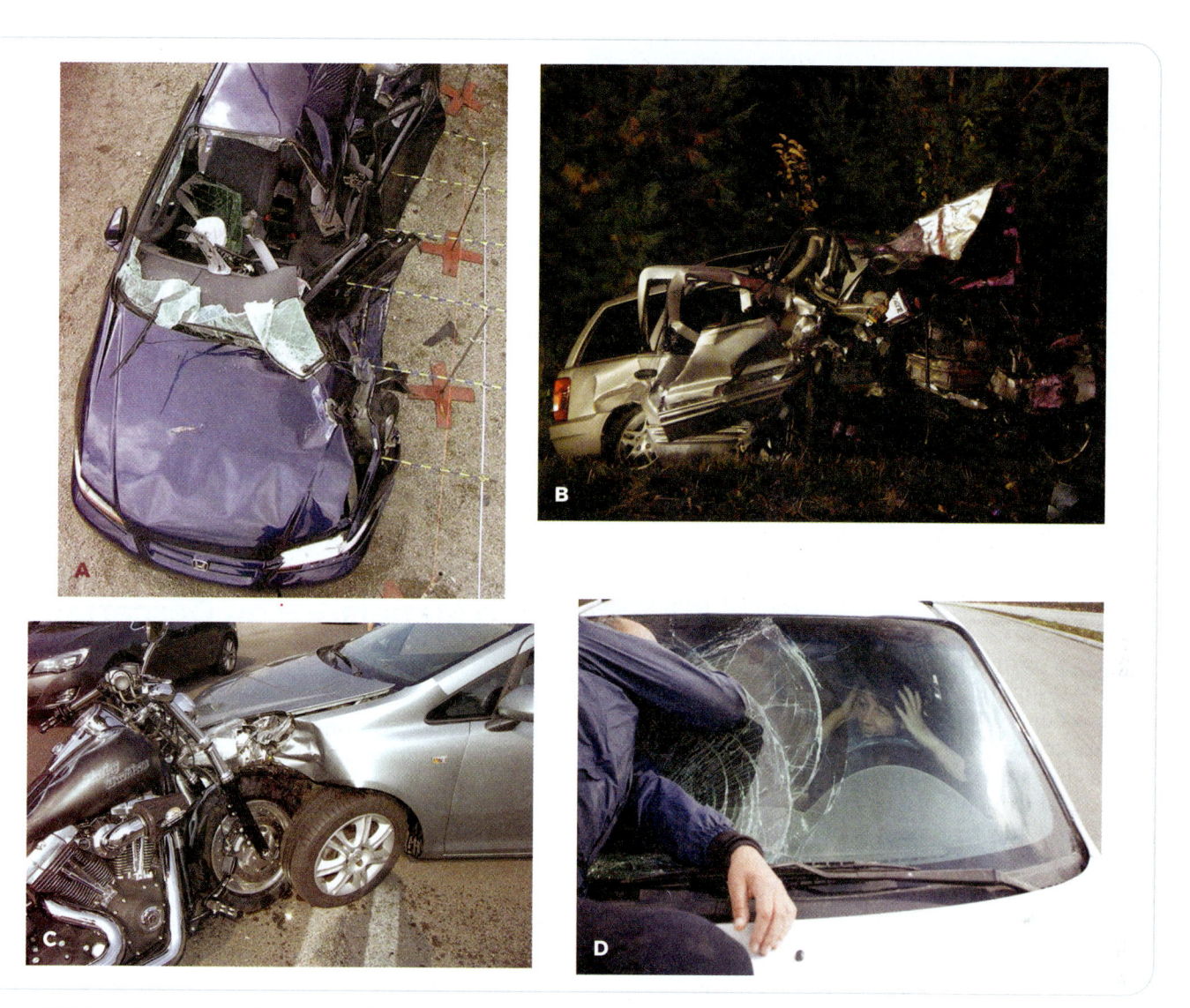

Figura 2-4 Colisões automobilísticas de alto risco. **A.** Impacto lateral significativo. **B.** Dano significativo do compartimento do motor. **C.** Colisão com separação de eixos. **D.** Pedestre atingido com impacto significativo.
Cortesia de Stewart C. Wang, MD.

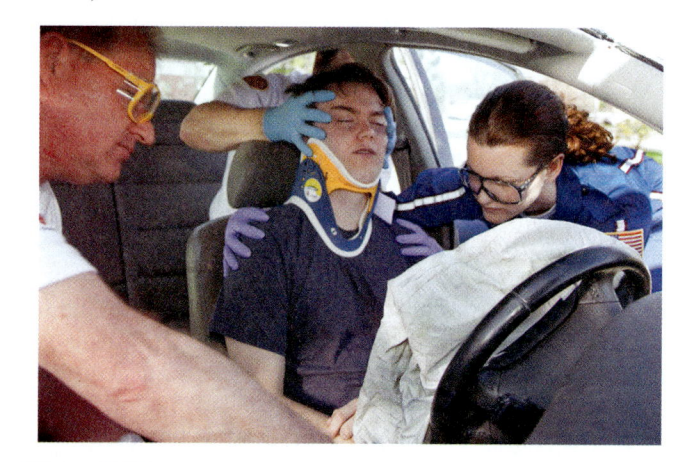

Figura 2-5 Manter a restrição de movimento da coluna vertebral em doentes vulneráveis durante o transporte.
Cortesia de Rick Brady.

no Trauma em Áreas Remotas", inclui informações adicionais relacionadas aos desafios exclusivos de restrição de movimento da coluna vertebral associados a esse ambiente.

10. Para Doentes Traumatizados Graves, Iniciar o Transporte para a Unidade de Emergência Apropriada Mais Próxima Assim que Possível Após a Chegada do SEM na Cena

Os doentes gravemente traumatizados (ver Quadro 2-6) devem ser transportados assim que possível após a chegada do SEM na cena, idealmente dentro de 10 minutos, sempre

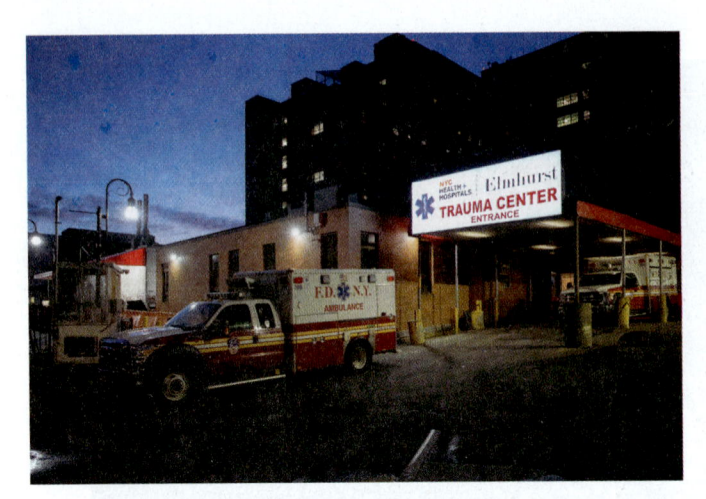

Figura 2-6 Para doentes traumatizados com lesões graves, iniciar o transporte para a instituição apropriada mais próxima dentro de 10 minutos da chegada à cena.

© Massimo Giachetti/iStock Editorial/Getty Images Plus/Getty Images

que possível – os "10 Minutos de Platina" (**Figura 2-6**). Embora os profissionais do atendimento pré-hospitalar tenham se tornado mais proficientes em abordagem da via aérea, suporte ventilatório e administração de terapia com fluidos IV, a maioria dos doentes traumatizados e lesões críticas está em choque hemorrágico e precisa de dois itens que muitas vezes não podem ser fornecidos no ambiente pré-hospitalar: (1) sangue para transportar oxigênio e (2) plasma para fornecer coagulação e controle da hemorragia interna. Os profissionais do atendimento pré-hospitalar devem ter em mente que o hospital *mais próximo* pode não ser o *mais apropriado* para muitos doentes traumatizados. Eles devem considerar cuidadosamente as necessidades do doente e as capacidades da unidade acolhedora para determinar o local que manejará mais prontamente a condição do doente. Essas decisões são discutidas no Capítulo 6, "Avaliação e Abordagem do Doente". Esse princípio se aplica a todas as situações de trauma e está bem ilustrado Capítulos 8, "Trauma da Cabeça e Pescoço", e 13, "Lesões Térmicas".

11. Iniciar a Reposição de Fluidos durante o Transporte até a Unidade de Destino Conforme Necessário para Restaurar a Perfusão Basal

O início do transporte de um doente traumatizado com lesões críticas nunca deve ser atrasado apenas para a inserção de cateteres IV e a administração de fluidos. Embora as soluções cristaloides restaurem o volume perdido e melhorem a perfusão, elas não transportam oxigênio. Além disso, a restauração da pressão sanguínea normal

pode resultar em hemorragia adicional por ruptura de coágulos em vasos sanguíneos lesados que tinham inicialmente coagulado, aumentando a mortalidade desses doentes. Assim, a prioridade, conforme discutido no princípio anterior, é levar o doente para uma instituição que possa suprir as suas necessidades. Contudo, a administração de solução cristaloide pode ser útil em certas situações. Por exemplo, doentes com evidência de lesão cerebral traumática e hipotensão aguda. Embora a administração de fluidos possa ter um papel em quase todos os situações de trauma, o Capítulo 3, "Choque: Fisiopatologia de Vida e Morte", e Capítulo 13, "Lesões Térmicas", demonstram esse princípio em ação.

12. Obter a Anamnese do Doente e Realizar a Avaliação Secundária Quando os Problemas Potencialmente Fatais Tiverem Sido Manejados ou Descartados de Maneira Satisfatória

Se forem encontradas condições potencialmente fatais na avaliação primária, devem ser realizadas intervenções importantes e o doente deve ser transportado dentro dos 10 Minutos de Platina. Porém, se não forem identificadas condições potencialmente fatais, realiza-se uma avaliação secundária. A avaliação secundária é um exame físico sistemático da cabeça aos pés que serve para identificar todas as lesões. Uma anamnese SAMPLER (**S**intomas, **A**lergias, **M**edicamentos, **P**assado médico, **L**anches e refeições, **E**ventos que precederam a lesão, fatores de **R**isco) também é obtida durante a avaliação secundária.

Deve-se reavaliar com frequência o estado da via aérea, da respiração e da circulação do doente, junto com os sinais vitais, pois doentes que no início estavam sem lesões potencialmente fatais podem desenvolvê-las mais tarde. Esse princípio é discutido no Capítulo 6, "Avaliação e Abordagem do Doente".

13. Fornecer Analgesia Adequada

Em geral, os doentes que sofreram lesões graves terão dor significativa. Antes se acreditava que a analgesia poderia mascarar os sintomas do doente e prejudicar a capacidade da equipe de trauma de avaliar adequadamente o doente após a chegada ao hospital. Vários estudos mostraram que, na verdade, isso não acontece. Os profissionais do atendimento pré-hospitalar devem considerar fornecer analgesia desde que não haja contraindicações. A imobilização de fraturas e a aplicação de talas de tração, conforme apropriado, com base na lesão, são formas não farmacológicas extremamente eficazes de controlar a dor. O princípio da abordagem da dor é discutido no Capítulo 6, "Avaliação e Abordagem do Doente", sendo aplicado em quase todos os capítulos deste livro. Conforme discutido nos Capítulos 14, "Trauma Pediátrico", e 15, "Trauma Geriátrico", embora a abordagem da dor seja diferente em algumas populações de doentes, ele não deve deixar de ser feito apenas com base na idade do doente.

14. Oferecer Comunicação Abrangente e Acurada em Relação ao Doente e às Circunstâncias do Trauma para a Unidade de Destino

A comunicação sobre um doente traumatizado com o hospital que o recebe envolve três componentes:

- Aviso pré-chegada
- Relato verbal na chegada
- Documentação por escrito com um relatório de atendimento do doente

O cuidado do doente traumatizado é um esforço em equipe. A resposta a um doente traumatizado crítico começa com o profissional do atendimento pré-hospitalar e continua no hospital. O fornecimento das informações do cenário pré-hospitalar para o hospital que recebe o doente permite a notificação e a mobilização dos recursos para garantir uma recepção ideal do doente. Os métodos para garantir a comunicação efetiva com a unidade de destino são discutidos no Capítulo 6, "Avaliação e Abordagem do Doente", e se aplicam a todas as situações de atendimento dos doentes.

Pesquisa

Historicamente são escassas as pesquisas relacionadas especificamente ao atendimento pré-hospitalar, no entanto, isso começou a mudar nos últimos anos. Muitos dos padrões de cuidados pré-hospitalares preestabelecidos estão sendo desafiados pela pesquisa baseada em evidências. Por exemplo, os torniquetes não são mais considerados uma ferramenta de último recurso, a via aérea avançada é cada vez mais contraindicada no cenário pré-hospitalar e a reanimação com cristaloides agora é usada com moderação e com objetivos definidos. Embora parte da literatura seja controversa, o atendimento pré-hospitalar está sempre mudando devido à medicina baseada em evidências para o melhor interesse do doente. Ao longo deste texto, as evidências dos estudos são descritas e discutidas para permitir que você escolha a melhor opção para seus doentes com base em seu conhecimento, treinamento, habilidades e recursos.

Lendo a Literatura relacionada aos SEM

Um objetivo importante do PHTLS tem sido garantir que as recomendações práticas apresentadas neste livro representem, de maneira acurada, as melhores evidências disponíveis no momento da publicação. O PHTLS começou esse processo com a 6ª edição e continuou nas edições subsequentes. Seguimos acrescentando, como referências e leituras sugeridas, manuscritos, fontes e recursos que são fundamentais para os assuntos abordados e as recomendações feitas em cada capítulo. (Ver as "Leituras Sugeridas" ao fim deste capítulo para mais informações sobre a avaliação da literatura de SE.) Todos os profissionais da saúde, incluindo os profissionais dos SEM, devem obter, ler e avaliar criticamente as publicações e as fontes que formam a base para os componentes da prática diária.

Para fazer uso ideal dos materiais de referência disponíveis, é fundamental compreender o que exatamente constitui a literatura médica e como interpretar as várias fontes de informação. Em muitos casos, a primeira fonte que é acessada para informações sobre um determinado assunto é um livro. À medida que nosso nível de interesse e sofisticação cresce, é feita uma busca de referências que representem a fonte de informação comunicada nos capítulos do livro ou para encontrar quais foram os estudos primários realizados e publicados. Assim, após a revisão e a análise das várias fontes, pode-se decidir sobre a qualidade e a força das evidências que guiarão a tomada de decisão e as intervenções.

Níveis de Evidência Médica

Vários sistemas são empregados na medicina para avaliar e descrever a qualidade das evidências médicas e para entender a força dessas evidências e como elas devem ser usadas na tomada de decisões médicas. Por muitos anos, o estudo controlado randomizado (ECR) foi considerado o padrão ouro da literatura médica. Em muitos aspectos, ele ainda é, mas mesmo esse modelo tem algumas limitações.[21]

Em qualquer estudo, ao comparar um grupo de tratamento, uma população de doentes ou uma intervenção com outra, existe o risco de introduzir o que é conhecido como viés. Por exemplo, os médicos poderiam comparar o uso de toracostomia com agulha para o tratamento de pneumotórax hipertensivo na cena com o uso de ventilação com pressão positiva e transporte rápido. Em um projeto de estudo retrospectivo, seria possível analisar os doentes que tiveram pneumotórax hipertensivo e comparar aqueles que receberam toracostomia com agulha com aqueles que não receberam. Se aqueles que receberam toracostomia com agulha tivessem uma taxa de mortalidade mais alta do que aqueles tratados com outros métodos, seria possível concluir que a toracostomia com agulha era perigosa. O problema com essa abordagem é que os dois grupos de tratamento são diferentes nesse modelo. Certamente há uma probabilidade de que aqueles que foram tratados com toracostomia com agulha tenham começado a piorar sua condição clínica se comparado com aqueles que não foram tratados. Em outras palavras, havia uma razão para que esses doentes fossem tratados com toracostomia com agulha imediatamente, ou seja, sua condição subjacente era pior e eles tinham maior probabilidade de morrer, independentemente do tipo de intervenção recebida.

Um projeto alternativo para esse estudo seria um ECR. Nesse estudo, os médicos receberiam um doente com sinais de pneumotórax hipertensivo e interviriam com toracostomia com agulha ou não com base na posição do doente no processo de randomização. Isso eliminaria o viés de seleção associado ao projeto retrospectivo anterior.

Embora o ECR seja geralmente a melhor maneira de conduzir estudos, pois limita a introdução de tal viés, nem sempre é viável. Um bom exemplo desse princípio são os estudos epidemiológicos de base populacional sobre a síndrome da morte súbita infantil (SMSI) na Nova Zelândia. Nesses estudos, os pesquisadores usaram um projeto de estudo observacional. Eles compararam os bebês que morreram de SMSI a um grupo de bebês de controle e identificaram a posição de dormir de bruços como um fator de risco.[22] Estudos posteriores demonstraram que os programas para ensinar os pais a não colocar os bebês para dormir de bruços reduziram substancialmente a incidência de SMSI. A realização de um ECR para comparar a posição de dormir de bruços com a posição de dormir em decúbito dorsal em crianças para avaliar a eficácia dessa intervenção na redução da incidência de SMSI seria claramente inviável e antiética.

Além disso, um dos problemas dos ECRs é que os resultados geralmente não são muito generalizáveis. Usando o exemplo da toracostomia com agulha, se alguém fosse projetar um estudo desse tipo, seria necessário definir claramente as características do doente que levariam à inclusão ou à exclusão do estudo. Quando o estudo inclui apenas um grupo restrito de doentes, o grau em que os resultados podem ou não ser generalizáveis para um grupo mais amplo de doentes fica menos claro. Os desenhos de estudos pragmáticos geralmente incluem grupos muito amplos de doentes para aumentar a generalização dos resultados. Infelizmente, esses estudos são muito difíceis de serem planejados e implementados com rigor.

Por todos esses motivos, não é possível nem desejável confiar exclusivamente em ECR ao tomar decisões médicas. Além disso, não há ECR suficientes para abordar a infinidade de decisões médicas que os profissionais de SE são solicitados a tomar diariamente ao cuidar de doentes traumatizados.

Portanto, é necessário que os profissionais de cuidados pré-hospitalares que atendem doentes traumatizados conheçam e entendam os diferentes tipos de estudos e possam avaliar cuidadosamente os pontos fortes e fracos das evidências apresentadas. A **Tabela 2-2** descreve várias categorias de desenhos de pesquisas comumente empregadas.

Tabela 2-2 Categorias de Desenhos de Pesquisas Comumente Empregadas

Tipo de estudo	Descrição
Revisão sistemática	Coleta todos os estudos disponíveis sobre um tópico, revisa e analisa seus resultados
Meta-análise	Combina os resultados de vários estudos controlados e randomizados sobre o mesmo tópico
Ensaio clínico randomizado	Desenho de pesquisa que elimina o viés de seleção ao designar aleatoriamente os sujeitos elegíveis do estudo para diferentes grupos de tratamento ou intervenção
Estudo de coorte	Estudo observacional prospectivo em que dois grupos de doentes são acompanhados longitudinalmente e os resultados são avaliados em intervalos de tempo
Estudo de caso-controle	Estudo observacional em que dois grupos com resultados diferentes conhecidos são comparados com base em algum(ns) fator(es) causal(is) subjacente(s) suposto(s)
Relato de caso	Relato não controlado que descreve um resultado individual ou um resultado de um grupo de doentes semelhantes após uma intervenção
Opinião de especialistas	Soma acadêmica de opiniões de especialistas clínicos reconhecidos sobre um determinado tópico ou questão clínica

As informações mais importantes da literatura podem ser obtidas em revisões sistemáticas e sinopses que sintetizam evidências de combinações de ECR, estudos de coorte, estudos de caso-controle e relatos de casos. As informações básicas e a opinião de especialistas ainda desempenham um papel importante. Em suma, é necessário avaliar cada parte da literatura e entender a força da evidência dentro dessa literatura, e não é possível tomar todas as decisões no atendimento de doentes traumatizados com base puramente na ciência perfeita. Dito isso, o objetivo é usar evidências científicas da mais alta qualidade disponível e entender as limitações específicas dessas evidências.

RESUMO

- Os princípios (ou a *ciência* da medicina) definem as obrigações dos profissionais do atendimento pré-hospitalar na otimização da sobrevida e do desfecho do doente.
- As preferências (ou a *arte* da medicina) são os métodos para alcançar esses princípios. As considerações para a escolha do método incluem:
  - Situação atualmente existente
  - Condição do doente
  - Conhecimento e experiência
  - Equipamentos disponíveis
- O pensamento crítico em medicina é um processo em que o profissional de saúde avalia a situação, o doente e os recursos. Essas informações são rapidamente analisadas e combinadas para fornecer o melhor cuidado possível para o doente.
- Há quatro princípios de ética biomédica (autonomia, não maleficência, beneficência e justiça). Os profissionais do atendimento pré-hospitalar deve desenvolver as habilidades de raciocínio ético necessárias para o manejo de conflitos éticos no ambiente pré-hospitalar.
- Os Princípios de Ouro do atendimento pré-hospitalar ao Traumatizado são:
  1. Garantir a segurança dos profissionais do atendimento pré-hospitalar e do doente.
  2. Avaliar a situação da cena para determinar a necessidade de recursos adicionais.
  3. Controlar qualquer hemorragia externa significativa.
  4. Usar a avaliação primária para identificar condições potencialmente fatais.
  5. Reconhecer a física do trauma que produziu as lesões.

  6. Fornecer abordagem apropriada da via aérea enquanto mantém a restrição do movimento da coluna, conforme indicado.
  7. Oferecer suporte ventilatório e fornecer oxigênio para manter a SpO2 ≥ 94%.
  8. Fornecer terapia básica para o choque, incluindo a imobilização apropriada de lesões musculoesqueléticas e a manutenção da temperatura corporal normal.
  9. Aplicar os princípios adequados de restrição de movimento da coluna com base nas queixas e no estado mental do doente e considerando o mecanismo do trauma.
  10. Para doentes traumatizados com lesões graves, iniciar o transporte para a instituição apropriada mais próxima assim que possível após a chegada do SEM na cena.
  11. Iniciar a reposição de fluidos intravenosos durante o transporte até a unidade de destino, apenas se indicado conforme critérios específicos.
  12. Obter a anamnese do doente e realizar a avaliação secundária quando os problemas potencialmente fatais tiverem sido manejados ou descartados de maneira satisfatória.
  13. Fornecer analgesia apropriada.
  14. Oferecer comunicação abrangente e acurada em relação ao doente e às circunstâncias do trauma para a unidade de destino.
- As pesquisas fornecem os fundamentos e a base para toda a prática médica, incluindo os cuidados pré-hospitalares.
- A qualidade das pesquisas e a força das conclusões e recomendações vão variar, dependendo do tipo de estudo.

RECAPITULAÇÃO DO CENÁRIO

Você e sua equipe de atendimento pré-hospitalar chegam à cena de uma colisão lateral entre dois veículos. No momento, vocês são a única unidade disponível. Em uma caminhonete, há um motorista adulto jovem sem cinto de segurança, com hálito etílico, e com evidente deformidade no antebraço. A caminhonete atingiu a porta lateral dianteira de um pequeno sedã, com intrusão significativa do veículo. Há uma mulher idosa no banco do passageiro da frente que parece não estar respirando; o para-brisa está quebrado bem à sua frente. A motorista do sedã também está ferida, mas está consciente e extremamente ansiosa. Nos bancos traseiros, há duas crianças em assentos infantis de segurança. A criança do lado do passageiro parece ter cerca de 3 anos de idade e está inconsciente e caída sobre o assento. Do lado do motorista, um menino de 5 anos está chorando histericamente em um assento de elevação e parece não estar ferido.

O motorista da caminhonete tem lesões evidentes, apresentando uma fratura exposta no braço, mas está agressivo e verbalmente abusivo, recusando atendimento. Enquanto isso, a motorista do sedã está freneticamente perguntando sobre seus filhos e sua mãe.

- Como você conduziria esse incidente com múltiplas vítimas?
- Qual desses doentes é o de maior prioridade?
- O que você diria à mãe das duas crianças sobre a condição delas?
- Como você lidaria com o motorista do outro veículo aparentemente embriagado?
- Você permitiria que o motorista aparentemente embriagado recusasse o atendimento?

SOLUÇÃO DO CENÁRIO

Nesse cenário com cinco vítimas, a sua equipe pré-hospitalar, não sendo suficiente para todas as vítimas, enfrenta uma situação de triagem com o número de doentes excedendo a capacidade de atendimento dos profissionais do atendimento pré-hospitalar. Nesse tipo de situação de triagem, o conceito de justiça se torna imediatamente aplicável. Sua disponibilidade de recursos – dois profissionais – é limitada e deve ser distribuída de maneira que possa fazer o maior bem para o maior número de pessoas. Isso envolve decidir quem é tratado primeiro e por qual profissional.

Nesse cenário, deve-se decidir rapidamente quem será tratado antes – a mulher idosa ou a criança inconsciente. Com frequência, uma criança tem maior probabilidade de sobreviver do que um adulto idoso quando ambos os doentes sofreram lesões traumáticas semelhantes. Porém, a avaliação adicional e a história médica podem mudar o quadro clínico e o que se considera apropriado nas decisões de triagem. Por exemplo, a mãe pode relatar que a criança menor inconsciente tem uma condição terminal, e, nessa situação, a decisão de triagem com base somente na idade pode não ser a ação *justa*. Embora os protocolos de triagem geralmente ofereçam orientações nessas situações e se baseiem em conceitos de justiça, os protocolos de triagem não servem para todas as situações encontradas. Assim, uma compreensão básica do princípio de justiça pode ser útil para situações em que as decisões de triagem devem ser feitas "imediatamente".

A aparência do motorista da caminhonete pode levar a comportamentos e julgamentos estereotipados por parte dos profissionais do atendimento pré-hospitalar. Os estereótipos são, em geral, crenças ou generalizações simplistas e sem acurácia em relação a um grupo de pessoas, o que permite que outros as classifiquem e as tratem com base nessas crenças. Noções preconcebidas em relação à aparência e ao comportamento do doente podem interferir no tratamento justo e igual.

Embora seja obrigatório tratar os doentes de maneira justa e consistente, os profissionais do atendimento pré-hospitalar são um recurso valioso e não devem correr riscos desnecessários. Os profissionais têm o direito não apenas de se proteger, mas também de proteger sua capacidade de cuidar dos outros.

Além das preocupações relacionadas à justiça, há vários desafios à autonomia nesse cenário. Você deve avaliar a capacidade de tomar decisões do motorista da caminhonete e da motorista do carro. Ambos sofreram

SOLUÇÃO DO CENÁRIO (CONTINUAÇÃO)

lesões e estão emocionalmente descontrolados, e o motorista está potencialmente prejudicado por um fator de intoxicação. Além disso, pode-se pedir que a motorista tome decisões médicas para si e que ela aja como substituta na tomada de decisões para seus dois filhos e sua mãe. Se após avaliar a capacidade de tomar decisões dos dois motoristas você determinar que ambos estão incapacitados, então você passaria a fornecer os cuidados médicos de emergência com base em protocolos clínicos estabelecidos e para o melhor interesse dos doentes.

O equilíbrio entre riscos e benefícios é parte importante da tomada de decisão em saúde. Nesse caso, a motorista está pedindo informações sobre sua mãe e seus filhos. Embora você tenha obrigação de dizer a verdade, tanto para estabelecer uma relação de confiança entre doente e profissional como para que a motorista possa tomar decisões com consentimento informado em relação aos ocupantes incapacitados de seu veículo, você deve lembrar que essa doente pode ter sofrido lesões e provavelmente está traumatizada, com a possibilidade de comprometimento e falta de capacidade para tomar decisões. Uma descrição completa e confiável das condições de sua mãe e da criança inconsciente pode traumatizá-la ainda mais ou causar danos.

As potenciais reações da motorista a essas informações podem ter impacto ainda maior sobre sua capacidade de tomar decisões, prejudicando a criança de 5 anos, a qual está consciente e já histérica. Dependendo do nível potencial de dano ou carga que uma ação possa causar – nesse caso, falar à motorista sobre as condições de seus entes queridos – os princípios de não maleficência e de beneficência podem sugerir que você considere postergar a descrição completa até que a doente esteja em um ambiente mais estável. Isso não elimina a responsabilidade de responder com sinceridade.

Como está claro nesse cenário, a ética raramente fornece soluções absolutamente precisas em situações difíceis. Em vez disso, a ética pode oferecer um modelo, como os quatro princípios discutidos neste capítulo – autonomia, não maleficência, beneficência e justiça – com o qual é possível fazer considerações e raciocinar em situações eticamente difíceis para tentar fazer o que é certo.

Referências

1. Lyng J, Adelgais K, Alter R, et al. Recommended essential equipment for basic life support and advanced life support ground ambulances 2020: a joint position statement. *Prehosp Emerg Care*. 2021;25(3):451-459. doi:10.1080/10903127.2021.1886382

2. Hendricson WD, Andrieu SC, Chadwick DG, et al. Educational strategies associated with development of problem-solving, critical thinking, and self-directed learning. *J Dent Educ*. 2006;70(9):925-936.

3. Cotter AJ. Developing critical-thinking skills. *EMS Mag*. 2007; 36(7):86.

4. Carroll RT. *Becoming a Critical Thinker: A Guide for the New Millennium*. 2nd ed. Pearson Custom Publishing; 2005.

5. Beauchamp TL, Childress JF. *Principles of Biomedical Ethics*. 6th ed. Oxford University Press; 2009.

6. Banning M. Measures that can be used to instill critical-thinking skills in nurse prescribers. *Nurse Educ Pract*. 2006; 6(2):98-105.

7. Bamonti A, Heilicser B, Stotts K. To treat or not to treat: identifying ethical dilemmas in EMS. *JEMS*. 2001;26(3): 100-107.

8. Daniels N. *Just Health Care*. Cambridge University Press; 1985.

9. Derse AR. Autonomy and informed consent. In: Iserson KV, Sanders AB, Mathieu D, eds. *Ethics in Emergency Medicine*. 2nd ed. Galen Press; 1995:99-105.

10. Post LF, Bluestein J, Dubler NN. *Handbook for Health Care Ethics Committees*. The Johns Hopkins University Press; 2007.

11. University of Maryland Medical Center. History of the Shock Trauma Center: tribute to R Adams Cowley, MD. Updated December 16, 2013. Accessed October 26, 2017. http://umm.edu/programs/shock-trauma/about/history.

12. Lerner EB, Moscati RM. The Golden Hour: scientific fact or medical "urban legend"? *Acad Emerg Med*. 2001; 8:758.

13. Tsybuliak GN, Pavlenko EP. Cause of death in the early post-traumatic period. *Vestn Khir Im I I Grek*. 1975; 114(5):75.

14. Gunst M, Ghaemmaghami V, Gruszecki A, Urban J, Frankel H, Shafi S. Changing epidemiology of trauma deaths leads to a bimodal distribution. *Proc (Bayl Univ Med Cent)*. 2010;23(4): 349-354.

15. Kalkwarf KJ, Drake SA, Yang Y, et al. Bleeding to death in a big city: an analysis of all trauma deaths from hemorrhage in a metropolitan area over one year. *J Trauma Acute Care Surg*. 2020;89(4):716-722.

16. Sobrino J, Shafi S. Timing and causes of death after injuries. *Proc (Bayl Univ Med Cent)*. 2013;26(2):120-123.

17. Clarke JR, Trooskin SZ, Doshi PJ, Greenwald L, Mode CJ. Time to laparotomy for intra-abdominal bleeding from trauma does affect survival for delays up to 90 minutes. *J Trauma*. 2002 Mar;52(3):420-425. doi:10.1097/00005373-200203000-00002

18. Meizoso JP, Ray JJ, Karcutskie CA 4th, et al. Effect of time to operation on mortality for hypotensive patients with gunshot wounds to the torso: the Golden 10 Minutes. *J Trauma Acute Care Surg*. 2016 Oct;81(4):685-691. doi: 10.1097/TA.0000000000001198.

19. Niles SE, McLaughlin DF, Perkins JG, et al. Increased mortality associated with the early coagulopathy of trauma in combat casualties. *J Trauma*. 2008;64(6):1459-1463; discussion 1463-1465.

20. Brohi K, Singh J, Heron M, Coats T. Acute traumatic coagulopathy. *J Trauma*. 2003;54(6):1127-1130.

21. Frieden TR. Evidence for health decision making—beyond randomized, controlled trials. *N Engl J Med*. 2017;377: 465-475. doi: 10.1056/NEJMra1614394

22. Mitchell EA, Scragg R, Stewart AW, et al. Results from the first year of the New Zealand Cot Death Study. *N Z Med J*. 1991;104:71-77.

Leituras Sugeridas

Adams JG, Arnold R, Siminoff L, Wolfson AB. Ethical conflicts in the prehospital setting. *Ann Emerg Med*. 1992;21(10):1259.

Beauchamp TL, Childress JF. *Principles of Biomedical Ethics*. 7th ed. Oxford University Press; 2013.

Buchanan AE, Brock DW. *Deciding for Others: The Ethics of Surrogate Decision Making*. Cambridge University Press; 1990.

Fitzgerald DJ, Milzman DP, Sulmasy DP. Creating a dignified option: ethical consideration in the formulation of prehospital DNR protocol. *Am J Emerg Med*. 1995;13(2):223.

Iverson KV. Foregoing prehospital care: should ambulance staff always resuscitate? *J Med Ethics*. 1991;17:19.

Iverson KV. Withholding and withdrawing medical treatment: an emergency medicine perspective. *Ann Emerg Med*. 1996; 28(1):51.

Marco CA, Schears RM. Prehospital resuscitation practices: a survey of prehospital providers. *Ethics Emerg Med*. 2003; 24(1):101.

Mohr M, Kettler D. Ethical aspects of prehospital CPR. *Acta Anaesthesiol Scand Suppl*. 1997;111:298-301.

Sandman L, Nordmark A. Ethical conflict in prehospital emergency care. *Nurs Ethics*. 2006;13(6):592.

Travers DA, Mears G. Physicians' experiences with prehospital do-not-resuscitate orders in North Carolina. *Prehosp Disaster Med*. 1996;11(2):91.

Van Vleet LM. Between black and white. the gray area of ethics in EMS. *JEMS*. 2006;31(10):55-56, 58-63; quiz 64-65.

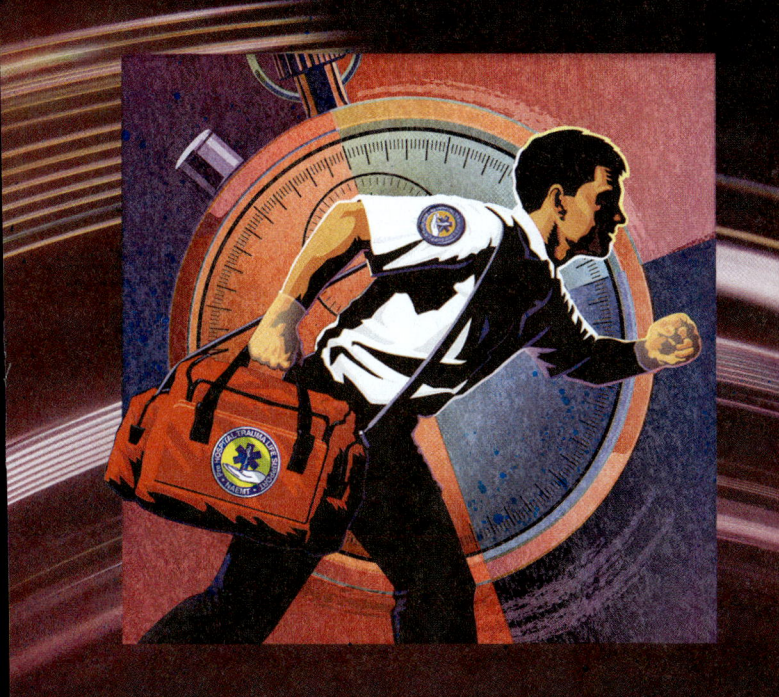

Avaliação e Abordagem

CAPÍTULO 3 **Choque: Fisiopatologia de Vida e Morte**

CAPÍTULO 4 **A Física do Trauma**

CAPÍTULO 5 **Avaliação da Cena**

CAPÍTULO 6 **Avaliação e Abordagem do Paciente**

CAPÍTULO 7 **Via Aérea e Ventilação**

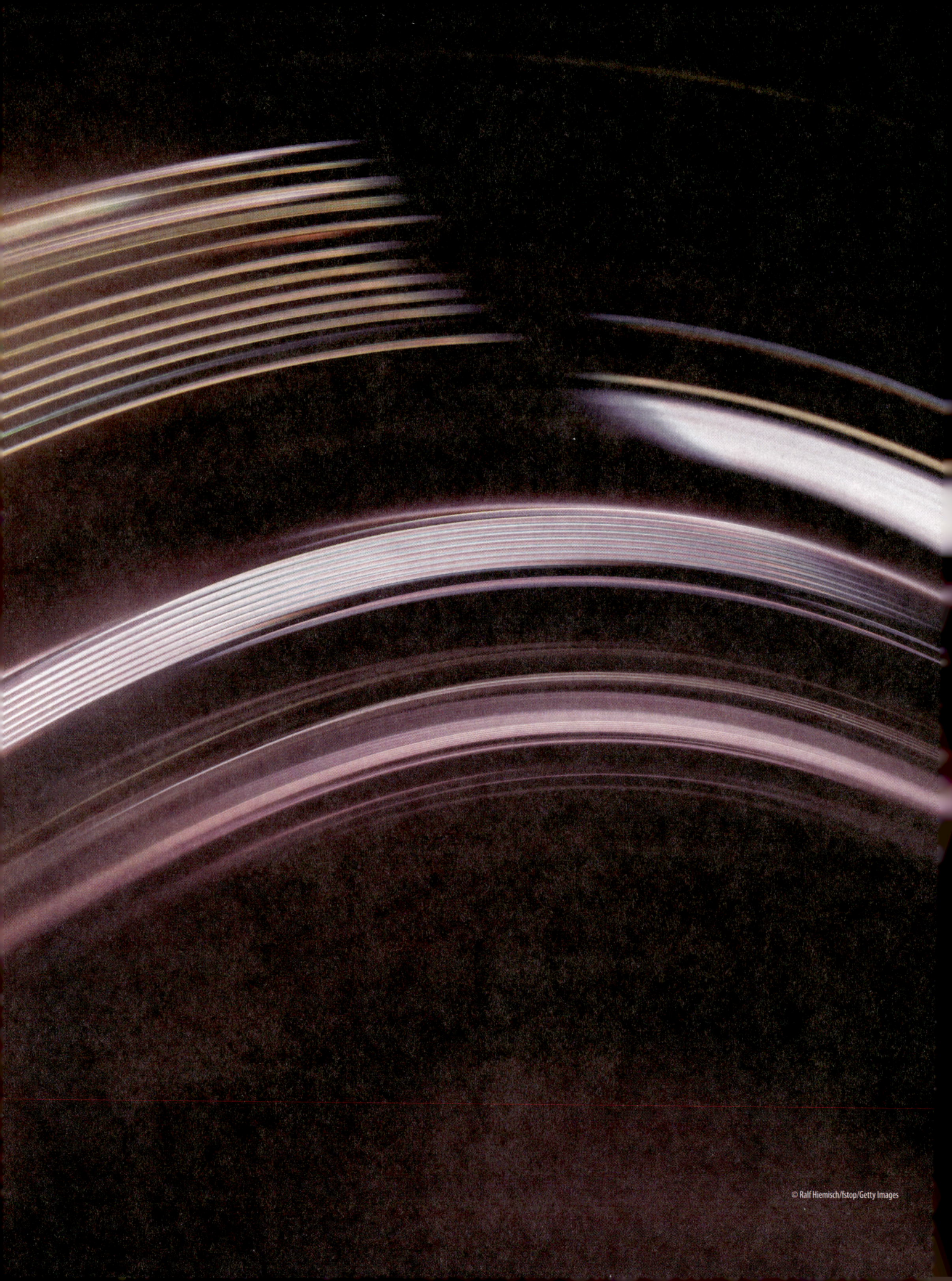

© Ralf Hiemisch/fstop/Getty Images

Choque: Fisiopatologia de Vida e Morte

Editores-chefes:
Samuel Galvagno, DO, PhD, FAMPA, FCCM
Jesse Shirki, DO, MS, FACEP

OBJETIVOS DO CAPÍTULO

Ao término deste capítulo, você será capaz de:

- Definir o que é choque.
- Explicar de que maneira a pré-carga, a pós-carga e a contratilidade afetam o débito cardíaco.
- Classificar o choque com base na etiologia.
- Explicar a fisiopatologia do choque e sua progressão por meio de fases.
- Relacionar o choque com estado acidobásico, produção de energia, etiologia, prevenção e tratamento.
- Descrever os achados do exame físico em especial foco o motivo do choque.
- Listar ferramentas práticas de avaliação que definem o choque.

- Diferenciar clinicamente os tipos de choque.
- Discutir as limitações da abordagem do choque no ambiente pré-hospitalar.
- Reconhecer a necessidade de transporte rápido e da abordagem definitivo precoce nas várias formas de choque.
- Aplicar os princípios da abordagem do choque no paciente com trauma.
- Listar os componentes necessários para o fornecimento de oxigêncio (princípio de Fick).
- Discutir as limitações do metabolismo anaeróbico para satisfazer as demandas celulares.

CENÁRIO

Você e seu parceiro são despachados para atender um acidente de moto. A motocicleta saiu da estrada e capotou várias vezes, acabando por colidir com um poste telefônico. Na chegada, você encontra um motorista do sexo masculino, de 29 anos, com capacete, deitado no chão em posição supina a aproximadamente 15 metros da motocicleta. O paciente está em sofrimento moderado com queixa principalmente de dor no peito, no sacro e no quadril esquerdo.

O exame físico do paciente mostra palidez, sudorese, redução de pulsos periféricos, tórax com trauma e instabilidade da pelvis. O paciente está alerta e orientado. Seus sinais vitais são: pulso de 110 batimentos por minuto (bpm), pressão arterial de 82/56 milímetros de mercúrio (mmHg), saturação de oxigênio (SpO_2) de 92% em ar ambiente e frequência respiratória de 28 respirações por minuto, com sons pulmonares diminuídos à direita.

- Quais são as possíveis lesões esperadas após esse tipo de mecanismo?
- Como você manejaria essas lesões na cena?

(continua)

CENÁRIO (CONTINUAÇÃO)

- Quais são os principais processos patológicos ocorrendo nesse paciente?
- Como você corrigirá a fisiopatologia que está causando a apresentação clínica desse paciente?
- Você está trabalhando em um serviço de atendimento pré-hospitalar (APH) na área rural remota que está distante do centro de trauma mais próximo. Como esse fator altera seu plano terapêutico?

INTRODUÇÃO

O choque, derivado da palavra francesa *"choc"*, é definido como uma perfusão inadequada para as células, resultando em perda generalizada de fornecimento de oxigênio e levando à disfunção dos órgãos vitais.[1] Em 1872, o choque foi descrito pelo cirurgião Samuel Gross como um "grosseiro desequilíbrio na maquinaria da vida".[2] Na década de 1970, o choque após trauma foi submetido a um estudo mais aprofundado, ajudando a diferenciar os mecanismos fisiopatológicos responsáveis pela perfusão inadequada de tecidos e células que leva à morte.[3] Uma das metas fundamentais do atendimento pré-hospitalar, emergencial e crítico é promover a oxigenação dos tecidos. O choque é um estado patológico caracterizado por um desequilíbrio entre a oferta e a demanda de oxigênio. Portanto, o diagnóstico imediato, a reanimação e a abordagem definitivo do choque resultante de trauma são essenciais para evitar a morte e otimizar os resultados do paciente.

A avaliação e a abordagem do paciente com trauma começam com a avaliação primária, a qual se concentra na identificação e na correção dos problemas que afetam ou interferem na função crítica da oferta de oxigênio a cada célula do corpo. Assim, compreender a fisiologia de vida e a fisiopatologia que pode levar à morte é fundamental para o profissional de cuidados pré-hospitalares, para que este possa identificar e abordar essas anormalidades.

No ambiente pré-hospitalar, o desafio terapêutico imposto pelo paciente em choque se soma à necessidade de avaliá-lo e manejá-lo em um ambiente relativamente austero e, algumas vezes, perigoso, no qual as ferramentas sofisticadas de diagnóstico e abordagem não estão disponíveis ou não podem ser aplicadas. Este capítulo se concentra nas causas de choque decorrente do trauma e descreve as alterações fisiopatológicas presentes, para ajudar a direcionar as estratégias de abordagem.

Fisiologia do Choque
Metabolismo

O corpo humano é composto por mais de 100 milhões de células. Cada uma dessas células precisa de energia para funcionar. As células mantêm suas funções metabólicas normais por meio da produção e do uso de energia nas formas de trifosfato de adenosina (ATP, de *adenosine triphosphate*), a fonte de energia para o metabolismo humano. O método mais eficiente de geração dessa energia necessária é por meio do *metabolismo aeróbico*. As células captam oxigênio e glicose e os metabolizam por meio de complexos processos fisiológicos que produzem energia, junto com os subprodutos de água e dióxido de carbono. Durante esse processo, a glicose é convertida em piruvato na mitocôndria e entra no ciclo do ácido cítrico como acetil coenzima A.

Quando a via metabólica aeróbica é interrompida pela falta de oxigênio, as etapas que levam à entrada do piruvato no ciclo do ácido cítrico são interrompidas e ocorre o *metabolismo anaeróbico*. O metabolismo anaeróbico, em contrapartida ao metabolismo aeróbico, ocorre sem o uso de oxigênio. No metabolismo aeróbico, a glicose é decomposta em ácido lático (lactato) como subproduto. Embora alguns órgãos, como o cérebro, o coração, o fígado e o músculo esquelético, possam usar o lactato como fonte temporária de energia, o rendimento energético é muito menor do que o da glicose. O acúmulo de lactato é uma causa de acidose metabólica, uma condição definida por uma diminuição do pH (aumento de íons de hidrogênio no sangue). Quando o pH cai abaixo de 7,20, a contração miocárdica fica gravemente deprimida.[4]

Se o metabolismo anaeróbico não for revertido rapidamente, as células não conseguirão continuar funcionando e morrerão. Se um determinado número de células em qualquer órgão morrer, o órgão inteiro deixará de funcionar. A morte do órgão pode evoluir para a morte do paciente.

É importante entender a diferença entre isquemia, hipoxemia e hipóxia. A isquemia é definida como fluxo sanguíneo insuficiente para fornecer oxigenação. A isquemia ocorre quando o suprimento de sangue para o tecido é interrompido. Após a isquemia, existe uma relação dependente do tempo entre o baixo teor de oxigênio no sangue (hipoxemia), o baixo teor de oxigênio nos tecidos do corpo (hipóxia) e a morte celular. A sensibilidade das células à falta de oxigênio varia conforme o sistema de órgãos. Essa sensibilidade é chamada de sensibilidade isquêmica, sendo maior no cérebro, no coração e nos

Tabela 3-1 Tolerância dos Órgãos à Isquemia

Órgão	Tempo de Isquemia
Coração, cérebro, pulmões	4-6 minutos
Rins, fígado, trato gastrintestinal	45-90 minutos
Músculo, osso, pele	4-6 horas

Dados de American College of Surgeons (ACS) Committee on Trauma. *Advanced Trauma Life Support: Student Course Manual.* American College of Surgeons; 2004.

pulmões. Pode demorar apenas 4 a 6 minutos de metabolismo anaeróbico antes que um ou mais desses órgãos vitais sofram lesão irreparável. A pele e o tecido muscular têm sensibilidade isquêmica significativamente mais longa – de até 4 a 6 horas. Os órgãos abdominais geralmente ficam entre esses dois grupos e são capazes de sobreviver 45 a 90 minutos com o metabolismo anaeróbico.

A manutenção da função normal das células depende de relação e interação cruciais de vários sistemas corporais. A via aérea do paciente deve estar permeável e a respiração deve ter volume e profundidade adequados. O coração deve estar funcionando e bombeando normalmente. O sistema circulatório deve ter hemácias suficientes para ofertar quantidade adequada de oxigênio para as células teciduais pelo corpo todo, para que essas células possam produzir energia (**Tabela 3-1**).

A avaliação e o tratamento pré-hospitalar do paciente com trauma visam prevenir ou reverter o metabolismo anaeróbico, evitando a morte celular e, por fim, a morte do paciente. Garantir que os sistemas essenciais do corpo estejam funcionando corretamente – ou seja, que a via aérea do paciente esteja permeável e que a respiração e a circulação sejam adequadas – é a principal ênfase da avaliação primária. Essas funções são manejadas nos pacientes com trauma por meio das seguintes ações:

- Manutenção de via aérea e ventilação apropriadas, fornecendo oxigênio adequado para as hemácias
- Auxílio da ventilação com uso judicioso de oxigênio suplementar
- Manutenção de circulação adequada, perfundindo as células dos tecidos com sangue oxigenado

Definição de Choque

A principal complicação da alteração na fisiologia normal de vida é conhecida como *choque*. O choque é um estado de alteração na função celular de metabolismo aeróbico para metabolismo anaeróbico devido à hipoperfusão das

células teciduais. Como resultado, a oferta de oxigênio em nível celular é inadequada para satisfazer as necessidades metabólicas do organismo. O choque não é definido como pressão arterial baixa, frequência de pulso rápida ou pele fria e pegajosa; estas são meramente manifestações sistêmicas de todo o processo patológico chamado choque. A definição correta do choque é a perfusão (oxigenação) tecidual insuficiente em nível celular, levando a metabolismo anaeróbico e perda da produção de energia necessária para sustentar a vida. Com base nessa definição, o choque pode ser classificado em termos de perfusão e oxigenação celular. Compreender as alterações celulares que surgem a partir desse estado de hipoperfusão, além de efeitos endócrinos, microvasculares, cardiovasculares, teciduais e de órgãos-alvo, ajudará a direcionar as estratégias terapêuticas.

A compreensão desse processo é fundamental para ajudar o organismo a restaurar o metabolismo aeróbico e a produção de energia. Para que os profissionais de cuidados pré-hospitalar compreendam essa condição anormal e sejam capazes de desenvolver um plano terapêutico para prevenir ou reverter o choque, é importante que ele conheça e compreenda o que está acontecendo no organismo em nível celular. As respostas fisiológicas normais que o corpo utiliza para se proteger contra o desenvolvimento do choque devem ser entendidas, reconhecidas e interpretadas. Apenas assim é possível desenvolver uma abordagem racional para o manejo dos problemas do paciente.

O choque pode matar um paciente na cena, no departamento de emergência, no centro cirúrgico (CC) ou na unidade de terapia intensiva (UTI). Embora a morte física real possa demorar várias horas e até semanas, a causa mais comum de morte é a falha na reanimação precoce e adequada do choque. A ausência de perfusão das células com sangue oxigenado resulta em metabolismo anaeróbico, redução da produção de energia e, eventualmente, morte celular. Mesmo quando algumas células em um órgão são inicialmente preservadas, a morte pode ocorrer mais tarde, pois as células remanescentes não conseguem manter as funções do órgão indefinidamente. A próxima seção explica esse fenômeno. Entender esse processo é fundamental para ajudar o organismo a restaurar o metabolismo aeróbico e a produção de energia.

Fisiopatologia do Choque
Metabolismo: O Motor Humano

As células captam o oxigênio e o metabolizam por meio de um complicado processo fisiológico, produzindo energia. Ao mesmo tempo, o metabolismo celular exige energia, e as células precisam de combustível – glicose – para realizar esse processo. Cada molécula de glicose gera 38 moléculas de ATP, armazenadoras de energia, quando há oxigênio disponível. Como em qualquer evento de combustão, também é produzido um subproduto. No corpo, oxigênio e glicose são metabolizados para a produção de energia, gerando água e dióxido de carbono como subprodutos.

O processo metabólico celular é semelhante ao que ocorre em um motor de automóvel, quando gasolina e ar são misturados e queimados para produzir energia, criando monóxido de carbono como subproduto. O motor movimenta o carro, o aquecedor esquenta o motorista e a eletricidade gerada é usada para os faróis, tudo isso alimentado pela queima da mistura de gasolina e ar no motor do veículo.

Isso também acontece com o motor humano. O metabolismo aeróbico é o principal sistema de "movimentação", com o metabolismo anaeróbico agindo como sistema de reserva. Infelizmente, este não é um sistema de reserva potente. Ele produz muito menos energia que o metabolismo aeróbico e não consegue produzir energia por longos períodos de tempo. Na verdade, o metabolismo anaeróbico produz apenas duas moléculas de ATP, uma redução de 19 vezes na produção de energia. Porém, isso pode ajudar na sobrevivência por um curto período, enquanto o corpo se recupera com a assistência do profissional de cuidados pré-hospitalares.

O principal subproduto do metabolismo anaeróbico é o ácido lático (lactato; **Figura 3-1**). Se o metabolismo

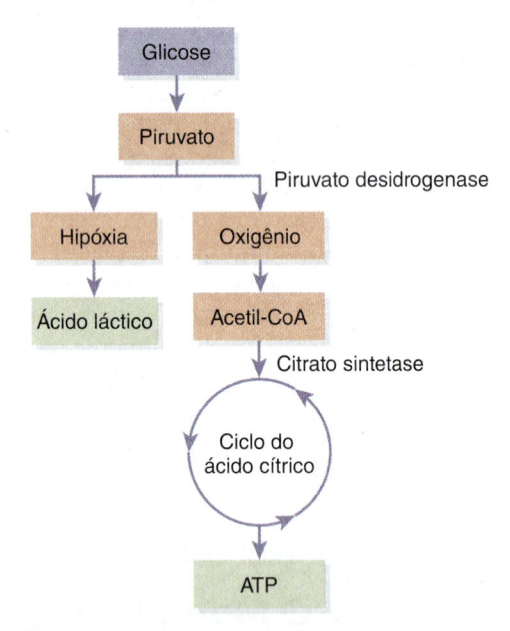

Figura 3-1 A formação de lactato durante a hipóxia. Diante da hipóxia, o piruvato é convertido em ácido lático em vez de ser processado pelo ciclo do ácido cítrico para produzir trifosfato de adenosina (ATP).

anaeróbico não for rapidamente revertido, as células não conseguirão funcionar em um ambiente cada vez mais ácido e, sem energia adequada, irão morrer. Se um número suficientemente grande de células em qualquer órgão morrer, o órgão inteiro deixa de funcionar. Se um número relativamente grande de células em um órgão morrer, a função do órgão será significativamente reduzida, e as células remanescentes terão que trabalhar mais intensamente para mantê-lo funcionando. Essas células sobrecarregadas podem ou não ser capazes de manter a função do órgão inteiro, e ainda assim o órgão pode morrer.

Um exemplo clássico é um paciente que sofreu um ataque cardíaco. O fluxo de sangue e de oxigênio é interrompido para uma porção do miocárdio (músculo cardíaco), e algumas células cardíacas morrem. A perda dessas células prejudica a função cardíaca, reduzindo o débito cardíaco e o suprimento de oxigênio para o restante do coração. Isso, por sua vez, causa uma redução ainda maior na oxigenação das células cardíacas remanescentes. Se houver poucas células viáveis ou se as células remanescentes não forem suficientemente fortes para garantir que o coração continue satisfazendo as necessidades de fluxo sanguíneo do corpo, pode resultar em insuficiência cardíaca. A menos que ocorra melhora importante no débito cardíaco, o paciente não sobreviverá.

Outro exemplo desse processo mortal ocorre nos rins. Quando os rins sofrem lesão ou são privados de sangue bem oxigenado, algumas células renais começam a morrer e a função renal diminui. Outras células podem estar comprometidas, mas ainda continuam a funcionar por um tempo antes de morrer. Conforme a morte das células renais, a função renal é reduzida, resultando na eliminação inadequada dos subprodutos tóxicos do metabolismo. O nível aumentado de toxinas exacerba ainda mais a morte celular por todo o corpo. Se essa deterioração sistêmica continuar, mais células e órgãos morrerão e, por fim, o organismo (humano) inteiro morrerá.

Dependendo do órgão inicialmente envolvido, a progressão da morte celular até a morte do organismo pode ser rápida ou tardia. Pode demorar apenas 4 a 6 minutos ou de 2 a 3 semanas antes que o dano causado por hipóxia ou hipoperfusão nos primeiros minutos após a lesão resulte na morte do paciente. A eficácia das ações de um profissional de cuidados pré-hospitalares para reverter ou prevenir a hipóxia e a hipoperfusão no período crítico pré-hospitalar podem não ser tão evidentes. Porém, essas medidas de reanimação são inquestionavelmente necessárias para a sobrevivência do paciente. Essas ações iniciais são um componente fundamental da Hora de Ouro do cuidado ao trauma, descrita pelo Dr. R. Adams Cowley,[5] e agora chamada de Período de

Ouro, pois sabemos que o intervalo de tempo dentro do qual as anormalidades críticas podem ser corrigidas é mais variável do que o conceito figurativo da Hora de Ouro.

Fornecimento de Oxigênio (Princípio de Fick)

O princípio de Fick descreve os componentes necessários para a oxigenação das células no organismo. Esses três componentes são:

1. Ligação do oxigênio com as hemácias nos pulmões
2. Oferta de hemácias oxigenadas às células teciduais
3. Distribuição do oxigênio das hemácias para as células dos tecidos

O princípio de Fick pode ser resumido pela seguinte fórmula:

$$VO_2 = CO \times (CaO_2 - CvO_2)$$

VO_2 é o consumo de oxigênio (mililitros [mL] de O_2 consumidos por minuto) e é um índice da capacidade do corpo de realizar trabalho. CO é o débito cardíaco, o produto da frequência cardíaca (batimentos por minuto) multiplicada pelo volume sistólico de sangue (mL). CaO_2 é a concentração de oxigênio no sangue arterial e CvO_2 é a concentração de oxigênio no sangue venoso. A concentração de oxigênio no sangue arterial ou venoso depende da quantidade de hemoglobina, da quantidade de oxigênio dissolvido no sangue e da tensão de oxigênio. O VO_2 depende do sexo e do nível de atividade; os valores normais para um homem em repouso variam entre 35 e 40 mL/quilograma (kg)/minuto (min), e os valores médios para mulheres em repouso variam de aproximadamente 27 a 30 mL/kg/min. Alguns homens que são atletas de alto desempenho demonstraram VO_2 máximo de até 85 mL/kg/min, e as mulheres que são corredoras de alto desempenho obtiveram resultados de até 77 mL/kg/min.

Além de uma via aérea permeável e respiração adequada, uma parte crucial desse processo é que o paciente deve ter hemácias suficientes disponíveis para fornecer quantidades adequadas de oxigênio para as células teciduais por todo o organismo de modo que as células possam produzir energia.

Esse processo é influenciado pelo estado acidobásico do paciente. Você pode ter um paciente com ventilação adequada recebendo oxigênio suplementar e com boa saturação que, apesar disso, está piorando devido à incapacidade de descarregar o oxigênio em nível celular causada pela hipotermia. O tratamento pré-hospitalar do choque deve garantir que os componentes fundamentais do princípio de Fick sejam mantidos, com o objetivo de prevenir ou reverter o metabolismo anaeróbico, evitando assim a morte celular. Esses componentes são a principal ênfase da avaliação primária pré-hospitalar e são implementados na abordagem do paciente com trauma por meio das seguintes ações:

- Controlar a hemorragia exsanguinante em extremidades
- Manter via aérea e ventilação adequadas
- Administrar oxigênio suplementar
- Manter o paciente aquecido
- Manter a circulação adequada

O primeiro componente do princípio de Fick é a oxigenação dos pulmões e das hemácias. Isso é abordado com detalhes no Capítulo 7, "Via Aérea e Ventilação". O segundo componente envolve a perfusão, que é a oferta de sangue para as células dos tecidos. Uma analogia útil para descrever a perfusão é pensar nas hemácias como vagões de um trem, nos pulmões como estações para receber de oxigênio e descarregar dióxido de carbono, nos vasos sanguíneos como ferrovias e nas células teciduais do organismo como as paradas do trem. Normalmente, apenas 25% do oxigênio é extraído em humanos saudáveis. Isso é medido e monitorado no hospital como a saturação venosa mista de oxigênio (SvO$_2$; **Figura 3-2**).

Um número insuficiente de vagões de trem, obstruções ao longo das ferrovias e/ou vagões de transporte lentos podem contribuir para a diminuição do fornecimento de oxigênio e para a eventual inanição das células do tecido.

Perfusão Celular e Choque

Os determinantes primários da perfusão celular são o coração (agindo como bomba ou motor do sistema), o volume líquido (agindo como fluido hidráulico), os vasos sanguíneos (servindo como condutos ou encanamentos) e, por fim, as células do organismo. Com base nesses componentes do sistema de perfusão, o choque pode ser classificado em:

1. Hipovolêmico – primariamente de causa hemorrágica no paciente com trauma, relacionado à perda de células sanguíneas e de volume com capacidade de transportar oxigênio. Esta é a causa mais comum de choque no paciente com trauma.
2. Distributivo (ou vasogênico) – relacionado a anormalidades no tônus vascular podendo ser de várias causas diferentes, incluindo lesão da medula espinal, sepse e anafilaxia.
3. Cardiogênico – relacionado à interferência na ação de bomba do coração, geralmente ocorrendo após um ataque cardíaco.

De longe, o tipo mais comum de choque nos pacientes com trauma é a hipovolemia resultante de hemorragia, e a abordagem mais segura no manejo do choque em paciente traumatizado é considerar a causa como hemorrágica até que se prove o contrário.

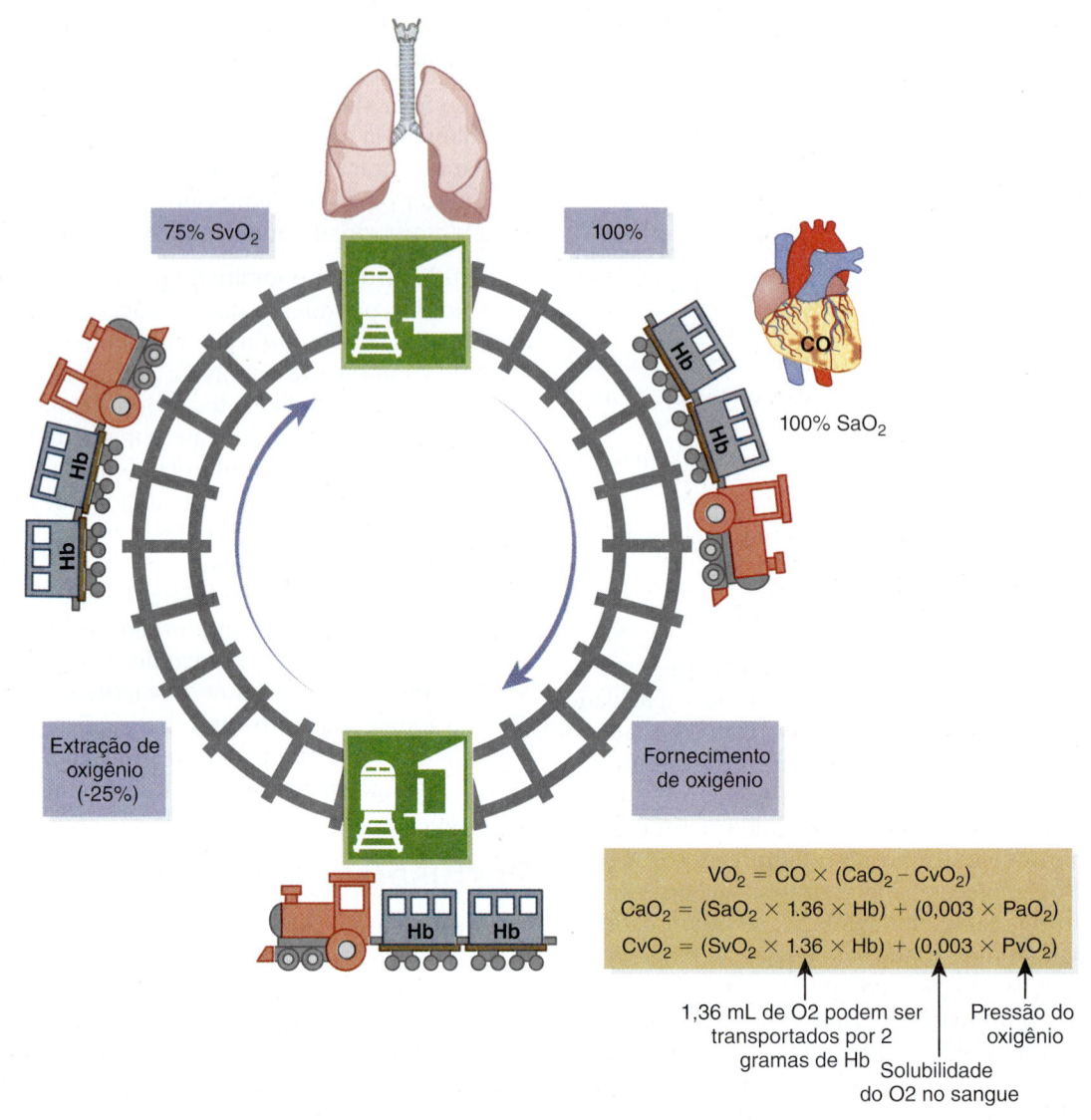

$$VO_2 = CO \times (CaO_2 - CvO_2)$$
$$CaO_2 = (SaO_2 \times 1.36 \times Hb) + (0{,}003 \times PaO_2)$$
$$CvO_2 = (SvO_2 \times 1.36 \times Hb) + (0{,}003 \times PvO_2)$$

1,36 mL de O2 podem ser transportados por 2 gramas de Hb

Solubilidade do O2 no sangue

Pressão do oxigênio

Figura 3-2 O conceito de saturação venosa mista de oxigênio (SvO_2). Apenas 25% do oxigênio é usado em circunstâncias normais, e aproximadamente 70% a 75% é devolvido. Uma medida da porcentagem retornada é a SvO_2. Uma SvO_2 baixa indica aumento do consumo de oxigênio e/ou diminuição do suprimento de oxigênio.

© National Association of Emergency Medical Technicians (NAEMT)

Anatomia e Fisiopatologia do Choque

Resposta Cardiovascular

Coração

O coração consiste em duas câmaras de recepção (átrios) e duas câmaras de bombeamento (ventrículos). A função dos átrios é acumular e armazenar sangue de modo que os ventrículos possam se encher rapidamente, minimizando o atraso no ciclo de bombeamento. O átrio direito recebe o sangue desoxigenado das veias do corpo e o bombeia para o ventrículo direito. Em cada contração do ventrículo direito (**Figura 3-3**), o sangue é bombeado para os pulmões para levar oxigênio para as hemácias e liberar CO_2 para a expiração. O sangue oxigenado sai dos pulmões para o átrio esquerdo e é bombeado para o ventrículo esquerdo. Depois, em cada contração do ventrículo esquerdo, as hemácias oxigenadas são bombeadas pelas artérias do corpo para as células teciduais.

Embora seja um órgão, o coração na verdade tem dois subsistemas. O átrio direito, que recebe o sangue do corpo, e o ventrículo direito, que bombeia o sangue para os pulmões, são chamados de coração direito. O átrio esquerdo, que recebe o sangue oxigenado dos pulmões, e o ventrículo esquerdo, que bombeia o sangue para o corpo, são chamados de coração esquerdo (**Figura 3-4**). Dois conceitos importantes a serem compreendidos são a

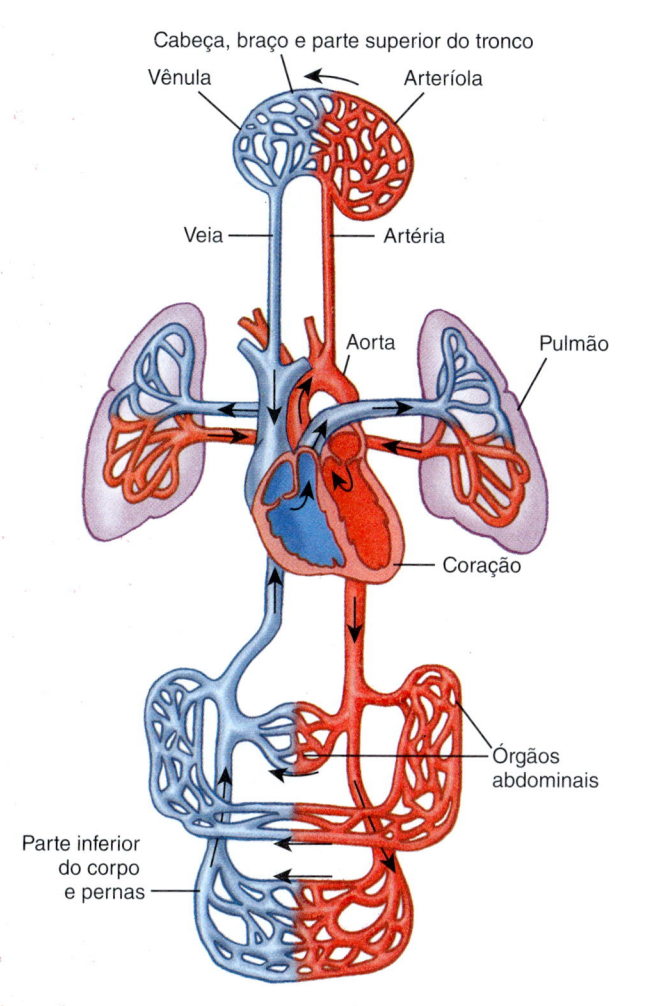

Figura 3-3 Em cada contração do ventrículo direito, o sangue é bombeado através dos pulmões. O sangue que chega dos pulmões entra no lado esquerdo do coração e o ventrículo esquerdo bombeia para o sistema vascular sistêmico. O sangue que retorna dos pulmões é bombeado para fora do coração e pela aorta para o restante do corpo pela contração do ventrículo esquerdo.

© National Association of Emergency Medical Technicians (NAEMT)

pré-carga (volume de sangue que entra no átrio direito) e a **pós-carga** (pressão que o sangue tem que empurrar quando é comprimido para fora do ventrículo esquerdo).

O sangue é forçado através do sistema circulatório pela contração do ventrículo esquerdo. Esse súbito aumento de pressão produz uma onda de pulso para empurrar o sangue pelos vasos sanguíneos. O pico do aumento da pressão é a pressão arterial sistólica (PAS), e ela representa a força da onda de pulso produzida pela contração ventricular (**sístole**). A pressão de repouso nos vasos entre as contrações ventriculares é a pressão arterial diastólica (PAD), e ela representa a força que permanece nos vasos sanguíneos e que continua a mover o sangue pelos vasos enquanto o ventrículo está se enchendo para a próxima pulsação de sangue (**diástole**). A diferença entre as pressões sistólica e diastólica é chamada de **pressão de pulso**.

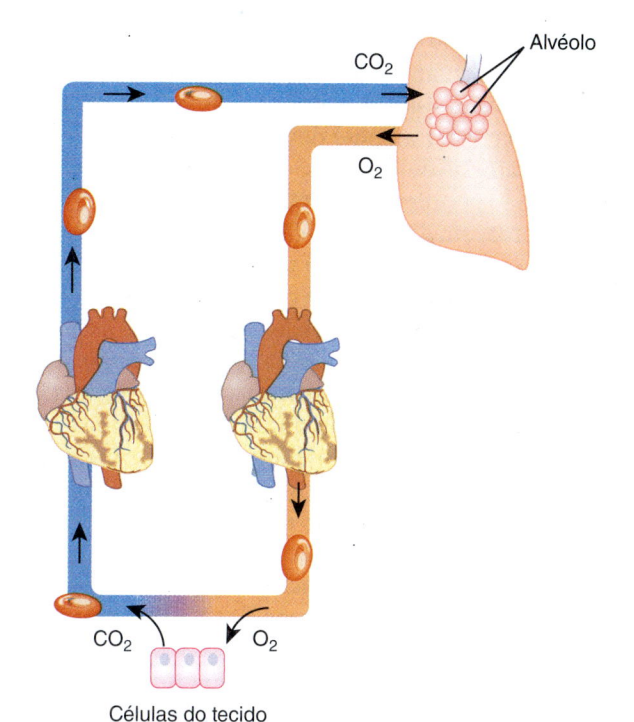

Figura 3-4 Embora o coração seja considerado um órgão, ele funciona como se fosse dois órgãos. O sangue desoxigenado é recebido pelo coração direito a partir das veias cavas superior e inferior e é bombeado pela artéria pulmonar para os pulmões. O sangue é oxigenado nos pulmões, flui de volta para o coração pela veia pulmonar e é bombeado para fora do ventrículo esquerdo.

© National Association of Emergency Medical Technicians (NAEMT)

A pressão de pulso é a pressão do sangue à medida que ele é empurrado pela circulação. Ela é a pressão sentida contra a ponta do dedo do profissional de cuidados pré--hospitalares quando ele verifica o pulso do paciente.

Outro termo usado na discussão da pressão arterial e do choque, mas que muitas vezes não se dá muita ênfase no cenário pré-hospitalar, é a **pressão arterial média (PAM)**. Esse número dá uma avaliação mais realista da pressão que produz o fluxo sanguíneo do que as pressões sistólica ou diastólica isoladamente e, de fato, fornece uma representação numérica da perfusão de órgãos-alvo. A PAM é a pressão média no sistema vascular e é calculada da seguinte maneira:

$$PAM = \text{Pressão diastólica} + 1/3 \text{ da Pressão de pulso}$$

$$Ou$$

$$PAM = \frac{(2 \times PAD) + PAS}{3}$$

Por exemplo, a PAM de um paciente com pressão arterial de 120/80 mmHg é calculada da seguinte maneira:

$$PAM = 80 + ([120 - 80]/3)$$
$$= 80\ 1\ (40/3)$$
$$= 80\ 1\ 13,3$$
$$= 93,3, \text{ arredondado para } 93$$

Muitos dispositivos automáticos de pressão arterial não invasiva (PNI) calculam automaticamente e reportam a PAM além das pressões sistólica e diastólica. Isso é extremamente útil para guiar o tratamento de pacientes traumatizados ao usar as estratégias de hipotensão permissiva. As estratégias de hipotensão permissiva são cobertas com mais detalhes na seção "Abordagem da Reanimação Volêmica" neste capítulo. Uma PAM considerada normal varia de 70 a 100 mmHg.

O **índice de choque (IC)** é outro cálculo utilizado com frequência para avaliar o nível de choque. O IC é calculado dividindo-se a frequência cardíaca pela pressão arterial sistólica. Tanto a frequência cardíaca quanto a pressão arterial podem parecer normais durante os estágios compensatórios iniciais do choque. Além disso, outras variáveis de confusão, como medicamentos, extremos de idade, entre outros fatores, podem alterar esses sinais vitais. O IC foi estudado em pacientes em risco ou em choque por uma ampla variedade de causas, incluindo hemorragia, infarto do miocárdio, embolia pulmonar e sepse.[6] A relação normal entre a frequência cardíaca e a pressão arterial sistólica é geralmente < 0,7.[7] Foi demonstrado que pacientes com trauma com um SI ≥ 0,9 têm maior mortalidade e maior risco de hemorragia crítica.[7,8]

O volume de sangue bombeado pelo sistema circulatório com cada contração do ventrículo é chamado de **volume sistólico**, e o volume bombeado pelo sistema em 1 minuto é chamado de **débito cardíaco**. A fórmula para o débito cardíaco é:

$$\text{Débito cardíaco (DC)} = \text{Frequência cardíaca (FC)} \times \text{Volume sistólico (VS)}$$
$$\text{Débito cardíaco normal} = 5\text{-}6 \text{ litros por minuto}$$

O débito cardíaco é relatado em litros por minuto (lpm ou L/min). O débito cardíaco não é medido no ambiente pré-hospitalar. Porém, a compreensão do débito cardíaco e sua relação com o volume sistólico é importante para entender o choque. Para que o coração trabalhe de forma efetiva, deve haver um volume adequado de sangue nas veias cavas e nas veias pulmonares para encher os ventrículos.

A lei de Starling é um conceito importante que ajuda a explicar o funcionamento dessa relação. Essa pressão enche o coração (pré-carga) e distende as fibras do músculo cardíaco. Quanto mais os ventrículos se enchem, maior é a distensão das fibras musculares cardíacas e maior é a força da contração cardíaca, até o ponto de distensão máxima. Uma hemorragia importante ou uma hipovolemia relativa diminuem a pré-carga cardíaca, de modo que um volume reduzido de sangue está presente e as fibras não são muito distendidas, resultando em uma menor força de contração e em um menor volume sistólico; assim, a pressão arterial diminui. Se a pressão de enchimento do coração for grande demais, como pode ocorrer em pacientes com sobrecarga de fluidos, as fibras musculares cardíacas ficam excessivamente estiradas e podem não conseguir ejetar um volume sistólico satisfatório, e, novamente, a pressão arterial vai diminuir.

A resistência ao fluxo do sangue que o ventrículo esquerdo deve vencer para bombear o sangue para o sistema arterial é chamada de pós-carga, ou **resistência vascular sistêmica**. À medida que a vasoconstrição arterial periférica aumenta, a resistência ao fluxo de sangue aumenta e o coração tem que gerar uma força maior para bombear o sangue para o sistema arterial. De modo inverso, a vasodilatação periférica generalizada reduz a pós-carga.

A circulação sistêmica contém mais capilares e uma extensão maior de vasos sanguíneos que a circulação pulmonar. Assim, o sistema circulatório esquerdo funciona com pressão mais elevada e tem uma carga de trabalho maior que o sistema circulatório direito. Anatomicamente, o músculo do ventrículo esquerdo é muito mais espesso e forte que o do ventrículo direito.

Vasos Sanguíneos

Os vasos sanguíneos contêm o sangue e fazem a distribuição para as várias áreas e células do organismo. Eles são as "rodovias" do processo fisiológico de circulação. A aorta se divide em múltiplas artérias de tamanho decrescente; as menores delas são os capilares (**Figura 3-5**). Um capilar pode ter a largura de apenas uma célula; assim, oxigênio e nutrientes transportados pelas hemácias e pelo plasma conseguem se difundir facilmente através das paredes dos capilares para as células dos tecidos circundantes (**Figura 3-6**).

Cada célula tem uma cobertura chamada de membrana celular. O líquido intersticial se localiza entre a membrana celular e a parede capilar. A quantidade de líquido intersticial é muito variável. Se houver pouco líquido intersticial, a membrana celular e a parede capilar estarão mais próximas, e o oxigênio poderá se difundir facilmente entre elas. Quando líquido extra (edema) é forçado nesse espaço (como ocorre na reanimação excessiva com líquidos cristaloides), as células se afastam dos capilares, tornando menos eficiente a transferência de oxigênio e nutrientes.

O tamanho do "reservatório" vascular é controlado pela musculatura lisa nas paredes de artérias e arteríolas e, em menor grau, pelos músculos nas paredes de vênulas e veias. Esses músculos respondem a sinais provenientes do cérebro por meio do sistema nervoso simpático, aos hormônios circulantes epinefrina e norepinefrina e a outras substâncias químicas, como o óxido nítrico. De acordo com o estímulo, para contrair ou relaxar, essas fibras musculares nas paredes dos vasos resultam em constrição ou dilatação dos vasos sanguíneos. Isso altera a capacidade do componente de reservatório do sistema circulatório afetando a pressão arterial do paciente.

Há três compartimentos que contêm líquidos: líquido intravascular (líquido dentro dos vasos), líquido intracelular (líquido dentro das células) e líquido intersticial (líquido entre as células e os vasos). Quando há líquido intersticial em excesso, isso produz edema e causa a sensação esponjosa e de inchaço quando a pele é comprimida por um dedo.

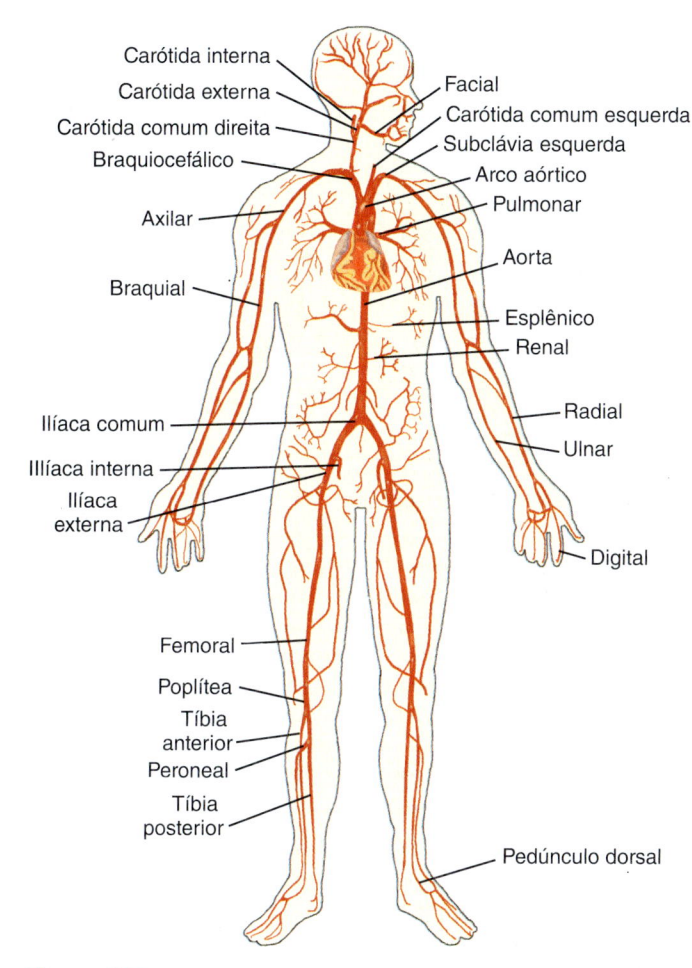

Figura 3-5 Principais artérias do corpo.

© National Association of Emergency Medical Technicians (NAEMT)

Resposta Hemodinâmica

Sangue

O componente líquido do sistema circulatório – o sangue – contém (1) hemácias que transportam oxigênio, (2) fatores que combatem infecções (**leucócitos** e anticorpos) e (3) plaquetas e fatores da coagulação fundamentais para a coagulação do sangue em casos de lesão vascular, proteínas para a reconstrução celular, nutrientes como glicose e outras substâncias necessárias para o metabolismo e sobrevivência. As várias proteínas e minerais fornecem uma **pressão oncótica** elevada para ajudar a evitar que a água saia pela parede dos vasos. O volume de líquido dentro do sistema vascular deve ser igual à capacidade dos vasos sanguíneos para preencher adequadamente o reservatório e manter a perfusão. Qualquer variação no volume do reservatório do sistema vascular em comparação com o volume de sangue nesse reservatório afetará o fluxo de sangue de maneira positiva ou negativa.

O corpo humano é formado por 60% de água, a qual é a base de todos os fluidos corporais. Uma pessoa que pesa 70 quilogramas (kg) contém cerca de 40 litros de água. A água corporal está presente em dois componentes: líquido intracelular e líquido extracelular. Conforme observado anteriormente, cada tipo de líquido tem propriedades importantes específicas (**Figura 3-7**). O **líquido intracelular**, o fluido que está dentro das células, é responsável por cerca de 45% do peso corporal. O **líquido extracelular**, o fluido que está fora das células, pode ainda ser classificado como dois subtipos: líquido intersticial e líquido intravascular. O **líquido intersticial**, que circunda as células dos tecidos e também inclui o líquido cerebrospinal (encontrado no encéfalo e no canal espinal) e o líquido

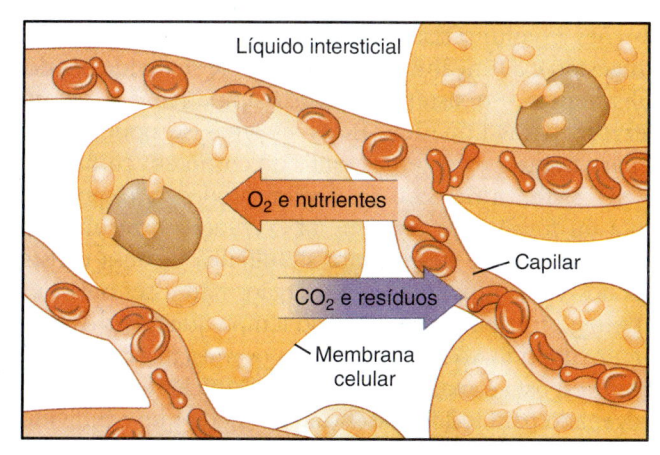

Figura 3-6 O oxigênio das hemácias e os nutrientes se difundem através da parede capilar, do fluido intersticial e da membrana celular até a célula. O dióxido de carbono e os resíduos celulares viajam pelo sistema circulatório para serem eliminados pelos pulmões. Por meio do sistema tampão do corpo, esse ácido é convertido em dióxido de carbono e viaja no plasma junto com as hemácias para ser eliminado do sistema circulatório pelos pulmões.

© National Association of Emergency Medical Technicians (NAEMT)

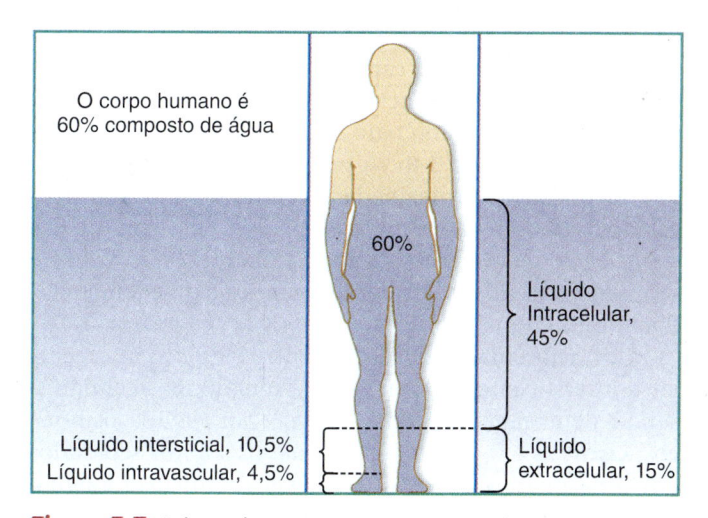

Figura 3-7 A água do corpo representa 60% do peso corporal. Essa água está dividida entre líquido intracelular e líquido extracelular. O líquido extracelular é dividido em líquido intersticial e líquido intravascular.

© National Association of Emergency Medical Technicians (NAEMT)

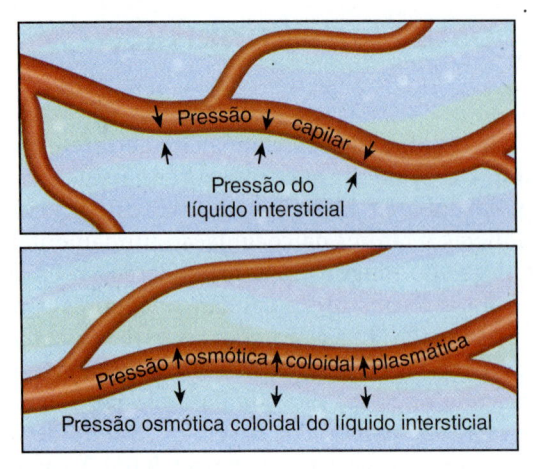

Figura 3-8 Forças que controlam o fluxo de líquidos através dos capilares.

© National Association of Emergency Medical Technicians (NAEMT)

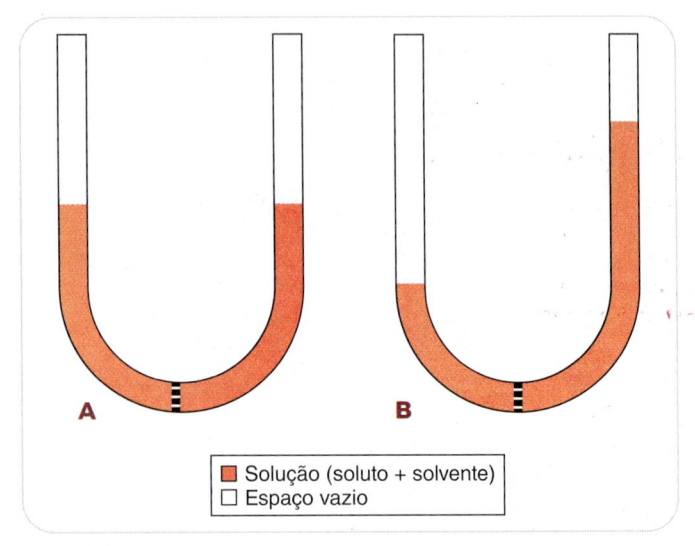

■ Solução (soluto + solvente)
□ Espaço vazio

Figura 3-9 A. Um tubo em U, no qual as duas metades são separadas por uma membrana semipermeável, contém quantidades iguais de água e partículas sólidas. **B.** Se for acrescentado um soluto que não consegue se difundir através da membrana semipermeável a apenas um dos lados, o líquido fluirá através da membrana para diluir as partículas acrescentadas. A diferença de pressão da altura do líquido no tubo em U é chamada pressão osmótica.

© National Association of Emergency Medical Technicians (NAEMT)

sinovial (encontrado nas articulações), é responsável por cerca de 10,5% do peso corporal. O líquido intravascular é encontrado nos vasos e transporta os componentes do sangue além de oxigênio e outros nutrientes vitais, sendo responsável por cerca de 4,5% do peso corporal.

Uma revisão de alguns conceitos importantes é útil nessa discussão de como os líquidos se movem pelo corpo. Além da movimentação dos líquidos pelo sistema vascular, há dois importantes tipos de movimentos de líquidos: (1) movimento entre o plasma e o líquido intersticial (através dos capilares) e (2) movimento entre os compartimentos líquidos intracelular e intersticial (através das membranas celulares).

A movimentação de líquidos através das paredes capilares é determinada (1) pela diferença entre a pressão hidrostática dentro dos capilares (que tende a empurrar o líquido para fora) e a pressão hidrostática fora dos capilares (que tende a empurrar o líquido para dentro), (2) pela diferença entre a pressão oncótica dada pela concentração proteica dentro dos capilares (que mantém o líquido do lado de dentro) e a pressão oncótica fora dos capilares (que empurra o líquido para fora) e (3) pela permeabilidade capilar (**Figura 3-8**). A pressão hidrostática, a pressão oncótica e a permeabilidade capilar são afetadas pelo estado de choque, bem como pelo tipo e pelo volume das soluções de reanimação, levando a alterações no volume sanguíneo circulante, na hemodinâmica e no edema tecidual ou pulmonar.

A movimentação de líquido entre o espaço intracelular e intersticial ocorre através de membranas celulares, sendo determinada primariamente por efeitos osmóticos. **Osmose** é o processo pelo qual os solutos separados por uma membrana semipermeável (permeável à água, relativamente impermeável a solutos) controlam a movimentação de água através dessa membrana com base na concentração do soluto. A água se movimenta do compartimento com menor concentração de soluto para

aquele com a concentração mais alta de solutos de forma a manter o equilíbrio osmótico através da membrana semipermeável (**Figura 3-9**).

Resposta Endócrina

Sistema Nervoso

O **sistema nervoso autônomo** comanda e controla as funções involuntárias do organismo, como a respiração, a digestão e a função cardiovascular. Ele se divide em dois subsistemas – o sistema nervoso simpático e o sistema nervoso parassimpático. Esses sistemas se opõem entre si para manter os sistemas vitais do corpo em equilíbrio.

O **sistema nervoso simpático** produz a resposta de "luta ou fuga". Essa resposta faz o coração bater mais rápido e mais forte de maneira simultânea e causa constrição dos vasos sanguíneos para órgãos não essenciais (pele e trato gastrintestinal) ao mesmo tempo que dilata os vasos e aumenta o fluxo sanguíneo para os músculos. O objetivo dessa resposta é manter quantidades suficientes de sangue oxigenado para tecidos essenciais de modo que o indivíduo possa responder a uma situação de emergência enquanto desvia o sangue das áreas não essenciais. Em contrapartida, o **sistema nervoso parassimpático** diminui a frequência cardíaca e ventilatória e aumenta a atividade gastrintestinal.

Em pacientes com hemorragia após uma lesão traumática, o corpo tenta compensar a perda sanguínea e manter a produção de energia. O sistema circulatório é regulado pelo centro vasomotor no bulbo. Em resposta a uma diminuição transitória na pressão arterial, estímulos são transmitidos até o cérebro pelos nervos cranianos IX e X por barorreceptores no seio carotídeo e no arco aórtico. Esses estímulos levam a um aumento da atividade do sistema nervoso simpático, com aumento da resistência vascular periférica resultante de vasoconstrição arteriolar e aumento do débito cardíaco por aumento na frequência e na força de contração cardíaca. O aumento do tônus venoso eleva o volume de sangue circulante. O sangue é desviado das extremidades, dos intestinos e dos rins para áreas mais vitais – coração e cérebro – nas quais os vasos se contraem muito pouco sob estimulação simpática intensa. Essas respostas resultam em extremidades frias e cianóticas, redução do débito cardíaco e diminuição da perfusão intestinal.

Redução na pressão de enchimento do átrio esquerdo, queda na pressão arterial e alterações na osmolalidade plasmática (a concentração total de todas as substâncias químicas no sangue) causam a liberação de hormônio antidiurético (ADH, de *antidiuretic hormone*) pela hipófise e aldosterona pelas glândulas suprarrenais, o que aumenta a retenção de sódio e água pelos rins. Esse processo ajuda a expandir o volume intravascular; porém, são necessárias muitas horas para que esse mecanismo faça diferença clinicamente.

Classificação do Choque Traumático

Os determinantes primários da perfusão celular são o coração (agindo como bomba ou motor do sistema), o volume de líquido (agindo como fluido hidráulico), os vasos sanguíneos (servindo como condutos ou encanamento) e, por fim, as células do corpo. Com base nesses componentes do sistema de perfusão, o choque pode ser categorizado conforme mostrado no **Quadro 3-1**:

Quadro 3-1 Tipos de Choque Traumático

Os tipos comuns de choque vistos após trauma no ambiente pré-hospitalar incluem:

- Choque hipovolêmico
  - Volume vascular menor que o tamanho vascular normal
  - Resulta da perda de sangue e líquidos
    - Choque hemorrágico
- Choque distributivo
  - Espaço vascular maior que o normal
    - "Choque" neurogênico (hipotensão como resultado de vasodilatação grave)
- Choque cardiogênico
  - O coração não bombeia adequadamente
  - Resulta de lesão cardíaca

Tipos de Choque Traumático

Choque Hipovolêmico

A perda aguda de volume sanguíneo por hemorragia (perda de plasma e hemácias) causa desequilíbrio na relação entre volume de líquido e tamanho do reservatório. O reservatório mantém seu tamanho normal, mas o volume de líquido diminui. O choque hipovolêmico é a causa mais comum de choque no ambiente pré-hospitalar, e a perda de sangue é, de longe, a causa mais comum de hipovolemia e choque em pacientes com trauma.

Quando o sangue é perdido da circulação, o coração é estimulado a aumentar o débito cardíaco, aumentando a força e a frequência das contrações. Esse estímulo resulta da liberação de **epinefrina** das glândulas suprarrenais. Ao mesmo tempo, o sistema nervoso simpático libera **norepinefrina** para contrair os vasos sanguíneos a fim de reduzir o tamanho do reservatório e deixá-lo mais compatível ao volume de líquido remanescente. A vasoconstrição resulta no fechamento de capilares periféricos, o que reduz a oferta de oxigênio para as células afetadas, forçando a mudança de metabolismo aeróbico para anaeróbico em nível celular.

Esses mecanismos de defesa compensatórios funcionam bem até certo ponto e temporariamente ajudarão a manter os sinais vitais do paciente. Um paciente com sinais de compensação como taquicardia e um IC em ascensão já está em choque, e não "entrando em choque". Quando os mecanismos de defesa não conseguem mais compensar a quantidade de sangue perdida, a pressão arterial do paciente diminui. Essa redução na pressão arterial marca a mudança de choque compensado para descompensado – um sinal de morte iminente. A menos que ocorra uma reanimação vigorosa, o choque não tratado leva à morte.

Choque Hemorrágico

O adulto médio de 70 kg tem cerca de 5 litros de volume sanguíneo circulante. A hemorragia (choque hipovolêmico resultante da perda de sangue) é classificada em quatro classes (**Tabela 3-2**), dependendo da gravidade e da quantidade de hemorragia, com a ressalva de que os valores e descrições para os critérios listados para essas classes não devem ser interpretados como determinantes absolutos do volume da hemorragia, pois existe sobreposição significativa (**Figura 3-10**):

1. A *hemorragia de classe I* representa perda de até 15% do volume sanguíneo no adulto (até 750 mL). Esse estágio tem poucas manifestações clínicas. A taquicardia costuma ser mínima e não ocorrem alterações mensuráveis na pressão arterial,

Tabela 3-2 Classificação da Hemorragia

	Classe I	Classe II	Classe III	Classe IV
Perda sanguínea (mL)	< 750	750-1.500	1.500-2,000	> 2.000
Perda sanguínea (% do volume sanguíneo)	< 15%	15-30%	30-40%	> 40%
Frequência de pulso	↔	↔/↑	↑	↑/↑↑
Pressão arterial	↔	↔	↔/↓	↓
Pressão de pulso (mmHg)	↔	↓	↓	↓
Sistema nervoso central/estado mental	Ansiedade discreta	Ansiedade leve	Ansiedade, confusão	Confusão, letargia
Excesso de base	0 a -2	-2 a -6	-6 a -10	Mais de -10
Necessidade de sangue	Monitorar	Possivelmente	Sim	Transfusão massiva

↑ = aumentada, ↓ = diminuída, ↔ = normal

Nota: As tendências e as descrições dos critérios listados para essas classes de choque não devem ser interpretadass como determinantes absolutos da classe de choque, pois há sobreposição significativa.

Dados do American College of Surgeons (ACS) Committee on Trauma. *Advanced Trauma Life Support for Doctors: Student Course Manual.* 8th ed. American College of Surgeons; 2008.

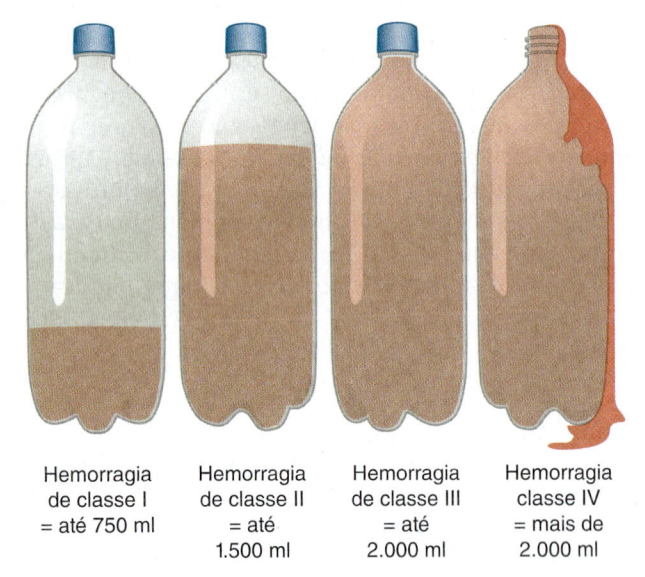

Hemorragia de classe I = até 750 ml

Hemorragia de classe II = até 1.500 ml

Hemorragia de classe III = até 2.000 ml

Hemorragia classe IV = mais de 2.000 ml

Figura 3-10 Quantidade aproximada de perda sanguínea nas hemorragias de classes I, II, III e IV.
© National Association of Emergency Medical Technicians (NAEMT)

na pressão de pulso ou na frequência ventilatória. A maioria dos pacientes saudáveis com essa quantidade de hemorragia exige apenas líquidos de manutenção desde que não ocorra mais perda de sangue. Os mecanismos compensatórios do organismo restauram a relação entre compartimento vascular e volume de líquido, ajudando a manter a pressão arterial.

2. A *hemorragia de classe II* pode representar perda de 15 a 30% do volume sanguíneo (aproximadamente 750 a 1.500 mL). A maioria dos adultos é capaz de compensar essa quantidade de perda sanguínea por meio da ativação do sistema nervoso simpático, o qual manterá sua pressão arterial. Os achados clínicos incluem aumento da frequência ventilatória, taquicardia e estreitamento da pressão de pulso. Os indícios clínicos dessa fase são taquicardia, taquipneia e pressão arterial sistólica normal. Como a pressão arterial é normal, essa resposta é chamada de "choque compensado"; isto é, o paciente está em choque, mas consegue compensar por um tempo. O IC pode estar elevado (> 0,9) nesse estágio. O paciente costuma demonstrar ansiedade ou medo. Embora não costume ser medido no ambiente pré-hospitalar, o débito urinário diminui um pouco para 20 a 30 mL/hora no adulto como um esforço do organismo para preservar os líquidos. Algumas vezes, esses pacientes podem necessitar de transfusão de sangue no hospital.

3. A *hemorragia de classe III* representa perda de 30 a 40% do volume sanguíneo (aproximadamente

1.500 a 2.000 mL). Quando a perda sanguínea chega a esse ponto, a maioria dos pacientes não consegue mais compensar a perda de volume, ocorrendo a hipotensão. O IC é maior que > 1.0. Os achados clássicos do choque são evidentes e incluem taquicardia (frequência cardíaca maior que 120 a 140 batimentos por minuto [bpm]), taquipneia (frequência ventilatória de 30 a 40 respirações por minuto) e ansiedade grave ou confusão. O débito urinário cai para 5 a 15 mL/hora. Muitos desses pacientes necessitarão de pelo menos uma transfusão de sangue e intervenção cirúrgica para reanimação adequada e o controle da hemorragia.

4. A *hemorragia de classe IV* representa perda de mais de 40% do volume sanguíneo (mais de 2.000 mL). Essa quantidade de hemorragia resulta em choque grave e se caracteriza por taquicardia marcada (frequência cardíaca maior que 120 a 140 bpm), taquipneia (frequência ventilatória maior que 35 respirações por minuto), confusão profunda ou letargia e grande redução na pressão arterial sistólica, em geral na faixa de 60 mmHg. Esses pacientes têm apenas mais alguns minutos de vida (**Figura 3-11**). A sobrevivência depende do imediato controle da hemorragia (cirurgia para hemorragia interna) e reposição volêmica vigorosa, com sangue e produtos de sangue, incluindo uma transfusão maciça, definida por 3 ou mais unidades de concentrado de hemácias (CH) em 1 hora, ou mais de 10 unidades de CH em 24 horas.[9,10]

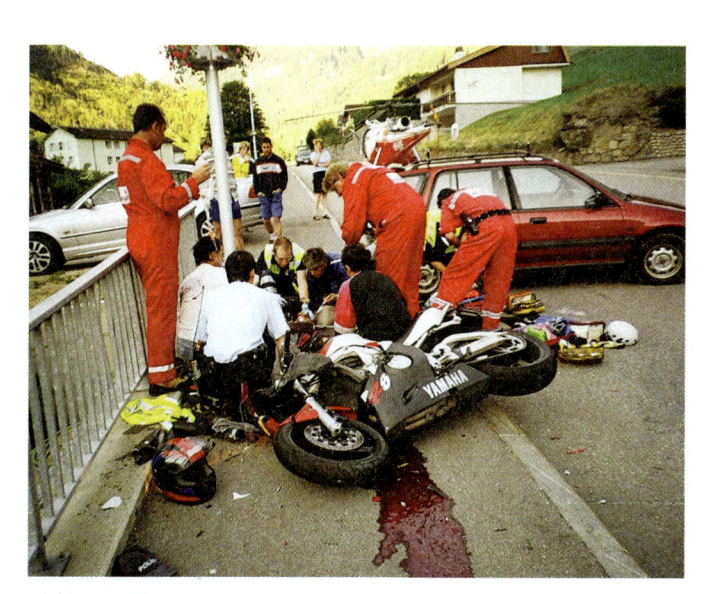

Figura 3-11 A perda massiva de sangue, como esta sofrida pela vítima deste acidente com motocicleta, pode levar rapidamente ao início do choque.

A rapidez com que um paciente desenvolve choque depende de quão rápida é a perda sanguínea na circulação. Um paciente com trauma que tenha perdido sangue deve ter a perda de sangue interrompida e, se já tiver ocorrido perda sanguínea significativa, deve ser feita a reposição de sangue. O líquido perdido consiste em sangue total, que inclui todos os seus vários componentes — hemácias com capacidade de transportar oxigênio, plaquetas, fatores de coagulação e proteínas para manutenção da pressão oncótica.

A reposição de sangue total, ou mesmo a terapia com componentes, não costuma estar disponível no ambiente pré-hospitalar, razão pela qual, ao tratar pacientes com trauma e choque hemorrágico, os profissionais devem tomar medidas para o controle da perda sanguínea externa, administrar solução intravenosa (IV) mínima de eletrólitos, produtos de sangue, quando apropriado e disponível, e transportar o paciente rapidamente para o hospital, onde há disponibilidade de sangue, plasma e fatores da coagulação, e podem ser realizadas intervenções de emergência para controle da perda sanguínea, conforme a necessidade. O ácido tranexâmico (ATX) é um medicamento estabilizador de coágulos que tem sido usado há anos para controle de hemorragia e que começou a ganhar espaço no ambiente pré-hospitalar. O ATX age ligando-se ao plasminogênio, impedindo que ele vire plasmina, evitando a quebra da fibrina nos coágulos.

Pesquisas prévias sobre choque recomendavam uma proporção de reposição com 3 litros de solução de eletrólitos para cada litro de sangue perdido.[11] Acreditava-se que essa relação alta de líquido de reposição era necessária porque apenas cerca de um quarto a um terço do volume de uma solução cristaloide isotônica, como soro fisiológico ou Ringer lactato, permanece no espaço intravascular 30 a 60 minutos após a infusão.

Pesquisas mais recentes sobre o choque se concentraram na compreensão de que a administração de um volume limitado de solução de eletrólitos antes da reposição de sangue é a abordagem correta, durante o trajeto para o hospital. O resultado de administrar cristaloides demais é o aumento do líquido intersticial (edema), o que pode prejudicar a transferência de oxigênio para as hemácias remanescentes e para as células dos tecidos. O objetivo não é aumentar a pressão arterial até valores normais, mas apenas fornecer líquido suficiente para manter a perfusão e continuar a oferecer hemácias oxigenadas para o coração, o cérebro e os pulmões. Aumentar a pressão arterial até valores normais pode apenas servir para diluir os fatores da coagulação, rompendo qualquer coágulo que tenha sido formado e aumentando a hemorragia.

Uma solução cristaloide comum para o tratamento do choque hemorrágico é a solução de Ringer lactato. Outra solução cristaloide isotônica usada para a reposição de volume, é o soro fisiológico normal a 0,9%, mas seu uso pode produzir hipercloremia (aumento no nível sanguíneo de cloreto), levando à acidose na reposição de grandes volumes. Normosol ou Plasma-Lyte são exemplos de soluções salinas balanceadas mais parecidas com as concentrações plasmáticas de eletrólitos, mas elas podem também aumentar os custos.

No caso de perda sanguínea significativa, o líquido de reanimação ideal é o mais parecido possível com o sangue total.[12,13] A primeira etapa é a administração de concentrado de hemácias e plasma em uma relação de 1:1 ou 1:2. Plaquetas, crioprecipitado e outros fatores de coagulação são adicionados conforme a necessidade. O plasma contém um grande número de fatores da coagulação e outros componentes necessários para o controle da perda sanguínea pelos pequenos vasos. Há 13 fatores identificados na cascata da coagulação (**Figura 3-12**). Em pacientes com perda massiva de sangue que necessitem de grandes volumes de reposição sanguínea, a maioria dos fatores são perdidos. A transfusão de plasma é uma fonte confiável para a maioria desses fatores. Se tiver ocorrido perda significativa de sangue, o controle da hemorragia por grandes vasos exige o manejo cirúrgico ou, em alguns casos, a colocação endovascular de *"stents"* ou esponjas coagulantes para o manejo definitivo.

Choque Distributivo (Vasogênico)

O choque distributivo, ou choque vasogênico, ocorre quando o reservatório vascular aumenta sem aumento proporcional no volume de líquido. Após um trauma agudo, isso é geralmente encontrado em pacientes com lesão de medula espinal.

"Choque" Neurogênico

O "choque" neurogênico – ou, mais apropriadamente, a hipotensão neurogênica (hipotensão na ausência de taquicardia) – ocorre quando a lesão de medula espinal interrompe o trajeto do sistema nervoso simpático. Isso geralmente envolve lesão de níveis cervical, ou torácico superior. Devido à perda do controle simpático do sistema vascular, o qual controla a musculatura lisa nas paredes dos vasos sanguíneos, os vasos periféricos dilatam abaixo do nível da lesão. Uma redução marcante na resistência vascular sistêmica causa a vasodilatação periférica. Um paciente com choque neurogênico não está hipovolêmico – o volume sanguíneo normal é simplesmente insuficiente para encher o reservatório que expandiu (vasodilatado).

A oxigenação tecidual geralmente permanece adequada (PAM > 65) na forma neurogênica de choque e o fluxo sanguíneo permanece normal, embora a pressão arterial seja baixa (hipotensão neurogênica). Além disso, a produção de energia permanece adequada na hipotensão neurogênica.

O choque hipovolêmico descompensado e a hipotensão neurogênica resultam na redução da pressão arterial sistólica. Porém, os outros sinais vitais e clínicos, bem como o tratamento de cada uma das condições, são diferentes (**Tabela 3-3**). O choque hipovolêmico se caracteriza por redução das pressões sistólica e diastólica e por pressão de pulso estreita. A hipotensão neurogênica também apresenta redução das pressões sistólica e diastólica, mas a pressão de pulso permanece normal ou é aumentada. A hipovolemia produz pele fria, pegajosa, pálida ou cianótica, além de aumento no tempo de enchimento capilar. Na hipotensão neurogênica, o paciente tem pele quente e seca, especialmente abaixo da área da lesão. O pulso em pacientes com choque hipovolêmico é fraco, filiforme e rápido. Na hipotensão neurogênica, devido à atividade parassimpática sem oposição no coração, costuma se ter bradicardia em vez de taquicardia, mas a qualidade do pulso pode ser fraca. A hipovolemia produz redução do nível de consciência (NC) ou, pelo menos, ansiedade e, algumas vezes, combatividade. Na ausência de traumatismo cranioencefálico(TCE), o paciente com hipotensão neurogênica costuma estar alerta, orientado e lúcido quando em posição supina (**Quadro 3-2**).

Os pacientes com hipotensão neurogênica frequentemente têm lesões associadas que produzem hemorragia significativa. Assim, um paciente com hipotensão neurogênica e sinais físicos potenciais de hipovolemia deve primeiramente ser tratado como se houvesse perda sanguínea. A estabilização da pressão arterial com vasopressores pode ser útil, mas apenas após a confirmação de reanimação líquida adequada para lidar com qualquer componente hemorrágico da hipotensão se isso for considerado.

Choque Cardiogênico

O choque cardiogênico, ou a falha na capacidade do coração de bombear sangue, resulta de causas classificadas como intrínsecas (resultado de dano direto ao coração) ou extrínsecas (relacionadas a um problema fora do coração).

Causas Intrínsecas

Dano ao Músculo Cardíaco

Qualquer lesão que cause dano ao músculo cardíaco pode afetar o seu débito. O dano pode resultar de lesão direta no músculo cardíaco (como em uma lesão cardíaca fechada que cause contusão cardíaca). Nesse tipo de lesão, ocorrerá um ciclo recorrente: a redução na oxigenação causa diminuição da contratilidade, o que resulta em redução do débito cardíaco e, assim, em diminuição da perfusão sistêmica. A perfusão reduzida resulta em diminuição contínua na oxigenação e, dessa forma, em uma continuação do ciclo. Como ocorre com qualquer

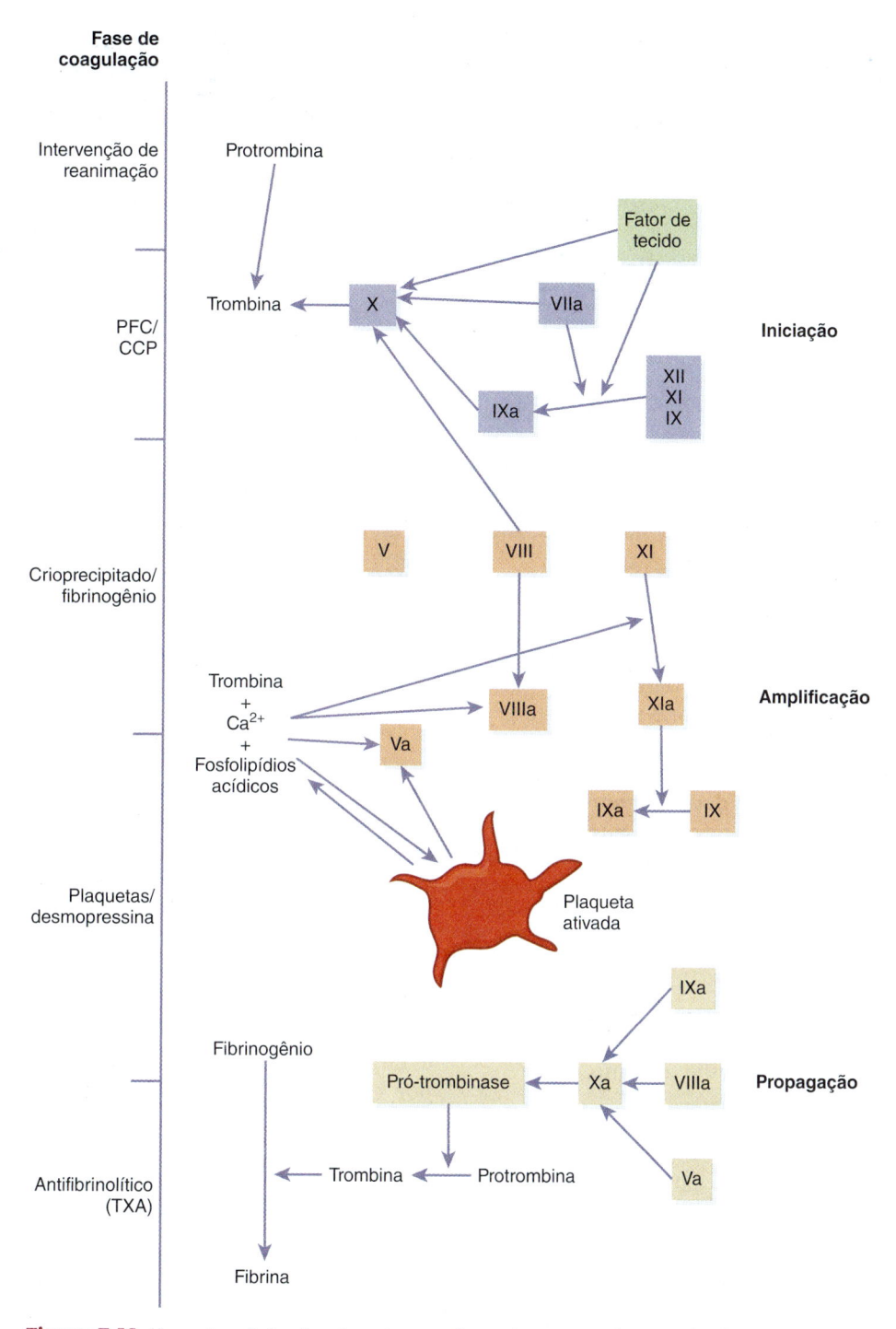

Figura 3-12 Uma descrição visual contemporânea da cascata de coagulação com correlações clínicas (intervenções de reanimação). Um coágulo sanguíneo se forma em três estágios: iniciação, amplificação e propagação. Quando a formação de um coágulo sanguíneo é iniciada, vários fatores de coagulação são ativados e a protrombina é convertida em trombina. O coágulo é amplificado pela ativação de fatores de coagulação adicionais e cálcio. À medida que o coágulo sanguíneo se propaga, as plaquetas desempenham um papel central, e fatores de coagulação adicionais estimulam a geração de mais trombina e fibrina. Por fim, o coágulo é desfeito; no trauma, os coágulos às vezes são desfeitos muito rapidamente (fibrinólise), exigindo antifibrinolíticos (por exemplo, ácido tranexâmico) para manter a força do coágulo. As intervenções de reanimação recomendadas (ou seja, produtos sanguíneos de reposição) estão listadas, correspondendo aos diferentes estágios da cascata de coagulação.

Abreviações: FFP, plasma fresco congelado; PCC, concentrado de complexo protrombínico.
© National Association of Emergency Medical Technicians (NAEMT)

Tabela 3-3 Sinais Associados aos Tipos de Choque

Sinal Vital	Hipovolêmico	Hipotensão Neurogênica	Cardiogênico
Temperatura/qualidade da pele	Fria, pegajosa	Quente, seca	Fria, pegajosa
Cor da pele	Pálida, cianótica	Rosada	Pálida, cianótica
Pressão arterial	Redução	Redução	Redução
Nível de consciência	Alterado	Lúcido	Alterado
Tempo de enchimento capilar	Lento	Normal	Lento

© National Association of Emergency Medical Technicians (NAEMT)

Quadro 3-2 Hipotensão Neurogênica *versus* Choque Espinal

O termo *hipotensão neurogênica* se refere a uma interrupção do sistema nervoso simpático, em geral por lesão da medula espinal ou por um fenômeno hemodinâmico, o que resulta em dilatação significativa das artérias periféricas. Sem tratamento, isso pode resultar em choque e em comprometimento da perfusão dos tecidos corporais. Embora sejam associadas na maioria dos casos, essa condição não deve ser confundida com o choque espinal, um termo que se refere a uma lesão da medula espinal que resulta em perda temporária da função do arco reflexo da medula espinal.

© National Association of Emergency Medical Technicians (NAEMT)

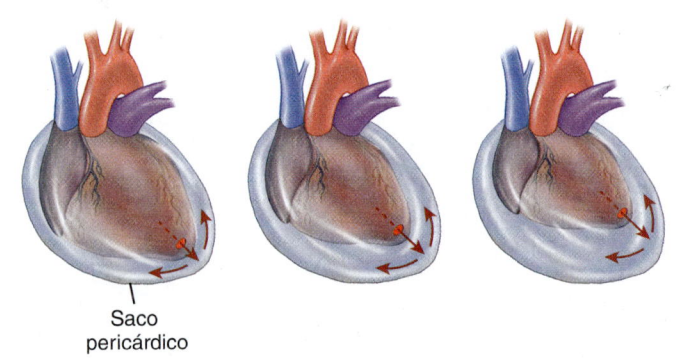

Saco pericárdico

Figura 3-13 Tamponamento cardíaco. Quando o sangue atravessa o orifício no músculo cardíaco até o espaço pericárdico, ele limita a expansão do ventrículo. Assim, o ventrículo não consegue encher completamente. À medida que mais sangue se acumula no espaço pericárdico, há menos espaço ventricular disponível, e o débito cardíaco é reduzido.

© National Association of Emergency Medical Technicians (NAEMT)

músculo, o músculo cardíaco não trabalha de maneira tão eficiente quando tem uma lesão ou dano.

Ruptura Valvar

Um golpe que cause compressão forçada súbita do tórax ou do abdome pode danificar as válvulas do coração. A lesão valvar grave resulta em regurgitação valvar aguda, na qual uma quantidade significativa de sangue reflui para a câmara de onde foi recém-ejetado. Esses pacientes costumam desenvolver insuficiência cardíaca congestiva rapidamente, manifestada por edema pulmonar e choque cardiogênico. A presença de um sopro cardíaco novo é um indício importante para fazer esse diagnóstico.

Causas Extrínsecas

Tamponamento Cardíaco

O líquido no saco pericárdico impedirá que o coração se encha por completo durante a fase diastólica (relaxamento) do ciclo cardíaco. No caso de trauma, o sangue vaza para dentro do saco pericárdico por um orifício no músculo cardíaco. O sangue se acumula, ocupa espaço

e impede que as paredes do ventrículo se expandam por completo. Isso tem dois efeitos negativos sobre o débito cardíaco: (1) há menos volume disponível para cada contração, pois o ventrículo não pode se expandir completamente, e (2) o enchimento inadequado reduz o estiramento do músculo cardíaco e resulta em redução da força de cada contração. Além disso, mais sangue é forçado para fora do ventrículo através do ferimento cardíaco em cada contração, ocupando mais espaço no saco pericárdico, comprometendo ainda mais o débito cardíaco (**Figura 3-13**). Podem ocorrer choque grave e morte rapidamente. (Ver o Capítulo 10, "Trauma Torácico", para informações adicionais.)

Pneumotórax Hipertensivo

Quando um dos lados da cavidade torácica fica cheio de ar sob pressão, o pulmão fica comprimido e colapsa. O pulmão envolvido não consegue se encher de ar que vem do exterior pela nasofaringe. Isso produz pelo menos quatro problemas: (1) o volume corrente de cada respiração é reduzido, (2) os alvéolos colapsados não ficam

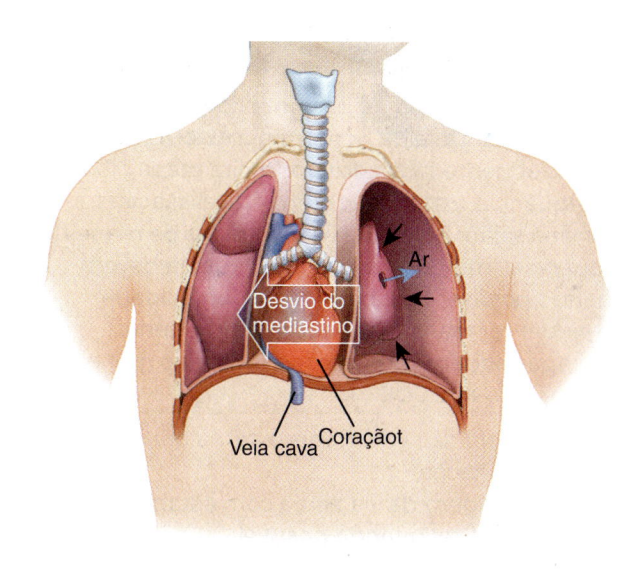

Figura 3-14 Pneumotórax hipertensivo. Se a quantidade de ar acumulada no espaço pleural continuar aumentando, não apenas o pulmão do lado afetado irá colapsar, mas o mediastino será desviado para o lado oposto. O desvio do mediastino compromete o retorno venoso para o coração pela veia cava, afetando o débito cardíaco, ao mesmo tempo que comprime o pulmão oposto.

© National Association of Emergency Medical Technicians (NAEMT)

disponíveis para a transferência de oxigênio para as hemácias, (3) os vasos sanguíneos pulmonares estão colapsados, reduzindo o fluxo de sangue para o pulmão e o coração, e (4) há necessidade de maior força de contração cardíaca para forçar o sangue pelos vasos pulmonares (hipertensão pulmonar). Se o volume de ar e a pressão dentro do tórax lesado forem suficientemente grandes, o mediastino será empurrado para o lado contralateral à lesão. À medida que o mediastino é desviado, o pulmão oposto fica comprimido, e a compressão com curvatura excessiva das veias cavas superior e inferior compromete ainda mais o retorno venoso ao coração, produzindo queda significativa na pré-carga (**Figura 3-14**). Todos esses fatores reduzem o débito cardíaco, e ocorre choque rapidamente. (Ver o Capítulo 10, "Trauma Torácico", para informações adicionais.)

Avaliação

A avaliação para a presença de choque começa com a avaliação do paciente quanto a sinais de má perfusão sanguínea nos órgãos vitais No cenário pré-hospitalar, isso exige a avaliação dos órgãos e dos sistemas imediatamente acessíveis. Esses sistemas são o cérebro e o sistema nervoso central (SNC), coração e o sistema circulatório, sistema respiratório, pele e extremidades e rins. Os sinais de perfusão e produção de energia reduzidas e as respostas do organismo incluem:

- Redução do NC, ansiedade, desorientação, comportamento bizarro (cérebro e SNC)
- Taquicardia, redução da pressão sistólica e de pulso (coração e sistema circulatório)
- Respiração rápida e superficial (sistema respiratório)
- Pele fria, pálida, pegajosa e sudorética ou até cianótica com aumento do enchimento capilar (pele e extremidades)
- Redução do débito urinário (rins), identificada raramente no ambiente pré-hospitalar, ainda que possível, em situações de transporte prolongado ou retardado quando há um cateter urinário

Como a hemorragia é a causa mais comum de choque no paciente com trauma, a hipotensão em pacientes com trauma deve ser considerada como hemorrágica até que se prove o contrário. A primeira prioridade é examinar fontes externas de hemorragia e controlá-las o mais rápido e completamente possível. O controle da hemorragia pode envolver técnicas como aplicação de pressão direta, curativos compressivos, cintas pélvicas e torniquetes ou imobilização de fraturas em extremidades.

Se não houver evidência de hemorragia externa, deve-se suspeitar de hemorragia interna. Em razão do controle ativo da hemorragia interna não ser factível no ambiente pré-hospitalar, a identificação de uma fonte interna de sangramento demanda o transporte rápido até a instituição que prestará os cuidados definitivos. A hemorragia interna pode ocorrer no tórax, no abdome ou na pélvis. A evidência de trauma torácico fechado ou penetrante com redução de sons respiratórios sugeriria uma fonte torácica. O abdome ea pélvis (porções intraperitoneal ou retroperitoneal) podem ser fontes de hemorragia com evidência de trauma fechado (p. ex., equimose) ou trauma penetrante. Tais evidências incluem distensão ou hipersensibilidade abdominal, instabilidade pélvica, desigualdade no comprimento das pernas, dor na região pélvica agravada pela movimentação, equimose perineal e sangue no meato uretral. Em algumas jurisdições, o ultrassom pré-hospitalar é usado para realizar uma Extended Focused Assessment with Sonography for Trauma (eFAST, Avaliação Focada Estendida com Sonografia para Trauma em tradução literal) para avaliar sinais de hemorragia interna.[14] O exame eFAST pode identificar fluido intraperitoneal (ou seja, sangue) ou sinais consistentes com um pneumotórax após trauma contuso.

Se a avaliação não sugerir hemorragia como causa do choque, as causas não hemorrágicas devem ser consideradas. Isso inclui tamponamento cardíaco e pneumotórax hipertensivo (ambos evidentes por veias cervicais distendidas vs. veias cervicais colapsadas no choque hemorrágico) ou hipotensão neurogênica. Redução dos sons respiratórios no lado da lesão torácica, enfisema subcutâneo, sofrimento respiratório (taquipneia) e desvio traqueal (achado tardio raramente observado na cena) sugerem pneumotórax hipertensivo. A presença desses sinais sugere a necessidade de imediata descompressão por agulha no lado torácico envolvido.

Diferentes fontes de choque cardiogênico podem ser suspeitadas em trauma torácico fechado ou penetrante, bulhas cardíacas abafadas sugerindo tamponamento cardíaco (difícil de detectar no ruidoso ambiente pré-hospitalar) ouarritmias. A hipotensão neurogênica pode ser suspeitada com sinais de trauma espinal, bradicardia e extremidades aquecidas. A maioria desses achados (se não todos) pode ser detectada por um profissional de cuidados pré-hospitalares astuto, o qual pode determinar a causa do choque e a necessidade de intervenção apropriada quando isso for factível na cena.

As áreas da avaliação do paciente incluem o estado da via aérea, da ventilação, da perfusão, da cor e da temperatura da pele, do enchimento capilar e da pressão arterial. Cada uma destas é apresentada separadamente aqui no contexto da avaliação primária e da avaliação secundária. A avaliação simultânea é parte importante da avaliação do paciente para obter e processar informações de diferentes fontes rapidamente.

Avaliação Primária

Uma das primeiras etapas na avaliação do paciente consiste em fazer uma observação inicial da condição do paciente o mais rápido possível. Os sinais a seguir identificam a necessidade de suspeita de condições potencialmente fatais:

- Ansiedade leve, progredindo para confusão ou alteração do NC
- Taquipneia leve, levando a respirações rápidas e laboriosas
- Taquicardia leve, progredindo para taquicardia acentuada
- Enfraquecimento do pulso radial, progredindo para ausência do pulso radial
- Pele de cor pálida ou cianótica
- Prolongamento do tempo de enchimento capilar
- Perda de pulsos nas extremidades
- Hipotermia
- Sensação de sede

Qualquer comprometimento ou falha da via aérea, da respiração ou do sistema circulatório deve ser manejado antes de seguir adiante. As etapas a seguir são descritas de maneira ordenada; porém, todas essas avaliações são realizadas de maneira mais ou menos simultânea (**Quadro 3-3** e **Quadro 3-4**).

Hemorragia Exsanguinante

Pacientes com hemorragia morrem em pouco tempo. É possível sangrar até a morte em poucos minutos por uma lesão arterial significativa. Portanto, esse tipo de sangramento deve ser controlado imediatamente. O paciente

---

Quadro 3-3 XABCDE

A avaliação primária do paciente com trauma enfatiza o controle da hemorragia externa potencialmente fatal como primeira etapa na sequência. Embora as etapas da avaliação primária sejam ensinadas e mostradas de maneira sequencial, muitas das etapas podem (e devem, quando possível com base na disponibilidade de ajuda) ser realizadas de forma simultânea. As etapas podem ser recordadas usando o mnemônico XABCDE:

- **X** – Controle da hemorragia externa grave (e**X**sanguinação)
- **A** – Abordagem da via **a**érea com estabilização da coluna cervical quando possível
- **B** – Respiração (ventilação e oxigenação) (**b**reathing)
- **C** – **C**irculação (perfusão e outras hemorragias)
- **D** – Incapacidade (**d**isability)
- **E** – **E**xposição/ambiente (**e**nvironment)

© National Association of Emergency Medical Technicians (NAEMT)

---

pode estar deitado sobre a principal fonte de hemorragia ou ela pode estar escondida pelas roupas do paciente. O paciente pode perder um volume significativo de sangue de lacerações no couro cabeludo devido à alta concentração de vasos sanguíneos ou de ferimentos que causem dano a vasos sanguíneos importantes (subclávios, axilares, braquiais, radiais, ulnares, carotídeos, femorais ou poplíteos). Deve-se pesquisar rapidamente no paciente qualquer sinal de hemorragia grave de um vaso importante, iniciando as intervenções apropriadas, como torniquete em um membro, curativo compressivo no couro cabeludo ou cobertura de um ferimento que não seja adequado para nenhuma outra terapia.

Via Aérea

A via aérea deve ser avaliada rapidamente em todos os pacientes. Uma via aérea pérvia é um componente vital para garantir a oferta de quantidades adequadas de oxigênio para as células do organismo. Os pacientes que necessitam de abordagem imediato de sua via aérea incluem aqueles com as seguintes condições, em ordem de importância:

1. Pacientes que não estão respirando
2. Pacientes com evidente comprometimento da via aérea
3. Pacientes com respiração ruidosa
4. Pacientes com frequência ventilatória acentuadamente anormal

---

Quadro 3-4 MARCH

MARCH é um acrônimo alternativo de avaliação do paciente semelhante ao XABCDE e é utilizado por profissionais de SE que trabalham na área de trauma e situações táticas. MARCH significa:

- **M** – Hemorragia **m**assiva: controlar o sangramento potencialmente fatal com torniquete, cinta pélvica, curativo hemostático ou curativo compressivo convencional.
- **A** – Via **a**érea: avaliar a possibilidade de obstrução e assegurar a via aérea da vítima com posicionamento corporal, cânula nasofaríngea, via aérea avançada ou via aérea cirúrgica.
- **R** – **R**espirações: avaliar e tratar ferimentos torácicos penetrantes, ferimentos torácicos aspirantes e pneumotórax hipertensivo.
- **C** – **C**irculação: avaliar e tratar o choque. Estabelecer acesso intravenoso ou intraósseo, iniciando a reanimação líquida quando clinicamente indicada.
- **H** – Cabeça (***h***ead)/**h**ipotermia: evitar lesões cerebrais secundárias decorrentes de hipotensão, hipóxia ou PIC elevada. Proteger a vítima contra a hipotermia. Calor, substâncias químicas e exposições tóxicas também podem ser fatores de risco. Imobilizar qualquer fratura importante e fornecer restrição da movimentação espinal para pacientes sob risco (do mnemônico MARCH PAWS).

A abordagem MARCH está bastante alinhada com a abordagem XABCDE, que é o acrônimo de avaliação do paciente com trauma utilizado por profissionais de SE. Uma comparação lado a lado mostra as seguintes características em paralelo:

Hemorragia **M**assiva	Hemorragia e**X**sanguinante
Via **A**érea	Via **A**érea
Respirações	Respiração (***B***reathing)
Circulação	**C**irculação
Cabeça (***H***ead)/	Incapacidade
Hipotermia	(***D***isability)
	Exposição/ambiente
	(***E***nvironment)

Respiração

O metabolismo anaeróbico associado com a redução da oxigenação celular produz aumento do ácido láctico. Os íons de hidrogênio produzidos pela acidose são convertidos em água e dióxido de carbono pelo sistema-tampão do organismo. O sistema de controle cerebral detecta esse aumento anormal na quantidade de dióxido de carbono e estimula o centro respiratório a aumentar a frequência e a profundidade da ventilação para remover o dióxido de carbono. Assim, a taquipneia costuma ser um dos sinais mais precoces de metabolismo anaeróbico e choque, antes mesmo do aumento na frequência cardíaca. Na avaliação primária, não há tempo para medir a frequência ventilatória. Em vez disso, as ventilações devem ser estimadas como lentas, normais, rápidas ou muito rápidas. A frequência ventilatória lenta, junto com o choque, geralmente indica que o paciente está em choque profundo, podendo estar muito próximo de uma parada cardíaca. A frequência ventilatória rápida também é uma preocupação e deve servir como um alerta para a busca da causa do choque. Isso também poderia ser um sinal de um problema puramente respiratório, como um pneumotórax simples ou tamponamento cardíaco inicial.

Um paciente que tenta remover a máscara de oxigênio, particularmente quando essa ação está associada com ansiedade e confusão, está mostrando outro sinal de isquemia cerebral. O paciente tem "fome de ar" e sente a necessidade de mais ventilação. A presença de uma máscara sobre o nariz e a boca cria uma sensação psicológica de restrição ventilatória. Essa ação deve ser um indício de que o paciente não está recebendo oxigênio suficiente e está hipoxêmico.

A redução da saturação de oxigênio (SpO_2), conforme medido por oxímetro de pulso, confirmará essa hipoxemia. Qualquer leitura de oximetria de pulso abaixo de 94% (no nível do mar) é preocupante e deve servir como estímulo para a identificação da causa da hipoxemia. A mensuração e o monitoramento contínuo do dióxido de carbono no fim da expiração ($ETCO_2$, de *end-tidal carbon dioxide*) são práticas de rotina em pacientes dos SEs cuja via aérea foi tratada com procedimentos como a intubação endotraqueal. Embora a correlação entre $ETCO_2$ e pressão parcial arterial de dióxido de carbono ($PaCO_2$) seja boa nos pacientes com perfusão adequada, a correlação é ruim nos pacientes com choque, limitando sua utilidade para guiar as respirações. O monitoramento do $ETCO_2$ pode ajudar a detectar alterações e tendências na perfusão.

É sempre importante lembrar-se de avaliar as leituras de máquinas no contexto da aparência do paciente. Se a aparência do paciente sugerir hipoxemia, tratar o paciente para hipoxemia mesmo se a máquina sugerir o contrário. Por exemplo, observe que as medidas periféricas da oximetria de pulso não são confiáveis quando os pacientes estão em choque descompensado. Como a medição central da oximetria de pulso geralmente não está disponível no ambiente pré-hospitalar, a forma de onda do oxímetro deve ser usada para determinar a confiabilidade da leitura. O formato de onda deve ser consistente em cada pulso.

Circulação

Os dois componentes na avaliação da circulação são:

- Hemorragia e quantidade de perda sanguínea
- Perfusão com sangue oxigenado
  - Corporal total
  - Regional

Os dados acumulados durante a avaliação circulatória ajudam a fazer uma determinação inicial rápida do volume sanguíneo total do paciente e do estado da perfusão e, secundariamente, fornecem uma avaliação semelhante de regiões específicas do corpo. Por exemplo, a verificação do enchimento capilar, do pulso, da cor da pele (ou cor da unha em pacientes com pigmentação escura) e da temperatura de uma extremidade inferior pode mostrar comprometimento da perfusão, enquanto os mesmos sinais podem ser normais na extremidade superior. Essa discrepância não significa que os sinais não sejam acurados, apenas que uma parte é diferente da outra. A questão imediata a ser respondida é "Por quê?". É importante verificar os seguintes achados circulatórios e de perfusão em mais de uma parte do corpo, lembrando que a avaliação da condição corporal total não deve se basear em uma parte isolada.

Hemorragia

Os esforços para restaurar a perfusão serão menos efetivos ou completamente ineficazes no caso de hemorragia continuada. A hemorragia externa deve ser controlada como a primeira etapa da avaliação primária. O profissional de cuidados pré-hospitalares reavaliar para garantir que o sangramento importante permaneça sob controle e procurar quaisquer fontes adicionais de sangramento.

A perda de sangue significa perda de hemácias com resultante perda da capacidade de transportar oxigênio. Assim, embora um paciente com hemorragia tenha uma SpO$_2$ "normal" devido a um volume de sangue remanescente completamente saturado de oxigênio, o fornecimento *total* de oxigênio será insuficiente para suprir todas as células do corpo, levando à hipóxia.

Pulso

A próxima avaliação importante para a perfusão é o pulso. A avaliação inicial do pulso determina se ele é palpável na artéria que está sendo examinada. Em geral, a perda do pulso radial indica hipovolemia grave (ou dano vascular no braço), especialmente quando um pulso central, como a artéria carótida ou femoral, é fraco, filiforme e extremamente rápido, indicando o estado do sistema circulatório corporal total. Se o pulso for palpável, seu caráter e força devem ser observados da seguinte maneira:

- A frequência do pulso é forte ou é fraca e filiforme?
- O pulso tem frequência normal, muito rápida ou muito lenta?
- A frequência do pulso é regular ou irregular?

Embora muitos profissionais de cuidados pré-hospitalares envolvidos na abordagem de pacientes com trauma se concentrem na pressão arterial do paciente, não se deve gastar tempo precioso durante a avaliação primária para a obtenção de uma leitura da pressão arterial precisa. O valor exato da pressão arterial é muito menos importante na avaliação primária que outros sinais mais precoces de choque. Podem-se obter informações significativas a partir da frequência do pulso e de seu caráter. Em uma série de pacientes com trauma, um pulso radial caracterizado pelos profissionais como "fraco" estava associado com pressão arterial em média 26 mmHg menor que um pulso considerado "normal". Mais importante ainda, os pacientes com trauma e pulso radial fraco tinham 15 vezes mais chances de morrer que aqueles com pulso normal.[15] Embora seja geralmente obtida no início da avaliação secundária, a pressão arterial pode ser palpada ou auscultada mais cedo na avaliação do paciente se houver assistência suficiente, ou após o término da avaliação primária e se problemas potencialmente fatais estiverem sendo abordados durante o transporte.

Nível de Consciência

O estado mental é parte da avaliação da incapacidade, mas a alteração do estado mental pode representar comprometimento da oxigenação cerebral resultante de perfusão reduzida. A avaliação do estado mental representa avaliação da perfusão e da função de órgão-alvo. Um paciente ansioso e confuso deve ser considerado como apresentando isquemia cerebral e metabolismo anaeróbico até que outra causa seja identificada. Superdosagem de drogas e álcool e TCE são condições que não podem ser tratadas rapidamente, mas a isquemia cerebral pode ser tratada.

Além das preocupações quanto à presença de hipoxemia e perfusão ruim, a alteração do estado mental também sugere TCE. A presença de hipoxemia e/ou redução da pressão arterial e TCE tem profundo impacto negativo na sobrevivência do paciente. Em um estudo com mais de 13.000 casos de TCE, a hipotensão e/ou a hipoxemia foram significativamente associadas ao aumento das chances de morte; a presença de ambas foi associada a uma mortalidade superior a 40%.[16] Em um estudo subsequente dos mesmos autores, a implementação estadual de diretrizes pré-hospitalares destinadas a prevenir a hipoxemia e a hipotensão demonstrou um benefício significativo de sobrevivência para pacientes com TCE gravemente feridos.[17] Portanto, os profissionais do pré-hospitalar devem se esforçar para prevenir a hipotensão e a hipoxemia em pacientes com TCE.

Cor da Pele

A pele pálida ou mosqueada indica hemoglobina desoxigenada e falta de oxigenação adequada na periferia. A pele pálida, mosqueada ou cianótica é o resultado de um fluxo sanguíneo inadequado resultante de uma das três causas:

1. Vasoconstrição periférica (mais comumente associada com hipovolemia)
2. Redução do suprimento de hemácias (anemia aguda)
3. Interrupção do suprimento sanguíneo para aquela porção do corpo, como a que pode ser encontrada no caso de fratura ou lesão de um vaso sanguíneo

A pele pálida pode ser um achado localizado ou generalizado com diferentes implicações. Outros achados, como taquicardia, devem ser usados para resolver essas diferenças e para determinar se a pele pálida é uma condição localizada, regional ou sistêmica. Além disso, pode não ocorrer cianose em pacientes com hipoxemia que perderam um número significativo de suas hemácias por hemorragia. Em pacientes de pele escura, pode ser difícil detectar a cianose na pele, mas ela pode ser observada nos lábios, nas gengivas, no leito ungueal e nas palmas das mãos.

Temperatura da Pele

À medida que o organismo desvia sangue da pele para os órgãos vitais, a temperatura da pele diminui. A pele fria ao toque indica vasoconstrição, redução da perfusão cutânea e diminuição da produção de energia e, portanto, choque. Como uma quantidade significativa de calor pode ser perdida durante a fase de avaliação, devem-se seguir etapas para preservar a temperatura corporal do paciente.

As condições do ambiente em que a determinação da temperatura corporal é feita podem afetar os resultados, assim como uma lesão isolada que afeta a perfusão; por isso, os resultados dessa avaliação devem ser avaliados no contexto de toda a situação.

Qualidade da Pele

Além da cor e da temperatura, a pele também é avaliada quanto ao ressecamento e à umidade. Em geral, os pacientes com trauma em choque por hipovolemia têm a pele pegajosa (úmida, sudorética). Em contrapartida, os pacientes com hipotensão por lesão da medula espinal costumam ter a pele seca.

Tempo de Enchimento Capilar

A capacidade do sistema circulatório de encher os capilares após o sangue ter sido "removido" representa um sistema de suporte importante. A análise do nível de função desse sistema de suporte ao comprimir os capilares para a remoção do sangue e medir o tempo de enchimento oferece informações sobre a perfusão do leito capilar avaliado. De modo geral, o organismo fecha a circulação nas partes mais distais e restaura essa circulação por último. A avaliação do leito ungueal do polegar ou do hálux fornece um sinal precoce de que há o desenvolvimento de hipoperfusão. Além disso, ela fornece um forte indício sobre quando a reanimação está completa. No entanto, várias condições – ambientais e fisiológicas – podem alterar os resultados. A medida do tempo de enchimento capilar é o tempo necessário para reperfundir a pele e, portanto, uma medida indireta da real perfusão daquela parte do corpo. Ele não é um teste diagnóstico de qualquer lesão ou processo patológico específico.

O tempo de enchimento capilar tem sido descrito como um teste ruim para choque. Porém, ele não é um teste para choque, mas sim um teste da perfusão do leito capilar analisado. Utilizado com outros testes e componentes da avaliação, ele é um bom indicador da perfusão e sugestivo de choque, mas é apenas uma informação isolada e deve ser interpretado no contexto da situação e das circunstâncias gerais.

O choque pode ser a causa da má perfusão e do aumento no tempo de enchimento capilar, mas há outras causas, como a interrupção arterial por uma fratura, um vaso ferido por trauma penetrante (p. ex., ferimento por arma de fogo), hipotermia e até arteriosclerose. Outra causa de enchimento capilar ruim é a redução do débito cardíaco resultante de hipovolemia (por outra causa, exceto hemorragia).

O tempo de enchimento capilar é um sinal diagnóstico útil utilizado como parte do processo para ajudar a monitorar o progresso da reanimação ou a progressão do choque. Se a reanimação do paciente estiver progredindo de maneira positiva e a condição do paciente estiver melhorando, o tempo de enchimento capilar também mostrará melhora.

Incapacidade

Um sistema regional do corpo que pode ser prontamente avaliado na cena é a função cerebral. Pelo menos seis condições podem produzir alteração do NC ou alterações de comportamento (combatividade ou beligerância) em pacientes com trauma:

1. Hipoxemia
2. Acidente vascular cerebral
3. Choque com perfusão cerebral comprometida
4. TCE
5. Intoxicação por álcool, drogas ou venenos
6. Processos metabólicos, como diabetes, convulsões e eclâmpsia

Dessas seis condições, a mais fácil de tratar – e que matará o paciente mais rapidamente sem tratamento – é a hipoxemia. Qualquer paciente com alteração do NC deve ser tratado como se a redução da oxigenação cerebral fosse a causa. Um NC alterado costuma ser um dos primeiros sinais visíveis do choque.

O TCE pode ser considerada primária (causada por trauma direto do tecido encefálico) ou secundária (causada pelos efeitos da hipoxemia, hipoperfusão, edema, perda da produção de energia, etc.). Não há tratamento efetivo no ambiente pré-hospitalar para a lesão cerebral primária, mas a lesão cerebral secundária pode e deve ser prevenida ou reduzida de maneira significativa pela manutenção da oxigenação e da perfusão.

A capacidade do cérebro de funcionar diminui à medida que a perfusão e a oxigenação diminuem e há desenvolvimento de isquemia. Essa função reduzida evolui por vários estágios à medida que diferentes áreas do cérebro são afetadas. Ansiedade e comportamento combativo costumam ser os primeiros sinais, seguidos por alentecimento dos processos de pensamento e redução nas funções motoras e sensoriais do corpo. O nível de função cerebral é um importante e mensurável sinal pré-hospitalar de choque. Um paciente combativo, agitado e ansioso ou um paciente com redução do NC deve ser considerado como tendo o cérebro hipóxico ou hipoperfundido até que outra causa possa ser identificada. Hipoperfusão e hipoxemia cerebral frequentemente acompanham a lesão cerebral e pioram ainda mais os resultados em longo prazo. Mesmo episódios breves de hipoxemia e choque podem piorar a lesão cerebral original e resultar em piores desfechos.

Exposição/Ambiente

O corpo do paciente é exposto para avaliar a possibilidade de locais menos evidentes de perda sanguínea externa e de pistas que indiquem hemorragia interna. A possibilidade de hipotermia também é considerada. Essa exposição do paciente pode ser mais bem realizada no compartimento aquecido da ambulância para protegê-lo de um ambiente frio.

Avaliação Secundária

Em qualquer caso que houver evidência de choque, não gaste tempo para concluir a avaliação secundária na cena. Se o tempo permitir, a avaliação secundária pode ser feita durante o trajeto para o hospital se não houver necessidade de abordar outros problemas.

Sinais Vitais

A mensuração de um conjunto acurado de sinais vitais é uma das primeiras etapas na avaliação secundária, ou após a retomada da avaliação primária, quando houver alguns minutos disponíveis durante o transporte.

Frequência Ventilatória

A frequência ventilatória normal para um adulto é de 12 a 20 respirações por minuto. Essa frequência varia conforme a idade. (Ver o Capítulo 14, "Trauma Pediátrico".) Uma frequência de 20 a 30 respirações por minuto indica frequência anormal limítrofe; isso sugere o início de

choque e a necessidade de oxigênio suplementar. Uma frequência maior que 30 respirações por minuto indica um estágio tardio de choque e a necessidade de ventilação assistida. O impulso fisiológico para a frequência ventilatória aumentada é a acidose causada pelo choque, mas ela costuma estar associada com um volume corrente reduzido. Essas frequências ventilatórias indicam a necessidade de pesquisar potenciais fontes de comprometimento da perfusão. Uma frequência ventilatória acurada pode ser obtida por meio do monitoramento do $ETCO_2$.

Pulso

Na avaliação secundária, a frequência de pulso é determinada com maior precisão. A variação do pulso normal para um adulto é de 60 a 100 bpm. Com frequências mais baixas, com exceção de atletas, deve-se considerar isquemia cardíaca, medicamentos ou condições patológicas como bloqueio atrioventricular completo. Um pulso na faixa de 100 a 120 bpm identifica um paciente que está em choque inicial, com resposta cardíaca inicial de taquicardia. Um pulso acima de 120 bpm é um sinal definitivo de choque, a menos que isso seja causado por dor ou medo, e o pulso acima de 140 bpm é considerado crítico.

Pressão Arterial

A pressão arterial é um dos sinais menos sensíveis para o choque. A pressão arterial não começa a diminuir até que um paciente esteja profundamente hipovolêmico (por real perda de líquido ou por hipovolemia relativa devido a aumento do reservatório). A redução da pressão arterial indica que o paciente não consegue mais compensar a hipovolemia e a hipoperfusão efetivamente. Em pacientes saudáveis sob outros aspectos, a perda de sangue pode exceder 30% do volume sanguíneo antes que os mecanismos compensatórios do paciente falhem e a pressão arterial sistólica esteja abaixo de 90 mmHg. Por essa razão, a frequência ventilatória, a frequência e o caráter do pulso, o tempo de enchimento capilar, o NC e o IC são indicadores mais sensíveis de hipovolemia que a pressão arterial.

Quando a pressão arterial do paciente já começou a cair é porque há uma situação extremamente crítica, e é necessária intervenção rápida. No ambiente pré-hospitalar, um paciente que esteja hipotenso já perdeu um volume significativo de sangue, e há possibilidade de perda sanguínea continuada. O desenvolvimento de hipotensão como primeiro sinal de choque significa que os sinais mais precoces podem ter passado despercebidos.

A gravidade da situação e o tipo adequado de intervenção variam conforme a causa da condição. Por exemplo, a pressão arterial baixa associada com a hipotensão neurogênica não é tão crítica quanto a pressão arterial baixa causada por choque hipovolêmico. A **Tabela 3-4** apresenta os sinais utilizados na avaliação do choque hipovolêmico compensado e descompensado.

Tabela 3-4	Avaliação do Choque Hipovolêmico Compensado e Descompensado	
Sinal Vital	**Compensado**	**Descompensado**
Pulso	Aumentado; taquicardia	Muito aumentado; taquicardia acentuada que pode progredir para bradicardia
Pele	Pálida, fria, úmida	Pálida, fria, cor de cera
Faixa de pressão arterial	Normal	Diminuída
Nível de consciência	Inalterado	Alterado, variando de desorientado a coma

© National Association of Emergency Medical Technicians (NAEMT)

Uma armadilha importante a ser evitada envolve igualar a pressão arterial sistólica com o débito cardíaco e a perfusão tecidual. Conforme enfatizado anteriormente, é necessária uma perda sanguínea significativa antes que o paciente fique hipotenso (hemorragia de classe III). Assim, os pacientes terão débito cardíaco reduzido e comprometimento da oxigenação tecidual caso tenham perdido 15 a 30% de seu volume sanguíneo, apesar de apresentarem pressão arterial sistólica normal. Idealmente, o choque será reconhecido e tratado nos estágios iniciais antes de ocorrer a descompensação.

Outro possível erro envolve obter uma única medida de pressão arterial hipotensiva e não acreditar nela. A pressão arterial é repetida e pode retornar ao normal (como parte da compensação). Além disso, pode-se tentar obter uma medida de pressão arterial e o manguito não invasivo pode não conseguir produzir uma leitura após múltiplas tentativas. Ambos os problemas devem ser uma preocupação até que se prove o contrário.

As lesões cerebrais não causam hipotensão até que o encéfalo comece a sofrer herniação. Assim, um paciente com lesão cerebral e hipotensão deve ser considerado como tendo hipovolemia (geralmente por perda sanguínea) por outras lesões e não pela lesão cerebral. Os lactentes (com menos de 6 meses de idade) são a exceção a essa regra, pois podem sangrar suficientemente dentro da cabeça a ponto de produzir choque hipovolêmico como resultado de suturas e fontanelas abertas que podem se afastar e acomodar grandes quantidades de sangue.

Capacidades Futuras de Monitoramento

As pesquisas atuais identificaram capacidades de monitoramento fisiológico para ajudar na abordagem dos pacientes com lesões agudas. Espera-se que esses avanços melhorem nossas capacidades atuais, sem substituir nossas habilidades de exame físico. O uso da ultrassonografia para a identificar o estado de volume e monitorar a oxigenação tecidual, o IC e o índice de reserva compensatória são métodos que podem evoluir para ajudar os profissionais no ambiente pré-hospitalar no futuro.

A reserva compensatória representa a capacidade do organismo de compensar a perda sanguínea. Os dispositivos para medida da reserva compensatória (CRM, de *compensatory reserve measurement*) conseguem monitorar, de maneira não invasiva, a forma de onda arterial de um paciente a cada contração cardíaca, além de mudanças contínuas na tendência do volume de sangue circulante que podem prever uma descompensação iminente do organismo.[18] Experimentos de laboratórios em humanos demonstraram que o CRM têm maior sensibilidade e especificidade que as mudanças na frequência cardíaca, na pressão arterial, na frequência respiratória, na ETCO$_2$, no IC ou na SpO$_2$.[19] Dados obtidos em estudos clínicos sugerem que o CRM fornece um método acurado para avaliar o choque nos pacientes com trauma com sinais de alerta precoces sobre o estado de volume do paciente.[20]

Lesões Musculoesqueléticas

A hemorragia interna significativa pode ocorrer no caso de fraturas, especialmente em fraturas múltiplas As fraturas pélvicas, especialmente as resultantes de quedas significativas ou de mecanismo de esmagamento, podem estar associadas com hemorragia interna massiva no espaço retroperitoneal. As fraturas expostas podem estar associadas a uma combinação de hemorragia interna e externa substancial; no entanto, faltam dados de apoio sobre a quantidade de sangue perdido em uma determinada fratura. Uma vítima de trauma fechado pode ter múltiplas fraturas e hemorragia de classe III ou IV sem evidências de perda sanguínea externa, hemotórax, hemorragia intra-abdominal ou fratura pélvica. Por exemplo, um pedestre adulto atingido por um veículo e que sofreu quatro fraturas costais, uma fratura de úmero e fraturas bilaterais de tíbia/fíbula pode experimentar hemorragia interna substancial suficiente para que o paciente morra por choque se não for reconhecida ou se for tratada de maneira inadequada.

Fatores de Confusão

Vários fatores podem confundir a avaliação dos pacientes com trauma, obscurecendo ou escondendo os sinais de choque. Esses fatores podem enganar um profissional de cuidados pré-hospitalares desavisado, levando-o a pensar equivocadamente que o paciente com trauma está estável.

Idade

Os pacientes nos extremos da vida – muito jovens (neonatos) e idosos – têm reduzida capacidade de compensar a perda sanguínea aguda e outros estados de choque. Uma lesão relativamente menor que seria tolerada sem dificuldade em um adulto saudável pode produzir choque descompensado nessas pessoas. Em contrapartida, crianças e adultos jovens têm uma tremenda capacidade de compensação para a perda sanguínea e podem parecer relativamente normais em uma análise rápida. Eles costumam parecer bem até que subitamente pioram e entram em choque descompensado. Uma análise mais cuidadosa pode revelar sinais sutis de choque, como taquicardia e taquipneia leves, palidez cutânea com retardo do enchimento capilar e ansiedade. Devido a seus poderosos mecanismos de compensação, as crianças com choque descompensado representam emergências gravíssimas. Os idosos podem ser mais propensos a determinadas complicações do choque prolongado, como a insuficiência renal aguda.

Atletas

Os atletas bem-condicionados têm maiores capacidades de compensação. Muitos têm frequência cardíaca em repouso na faixa de 40 a 50 bpm. Frequência cardíaca de 100 a 110 bpm ou hipotensão podem ser um sinal de alerta, indicando hemorragia significativa em um atleta bem-condicionado. Igualmente confusa, uma frequência cardíaca de 50 em um atleta bem condicionado pode ser completamente normal.

Gestação

Durante a gestação, o volume sanguíneo da mulher pode aumentar 45 a 50%. A frequência cardíaca e o débito cardíaco durante a gestação também aumentam. Assim, uma gestante pode não demonstrar sinais de choque até que a perda sanguínea exceda 30 a 35% de seu volume sanguíneo total. Além disso, bem antes da gestante demonstrar sinais de hipoperfusão, o feto pode ser afetado de modo adverso, pois a circulação placentária é mais sensível aos efeitos vasoconstritores das catecolaminas liberadas em resposta ao estado de choque. Durante o terceiro trimestre, o útero gravídico pode comprimir a veia cava inferior, diminuindo muito o retorno venoso para o coração e resultando em hipotensão. A elevação do lado direito de uma gestante (ou seja, deslocamento uterino esquerdo) pode aliviar essa compressão. Esse posicionamento ajuda a afastar o útero da veia cava inferior, permitindo assim que o sangue retorne ao coração (ou seja, pré-carga). Em geral, a hipotensão em uma gestante persistindo após a realização dessa manobra representa perda sanguínea potencialmente fatal.

Condições Médicas Preexistentes

Os pacientes com problemas médicos preexistentes graves, como doença arterial coronariana, insuficiência cardíaca congestiva e doença pulmonar obstrutiva crônica, em geral são menos capazes de compensar a hemorragia e o choque. Esses pacientes podem experimentar angina à medida que sua frequência cardíaca aumenta para manter a pressão arterial. Na maioria dos casos, os pacientes com marca-passos implantados com frequência fixa não conseguem desenvolver a taquicardia compensatória necessária para manter a pressão arterial. Os pacientes com diabetes costumam ter longas estadias hospitalares e em UTI, além de mais complicações que os pacientes sem doença subjacente. Seus vasos sanguíneos podem ser menos complacentes devido aos efeitos de longo prazo da hiperglicemia, e também apresentam menor sensibilidade e capacidade de responder a alterações hemodinâmicas.

Medicamentos

Vários medicamentos podem interferir nos mecanismos de compensação do organismo. Os agentes bloqueadores beta-adrenérgicos e os bloqueadores dos canais de cálcio utilizados para tratar a hipertensão podem impedir que a pessoa desenvolva taquicardia compensatória para manter a pressão arterial. Além disso, os anti-inflamatórios não esteroides (AINEs), usados no tratamento de artrite e dor musculoesquelética, podem prejudicar a atividade plaquetária e a coagulação do sangue, resultando em aumento da hemorragia. Os anticoagulantes mais novos podem impedir a coagulação por vários dias. Os agentes antiplaquetários e os anticoagulantes (que "afinam" o sangue) podem alterar sua escolha em relação ao centro de trauma. Se puder ser obtida a história sobre o uso de medicamentos com o paciente ou com familiares, é muito importante que essa informação seja passada à equipe de trauma que receberá o paciente.

Tempo entre a Lesão e o Tratamento

Quando a resposta do SE é rápida, os profissionais de cuidados pré-hospitalares podem encontrar pacientes com lesão interna potencialmente fatal, mas que ainda não perderam sangue suficiente para manifestarem choque grave (hemorragia de classe III ou IV). Mesmo os pacientes com ferimentos penetrantes na aorta, na veia cava ou nos vasos ilíacos podem chegar até á instituição acolhedora com pressão arterial sistólica normal se a resposta do SE e os tempos na cena e de transporte forem breves. A suposição de que os pacientes não estão sangrando internamente apenas porque eles "parecem estar bem" com frequência está errada. O paciente pode "parecer bem" por estar em choque compensado ou porque não se passou tempo suficiente para que os sinais de choque se manifestem. É importante lembrar que a maioria dos choques é compensado. Os pacientes devem receber avaliação completa mesmo para os sinais mais sutis de choque, e deve-se supor que há hemorragia interna até que ela seja definitivamente descartada. A possibilidade de hemorragia interna de apresentação tardia é uma das razões pelas quais a reavaliação continuada do paciente com trauma é fundamental.

Abordagem

As etapas na abordagem do choque são:

1. Controlar qualquer hemorragia externa grave.
2. Garantir a oxigenação e ventilação (abordagem da via aérea).
3. Identificar a fonte da hemorragia (controlar o sangramento externo e reconhecer a probabilidade de hemorragia interna).
4. Transportar o paciente até os cuidados definitivos.
5. Administrar componentes sanguíneos quando apropriado.

Além de garantir a via aérea e fornecer ventilação para manter a oxigenação, os objetivos primários do tratamento do choque incluem a identificação da fonte ou causa, o tratamento da causa da maneira mais específica possível e o suporte da circulação. Ao manter a perfusão e a oferta de oxigênio para as células, a produção de energia é mantida e a função celular é assegurada.

No ambiente pré-hospitalar, as fontes externas de hemorragia devem ser identificadas e diretamente controladas de maneira imediata. Em geral, as causas internas de choque não podem ser tratadas de maneira definitiva no ambiente pré-hospitalar; assim, a abordagem é o transporte do paciente até o ambiente de cuidados definitivos enquanto a circulação é mantida da melhor maneira possível. A reanimação no ambiente pré-hospitalar inclui:

- Controlar a hemorragia externa e a hemorragia interna, na medida do possível, no ambiente pré-hospitalar. Cada hemácia conta.
- Melhorar a oxigenação das hemácias nos pulmões por meio de:
  - Abordagem apropriado da via aérea
  - Fornecimento de suporte ventilatório com dispositivo de bolsa-válvula-máscara e oferta de oxigênio suplementar em alta concentração (fração inspirada de oxigênio [FiO_2] maior que 0,85)
- Melhorar a circulação para fornecer as hemácias oxigenadas de forma mais eficiente para os tecidos sistêmicos, além de melhorar a oxigenação e a produção de energia em nível celular.
- Uso criterioso de cristaloides.
- Administração de produtos sanguíneos, se disponíveis e necessários
- Prevenir a hipotermia.
- Alcançar os cuidados definitivos assim que possível para controle da hemorragia e reposição de hemácias, plasma, fatores de coagulação e plaquetas perdidos.

Sem o tratamento apropriado, o paciente continuará a piorar rapidamente até que chegue ao ponto máximo – a morte.

As questões a seguir devem ser abordadas ao decidir o tratamento a ser fornecido para um paciente em choque:

1. Qual é a causa do choque do paciente?
2. Qual é o cuidado definitivo para o choque do paciente?
3. Qual é o melhor lugar para o paciente receber o cuidado definitivo?
4. Quais etapas provisórias podem ser feitas para sustentar o paciente e manejar a condição enquanto ele está sendo transportado até os cuidados definitivos?

Embora a primeira questão possa ser difícil de responder com acurácia na cena, a identificação da possível fonte do choque ajuda na definição de qual instituição é a mais adequada para satisfazer as necessidades do paciente e de quais medidas podem ser necessárias durante o transporte para melhorar as chances de sobrevida do paciente.

Hemorragia Exsanguinante

A hemorragia significativa deve ser rapidamente controlada. Há vários torniquetes diferentes disponíveis para uso em hemorragias em extremidades ou juncionais, bem como muitos tipos de materiais para cobertura/coagulação de ferimentos. A hemorragia potencialmente fatal deve ser tratada de forma imediata e vigorosa.

Controle da Hemorragia

As etapas na abordagem da hemorragia externa na cena incluem o seguinte:

- Compressão manual direta
- Curativos compressivos com cobertura da ferida e agentes hemostáticos, se possível
- Torniquete
- Torniquetes juncionais quando indicados
- Cintas pélvicas para fraturas pélvicas instáveis

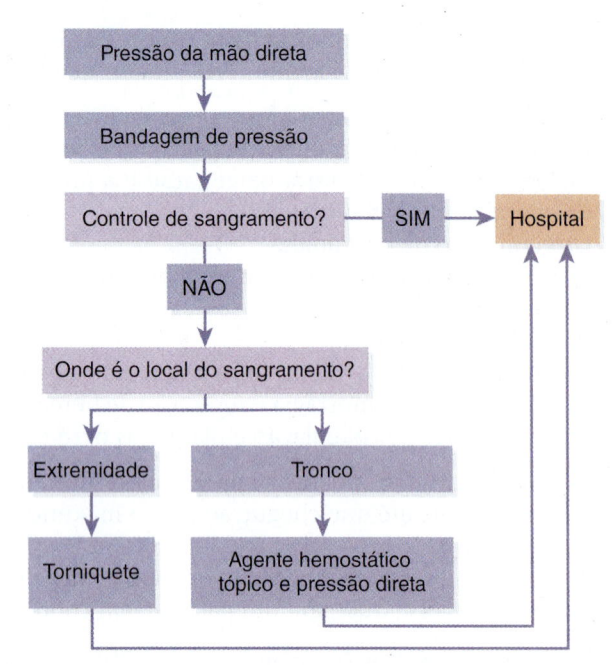

Figura 3-15 Controle da hemorragia na cena.
© National Association of Emergency Medical Technicians (NAEMT)

O controle da hemorragia externa deve ser feito de maneira escalonada, progredindo se as medidas iniciais não conseguirem controlar o sangramento (**Figura 3-15**). Algumas situações podem exigir a necessidade de colocação do torniquete como manobra inicial de controle da hemorragia.

Compressão Direta

A compressão manual direta ou um curativo compressivo, aplicado diretamente sobre um local de sangramento, é a técnica inicial utilizada para o controle da hemorragia externa. Essa aplicação de pressão se baseia no princípio de Bernoulli e envolve várias considerações:

$$\text{Vazamento de líquido} = \text{Pressão transmural} \times \text{Tamanho do orifício na parede do vaso}$$

A **pressão transmural** é a diferença entre a pressão dentro do vaso e a pressão fora do vaso. A pressão exercida contra o lado interno das paredes do vaso sanguíneo pelo líquido intravascular e pelo ciclo de pressão arterial é chamada de **pressão intramural (intraluminal)**. A força exercida contra a parede do vaso sanguíneo por fora (como pela mão ou pelo curativo) é chamada de **pressão extramural (extraluminal)**. A fórmula abaixo ilustra essa relação:

$$\text{Pressão transmural} = \text{Pressão intramural} - \text{Pressão extramural}$$

Quanto maior for a pressão dentro do vaso, mais rápido o sangue será forçado para fora pelo orifício. Quanto mais compressão o profissional de cuidados pré-hospitalares aplicar, mais lenta será a perda sanguínea. A compressão direta sobre o ferimento aumenta a pressão extramural, reduzindo a velocidade do vazamento.

A capacidade do organismo de responder e controlar o sangramento por um vaso lacerado é uma função:

- Do tamanho do vaso
- Da pressão dentro do vaso
- Da presença de fatores de coagulação
- Da capacidade do vaso lesado de sofrer espasmo e reduzir o tamanho do orifício e o fluxo de sangue no local lesado
- Da pressão do tecido circundante sobre o vaso no local da lesão e de qualquer pressão adicional fornecida pelo profissional de cuidados pré-hospitalares desde o lado de fora

Os vasos sanguíneos, especialmente as artérias, que sofrem transecção completa costumam retrair e sofrer espasmo. Costuma haver menos hemorragia no coto de uma extremidade com a amputação completa do que em uma extremidade com trauma grave na qual os vasos sanguíneos estão lesados, mas sem transecção completa.

A compressão direta sobre o local da hemorragia aumenta a pressão extraluminal e, assim, reduz a pressão transmural, ajudando a reduzir ou interromper o sangramento. A compressão direta também serve a uma segunda e igualmente importante função. A compressão dos lados de um vaso lacerado reduz o tamanho (área) da abertura e diminui ainda mais o fluxo sanguíneo para fora do vaso. Mesmo se a perda sanguínea não for completamente interrompida, ela pode ser diminuída até o ponto em que o sistema de coagulação pode interromper a hemorragia. É por isso que a compressão direta quase sempre obtém sucesso no controle do sangramento. Estudos envolvendo a hemorragia de locais de punção da artéria femoral após cateterismo cardíaco documentaram que a compressão direta é uma técnica efetiva.[21,22]

Seguindo a analogia de um cano vazando, se houver um pequeno buraco no cano, simplesmente colocar um dedo sobre o buraco suspenderá o vazamento temporariamente. Pode-se colocar fita enrolada sobre o cano para um conserto de curto prazo do vazamento. O mesmo conceito se aplica ao paciente com hemorragia. A compressão direta sobre o ferimento aberto é seguida por um curativo compressivo. Porém, para que o curativo compressivo seja mais efetivo, a pressão deve ser colocada diretamente sobre a lesão do vaso. Um simples curativo colocado na pele sobre a ferida não oferece nenhuma compressão direta sobre o próprio local de sangramento.

Para alcançar o uso mais efetivo de um curativo compressivo, o material do curativo deve ser colocado pressionando a ferida para baixo com atadura elástica colocada externamente. A eficácia de do enrolamento de um ferimento pode ser aumentada com o uso de um agente hemostático como Combat Gauze ou Celox, ou isso pode ser feito com o uso de um rolo de gaze simples.[23] O principal é colocar o material na base do ferimento, diretamente sobre o local de sangramento, enrolando a ferida após. A compressão direta sobre o ferimento deve ser feita por um tempo mínimo de 3 minutos ou conforme as instruções do fabricante, sendo feita por 10 minutos no caso de gaze simples.

TRÊS PONTOS CRÍTICOS

Devem-se enfatizar três pontos adicionais sobre a compressão direta. Primeiro, ao manejar um ferimento com objeto empalado, deve-se aplicar pressão em ambos os lados do objeto em vez de sobre o objeto. Os objetos empalados não devem ser removidos na cena, pois o próprio objeto pode estar tamponando o sangramento. A remoção do objeto poderia resultar em hemorragia interna não controlada.

Segundo, após o controle do sangramento com compressão direta, um curativo de pressão ainda é necessário, pois geralmente não é possível manter a pressão manual durante o tratamento de outras condições e o transporte.

Terceiro, a aplicação da compressão direta sobre uma hemorragia exsanguinante deve ser feita antes da inserção de acesso IV e da administração de líquidos. Seria um erro grave entregar à instituição acolhedora uma vítima de trauma bem-preparada com dois acessos IV inseridos e bem-fixados, mas que está morrendo por hemorragia em um ferimento coberto apenas com curativos simples sem a aplicação de compressão direta.

Torniquetes

Se o sangramento externo em uma extremidade não puder ser controlado imediatamente pela compressão, a aplicação de um torniquete é a próxima etapa no controle da hemorragia. Os torniquetes caíram em desuso devido a preocupações sobre potenciais complicações, incluindo o dano a nervos e vasos sanguíneos, além da potencial perda de um membro se o torniquete permanecer por muito tempo. Nenhuma dessas preocupações foi comprovada; na verdade, os dados das guerras no Iraque e no Afeganistão demonstraram exatamente o oposto.[24,25] Não houve nenhum membro perdido nesses conflitos como resultado da colocação de um torniquete pelos militares dos Estados Unidos. Os dados da experiência militar sugerem que a aplicação adequada de torniquetes poderia ter evitado 7 em cada 100 mortes em combate.[26,27]

O controle da hemorragia exsanguinante em membro pelo torniquete é de 80% ou mais.[28,29] Além disso, torniquetes que ocluem o fluxo de entrada arterial têm sido amplamente usados há muitos anos no CC por cirurgiões com resultados satisfatórios. Utilizados de maneira adequada, os torniquetes não apenas são seguros, mas também podem salvar a vida do paciente.[30,31]

Um estudo dos militares no Iraque e no Afeganistão mostrou uma diferença nítida na sobrevivência quando o torniquete foi aplicado antes do desenvolvimento

do choque em comparação com os casos em que a sua aplicação foi feita após a pressão arterial já ter caído.[32] Quando o torniquete foi aplicado antes de o paciente entrar em choque, a sobrevivência foi de 96%; quando ele foi colocado depois do desenvolvimento de choque, a sobrevivência foi de 4%. Não há justificativa para adiar a aplicação do torniquete em caso de hemorragia exsanguinante.

OPÇÕES DE DISPOSITIVOS

Devido ao interesse dos militares dos Estados Unidos em um torniquete efetivo (oclusão arterial demonstrada) e de fácil utilização (especialmente um que um soldado possa aplicar rapidamente com uma das mãos se o outro braço sofrer lesão), foram desenvolvidos e comercializados muitos torniquetes. Por meio do Committee on Tactical Combat Casualty Care, o Department of Health Agency-Joint Trauma System identificou oito torniquetes como recomendados: Combat Application Tourniquet da 6.º e 7.º Geração (C-A-T Gen 6, C-A-T Gen 7), Emergency e Military Tourniquet (EMT), Special Operations Force Tactical Tourniquet – Wide, Generation 3 (SOFTT-W), Tactical Mechanical Tourniquet (TMT), Ratcheting Medical Tourniquet-Tactical (RMT-T), SAM Extremity Tourniquet (SAM-XT), e Tactical Pneumatic Tourniquet, 2-inch (TPT2) (**Figura 3-16**).[33]

LOCAL DE APLICAÇÃO

O torniquete deve ser aplicado na virilha ou na axila. Se um torniquete não interromper completamente a hemorragia, deve ser aplicado outro próximo ao primeiro. Ao colocar dois torniquetes lado a lado, a área de compressão

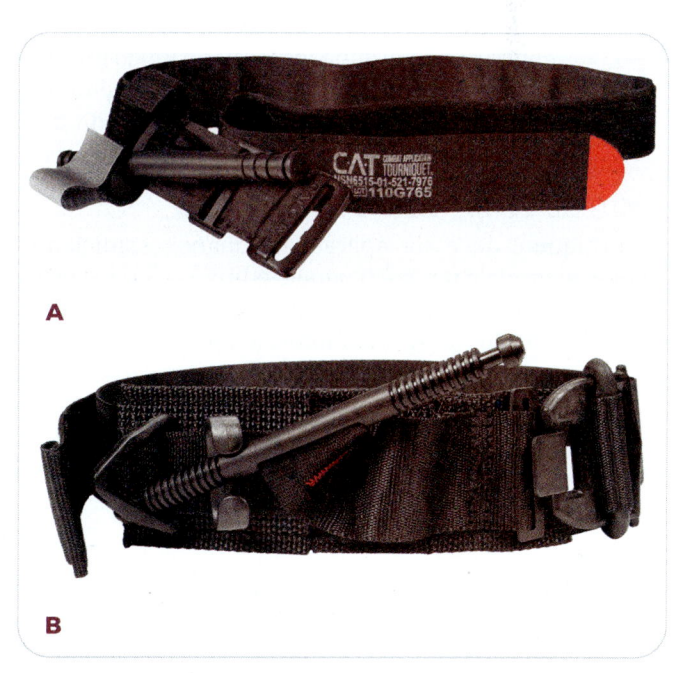

A

B

Figura 3-16 **A.** Torniquete C-A-T. **B.** Torniquete SOFT-T.

A. © Looka/Shutterstock B. Cortesia de TacMed Solutions, LCC.

é duplicada e a chance de sucesso no controle da hemorragia aumenta. Após a aplicação, o local do torniquete deve ser mantido descoberto para que ele possa ser facilmente visto e monitorado.

Anteriormente, algumas fontes recomendavam a aplicação mais próxima do local da hemorragia, a uma distância específica proximal ao local do sangramento, em vez da aplicação primária na virilha ou na axila. Em um ambiente civil, quando os tempos de transporte para o atendimento definitivo são relativamente curtos, há vários motivos pelos quais isso não faz sentido:

1. A experiência operacional em ambientes eletivos sugere fortemente que as aplicações proximais são altamente seguras e eficazes.
2. O local do sangramento externo pode não ser representativo da extensão do sangramento interno. Isso se aplica tanto a traumas contundentes quanto penetrantes. A zona de lesão pode, na verdade, se estender mais proximalmente do que o local de aplicação do torniquete, levando a um sangramento contínuo da lesão, apesar da insuflação do torniquete até níveis de pressão adequados em um local mais distal. Portanto, é preferível o local de aplicação mais proximal possível.
3. Há, pelo menos teoricamente, um risco maior de lesão em áreas onde estruturas nervosas importantes estão próximas à pele e a proeminências ósseas subjacentes (por exemplo, o nervo peroneal comum no colo da fíbula ou o nervo ulnar no túnel cubital). Lesões nervosas graves podem resultar da aplicação nesses locais.
4. O controle do sangramento é mais difícil de ser obtido em determinados locais ao longo do comprimento da extremidade, onde as proeminências ósseas estão próximas à pele, impedindo o tecido mole e, portanto, a compressão arterial.

GRAU DE COMPRESSÃO APLICADA

O torniquete deve ser aplicado de maneira suficientemente apertada para que bloqueie o fluxo arterial e oclua o pulso distal. Um dispositivo que oclua apenas o fluxo de saída venoso de um membro na verdade aumentará a hemorragia de um ferimento. Há uma relação direta entre a quantidade de pressão necessária para controlar a hemorragia e o tamanho do membro. Assim, em média, um torniquete deverá estar mais apertado em uma perna para controlar a hemorragia do que em um braço.

LIMITE DE TEMPO

Os torniquetes arteriais são usados regularmente com segurança por até 150 minutos no centro cirúrgico sem danos significativos a nervos ou músculos para obter o controle de sangramento durante a cirurgia eletiva de extremidades. Mesmo em ambientes suburbanos ou rurais,

a maioria dos tempos de transporte do SE é significativamente menor. Em geral, o torniquete colocado no ambiente pré-hospitalar deve permanecer no local até que o paciente alcance os cuidados definitivos no hospital apropriado mais próximo. O uso pelo Exército dos Estados Unidos não mostrou deterioração significativa com tempos de aplicação prolongados.[33] Se a aplicação de um torniquete for necessária, é mais provável que o paciente necessite de cirurgia de emergência para controlar a hemorragia. Assim, a instituição acolhedora ideal para esse paciente é um centro de trauma ou, no mínimo, um hospital não especializado em trauma, mas com capacidades cirúrgicas disponíveis imediatamente.

No passado, recomendava-se que o torniquete fosse afrouxado a cada 10 a 15 minutos para permitir que houvesse algum retorno do fluxo de sangue para a extremidade lesada; acreditava-se que esse fluxo de sangue ajudaria a preservar o membro e evitar a subsequente amputação. Essa prática, no entanto, serve apenas para aumentar a perda sanguínea sustentada pelo paciente e muitas vezes não faz nada pelo membro. As recomendações atuais são de que, após a aplicação, o torniquete deve ser deixado no local até que o membro possa ser avaliado em um centro capaz de realizar o tratamento definitivo. Um torniquete pode precisar ser removido em algumas situações limitadas, mas essas são circunstâncias raras e, sempre que possível, devem ser realizadas somente no contexto de orientação médica on-line

O torniquete pode causar dor em um paciente consciente, e a abordagem da dor deve ser considerado. O **Quadro 3-5** oferece um protocolo para a aplicação do torniquete.

Agentes Hemostáticos

A Food and Drug Administration (FDA) dos Estados Unidos aprovou vários agentes hemostáticos tópicos para uso. Os agentes hemostáticos são projetados para serem colocados ou enrolados em um ferimento para aumentar a coagulação de hemorragias potencialmente fatais que não podem ser interrompidas apenas com a compressão direta em áreas do corpo sem condições de colocação do torniquete. Esses agentes costumam vir na forma de gaze impregnada com o material hemostático que é aplicado ou comprimido sobre a ferida (**Figura 3-17**).

Para hemorragias em locais que não permitem a colocação de um torniquete, como no abdômen ou na virilha, é razoável usar agentes hemostáticos. Combat Gauze, Celox e ChitoGauze são curativos hemostáticos projetados para serem compactados firmemente em uma ferida. O XStat (melhor para feridas juncionais profundas e de trato estreito) usa um aplicador com várias esponjas hemostáticas pequenas que são injetadas profundamente em uma ferida. O iTClamp é um grampo de policarbonato com dentes metálicos usado para fechar temporariamente uma ferida com sangramento para obter um

Os torniquetes devem ser usados se o controle da hemorragia com a compressão direta ou com curativos compressivos não for eficaz. As etapas na aplicação do torniquete são:

1. Aplicar um torniquete fabricado comercialmente na extremidade no nível da virilha na extremidade inferior ou da axila na extremidade superior.
2. Apertar o torniquete até que a hemorragia cesse e os pulsos distais desapareçam e, em seguida, fixá-lo bem no local.
3. Escrever o horário da aplicação do torniquete em um pedaço de fita, fixando-a ao torniquete. Por exemplo, "TQ 2145" indica que o torniquete foi aplicado às 21h45 min.
4. Deixar o torniquete descoberto de modo que o local possa ser visto e monitorado. Se o sangramento continuar após a aplicação e o ajuste mais apertado do torniquete inicial, pode-se aplicar um segundo torniquete logo acima deste.
5. Considerar a necessidade de analgesia.
6. Transportar o paciente idealmente para um centro de trauma com capacidade de cirurgia.

efeito de tamponamento.[34] A melhor forma de aplicar curativos e esponjas hemostáticas é com um mínimo de 3 minutos de pressão direta. O curativo hemostático deve ser aplicado diretamente na ferida; não deve ser aplicado apenas como um curativo para cobrir a lesão aberta. Esses curativos têm mecanismos de ação diferentes, portanto, se um tipo de curativo não conseguir controlar a hemorragia, um curativo diferente poderá ser aplicado. O dispositivo XStat é único na medida em que não foi projetado para ser removido no campo, portanto, uma vez aplicado, esse curativo deve ser mantido no local. Outros curativos XStat ou outros curativos podem ser aplicados, se necessário.[34]

Os curativos hemostáticos de última geração demonstraram uma diferença de sobrevivência e perda de sangue ao utilizar um modelo de lesão letal em vários estudos com animais de grande porte.[35-37]

Controle da Hemorragia Juncional

Os ferimentos localizados nas chamadas áreas juncionais do corpo, locais onde as extremidades e a cabeça se juntam ao tronco (virilha, axila e ombro, e pescoço), podem causar lesão de grandes vasos sanguíneos que podem sangrar profusamente. Em particular, os ferimentos das extremidades inferiores por dispositivos explosivos improvisados (DEIs) costumam resultar em amputações altas e ferimentos que não acomodam a colocação de torniquete. Vários dispositivos foram usados pelo exército dos EUA em cenários de combate para o controle da hemorragia severa (**Figura 3-18**). Esses dispositivos incluem o Combat Ready Clamp (CRoC; Combat Medical Systems), o Junctional Emergency Treatment Tool (JETT; North American Rescue Products, LLC) e o SAM Junctional Tourniquet

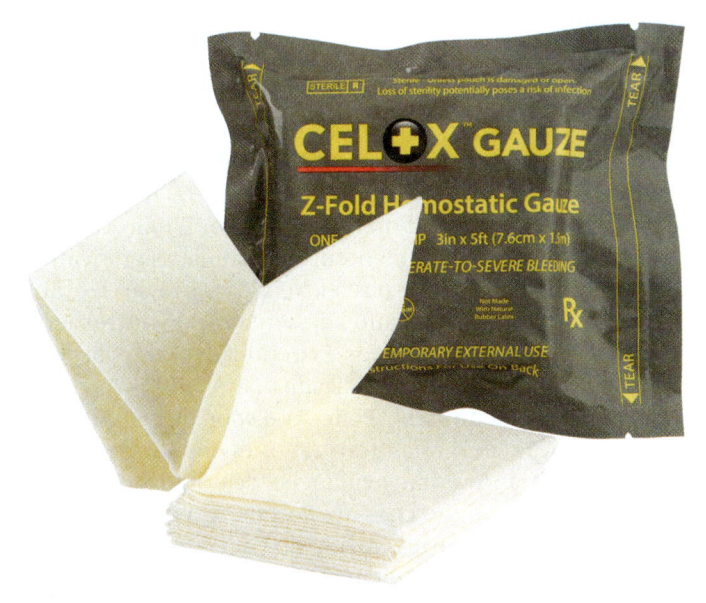

Figura 3-17 As gazes hemostáticas são projetadas para serem colocados ou comprimidos em ferimentos nas áreas do corpo que não são adequadas para a colocação de torniquete.

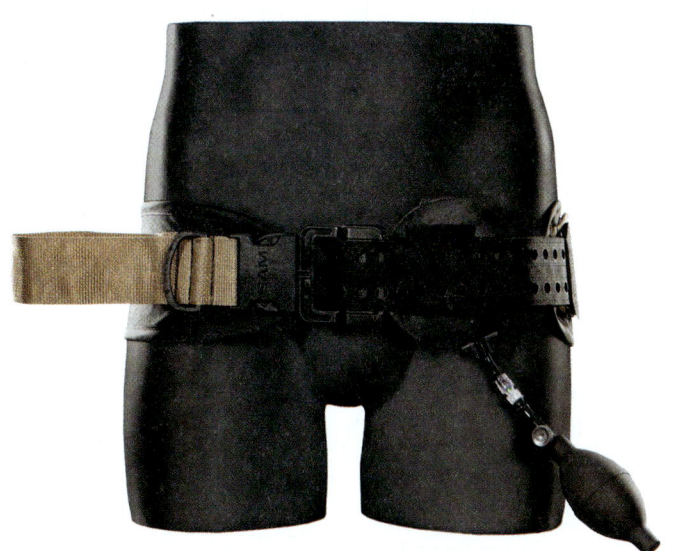

Figura 3-18 O SAM Junctional Tourniquet (torniquete juncional SAM)

(SJT; SAM Medical Products). Há pouca experiência com esses dispositivos em ambientes civis e evidências mínimas de que eles podem ser eficazes na maioria das situações civis em que ocorre hemorragia juncional.

Elevação e Pontos de Pressão

No passado, a ênfase era colocada na elevação de uma extremidade e na compressão de um ponto de pressão (proximal ao local de sangramento) como etapas intermediárias no controle da hemorragia. Não foi publicada nenhuma pesquisa sobre se a elevação de uma extremidade sangrante reduz a hemorragia. Se um osso na extremidade estiver fraturado, essa manobra poderia resultar no aumento da hemorragia interna. O uso de pontos de pressão para controle da hemorragia não foi estudado e a probabilidade de que, mesmo que eficaz, essa pressão possa ser mantida de forma efetiva durante o transporte é baixa. Assim, na ausência de dados convincentes, essas intervenções não são mais recomendadas.

Via Aérea

Pode haver necessidade de técnicas avançadas para garantir a via aérea e manter a ventilação no ambiente pré-hospitalar. (Ver o Capítulo 7, "Via Aérea e Ventilação".) A importância das habilidades essenciais de via aérea, especialmente quando os tempos de transporte são curtos, não deve ser subestimada.

Respiração

Quando a via aérea do paciente estiver garantida, os pacientes em choque ou aqueles com risco de desenvolver choque (quase todos os pacientes com trauma) devem inicialmente receber oxigênio suplementar em uma concentração mais próxima possível de 100% (FiO_2 de 1,0). Esse nível de oxigenação só pode ser obtido com um dispositivo que tenha um reservatório acoplado à fonte de oxigênio. As cânulas nasais ou as máscaras faciais simples não satisfazem esses critérios. A SpO_2 deve ser monitorada por oximetria de pulso em quase todos os pacientes com trauma, sendo mantida em pelo menos 94% e correlacionada com as condições do paciente.

Um paciente que não esteja respirando, ou que esteja respirando sem profundidade e frequência adequadas, necessita de assistência ventilatória com abertura da via aérea e do uso de dispositivos auxiliares de via aérea como cânulas orofaríngeas e nasofaríngeas. Se não houver resposta a essas manobras, deve-se usar imediatamente um dispositivo de bolsa-válvula-máscara. É fundamental prestar muita atenção à qualidade das ventilações assistidas. A hiperventilação durante a ventilação assistida produz resposta fisiológica negativa, especialmente em pacientes com choque hipovolêmico ou TCE. A ventilação muito profunda ou muito rápida pode deixar o paciente com alcalose. Essa resposta química aumenta a

afinidade da hemoglobina pelo oxigênio, resultando em redução da oferta de oxigênio para os tecidos. Além disso, a hiperventilação pode aumentar a pressão intratorácica, levando ao comprometimento do retorno venoso ao coração e à hipotensão. O aumento da pressão intratorácica poderia resultar de altos volumes correntes (10 a 12 mL/kg de peso corporal) ou da criação de "auto-PEEP" (pressão positiva no fim da expiração) quando a ventilação é muito rápida (a exalação inadequada leva ao alçaponamento de ar nos pulmões). No paciente com TCE, a hiperventilação inadvertida pode levar à vasoconstrição cerebral e à redução do fluxo sanguíneo cerebral. Isso exacerbará a lesão secundária que ocorre no cérebro. Vários estudos demonstraram resultados piores para pacientes com TCE que estão hiperventilando.[16,17,38] Para um paciente adulto, provavelmente será suficiente administrar um volume corrente razoável (350 a 500 mL) com frequência de 10 ventilações por minuto.

O monitoramento de $ETCO_2$ costuma ser usado com a oximetria de pulso para manter o paciente em **estado de eucapnia** (nível de dióxido de carbono no sangue normal) e com oxigenação satisfatória; porém, em um paciente com perfusão comprometida, a correlação entre $ETCO_2$ e $PaCO_2$ pode estar alterada e não é confiável para um julgamento correto da ventilação.

Circulação

Embora a hemorragia externa grave tenha sido abordada primeiro, o tratamento da insuficiência circulatória iminente requer a compreensão de como reconhecer e intervir para controlar a hemorragia interna. A restauração da circulação funcional também pode envolver a reanimação volumétrica em pacientes apropriados.

Hemorragia Interna

A hemorragia interna em locais de fratura também deve ser considerada. O manuseio descuidado de uma extremidade lesada pode converter uma fratura fechada em uma fratura aberta, embora isso seja raro. É mais comum que essas manobras aumentem de maneira significativa o sangramento interno das extremidades ósseas e aumentem a lesão do músculo adjacente ou de outros tecidos moles ou vasos. Todas as extremidades com suspeita de fratura devem ser estabilizadas para minimizar esse tipo de lesão secundária. Pode-se dispor de tempo para a imobilização de várias fraturas individualmente se o paciente não apresentar evidências de condições potencialmente fatais, como choque. Porém, se a avaliação primária identificar ameaças à vida do paciente, ele deve ser imobilizado rapidamente em um dispositivo apropriado, estabilizando todas as extremidades anatomicamente. Após, deve ser transportado para um centro médico. Foi demonstrado que as cintas pélvicas (*pelvic binders*) imobilizam e aproximam as fraturas e outras fraturas do anel pélvico. Embora nenhum estudo tenha sido realizado para demonstrar mudanças nos desfechos com o uso no cenário pré-hospitalar, há boas razões para acreditar que o uso precoce judicioso de cintas pélvicas pode limitar a hemorragia de fraturas pélvicas e limitar potencialmente a mortalidade. Além disso, não há evidências de que o uso desses dispositivos no ambiente pré-hospitalar ou em outros locais seja perigoso de alguma forma.

Reanimação hipotensiva

Do ponto de vista vascular e do paciente, a PAM (pressão intraluminal) e a pressão no tecido que circunda o vaso (pressão extraluminal) têm uma relação direta no controle da taxa de perda de sangue do vaso, bem como do tamanho do orifício no vaso. É importante observar que, quando a pressão arterial de um paciente é reduzida pela perda de sangue, não é adequado aumentá-la de volta aos níveis normais; em vez disso, a perda de sangue deve ser interrompida e a pressão arterial mantida em um nível suficiente para perfundir os órgãos vitais. Esse nível geralmente ocorre quando a pressão arterial sistólica do paciente está entre 80 e 90 mmHg. Isso significa evitar a infusão excessiva de líquidos IV no paciente e manter um grau modesto de hipotensão. Elevar a pressão arterial de volta aos níveis normais por meio da administração de grandes volumes de líquidos cristaloides IV produz exatamente o oposto do efeito desejado, aumentando a hemorragia como resultado da "destruição" de qualquer coágulo que tenha se formado sobre a abertura no vaso sanguíneo.

Diversos estudos demonstraram que a retenção de fluidos de reanimação até o controle da hemorragia não aumenta a mortalidade.[39-44] A reanimação hipotensiva demonstrou ser viável e segura, com tendências que indicam maior sobrevida em algumas populações de pacientes, como pacientes com trauma penetrante.[39,40] Uma exceção é o paciente com lesão cerebral traumática ou lesão da medula espinhal. Pacientes com essas lesões e hipotensão concomitante devido à hemorragia devem receber suporte mais agressivo com fluidos, produtos sanguíneos ou vasopressores para manter uma pressão arterial sistólica de pelo menos 110 mmHg.[43,45]

As etapas da abordagem da hemorragia são (1) aumentar a pressão externa (pressão direta da mão), o que diminui o tamanho do orifício no lúmen do vaso sanguíneo e diminui a diferença entre as pressões interna e externa, o que contribui para retardar o fluxo sanguíneo para fora do vaso lesionado, e (2) usar a técnica de reanimação hipotensiva para garantir que a pressão intraluminal não aumente em excesso.

Incapacidade

Não há intervenções únicas e específicas para a alteração do estado mental no paciente com choque. Se o estado neurológico anormal do paciente for resultado de hipóxia cerebral e má perfusão, os esforços para corrigir a hipóxia e restaurar a perfusão no corpo todo devem resultar em melhora do estado mental. Ao avaliar a condição de um paciente após um TCE, em geral, um score "inicial" na Escala de Coma de Glasgow (GCS, de *Glasgow Coma Scale*) é considerado como o score estabelecido após a reanimação adequada e a restauração da perfusão cerebral. A avaliação do score na GCS de um paciente ainda em choque pode resultar em prognóstico excessivamente ruim.

Exposição/Ambiente

A manutenção da temperatura corporal do paciente dentro de uma faixa normal é de importância fundamental. A hipotermia resulta da exposição a ambientes mais frios por convecção, condução e outros meios físicos (ver o Capítulo 19, "Trauma Ambiental I: Calor e Frio") e por diminuição da produção de energia com metabolismo anaeróbico. A maior preocupação em relação à hipotermia é seu efeito sobre a coagulação sanguínea. À medida que o sangue fica mais frio, a coagulação é prejudicada. Além disso, a hipotermia piora a coagulopatia, a disfunção miocárdica, a hiperpotassemia, a vasoconstrição e vários outros problemas que afetam negativamente a chance de sobrevivência do paciente.[46] Embora as temperaturas frias preservem os tecidos em curto prazo, a queda na temperatura deve ser muito rápida e muito baixa para que ocorra a preservação. Essa alteração rápida não se provou efetiva nos pacientes com choque após trauma.

No ambiente pré-hospitalar, pode ser difícil aumentar a temperatura central após o desenvolvimento de hipotermia; assim, todas as etapas que podem ser seguidas na cena para preservar a temperatura corporal normal devem ser iniciadas. Após a exposição e o exame, o paciente deve ser protegido do ambiente numa tentativa de manter a temperatura corporal interior. Qualquer roupa molhada, incluindo aquelas sujas com sangue, devem ser removidas, pois aumentam a perda de calor. Cubra o paciente com cobertores aquecidos. A necessidade de aquecimento deve ser prevista, e os cobertores devem ser colocados próximos de saídas de ar aquecidas na ambulância durante o trajeto até a cena. Uma alternativa aos cobertores envolve cobrir o paciente com lâminas de plástico, como sacos de lixo espessos e pesados. Eles são dispositivos baratos, facilmente armazenados, descartáveis e efetivos para a retenção de calor. Quando disponível, o oxigênio umidificado e aquecido pode ajudar a preservar o calor do corpo, especialmente nos pacientes intubados.

Após o paciente em choque ser avaliado e preparado, ele é movido para o compartimento aquecido da ambulância. Idealmente, o compartimento do paciente na ambulância é mantido a 29°C ou mais ao transportar um paciente com trauma grave. A velocidade da perda de calor do paciente em um compartimento frio é muito alta. As condições devem ser as ideais para o paciente, e não para os profissionais de APH, pois o paciente é a pessoa mais importante em qualquer emergência. Uma boa regra geral é de que se o profissional está confortável no compartimento do paciente, está frio demais para o paciente.

Transporte do Paciente

Como o tratamento eficaz do choque hemorrágico grave exige recursos que normalmente não estão disponíveis no ambiente pré-hospitalar (uma sala de cirurgia e hemoderivados), é importante uma avaliação rápida e o transporte emergencial para um local capaz de tratar as lesões do paciente. O transporte rápido não significa fazer o antigo "pegar e correr", desconsiderando ou negligenciando as modalidades de tratamento que são importantes nos cuidados do paciente. O profissional de APH deve rapidamente instituir as medidas críticas que podem salvar a vida do paciente, como o controle da hemorragia, a abordagem da via aérea e o suporte ventilatório. Não se deve perder tempo com uma avaliação inadequada ou com manobras de imobilização desnecessárias. Ao cuidar de pacientes com lesões críticas, muitas etapas, como o aquecimento do paciente, o início da terapia intravascular e até a avaliação secundária, são feitas na ambulância durante o trajeto até a instituição de trauma apropriada.

Posicionamento do Paciente

Em geral, os pacientes com trauma que estão em choque podem ser transportados na posição supina. Posicionamentos especiais, como a posição de Trendelenburg (inclinação com os pés elevados acima da cabeça) ou a posição de "choque" (cabeça e torso em posição supina com as pernas elevadas), embora utilizados há 150 anos, não têm eficácia comprovada. A posição de Trendelenburg pode agravar a função ventilatória já comprometida, pode apresentar risco de aspiração/obstrução da via aérea e pode aumentar a pressão intracraniana em pacientes com TCE. Além disso, os pacientes com choque hipovolêmico grave estão, geralmente, com vasoconstrição máxima.[47] Em geral, os pacientes com TCE isolada devem ser transportados em uma inclinação com a cabeceira do leito elevada a 30 graus.[48] Essa posição facilita a melhora da perfusão cerebral e reduz a pressão intracraniana. Além disso, se o paciente estiver intubado, há o benefício em inclinar a maca ou a prancha para elevar a cabeça em relação aos pés em 30 graus, a fim de diminuir o risco de aspiração e de pneumonia associada à ventilação mecânica em estágio posterior. É importante ressaltar que esse posicionamento deve ser obtido com a elevação da cabeça sem fazer com que o paciente flexione a cintura, o que pode agravar uma lesão na coluna toracolombar (**Figura 3-19**).

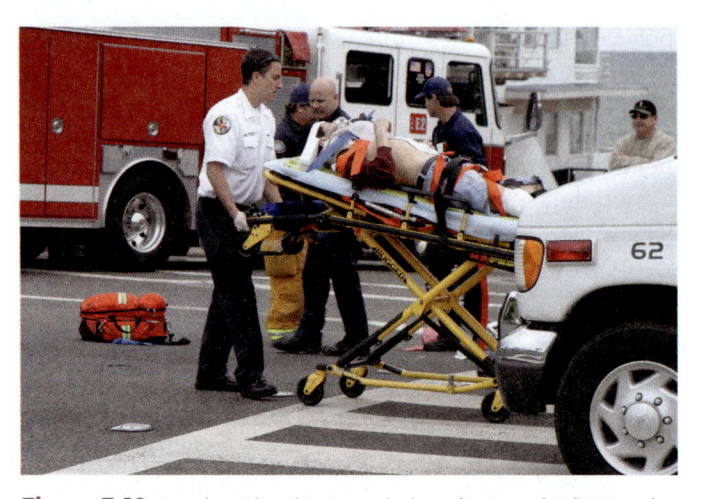

Figura 3-19 A cabeceira da cama é elevada em relação ao pé e ao resto do corpo por meio da inclinação da maca (posição de Trendelenburg reversa) ou da elevação do encosto, ou do colchão a vácuo. Isso NÃO deve ser feito flexionando o paciente na cintura e, portanto, movendo-o para uma posição sentada até que a possibilidade de lesão da coluna toracolombar tenha sido excluída.
© Mikeledray/Shutterstock

Acesso Vascular

Via Intravenosa

O acesso intravascular é obtido em um paciente com trauma com lesões graves conhecidas ou suspeitas de modo que o profissional de atendimento pré-hospitalar possa iniciar a reanimação, quando apropriado. Com a exceção das circunstâncias incomuns, como o paciente submetido à extricação de um veículo ou quando profissionais aguardam a chegada de um helicóptero, o acesso IV deve ser obtido após o paciente ser colocado na ambulância e o transporte até a instituição apropriada mais próxima ter começado. A obtenção do acesso IV não deve retardar o transporte para o hospital de um paciente com lesão grave.

Embora a reposição volêmica de um paciente com trauma em choque faça sentido do ponto de vista empírico, nenhuma pesquisa demonstrou melhores taxas de sobrevida de pacientes de trauma com lesões críticas quando a terapia com líquidos IV foi iniciada no ambiente pré-hospitalar. O transporte de pacientes com trauma nunca deve ser postergado para a obtenção de acesso IV. De fato, vários estudos não conseguiram demonstrar qualquer benefício da administração de cristaloides intravenosos antes do controle da hemorragia.[30,40]

Para pacientes em choque ou com lesões potencialmente graves, devem ser inseridos um ou, preferivelmente, dois cateteres IV de grosso calibre (18G ou maiores) curtos (25 mm) por punção percutânea, conforme o tempo permitir. A taxa de administração dos líquidos é diretamente proporcional à quarta potência do raio do cateter e inversamente proporcional ao seu comprimento (o que significa que mais líquido fluirá rapidamente por um cateter mais curto e mais largo que por um cateter mais longo e de diâmetro menor). O local preferido para o acesso venoso é uma veia no antebraço. Locais alternativos para o acesso IV são as veias da fossa antecubital, da mão e da parte proximal do braço (veia cefálica).

Via Intraóssea

Uma alternativa para o acesso vascular em adultos é a via intraóssea (IO).[49,50] A via intraóssea para a administração de líquidos não é nova: ela foi descrita pelo Dr. Walter E. Lee em 1941.[49] Esse método de acesso vascular pode ser obtido de várias maneiras. Ele é mais comumente estabelecido em locais como o fêmur distal, a cabeça do úmero ou a tíbia proximal ou distal. Os estudos mostram melhores taxas de fluxo através da cabeça do úmero e do fêmur distal. O acesso também pode ser estabelecido por meio da técnica esternal, usando dispositivos apropriadamente projetados (**Figura 3-20**, **Figura 3-21**, e **Figura 3-22**).[50-52] Essas técnicas são comumente utilizadas no ambiente

pré-hospitalar, mas o foco deve ser o transporte rápido em vez da reposição volêmica IV. No caso de transporte demorado ou prolongado até os cuidados definitivos, o acesso vascular intraósseo pode ser relevante em pacientes adultos com trauma. A administração de líquidos por via intraósseo em um paciente acordado pode

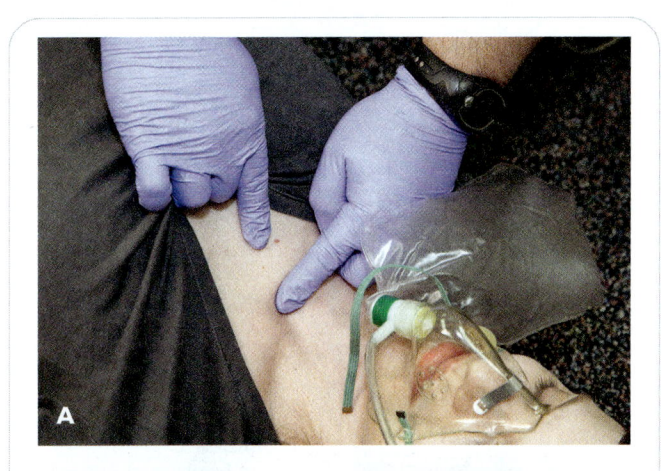
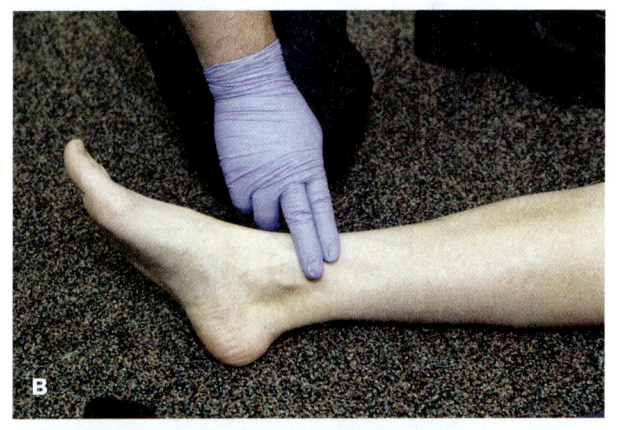
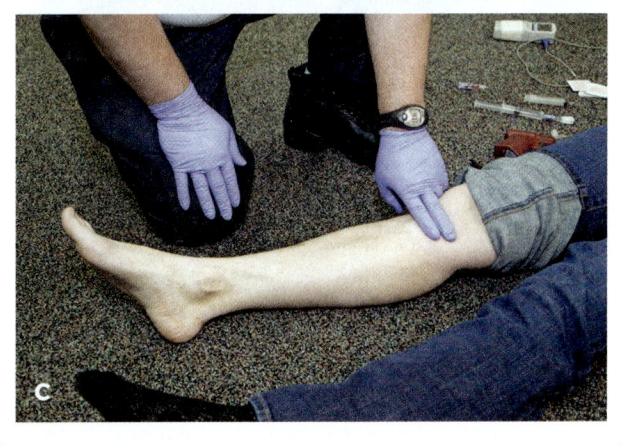

Figura 3-21 **A.** Local de inserção esternal no manúbrio abaixo da fúrcula esternal. Note que o dispositivo EZ-IO não pode ser usado no local do esterno. **B.** Local de inserção na tíbia distal acima do tornozelo. **C.** Local de inserção na tíbia proximal abaixo do joelho.

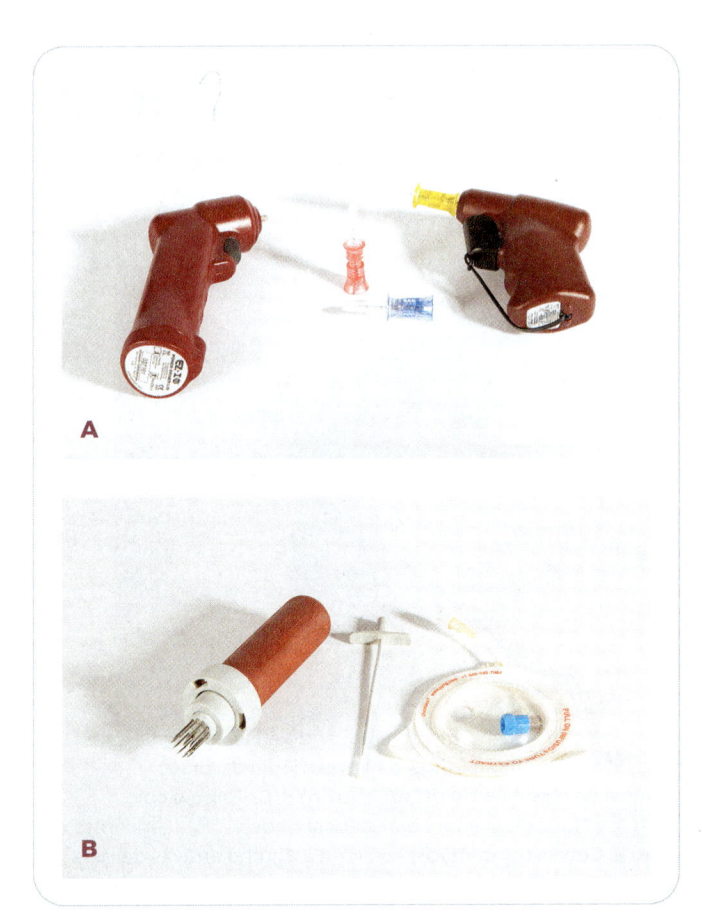

Figura 3-20 **A.** Agulhas intraósseas e pistola intraóssea para a inserção manual (vários tamanhos mostrados). **B.** Dispositivo de punção intraóssea esternal.

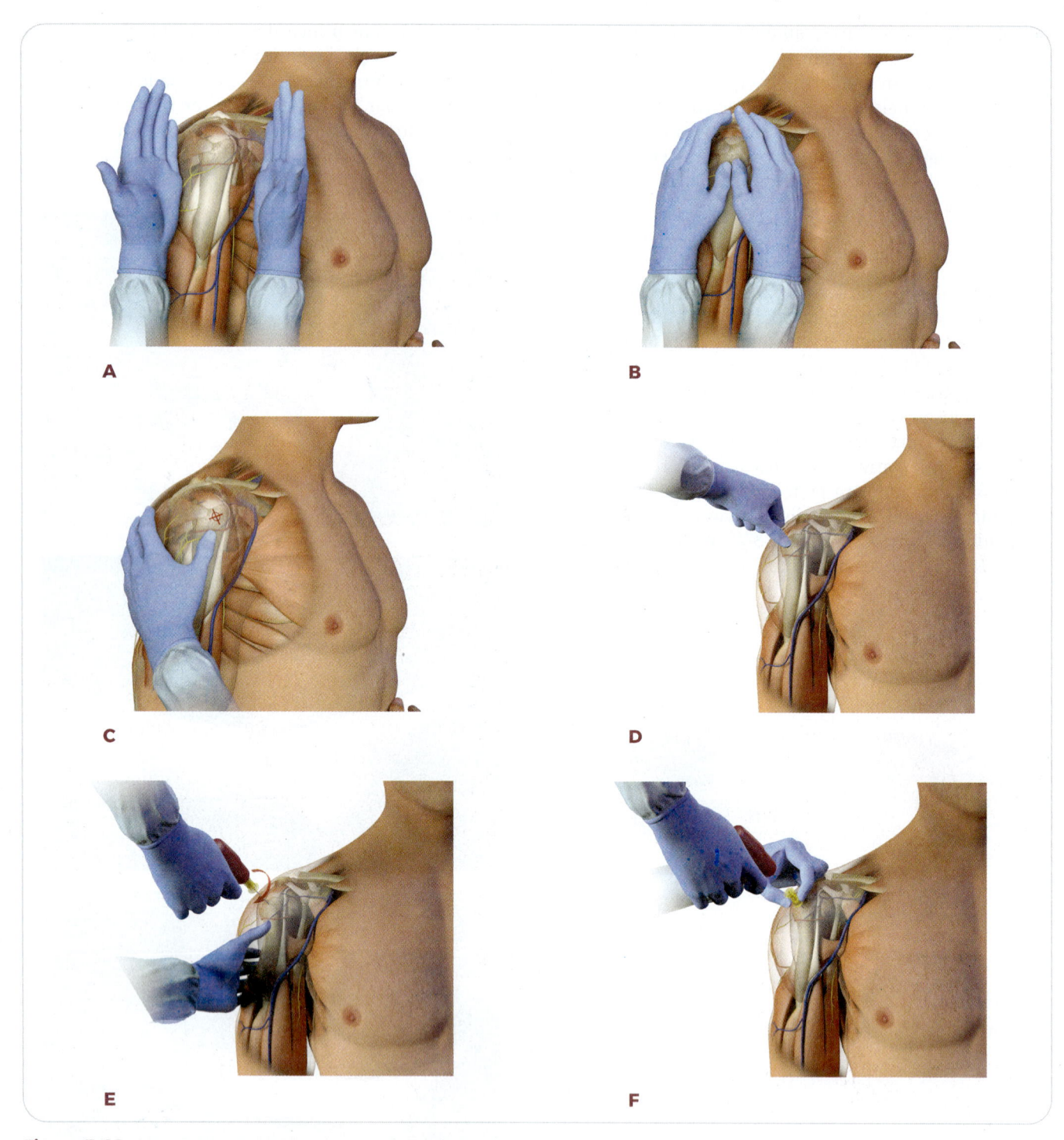

Figura 3-22 Inserção do dispositivo EZ-IO® no úmero proximal. **A.** Localize o local de inserção colocando a face ulnar de suas mãos verticalmente sobre a axila. A face ulnar da outra mão é colocada lateralmente ao longo da linha média do braço. **B.** Coloque os polegares juntos sobre o braço. Isso identifica a linha vertical de inserção no úmero proximal. **C.** Palpe o colo cirúrgico do úmero. A sensação deve ser a de uma bola de golfe em um tee (suporte para a bola); o local onde a "bola" encontra o "tee" é o colo cirúrgico. **D.** Mantenha o polegar sobre o local de inserção. **E.** Com a outra mão, pressione a agulha através da pele até que a ponta toque o osso. Aperte o gatilho enquanto aplica uma pressão suave e constante. **F.** Estabilize o centro da agulha depois de inserida e aplique um dispositivo de estabilização. A colocação é confirmada com um jato de solução salina normal (5-10 mL para adultos; 2-5 mL para bebês/crianças).

ser dolorosa. Deve ser considerada a analgesia adequada conforme os protocolos locais.

Reposição Volêmica

Há duas categorias gerais de produtos para reposição volêmica que têm sido usados nos últimos 50 anos para a abordagem de pacientes com trauma – sangue e soluções IV.[53] Esses produtos podem, ainda, ser subdivididos da seguinte maneira:

- Sangue
  - Sangue total
  - Sangue total reconstituído como hemoderivados
  - Concentrado de hemácias (CH)
  - Plasma (por exemplo, descongelado, liofilizado [fresco congelado])
  - Outras terapias com hemoderivados (por exemplo, crioprecipitado)
- Soluções IV
  - Soluções cristaloides (por exemplo, Ringer lactato, solução salina a 0,9%)
  - Líquido hipertônico
    - Solução salina a 3%
  - Soluções coloides (por exemplo, dextrana, Hextend, albumina)
  - Estratégias líquidas hipotensivas ou restritas (por exemplo, 5% de dextrose na água)
    - Substitutos do sangue

Cada um desses produtos tem vantagens e desvantagens.

Sangue

Devido à sua capacidade de transportar oxigênio, o sangue ou os vários hemoderivados continuam sendo o líquido de escolha para a reanimação de um paciente com choque hemorrágico grave. A experiência obtida pelos militares dos Estados Unidos como resultado das guerras no Iraque e no Afeganistão demonstrou a importância da administração de sangue total, CH e plasma para a sobrevivência dos soldados feridos. Esse sangue "reconstituído" substitui a capacidade perdida de transporte de oxigênio, fatores de coagulação e proteínas necessárias para a manutenção da pressão oncótica para evitar a perda de líquido pelo sistema vascular. Infelizmente, o sangue é, na maior parte das vezes, algo desafiador para uso em muitos dos ambientes pré-hospitalares civis atuais, principalmente porque o sangue e seus subcomponentes são perecíveis se não forem refrigerados ou congelados até o momento do uso. No entanto, vários sistemas de SE estabeleceram protocolos para transfusões de sangue pré-hospitalares.[54,55]

O plasma liofilizado está sendo usado na cena em vários países. O plasma liofilizado é o plasma humano que foi seco e congelado. Ele tem uma possibilidade de armazenamento de cerca de 2 anos, não necessita de refrigeração e deve ser reconstituído antes do uso. O plasma líquido está sendo transportado por alguns sistemas de SE e de SEH (SE por helicóptero) nos Estados Unidos, e em estudo realizado com mais de 500 pacientes, a administração pré-hospitalar de plasma descongelado foi associada a uma melhora significativa na mortalidade em 30 dias para pacientes com trauma em risco de choque hemorrágico.[56] Investigações adicionais com o uso de transfusões de sangue total também estão em fase inicial.

Intravenosas

As soluções alternativas para a reposição volêmica são classificadas em quatro categorias: (1) cristaloides isotônicos, (2) cristaloides hipertônicos, (3) coloides sintéticos (artificiais) e (4) substitutos do sangue.

Soluções Cristaloides Isotônicas

Os cristaloides isotônicos são soluções salinas balanceadas compostas por eletrólitos (substâncias que se dividem em íons carregados ao serem dissolvidas em soluções). Eles agem como efetivos expansores de volume por um curto período, mas não têm capacidade de transportar oxigênio. Imediatamente após a infusão, os cristaloides preenchem o espaço vascular depletado pela perda sanguínea, melhorando a pré-carga e o débito cardíaco. A **solução de Ringer Lactato** permanece sendo a solução cristaloide isotônica de escolha para a abordagem do choque devido ao fato de sua composição ser mais parecida com a composição eletrolítica do plasma sanguíneo. Ela contém quantidades específicas de íons sódio, potássio, cálcio, cloreto e lactato. O **soro fisiológico** (solução de cloreto de sódio [NaCl] a 0,9% com um pH de 5,5) ainda é uma alternativa, embora a hipercloremia (aumento acentuado no nível sanguíneo de cloreto) e a acidose metabólica possam ocorrer com a reanimação massiva com a administração de soro fisiológico. Normosol e Plasma-Lyte são opções alternativas destinadas a oferecer soluções acidobásicas mais "balanceadas" (pH 7,4) que o soro fisiológico. Foi demonstrado que essas soluções estão associadas a uma menor disfunção renal quando usadas em adultos gravemente enfermos.[57] As soluções de dextrose em água (p. ex., soro glicosado a 5% [SG5%]) não são efetivas como expansores de volume e não têm lugar na reanimação de pacientes com trauma.

Dentro de 30 a 60 minutos da administração de uma solução cristaloide, apenas cerca de um quarto a um terço do volume administrado permanece no sistema circulatório. O restante é desviado para o espaço intersticial, já que a água e os eletrólitos na solução podem atravessar as membranas capilares livremente. O líquido perdido se torna edema nos tecidos moles e nos órgãos do corpo. Esse fluido extra causa dificuldades na carga e na descarga de oxigênio nas hemácias.

Soluções Cristaloides Hipertônicas

As soluções cristaloides hipertônicas têm concentrações extremamente elevadas de eletrólitos em comparação com o plasma. O modelo experimental mais comumente utilizado é a **solução salina hipertônica**, uma solução de NaCl a 7,5%, a qual tem mais de oito vezes a concentração de NaCl em relação ao soro fisiológico. Concentrações adicionais de solução salina hipertônica a 2% e 3% estão disponíveis e são amplamente utilizadas em centros de trauma e unidades de cuidados neurocríticos. A solução salina hipertônica é um expansor plasmático efetivo; uma infusão de 250 mL pode produzir efeitos equivalentes à infusão de 2 a 3 litros de solução cristaloide isotônica.[58,59] Porém, uma análise de vários estudos com solução salina hipertônica não conseguiu demonstrar melhores taxas de sobrevida em relação ao uso de cristaloides isotônicos.[60] No entanto, a solução salina hipertônica tem vários benefícios putativos em modelos experimentais, incluindo efeitos anti-infecciosos e anti-inflamatórios.[61]

Soluções Coloides Sintéticas

Proteínas são moléculas grandes produzidas pelo organismo, formadas por aminoácidos. Elas têm inúmeras funções. Um tipo de proteína encontrado no corpo, a albumina, ajuda a manter o líquido no espaço intravascular. A administração IV de albumina humana é cara e não demonstrou melhorar os resultados em pacientes com choque hemorrágico. Quando administradas em um paciente em choque hemorrágico, as soluções coloides sintéticas retiram líquido dos espaços intersticial e intracelular para o espaço intravascular, produzindo a expansão do volume sanguíneo. No entanto, como ocorre com os cristaloides, os expansores plasmáticos coloides não transportam oxigênio.

Hetastarch (Hespan, Hextend) e dextrana (Gentran) são coloides sintéticos que foram criados pela união de várias moléculas de amido (amilopectina) ou dextrose até obter um tamanho semelhante ao da molécula de albumina. Essas soluções são moderadamente caras em comparação com os cristaloides e foram associadas a reações alérgicas e comprometimento da tipagem sanguínea. Duas metanálises da literatura relacionadas ao uso de Hetastarch levantaram preocupações relacionadas com a incidência de lesão renal aguda e aumento da mortalidade com a administração desses compostos.[62,63]

Há bastante tempo já se debate sobre o uso de cristaloides *versus* coloides na abordagem dos pacientes com trauma.[64] Um estudo com quase 7 mil pacientes admitidos em UTIs não mostrou diferenças nos desfechos quando os pacientes foram reanimados com coloide (albumina) *versus* soro fisiológico.[65] Não foi publicada praticamente nenhuma pesquisa envolvendo o uso dessas soluções coloides sintéticas no ambiente pré-hospitalar civil, e não há dados sobre o seu uso em hospitais mostrando serem superiores às soluções cristaloides. Esses produtos não são recomendados para a abordagem pré-hospitalar do choque.

Substitutos do Sangue

As transfusões de sangue têm várias limitações e aspectos indesejáveis, incluindo necessidade de tipagem e provas cruzadas, validade curta, o fato de ser perecível quando não refrigerado, potencial para a transmissão de doenças infecciosas e crescente escassez de unidades doadas, limitando seu uso no ambiente pré-hospitalar. Isso levou a intensas pesquisas sobre substitutos de sangue nas últimas duas ou três décadas. Os militares dos Estados Unidos tiveram papel central nessa pesquisa, pois um substituto de sangue que não necessite de refrigeração e que não necessite de tipagem sanguínea poderia ser transportado até um soldado ferido em um campo de batalha e infundido rapidamente para tratar o choque.

A maioria dos transportadores de oxigênio à base de hemoglobina (HBOCs, de *hemoglobin-based oxygen carriers*) utiliza a mesma molécula transportadora de oxigênio (hemoglobina) encontrada em células sanguíneas humanas, bovinas ou suínas. A maior diferença entre HBOCs e o sangue humano é que a hemoglobina nos HBOCs não está contida dentro de uma membrana celular. Isso remove a necessidade de realizar tipagem e provas cruzadas, pois remove o risco antígeno-anticorpo quando a hemoglobina é extraída da célula. Além disso, muitos desses HBOCs podem ser armazenados por longos períodos, tornando-os ideais para incidentes de vítimas em massa. Os problemas iniciais com os HBOCs incluíam a toxicidade pela hemoglobina. Até o momento, nenhuma dessas soluções experimentais demonstrou ser segura ou efetiva em seres humanos.[61]

Aquecimento de Líquidos Intravenosos

Qualquer líquido IV administrado ao paciente em choque deve ser aquecido e não deve ser utilizado em temperatura ambiente ou fria. A temperatura ideal para esses líquidos é de 39 °C. Enrolar bolsas aquecidas ao redor do frasco pode aquecer o líquido. Unidades de aquecimento de líquidos comercialmente disponíveis para o compartimento de cuidados do paciente oferecem um meio fácil e confiável de manter os líquidos na temperatura correta. Essas unidades são caras, mas são justificadas para os transportes prolongados ou para a transfusão de produtos armazenados a frio. Para o transporte agudo de rotina de pacientes com trauma, a ênfase na reanimação de volume limitado e no transporte rápido torna esses aquecedores menos relevantes.

Abordagem da Reposição Volêmica

Conforme observado anteriormente, há controvérsia significativa em relação à reposição volêmica no ambiente pré-hospitalar para um paciente com trauma que está em choque.[66] Quando o Atendimento Pré-hospitalar ao

Traumatizado (PHTLS, de *Prehospital Trauma Life Support*) foi introduzido nos Estados Unidos, os profissionais de atendimento pré-hospitalar adotavam a abordagem utilizada pelos médicos da emergência e por cirurgiões na maioria dos centros de trauma: administrar uma solução de cristaloide IV até que os sinais vitais retornassem ao normal (em geral, pulso menor que 100 bpm e pressão arterial sistólica maior que 100 mmHg). Quando uma quantidade suficiente de solução cristaloide é infundida para restaurar a normalidade dos sinais vitais, a perfusão do paciente deve melhorar. Naquela época, os especialistas acreditavam que essa intervenção rápida eliminaria o ácido láctico e restauraria a produção de energia nas células do organismo, diminuindo o risco de desenvolver choque irreversível e insuficiência renal. Porém, nenhum estudo de pacientes com trauma no ambiente pré-hospitalar mostrou que a administração de líquidos IV reduz as taxas de complicações e morte.

Uma contribuição importante do PHTLS nas últimas duas décadas tem sido o estabelecimento da alteração conceitual de que, no paciente com trauma e lesões críticas, o transporte nunca deve ser atrasado para a colocação de acesso IV e infusão de líquidos. Em um estudo do National Trauma Data Bank que incluiu mais de 776.000 pacientes, a administração pré-hospitalar de líquidos IV foi associada a um aumento nas chances de morte. Os acessos IV podem ser colocados na parte de trás da ambulância durante o trajeto até a instituição apropriada mais próxima. Um paciente com trauma e lesões críticas que está em choque geralmente exige transfusão de sangue e intervenções para o controle da hemorragia interna, e nenhuma delas pode ser feita na cena na maioria dos sistemas. Quase nada deve atrasar o transporte rápido de um paciente com hemorragia para uma sala de cirurgia ou um pronto-socorro, onde a hemorragia possa ser controlada.

A reposição volêmica pré-hospitalar deve ser ajustada para a situação clínica, conforme descrito na discussão a seguir (**Figura 3-23**).

Hemorragia Não Controlada

Para pacientes com suspeita de hemorragia não controlada no tórax, no abdome ou na pélvis, uma quantidade suficiente de solução cristaloide IV (se produtos sanguíneos não estiverem disponíveis) deve ser titulada para manter a pressão arterial sistólica acima de 80 mmHg, o que gerará uma PAM de 60 a 65 mmHg. Essa pressão arterial deve manter a perfusão adequada dos rins com menor risco de piora da hemorragia interna. Um grande *bolus* de líquido IV não deve ser administrado, pois isso pode "ultrapassar" o alvo da faixa de pressão arterial, resultando em recorrência do sangramento intratorácico, intra-abdominal ou intrapélvico.

A filosofia atual de restrição da administração de cristaloides no ambiente pré-hospitalar e durante o cuidado hospitalar inicial tem sido chamada de vários nomes, incluindo hipotensão permissiva, reanimação hipotensiva e reanimação "balanceada", significando que deve ser encontrado um equilíbrio entre a quantidade de líquidos administrada e o grau de elevação da pressão arterial. Após o paciente chegar ao hospital, a administração de líquidos continua com a administração de plasma e sangue (proporção 1:1) ou sangue total até que a hemorragia esteja controlada. Então, a pressão arterial é levada de volta a valores normais com a transfusão continuada com restrição da administração de cristaloides.

Lesões do Sistema Nervoso Central

A hipotensão tem sido associada com aumento de mortalidade em casos de TCE.[16] Os pacientes com determinadas condições (p. ex., TCE ou lesão da medula espinhal) exigem uma pressão sanguínea maior para manter a perfusão e diminuir a lesão neurológica secundária. TCEAs diretrizes publicadas pela Brain Trauma Foundation recomendam manter a pressão arterial sistólica acima de 110 mmHg em pacientes com suspeita de TCE.[43] As diretrizes de consenso com foco na abordagem da lesão medular aguda recomendam não apenas evitar a hipotensão (pressão arterial sistólica menor que 90 mmHg), mas também manter uma PAM de pelo menor 85 a 90 mmHg na esperança de melhorar a perfusão da medula espinal. Para alcançar esse objetivo, pode ser indicada uma reposição volêmica mais vigorosa, às custas de aumentar o risco de hemorragia recorrente por lesões internas associadas.

Hemorragia Controlada

Os pacientes com hemorragia externa significativa que já foi controlada podem ser manejados com uma estratégia de reposição volêmica mais vigorosa, desde que o profissional de cuidados pré-hospitalares não tenha razões para suspeitar de lesões associadas intratorácicas, intra-abdominais ou intrapélvicas e hemorragia. Os exemplos incluem grande laceração do couro cabeludo ou ferimento em uma extremidade envolvendo grandes vasos sanguíneos, mas com o sangramento controlado por curativo compressivo ou torniquete. Os pacientes adultos que se enquadram nessa categoria e apresentam hemorragia de Classes II, III ou IV devem receber *bolus* inicial de 250 mL de solução cristaloide repetidas até um total de 1 litro ou até obter pressão arterial sistólica de 90 mmHg. Os pacientes pediátricos devem receber *bolus* de 20 mL/kg de solução cristaloide aquecida. Conforme observado anteriormente, a administração de fluidos sempre deveria ocorrer durante o transporte até a instituição apropriada mais próxima. Os sinais vitais – incluindo pulso e frequência ventilatória, além da pressão arterial – devem ser monitorados para avaliar a resposta do paciente à terapia inicial. Na maioria dos ambientes urbanos, o paciente será entregue à instituição acolhedora antes que se complete o *bolus* inicial.

Gerenciamento do volume da reanimação

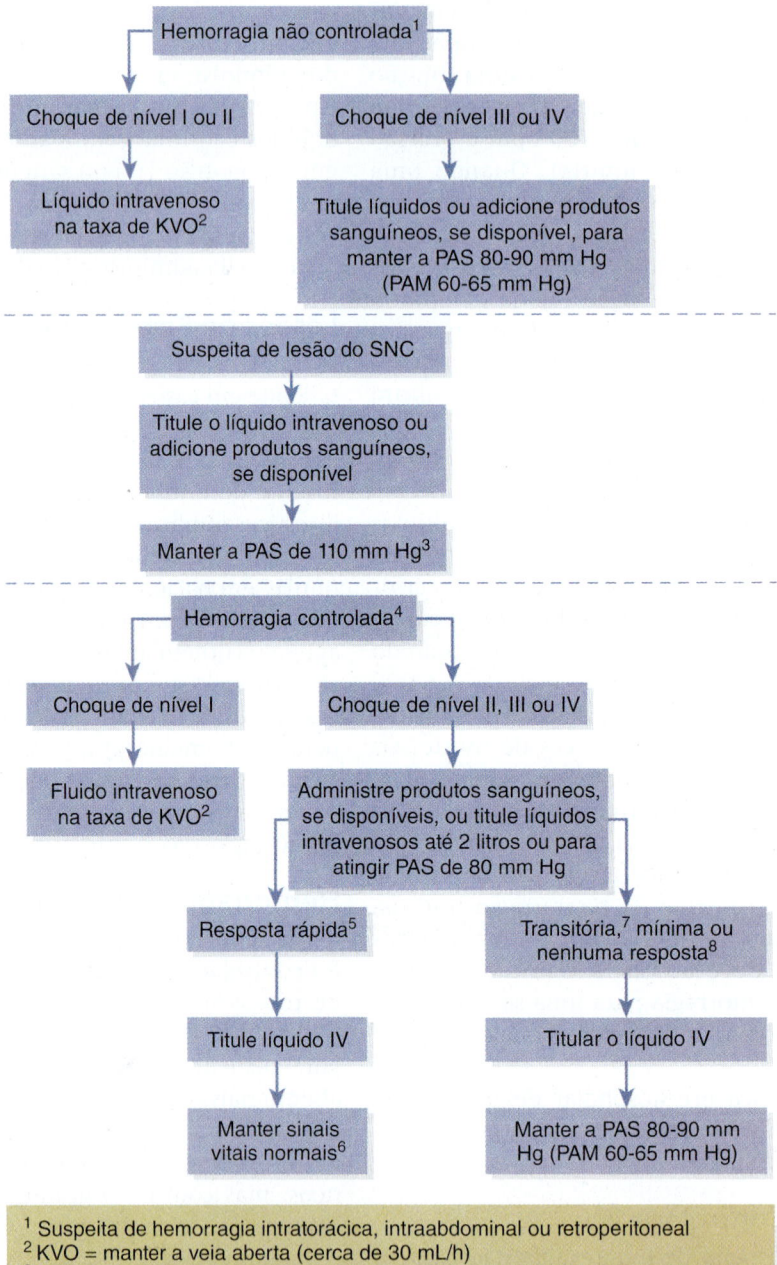

Figura 3-23 A. Algoritmo para a abordagem da reposição volêmica em pacientes com trauma.

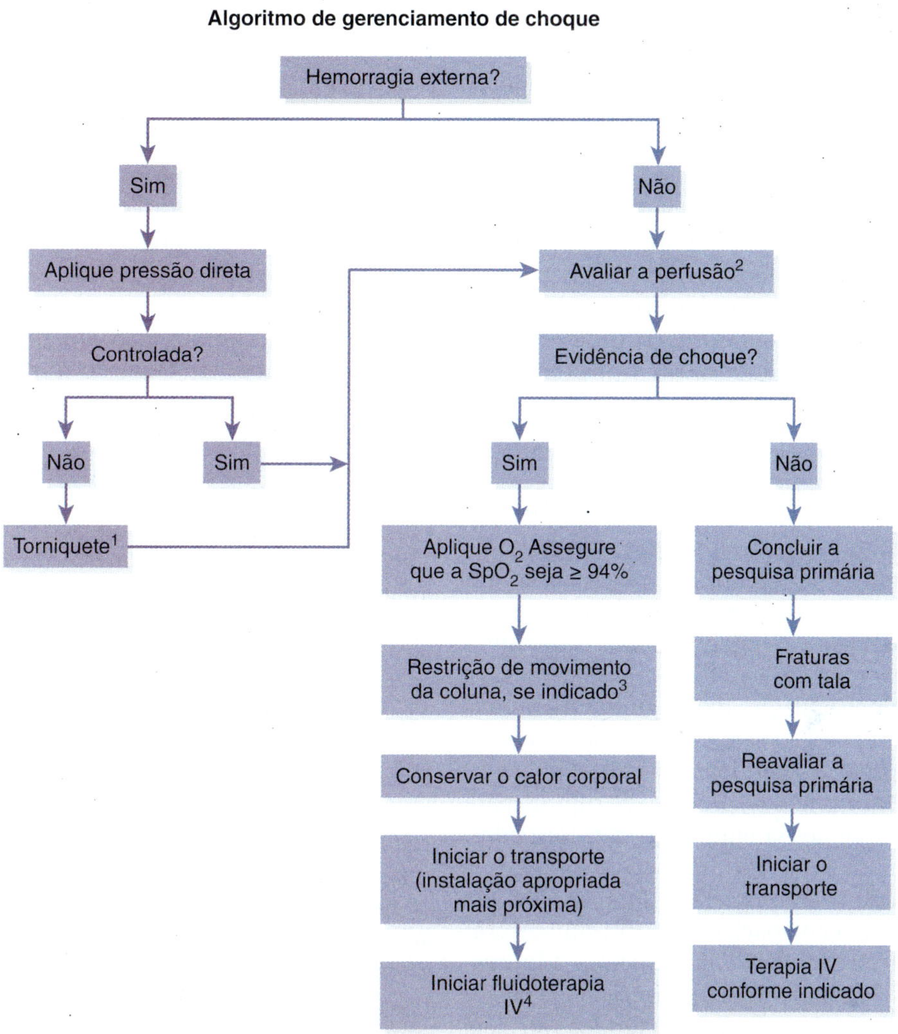

Algoritmo de gerenciamento de choque

Figura 3-23 **B.** Algoritmo de gerenciamento de choque. (*continuação*)
© National Association of Emergency Medical Technicians (NAEMT)

O *bolus* inicial desencadeia três respostas possíveis:

1. *Resposta rápida*. Os sinais vitais retornam e permanecem normais. Em geral, isso indica que o paciente perdeu menos de 20% do volume de sangue e que a hemorragia cessou.
2. *Resposta transitória*. Os sinais vitais inicialmente melhoram (o pulso fica mais lento e a pressão arterial aumenta); porém, durante a reavaliação, esses pacientes mostram deterioração com recorrência dos sinais de choque. Em geral, esses pacientes perderam 20 a 40% de seu volume sanguíneo e pode estar sofrendo hemorragia contínua.
3. *Resposta mínima ou ausente*. Esses pacientes não mostram praticamente nenhuma mudança nos sinais de choque profundo após *bolus* de 1 litro. É provável que tenham sofrido hemorragia maciça, que estejam sofrendo hemorragia contínua ou ambas.

Os pacientes com resposta rápida são candidatos para a reposição volêmica continuada, até que os sinais vitais tenham retornado ao normal e que todos os indicadores clínicos de choque tenham desaparecido. Os pacientes que se enquadram na categoria de resposta transitória ou resposta mínima/ausente têm hemorragia continuada que provavelmente é interna. Esses pacientes têm um manejo melhor em um estado de hipotensão relativa, e os líquidos IV devem ser titulados para manter a pressão arterial sistólica na faixa de 80 a 90 mmHg (PAM de 60 a 65 mmHg), sem qualquer evidência de TCE ou lesão na medula espinhal. O conceito de resposta transitória está recebendo menos ênfase, mas ainda é importante compreender a fisiologia subjacente.

Ácido Tranexâmico

O ATX é um análogo do aminoácido lisina e tem sido utilizado há muitas décadas para reduzir o sangramento em pacientes ginecológicas com sangramento uterino grave, em pacientes submetidos a cirurgia cardíaca ou ortopédica e em hemofílicos submetidos a tratamentos dentários. Quando a cascata da coagulação (ver Figura 3-12) é ativada para formar um coágulo sanguíneo como resultado de uma lesão, o processo de ruptura do coágulo começa ao mesmo tempo. O ATX interfere no processo de ruptura para manter e estabilizar coágulos sanguíneos recém-formados. O ATX também tem um efeito anti-inflamatório.[67]

TCE Vários estudos demonstraram que o AXT pode melhorar a sobrevivência de pacientes com traumas graves.[68-70] O AXT parece ser mais eficaz quando administrado precocemente (ou seja, menos 3 horas após a lesão) e quando os pacientes estão gravemente feridos (ou seja, hipotensos, taquicárdicos). Pesquisas adicionais estão em andamento para determinar as indicações apropriadas para o uso de AXT pré-hospitalar, incluindo o uso em pacientes com TCE, porque nem todos os estudos demonstraram um benefício definitivo.[71,72] As diretrizes atuais de atendimento a vítimas táticas para uso nas comunidades táticas militares e civis de SE recomendam uma dose única de 2 gramas (g) de AXT administrada lentamente por via IV ou IO push para pacientes que provavelmente precisarão de transfusão de sangue (ou seja, choque hemorrágico, lactato elevado, uma ou mais amputações importantes, trauma penetrante no tronco ou evidência de sangramento grave) ou que apresentem sinais de um TCE significativo (ou seja, estado mental alterado associado a lesão por explosão ou trauma contuso) e que se apresentem no máximo 3 horas após a lesão.[73]

Complicações do Choque

Os sintomas de hipotermia, coagulopatia e acidose são frequentemente descritos como a tríade letal. Embora não causem, de fato, a morte, são achados preocupantes para a morte iminente. Eles são marcadores de metabolismo anaeróbico e de perda da produção de energia e descrevem a necessidade de intervenções para reverter o metabolismo anaeróbico rapidamente. Várias complicações podem ocorrer em pacientes com choque persistente ou com reanimação inadequada; por isso, o reconhecimento precoce e a abordagem agressiva do choque são fundamentais. A qualidade dos cuidados administrados no ambiente pré-hospitalar pode afetar a evolução hospitalar do paciente e seus desfechos. O reconhecimento do choque e o início do tratamento apropriado no ambiente pré-hospitalar podem encurtar a permanência hospitalar e melhorar as chances de sobrevida. As seguintes complicações do choque não são comumente vistas no ambiente pré-hospitalar, mas resultam do choque na cena ou no departamento de emergência. Além disso, elas podem ser encontradas nas transferências de pacientes entre instituições. Conhecer os desfechos do processo de choque ajuda a compreender a gravidade da condição, a importância do controle rápido da hemorragia e a reposição adequada de líquidos.

Insuficiência Renal Aguda

O comprometimento da circulação renal altera o metabolismo renal de aeróbico para anaeróbico. A produção reduzida de energia leva ao edema das células renais, diminuindo a perfusão renal e aumentando o metabolismo anaeróbico. As células que formam os túbulos renais são sensíveis à isquemia e podem morrer se a sua oferta de oxigênio for comprometida por mais de 45 a 60 minutos. Essa condição, chamada de **necrose tubular aguda (NTA)** ou insuficiência renal aguda, reduz a eficiência da filtração dos túbulos renais. O resultado é a redução do débito renal e a diminuição da eliminação de produtos tóxicos e eletrólitos. Como os rins perdem a sua função, o excesso de líquido não é excretado, e pode haver sobrecarga de volume. Além disso, os rins perdem a sua capacidade de excretar ácidos metabólicos e eletrólitos, levando à acidose metabólica e à hiperpotassemia (aumento do potássio no sangue). Esses pacientes costumam necessitar de diálise por várias semanas ou meses. A maioria dos pacientes que desenvolvem NTA resultante de choque recupera a função renal normal.

Síndrome da Angústia Respiratória Aguda

A **síndrome da angústia respiratória aguda (SARA)** resulta de dano às células alveolares do pulmão e de redução na produção de energia para manutenção do metabolismo dessas células. Essa lesão, combinada com a sobrecarga de volume produzida pela administração excessiva de cristaloides durante a reanimação, leva ao vazamento de líquido para os espaços intersticiais e alvéolos pulmonares, dificultando muito a difusão do oxigênio através das paredes alveolares e para dentro de capilares para se ligar às hemácias. Esse problema foi descrito pela primeira vez durante a Segunda Guerra Mundial, mas foi formalmente reconhecido durante a Guerra do Vietnã, e foi chamado de pulmão de Da Nang (devido à localização do hospital que atendeu muitos desses casos). Embora esses pacientes tenham edema pulmonar, ele não resulta de comprometimento da função cardíaca, como na insuficiência cardíaca congestiva (edema pulmonar cardiogênico). A SARA representa uma forma de edema pulmonar não cardiogênico. A mudança no processo de reanimação com restrição de cristaloides, hipotensão permissiva e reanimação com controle de danos (relação 1:1 entre hemácias e plasma) reduziu a SARA de forma significativa no período imediatamente posterior ao trauma (24 a 72 horas).

Falência Hematológica

O termo **coagulopatia** se refere ao comprometimento nas capacidades normais de coagulação do sangue. Essa anormalidade pode resultar de hipotermia (redução da temperatura corporal), diluição dos fatores de coagulação pela administração de líquidos ou depleção das substâncias de coagulação à medida que são utilizadas para o controle do sangramento (coagulopatia de consumo). A cascata de coagulação normal envolve várias enzimas e fatores que acabam resultando na criação de moléculas de fibrina que servem como matriz para aprisionar as plaquetas e formar um plugue na parede do vaso para interromper o sangramento (**Figura 3-24**). Esse processo é mais eficaz em uma estreita faixa de temperatura (i.e., temperatura corporal próxima da temperatura normal). À medida que a temperatura central do corpo cai (mesmo que alguns graus) e a produção de energia é reduzida, a coagulação do sangue é comprometida, levando à hemorragia continuada. Os fatores de coagulação do sangue

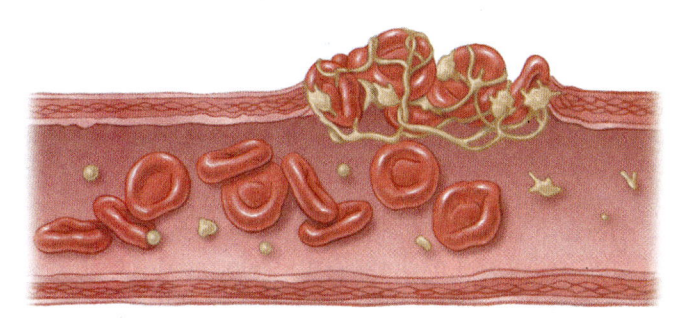

Figura 3-24 A coagulação do sangue envolve várias enzimas e fatores que acabam resultando na criação de moléculas de fibrina que servem como matriz para o aprisionamento de plaquetas, formando um plugue em uma parede vascular para interromper o sangramento.

também podem ser usados para a formação de coágulos para tentar reduzir e controlar a hemorragia. A redução da temperatura corporal piora os problemas da coagulação, o que exacerba a hemorragia, reduzindo ainda mais a capacidade do corpo de manter a sua temperatura. No caso de reanimação inadequada, isso se transforma em um ciclo de piora contínua.

Insuficiência Hepática

Pode haver dano hepático grave, embora isso seja um resultado menos comum do choque prolongado. As evidências de dano hepático pelo choque costumam não se manifestar por vários dias, até que os resultados laboratoriais documentem elevação nos testes de função hepática. A insuficiência hepática se manifesta por hipoglicemia persistente, acidose láctica persistente e icterícia. Como o fígado produz muitos dos fatores de coagulação necessários para a hemostasia, a coagulopatia pode acompanhar a insuficiência hepática.

Infecção Grave

Há risco aumentado de infecção associada ao choque grave. Esse risco aumentado é atribuído às seguintes causas:

- A redução crescente no número de leucócitos, predispondo o paciente com choque a infecções, é outra manifestação da falência hematológica.
- A isquemia e a redução na produção de energia nas células da parede intestinal do paciente em choque podem permitir a translocação das bactérias para a corrente sanguínea.
- Redução da função do sistema imune devido à isquemia e à perda da produção de energia.
- O aumento da permeabilidade das membranas capilares no pulmão secundariamente à lesão isquêmica e aos fatores inflamatórios circulantes levam ao acúmulo de líquido nos alvéolos. Isso leva à insuficiência respiratória e à necessidade de intubação. A combinação desses fatores predispõe os pacientes em choque a episódios de pneumonia, o que pode causar sepse sistêmica.
- E o mais importante: múltiplos procedimentos, intrusão vascular e cateteres de longa permanência aumentam o risco de infecções nos pacientes com lesões críticas.

Falência de Múltiplos Órgãos

Se não for tratado com sucesso, o choque pode levar à disfunção primeiramente de um órgão, depois à vários órgãos de maneira simultânea. Em geral, a sepse acompanha o quadro e leva à síndrome de disfunção de múltiplos órgãos (SFMO).

A falência de um sistema corporal importante (p. ex., pulmões, rins, cascata da coagulação, fígado) está associada com uma taxa de mortalidade de cerca de 40%. A falência cardiovascular, na forma de choque cardiogênico e séptico, pode ser revertida algumas vezes. Quando ocorre falha de quatro sistemas de órgãos, a taxa de mortalidade é de 100%.[74]

Transporte Prolongado

Durante o transporte prolongado de um paciente traumatizado em choque, é importante manter a perfusão dos órgãos vitais. A abordagem da via aérea deve ser otimizado antes de um transporte longo, e um procedimento de estabilização da via aérea, como a intubação endotraqueal ou o posicionamento de via aérea supraglótica, deve ser realizada se houver qualquer dúvida em relação à patência da via aérea. É fornecido o suporte ventilatório, tomando cuidado para garantir que as ventilações tenham frequência e volume corrente razoáveis (mantendo o volume-minuto), de modo a não comprometer a pré-carga e, portanto, o débito cardíaco em um paciente que já tem uma perfusão tênue. A oximetria de pulso deve ser monitorada continuamente. A capnografia oferece informações em relação à posição do tubo endotraqueal, além de informações sobre o estado da perfusão do paciente. Uma queda evidente no $ETCO_2$ indica que a via aérea foi deslocada ou que o paciente está experimentando queda significativa na perfusão. Outras considerações, como pneumotórax hipertensivo, devem ser avaliadas, e as intervenções devem ser realizadas nos pacientes apropriadamente.

A compressão manual direta não é possível durante um transporte longo, de modo que a hemorragia externa significativa deve ser controlada com curativos compressivos. Se esses esforços falharem, deve ser aplicado um torniquete. Nas situações em que tenha sido aplicado um torniquete e em que o tempo de transporte previsto deve ser de mais de 4 horas, devem-se considerar tentativas de remoção do torniquete após tentativas mais agressivas de controle da hemorragia local. O torniquete deve ser lentamente afrouxado enquanto se observa o curativo para sinais de hemorragia. Se não houver recorrência do sangramento, o torniquete é completamente afrouxado, mas deixado no local, para o caso de recorrência da hemorragia. A conversão de um torniquete de volta para um curativo não deve ser tentada nas seguintes situações: (1) presença de hemorragia de classe III ou IV, (2) amputação completa, (3) incapacidade de observar o paciente quanto à recorrência do sangramento e (4) torniquete no local por mais de 6 horas.[26] O controle da hemorragia externa deve ser otimizado pela imobilização de todas as fraturas.

As técnicas para a manutenção de temperatura corporal normal, conforme descrito anteriormente, são ainda mais importantes no caso de tempo de transporte prolongado. O paciente deve ser mantido em um compartimento aquecido e deve ser coberto com cobertores ou materiais que preservem o calor corporal; até mesmo sacos plásticos de lixo grandes podem ajudar a evitar a perda de calor. Os líquidos IV devem ser aquecidos antes da administração. O uso de líquidos IV em temperatura ambiente nos pacientes com trauma, especialmente em grandes volumes, pode causar hipotermia, o que, por sua vez, pode afetar a capacidade do paciente de formar coágulos.

Em casos de transporte prolongado, pode ser necessário o acesso vascular para a administração de líquidos, e devem ser estabelecidos dois acessos IV de grosso calibre. No caso de crianças e adultos, a incapacidade de obter acesso vascular periférico pode exigir o uso da via intraóssea, conforme descrito anteriormente.

Nos pacientes com suspeita de hemorragia continuada, a manutenção da pressão arterial sistólica em 80 a 90 mmHg ou da PAM em 60 a 65 mmHg pode geralmente alcançar o objetivo de manter a perfusão de órgãos vitais com menor risco de recorrência da hemorragia interna. Os pacientes com suspeita de TCE ou de lesão de medula espinal devem ter a pressão arterial sistólica mantida acima de 110 mmHg.

Os sinais vitais devem ser reavaliados frequentemente para monitorar a resposta à reanimação. Os seguintes itens devem ser documentados a intervalos seriados: frequência ventilatória, pulso, pressão arterial, cor e temperatura da pele, enchimento capilar, GCS, SpO_2 e $ETCO_2$, quando disponíveis.

Embora a inserção de uma sonda urinária não costume ser necessária em casos de transporte rápido, o monitoramento do débito urinário é uma ferramenta importante para ajudar a guiar as decisões relacionadas à necessidade de terapia adicional com líquidos durante o transporte prolongado. A inserção de uma sonda urinária, se o protocolo local permitir, deve ser considerada de modo que o débito urinário possa ser monitorado. Um débito urinário adequado inclui 0,5 mL/kg/hora para adultos, 1 mL/kg/hora para pacientes pediátricos e 2 mL/kg/hora para lactentes com menos de 1 ano de idade. Um débito urinário menor do que isso pode ser um indicador importante de que o paciente necessita de maior infusão de volume.

Deve-se considerar colocar uma sonda nasogástrica ou orogástrica nos pacientes intubados se o tempo e os protocolos locais permitirem durante o transporte prolongado. Se houver fraturas mediofaciais, deve-se considerar a colocação de uma sonda orogástrica. A distensão gástrica pode causar hipotensão inexplicada e arritmias, especialmente em crianças. A colocação de uma sonda nasogástrica ou orogástrica também pode reduzir o risco de vômitos e de aspiração.

RESUMO

- Nos pacientes traumatizados, a hemorragia é a causa mais comum de choque.
- Os seres humanos produzem a energia necessária para sustentar a vida por meio de um sistema complexo, chamado metabolismo aeróbico, que usa glicose e oxigênio. Todo esse processo depende do sistema respiratório para prover quantidades adequadas de oxigênio para o sistema circulatório, o qual deve ser capaz de fornecer oxigênio para as células do organismo.
- O sistema de reserva do metabolismo aeróbico é chamado de metabolismo anaeróbico. Ele não necessita de oxigênio, mas não é eficiente e cria apenas uma pequena quantidade de energia.
- O choque é um estado de alteração generalizada na função celular de metabolismo aeróbico para metabolismo anaeróbico secundária à hipoperfusão das células teciduais, no qual a oferta de oxigênio em nível celular é inadequada para satisfazer as necessidades metabólicas. Como resultado, a produção celular de energia diminui e as funções celulares ficam prejudicadas em um período de tempo relativamente curto, levando à morte celular.
- O choque pode ser classificado em:
  - Hipovolêmico – principalmente hemorrágico no paciente com trauma, relacionado à perda de hemácias circulantes e de volume sanguíneo com capacidade de transporte de oxigênio (a causa mais comum de choque no paciente com trauma)
  - Distributivo (ou vasogênico) – relacionado com anormalidade no tônus vascular
  - Cardiogênico – relacionado à interferência na função de bomba do coração, e ocorre geralmente após um ataque cardíaco
- O cuidado do paciente com choque, ou que possa estar em choque, começa com uma avaliação, iniciando com a história do evento e um rápido exame visual do paciente, procurando evidências de choque ou perda sanguínea.
- As etapas na abordagem do choque são:
  1. Controlar qualquer hemorragia externa grave.
  2. Garantir a oxigenação e a ventilação (abordagem da via aérea).
  3. Identificar a fonte da hemorragia.
  4. Transportar até os cuidados definitivos.
  5. Administrar terapia com componentes desangue quando apropriado.
- A hemorragia externa deve ser controlada por meio de compressão direta, seguida pela aplicação de um curativo compressivo. Se isso não for rapidamente efetivo, um torniquete deve ser aplicado na extremidade no nível da virilha ou da axila. Um agente hemostático tópico também pode oferecer controle adicional da hemorragia. Considere o uso de uma cinta pélvica em caso de suspeita de fratura pélvica.
- Em alguns casos, as fontes não hemorrágicas de choque nos pacientes com trauma (p. ex., pneumotórax hipertensivo) podem ser rapidamente corrigidas.
- Todos os pacientes com trauma em choque, além da manutenção de oxigenação adequada, requerem a extricação rápida e o transporte imediato até uma instituição para cuidados definitivos, onde a causa do choque possa ser especificamente identificada e tratada.
- O transporte não deve demorar devido a medidas como acesso IV e infusão de volume. Essas intervenções devem ser feitas na ambulância durante o transporte.
- A infusão excessiva de líquidos deve ser evitada para minimizar o sangramento adicional e a formação de edema no paciente com choque hemorrágico após trauma.

RECAPITULAÇÃO DO CENÁRIO

Você e seu parceiro são despachados ao local de um acidente de moto. A motocicleta saiu da estrada e capotou várias vezes, acabando por colidir com um poste telefônico. Na chegada, você encontra um motorista do sexo masculino, de 29 anos, com capacete deitado em posição supina a aproximadamente 15 metros da motocicleta. O paciente está em sofrimento moderado com queixa principalmente de dor no peito, no sacro e no quadril esquerdo.

(continua)

RECAPITULAÇÃO DO CENÁRIO (CONTINUAÇÃO)

O exame físico do paciente mostra palidez, sudorese, redução de pulsos periféricos, tórax contundido e instabilidade da pélvis. O paciente está alerta e orientado. Seus sinais vitais são: pulso de 110 batimentos por minuto (bpm), pressão arterial de 82/56 milímetros de mercúrio (mmHg), saturação de oxigênio (SpO_2) de 92% em ar ambiente e frequência respiratória de 28 respirações por minuto, com sons pulmonares diminuídos à direita.

- Quais são as possíveis lesões esperadas após esse tipo de mecanismo?
- Como você manejaria essas lesões na cena?
- Quais são os principais processos patológicos ocorrendo nesse paciente?
- Como você corrigirá a fisiopatologia que está causando a apresentação clínica desse paciente?
- Você está trabalhando em um serviço de atendimento pré-hospitalar (APH) na área rural remota que está distante do centro de trauma mais próximo. Como esse fator altera seu plano terapêutico?

SOLUÇÃO DO CENÁRIO

Você percebe que esse paciente está demonstrando sinais de choque hemorrágico (aumento da frequência cardíaca, redução da pressão arterial e aumento da frequência ventilatória). Você avalia a via aérea, a respiração e a circulação. Você está preocupado com a possibilidade de hemorragia interna secundária à uma fratura pélvica. Você estabelece a restrição da movimentação espinal, aplica imediatamente uma cinta pélvica comercial, transfere o paciente para a ambulância e começa o transporte até o centro de trauma mais próximo.

Durante o trajeto, você aplica oxigênio a 2 L/min via máscara sem respirador com monitoramento de $ETCO_2$. Você também instala dois acessos IV de 18G, administrando apenas a quantidade de líquido suficiente para manter uma PAS de > 90 mmHg. Devido à hemodinâmica do paciente e ao potencial para hemorragia interna, você observa que o paciente é candidato para a administração de ATX, especialmente porque você está em uma área remota, a uma certa distância do centro de trauma mais próximo. Além disso, você aquece os líquidos que são administrados e evita a perda de calor do paciente aplicando controles ambientais apropriados, como o aquecimento do compartimento do paciente e o uso de vários cobertores. Durante o trajeto até o centro de trauma, você faz o seu relato pelo rádio. Você informou ao centro de trauma que o paciente usa anticoagulantes. Na chegada à instituição acolhedora, o paciente é transferido para a equipe de trauma com o paciente ainda em condição estável.

Referências

1. Janssens U, Graf J. Shock—what are the basics? *Internist* (Berl). 2004;45(3):258-266.
2. Gross SD. *A System of Surgery: Pathological, Diagnostic, Therapeutic, and Operative*. Blanchard and Lea; 1859.
3. Knisely MH, Cowley RA, Hawthorne I, Garris D. Separation of shock types: experimental and clinical separation of hypovolemic and septic shock. *Angiology*. 1970;21(11):728-744.
4. Galvagno SM. *Emergency pathophysiology*. Teton NewMedia, 2004.
5. Cowley RA. A total emergency medical system for the state of Maryland. *Md State Med J*. 1975;45:37-45.
6. Koch E, Lovett S, Nghiem T, et al. Shock index in the emergency department: utility and limitations. *Emerg Med*. 2019;11:179-199.
7. Cannon CM, Braxton CC, Kling-Smith M, et al. Utility of the shock index in predicting mortality in traumatically injured patients. *J Trauma Acute Care Surg*. 2009;67(6):1426-1430.
8. Olaussen A, Blackburn T, Mitra B, et al. Shock index for prediction of critical bleeding post-trauma: A systematic review. *Emerg Med Austral*. 2014;26:223-228.
9. Savage SA, Sumislawski JJ, Zarzaur BL, Dutton WP, Croce MA, Fabian TC. The new metric to define large-volume

hemorrhage: results of a prospective study of the critical administration threshold. *J Trauma Acute Care Surg.* 2015;78(2):224-229.

10. Meyer DE, Cotton BA, Fox EE, et al. A comparison of resuscitation intensity and critical administration threshold in predicting early mortality among bleeding patients: a multicenter validation in 680 major transfusion patients. *J Trauma Acute Care Surg.* 2018;85(4):691-696.

11. McClelland RN, Shires GT, Baxter CR, et al. Balanced salt solutions in the treatment of hemorrhagic shock. *JAMA.* 1967;199:830-834.

12. Duchesne JC, Hunt JP, Wahl G, et al. Review of current blood transfusion strategies in a mature level I trauma center: were we wrong for the last 60 years? *J Trauma.* 2008;65(2):272-276; discussion 276-278.

13. Holcomb JB, Jenkins D, Rhee P, et al. Damage control resuscitation: directly addressing the early coagulopathy of trauma. *J Trauma.* 2007;62(2):307-310.

14. Amaral CB, Ralston DC, Becker TK. Prehospital point-of-care ultrasound: a transformative technology. *SAGE Open Medicine.* 2020;8:1-6.

15. McManus J, Yershov AL, Ludwig D, Holcomb JB, Salinas J, Dubick MA, Convertino VA, Hinds D, David W, Flanagan T, Duke JH. Radial pulse character relationships to systolic blood pressure and trauma outcomes. *Prehosp Emerg Care.* 2005 Oct-Dec;9(4):423-8. doi: 10.1080/10903120500255891. PMID: 16263676.

16. Spaite DW, Hu C, Bobrow BJ, et al. The effect of combined out-of-hospital hypotension and hypoxia on mortality in major traumatic brain injury. *Ann Emerg Med.* 2017;69(1):62-72. doi: 10.1016/j.annemergmed.2016.08.00

17. Spaite DW, Bobrow BJ, Keim SM, et al. Association of statewide implementation of the prehospital traumatic brain injury treatment guidelines with patient survival following traumatic brain injury: the Excellence in Prehospital Injury Care (EPIC) study. *JAMA Surg.* 2019;154(7):e191152.

18. Convertino VA, Koons NJ, Suresh M. Physiology of human hemorrhage and compensation. *Compr Physiol.* 2021;11:1531-1574.

19. Convertino VA, Schauer SG, Weitzel EK, et al. Wearable sensors integrated with compensatory reserve monitoring in critically injured trauma patients. *Sensors.* 2020;20(22):6463.

20. Convertino VA, Johnson MC, Alarhayem A, et al. Compensatory reserve detects subclinical phases of shock with more expeditious prediction for need of life-saving interventions compared to vital signs and arterial lactate. *Transfusion.* 2021;61:S167-S173.

21. Koreny M, Riedmuller E, Nikfardjam M, et al. Arterial puncture closing devices compared with standard manual compression after cardiac catheterization: systematic review and meta-analysis. *JAMA.* 2004;291:350-357.

22. Walker SB, Cleary S, Higgins M. Comparison of the FemoStop device and manual pressure in reducing groin puncture site complications following coronary angioplasty and coronary stent placement. *Int J Nurs Pract.* 2001;7:366-375.

23. Peng HT. Hemostatic agents for prehospital hemorrhage control: a narrative review. *Military Med Res.* 2020;7:13. doi: 10.1186/s40779-020-00241-z

24. Butler FK. The US Military Experience with Tourniquets and Hemostatic Dressings in the Afghanistan and Iraq Conflicts. *Bull Am College Surg.* 2015:100: September Supplement: 60-65.

25. Kragh JF, Walters TJ, Baer DG, et al. Survival with emergency tourniquet use to stop bleeding in major limb trauma. *Ann Surg.* 2009;249(1):1-7.doi:10.1097/SLA.0b013e31818 842ba.

26. Beekley AC, Sebesta JA, Blackbourne LH, et al. Prehospital tourniquet use in Operation Iraqi Freedom: effect on hemorrhage control and outcomes. *J Trauma.* 2008;64(2):S28-S37.

27. Kragh JF Jr, Walters TJ, Baer DG, et al. Practical use of emergency tourniquets to stop bleeding in major limb trauma. *J Trauma.* 2008;64(2):S38-S50.

28. Bellamy RF. The causes of death in conventional land warfare: implications for combat casualty care research. *Mil Med.* 1984;149:55-62.

29. Mabry RL, Holcomb JB, Baker AM, et al. United States Army Rangers in Somalia: an analysis of combat casualties on an urban battlefield. *J Trauma.* 2000;49:515-528.

30. Lakstein D, Blumenfeld A, Sokolov T, et al. Tourniquets for hemorrhage control on the battlefield: a 4-year accumulated experience. *J Trauma.* 2003;54:S221-S225.

31. Eilertsen KA, Winberg M, Jeppesen E, Hval G, Wisborg T. Prehospital tourniquets in civilians: a systematic review. *Prehosp Disaster Med.* 2021;36(1):86–94.

32. Kragh JF, Walters TJ, Baer DG, et al. Survival with emergency tourniquet use to stop bleeding in major limb trauma. *Ann Surg.* 2009;249(1):1-7.

33. Montgomery HR, Hammesfahr R, Fisher AD, et al. 2019 recommended limb tourniquets in tactical combat casualty care. *J Spec Ops Med.* 19(4);27-50.

34. Joint Trauma System. Tactical Combat Casualty Care Guidelines 2020. Accessed September 30, 2021. https://deployedmedicine.com/content/40

35. Kheirabadi BS, Scherer MR, Estep JS, Dubick MA, Holcomb JB. Determination of efficacy of new hemostatic dressings in a model of extremity arterial hemorrhage in swine. *J Trauma.* 2009 Sep;67(3):450-459; discussion 459-460. doi: 10.1097/TA.0b013e3181ac0c99

36. Kheirabadi BS, Edens JW, Terrazas IB, et al. Comparison of new hemostatic granules/powders with currently deployed hemostatic products in a lethal model of extremity arterial hemorrhage in swine. *J Trauma.* 2009 Feb;66(2):316-326; discussion 327-328. doi: 10.1097/TA.0b013e31819634a1

37. Kunio NR, Riha GM, Watson KM, Differding JA, Schreiber MA, Watters JM. Chitosan based advanced hemostatic dressing is associated with decreased blood loss in a swine uncontrolled hemorrhage model. *Am J Surg.* 2013 May;205(5):505-510. doi: 10.1016/j.amjsurg.2013.01.014

38. Dumont TM, Visioni AJ, Rughani AI, et al. Inappropriate prehospital ventilation in severe traumatic brain injury increases in-hospital mortality. *J Neurotrauma.* 2010;27(7):1233-1241.

39. Bickell WH, Wall MJ Jr, Pepe PE, et al. Immediate versus delayed fluid resuscitation for hypotensive patients with penetrating torso injuries. *N Engl J Med.* 1994 Oct 27;331(17):1105-1109.

40. Dutton RP, Mackenzie CF, Scalea TM. Hypotensive resuscitation during active hemorrhage: impact on in-hospital mortality. *J Trauma*. 2002 Jun;52(6):1141-1146.

41. Schreiber MA, Meier EN, Tisherman SA, et al.; ROC Investigators. A controlled resuscitation strategy is feasible and safe in hypotensive trauma patients: results of a prospective randomized pilot trial. *J Trauma Acute Care Surg*. 2015 Apr;78(4):687-695; discussion 695-697.

42. Carrick MM, Morrison CA, Tapia NM, et al. Intraoperative hypotensive resuscitation for patients undergoing laparotomy or thoracotomy for trauma: early termination of a randomized prospective clinical trial. *J Trauma Acute Care Surg*. 2016 Jun;80(6):886-896.

43. Woolley T, Thompson P, Kirkman E, et al. Trauma Hemostasis and Oxygenation Research Network position paper on the role of hypotensive resuscitation as part of remote damage control resuscitation. *J Trauma Acute Care Surg*. 2018 Jun;84(6 Suppl 1):S3-S13.

44. Woodward L, Alsabri M. Permissive hypotension vs. conventional resuscitation in patients with trauma or hemorrhagic shock: a review. *Cureus*. 2021 Jul 19;13(7):e16487.

45. Carney N, Totten AM, O'Reilly C, et al. Guidelines for the management of severe traumatic brain injury, fourth edition. *Neurosurgery*. 2017 Jan 1;80(1):6-15.

46. Gentilello LM. Advances in the management of hypothermia. *Surg Clin North Am*. 1995;75(2):243-256.

47. Marino PL. *The ICU Book*. 4th ed. Lippincott Williams & Wilkins, 2014.

48. Johnson S, Henderson SO. Myth: The Trendelenburg position improves circulation in cases of shock. *Can J Emerg Med*. 2004;6:48.

49. Deboer S, Seaver M, Morissette C. Intraosseous infusion: not just for kids anymore. *J Emerg Med Serv*. 2005;34:56-63.

50. Sawyer RW, Bodai BI, Blaisdell FW, et al. The current status of intraosseous infusion. *J Am Coll Surg*. 1994; 179:353-360.

51. Macnab A, Christenson J, Findlay J, et al. A new system for sternal intraosseous infusion in adults. *Prehosp Emerg Care*. 2000;4:173.

52. Glaeser PW, Hellmich TR, Szewczuga D, et al. Five-year experience in prehospital intraosseous infusions in children and adults. *Ann Emerg Med*. 1993;22:1119.

53. Marino PL, Galvagno SM. *The Little ICU Book*. Wolters Kluwer; 2017.

54. Shand S, Curtis K, Dinh M, et al. Prehospital blood transfusion in New South Wales, Australia: a retrospective cohort study. *Prehosp Emerg Care*. 2021;25(3):404-411.

55. Roehl A, Grottke O. Prehospital administration of blood and plasma products. *Curr Opin Anaesthesiol*. 2021; 34(4):507-513.

56. Sperry JL, Guyette FX, Brown JB, et al. Prehospital plasma during air medical transport in trauma patients at risk for hemorrhagic shock. *N Engl J Med*. 2018;379(4):315-326.

57. Semler MW, Self WH, Wanderer JP, et al. Balanced crystalloids versus saline in critically ill adults. *N Engl J Med*. 2018;378:829-839.

58. Vassar MJ, Fischer RP, Obrien PE, et al. A multicenter trial of resuscitation of injured patients with 7.5% sodium chloride: the effect of added dextran 70. *Arch Surg*. 1993;128:1003-1013.

59. Vassar MJ, Perry CA, Holcroft JW. Prehospital resuscitation of hypotensive trauma patients with 7.5% NaCl versus 7.5% NaCl with added dextran: a controlled trial. *J Trauma*. 1993;34:622-633.

60. Wade CE, Kramer GC, Grady JJ. Efficacy of hypertonic 7.5% saline and 6% dextran in treating trauma: a meta-analysis of controlled clinical trials. *Surgery*. 1997;122:609-616.

61. Galvagno SM, Mackenzie CF. New and future resuscitation fluids for trauma patients using hemoglobin and hypertonic saline. *Anesthesiol Clin*. 2013;31:1-19.

62. Zarychanski R, Abou-Setta AM, Turgeon AF, et al. Association of hydroxyethyl starch with mortality and acute kidney injury in critically ill patients requiring volume resuscitation. *JAMA*. 2013;309:678-688.

63. Lewis SR, Pritchard MW, Evans DJW, et al. Colloids versus crystalloids for fluid resuscitation in critically ill people. *Cochrane Database Syst Rev*. 2018;8:CD000567. doi: 10.1002/14651858.CD000567.pub7

64. Rizoli SB. Crystalloids and colloids in trauma resuscitation: a brief overview of the current debate. *J Trauma*. 2003;54:S82-S88.

65. SAFE Study Investigators. A comparison of albumin and saline for fluid resuscitation in the intensive care unit. *N Engl J Med*. 2004;350:2247-2256.

66. Haut ER, Kalish BT, Cotton BA, et al. Prehospital intravenous fluid administration is associated with higher mortality in trauma patients: a National Trauma Data Bank analysis. *Ann Surg*. 2011;253(2):371-377.

67. Jimenez JJ, Iribarren JL, Lorente L, et al.: Tranexamic acid attenuates inflammatory response in cardiopulmonary bypass surgery through blockade of fibrinolysis: a case control study followed by a randomized double-blind controlled trial. *Crit Care*. 2007;11:R117.

68. Guyette FX, Brown JB, Zenati MS, et al. Tranexamic acid during prehospital transport in patients at risk for hemorrhage after injury: a double-blind, placebo-controlled, randomized clinical trial. *JAMA Surg*. 2020;156(10):11-20.

69. The CRASH-2 Collaborators. Effects of tranexamic acid on death, vascular occlusive events, and blood transfusion in trauma patients with significant haemorrhage (CRASH-2): a randomised, placebo-controlled trial. *Lancet*. 2010;376:23-32.

70. Morrison JJ, Dubose JJ, Rasmussen TE, Midwinter MJ. Military Application of Tranexamic Acid in Trauma Emergency Resuscitation (MATTERs) study. *Arch Surg*. 2012;147:113-119.

71. Bossers SM, Loer SA, Bloemers FW, et al. Association between prehospital tranexamic acid administration and outcomes of severe traumatic brain injury. *JAMA Neurol*. 2021;78(3):338-345.

72. CRASH-3 Trial Collaborators. Effects of tranexamic acid on death, disability, vascular occlusive events and other morbidities in patients with acute traumatic brain injury (CRASH-3): a randomised, placebo-controlled trial. *Lancet*. 2019;394(10210):1713-1723.

73. Drew B, Auten J, Donham B, et al. The use of tranexamic acid in tactical combat casualty care. *J Spec Oper Med*. 2020;20(3):36-43.

74. Marshall JC, Cook DJ, Christou NV, et al. The multiple organ dysfunction score: a reliable descriptor of a complex clinical syndrome. *Crit Care Med*. 1995;23:1638-1652.

Leituras Sugeridas

American College of Surgeons (ACS) Committee on Trauma. Shock. In: *Advanced Trauma Life Support, Student Course Manual*. 10th ed. ACS; 2018.

Hemorrhage and hypovolemia. In: Marino PL, Galvagno SM. The Little ICU Book. Wolters-Kluwer, 2017.

Hypoperfusion. In: Bledsoe B, Porter RS, Cherry RA, eds. *Essentials of Paramedic Care*. 2nd ed. Brady-Pearson Education; 2011:257-265.

Revell M, Greaves I, Porter K. Endpoints for fluid resuscitation in hemorrhagic shock. *J Trauma*. 2003;54:S637.

Shock. In: Bledsoe B, Porter RS, Cherry RA, eds. *Essentials of Paramedic Care*. 2nd ed. Brady-Pearson Education; 2011:837-849.

Somand DM, Ward KR. Approach to traumatic shock. In: Tintinalli J, ed. *Emergency Medicine: A Comprehensive Study Guide*. 9th ed. McGraw-Hill; 2019:63-68.

HABILIDADES ESPECÍFICAS

Acesso Vascular Intraósseo

Princípio: Estabelecer um local de acesso vascular para líquidos e medicamentos quando o tradicional acesso IV não é possível.

Essa técnica pode ser realizada em pacientes adultos e pediátricos, usando uma variedade de dispositivos comercialmente disponíveis.

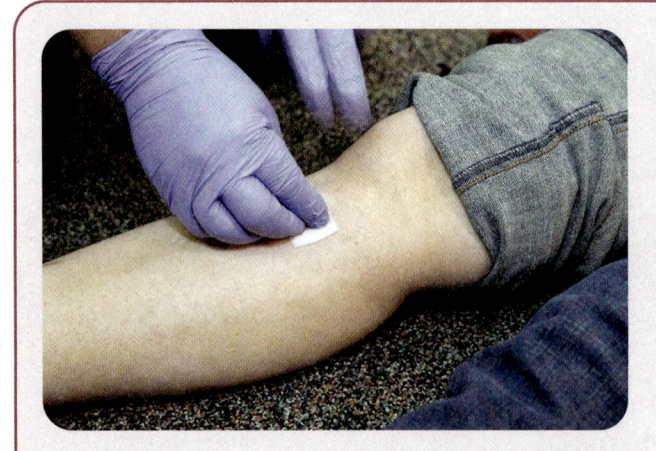

1 Montar o equipamento, o qual inclui uma agulha de infusão intraóssea, uma seringa preenchida com pelo menos 5 mL de solução salina estéril, antisséptico, líquido e tubos IV e fita. Garantir precauções padrão e o isolamento de substâncias corporais (BSI, de *body substance isolation*) de forma adequada. Colocar o paciente em posição supina.

A escolha do local de inserção pode ser a cabeça do úmero, o fêmur distal, a tíbia ou o esterno. Para pacientes pediátricos, um local de inserção comum é a porção anteromedial proximal da tíbia logo abaixo da tuberosidade tibial. O profissional de cuidados pré-hospitalares identifica que a tíbia é o local de inserção; a extremidade inferior é estabilizada por outro profissional. Limpar a área do local de inserção com um antisséptico.

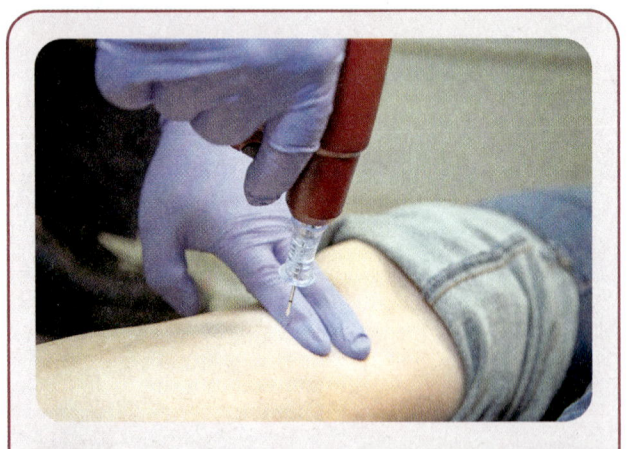

2 Segurar a broca e a agulha em um ângulo de 90 graus em relação ao osso selecionado, ativar a broca e inserir a agulha em rotação através da pele até dentro do córtex ósseo. Será sentido um "estalo" ao entrar no córtex ósseo.

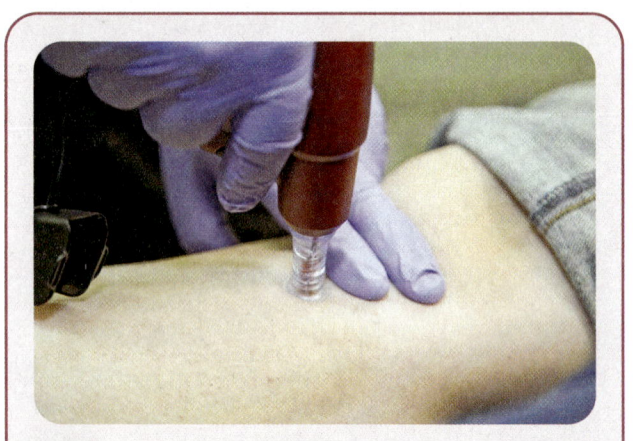

3 Quando sentir ausência de resistência contra a agulha, liberar o gatilho da broca. Segurando a agulha, remover a broca da agulha.

Acesso Vascular Intraósseo (continuação)

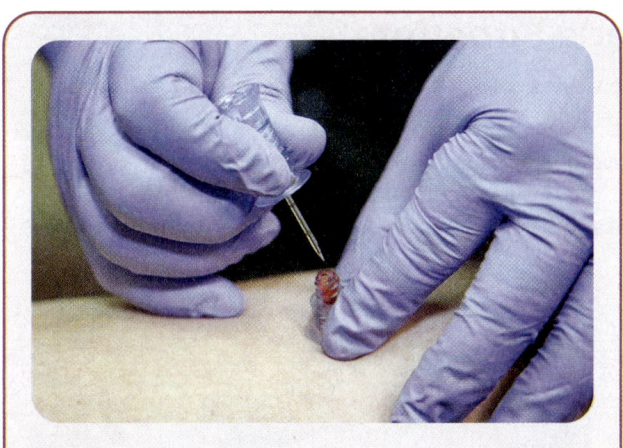

4 Liberar e remover o trocarte do centro da agulha.

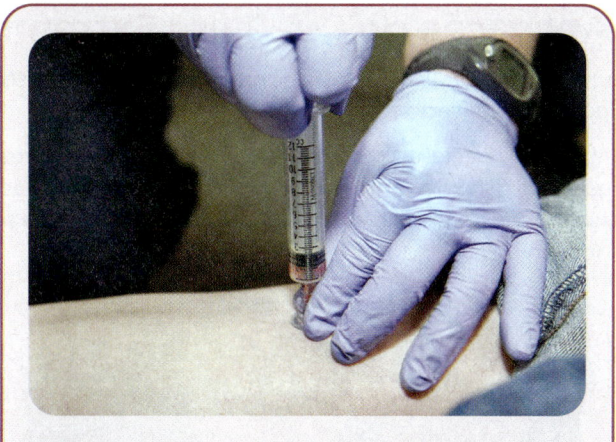

5 Acoplar a seringa com solução salina na agulha. Recolher um pouco o êmbolo da seringa, observando o líquido da cavidade da medula óssea se misturar com a solução salina. Punções "secas" não são incomuns.

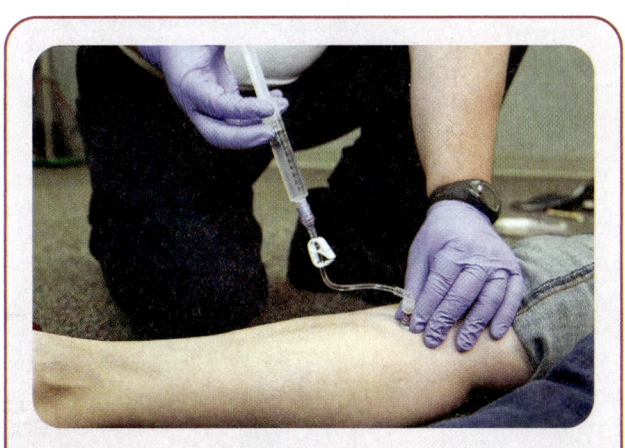

6 Depois, injetar 5 mL de solução salina, observando sinais de infiltração. Se não houver sinais de infiltração, remover a seringa da agulha, acoplar os tubos IV e ajustar a taxa de fluxo. Fixar a agulha e os tubos IV.

Aplicação de Torniquete

Aplicação do C-A-T em Extremidade Superior

O Combat Application Tourniquet (C-A-T) é demonstrado nestas fotografias. Qualquer torniquete aprovado pode ser utilizado.

Nota: Um paciente com hemorragia suficientemente grave para que se justifique a aplicação de torniquete está sob risco de tontura e perda de consciência; e, assim, ele deve ser colocado rapidamente em posição supina. Neste exemplo, o modelo está sentado para facilitar a demonstração do procedimento de aplicação do torniquete.

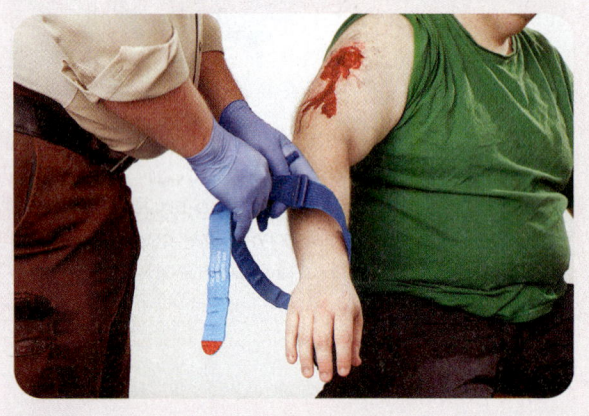

1 Inserir a extremidade ferida por meio da alça da faixa autoaderente.

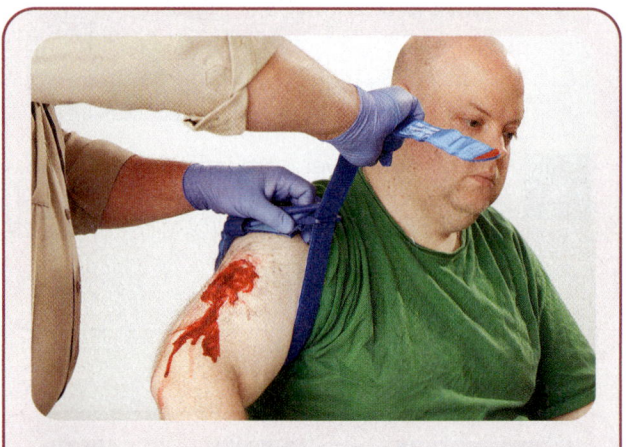

2 Puxar com firmeza a faixa autoaderente e fixá-la de maneira apertada.

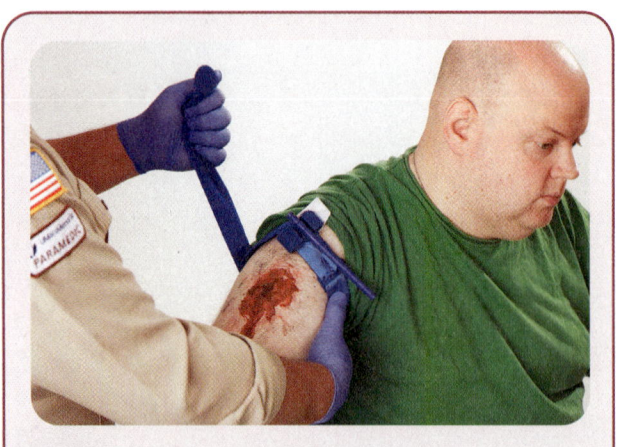

3 Aderir a faixa ao redor do braço. Não aderir a faixa além do clipe.

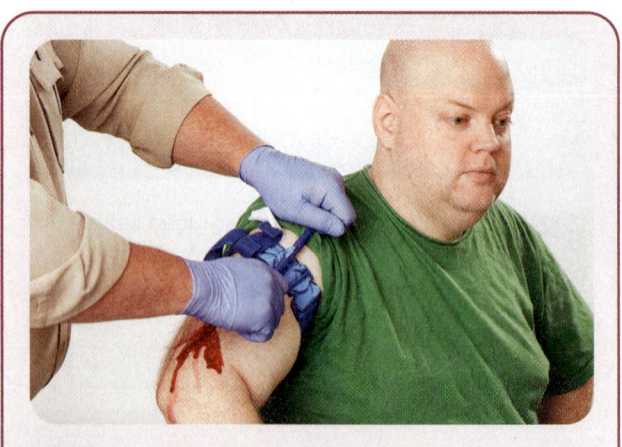

4 Girar o bastão de ajuste até que cesse o sangramento (geralmente não mais do que três voltas de 180 graus).

Aplicação de Torniquete (*continuação*)

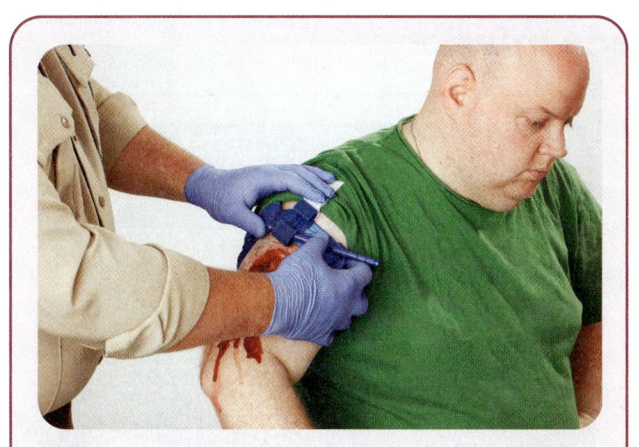

5 Trancar o bastão na posição com o clipe.

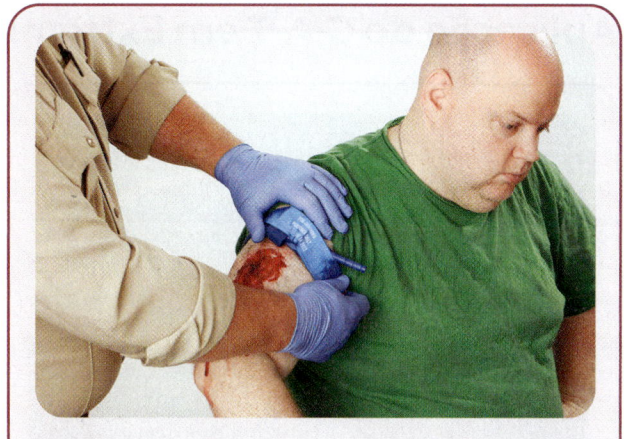

6 Aderir a faixa sobre o bastão. No caso de extremidades pequenas, continuar aderindo a faixa ao redor da extremidade.

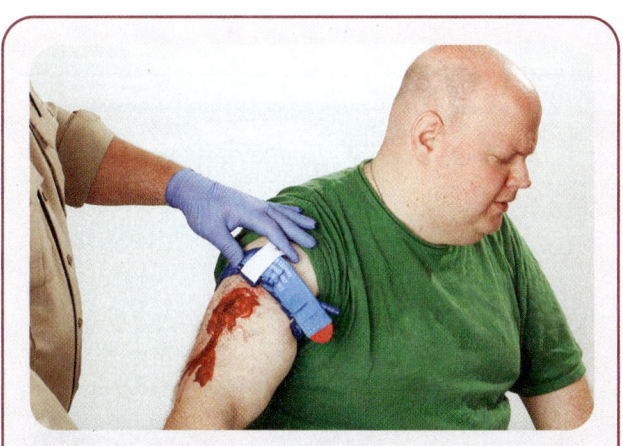

7 Fixar o bastão e a faixa com a tira. Segurar a tira, puxar firmemente e fixá-la no gancho oposto no clipe.

Aplicação de Torniquete (*continuação*)

Aplicação do C-A-T em Extremidade Inferior

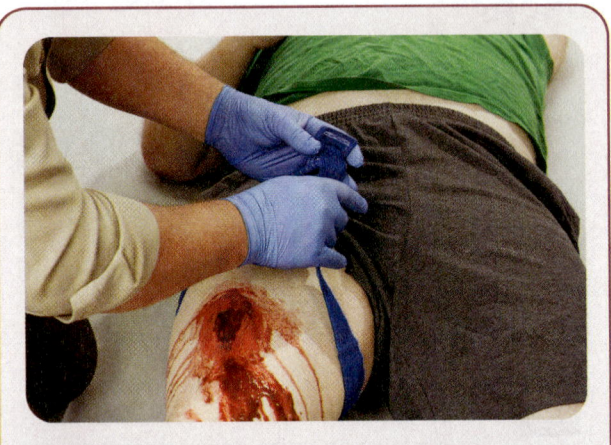

1 Colocar o torniquete na localização mais proximal possível da coxa.

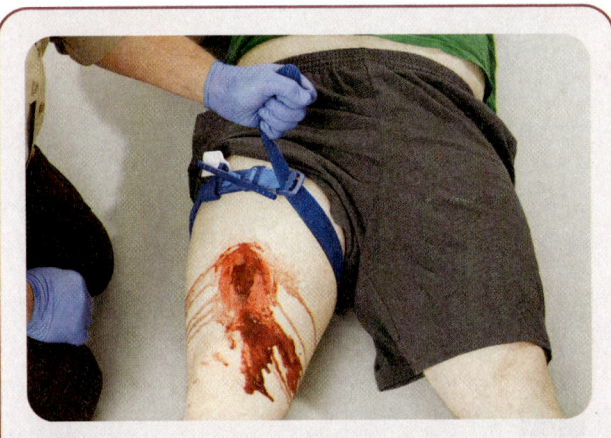

2 Passar a faixa pela fenda externa da fivela adaptadora de fricção, a qual fixará a faixa no lugar.

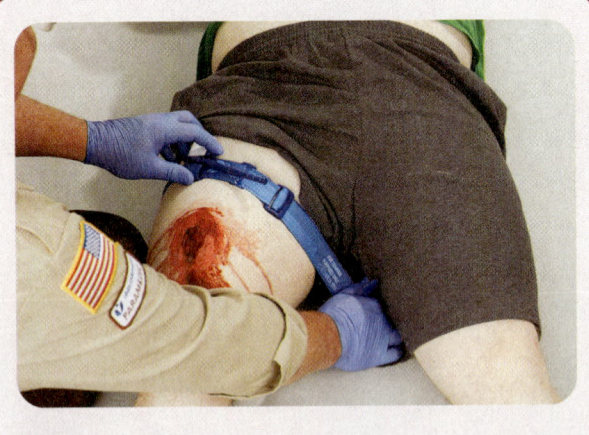

3 Puxar firmemente a faixa autoaderente e fixá-la com segurança.

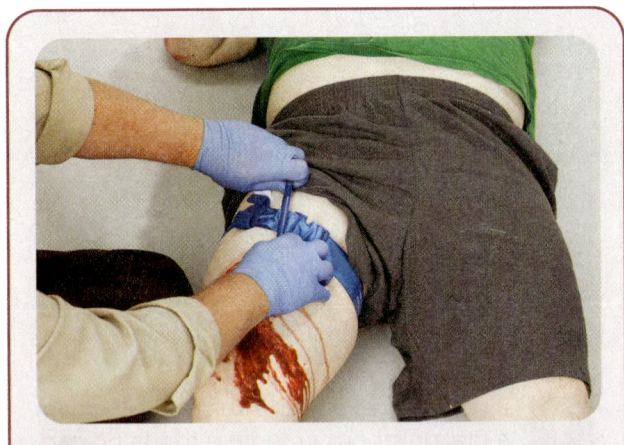

4 Girar o bastão até que cesse o sangramento (geralmente não mais de três voltas de 180 graus).

Aplicação de Torniquete *(continuação)*

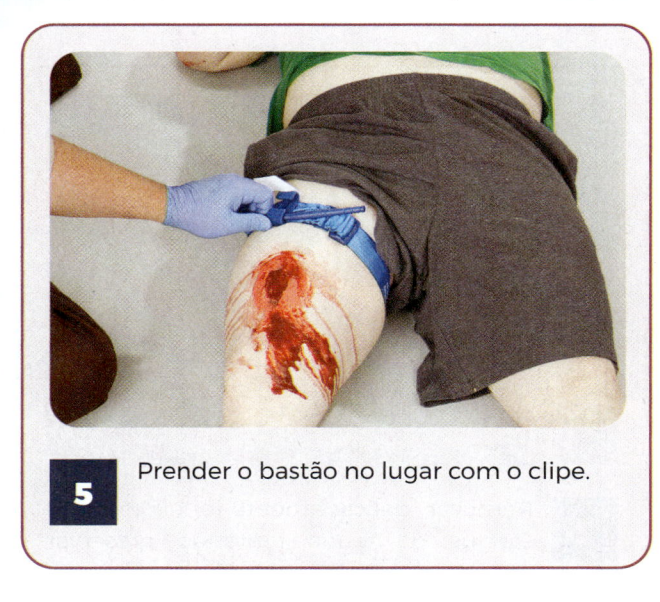

5 Prender o bastão no lugar com o clipe.

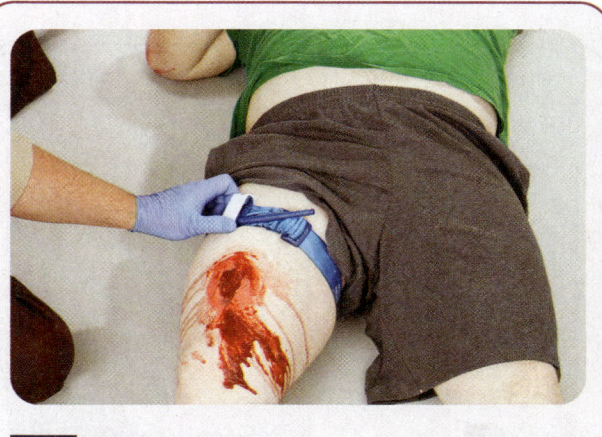

6 Fixar o bastão com a tira. Segurar a tira, puxar firmemente e aderi-la ao gancho oposto no clipe.

Às vezes, pode haver necessidade de múltiplos torniquetes para manejar a hemorragia. Colocar o torniquete adicional imediatamente adjacente (proximalmente, se possível) à aplicação prévia.

Cobertura da Ferida com Curativo Hemostático Tópico ou Gaze Simples

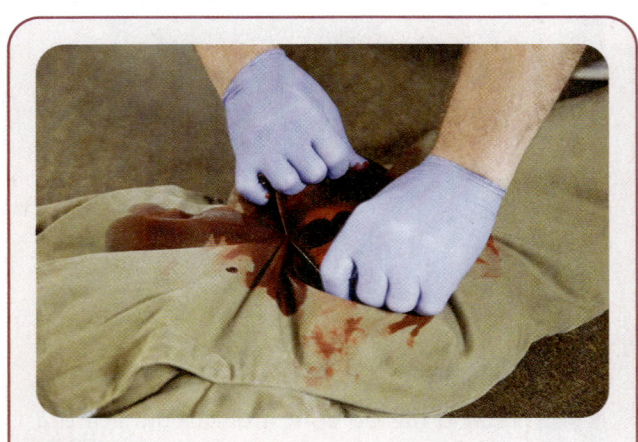

1 Expor a ferida.

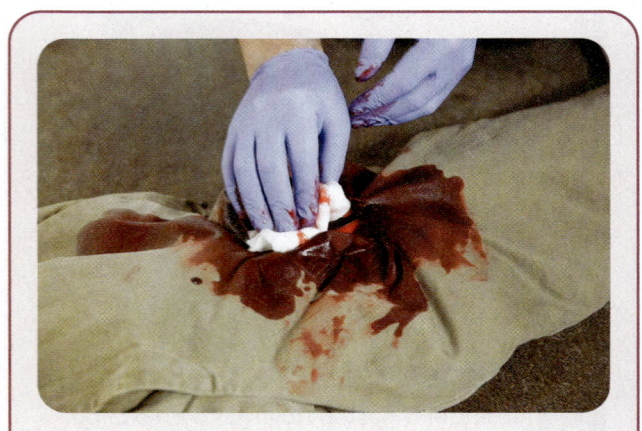

2 Remover delicadamente o excesso de sangue da ferida tentando preservar qualquer coágulo que tenha se formado. Localizar a fonte de sangramento ativo na ferida (geralmente na base da ferida).

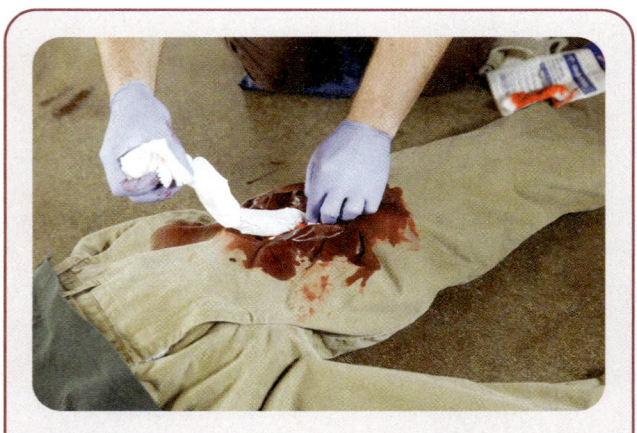

3 Remover de sua embalagem o curativo selecionado e colocar todo o curativo firmemente dentro da ferida, diretamente sobre o ponto de sangramento mais ativo.

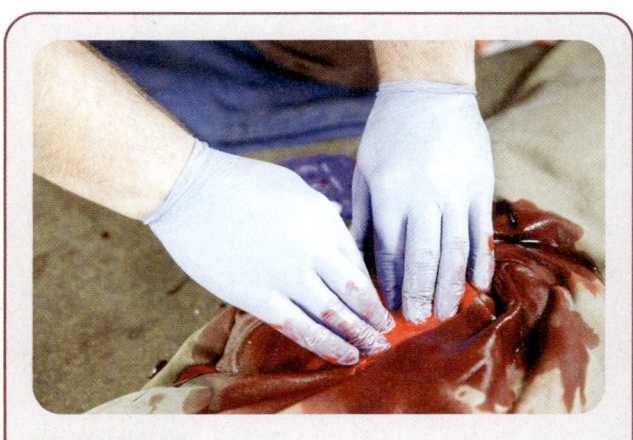

4 Aplicar compressão direta sobre a ferida e o curativo por pelo menos 3 minutos (se estiver usando um agente hemostático, seguir as instruções do fabricante) ou por 10 minutos se estiver usando gaze simples.

Cobertura da Ferida com Curativo Hemostático Tópico ou Gaze Simples (*continuação*)

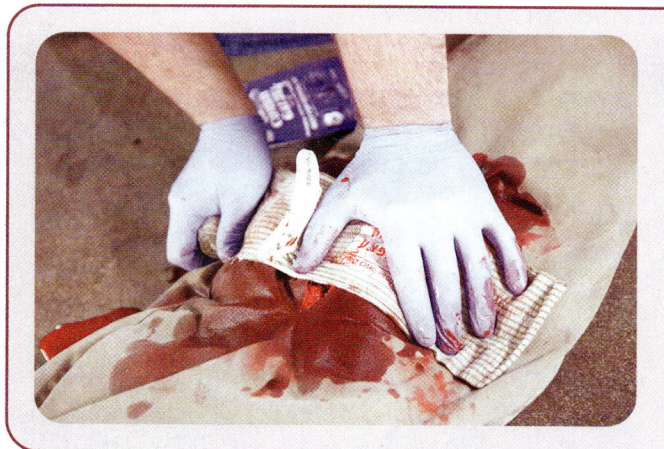

5 Reavaliar para garantir que o sangramento tenha cessado. A ferida pode ser coberta novamente ou um segundo curativo pode ser inserido dentro da ferida se houver necessidade de controlar um sangramento contínuo. Se o sangramento estiver controlado, deixar a cobertura no local e aplicar uma atadura elástica ao redor da ferida para fixar o curativo.

Curativo Compressivo Usando Bandagem Israelense para Trauma

Princípio: Fornecer compressão mecânica circunferencial e curativo em um ferimento aberto de uma extremidade com hemorragia não controlada.

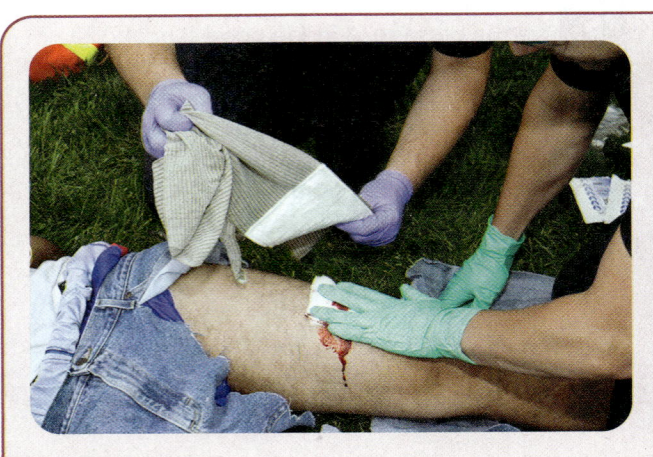 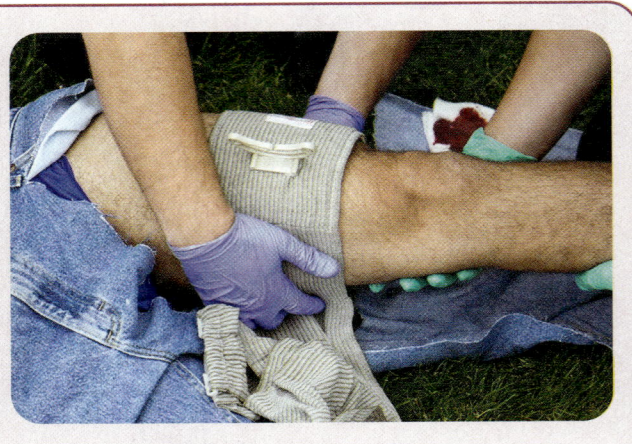

1 Garantir o BSI apropriado e colocar o curativo sobre o ferimento. Prender a bandagem elástica por meio da haste.

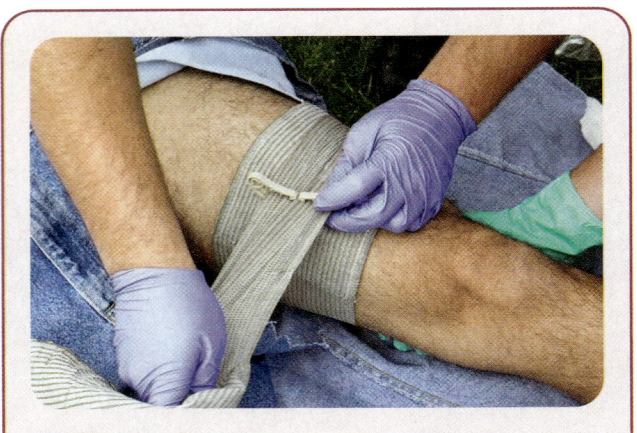 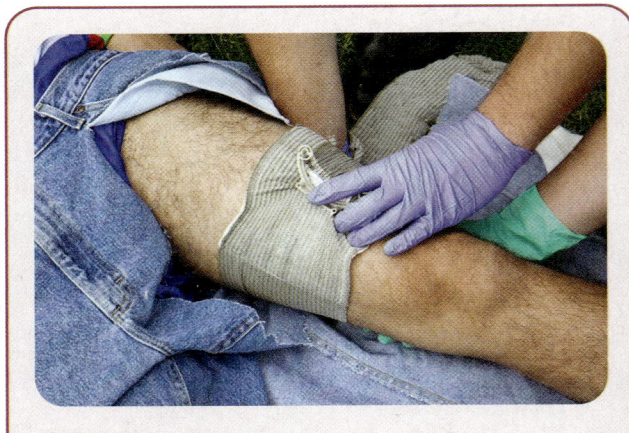

2 Enrolar a bandagem elástica ao redor da extremidade pelo menos uma vez.

3 Prender a bandagem elástica por meio da haste.

Curativo Compressivo Usando Bandagem Israelense para Trauma *(continuação)*

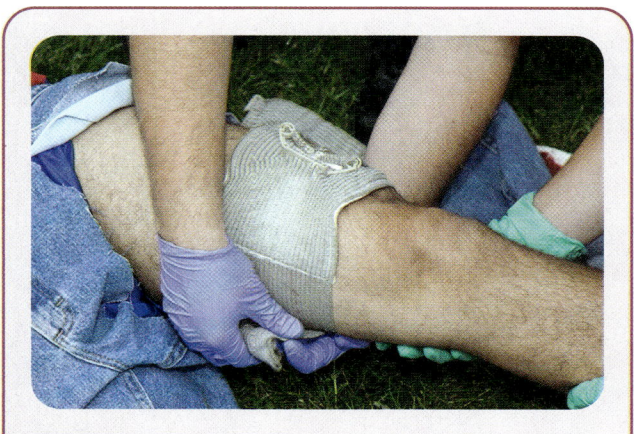

4 Enrolar firmemente a bandagem ao redor da extremidade ferida na direção oposta, aplicando pressão suficiente para controlar o sangramento.

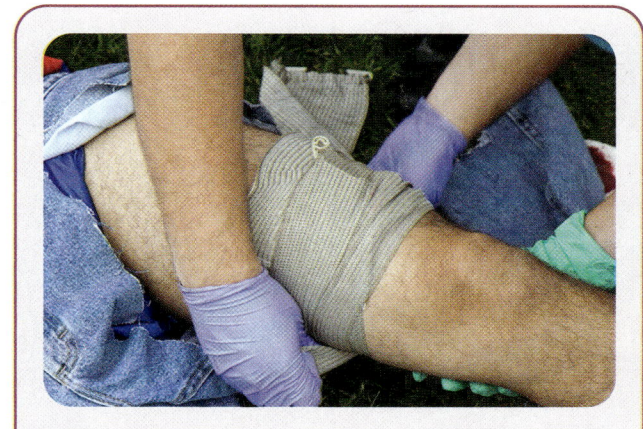

5 Continuar enrolando a bandagem ao redor da extremidade.

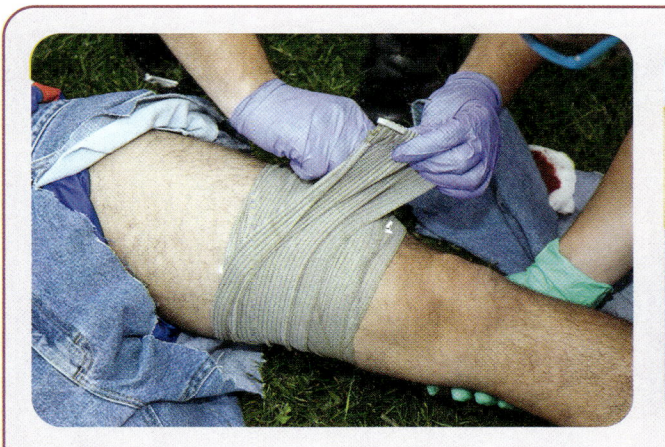

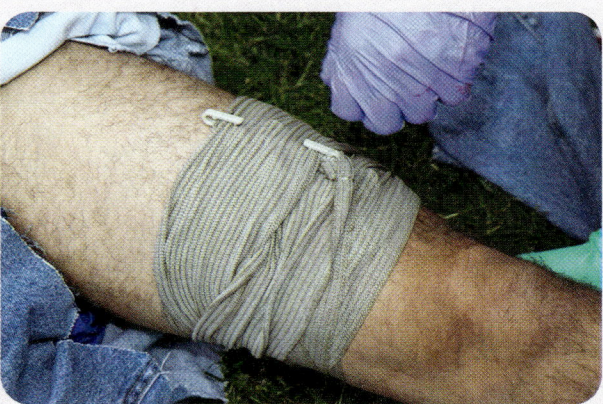

6 Fixar a extremidade distal da bandagem para manter pressão continuada e controlar a hemorragia.

CAPÍTULO 4

A Física do Trauma

Editores-chefes:
Andrew Schmidt, MD
Kelsey Wise, MD
Brandon Kelly, MD

OBJETIVOS DO CAPÍTULO

Ao término deste capítulo, você será capaz de:

- Definir a energia no contexto da produção de lesões.
- Explicar a associação entre as leis do movimento, a energia e a física do trauma.
- Descrever a relação entre a lesão e a associação entre energia e velocidade.
- Discutir a troca de energia e a cavitação.
- Considerando a descrição de um acidente automobilístico, utilizar a física do trauma para predizer o provável padrão de lesão para um ocupante sem cinto de segurança.
- Descrever as lesões específicas e suas causas em relação aos danos no interior e no exterior do veículo.
- Discutir a função dos sistemas de restrição para ocupantes do veículo.

- Relacionar as leis do movimento e a energia a outros mecanismos diferentes dos acidentes automobilísticos (p. ex., explosões, quedas).
- Definir as cinco fases das lesões causadas por explosões e as lesões produzidas em cada fase.
- Explicar as diferenças na produção de lesões com as armas de baixa, média ou alta energia.
- Discutir a relação da superfície frontal de um objeto impactante com a troca de energia e a produção de lesões.
- Integrar os princípios da física do trauma na avaliação do paciente com trauma.

CENÁRIO

Antes do amanhecer de um dia frio de inverno, você e seu parceiro são enviados para um acidente de trânsito envolvendo um único veículo. Na chegada, você encontra um veículo que bateu em uma árvore em uma estrada rural. A parte frontal do veículo parece ter colidido contra a árvore; o carro girou ao redor da árvore e caiu em uma vala, ao lado da estrada. O motorista parece ser o único ocupante. O *airbag* foi acionado e o motorista está gemendo, ainda preso pelo cinto de segurança. Você observa os danos na parte frontal do veículo que bateu contra a árvore, além dos danos na parte traseira por girar e cair na vala.

- Qual é o potencial de lesão para esse paciente com base na física do trauma desse evento?
- Como você descreveria a condição do paciente com base na física do trauma?
- Quais lesões você espera encontrar?

INTRODUÇÃO

Nos Estados Unidos, 36,096pessoas morreram em acidentes automobilísticos em 2019. Isso representa uma redução de 2% (739 vítimas a menos) em comparação com 2018, mas 1.000 mortes a mais do que em 2015.[1] O número estimado de lesões ocorridas em nossas estradas aumentou um pouco mais de 1%, para 2,74 milhões em 2019. O relatório mais recente da Organização Mundial da Saúde (OMS) estima que 1,35 milhão de pessoas morrem a cada ano em acidentes de carro em todo o mundo e, além disso, afirma que as lesões causadas pelo trânsito são a principal causa de morte em todo o mundo entre pessoas de 5 a 29 anos de idade.[2] Em base per capita, a taxa global de mortes por acidentes automobilísticos manteve-se relativamente constante desde 2000, apesar de um aumento no número de veículos nas estradas do mundo durante o mesmo período. Mais de 90% dessas mortes ocorrem em países de baixa e média renda e afetam principalmente pedestres, ciclistas e motociclistas.[2]

Nos Estados Unidos, as armas de fogo são uma causa importante de morte e, em 2019, foram responsáveis por 39,707mortes. As duas principais causas de mortes relacionadas às armas de fogo foram o suicídio, responsável por 60% das mortes por arma de fogo, e o homicídio (75% dos quais são resultantes de ferimentos por arma de fogo).[3] As lesões causadas por explosivos são causa importante de lesões em muitos países, enquanto as lesões penetrantes por arma branca são proeminentes em outros.*

O atendimento bem-sucedido de pacientes traumatizados depende da identificação de lesões óbvias, assim como de lesões ocultas, e isso requer boas habilidades de avaliação fundamentadas em uma compreensão do mecanismo da lesão. Ainda que seja difícil determinar o conjunto de lesões exato produzido em determinado cenário no ambiente pré-hospitalar, o entendimento do potencial para lesão e do potencial para perda significativa de sangue permitirá que o profissional de APH use o pensamento crítico para reconhecer essa possibilidade e tomar decisões apropriadas em relação à triagem, a abordagem do paciente e ao transporte.

O atendimento de qualquer paciente traumatizado começa (após a reanimação inicial) com a coleta do histórico da lesão. No trauma, a história é o relato do impacto e da troca de energia que resultou desse impacto.[4] Uma compreensão do processo de troca de energia permite aos profissionais de atendimento pré-hospitalares predizerem uma alta porcentagem das potenciais lesões encontradas.

A física do trauma, mais especificamente, a cinemática do trauma, lida com o movimento dos corpos sem referência às forças que o causaram.[4] Qualquer lesão que resulte de uma força aplicada ao corpo está diretamente relacionada à interação entre o hospedeiro e o objeto que está em movimento e o atinge. Quando um profissional de atendimento pré-hospitalar, em qualquer nível de cuidado, não compreende os princípios da física aplicados ao trauma ou os mecanismos envolvidos, lesões podem passar despercebidas. Uma compreensão desses princípios aumentará o nível de suspeita para determinadas lesões mais prováveis de serem encontradas, considerando um mecanismo específico. Essa informação e as lesões suspeitas podem ser usadas para avaliar adequadamente o paciente na cena e podem ser transmitidas para médicos e enfermeiros no departamento de emergência. Na cena e durante o trajeto, essas lesões suspeitas podem ser manejadas para prover o cuidado mais adequado ao paciente e "não causar dano adicional".

As lesões que não são evidentes, mas que ainda assim são graves, podem ser fatais se não forem reconhecidas na cena e comunicadas à equipe médica na chegada ao centro de trauma ou ao hospital apropriado. Saber onde procurar e como avaliar as lesões é tão importante quanto saber o que fazer ao encontrá-las. A história completa e precisa de um incidente traumático e a correta interpretação desses dados nos fornecerão essa informação, pois muitas lesões podem ser previstas por uma análise adequada da cena, mesmo antes de examinar o paciente.

Este capítulo discute os princípios gerais da compreensão da física do trauma. Os princípios gerais começam com as leis da mecânica que controlam a troca de energia e seus efeitos gerais. Os princípios mecânicos abordam a interação do corpo humano com os componentes de uma colisão. Uma colisão é a interação que ocorre quando um objeto com energia, geralmente sólido, choca-se contra outro objeto. Embora costumemos associar a palavra *colisão* ao impacto de um veículo automotor, ela também pode se referir à colisão de um corpo que cai no chão, ao impacto de um projétil nos tecidos externos e internos do corpo e à sobrepressão e aos *debris* de uma explosão. Todos esses eventos envolvem troca de energia, resultam em lesão, podem resultar em condições potencialmente fatais e requerem tratamento correto por um profissional de atendimento pré-hospitalar com conhecimento e discernimento.

Princípios Gerais

Um evento traumático pode ser dividido em três fases: pré-evento, evento e pós-evento. Dito de forma simplificada, a fase *pré-evento* é a fase de prevenção (**Quadro 4-1**).

---

*N. de R.T. No Brasil, em 2014, as armas de fogo foram responsáveis por 44.861 mortes, conforme publicado no *Mapa da Violência 2016: Homicídios por Armas de Fogo no Brasil* (disponível no *site* www.mapadaviolencia.org.br). Esse mesmo estudo apresenta percentuais de aumento ao comparar as incidências de morte por arma de fogo entre 1980-2003 e 1980-2014: respectivamente, 351,1 e 415,5%. Após a publicação, os números continuaram a subir. Em 2017, as mortes por arma de fogo aumentaram 6% em relação a 2016, atingindo 22,6 óbitos por 100.000 habitantes.

> ### Quadro 4-1 Prevenção do Trauma
>
> O método mais eficiente e efetivo para evitar a lesão é prevenir a sua ocorrência em primeiro lugar. Os profissionais de saúde de todos os níveis têm papel ativo na prevenção de lesões para alcançar os melhores resultados não apenas na comunidade, mas também para si próprios. Os departamentos de emergência estão se transformando de uma disciplina baseada somente na reação para uma disciplina mais ampla e efetiva que inclui aspectos como a paramedicina na comunidade, colocando mais ênfase na prevenção. O Capítulo 16, "Prevenção de Lesões", detalha o papel que os profissionais de atendimento pré-hospitalar têm na prevenção do trauma.

A fase de *evento* é a porção do evento traumático que envolve a troca de energia ou a física do trauma (mecânica da energia). Por fim, *pós-evento* é a fase de cuidados do paciente.

Independentemente da lesão resultar de um acidente automobilístico, de uma arma, de uma queda ou do desabamento de um prédio, a energia é transformada em lesão quando é absorvida pelo corpo.

Pré-evento

A *fase pré-evento* inclui todos os eventos que precedem o incidente. As condições que estavam presentes antes de sua ocorrência e as que são importantes na abordagem das lesões do paciente são avaliadas como parte da história pré-evento. Essas considerações incluem as condições médicas agudas ou preexistentes do paciente (e os medicamentos para tratamento dessas condições), a ingestão de substâncias recreacionais (drogas ilegais e sob prescrição, álcool, etc.) e o estado mental do paciente.

Em geral, os pacientes jovens com trauma não têm doenças crônicas. Porém, no caso de pacientes mais idosos, os problemas clínicos presentes antes do evento traumático podem causar complicações graves na avaliação pré-hospitalar e na abordagem do paciente, além de poder influenciar nos desfechos de maneira significativa. Por exemplo, um motorista de 75 anos de um veículo que atingiu um poste pode ter dor torácica indicativa de infarto agudo do miocárdio (IAM) (ataque cardíaco). Será que o motorista atingiu o poste e teve um IAM ou será que ele teve um IAM e depois atingiu o poste? O motorista usa algum medicamento (p. ex., betabloqueador) que impedirá a elevação do pulso em resposta ao choque? A maioria dessas condições não apenas influencia diretamente as estratégias de avaliação e abordagem (discutidas no

Capítulo 5, "Avaliação da Cena", e Capítulo 6, "Avaliação e Abordagem do Paciente"), mas também é importante no cuidado global do paciente, mesmo que, necessariamente, não tenha influência na física do trauma da colisão.

Evento

A *fase de evento* começa no momento do impacto entre um corpo ou objeto em movimento e um segundo objeto. O segundo objeto pode estar em movimento ou parado e pode ser tanto um objeto quanto uma pessoa. Utilizando um acidente automobilístico como exemplo, três impactos ocorrem na maioria desses eventos:

1. O impacto dos dois objetos
2. O impacto dos ocupantes dentro do veículo
3. O impacto dos órgãos vitais dentro dos ocupantes

Por exemplo, quando um veículo atinge uma árvore, o primeiro impacto é a colisão do veículo com a árvore. O segundo impacto é o ocupante dentro do veículo atingindo o volante ou o para-brisa. Se o ocupante estiver usando cinto de segurança, ocorre um impacto entre o ocupante e o cinto de segurança. O terceiro impacto é entre os órgãos internos do ocupante e sua parede torácica, parede abdominal ou crânio.

Conforme mencionado, embora o termo *colisão* em geral traga à mente um incidente envolvendo veículo automotor, isso não se refere, necessariamente, a uma colisão veicular. O impacto de um veículo com um pedestre, um projétil contrao abdome e um trabalhador da construção civil que cai no chão são exemplos de colisões. Observe que, em uma queda, apenas o primeiro e o terceiro tipos de impacto estão envolvidos.

Em todas as colisões, há troca de energia entre um objeto em movimento e o tecido do corpo humano ou entre o corpo humano em movimento e um objeto estacionado. A direção em que ocorre a troca de energia, a quantidade de energia trocada e o efeito que essas forças têm sobre o paciente são considerações importantes na avaliação.

Pós-evento

Durante a *fase pós-evento*, as informações coletadas sobre a colisão e a fase pré-evento são utilizadas para avaliar e atender a vítima. Essa fase começa assim que a energia da colisão é absorvida. O início das complicações pelo trauma potencialmente fatal pode ser lento ou rápido (ou essas complicações podem ser evitadas ou significativamente reduzidas), dependendo, em parte, do cuidado empregado na cena e durante o trajeto para o hospital. Na fase pós-evento, a compreensão da física do trauma, o índice de suspeição em relação a lesões e boas habilidades de avaliação se tornam cruciais para que o profissional possa influenciar os desfechos do paciente.

Para compreender os efeitos das forças que produzem lesão corporal, o profissional de atendimento pré-hospitalar deve primeiro entender dois componentes – troca de energia e anatomia humana. Por exemplo, em um acidente automobilístico, como está a cena? Quem bateu em quê e em qual velocidade? Qual foi a duração do tempo de parada? Os ocupantes estavam usando dispositivos de segurança apropriados como cintos de segurança? O *airbag* foi acionado? As crianças estavam usando assentos infantis de segurança de forma adequada ou estavam soltas e foram jogadas dentro do veículo? Algum dos ocupantes foi arremessado do veículo? Eles atingiram algum objeto? Se sim, quantos objetos e qual era a natureza desses objetos? Essas e muitas outras questões devem ser respondidas para que o profissional de atendimento pré-hospitalar compreenda a troca de forças e traduza essas informações em uma previsão das lesões e em cuidados adequados para o paciente.

O profissional de atendimento pré-hospitalar perspicaz usará o seu conhecimento da física do trauma no processo de avaliação da cena para determinar quais foram as forças e os movimentos envolvidos e quais lesões podem ter resultado dessas forças. Como a física do trauma se baseia em princípios fundamentais da física, é necessário compreender, em primeiro lugar, as leis da física.

Energia

As etapas iniciais na obtenção da história incluem a avaliação dos eventos que ocorreram no momento do impacto (**Figura 4-1**), estimando a energia que foi trocada com o corpo humano e fazendo uma aproximação geral das condições específicas que resultaram.

Leis de Energia e Movimento

A **primeira lei de Newton** sobre o movimento, ou lei da inércia, afirma que um corpo em repouso permanecerá em repouso e que um corpo em movimento retilíneo uniforme permanecerá em movimento, a menos que sofra a ação de uma força externa. Na **Figura 4-2**, o esquiador estava parado até que forças gravitacionais sem resistência o moveu para baixo na rampa. Após começar o movimento, embora saia do chão, ele permanecerá em movimento até que atinja algo ou retorne para o chão e pare.

Conforme mencionado anteriormente, em qualquer colisão, quando o corpo do potencial paciente está em movimento, há três colisões:

1. O veículo da colisão atingindo um objeto em movimento ou parado
2. O potencial paciente colidindo com a parte interna do veículo, batendo em algum objeto ou sendo atingido pela energia de uma explosão
3. Os órgãos internos se chocando com as paredes de um compartimento do corpo ou sendo arrancados de suas estruturas de fixação

Um exemplo é o ocupante sentado no banco dianteiro de um veículo e que não está usando qualquer dispositivo de segurança. Quando o veículo atinge uma árvore e para, o ocupante que está sem dispositivo de segurança continua em movimento – à mesma velocidade – até que

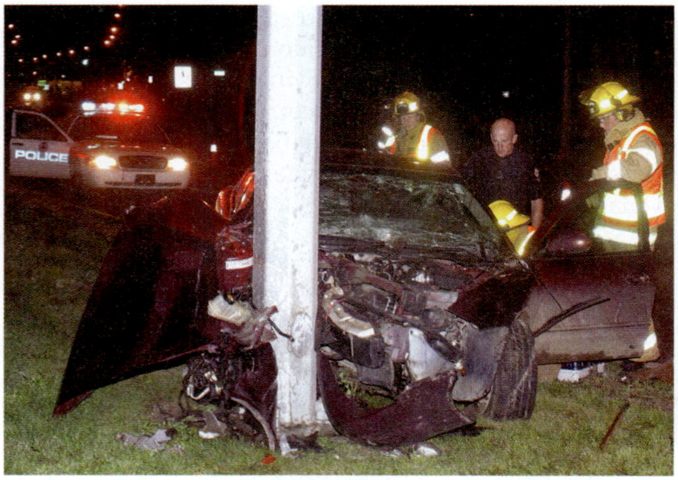

Figura 4-1 A avaliação da cena de um acidente é fundamental. Informações como a direção do impacto, a intrusão veicular no compartimento dos passageiros e a quantidade de energia trocada sugerem as lesões possíveis e prováveis dos ocupantes.

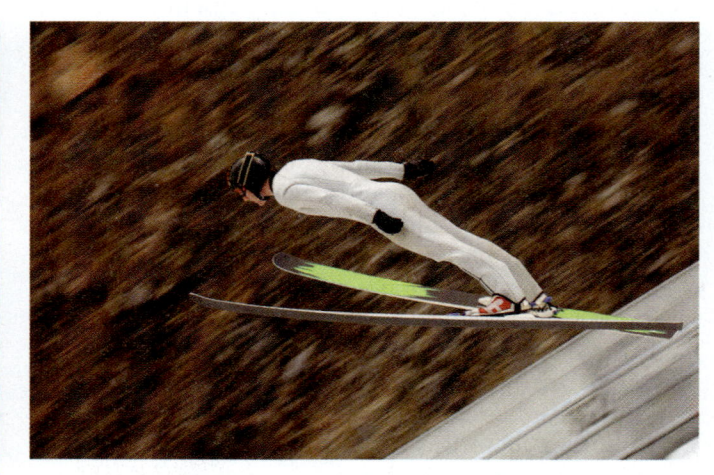

Figura 4-2 O esquiador estava parado até que a energia da gravidade o moveu para baixo na rampa. Após entrar em movimento, embora ele se afaste do chão, o impulso o manterá em movimento até que atinja algo ou retorne ao chão, e a transferência de energia (atrito ou colisão) o faça parar.

atinja o volante, o painel ou o para-brisa. O impacto com esses objetos interrompe o movimento do tronco ou da cabeça para a frente, mas os órgãos internos do ocupante continuam em movimento até que atinjam a parte interna da parede torácica, parede abdominal ou crânio, cessando a movimentação para a frente.

A segunda lei de Newton, também conhecida como **lei da conservação de energia**, afirma que a energia não pode ser criada e nem destruída, mas pode mudar de forma. O movimento do veículo é uma forma de energia. Para mover o veículo, a energia do motor é transferida até as rodas por um conjunto de mecanismos que seguram as rodas enquanto elas giram e movimentam o veículo. Para parar o veículo, a energia de seu movimento deve ser mudada para outra forma, como exemplos, o aquecimento dos freios ou pela colisão contra um objeto e a deformidade do chassi. Quando um motorista aciona os freios, a energia do movimento é convertida no calor da fricção (energia térmica) pelas pastilhas de freio no tambor/disco de freio e pelos pneus sobre apista ou asfalto. Assim, o veículo desacelera.

A **terceira lei de Newton** sobre o movimento, ou princípio da ação e reação, é talvez a mais conhecida das três leis de Newton. Ela afirma que para cada ação ou força existe uma reação igual e oposta. À medida que caminhamos sobre o chão, a Terra está exercendo contra nós uma força igual à que aplicamos sobre ela. Aqueles que já dispararam uma espingarda já sentiram a terceira lei como o impacto da arma contra seu ombro.

Da mesma forma como a energia mecânica de um veículo que bate contra uma parede é dissipada ao retorcer a estrutura ou outras partes do veículo, a energia do movimento dos órgãos e das estruturas internas do corpo deve ser dissipada quando esses órgãos cessam seu movimento para a frente. Os mesmos conceitos se aplicam ao corpo humano quando ele está parado e entra em contato, interagindo com um objeto em movimento, como uma faca, um projétil ou um bastão de beisebol.

A **energia cinética** é uma função da massa e da velocidade de um objeto. Ainda que não sejam tecnicamente a mesma coisa, o peso de uma vítima pode ser usado para representar a sua massa. Da mesma maneira, a aceleração é utilizada para representar a velocidade (que, na verdade, é aceleração mais direção). A relação entre peso e aceleração afetando a energia cinética é:

Energia cinética = Metade da massa vezes a velocidade ao quadrado
$$EC = 1/2 \ (mv^2)$$

Assim, a energia cinética envolvida quando uma pessoa de 150 libras (lb) (68 quilogramas [kg]) viaja a 30 milhas por hora (mph) (48 quilômetros por hora [km/h]) é calculada da seguinte forma:

$$EC = 150/2 \times 30^2 = 67.500 \ \text{unidades}$$

Para o propósito dessa discussão, nenhuma unidade física específica de medida (p. ex., pés-libras, joules) é usada. As unidades são utilizadas meramente para ilustrar a maneira como essa fórmula afeta a alteração na quantidade de energia. Conforme mostrado, uma pessoa de 150 lb (68 kg) viajando a 30 mph (48 km/h) teria 67.500 unidades de energia que devem ser convertidas em outra forma quando ela parar. Essa mudança toma a forma de dano ao veículo e lesão no ocupante, a menos que a dissipação de energia possa tomar uma forma menos prejudicial, como em um cinto de segurança ou *airbag*.

É útil saber qual fator da fórmula — massa ou velocidade — tem o maior efeito sobre a quantidade de energia cinética produzida. Para determinar isso, considere acrescentar 10 lb (4,5 kg) à pessoa de 150 lb (68 kg) viajando a 30 mph (48 km/h) do exemplo anterior, tornando a massa igual a 160 lb (73 kg):

$$EC = 160/2 \times 30^2 = 72.000 \ \text{unidades}$$

Esse aumento de 10 lb resultou em aumento de 4.500 unidades na energia cinética. Mais uma vez, usando o mesmo exemplo de uma pessoa de 150 lb (68 kg), vejamos como um aumento de 10 mph (16 km/h) na velocidade afeta a energia cinética:

$$EC = 150/2 \times 40^2 = 120.000 \ \text{unidades}$$

Esse aumento de velocidade resultou em aumento de 52.500 unidades na energia cinética.

Esses cálculos demonstram que o aumento da velocidade (aceleração) aumenta a energia cinética muito mais que um aumento da massa. Ocorrerá muito mais troca de energia (e, assim, produzirá mais lesão ao ocupante, ao veículo ou a ambos) em um acidente em alta velocidade, comparado a outro em velocidade menor. A velocidade é exponencial e a massa é linear; portanto, a velocidade é o fator mais crítico mesmo quando há grande disparidade de massa entre dois objetos.

Para prever as lesões ocorridas durante um incidente em alta velocidade, pode ser útil lembrar que a força envolvida no início do evento é igual à força transferida ou dissipada ao fim do evento.

Massa × Aceleração = Força = Massa × Desaceleração

A força (energia) é necessária para colocar uma estrutura em movimento. Essa força (energia) é necessária para criar a aceleração específica. A aceleração colocada depende do peso (massa) da estrutura. Quando essa energia é aplicada à estrutura e colocada em movimento, a estrutura permanecerá em movimento até que a energia cesse (primeira lei do movimento de Newton – inércia). Essa perda de energia colocará outros elementos em movimento (partículas teciduais) ou ela será perdida como calor (dissipada nos discos de freio das rodas). Um exemplo desse processo é o trauma relacionado às armas de fogo. A câmara de uma arma abriga um cartucho que contém pólvora. Quando a pólvora se incendeia, queima rapidamente, explodindo e criando energia que empurra o projétil para fora do cano em grande velocidade. Essa velocidade equivale ao peso do projétil e à quantidade de energia produzida pela queima da pólvora ou pela força. Para frear (segunda lei de Newton), o projétil deve passar a sua energia para a estrutura atingida. Essa transferência de energia produzirá uma explosão no tecido que é igual à explosão que ocorreu na câmara da arma quando a aceleração inicial foi aplicada no projétil. O mesmo fenômeno ocorre no automóvel em movimento, no paciente que cai de um prédio ou na explosão de um dispositivo explosivo improvisado (DEI).

Outro fator importante em uma colisão é a **distância de parada**. Quanto mais curta for a distância de parada e mais rápida for a velocidade dessa parada, mais energia é transferida para o ocupante e mais dano ou lesão ocorre no paciente. Considere um veículo que para contra um muro de tijolo *versus* um que para quando se aplica o freio. Ambos dissipam a mesma quantidade de energia, apenas de maneira diferente. A taxa de transferência de energia (no corpo do veículo ou nos discos de freio) é diferente e ocorre ao longo de distância e tempo diferentes. Na primeira situação, a energia é absorvida em uma distância e quantidade de tempo muito curtas, alterando a estrutura do veículo. No último caso, a energia é absorvida ao longo de uma distância e tempo maiores pelo calor nos freios. O movimento do ocupante do veículo (energia) para a frente é absorvido, no primeiro caso, pelo dano aos tecidos moles e aos ossos do ocupante. No segundo caso, a energia é dissipada, junto com a energia do veículo, pelos freios.

Essa relação inversa entre a distância de parada e a lesão também se aplica às quedas. Uma pessoa tem mais chances de sobreviver a quedas se cair sobre uma superfície compressível, como neve ou uma piscina de água profunda. Uma queda da mesma altura terminando sobre uma superfície dura, como o concreto, pode produzir lesões mais graves. O material compressível (i.e., neve ou água) aumenta a distância de parada e absorve pelo menos parte da energia em vez de permitir que toda a energia seja absorvida pelo corpo. O resultado é menos lesão e dano ao corpo. Esse princípio também se aplica a outros tipos de colisão. Um motorista sem cinto de segurança terá lesões mais graves que outro que usa o cinto,

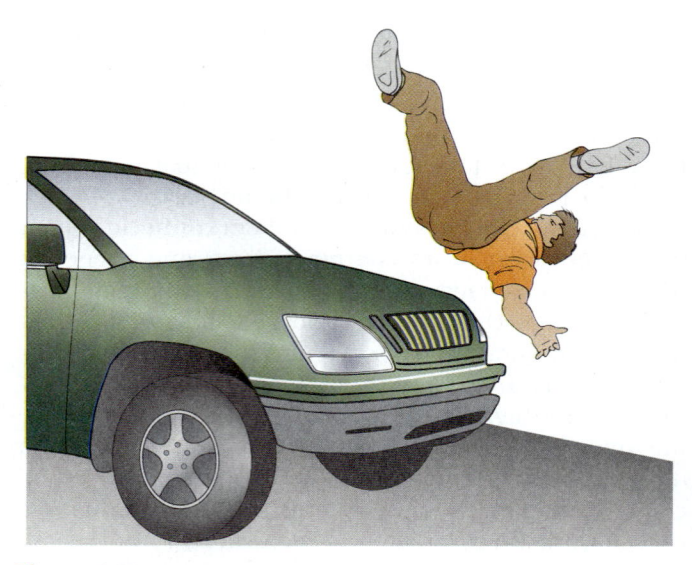

Figura 4-3 A troca de energia entre um veículo em movimento e um pedestre esmaga os tecidos e impõe aceleração e energia ao pedestre, jogando-o para longe do ponto de impacto. A lesão da vítima pode ocorrer quando ela é atingida pelo veículo e quando ela é jogada no chão ou contra outro veículo.
© National Association of Emergency Medical Technicians (NAEMT)

pois o sistema de restrição, em vez do corpo, absorve uma porção significativa da transferência de energia.

Assim, quando um objeto está em movimento e tem energia na forma de movimento, para que ele pare completamente, deve perder toda a sua energia, convertendo-a em outra forma ou transferindo-a para outro objeto. Por exemplo, se um veículo atinge um pedestre, este é jogado para longe do veículo (**Figura 4-3**). Embora o veículo fique um pouco mais lento pelo impacto, a maior força do veículo impõe muito mais aceleração ao pedestre, que é mais leve, do que o veículo perde em velocidade devido à diferença de massa entre os dois. As partes mais moles do corpo do pedestre *versus* as partes mais duras do veículo também significam mais dano ao pedestre do que no veículo.

Troca de Energia Entre um Objeto Sólido e o Corpo Humano

Quando o corpo humano colide com um objeto sólido ou vice-versa, o número de partículas teciduais corporais que são impactadas pelo objeto sólido determina a quantidade de troca de energia que ocorre. Essa transferência de energia produz a quantidade de dano (lesão) que ocorre no paciente. O número de partículas teciduais é determinado (1) pela densidade (partículas por volume) do tecido e (2) pelo tamanho da área de contato do impacto.

Densidade

Quanto mais denso for o tecido (medido em partículas por volume), maior será o número de partículas que sofrerão impacto por um objeto em movimento, e, assim, maiores serão a taxa e a quantidade total de energia transferida. Dar um soco em um travesseiro e dar um soco com a mesma aceleração em uma parede de tijolos produzirão efeitos diferentes na mão. O punho absorve mais energia colidindo com a parede densa de tijolos do que com o travesseiro menos denso, e a lesão na mão será mais significativa (**Figura 4-4**).

Dito de maneira simples, o corpo tem três diferentes tipos de densidades teciduais: **densidade de ar** (grande parte do pulmão e algumas porções do intestino), **densidade de água** (músculo e a maioria dos órgãos sólidos; p. ex., fígado e baço) e **densidade de sólido** (osso). Assim, a quantidade de troca de energia (com a lesão resultante) dependerá do tipo de tecido que sofre o impacto.

Área de Contato

O vento exerce pressão sobre a mão quando ela está estendida para fora da janela de um veículo em movimento. Quando a palma da mão está horizontalizada e paralela à direção do fluxo do vento, alguma pressão retrógrada é exercida sobre a parte da frente da mão (dedos) à medida que as partículas de ar atingem a mão. Girar a mão 90 graus até uma posição vertical expõe uma maior área de superfície ao vento; assim, mais partículas de ar fazem contato com a mão, aumentando a quantidade de força sobre ela.

No caso de eventos de trauma, a energia aplicada e o dano resultante podem ser modificados por qualquer alteração no tamanho da área da superfície de impacto. Os exemplos desse efeito sobre o corpo humano incluem a frente de um automóvel, um bastão de beisebol ou um projétil de rifle. A superfície da parte frontal do automóvel faz contato com uma grande porção da vítima, um bastão de beisebol faz contato com uma área menor e um projétil faz contato com uma área muito pequena. A quantidade de troca de energia que produziria dano ao paciente depende da energia do objeto e da densidade do tecido no trajeto da troca de energia.

Se toda a energia do impacto estiver em uma pequena área e essa força exceder a resistência da pele, o objeto é forçado através da pele. Considere a diferença entre atingir uma mesa de madeira com um martelo e atingir um prego na superfície da mesa com o mesmo martelo. Quando você atinge a mesa com o martelo, a força do martelo atingindo a mesa se espalha pela superfície da mesa e da cabeça do martelo, limitando a penetração e criando apenas um entalhe. Por outro lado, atingir a cabeça de um prego com o martelo usando a mesma quantidade de força empurra o prego para dentro da madeira, pois toda a força é aplicada sobre uma área muito pequena. Quando a força se espalha sobre uma área maior e a pele não é penetrada (como no caso do martelo atingindo a mesa), a lesão é definida como **trauma fechado** ou **contuso**. Se a força é aplicada sobre uma área pequena e o objeto penetra na pele e em tecidos subjacentes (como no caso do martelo empurrando o prego através da mesa), a lesão é definida como **trauma penetrante**. Em ambos os casos, é criada uma cavidade no paciente pela força do objeto impactante.

Mesmo no caso de um objeto como um projétil, a área da superfície de impacto pode ser diferente conforme fatores como o tamanho do projétil, seu movimento dentro do corpo, a deformação ("cogumelo") e a fragmentação. Esses fatores são discutidos adiante neste capítulo.

Cavitação

A mecânica básica da troca de energia é relativamente simples. O impacto sobre as partículas teciduais as acelera para longe do ponto de impacto. Esses tecidos se tornam objetos em movimento e colidem com outras partículas teciduais, produzindo um efeito "dominó". Da mesma forma, quando um objeto sólido atinge o corpo humano ou quando o corpo humano está em movimento e atinge um objeto parado, as partículas teciduais do corpo humano são retiradas de sua posição normal, criando

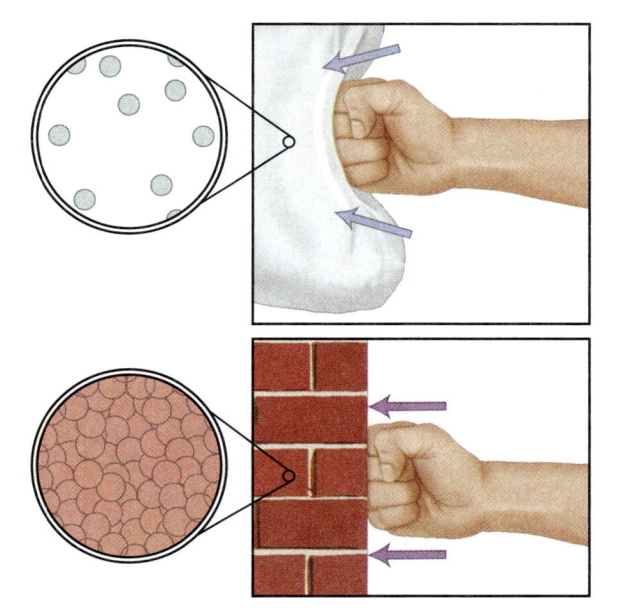

Figura 4-4 O punho humano absorve mais energia colidindo com a densa parede de tijolos do que com o menos denso travesseiro, o qual dissipa a força.

um buraco ou cavidade. Esse processo é chamado de **cavitação**. Um exemplo comum que oferece uma ilustração visual de cavitação é o jogo de bilhar.

A bola branca é impulsionada pela mesa pela força dos músculos do braço. A bola branca atinge as outras bolas na outra extremidade da mesa. A energia do braço sobre a bola branca é, dessa forma, transferida sobre as outras bolas (**Figura 4-5**). A bola branca cede sua energia às outras bolas. As outras bolas começam a se mover enquanto a bola branca, que perdeu a sua energia, se torna lenta ou até mesmo para. As outras bolas recebem a sua energia como movimento e se deslocam para longe do ponto de impacto. Uma cavidade foi criada onde estavam as outras bolas. O mesmo tipo de transferência

de energia ocorre quando uma bola de boliche rola pela pista e atinge um conjunto de pinos na outra extremidade. O resultado dessa troca de energia é uma cavidade. Esse mesmo tipo de troca de energia ocorre nos traumas fechado e penetrante.

Dois tipos de cavidades são criados da seguinte forma:

- Uma *cavidade temporária* é causada pelo estiramento dos tecidos que ocorre no momento do impacto. Devido às propriedades elásticas dos tecidos corporais, parte ou todo o conteúdo da cavidade temporária retorna à sua posição prévia. O tamanho, o formato e as porções da cavidade que se tornam parte do dano permanente dependem do tipo de tecido, da elasticidade do tecido e da quantidade de rebote que ocorreu no tecido. A extensão dessa cavidade não costuma ser visível quando o profissional de APH ou o emergencista do hospital examina o paciente, mesmo que ocorra segundos após o impacto.
- Uma *cavidade permanente* é deixada após o colapso da cavidade temporária, sendo a parte visível da destruição tecidual. O impacto direto do objeto no tecido, com penetração através da pele, estabelece uma cavidade de esmagamento, configurando um túnel de desorganização tecidual e hemorragia. Essas duas cavidades podem ser vistas quando o paciente é examinado (**Figura 4-6**).[5]

A quantidade de cavidade temporária que permanece como cavidade permanente está relacionada com a elasticidade (capacidade de estiramento) do tecido envolvido. Por exemplo, a batida forçada de um bastão de beisebol em um tonel deixa uma endentação ou cavidade na lateral do tonel. Bater com o mesmo bastão de beisebol e com a mesma força em uma massa de espuma de borracha de tamanho e formato semelhantes não deixará deformidade após a remoção do bastão. A diferença é a **elasticidade**. A espuma de borracha é mais elástica que o tonel de metal. O corpo humano é mais parecido com a espuma de borracha que com o tonel de metal. Se uma pessoa der um soco no abdome de outra pessoa, ela sentirá o punho empurrando. Porém, quando a pessoa retira o punho, não fica nenhuma deformidade. Da mesma forma, um bastão de beisebol que atinge o tórax não deixará cavidade evidente na parede torácica, mas causará dano pelo contato direto e pela cavidade criada pela troca de energia (**Figura 4-7**). A história do incidente e a interpretação da transferência de energia fornecerão as informações necessárias para determinar o potencial tamanho da cavidade temporária no momento do impacto. Os órgãos ou estruturas envolvidas predizem as lesões.

Quando o gatilho de uma arma carregada é puxado, o pino de disparo atinge o dispositivo de ignição e produz uma explosão no cartucho. A energia criada pela explosão é aplicada ao projétil, o qual acelera a partir

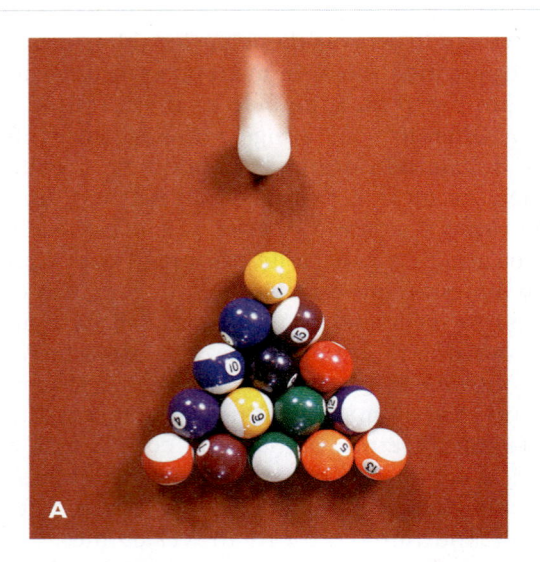

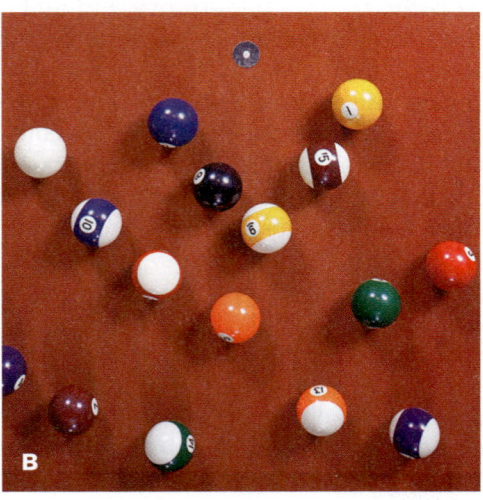

Figura 4-5 **A.** A energia da bola branca é transferida a cada uma das outras bolas. **B.** A troca de energia afasta as bolas para criar uma cavidade.

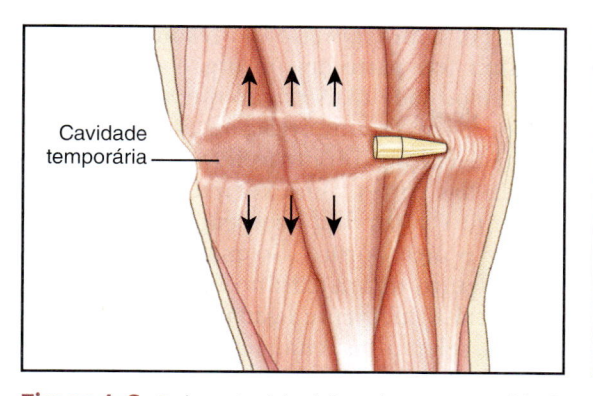

Figura 4-6 O dano tecidual é maior que a cavidade permanente que permanece após uma lesão por projétil. Quanto mais rápido ou pesado for o projétil, maior será a cavidade temporária e maior será a zona de dano tecidual.

© National Association of Emergency Medical Technicians (NAEMT)

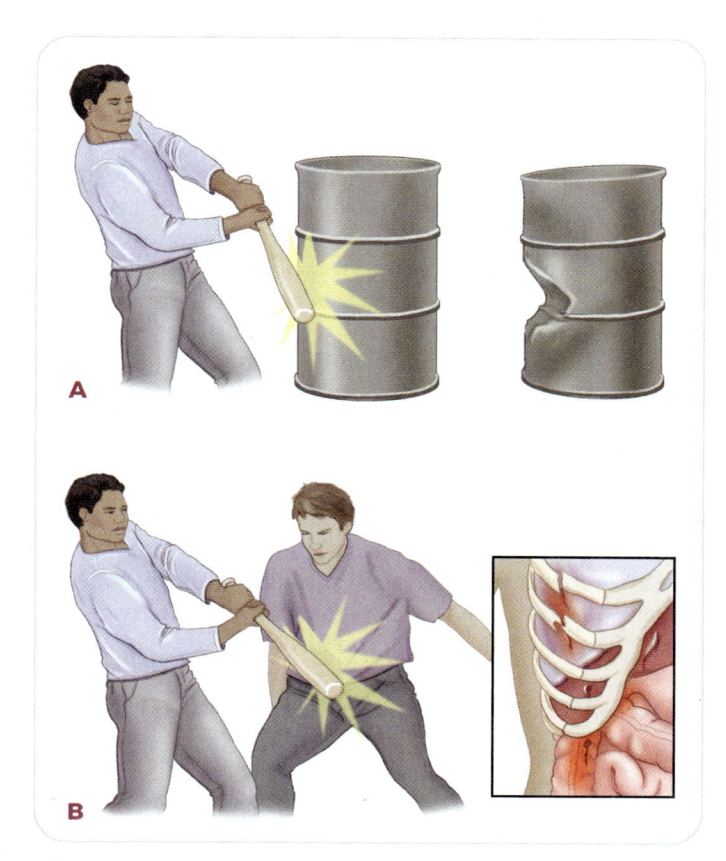

Figura 4-7 A. A batida de um bastão de beisebol em um tonel de metal deixa uma deformidadeou cavidade na lateral. **B.** A batida de um bastão de beisebol em uma pessoa não costuma deixar cavidade visível; a elasticidade do tronco geralmente faz o corpo retornar ao seu formato normal mesmo que tenha ocorrido dano.

© National Association of Emergency Medical Technicians (NAEMT)

do canoda arma. Agora, o projétil tem energia, ou força (aceleração × massa × força). Quando essa força é aplicada, o projétil não consegue perder velocidade, a menos que sofra ação de uma força externa (primeira lei de Newton). Para o projétil parar dentro do corpo humano,

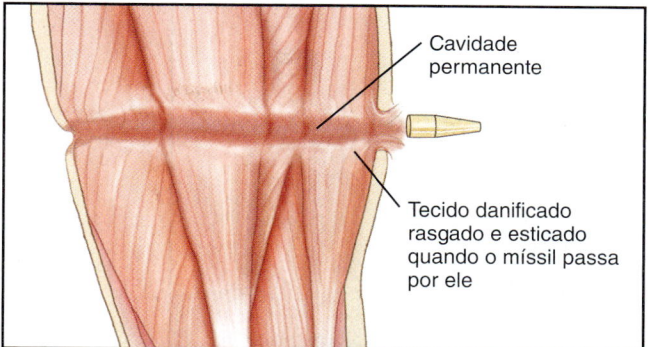

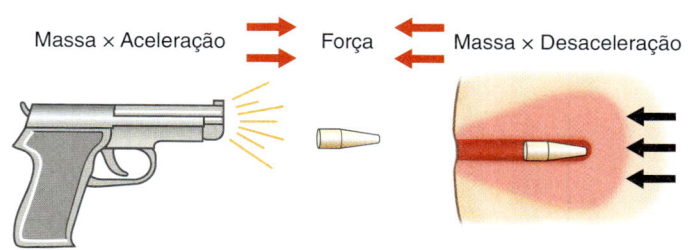

Figura 4-8 À medida que a bala atravessa o tecido, a sua energia cinética é transferida para o tecido com o qual entra em contato, acelerando-o para longe da bala.

© National Association of Emergency Medical Technicians (NAEMT)

a energia do projétil deve ser absorvida pelos tecidos do corpo em uma quantidade equivalente à explosão na arma (aceleração × massa × força × massa × desaceleração; **Figura 4-8**). Essa energia absorvida causa o movimento das partículas teciduais para longe de sua posição normal, criando uma cavidade.

Trauma Fechado e Penetrante

O trauma costuma ser classificado como contusoou penetrante. Porém, a energia trocada e as lesões produzidas são semelhantes em ambos os tipos de trauma. A cavitação ocorre em ambos; apenas o tipo e a direção são diferentes, juntamente com a penetração resultante (ou não) da pele. Se toda a energia de um objeto estiver concentrada sobre uma pequena área da pele, é provável que haja laceração da pele, com o objeto penetrando no corpo e criando uma troca de energia mais concentrada ao longo de seu trajeto. Isso pode resultar em maior poder destrutivo em uma área localizada. Um objeto maior, cuja energia esteja dispersa em uma área maior de pele, pode não penetrar na pele. O dano será distribuído sobre uma área maior do corpo, e o padrão de lesão será menos localizado. Um exemplo é a diferença no impacto de um caminhão grande contra um pedestre *versus* um impacto causado por projétil de arma de fogo (**Figura 4-9**).

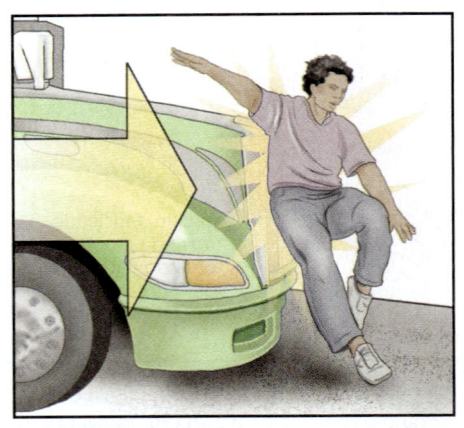

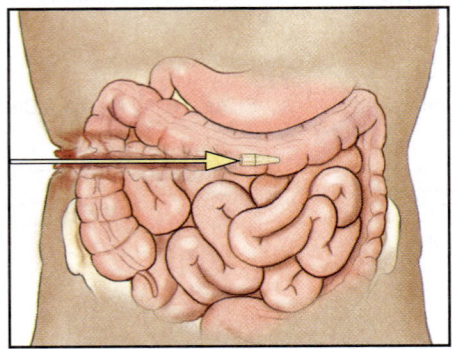

Figura 4-9 A força da colisão de um veículo com uma pessoa é geralmente distribuída sobre uma grande área, enquanto a força de uma colisão entre uma bala e uma pessoa é localizada em uma pequena área e resulta em penetração do corpo e de estruturas subjacentes.

© National Association of Emergency Medical Technicians (NAEMT)

A cavitação no trauma contuso é, com frequência, apenas uma cavidade temporária e se dirige para longe do ponto de impacto. O trauma penetrante cria cavidade permanente e temporária. A cavidade temporária que é criada se espalhará para longe do trajeto desse projétil nas direções frontal e lateral.

Trauma Contuso

As observações na cena das prováveis circunstâncias que levaram ao acidente resultando em trauma contuso, fornecem indícios sobre a gravidade das lesões e os potenciais órgãos envolvidos. Os fatores a serem avaliados são (1) direção do impacto, (2) dano externo ao veículo (tipo e gravidade), (3) dano interno (p. ex., intrusão no compartimento do ocupante, curvatura do volante ou da coluna de direção, trinca no para-brisa, dano ao espelho, impacto dos joelhos no painel), (4) localização dos ocupantes dentro do veículo, e (5) dispositivos de segurança usados ou acionados no momento da colisão.

No trauma, duas forças estão envolvidas no impacto – **cisalhamento** e **compressão** – e ambas podem resultar em cavitação. O *cisalhamento* é o resultado de um órgão ou estrutura (ou parte de um órgão ou estrutura) que muda de velocidade mais rápido que outro órgão ou estrutura (ou parte de um órgão ou estrutura). Essa diferença na aceleração (ou desaceleração) causa separação e laceração das partes. Um exemplo clássico da força de cisalhamento é a ruptura da aorta torácica. A aorta ascendente e o arco aórtico são mantidos livremente em seu lugar dentro do mediastino, enquanto a aorta descendente está firmemente ligada à coluna vertebral. No caso de desaceleração súbita, a aorta ascendente e o arco aórtico podem continuar movendo-se, enquanto a aorta descendente é mantida em seu lugar, levando a cisalhamento e ruptura da aorta (ver **Figura 4-10**).

A *compressão* resulta de um órgão ou estrutura (ou parte de um órgão ou estrutura) ser diretamente comprimido entre outros órgãos ou estruturas. Um exemplo comum de compressão envolve o intestino sendo comprimido entre a coluna vertebral e a parte interna da parede abdominal anterior, no paciente que usa apenas um cinto de segurança (**Figura 4-11**). A lesão pode resultar de qualquer tipo de impacto, como incidentes automobilísticos (carros ou motocicletas), colisões entre pedestres e veículos, quedas, lesões relacionadas a esportes ou lesões explosivas. Todos esses mecanismos são discutidos separadamente, seguidos pelos resultados dessa troca de energia na anatomia específica de cada uma das regiões do corpo.

Conforme discutido anteriormente neste capítulo, ocorrem três colisões no trauma fechado. O veículo atingindo um objeto, o ocupante atingindo o veículo e os órgãos do ocupante atingindo a cavidade do corpo. A primeira dessas colisões será discutida, pois ela se relaciona com acidentes envolvendo veículos automotores, quedas e explosões. As últimas duas serão discutidas no contexto das regiões específicas do corpo envolvidas.

Colisões Envolvendo Veículos Automotores

Há muitas formas de traumacontuso, mas os acidentesenvolvendo veículos automotores (incluindo as motocicletas) são os mais comuns.[6] Em 2019, nos Estados Unidos, 36.096 pessoas morreram, e um número estimado de 2,74 milhões de pessoas sofreram lesões causadas por acidentes automobilísticos.[1] É provável que esse número esteja associado a um aumento nos episódios de direção distraída, apesar da maior disponibilidade de tecnologia de mãos livres para operar telefones e dispositivos eletrônicos. Isso também representa uma clara oportunidade de aumentar os esforços de educação e prevenção nessa área. Embora a maioria das lesões ocorram nos ocupantes de veículos, mais de 230 mil lesões ocorreram em motociclistas, mais de 460 mil ocorreram em ciclistas e mais de 180 mil ocorreram em pedestres.[6]

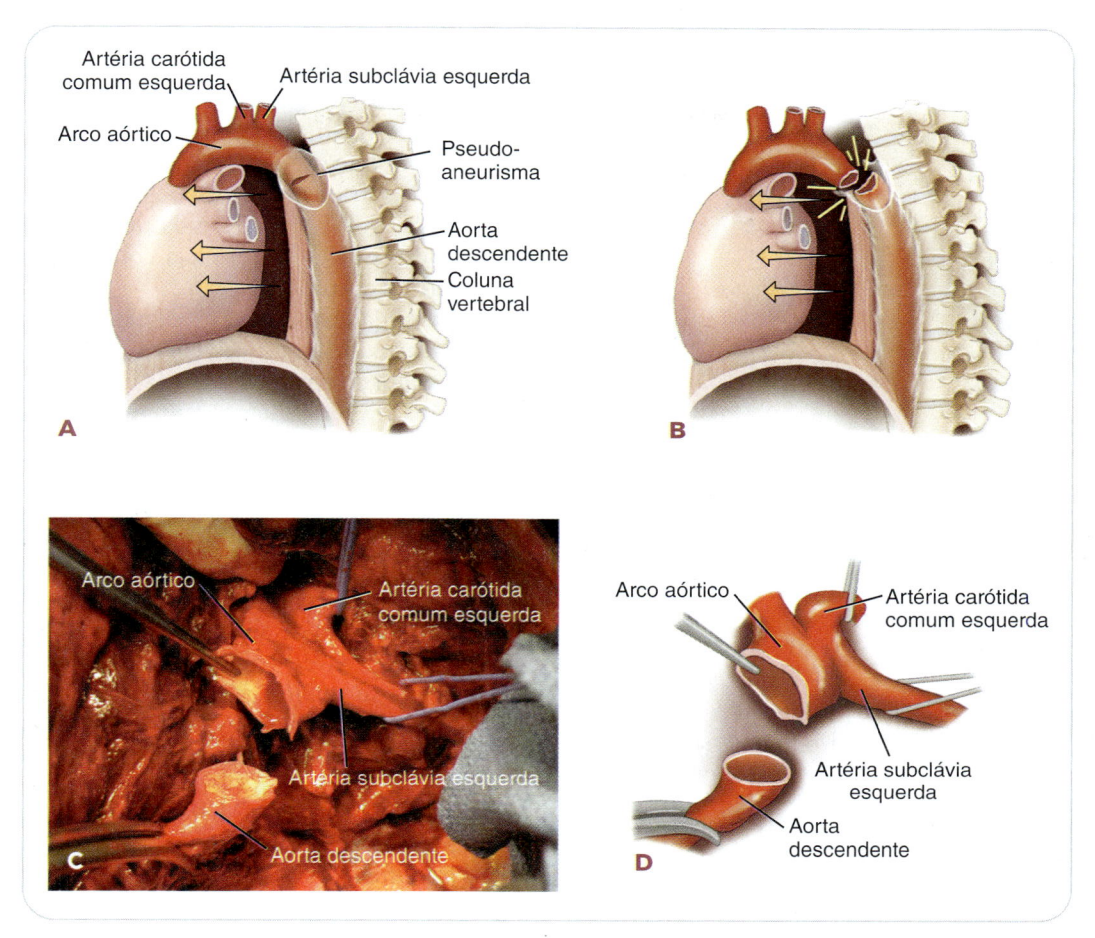

Figura 4-10 **A.** A aorta descendente é uma estrutura fixa que se move junto com a coluna torácica. O arco, a aorta e o coração têm movimentação livre. A aceleração do tronco em uma colisão com impacto lateral ou sua rápida desaceleração em uma colisão com impacto frontal produzem um tipo de movimento diferente entre o complexo arco-coração e a aorta descendente. Esse movimento pode resultar em laceração do revestimento interno da aorta que está contido em sua camada mais externa, produzindo um pseudoaneurisma. **B.** As lacerações na junção entre o arco e a aorta descendente também podem resultar em ruptura completa, causando imediata exsanguinação no tórax. **C.** Fotografia operatória de uma laceração aórtica traumática. **D.** Ilustração de uma laceração aórtica traumática.

A, B e D: © National Association of Emergency Medical Technicians (NAEMT). C: Cortesia de Norman McSwain, MD, FACS, NREMT-P.

Os acidentesautomobilísticos podem ser divididos em cinco tipos:

1. Impacto frontal
2. Impacto traseiro
3. Impacto lateral
4. Impacto rotacional
5. Capotamento[6]

Embora cada padrão tenha variações, a identificação precisa dos cinco padrões pode oferecer informações sobre outros tipos semelhantes de colisões.

Um método para estimar o potencial de lesão no ocupante é observar o veículo e determinar qual dos cinco tipos de colisão ocorreu, a troca de energia envolvida e a direção do impacto. O ocupante é vulnerável ao mesmo tipo de força que o veículo, a partir da mesma direção que o veículo, e as potenciais lesões podem ser previstas.[6] Porém, a quantidade de força trocada com o ocupante será reduzida pela absorção de energia pelo veículo.

Impacto Frontal

Na **Figura 4-12**, o veículo atingiu um poste no centro do carro. O ponto de impacto interrompeu seu movimento para a frente, mas o restante do carro seguiu para a frente, até que a energia fosse absorvida pela deformação do carro. O mesmo tipo de movimento ocorre com o motorista, resultando em lesão. A coluna de direção estável sofre o impacto do tórax, talvez no centro do esterno. Da mesma forma que o carro continuou seu movimento

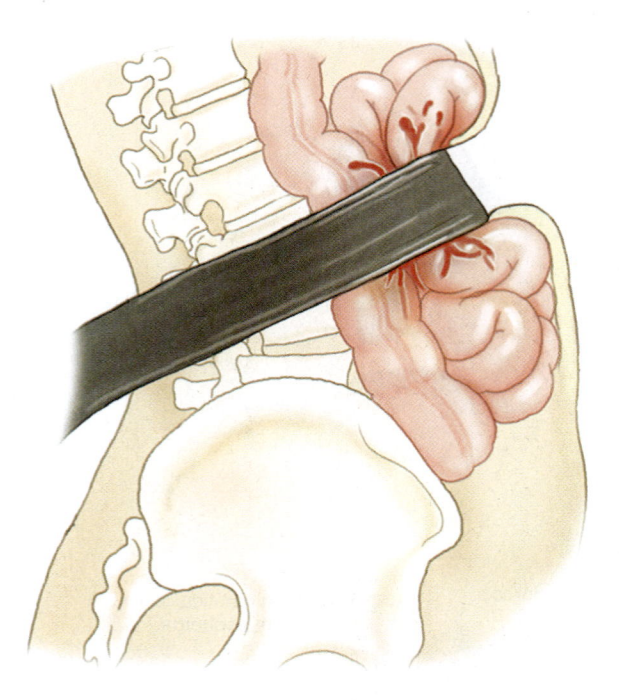

Figura 4-11 Um cinto de segurança posicionado incorretamente acima da borda da pélvis permite que os órgãos abdominais fiquem presos entre a coluna vertebral posterior em movimento e o cinto. Isso pode resultar em lesões do pâncreas e de outros órgãos retroperitoneais, além de rupturas do intestino delgado e do cólon.

© National Association of Emergency Medical Technicians (NAEMT)

para a frente, deformando de maneira significativa a frente do veículo, isso também ocorreu com o tórax do motorista. À medida que o esterno cessa seu movimento para a frente contra o painel, a parede torácica posterior continua até que a energia seja absorvida pela deformação e possível fratura das costelas. Esse processo também pode comprimir o coração e os pulmões, os quais estão aprisionados entre o esterno, a coluna vertebral e a parede torácica posterior.

A quantidade de dano ao veículo está relacionada à velocidade aproximada do veículo no momento do impacto. Quanto maior a intrusão da carroceria para dentro do veículo, maior a velocidade no momento do impacto. Quanto maior a velocidade do veículo, maior é a troca de energia e mais provável é a ocorrência de lesão nos ocupantes.

Embora o veículo repentinamente cesse o movimento para a frente em um impacto frontal, o ocupante continua a se mover e seguirá algum de dois possíveis trajetos: para frente e para cima ou para frente e para baixo.

O uso do cinto de segurança e o acionamento de um *airbag* ou sistema de contenção absorverá a energia em parte ou quase totalmente, reduzindo a lesão da vítima. Para clareza e simplicidade da discussão, presume-se que o ocupante nesses exemplos esteja sem cinto de segurança.

Trajeto para Frente e para Cima

Nessa sequência, o movimento do corpo para a frente o leva para cima e sobre o volante (**Figura 4-13**). A cabeça

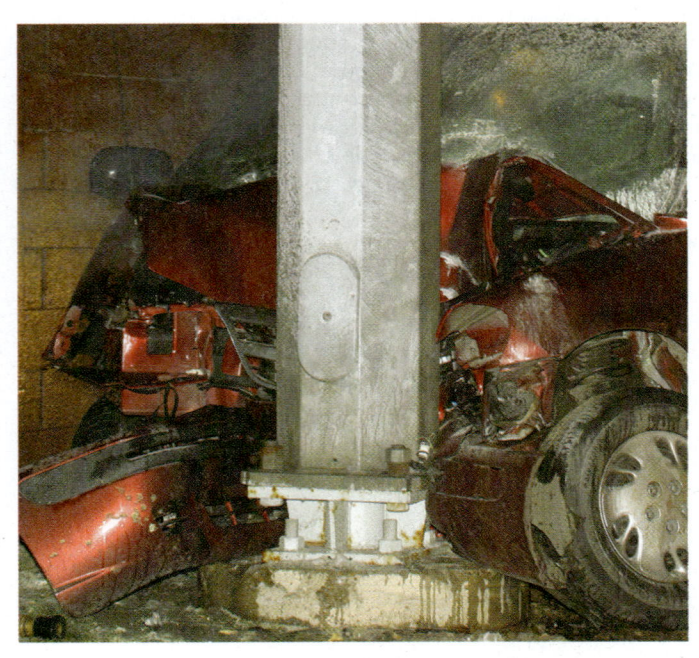

Figura 4-12 Quando um veículo bate em um poste, a frente do carro para, mas a porção traseira do veículo continua movendo-se para a frente, causando deformação do veículo.

© Jack Dagley Photography/Shutterstock

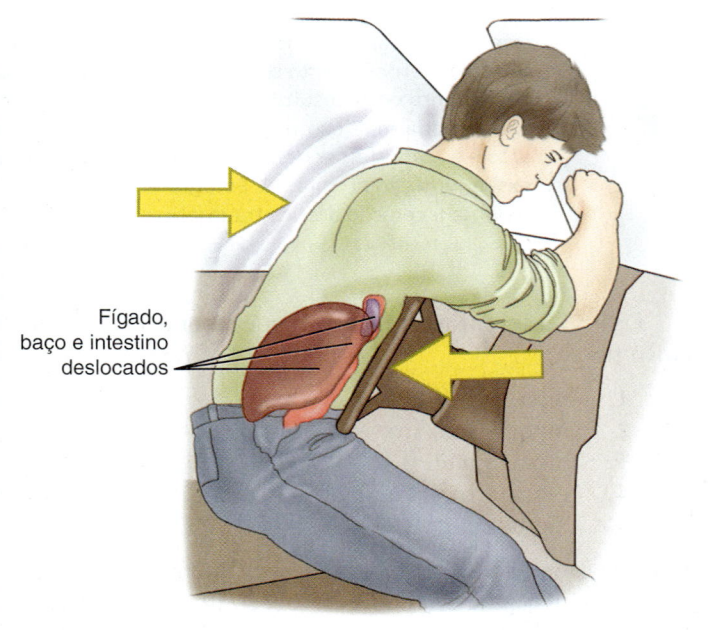

Fígado, baço e intestino deslocados

Figura 4-13 A configuração do assento e a posição do ocupante podem direcionar a força inicial sobre a parte superior do tronco, com a cabeça seguindo o trajeto para frente e para cima.

© National Association of Emergency Medical Technicians (NAEMT)

costuma ser a primeira parte do corpo a atingir o para-brisa ou o teto. Então, a cabeça cessa o seu movimento para a frente. O tronco continua em movimento até que sua energia/força seja absorvida ao longo da coluna. A coluna cervical é o segmento menos protegido da coluna. O tórax ou o abdome colidem com a coluna de direção, dependendo da posição do tronco. O impacto do tórax na coluna de direção produz lesões no arcabouço torácico, no coração, nos pulmões e na aorta (ver a seção "Efeitos Regionais do Trauma Contuso"). O impacto do abdome na coluna de direção pode comprimir e esmagar os órgãos sólidos, produzir lesões por sobrepressão (especialmente no diafragma) e romper as vísceras ocas.

Os rins, o baço e o fígado também estão sujeitos a lesões por cisalhamento à medida que o abdome atinge o volante e para de forma abrupta. Um órgão pode ser arrancado de sua posição anatômica normal e dos tecidos de sustentação (**Figura 4-14**). Por exemplo, o movimento continuado para a frente dos rins após a coluna vertebral ter cessado o seu movimento produz cisalhamento ao longo do seu pedículo. A aorta e a veia cava estão firmemente ligadas à parede abdominal posterior e à coluna vertebral. O movimento continuado dos rins para a frente pode causar estiramento dos vasos renais ao ponto de causar sua ruptura. Uma ação semelhante pode causar laceração da aorta no tórax no ponto em que o arco não fixado se torna a aorta descendente firmemente aderida (ver Figura 4-10).

Trajeto para Frente e para Baixo

Em um trajeto para frente e para baixo, o ocupante se move para a frente, para baixo e para longe do assento em direção ao painel (**Figura 4-15**). A importância do entendimento da física do trauma é ilustrada pelas lesões produzidas na extremidade inferior com esse trajeto. Como muitas das lesões são difíceis de identificar, é importante compreender o mecanismo da lesão.

O pé, se estiver posicionado no assoalho do veículo ou no pedal de freio com o joelho em ângulo reto, pode girar à medida que o movimento continuado do tronco causa angulação e fratura da articulação do tornozelo. Porém, é mais comum que os joelhos já estejam curvados, e a força não é direcionada ao tornozelo. Assim, os joelhos atingem o painel.

O joelho tem dois possíveis pontos de impacto contra o painel, a tíbia e o fêmur (**Figura 4-16A**). Se a tíbia atingir o painel e parar primeiro, o fêmur permanece em movimento e se sobrepõe a ela. Isso pode resultar em luxação de joelho, com laceração de ligamentos, tendões e outras estruturas de sustentação. Como a artéria poplítea se localiza bem perto da articulação do joelho, a luxação da articulação está frequentemente associada à lesão desse vaso.[7] A artéria pode sofrer ruptura completa ou pode haver dano apenas do revestimento (*íntima*) (**Figura 4-16B**). Em ambos os casos, pode ser formado um coágulo sanguíneo no vaso lesado, resultando em significativa redução do fluxo sanguíneo para os tecidos da perna abaixo do joelho. O reconhecimento precoce da lesão de joelho e do potencial para lesão vascular deve levar o profissional de atendimento pré-hospitalar a alertar os médicos do departamento de emergência sobre a necessidade de avaliação vascularnessa região.

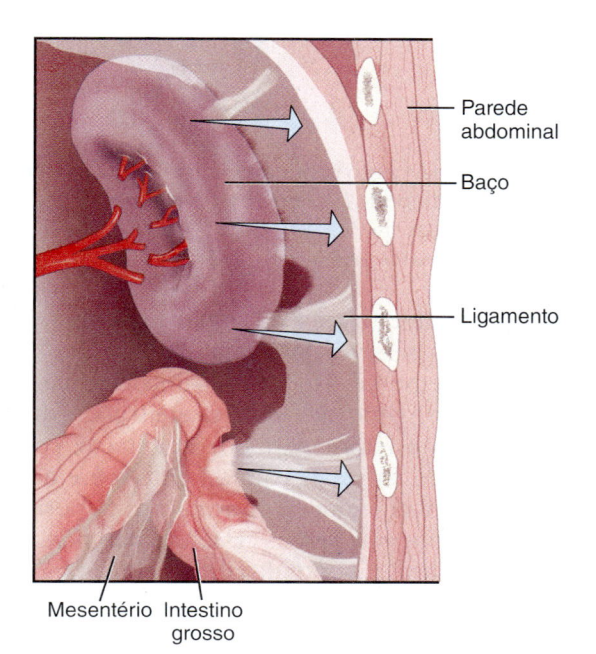

Figura 4-14 Os órgãos podem ser arrancados de seu ponto de fixação na parede abdominal. O baço, os rins e o intestino delgado são particularmente suscetíveis a esses tipos de forças de cisalhamento.

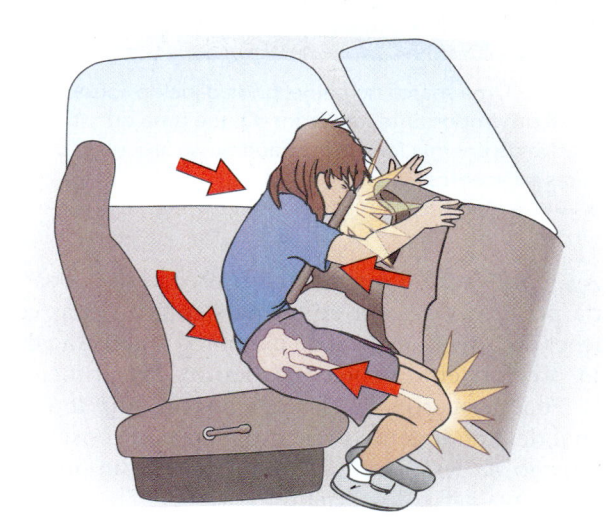

Figura 4-15 O ocupante e o veículo movem-se juntos para a frente. O veículo para, e o ocupante sem cinto de segurança continua indo para a frente até que algo interrompa esse movimento.

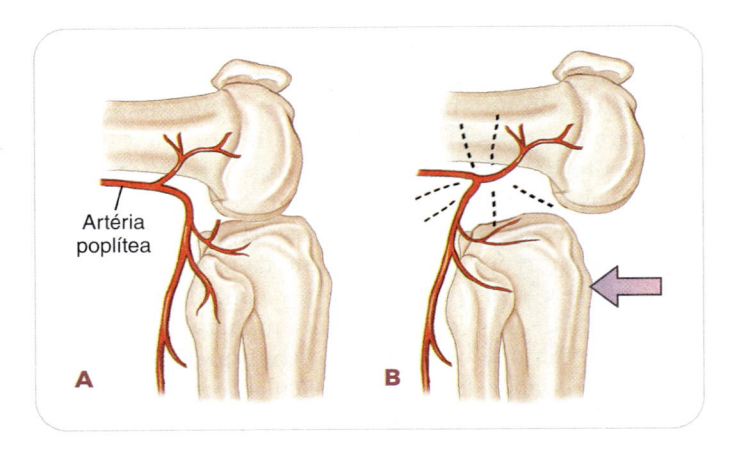

Figura 4-16 **A.** O joelho tem dois possíveis pontos de impacto em um acidente automobilístico: a tíbia e o fêmur. **B.** A artéria poplítea fica próxima da articulação, intimamente ligada ao fêmur acima e à tíbia abaixo. A separação desses dois ossos estira, dobra e lacera a artéria.

© National Association of Emergency Medical Technicians (NAEMT)

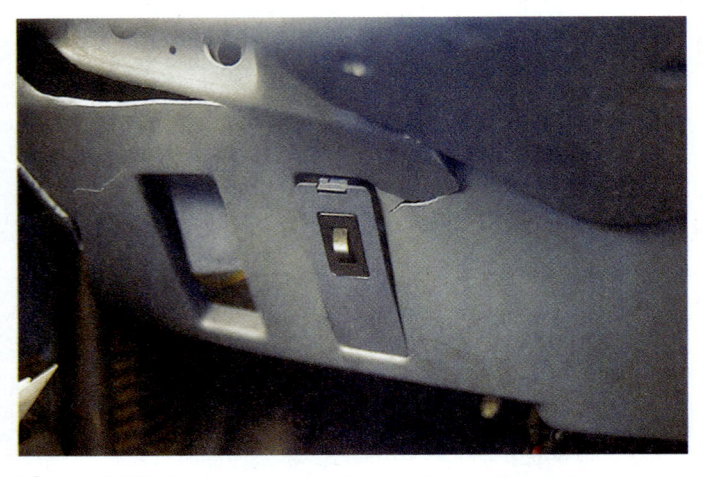

Figura 4-17 Uma marca no painel onde o joelho sofreu impacto é um importante indicador de que uma quantidade significativa de energia foi concentrada nessa articulação e em estruturas adjacentes.

Cortesia de Norman McSwain, MD, FACS, NREMT-P.

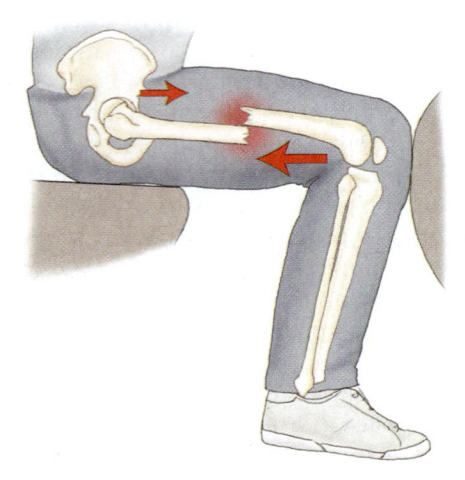

Figura 4-18 Quando o fêmur é o ponto de impacto, a energia é absorvida pelo corpo do fêmur, que pode fraturar.

© National Association of Emergency Medical Technicians (NAEMT)

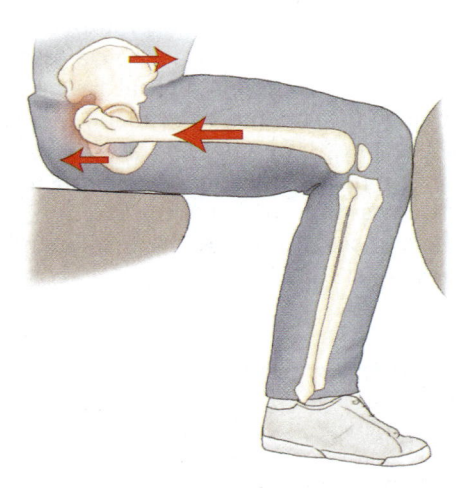

Figura 4-19 O movimento continuado da pélvis para a frente em relação ao fêmur pode resultar em deslocamento posterior da articulação do quadril.

© National Association of Emergency Medical Technicians (NAEMT)

A identificação e o tratamento precoces da lesão da artéria poplítea reduzem de forma significativa as complicações da isquemia distal de membro. A perfusão desse tecido precisa ser restabelecida dentro das primeiras 6 horas. Podem ocorrer atrasos devidos ao fato de o profissional de atendimento pré-hospitalar não considerar o mecanismo da lesão ou não notar indícios importantes durante a avaliação do paciente.

Embora a maioria desses pacientes tenha evidências de lesão no joelho, uma marca no painel onde o joelho sofreu impacto é um indicador importante de que uma quantidade significativa de energia foi concentrada nessa articulação e em estruturas adjacentes (**Figura 4-17**). Há necessidade de investigação adicional no hospital para definir melhor as possíveis lesões.

Quando o fêmur é o ponto de impacto, a energia é absorvida pelo corpo do osso, o qual pode quebrar (**Figura 4-18**). Se o fêmur permanecer intacto, o movimento continuado da pélvis para a frente sobre o fêmur pode deslocar a cabeça femoral do acetábulo (**Figura 4-19**).

Após os joelhos e as pernas cessarem seu movimento para a frente, a parte superior do corpo se inclinará para a frente sobre a coluna de direção ou o painel. O ocupante sem cinto de segurança pode sofrer muitas das mesmas lesões descritas antes para o trajeto para frente e para cima.

O reconhecimento dessas potenciais lesões e a passagem dessas informações para os médicos do departamento de emergência pode resultar em benefícios em longo prazo para o paciente.

Impacto Traseiro

As colisões com impacto traseiro ocorrem quando um veículo mais lento ou parado é atingido por trás por um veículo que se move a uma velocidade maior. Para facilitar a compreensão, o veículo com movimento mais rápido é chamado de "veículo-bala" e o objeto parado ou mais lento é chamado de "veículo-alvo". Nessas colisões, a energia do veículo-bala no momento do impacto é convertida em aceleração do veículo-alvo, resultando em dano a ambos os veículos. Quanto maior a diferença no impulso dos dois veículos, maior é a força do impacto inicial e mais energia fica disponível para criar dano e aceleração.

Durante uma colisão com impacto traseiro, o veículo-alvo (o que está na frente) é acelerado para a frente. Tudo que estiver fixado ao chassi se moverá para a frente com a mesma velocidade. Isso inclui os assentos nos quais viajam os ocupantes. Objetos não presos ao veículo, incluindo ocupantes, começarão a avançar somente depois que algo em contato com o chassi começar a transmitir a energia do movimento a eles. Como exemplo, o tronco é acelerado pelo encosto do assento após parte da energia ter sido absorvida pelas molas dos assentos. Se o encosto da cabeça estiver em posição imprópria atrás e abaixo do occipital, a cabeça começará o movimento para a frente após o tronco, resultando em hiperextensão do pescoço. O cisalhamento e o estiramento dos ligamentos e de outras estruturas de fixação, especialmente na parte anterior do pescoço, podem resultar em lesão (chicote) (**Figura 4-20A**).

Se o apoio da cabeça estiver em posição apropriada, a cabeça se move mais ou menos ao mesmo tempo que o tronco sem hiperextensão (**Figura 4-20B** e **Quadro 4-2**). Se for permitido que o veículo-alvo se mova para a frente sem interferência até que diminua a velocidade ou pare, é provável que o ocupante não sofra lesão significativa, pois a maior parte do movimento do corpo é sustentada pelo assento, de maneira semelhante a um astronauta que entra em órbita.

Porém, se o veículo atingir outro veículo ou objeto, ou se o motorista pisar no freio e parar subitamente, os ocupantes continuarão indo para a frente, seguindo o padrão característico de uma colisão com impacto frontal. A colisão então envolve dois impactos – traseiro e frontal. O duplo impacto aumenta a probabilidade de lesão.

Impacto Lateral

Os mecanismos de impacto lateral ocorrem quando o veículo é envolvido em uma colisão em uma intersecção (lateral) ou quando desvia da estrada e sofre impacto nos lados da rodovia em um poste, árvore ou algum outro obstáculo ao longo da estrada. Se a colisão ocorrer em uma intersecção, o veículo-alvo é acelerado a partir

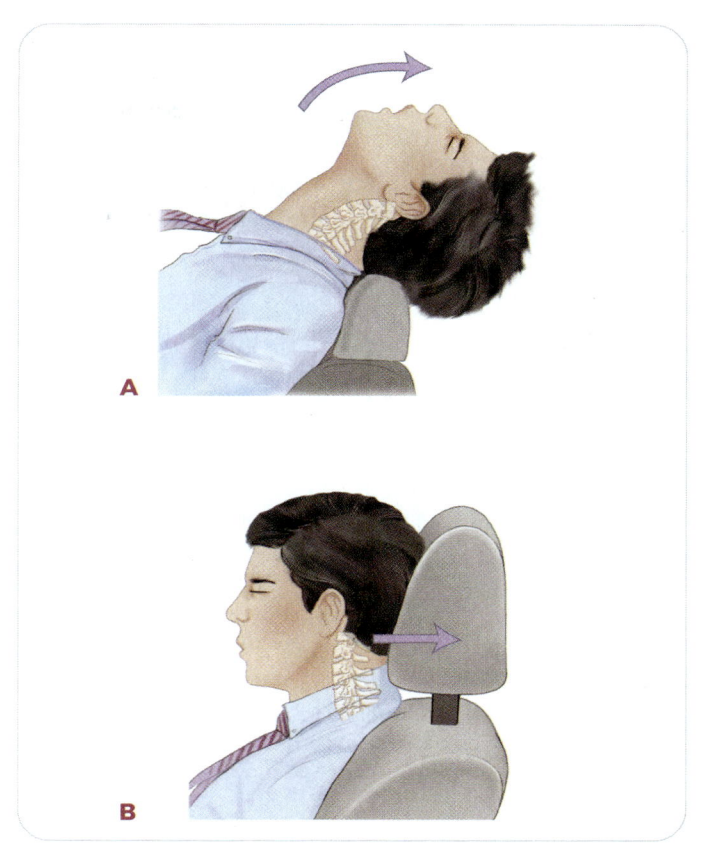

Figura 4-20 A. Uma colisão com impacto traseiro força o tronco para a frente. Se o apoio da cabeça estiver em posição inapropriada, a cabeça sofrerá hiperextensão por sobre o apoio da cabeça. **B.** Se o apoio da cabeça estiver elevado, a cabeça irá se mover com o tronco e a lesão cervical será evitada ou reduzida.

© National Association of Emergency Medical Technicians (NAEMT)

Quadro 4-2 Apoio da Cabeça

Devido à osteoporose, à redução da massa muscular cervical e a condições degenerativas da coluna como a artrite, as vítimas idosas têm alta frequência de lesão cervical, mesmo com o uso apropriado do apoio para a cabeça.[8]

© National Association of Emergency Medical Technicians (NAEMT)

do impacto na direção para longe da força criada pelo veículo-bala. A lateral do veículo ou a porta atingida é empurrada contra o lado do ocupante. Os ocupantes podem sofrer lesão quando sofrem aceleração lateral (**Figura 4-21**) ou quando o compartimento do passageiro é deformado internamente pela projeção na porta (**Figura 4-22**). A lesão causada pelo movimento do veículo é menos grave se o ocupante estiver usando cinto de segurança e se mover com a movimentação inicial do veículo.[9]

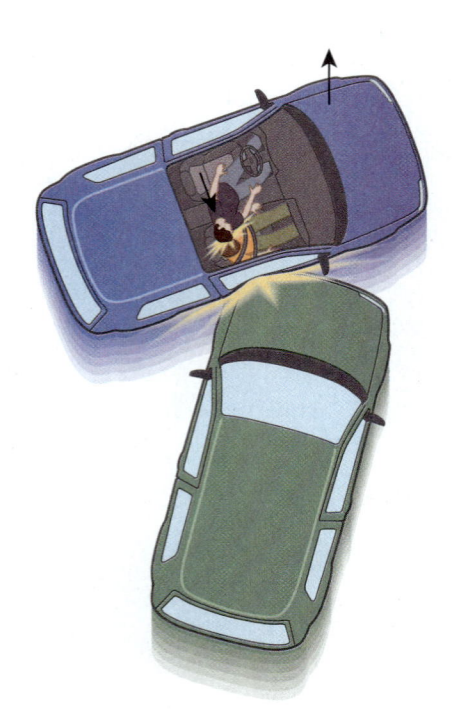

Figura 4-21 O impacto lateral do veículo empurra todo o veículo em direção ao passageiro sem cinto de segurança. Um passageiro com cinto de segurança se moveria lateralmente com o veículo.

© National Association of Emergency Medical Technicians (NAEMT)

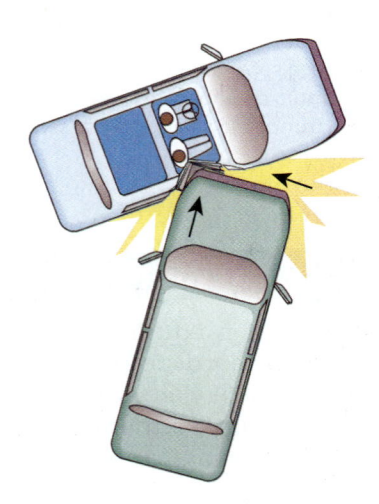

Figura 4-22 A intrusão do painel lateral para dentro do compartimento do passageiro fornece outra fonte de lesão.

© National Association of Emergency Medical Technicians (NAEMT)

As cinco regiões do corpo a seguir podem sofrer lesão em um impacto lateral:

- *Clavícula*. A clavícula pode ser comprimida e fraturada se a força ocorrer contra o ombro (**Figura 4-23A**).
- *Tórax*. A compressão da parede torácica para dentro pode resultar em fraturas costais, contusão pulmonar ou lesão compressiva dos órgãos sólidos abaixo do

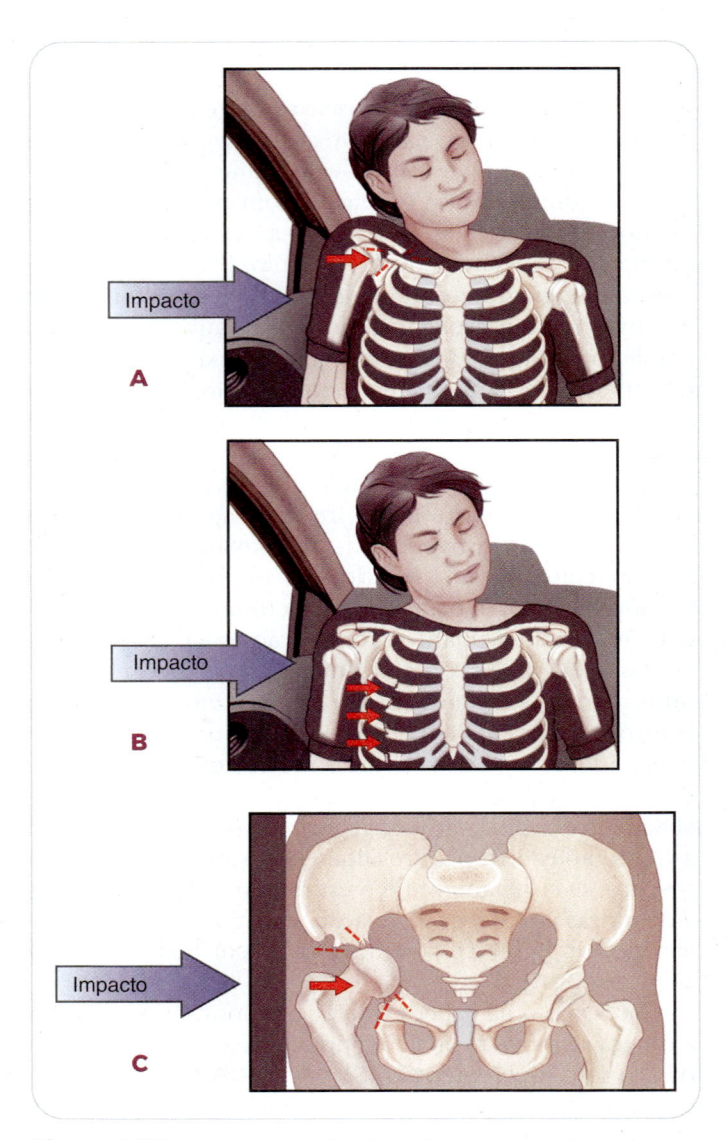

Figura 4-23 **A.** A compressão do ombro contra a clavícula produz fratura da partemédia desse osso. **B.** A compressão contra a parede lateral do tórax e a parede abdominal pode causar fratura de costelas e lesão no baço, no fígado e no rim subjacente. **C.** O impacto lateral sobre o fêmur empurra a cabeça do fêmur na direção do acetábulo ou fratura a pélvis.

© National Association of Emergency Medical Technicians (NAEMT)

arcabouço costal, bem como lesões por sobrepressão (p. ex., pneumotórax) (**Figura 4-23B**). As lesões por cisalhamento da aorta podem resultar da aceleração lateral (25% das lesões aórticas por cisalhamento ocorrem nas colisões com impacto lateral).[10,11]

- *Abdome e pélvis*. A intrusão comprime e fratura a pélvis, empurrando a cabeça do fêmur na direção do acetábulo (**Figura 4-23C**). Os ocupantes do lado do motorista são vulneráveis a lesões de baço, pois o baço está à esquerda no corpo, enquanto os ocupantes do lado do passageiro são mais propensos a lesões hepáticas.

- *Pescoço.* O tronco pode mover-se sob a cabeça nas colisões laterais e nos impactos traseiros. O ponto de ligação da cabeça é posterior e inferior ao centro de gravidade da cabeça. Assim, a movimentação da cabeça em relação ao pescoço é a flexão lateral e a rotação. O lado contralateral da coluna será aberto (distração) e o lado ipsilateral será comprimido. Esse movimento pode fraturar as vértebras ou, mais comumente, produzir saltos (deslocamentos) de facetas e possível luxação e lesão da medula espinal (**Figura 4-24**).
- *Cabeça.* A cabeça pode bater na estrutura da porta e na janela lateral. Os impactos no próprio lado produzem mais lesões que no lado oposto.

Impacto Rotacional

As colisões com impacto rotacional ocorrem quando um canto do veículo atinge um objeto imóvel, o canto de outro veículo ou um veículo que é mais lento ou que se move na direção oposta ao primeiro veículo. Conforme a primeira lei de Newton, esse canto do veículo irá parar, e o restante do veículo continuará seu movimento para a frente até que toda a sua energia seja completamente transformada.

As colisões com impacto rotacional resultam em lesões que são uma combinação daquelas vistas em impactos frontais e nas colisões laterais. O ocupante continua a se mover para a frente e depois é atingido pela lateral do veículo (como em uma colisão lateral) à medida que o veículo gira ao redor do ponto de impacto (**Figura 4-25**).

No caso de vários ocupantes, o paciente mais próximo do ponto de impacto provavelmente terá as piores lesões, pois toda a energia do impacto é transferida para o seu corpo. Os outros ocupantes podem se beneficiar da deformidade e da rotação do veículo, o que utiliza parte da energia antes que ela seja absorvida por seus corpos.

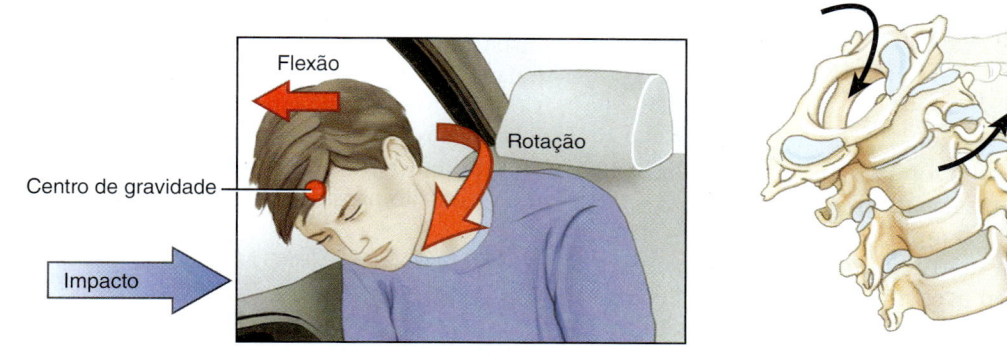

Figura 4-24 O centro de gravidade do crânio é anterior e superior a seu ponto de apoio entre o crânio e a coluna cervical. Durante um impacto lateral, quando o torso é rapidamente acelerado abaixo da cabeça, a cabeça gira em direção ao ponto de impacto, tanto no ângulo lateral como no anteroposterior. Esse movimento afasta os corpos vertebrais no lado oposto ao impacto e faz a rotação deles. Isso resulta em facetas saltadas, lacerações ligamentares e fraturas compressivas laterais.

© National Association of Emergency Medical Technicians (NAEMT)

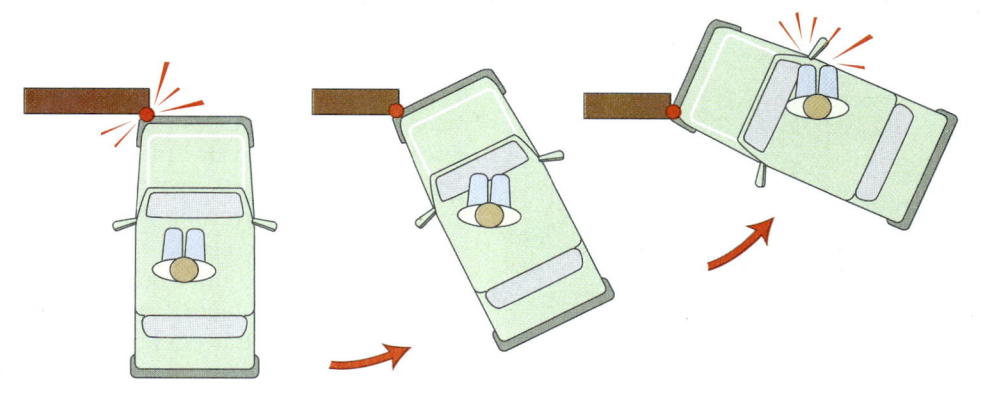

Figura 4-25 O ocupante em uma colisão com impacto rotacional primeiro se move para a frente e depois lateralmente à medida que o veículo gira ao redor do ponto de impacto.

© National Association of Emergency Medical Technicians (NAEMT)

Capotamento

Durante uma capotagem, um veículo pode sofrer vários impactos em muitos ângulos diferentes, da mesma forma que o corpo e os órgãos internos dos ocupantes sem cinto de segurança (**Figura 4-26**). Lesões e dano podem ocorrer em cada um desses impactos. Nas capotagens, o ocupante com cinto de segurança tem risco de lesões do tipo cisalhamento devido às forças significativas criadas pelo veículo que capota. Embora os ocupantes sejam mantidos em posição fixa pela restrição, os órgãos internos ainda se movem e podem sofrer laceração nas áreas de fixação. As lesões mais graves ocorrem nos ocupantes sem cinto de segurança. Em muitos casos, motorista ou passageiro são ejetados do veículo enquanto ele rola, podendo ser esmagados se o rolamento ocorrer sobre seus corpos ou sofrer lesões pelo impacto com o solo. Se os ocupantes forem ejetados em uma estrada, podem ser atingidos pelo tráfego continuado. A National Highway Traffic Safety Administration (NHTSA) relata que; nas colisões envolvendo fatalidades no ano de 2017, 83% dos ocupantes que foram totalmente ejetados de um veículo morreram.[12]

Incompatibilidade do Veículo

Os tipos de veículos envolvidos na colisão têm papel significativo no potencial para produzir lesão e a morte dos ocupantes. Por exemplo, em um impacto lateral entre dois carros que não têm *airbags*, os ocupantes do carro atingido, em seu aspecto lateral, têm mais chances de morrer que os ocupantes do veículo que os atingiu. Esse risco desproporcional para os ocupantes do veículo atingido pode ser explicado principalmente pela relativa falta de proteção na lateral de um carro. Em comparação, pode ocorrer grande quantidade de deformação na parte frontal de um veículo antes que haja intrusão no compartimento de passageiros. Quando o veículo que é atingido em uma colisão lateral (por um carro) é um veículo utilitário esportivo (SUV, de *sport utility vehicle*) ou uma camioneta, o risco de morte dos ocupantes em ambos os veículos é quase o mesmo. Isso ocorre porque o compartimento de passageiros de SUVs, vans e picapes fica mais elevado em relação ao chão que no caso de um carro, de forma que os ocupantes recebem menos impacto direto em caso de impacto lateral.

Foram documentadas lesões mais graves e risco muito aumentado de morte em ocupantes de veículos quando um carro é atingido em seu aspecto lateral por uma van, SUV ou picape. Em uma colisão com impacto lateral entre uma van e um carro, os ocupantes do carro atingido lateralmente têm mais chances de morrer que os da van. Se o veículo que bate é uma picape ou SUV, os ocupantes do carro atingido lateralmente têm mais chances de morrer que os que estão na picape ou no SUV. Essa tremenda disparidade resulta do centro de gravidade mais elevado e da maior dimensão e peso da van, do SUV ou da picape. Conhecer o tipo de veículo em que os ocupantes estavam localizados em uma colisão pode levar o profissional de atendimento pré-hospitalar a ter um índice de suspeição mais elevado para lesões graves.

Sistemas de Proteção e Restrição de Ocupantes

Cinto de Segurança

Nos padrões de lesão descritos anteriormente, presumiu-se que os ocupantes estavam sem cinto de segurança. A NHTSA relatou um aumento constante no uso do cinto de segurança desde 2000, e apenas 9,7% dos passageiros do banco da frente estavam sem cinto de segurança em 2020.[13] O uso do cinto de segurança é menor entre os homens (88,4%) do que entre as mulheres (92,8%); menor entre aqueles com idade entre 16 e 24 anos (86,9%) e menor entre os ocupantes negros (85,2%) do que entre os ocupantes brancos (90,5%) ou membros de outras raças (92,8%).[13] A ejeção de veículos é responsável por cerca de um quarto das mortes relacionadas a veículos. Cerca de 83% dos passageiros ocupantes de veículos que foram ejetados morreram; 1 em cada 13 vítimas de ejeção sofreu fratura da coluna.[12] Após a ejeção do veículo, o corpo está sujeito a um segundo impacto quando atinge o solo (ou outro objeto) fora do veículo. Esse segundo impacto pode resultar em lesões ainda mais graves que o impacto inicial. O risco de morte para vítimas ejetadas é seis vezes maior que para as não ejetadas. Está claro que cintos de segurança salvam vidas.[14,15]

A NHTSA relata que, nos Estados Unidos, 49 estados e o Distrito de Colúmbia têm legislações referentes a cinto

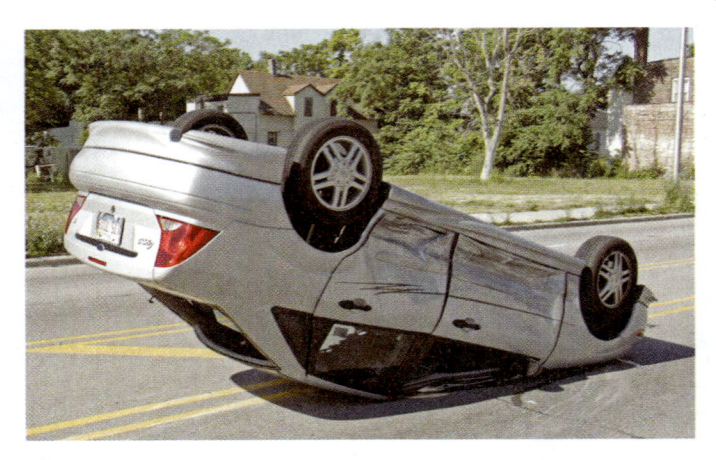

Figura 4-26 Durante um capotamento, o ocupante sem restrição pode ser ejetado de forma parcial ou completa ou pode ser jogado de um lado para o outro dentro do veículo. Essa ação produz lesões múltiplas e um tanto imprevisíveis que costumam ser graves.

de segurança para adultos e crianças. A única exceção é New Hampshire, que tem regulação para crianças, mas não para adultos. As pesquisas descobriram que os cintos de segurança, quando usados, reduzem em 45% o risco de lesão fatal nos ocupantes dos assentos dianteiros e em 50% o risco de lesões graves.[16] Em 2017, os cintos de segurança salvaram cerca de 14,955vidas.[15] Dos 22.215 ocupantes de veículos de passageiros que morreram em acidentes de carro em 2019, 47% não estavam usando cintos de segurança.[17]

O que ocorre quando os ocupantes usam cinto de segurança? Se o cinto de segurança estiver adequadamente posicionado, a pressão do impacto é absorvida pela pélvis e pelo tórax, resultando em redução do risco de lesões graves (**Figura 4-27**). O uso adequado do cinto de segurança transfere a força do impacto do corpo do ocupante para os cintos e para o sistema de restrição. Com o cinto de segurança, a chance de sofrer lesões potencialmente fatais é muito reduzida.[14,18,19]

O cinto de segurança deve ser utilizado adequadamente para que seja efetivo. Um cinto usado de maneira inadequada pode não proteger contra lesões em caso de colisão ou até causar lesões. Quando o cinto subabdominal é usado frouxo ou colocado acima da pélvis, pode ocorrer lesão compressiva da parede abdominal e dos órgãos abdominais. As lesões dos órgãos intra-abdominais (baço, fígado e pâncreas) resultam da compressão entre o cinto de segurança e a parede abdominal posterior ou coluna vertebral (ver Figura 4-12). O aumento súbito da pressão intra-abdominal pode causar ruptura diafragmática e herniação dos órgãos abdominais para o tórax. O cinto abdominal deve ser usado em combinação com o cinto diagonal para restrição do ombro. Podem ocorrer fraturas por compressão anterior da coluna lombar (fratura de Chance) quando as partes superior e inferior do tronco giram no cinto abdominal e nas vértebras décima segunda torácica (T12), primeira lombar (L1) e segunda lombar (L2). Algumas vezes, os ocupantes do veículo colocam o cinto diagonal sob o braço e não sobre o ombro, reduzindo a sua efetividade.

Com a aprovação e a aplicação de leis que obrigam o uso do cinto de segurança nos Estados Unidos, a gravidade geral das lesões diminuiu, e o número de acidentes fatais reduziu de maneira significativa.

Airbags

Os *airbags* (além dos cintos de segurança) oferecem proteção suplementar para o ocupante do veículo. Originalmente, os sistemas de *airbag* para o motorista e o passageiro nos assentos dianteiros eram projetados para atenuar a movimentação para a frente apenas desses ocupantes. O *airbag* absorve a energia lentamente ao aumentar a distância de parada do corpo. Eles são extremamente efetivos na primeira colisão de impactos frontais e quase frontais (os 65 a 70% das colisões que ocorrem dentro de 30 graus

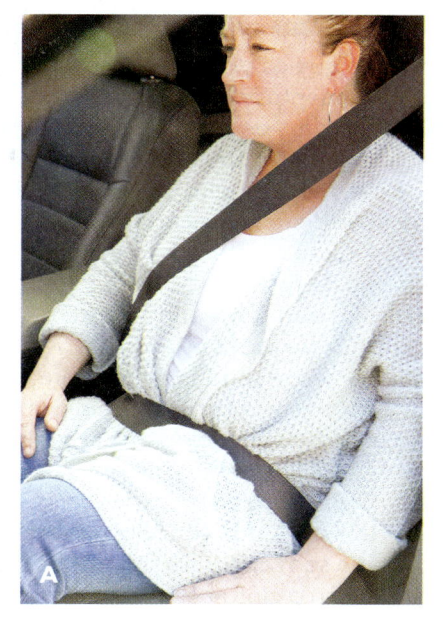

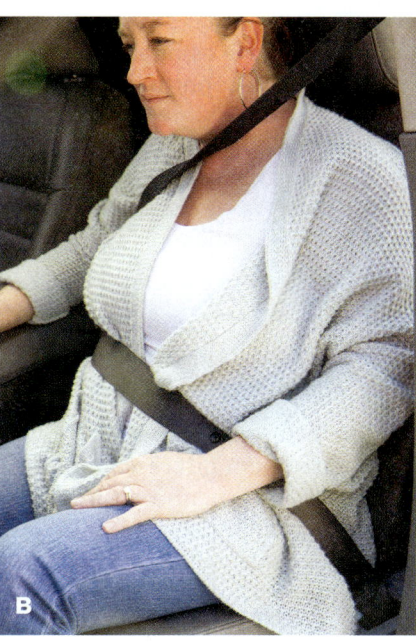

Figura 4-27 **A.** Um cinto de segurança adequadamente posicionado se localiza abaixo da espinha ilíaca anterossuperior em ambos os lados, acima do fêmur e suficientemente apertado para permanecer nessa posição. A pélvis em formato arredondado protege os órgãos intra-abdominais moles. **B.** O cinto de segurança colocado de maneira inadequada pode resultar em lesão significativa no caso de uma colisão.

© Jones & Bartlett Learning. Fotografia por Darren Stahlman.

dos faróis). Porém, os *airbags* são acionados imediatamente após o impacto e, assim, não são efetivos nas colisões com múltiplos impactos ou com impacto traseiro. O *airbag* é acionado e infla dentro de 0,5 segundo. À medida

Quadro 4-3 Perigos do *Airbag*

Foi demonstrado que os *airbags* para os passageiros dos assentos dianteiros são perigosos para crianças e adultos pequenos, especialmente quando as crianças são colocadas em posições incorretas no assento dianteiro ou em assentos infantis instalados de forma incorreta. As crianças com 12 anos de idade ou menos devem sempre usar o dispositivo de restrição adequado para o seu tamanho e devem permanecer no banco traseiro. Estima-se que 46% de todos os assentos veiculares e do tipo *booster* sejam usados de maneira incorreta de uma ou mais formas. Conforme o tipo de assento, o uso inadequado de assentos virados para a frente é de 61%, assentos infantis virados para a traseira é de 49%, assentos conversíveis virados para a traseira é de 44%, *boosters* com o cinto posicionado sem apoio para as costas é de 24% e *boosters* com o cinto posicionado no alto das costas é de 16%.[20]

O motorista sempre deve estar a pelo menos 25 centímetros (cm) da cobertura do *airbag*, e o passageiro do assento dianteiro deve estar a pelo menos 45 cm de distância. Na maioria dos casos, quando são usados os arranjos de assento e distâncias adequados, as lesões pelo *airbag* são limitadas a simples abrasões.

Hoje, muitos veículos têm *airbags* laterais e na parte superior das portas.

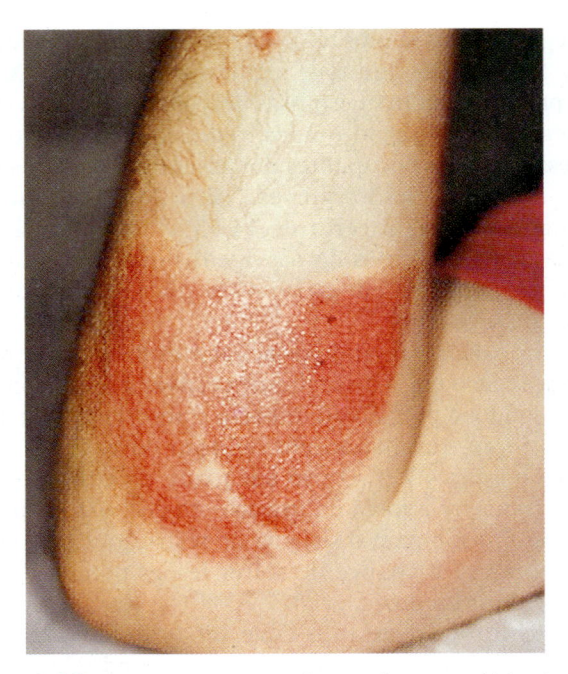

Figura 4-28 As abrasões no antebraço são secundárias à rápida expansão do *airbag* quando as mãos estão firmes no volante.
Cortesia de Norman McSwain, MD, FACS, NREMT-P.

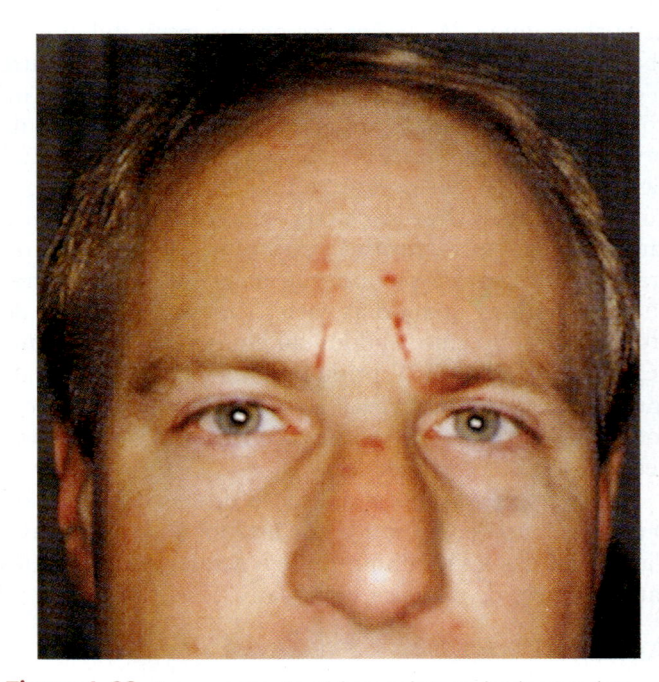

Figura 4-29 A expansão do *airbag* sobre os óculos produz abrasões.
Cortesia de Norman McSwain, MD, FACS, NREMT-P.

que o veículo desvia do caminho de outro veículo que se aproxima ou da estrada em direção a um objeto fixoapós o impacto inicial, não fica nenhuma proteção do *airbag*. Os *airbags* laterais aumentam a proteção dos ocupantes.

Quando o *airbag* é acionado, ele pode produzir lesões menores, mas evidentes, que o profissional de atendimento pré-hospitalar deve identificar (**Quadro 4-3**). Essas lesões incluem abrasões dos braços, do tórax e da face (**Figura 4-28**); corpo estranho em face e olhos; e lesões causadas pelos óculos do ocupante (**Figura 4-29**).

Os *airbags* que não são acionados podem ser ainda mais perigosos para o paciente e para o profissional de atendimento pré-hospitalar. Os *airbags* podem ser desativados por um especialista de extricação treinado para fazer isso da maneira apropriada e segura. Essa desativação não deve atrasar o cuidado da vítima ou a retirada do paciente crítico.

Os *airbags* impõem risco significativo para lactentes e crianças se estes não estiverem usando cinto de segurança ou se estiverem posicionados em um assento infantil voltado para a traseira do veículo no compartimento dianteiro de passageiros.

Colisões de Motocicletas

Os acidentes que envolvem motocicletas são responsáveis por um número significativo das mortes relacionadas a veículos automotores anualmente. Embora as leis da física para as colisões com motocicletas sejam as mesmas, o mecanismo de lesão é diferente dos acidentes com automóveis ou caminhões. Essa variação ocorre em cada um dos seguintes tipos de impacto: cabeça à frente, angular e ejeção. Um fator adicional que aumenta as mortes, a incapacidade e as lesões é a falta de arcabouço estrutural ao redor do motociclista, o qual está presente em outros veículos automotores.

Impacto Frontal

Uma colisão frontal em objeto sólido interrompe o movimento da motocicleta para a frente (**Figura 4-30**). Como o centro de gravidade da motocicleta está acima e atrás do eixo frontal, o qual costuma se tornar um ponto central nessas colisões, a motocicleta inclinará para a frente e o motociclista pode bater no guidão. O condutor da motocicleta pode sofrer lesões na cabeça, no tórax, no abdome ou na pélvis, dependendo de qual parte da anatomia sofre impacto com o guidão ou com outro objeto antes. Se os pés do motorista permanecerem nos pedais da motocicleta e as coxas atingirem o guidão, o movimento para a frente pode ser absorvido pela diáfise femoral, algumas vezes resultando em fraturas bilaterais (**Figura 4-31**). A interação entre a pélvis do condutor e o guidão pode resultar em diversas combinações de lesões ósseas ou ligamentares que podem romper a sínfise púbica anterior, enquanto o anel pélvico posterior abre como a dobradiça de um livro (daí o termo lesões pélvicas *em livro aberto*). Essas lesões podem resultar em hemorragia intrapélvica potencialmente fatal e a imediata aplicação de uma cinta pélvica (*pelvic binder*) de algum tipo pode ser uma medida

que salva vidas. Esse é um grande exemplo da aplicação da cinemática na avaliação, que determina uma intervenção potencialmente salvadora ainda na cena.

Impacto Angular

Em uma colisão com impacto angular, a motocicleta atinge um objeto de maneira angulada. A motocicleta cairá sobre o motociclista, ou este será esmagado entre a motocicleta e o objeto atingido. Podem ocorrer lesões de extremidades superiores ou inferiores, resultando em fraturas e lesão extensa de tecidos moles (**Figura 4-32**). Também podem ocorrer lesões em órgãos da cavidade abdominal como resultado da troca de energia.

Impacto de Ejeção

Devido à ausência de contenção, o motociclista é suscetível à ejeção. O motociclista continuará em voo até que a cabeça, os braços, o tórax, o abdome ou as pernas atinjam outro objeto, como um veículo automotor, um poste de energia ou a estrada. Ocorrerão lesões no ponto de impacto e elas se irradiarão para o restante do corpo à medida que a energia é absorvida.[21]

Prevenção de Lesões

Muitos motociclistas não usam a proteção adequada. A proteção para motociclistas inclui botas, roupas de couro e capacetes. Dentre os três, o capacete oferece a melhor proteção. Ele é construído de maneira semelhante ao crânio: forte e com sustentação externamente e com absorção de energia internamente. A estrutura do capacete absorve grande parte do impacto, reduzindo lesões na face, crânio e encéfalo. O capacete oferece apenas proteção mínima

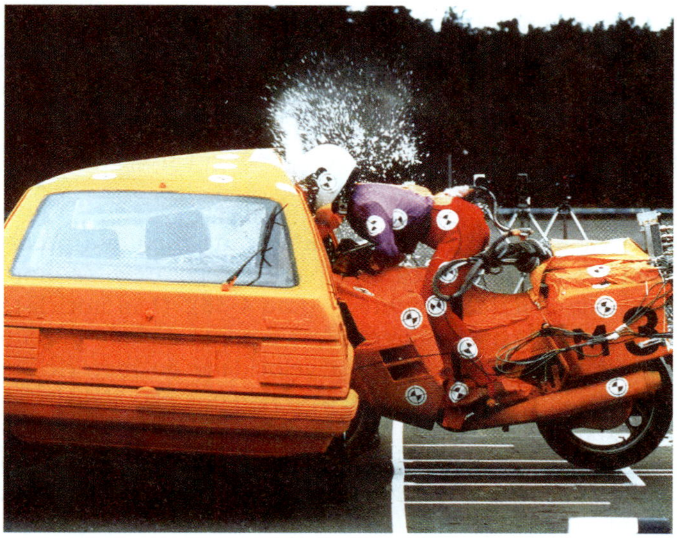

Figura 4-30 A posição de um motociclista está acima do ponto central da roda dianteira quando a motocicleta colide de frente com um objeto.

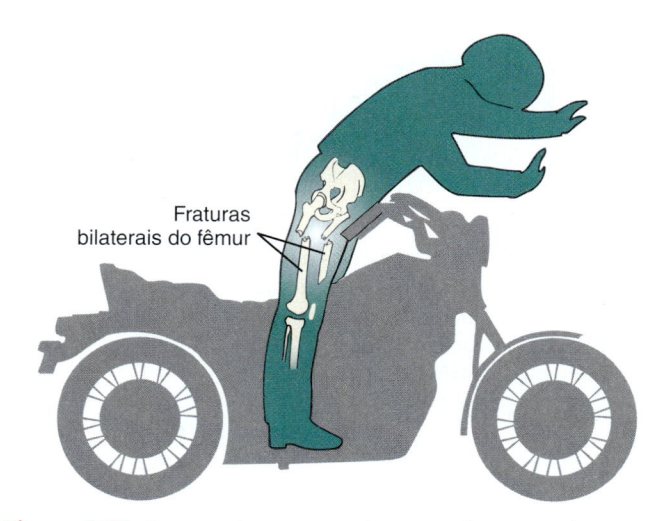

Fraturas bilaterais do fêmur

Figura 4-31 O corpo é arremessado para a frente e sobre a motocicleta, e as coxas e os fêmures sofrem impacto no guidão. O motociclista também pode ser ejetado.

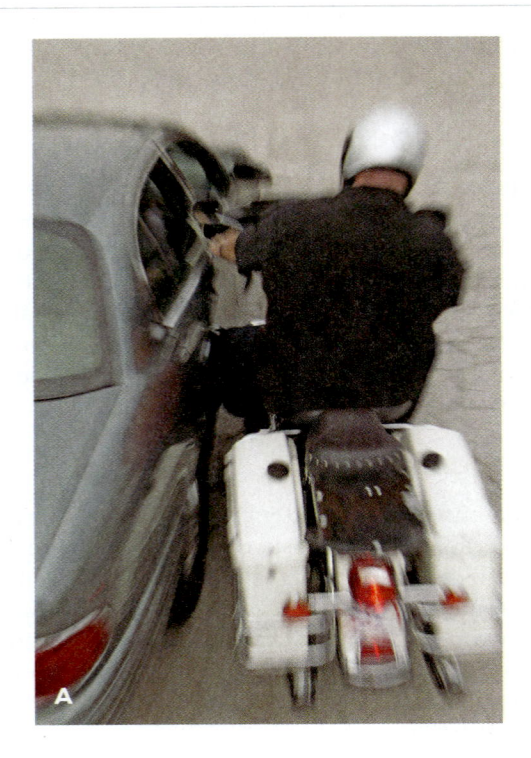

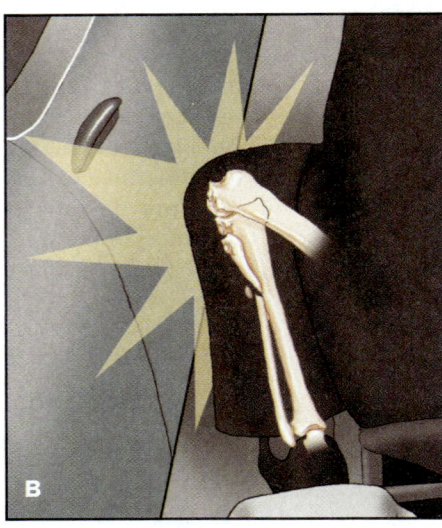

Figura 4-32 **A.** Se a motocicleta não atingir um objeto de frente, ela colidirá como uma tesoura. **B.** Essa colisão prende a extremidade inferior do motociclista entre o objeto que sofreu o impacto e a motocicleta.

© National Association of Emergency Medical Technicians (NAEMT)

para o pescoço, mas não causa lesões cervicais. As leis que obrigam o uso do capacete são efetivas para aumentar o uso de capacetes pelos motociclistas. O uso de capacetes para motociclistas é altamente eficaz na redução do risco de ferimentos na cabeça e morte dos motociclistas envolvidos em acidentes com motocicletas.[22]

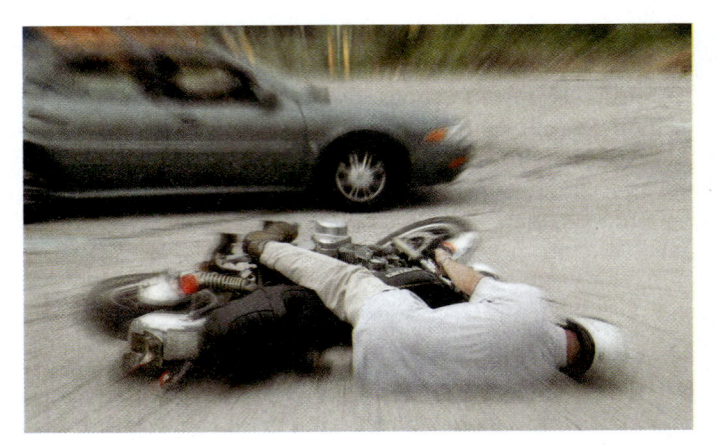

Figura 4-33 Para evitar ficar preso entre dois pedaços de aço (motocicleta e veículo), o motociclista "abandona a motocicleta" para dissipar a lesão. Essa tática costuma causar abrasões ("escoriações da estrada") à medida que a velocidade do motociclista é reduzida pelo asfalto.

© National Association of Emergency Medical Technicians (NAEMT)

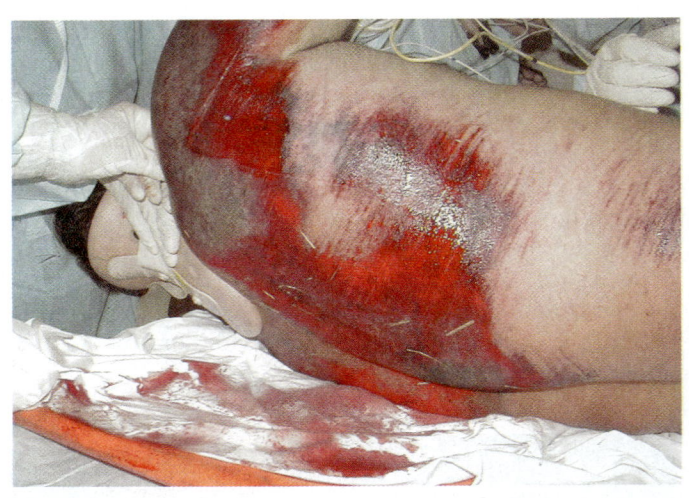

Figura 4-34 "Queimaduras ou escoriações da estrada" (abrasões), após incidente com motocicleta em que o condutor estava sem roupas protetoras.

Cortesia do Dr. Jeffrey Guy.

"Abandonar a motocicleta" é uma manobra protetora usada por motociclistas para se separarem da moto em uma colisão iminente (**Figura 4-33**). O motociclista joga a moto para o lado e coloca a perna do lado interno no chão. Essa ação reduz a velocidade do motociclista mais do que da motocicleta, de modo que ela sai de baixo do motociclista. O motociclista deslizará ao longo da estrada, mas não ficará preso entre a motocicleta e o objeto atingido. O uso dessa manobra costuma causar abrasões (conhecidas nos Estados Unidos como "escoriações da estrada" e no Brasil como "queimadura asfáltica") e fraturas menores, mas geralmente evita as lesões graves associadas a outros tipos de impacto, a menos que se atinja diretamente outro objeto (**Figura 4-34**).

Atropelamentos

Um cenário comum em colisões nas quais os veículos automotores atropelam pedestres envolve três fases distintas, cada uma com seu próprio padrão de lesão, como seguem:

1. O impacto inicial ocorre nas pernas e às vezes nos quadris (**Figura 4-35A**).
2. O tronco rola sobre o capô do veículo (podendo atingir o para-brisa) (**Figura 4-35B**).
3. O pedestre cai do veículo no chão, geralmente com a cabeça primeiro, com possível trauma da coluna cervical (**Figura 4-35C**).

As lesões produzidas em acidentes com pedestres variam conforme a altura do pedestre e a altura do veículo (**Figura 4-36**). Uma criança e um adulto parados na frente de um veículo apresentam diferentes pontos de impacto anatômico em relação ao veículo.

Nos atropelamentos, geralmente os adultos são atingidos primeiro pelo para-choque do veículo nas pernas, fraturando a tíbia e a fíbula. À medida que o pedestre sofre impacto pela parte frontal do veículo, dependendo da altura do capô, o abdome e o tórax são atingidos pela parte superior do capô e pelo para-brisa. Este segundo impacto substancial pode resultar em fraturas da parte superior do fêmur, pélvis, costelas e coluna, produzindo esmagamento e cisalhamento intra-abdominal e intratorácico. Se a cabeça da vítima atingir o capô ou se a vítima continuar a se mover para cima do capô de modo a bater no para-brisa, pode ocorrer lesão na face, na cabeça e nas colunas cervical e torácica. Se o veículo tiver uma grande área frontal (como caminhões e SUVs), o pedestre é atingido por inteiro de maneira simultânea.

O terceiro impacto ocorre quando a vítima é jogada para longe do veículo e atinge o chão. A vítima pode receber um golpe significativo em um dos lados do corpo, lesando o quadril, o ombro e a cabeça. A lesão na cabeça costuma ocorrer quando o pedestre atinge o veículo ou o chão. Da mesma forma, como todos os três impactos produzem movimentação súbita e violenta do tronco, do pescoço e da cabeça, eles podem resultar em fratura instável da coluna. Após a queda, a vítima pode ser atingida por um segundo veículo que se move perto ou atrás do primeiro.

Por terem estatura mais baixa, as crianças são inicialmente atingidas em ponto mais alto do corpo que os adultos (**Figura 4-37A**). O primeiro impacto costuma ocorrer quando o para-choque atinge as pernas (acima dos joelhos) ou a pélvis da criança, causando lesão do fêmur ou da cintura pélvica. O segundo impacto ocorre logo depois, quando a parte frontal do capô continua se movendo para a frente e atinge o tórax da criança. Dessa forma, a cabeça e a face atingem a parte frontal ou superior do capô do veículo (**Figura 4-37B**). Devido ao menor tamanho e peso

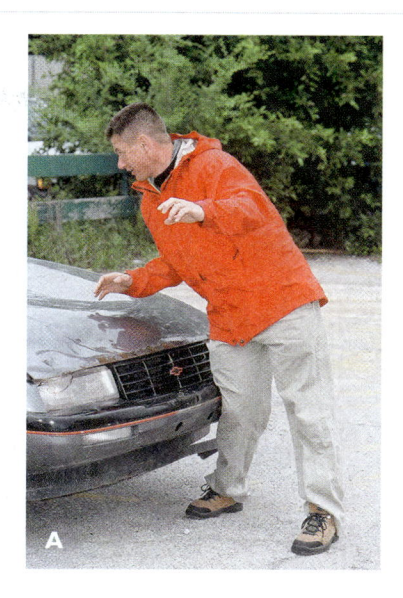

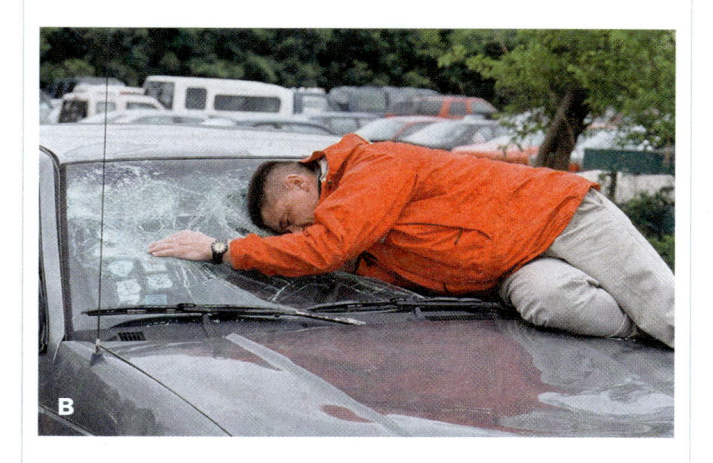

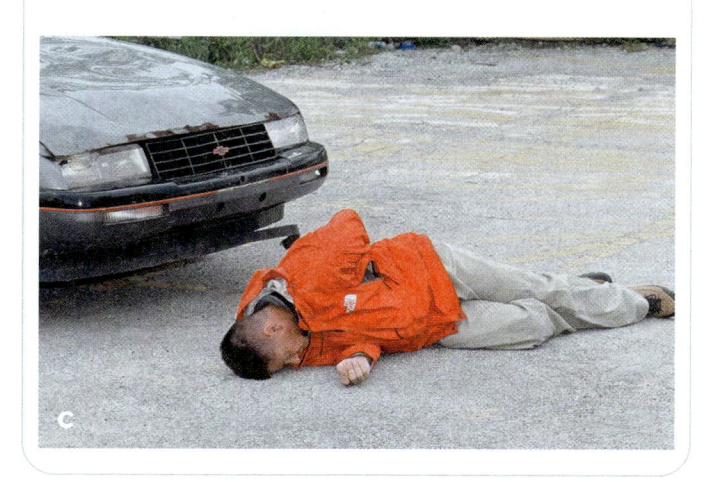

Figura 4-35 Fases dos atropelamentos. **A.** Fase 1: o impacto inicial ocorre nas pernas e algumas vezes nos quadris. **B.** Fase 2: o tronco do pedestre rola sobre o capô do veículo. **C.** Fase 3: o pedestre cai do veículo e atinge o chão.

© National Association of Emergency Medical Technicians (NAEMT)

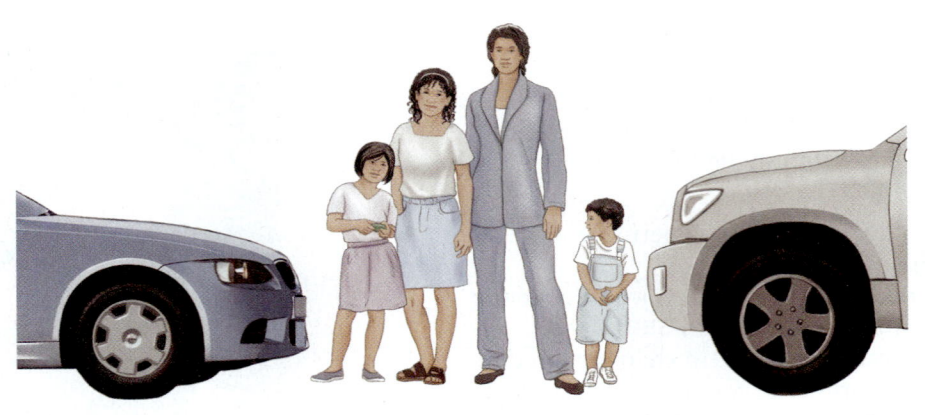

Figura 4-36 As lesões resultantes de atropelamentos variam conforme a altura do pedestre e a altura do veículo.
© National Association of Emergency Medical Technicians (NAEMT)

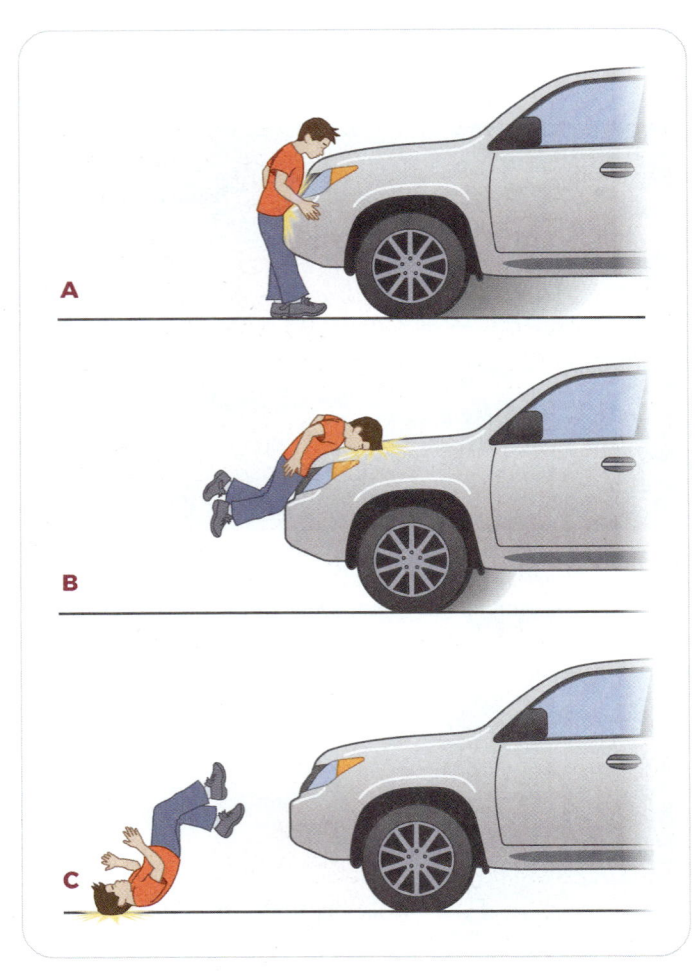

Figura 4-37 A. O impacto inicial com uma criança ocorre quando o veículo atinge a parte superior da perna ou a pélvis. **B.** O segundo impacto ocorre quando a cabeça e a face da criança atingem a frente ou o topo do capô do veículo. **C.** Uma criança pode ser jogada para longe do veículo, conforme mostrado aqui, mas também pode ficar presa e ser arrastada pelo veículo.
© National Association of Emergency Medical Technicians (NAEMT)

da criança, ela pode não ser arremessada, como costuma ocorrer com os adultos. Em vez disso, a criança pode ser arrastada pelo veículo ficando parcialmente sob a parte frontal do veículo. Se a criança cair para o lado, seus membros inferiores também podem ser atropelados por uma roda dianteira (**Figura 4-37C**). Se a criança cair para trás, ficando completamente sob o veículo, pode ocorrer praticamente qualquer lesão (p. ex., ser arrastada, atingida por projeções ou atropelada por uma roda).

Se o pé estiver apoiado no chão no momento do impacto, a criança receberá a troca de energia na parte superior da perna, quadril e abdome. Isso forçará os quadris e o abdome para longe do impacto. A parte superior do tronco acompanhará mais tarde, assim como o pé apoiado. A troca de energia que move o tronco, mas não os pés, vai fraturar a pélvis e causar cisalhamento do fêmur, produzindo angulação grave no ponto de impacto e possível lesão da coluna vertebral.

Para complicar ainda mais essas lesões, é provável que uma criança gire em direção ao carro por curiosidade, expondo a parte anterior do corpo e a face a lesões, enquanto um adulto tentará escapar e será atingido nas costas ou lateralmente.

Como no caso do adulto, qualquer criança atingida por um veículo pode sofrer algum tipo de traumatismo craniencefálico. Devido às forças súbitas e violentas que atuam na cabeça, no pescoço e no tronco, as lesões na coluna cervical estão no topo da lista de suspeitas.

Conhecer a sequência específica dos múltiplos impactos e entender a variada gama de lesões subjacentes que podem ocorrer num atropelamento são essenciais para realizar uma avaliação inicial e determinar o manejo adequado da vítima.

Quedas

As vítimas de quedas podem sofrer lesões por múltiplos impactos. A altura estimada de que a vítima caiu, a superfície em que ela aterrissou e a parte do corpo que bateu primeiro são fatores importantes a serem determinados, pois indicam a quantidade de energia envolvida e a troca de energia que ocorreu. As vítimas que caem de alturas maiores têm maior incidência de lesões, pois sua velocidade aumenta à medida que caem. As quedas superiores a 6 metros nos adultos e a 3 metros em crianças (duas a três vezes a altura da criança) costumam ser graves.[23] O tipo de superfície em que a vítima caie seu grau de **compressibilidade** (capacidade de ser deformada pela transferência de energia) também têm efeito sobre a distância de parada. Informações a respeito da cinemática das lesões traumáticas em crianças ocasionadas por quedas são apresentadas no Capítulo 14, "Trauma Pediátrico".

Na vida real, as fraturas bilaterais de calcâneo (osso do calcanhar), as fraturas por compressão ou cisalhamento dos tornozelos e as fraturas da tíbia distal ou da fíbula costumam estar associadas ao impacto com os pés. Após os pés aterrissarem e o movimento cessar, as pernas são a próxima parte do corpo a absorver a energia. Isso pode resultar em fraturas do platô tibial no joelho, fraturas de ossos longos e fraturas de quadril. O corpo é comprimido pelo peso da cabeça e do tronco, que ainda estão em movimento, podendo causar fraturas por compressão dos corpos das vértebras torácica e lombar. Ocorre hiperflexão em cada porção côncava da coluna em formato de "S", produzindo lesões compressivas no lado côncavo e lesões por arrancamento no lado convexo.

Se a vítima cair para a frente sobre as mãos estendidas, o resultado pode ser fraturas de um ou de ambos os punhos. Se a vítima não cairsobre os pés, o profissional de atendimento pré-hospitalar avaliará a parte do corpo que foi primeiramente atingida, avaliará o trajeto do deslocamento de energia e determinará o padrão de lesão.

Se a vítima cair de cabeça com o corpo quase alinhado, como costuma ocorrer nas lesões causadas por mergulho em águas rasas, todo o peso e a força do tronco, da pélvis e das pernas em movimento comprime a cabeça e a coluna cervical. Isso pode resultar em fratura da coluna cervical, como no trajeto por cima e pra frente da colisão de veículo com impacto frontal.

Lesões Relacionadas a Esportes

Podem ocorrer lesões graves durante muitas atividades esportivas ou recreativas, como esqui, mergulho, beisebol e esportes de contato, como futebol americano. Essas lesões podem ser causadas por forças de desaceleração súbita ou por excesso de compressão, torsão, hiperextensão ou hiperflexão. Nos últimos anos, várias atividades esportivas se tornaram disponíveis a uma ampla gama de participantes recreativos e ocasionais que não costumam ter o treinamento e o condicionamento necessários, nem os equipamentos de proteção apropriados. Os esportes e as atividades recreativas incluem participantes de todas as idades. Esportes como esqui de descida de montanha, esqui aquático, ciclismo e *skate* são atividades potencialmente de alta velocidade. Outros esportes, como ciclismo em trilhas, direção de veículos para todo tipo de terrenos e trenós de neve, podem produzir desaceleração de velocidade, colisões e impactos semelhantes a incidentes com motocicletas ou automóveis. Os equipamentos de proteção usados nos esportes podem oferecer alguma proteção, mas eles têm potencial para criar lesões, como quando um jogador de futebol americano usando capacete bate com a cabeça em outro jogador.

As possíveis lesões de uma vítima em colisões de alta velocidade que é ejetada de um *skate*, trenó ou bicicleta são semelhantes às que ocorrem quando um ocupante é ejetado de um automóvel na mesma velocidade, pois a quantidade de energia é a mesma. (Ver os mecanismos específicos de incidentes automobilísticos e com motocicletas descritos anteriormente.)

Os potenciais mecanismos associados com cada esporte são muito numerosos para serem detalhados. Porém, os princípios gerais são os mesmos que para os incidentes automobilísticos. Enquanto avalia o mecanismo de lesão, o profissional de atendimentopré-hospitalar considera as seguintes questões para ajudar na identificação das lesões:

- Quais forças agiram sobre a vítima e de que maneira?
- Quais são as lesões aparentes?
- Para qual objeto ou parte do corpo a energia foi transmitida?
- Quais outras lesões provavelmente foram produzidas por essa transferência de energia?
- Estava sendo usado algum equipamento de proteção?
- Houve súbita compressão, desaceleração ou aceleração?
- Quais movimentos produtores de lesão ocorreram (p. ex., hiperflexão, hiperextensão, compressão, inclinação lateral excessiva)?

Quando o mecanismo de lesão envolve colisão em alta velocidade entre dois participantes, como em um acidente entre dois esquiadores, a reconstrução da exata sequência de eventos de acordo com os relatos de testemunhas costuma ser difícil. Nesses casos, as lesões sofridas por um esquiador costumam guiar o exame do outro. Em geral, é importante saber a parte da vítima que foi atingida por determinada parte da outra vítima, e qual foi a lesão resultante da transferência de energia. Por exemplo, se uma vítima sofrer uma fratura por impacto no quadril, uma parte do outro esquiador deve ter sido atingida com força substancial e, assim, pode ter sofrido uma lesão semelhante de alto impacto. Se a cabeça do segundo esquiador tiver atingido o quadril do primeiro esquiador, o profissional de atendimento pré-hospitalar suspeitará de lesão craniana potencialmente grave e de lesão instável da coluna vertebral no segundo esquiador.

Equipamentos quebrados ou danificados também são um importante indicador de lesão e devem ser incluídos na avaliação do mecanismo de lesão. Um capacete esportivo quebrado é evidência da magnitude da força envolvida. Como os esquis são feitos de material altamente durável, um esqui quebrado indica que foi aplicada uma força extrema localizada, mesmo se o mecanismo de lesão parecer insignificante. Um trenó com endentação profunda na parte dianteira indica a força com que ele atingiu uma árvore. A presença de um bastão quebrado após uma colisão no hóquei de gelo levanta dúvidas sobre se ele quebrou como resultado de uma briga ou como resultado de disputa normal do jogo de hóquei.

As vítimas de acidentes significativos que não se queixam de lesão devem receber avaliação abrangente, pois podem existir lesões graves, mas ocultas. As etapas são:

1. Avaliar o paciente para a presença de lesões potencialmente fatais.
2. Avaliar o paciente quanto ao mecanismo de lesão. (O que aconteceu e exatamente como isso aconteceu?)
3. Determinar como as forças que produziram lesão em uma vítima podem ter afetado qualquer outra pessoa.
4. Determinar se estava sendo usado algum equipamento de proteção. (Ele pode já ter sido removido.)
5. Avaliar danos ao equipamento de proteção. (Quais são as implicações desse dano em relação ao corpo do paciente?)
6. Avaliar se o dano foi causado por esse incidente ou se era preexistente e piorou.
7. Avaliar o paciente de maneira abrangente para possíveis lesões associadas.

Quedas em alta velocidade, colisões e quedas de altura sem lesão grave são comuns em muitos esportes de contato. A capacidade dos atletas de sofrer impactos e quedas incríveis tendo apenas lesões menores – em grande parte como resultado dos equipamentos para absorção de impacto – pode causar confusão. O potencial para lesão em participantes de esportes pode passar despercebido. Os princípios da física do trauma e a cuidadosa consideração da exata sequência e mecanismo de lesão fornecem informações sobre as colisões em esportes em que ocorreram forças maiores que o habitual. A física do trauma é uma ferramenta essencial na identificação de possíveis lesões subjacentes e na determinação de quais pacientes exigem avaliação e tratamento adicional em uma instituição médica.

Efeitos Regionais do Trauma Contuso

O corpo pode ser dividido em várias regiões: cabeça, pescoço, tórax, abdome, pélvis e extremidades. Cada região do corpo é subdividida em (1) parte externa do corpo, geralmente composta por pele, osso, tecidos moles, vasos e nervos, e (2) parte interna do corpo, geralmente órgãos internos vitais. As lesões produzidas como resultado de forças de cisalhamento e compressão são usadas para oferecer uma visão geral de cada componente e região para possíveis lesões.

Cabeça

A única indicação externa de que ocorreram lesões por compressão e cisalhamento na cabeça do paciente pode ser uma lesão de tecidos moles no couro cabeludo, uma contusão no couro cabeludo ou uma fratura em olho de boi no para-brisa ou em forma de teia de aranha (**Figura 4-38**).

Compressão

Quando o corpo está se movendo para a frente com a cabeça à frente, como em uma colisão frontal de automóvel ou em uma queda de cabeça, a cabeça é a primeira estrutura a receber o impacto e a troca de energia. O impulso continuado do tronco acaba comprimindo a cabeça. A troca inicial de energia ocorre no couro cabeludo e no crânio. O crânio pode sofrer compressão e fratura, empurrando os segmentos ósseos quebrados do crânio em direção ao cérebro (**Figura 4-39**).

Cisalhamento

Após o crânio cessar seu movimento para a frente, o cérebro continua a se mover para a frente, sendo comprimido contra o crânio intacto ou fraturado e resultando em concussão, contusões ou lacerações. O cérebro é mole e compressível; assim, seu comprimento é encurtado. A parte posterior do cérebro pode continuar indo para a frente, afastando-se do crânio, que já parou de se mover.

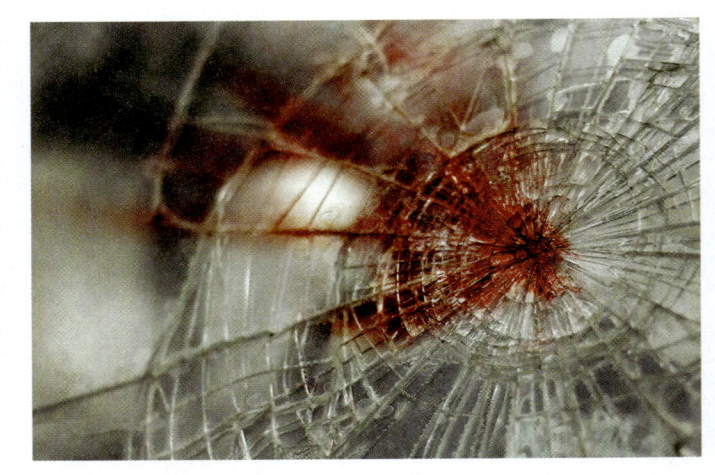

Figura 4-38 Uma fratura do parabrisa em olho de boi ou em forma de teia de aranha é um importante indicador de impacto do crânio e troca de energia com o crânio e a coluna cervical.

À medida que o cérebro se afasta do crânio, ocorre estiramento ou ruptura (cisalhamento) do próprio tecido cerebral ou de vasos sanguíneos e dos seios da dura-máter (**Figura 4-40**). Isso pode resultar em hemorragia no espaço epidural, subdural ou subaracnóideo, além de lesão axonal difusa do cérebro. Se o cérebro se afastar da medula espinal, isso ocorrerá mais provavelmente no tronco encefálico.

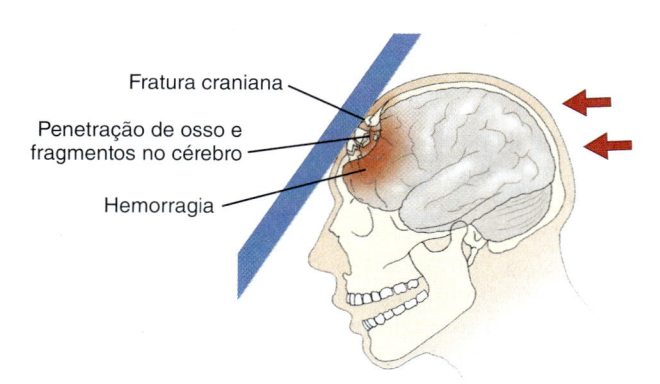

Figura 4-39 Quando o crânio atinge um objeto, os ossos podem ser fraturados e empurrados para o interior do crânio, em direção ao cérebro.

© National Association of Emergency Medical Technicians (NAEMT)

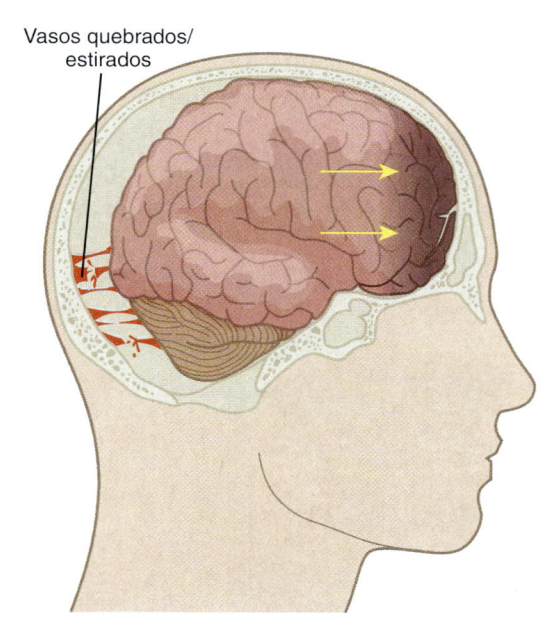

Figura 4-40 Quando o crânio cessa seu movimento para a frente, o cérebro continua a se mover para a frente. A parte do cérebro mais próxima do impacto é comprimida, contundida e talvez até lacerada. A porção mais distante do impacto é afastada do crânio, com ruptura e laceração de vasos e seios da dura-máter.

© National Association of Emergency Medical Technicians (NAEMT)

Pescoço

Compressão

A abóbada craniana é bastante resistente e pode absorver o impacto de uma colisão; porém, a coluna cervical é muito mais flexível. A pressão continuada pelo impulso do tronco em direção ao crânio parado produz angulação ou compressão (**Figura 4-41**). A hiperextensão ou hiperflexão do pescoço pode resultar em fratura ou luxação de uma ou mais vértebras e em lesão da medula espinal. O resultado pode ser facetas deslocadas, fraturas, compressão da medula espinal ou lesões de tecidos moles (ligamentos) (**Figura 4-42**). A compressão direta em linha esmaga os corpos vertebrais ósseos. A angulação e a compressão em linha podem resultar em instabilidade da coluna.

Cisalhamento

O centro de gravidade do crânio é anterior e superior em relação ao ponto em que o crânio se liga à coluna óssea. Assim, um impacto lateral sobre o tronco quando o pescoço não estiver imobilizado produzirá flexão lateral e rotação do pescoço (ver Figura 4-23). A hiperflexão ou hiperextensão também podem causar lesões por estiramento nas partes moles do pescoço.

Tórax

Compressão

Se o impacto de uma colisão estiver centrado na parte anterior do tórax, o esterno receberá, inicialmente, a troca de energia. Quando o esterno cessa seu movimento, a parede torácica posterior (músculos e coluna torácica) e os órgãos na cavidade torácica continuam a se mover para a frente até que os órgãos atinjam e sejam comprimidos pelo esterno.

O movimento continuado do tórax posterior para a frente curva as costelas. Se a força de resistência das

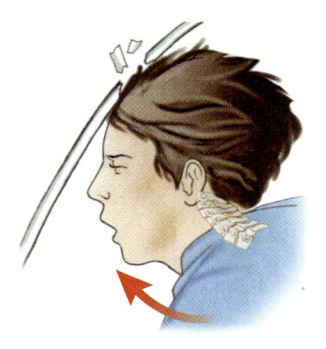

Figura 4-41 O crânio frequentemente cessa seu movimento para a frente, mas o tronco não, continuando seu movimento para a frente até que sua energia seja absorvida. O ponto mais fraco desse movimento para a frente é a coluna cervical.

© National Association of Emergency Medical Technicians (NAEMT)

costelas for excedida, pode resultar fraturas nas costelas e tórax instável (ver Capítulo 10, "Trauma Torácico"; **Figura 4-43**). Pode ocorrer lesão por flexão com resultante fratura por compressão ou explosiva da coluna toracolombar. Essa lesão é semelhante ao que acontece quando um veículo para subitamente em um barranco. A estrutura do veículo é entortada, o que absorve parte da energia. A traseira do veículo continua a se mover para a frente até que a curvatura da estrutura absorva toda a energia. Da mesma maneira, a parede torácica posterior continua a se mover até que as costelas absorvam toda a energia.

A compressão da parede torácica é comum nos impactos frontais e laterais, produzindo um fenômeno interessante chamado de "efeito do saco de papel", o qual resulta em pneumotórax. Uma vítima instintivamente faz inspiração profunda e segura o ar logo antes do impacto. Isso fecha a glote, selando os pulmões de maneira efetiva. Com troca de energia significativa no impacto e compressão da parede torácica, os pulmões podem explodir como um saco de papel cheio de ar que é estourado (**Figura 4-44**). Os pulmões também podem ser comprimidos e sofrer contusão, comprometendo a ventilação.

As lesões compressivas das estruturas internas do tórax podem incluir contusão cardíaca, a qual ocorre quando o coração é comprimido entre o esterno e a coluna, podendo resultar em arritmias significativas. Talvez uma lesão mais frequente seja a compressão dos pulmões, que leva à contusão pulmonar. Embora as consequências clínicas possam surgir com o tempo, o paciente pode imediatamente perder a capacidade de ventilar de maneira adequada. A contusão pulmonar pode ter consequências na cena, para o profissional de atendimento pré-hospitalar e para os médicos, e durante a reanimação, após a chegada ao hospital. Nas situações em que há necessidade de transporte longo, essa condição pode representar um problema durante o trajeto.

Cisalhamento

O coração, a aorta ascendente e o arco aórtico estão relativamente soltos dentro do tórax. A aorta descendente,

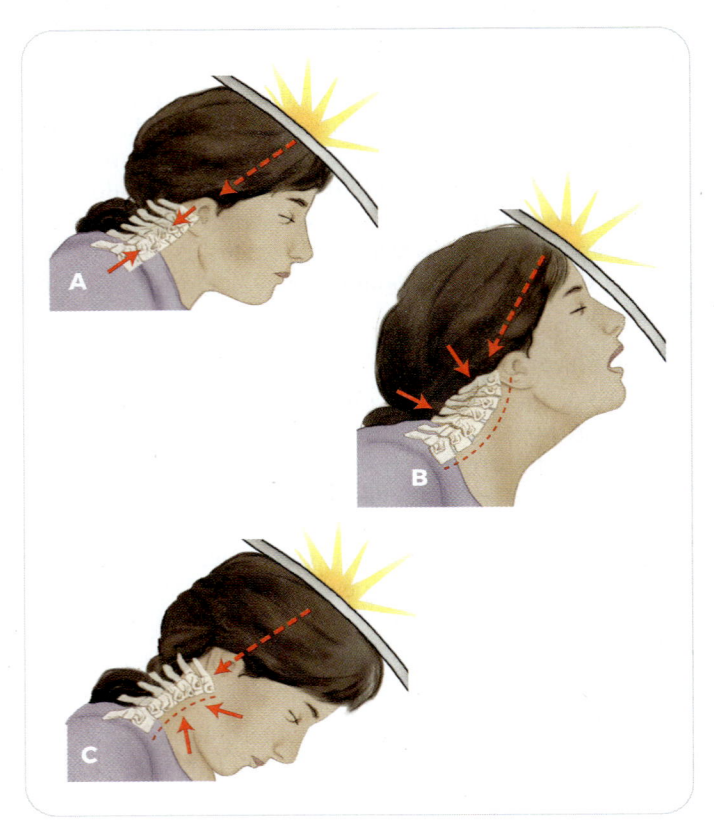

Figura 4-42 A coluna pode ser comprimida diretamente ao longo de seu próprio eixo **(A)**, ser angulada em hiperextensão **(B)** ou hiperflexão **(C)**.

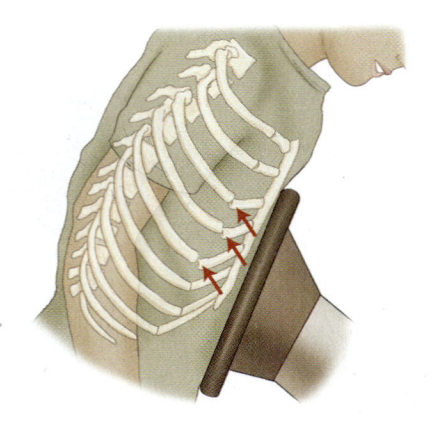
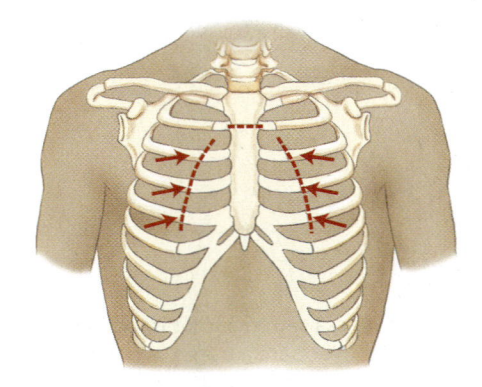

Figura 4-43 As costelas forçadas para dentro da cavidade torácica pela compressão externa geralmente sofrem fraturas em múltiplos locais, algumas vezes produzindo a condição clínica conhecida como tórax instável.

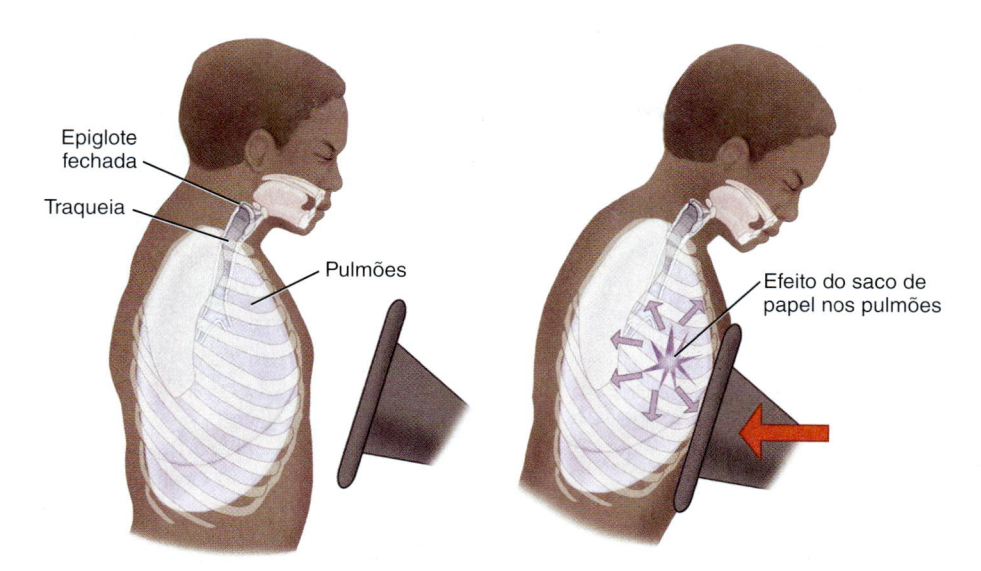

Figura 4-44 A compressão do pulmão contra uma glote fechada pelo impacto na parede torácica anterior ou lateral produz efeito semelhante à compressão de um saco de papel quando a abertura está bem fechada pelas mãos. O saco de papel rompe, da mesma forma que o pulmão.

© National Association of Emergency Medical Technicians (NAEMT)

porém, está firmemente aderida à parede torácica posterior e à coluna vertebral. O movimento resultante da aorta é semelhante a segurar os tubos flexíveis de um estetoscópio logo abaixo de onde terminam os tubos rígidos da parte que é colocada nas orelhas e balançar a parte acústica do estetoscópio lateralmente. Quando o arcabouço ósseo para abruptamente em uma colisão, o coração e o segmento inicial da aorta continuam seu movimento para a frente. As forças de cisalhamento produzidas podem lacerar a aorta na junção da porção que se move livremente com a porção firmemente aderida (ver Figura 4-13).

Uma laceração aórtica pode resultar em transecção completa e imediata da aorta seguida por rápida exsanguinação. Algumas lacerações aórticas são parciais, com uma ou mais camadas de tecido permanecendo intactas. Porém, as camadas remanescentes estão sob grande pressão e pode desenvolver-se um aneurisma traumático, semelhante a uma bolha que se forma em uma parte enfraquecida de um pneu. O aneurisma pode terminar rompendo dentro de minutos, horas ou dias após a lesão original. É importante que o profissional de atendimento pré-hospitalar reconheça o potencial dessas lesões e passe a informação para a equipe hospitalar.

A lesão por cisalhamento pode ocorrer na coluna toracolombar, resultando em fraturas e fraturas-luxações, que podem estar associadas a comprometimento neurológico, colocando o paciente em risco de lesão neurológica secundária, no caso de movimento adicional. Da mesma forma, o excesso de extensão em qualquer ponto da coluna toracolombar pode produzir luxação ou fratura(s) instável(eis) com potencial dano neurológico.

Abdome

Compressão

Os órgãos internos comprimidos pela coluna vertebral no volante ou no painel durante uma colisão frontal podem romper. O efeito desse aumento súbito de pressão é semelhante ao efeito de colocar os órgãos internos sobre uma bigorna e bater neles com um martelo. Os órgãos sólidos que frequentemente são lesados dessa maneira incluem baço, fígado e rins.

A lesão também pode resultar de sobrepressão dentro do abdome. O diafragma é um músculo com espessura de 5 mm localizado no topo do abdome, separando a cavidade abdominal da cavidade torácica. Sua contração faz a cavidade pleural se expandir para a ventilação. A parede abdominal anterior compreende duas camadas de fáscia e um músculo muito forte. Lateralmente, há três camadas musculares com fáscia associada, e a coluna lombar e os músculos associados a ela fornecem reforço para a parede abdominal posterior. O diafragma é a mais fraca de todas as paredes e estruturas que circundam a cavidade abdominal. Ele pode ser lacerado ou rompido com o aumento da pressão intra-abdominal (**Figura 4-45**). Essa lesão tem quatro consequências comuns:

- O efeito de "fole ou safona" que costuma ser criado pelo diafragma é perdido, prejudicando a ventilação.
- Os órgãos abdominais podem penetrar na cavidade torácica, o que configura uma hérnia diafragmática traumática, e reduzir o espaço disponível para a expansão pulmonar.

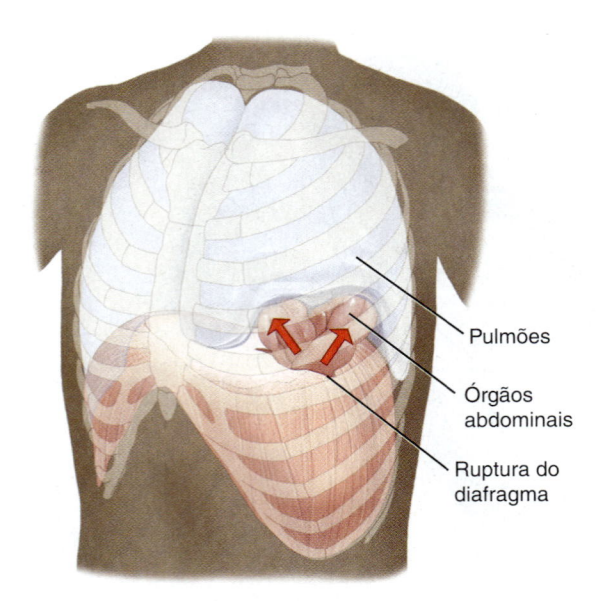

Figura 4-45 Com o aumento da pressão dentro do abdome, pode haver ruptura do diafragma (hérnia diafragmática traumática).

© National Association of Emergency Medical Technicians (NAEMT)

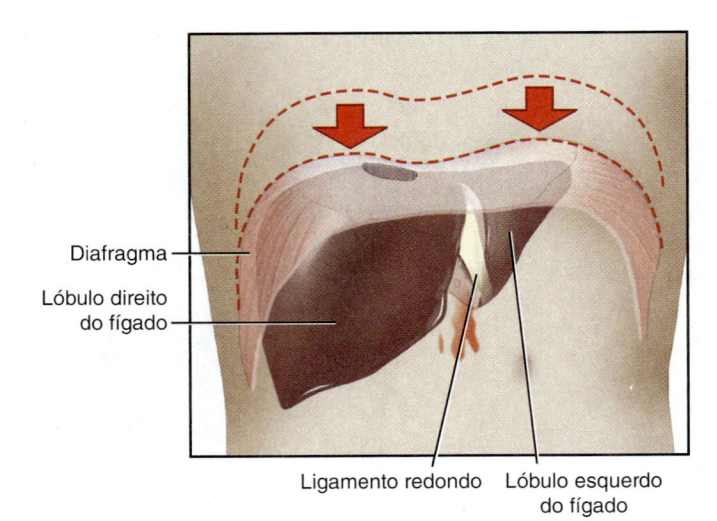

Figura 4-46 O fígado não é sustentado por nenhuma estrutura fixa. Seu principal suporte é o diafragma, o qual se move livremente. À medida que o corpo se move por um trajeto "por baixo e para frente", o mesmo acontece com o fígado. Quando o tronco para e o fígado continua, este segue para baixo em direção ao ligamento redondo, causando laceração do fígado. Isso é parecido com empurrar um fio de corte de queijo ao longo de um bloco de queijo.

© National Association of Emergency Medical Technicians (NAEMT)

- Os órgãos deslocados podem ficar isquêmicos pela compressão de seu suprimento sanguíneo.
- Se houver hemorragia intra-abdominal, o sangue também pode causar um hemotórax.

Outra lesão causada pelo aumento da pressão abdominal é o súbito fluxo sanguíneo retrógrado pela aorta e contra a válvula aórtica. Essa força contra a válvula pode rompê-la. Essa lesão é rara, mas pode ocorrer em uma colisão com a direção ou no caso de envolvimento com outro tipo de incidente (p. ex., desmoronamento de valas ou túneis) que tenha produzido aumento rápido na pressão intra-abdominal. Esse rápido aumento na pressão resulta em súbito aumento na pressão arterial aórtica. O sangue é empurrado para trás (retrógrado) contra a válvula aórtica com pressão suficiente para causar ruptura das cúspides valvares.

Cisalhamento

A lesão dos órgãos abdominais ocorre em seus pontos de fixação ao mesentério. Durante uma colisão, o movimento do corpo para a frente cessa, mas os órgãos continuam a se mover para a frente, causando lacerações nos pontos em que os órgãos se fixam à parede abdominal. Se o órgão estiver ligado por um pedículo (uma haste de tecido), a laceração pode ocorrer onde o pedículo se fixa ao órgão, onde ele se liga à parede abdominal ou em qualquer local ao longo da extensão do pedículo (ver Figura 4-12). Os órgãos que podem sofrer esse tipo de laceração são os rins, o intestino delgado, o intestino grosso e o baço.

Outro tipo de lesão que costuma ocorrer durante a desaceleração é a laceração hepática causada por seu impacto com o *ligamento redondo*. O fígado fica suspenso pelo diafragma, mas é apenas minimamente aderido à parte posterior do abdome perto das vértebras lombares. O ligamento redondo se liga à parede abdominal anterior no umbigo e ao lobo esquerdo do fígado na linha média do corpo (a maior parte do fígado está à direita da linha média). Um trajeto por baixo e para frente em um impacto frontal ou uma queda em pé faz o fígado trazer o diafragma com ele à medida que desce em direção ao ligamento redondo (**Figura 4-46**). O ligamento redondo causará fratura ou transecção do fígado, de forma análoga a como se empurra um fio de cortar queijo em um bloco de queijo.

As fraturas pélvicas resultam de dano ao abdome externo e podem causar lesão de bexiga ou lacerações de vasos sanguíneos na cavidade pélvica. Entre 4 e 15% dos pacientes com fraturas pélvicas também têm lesão urogenital.[24]

As fraturas pélvicas resultantes de compressão lateral, geralmente causada por colisões com impacto lateral, têm dois componentes. Um é a compressão do fêmur proximal contra a pélvis, o que empurra a cabeça do fêmur contra o acetábulo. Isso costuma produzir fraturas que envolvem a articulação do quadril. A compressão adicional do fêmur e/ou das paredes laterais da pélvis produz fraturas compressivas dos ossos pélvicos ou do anel da pélvis. Como uma estrutura circular geralmente não pode ser quebrada em apenas um lugar, normalmente há uma segunda fratura da pélvis que ocorre em outro lugar ao longo do anel pélvico.

O outro tipo de fratura compressiva ocorre anteriormente quando a força de compressão age diretamente sobre a sínfise pubiana. Essa força quebrará a sínfise ao empurrá-la em ambos os lados ou quebrará um dos lados e o empurrará para trás em direção à articulação sacroilíaca. Este último mecanismo abre a articulação, produzindo a chamada lesão em "livro aberto".

As forças de cisalhamento geralmente envolvem o ílio e a região sacra. Essa força de cisalhamento causa laceração que abre a articulação. Como as articulações em formato de anel, como a pélvis, geralmente devem ser fraturadas em dois locais, com frequência haverá uma fratura em algum outro local ao longo do anel pélvico.

Para leitores que buscam uma discussão mais detalhada sobre as fraturas pélvicas, Andrew Burgess e seus coautores discutiram esses mecanismos de lesão.[25]

Trauma Penetrante
Física do Trauma Penetrante

Os princípios físicos discutidos anteriormente são igualmente importantes ao lidar com lesões penetrantes. Mais uma vez, a energia cinética que um objeto em movimento transfere para o tecido corporal é representada pela seguinte fórmula:

$$EC = 1/2 \ (mv^2)$$

A energia não pode ser criada nem destruída, mas ela pode ser transformada. Esse princípio é importante na compreensão do trauma penetrante. Por exemplo, embora um projétil esteja no cartucho cheio de pólvora, o projétil não tem força. Porém, quando começa a explosão, a pólvora queima e produz rapidamente a expansão de gases que são transformados em força. Então, o projétil se move para fora da arma e em direção a seu alvo.

Conforme a primeira lei de Newton, após essa força agir sobre o projétil, ele permanecerá com essa aceleração e força até que sofra ação de uma força externa. Quando o projétil atinge algo, como o corpo humano, atinge os tecidos do indivíduo. A energia (velocidade e massa) do movimento do projétil é trocada pela energia que esmaga esses tecidos e as afasta (cavitação) do trajeto do projétil:

$$\text{Massa} \times \text{Aceleração} \times \text{Força} \times \text{Massa} \times \text{Desaceleração}$$

Fatores que Afetam o Tamanho da Área Frontal

Quanto maior a área de superfície frontal do projétil em movimento, maior será o número de partículas atingidas – assim, maior será a transferência de energia que ocorre e maior será a cavidade criada. O tamanho da área de superfície frontal de um projétil é influenciado por três fatores: perfil, rotação (*tumble*) e fragmentação. A troca de energia ou a potencial troca de energia pode ser analisada com base nesses fatores.

Perfil

O **perfil** descreve o tamanho inicial do objeto e se esse tamanho muda no momento do impacto. O perfil, ou área frontal, de um picador de gelo é muito menor que o de um bastão de beisebol, o qual, por sua vez, é muito menor que o de um caminhão. Desses três itens, é necessária muito menos energia para passar o picador de gelo por uma camada de tecido. Um projétil de ponta oca se achata e se expande com o impacto (**Quadro 4-4**). Quanto maior a área frontal de um projétil que viaja em uma velocidade específica com uma massa específica, mais células de tecido são atingidas e ocorre uma maior troca de energia. Como resultado, forma-se uma cavidade maior e ocorre mais lesão.

Em geral, um projétil deve permanecer aerodinâmico à medida que se move pelo ar na rota até o alvo. A baixa resistência ao passar pelo ar (atingindo o mínimo possível de partículas) é um fator positivo. Isso permite que o projétil mantenha a maior parte de sua velocidade. Para evitar a resistência, a área frontal é mantida pequena usando um formato cônico. Muita resistência é ruim. Um bom desenho de projétil teria pouca resistência ao passar pelo ar, mas muito mais resistência ao passar pelos tecidos do corpo. Se esse projétil atingir a pele e ficar deformado, cobrindo uma área maior e criando muito mais resistência, ocorrerá uma troca de energia muito maior do projétil para os tecidos. Assim, o projétil ideal é desenhado para manter seu formato no ar e deformar apenas após o impacto.

Rotação

A rotação ou **cambaleio** descreve uma situação na qual o objeto fica se virando e assume um ângulo diferente dentro do corpo em relação ao ângulo em que penetrou no corpo, criando mais resistência dentro do corpo que no ar. O centro de gravidade de um projétil em formato de cunha se localiza mais próximo da base que da ponta

---

Quadro 4-4 Projéteis Expansivos

Uma fábrica de munições em Dum Dum, na Índia, fabricava um projétil que se expandia ao atingir a pele. Especialistas em balística constataram que esse projeto causaria mais dano que o necessário em guerras; assim, esses projéteis foram proibidos em conflitos militares. A Declaração de Petersburgo de 1868 e a Convenção de Haia de 1899 afirmaram esse princípio, denunciando esses projéteis dundum e outros projéteis expansivos, como projéteis com ponta de prata, projéteis com ponta oca, cartuchos ou jaquetas guiadas e projéteis semijaquetados, tornando irregular o seu uso na guerra.

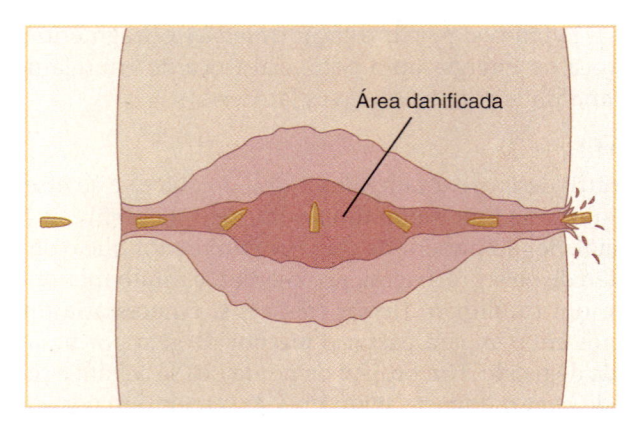

Figura 4-47 O movimento de um projétil em cambaleio maximiza seu dano em 90 graus.

© National Association of Emergency Medical Technicians (NAEMT)

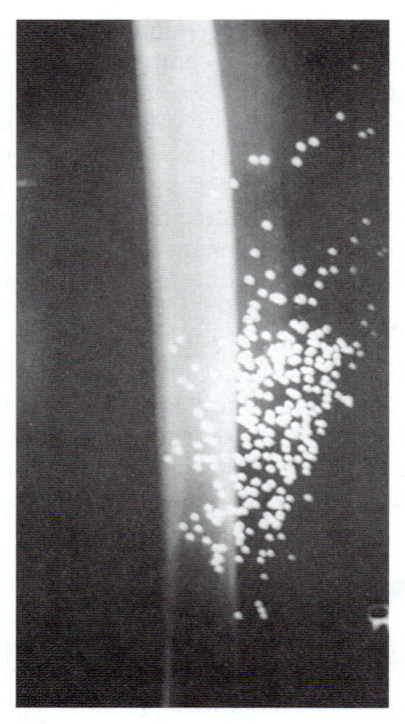

Figura 4-48 Os projéteis de espingarda se dispersam ao sair da arma, resultando em fragmentação. O dano máximo é infligido a curta distância, quando a fragmentação é menor.

© National Association of Emergency Medical Technicians (NAEMT)

do projétil. Quando a ponta do projétil atinge algo, fica mais lento rapidamente. O impulso continua a empurrar adiante a base do projétil, com o centro de gravidade buscando tornar-se a parte dianteira do projétil. Um formato discretamente assimétrico causa um movimento do tipo extremidade sobre extremidade, ou cambaleio. À medida que o projétil cambaleia, os lados do projétil normalmente horizontais tomam a dianteira e atingem muito mais partículas do que quando o projétil estava no ar (**Figura 4-47**). Mais troca de energia é produzida e, assim, ocorre maior dano tecidual.

Fragmentação

A **fragmentação** descreve se o objeto se parte produzindo múltiplas partículas ou pedaços e, assim, mais resistência e troca de energia. Há dois tipos de momentos de fragmentação: (1) fragmentação na saída da arma (p. ex., chumbo em espingardas) (**Figura 4-48**) e (2) fragmentação após penetrar no corpo. A fragmentação dentro do corpo pode ser ativa ou passiva. A fragmentação ativa envolve um projétil que tem um explosivo dentro de si e que detona dentro do corpo. Em contrapartida, os projéteis com ponta mole ou com cortes verticais na ponta e com compartimentos de segurança que contêm muitos fragmentos pequenos para aumentar o dano corporal ao romper no impacto são exemplos de fragmentação passiva. A massa resultante de fragmentos cria uma área frontal maior que um projétil sólido único, e a energia é dispersada rapidamente nos tecidos. Se o projétil se despedaça, ele se dispersará por uma área mais ampla, com dois resultados: (1) mais partículas teciduais serão atingidas pela maior projeção frontal, e (2) as lesões serão distribuídas por uma porção maior do corpo, pois mais órgãos serão atingidos (**Figura 4-49**). Os múltiplos pedaços de chumbo de um tiro de espingarda são um excelente exemplo do padrão de lesão em fragmentação.

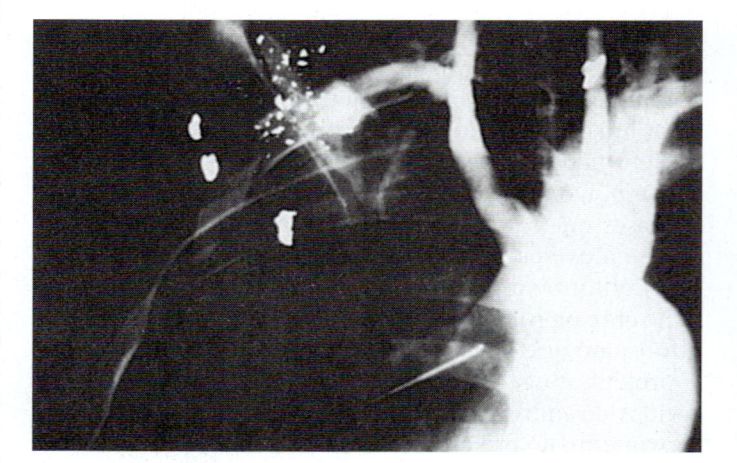

Figura 4-49 A fragmentação do projétil que ocorre no momento do impacto aumenta a projeção frontal do tiro e distribui a lesão em uma parte maior do corpo.

Cortesia de Norman McSwain, MD, FACS, NREMT-P.

Dano e Níveis de Energia

O conhecimento da capacidade de energia de um objeto penetrante ajuda a prever o dano causado em uma lesão penetrante. As armas que causam lesões penetrantes podem ser categorizadas por sua capacidade de energia como armas de baixa, média ou alta energia.

Armas de Baixa Energia

As armas de baixa energia incluem armas de uso manual como faca ou picador de gelo. Essas armas produzem dano apenas com suas pontas afiadas ou bordas cortantes. Como se tratam de lesões de baixa velocidade, estão comumente associadas a menos trauma secundário (i.e., ocorrerá menos cavitação). A lesão nesses pacientes pode ser prevista seguindo o trajeto da arma dentro do corpo. Se a arma tiver sido removida, o profissional de atendimento pré-hospitalar deve tentar identificar o tipo de arma utilizada, se o tempo permitir.

A trajetória da faca pode ser um reflexo da posição da mão do agressor no cabo da faca. Se o agressor empunhar a arma com o polegar na parte superior, a trajetória será para cima. Se a empunhadura for feita com o dedo mínimo na parte superior, a trajetória será para baixo (**Figura 4-50**).

Um agressor pode esfaquear uma vítima e girar a faca dentro do corpo da vítima. Um ferimento de entrada simples pode produzir uma falsa sensação de segurança. O ferimento de entrada pode ser pequeno, mas o dano interno pode ser extenso. O potencial escopo do movimento da lâmina inserida é uma área de possível dano (**Figura 4-51**).

A avaliação do paciente quanto a lesões associadas é importante. Por exemplo, o diafragma pode chegar até o nível da linha do mamilo na expiração profunda. Um ferimento perfurante na parte inferior do tórax pode lesar estruturas intra-abdominais ou intratorácicas, e um ferimento na parte superior do abdome pode envolver a porção inferior do tórax.

O trauma penetrante pode resultar de objetos empalados, como postes de cercas e placas de rua em incidentes automobilísticos e quedas, bastões de esqui em esportes de neve e lesões pelo guidão no ciclismo.

Armas de Média Energia e de Alta energia

As armas de fogo são classificadas em dois grupos: média energia e alta energia. As armas de média energia incluem os revólveres e alguns rifles cuja velocidade na boca do cano da arma é de 305 metros por segundo (m/s). A cavidade temporária criada por essa arma é de três a cinco vezes o calibre do projétil. As armas de alta energia têm velocidade na boca do cano de mais de

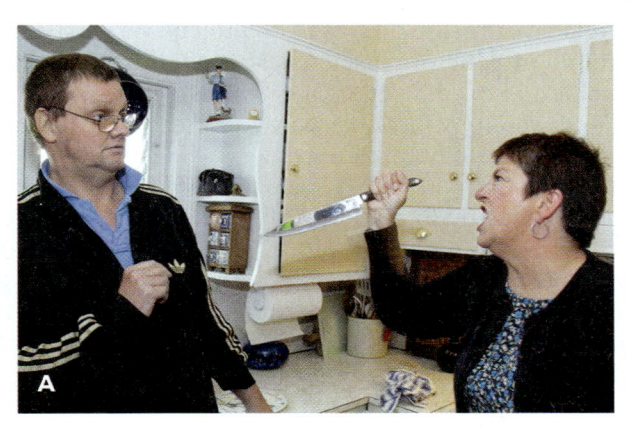
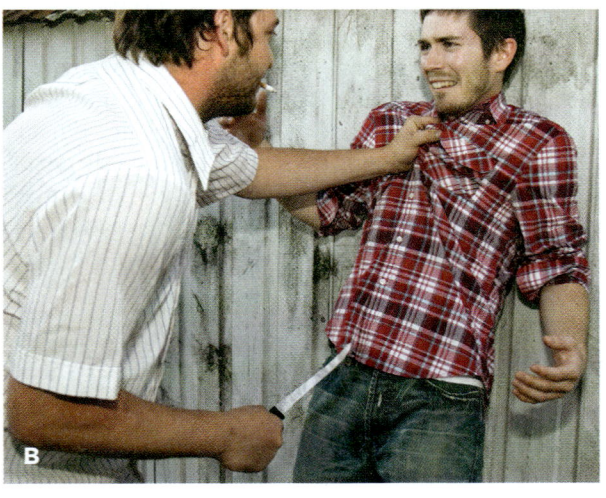

Figura 4-50 A trajetória da faca é determinada pela posição da mão no cabo. **A.** Se os dedos estiverem na parte superior do cabo, o resultado será uma trajetória descendente. **B.** Se o polegar estiver na parte superior, a trajetória será ascendente.

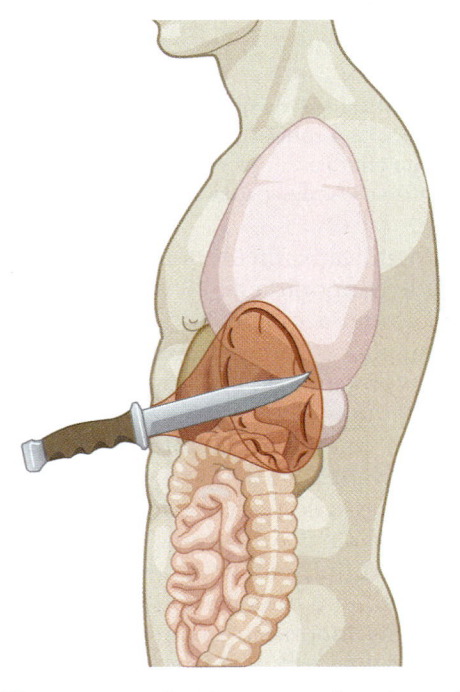

Figura 4-51 O dano produzido por uma faca depende do movimento da lâmina dentro da vítima.

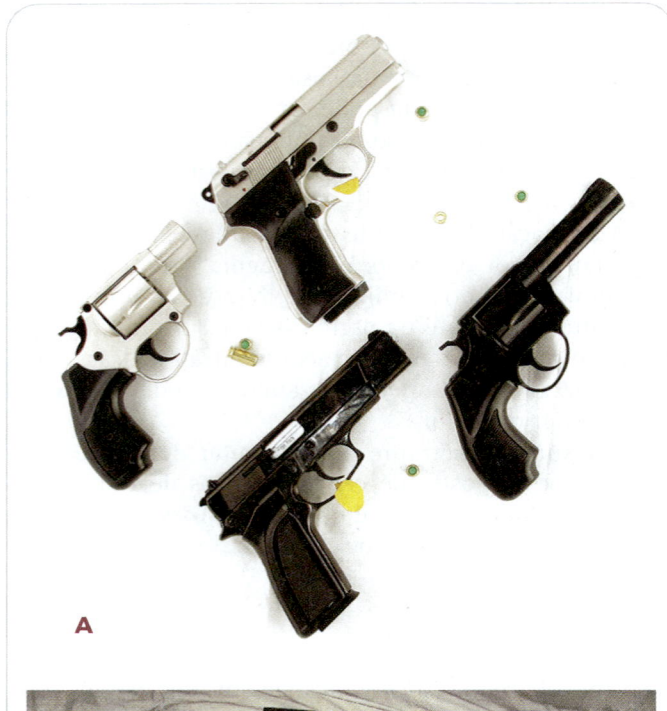

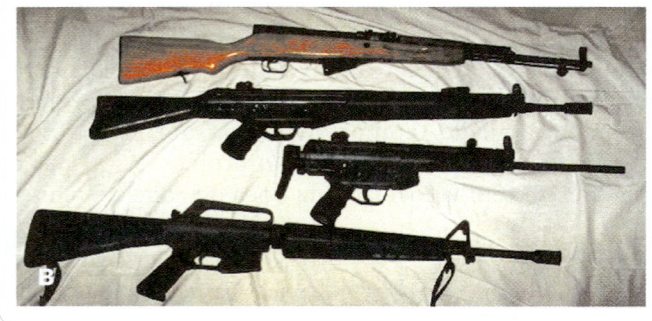

Figura 4-52 A. As armas de média energia são geralmente armas de cano curto e contêm cartuchos com menos potência. **B.** Armas de alta energia.

A. © National Association of Emergency Medical Technicians (NAEMT) **B.** Cortesia de Norman McSwain, MD, FACS, NREMT-P.

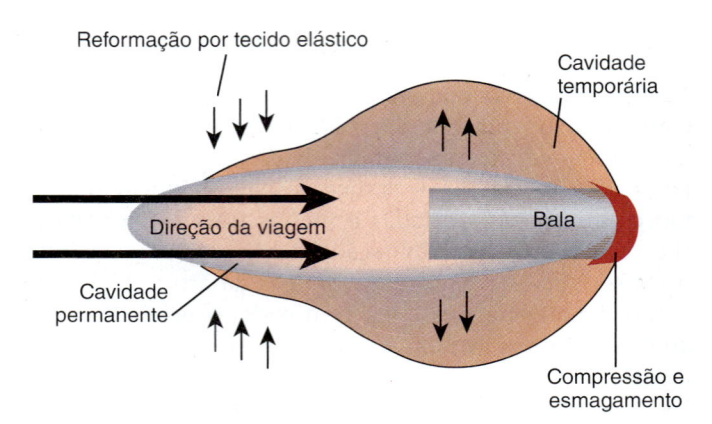

Figura 4-53 Um projétil esmaga diretamente os tecidos em seu trajeto. Uma cavidade é criada no rastro do projétil. A porção esmagada é permanente. A expansão temporária também produz lesão.

© National Association of Emergency Medical Technicians (NAEMT)

610 m/s e significativamente mais energia. Elas criam uma cavidade temporária de 25 vezes ou mais o calibre do projétil. Como a quantidade de pólvora no cartucho e o tamanho do projétil aumentam, a velocidade e a massa do projétil – e, assim, sua energia cinética – aumentam (**Figura 4-52**). A massa do projétil contribui para a energia cinética resultante, mas a velocidade é mais significativa (EC = ½[mv²]).

Porém, a massa do projétil não deve ser desconsiderada. Na Guerra Civil Americana, o rifle longo Kentucky calibre 0,55 Minié ball tinha quase a mesma energia na boca do cano que o moderno rifle M16. A massa do projétil fica mais importante quando se considera o dano produzido por uma espingarda calibre 12 disparada de perto ou por um DEI.

Em geral, as armas de média energia e de alta energia danificam não apenas o tecido diretamente no trajeto do projétil, mas também o tecido envolvido na cavidade temporária de cada lado do trajeto do projétil. As variáveis de perfil do projétil, cambaleio e fragmentação influenciam a rapidez da troca de energia e, assim, a extensão e a direção da lesão. A força das partículas teciduais afastadas do trajeto direto do projétil comprime e estira os tecidos adjacentes (**Figura 4-53**).

As armas de alta energia descarregam projéteis em alta velocidade (**Figura 4-54**). O dano tecidual é muito mais extenso com um objeto penetrante de alta energia do que com um objeto penetrante de média energia. O vácuo criado na cavidade produzida pelo projétil de alta velocidade pode puxar roupas, bactérias e outros *debris* da superfície para a ferida.

Uma consideração para prever o dano por ferimento de arma de fogo é a distância do disparo da arma (seja de média ou alta energia). A resistência do ar reduz a velocidade do projétil; assim, o aumento da distância reduz a energia no momento do impacto e resulta em menos lesão. A maioria dos tiros de revólver é feita de curta distância, de modo que a probabilidade de lesão grave está relacionada com a anatomia envolvida e com a energia da arma em vez da perda de energia cinética.

Armas de Alta Energia

Cavitação

O padrão de lesão incomum de um fuzil AK-47 é descrito por Fackler e Malinowski. Devido à sua excentricidade, o projétil cambaleia e move-se em ângulo quase reto até a área de entrada. Durante essa ação de cambaleio, a rotação continua, de modo que há duas ou, algumas vezes, até três cavitações (dependendo de quanto tempo o projétil permanece no corpo).[26] A troca de energia muito alta produz a cavitação e uma quantidade significativa de dano.

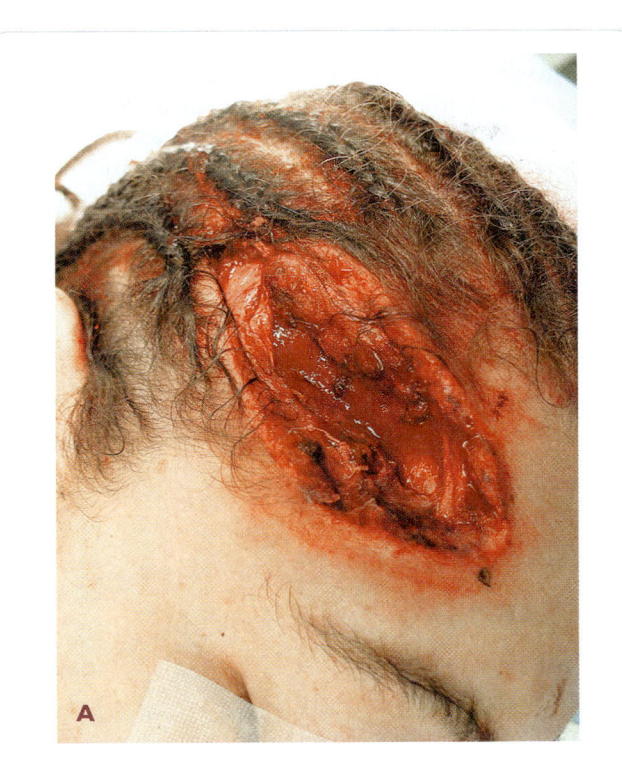

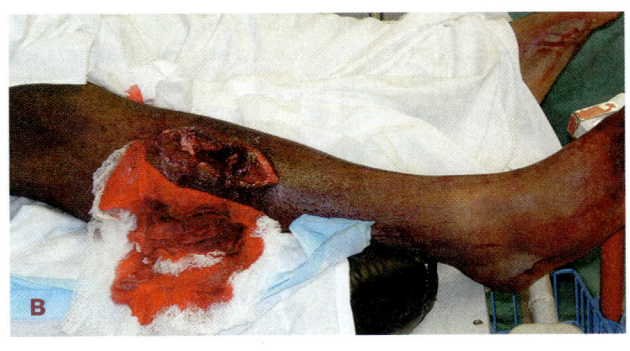

Figura 4-54 **A.** Lesão tangencial no couro cabeludo criada por um projétil de arma de alta velocidade. O crânio não sofreu fratura. **B.** Ferimento por arma de fogo de alta velocidade na perna demonstrando a grande cavidade permanente.

Cortesia de Norman McSwain, MD, FACS, NREMT-P.

O tamanho da cavidade permanente está associado com a elasticidade do tecido atingido pelo projétil. Por exemplo, se o mesmo projétil com a mesma velocidade penetrar no músculo ou no fígado, o resultado é muito diferente. O músculo tem muito mais elasticidade e irá expandir e retornar até uma cavidade permanente relativamente pequena. Porém, o fígado tem pouca elasticidade; ele desenvolve linhas de ruptura e uma cavidade permanente muito maior do que a produzida pela mesma troca de energia no músculo.[27,28]

Fragmentação

A combinação de uma arma de alta energia com fragmentação pode produzir dano significativo. Se o projétil de alta energia se fragmentar no impacto (muitos não se fragmentam), o local de entrada inicial pode ser grande e pode envolver lesão significativa de tecidos moles. Se o projétil sofrer fragmentação ao atingir uma estrutura dura no corpo (como um osso), ocorre uma grande cavitação nesse ponto de impacto, e os próprios fragmentos ósseos se tornam parte do componente causador de danos. Isso pode resultar em destruição significativa do osso e de órgãos e vasos próximos.[26]

Emil Theodor Kocher, um cirurgião que viveu no fim do século XIX, era extremamente ativo na compreensão da balística e do dano produzido pelas armas. Ele era um forte defensor da não utilização do projétil dundum.[29]

Feridas de Entrada e de Saída

Ocorre dano tecidual no local de entrada do projétil no corpo, ao longo do trajeto do objeto penetrante e em sua saída do corpo. Conhecer a posição da vítima, a posição do agressor e a arma usada é útil para determinar o trajeto da lesão. Se as feridas de entrada e de saída puderem ser relacionadas, as estruturas anatômicas que provavelmente estariam nesse trajeto podem ser previstas.

A avaliação do local dos ferimentos fornece informações valiosas para guiar a abordagem da vítima e para relatar ao hospital que a recebe. Dois buracos no abdome da vítima indicam que um único projétil entrou e saiu ou que dois projéteis entraram e ambos ainda estão dentro do paciente? O projétil cruzou a linha média (geralmente causando lesão mais grave) ou permaneceu do mesmo lado? Em que direção o projétil se moveu? Quais órgãos internos têm chance de estar em seu trajeto?

As feridas de entrada e de saída geralmente, mas nem sempre, produzem padrões de lesão identificáveis nos tecidos moles. A avaliação da trajetória aparente de um objeto penetrante é útil para o médico. Essa informação deve ser transmitida para os médicos do hospital. Dito isso, os profissionais de atendimento pré-hospitalar (e a maioria dos médicos) não têm a experiência de um patologista forense; assim, avaliar qual é o ferimento de entrada e qual é o ferimento de saída pode ser uma tarefa repleta de incertezas. Essas informações destinam-se apenas para ajudar no cuidado do paciente, tentando definir a trajetória do projétil, e não com propósitos legais de determinações específicas sobre o incidente. Essas duas questões não devem ser confundidas. Os profissionais de atendimento pré-hospitalar devem ter o máximo possível de informações para determinar as potenciais lesões sofridas pelo paciente e para melhor decidir como o paciente deve ser manejado. As questões legais relacionadas a aspectos específicos dos ferimentos de entrada e de saída devem ser deixadas para outros profissionais.

A ferida de entrada por arma de fogo fica sobre os tecidos subjacentes, mas a ferida de saída não tem suporte. O primeiro é, em geral, um ferimento redondo ou oval, dependendo do trajeto de entrada, enquanto o último costuma ser um **ferimento estrelado (explosão estrelar)** (**Figura 4-55**). Como o projétil está girando ao penetrar na pele, ele deixa uma pequena área de abrasão rosada (1 a 2 mm de tamanho) (**Figura 4-56** e **Figura 4-57**). A abrasão não está presente no local de saída. Se a boca

do cano tiver sido colocada diretamente contra a pele no momento do disparo, os gases da expansão penetrarão no tecido e produzirão crepitação ao exame (**Figura 4-58**). Se a boca do cano estiver distante apenas 5 a 7 cm, os gases quentes que saem queimarão a pele; em 5 a 15 cm, a fumaça irá aderir à pele; e dentro de 25 cm, a queima das partículas de cordite irá tatuar a pele com pequenas (1 a 2 mm) áreas queimadas.

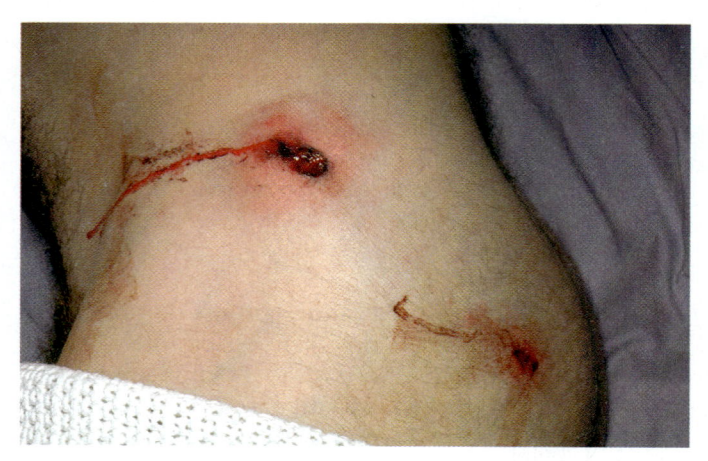

Figura 4-55 Um ferimento de entrada tem formato redondo ou oval, e um ferimento de saída costuma ser estrelado ou linear.

© Mediscan/Alamy Stock Photo

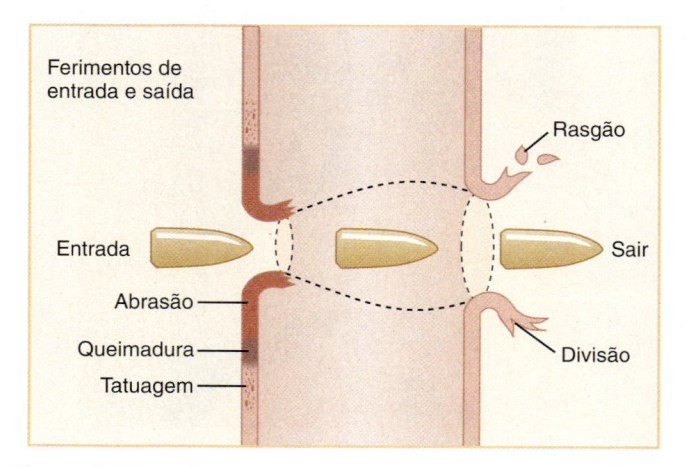

Figura 4-57 O giro e a compressão do projétil na entrada produzem lesões penetrantesredondas ou ovais. Na saída, o ferimento é aberto pela pressão.

© National Association of Emergency Medical Technicians (NAEMT)

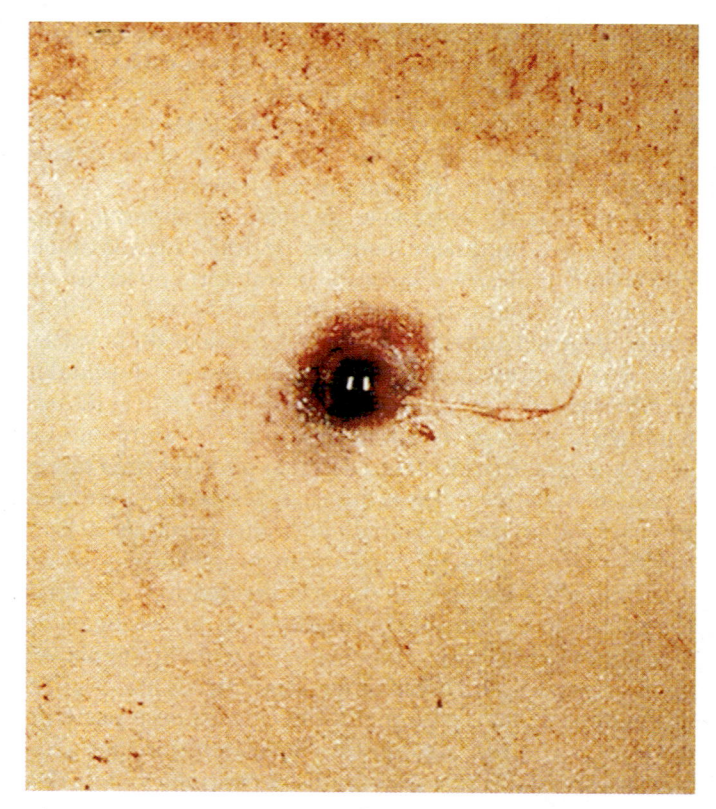

Figura 4-56 A abrasão na margem indica que o projétil atravessou a partir da parte superior direita para a parte inferior esquerda.

Cortesia de Norman McSwain, MD, FACS, NREMT-P.

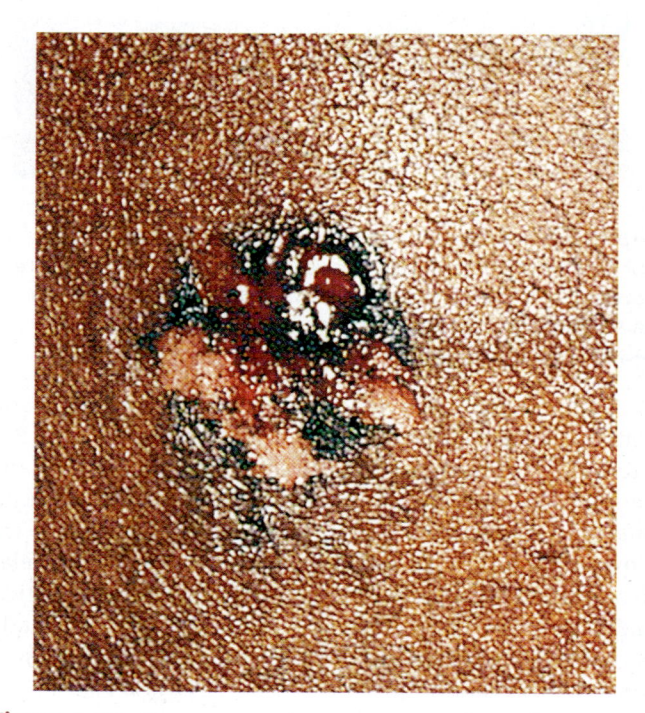

Figura 4-58 Os gases quentes que saem da boca do cano mantido próximo à pele produzem queimaduras cutâneas de espessuras parcial e completa.

Cortesia de Norman McSwain, MD, FACS, NREMT-P.

Efeitos Regionais do Trauma Penetrante

Esta seção discute as lesões sofridas pelas várias partes do corpo durante traumas penetrantes.

Cabeça

Após um projétil penetrar no crânio, sua energia é distribuída dentro de um espaço fechado. As partículas aceleradas para longe do projétil são forçadas contra o crânio resistente, o qual não consegue se expandir como a pele, o músculo ou o abdome. Assim, o tecido cerebral é comprimido contra a parte interna do crânio, produzindo mais lesão do que ocorreria se ele pudesse expandir facilmente. Isso é semelhante a colocar um rojão em uma maçã e, então, colocar a maçã em uma lata de metal. Quando ele explodir, a maçã será destruída contra a parede da lata. No caso de um projétil que penetra no crânio, se as forças forem suficientemente grandes, o crânio pode explodir de dentro para fora (**Figura 4-59**).

Um projétil pode seguir a curvatura da parte interior do crânio se ele penetrar em um ângulo e não tiver força suficiente para sair do crânio. Esse trajeto pode produzir dano significativo (**Figura 4-60**). Devido a essa característica, as armas de pequeno calibre e velocidade média, como uma pistola de calibre 0,22 ou 0,25, foram chamadas de "armas de assassinos". O projétil entra e troca toda a sua energia dentro do cérebro.

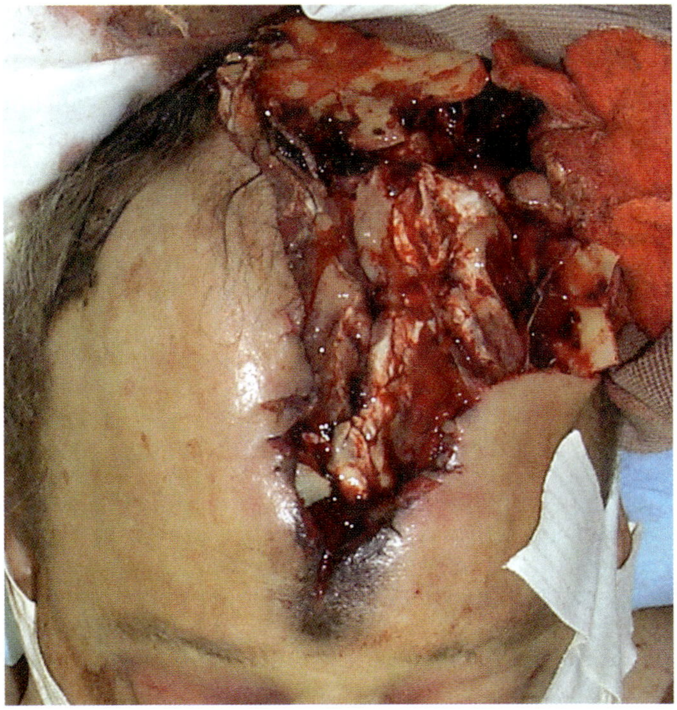

Tórax

Três grupos principais de estruturas estão dentro da cavidade torácica: o sistema pulmonar, o sistema vascular e o trato gastrintestinal. Os ossos e os músculos da parede torácica e da coluna formam a estrutura externa do tórax. Uma ou mais das estruturas anatômicas desses sistemas podem sofrer lesão por um objeto penetrante.

Sistema Pulmonar

O tecido pulmonar é menos denso que sangue, órgãos sólidos ou osso; assim, um objeto penetrante atingirá menos partículas, trocará menos energia e causará menos dano ao tecido pulmonar. O dano pulmonar pode ser clinicamente significativo (**Figura 4-61**), mas menos de 15% dos pacientes necessitarão de exploração cirúrgica.[30]

Sistema Vascular

Os vasos menores que não estão ligados à parede torácica podem ser empurrados lateralmente sem dano significativo. Porém, os vasos maiores, como a aorta e as veias cavas, são menos móveis, pois estão ligados à coluna ou ao coração. Eles não podem se mover lateralmente com facilidade, sendo mais suscetíveis a dano.

Figura 4-59 Após um projétil penetrar no crânio, sua energia é distribuída dentro de um espaço fechado. É como colocar um rojão em um recipiente fechado. Se as forças forem suficientemente grandes, o recipiente (crânio) pode explodir de dentro para fora.

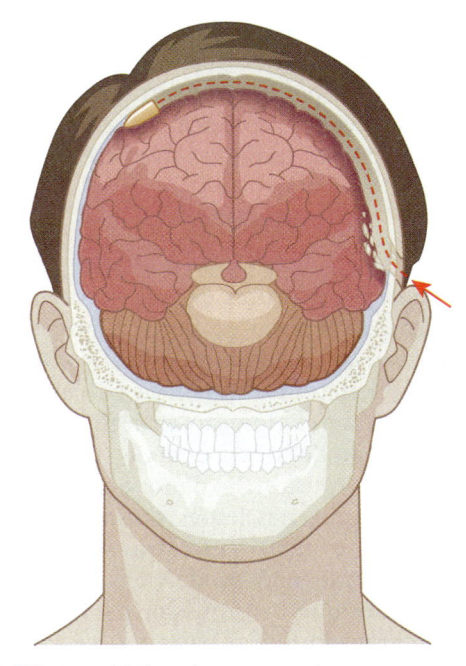

Figura 4-60 O projétil pode acompanhar a curvatura do crânio.

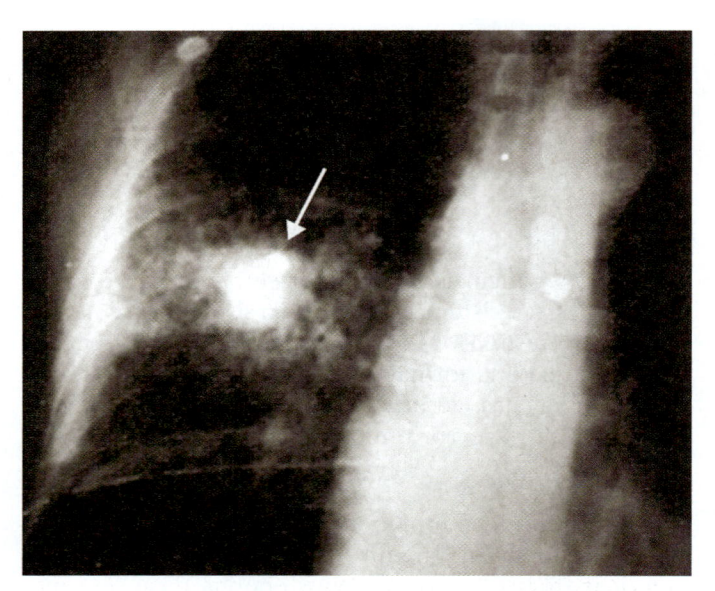

Figura 4-61 Dano pulmonar produzido pela cavidade distante do ponto de impacto. A seta mostra um fragmento de projétil.

Cortesia de Norman McSwain, MD, FACS, NREMT-P.

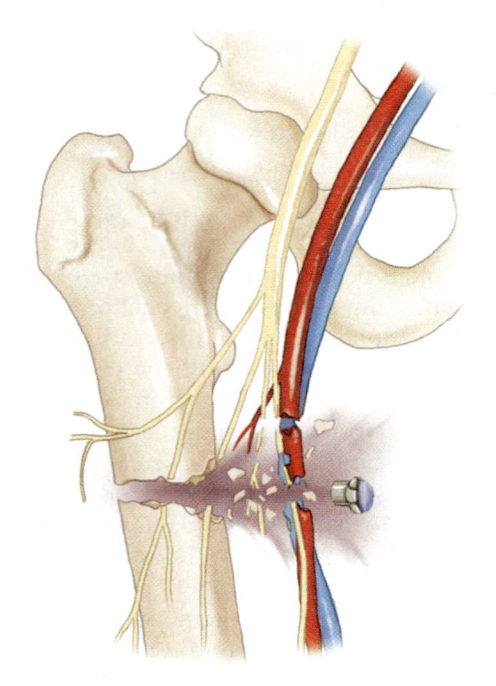

Figura 4-62 Os próprios fragmentos ósseos se tornam projéteis secundários, produzindo dano pelo mesmo mecanismo do objeto penetrante original.

© National Association of Emergency Medical Technicians (NAEMT)

O miocárdio (quase totalmente muscular) é estirado à medida que o projétil passa e depois se contrai, deixando um defeito menor. A espessura do músculo pode controlar a hemorragia por uma penetração de baixa energia, como por uma faca ou até por um projétil de baixa ou média energia de calibre 0,22. Esse fechamento pode impedir a exsanguinação imediata e permitir que haja tempo suficiente para o transporte da vítima até uma instituição apropriada.

Trato Gastrintestinal

O **esôfago** – a parte do trato gastrintestinal que percorre a cavidade torácica – pode ser penetrado, e seu conteúdo pode vazar na cavidade torácica. Os sinais e sintomas dessa lesão podem ser tardios e só aparecer após várias horas ou dias.

Abdome

O abdome contém estruturas de três tipos: cheias de ar, sólidas e ósseas. A penetração por um projétil de baixa energia pode não causar dano significativo; apenas 30% dos ferimentos penetrantes por faca na cavidade abdominal necessitam de exploração cirúrgica para correção do dano. Uma lesão de média energia (p. ex., ferimento por arma de fogo) causa mais dano; a maioria exige reparo cirúrgico. Porém, nas lesões causadas por projéteis de média energia, o dano a estruturas sólidas e vasculares frequentemente não produz exsanguinação imediata. Isso permite que os profissionais de atendimento pré-hospitalar transportem o paciente até uma instituição apropriada, a tempo de ser submetido à intervenção cirúrgica efetiva.

Extremidades

As lesões penetrantes nas extremidades podem incluir dano a ossos, músculos, nervos ou vasos sanguíneos. Quando os ossos são atingidos, os fragmentos ósseos se tornam projéteis secundários, lacerando os tecidos circundantes (**Figura 4-62**). Os músculos costumam afastar-se do trajeto do projétil, causando hemorragia. O projétil pode penetrar em vasos sanguíneos ou a sua passagem próxima pode danificar o revestimento de um vaso sanguíneo, formando trombos e obstruindo o vaso dentro de minutos ou horas.

Ferimentos por Espingarda

Embora as espingardas não sejam armas de alta velocidade, elas são armas de alta energia e, a curta distância, podem ser mais letais que alguns dos rifles de maior energia. Os revólveres e os rifles usam predominantemente **rifling** ou *grooves* (que são finas ranhuras) na parte interna do cano para girar um projétil único em um padrão de voo em direção ao alvo. Em contrapartida, a maioria das espingardas tem um cano cilíndrico liso que direciona uma carga de projéteis na direção do alvo. Dispositivos conhecidos como **chokes** e **diversores** podem ser acoplados na extremidade de um cano de espingarda para moldar e formar a coluna de projéteis em padrões específicos (p. ex., cilíndrico ou retangular).

Independentemente disso, quando se dispara uma espingarda, um grande número de projéteis é ejetado em um padrão **disseminado**, ou **de *spray***. Os canos podem encurtados ("serrados") para ampliar prematuramente a trajetória dos projéteis.

Embora as espingardas possam usar vários tipos de munição, a estrutura da maioria das munições de espingarda é semelhante. Uma típica munição de espingarda contém um cartucho com pólvora, enchimento e projéteis. Ao serem disparados, todos esses componentes são impulsionados pela boca do cano e podem causar lesão na vítima. Determinados tipos de pólvora podem **pontilhar** ("tatuar") a pele nas lesões de curta distância. O enchimento, que costuma ser papel lubrificado, fibras ou plásticos usados para separar o tiro (projétil) da carga de pólvora, pode fornecer outra fonte de infecção na ferida se não for removido. Os projéteis podem variar em tamanho, peso e composição. Há disponível uma ampla variedade de projéteis, desde pó metálico comprimido até chumbo fino (*birdshot*; pequenas pelotas de metal), chumbo grosso (*buckshot*; pelotas de metal maiores), *slugs* (um único projétil metálico) e, mais recentemente, alternativas de plástico e borracha. A munição média tem 28 a 43 g de carga. Os enchimentos que são colocados dentro da munição (grãos de polietileno ou polipropileno) podem ficar encrustados nas camadas superficiais da pele.

Uma munição média do tipo chumbo fino pode conter 200 a 2 mil esferas, enquanto uma munição de chumbo grosso pode conter de 6 a 20 esferas (**Figura 4-63**). É importante observar que, à medida que o tamanho das esferas aumenta, elas se aproximam das características de ferimento de projéteis de calibre 0,22 em relação às características de distância efetiva e de transferência de energia. As munições maiores ou *magnum* também estão disponíveis. Essas munições podem conter mais chumbo e uma carga maior de pólvora ou apenas mais pólvora para reforçar a velocidade na boca do cano.

Categorias de Feridas por Espingarda

O tipo de munição utilizado é importante para prever as lesões, mas a distância da qual o paciente foi alvejado é a variável mais importante ao avaliar a vítima de lesão por espingarda (**Figura 4-64**). As espingardas ejetam um grande número de projéteis, e a maioria é esférica. Esses projéteis são especialmente suscetíveis aos efeitos da resistência do ar, alentecendo rapidamente após deixar o cano da arma. O efeito da resistência do ar sobre os projéteis diminui a distância efetiva da arma e muda as características básicas dos ferimentos gerados. Consequentemente, as feridas por espingarda são classificadas em quatro categorias principais: feridas de contato, feridas de curta distância, feridas de distância intermediária e feridas de longa distância (**Figura 4-65**).

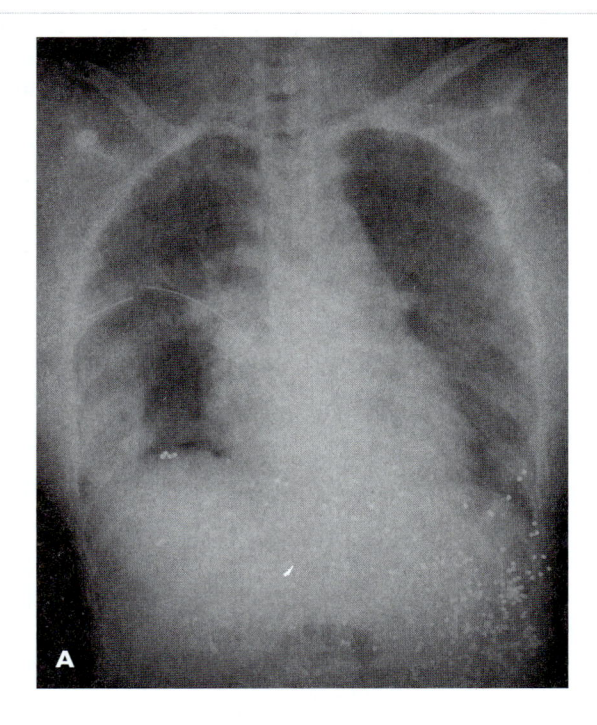

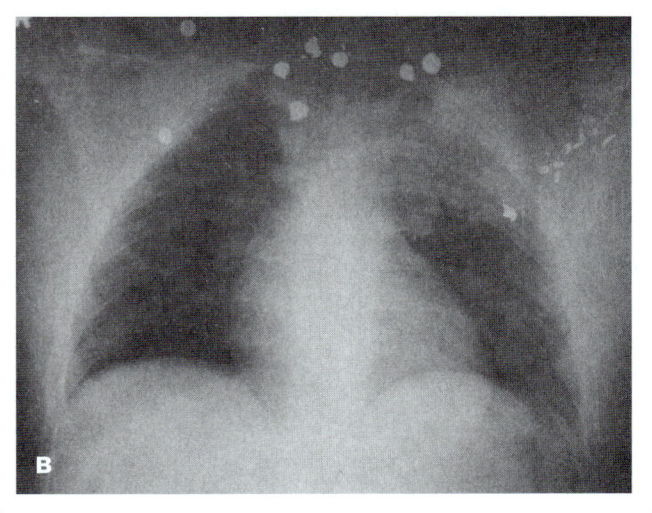

Figura 4-63 A. Um chumbo fino médio pode conter 200 a 2.000 esferas. **B.** Uma munição de chumbo grosso pode conter 6 a 20 esferas.

Cortesia de Norman McSwain, MD, FACS, NREMT-P.

Feridas de Contato

As **feridas de contato** ocorrem quando a boca do cano está tocando a vítima no momento em que a arma é disparada. Em geral, o disparo a essa distância resulta em feridas de entrada circular, as quais podem ou não ter fuligem ou a marca da boca do cano. É comum haver chamuscamento ou queimadura das bordas da ferida devido às altas temperaturas e à expansão de gases quentes quando os projéteis saem pela boca do cano (ver Figura 4-59).

Algumas feridas de contato podem ter aspecto mais estrelado, causado por gases superaquecidos que saem pelo cano escapando dos tecidos. Os ferimentos de contato costumam resultar em dano tecidual disseminado e estão associados à alta mortalidade. O comprimento de um cano-padrão de espingarda dificulta a ocorrência de suicídio com essa arma, pois é difícil alcançar e puxar o gatilho. Essas tentativas, em geral, resultam em uma laceração na face, sem que o tiro alcance o cérebro.

Feridas de Curta Distância

As feridas de curta distância (menos de 1,8 m), embora ainda geralmente caracterizadas por entradas circulares, quando comparadas às feridas de contato, podem ter mais evidências de fuligem, pólvora ou pontilhado nas margens da ferida, que corresponde a enchimento

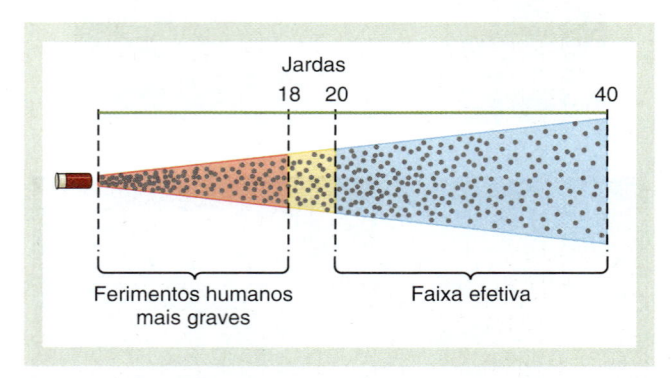

Figura 4-64 O diâmetro de dispersão de uma coluna de chumbo aumenta conforme a distância.

Dados obtidos em DeMuth WE Jr. The mechanism of shotgun wounds. J Trauma. 1971;11:219–229; Sherman RT, Parrish RA. Management of shotgun injuries: a review of 152 cases. J Trauma. 1963;3:76–86.

chamuscado. Além disso, podem ser encontradas abrasões e marcas causadas pelo impacto do enchimento, coincidindo com as feridas dos projéteis. Os ferimentos de pequena distância criam dano significativo no paciente; os projéteis lançados dessa distância retêm energia suficiente para penetrar em estruturas profundas e exibem padrão de disseminação um pouco mais amplo. Esse padrão aumenta a extensão da lesão, à medida que o projétil se move através dos tecidos moles.

Feridas de Distância Intermediária

As **feridas de distância intermediária** se caracterizam pelo aparecimento de buracos de esferas-satélites surgindo das bordas ao redor de uma ferida de entrada central. Esse padrão resulta de esferas individuais se espalhando a partir da coluna principal do tiro e geralmente ocorre a uma distância de 1,8 a 5,5 m. Essas lesões são uma mistura de feridas penetrantes profundas e de abrasões e feridas superficiais. Porém, devido aos componentes penetrantes profundos dessa lesão, a taxa de mortalidade das vítimas com padrões de ferimentos mistos pode ser semelhante à das lesões à curta distância.

Feridas de Longa Distância

As **feridas de longa distância** raramente são letais. Em geral, são caracterizadas pela clássica disseminação de feridas esparsas por esferas, resultando de uma distância maior que 5,5 m. Porém, mesmo com velocidades mais lentas, as esferas podem causar dano significativo a certos tecidos sensíveis (p. ex., olhos). Além disso, esferas maiores de chumbo grosso podem reter velocidade suficiente para infligir dano a estruturas profundas, mesmo em longas distâncias. O profissional de atendimento pré-hospitalar deve considerar os efeitos cumulativos de

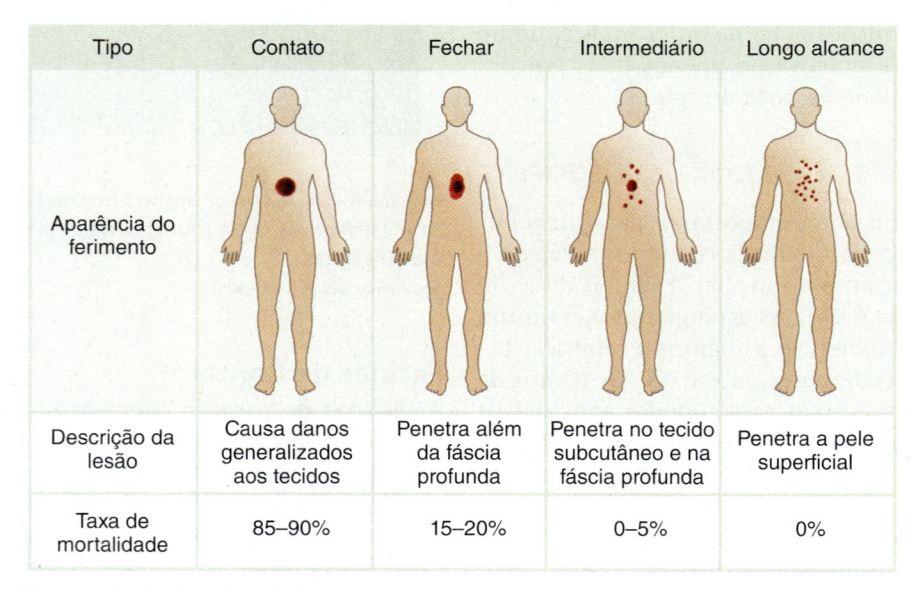

Tipo	Contato	Fechar	Intermediário	Longo alcance
Aparência do ferimento				
Descrição da lesão	Causa danos generalizados aos tecidos	Penetra além da fáscia profunda	Penetra no tecido subcutâneo e na fáscia profunda	Penetra a pele superficial
Taxa de mortalidade	85–90%	15–20%	0–5%	0%

Figura 4-65 Padrões de lesão por espingarda.

muitas feridas pequenas de projéteis e suas localizações, com foco nos tecidos sensíveis. A *exposição adequada* é fundamental ao examinar as vítimas traumatizadas, e as lesões por espingardas não são exceção.

Avaliação das Feridas por Espingarda

Essas várias características devem ser consideradas na avaliação dos padrões de lesão em pacientes com lesões causadas por espingardas. Por exemplo, uma única ferida circular de espingarda poderia representar uma lesão de contato ou de curta distância com chumbo fino ou chumbo grosso, na qual os projéteis mantiveram uma coluna estrita ou se agruparam. De modo inverso, isso pode representar uma lesão de distância intermediária ou uma lesão de longa distância com um projétil tipo *slug* ou solitário. Apenas o exame detalhado do ferimento permitirá diferenciar essas lesões que podem envolver dano significativo a estruturas internas apesar das características muito diferentes dos projéteis.

No tórax, as feridas de contato ou de curta distância podem resultar em grandes defeitos visualmente impressionantes, resultando em pneumotórax aberto e, no abdome, pode ocorrer evisceração intestinal através dessas feridas. Algumas vezes, uma única esfera de uma ferida de distância intermediária pode penetrar em profundidade suficiente para perfurar o intestino, causando peritonite, ou pode causar dano em uma artéria importante, resultando em comprometimento vascular em uma extremidade ou órgão. Por outro lado, um paciente que exibe múltiplas pequenas feridas em padrão disseminado pode ter dezenas de feridas de entrada. Porém, nenhum desses projéteis pode ter mantido energia suficiente para penetrar a fáscia profunda, muito menos produzir dano significativo em estruturas internas.

Embora o cuidado imediato do paciente deva sempre ser a prioridade, qualquer informação (p. ex., tipo de munição, distância suspeitada entre o paciente e a arma, número de tiros disparados) que possam ser coletadas na cena e transmitidas ao hospital de destino pode ajudar na avaliação diagnóstica apropriada e no tratamento do paciente com lesão causada por espingarda. Além disso, o reconhecimento dos vários tipos de ferimento pode ajudar os profissionais a manter alto índice de suspeição para lesões internas, independentemente da impressão inicial da lesão.

Lesões Explosivas
Lesão Causada por Explosões

Os dispositivos explosivos são as armas mais frequentemente usadas em combate e por terroristas. Os dispositivos explosivos causam lesão em seres humanos por múltiplos mecanismos, e alguns destes são muito

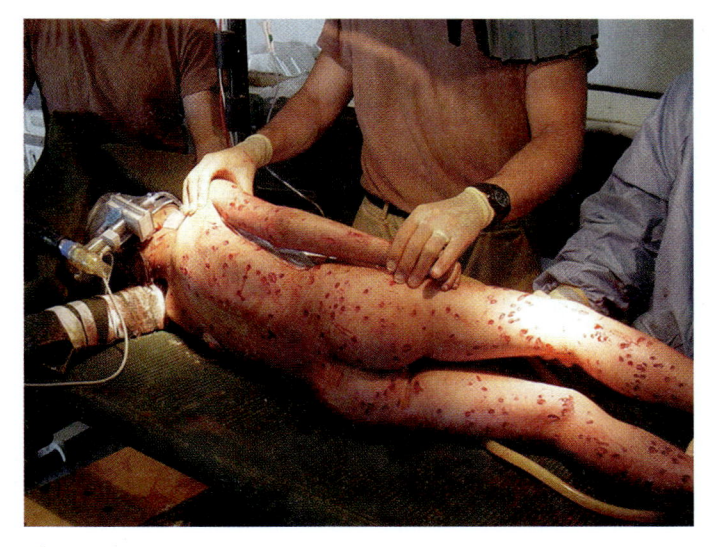

Figura 4-66 Paciente com ferimentos causados por múltiplos fragmentos da explosão de uma bomba.
Cortesia de Maj. Scott Gering, Operation Iraqi Freedom.

complexos. Os maiores desafios para os médicos em todos os níveis de cuidados, após uma explosão, são o grande número de vítimas e a presença de múltiplas lesões penetrantes (**Figura 4-66**).[31]

Física da Explosão

As explosões são reações físicas, químicas ou nucleares que resultam na liberação quase instantânea de grandes quantidades de energia na forma de calor e de gases altamente comprimidos em expansão rápida, capazes de projetar fragmentos com velocidades extremamente altas. A energia associada a uma explosão pode tomar múltiplas formas: energia cinética e térmica na **onda de explosão**; energia cinética dos fragmentos formados pela ruptura do invólucro do dispositivo que contém os debris; e energia eletromagnética.

As ondas de explosão podem viajar a mais de 5.000 m/s e são formadas por componentes estáticos e dinâmicos. O componente estático (**sobrepressão da explosão**) circunda objetos no campo de fluxo da explosão, carregando-os em todos os lados com uma elevação descontínua na pressão chamada de **frente de choque** ou **onda de choque**, até um **valor de pico de sobrepressão**. Após a frente de choque, a sobrepressão cai até o nível da pressão ambiente e, em seguida, forma-se um vácuo parcial, como resultado do ar sendo sugado de volta (**Figura 4-67**). O componente dinâmico (**pressão dinâmica**) é direcional, sendo experimentado como um vento forte (**vento de explosão**). O significado principal do vento de explosão é que ele impele os fragmentos a velocidades superiores a muitos milhares de metros por segundo (mais rápido que as armas balísticas padronizadas como projéteis e munições de espingarda).[32] Embora

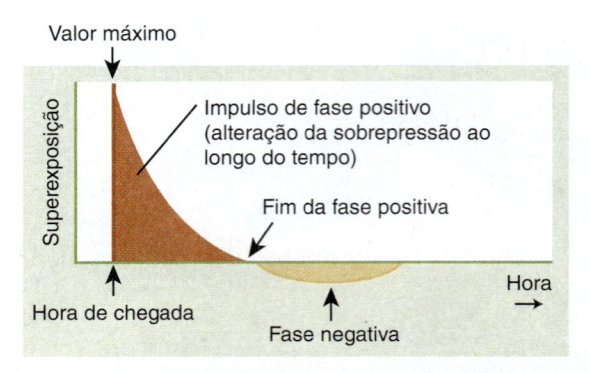

Figura 4-67 Histórico de pressão-tempo de uma onda de explosão. Este gráfico mostra o súbito aumento massivo na pressão (sobrepressão explosiva), ao qual se seguem as fases de redução da pressão e de pressão negativa.

De Federal Emergency Management Agency. Primer to Design Safe School Projects in Case of Terrorist Attacks: Providing Protection to People and Buildings. Author; 2003: Chapter 4. https://www.fema.gov/pdf/plan/prevent/rms/428/fema428_ch4.pdf

a distância efetiva das pressões estática e dinâmica seja medida em dezenas de metros, os fragmentos acelerados pela pressão dinâmica rapidamente superam a onda de explosão para se tornar a causa dominante de lesão com velocidade de milhares de metros.

Interação entre Ondas de Explosão e o Corpo

As ondas de explosão interagem com o corpo e outras estruturas ao transmitir sua energia para a estrutura. Essa energia faz com que a estrutura se deforme de maneira dependente da força e do período natural de oscilação da estrutura afetada. As mudanças de interfaces de densidade dentro de uma estrutura causam complexas reformações, convergências e acoplamentos das ondas de explosão transmitidas. Essas interações podem ser vistas particularmente em interfaces de grande densidade, como de tecido sólido com ar ou líquido (p. ex., pulmão, coração, fígado e intestino).

Lesões Relacionadas a Explosões

As lesões causadas por explosões são geralmente classificadas como primárias, secundárias, terciárias, quaternárias e quinárias conforme a taxonomia de lesões descrita pelo Department of Defense Directive 6025.21E24 (**Tabela 4-1**). A detonação de um dispositivo explosivo desencadeia interações em objetos e pessoas no seu trajeto.[30] Se um indivíduo estiver suficientemente próximo, a onda de explosão inicial aumenta a pressão no corpo, causando estresse e cisalhamento, particularmente em órgãos cheios de gás como ouvidos, pulmões e (raramente) intestinos. A morbidade e a mortalidade associadas à lesão explosiva primária diminuem conforme aumenta a distância em relação ao local da explosão, sendo proporcional à magnitude da força explosiva (**Figura 4-68**). Essas lesões explosivas primárias são mais prevalentes quando a explosão ocorre em um espaço fechado, pois a onda de explosão evita as superfícies, aumentando o potencial destrutivo das ondas de pressão.[33]

A morte imediata por barotrauma pulmonar (pulmão de explosão) ocorre mais comumente nas explosões de bomba em espaços fechados do que em ambientes abertos.[29-36] A maioria (95%) das lesões explosivas no Iraque e no Afeganistão resultou de explosões em espaço aberto.[37]

A forma mais comum de lesão explosiva primária é a ruptura da membrana timpânica.[38,39] A ruptura da membrana timpânica, que pode ocorrer mesmo com pressões de apenas 5 libras por polegada quadrada (psi, de *pounds per square inch*; 35 quilopascais [kPa]),[38-40] costuma ser a única lesão significativa por sobrepressão experimentada. A próxima lesão importante ocorre com menos de 40 psi (276 kPa), um limiar conhecido por estar associado a lesões pulmonares, incluindo pneumotórax, embolia aérea, enfisema intersticial e subcutâneo e pneumomediastino.[41] Os dados de pacientes queimados na Operation Iraqi Freedom confirmam que a ruptura da membrana timpânica não prediz a lesão pulmonar.

A frente de choque da onda de explosão rapidamente se dissipa e é seguida pelo vento de explosão, o qual impulsiona fragmentos para criar múltiplas lesões penetrantes. Embora essas lesões sejam chamadas de *secundárias*, elas costumam ser os ferimentos predominantes.[42] O vento de explosão também impele objetos grandes sobre as pessoas ou as pessoas sobre superfícies duras (translocação corporal total ou parcial), criando lesões fechadas (explosão terciária). Essa categoria de lesão inclui as lesões por esmagamento causadas por colapso estrutural.[41] Calor, chamas, gás e fumaça gerados durante as explosões causam lesões quaternárias que incluem queimaduras e intoxicação por combustível, lesões inalatórias e asfixia.[42] As lesões quinárias são produzidas por bactérias, substâncias químicas, projéteis ou materiais radioativos adicionados ao dispositivo explosivo e liberados na detonação, as chamadas bombas sujas.

Lesões Causadas por Fragmentos

As armas explosivas convencionais são projetadas para maximizar o dano causado pelos fragmentos. Com velocidades iniciais de muitos milhares de metros por segundo, os fragmentos podem ser arremessados a uma distância bem superior a 300 metros, no caso de uma bomba de 23 kg, enquanto o raio letal da sobrepressão explosiva é de cerca de 15 metros. Assim, os desenvolvedores de armas para militares e de armas para terroristas projetam-nas para maximizar a lesão por fragmentação, aumentando, de maneira significativa, o raio de dano de um explosivo de campo livre.

Poucos dispositivos explosivos causam apenas sobrepressão explosiva, e a lesão explosiva primária grave é relativamente rara em comparação com os números predominantes de lesões secundárias e terciárias. Assim, poucos pacientes têm lesões dominadas por efeitos explosivos

Tabela 4-1 Categorias de Lesões Explosivas

Categoria	Descrição	Lesões Típicas
Primária	■ Produzida pelo contato da onda de choque explosiva com o corpo ■ Ocorrência de ondas de estresse e cisalhamento nos tecidos ■ Ondas reforçadas/refletidas nas interfaces de densidade nos tecidos ■ Órgãos cheios de gás (pulmões, intestino, ouvidos, etc.) sob risco particular	■ Ruptura de membrana timpânica ■ Pulmão de explosão/barotrauma pulmonar ■ Lesões oculares ■ Concussão ■ Hemorragia abdominal
Secundária	■ Ferimentos balísticos produzidos por: ■ Fragmentos primários (pedaços do armamento explosivo) ■ Fragmentos secundários (fragmentos do ambiente [p. ex., vidro]) ■ A ameaça de lesão por fragmentos vai além daquela da onda de explosão	■ Lesões penetrantes ■ Amputações traumáticas ■ Lacerações ■ Lesões fechadas ou abertas na cabeça
Terciária	■ A onda de pressão empurra os indivíduos sobre superfícies/objetos ou os objetos sobre os indivíduos, causando translocação corporal total ■ Lesões por esmagamento causadas por dano estrutural ou desabamento de construções	■ Lesões fechadas ■ Síndrome de esmagamento ■ Síndrome compartimental ■ Fraturas
Quaternária	■ Outras lesões, condições ou doenças relacionadas a explosões	■ Queimaduras ■ Gases tóxicos e outras lesões por inalação ■ Lesão ou infecção por contaminação ambiental
Quinária	■ Lesões resultantes de aditivos específicos como bactérias, substâncias químicas e radiações ("bombas sujas")	■ Queimaduras químicas ■ Infecções bacterianas ■ Exposição à radiação

Dados de Pennardt A. Blast injuries. *Medscape*. Updated August 6, 2021. Accessed October 26, 2021. https://emedicine.medscape.com/article/822587-overview; U.S. Department of Defense, Blast Injury Research Coordinating Office. Blast Injury 101. June 18, 2019. Accessed October 26, 2021. https://blastinjuryresearch.amedd.army.mil/index.cfm/blast_injury_101; Department of Defense. Taxonomy of Injuries from Explosive Devices. Department of Defense Directive (DoDD) 6025.21E. Accessed October 26, 2021. https://www.esd.whs.mil/Portals/54/Documents/DD/issuances/dodd/602521p.pdf? ver=2018-10-24-112151 -983; National Association of Emergency Medical Technicians. *PHTLS: Prehospital Trauma Life Support*. Military 9th ed. Jones & Bartlett Learning; 2021.

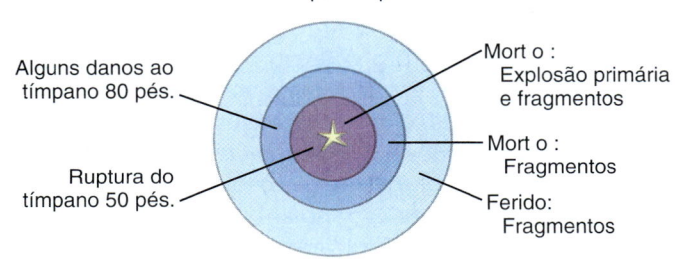

Explosões em espaços abertos

Raio externo da lesão primária causada pela explosão

Alguns danos ao tímpano 80 pés.

Ruptura do tímpano 50 pés.

Mort o : Explosão primária e fragmentos

Mort o : Fragmentos

Ferido: Fragmentos

Peso da carga de 220 libras

Figura 4-68 Morbidade e mortalidade em função da distância em detonação em espaço aberto de explosivo de 100 kg.

primários. Toda a gama de lesões relacionadas a explosões costuma ser chamada de "lesões explosivas" em massa, levando a uma importante confusão em relação ao que constitui uma lesão explosiva. Como a energia da onda de explosão se dissipa rapidamente, a maioria dos dispositivos explosivos é construída para causar dano primariamente pelos fragmentos. Estes podem ser os fragmentos primários gerados pela ruptura do revestimento externo do dispositivo explosivo ou os fragmentos secundários criados por *debris* no ambiente circundante. Independentemente de os fragmentos serem criados por despedaçamento do invólucro das munições, por *debris* voadores ou por objetos encrustados que os terroristas costumam colocar em bombas caseiras, eles aumentam, de forma exponencial, o alcance e a letalidade dos explosivos e são a causa primária de lesão relacionada à explosão.

Lesão por Múltiplas Etiologias

Além dos efeitos diretos de uma explosão, os profissionais de atendimento pré-hospitalar devem estar cientes de outras causas de lesão em ataques ou explosões. Por exemplo, um DEI que tenha como alvo um veículo pode resultar em dano inicial mínimo aos ocupantes do veículo. Porém, o próprio veículo pode ser deslocado verticalmente ou desviado de seu curso – resultando em trauma fechado na vítima pela colisão – pode virar de cabeça para baixo como parte do processo de deslocamento vertical ou pode capotar, por exemplo, por um barranco ou galeria de esgoto. Nessas circunstâncias, os ocupantes sofrem lesão com base nos mecanismos anteriormente descritos para o trauma fechado.

No ambiente militar, os ocupantes de um veículo podem ter alguma proteção contra o trauma fechado devido a seus uniformes de proteção. Além disso, os ocupantes de um veículo incapacitado após um ataque com DEI estão sujeitos a emboscadas e podem ser atacados com armas de fogo ao sair do veículo; dessa forma, eles se tornam potenciais vítimas de lesões penetrantes.

Uso da Física do Trauma na Avaliação

A avaliação de um paciente com trauma deve envolver o conhecimento da física do trauma. Por exemplo, um motorista que atinge o volante do veículo (trauma contuso) terá a formação de uma grande cavidade na parte anterior do tórax no momento do impacto; porém, o tórax rapidamente retorna ao seu formato original ou próximo a ele quando o motorista se afasta do volante. Se dois profissionais de atendimento pré-hospitalar examinarem o paciente separadamente – um que compreenda a física do trauma e outro que não a compreenda – este, sem o conhecimento da física do trauma, estará preocupado apenas com o hematoma visível no tórax do paciente. O profissional que compreende a física do trauma reconhecerá que uma grande cavidade estava presente no momento do impacto, que as costelas tiveram que dobrar para dentro para a formação da cavidade e que o coração, os pulmões e os grandes vasos foram comprimidos pela formação da cavidade. Assim, o profissional com o conhecimento suspeitará de lesão no coração, pulmões, grandes vasos e parede torácica. O outro profissional não estará ciente dessas possibilidades.

O profissional de atendimento pré-hospitalar com o conhecimento, suspeitando de lesões intratorácicas graves, avaliará a possibilidade dessas lesões, manejando o paciente e iniciando o transporte de forma mais agressiva, em vez de reagir ao que pareceria apenas uma lesão fechada discreta de tecidos moles. A identificação precoce, a compreensão adequada e o tratamento apropriado da lesão subjacente terão influência significativa sobre se o paciente vai viver ou morrer.

RESUMO

- A integração dos princípios da física do trauma na avaliação do paciente com trauma é fundamental para descobrir o potencial para lesões graves ou potencialmente fatais.
- A maioria das lesões podem ser previstas pela compreensão da troca de energia que ocorre com o corpo humano no momento de uma colisão. O conhecimento da física do trauma permite que as lesões que não são imediatamente aparentes sejam identificadas e tratadas de maneira adequada. Sem serem suspeitadas, detectadas e, portanto, tratadas, essas lesões podem contribuir sobremaneira para a morbidade e a mortalidade resultantes do trauma.
- A energia não pode ser criada nem destruída, apenas transformada. A energia cinética de um objeto, expressa como uma função da velocidade (aceleração) e da massa (peso), é transferida para outro objeto ao fazer o contato.
- O dano ao objeto ou tecido corporal atingido não é apenas uma função da quantidade de energia cinética aplicada a ele, mas é também uma função da capacidade do tecido de tolerar as forças aplicadas a ele.

Trauma Contuso

- A direção do impacto determina o padrão e o potencial de lesão: frontal, lateral, traseira, rotacional, capotagem ou angular.
- A ejeção a partir de um veículo reduz a proteção no impacto que é fornecida pelo veículo.
- Os dispositivos de proteção que absorvem energia são importantes. Esses dispositivos incluem cintos de segurança, *airbags*, motores suspensos e partes do automóvel que absorvem energia, como para-choques, colunas de direção colapsáveis, painéis e capacetes. O dano aos veículos e a direção do impacto indicarão quais ocupantes têm mais chance de ter sofrido lesão mais grave.
- As lesões de pedestres variam conforme a altura da vítima e a parte do corpo que teve contato direto com o veículo.

RESUMO (CONTINUAÇÃO)

Quedas

- A distância percorrida antes do impacto afeta a gravidade da lesão sofrida.
- A capacidade de absorção de energia da superfície no fim da queda (p. ex., concreto vs. neve fofa) afeta a gravidade da lesão.
- As partes do corpo do pacienteque atingem a superfície e a progressão da troca de energia pelo corpo do paciente são importantes.

Trauma Penetrante

- A energia varia dependendo do agente primário causador da lesão:
  - Baixa energia – dispositivos de corte manuais
  - Média energia – a maioria dos revólveres
  - Alta energia – rifles de alto poder, armas de assalto, etc.
- A distância da vítima em relação ao agressor e os objetos que o projétil atingiu afetam a quantidade de energia no momento do impacto com o corpo e, portanto, a energia disponível para ser dissipada no paciente para produzir dano às partes do corpo.
- Os órgãos na proximidade do trajeto do objeto penetrante determinam a probabilidade para condições potencialmente fatais.
- O trajeto do trauma penetrante é determinado pelos ferimentos de entrada e de saída.

Explosões

- Há cinco tipos de lesão em uma explosão:
  - Primária – onda de choque da explosão
  - Secundária – projéteis (a fonte mais comum de lesão por explosão)
  - Terciária – propulsão do corpo sobre outro objeto
  - Quaternária – calor e chamas
  - Quinária – radiação, substâncias químicas, bactérias

RECAPITULAÇÃO DO CENÁRIO

Antes do amanhecer de um dia frio de inverno, você e seu parceiro são enviados para um incidente de trânsito envolvendo um único veículo. Na chegada, você encontra um veículo que bateu em uma árvore em uma estrada rural. A parte frontal do veículo parece ter colidido contra a árvore; o carro girou ao redor da árvore e caiu em uma vala, ao lado da estrada. O motorista parece ser o único ocupante. O *airbag* foi acionado e o motorista está gemendo, ainda preso pelo cinto de segurança. Você observa os danos na parte frontal do veículo que bateu contra a árvore, além dos danos na parte traseira por girar e cair na vala.

- Qual é o potencial de lesão para esse paciente com base na física do trauma desse evento?
- Como você descreveria a condição do paciente com base na física do trauma?
- Quais lesões você espera encontrar?

SOLUÇÃO DO CENÁRIO

Ao abordar o paciente, a sua compreensão da física do trauma desse evento é preocupante em relação ao potencial para lesões na cabeça, no pescoço, no tórax e no abdome. O paciente está responsivo, mas a fala é arrastada e ele cheira a álcool. Ao fazer a estabilização manual da cabeça e do pescoço, você observa uma pequena laceração na ponte nasal enquanto continua a avaliar a possibilidade de lesões. Ele admite ter bebido e não tem certeza da hora do dia ou de aonde estava indo.

Ao liberar o cinto de segurança e a proteção do ombro, você observa dor à palpação e uma abrasão sobre a clavícula esquerda. Ele também refere um pouco de dor na face, no pescoço, no tórax anterior e na parte média do abdome. Devido ao uso admitido de álcool, à fala arrastada e à confusão, você não consegue descartar lesões mais graves e, portanto, estabelece uma restrição de movimento da coluna ao retirá-lo do veículo.

Ao continuar seu exame durante o trajeto até o centro de trauma, você observa que o paciente tem dor significativa em ambos os quadrantes abdominais inferiores. Você fica preocupado, pois pode haver lesão de vísceras ocas.

Referências

1. U.S. Department of Transportation, National Highway Traffic Safety Administration. 2015 motor vehicle crashes overview. Published December 2020. Accessed October 1, 2021. https://crashstats.nhtsa.dot.gov/Api/Public/View Publication/813060

2. World Health Organization. Global Status Report on Road Safety 2018. Published June 7, 2018. Accessed October 1, 2021. https://www.who.int/publications/i/item/978924 1565684

3. Centers for Disease Control and Prevention/National Center for Health Statistics. All firearm deaths. Accessed October 1, 2021. https://www.cdc.gov/nchs/fastats /injury.htm

4. Hunt JP, Marr AB, Stuke LE. Kinematics. In: Mattox KL, Moore EE, Feliciano DV, eds. *Trauma*. 7th ed. McGraw-Hill; 2013.

5. Hollerman JJ, Fackler ML, Coldwell DM, et al. Gunshot wounds: 1. bullets, ballistics, and mechanisms of injury. *Am J Roentgenol*. 1990;155(4):685-690.

6. Centers for Disease Control and Prevention. Leading causes of death. Updated April 20, 2017. Accessed May 30, 2017. https://www.cdc.gov/injury/wisqars/index.html

7. Boyce RH, Singh K, Obremskey WT. Acute management of traumatic knee dislocations for the generalist. *J Am Acad Orthop Surg*. 2015 Dec;23(12):761-768.

8. Hernandez IA, Fyfe KR, Heo G, et al. Kinematics of head movement in simulated low velocity rear-end impacts. *Clin Biomech*. 2005;20(10):1011-1018.

9. Kumaresan S, Sances A, Carlin F, et al. Biomechanics of side-impact injuries: evaluation of seat belt restraint system, occupant kinematics, and injury potential. *Conf Proc IEEE Eng Med Biol Soc*. 2006;1:87-90.

10. Siegel JH, Yang KH, Smith JA, et al. Computer simulation and validation of the Archimedes lever hypothesis as a mechanism for aortic isthmus disruption in a case of lateral impact motor vehicle crash: a Crash Injury Research Engineering Network (CIREN) study. *J Trauma*. 2006;60(5):1072-1082.

11. Horton TG, Cohn SM, Heid MP, et al. Identification of trauma patients at risk of thoracic aortic tear by mechanism of injury. *J Trauma*. 2000;48(6):1008-1013; discussion 1013-1014.

12. Insurance Information Institute. Facts + Statistics: Highway Safety. Accessed October 1, 2021. https://www.iii.org/fact -statistic/facts-statistics-highway-safety

13. Enriquez J. Occupant restraint use in 2020: Results from the NOPUS controlled intersection study (Report No. DOT HS 813 186). National Highway Traffic Safety Administration. Published September 2021. Accessed October 1, 2021. https://crashstats.nhtsa.dot.gov/Api/Public/View Publication/813186

14. U.S. Department of Transportation, National Highway Traffic Safety Administration. 2011 motor vehicle crashes: overview. Published December 2012. Accessed September 29, 2017. http://www-nrd.nhtsa.dot.gov/Pubs/811701.pdf

15. Insurance Institute for Highway Safety. Seat belts. Accessed October 2, 2021. https://www.iihs.org/topics/seat -belts#laws

16. Kahane CJ. Lives saved by vehicle safety technologies and associated Federal Motor Vehicle Safety Standards, 1960 to 2012 – Passenger cars and LTVs – With reviews of 26 FMVSS and the effectiveness of their associated safety technologies in reducing fatalities, injuries, and crashes. (Report No. DOT HS 812 069). National Highway Traffic Safety Administration. Published January 2015. Accessed October 2, 2021. https://crashstats.nhtsa.dot.gov/Api/Public /ViewPublication/812069

17. National Highway Traffic Safety Administration. Seat belts. Accessed October 2, 2021. https://www.nhtsa.gov /risky-driving/seat-belts

18. U.S. Department of Transportation, National Highway Traffic Safety Administration. Lives saved in 2008 by restraint use and minimum drinking age laws. *Traffic Safety Facts*. Published May 2010. Accessed September 29, 2017. https://crashstats.nhtsa.dot.gov/Api/Public/View Publication/811153

19. National Center for Statistics and Analysis U.S. Department of Transportation, National Highway Traffic Safety Administration. Seat belt use in 2020: use rates in the states and territories. *Traffic Safety Facts*. Report No. DOT HS 813 109. Published April 2021. Accessed January 4, 2022. https://crashstats.nhtsa.dot.gov/Api /Public/ViewPublication/813109

20. Greenwell NK. *Results of the National Child Restraint Use Special Study* (Report No. DOT HS 812 142). National Highway Traffic Safety Administration; May 2015.

21. Rogers CD, Pagliarello G, McLellan BA, et al. Mechanism of injury influences the pattern of injuries sustained by patients involved in vehicular trauma. *Can J Surg*. 1991;34(3):283-286.

22. Mayrose J. The effects of a mandatory motorcycle helmet law on helmet use and injury patterns among motorcyclist fatalities. J Safety Res. 2008;39(4):429-32. Published August 6, 2008. Accessed February 25, 2022. https:// pubmed.ncbi.nlm.nih.gov/18786430/

23. Centers for Disease Control and Prevention. Guidelines for field triage of injured patients: recommendations of the National Expert Panel on Field Triage. *MMWR*. 2012;61:1-20.

24. Pedersen A, Stinner DJ, McLaughlin HC, Bailey JR, Walter JR, Hsu JR. Characteristics of genitourinary injuries associated with pelvic fractures during Operation Iraqi Freedom and Operation Enduring Freedom. *Mil Med*. 2015 Mar;180(3 Suppl):64-67.

25. Burgess AR, Eastridge BJ, Young JW, et al. Pelvic ring disruptions: effective classification system and treatment protocols. *J Trauma*. 1990;30(7):848-856.

26. Fackler ML, Malinowski JA. Internal deformation of the AK-74: a possible cause for its erratic path in tissue. *J Trauma*. 1998;28(Suppl 1):S72-S75.

27. Fackler ML, Surinchak JS, Malinowski JA, et al. Wounding potential of the Russian AK-74 assault rifle. *J Trauma*. 1984;24(3):263-266.

28. Fackler ML, Surinchak JS, Malinowski JA, et al. Bullet fragmentation: a major cause of tissue disruption. *J Trauma*. 1984;24(1):35-39.

29. Fackler ML, Dougherty PJ. Theodor Kocher and the Scientific Foundation of Wound Ballistics. *Surg Gynecol Obstet.* 1991;172(2):153-160.
30. American College of Surgeons (ACS) Committee on Trauma. *Advanced Trauma Life Support Course.* ACS; 2002.
31. Wade CE, Ritenour AE, Eastridge BJ, et al. Explosion injuries treated at combat support hospitals in the Global War on Terrorism. In: Elsayed N, Atkins J, eds. *Explosion and Blast-Related Injuries.* Elsevier; 2008.
32. Department of Defense. Directive Number 6025:21E: Medical Research for Prevention, Mitigation, and Treatment of Blast Injuries. Published July 5, 2006. Accessed October 2, 2021. https://www.esd.whs.mil/Portals/54/Documents/DD/issuances/dodd/602521p.pdf?ver=2018-10-24-112151-983
33. Leibovici D, Gofrit ON, Stein M, et al. Blast injuries: bus versus open-air bombings—a comparative study of injuries in survivors of open-air versus confined-space explosions. *J Trauma.* 1996;41:1030-1035.
34. Gutierrez de Ceballos JP, Turégano-Fuentes F, Perez-Diaz D, et al. The terrorist bomb explosions in Madrid, Spain—an analysis of the logistics, injuries sustained, and clinical management of casualties treated at the closest hospital. *Crit Care Med.* 2005;9:104-111.
35. Gutierrez de Ceballos JP, Turégano Fuentes F, Perez Diaz D, et al. Casualties treated at the closest hospital in the Madrid, March 11, terrorist bombings. *Crit Care Med.* 2005;34(Suppl 1):S107-S112.
36. Avidan V, Hersch M, Armon Y, et al. Blast lung injury: clinical manifestations, treatment, and outcome. *Am J Surg.* 2005;190:927-931.
37. Ritenour AE, Blackbourne LH, Kelly JF, et al. Incidence of primary blast injury in U.S. military overseas contingency operations: a retrospective study. *Ann Surg.* 2010; 251(6):1140-1144.
38. Ritenour AE, Wickley A, Ritenour JS, et al. Tympanic membrane perforation and hearing loss from blast overpressure in Operation Enduring Freedom and Operation Iraqi Freedom wounded. *J Trauma.* 2008;64:S174-S178.
39. Zalewski T. Experimentelle Untersuchungen uber die Resistenzfahigkeit des Trommelfells. *Z Ohrenheilkd.* 1906; 52:109.
40. Helling ER. Otologic blast injuries due to the Kenya embassy bombing. *Mil Med.* 2004;169:872-876.
41. Nixon RG, Stewart C. When things go boom: blast injuries. *Fire Engineering.* May 1, 2004.
42. National Association of Emergency Medical Technicians. Explosions and weapons of mass destruction. In: Pollak AN, ed. *PHTLS: Prehospital Trauma Life Support.* 9th ed. Jones & Bartlett Learning; 2018.

Leituras Sugeridas

Alderman B, Anderson A. Possible effect of air bag inflation on a standing child. In: *Proceedings of 18th American Association of Automotive Medicine.* American Association of Automotive Medicine; 1974.

American College of Surgeons (ACS) Committee on Trauma. *Advanced Trauma Life Support Course.* ACS; 2018.

Anderson PA, Henley MB, Rivara P, et al. Flexion distraction and chance injuries to the thoracolumbar spine. *J Orthop Trauma.* 1991;5(2):153.

Anderson PA, Rivara FP, Maier RV, et al. The epidemiology of seatbelt-associated injuries. *J Trauma.* 1991;31(1):60.

Bartlett CS. Gunshot wound ballistics. *Clin Orthop. 2003*;408:28.

DePalma RG, Burris DG, Champion HR, et al. Current concepts: blast injuries. *N Engl J Med.* 2005;352:1335.

Di Maio VJM. *Gunshot Wounds: Practical Aspects of Firearms, Ballistics and Forensic Techniques.* CRC Press; 1999.

Garrett JW, Braunstein PW. The seat belt syndrome. *J Trauma.* 1962;2:220.

Huelke DF, Mackay GM, Morris A. Vertebral column injuries and lap-shoulder belts. *J Trauma.* 1995;38:547.

Huelke DF, Moore JL, Ostrom M. Air bag injuries and occupant protection. *J Trauma.* 1992;33(6):894.

Hunt JP, Marr AB, Stuke LE. Kinematics. In: Mattox KL, Moore EE, Feliciano DV, eds. *Trauma.* 7th ed. McGraw-Hill; 2013.

Joksch H, Massie D, Pichler R. *Vehicle Aggressivity: Fleet Characterization Using Traffic Collision Data.* Department of Transportation; 1998.

McSwain NE Jr, Brent CR. Trauma rounds: lipstick sign. *Emerg Med.* 1998;21:46.

McSwain NE Jr, Paturas JL. *The Basic EMT: Comprehensive Prehospital Patient Care.* 2nd ed. St. Mosby; 2001.

Ordog GJ, Wasserberger JN, Balasubramaniam S. Shotgun wound ballistics. *J Trauma.* 1922;28:624.

Oreskovich MR, Howard JD, Compass MK, et al. Geriatric trauma: injury patterns and outcome. *J Trauma.* 1984;24:565.

Rutledge R, Thomason M, Oller D, et al. The spectrum of abdominal injuries associated with the use of seat belts. *J Trauma.* 1991;31(6):820.

States JD, Annechiarico RP, Good RG, et al. A time comparison study of the New York State Safety Belt Use Law utilizing hospital admission and police accident report information. *Accid Anal Prev.* 1990;22(6):509.

Swierzewski MJ, Feliciano DV, Lillis RP, et al. Deaths from motor vehicle crashes: patterns of injury in restrained and unrestrained victims. *J Trauma.* 1994;37(3):404.

Sykes LN, Champion HR, Fouty WJ. Dum-dums, hollowpoints, and devastators: techniques designed to increase wounding potential of bullets. *J Trauma.* 1988;28:618.

Avaliação da Cena

Editor-chefe:
Matthew Levy, DO

OBJETIVOS DO CAPÍTULO

Ao término deste capítulo, você será capaz de:

- Identificar possíveis ameaças à vida e à segurança humana, comuns a todas as situações de emergência.
- Estar familiarizado com as possíveis ameaças que são específicas de um determinado cenário.
- Integrar a análise da segurança da cena, a situação da cena e a física do trauma na avaliação do paciente traumatizado para tomar decisões sobre os cuidados do paciente.

- Descrever os passos corretos que precisam ser seguidos para mitigar ameaças à segurança.
- Considerando um cenário de incidente com vítimas em massa (IVM) (materiais perigosos, armas de destruição em massa), discutir o uso de um sistema de triagem no manejo da cena, tomando decisões de triagem com base nos achados da avaliação.

CENÁRIO

Você é despachado para a cena de uma briga doméstica. São 2h45 de uma noite quente de verão. Ao chegar à cena, há uma família em uma casa. Você escuta duas pessoas discutindo em voz alta e o som de crianças chorando ao fundo. A polícia foi enviada para essa chamada, mas ainda não chegou ao local.

- Quais são as suas preocupações em relação à cena?
- Quais considerações são importantes antes de fazer contato com o paciente?

INTRODUÇÃO

Vários aspectos devem ser considerados pelos profissionais de atendimento pré-hospitalar ao responder uma chamada e ao chegar à cena:

1. A avaliação preliminar da segurança da cena deve iniciar durante o deslocamento para a ocorrência, baseada nas informações prévias recebidas na chamada. Essa avaliação deve considerar as ocorrências anteriores no mesmo local, a necessidade de acionamento de outros serviços de emergência da área de segurança pública, como policiais, unidades adicionais do departamento de emergência e outros recursos, incluindo equipes de bombeiros e de resgate especializada.

2. A prioridade ao chegar ao local de um incidente é realizar uma avaliação geral. Essa avaliação

envolve (1) identificar quaisquer ameaças que exijam atenuação imediata para estabelecer que a cena esteja suficientemente segura para a entrada dos profissionais do APH, (2) garantir a segurança dos profissionais de atendimento pré-hospitalar e das vítimas e (3) determinar a necessidade (se houver) de alterações no tipo de abordagem do paciente com base nas condições atuais. Os problemas identificados nessa avaliação devem ser resolvidos antes de iniciar a avaliação individual dos pacientes. Em algumas situações, como em situações envolvendo agressões ou em exposições a materiais perigosos, esse processo de avaliação se torna ainda mais crítico, podendo alterar a forma e o tipo de abordagem e atendimento da vítima a serem realizados.

A avaliação e a reavaliação da cena são processos contínuos e não devem ser feita uma única vez. Deve-se prestar atenção contínua ao ambiente e à situação que ocorre ao redor dos profissionais de atendimento pré-hospitalar. Uma cena inicialmente considerada segura pode mudar rapidamente, e todos os socorristas devem estar prontos para seguir os passos adequados para continuar garantindo sua segurança em caso de mudança na situação.

3. A avaliação global da cena vai ajudar a determinar se há múltiplas vítimas. Se a cena envolver mais de uma vítima, a situação será classificada como acidente com múltiplas vítimas ou incidente com vítimas em massa (IVM). Os IVMs são discutidos adiante, no Capítulo 17, "Gerenciamento de Desastres". Em um IVM, o número de pacientes excede os recursos disponíveis e a prioridade imediata muda de foco. Em vez de todos os recursos para as vítimas com lesões mais graves, a prioridade passa a ser direcionar todos os recursos para salvar o maior número de vítimas. Uma forma rápida de triagem inicial (discutida na seção final deste capítulo) ajuda a identificar e a priorizar, no caso de múltiplas vítimas, as que devem ser tratadas primeiro. A ordem de atendimento das vítimas segue o seguinte princípio: (a) condições que podem resultar em morte imediata, (b) condições que podem resultar na perda de membro e (c) todas as outras condições que não ameaçam a vida nem os membros.

Avaliação da Cena

A avaliação da cena começa na recepção do chamado quando as informações devem ser coletadas e processadas, questionando o solicitante ou obtendo as informações fornecidas por outras unidades e serviços que já estejam na cena. A Central de Regulação transmite as informações iniciais sobre o incidente e as vítimas para as equipes de APH.

Durante o trajeto até a cena, uma boa comunicação pode fazer a diferença entre uma cena controlada e uma cena caótica. Manter a consciência situacional é fundamental e envolve boas habilidades de observação, percepção e comunicação.

O processo de coleta de informações no local começa quando o profissional de APH chega ao incidente. Antes de fazer contato com a vítima, o profissional deve avaliar a cena da seguinte forma:

1. Obter uma impressão geral da situação e da segurança da cena, observando se há alguma ameaça imediata de dano à equipe ou ao paciente
2. Observar a causa (mecanismo) e as consequências do incidente (como uma estrutura enfraquecida, número de vítimas)
3. Observar familiares e testemunhas

A aparência da cena ajuda a criar uma impressão que influencia toda a avaliação e serve como base para fins de reconhecimento situacional. Muitas informações são coletadas por meio de simples observação, escuta e obtenção do máximo possível de informações.

É essencial perceber que as condições da cena podem mudar rapidamente, assim como a condição do paciente pode melhorar ou piorar, portanto, o monitoramento contínuo da cena é fundamental. Deixar de reavaliar como a cena pode mudar pode resultar em consequências graves tanto para a equipe de atendimento pré-hospitalar como para a vítima.

A avaliação da cena abrange dois componentes principais: segurança e situação.

Segurança

A principal consideração na abordagem de qualquer cena é a segurança de *todos* os profissionais de emergência. Se os profissionais de APH se tornarem vítimas, não conseguirão mais ajudar as outras pessoas feridas, além de aumentarem o número de vítimas. Pode ser necessário adiar o atendimento das vítimas até que a cena esteja suficientemente segura para que o serviço de APH possa entrar sem riscos desnecessários. As preocupações relacionadas à segurança variam desde eventos comuns, como a exposição a fluidos corporais ou a material infeccioso, até eventos raros, como a exposição a armas químicas utilizadas em guerras. As pistas para riscos e perigos potenciais na cena incluem não apenas as óbvias, como veículos operando em uma rodovia movimentada, o som de tiros ou a presença de sangue ou outros fluidos corporais, mas também achados mais sutis, como odores ou fumaça.

A segurança da cena engloba a segurança dos socorristas e a segurança da vítima. Em geral, as vítimas em uma situação perigosa devem ser levadas antes até uma área segura, para posteriormente serem submetidas a avaliação e tratamento e podem precisar de algum tipo de intervenção, como descontaminação, antes de uma avaliação abrangente. As condições que representam ameaças para a segurança do paciente ou dos socorristas incluem superfícies escorregadias, fogo, queda de linhas elétricas, explosivos, materiais perigosos (incluindo fluidos corporais, tráfego, inundações e armas) e condições ambientais. Além disso, ainda pode haver um agressor na cena que pode representar uma ameaça ao paciente, aos socorristas ou às testemunhas. No entanto, é importante observar que as situações que envolvem um atirador ativo, o trabalho coordenado entre o SE e os policiais para a entrada na cena assim que for razoavelmente possível melhora a sobrevida das vítimas.

Situação

A avaliação da situação ocorre após a avaliação da segurança. A análise da situação inclui questões que podem afetar a forma como o profissional de atendimento pré-hospitalar faz a abordagem da vítima, bem como preocupações específicas do acidente relacionadas diretamente com aquela vítima. As questões que devem ser consideradas ao avaliar os problemas impostos por uma determinada situação incluem:

- O que realmente aconteceu na cena? Quais eram as circunstâncias que levaram à lesão? A lesão foi intencional ou não intencional?
- Quem solicitou a ajuda e por que a solicitou?
- Qual foi o mecanismo de trauma? (Ver o Capítulo 4, "A Física do Trauma".) A maioria das lesões das vítimas pode ser prevista com base na avaliação e na compreensão da cinemática do trauma envolvida no incidente.
- Quantas pessoas estão envolvidas, e que idade elas têm?
- Há necessidade de mais unidades de emergência para o gerenciamento da cena, tratamento ou transporte da vítima?
- Há necessidade de outras equipes ou recursos (p. ex., policiais, bombeiros, companhia elétrica)?
- Há necessidade de equipamentos especiais de extração ou resgate?
- Há necessidade de transporte por helicóptero?
- Há necessidade de um médico para ajudar na triagem ou no atendimento das vítimas na cena?
- Algum problema de saúde pode ter desencadeado o trauma (p. ex., uma colisão veicular resultante de um ataque cardíaco ou acidente vascular cerebral do motorista)?

As questões de segurança e a situação se inter-relacionam e se sobrepõem; muitos tópicos de segurança são específicos em determinadas situações e algumas situações impõem graves riscos à segurança. Essas questões são discutidas com mais detalhes nas próximas seções.

Problemas de Segurança
Segurança do Tráfego

A maioria dos socorristas que morreram ou se feriram envolveram-se em acidentes de trânsito.[1] Embora a maioria desses óbitos e lesões esteja diretamente relacionada a colisões de ambulâncias durante o deslocamento para o local do acidente (fase de resposta), um subgrupo ocorre no local durante o atendimento a um acidente automobilístico. Muitos fatores podem resultar em morte ou lesão de profissionais de atendimento pré-hospitalar na cena de um acidente automobilístico (**Figura 5-1**). Alguns fatores, como as condições climáticas ou o traçado das rodovias, não podem ser mudados; porém, o profissional pode estar ciente de que essas condições existem e deve atuar de maneira apropriada para mitigar os perigos presentes nessas situações.

Condições Climáticas/Iluminação

Socorristas realizam muitos atendimentos a acidentes automobilísticos à noite e em condições climáticas adversas. Complexidades adicionais podem incluir gelo e neve durante os meses de inverno ou outras condições climáticas como neblina, chuva intensa ou tempestades de areia em que os motoristas que estão trafegando podem não conseguir enxergar ou parar a tempo de evitar uma colisão com os socorristas ou veículos de emergência estacionados na cena.

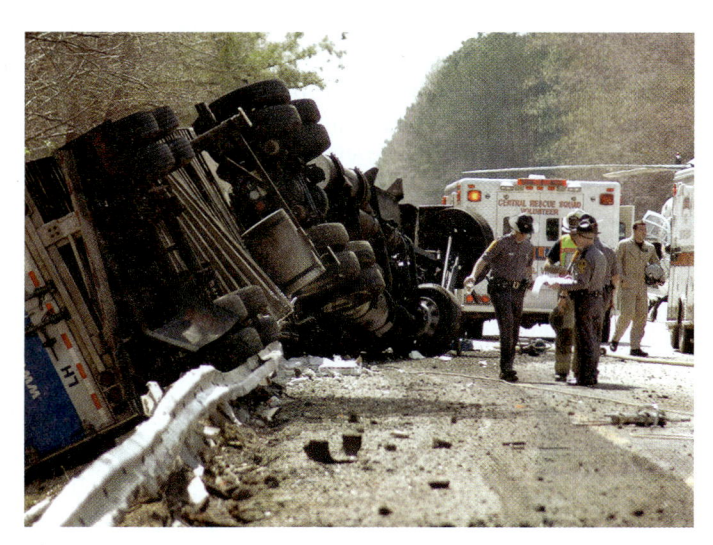

Figura 5-1 Um número significativo de profissionais de atendimento pré-hospitalar que sofreram lesão ou morreram estavam trabalhando na cena de um acidente de trânsito.

Traçado da Rodovia

As rodovias de alta velocidade e as pistas expressas tornaram o tráfego mais eficiente, mas, quando ocorre uma colisão, o engarrafamento resultante cria situações perigosas para todos os socorristas. Viadutos, subidas nas rodovias e ultrapassagens podem limitar a visão do motorista para o que está adiante. O motorista pode subitamente encontrar veículos parados e socorristas na estrada. Os policiais podem ser relutantes em relação ao fechamento completo de uma via expressa e se esforçam para tentar manter o fluxo de tráfego em movimento. Embora possa parecer que essa abordagem produza maior perigo para os socorristas, ela pode evitar outras colisões traseiras causadas pelo engarrafamento de veículos.

As estradas rurais apresentam um conjunto único de problemas. Embora o volume de tráfego seja muito menor do que nas rodovias urbanas, a natureza sinuosa, estreita e montanhosa de algumas dessas estradas impede que os motoristas visualizem um acidente de trânsito até que estejam perigosamente próximos dele. Além disso, as estradas rurais podem não ter uma manutenção tão boa quanto as de áreas urbanas, resultando em condições escorregadias por muito tempo após uma tempestade e pegando de surpresa os motoristas desavisados. Áreas isoladas de neve, gelo ou neblina que causaram o acidente podem ainda estar presentes, causando atraso na chegada dos socorristas e resultando em condições não ideais para os outros motoristas.

Estratégias para Redução de Risco

Os profissionais de atendimento pré-hospitalar socorristas atendem ocorrências em qualquer horário do dia e em qualquer condição climática, sendo assim, eles devem seguir etapas para a redução do risco de se tornarem uma vítima enquanto trabalham no local de um acidente de trânsito. A melhor maneira é limitar o número de profissionais, particularmente em vias expressas. O número de pessoas no local do acidente deve ser apenas o necessário para realizar as tarefas. Por exemplo, ter três ambulâncias e um veículo supervisor em uma cena com apenas um paciente aumenta, de maneira drástica, o risco de um profissional ser atingido por um veículo que esteja passando.

Roupas Refletivas

Na maioria dos casos em que os profissionais de APH são atingidos por veículos, os motoristas afirmaram não ter enxergado o profissional na estrada. Para aumentar a visibilidade, roupas de segurança de alta visibilidade devem ser usadas em todas as cenas de acidente automobilístico, de dia ou de noite. Alguns órgãos têm uma política de

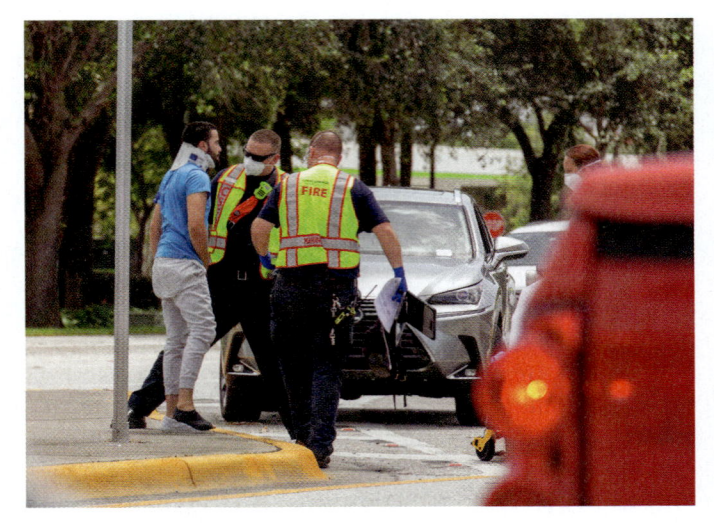

Figura 5-2 Os coletes refletivos Classe 2 e Classe 3 do American National Standards Institute oferecem uma medida de segurança para aqueles que estão respondendo a um acidente na estrada.
© YES Market Media/Shutterstock

"botas no chão, use coletes de alta visibilidade", exigindo que a equipe de APH use seus coletes de alta visibilidade ao sair do veículo em todas as ocorrências. A National Fire Protection Association (NFPA), a Occupational Safety and Health Administration (OSHA) e a International Safety Equipment Association têm padrões para o uso de uniformes com faixas refletivas no trabalho em estradas. A OSHA tem três níveis de proteção para os trabalhadores de estradas, com o nível mais alto (nível 3) sendo usado à noite em rodovias de alta velocidade. A Federal Highway Administration determina que todos os trabalhadores, incluindo todos os socorristas, usem uniformes refletivos no padrão do American National Standards Institute (ANSI) Classe 2 ou Classe 3 (**Figura 5-2**) ao atenderem a um acidente em uma rodovia federal. Os padrões do ANSI podem ser alcançados pela fixação de material refletivo na parte externa do casaco ou vestindo uma roupa refletiva aprovada.

Posicionamento do Veículo e Dispositivos de Alerta

A disposição dos equipamentos na ambulância também é importante para a segurança. Os equipamentos devem ser posicionados de maneira que possam ser pegos sem que o socorrista fique exposto ao tráfego. As agências de APH geralmente têm políticas e procedimentos específicos sobre como e onde estacionar os veículos na cena. Em alguns sistemas coordenados de APH, um veículo "tampão", como um carro de bombeiros, pode ser usado para bloquear uma pista.

O comandante do incidente ou o oficial de segurança deve garantir que os veículos de socorro sejam colocados

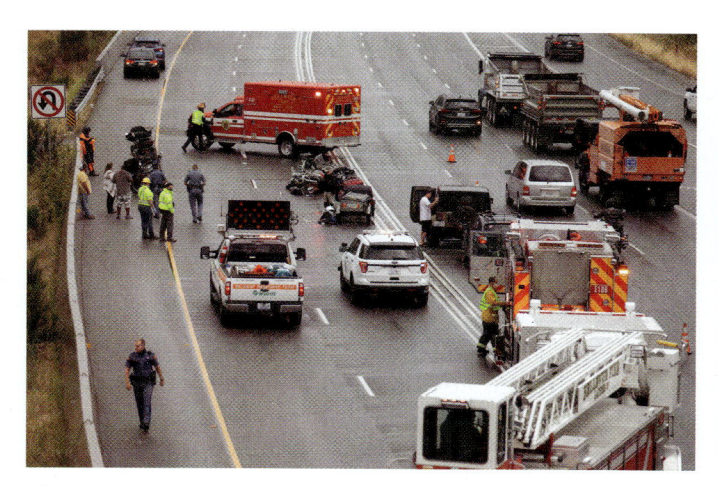

Figura 5-3 Posicionamento correto de um veículo de emergência.

© VDB Photos/Shutterstock

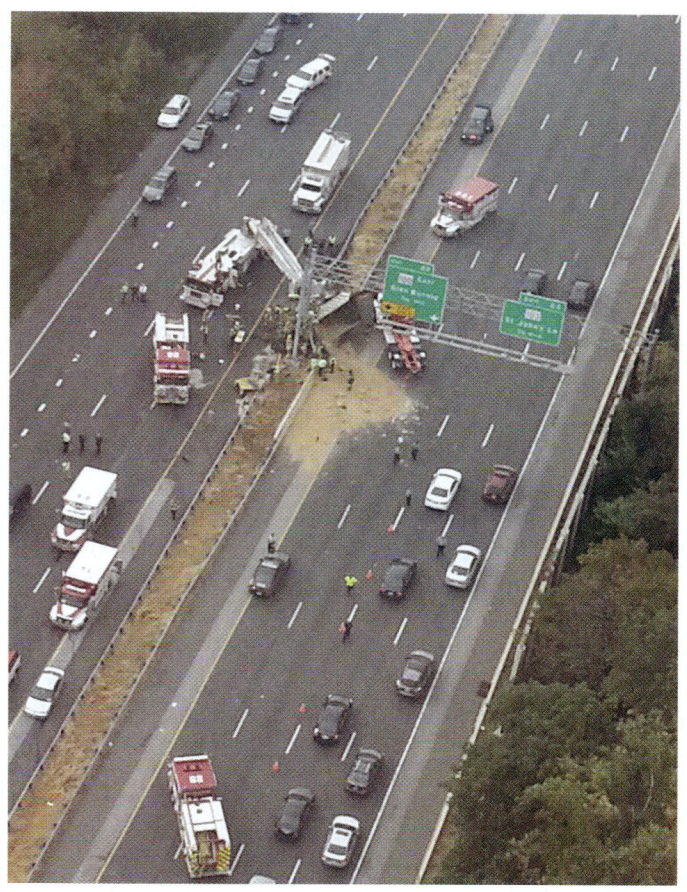

Figura 5-4 Posicionamento de dispositivos de orientação de tráfego.

Cortesia de Andrew Pollak, MD.

nas melhores posições para a proteção dos profissionais de atendimento pré-hospitalar. É importante que os primeiros veículos de emergência que chegam ao local "tomem conta" do acidente (**Figura 5-3**). Embora o posicionamento da ambulância atrás da cena não facilite o embarque da vítima, protege os profissionais e as vítimas em relação ao tráfego. À medida que outros veículos de emergência forem chegando, geralmente devem ser posicionados no mesmo lado da estrada que o acidente. Esses veículos devem ser posicionados mais distante (antes) do acidente para chamar a atenção dos motoristas antes mesmo de chegarem à cena.

As luzes de alerta, especialmente os sistemas de aviso de emergência que incorporam o piscar dos faróis altos do veículo, devem ser desligados de maneira a não ofuscar os motoristas que se aproximam, a menos que sejam necessárias para iluminar a cena. O número de luzes de alerta na cena deve ser avaliado; luzes demais podem servir apenas para confundir os motoristas que se aproximam. Muitos departamentos usam sinais de alerta dizendo "Acidente adiante" para dar amplo alerta para os motoristas. Sinalizadores ou bastões de luz podem ser posicionados para alertar e direcionar o tráfego; porém, deve-se ter cuidado ao usá-los em condições de clima seco para evitar incêndios nas vegetações. Os cones refletivos podem servir para desviar o fluxo de veículos para outras pistas, diferente daquela que está sendo utilizada para atender a emergência (**Figura 5-4**).

Os profissionais devem permanecer atentos à segurança durante todas as fases das operações na estrada. Isso inclui desobstruir todas as direções antes de sair do veículo. Nunca sair de uma ambulância pelo compartimento traseiro usando a porta lateral ao longo das vias de tráfego ativo. Se for necessário, use a porta traseira e olhe pela

janela antes de abrir a porta. Sempre mantenha três pontos de contato ao sair de um veículo de emergência, assim como ao sair de uma escada. Os três pontos de contato são o corrimão, a porta e o degrau = 2 mãos + 1 pé = 3 pontos de contato com o veículo.

Se for necessário desviar o tráfego, os policiais ou as equipes com treinamento especial em controle do tráfego devem realizar essa tarefa de modo que os socorristas possam se concentrar no atendimento da vítima. O fornecimento de instruções confusas ou contraditórias aos motoristas criam outros riscos à segurança. As melhores situações são criadas quando o tráfego não é bloqueado e o fluxo de veículos pode ser mantido ao redor da emergência.

Educação em Segurança do Trânsito

Vários programas educacionais estão disponíveis e foram projetados para educar os socorristas em relação a operações seguras na cena de um acidente de trânsito. Cada agência de APH deve verificar com sua agência estadual de SE, com a National Highway Traffic Safety Administration (NHTSA) ou com a OSHA a disponibilidade local desses programas para incorporá-los em seus programas anuais de treinamentos obrigatórios. O Curso de Segurança para SE da The National Association of Emergency Medical Technicians (NAEMT) prepara os socorristas para desenvolverem uma mentalidade de segurança e promoverem uma cultura de segurança em seus órgãos, independentemente de os profissionais estarem respondendo e operando no local de acidentes com veículos violentos ou durante chamadas de rotina na comunidade.

Violência

Todas as chamadas têm o potencial de colocar o profissional de atendimento pré-hospitalar em um ambiente emocionalmente carregado. Algumas agências de APH têm uma política que exige a presença da polícia antes que os profissionais entrem em uma cena de violência constatada. Mesmo uma cena que pareça não ameaçadora tem o potencial de tornar-se violenta; assim, os profissionais de atendimento pré-hospitalar devem sempre estar alertas para indícios sutis que possam sugerir uma mudança na situação. A vítima, a família ou as outras pessoas na cena podem não conseguir perceber a situação de maneira racional. Essas pessoas podem pensar que o tempo de resposta foi muito longo, podem ser demasiadamente sensíveis a palavras ou ações e podem compreender errado a abordagem padronizada e sistemática da avaliação do paciente. Manter condutas confiantes e profissionais e ao mesmo tempo demonstrar respeito e preocupação é importante para ganhar a confiança da vítima e controlar a cena.

É importante que as equipes de APH treinem para *observar* a cena. Isso inclui aprender a observar quantas pessoas estão na cena e sua localização, o movimento de testemunhas chegando e saindo da cena e quaisquer indicadores de estresse ou tensão, reações inesperadas ou incomuns à presença da equipe, além de outros sentimentos instintivos que possam eventualmente surgir. Deve-se observar sempre as mãos de pacientes e testemunhas, pois são as mãos de alguém que representam um dos maiores riscos à segurança. Procure sinais de que alguém está portando uma arma, roupas usadas fora da estação adequada ou roupas muito grandes que poderiam facilmente esconder uma arma. Siga as pessoas quando necessário para encontrar um paciente, em vez de deixá-las ficar atrás de você, onde não é possível observar facilmente as ações delas. Se for percebida alguma ameaça, deve-se estar preparado para sair imediatamente do local. Pode ser necessário completar a avaliação da vítima ou um procedimento no interior da ambulância. A segurança dos profissionais de atendimento pré-hospitalar é a maior prioridade. É essencial ter sempre uma estratégia de saída ou escape que, quando possível, inclua uma maneira alternativa de evacuar o local.

Considere a seguinte situação: você e seu parceiro estão na sala de estar da casa de uma vítima. Enquanto seu parceiro verifica a pressão arterial da vítima, uma pessoa aparentemente intoxicada entra na sala pelos fundos da casa. Ela parece raivosa e você nota o que parece ser o cabo de uma arma saindo da cintura de suas calças. Seu parceiro não vê nem ouve essa pessoa entrar na sala, pois está focado na vítima. A pessoa suspeita começa a questionar sua presença e está extremamente agitada devido ao seu uniforme e ao seu distintivo. As mãos dela se movem repetidamente em direção à cintura e depois se afastam. Ela começa a andar de um lado para o outro e a balbuciar palavras que você não entende. Como você e seu parceiro podem estar preparados para esse tipo de situação?

Controle de Cena Violenta

Os parceiros devem discutir e concordar sobre métodos para o atendimento de uma vítima ou de uma testemunha violenta. As tentativas de desenvolver um processo durante o evento são propensas ao fracasso. Os parceiros podem usar uma abordagem *"hands-on/hands-off"* (com ou sem as mãos, ou intervenção direta), além de palavras em código e sinais manuais para serem usados no caso de emergências.

- O papel do profissional de atendimento pré-hospitalar *"com as mãos"* é se encarregar da avaliação do paciente, dando a atenção necessária a ele. O profissional *"sem as mãos"* fica atrás observando a cena, interagindo com familiares e testemunhas, coletando informações necessárias e criando melhores condições de acesso e saída. Fundamentalmente, o profissional que não toca no paciente está monitorando a cena para ambos os profissionais, de modo que a pessoa que está tocando o paciente possa se concentrar exclusivamente no paciente. Se ambos os profissionais de atendimento pré-hospitalar estiverem com toda a sua atenção voltada para o paciente, a cena pode se tornar rapidamente ameaçadora e pistas precoces podem ser perdidas. Quando um profissional começa a interagir com o paciente e a avaliá-lo, o outro profissional pode manter a consciência situacional, observar a cena e intervir precocemente caso surja um problema de segurança. A manutenção de uma consciência situacional elevada pode fazer com que os profissionais de atendimento pré-hospitalar ganhem tempo para decidir como reagir em uma situação de violência.
- Uma *palavra em código* predeterminada e *sinais manuais* permitem que os parceiros avisem sobre uma ameaça sem alertar os outros sobre suas preocupações. Por exemplo, um profissional de APH percebe

que o parceiro do paciente está mexendo de forma suspeita em um armário para pegar algo e usa uma palavra de código para comunicar o perigo em potencial ao outro profissional. Esse aviso prévio pode dar a ambos os profissionais tempo para reagir e sinalizar sutilmente para pedir ajuda ou fugir sem levantar a suspeita do possível agressor. Isso só será eficaz se os dois profissionais de APH se lembrarem da palavra-código e tiverem praticado a implementação.

Há vários métodos para lidar com uma cena que se torna perigosa, incluindo:

1. *Não esteja lá.* Ao ser despachado para atender em uma cena sabidamente violenta, posicione-se em um local seguro até que a cena tenha se tornado segura e os policiais tenham dado a liberação para a entrada dos socorristas.

2. *Retire-se.* Se ocorrerem ameaças na chegada à cena, faça uma retirada tática até o veículo e abandone a cena. Posicione-se em local seguro e notifique as pessoas corretas.

3. *Desarme.* Se uma cena se tornar perigosa durante o atendimento da vítima, tente conversar para reduzir a tensão e a agressão (enquanto se prepara para deixar a cena).

4. *Defenda-se.* Como último recurso, os profissionais de atendimento pré-hospitalar podem considerar a necessidade de se defender. É importante que esses esforços sejam feitos para "se liberar e sair". Não se deve tentar perseguir nem dominar uma pessoa agressiva. Certifique-se de que as autoridades policiais tenham sido avisadas e de que estejam respondendo.

O Agressor Ativo

As situações que envolvem um atirador ou agressor ativo se tornaram mais frequentes. Para melhorar os desfechos das vítimas em relação a lesões sofridas durante esses tipos de acidentes, há uma tendência crescente para que os serviços de APH atuem em parceria com os colegas policiais para a entrada nessas cenas muito mais precocemente do que ocorreria normalmente. Nesses casos, uma equipe de abordagem entra na cena para encontrar e neutralizar a ameaça. Uma equipe conjunta de APH e policiais acompanha a equipe de abordagem para identificar e começar a tratar rapidamente as vítimas. (Ver o Capítulo 22, "Suporte Médico de Emergência Tático Civil" (TEMS), para mais informações.) É importante observar que esses programas exigem planejamento, treinamento e coordenação abrangentes. Não é recomendável a formação de equipes híbridas improvisadas de APH e policiais que não tenham sido especialmente treinados e capacitados.

Questões na Cena

Há várias questões na cena que podem afetar profundamente o atendimento que os profissionais de cuidados pré-hospitalar conseguem oferecer para uma vítima.

Cenas de Crimes

Os pacientes com traumas encontrados pelos profissionais de atendimento pré-hospitalar podem ter sofrido lesões intencionais. Além de tiros e facadas, as vítimas podem ter sofrido agressões com socos, objetos ou tentativas de estrangulamento. Em outros casos, as vítimas podem ter sido intencionalmente atingidas por um veículo ou empurradas de uma estrutura ou para fora de um veículo em movimento, resultando em lesão significativa. Mesmo um acidente de trânsito pode ser considerado uma cena de crime caso um dos motoristas estiver dirigindo sob a influência de álcool ou drogas, dirigindo de maneira perigosa, acelerando ou enviando mensagens de texto enquanto dirige.

No atendimento dessas vítimas, a equipe de socorristas costuma interagir com policiais (**Figura 5-5**). Embora tanto o serviço de APH como a polícia compartilhem o objetivo de preservar a vida, algumas vezes o papel dessas duas instituições pode entrar em conflito em uma cena de crime. A equipe de APH se concentra na necessidade de acesso à vítima para verificar os sinais de vida e de viabilidade, enquanto os policiais se preocupam em preservar as evidências na cena do crime ou em prender o agressor.

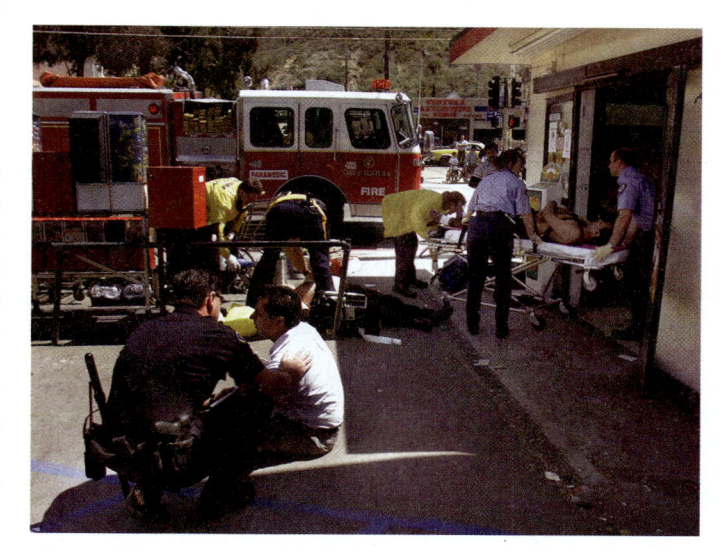

Figura 5-5 Os profissionais de atendimento pré-hospitalar frequentemente são chamados para atender pacientes na cena de um crime e devem colaborar com a polícia na preservação das evidências. Evite a perturbação de uma cena de crime, mas nunca às custas do atendimento ao paciente.

A polícia e a investigação criminal nunca devem impedir o atendimento adequado da vítima. Se a cena precisar ser alterada de qualquer maneira para a avaliação ou atendimento da vítima, é imperativo que haja a documentação, comunicação e o acompanhamento com as agências de investigação policiais. Deve-se fazer um esforço para minimizar qualquer perturbação desnecessária de uma cena de crime, mas nunca de forma a comprometer ou atrasar o atendimento ao paciente.

Ao desenvolver a conscientização sobre a abordagem geral usada pela polícia em uma cena de crime, os profissionais de atendimento pré-hospitalar podem não apenas ajudar sua vítima, mas também cooperar mais efetivamente com a equipe de polícia, levando à prisão do agressor. Na cena de um crime importante (p. ex., homicídio, morte suspeita, estupro, morte no trânsito), a maioria das agências policiais coleta e processa as evidências. Em geral, a equipe de polícia realiza as seguintes funções:

- Analisa a cena para identificar todas as evidências, incluindo armas e cartuchos de munições.
- Fotografa a cena.
- Faz um esboço da cena.
- Cria um registro de todas as pessoas que entraram na cena.
- Conduz uma busca mais detalhada da cena inteira à procura de potenciais evidências.
- Procura e coleta traços de evidências, que variam desde impressões digitais até itens que podem conter evidências de DNA (p. ex., bitucas de cigarro, fios de cabelo, fibras de roupas).

Os investigadores policiais acreditam que qualquer pessoa que entre em uma cena de crime traz algum tipo de evidência para a cena e, sem saber, remove alguma evidência da cena. Para resolver um crime, o objetivo de um detetive é identificar a evidência depositada e removida pelo criminoso. Para conseguir isso, os investigadores devem considerar qualquer evidência deixada ou removida por outros oficiais de polícia, equipe de APH, cidadãos e qualquer outra pessoa que possa ter entrado na cena. Os profissionais de saúde pré-hospitalar em uma cena de crime que não forem cuidadosos podem romper, destruir ou contaminar evidências vitais, dificultando a investigação criminal.

Algumas vezes, os profissionais de atendimento pré-hospitalar chegam a uma cena potencial de crime antes da polícia. Se a vítima estiver em óbito evidente, devem sair do local com cuidado sem tocar em nenhum item, aguardando a chegada da polícia. Embora eles prefiram que a cena de um crime não seja violada, os investigadores reconhecem que, em algumas situações, os profissionais devem virar um corpo ou mover objetos na cena do crime para avaliar uma vítima e determinar sua viabilidade. Se precisarem transportar uma vítima ou mover um corpo ou outros objetos na cena antes da chegada da polícia, em geral, os investigadores vão querer saber:

- Quando as alterações foram feitas na cena?
- Qual foi o propósito do movimento?
- Quem fez as alterações?
- Em que momento a morte do paciente foi identificada pela equipe de APH?

Se os profissionais de atendimento pré-hospitalar entrarem na cena de um crime antes da polícia, os investigadores podem querer entrevistá-los e tomar um depoimento formal dos profissionais em relação às suas ações ou observações. Os profissionais nunca devem ficar alarmados ou preocupados em relação a essas solicitações. O propósito da entrevista não é criticar as ações dos profissionais, mas sim obter informações que possam ser úteis para o investigador na solução do caso. Os investigadores podem solicitar a tomada das impressões digitais dos profissionais se algum item na cena do crime tiver sido tocado ou manuseado pelos profissionais sem luvas.

O manuseio adequado das roupas de uma vítima pode preservar evidências importantes. Se a roupa de uma vítima precisar ser removida, os oficiais de polícia e os peritos médicos preferem que os profissionais de atendimento pré-hospitalar evitem cortá-las através de orifícios de projéteis ou facas na roupa. Se a roupa for cortada, os investigadores podem perguntar sobre quais alterações foram feitas nas roupas, quem fez as alterações e por que as alterações foram feitas. Qualquer roupa que seja removida deve ser colocada em um saco de papel (não de plástico) e entregue aos investigadores.

Uma questão final importante envolvendo vítimas de crimes violentos é o valor de qualquer declaração feita pela vítima enquanto estiver sob os cuidados dos profissionais de atendimento pré-hospitalar. Algumas vítimas, considerando a natureza crítica de suas lesões, podem dizer aos profissionais quem as provocou. Essa informação deve ser documentada e transmitida aos investigadores. Se possível, os profissionais devem informar aos policiais sobre a natureza crítica das lesões de uma vítima de modo que um oficial juramentado possa estar presente no caso de o paciente ser capaz de fornecer alguma informação relacionada ao criminoso. Isso é chamado de "declaração de morte".

Materiais Perigosos

O risco em relação à exposição a materiais perigosos não é tão simples como reconhecer os ambientes com potencial de exposição a materiais perigosos. Os materiais perigosos estão por toda parte no mundo moderno. Cada vez mais, veículos, construções e residências contêm materiais perigosos. Além dos materiais perigosos, essa discussão se aplica igualmente a armas de destruição em massa. Como esses perigos existem de maneiras tão variadas, todos os profissionais devem obter um nível mínimo de conscientização com o treinamento para o manejo de materiais perigosos. Materiais perigosos são geralmente abreviados como *HazMat*.

Há quatro níveis comuns de treinamento em materiais perigosos:

- **Conscientização**. Este é o primeiro dos quatro níveis de treinamento disponíveis para os socorristas, sendo projetado para fornecer um nível básico de conhecimento sobre acidentes com materiais perigosos.
- **Operações**. O treinamento em nível de operações é útil para todos os socorristas, pois fornece o treinamento e o conhecimento para ajudar no controle de eventos com materiais perigosos. Esses socorristas são treinados para definir os perímetros e as zonas de segurança, limitando o tamanho do evento.
- **Técnico**. Os técnicos são treinados para trabalhar dentro da área de perigo e interromper o vazamento de materiais perigosos.
- **Especialista**. Este nível avançado indica que o socorrista adquiriu experiência no gerenciamento e na resposta a um evento com materiais perigosos.

Avaliação da Cena

Como a prioridade em qualquer cena é a segurança dos profissionais de atendimento pré-hospitalar, uma primeira etapa importante é avaliar o local quanto ao potencial para exposição a materiais perigosos. A informação dada no despacho pode estabelecer alto índice de suspeição em relação a materiais perigosos. Uma chamada envolvendo um grande número de vítimas que apresentam sintomas semelhantes (como dificuldade respiratória ou convulsões) deve levantar a possibilidade de exposição a materiais perigosos.

Após o conhecimento de que a cena envolve materiais perigosos, o foco deve mudar para a segurança da cena e para a obtenção da ajuda apropriada para isolar de maneira segura a área envolvida, removendo e descontaminando os pacientes e as pessoas expostas. A regra geral é "Se a cena não estiver segura, torne-a segura". Se o profissional de atendimento pré-hospitalar não conseguir deixar a cena segura, deverá obter ajuda. O Emergency Response Guidebook (ERG), produzido pelo U.S. Department of Transportation, ou o contato com um serviço de resposta a emergências químicas, são úteis na identificação de potenciais perigos (**Figura 5-6**). O ERG (e seu aplicativo associado) utiliza um sistema simples que permite a identificação de um material conforme seu nome ou número de identificação. Depois, o texto encaminha o leitor para uma página que fornece informações básicas sobre

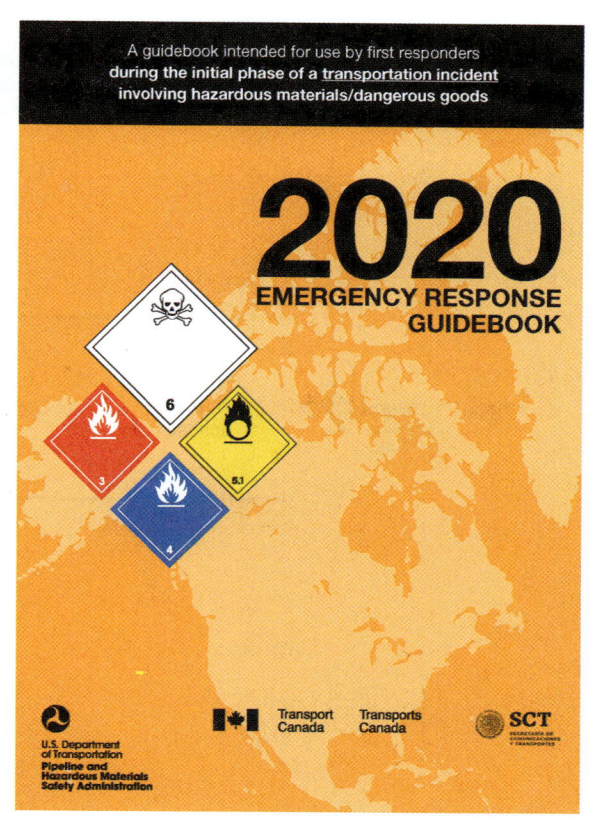

Figura 5-6 O Emergency Response Guidebook (ERG), produzido pelo U.S. Department of Transportation, fornece informações fundamentais para a cena de um possível acidente envolvendo produtos perigosos. O ERG também está disponível como aplicativo para smartphones.

U.S. Department of Transportation, Transport Canada, and Secretariat of Communications and Transport of Mexico. 2020 Emergency Response Guidebook. Pipeline and Hazardous Mate-rials Safety Administration, U.S. Department of Transportation, 2020. https://www.phmsa.dot.gov/sites/phmsa.dot.gov/files/2021-01/ERG2020-WEB.pdf

distâncias seguras para os socorristas, riscos para a vida e incêndios, além das prováveis queixas dos pacientes.

Deve-se usar binóculo para a leitura de rótulos à distância; se os rótulos puderem ser lidos sem o uso de dispositivos visuais, o profissional está perto demais e provavelmente exposto. Uma boa regra é: se o seu polegar com o braço estendido não cobrir toda a cena do incidente, você está perto demais.

Em cenas com produtos perigosos, a segurança do local deve ser garantida: "Ninguém entra, ninguém sai". A área de atuação da equipe deve estar contra o vento e instalada a uma distância segura do perigo. A entrada e a saída da cena devem ser bloqueadas até a chegada dos especialistas em produtos perigosos. Na maioria dos casos, o atendimento à vítima começa quando esta é descontaminada e entregue aos profissionais de atendimento pré-hospitalar.

É importante que o profissional de atendimento pré-hospitalar compreenda o sistema de comando e a

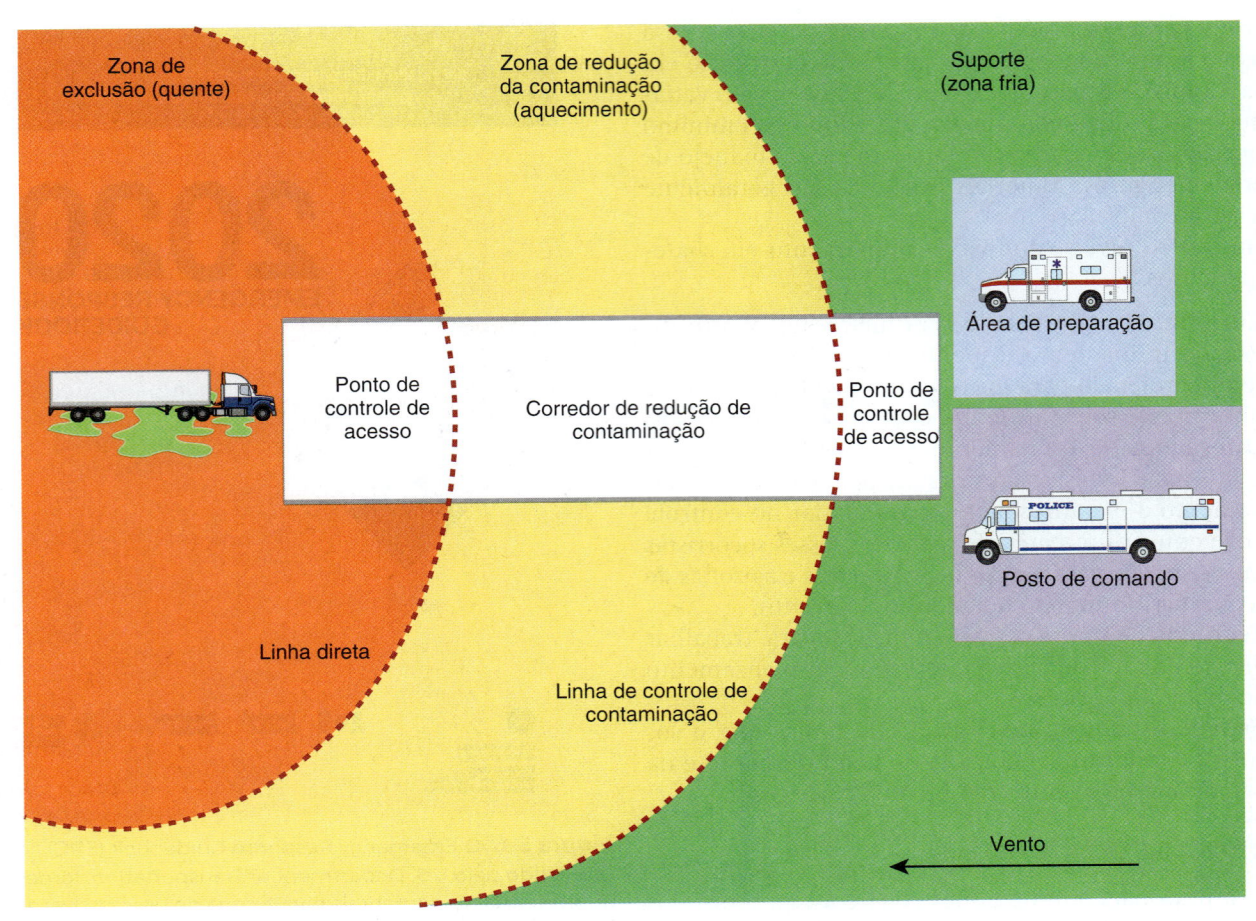

Figura 5-7 A cena de um incidente envolvendo arma de destruição em massa ou produtos perigosos costuma ser dividida em zonas quente, morna e fria.

© National Association of Emergency Medical Technicians (NAEMT)

estrutura das zonas de trabalho em uma operação com produtos perigosos (**Figura 5-7**). A cena de um incidente envolvendo uma arma de destruição em massa ou de materiais perigosos costuma ser dividida em zonas quente (ameaça direta), morna (ameaça indireta) e fria. Para uma descrição das funções de cada zona, ver o Capítulo 18, "Explosões e Armas de Destruição em Massa".

Na cena de incidentes de materiais perigosos grandes e mais complexos, o pessoal do APH também será frequentemente solicitado a fornecer serviços de suporte e espera médica de emergência para os membros da equipe de materiais perigosos que entrarão na zona de risco.

Armas de Destruição em Massa

O atendimento em uma cena envolvendo armas de destruição em massa (ADM) tem preocupações relacionadas à segurança e a outros aspectos semelhantes à resposta a uma cena que envolva produtos perigosos, conforme discutido anteriormente.

Toda cena que envolva múltiplas vítimas, especialmente se apresentarem sintomas ou achados semelhantes, ou que tenha sido relatada como resultado de uma explosão deve desencadear duas questões: (1) Havia uma ADM envolvida? (2) Poderia haver um dispositivo secundário visando causar dano aos socorristas? (Para mais detalhes, ver o Capítulo 18, "Explosões e Armas de Destruição em Massa".)

Para evitar se tornar uma vítima, o profissional de atendimento pré-hospitalar deve abordar essas cenas com extrema cautela e resistir à urgência no cuidado das vítimas. Em vez disso, o profissional deve abordar a cena a partir de uma posição contra o vento e reservar um momento para parar, olhar e ouvir procurando indícios da possível presença de uma ADM. Derramamentos evidentes de material úmido ou seco, vapores visíveis e fumaça devem ser evitados até que a natureza do material tenha sido definida. Nunca se deve entrar em espaços fechados ou confinados sem treinamento e equipamentos de proteção individual (EPIs) adequados. (Para mais detalhes sobre EPIs para produtos perigosos e incidentes com

ADM, ver o Capítulo 18, "Explosões e Armas de Destruição em Massa".)

Quando uma ADM for uma causa possível, o profissional de atendimento pré-hospitalar deve seguir todas as etapas adequadas para a autoproteção e para a proteção de outros socorristas que chegarem à cena. Essas etapas incluem o uso de EPIs apropriados para a função e o nível individual de treinamento do profissional. Por exemplo, os socorristas responsáveis por entrar na zona quente devem usar o nível mais alto de proteção cutânea e respiratória; na zona fria, as precauções-padrão serão suficientes na maioria dos casos. A informação de que pode se tratar de um acidente com ADM deve ser retransmitida à central para que alerte os socorristas de todos os outros serviços que estejam indo para a cena. As áreas de preparação para outros equipamentos, socorristas e helicópteros devem ser posicionadas contra o vento e a uma distância segura do local.

A cena deve estar segura, e as zonas que indicam as áreas quente, morna e fria devem ser identificadas em coordenação com as autoridades policiais. Os locais para a descontaminação também devem ser estabelecidos. Após a natureza do agente ter sido determinada (química, biológica ou radiológica), os especialistas no assunto poderão solicitar antídotos, medicamentos ou antibióticos específicos.

Zonas de Controle da Cena

Assim como em um incidente com materiais perigosos, os esforços para limitar a propagação e a contaminação adicional exigem a designação e o uso de zonas de controle em um incidente com ADM. Respeitar esses princípios reduz as chances de disseminação da contaminação e de lesão dos socorristas e das testemunhas. A **Tabela 5-1** lista as distâncias seguras obrigatórias e preferenciais de evacuação para ameaças de bomba.

Embora essas zonas sejam em geral ilustradas como três círculos concêntricos (ver Figura 5-6), na realidade, na maioria das cenas, essas zonas provavelmente terão formato irregular, dependendo da geografia e das condições do vento. Se uma vítima for levada ao hospital ou ao posto médico avançado a partir de uma cena com produtos perigosos ou ADM, o mais prudente é reavaliar se o paciente foi contaminado e aplicar os mesmos conceitos dessas zonas.

Descontaminação

Se o incidente envolver um produto perigoso ou uma ADM, provavelmente haverá necessidade de descontaminação das pessoas expostas. A **descontaminação** é a redução ou remoção de produtos perigosos, sejam eles químicos, biológicos ou radiológicos. A primeira prioridade é garantir a segurança pessoal se houver qualquer dúvida em relação à exposição continuada. A descontaminação do paciente por pessoas de nível técnico adequadamente treinadas em produtos perigosos é a próxima prioridade. Isso minimizará o risco de exposição para os profissionais de atendimento pré-hospitalar durante a avaliação e o tratamento do paciente e irá prevenir a contaminação de equipamentos e veículos.

A OSHA fornece diretrizes para o uso de EPIs pelos profissionais de atendimento pré-hospitalar durante o atendimento de emergência de vítimas em um ambiente potencialmente perigoso. As pessoas que prestam cuidados médicos dentro de ambientes de risco desconhecido devem ter um nível mínimo de treinamento apropriado e ser supridas e treinadas com proteção de nível B. A proteção de nível B consiste em roupas encapsuladas com proteção para respingos, resistentes a substâncias químicas e com aparato respiratório autocontido. Há necessidade de treinamento prévio para o uso desse nível de EPI. (Para mais detalhes sobre EPI para incidentes com materiais perigosos e ADM, ver Capítulo 18, "Explosões e Armas de Destruição em Massa".)

Se a vítima estiver consciente e for capaz de ajudar, é melhor solicitar sua cooperação e pedir que ela mesma realize o máximo possível de descontaminação para reduzir as chances de contaminação cruzada com os profissionais de atendimento pré-hospitalar. Ao realizar ou supervisionar a descontaminação da vítima, os profissionais devem garantir não apenas que os produtos perigosos sejam removidos do paciente com segurança, mas que estejam contidos e não possam mais contaminar a cena. Para uma revisão detalhada do processo de descontaminação, ver o Capítulo 13, "Lesões Térmicas".

Dispositivos Secundários

Toda a equipe de atendimento pré-hospitalar precisa estar atenta à possibilidade de presença de um dispositivo secundário; esses dispositivos são projetados para ferir os socorristas. Alguns meses após o ataque com bombas na Olimpíada de Atlanta, em 1996, a área metropolitana de Atlanta, no estado da Geórgia, nos Estados Unidos, sofreu dois outros ataques. Esses ataques a bomba, um em clínica de aborto e o outro em casa noturna, tiveram bombas secundárias plantadas, representando a primeira vez em 17 anos nos Estados Unidos que bombas secundárias foram plantadas, presumivelmente para matar ou lesar socorristas que atendiam no local da primeira explosão. Infelizmente, o dispositivo secundário na clínica de aborto não foi detectado antes de sua detonação, e houve seis mortes. Os dispositivos secundários têm sido usados com regularidade por terroristas no mundo todo.

Após esses incidentes, a Emergency Management Agency da Geórgia desenvolveu, para cenas com ataque

Tabela 5-1 Ameaças de Bomba: Distâncias de Evacuação Seguras

Descrição da Ameaça	Capacidade de Explosivos (Capacidade de TNT)	Distância de Evacuação Obrigatória	Distância de Evacuação Preferencial
© Jones & Bartlett Learning Bomba de cano/ panela de pressão	2,3 kg	21,3 m	365,8 m
© Jones & Bartlett Learning Colete explosivo suicida improvisado	9,1 kg	33,5 m	518 m
© Jones & Bartlett Learning Bomba em uma pasta/maleta	22,7 kg	45,7 m	564 m
© Jones & Bartlett Learning Carro	227 kg	97,5 m	579 m
© Jones & Bartlett Learning SUV/van	454 kg	122 m	731,5 m
© Jones & Bartlett Learning Caminhonete pequena, caminhão baú pequeno	1.814 kg	195 m	1.158 m

Descrição da Ameaça	Capacidade de Explosivos (Capacidade de TNT)	Distância de Evacuação Obrigatória	Distância de Evacuação Preferencial
© Jones & Bartlett Learning Caminhão de mudança, caminhão-tanque pequeno	4.536 kg	262 m	1.554,5 m
Caminhão grande	27.216 kg	479 m	2.835 m

Nota: kg, quilogramas; m, metros.

Dados do U.S. Department of Homeland Security.

a bombas, as seguintes diretrizes para socorristas e equipes do pré-hospitalar em que uma bomba secundária possa ter sido plantada:

1. *Evitar o uso de dispositivos eletrônicos.* As ondas sonoras de telefones celulares e de rádios podem causar a detonação de um dispositivo secundário, especialmente se forem usados próximos de uma bomba. Os equipamentos usados por equipes de reportagem também podem desencadear uma detonação.

2. *Assegurar uma distância segura da cena.* A zona quente deve estender-se por 305 metros (m) em todas as direções (incluindo verticalmente) a partir do local da explosão original. À medida que bombas mais potentes são criadas, os estilhaços podem ser arremessados para mais longe. A explosão inicial da bomba pode danificar a infraestrutura, incluindo tubulações de gás e linhas de energia, o que pode ameaçar ainda mais a segurança dos socorristas. O acesso e a saída da zona quente devem ser cuidadosamente controlados.

3. *Realizar a evacuação rápida das vítimas da cena e da zona quente.* Um posto de comando do SE deve ser estabelecido a 610 a 1.219 m do local do ataque inicial. Os socorristas podem rapidamente retirar as vítimas do local do ataque com intervenções mínimas até que as vítimas e os socorristas estejam fora da zona quente.

4. *Coordenação com a polícia na preservação e na obtenção de evidências.* Os eventos de ataque constituem cenas de crime, e os socorristas devem alterar a cena somente o necessário para a evacuação das vítimas. Qualquer potencial evidência que seja inadvertidamente removida da cena com uma vítima deve ser documentada e entregue à equipe de polícia para assegurar a cadeia de custódia adequada. Os socorristas podem documentar exatamente onde estavam na cena e quais itens foram tocados.

Estrutura de Comando

Em geral, uma ambulância de um serviço de APH terá um profissional encarregado e um auxiliar desempenhando uma função de apoio. À medida que o incidente aumenta, mais socorristas e outros serviços chegam à cena, tornando-se cada vez mais importante ter um sistema e uma estrutura formal para supervisionar e controlar as respostas.

Comando de Incidentes

O **sistema de comando de incidentes (SCI)** foi desenvolvido ao longo dos anos como consequência aos sistemas de planejamento usados por serviços de controle de incêndios para respostas envolvendo múltiplos serviços em situações de grandes incêndios. Em 1987, a NFPA publicou o NFPA Standard 1561, *Standard on fire department incident command management system (Padrão de Sistema de Gerenciamento de Comando de Incidentes do Corpo de Bombeiros).* O NFPA 1561 foi mais tarde revisado como *Standard on Emergency Services Incident Management System and Command Safety (Padrão no Gerenciamento de Incidentes e Segurança nos Serviços de Emergência).* Essa versão pode ser implementada e ajustada para qualquer tipo ou tamanho de evento por qualquer agência que faça o atendimento de um incidente. Na década de 90, foi criado o National Fire Incident Management System (IMS), (Sistema Nacional de Gerenciamento de Incêndios), o qual refinou ainda mais a abordagem do atendimento em um incidente.

A abordagem de qualquer incidente, grande ou pequeno, melhora com a estrutura de comando precisa fornecida pelo SCI. No centro do SCI, está a instituição de um comando centralizado da cena e o subsequente acúmulo de responsabilidades divisionais. A unidade que chega primeiro estabelece o centro de comando, e as comunicações são estabelecidas por este comando para a execução da resposta. Os cinco elementos principais do SCI são:

1. O *comando* fornece controle geral do evento e das comunicações que irão coordenar a distribuição dos recursos que chegam e de vítimas que saem da cena do incidente.

2. As *operações* incluem divisões para o atendimento das necessidades táticas do evento. Apagar incêndios, SE e resgate são exemplos de ramos operacionais.

3. O *planejamento* é um processo contínuo de avaliação das necessidades imediatas e potenciais do incidente e da estruturação da resposta. Ao longo do evento, este elemento será usado para avaliar a eficácia das operações e para fazer as alterações sugeridas na resposta e na abordagem tática.

4. A *logística* lida com a tarefa de obter os recursos necessários identificados pelo setor de planejamento e de levá-los até onde são necessários. Esses recursos incluem profissionais, abrigo, veículos e equipamentos.

5. O *setor financeiro* rastreia o dinheiro. As equipes de resposta de todas as agências envolvidas bem como outras empresas prestadora de serviços, equipes e vendedores que atuam no incidente são rastreados de modo que o custo do evento possa ser determinado e que esses grupos possam ser pagos por seus bens, suprimentos, equipamentos e serviços.

Comando Unificado

Uma expansão do SCI é o sistema de comando unificado. Essa expansão considera a necessidade de coordenar várias agências e serviços (como APH, combate a incêndios e aplicação da lei). Os aspectos técnicos de trazer recursos de múltiplas comunidades, cidades, estados e países são cobertos por essa estrutura de coordenação adicional.

National Incident Management System

Em 28 de fevereiro de 2003, o então presidente dos Estados Unidos, George W. Bush, determinou ao secretário do Department of Homeland Security por meio da Diretiva Presidencial HSPD-5 que fosse criado o National Incident Management System (NIMS)(Sistema Nacional de Atendimento a Incidentes). O objetivo dessa diretiva é estabelecer uma abordagem nacional consistente para que os governos federal, estadual e local trabalhem juntos de maneira efetiva para preparar-se, responder e recuperar-se de incidentes no país independentemente de causa, tamanho ou complexidade. O Department of Homeland Security estabeleceu o NIMS em 1º de março de 2004, após a colaboração com grupos de trabalho específicos que consistiram em autoridades dos governos estadual e local e representantes da National Association of Emergency Medical Technicians (NAEMT) (Associação Nacional dos Técnicos em Emergência Médica), da Fraternal Order of Police (FOP) (Ordem Fraternal de Polícia), da International Association of Fire Chiefs (IAFC) (Associação Internacional dos Comandantes de Bombeiros) e da International Association of Emergency Managers (IAEM) (Associação Internacional dos Gestores em Emergência), além de uma ampla gama de outras organizações de segurança pública.[2]

O NIMS se concentra nas seguintes características no atendimento de incidentes:

- Terminologia comum (além de falar um português claro)
- Organização modular
- Atendimento por objetivos
- Respeito a um plano de ação para o incidente
- Período de controle variável
- Locais e instalações pré-designadas para "centro de mobilização do incidente"
- Amplo controle dos recursos
- Comunicações integradas
- Instituição de transferência do comando
- Cadeia de comando e unidade de comando
- Comando unificado
- Responsabilidade por recursos e pessoas
- Desdobramentos
- Controle de informações e inteligência

Os principais componentes do NIMS são:

1. Prontidão
2. Controle de comunicações e informações
3. Controle de recursos
4. Comando e controle
5. Controle e manutenção contínuos

Comando

O comando compreende o **comandante de incidentes (CI)** e a equipe de comando. Cada incidente deve ter um comandante que supervisiona a resposta. As posições da equipe de comando para o auxílio do CI são definidas de forma condizente com o tamanho e a natureza do evento, podendo incluir oficial de relações públicas, oficial de segurança e oficial de ligação. Outras posições podem ser criadas se o CI considerar necessário.

Conforme descrito anteriormente, o comando unificado é um reforço para o comando do incidente em situações que envolvem múltiplas jurisdições. Em uma situação de comando único, o CI é responsável somente pelo manejo do incidente. Em uma estrutura de comando unificado, as pessoas que representam as várias agências determinam em conjunto os objetivos, os planos e as prioridades. O sistema de comando unificado busca resolver os problemas envolvendo as diferenças nos padrões de comunicações e operações (**Figura 5-8**).

Um elemento não incluído no SCI e que é acrescentado no comando unificado e no NIMS é a *inteligência*. Com base no tamanho do evento, a inteligência e a coleta de informações relacionadas à segurança nacional podem incluir avaliação do gerenciamento de risco, informações médicas, informações climáticas, projeto estrutural de construções e informações sobre materiais tóxicos. Embora essas funções sejam geralmente executadas no setor de planejamento, o CI pode obter informações do planejamento em determinadas situações.

No NIMS, o CI pode designar a inteligência e a coleta de informações da seguinte maneira:

- Dentro da equipe de comando
- Como uma unidade do setor de planejamento
- Como um ramo de operações
- Como uma função distinta da equipe geral

Planos de Ação para Incidentes

Os **planos de ação para incidentes (PAIs)** incluem os objetivos e as estratégias gerais para o incidente estabelecidos pelo CI ou pela equipe de comando unificado. O setor de planejamento desenvolve e documenta o PAI. O PAI aborda os objetivos táticos e oferece sustentação para as atividades durante um período operacional designado, que costuma ser de 12 a 24 horas. O setor de planejamento fornece críticas continuadas, ou um processo de "lições aprendidas", para garantir que a resposta satisfaça as necessidades do evento.

Em incidentes muito grandes, podem ser estabelecidas múltiplas organizações do SCI. O comando de área pode ser estabelecido para o gerenciamento de múltiplas organizações do SCI. O comando de área não tem responsabilidades operacionais, porém realiza as seguintes funções:

- Estabelece as prioridades globais relacionadas ao incidente
- Aloca os recursos fundamentais de acordo com as prioridades estabelecidas
- Garante que os incidentes sejam conduzidos de maneira adequada
- Garante a comunicação eficiente
- Garante que os objetivos do gerenciamento de incidentes sejam cumpridos e não entrem em conflito entre si ou com as políticas dos diversos órgãos envolvidos
- Identifica as necessidades de recursos críticos e reporta ao(s) Centro(s) de Operação de Emergências

- Assegura que a recuperação da emergência no curto prazo seja coordenada, auxiliando na transição para operações da recuperação total
- Assegura a responsabilização da equipe e ambientes operacionais seguros

Hazardous Materials Training & Research Institute. *Emergency and Disaster Response to Chemical Releases.* January 2006. https://tools.niehs.nih.gov/wetp/public/Course_download2.cfm?tranid=6020

Informações detalhadas e programas de treinamento relacionados ao SCI e ao NIMS podem ser encontrados no *site* da Federal Emergency Management Agency (FEMA) (**Quadro 5-1**).

Patógenos Transmitidos pelo Sangue

Antes do reconhecimento da síndrome da imunodeficiência adquirida (SIDA) no início da década de 1980, os profissionais de saúde, incluindo os profissionais assistencialistas, os técnicos em processamento de materiais estéreis e os profissionais de atendimento pré-hospitalar pouco se preocupavam com a exposição a fluidos corporais. Apesar do conhecimento de que o sangue poderia transmitir determinados tipos de vírus da hepatite, os profissionais e outras pessoas envolvidas em cuidados médicos de emergência costumavam ver o contato com o sangue de um paciente apenas como algo inconveniente em vez de vê-lo como um risco ocupacional. Devido à alta taxa de mortalidade associada a contrair SIDA e ao reconhecimento de que o vírus da imunodeficiência humana (HIV) – o agente causador da SIDA – podia ser transmitido pelo sangue, os profissionais de saúde ficaram muito mais preocupados em relação ao paciente como vetor de doença. Agências federais, como o Centers for Disease Control and Prevention (CDC) e a OSHA, desenvolveram diretrizes e orientações para que os profissionais de saúde minimizem a exposição a patógenos transmitidos pelo sangue, incluindo HIV e hepatite. Os agentes infecciosos primários transmitidos pelo sangue incluem o vírus da hepatite B (HBV), o vírus da hepatite C (HCV) e o HIV. Embora o assunto tenha se tornado uma preocupação devido ao HIV, é importante observar que a hepatite ocorre muito mais facilmente e exige inóculo muito menor do que a infecção pelo HIV.

Dados epidemiológicos demonstram que os profissionais de saúde têm muito mais chances de contrair doenças transmitidas pelo sangue de seus pacientes do que seus pacientes de contrair doença dos profissionais de saúde. As exposições ao sangue são em geral caracterizadas como **percutâneas** ou **mucocutâneas**. As exposições percutâneas ocorrem quando uma pessoa sofre um ferimento puntiforme causado por objeto afiado contaminado, como agulha ou bisturi, com o risco de transmissão diretamente relacionado ao agente contaminante e ao volume de sangue infectado introduzido pela lesão.

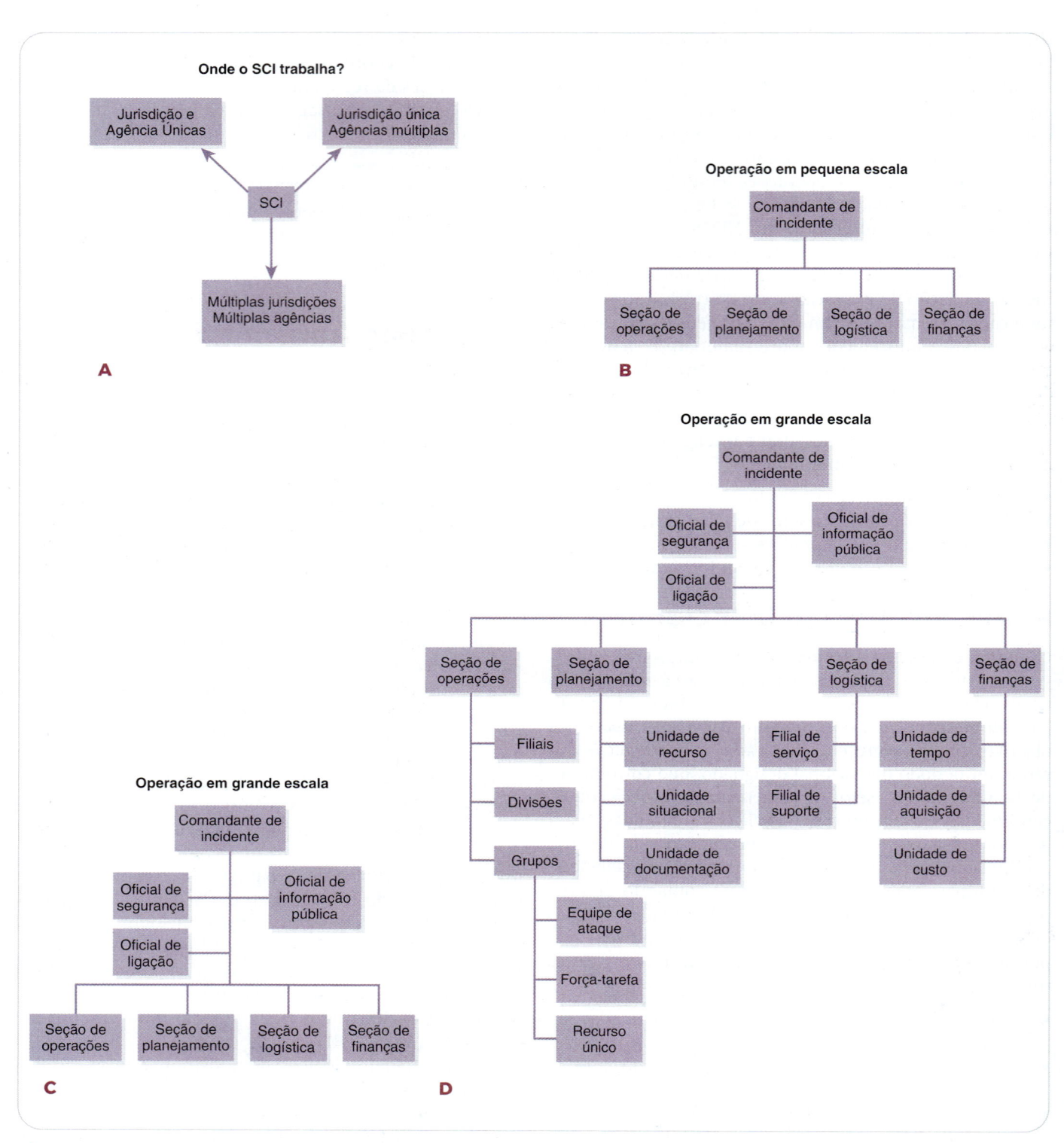

Figura 5-8 A estrutura de comando de incidentes é flexível e escalável, o que significa que ela pode ser expandida ou reduzida com base na complexidade do evento. Os cinco elementos principais do SCI (Comando, Operações, Planejamento, Logística e Setor Financeiro) são operacionalizados como seções. As funções operacionais de cada uma das seções sob o comando de incidentes são organizadas em ramos. O Ramo Médico é o componente operacional responsável por coordenar e fornecer os serviços médicos necessários para satisfazer os objetivos táticos do incidente. Dependendo do tamanho do incidente, esses serviços podem ser operacionalizados em elementos chamados **unidades** que incluem o gerenciamento de equipamentos e pessoas, a triagem, a comunicação com as instituições médicas e o transporte.

Quadro 5-1 Recursos de Treinamento em Comando de Incidentes

Os recursos da Federal Emergency Management Agency (FEMA) para o treinamento de SCI incluem:

- **ICS-100.B: Introduction to Incident Command System, ICS-100** (Introdução ao Sistema de Comando de Incidente) (https://training.fema.gov /is/courseoverview.aspx?code=is-100.c)
- **ICS-200.B: ICS for Single Resources and Initial Action Incidents** (ICS para Ações Iniciais e Recursos Simples em Incidentes) (https://training .fema.gov/is/courseoverview.aspx?code=IS-200.c)
- **ICS-700.A: National Incident Management System (NIMS), An Introduction** (Sistema Nacional de Gerenciamento de Incidentes, Introdução) (https://training.fema.gov/is/ courseoverview.aspx?code=IS-700.b)
- **ICS-800.B: National Response Framework, An Introduction** (Estrutura Nacional de Reposta, Introdução) (http://training.fema.gov/EMIWeb/IS /IS800b.asp)

Para informações sobre treinamento em NIMS e FEMA, contate em seu estado a emergency management agency ou o emergency management institute e a National Fire Academy (Agência de Gerenciamento de Emergência ou Instituto de Gerenciamento de Emergência e Academia Nacional de Bombeiros). Estão disponíveis vários cursos *on-line* por correspondência e presenciais (http://training.fema .gov/IS/crslist.asp).

Dados do National Incident Management System.

Quadro 5-2 Hepatite

As manifestações clínicas da hepatite viral são: dor no quadrante superior direito, fadiga, perda de apetite, náuseas, vômitos e alteração da função hepática. A icterícia, uma coloração amarelada da pele, resulta do nível aumentado de bilirrubinas na corrente sanguínea. Embora a maioria das pessoas com hepatite se recupere sem problemas graves, uma pequena porcentagem dos pacientes desenvolve insuficiência hepática aguda fulminante e podem morrer. Um número significativo dos que se recuperam desenvolvem um estado de portador em que seu sangue pode transmitir o vírus.

Como na infecção pelo HBV, a infecção pelo HCV pode variar desde sintomas leves ou assintomática até falência hepática e morte. O período de incubação da hepatite C é um pouco mais curto do que o da hepatite B, em geral de 6 a 9 semanas. As infecções crônicas pelo HCV são muito mais comuns do que pelo HBV, e cerca de 75 a 85% dos que contraem o HCV apresentarão função hepática persistentemente anormal, predispondo-os ao carcinoma hepatocelular.[4] A hepatite C é transmitida primariamente pelo sangue, enquanto a hepatite B pode ser transmitida por sangue ou contato sexual. O risco de usuários de drogas intravenosas serem infectados pelo HCV aumenta conforme a duração do uso dessas drogas.[5] Antes dos testes de rotina para a presença de HBV e HCV, as transfusões sanguíneas eram a principal forma pela qual os pacientes contraíam hepatite.

© National Association of Emergency Medical Technicians (NAEMT)

As exposições mucocutâneas em geral têm menos chances de resultar em transmissão e incluem a exposição ao sangue de pele não intacta, como ferimento de tecidos moles (p. ex., abrasão, laceração superficial), condição cutânea (p. ex., acne) ou de membranas mucosas (p. ex., conjuntiva ocular).

Hepatite Viral

A hepatite pode ser transmitida aos profissionais de saúde por picadas de agulha e exposições mucocutâneas na pele não intacta. Conforme citado anteriormente, a taxa de infecção após a exposição a sangue de pacientes com hepatite é muito maior do que a taxa de infecção com HIV. Especificamente, as taxas de infecção após a exposição a agulhas infectadas pelo HBV são de 37 a 62%. A infecção por HCV é de cerca de 1,8% (1 em 50).[3] A provável explicação para as taxas variáveis de infecção tem relação com a concentração de partículas virais encontradas no sangue infectado. Em geral, o sangue HBV-positivo contém entre 100 milhões e 1 bilhão de partículas virais/ mL, enquanto o sangue HCV-positivo contém 1 milhão de partículas/mL e o sangue HIV-positivo contém entre 100 e 10.000 partículas/mL.

Embora tenham sido identificados diversos vírus de hepatite, o HBV e o HCV são os mais preocupantes para os profissionais de saúde que sofrem uma exposição a sangue. A hepatite viral causa uma hepatite aguda (**Quadro 5-2**). O período de incubação (tempo entre a exposição e as manifestações dos sintomas) costuma ser de 60 a 90 dias. Até 30% das pessoas infectadas pelo HBV podem ter evolução assintomática.[3]

Uma vacina derivada do antígeno de superfície da hepatite B (HBsAg, de *hepatitis B surface antigen*) pode imunizar as pessoas contra a infecção pelo HBV.[6] Antes do desenvolvimento dessa vacina, mais de 10 mil profissionais de saúde eram infectados anualmente pelo HBV, e muitas centenas morriam por ano devido à hepatite grave ou a complicações da infecção crônica pelo HBV.[7] A OSHA atualmente exige que os empregadores ofereçam a vacina contra o HBV para os profissionais de saúde em ambientes de alto risco. Todos os profissionais que atuam no ambiente pré-hospitalar devem ser imunizados contra a infecção pelo HBV. Quase todas as pessoas que completam a série de três vacinas desenvolvem anticorpos contra o HBsAg, e a imunidade pode ser determinada testando o sangue do profissional de saúde para a presença de anticorpo anti-HBs. Se um profissional de saúde for exposto ao sangue de um paciente potencialmente infectado pelo HBV antes do profissional de saúde desenvolver a imunidade (i.e., antes de completar a série de vacinas), a proteção passiva contra o HBV pode ser conferida ao profissional por meio da administração de imunoglobulina contra a hepatite B (HBIG, de *hepatitis B immune globulin*).

No momento, não há imunoglobulina ou vacina disponível para proteger os profissionais de saúde contra a exposição ao HCV, enfatizando a necessidade do uso de equipamento de proteção individual. Os agentes orais de ação direta são capazes de curar a infecção pelo HCV. Esses fármacos foram aprovados nos Estados Unidos em 2011. O regime de tratamento depende do genótipo, da carga viral e do nível de cirrose. O custo desses novos agentes limita o seu acesso universal.

Vírus da Imunodeficiência Humana

Após a infecção, o HIV tem como alvo o sistema imunológico do hospedeiro. Com o tempo, o número de determinados tipos de leucócitos cai drasticamente, deixando o indivíduo propenso ao desenvolvimento de infecções ou cânceres incomuns (**Quadro 5-3**).

Cerca de 0,3% (em torno de 1 em 300) das exposições por agulhas com sangue HIV-positivo levam à infecção.[4] O risco de infecção parece maior com a exposição a quantidades maiores de sangue, ao sangue de um paciente com doença em estágio mais avançado, com uma lesão percutânea profunda ou com uma lesão por uma agulha cheia de sangue. O HIV é primariamente transmitido por meio de sangue e sêmen infectados, mas as secreções vaginais e os líquidos pericárdico, peritoneal, pleural, amniótico e cerebrospinal são todos considerados potencialmente infectados. A menos que haja evidência de sangue, lágrimas, urina, suor, fezes e saliva são geralmente considerados não infecciosos. Foi demonstrado que o tratamento profilático em tempo hábil no contexto de exposição de alto risco reduz o risco de soroconversão e infecção crônica. O encaminhamento imediato para um serviço de referência de acidentes com material perfuro contuso ou a comunicação imediata do responsável pelo serviço de controle de infecção é necessário para a caracterização de um acidente de trabalho.

Precauções-padrão

Como o exame clínico não pode identificar de forma confiável todos os pacientes com potencial ameaça de infecção para os profissionais de saúde, foram desenvolvidas as precauções-padrão para evitar que os profissionais de saúde entrem em contato direto com qualquer fluido corporal dos pacientes. Ao mesmo tempo, essas precauções ajudam a proteger o paciente contra infecções que o profissional de atendimento pré-hospitalar possa ter.

Quadro 5-3 Vírus da Imunodeficiência Humana

Dois sorotipos de HIV foram identificados. O HIV-1 é responsável por praticamente todos os casos de SIDA nos Estados Unidos e na África Equatorial, e o HIV-2 é encontrado quase exclusivamente na África Ocidental. Embora as primeiras vítimas do HIV fossem homens homossexuais, usuários de drogas intravenosas ou hemofílicos, a doença causada pelo HIV é atualmente encontrada em muitas populações heterossexuais adolescentes e adultas, com os números crescendo mais rápido nas comunidades minoritárias. O teste de rastreamento para o HIV é muito sensível, mas algumas vezes ocorrem resultados falso-positivos. Todos os testes de rastreamento positivos devem ser confirmados com uma técnica mais específica (p. ex., eletroforese por *Western blot*).

Após a infecção pelo HIV, quando os pacientes desenvolvem alguma das infecções oportunistas ou cânceres característicos, eles deixam de ser considerados HIV-positivos e passam a terSIDA. Na última década, houve avanços significativos no tratamento da doença decorrente da infecção pelo HIV, principalmente no desenvolvimento de novos fármacos para combater seus efeitos. Esse progresso tem permitido que muitas pessoas com infecção pelo HIV levem vidas relativamente normais, já que a progressão da doença é drasticamente reduzida.

Embora geralmente os profissionais de saúde estejam mais preocupados em relação a contrair o HIV devido a uma variedade de razões, eles têm, na verdade, maior risco de contrair HBV ou HCV.

© National Association of Emergency Medical Technicians (NAEMT)

A OSHA desenvolveu regulamentações que obrigam os empregadores e seus empregados a seguir as precauções-padrão no local de trabalho. As precauções-padrão consistem em barreiras físicas contra exposição a sangue e fluidos corporais, além de práticas de manuseio seguro para agulhas e outros objetos cortantes. Como os pacientes traumatizados costumam ter hemorragia externa, e como o sangue é um fluido de risco extremamente elevado, os profissionais de atendimento pré-hospitalar devem usar os equipamentos de proteção adequados ao cuidar dos pacientes.

Barreiras Físicas

Luvas

As luvas devem ser usadas para tocar na pele não intacta, em mucosas ou em áreas com evidência de contaminação por sangue ou outros fluidos corporais. Como podem ocorrer facilmente perfurações nas luvas durante o atendimento do paciente, as luvas devem ser examinadas regularmente quanto a possíveis defeitos, sendo trocadas imediatamente se alguma alteração for percebida (**Figura 5-9**). As luvas também devem ser trocadas a cada novo paciente em incidentes com múltiplas vítimas.

Máscaras e Protetores Faciais

As máscaras servem para proteger as mucosas oral e nasal do profissional de saúde contra a exposição a agentes infecciosos, especialmente em situações em que a transmissão de patógenos pelo ar ou por gotículas é suspeita ou conhecida. As máscaras e os protetores faciais devem ser trocados imediatamente se estiverem sujos ou molhados.

As máscaras faciais de estilo cirúrgico são úteis para proteção contra doenças transmitidas por gotículas. Exemplos de condições que exigem precauções contra gotículas incluem a gripe sazonal e a *Bordetella pertussis*.

Para alguns outros tipos de doenças, incluindo tuberculose, catapora e o vírus que causa a COVID-19, são necessárias precauções aéreas. O uso de um respirador N95 ou de um purificador de ar elétrico é necessário para a proteção contra doenças transmitidas pelo ar. Os respiradores N95 requerem teste de ajuste para garantir que a máscara tenha uma vedação adequada.

Proteção Ocular

A proteção ocular deve ser usada universalmente pelos profissionais de APH. A proteção ocular deve ser usada nas circunstâncias em que houver risco de respingo de gotas de sangue ou fluidos potencialmente infectados, como durante a abordagem da via aérea de um paciente

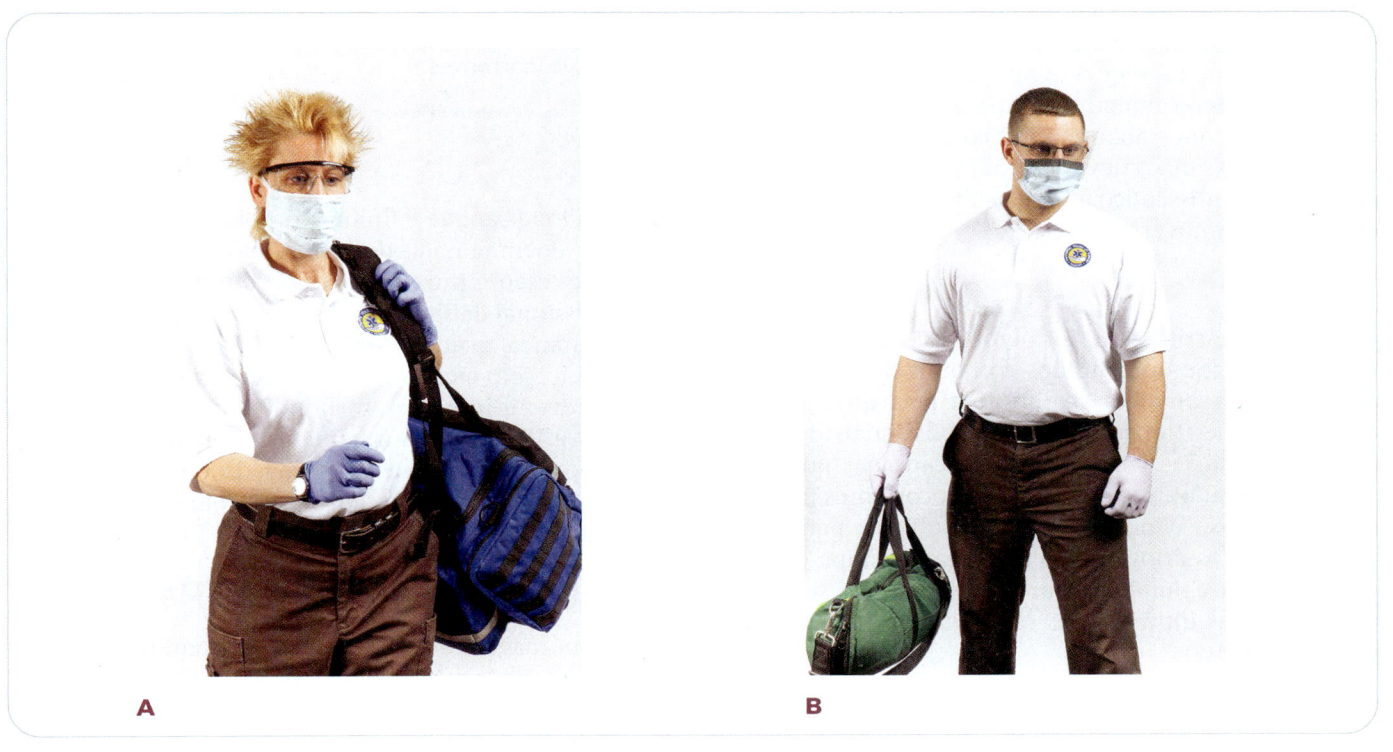

A **B**

Figura 5-9 O equipamento de proteção individual (EPI) para os profissionais de atendimento pré-hospitalar deve consistir no mínimo em luvas, máscara e proteção ocular. **A.** Óculos, máscara facial e luvas. **B.** Protetor facial, máscara facial e luvas.

com sangue na orofaringe ou ao administrar um paciente com feridas abertas ou sempre que uma máscara facial estiver sendo usada.

Aventais

Os aventais descartáveis revestidos com plásticos impermeáveis oferecem a melhor proteção, mas podem ser extremamente desconfortáveis e pouco práticos no ambiente pré-hospitalar. Os aventais ou roupas devem ser trocados imediatamente se ficarem sujos de maneira significativa.

Equipamento de Reanimação

Os profissionais de saúde devem ter acesso a dispositivos de bolsa-válvula-máscara e bocais para protegê-los do contato direto com a saliva, sangue ou vômito do paciente. O equipamento de reanimação usado para ventilação de pacientes com pressão positiva também deve ter filtros virais em funcionamento para oferecer proteção adicional à equipe.

Lavagem das Mãos

A lavagem das mãos é um princípio fundamental no controle de infecção. As mãos devem ser lavadas com água corrente e sabão se ocorrer contato grosseiro com sangue ou fluidos corporais. Os antissépticos para as mãos à base de álcool são úteis para prevenir a transmissão de muitos agentes infecciosos, mas não são apropriados para situações em que houver respingos evidentes. No entanto, eles podem oferecer alguma limpeza e efeito protetor nas situações em que sabão e água corrente não estiverem disponíveis. As mãos devem ser limpas com água e sabão ou com um antisséptico à base de álcool antes de colocar e depois de remover as luvas.

Prevenção de Lesões Perfuroincisas

Conforme descrito anteriormente, a exposição percutânea ao sangue ou a fluidos corporais de um paciente constitui uma maneira significativa pela qual as infecções podem ser transmitidas aos profissionais de saúde. Muitas exposições percutâneas são causadas por lesões por agulhas ou outros objetos perfurocortantes contaminados. Deve-se eliminar agulhas e objetos perfurocortantes desnecessários, nunca recolocar a tampa em uma agulha usada e implementar dispositivos de segurança como sistemas intravenosos sem agulhas quando possível (**Quadro 5-4**).

Abordagem da Exposição Ocupacional

Nos Estados Unidos, a OSHA determina que toda organização de cuidados de saúde tenha um plano de controle para a abordagem de exposições ocupacionais de seus

---

> ### Quadro 5-4 Prevenção de Lesões Causadas por Objetos Perfurocortantes
>
> Os profissionais de atendimento pré-hospitalar têm risco significativo de lesão causada por agulhas e outros objetos perfurocortantes. As estratégias para reduzir as lesões causadas por objetos perfurocortantes incluem:
>
> - Usar dispositivos de segurança como agulhas e bisturis retráteis ou com proteção e lancetas com retração automática.
> - Usar sistemas sem agulha que permitem a injeção de medicamentos em vias sem agulhas.
> - Evitar reencapar agulhas e outros objetos perfurocortantes.
> - Descartar imediatamente agulhas contaminadas em reservatórios rígidos para objetos perfurocortantes em vez de largá-las ou transferi-las para que outra pessoa as descarte.
> - Usar seringas para medicamentos já preenchidas em vez de aspirar o medicamento de uma ampola.
> - Familiarizar-se com o plano de controle de exposições por escrito da sua agência, garantindo que todos os profissionais estejam cientes do plano.
> - Manter um diário de lesões por objetos perfurocortantes.
>
> © National Association of Emergency Medical Technicians (NAEMT)

---

empregados a sangue e fluidos corporais. Cada exposição deve ser documentada de forma abrangente, incluindo o tipo de lesão e a estimativa do volume inoculado. Se um profissional de saúde tiver uma exposição de mucosa ou percutânea a sangue ou se ele sofrer uma lesão causada por objeto perfurocortante contaminado, deve-se tentar prevenir infecções, incluindo o tétano e a infecção por HBV e HIV. Não há tratamento profilático para a infecção por HCV atualmente aprovado ou disponível. O **Quadro 5-5** descreve um típico protocolo de exposição a sangue e fluidos corporais.

Avaliação e Triagem do Paciente

Após a abordagem de todas as questões anteriores, pode-se começar com o processo real de avaliação e tratamento dos pacientes. O maior desafio ocorre quando o profissional de atendimento pré-hospitalar encontra várias vítimas.

Triagem é uma palavra de origem francesa que significa "separar". A triagem é um processo usado para definir a prioridade para tratamento e transporte. No

---

Quadro 5-5 Exemplo de Protocolo de Exposição*

Após a exposição percutânea ou mucosa a sangue ou a outros fluidos corporais potencialmente contaminados, seguir as ações apropriadas e instituir a profilaxia pós-exposição (PPE) adequada pode ajudar a minimizar o potencial para adquirir hepatite viral ou infecção pelo HIV. As etapas apropriadas são as seguintes:

1. Prevenir a infecção bacteriana.
   - Limpar a área exposta de forma abrangente com água e sabão germicida; as mucosas expostas devem ser irrigadas com quantidades *copiosas* de água.
   - Administrar reforço de toxoide tetânico, se não tiver recebido nos últimos 5 anos.
2. Realizar exames laboratoriais basais no profissional de saúde e no paciente-fonte, se for conhecido.
   - Profissional de saúde: anticorpo de superfície da hepatite B (anti-HBs), testes para HCV e HIV.
   - Paciente-fonte: sorologia para hepatites B e C e teste para HIV (rapidamente, se possível).
3. Prevenir a infecção pelo HBV.
   - Se o profissional de saúde não estiver imunizado contra a hepatite B, a primeira dose da vacina para HBV é administrada junto com a HBIG.
   - Se o profissional de saúde tiver começado, mas sem completar ainda, a série de vacinas para HBV, ou se o profissional de saúde completou todas as imunizações para o HBV, a HBIG é administrada se o teste de anti-HBs não mostrar a presença de anticorpos protetores e se os testes do paciente-fonte demonstrarem infecção ativa pelo HBV. A HBIG pode ser administrada até 7 dias após uma exposição, sendo ainda efetiva.
4. Prevenir a infecção pelo HIV.
   - A PPE depende da rota de exposição e da probabilidade e gravidade da infecção pelo HIV no paciente-fonte. Se o paciente-fonte for sabidamente negativo, a PPE não é indicada, independentemente da via de exposição. Recomenda-se que um especialista avalie o profissional de atendimento pré-hospitalar exposto para determinar o regime de PPE mais apropriado, com base nas circunstâncias da exposição.

*N. de R.T. No Brasil, o *site* do Ministério da Saúde disponibiliza na biblioteca virtual em saúde (bvsms.saude.gov.br/bvs/publicacoes), o *Manual de Condutas em Exposição Ocupacional a Materiais Biológicos*, publicação recomendada a todos os serviços de saúde.

© National Association of Emergency Medical Technicians (NAEMT)

---

ambiente pré-hospitalar, a triagem é usada em dois contextos diferentes:

1. *Recursos suficientes estão disponíveis para o atendimento de todos os pacientes.* Nessa situação de triagem, os pacientes com lesões mais graves são tratados e transportados antes, e aqueles com lesões menores são tratados e transportados depois.
2. *O número de pacientes excede a capacidade imediata dos recursos na cena.* O objetivo desse tipo de triagem é garantir a sobrevivência do maior número possível de vítimas. Os pacientes são separados em categorias, e os cuidados devem ser racionalizados, pois o número de vítimas excede os recursos disponíveis. Relativamente poucos profissionais de atendimento pré-hospitalar já vivenciaram um IVM com 50 a 100 ou mais vítimas simultâneas, mas muitos estarão envolvidos em um IVM com 10 a 20 vítimas e a maioria dos profissionais já atendeu um incidente com 2 a 10 vítimas.

Os incidentes que envolvem socorristas e recursos médicos suficientes permitem o tratamento e o transporte das vítimas com lesões mais graves em primeiro lugar. Em um IVM de larga escala, a limitação de recursos exige que o tratamento e o transporte das vítimas sejam priorizados para o salvamento das vítimas com maior chance de sobrevivência. Essas vítimas são priorizadas para o tratamento e o transporte (**Figura 5-10**).

O objetivo do atendimento de uma vítima em uma cena de IVM é fazer o melhor para o máximo de vítimas com os recursos disponíveis. É responsabilidade do profissional de atendimento pré-hospitalar tomar decisões sobre quem deve ser atendido antes. As regras gerais sobre salvar vidas são diferentes em IVMs. A decisão sempre é de salvar o máximo de vidas; porém, quando os recursos disponíveis não são suficientes para as necessidades de todas as vítimas presentes, esses recursos devem ser usados para as vítimas que têm as melhores chances de sobrevivência. Em uma escolha entre um paciente com uma lesão catastrófica, como um traumatismo cranioencefálico grave, e um paciente com hemorragia intra-abdominal aguda, o curso de ação apropriado em um IVM é primeiro manejar o paciente com uma lesão passível de sobrevivência – o paciente com a hemorragia abdominal. Tratar primeiro o paciente com traumatismo

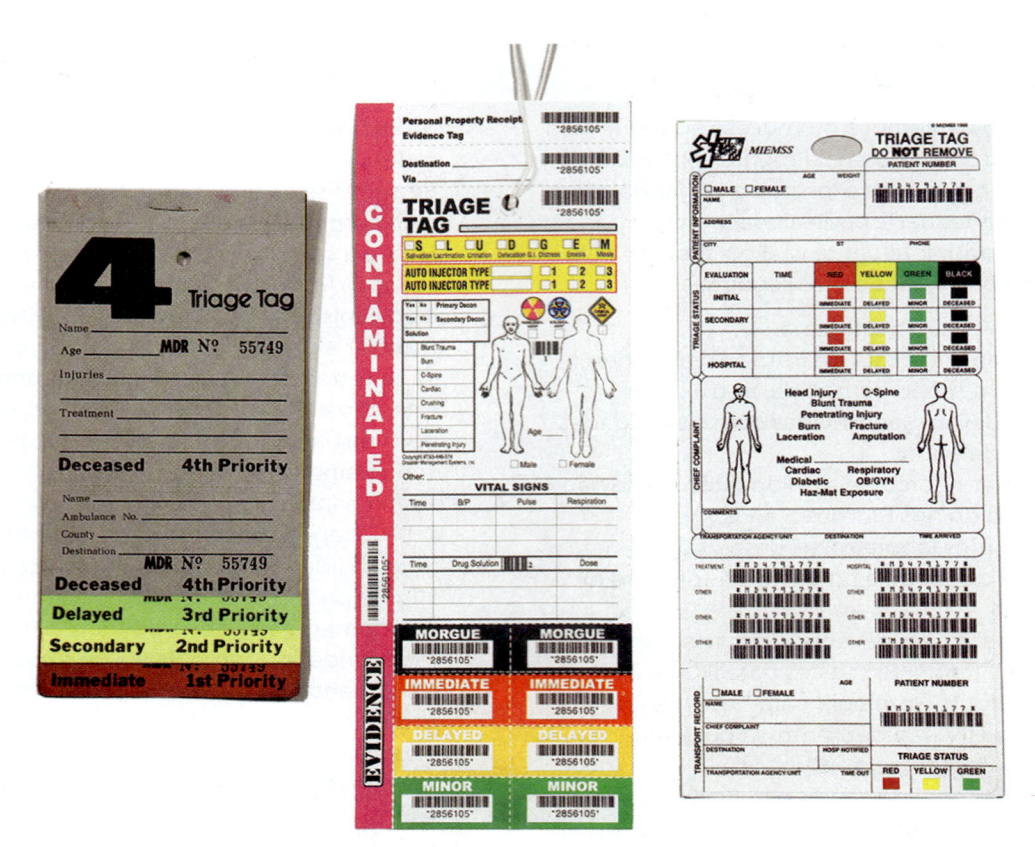

Figura 5-10 Exemplos de etiquetas de triagem.
© File of Life Foundation, Inc.

craniano grave potencialmente resultará na perda de ambos os pacientes.

Em uma situação de triagem de IVM, a vítima com lesão catastrófica pode precisar ser considerado "prioridade menor", com o tratamento sendo adiado até que haja disponibilidade de mais ajuda e equipamentos. Estas são decisões e circunstâncias difíceis, mas um profissional de atendimento pré-hospitalar deve responder de forma rápida e adequada. A equipe de APH não deve fazer esforços para reanimar uma vítima traumatizada com paragem cardiorrespiratória com pouca ou nenhuma chance de sobrevivência, enquanto três outros pacientes morrem por comprometimento da via aérea ou hemorragia externa.

Entretanto, um cenário único em que as regras de triagem não se aplicam necessariamente é quando há várias vítimas após a queda de um raio. Nessa situação, os cuidados devem ser concentrados naqueles que estão em parada cardiorrespiratória (normalmente o oposto em uma IVM). Isso ocorre porque, na maioria das circunstâncias, as pessoas que estão conscientes e com sinais vitais após a queda de um raio têm resultados razoavelmente bons na ausência de intervenções imediatas. Por outro lado, a causa da paragem cardiorrespiratória na maioria dos raios é a parada cardiopulmonar devido ao desligamento temporário do sistema nervoso autônomo. Isso pode ser tratado de forma eficaz com ventilação e compressões torácicas em muitos casos. (Consulte o Capítulo 21, "Cuidados no Trauma em Áreas Remotas").

O "esquema de classificação" mais comumente utilizado divide os pacientes em cinco categorias com base na necessidade de cuidados e chances de sobrevida:

1. *Imediato (Etiqueta Vermelha)* – pacientes cujas lesões são críticas, mas que exigem apenas um mínimo de tempo ou equipamentos para o atendimento e que têm bom prognóstico de sobrevida. Um exemplo é o paciente com via aérea comprometida ou hemorragia externa importante.

2. *Pode esperar (Etiqueta Amarela)* – pacientes cujas lesões são incapacitantes, mas que não exigem tratamento imediato para salvar a vida ou um membro. Um exemplo é o paciente com fratura de osso longo.

> ### Quadro 5-6 Triagem START
>
> Em 1983, a equipe médica do Hoag Memorial Hospital e os bombeiros-paramédicos do Newport Beach Fire Department criaram um processo de triagem para socorristas chamado de Simple Triage and Rapid Treatment (START) (ver Figura 5-11). Esse processo de triagem foi projetado para identificar as vítimas com lesões críticas de forma fácil e rápida. O START não estabelece um diagnóstico médico; em vez disso, fornece um processo de separação rápido e simples. O START utiliza três avaliações simples para a identificação das vítimas com maior risco de morrer devido às suas lesões. Em geral, o processo demora de 30 a 60 segundos por vítima. O START não necessita de ferramentas, de equipamento médico especializado e nem de conhecimento especial.
>
> #### Como Funciona o START?
> A primeira etapa é encaminhar qualquer pessoa que possa andar para uma determinada área segura. Se as vítimas puderem andar e obedecer a comandos, sua condição é classificada como menor, e elas receberão nova triagem e classificação quando chegarem outros socorristas. Essa triagem inicial resume as vítimas a grupo menor com lesões presumivelmente mais graves. O mnemônico "30-2-pode fazer" é usado para a triagem START (ver Figura 5-12). O "30" se refere à frequência respiratória da vítima, o "2" se refere ao tempo de enchimento capilar e o "pode fazer" se refere à capacidade da vítima de obedecer a comandos. Qualquer vítima com menos de 30 respirações por minuto, tempo de enchimento
>
> capilar menor que 2 segundos e com capacidade de obedecer a comandos verbais e caminhar é classificada como menor. Quando as vítimas preenchem esses critérios, mas não conseguem andar, elas são classificadas como "podem esperar". As vítimas inconscientes ou com respiração rápida, ou aquelas com retardo no tempo de enchimento capilar ou ausência do pulso radial, são classificadas como "imediato".
>
> Enquanto se está ao lado da vítima, duas medidas básicas de salvamento podem ser realizadas: abertura da via aérea e controle da hemorragia externa. Nas vítimas que não estão respirando, o profissional de atendimento pré-hospitalar deve abrir a via aérea e, se a vítima voltar a respirar, ela é classificada como "imediato". Não deve ser feita nenhuma tentativa de reanimação cardiopulmonar. Se a vítima não voltar a respirar, ela é classificada como "morto". As testemunhas ou os feridos que conseguem andar podem ser direcionados pelo profissional para ajudar a manter a via aérea e controlar a hemorragia.
>
> Uma nova triagem também é necessária se a falta de transporte prolongar o tempo das vítimas na cena. Com o uso dos critérios START, as vítimas com lesões significativas podem ser classificadas como "pode esperar". Quanto mais tempo elas permanecerem sem tratamento, maiores são as chances de que sua condição piore. Assim, é apropriado repetir a avaliação e a triagem com o passar do tempo.
>
> Cortesia de Hoag Hospital Newport Beach e Newport Beach Fire Department.

3. *Menor (Etiqueta Verde)* – pacientes geralmente chamados de "vítimas que andam", com lesões menores que podem aguardar o tratamento ou que podem até ajudar temporariamente, confortando outros pacientes ou ajudando a transportar macas.
4. *Expectante (Etiqueta Cinza)* – vítimas cujas lesões são tão graves que têm mínimas chances de sobrevida. Um exemplo é o paciente com queimadura de 90% de terceiro grau e lesão com queimadura de via aérea.
5. *Morto (Etiqueta Preta)* – vítimas não responsivas, sem pulso e que não respiram. Em um desastre, os recursos raramente permitem

a tentativa de reanimação de vítimas com paragem cardiorrespiratória

O **Quadro 5-6**, a **Figura 5-11**, e a **Figura 5-12** descrevem um esquema de triagem comumente utilizado conhecido como START, o qual utiliza apenas quatro categorias: imediato, pode esperar, menor e morto. (Para mais informações sobre o sistema de triagem START, ver o Capítulo 17, "Gerenciamento de Desastres".)

Um sistema de triagem especificamente desenvolvido tendo em mente os IVMs é o sistema de triagem SALT (separar (*sort*), avaliar (*assess*), intervenções que salvam vidas (*lifesaving interventions*) e tratamento/transporte (*treatment/transport*) (**Quadro 5-7** e **Figura 5-13**).[8]

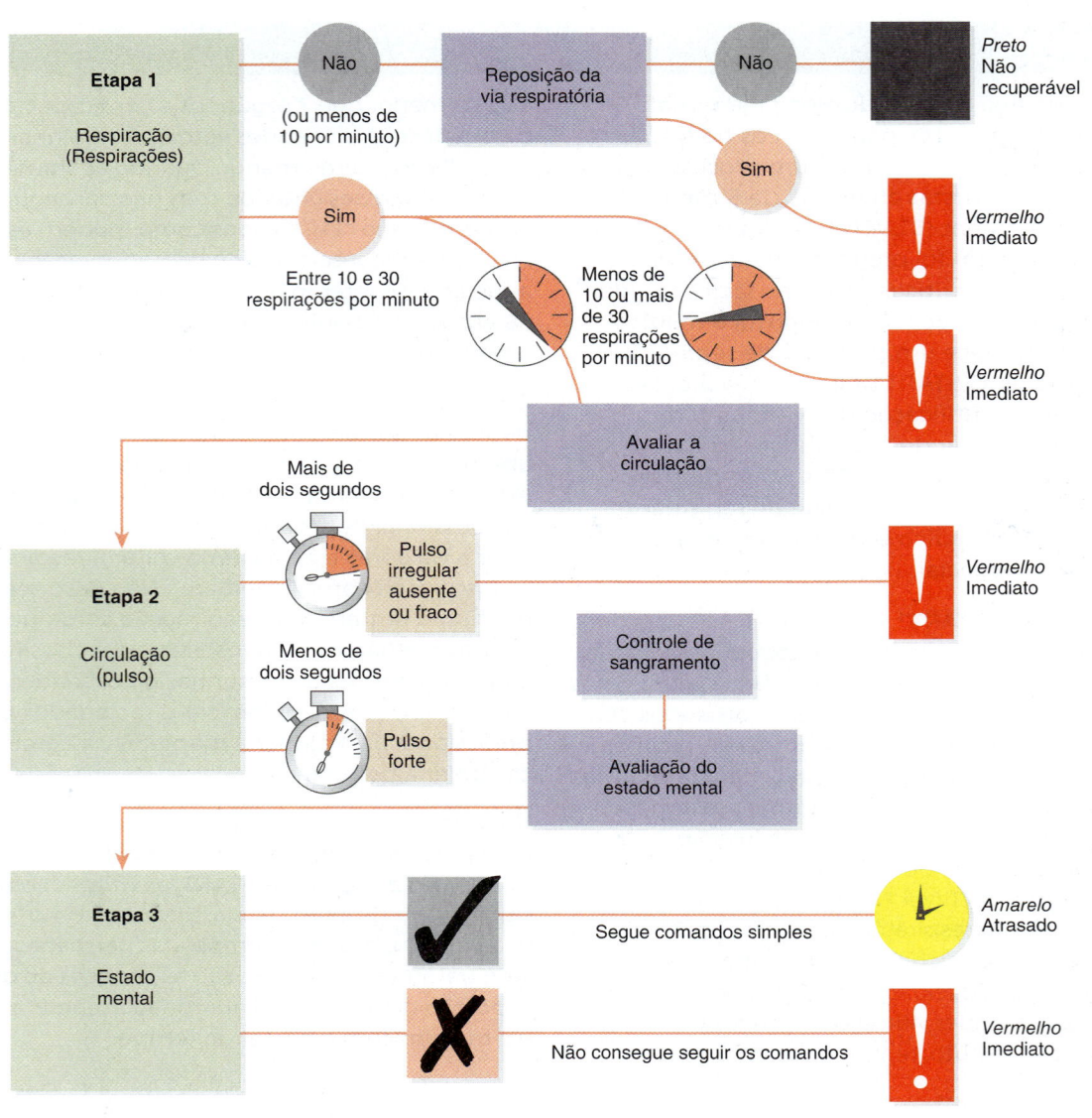

Figura 5-11 Algoritmo de triagem START: mapa de decisões

Cortesia de Hoag Hospital Newport Beach e Newport Beach Fire Department.

Respirações   30

Perfusão   2

Estado mental **PODE FAZER**

Figura 5-12 Algoritmo de triagem START:"30-2 pode fazer"

Cortesia de Hoag Hospital Newport Beach e Newport Beach Fire Department.

Quadro 5-7 Triagem SALT

O CDC, em conjunto com diversos especialistas representando várias organizações médicas, desenvolveu o esquema de triagem SALT. A intenção do projeto era desenvolver um método de triagem que servisse como base para um sistema de triagem aceito nacionalmente. Esse sistema começa com o uso de um processo de classificação geral: pedindo para as vítimas caminharem ou se movimentarem (obedecerem a comandos). As vítimas que não respondem serão avaliadas posteriormente para ameaças à vida e subsequentemente classificadas como imediato, pode esperar, mínimo, expectante ou morto (ver Figura 5-13).

Cortesia de National Institute of Health

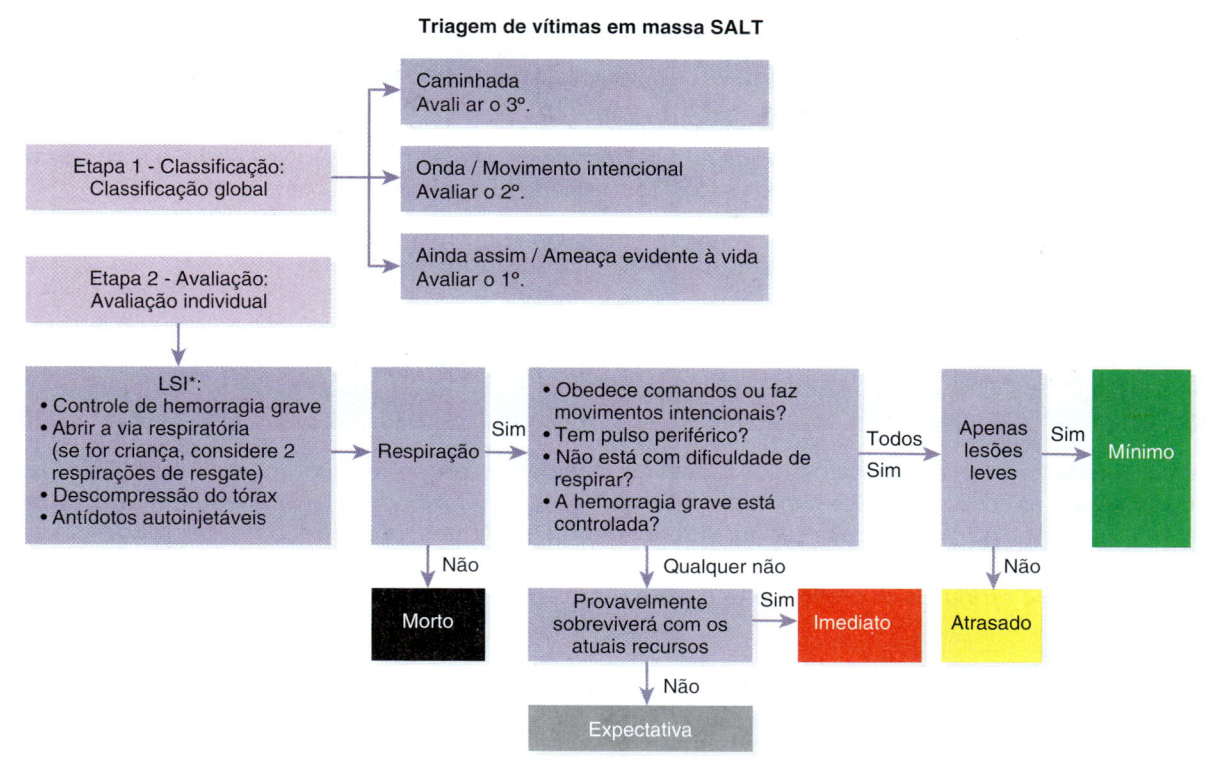

Figura 5-13 Algoritmo de triagem SALT.

*Nota: ISV significa intervenções que salvam vidas.

Dados do Chemical Hazards Emergency Medical Management, U.S. Department of Health and Human Services. SALT mass casualty triage algorithm (sort, assess, lifesaving interventions, treatment/transport). Accesso em 14 de dezembro, 2021. https://chemm.hhs.gov/salttriage.htm

RESUMO

- Como parte da avaliação da segurança da cena, é importante avaliar perigos de todos os tipos, como problemas de tráfego, preocupações ambientais, violência, patógenos transmitidos pelo sangue e materiais perigosos.
- A avaliação contínua da cena garantirá que os equipamentos e a equipe de APH não sejam comprometidos e se tornem indisponíveis para terceiros, garantindo que outras equipes estejam protegidas de perigos que não tenham sido isolados ou removidos.
- Algumas vezes, os perigos podem ser eliminados rapidamente, mas não serão vistos se não forem avaliados.
- Os profissionais de atendimento pré-hospitalar devem ter um plano definido para mitigar os riscos em cenas potencialmente perigosas. Por exemplo, devem usar roupas refletivas e estacionar estrategicamente em acidentesautomobilísticos; em uma cena que envolva uma pessoa agressiva, os parceiros devem ter um plano definido para evitar a violência.

- Determinadas situações, como cenas de crimes ou atos intencionais, incluindo o uso de armas de destruição em massa, afetarão a maneira como o profissional de atendimento pré-hospitalar responde à cena.
- Os incidentes são atendidos usando uma estrutura do tipo sistema de comando de incidentes (SCI). Os profissionais de atendimento pré-hospitalar devem conhecer e compreender o SCI e seu papel dentro desse sistema.
- Os profissionais de atendimento pré-hospitalar devem usar equipamentos de proteção individual para evitar a contaminação por materiais infecciosos, incluindo patógenos transmitidos pelo sangue, como os vírus da hepatite e o HIV. As principais considerações incluem o uso de precauções-padrão, o emprego de barreiras físicas, a lavagem das mãos e a prevenção de lesões causadas por objetos perfurocortantes.
- Os profissionais de atendimento pré-hospitalar que encontram várias vítimas devem estar preparados para fazer a triagem dos pacientes com base na gravidade de sua condição e nos recursos disponíveis.

RECAPITULAÇÃO DO CENÁRIO

Você é despachado para a cena de uma briga doméstica. São 2h45 de uma noite quente de verão. Ao chegar à cena, há uma família em uma casa. Você escuta duas pessoas discutindo em voz alta e o som de crianças chorando ao fundo. A polícia foi enviada para essa chamada, mas ainda não chegou ao local.

- Quais são as suas preocupações em relação à cena?
- Quais considerações são importantes antes de fazer contato com o paciente?

SOLUÇÃO DO CENÁRIO

A avaliação da cena revela vários perigos potenciais. Incidentes de violência doméstica estão entre os mais perigosos para os socorristas. Esses incidentes costumam evoluir e podem levar à agressão dos socorristas. Assim, a presença da polícia deve ser considerada antes de entrar na cena. Como em todos os casos de trauma, um paciente que sangra expõe os profissionais de atendimento pré-hospitalar aos riscos de infecções transmitidas pelo sangue, e os profissionais devem usar barreiras físicas, incluindo luvas, máscaras e proteção ocular.

Nesse caso, você deve esperar até que a polícia chegue antes de entrar na casa. Após entrar na casa, você nota que um dos indivíduos tem múltiplos hematomas faciais evidentes e uma pequena laceração em uma bochecha. O policial leva o outro indivíduo preso e toma as providências para cuidar das crianças. Você realiza a avaliação primária, a qual não revela ameaças à vida. A avaliação secundária não revela outras lesões. Você transporta a paciente até o hospital mais próximo sem incidentes.

Referências

1. Miller A. Emergency medical service personnel injury and fatality in the United States. *J Epidemiol Res.* 2018;4(2): 9-18.
2. Federal Emergency Management Agency, U.S. Department of Homeland Security. *National Incident Management System.* 3rd ed. October 2017. Accessed October 17, 2021. https://www.fema.gov/sites/default/files/2020-07/fema _nims_doctrine-2017.pdf
3. Kuhar DT, Henderson DK, Struble KA, et al. Updated US Public Health Service guidelines for the management of occupational exposures to human immunodeficiency virus and recommendations for postexposure prophylaxis [published correction appears in *Infect Control Hosp Epidemiol.* 2013 Nov;34(11):1238. Dosage error in article text]. *Infect Control Hosp Epidemiol.* 2013;34(9):875-892. doi:10.1086/672271
4. Chen SL, Morgan TR. The natural history of hepatitis C virus (HCV) infection. *Int J Med Sci.* 2006;3(2):47-52.
5. Bell J, Batey RG, Farrell GC, Crewe EB, Cunningham AL, Byth K. Hepatitis C virus in intravenous drug users. *Med J Aust.* 1990 Sep 3;153(5):274-276.
6. Poland GA, Jacobson RM. Prevention of hepatitis B with the hepatitis B vaccine. *N Engl J Med.* 2004;351:2832.
7. U.S. Department of Health and Human Services, Centers for Disease Control and Prevention. Exposure to blood: what healthcare personnel need to know. July 2003. Accessed October 17, 2021. https://www.cdc.gov/hai/pdfs /bbp/exp_to_blood.pdf
8. Lerner EB, Schwartz RB, Coule PL, et al. Mass casualty triage: an evaluation of the data and development of a proposed national guideline. *Disaster Med Pub Health Prep.* 2008;2:S25-S34.

Leituras Sugeridas

Centers for Disease Control and Prevention: Ver informações sobre precauções-padrão e profilaxia pós-exposição no *site*, www.cdc.gov.

National Institute for Occupational Safety and Health. Workplace solutions: preventing exposure to bloodborne pathogens among paramedics. DHHS (NIOSH) Publication No. 2010-139.

Rinnert KJ. A review of infection control practices, risk reduction, and legislative regulations for blood-borne disease: applications for emergency medical services. *Prehosp Emerg Care.* 1998;2(1):70.

Rinnert KJ, O'Connor RE, Delbridge T. Risk reduction for exposure to blood-borne pathogens in EMS: National Association of EMS Physicians. *Prehosp Emerg Care.* 1998;2(1):62.

CAPÍTULO 6

© Ralf Hiemisch/fstop/Getty Images

Avaliação e Abordagem do Paciente

Editores-chefes:
Vince Mosesso, MD, FACEP
Michael Holtz, MD

OBJETIVOS DO CAPÍTULO

Ao término deste capítulo, você será capaz de:

- Relacionar a importância da avaliação no contexto da abordagem global do paciente com trauma.
- Explicar como realizar uma avaliação primária rápida, além da forma como a avaliação e a abordagem estão integrados durante a avaliação primária.

- Descrever os componentes da avaliação secundária e quando eles são usados na avaliação do paciente com trauma.
- Utilizar o Esquema de Decisão de Triagem na Cena para determinar o destino de um paciente com trauma.

CENÁRIO

É uma manhã de sábado, e o céu está limpo, com temperatura externa de 5,5°C. Sua equipe é enviada para uma área residencial para atender uma pessoa que caiu do telhado de uma construção de dois andares. Ao chegar à cena, você encontra um familiar adulto que o leva até a parte de trás da casa. O familiar conta que o paciente estava retirando folhas das calhas com um soprador de folhas quando se desequilibrou e caiu de uma altura de cerca de 3,6 metros, batendo com as costas no chão. O paciente inicialmente perdeu a consciência por um "breve período", mas estava consciente quando o familiar chamou o atendimento de emergência.

Ao abordar o paciente, você observa um homem de cerca de 40 anos deitado em posição supina no chão com duas testemunhas ajoelhadas a seu lado. O paciente está consciente e falando com as testemunhas. Você não observa nenhum sinal de hemorragiagrave. Enquanto seu parceiro faz a estabilização manual da cabeça e do pescoço do paciente, você pergunta onde o paciente sente dor. Ele afirma que as partes que mais doem são as colunas cervical e lombar.

Seu questionamento inicial serve aos múltiplos propósitos de obter a queixa principal do paciente, determinar seu nível de consciência e avaliar seu esforço ventilatório. Após não detectar nenhuma dificuldade respiratória óbvia, você prossegue com a avaliação do paciente. O paciente responde às suas questões adequadamente, estabelecendo que está orientado quanto a pessoas, lugar e tempo.

- Com base na física do trauma em relação a esse incidente, quais possíveis lesões você prevê durante a sua avaliação?
- Quais são as próximas prioridades?
- Como você prosseguirá com os cuidados desse paciente?

INTRODUÇÃO

A avaliação é a base de todo o cuidado do paciente. Para o paciente com trauma, como para outros pacientes criticamente doentes a avaliação é a base sobre a qual se fundamentam todas as decisões relacionadas ao manejo e ao transporte. Uma impressão geral do estado de um paciente é desenvolvida, estabelecendo-se os valores basais para o estado respiratório, circulatório e neurológico do paciente. Quando se identificam condições potencialmente fatais, são iniciadas intervenções imediatas e reanimação. Se o tempo e as condições do paciente permitirem, é conduzida uma avaliação secundária para lesões que não ameacem a vida nem os membros. É comum que essa avaliação secundária seja feita durante o transporte do paciente.

Todas essas etapas são realizadas de forma rápida e eficiente com o objetivo de minimizar o tempo gasto na cena. Os pacientes críticos não devem permanecer na cena para os cuidados que não sejam o manejo de ameaças imediatas à vida, a menos que estejam presos em um local ou que haja outras complicações que impeçam o transporte precoce. Ao aplicar os princípios aprendidos neste curso, o atraso na cena pode ser minimizado, e os pacientes podem ser rapidamente movidos para uma instituição médica adequada. O sucesso na avaliação e na intervenção exige uma boa base de conhecimentos da fisiologia do trauma e um plano de manejo bem-desenvolvido que seja realizado de maneira rápida e efetiva.

A literatura sobre a abordagem do trauma frequentemente cita a necessidade de transporte do paciente com trauma para o cuidado cirúrgico definitivo dentro de um prazo mínimo após o início da lesão. Essa urgência se deve ao fato de que o paciente com trauma crítico pode ter lesões que simplesmente não podem ser tratadas no ambiente pré-hospitalar, como sangramento interno. O controle definitivo da hemorragia mais grave é realizado no ambiente hospitalar, principalmente no centro cirúrgico.

As preocupações primárias para a avaliação e a abordagem do paciente com trauma são (1) controle da hemorragia significativa, (2) via aérea, (3) oxigenação, (4) ventilação, (5) perfusão e (6) função neurológica. Essa sequência protege a capacidade do organismo de oxigenar e a capacidade das hemácias de transportar oxigênio aos tecidos.

O médico R. Adams Cowley desenvolveu o conceito de "Hora de Ouro" no trauma. Ele acreditava que o intervalo de tempo entre a ocorrência da lesão e o cuidado definitivo era fundamental. Durante esse período, quando a hemorragia não está controlado e está havendo oxigenação tecidual inadequada devido à redução na perfusão, ocorre dano pelo corpo todo. O

A Hora de Ouro é melhor considerada como o "Período de Ouro", já que esse período crítico não é de

exatamente 1 hora. Alguns pacientes têm menos de 1 hora para receber os cuidados, enquanto outros têm mais tempo. O profissional de cuidados pré-hospitalares é responsável por reconhecer a urgência de uma determinada situação e por transportar o paciente o mais rapidamente possível até uma instituição onde os cuidados definitivos possam ser oferecidos. Para oferecer ao paciente com trauma os cuidados definitivos, a gravidade das lesões potencialmente fatais do paciente deve ser rapidamente identificada, e apenas os cuidados fundamentais para salvar a vida do paciente devem ser administrados na cena. Após isso, o transporte rápido é iniciado até uma instituição médica apropriada. Em muitos sistemas urbanos de cuidados pré-hospitalares, o tempo médio entre a ativação dos serviços de emergência e a chegada à cena é de 8 a 9 minutos, não incluindo o tempo entre a lesão e a ligação para o serviço de emergencia Em geral, outros 8 a 9 minutos são gastos transportando o paciente. Se os profissionais ficarem apenas 10 minutos na cena, mais de 30 minutos já terão passado quando o paciente chegar ao hospital de destino. Cada minuto adicional gasto na cena é tempo adicional que o paciente está sangrando, esvaindo-se o valioso tempo do Período de Ouro.

Para abordar essa questão da abordagem do trauma crítico, a evolução e o manejo rápidos e eficientes do paciente são os objetivos finais. O tempo na cena deve ser minimizado, e, embora os "10 minutos de platina" não sejam diretamente apoiados pelas pesquisas, há evidências que apoiam o atendimento rápido.[1] Há boas evidências de que atrasos na chegada ao centro cirúrgico a partir do departamento de emergência resultam em aumento da mortalidade[2-4] para pacientes com choque hemorrágico devido a trauma. Portanto, é lógico que os atrasos na chegada ao SE em primeiro lugar também seriam prejudiciais. Além disso, é inerentemente lógico e indiscutível que o controle da hemorragia é um elemento essencial no tratamento do choque hemorrágico. Também não há evidências de que tempos de cena prolongados sejam benéficos ou que melhorem de alguma forma o atendimento ao paciente.

Quanto mais tempo o paciente com trauma for mantido na cena, maior é o potencial para perda de sangue e morte. Tempos estendidos na cena devem ocorrer apenas em circunstâncias extenuantes, como extricação prolongada, perigos na cena e outras situações inesperadas. Quase nada deve impedir o progresso do paciente com trauma que sangra em sua ida até o centro cirúrgico.

Este capítulo cobre os fundamentos da avaliação do paciente e seu manejo inicial na cena com base na abordagem ensinada no programa de Suporte Avançado de Vida no Trauma (ATLS, de *Advanced Trauma Life Support*).[5] Além disso, a abordagem ensinada no Atendimento Pré-hospitalar ao Traumatizado (PHTLS, de *Prehospital Trauma Life Support*) reflete as diferenças no cuidado pré-hospitalar *versus* o cuidado ensinado no

ATLS. Os princípios descritos são idênticos aos aprendidos nos programas iniciais de treinamento de nível básico ou avançado, embora algumas vezes possa ser usada uma terminologia diferente. Por exemplo, o termo *avaliação* (em inglês, *survey*) *primária* é usado no programa ATLS para descrever a atividade de avaliação do paciente conhecida como *análise* (em inglês, *assessment*) *primária* no National EMS Education Standards. Em sua maioria, as atividades realizadas nessa fase são as mesmas; vários cursos simplesmente utilizam terminologias diferentes.

Estabelecimento de Prioridades

Há três prioridades imediatas na chegada à cena:

1. A primeira prioridade para todas as pessoas envolvidas em um incidente de trauma é a avaliação e a segurança da cena. Os equipamentos de proteção individual (EPIs) apropriados à situação devem ser usados, e as precauções-padrão (para proteção contra sangue e fluidos corporais) devem ser seguidas. Precauções contra gotículas e/ou transmissão aérea para doenças contagiosas devem ser usadas, se apropriado, dependendo da situação atual com relação à disseminação de doenças por aerossol em sua comunidade. O Capítulo 5, "Avaliação da Cena", discute esse tópico em detalhes.

2. Identificar a necessidade de recursos adicionais. Os socorristas devem reconhecer o potencial de incidentes com múltiplos pacientes e de incidente com vítimas em massa (IVMs). Em um IVM, a prioridade deixa de ser concentrar todos os recursos no paciente com lesão mais grave e passa a ser salvar o número máximo de pacientes (oferecer o melhor para o maior número de pessoas). Os fatores que podem ter impacto nas decisões de triagem no caso de múltiplos pacientes incluem a gravidade das lesões e os recursos (humanos e equipamentos) disponíveis para o cuidado dos pacientes. OCapítulo 5, "Avaliação da Cena", e o Capítulo 17, "Gerenciamento de Desastres", também discutem a triagem.

3. Após a realização de uma breve avaliação da cena e a abordagem das necessidades pertinentes, pode-se voltar a atenção para a avaliação dos pacientes individuais. O processo de avaliação e tratamento começa com o foco no paciente (ou pacientes) identificado como mais crítico, conforme os recursos permitirem. Coloca-se a ênfase no seguinte, nesta ordem: (1) condições que podem resultar na perda da vida, (2) condições que podem resultar na perda de membro, e (3) todas as outras condições que não ameaçam

a vida nem algum membro. Dependendo da gravidade da lesão, do número de pacientes lesionados e da proximidade do hospital de destino, as condições que não ameaçam a vida nem um membro podem nunca ser abordadas na cena.

A maior parte deste capítulo se concentra nas habilidades de pensamento crítico necessárias para conduzir uma avaliação apropriada, interpretar os achados e definir as prioridades para os cuidados adequados do paciente. Esse processo permitirá a provisão adequada das intervenções necessárias.

Avaliação Primária

No paciente com trauma multissistêmico crítico, a prioridade para os cuidados é a rápida identificação e tratamento de condições potencialmente fatais (**Quadro 6-1**). A maioria de pacientes com trauma tem lesões envolvendo apenas um sistema (p. ex., uma fratura isolada de membro). Para esses pacientes com trauma em um único sistema, costuma haver tempo para ser abrangente nas avaliações primária e secundária. No paciente fisiologicamente instável com lesões multissistêmicas, o profissional de cuidados pré-hospitalares pode não conseguir conduzir mais do que apenas uma avaliação primária. Nesses pacientes críticos, a ênfase é a avaliação rápida, o início da reanimação e o transporte para uma instituição médica apropriada. Oênfase no transporte rápido não elimina a necessidade de tratamento pré-hospitalar. Em vez disso, o tratamento deve ser iniciado imediatamente para ameaças à vida e continuado ao mesmo tempo em

---

Quadro 6-1 Paciente com Trauma Multissistêmico *versus* Trauma Único

- Um **paciente com trauma multissistêmico** tem lesões envolvendo mais de um sistema corporal, como os sistemas pulmonar, circulatório, neurológico, gastrintestinal, musculoesquelético e tegumentar. Um exemplo seria um paciente envolvido em um acidente automobilístico que sofreu lesão cerebral traumática, contusões pulmonares, ruptura esplênica com choque e fratura de fêmur.

- Um **paciente com trauma de um único sistema** tem lesão em apenas um sistema corporal. Um exemplo seria um paciente com fratura isolada de tornozelo sem evidências de perda de sangue ou choque. Os pacientes costumam ter mais de uma lesão dentro do mesmo sistema.

que se transfere para o centro de trauma apropriado mais próximo.

O rápido estabelecimento de prioridades e o reconhecimento e avaliação inicial de lesões potencialmente fatais devem fazer parte da rotina do profissional de atendimento pré-hospitalar. Assim, os componentes das avaliações primária e secundária devem ser memorizados, e a progressão lógica da avaliação e do tratamento com base em prioridades deve ser compreendida e realizada sempre de maneira igual, independentemente da gravidade da lesão. O profissional deve pensar na fisiopatologia das lesões e nas condições dos pacientes.

Uma das condições potencialmente fatais mais comuns no trauma é a falta de oxigenação tecidual adequada (choque), o que leva ao metabolismo anaeróbico (sem oxigênio). Metabolismo é o mecanismo pelo qual as células produzem energia. Quatro condições são necessárias para o metabolismo normal: (1) quantidade adequada de hemácias, (2) oxigenação das hemácias nos pulmões, (3) oferta de hemácias às células de todo o organismo e (4) transferência de oxigênio para essas células. As atividades envolvidas na avaliação primária visam identificar e corrigir problemas com essas condições. O metabolismo anaeróbico leva a uma produção de energia menos eficiente e à acidose láctica.

Impressão Geral

A avaliação primária começa com uma visão geral rápida do estado respiratório, circulatório e neurológico do paciente para a identificação de ameaças evidentes à vida ou a algum membro, como sinais de hemorragia grave; comprometimento da via aérea, da respiração ou da circulação; ou deformidades grosseiras. Na abordagem inicial do paciente, o profissional de cuidados pré-hospitalares procura por hemorragia externa grave e observa se o paciente parece estar movendo o ar de forma efetiva, se está acordado ou não responsivo e se está se movendo espontaneamente. Ao lado do paciente, o profissional se apresenta ao paciente e pergunta seu nome. Uma próxima etapa razoável é perguntar ao paciente: "O que aconteceu com você?". Se o paciente parecer confortável e responder com uma explicação coerente com frases completas, o profissional pode concluir que ele apresenta uma **via aérea livre**, função respiratória suficiente para sustentar a fala, perfusão cerebral adequada e função neurológica razoável; isto é, é provável que não haja ameaça imediata à vida do paciente.

Se o paciente estiver em condições instáveis para fornecer uma resposta ou parece estar em sofrimento, inicia-se uma avaliação primária detalhada para identificar problemas potencialmente fatais. Dentro de alguns segundos, pode-se obter uma impressão geral da condição global do paciente. Ao avaliar rapidamente as funções vitais, a avaliação primária serve para estabelecer se o paciente está em situação crítica no momento ou de forma iminente.

Sequência de Avaliação Primária

A avaliação primária deve ser feita rapidamente e em uma ordem lógica. Se o profissional de atendimento pré-hospitalar estiver sozinho, algumas intervenções importantes podem ser realizadas à medida que condições potencialmente fatais são identificadas. Se o problema for facilmente corrigível, como a aspiração da via aérea ou a colocação de um torniquete, o profissional pode optar pela abordagem do problema antes de passar para a próxima etapa. Por outro lado, se o problema não puder ser rapidamente abordado na cena, como no choque resultante da suspeita de hemorragia interna, o restante da avaliação primária é completado rapidamente. Se houver mais de um profissional presente, um deles pode completar a avaliação primária enquanto os outros iniciam o cuidado para os problemas identificados. Quando forem identificadas condições críticas, a avaliação primária permite que o profissional estabeleça as prioridades terapêuticas. Em geral, uma hemorragia externa compressível é tratada primeiro, um problema na via aérea é tratado antes de um problema respiratório, e assim por diante.

A mesma abordagem para a avaliação primária é utilizada independentemente do tipo de paciente. Todos os pacientes, incluindo idosos, pediátricos ou gestantes, são avaliados de maneira semelhante para garantir que todos os componentes da avaliação sejam cobertos e que nenhuma patologia significativa deixe de ser percebida.

A avaliação primária do paciente com trauma enfatiza o controle da hemorragia externa potencialmente fatal como primeira etapa na sequência. Embora as etapas da avaliação primária sejam ensinadas e mostradas de maneira sequencial, muitas etapas podem, e devem, ser realizadas de maneira simultânea. As etapas podem ser lembradas com o uso do mnemônico XABCDE:

- X – Hemorragia e**x**sanguinante (controle do sangramento externo grave)
- A – Abordagem da via a**é**rea e restrição de movimento da coluna vertebral
- B – Respiração (*breathing*) (ventilação e oxigenação)
- C – **C**irculação (perfusão e outras hemorragias)
- D – Incapacidade (*disability*)
- E – **E**xposição/ambiente (*environment*)

X – Hemorragia Exsanguinante (Controle da Hemorragia Externa Grave)

Na avaliação primária do paciente com trauma, a hemorragia externa potencialmente fatal deve ser imediatamente identificada e tratada. Se houver hemorragia exsanguinante externa, ela deve ser controlada antes mesmo de avaliar a via aérea (ou simultaneamente, se houver assistência adequada na cena) ou de realizar outras intervenções, como a imobilização espinal. Em geral, esse tipo de hemorragia envolve o sangramento arterial em uma extremidade, mas também pode ocorrer no couro cabeludo ou na junção de uma extremidade com o tronco (hemorragia juncional) e em outros locais.

A hemorragia exsanguinante arterial em uma extremidade é mais bem manejada colocando-se imediatamente um torniquete o mais proximalmente possível (i.e., próximo da virilha ou axila) na extremidade afetada. Outras medidas de controle do sangramento, como a compressão direta e os agentes hemostáticos, também podem ser usados, mas não devem retardar nem substituir a colocação de torniquetes nesses casos. A compressão direta e o agente hemostático devem ser aplicados em casos de hemorragiagrave não arterial nas extremidades e em sangramentos graves no tronco. Algumas vezes, a hemorragia por artérias distais ou menores pode ser controlado pela compressão direta focal da artéria. Porém, essa é geralmente uma manobra temporária até que um torniquete possa ser aplicado proximalmente. A hemorragiagrave em áreas juncionais pode ser tratado com a colocação de um torniquete ou grampo juncional apropriado, quando disponível, ou com um curativo compressivo com gaze de material hemostático (**Quadro 6-2**).

Quadro 6-2 Hemorragia Grave de Localização Juncional

A hemorragia juncional é definida como o sangramento que ocorre na junção do tronco com uma extremidade, incluindo a base do pescoço. Exemplos de áreas juncionais incluem a virilha, as nádegas e a axila (**Figura 6-1**). O uso de um torniquete ou curativo de pressão nessas áreas geralmente é impraticável e ineficaz.

O principal tratamento para a hemorragia juncional é a compressão direta dos vasos grandes que se encontram na região proximal à lesão. No ambiente pré-hospitalar, uma quantidade significativa de compressão direta sobre as artérias femorais, ilíacas ou axilares pode ser necessária para reduzir o sangramento. Isso costuma ser combinado com o uso de agentes hemostáticos e curativos compressivos aplicados externamente. Além disso, as evidências sustentam a aplicação empírica de uma cinta pélvica no paciente com amputação traumática da extremidade inferior acima do nível do joelho para ajudar no controle do sangramento.[3] As forças significativas encontradas nessas lesões traumáticas costumam causar dano às estruturas adjacentes, como as cinturas pélvica e escapular; assim, a estabilização dessas áreas também deve ser considerada.

O Committee on Tactical Combat Casualty Care (CoTCCC) recomenda três torniquetes especialmente construídos para uso em locais de hemorragia juncional. Isso inclui o Combat Ready Clamp (CRoC), a Junctional Emergency Treatment Tool (JETT) e o SAM Junctional Tourniquet (SJT). Várias vantagens e desvantagens foram identificadas em estudos que compararam esses dispositivos em laboratório, e todas devem ser consideradas na escolha de um dispositivo para equipar a equipe de atendimento na cena.[3-7]

Os conceitos mais importantes a serem considerados ao tentar controlar a hemorragiaem locais juncionais são: (1) será necessária uma grande quantidade de pressão direta e compressão nos vasos sanguíneos adjacentes à região, e (2) deve ser colocado sobre a superfície aberta do ferimento um curativo compressivo direto, idealmente com um agente hemostático. Quando essas duas técnicas são combinadas, elas aumentam as chances de sobrevivência no que, de outro modo, seria uma lesão traumática fatal.[8] O ponto importante é: você deve colocar um curativo compressivo sobre a lesão e pressionar os pontos de sangramento arterial assim que possível.

O principal tratamento para a hemorragia juncional é a compressão direta dos vasos grandes que se encontram na região proximal à lesão. No ambiente pré-hospitalar, uma quantidade significativa de compressão direta sobre as artérias femorais, ilíacas ou axilares pode ser necessária para reduzir o sangramento. Há uma variedade de dispositivos comerciais disponíveis para essa finalidade. Isso costuma ser combinado com o uso de agentes hemostáticos e curativos compressivos aplicados externamente. Além disso, as evidências sustentam a aplicação empírica de uma cinta pélvica no paciente com amputação traumática da extremidade inferior acima do nível do joelho para ajudar no controle da hemorragia.[6] As forças significativas encontradas nessas lesões traumáticas costumam causar dano às estruturas adjacentes, como as cinturas pélvica e escapular; assim, a estabilização dessas áreas também deve ser considerada.

O Committee on Tactical Combat Casualty Care (CoTCCC) recomenda três torniquetes especialmente construídos para uso em locais de hemorragia

(*continua*)

Quadro 6-2 Hemorragia Grave de Localização Juncional (*continuação*)

juncional. Isso inclui o Combat Ready Clamp (CRoC), a Junctional Emergency Treatment Tool (JETT) e o SAM Junctional Tourniquet (SJT). Várias vantagens e desvantagens foram identificadas em estudos que compararam esses dispositivos em laboratório, e todas devem ser consideradas na escolha de um dispositivo para equipar a equipe de atendimento na cena.[6-10]

Os conceitos mais importantes a serem considerados ao tentar controlar o sangramento em locais juncionais são: (1) será necessária uma grande quantidade de pressão direta e compressão nos vasos sanguíneos adjacentes à região, e (2) deve ser colocado sobre a superfície aberta do ferimento um curativo compressivo direto, idealmente com um agente hemostático. Quando essas duas técnicas são combinadas, elas aumentam as chances de sobrevivência no que, de outro modo, seria uma lesão traumática fatal.[11] O ponto importante é: você deve colocar um curativo compressivo sobre a lesão e pressionar os pontos de sangramento arterial assim que possível.

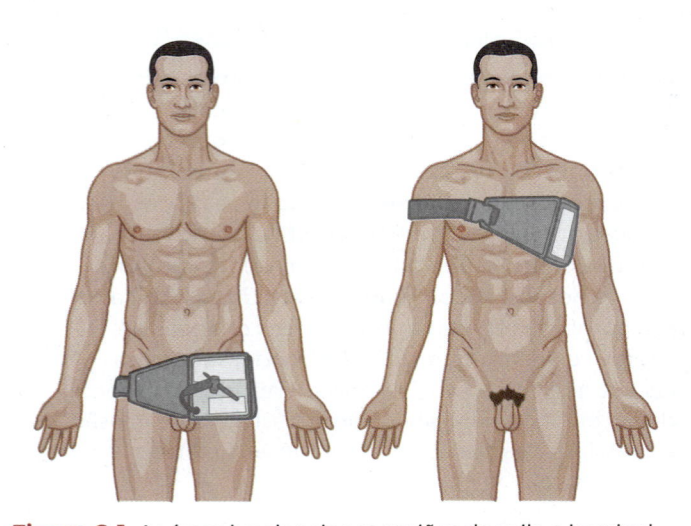

Figura 6-1 As áreas juncionais nas regiões da axila e inguinal.

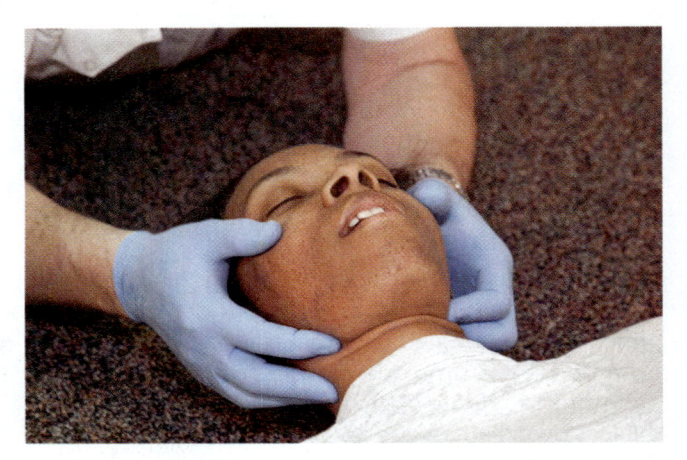

Figura 6-2 Se a via aérea parecer comprometida, ela deve ser aberta enquanto a coluna é protegida.

A – Abordagem da Via Aérea e Restrição de Movimentos da Coluna Vertebral

Via Aérea

A via aérea do paciente é rapidamente verificada para garantir que esteja **permeável** (aberta e limpa) e que não haja perigo de obstrução. Se houver compromisso da via aérea, ela terá que ser aberta, inicialmente usando métodos manuais (elevação do mento no trauma ou tração da mandíbula no trauma) (**Figura 6-2**), além de eliminar o sangue, substâncias corporais e corpos estranhos, se necessário. Por fim, à medida que equipamento e mais profissionais ficam disponíveis, a abordagem da via aérea pode avançar e incluir aspiração e meios mecânicos (cânula oral, cânula nasal, via aérea supraglótica e intubação endotraqueal ou métodos transtraqueais). Vários fatores são importantes na determinação do método de abordagem da via aérea, incluindo a disponibilidade de equipamentos, o nível de competênciado profissional de atendimento pré-hospitalar e a distância do centro de trauma. Algumas lesões de via aérea, como a fratura laríngea ou a transecção incompleta da via aérea, podem ser agravadas por tentativas de intubação endotraqueal. A abordagem da via aérea é discutido em detalhes no Capítulo 7, "Via Aérea e Ventilação".

Restrição de Movimento da Coluna Vertebral

Deve-se suspeitar de lesão na coluna vertebral em todos os pacientes com trauma e com um mecanismo de lesão fechada significativo até que esta tenha sido descartada com segurança. É particularmente importante manter alto índice de suspeição para lesão espinal em pacientes idosos ou cronicamente debilitados, mesmo com mecanismos de lesão menores. (Ver o Capítulo 9, "Trauma da Coluna Vertebral e da Medula Espinal", para uma lista completa das indicações para restrição de movimento da coluna vertebral.) Embora o estabelecimento de uma via aérea aberta tenha prioridade, a possibilidade de lesão da medula espinal deve sempre ser considerada. O movimento excessivo em qualquer direção poderáproduzir ou agravar o dano neurológico, pois pode haver compressão óssea da medula espinal na presença de fratura de coluna. Portanto, a cabeça e o pescoço do paciente devem ser manualmente mantidos (estabilizados) em posição neutra durante todo o processo de avaliação, especialmente ao abrir a via aérea e administrar a ventilação necessária. Essa necessidade de estabilização não significa que os procedimentos essenciais de manutenção da via aérea não possam ser aplicados, mas sim que os procedimentos serão realizados enquanto se protege a coluna do paciente de movimentos desnecessários. Se for preciso remover os dispositivos de restrição de movimento da coluna espinal para reavaliar o paciente ou realizar alguma intervenção necessária, a estabilização manual da cabeça e do pescoço é usada até que o dispositivo possa ser reaplicado. Não há necessidade de restrição do movimento da coluna vertebral em pacientes com trauma apenas penetrante.[12]

B – Respiração (Ventilação e Oxigenação)

A respiração funciona para a oferta efetiva de oxigênio para os pulmões de um paciente a fim de ajudar a manter o processo metabólico aeróbico. A hipóxia pode resultar da ventilação inadequada dos pulmões e leva à falta de oxigenação dos tecidos do paciente. Após a abertura da via aérea, a qualidade e a quantidade de respiração (ventilação) do paciente podem ser avaliadas da seguinte maneira:

1. Verificar se o paciente está respirando, observando a movimentação torácica e sentindo o movimento de ar pela boca ou pelo nariz.
2. Se o paciente não estiver respirando (i.e., **apneico**), começar imediatamente a ventilar o paciente com um dispositivo de bolsa-válvula-máscara antes de continuar a avaliação. Forneça oxigênio suplementar quando disponível e mantenha a restrição de movimento da coluna quando indicado.
3. Garantir que a via aérea do paciente esteja permeável continuar fornecendo ou auxiliando a ventilação e inserir uma cânula oral ou nasal (se não houver sinais de trauma facial), se tolerado. Se o paciente continuar não respondendo, considere uma via aérea mais definitiva deve ser colocada com base na condição do paciente e na proximidade de um centro de trauma. Isso pode envolver a colocação de uma via aérea supraglótica (se não houver sinal de trauma orofaríngeo grave) ou entubação endotraqueal (para profissionais experientes). Deve-se estar preparado para aspirar sangue, vômitos ou outros fluidos da via aérea.
4. Embora comumente chamada de "frequência respiratória", um termo mais correto para o quão rápido um paciente está respirando é "frequência ventilatória". A ventilação se refere ao processo de inalação e exalação, enquanto a respiração descreve melhor o processo fisiológico de trocas gasosas entre capilares e alvéolos. Se o paciente estiver respirando, estimar se estão adequadas a frequência e a profundidade da ventilação para determinar se o paciente está movendo ar suficiente (lembrar que a ventilação-minuto é frequência × profundidade). (Ver o Capítulo 7, "Via Aérea e Ventilação".)
5. Garantir que o paciente não esteja hipóxico e que a saturação de oxigênio seja maior ou igual a 94%. O oxigênio suplementar (e a ventilação assistida) deve ser fornecido conforme a necessidade para manter uma saturação adequada de oxigênio.
6. Se o paciente estiver consciente, confira se ele consegue dizer uma frase inteira sem dificuldade.

A frequência ventilatória pode ser dividida nas cinco categorias a seguir:

1. *Apneica.* O paciente não está respirando. Isso inclui respirações agonizantes ocasionais, as quais não resultam em troca efetiva de ar.
2. *Lenta.* Uma frequência ventilatória muito lenta, abaixo de 10 ventilações/minuto (**bradipneia**) pode indicar lesão grave ou isquemia (redução do aporte de oxigênio) encefálica. Nesses casos, o profissional de atendimento pré-hospitalar deve assegurar-se de que esteja ocorrendo a troca de um volume adequado de ar. Muitas vezes, será necessário auxiliar ou controlar completamente a respiração do paciente com um dispositivo de bolsa-válvula-máscara. O suporte ventilatório assistido ou total com o dispositivo de bolsa-válvula-máscara deve incluir oxigênio suplementar para garantir uma saturação de oxigênio maior ou igual a 94% (**Figura 6-3**).
3. *Normal.* Se a frequência ventilatória estiver entre 10 e 20 respirações/minuto, o profissional de atendimento pré-hospitalar deve garantir que haja volume ventilatório e saturação de oxigênio adequados. Deve-se aplicar oxigênio suplementar, se indicado.
4. *Rápida.* Se a frequência ventilatória estiver entre 20 e 30 respirações/minuto (**taquipneia**), o paciente deve ser cuidadosamente observado quanto à melhora ou à piora. O estímulo para o aumento da frequência ventilatória é o maior acúmulo de dióxido de carbono no sangue ou a diminuição do nível de oxigênio no sangue (por hipóxia ou anemia). A dor ou a ansiedade também podem causar elevação da frequência

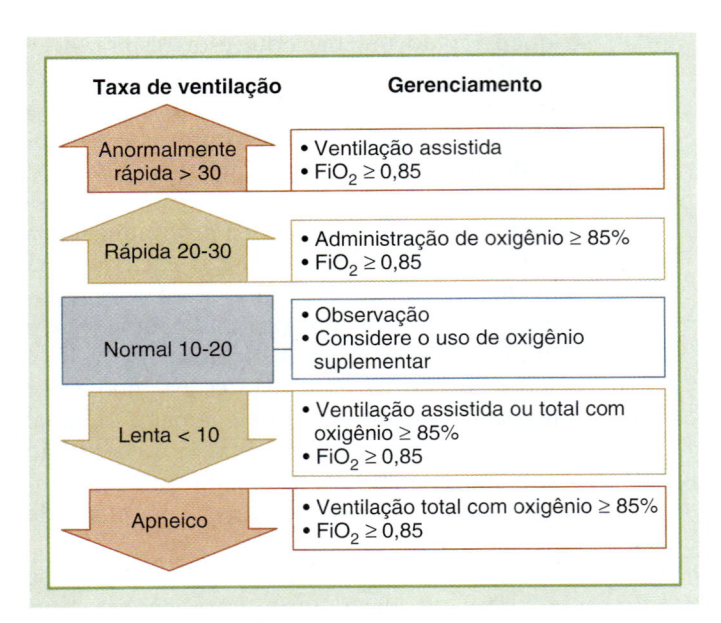

Figura 6-3 Abordagem da via aérea com base na frequência ventilatória espontânea.
© Jones & Bartlett Learning

ventilatória. Quando um paciente demonstra uma frequência ventilatória anormal, a causa deve ser investigada. Uma frequência rápida pode indicar que não há oxigênio suficiente alcançando os tecidos corporais. Essa falta de oxigênio inicia o metabolismo anaeróbico (ver o Capítulo 3, "Choque: Fisiopatologia de Vida e Morte") e, por fim, um aumento no nível de dióxido de carbono no sangue, levando à acidose metabólica. O sistema de detecção do corpo reconhece esse nível aumentado de dióxido de carbono e diz ao sistema ventilatório para aumentar a profundidade e o volume a fim de eliminar esse excesso. Assim, uma frequência ventilatória aumentada pode indicar que o paciente precisa de melhor perfusão, oxigenação ou ambas. O oxigênio suplementar deve ser administrado para alcançar uma saturação de oxigênio de 94% ou mais. O profissional de atendimento pré-hospitalar deve monitorar de perto quanto a qualquer deterioração na condição global.

5. *Extremamente rápida.* Uma frequência ventilatória maior que 30 respirações/minuto (taquipneia grave) indica hipóxia, metabolismo anaeróbico ou ambos, com resultante **acidose**. Uma busca para a causa da frequência ventilatória rápida deve começar imediatamente para definir se à etiologia é um problema ventilatório primário ou se é um problema na oferta de oxigênio, como perfusão inadequada ou perda grave de sangue. As lesões que podem produzir

comprometimento significativo na oxigenação e na ventilação incluem pneumotórax hipertensivo, tórax instável com contusão pulmonar, hemotórax massivo e pneumotórax aberto. Após a identificação da causa, a intervenção deve ocorrer imediatamente para corrigir o problema. (Ver o Capítulo 10, "Trauma Torácico".) Os pacientes com frequências ventilatórias maiores que 30 respirações/minuto devem receber oxigênio. Deve-se monitorar cuidadosamente esses pacientes quanto à fadiga ou a sinais de ventilação inadequada, como redução do nível de consciência, elevação dos níveis de dióxido de carbono no fim da expiração ou redução da saturação de oxigênio, auxiliando a ventilação com um dispositivo de bolsa-válvula-máscara conforme a necessidade para obter saturação de oxigênio e ventilação por minuto adequadas.

No paciente com ventilação anormal, o tórax deve ser exposto, observado e palpado rapidamente. Depois, a ausculta pulmonar identificará ruídos respiratórios anormais, diminuídos ou ausentes. As lesões que podem impedir a ventilação incluem pneumotórax hipertensivo, tórax instável, lesões de medula espinal e traumatismo cranioencefálico (TCE). Essas lesões devem ser identificadas ou suspeitadas durante a avaliação primária, e o suporte ventilatório deve ser imediatamente iniciado. A descompressão com agulha deve ser realizada imediatamente se houver suspeita de pneumotórax hipertensivo.

Na avaliação do estado ventilatório do paciente com trauma, além da frequência, deve ser avaliada a *profundidade* ventilatória. Um paciente pode estar respirando com uma frequência respiratória normal de 16 respirações/minuto, mas apresentar uma profundidade ventilatória reduzida. Por outro lado, um paciente pode ter uma profundidade ventilatória normal, mas com frequência ventilatória aumentada ou diminuída. O volume corrente é multiplicado pela frequência ventilatória para o cálculo do volume da ventilação-minuto do paciente. (Ver o Capítulo 7, "Via Aérea e Ventilação".)

C – Circulação a hemorragia (Perfusão e Outras Hemorragias)

A avaliação de comprometimento ou falha do sistema circulatório é a próxima etapa no cuidado do paciente com trauma. A oxigenação das hemácias sem a oferta para as células teciduais não beneficia o paciente. Na primeira etapa da sequência, a hemorragia potencialmente fatal foi identificado e controlado. Após a avaliação subsequente da via aérea e condição respiratória do paciente, o profissional de atendimento pré-hospitalar deve obter uma estimativa geral do débito cardíaco e da perfusão do paciente. A hemorragia – externa ou interna – é a causa mais comum de morte prevenível no trauma. O controle da homorragia menos graves ocorre durante essa fase da pesquisa primária, depois que a via aérea e a respiração tiverem sido tratadas.

Controle da Hemorragia

A hemorragia exsanguinante externa é identificada e controlada como primeiro passo da avaliação primária porque, caso a hemorragia grave não seja controlado assim que possível, o potencial para a morte do paciente aumenta de maneira drástica. Os três tipos de hemorragia externa são capilar, venosa e arterial, descritas abaixo:

1. O *sangramento capilar* é causado por abrasões que causaram a abertura de pequenos capilares logo abaixo da superfície cutânea. O sangramento capilar não costuma ameaçar a vida e pode ter reduzido ou até mesmo cessado antes da chegada dos profissionais de atendimento pré-hospitalar.

2. O *sangramento venoso* é causado por laceração ou outra lesão em uma veia, o que leva a um fluxo constante de sangue vermelho-escuro pela ferida. Esse tipo de sangramento costuma ser controlável pela compressão direta. O sangramento venoso não costuma ameaçar a vida, a menos que seja prolongado ou haja envolvimento de uma veia de grosso calibre.

3. O *sangramento arterial* é causado por uma lesão que lacerou uma artéria. Este é o mais importante e mais difícil tipo de perda sanguínea de controlar. Ele geralmente se caracteriza por sangue jorrando e de cor vermelho-vivo. Porém, o sangramento arterial também pode se apresentar como sangue que "derrama" rapidamente por um ferimento se houver lesão de artéria profunda. Mesmo uma punção arterial profunda pequena pode produzir perda sanguínea potencialmente fatal.

O controle rápido da hemorragia arterial exsanguinante é uma das metas mais importantes no tratamento de um paciente com trauma. A avaliação primária não pode avançar a menos que a hemorragia exsanguinante seja controlada logo na primeira fase. O sangramento capilar e venoso geralmente é tratado mais tarde na avaliação primária, quando a circulação é abordada.

A hemorragia pode ser controlada das seguintes maneiras:

1. *Compressão direta.* A compressão direta é exatamente o que seu nome implica – aplicação de pressão no local de sangramento. Isso é feito colocando-se um curativo (p. ex., gaze hemostática é preferida) diretamente sobre o local do sangramento (se ele puder ser identificado) e aplicando-se pressão. A pressão deve ser aplicada da maneira mais precisa e focal possível. Um dedo sobre uma artéria compressível visível é muito efetivo. A compressão deve ser aplicada de maneira contínua por pelo menos 3 minutos ou conforme as instruções do fabricante e por 10 minutos se for usada gaze simples; os profissionais de atendimento pré-hospitalar devem evitar a tentação de remover a pressão para verificar se o ferimento está sangrando antes desse período de tempo. A aplicação e a manutenção de pressão direta necessitarão de toda a atenção de um profissional, impedindo que o profissional participe de outros aspectos dos cuidados do paciente. De modo alternativo, ou se a assistência for limitada, pode-se aplicar um curativo compressivo. Há múltiplas opções comercialmente disponíveis (p. ex., Ligadura israelita), ou pode-se fazer um curativo compressivo a partir de gazes e bandagem elástica. Se o sangramento não for controlado, não importa quanto oxigênio ou líquido o paciente receba; a perfusão não irá melhorar em situações de hemorragia continuada.

2. *Torniquetes.* Os torniquetes costumavam ser descritos como a técnica de último recurso. A experiência militar no Afeganistão e no Iraque, mais o uso rotineiro e seguro de torniquetes por cirurgiões, levou à reconsideração dessa abordagem.[13-15] Os torniquetes são muito efetivos no controle da hemorragia grave e devem ser usados se a compressão direta e os curativos compressivos não conseguirem controlar a hemorragia em uma extremidade ou se não houver profissionais disponíveis na cena para realizar outros métodos para controle de sangramento. (Ver o Capítulo 3, "Choque: Fisiopatologia de Vida e Morte".) O uso de "elevação" e pressão sobre os "pontos de pressão" não é mais recomendado devido à inexistência de dados suficientes sustentando a sua eficácia.[16,17] Conforme observado anteriormente, no caso de hemorragia exsanguinante ou de hemorragia potencialmente fatal, um torniquete deve ser aplicado em vez de, ou concomitante com, outras medidas para controle do sangramento (i.e., como tratamento de primeira linha para esse tipo de sangramento). Deve-se também observar que os torniquetes improvisados podem ter efetividade mais limitada do que as versões comercialmente disponíveis.[18]

Perfusão

O estado circulatório do paciente pode ser determinado verificando-se os pulsos periféricos e avaliando-se a cor,

Quadro 6-3 Tempo de Enchimento Capilar

O tempo de enchimento capilar é verificado pressionando-se os leitos ungueais e, depois, liberando a pressão. Essa compressão remove o sangue do leito capilar visível. A velocidade do retorno do sangue para os leitos ungueais após a liberação da pressão (enchimento capilar) é uma ferramenta para estimar o fluxo sanguíneo por essa parte mais distal da circulação. Um tempo de enchimento capilar de mais de 2 segundos pode indicar que os leitos capilares não estão recebendo perfusão adequada. Porém, o tempo de enchimento capilar por si só é um indicador ruim de choque, pois é influenciado por muitos outros fatores. Por exemplo, doença vascular periférica (arteriosclerose), temperaturas frias, uso de medicamentos vasodilatadores ou constritores ou presença de choque neurogênico podem atrapalhar a avaliação. A medida do tempo de enchimento capilar se torna uma ferramenta menos útil para avaliar a função cardiovascular nesses casos. O tempo de enchimento capilar pode ser útil na avaliação da adequação circulatória, mas deve sempre ser usado em conjunto com outros achados do exame físico (p. ex., pressão arterial).

© National Association of Emergency Medical Technicians (NAEMT)

a temperatura, a umidade da pele e, na ausência de TCE-grave, o estado mental do paciente (Quadro 6-3). A avaliação da perfusão pode ser difícil em pacientes idosos ou pediátricos ou naqueles que têm bom condicionamento físico ou que usam determinados medicamentos. O choque nos pacientes com trauma quase sempre se deve à hemorragia. (Ver o Capítulo 3, "Choque: Fisiopatologia de Vida e Morte".)

Os possíveis locais de hemorragia interna massiva incluem o tórax (ambas as cavidades pleurais), o abdomen (cavidade peritoneal), a pélvis, o espaço retroperitoneal e as extremidades (principalmente as coxas). Se houver suspeita de hemorragia interna, o tórax, o abdomen, a pélvis e as coxas são expostos para a rápida inspeção e palpação em busca de sinais de lesão. A hemorragia nessas áreas não é fácil de controlar fora do hospital. Se disponível e indicado, uma cinta pélvica deve ser aplicada rapidamente para tratar as potenciais lesões pélvicas do tipo "livro aberto". O objetivo geral é rapidamente entregar o paciente a uma instituição equipada e com equipe apropriada para o rápido controle da hemorragia no centro cirúrgico.

Pulso

O pulso é avaliado quanto à presença, à qualidade e à regularidade. Uma verificação rápida do pulso revela se o paciente tem taquicardia, bradicardia ou ritmo irregular. No passado, acreditava-se que a presença de pulso radial indicava pressão arterial sistólica de pelo menos 80 mmHg, com a presença de pulso femoral indicando pressão arterial de pelo menos 70 mmHg e a presença de apenas um pulso carotídeo indicando pressão arterial de 60 mmHg. As evidências mostraram que essa teoria era inacurada e que superestimava as pressões arteriais.[19] Embora a ausência de pulsos periféricos na presença de pulsos centrais provavelmente represente hipotensão profunda, a presença de pulsos periféricos não deve tranquilizar em relação à pressão arterial do paciente.

Na avaliação primária, a determinação de uma frequência de pulso exata não é necessária. Em vez disso, obtém-se rapidamente uma estimativa grosseira, sendo a frequência de pulso real obtida mais tarde no processo. Em pacientes com trauma, é importante considerar as causas tratáveis de sinais vitais e achados físicos anormais. Por exemplo, a combinação de comprometimento da perfusão e da respiração deve levar o profissional de cuidados pré-hospitalares a considerar a presença de um pneumotórax hipertensivo. Se os sinais clínicos estiverem presentes, a descompressão com agulha pode salvar a vida do paciente. (Ver o Capítulo 10, "Trauma Torácico".)

Pele

O exame da pele pode revelar muito sobre o estado circulatório de um paciente.

- *Cor.* A pele fica pálida quando o sangue é desviado para longe daquele local. A coloração pálida está associada à perfusão ruim. A coloração azulada é causada pela perfusão com sangue desoxigenado naquela região do corpo. A pigmentação da pele pode, às vezes, dificultar essa determinação. Em pacientes com pele escura, o exame de leitos ungueais, palmas das mãos/plantas dos pés e mucosas — particularmente a conjuntiva palpebral — ajuda a superar essa dificuldade, pois as alterações de cor costumam aparecer primeiro nas pálpebras, nos lábios, nas gengivas ou nas pontas dos dedos devido à relativa falta de pigmentação nessa área.
- *Temperatura.* Como na avaliação geral da pele, a temperatura da pele é influenciada por condições ambientais. Uma pele fria indica redução da perfusão, independentemente da causa. A temperatura da pele pode ser avaliada com um simples toque na pele do paciente com o dorso da mão. A pele normal é morna ao toque, nem fria e nem quente.
- *Condição.* Em circunstâncias normais, a pele costuma estar seca. Uma pele húmida e fria pode ocorrer em pacientes com má perfusão devido à estimulação simpática (diaforese). Porém, é importante considerar as condições ambientais ao avaliar os achados cutâneos. Um paciente em ambiente quente ou úmido pode ter pele húmida inicialmente, independentemente da gravidade da lesão.

D – Incapacidade

Após a avaliação e a correção, dentro do possível, dos fatores envolvidos na oferta de oxigênio para os pulmões e na sua circulação pelo organismo, a próxima etapa na avaliação primária é a avaliação da função cerebral, a qual é uma medida indireta da oxigenação cerebral. Isso começa com a determinação do nível de consciência (NC) do paciente.

O profissional de atendimento pré-hospitalar deve supor que um paciente com trauma confuso, agressivo, combativo ou não cooperativo está hipóxico ou sofreu um TCE até que se prove o contrário. A maioria dos pacientes quer ajudar quando suas vidas estão ameaçadas do ponto de vista médico. Se um paciente se recusa a ajudar, a razão deve ser questionada. O paciente se sente ameaçado pela presença do profissional na cena? Se for o caso, outras tentativas de estabelecer um vínculo geralmente ajudarão a ganhar a confiança do paciente. Se nada na situação parecer ameaçador, a origem do comportamento deve ser considerada fisiológica e condições reversíveis devem ser identificadas e tratadas. Durante a avaliação, a história pode ajudar a determinar se o paciente perdeu a consciência em algum momento desde a ocorrência da lesão, se pode haver o envolvimento de substâncias tóxicas (e quais podem ser) e se o paciente tem alguma condição preexistente que possa produzir redução do NC ou comportamento aberrante. A observação cuidadosa da cena pode fornecer informações valiosas sobre isso.

Um NC reduzido alerta o profissional de atendimento pré-hospitalar para as seguintes possibilidades:

1. Redução da oxigenação cerebral (causada por hipóxia/hipoperfusão) ou hipoventilação grave (narcose carbônica)
2. Lesão do sistema nervoso central (SNC) (p. ex., TCE)
3. Superdosagem de drogas ou álcool, ou exposição a toxinas
4. Desequilíbrios metabólicos, particularmente hipoglicemia (p. ex., causados por diabetes, convulsões ou parada cardíaca)

Uma discussão aprofundada sobre o estado mental alterado pode ser encontrada no Capítulo 8, "Trauma da Cabeça e Pescoço", incluindo uma explicação abrangente da Escala de Coma de Glasgow (GCS, de *Glasgow Coma Scale*).

O score da GCS é uma ferramenta utilizada para determinar o NC e é preferida em relação à classificação AVDI (**Quadro 6-4**).[20] Ele é um método simples e rápido para determinar a função cerebral, sendo preditivo dos desfechos do paciente, especialmente da melhor resposta motora. Ele também fornece um nível basal de função cerebral para avaliações neurológicas seriadas. O escore da

---

Quadro 6-4 Sistema AVDI

A mnemônica AVDI costuma ser utilizada para descrever o nível de consciência do paciente. Nesse sistema, A significa *alerta*, V se refere à resposta ao estímulo *verbal*, D significa a resposta ao estímulo *doloroso* e I se refere a um paciente *irresponsivo*. Essa abordagem, embora simples, não fornece informações específicas sobre *como* o paciente responde a estímulos verbais ou dolorosos. Em outras palavras, se o paciente responde ao questionamento verbal, ele está orientado, confuso ou resmungando de maneira incompreensível? Da mesma forma, quando o paciente responde ao estímulo doloroso, ele localiza, retira ou demonstra postura em decorticação ou descerebração? Devido a essa falta de precisão, o uso do sistema AVDI tem diminuído.

Abertura de olhos	Pontos
Abertura espontânea dos olhos	4
Abertura dos olhos sob comando	3
Abertura dos olhos sob pressão	2
Não abre os olhos	1

Melhor resposta verbal	
Responde adequadamente (orientado)	5
Dá respostas confusas	4
Palavras inadequadas	3
Emite ruídos ininteligíveis	2
Não dá nenhuma resposta verbal	1

Melhor resposta motara	
Segue o comando	6
Localiza	5
Resposta normal à flexão	4
Resposta anormal à flexão	3
Resposta da extensão	2
Não dá resposta motora	1

	Total	

Figura 6-4 Escala de Coma de Glasgow (GCS).

GCS é dividido em três seções: (1) abertura *ocular*, (2) resposta *verbal* e (3) resposta *motora*. O paciente recebe um escore conforme a *melhor* resposta a cada componente da GCS (**Figura 6-4**). Por exemplo, se o olho direito de um paciente está tão inchado que o paciente não consegue abri-lo, mas o olho esquerdo abre espontaneamente, o paciente recebe um 4 para o melhor movimento ocular. Se um paciente não tem abertura ocular espontânea, o profissional de atendimento pré-hospitalar deve usar um comando verbal (p. ex., "Abra os olhos"). Se o paciente não responder a um estímulo verbal, pode-se aplicar um estímulo doloroso, como comprimir o leito ungueal com uma caneta ou pressionar os dedos no tecido axilar.

A resposta verbal do paciente é determinada com o uso de uma questão do tipo "O que aconteceu com você?". Se estiver bem orientado, o paciente dará uma resposta coerente. Caso contrário, a resposta verbal do paciente é classificada como confusa, inapropriada, ininteligível ou ausente. Se o paciente estiver intubado, o escore da GCS inclui 1 para refletir a falta de resposta verbal, as escalas ocular e motora são calculadas e acrescentadas, e a letra T é adicionada para observar a incapacidade de avaliar a resposta verbal (p. ex., 8T).

O terceiro componente da GCS é o escore motor. Um comando simples e não ambíguo, como "Levante dois dedos" ou "Faça o sinal de certo com o polegar", é transmitido ao paciente. Se o paciente obedecer ao comando, o escore mais elevado de 6 é atribuído. Um paciente que aperta ou segura o dedo de um profissional de atendimento pré-hospitalar pode estar simplesmente demonstrando um reflexo de preensão e não seguindo de forma proposital um comando. Se o paciente não conseguir obedecer a um comando, deve-se usar um estímulo doloroso, conforme observado antes, e a melhor resposta motora do paciente gera o escore. Quando o paciente tenta afastar o estímulo doloroso, considera-se que ele localiza a dor ou sabe onde está doendo. Outras possíveis respostas à dor incluem a retirada do estímulo, a flexão anormal (*postura em decorticação*) ou extensão anormal (*postura em descerebração*) das extremidades superiores, além da ausência de função motora.

O score máximo da GCS é 15, indicando um paciente sem incapacidade. O score mais baixo é 3 e geralmente representa um sinal ameaçador. Um escore de menos de 8 indica lesão importante, 9 a 12 indicam lesão moderada e 13 a 15 indicam lesão menor. Um escore de 8 ou menos na GCS é uma indicação para avaliar cuidadosamente a necessidade da abordagem ativa da via aérea do paciente. O profissional de atendimento pré-hospitalar pode facilmente calcular e relacionar os componentes individuais do escore e deve incluí-los no relato verbal para o hospital de destino, além do relatório dos cuidados ao paciente. Muitas vezes, é preferível comunicar os componentes individuais da GCS em vez de relatar apenas o escore total, pois assim se pode documentar as alterações específicas. Um relatório de cuidados do paciente que descreve que "o paciente é O4, V4, M6" indica que o paciente está confuso, mas obedece a comandos.

Embora o escore da GCS esteja quase sempre presente na avaliação de pacientes com trauma, há vários problemas que podem limitar a sua utilidade no ambiente pré-hospitalar. Por exemplo, a GCS tem pouca confiabilidade entre diferentes avaliadores, o que significa que os profissionais podem atribuir escores diferentes para o mesmo paciente e, assim, fornecer manejos diferentes.[21-23] Além

disso, conforme citado antes, os escores são diferentes nos pacientes intubados. Assim, há pesquisas para buscar um sistema de escore mais simples que ainda tenha valor preditivo para a gravidade e os desfechos do paciente. As evidências sugerem que o componente motor da GCS de forma isolada é essencialmente tão útil quanto a GCS completa na avaliação de um paciente.[24] Foi demonstrado que ela prediz com acurácia os desfechos, como a necessidade de intubação do paciente e a sua sobrevida até a alta hospitalar.[25] Um estudo sugere até que o fato de o paciente ser capaz de obedecer a comandos (i.e., tem escore motor de 6) ou não prediz a gravidade da lesão tão bem quanto o escore total da GCS.[26]

Se o paciente não está acordado ou orientado e nem é capaz de obedecer a comandos, o profissional de cuidados pré-hospitalares pode avaliar rapidamente a movimentação espontânea das extremidades, além das pupilas do paciente. As pupilas estão iguais e redondas, reativas à luz (PERR, do inglês *pupils are equal, round, reactive to light*)? As pupilas estão iguais entre si? Cada pupila está redonda e de aspecto normal, reagindo de maneira adequada à luz com a constrição, ou elas estão dilatadas e não responsivas? O olhar está conjugado? Um escore de menos de 14 na GCS em combinação com um exame pupilar anormal pode indicar a presença de TCE potencialmente fatal.

E – Exposição/Ambiente

Uma etapa inicial no processo de avaliação é a remoção das roupas do paciente, pois a exposição do paciente com trauma é fundamental para encontrar todas as lesões (**Figura 6-5**). O ditado "A parte do corpo não exposta será a parte com lesão mais grave" pode nem sempre ser verdade, mas é suficientemente verdadeiro para que se faça um exame corporal total. Além disso, o sangue pode acumular-se e ser absorvido pelas roupas, passando

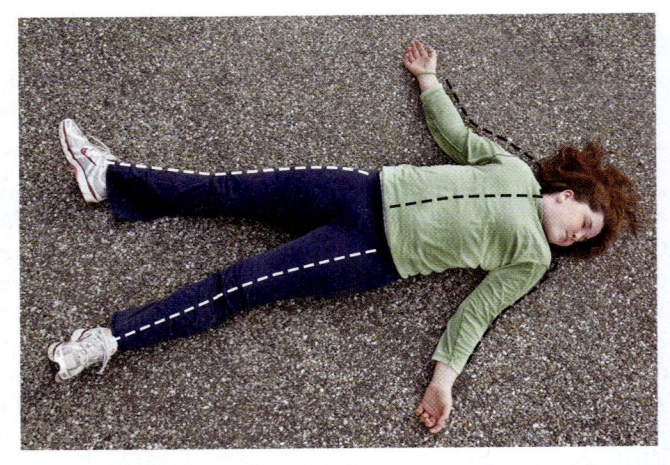

Figura 6-5 As roupas podem ser rapidamente removidas com cortes, conforme indicado pelas linhas tracejadas.

despercebido. Após ver todo o corpo do paciente, o profissional de atendimento pré-hospitalar pode cobrir o paciente para conservar o calor corporal.

Embora seja importante expor o corpo de um paciente com trauma para completar uma avaliação efetiva, a **hipotermia** é um problema grave na abordagem de um paciente com trauma. Apenas o que é necessário deve ser exposto ao ambiente externo. Após o paciente ter sido transferido para dentro da unidade aquecida do serviço de emergência (SE), o exame completo pode ser feito e o paciente deve ser coberto novamente o mais rápido possível.

A quantidade de roupas que se deve remover do paciente durante uma avaliação varia, dependendo das condições ou das lesões encontradas. Uma regra geral é remover a quantidade necessária de roupas para determinar a presença ou ausência de uma condição ou lesão suspeitada. Se o paciente tem estado mental normal e uma lesão isolada, apenas a área ao redor da lesão deve ser exposta. Os pacientes com um mecanismo de lesão grave ou com alteração do estado mental devem ser totalmente expostos para a avaliação das lesões. O profissional de cuidados pré-hospitalares não deve ter medo de remover as roupas se for a única maneira de completar a avaliação e o tratamento de forma adequada. Algumas vezes, os pacientes podem sofrer múltiplos mecanismos de lesão, como alguém que sofre um acidente automobilístico após levar um tiro. As lesões potencialmente fatais podem passar despercebidas se o paciente não for adequadamente examinado. As lesões não podem ser tratadas se não forem identificadas.

Deve-se tomar cuidado especial ao cortar e remover as roupas de uma vítima de um crime de modo a não destruir inadvertidamente as evidências (**Quadro 6-5**).

Para manter a temperatura corporal e evitar a hipotermia, o paciente deve ser coberto assim que possível após a avaliação e o tratamento. Em ambientes frios, os profissionais de atendimento pré-hospitalar devem considerar o uso de cobertores térmicos. Ao chegar à ambulância, os profissionais devem ajustar o aquecimento do veículo para aquecer adequadamente o compartimento do paciente, mesmo que seja desconfortavelmente quente para os profissionais.

Avaliação e Abordagem Simultâneos

Conforme mencionado antes neste capítulo, embora a avaliação primária seja apresentada e ensinada de maneira escalonada, muitas etapas podem ser abordadas simultaneamente. Ao fazer questões como "Onde você está ferido?", a permeabilização da via aérea é avaliada e a função respiratória é observada. Esse questionamento pode ocorrer enquanto o profissional de cuidados pré-hospitalares está palpando o pulso radial e sentindo a

---

Quadro 6-5 Evidências Forenses

Infelizmente, alguns pacientes com trauma são vítimas de crimes violentos. Nessas situações, é importante fazer o possível para preservar as evidências para a equipe de polícia. Ao cortar as roupas de uma vítima de crime, deve-se cuidar para não cortar através de buracos nas roupas produzidos por balas (projéteis), facas ou outros objetos, pois isso pode comprometer evidências forenses valiosas. Se as roupas forem removidas de uma vítima de um potencial crime, elas devem ser colocadas em um saco de papel (não de plástico) e entregues à polícia na cena antes do transporte do paciente. Quaisquer armas, drogas ou pertences pessoais encontrados durante a avaliação do paciente também devem ser entregues à polícia. Se a condição do paciente requer transporte antes da chegada da polícia, esses itens devem ser levados com o paciente para o hospital. A agência de polícia local deve ser notificada sobre a instituição de destino. Deve-se documentar a entrega dos pertences à polícia ou ao hospital conforme os protocolos locais. Porém, deve-se observar que o cuidado do paciente sempre é a prioridade. Nenhum procedimento ou intervenção deve ser adiado ou alterado em nome de uma investigação criminal pendente.

---

temperatura e a umidade da pele. O NC e o estado mental do paciente podem ser determinados pela adequação de suas respostas verbais. Então, o profissional pode rapidamente examinar o paciente da cabeça aos pés à procura de sinais de hemorragia ou de outras lesões. O segundo profissional pode ser direcionado para a aplicação direta de pressão ou de um torniquete em uma hemorragia externa, enquanto o primeiro profissional continua a avaliar a via aérea e a respiração do paciente. Ao usar essa abordagem, obtém-se uma avaliação rápida para as lesões potencialmente fatais. A avaliação primária deve ser repetida com frequência, em especial nos pacientes com lesões graves.

Adjuntos para a Avaliação Primária

Vários adjuntos podem ser úteis no monitoramento da condição do paciente, incluindo:

- *Oximetria de pulso.* Um oxímetro de pulso deve ser aplicado durante a avaliação primária ou assim que possível. Então, o oxigênio pode ser titulado para manter a saturação de oxigênio (SpO_2) maior ou igual a 94%.

Um oxímetro de pulso também alerta o profissional de cuidados pré-hospitalares quanto à frequência cardíaca do paciente. Qualquer queda na SpO_2 deve levar à repetição da avaliação primária para identificar a causa subjacente. É importante lembrar que a oximetria de pulso está sujeita a um "atraso" em relação à real saturação de oxigênio no sangue e o que é mostrado no monitor, pois o sinal costuma ser uma média dos últimos 5 a 30 segundos. Em pacientes com má perfusão periférica ou com vasoconstrição periférica, o período de latência fica significativamente maior, de até 120 segundos ou mais.[27] Assim, um paciente pode (pelo menos temporariamente) ter uma leitura de oximetria de pulso normal sem oxigenação adequada, e vice-versa. Outros fatores, como o monóxido de carbono, também podem afetar a confiabilidade das leituras da oximetria de pulso.

- *Monitoramento do dióxido de carbono no fim da expiração (ETCO₂).* O monitoramento do $ETCO_2$ pode ser útil na confirmação do posicionamento adequado de um tubo endotraqueal e de uma via aérea supraglótica, além de indiretamente medir o nível de pressão parcial arterial de dióxido de carbono ($PaCO_2$) do paciente.[28] Embora o $ETCO_2$ nem sempre se correlacione bem com a $PaCO_2$ do paciente, especialmente em pacientes com trauma multissistêmico, as tendências do $ETCO_2$ podem ser úteis para guiar a frequência ventilatória.
- *Monitoramento do eletrocardiograma (ECG).* O monitoramento do ECG é menos útil do que o monitoramento da oximetria de pulso, pois a presença de um padrão elétrico cardíaco organizado no monitor nem sempre se relaciona com perfusão adequada. O monitoramento do pulso e/ou pressão arterial ainda é necessário para avaliar a perfusão. Um sinal audível pode alertar o profissional de cuidados pré-hospitalares para uma mudança na frequência ou ritmo cardíaco do paciente.
- *Monitoramento da pressão arterial.* Em geral, a obtenção da pressão arterial não é parte da avaliação primária; porém, em um paciente com lesão crítica cuja condição não permite uma avaliação secundária mais abrangente, a obtenção de uma pressão arterial manual inicial seguida da aplicação de um monitor de pressão arterial automatizado para fins de tendência durante o transporte pode fornecer informações adicionais em relação ao grau de choque do paciente. Sempre que o tempo permitir, o profissional deve tentar obter uma leitura de pressão arterial pela ausculta em vez de por meios automatizados, tendo em vista que as medidas automatizadas de pressão arterial são menos acuradas do que as leituras manuais no trauma.[29] No entanto, as tendências que usam medições automatizadas fornecem informações úteis e preservam a mão de obra.

Reanimação

A reanimação descreve as etapas de tratamento seguidas para a correção de problemas potencialmente fatais identificados na avaliação primária. A avaliação PHTLS se baseia em uma filosofia *"treat as you go"*, na qual o tratamento é iniciado quando cada ameaça à vida é identificada ou assim que for possível (**Figura 6-6**).

Transporte

Se forem identificadas condições potencialmente fatais durante a avaliação primária, o paciente deve ser rapidamente preparado para o transporte após o início de intervenções limitadas na cena. O transporte de pacientes com trauma e lesões críticas para o hospital de destino mais próximo deve ser iniciado assim que possível (**Quadro 6-6**). A menos que existam circunstâncias complicadoras, o tempo na cena deve ser o mais curto possível para esses pacientes. O tempo limitado na cena e o início de transporte rápido para a instituição apropriada mais próxima – preferivelmente um centro de trauma – são aspectos fundamentais da reanimação pré-hospitalar do trauma.

Pesquisas concluíram que ocorriam desfechos piores nos pacientes com trauma e lesões graves quando o tempo em cena era estendido em comparação com os intervalos de resposta e transporte. Esse achado foi particularmente verdadeiro para pacientes com hipotensão, tórax instável ou lesão penetrante. O achado reforça o conceito de que o tempo em cena deve ser o menor possível, com apenas as intervenções para condições potencialmente fatais reversíveis sendo realizadas na cena.[30]

Reposição Volêmica

Outra etapa importante na reanimação é a restauração do volume de perfusão dentro do sistema circulatório o mais rapidamente possível. Essa etapa não envolve restaurar a pressão arterial para valores normais, mas sim prover líquidos suficientes para garantir a perfusão dos órgãos vitais. Embora algumas agências de SE em solo tenham agora sangue disponível para administração pré-hospitalar,[31] os produtos sanguíneos são normalmente encontrados apenas em unidades de SE de cuidados críticos e helicópteros. As soluções cristaloides, como o Ringer lactato ou o soro fisiológico são mais comumente usados na reanimação em trauma em cenários pré-hospitalares. Além de sódio e cloreto, a solução de Ringer lactato contém pequenas quantidades de potássio, cálcio e lactato, o que a torna menos acidótica do que a solução salina. No entanto, as soluções cristaloides não substituem a capacidade de transporte de oxigênio das hemácias perdidas e nem as plaquetas necessárias para a coagulação. Assim, o transporte rápido de um paciente

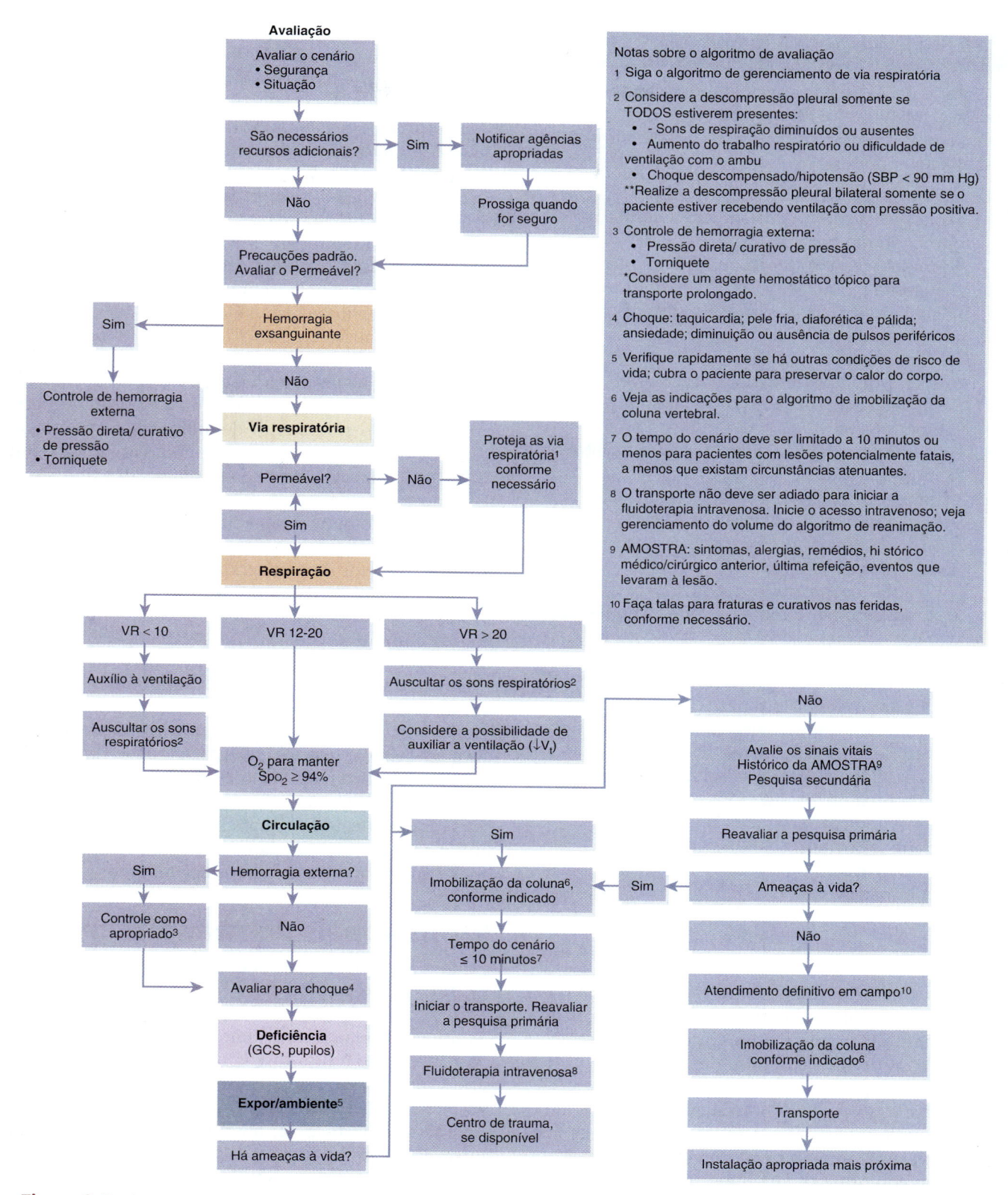

Figura 6-6 Algoritmo de avaliação. FV, frequência ventilatória; GCS, escala de coma de Glasgow; IV, intravenoso; PAS, pressão arterial sistólica.

Quadro 6-6 Paciente com Trauma Crítico

Manter o paciente na cena pelo menor tempo possível (idealmente 10 minutos ou menos) quando qualquer das seguintes condições potencialmente fatais estiver presente:

1. Via aérea inadequada ou ameaçada
2. Comprometimento da ventilação, conforme demonstrado por:
   - Frequência ventilatória anormalmente rápida ou lenta
   - Hipóxia ($SpO_2 < 94\%$ mesmo com oxigênio suplementar)
   - Dispneia
   - Pneumotórax aberto ou tórax instável
   - Suspeita de pneumotórax fechado ou hipertensivo
3. Hemorragia externa significativa ou suspeita de hemorragia interna
4. Estado neurológico anormal
   - Escore na Escala de Coma de Glasgow ≤ 13 ou componente motor < 6
   - Atividade convulsiva
   - Déficit sensorial ou motor
5. Traumatismo penetrante na cabeça, no pescoço ou no torso, ou proximal ao cotovelo ou ao joelho nas extremidades
6. Amputação ou quase amputação proximal aos dedos das mãos ou dos pés
7. Qualquer trauma significativo na presença de:
   - História de condições médicas graves (p. ex., doença arterial coronariana, doença pulmonar obstrutiva crônica, distúrbio hemorrágico)
   - Idade > 55 anos
   - Hipotermia
   - Queimaduras
   - Gravidez

© National Association of Emergency Medical Technicians (NAEMT)

com lesão grave para uma instituição apropriada é uma necessidade absoluta. Além disso, considerando os riscos da reanimação com cristaloides em excesso, esses líquidos devem ser usados criteriosamente e regulados para metas clínicas específicas.

Durante o trajeto para o hospital de destino, um ou dois cateteres intravenosos (IV) de 18 G podem ser instalados nas veias do antebraço ou antecubitais do paciente, se possível, conforme o tempo permitir. Os profissionais de atendimento pré-hospitalar devem reconhecer o risco aumentado das lesões por picadas de agulha ao instalar um acesso IV em uma ambulância em movimento, devendo seguir as etapas para a minimização do risco. Se as tentativas de acesso IV não forem rapidamente

bem-sucedidas, deve-se instalar um acesso intraósseo (IO). O úmero proximal permite taxas de infusão mais rápidas do que a tíbia proximal.[32] Em geral, os acessos IV centrais (subclávia, jugular interna ou femoral) não são apropriados na abordagem na cena dos pacientes com trauma. A quantidade adequada de fluidos administrados depende do cenário clínico, primariamente se a hemorragia do paciente já foi controlada ao iniciar os fluidos IV, se o paciente está hipotenso ou se o paciente tem evidências de TCE. Um estudo sugere que fluidos IV pré-hospitalares são benéficos para pacientes com hipotensão, mas podem ser prejudiciais naqueles sem hipotensão.[33] O Capítulo 3, "Choque: Fisiopatologia de Vida e Morte", e o Capítulo 8, "Trauma da Cabeça e Pescoço", fornecem diretrizes mais detalhadas para a reanimação com líquidos.

A instalação de um acesso IV na cena apenas prolonga o tempo em cena e retarda o transporte. Conforme citado antes, o tratamento definitivo do paciente com trauma e hemorragia interna ou perda sanguínea significativa só pode ser realizado no hospital. Por exemplo, um paciente com lesão esplênica que esteja perdendo 50 mililitros (mL) de sangue por minuto continuará a sangrar nessa velocidade até uma intervenção no centro cirúrgico (CC) ou no setor de angiografia. A instalação do acesso IV na cena não deve retardar o transporte, pois o atraso não apenas aumentará a perda sanguínea, mas também poderá diminuir a chance de sobrevivência do paciente. Há exceções, como os casos em que o paciente está preso e não pode ser imediatamente removido.

A hemorragia externa deve ser controlada antes de instalar o acesso IV. A administração vigorosa de fluidos IV deve ser evitada, pois essa abordagem pode "arrebentar o coágulo" e levar a mais hemorragia ao aumentar a pressão arterial e diluir as plaquetas e fatores da coagulação. Ainda mais importante, a contínua reposição volêmica não substitui o controle manual da hemorragia externa e o início do transporte no caso de hemorragia interna.

Profissionais de Atendimento Pré-hospitalar de Nível Básico *Versus* Avançado

As principais etapas na reanimação de um paciente com trauma e lesão crítica são as mesmas para os níveis básico e avançado de profissionais de atendimento pré-hospitalar. Isso inclui (1) controle imediato da hemorragia externa significativa, (2) abertura e manutenção da via aérea, (3) garantia de ventilação adequada, (4) preparo rápido do paciente para o transporte e (5) início imediato de transporte rápido e seguro do paciente para a instituição apropriada mais próxima. Se o tempo de transporte for prolongado, pode ser adequado para o profissional de nível básico pedir ajuda de um serviço próximo de suporte avançado de vida (ALS, de *advanced life support*) que pode se encontrar com a unidade em trânsito. A evacuação por helicóptero até um centro de trauma é outra opção. O serviço de ALS e o serviço aéreo podem fornecer abordagem avançada da via aérea e reposição de fluidos IV. Os serviços médicos aéreos também podem transportar sangue, plasma fresco congelado e outras terapias além dos serviços típicos das unidades ALS terrestre.

Avaliação Secundária

A avaliação secundária é uma avaliação mais detalhada da cabeça aos pés de um paciente. Ela só é realizada após completar a avaliação primária, tratar todas as lesões potencialmente fatais identificadas e iniciar a reanimação. O objetivo da avaliação secundária é identificar lesões ou problemas não identificados durante a avaliação primária. Como uma avaliação primária bem-realizada identificará todas as condições que ameaçam imediatamente a vida, a avaliação secundária, por definição, lida com problemas menos graves. Assim, um paciente com trauma crítico é transportado assim que possível após a conclusão da avaliação primária, não sendo mantido na cena para instalação de acesso IV nem para a avaliação secundária.

A avaliação secundária usa a abordagem "enxergar, escutar e sentir" para avaliar o paciente. O profissional identifica as lesões e as correlaciona com os achados físicos em cada região, começando pela cabeça e seguindo pelo pescoço, tórax e abdome até as extremidades, concluindo com um exame neurológico detalhado (**Figura 6-7**).

No momento do exame, toda informação disponível é usada para formular um plano de cuidados para o paciente.

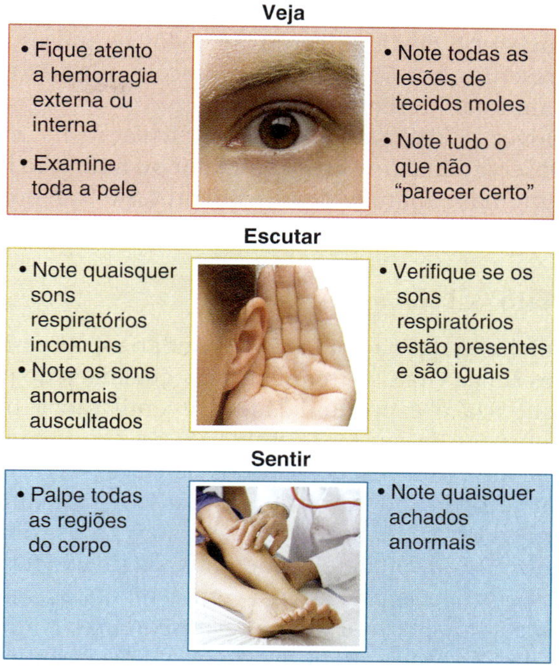

Observar
- Examinar toda a pele de cada região.
- Estar atento para hemorragia externa ou sinais de hemorragia interna, como distensão do abdome, extremidade edemaciada ou tensa, ou hematoma em expansão.
- Observar lesões de tecidos moles, incluindo abrasões, queimaduras, contusões, hematomas, lacerações e ferimentos puntiformes.
- Observar quaisquer massas, edema ou deformação em ossos (deformidades).
- Observar sinais anormais na pele e a cor da pele.
- Observar qualquer coisa que não "pareça bem".

Escutar
- Perceber quaisquer sons incomuns quando o paciente inspira ou expira. A respiração normal é silenciosa.
- Perceber quaisquer sons anormais ao auscultar o tórax.
- Auscultar se os sons respiratórios são iguais em ambos os campos pulmonares (**Figura 6-8**).

Figura 6-7 A avaliação física de um paciente com trauma envolve observação, ausculta e palpação cuidadosas (enxergar, escutar e sentir).

Fotografia do olho: © REKINC1980/iStock/Getty Image Plus/Getty Images. Fotografia da orelha: © Vvs1976/iStock/Getty Image Plus/Getty Images. Fotografia das mãos: © Image Point Fr/Shutterstock. Arte: © National Association of Emergency Medical Technicians (NAEMT)

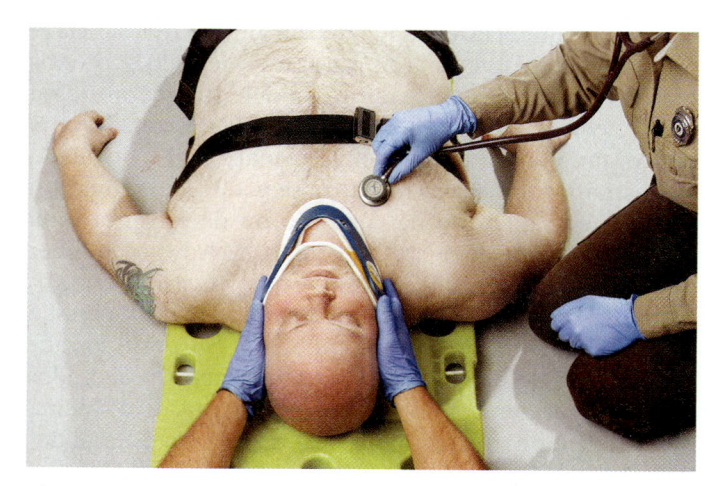

Figura 6-8 Verificar se os sons respiratórios são iguais em ambos os campos pulmonares.

© Jones & Bartlett Learning. Fotografia por Darren Stahlman.

- Auscultar sobre as artérias carótidas e observar quaisquer sons incomuns (sopros) sobre os vasos e que poderiam indicar dano vascular (pode ser difícil em um cenário de trauma).

Sentir
- Palpar com firmeza todo o corpo. Observar se algo que não deveria se mover está se movendo, se há

crepitação ou enfisema subcutâneo, se o paciente se queixa de dor à palpação, se todos os pulsos estão presentes e se são sentidas pulsações que não deveriam estar presentes.

- Mover cuidadosamente cada articulação na região. Observar qualquer crepitação, dor ou limitação resultante na amplitude de movimentos, ou movimentos incomuns, como frouxidão.

Sinais Vitais

A primeira etapa da avaliação secundária é a mensuração dos sinais vitais. A frequência e a qualidade do pulso, a frequência e a profundidade da ventilação e outros componentes da avaliação primária são continuamente reavaliados e comparados com os achados prévios, pois podem ocorrer alterações significativas rapidamente. Dependendo da situação, um segundo profissional de cuidados pré-hospitalares pode obter os sinais vitais enquanto o primeiro profissional complementa a avaliação primária a fim de evitar mais atrasos. Porém, o "número" exato da frequência de pulso, da frequência ventilatória e da pressão arterial não tem importância crítica na abordagem inicial do paciente com trauma multissistêmico grave. Assim, a medida dos números exatos pode esperar até que se completem as etapas fundamentais da reanimação e da estabilização.

Um conjunto completo de sinais vitais inclui pressão arterial, frequência e qualidade do pulso, frequência e profundidade da ventilação, saturação de oxigênio (oximetria de pulso) e temperatura da pele (temperatura da pele e temperatura do corpo). No paciente com trauma crítico, um conjunto completo de sinais vitais é avaliado e registrado a cada 3 a 5 minutos, se possível; o momento de qualquer alteração na condição ou de um problema médico também deve ser registrado. Mesmo se houver disponibilidade de um dispositivo não invasivo e automatizado de pressão arterial, a leitura inicial da pressão arterial deve ser feita manualmente. Os dispositivos automatizados de pressão arterial podem não ser acurados quando o paciente tem hipotensão significativa; assim, nesses pacientes, todas as medidas de pressão arterial devem ser obtidas manualmente ou, pelo menos, deve-se correlacionar a leitura automatizada com uma leitura manual.

História SAMPLER

Obtém-se uma história rápida sobre o paciente. Essa informação deve ser documentada no registro de cuidados do paciente e transmitida para a equipe médica no hospital de destino. O mnemônico SAMPLER serve como lembrete dos principais componentes:

- *Sintomas*. Qual a principal queixa do paciente? Dor? Dificuldade para respirar? Dormência? Formigamento?

- *Alergias*. O paciente tem alguma alergia conhecida, particularmente a medicamentos?
- *Medicamentos*. Quais fármacos com ou sem prescrição (incluindo vitaminas, suplementos e outros medicamentos vendidos sem receita) o paciente toma regularmente? Quais substâncias recreacionais o paciente usa regularmente e, em particular, usou hoje?
- *Passado clínico e cirúrgico*. O paciente tem algum problema médico significativo que necessite de cuidado médico continuado? O paciente já foi submetido a alguma cirurgia?
- *Lanches/último período menstrual*. Quanto tempo faz que o paciente comeu pela última vez? Muitos pacientes com trauma necessitarão de cirurgia, e a ingesta recente de alimentos aumenta o risco de aspiração durante a indução da anestesia. No caso das mulheres em idade gestacional, quando foi o último período menstrual? Existe a possibilidade de gestação?
- *Eventos*. Quais eventos precederam a lesão? A imersão na água (afogamento ou hipotermia) e a exposição a materiais perigosos devem ser incluídos.
- *Riscos*. O paciente está morando sozinho e corre um risco maior de sofrer quedas? O clima ou outro perigo ambiental aumentou o risco de lesão traumática do paciente? Há fatores de risco especiais da população a serem considerados (por exemplo, pacientes pediátricos, geriátricos, bariátricos ou obstétricos)?

Avaliação de Regiões Anatômicas

Cabeça

O exame visual da cabeça e da face revelará contusões, abrasões, lacerações, assimetria óssea, hemorragia, defeitos ósseos da face e do crânio, além de anormalidades dos olhos, pálpebras, orelha externa, boca e mandíbula. As etapas a seguir estão incluídas durante um exame da cabeça:

- Pesquisar, de maneira abrangente, qualquer lesão de tecidos moles do couro cabeludo do paciente.
- Verificar as pupilas quanto à reatividade, à igualdade, à acomodação, ao formato redondo e a irregularidades no formato.
- Palpar cuidadosamente os ossos da face e crânio para identificar dor focal, crepitação, desvio, depressão ou movimentação anormal. (Isso é extremamente importante na avaliação não radiográfica para lesões da cabeça.) A **Figura 6-9** revisa a anatomia óssea do crânio.
- Deve-se ter cuidado ao tentar abrir e examinar os olhos de um paciente com trauma inconsciente e com evidências de lesão facial. Mesmo pequenas

Crânio

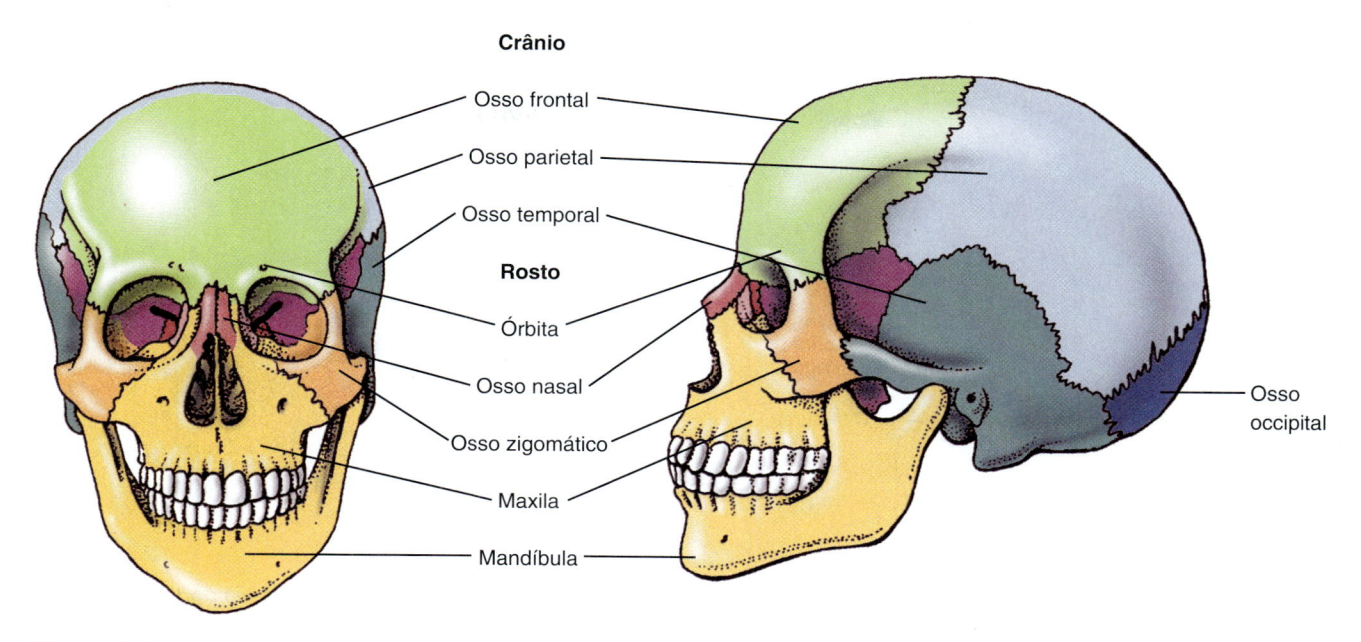

Osso frontal

Osso parietal

Osso temporal

Rosto

Órbita

Osso nasal

Osso zigomático

Maxila

Mandíbula

Osso occipital

Figura 6-9 Estrutura anatômica normal da face e do crânio.
© National Association of Emergency Medical Technicians (NAEMT)

quantidades de pressão podem aumentar o dano em um olho com lesão fechada ou penetrante.

As fraturas dos ossos da porção média da face costumam estar associadas com uma fratura da porção da base do crânio chamada de lâmina cribriforme. Se o paciente apresentar fratura na porção média da face (p. ex., lesão entre o lábio superior e a órbita), uma sonda gástrica, quando usada, deve ser inserida pela boca, e não pelo nariz.

Pescoço

O exame visual do pescoço para contusões, abrasões, lacerações, hematomas e deformidades alertará o profissional de atendimento pré-hospitalar para a possibilidade de lesões subjacentes. A palpação pode revelar enfisema subcutâneo de origem laríngea, traqueal ou pulmonar. Crepitação sobre a laringe, rouquidão e enfisema subcutâneo constituem uma tríade classicamente indicativa de fratura laríngea. A ausência de dor na coluna cervical pode ajudar a descartar fraturas da coluna cervical (quando combinada com critérios estritos), enquanto a dor pode frequentemente indicar a presença de fratura, luxação ou lesão ligamentar. Essa palpação é realizada delicadamente, garantindo que a coluna cervical permaneça alinhada e na posição neutra. A ausência de déficit neurológico não exclui a possibilidade de lesão instável da coluna cervical. A reavaliação pode revelar a expansão de um hematoma previamente identificado ou um desvio traqueal. A **Figura 6-10** revisa a estrutura anatômica normal do pescoço.

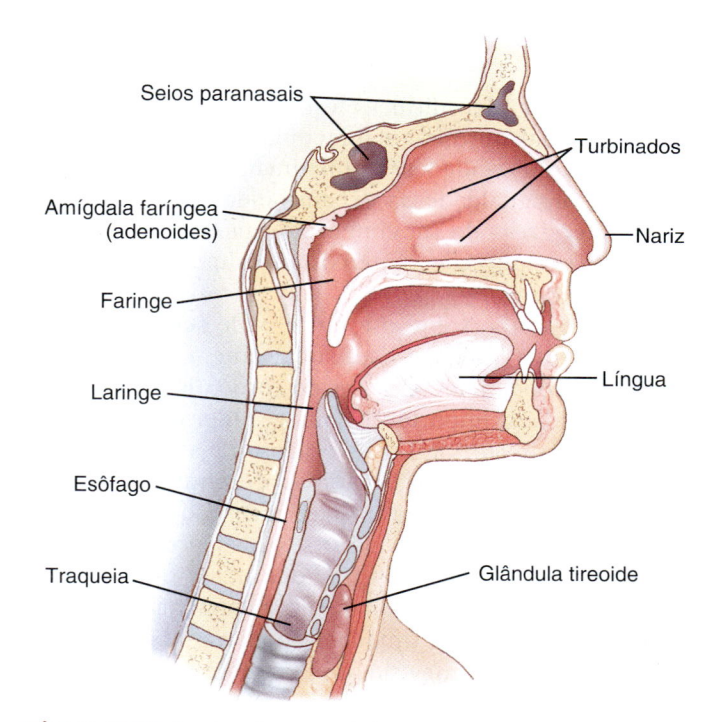

Seios paranasais

Turbinados

Amígdala faríngea (adenoides)

Nariz

Faringe

Laringe

Língua

Esôfago

Traqueia

Glândula tireoide

Figura 6-10 Anatomia normal do pescoço.
© National Association of Emergency Medical Technicians (NAEMT)

Tórax

Como o tórax é forte, resiliente e elástico, ele pode absorver uma quantidade significativa de trauma. O exame visual cuidadoso do tórax para deformidades, ferimentos perfurantes e penetrantes, contusões e abrasões é

Vista lateral da posição do diafragma

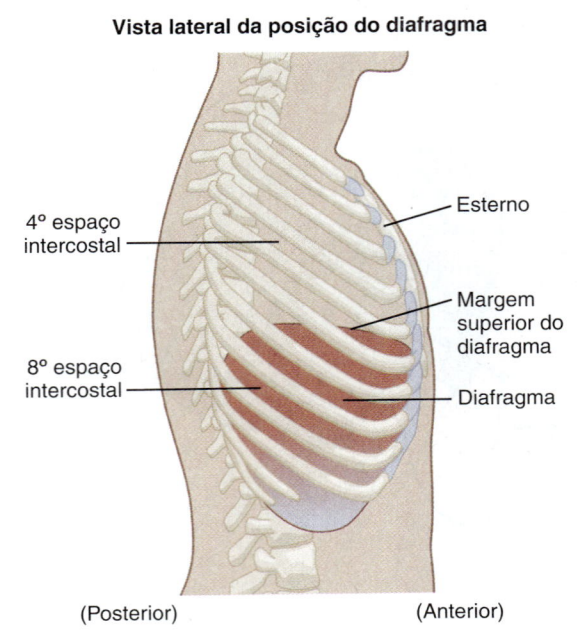

(Posterior)   (Anterior)

Figura 6-11 Vista lateral da posição do diafragma em expiração completa.

© National Association of Emergency Medical Technicians (NAEMT)

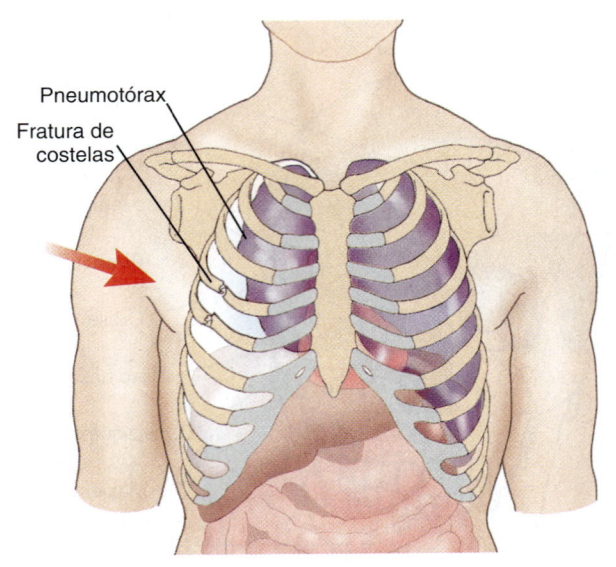

Figura 6-12 A lesão torácica compressiva pode resultar em fratura de costelas e subsequente pneumotórax.

© National Association of Emergency Medical Technicians (NAEMT)

necessário para identificar as lesões subjacentes. Outros sinais pelos quais o profissional de cuidados pré-hospitalares deve pesquisar cuidadosamente incluem imobilizações e defesas, desigualdade da expansibilidade torácica bilateralmente, áreas de movimentação paradoxal e abaulamentos ou retrações intercostais, supraesternais ou supraclaviculares.

Uma contusão sobre o esterno pode ser a única indicação de uma lesão cardíaca subjacente. Os ferimentos penetrantes podem afetar áreas do corpo distantes do local de entrada. É importante compreender a relação entre a superfície corporal e os órgãos subjacentes, como o diafragma e sua posição variável durante a expiração e a inspiração. Uma linha traçada entre o quarto espaço intercostal anteriormente até o sexto espaço intercostal lateralmente e o oitavo espaço intercostal posteriormente define a excursão superior do diafragma na expiração completa (**Figura 6-11**). Uma lesão penetrante que ocorra abaixo dessa linha (que está próxima do nível dos mamilos) ou com um trajeto que a leve abaixo dessa linha deve ser considerada como tendo atravessado as cavidades torácica e abdominal.

A ausculta com um estetoscópio é parte essencial do exame torácico. Na maioria dos casos, o paciente estará em posição supina, de modo que apenas as porções anteriores e lateral do tórax estarão disponíveis para a ausculta. É importante reconhecer os sons respiratórios normais ou diminuídos com o paciente nessa posição.

Os ruídos respiratórios diminuídos ou ausentes indicam a possibilidade de pneumotórax, pneumotórax hipertensivo ou hemotórax. Estertores ouvidos posteriormente (quando o paciente é virado de lado em bloco) ou lateralmente podem indicar contusão pulmonar. O tamponamento cardíaco é caracterizado por sons cardíacos abafados; porém, isso pode ser difícil de definir devido à comoção da cena ou aos ruídos da estrada durante o transporte.

Uma pequena área de fraturas costais pode indicar uma contusão pulmonar grave subjacente. Qualquer tipo de lesão compressiva no tórax pode resultar em pneumotórax (**Figura 6-12**). O tórax é palpado para pesquisar a presença de enfisema subcutâneo (ar nos tecidos moles).

Abdome

O exame abdominal começa, como em outras partes do corpo, pela avaliação visual. Abrasões e equimoses indicam a possibilidade de lesão subjacente; em especial, equimoses periumbilicais e em flancos estão associadas a sangramento retroperitoneal. No caso de colisão automotiva, o abdome deve ser examinado cuidadosamente para a presença de uma faixa vermelha transversal visível na parte inferior do abdome, o que sugere que o cinto de segurança pode ter causado lesão subjacente. Uma porção significativa dos pacientes com esse sinal terá lesão subjacente, mais frequentemente lesão de intestino delgado.[34-36] As fraturas da coluna lombar também podem estar associadas com esse "sinal do cinto de segurança".

O exame do abdome também inclui a palpação de cada quadrante para avaliar dor, defesa muscular abdominal e massas. Ao fazer a palpação, o profissional de atendimento pré-hospitalar observa se o abdome está mole ou se há rigidez ou defesa. Não há necessidade de continuar palpando após a descoberta de hipersensibilidade ou dor à palpação. As informações adicionais não irão alterar a abordagem pré-hospitalar, e o único resultado de um exame abdominal continuado é causar mais desconforto ao paciente e retardar o transporte até o hospital de destino. Da mesma forma, a ausculta do abdome não acrescenta praticamente nada na avaliação do paciente com trauma. A cavidade peritoneal pode esconder uma grande quantidade de sangue, geralmente com distensão mínima ou ausente.

O estado mental alterado resultante de um TCE ou de intoxicação por álcool ou outras drogas costuma obscurecer a avaliação do abdome.

Pélvis

A pélvis é avaliada com observação e palpação. Primeiro, a pélvis é examinada visualmente para a pesquisa de abrasões, contusões, hematomas, lacerações, fraturas abertas e sinais de distensão. As fraturas pélvicas podem produzir hemorragia interna massiva, resultando em rápida deterioração do estado hemodinâmico do paciente.

A palpação da pélvis no ambiente pré-hospitalar fornece poucas informações que afetem a abordagem do paciente. Quando examinada, a pélvis é palpada apenas uma vez para a pesquisa de hipersensibilidade e instabilidade como parte da avaliação secundária. Como a palpação da pélvis instável pode mover segmentos fraturados e romper qualquer coágulo que tenha se formado, agravando a hemorragia, essa etapa do exame só deve ser realizada uma vez, sem ser repetida. A palpação é realizada aplicando-se delicadamente uma pressão da região anterior para a posterior com os "calcanhares" das mãos sobre a sínfise púbica e, depois, pressão medial sobre as cristas ilíacas bilateralmente, avaliando a presença de dor e movimentos anormais. Qualquer evidência de instabilidade deve interromper a palpação adicional da pélvis e levar à imediata colocação de uma cinta pélvica, se disponível.

Genitália

Em geral, a genitália não é examinada de forma detalhada no ambiente pré-hospitalar. Porém, deve-se observar a presença de sangramento pela genitália externa, sangue evidente no meato uretral ou presença de priapismo em homens. Além disso, um fluido claro em uma gestante pode representar líquido amniótico por ruptura das membranas amnióticas.

Dorso

O dorso deve ser examinado quanto a evidências de lesão. Isso é mais bem feito ao rolar o paciente em bloco para a sua colocação ou remoção da prancha longa ou de outro dispositivo de transferência. Os sons respiratórios devem ser auscultados sobre o tórax posterior; o dorso deve ser observado quanto a contusões, abrasões e deformidades; e a coluna deve ser palpada para a pesquisa de dor.

Extremidades

O exame das extremidades começa na clavícula na extremidade superior e na pélvis na extremidade inferior, seguindo em direção à porção mais distal de cada extremidade. Cada osso e articulação individual é avaliado pela inspeção visual para a pesquisa de deformidade, hematoma ou equimose e pela palpação para determinar a presença de crepitação, dor, hipersensibilidade ou movimentação anormal. Qualquer fratura suspeitada deve ser imobilizada. A circulação e as funções nervosas motoras e sensoriais na extremidade distal de cada extremidade também devem ser verificadas. Se uma extremidade estiver imobilizada, devem-se verificar pulsos, movimentos e sensibilidade antes e depois da imobilização.

Exame Neurológico

Como em outros exames regionais descritos, o exame neurológico na avaliação secundária é conduzido com mais detalhes do que na avaliação primária. O cálculo do escore da GCS, a avaliação das funções motora e sensorial e a observação das respostas pupilares estão incluídos. Um exame grosseiro da capacidade sensorial e da resposta motora determinará a presença ou ausência de fraqueza ou perda de sensibilidade nas extremidades, sugerindo lesão encefálica ou de medula espinal, e identificará massas que necessitem de exame adicional. Ao examinar as pupilas de um paciente, a igualdade das respostas e do tamanho das pupilas é avaliada. Uma porção pequena, porém significativa, da população tem pupilas de tamanhos diferentes (*anisocoria*) como condição normal. Contudo, mesmo nesses pacientes, as pupilas reagem à luz de maneira semelhante. Pupilas que reagem com velocidades diferentes ao estímulo luminoso são consideradas desiguais. Pupilas desiguais em um paciente com trauma podem indicar aumento da pressão intracraniana ou compressão do terceiro nervo craniano causada por edema cerebral ou hematoma intracraniano em rápida expansão (**Figura 6-13**). A lesão ocular direta também pode causar pupilas desiguais.

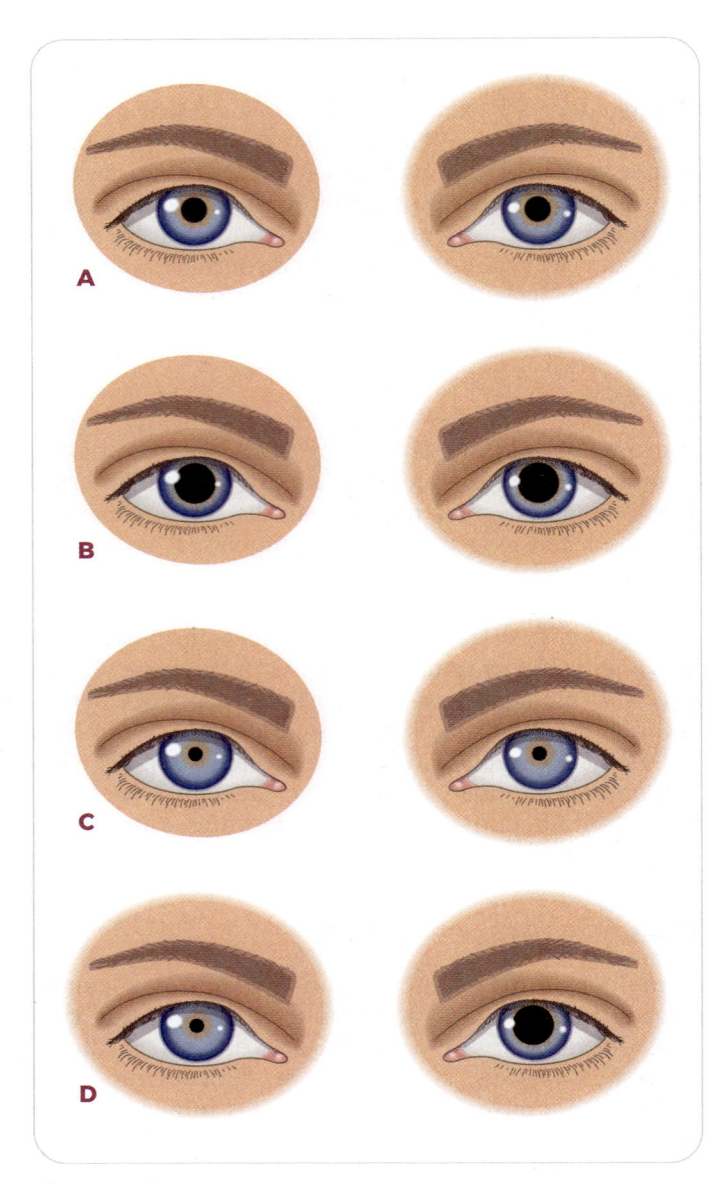

Figura 6-13 **A.** Pupilas normais. **B.** Dilatação pupilar.
C. Constrição pupilar. **D.** Pupilas desiguais.

© Jones & Bartlett Learning

Cuidado Definitivo na Cena

O cuidado definitivo é uma intervenção que corrige completamente uma determinada condição. A seguir, são descritos exemplos de cuidados definitivos:

- Para um paciente com paragem cardiorrespiratória em fibrilação ventricular, o cuidado definitivo é a desfibrilhação que resulta em retorno da circulação espontânea (RCE).
- Para um paciente em coma diabético hipoglicêmico, o cuidado definitivo é a administração de glicose, com retorno a níveis glicêmicos normais.

- Para um paciente com obstrução da via aérea, o cuidado definitivo é o alívio da obstrução, o que pode ser obtido por manobras simples, como a anteriorização da mandíbula no trauma e a ventilação assistida.
- Para o paciente com hemorragia grave, os cuidados definitivos são o controle da hemorragia por meio de reparo cirúrgico ou oclusão vascular e a reanimação do choque.

Em geral, embora o cuidado definitivo para alguns dos problemas encontrados no cenário pré-hospitalar possa ser fornecido na cena, o cuidado definitivo para muitas das lesões sofridas por um paciente com trauma crítico só pode ser fornecido no ambiente hospitalar. Qualquer coisa que retarde a prestação do cuidado definitivo reduzirá a chance de sobrevivência do paciente. Além disso, embora uma lesão ou condição possa ser definitivamente tratada na cena, a maioria dos pacientes com trauma maior terá outras lesões ou condições que devem ser tratadas no hospital.

Preparo para o Transporte

Conforme discutido antes, a lesão espinal deve ser suspeitada em todos os pacientes com um trauma e mecanismo de lesão significativo. Assim, quando indicada, a estabilização da coluna deve ser componente integral do preparo para o transporte de um paciente com trauma.

Se houver tempo disponível, as seguintes medidas são tomadas:

- Estabilização cuidadosa de fraturas de extremidades usando dispositivos específicos
- Se o paciente estiver em condição crítica, imobilização rápida de todas as fraturas quando o paciente é colocado em uma prancha dorsal longa ou em outro dispositivo de extração para o transporte
- Bandagem em todos os ferimentos maiores conforme necessário e apropriado (i.e., ferimentos com hemorragia ativa, evisceração abdominal)

Transporte

O transporte deve começar assim que o paciente for carregado e que as ameaças imediatas à vida tiverem sido abordadas. Conforme discutido antes, o atraso na cena para a colocação de acesso IV ou para completar a avaliação secundária apenas estende o período antes que o hospital de destino possa administrar sangue e controlar a hemorragia. A avaliação continuada e a reanimação adicional ocorrem durante o trajeto até a instituição acolhedora. *Para alguns pacientes de trauma com lesões críticas, o início do transporte é o aspecto isoladamente mais importante do cuidado definitivo na cena.*

Um paciente cuja condição não seja crítica pode receber atenção para as lesões individuais antes do transporte, mas mesmo para esse paciente, o transporte deve ser iniciado antes que uma condição oculta se torne crítica.

Triagem na Cena dos Pacientes com Lesões

A seleção da instituição de destino apropriada para um paciente com lesões críticas pode ser tão importante quanto outras intervenções salvadoras fornecidas no ambiente pré-hospitalar, com base na avaliação das lesões conhecidas ou suspeitadas do paciente (**Quadro 6-7**). Por mais de 40 anos, vários artigos publicados na literatura médica documentaram que as instituições comprometidas a estar preparadas para o cuidado dos pacientes com lesões – isto é, centros de trauma – obtêm melhores desfechos.[37-41] Um estudo financiado pelo Centers for Disease Control and Prevention (CDC), publicado em 2006, demonstrou que os pacientes tinham 25% mais chances de sobreviver às lesões se recebessem os cuidados em um centro de trauma de nível I em comparação com os cuidados em centro não especializado em trauma.[42] Embora 82,1% da população dos EUA more a menos de 60 minutos de um centro de trauma, um pouco mais da metade das pessoas que sofrem lesão não recebem seus cuidados em um centro de trauma, incluindo 36% das vítimas de traumas maiores.[43-45] Os dados são claros: a taxa de mortalidade por lesões graves é significativamente reduzida com o transporte dos pacientes com trauma para centros designados para trauma.

Uma das decisões mais difíceis encontradas por um profissional de atendimento pré-hospitalar envolve determinar quais pacientes com lesões receberiam melhores cuidados em centros de trauma. A seleção adequada de quais pacientes transportar para um centro de trauma

---

envolve um equilíbrio entre "sobretriagem" e "subtriagem". Transportar todos os pacientes com trauma para centros de trauma pode resultar em sobretriagem (triagem excessiva), significando que um número significativo desses pacientes com lesões não necessitará dos serviços especializados oferecidos nessas instituições. A sobretriagem poderia resultar em piores cuidados para os pacientes com lesões mais graves, pois os recursos do centro de trauma tornam-se sobrecarregados pelos pacientes com lesões menos graves. Na extremidade oposta do espectro está a subtriagem, na qual um paciente com lesão grave é levado para um centro não especializado em trauma. A subtriagem também pode resultar em piores desfechos para os pacientes, pois a instituição pode não ter a capacidade para o cuidado adequado do paciente. Algum grau de subtriagem parece inevitável, pois algumas condições potencialmente fatais podem não ser identificáveis no ambiente pré-hospitalar. Para minimizar a subtriagem, os especialistas estimam que uma taxa de sobretriagem de 30 a 50% é necessária, significando que 30 a 50% dos pacientes com lesões transportados para um centro de trauma não necessitarão dos cuidados especializados disponíveis nesse local.[47]

A definição comumente reconhecida para um "paciente com trauma grave" é um paciente com Score de Gravidade de Lesão (ISS, de *Injury Severity Score*) de 16 ou mais (**Quadro 6-8**). Infelizmente, um ISS pode ser calculado apenas quando todas as lesões do paciente forem diagnosticadas, incluindo as encontradas por exames avançados de imagem (p. ex., tomografia computadorizada) ou cirurgia. Assim, o ISS do paciente não pode ser calculado no ambiente pré-hospitalar. Definições alternativas que foram propostas incluem pacientes com trauma que (1) morrem no SE ou dentro de 24 horas após a internação, (2) necessitam de transfusão massiva de hemoderivados, (3) precisam de internação em unidade de terapia intensiva, (4) necessitam de cirurgia de urgência para suas lesões ou (5) exigem controle de hemorragia interna usando angiografia intervencionista. Embora todas essas definições sejam úteis para propósitos de pesquisa, nenhuma pode ser identificadas pelos profissionais de atendimento pré-hospitalares.

Para tentar identificar os pacientes que mais se beneficiariam com o transporte e cuidado em um centro de trauma, o American College of Surgeons Committee on Trauma (ACS-COT) atualizou, em maio de 2022, o documento *Guidelines for the Field Triage of Injured Patients* (**Figura 6-14**). Esse documento fornece diretrizes para auxiliar os profissionais de SE na tomada de decisão adequada sobre o destino de transporte de pacientes individuais com trauma.[49,50]

As Diretrizes para Triagem na Cena (National Field Triage Guidelines) contém quatro seções a serem consideradas:

Quadro 6-8 Avaliação ISS

Vários sistemas de score são usados para analisar e classificar os pacientes que sofrem lesão traumática no ambiente hospitalar. Os sistemas de escore também podem ser usados para prever os desfechos de pacientes com base na gravidade de sua lesão traumática. Esses sistemas de escore geralmente não são calculados até que o paciente tenha sido completamente avaliado no centro de trauma. Eles têm uso limitado na triagem inicial de pacientes com lesão na cena, mas têm valor significativo no processo de avaliação de qualidade e melhora da qualidade (QA/QI, de *quality assessment and quality improvement*) na oferta de cuidados em trauma.

Um dos sistemas de escore mais comumente discutidos é o **Escore de Gravidade de Lesão (ISS)**. O ISS classifica as lesões em seis regiões anatomicamente distintas do corpo:

1. Cabeça e pescoço
2. Face
3. Tórax
4. Abdome
5. Extremidades
6. Superfície externa

Apenas a lesão mais grave em qualquer das regiões é considerada. Após a identificação das lesões mais graves em todas as seis regiões, elas recebem um valor de 1 a 6 por meio da **Escala Abreviada de Lesões (AIS)**:

1. Menor
2. Moderada
3. Séria
4. Grave
5. Crítica
6. Nenhuma chance de sobrevivência

Os três maiores valores são elevados ao quadrado para dar peso adicional aos escores maiores e minimizar os escores menores. Depois, esses valores são somados para calcular o ISS final.[48]

Maiores escores ISS estão relacionados linearmente com a mortalidade, a morbidade, a duração da permanência hospitalar e outras medidas de gravidade. As principais limitações do ISS são de que os erros no escore AIS são amplificados ao serem calculados no ISS, além de não haver consideração sobre o fato de que as lesões em certas regiões do corpo podem, de maneira inerente, ser mais graves que as lesões em outras áreas. Embora tenham utilidade limitada na triagem na cena de pacientes com trauma, compreender como os escores de gravidade de lesões são calculados é altamente valioso para o profissional do serviço de emergência ao ler artigos de pesquisas e atualizar a sua prática.

- *Padrões de lesão*. Esta seção descreve os padrões de lesão com maior probabilidade de serem associados a condições de risco de vida, como tórax instável, fratura pélvica ou sangramento ativo. Os pacientes com esses padrões de lesão devem ser transferidos para o centro de trauma de mais alto nível disponível.
- *Estado mental e sinais vitais*. Esses pacientes têm um estado mental alterado e/ou outras evidências de instabilidade fisiológica que indicam a necessidade de transporte para o centro de trauma de mais alto nível disponível.
- *Mecanismo de lesão*. Esses critérios identificam outros pacientes que podem ter lesão oculta não manifestada por desarranjos fisiológicos ou lesão externa evidente.
- *Julgamento do SE*. Esses critérios identificam a maneira como fatores como uso de anticoagulantes ou presença de queimaduras ou gestação podem afetar a decisão de transporte para um centro de trauma.

Os pacientes que atendam aos critérios de lesão com base nos padrões de lesão ou no estado mental e nos sinais vitais devem ser transportados para o centro de trauma de maior nível disponível na região. Os pacientes que preenchem critérios de mecanismo de lesão ou de julgamento do SE devem ser transportados para um centro de trauma apropriado mais próximo, mas não necessariamente o centro de trauma de maior nível na região. Porém, como ocorre com qualquer ferramenta de decisão, ela deve ser usada como guia e não como substituto do bom julgamento. Em caso de dúvidas, recomenda-se o transporte para um centro de trauma.

Duração do Transporte

Conforme discutido antes, o profissional de atendimento pré-hospitalar deve escolher um hospital de destino conforme a gravidade da lesão do paciente. Em termos simples, o paciente deve ser transportado para a instituição apropriada mais próxima (i.e., a instituição mais próxima capaz de manejar os problemas do paciente). Se as lesões do paciente forem graves ou indicarem a possibilidade de hemorragia continuada, o profissional deve levar o paciente para uma instituição que forneça os cuidados

Diretriz nacional para a triagem em campo de pacientes com lesões

CRITÉRIOS DE ALERTA VERMELHO
Alto risco de lesão grave

Padrões da lesão	Estado mental e sinais vitais
• Lesões profundas na cabeça, no pescoço, no tronco e nas extremidades proximais	**Todos os pacientes** • Incapacidade de seguir comandos (GCS motora < 6) • FR < 10 ou > 29 respirações/minuto • Desconforto respiratório ou necessidade de apoio respiratório • Oximetria de pulso em ar ambiente < 90%
• Deformidade craniana, suspeita de fratura craniana	
• Suspeita de lesão na coluna vertebral com nova perda motora ou sensorial	
• Instabilidade da parede torácica, deformidade ou suspeita de tórax flácido	**Idade de 0 a 9 anos** • PAS < 70 mm Hg + (2 x idade em anos)
• Suspeita de fratura pélvica	**Idade entre 10 e 64 anos** • PAS < 90 mmHg ou • FC > PAS
• Suspeita de fratura de dois ou mais ossos longos proximais	
• Extremidade esmagada, deglutida, mutilada ou sem pulso	**Idade > 65 anos** • PAS < < 110 mmHg ou • FC > PAS
• Amputação proximal ao pulso ou tornozelo	
• Sangramento ativo que exija um torniquete ou tamponamento da ferida com pressão contínua	

Os pacientes que atenderem a qualquer uns dos critérios de ALERTA VERMELHO acima devem sertransportados para o centro de trauma de mais alto nível disponível dentro das restrições geográficas do sistema regional de trauma

CRITÉRIOS DE ALERTA LARANJA
Risco moderado de lesões graves

Mecanismo da lesão	Julgamento do SME

• Acidente de carro de alto risco
  – Ejeção parcial ou completa
  – Intrusão significativa (inclusive no telhado)
    • >12 polegadas no local do ocupante OU
    • >18 polegadas em qualquer local OU ainda
    • Necessidade de extração do paciente preso
  – Morte no compartimento de passageiros
  – Criança (de 0 a 9 anos) sem cinto de segurança ou em um assento de segurança infantil não fixado
  – Dados de telemetria do veículo consistentes com lesão grave
• Piloto separado do veículo de transporte com impacto significativo (por exemplo, motocicleta, ATV, cavalo, etc.)
• Pedestre/ciclista arremessado, atropelado ou com impacto significativo
• Queda a partir de uma altura superior a 3 metros (todas as idades)
	Considere os fatores de risco, incluindo:
	
	• Quedas a uma altura baixa em crianças pequenas (idade ≤ 5 anos) ou adultos mais velhos (idade ≥ 65 anos) com impacto significativo na cabeça
	
	• Uso de anticoagulantes
	
	• Suspeita de abuso infantil
	
	• Necessidades especiais de saúde com muitos recursos
	
	• Gravidez > 20 semanas
	
	• Queimaduras associadas a trauma
	
	• As crianças devem ser encaminhadas preferencialmente para centros pediátricos capacitados
	
	Se estiver preocupado, leve-o a um centro de trauma

Os pacientes que atendem a qualquer um dos CRITÉRIOS ALERTA LARANJA E QUE NÃO ATENDEM AOS CRITÉRIOS DE ALERTA VERMELHO devem ser transportados preferencialmente para um centro de trauma, quando disponível dentro das restrições geográficas do sistema regional de trauma (não precisa ser o centro de trauma de nível mais alto)

Figura 6-14 A decisão sobre o destino de transporte de um paciente crítico exige a consideração sobre o tipo e a localização das instituições disponíveis e as restrições geográficas do sistema regional de trauma.

definitivos o mais rapidamente possível (i.e., um centro de trauma, se disponível).

Por exemplo, uma unidade de SE responde a um chamado em 8 minutos, e a equipe pré-hospitalar gasta 6 minutos na cena para preparar e carregar o paciente na unidade de transporte. Até agora, passaram-se 14 minutos. O hospital mais próximo fica a 5 minutos de distância, e o centro de trauma fica a 14 minutos de distância. No cenário 1, o paciente é levado para o centro de trauma. Na chegada, o cirurgião está no departamento de emergência com o médico da emergência e toda a equipe de trauma. O CC está equipado e pronto. Após 10 minutos no departamento de emergência para reanimação, radiografias necessárias e exames de sangue, o paciente é levado ao CC. Agora, o tempo total desde o incidente é de 38 minutos. No cenário 2, o paciente é levado para o hospital mais próximo, que fica 9 minutos mais próximo do que o centro de trauma. Ele tem um médico disponível na emergência, mas o cirurgião e a equipe do CC estão fora do hospital. Os 10 minutos de reanimação do paciente no departamento de emergência podem prolongar-se por até 45 minutos até que o cirurgião chegue e examine o paciente. Outros 30 minutos podem se passar enquanto se aguarda a chegada da equipe do CC após o cirurgião examinar o paciente e decidir pela cirurgia. O tempo total no cenário 2 é de 94 minutos, ou 2,5 vezes mais longo do que o cenário do centro de trauma. Os 9 minutos economizados pelo transporte mais curto até o hospital mais próximo acabam custando 56 minutos para o paciente, durante os quais a abordagem cirúrgico poderia ter sido iniciado e o controle da hemorragia poderia ter sido feito no centro de trauma.

Em uma comunidade rural, o tempo de transporte até uma equipe de trauma em espera pode ser de 45 a 60 minutos ou ainda maior. Nessa situação, o hospital mais próximo com uma equipe de trauma de sobreaviso é a instituição de destino apropriada.

Outra consideração é que muitos centros não especializados em trauma não fornecem os cuidados definitivos para pacientes com lesões graves e transferem esses pacientes para um centro de trauma. Se esse fosse o caso no cenário 2, a demora até o cuidado definitivo seria ainda maior em muitas situações.

Método de Transporte

Outro aspecto da decisão na avaliação e no transporte do paciente é o método de transporte. Alguns sistemas têm disponibilidade de transporte aéreo. Os serviços médicos aéreos podem oferecer um nível de cuidados mais elevado do que as unidades terrestres para vítimas de trauma com lesões críticas. O transporte aéreo também pode ser mais rápido e tranquilo do que o transporte terrestre em algumas situações. Conforme citado antes, se houver disponibilidade de transporte aéreo em uma comunidade e

se for apropriado para a situação específica, quanto mais cedo no processo de avaliação essa decisão de chamar o transporte aéreo for feita, maior é a probabilidade de benefício para o paciente. O SE por helicóptero deve ser considerado para pacientes que preenchem os critérios das diretrizes para o transporte até o hospital com nível máximo de cuidados na região.

Monitorização e Reavaliação (Avaliação Continuada)

Após completar a avaliação primária e o cuidado inicial, o paciente deve ser continuamente monitorado, com os sinais vitais reavaliados e a avaliação primária repetida várias vezes durante o trajeto até a instituição acolhedora ou na cena se o transporte for demorar. A reavaliação continuada dos componentes da avaliação primária ajudará a garantir que as funções vitais não piorem ou sejam imediatamente corrigidas se piorarem. O profissional deve prestar atenção especial a qualquer mudança significativa na condição de um paciente, reconsiderando as opções de abordagem se essas mudanças forem observadas. Além disso, o monitoramento continuado de um paciente ajuda a revelar condições ou problemas que passaram despercebidos durante a avaliação primária ou que apenas agora estão presentes. Muitas vezes, a condição do paciente não será evidente, e observá-lo ou escutá-lo fornecerá muitas informações. A maneira como as informações são coletadas não é tão importante quanto garantir que todas as informações sejam coletadas. A reavaliação deve ser conduzida da forma mais rápida e completa possível. O monitoramento durante uma situação de transporte prolongado é descrito adiante.

Comunicação

A comunicação entre os profissionais de atendimento pré-hospitalar e a equipe hospitalar é uma parte fundamental dos cuidados de qualidade para o paciente, consistindo em múltiplos componentes: notificação pré-chegada, relato verbal na chegada à beira do leito e relatório formal por escrito dos cuidados do paciente. A notificação do hospital de destino deve ser feita assim que possível. A comunicação precoce permite que a instituição organize o pessoal e os equipamentos necessários para o melhor cuidado do paciente, geralmente por meio de um sistema de alerta para trauma. Durante o transporte, um membro da equipe de socorristas deve fornecer um breve relato de cuidados do paciente para o hospital de destino que inclua as seguintes informações:

- Sexo do paciente e idade exata ou estimada
- Mecanismo de lesão

- Lesões potencialmente fatais, condições identificadas e localização anatômica das lesões
- Sinais vitais atuais
- Intervenções que foram realizadas ea resposta do paciente ao tratamento
- Horário de chegada estimado

Se o tempo permitir, outras informações podem ser incluídas, como condições médicas pertinentes e medicamentos, outras lesões não potencialmente fatais, características da cena incluindo os equipamentos de proteção usados pelo paciente (cinto de segurança, capacete, etc.), além de informações sobre outros pacientes. Caso contrário, isso pode ser feito à beira do leito.

O profissional de atendimento pré-hospitalar também transfere verbalmente a responsabilidade por um paciente para o médico ou enfermeiro que assume o cuidado do paciente no hospital de destino. Em geral, esse relato verbal é mais detalhado do que o relato por rádio, mas menos detalhado do que o prontuário do paciente por escrito, fornecendo uma visão geral da história significativa do incidente, das ações tomadas pelos profissionais e da resposta do paciente a essas ações. Os relatos verbal e escrito devem salientar quaisquer modificações significativas na condição do paciente que tenham ocorrido desde o último contato por rádio. A transferência de informações pré-hospitalares importantes enfatiza ainda mais o conceito de equipe no cuidado do paciente.

Alguns centros de trauma formalizaram esse processo para evitar problemas de comunicação e mal-entendidos entre as equipes pré-hospitalares e hospitalares. Após a chegada ao centro de trauma, o líder da equipe de trauma fará uma rápida avaliação primária para garantir que o paciente esteja respirando e tenha pulso e, depois, escuta um "relato de 20 segundos" do líder da equipe do SE. Esse relato verbal deve incluir os seguintes elementos:

1. Idade, sexo, mecanismo de lesão e horário do evento
2. Sinais vitais pré-hospitalares, incluindo qualquer situação de pressão arterial sistólica (PAS) < 90 mmHg
3. Lesões identificadas
4. Intervenções pré-hospitalares
5. Alterações na condição do paciente, particularmente neurológicas ou hemodinâmicas
6. História médica pregressa, alergias e medicamentos, particularmente remédios que "afinam" o sangue

Para pacientes com lesão grave, a equipe de trauma não poderá suspender sua avaliação por mais do que esse período de 20 a 30 segundos, e as informações adicionais podem ser dadas a um enfermeiro ou outro membro da equipe de trauma não envolvido diretamente na avaliação e nos procedimentos do paciente.

Também importante é o **prontuário do paciente** por escrito. Um bom prontuário é valioso pelas duas seguintes razões:

1. Ele fornece à equipe do hospital de destino uma compreensão abrangente dos eventos que ocorreram e das condições do paciente caso surja alguma dúvida após a saída dos profissionais de atendimento pré-hospitalar.
2. Ele garante o controle de qualidade ao longo do sistema pré-hospitalar, possibilitando a revisão de casos.

Por essas razões, é importante que o profissional de cuidados pré-hospitalares preencha um prontuário de maneira acurada e completa, entregando-o à instituição acolhedora. O prontuário deve permanecer com o paciente; ele tem pouca utilidade se não chegar dentro de horas ou dias após a chegada do paciente. Se uma agência utilizar um programa de registro eletrônico, um resumo por escrito das informações principais pode ser deixado à beira do leito, sendo o relatório completo transmitido ao hospital após ser completado.

O prontuário é uma parte do registro médico do paciente. Ele é um registro legal do que foi encontrado e do que foi feito, podendo ser usado como parte de uma ação legal. O relato é o registro oficial das lesões encontradas e das ações tomadas no contexto pré-hospitalar. Assim, ele deve ser abrangente e acurado. Outra razão importante para fornecer uma cópia do prontuário para o hospital de destino é que a maioria dos centros de trauma mantém um "registro de trauma", um banco de dados de todos os pacientes com trauma internados em sua instituição. A informação pré-hospitalar é um aspecto importante desse banco de dados e pode ajudar em pesquisas valiosas.

Considerações Especiais
Paragem Cardiopulmonar Traumática

A parada cardiopulmonar resultante de trauma difere da causada por problemas clínicos de várias maneiras significativas. Primeiro, a parada cardíaca clínica é geralmente resultado de um problema respiratório (p. ex., obstrução da via aérea por corpo estranho) ou arritmia cardíaca. Isso é mais bem manejado com tentativas de reanimação na cena. A parada cardíaca traumática se deve mais comumente a exsanguinação ou traumatismo cranioencefálico grave TCE. Esses pacientes geralmente não podem ser adequadamente reanimados na cena. As taxas de sobrevivência a uma parada cardíaca traumática são baixas, com menos de 4% de sobrevida global e menos de 2% de sobrevida com bom estado neurológico.[51]

As decisões em relação a abordagem da parada cardíaca traumática no ambiente pré-hospitalar costumam ser complexas e devem considerar vários fatores. Diretrizes e declarações de posicionamento desenvolvidas pela National Association of EMS Physicians (NAEMSP) e pelo American College of Surgeons Committee on Trauma, além do European Resuscitation Council, representam a melhor compreensão das evidências disponíveis. Porém, pesquisas recentes e fatores locais devem ser considerados e, portanto, os protocolos locais podem se afastar dessas diretrizes.

Princípios Gerais

A menos que óbvios sinais de morte (p. ex., tecido cerebral exposto) estejam imediatamente aparentes ou que o paciente claramente satisfaça os critérios para evitar a reanimação descritos na próxima seção, a reanimação deve ser iniciada enquanto se realiza a avaliação adicional e o preparo para o transporte. A hemorragia externa deve ser imediatamente controlada. Mesmo que muitos protocolos incluam o uso de compressões torácicas fechadas nos algoritmos para a abordagem da parada cardiopulmonar traumática, a efetividade da reanimação cardiopulmonar (RCP) em casos de trauma grave/exsanguinação é questionável. Apesar dessa reserva, é razoável tentar a RCP em pacientes com condições de resgate enquanto se prioriza a abordagem de causas reversíveis da parada traumática. Como em todas as tentativas de RCP, os profissionais de atendimento pré-hospitalar devem limitar as interrupções das compressões.[52]

Se houver disponibilidade de ALS, este é fornecido enquanto se mantêm as técnicas de suporte básico de vida (BLS, de *basic life support*). A via aérea é garantida com um dispositivo apropriado para a via aérea (mantendo-se a estabilização em linha da coluna cervical), como um tubo endotraqueal ou dispositivo supraglótico. Os sons respiratórios devem ser auscultados, devendo-se considerar um pneumotórax hipertensivo se for observada uma redução nos sons respiratórios ou uma expansão torácica inadequada durante a ventilação. Se houver dúvidas sobre o paciente ter um pneumotórax hipertensivo, deve-se realizar a descompressão torácica. Obtém-se acesso venoso apropriado, e uma solução cristaloide isotônica é administrada por acesso de grosso calibre. O monitoramento do ECG é realizado, e o ritmo cardíaco é avaliado. A desfibrilhação deve ser fornecida para a fibrilação ventricular.

Em geral, os pacientes com trauma grave são mais bem atendidos com tempos curtos na cena e transporte rápido para um centro de trauma. Porém, para pacientes com parada cardíaca traumática, a decisão sobre quando transportar (ou se o transporte será ou não feito) é muito mais complexa. Os serviços aeromédicos podem ser capazes de fornecer serviços mais avançados na cena, como transfusões de sangue, e sua velocidade pode permitir que

cheguem a um hospital mais rapidamente do que o transporte terrestre. Porém, muitos serviços aeromédicos não transportam pacientes que estejam em parada cardíaca.

Se a parada cardíaca for testemunhada pela equipe do SE, ou se os profissionais de atendimento pré-hospitalar tiverem razões para acreditar que a parada cardíaca ocorreu alguns minutos antes de sua chegada à cena, e se o paciente puder ser transportado para um hospital de destino adequado dentro de 10 a 15 minutos, deve-se considerar o transporte imediato com mais esforços de tratamento e reanimação durante o trajeto. Se o paciente não puder chegar a um hospital apropriado – preferivelmente um centro de trauma – dentro desse intervalo de tempo, os profissionais podem considerar a realização de esforços de reanimação na cena seguidos pelo encerramento da reanimação, se apropriado.

Evitando a Reanimação

As tentativas de reanimação em pacientes com pouquíssimas chances de sobreviver colocam os profissionais de cuidados pré-hospitalares sob um risco injustificado de exposição a sangue e fluidos corporais além de lesões sofridas em acidentes automobilísticos durante o transporte. Essas tentativas de reanimação sem sucesso também podem desviar recursos, retirando-os de pacientes viáveis e com maior chance de sobrevida. Por essas razões, deve ser exercido um bom julgamento em relação à decisão de iniciar as tentativas de reanimação em vítimas de parada cardiopulmonar traumática.

A NAEMSP colaborou com o ACS-COT para desenvolver diretrizes para evitar ou encerrar a reanimação no cenário pré-hospitalar.[53] As vítimas de afogamento, raios ou hipotermia, além de pacientes pediátricos ou gestantes, merecem considerações especiais antes de se decidir evitar ou encerrar a reanimação. Um paciente encontrado em parada cardiopulmonar na cena de um evento traumático pode ter experimentado a parada devido a um problema clínico (p. ex., infarto agudo do miocárdio), especialmente se for idoso ou se as evidências de lesão forem mínimas. Nesses pacientes, para os quais uma causa clínica de parada cardíaca parece mais provável do que uma causa traumática, devem ser seguidas as diretrizes-padrão para a parada cardíaca fora do hospital.

Para pacientes com lesões traumáticas consideradas como causa mais provável da parada cardíaca e que preenchem os critérios a seguir, a reanimação pode ser evitada e o paciente, declarado morto:[53]

- Presença de evidente lesão fatal (p. ex., decapitação, tecido cerebral exposto) ou quando há evidências de irreversibilidade (manchas hipostáticas, *rigor mortis* ou decomposição).
- Para vítimas de trauma fechado, os esforços de reanimação podem ser evitados se o paciente estiver sem pulso, apneico e sem atividade organizada no

ECG na chegada dos profissionais de atendimento pré-hospitalar.

- Para vítimas de trauma penetrante, os esforços de reanimação podem ser evitados se o paciente estiver sem pulso, apneico e sem outros sinais de vida (sem reflexos pupilares, sem movimentos espontâneos, sem atividade organizada no ECG) na chegada dos profissionais de cuidados pré-hospitalares.

Deve-se ter muito cuidado ao avaliar uma vítima potencialmente morta, pois a decisão de evitar a reanimação é medicamente justificável apenas com a realização de uma avaliação adequada. Todos os anos, há relatos de paciente com trauma que foi incorretamente presumido como morto e que mais tarde descobriu-se ter sinais vitais. Quase todos esses pacientes acabam morrendo em função de suas lesões, mas esses incidentes podem ser embaraçosos para os profissionais de atendimento pré-hospitalar e suas agências. Na excitação de uma cena com múltiplos pacientes, um profissional pode não avaliar adequadamente a presença de um pulso. Os pacientes com trauma que estão morrendo podem estar profundamente bradicárdicos ou hipotensos, o que contribui para a dificuldade na identificação de uma condição pré-terminal. Antes de decidir evitar a reanimação em um paciente sem sinais evidentes de morte, o profissional do SE deve realizar uma avaliação adequada, incluindo a palpação de um pulso (preferivelmente em múltiplos locais), a avaliação do estado neurológico do paciente (p. ex., reflexos pupilares, avaliação de movimentos espontâneos ou a resposta a estímulos dolorosos, etc.), além da aplicação de um monitor de ECG.

As considerações sobre a opção de evitar uma reanimação em uma parada cardíaca traumática são apresentadas na **Tabela 6-1**.

Encerrando a Reanimação

A NAEMSP e o ACS-COT publicaram diretrizes revisadas para encerrar a reanimação no ambiente pré-hospitalar.[54] O encerramento da reanimação nos pacientes com trauma deve ser considerado quando não houver sinais de vida nem RCE apesar do tratamento apropriado na cena pelo SE incluindo RCP minimamente interrompida e tratamento de causas reversíveis de parada cardiorrespiratória (**Tabela 6-2**). A duração apropriada da reanimação de

Tabela 6-1 Considerações para Escolher Evitar a Reanimação na Parada Cardíaca Traumática		
Consideração	**Apresentação**	**Recomendação**
A morte é o desfecho mais provável mesmo com o início da reanimação	▪ O paciente está sem pulso, apneico, sem atividade organizada ao ECG e não tem movimentação espontânea nem reflexos pupilares	Evitar a reanimação
As lesões presentes são incompatíveis com a vida	▪ Decapitação ▪ Separação traumática do torso (hemicorporectomia)	Evitar a reanimação
Há evidências de parada cardíaca prolongada	▪ *Rigor mortis* ▪ Manchas hipostáticas ▪ Evidências de decomposição	Evitar a reanimação
Há evidências de causa não traumática para a parada*	▪ Dano veicular menor com um paciente que parece não ter sofrido lesão ▪ Queda de altura não fatal em outros aspectos sem evidências de lesão significativa	Iniciar a reanimação

*Pacientes nos quais há suspeita de que o evento traumático tenha resultado de uma parada cardíaca prévia e não a causa da parada cardíaca (p. ex., queda de uma escada após sofrer um ataque cardíaco significativo, acidente automobilístico após sofrer um acidente vascular cerebral, etc.).

© National Association of Emergency Medical Technicians (NAEMT)

Tabela 6-2 Considerações para o Encerramento da Reanimação na Parada Cardíaca Traumática		
Consideração	**Apresentação**	**Recomendação**
Sinais de vida estão presentes	Presença de respirações espontâneas, movimentos, pulso ou pressão arterial mensurável	Não encerrar a reanimação **GO**
Presença de AESP com atividade organizada ao ECG	■ AESP de complexo estreito com ritmo normal ou taquicárdico (mais chances de sobreviver) ■ AESP de complexo alargado com ritmo bradicárdico (menos chances de sobreviver)	Não encerrar a reanimação **GO**
O paciente pode beneficiar-se de toracotomia no SE	■ Trauma torácico penetrante com sinais de vida testemunhados ■ AESP de complexo estreito com frequência normal ou taquicárdica ao ECG	Não encerrar a reanimação **GO**
O paciente está progredindo para atividade menos favorável no ECG apesar de RCP efetiva	■ AESP de complexo estreito com frequência normal que descompensa para AESP de complexo alargado com bradicardia	Considerar o encerramento da reanimação **STOP**
A duração da reanimação é consistente com prognóstico ruim	■ Geralmente aceita como não mais do que 15 minutos ■ Determinadas considerações do paciente podem estender essa duração de 15 minutos	Considerar o encerramento da reanimação **STOP**

Siglas: AESP, atividade elétrica sem pulso; ECG, eletrocardiograma; RCP, reanimação cardiopulmonar; DE, departamento de emergência.

© National Association of Emergency Medical Technicians (NAEMT)

um paciente em parada cardíaca traumática antes que o encerramento da reanimação seja considerado ainda não está clara. Uma diretriz razoável é de 15 minutos de esforços de reanimação; porém, os protocolos locais podem ditar diferentes períodos de tempo. O encerramento da reanimação geralmente não é factível após o início do transporte.

Abordagem à Dor

Em um passado distante, o controle farmacológico da dor (analgesia) tinha um papel limitado na abordagem dos pacientes com trauma, primariamente por causa da preocupação de que os efeitos colaterais (redução do estímulo ventilatório e vasodilatação) dos opioides pudessem causar ou exacerbar a hipotensão ou a hipóxia. Essa preocupação fez com que o alívio da dor fosse negado a alguns pacientes para os quais o manejo da dor era indicado. Essa prática foi seguida por um período de tempo em que o controle farmacológico da dor, empregando medicamentos derivados de opiáceos, foi administrado de forma bastante liberal para eliminar a dor. Essa prática em toda a medicina foi associada a uma epidemia nacional de dependência de narcóticos e overdoses fatais. Em vez disso, deve-se adotar uma abordagem mais equilibrada, usando a abordagem adequado da dor, evitando os narcóticos sempre que possível e empregando opções não farmacológicas com frequência.[55] A opção de manejo da dor selecionada deve ser escolhida com base na eficácia e na segurança e não deve interferir nos tratamentos que salvam vidas ou no transporte rápido para uma instalação receptora apropriada.[56]

As opções de analgesia não farmacológica incluem imobilização/amputação, compressas frias e técnicas verbais de acalmamento. Há muitas opções disponíveis para analgesia farmacológica, incluindo medicamentos não opioides, como acetaminofeno, cetamina e anti-inflamatórios não esteroides (AINEs). Medicamentos opioides, como fentanil, morfina e hidromorfona, também estão disponíveis, mas devem ser usados com moderação. O fentanil costuma ser o agente de primeira linha devido à rapidez de início, à curta duração da ação e ao efeito mínimo sobre a hemodinâmica. Outra opção atraente é uma dose subdissociativa (dose analgésica) de cetamina, devido ao seu perfil de segurança favorável que mantém a estabilidade hemodinâmica e o impulso respiratório quando administrada adequadamente.[57]

Se algum medicamento analgésico for administrado, o paciente deve ser monitorado de perto quanto ao efeito analgésico e quanto a possíveis efeitos colaterais ou complicações. O monitoramento deve incluir oximetria de pulso, frequência cardíaca, estado mental e verificações frequentes da pressão arterial. O monitoramento de $ETCO_2$ também deve ser usado, se disponível.

Lesão Causada por Abuso Interpessoal

Um profissional de atendimento pré-hospitalar costuma ser a primeira pessoa na cena, o que permite a avaliação de uma situação potencialmente abusiva. O profissional dentro de uma casa pode observar e, então, relatar os detalhes da cena para a instituição acolhedora de modo que os serviços sociais apropriados na área possam ser alertados sobre a preocupação com abuso. O profissional costuma ser a única pessoa com treinamento médico capaz de observar, suspeitar e relatar a informação sobre esse perigo silencioso. Alguns estados tem legislações exigindo que os profissionais de SE relatem abusos potenciais para as agências legais apropriadas, mesmo se eles já tiverem notificado a equipe do hospital sobre a sua preocupação.

Qualquer pessoa em qualquer idade pode ser uma vítima de abuso ou um abusador. Uma gestante, um lactente, uma criança pequena, uma criança maior, um adolescente, um adulto jovem, um adulto de meia-idade e um idoso: todos estão sob risco de abuso. Há vários tipos diferentes de abuso, incluindo físico, psicológico (emocional), sexual e financeiro. O abuso pode ocorrer por **comissão**, na qual um ato proposital resulta em lesão (i.e., violência física ou abuso sexual), ou por **omissão** (p. ex., negligência de cuidados de um dependente). Esta seção não discute os tipos de abuso, apenas introduz as características gerais e salienta a conscientização e a suspeição de abuso por parte dos profissionais de atendimento pré-hospitalar.

Algumas características comuns de um potencial abusador incluem uma descrição dos eventos (a "história") que não se correlaciona com as lesões, minimizando as lesões do paciente, atitude negativa, parecer excessivamente confiante, agressividade com os profissionais de atendimento pré-hospitalar ou (no caso de um paciente jovem) falta de interesse dos pais e/ou falta de vontade para responder às questões. Algumas características comuns de um paciente que está sofrendo abuso incluem atitude quieta, relutância em elaborar os detalhes do incidente, contato visual constante ou falta de contato visual com alguém na cena, minimização das lesões pessoais e recusa em remover roupas que possam revelar lesões. O abuso, os abusadores e o abusado podem tomar muitas formas diferentes, e os profissionais precisam manter elevado índice de suspeição se a cena e a história não combinarem.

Transporte Prolongado e Transferências entre Instituições

Embora a maioria dos transportes urbanos e suburbanos de SE demorem 30 minutos ou menos, os tempos de transporte podem ser mais prolongados devido a condições climáticas, congestionamentos de tráfego, trens que bloqueiam cruzamentos ou pontes elevadas para a passagem de navios. Esses tipos de atraso devem ser documentados no relatório de cuidados do paciente para explicar tempos de transporte prolongados até o centro de trauma. Muitos profissionais de atendimento pré-hospitalar em ambientes rurais ou de fronteiras atendem de forma rotineira os pacientes por períodos muito maiores durante o transporte. Além disso, os profissionais são chamados para atender pacientes durante transferências de uma instituição médica para outra, seja por terra ou pelo ar. Essas transferências podem demorar várias horas.

Deve haver uma preparação especial quando os profissionais de atendimento pré-hospitalar estão envolvidos no transporte prolongado de um paciente com trauma, particularmente nas transferências entre instituições. Os problemas que devem ser considerados antes de realizar esse transporte podem ser divididos entre os que dizem respeito ao paciente, à equipe pré-hospitalar e aos equipamentos.

Problemas Relacionados ao Paciente

É fundamental fornecer um ambiente seguro, aquecido e protegido para o transporte do paciente. A maca deve estar apropriadamente fixada na ambulância, e o paciente, adequadamente fixado à maca. Conforme enfatizado ao longo deste texto, a hipotermia é uma complicação potencialmente fatal em um paciente com trauma, e o compartimento do paciente deve estar suficientemente aquecido. Se você, completamente vestido com roupas de socorrista, estiver confortável com a temperatura no compartimento do paciente, é provável que esteja muito frio para o paciente exposto.

O paciente deve ser fixado em uma posição que permita o máximo de acesso a ele, especialmente nas áreas lesadas. Antes do transporte, a segurança de qualquer dispositivo colocado na via aérea deve ser confirmada, e os equipamentos (p. ex., monitores, cilindros de oxigênio) devem ser colocados e fixados de forma a não se tornarem projéteis se a ambulância precisar desviar em uma ação evasiva ou se envolver em um acidente automobilístico. O equipamento não deve repousar sobre o paciente, pois pode cair ou ser coberto se o paciente se mover, pode ser desconfortável para o paciente e até mesmo causar ferimentos por pressão durante um transporte prolongado. Durante o transporte, todos os acessos IV e cateteres devem ser fixados firmemente para evitar a perda do acesso venoso. Se for previsto um transporte prolongado e se for usada uma prancha longa para transferir o paciente para a maca, considerar a remoção do paciente de cima da prancha longa antes do transporte com o rolamento em bloco delicado do paciente para a retirada da prancha enquanto se mantém a restrição adequada do movimento da coluna espinal. Isso aumentará o conforto do paciente e reduzirá o risco de formação de úlceras de decúbito associadas com a imobilização sobre uma superfície dura.

O paciente deve ser submetido a reavaliação seriada e dos sinais vitais a intervalos frequentes. Oximetria de pulso e ECG são monitorados de maneira contínua em praticamente todos os pacientes com lesão grave, além do $ETCO_2$, se disponível. Nos pacientes não intubados, a capnografia pode ser obtida com o uso de cânula naso-oral. Os profissionais de atendimento pré-hospitalar que acompanham o paciente devem ser treinados em um nível apropriado para as necessidades previstas para o paciente. Os pacientes com lesões críticas devem ser geralmente atendidos por profissionais com treinamento avançado. Se for previsto que o paciente necessitará de transfusão de sangue durante o transporte, deve haver uma pessoa na equipe cuja competência de prática permite esse procedimento; nos Estados Unidos, isso costuma exigir um profissional treinado em cuidados intensivos, um enfermeiro registrado, um profissional de cuidados avançados ou um médico.

Dois planos de abordagem devem ser imaginados. O primeiro, um plano médico, é desenvolvido para manejar problemas previstos ou inesperados com o paciente durante o transporte. Equipamentos necessários, medicamentos e suprimentos devem estar prontamente disponíveis. O segundo, plano para o transporte, envolve a identificação do trajeto mais rápido até o hospital de destino. Condições climáticas, condições da estrada (p. ex., construção) e preocupações relacionadas ao tráfego devem ser identificadas e previstas. Além disso, os socorristas devem conhecer as instituições médicas ao longo do trajeto para o caso de surgir algum problema que não possa ser resolvido no campo durante o trajeto até o destino primário.

Os dispositivos auxiliares para o cuidado do paciente durante transporte prolongado, ou a serem realizados na instituição que encaminha o paciente antes da transferência, podem incluir:

- *Sonda gástrica*. Se houver treinamento na inserção adequada, uma sonda nasogástrica ou orogástrica pode ser inserida no estômago do paciente. A aspiração do conteúdo gástrico pode diminuir a distensão abdominal e potencialmente reduzir o risco de vômitos e aspiração.
- *Sonda urinária*. Se houver treinamento na inserção adequada, uma sonda urinária pode ser inserida na bexiga do paciente. O débito urinário pode ser uma medida sensível da perfusão renal do paciente e um marcador do estado volêmico do paciente.
- *Monitoramento de gasometria arterial ou venosa por meio de exames no ponto de atendimento (point-of-care-testing)*. Embora a oximetria de pulso forneça informações valiosas sobre a saturação da oxi-hemoglobina, uma leitura de gasometria arterial pode dar informações úteis sobre a pressão parcial de dióxido de carbono (PCO_2), pH e o déficit de base do paciente, um indicador da gravidade do choque.

Problemas Relacionados à Equipe

A segurança da equipe de socorristas é tão importante quanto a do paciente. A equipe de socorristas deve estar adequadamente descansada e alimentada, particularmente para transferências de longa duração. Uma recente revisão baseada em evidências recomenda várias estratégias para manejo da fadiga, incluindo ingerir bebidas cafeinadas, tirar cochilos rápidos e evitar turnos com 24 horas ou mais de duração.[58] A equipe deve ter e usar dispositivos de segurança apropriados, incluindo cintos de segurança nos compartimentos do motorista e do paciente. Os membros da equipe de socorristas devem usar precauções-padrão e garantir a disponibilidade de luvas e outros EPIs em quantidade suficiente para evitar a exposição a fluidos corporais, sangue ou de outro tipo durante a viagem.

Problemas Relacionados a Equipamentos

Os problemas relacionados a equipamentos durante o transporte prolongado envolvem o veículo, os suprimentos, os medicamentos, os monitores e as comunicações. A ambulância ou o helicóptero de transporte médico devem estar em bom funcionamento, incluindo uma quantidade adequada de combustível. A equipe de socorristas deve certificar-se de que suprimentos e medicamentos estejam disponíveis e acessíveis para o transporte, incluindo gazes e ataduras para o reforço de curativos, líquidos IV, oxigênio e analgésicos. Os suprimentos medicamentosos se baseiam nas necessidades previstas para o paciente e incluem sedativos, agentes paralisantes, analgésicos e antibióticos. Uma boa regra geral é guardar na ambulância 50% a mais de suprimentos e medicamentos em relação ao que é previsto como necessário para o paciente em caso de haver atraso

significativo. Os equipamentos para cuidado do paciente devem estar em bom funcionamento, incluindo monitores (com alarmes funcionantes), reguladores de oxigênio, ventiladores e dispositivos de aspiração. Deve-se garantir uma fonte de alimentação adequada para todos os equipamentos, incluindo baterias carregadas e sobressalentes. Além disso, o sucesso de um transporte prolongado pode depender de comunicação funcional, incluindo a capacidade de comunicar-se com outros membros da equipe, com o controle médico e com a instituição de destino.

A abordagem de lesões específicas durante o transporte prolongado é discutido nos capítulos correspondentes subsequentes a este texto.

RESUMO

- A probabilidade de sobrevivência de um paciente com lesões traumáticas depende da imediata identificação e mitigação das condições que interferem na perfusão tecidual.
- A identificação dessas condições exige um processo sistemático, priorizado e lógico de coleta das informações e de atuação sobre elas. Esse processo é chamado de avaliação do paciente.
- A avaliação do paciente começa com a avaliação da cena, incluindo a avaliação da segurança, e inclui a formação de uma impressão geral do paciente, uma avaliação primária e, quando a condição do paciente e a disponibilidade de outros profissionais de SE permitirem, uma avaliação secundária.
- As informações obtidas por meio desse processo de avaliação são analisadas e usadas como base para o cuidado do paciente e as decisões de transporte.
- No cuidado do paciente com trauma, um problema não percebido é uma oportunidade perdida de potencialmente ajudar para a sobrevivência de uma pessoa.
- Após a determinação simultânea da segurança da cena e da impressão geral da situação, os profissionais iniciam a avaliação primária, seguindo o formato XABCDE:
  - X – Hemorragia **ex**sanguinante (controle do sangramento externo grave)
  - A – Abordagem da via **a**érea e restrição de movimento da coluna cervical

  - B – Respiração (**b**reathing) (ventilação e oxigenação)
  - C – **C**irculação (perfusão e outra hemorragia)
  - D – Incapacidade (**d**isability)
  - E – **E**xposição/ambiente (**e**nvironment)
- Apesar da apresentação sequencial desse mnemônico, as ações da avaliação primária ocorrem em uma sequência rápida, essencialmente ao mesmo tempo.
- As ameaças imediatas à vida do paciente são rapidamente corrigidas de uma maneira "encontrar e tratar". Após o profissional de atendimento pré-hospitalar controlar a hemorragia exsanguinante e manejar a via aérea e a respiração do paciente, o profissional prepara o paciente e começa o transporte sem tratamento adicional na cena. As limitações da abordagem do paciente em campo levam à necessidade de transporte rápido do paciente para uma instituição de cuidados definitivos.
- As reavaliações devem ser repetidas frequentemente para identificar quaisquer mudanças na condição do paciente e novos problemas que demandem intervenção imediata.
- O desfecho do paciente pode ser melhorado de maneira significativa quando o profissional de atendimento pré-hospitalar seleciona a referência hospitalar mais apropriada para o paciente, comunica-se com o hospital de destino e documenta, de forma abrangente, a condição do paciente e as ações realizadas no ambiente pré-hospitalar.

RECAPITULAÇÃO DO CENÁRIO

É uma manhã de sábado, e o céu está limpo, com temperatura externa de 5,5°C. Sua equipe é enviada para uma área residencial para atender uma pessoa que caiu do telhado de uma construção de dois andares. Ao chegar à cena, você encontra um familiar adulto que o leva até a parte de trás da casa. O familiar conta que o paciente estava retirando folhas das calhas com um soprador de folhas quando se desequilibrou e caiu de uma altura de cerca de 3,6 metros, batendo com as costas no chão. O paciente inicialmente perdeu a consciência por um "breve período", mas estava consciente quando o familiar chamou o atendimento de emergência.

Ao abordar o paciente, você observa um homem de cerca de 40 anos deitado em posição supina no chão com duas testemunhas ajoelhadas a seu lado. O paciente está consciente e falando com as testemunhas. Você não observa nenhum sinal de hemorragia grave. Enquanto seu parceiro faz a estabilização manual da cabeça e do pescoço do paciente, você pergunta onde o paciente sente dor. Ele afirma que as partes que mais doem são as colunas cervical e lombar.

Seu questionamento inicial serve aos múltiplos propósitos de obter a queixa principal do paciente, determinar seu nível de consciência e avaliar seu esforço ventilatório. Após não detectar dispneia, você prossegue com a avaliação do paciente. O paciente responde às suas questões adequadamente, estabelecendo que está orientado quanto a pessoas, lugar e tempo.

- Com base na física do trauma em relação a esse incidente, quais possíveis lesões você prevê durante a sua avaliação?
- Quais são as próximas prioridades?
- Como você prosseguirá com os cuidados desse paciente?

SOLUÇÃO DO CENÁRIO

Você está na cena há 1 minuto, mas já obteve informações muito importantes para guiar a avaliação e o tratamento adicionais do paciente. Nos primeiros 15 segundos de contato com o paciente, você desenvolveu uma impressão geral, determinando que a reanimação não é necessária. Com algumas ações simples, você abordou o X, A, B, C e D da avaliação primária. Não há hemorragia externa grave. O paciente falou com você sem dificuldade, indicando que sua via aérea está aberta e ele está respirando sem sinais de sofrimento. Ao mesmo tempo, conhecendo o mecanismo de lesão, você estabilizou a coluna cervical. Seu parceiro avaliou o pulso radial e você observou a cor, a temperatura e a umidade da pele do paciente. Esses achados indicam que não há ameaças imediatas ao estado circulatório do paciente. Além disso, você simultaneamente não encontrou evidências de incapacidade, pois o paciente está acordado e alerta, responde às perguntas de forma adequada e consegue mover todas as extremidades. Essas informações, junto com as informações sobre a queda, ajudarão você a determinar a necessidade de recursos adicionais, o tipo de transporte indicado e o tipo de instituição para onde o paciente deve ser levado.

Agora que você completou essas etapas e não há necessidade de intervenção imediata para salvar a vida do paciente, você passará à etapa E da avaliação primária precocemente no processo de avaliação e depois obterá os sinais vitais. Você exporá o paciente para procurar outras lesões e hemorragias que possam estar ocultos pelas roupas, cobrindo depois o paciente para protegê-lo do ambiente. Durante esse processo, você realizará um exame mais detalhado, observando as lesões menos graves.

As próximas etapas serão o preparo do paciente, incluindo a restrição do movimento de toda a coluna, a colocação de talas nas lesões de extremidades, o início do transporte; e a comunicação com a direção médica e o hospital de destino. Durante a viagem até o hospital, você continuará reavaliando e monitorando o paciente, obtendo acesso IV, administrando analgesia segura e apropriada conforme indicado e fazendo curativos nas feridas abertas conforme o tempo permitir. O seu conhecimento da física do trauma e da perda de consciência testemunhada do paciente irão gerar alto índice de suspeição para TCE, lesões de extremidades inferiores e lesões de coluna.

Referências

1. Brown JB, Rosengart MR, Forsythe RM, et al. Not all prehospital time is equal: influence of scene time on mortality.*J Trauma Acute Care Surg*. 2016;81:93-100.

2. Meizoso JP, Ray JJ, Karcutskie CA 4th, et al. Effect of time to operation on mortality for hypotensive patients with gunshot wounds to the torso: the golden 10 minutes. *J Trauma Acute Care Surg*. 201;81(4):685-691. doi: 10.1097/TA.0000000000001198

3. Clarke JR, Trooskin SZ, Doshi PJ, Greenwald L, Mode CJ. Time to laparotomy for intra-abdominal bleeding from trauma does affect survival for delays up to 90 minutes. *J Trauma*. 2002;52(3):420-425. doi: 10.1097/00005373-200203000-00002

4. Brown E, Tohira H, Bailey P, et al. Longer prehospital time was not associated with mortality in major trauma: a retrospective cohort study, *Prehosp Emerg Care*. 2019;23(4):527-537. doi: 10.1080/10903127.2018.1551451

5. Advanced Trauma Life Support (ATLS) Subcommittee, Committee on Trauma. Initial assessment and management. In: *Advanced Trauma Life Support Course for Doctors, Student Course Manual*. 10th ed. American College of Surgeons; 2018.

6. Kotwal RS, Butler FK, Gross KR, et al. Management of junctional hemorrhage in Tactical Combat Casualty Care: TCCC guidelines–proposed change 13-03. *J Spec Oper Med*. 2013;13:85-93.

7. Kragh JF Jr, Mann-Salinas EA, Kotwal RS, et al. Laboratory assessment of out-of-hospital interventions to control junctional bleeding from the groin in a manikin model. *Am J Emerg Med*. 2013;31:1276-1278.

8. Kragh JF Jr, Parsons DL, Kotwal RS, et al. Testing of junctional tourniquets by military medics to control simulated groin hemorrhage. *J Spec Oper Med*. 2014;14:58-63

9. Kragh JF, Kotwal RS, Cap AP, et al. Performance of junctional tourniquets in normal human volunteers. *Prehosp Emerg Care*. 2015;19:391-398.

10. Chen J, Benov A, Nadler R, et al. Testing of junctional tourniquets by medics of the Israeli Defense Force in control of simulated groin hemorrhage. *J Spec Oper Med*. 2016;16:36-42.

11. Bulger EM, Snyder D, Schoelles K, et al. An evidence-based prehospital guideline for external hemorrhage control: American College of Surgeons Committee on Trauma. *Prehosp Emerg Care*. 2014;18(2):163-173.

12. Fischer PE, Perina DG, Delbridge TR, et al. Spinal motion restriction in the trauma patient: a joint position statement. *Prehosp Emerg Care*. 2018;22(6):659-661. doi:

13. Kragh JF, Littrel ML, Jones JA, et al. Battle casualty survival with emergency tourniquet use to stop limb bleeding. *J Emerg Med*. 2011;41:590-597.

14. Beekley AC, Sebesta JA, Blackbourne LH, et al. Prehospital tourniquet use in Operation Iraqi Freedom: effect on hemorrhage control and outcomes. *J Trauma*. 2008;64:S28-S37.

15. Doyle GS, Taillac PP. Tourniquets: a review of current use with proposals for expanded prehospital use. *Prehosp Emerg Care*. 2008;12:241-256.

16. First Aid Science Advisory Board. First aid. *Circulation*. 2005;112(III):115.

17. Swan KG Jr, Wright DS, Barbagiovanni SS, et al. Tourniquets revisited. *J Trauma*. 2009;66:672-675.

18. King DR, Larentzakis A, Ramly EP; Boston Trauma Collaborative. Tourniquet use at the Boston Marathon bombing: lost in translation. *J Trauma Acute Care Surg*. 2015;78(3):594-599.

19. Deakin CD, Low JL. Accuracy of the advanced trauma life support guidelines for predicting systolic blood pressure using carotid, femoral, and radial pulses: observational study. *Br Med J*. 2000;321(7262):673-674.

20. Teasdale G, Jennett B. Assessment of coma and impaired consciousness: a practical scale. *Lancet*. 1974;2:81-84. doi: 10.1016/s0140-6736(74)91639-0

21. Bledsoe B, Casey M, Feldman J, et al. Glasgow Coma Scale scoring is often inaccurate. *Prehosp Disaster Med*. 2015;30(1): 46-53.

22. Gill MR, Reiley DG, Green SM. Interrater reliability of Glasgow Coma Scale scores in the emergency department. *Ann Emerg Med*. 2004;43(2):215-223.

23. Kerby JD, Maclennan PA, Burton JN, Mcgwin G, Rue LW. Agreement between prehospital and emergency department Glasgow Coma scores. *J Trauma*. 2007;63(5):1026-1031.

24. Healey C, Osler TM, Rogers FB, et al. Improving the Glasgow Coma Scale score: motor score alone is a better predictor. *J Trauma*. 2003;54:671-678

25. Beskind DL, Stolz U, Gross A, et al. A comparison of the prehospital motor component of the Glasgow Coma Scale (mGCS) to the prehospital total GCS (tGCS) as a prehospital risk adjustment measure for trauma patients. *Prehosp Emerg Care*. 2014;18(1):68-75.

26. Kupas DF, Melnychuk EM, Young AJ. Glasgow Coma Scale motor component ("patient does not follow commands") performs similarly to total Glasgow Coma Scale in predicting severe injury in trauma patients. *Ann Emerg Med*. 2016;68(6):744-750.

27. Aguilar SA, Davis DP. Latency of pulse oximetry signal with use of digital probes associated with inappropriate extubation during prehospital rapid sequence intubation in head injury patients: case examples. *J Emerg Med*. 2012;42(4):424-428.

28. Vithalani VD, Vlk S, Davis SQ, Richmond NJ. Unrecognized failed airway management using a supraglottic airway device. *Resuscitation*. 2017;119:1-4.

29. Davis JW, Davis IC, Bennink LD, Bilello JF, Kaups KL, Parks SN. Are automated blood pressure measurements accurate in trauma patients? *J Trauma*. 2003;55(5):860-863.

30. Brown JB, Rosengart MR, Forsythe RM, et al. Not all prehospital time is equal: influence of scene time on mortality. *J Trauma Acute Care Surg*. 2016;81:93-100.

31. Pokorney DM, Braverman MA, Edmundson PM, et al. The use of prehospital blood products in the resuscitation of trauma patients: a review of prehospital transfusion practices and a description of our regional whole blood program in San Antonio, TX. *IBST Sci Ser*. 2019;14(3):332-342.

32. Pasley J, Miller CH, Dubose JJ, et al. Intraosseous infusion rates under high pressure: a cadaveric comparison of anatomic sites. *J Trauma Acute Care Surg.* 2015;78(2):295-299.

33. Brown JB, Cohen MJ, Minei JP, et al. Goal directed resuscitation in the prehospital setting: a propensity adjusted analysis. *J Trauma Acute Care Surg.* 2013;74(5):1207-1214.

34. Biswas S, Adileh M, Almogy G, Bala M. Abdominal injury patterns in patients with seatbelt signs requiring laparotomy. *J Emerg Trauma Shock.* 2014;7(4):295-300.

35. Bansal V, Conroy C, Tominaga GT, Coimbra R. The utility of seat belt signs to predict intra-abdominal injury following motor vehicle crashes. *Traffic Inj Prev.* 2009; 10(6):567-572.

36. Chandler CF, Lane JS, Waxman KS. Seatbelt sign following blunt trauma is associated with increased incidence of abdominal injury. *Am Surg.* 1997;63(10):885-888.

37. Moylan JA, Detmer DE, Rose J, Schulz R. Evaluation of the quality of hospital care for major trauma. *J Trauma.* 1976;16(7):517-523.

38. West JG, Trunkey DD, Lim RC. Systems of trauma care: a study of two counties. *Arch Surg.* 1979;114(4):455-460.

39. West JG, Cales RH, Gazzaniga AB. Impact of regionalization: the Orange County experience. *Arch Surg.* 1983;118(6):740-744.

40. Shackford SR, Hollingworth-Fridlund P, Cooper GF, Eastman AB. The effect of regionalization upon the quality of trauma care as assessed by concurrent audit before and after institution of a trauma system: a preliminary report. *J Trauma.* 1986;26(9):812-820.

41. Waddell TK, Kalman PG, Goodman SJ, Girotti MJ. Is outcome worse in a small volume Canadian trauma centre? *J Trauma.* 1991;31(7):958-961.

42. MacKenzie EJ, Rivara FP, Jurkovich GJ, et al. A national evaluation of the effect of trauma-center care on mortality. *N Engl J Med.* 2006;354(4):366-378.

43. Branas CC, MacKenzie EJ, Williams JC, et al. Access to trauma centers in the United States. *JAMA.* 2005;293(21):2626-2633.

44. Nathens AB, Jurkovich GJ, Rivara FP, Maier RV. Effectiveness of state trauma systems in reducing injury-related mortality: a national evaluation. *J Trauma.* 2000;48(1): 25-30; discussion 30-31.

45. Report Card Task Force Members, American College of Emergency Physicians (ACEP) Staff. America's emergency care environment, a state-by-state report card: 2014 edition. *Ann Emerg Med.* 2014;63(2):97-242.

46. American College of Surgeons. *COT Releases Updated National Guideline for Field Triage of Injured Patients.* Reviewed May 3, 2022. Accessed June 1, 2022. https:// www.facs.org/for-medical-professionals/news-publications /news-and-articles/acs-brief/may-10-2022-issue/cot -releases-updated-national-guideline-for-field-triage-of -injured-patients/

47. American College of Surgeons. *Resources for the Optimal Care of the Injured Patient.* 6th ed. American College of Surgeons; 2014.

48. Baker SP, O'Neill B, Haddon W Jr, Long WB. The injury severity score: a method for describing patients with multiple injuries and evaluating emergency care. *J Trauma.* 1974;14(3):187-196.

49. McCoy CE, Chakravarthy B, Lotfipour S. Guidelines for field triage of injured patients: in conjunction with *Morbidity and Mortality Weekly Report* published by the Centers for Disease Control and Prevention. *West J Emerg Med.* 2013;14(1):69-76.

50. Centers for Disease Control and Prevention. Guidelines for field triage of injured patients: recommendations of the national expert panel on field triage 2011. *Morb Mortal Wkly Rep.* 2012;61:1-21.

51. Truhlar A, Deakin CD, Soar J, et al. European Resuscitation Council Guidelines for Resuscitation 2015. Section 4: cardiac arrest in special circumstances. *Resuscitation.* 2015;95:148-201.

52. American Heart Association. 2015 guidelines for cardiopulmonary resuscitation and emergency cardiovascular care. *Circulation.* 2015;132:S313-S314.

53. National Association of EMS Physicians and American College of Surgeons Committee on Trauma. NAEMSP position statement: withholding of resuscitation for adult traumatic cardiopulmonary arrest. *Prehosp Emerg Care.* 2013;17:291.

54. The National Association of EMS Physicians (NAEMSP) and the American College of Surgeons Committee on Trauma (ACS-COT). Termination of resuscitation for adult traumatic cardiopulmonary arrest. *Prehosp Emerg Care.* 2012;16(4):571.

55. U.S. Department of Health and Human Services. *What is the U.S. opioid epidemic?* Reviewed October 27, 2021. Accessed February 11, 2022. https://www.hhs.gov/opioids /about-the-epidemic/index.html

56. Alonso-Serra HM, Wesley K. Prehospital pain management. *Prehosp Emerg Care.* 2003;7(4):482-488. doi: 10.1080/312703002260

57. Morgan MM, Perina DG, Acquisto NM, et al. Ketamine use in prehospital and hospital treatment of the acute trauma patient: a joint position statement. *Prehosp Emerg Care.* 2021;25(4):588-592, doi: 10.1080/10903127.2020.1801920

58. Patterson DP, Higgins JS, Van Dongen HPA, et al. Evidence-based guidelines for fatigue risk management in emergency medical services. *Prehosp Emerg Care.* 2018;22(1):89-101.

Leitura Sugerida

Merchant RM, Topjian AA, Panchal AR, et al. Part 1: executive summary: 2020 American Heart Association guidelines for cardiopulmonary resuscitation and emergency cardiovascular care. *Circulation.* 2020;142:S337-S357.

CAPÍTULO 7

Via Aérea e Ventilação

Editores-chefes:
Jean-Cyrille Pitteloud, MD
Jay Johannigman, MD, FACS, FCCM

OBJETIVOS DO CAPÍTULO

Ao término deste capítulo, você será capaz de:

- Integrar os princípios de ventilação e troca gasosa.
- Reconhecer a maneira como as lesões traumáticas prejudicam os processos normais de ventilação e oxigenação.
- Articular o impacto da oxigenação e ventilação prejudicadas sobre a perfusão e a progressão do choque traumático.
- Compreender como o trauma afeta o volume-minuto e a oxigenação.
- Distinguir a diferença entre ventilação e oxigenação.
- Explicar os mecanismos pelos quais o oxigênio suplementar e o suporte ventilatório podem ser benéficos para um doente traumatizado.

- Em um cenário que envolva um doente traumatizado, selecionar os meios mais efetivos para prover uma via aérea permeável.
- Em cenários variados, desenvolver respostas e intervenções apropriadas de abordagem da via aérea, oxigenação e ventilação.
- Reconhecer as iniciativas de pesquisa atuais e compreender os riscos e benefícios de vários procedimentos invasivos.
- Discutir as indicações e limitações do monitoramento do dióxido de carbono no final da expiração (ETCO$_2$, de *end-tidal carbon dioxide*) em doentes traumatizados.

CENÁRIO

Você é chamado à cena de uma colisão de motocicleta em uma rodovia movimentada. Ao chegar à cena, você vê o doente deitado em posição supina a cerca de 15 metros (m) de uma motocicleta muito danificada. O doente é um homem jovem que ainda está com o capacete. Ele não está se movendo, e você observa à distância que ele está respirando rapidamente. Ao abordar o doente, você vê uma poça de sangue ao redor de sua cabeça e observa que sua respiração está ruidosa, com roncos e ruídos de gorgolejo.

Você está a 15 minutos de um centro de trauma, e o centro de despacho informa que o serviço de emergência por helicóptero não está disponível devido ao mau tempo.

- Quais indicadores de comprometimento da via aérea estão evidentes neste doente?
- Quais outras informações, se existirem, você buscaria com as testemunhas ou com outros socorristas?
- Quais são os sinais e sintomas importantes de comprometimento da oxigenação e da ventilação que devem ser procurados e observados durante a avaliação inicial rápida no campo?
- Descreva a sequência de ações que você seguiria para manejar este doente antes e durante o transporte.

INTRODUÇÃO

Duas das habilidades pré-hospitalares mais importantes são as que fornecem e mantêm a permeabilidade da via aérea e a troca de gases. A falha em manter adequadamente a permeabilidade da via aérea e em fornecer a oxigenação e ventilação adequadas compromete rapidamente os principais sistemas orgânicos e pode resultar em lesões irreversíveis. A capacidade de reconhecer o comprometimento das via aérea e a oxigenação e a ventilação inadequadas são etapas essenciais para minimizar o ônus do trauma.

Para propósitos de definição, o seguinte deve ser considerado:

- A oxigenação se refere ao processo pelo qual o oxigênio molecular inspirado atravessa a membrana alveolar e se liga à hemoglobina para ser fornecido posteriormente aos tecidos corporais.
- A ventilação se refere ao processo de troca gasosa resultante da inspiração e da expiração.

O metabolismo aeróbico é a forma mais eficiente de conversão de energia no corpo humano. Nesse processo, o oxigênio é um elemento essencial na transição de fontes de combustível em energia celular para sustentar o maquinário da vida.

As duas funções primárias do sistema respiratório são as seguintes:

1. Fornecer oxigênio para ser absorvido pela hemoglobina e transportado para as células. O corpo praticamente não tem reservas de oxigênio; portanto, a falta de oxigênio pode levar à morte da célula em poucos minutos.
2. Eliminar o dióxido de carbono produzido pelo metabolismo corporal. Se a ventilação for inadequada, o CO_2 se acumula, levando à acidose e ao coma.

Um sistema respiratório que funcione adequadamente deve fornecer tanto a oxigenação quanto a ventilação para manter a vida.

Anatomia

O sistema respiratório é composto pela via aérea superior e pela via aérea inferior, incluindo os pulmões (**Figura 7-1**). Cada componente do sistema respiratório desempenha um papel importante para garantir as trocas gasosas.

Via Aérea Superior

A via aérea superior consiste na cavidade nasal e na cavidade oral (**Figura 7-2**). Ela tem a função dupla de ingestão de alimentos e água, bem como de ventilação. Por esse motivo, possui uma anatomia robusta, elaborada, e um suprimento nervoso sofisticado. O ar que entra pela cavidade nasal é aquecido, umidificado e filtrado. Além das cavidades oral e nasal tem-se área conhecida como **faringe**, a qual se estende desde o palato mole até a extremidade superior do esôfago. A faringe é uma estrutura muscular revestida por membranas mucosas, e é dividida em três seções distintas: **nasofaringe** (porção superior), **orofaringe** (porção média) e **hipofaringe** (extremidade inferior ou distal da faringe). Abaixo da faringe está o **esôfago**, que leva ao estômago, e a traqueia, o início da via aérea inferior. Na junção da hipofaringe com a traqueia está a **laringe** (**Figura 7-3**), a qual contém as pregas vocais e os músculos que coordenam sua função. A laringe se abriga em uma caixa cartilaginosa protetiva resistente. As pregas vocais são dobras de tecido que se projetam na via aérea e produzem o som. As pregas vocais têm uma amplitude de movimento que cria e modifica o som, bem como a capacidade de se encontrar na linha média para proteger a via aérea da aspiração. As falsas pregas, ou **pregas vestibulares**, dirigem o fluxo de ar através das pregas vocais. Sustentando as pregas posteriormente estão as cartilagens aritenóidea. Diretamente acima da laringe está uma estrutura em formato de folha chamada **epiglote**. A epiglote funciona como um portão ou válvula de controle, direcionando o ar para a traqueia e os sólidos e líquidos para o esôfago.

Via Aérea Inferior

A via aérea inferior consiste na traqueia e seus ramos e nos pulmões. A função da via aérea inferior é fornecer filtração (traqueia, brônquios e bronquíolos), bem como um caminho para a troca de gases nos alvéolos. O revestimento da traqueia é delicado e altamente sensível a qualquer coisa que não seja ar. Na inspiração, o ar se move pela via aérea superior até a via aérea inferior antes de atingir os alvéolos, onde a troca gasosa realmente ocorre.

A traqueia se divide em brônquios principais direito e esquerdo. O brônquio principal direito é mais curto, mais largo e mais orientado verticalmente do que o esquerdo. O brônquio principal direito sai da traqueia em um ângulo de cerca de 25°, enquanto o esquerdo tem uma angulação de 45°. Essa diferença anatômica explica por que a colocação de um tubo endotraqueal no brônquio principal direito é uma complicação comum da intubação. Cada um dos brônquios principais se divide repetidamente em vários ramos primários e secundários antes de terminar nos bronquíolos terminais. Os **bronquíolos** (tubos brônquicos muito pequenos) conduzem o gás para dentro e para fora dos **alvéolos**. Os alvéolos são as unidades funcionais do pulmão e são compostos por minúsculos sacos de ar cercados por capilares contendo sangue. Os alvéolos são o local de troca gasosa onde os sistemas respiratório e circulatório se encontram.

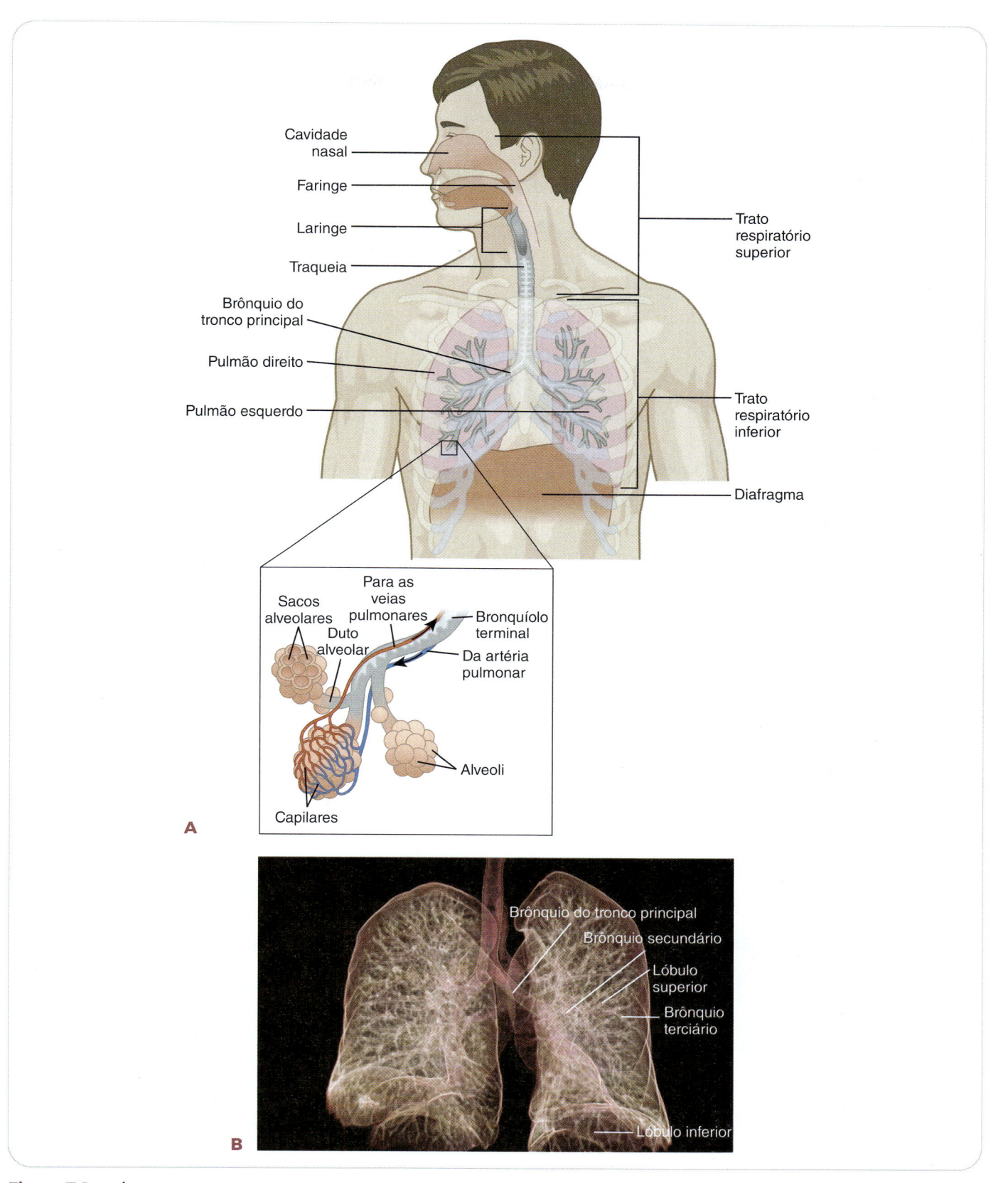

Figura 7-1 **A.** Órgãos do sistema respiratório: trato respiratório superior e trato respiratório inferior. **B.** Corte transversal do trato respiratório inferior.

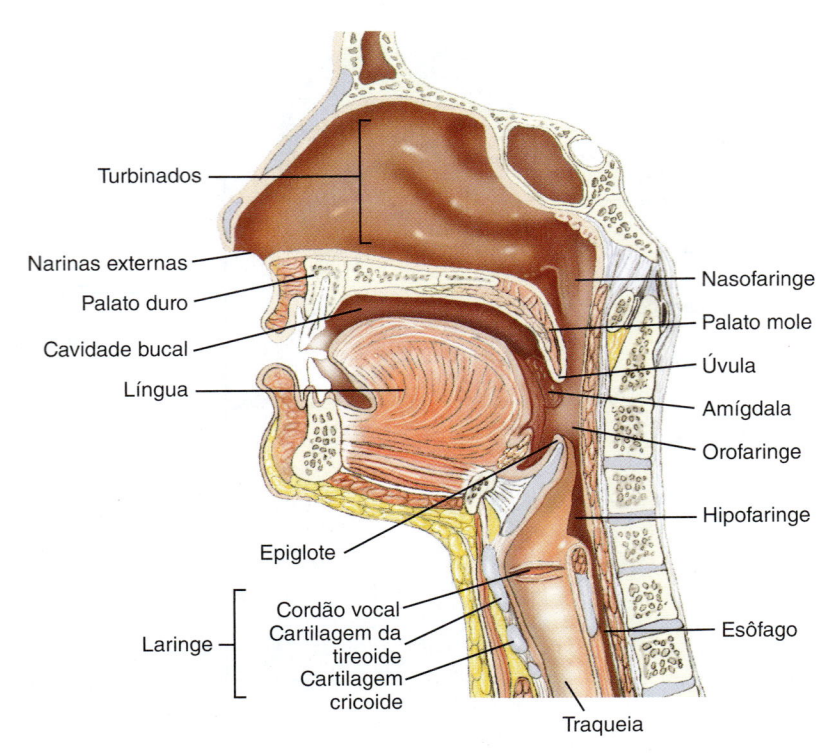

Figura 7-2 Corte sagital através da cavidade nasal e faringe.

© National Association of Emergency Medical Technicians (NAEMT)

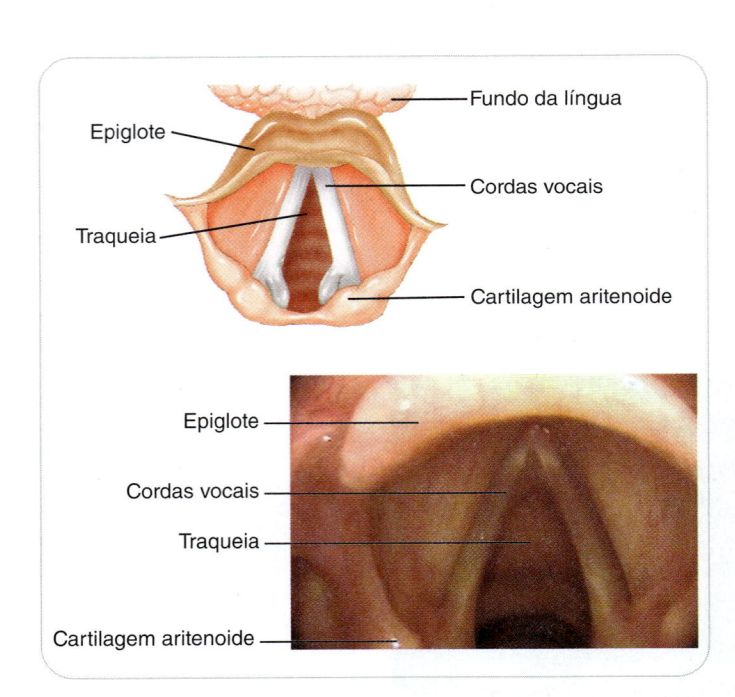

Figura 7-3 Pregas vocais vistas de cima, mostrando sua relação com os pares de cartilagem da laringe e da epiglote. A via aérea superior é composta por dentes rígidos e musculatura oral, e a laringe é composta por estruturas mais delicadas, incluindo uma mucosa fina e cartilagem delicada. Essa diferença de resistência é importante porque as estruturas da laringe são mais suscetíveis a lesões durante intervenções terapêuticas.

A: © National Association of Emergency Medical Technicians (NAEMT) **B:** Cortesia de James P. Thomas, MD, www.voicedoctor.net

O tecido pulmonar pode ser comparado a uma esponja que contém milhões de pequenos balões (os alvéolos), cada um dos quais consiste em uma parede fina cheia de vasos sanguíneos, proporcionando uma enorme superfície para a troca de ar. No adulto, a área total de superfície alveolar é de aproximadamente 100 metros quadrados (m^2), o que equivale a 50 vezes a área da superfície da pele. O pulmão não tem musculatura própria; em vez disso, é o recuo elástico da caixa torácica que puxa continuamente para inflar o espaço alveolar. Esse recuo intrínseco do espaço torácico ajuda a explicar por que o pulmão humano normal nunca está totalmente colapsado. O volume de ar que permanece no pulmão ao final de uma expiração normal é a capacidade residual funcional (CRF). Esse volume é normalmente de 2,5 litros em um adulto. Após a expiração normal, a elasticidade da caixa torácica (expansão) e as forças elásticas do pulmão (contração) estão em equilíbrio, mantidas sob controle pela tensão superficial da fina camada líquida do espaço pleural entre essas duas estruturas equilibradas. É impossível expelir todo o ar dos pulmões. Mesmo após uma expiração máxima forçada absoluta, ainda há aproximadamente 1 L de ar que permanece (o volume residual) nos pulmões. Esse sistema equilibrado garante que sempre haja um volume abundante de alvéolos funcionais para realizar o processo de troca de oxigênio e dióxido de carbono durante todo o ciclo respiratório.

Fisiologia

Durante um ciclo respiratório normal, o volume da cavidade torácica se expande, criando uma pressão intratorácica negativa. Essa pressão negativa puxa o ar para dentro dos alvéolos. Por outro lado, durante a expiração, a elasticidade da caixa torácica e o consequente recuo elástico dos pulmões promovem o movimento do ar para o ambiente externo. Os três componentes a seguir trabalham em sincronia para expandir o volume da cavidade torácica:

- O **diafragma** se contrai e se desloca em uma direção descendente, agindo como o êmbolo de uma seringa, para aumentar o volume do tórax e criar um gradiente de pressão negativa que move o ar para os alvéolos (**Figura 7-4A**). O diafragma é ativado pelo nervo frênico (C3-C5). Durante a respiração normal e tranquila, a excursão diafragmática cria os gradientes de pressão necessários para realizar a tarefa de ventilação.

- Quando um volume respiratório adicional é necessário para aumentar a ingestão de oxigênio, liberar dióxido de carbono ou superar a crescente resistência da via aérea, as costelas se movem ativamente para fora nas articulações com o esterno e as vértebras, formando a forma de uma alça de balde, expandindo o volume do tórax (**Figura 7-4B**). Nesse estágio da respiração, os movimentos da parede torácica tornam-se mais visíveis.

- Quando é necessário um volume corrente adicional, os músculos do pescoço (ou seja, o músculo esternocleidomastóideo) são acionados, expandindo a caixa torácica para cima, aumentando ainda mais o volume da cavidade torácica (**Figura 7-4C**). Esses músculos acessórios da respiração são inervados pelas raízes cervicais C2-C7.

- A expiração normal ocorre como resultado da elasticidade passiva da caixa torácica. Se for necessário um processo de expiração mais rápido, os músculos intercostais e abdominais podem ser recrutados para aumentar ativamente o processo de expiração (**Tabela 7-1**).

Gerar alterações de pressão para promover a inalação e a exalação requer uma parede torácica intacta. Danos ou comprometimento da parede torácica podem comprometer a capacidade do doente de gerar os gradientes de pressão necessários para promover a ventilação adequada. Um ferimento que rompe a cavidade torácica normalmente intacta introduz uma via alternativa para a entrada de ar entre a atmosfera e a cavidade torácica. Essa ruptura pode resultar na introdução de ar na cavidade torácica, mas fora do domínio alveolar. Esse caminho alternativo para a cavidade torácica é um mecanismo pelo qual um pneumotórax pode ser criado. (Consulte o Capítulo 10, "Trauma Torácico").

A presença de ar nos alvéolos promove o movimento do oxigênio através da interface capilar-alveolar e no

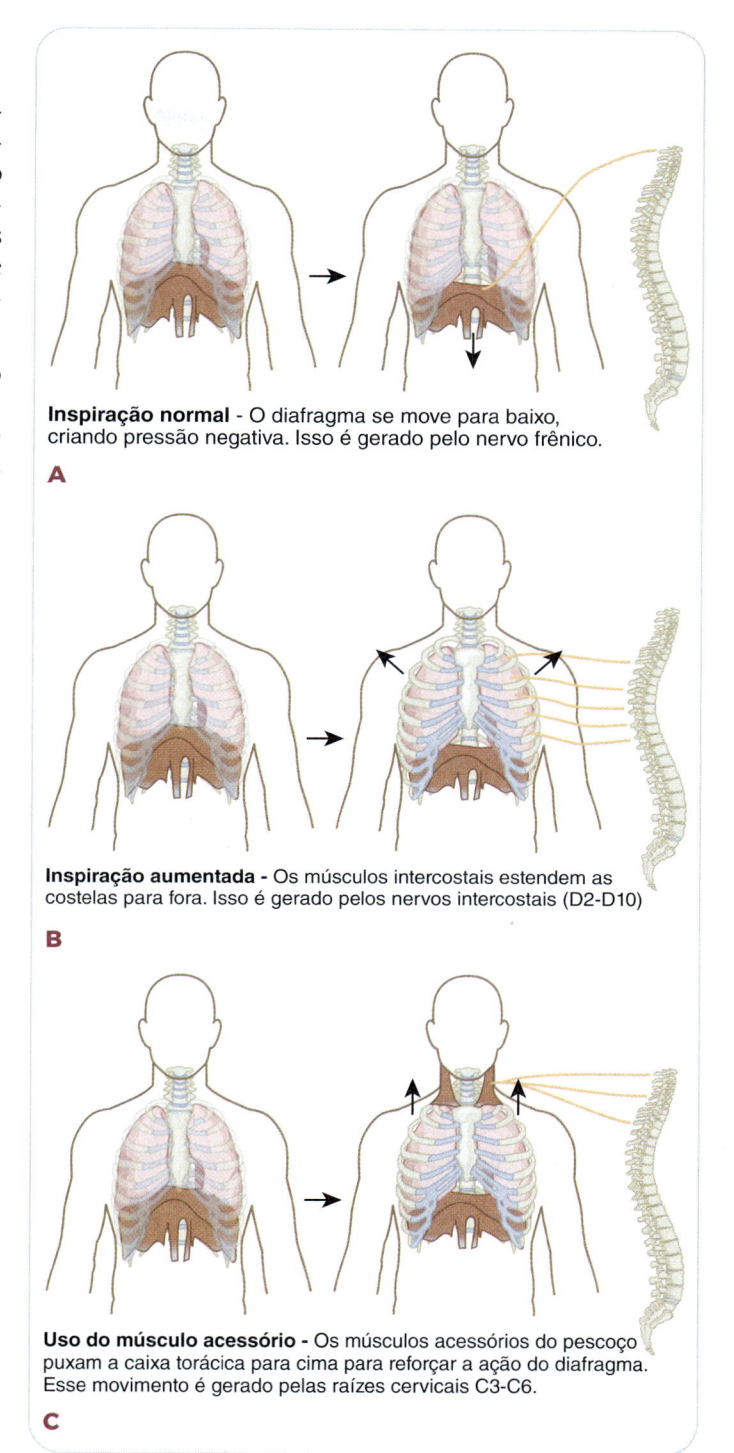

Inspiração normal - O diafragma se move para baixo, criando pressão negativa. Isso é gerado pelo nervo frênico.

A

Inspiração aumentada - Os músculos intercostais estendem as costelas para fora. Isso é gerado pelos nervos intercostais (D2-D10)

B

Uso do músculo acessório - Os músculos acessórios do pescoço puxam a caixa torácica para cima para reforçar a ação do diafragma. Esse movimento é gerado pelas raízes cervicais C3-C6.

C

Figura 7-4 A. Inspiração normal. **B**. Inspiração aumentada. **C**. Uso de músculos acessórios.

© National Association of Emergency Medical Technicians (NAEMT)

espaço vascular, onde entra em contato com a hemoglobina da hemácia. O oxigênio preenche os sítios de ligação de O_2 nas moléculas de hemoglobina (três de quatro sítios de ligação de oxigênio [75%] ocupados antes da oxigenação versus quatro de quatro após a oxigenação

Tabela 7-1 Mecânica Respiratória		
	Inspiração	Expiração
Respiração normal	Diafragma	Passiva
Aumento do esforço respiratório	Diafragma e músculos intercostais	Músculos intercostais
Esforço respiratório extremo	Diafragma, músculos intercostais e músculos acessórios	Músculos intercostais e músculos abdominais

© National Association of Emergency Medical Technicians (NAEMT)

[98-100%]; **Figura 7-5A**). Ao mesmo tempo, o dióxido de carbono que foi produzido como subproduto do metabolismo celular é entregue à interface capilar alveolar e se move na direção oposta (corrente sanguínea para os alvéolos). O dióxido de carbono – que é transportado dissolvido no plasma (cerca de 10%), ligado a proteínas (principalmente a hemoglobina nas hemácias [cerca de 20%]), e como bicarbonato (cerca de 70%) – move-se a partir da corrente sanguínea, através da membrana alveolocapilar e até o interior dos alvéolos, onde é eliminado durante a expiração (**Figura 7-5B**). Ao fim dessa troca, as hemácias oxigenadas e o plasma com nível baixo de dióxido de carbono retornam ao lado esquerdo do coração para serem bombeados para todas as células do corpo.

Como a ventilação é regulada?

A ventilação é regulada pelo tronco cerebral e em função do pH do sangue arterial. O oxigênio e a glicose produzem energia e CO_2. O CO_2 é dissolvido no sangue como bicarbonato (HCO_3^-), que é um ácido fraco (pH = 6,3). Isso torna o sangue arterial mais ácido. Quando a PCO_2 do sangue aumenta, o CO_2 se difunde para o fluido cerebrospinal. Isso libera íons H+ no líquido cefalorraquidiano, o que estimula os quimiorreceptores centrais no mesencéfalo, desencadeando um aumento na frequência respiratória e no volume corrente, o que resulta na exalação de mais CO_2. Há também quimiorreceptores periféricos localizados nos corpos carotídeos que respondem à PCO_2 arterial, mas isso é responsável por menos de 20% da resposta ventilatória. O pH do sangue é um estímulo muito mais potente para a respiração do que o nível de oxigênio, que começa a estimular a respiração somente diante de uma hipoxemia acentuada. Embora isso possa parecer ilógico a princípio, permite que o cérebro responda proativamente ao consumo de oxigênio em vez de reagir à falta de oxigênio.

Espaço morto

Os alvéolos são preenchidos por vasos capilares muito finos separados do ar alveolar apenas por uma fina membrana por meio da qual ocorre a troca gasosa. Antes de chegar ao pulmão, o ar passa primeiro pela boca, faringe e brônquios, que não participam da troca de gases. Isso resulta em um volume de aproximadamente 150 mL (5 onças [oz]) no adulto em que não ocorre troca de ar, chamado de espaço morto. Isso significa que, a cada respiração, os últimos 150 mL de ar nunca chegam aos alvéolos. Embora isso não seja uma preocupação durante a respiração normal, pode se tornar mais significativo quando a ventilação é prejudicada. O volume do espaço morto também aumenta com grandes inspirações.

Os alvéolos devem ser constantemente preenchidos por um suprimento novo de ar ou que contenha uma quantidade adequada de oxigênio. Esse preenchimento de ar, conhecido como *ventilação*, também é fundamental para a eliminação de dióxido de carbono. A ventilação é mensurável. O tamanho de cada respiração, o chamado volume corrente, multiplicado pela frequência ventilatória em 1 minuto é igual ao **volume-minuto**:

Volume-minuto = Volume corrente × Frequência ventilatória por minuto

Durante a ventilação normal em repouso, cerca de 500 mL (16,5 oz) de ar são aspirados para os pulmões. Conforme citado antes, parte desse volume, 150 mL (5 oz), permanece no sistema da via aérea (traqueia e brônquios) como espaço morto e não participa nas trocas gasosas. Apenas 350 mL (12 oz) estão disponíveis para as trocas gasosas no alvéolo. Se o volume corrente for de 500 mL e a frequência ventilatória for de 14 respirações/minuto, o volume-minuto pode ser calculado da seguinte forma:

Volume-minuto = 500 mL × 14 respirações/minuto = 7.000 mL/minuto, ou 7 L/minuto

Porém, ao considerar o espaço morto, torna-se claro que apenas 4,9 litros (L)/minuto chegam aos alvéolos e, assim, participam nas trocas gasosas. Ou seja:

500 mL – 150 mL = 350 mL

350 mL × 14 respirações/minuto = 4.900 mL/minuto, ou 4,9 L/minuto

Esse segundo cálculo identifica a **ventilação efetiva**, que é a ventilação-minuto total menos a ventilação do espaço morto.

Se a ventilação-minuto não conseguir atender ao aumento da demanda, o doente tem ventilação inadequada, uma condição chamada *hipoventilação*. A hipoventilação leva a uma queda no suprimento de oxigênio nos alvéolos, bem como a um acúmulo de dióxido de carbono nos alvéolos e, depois, no organismo. A hipoventilação

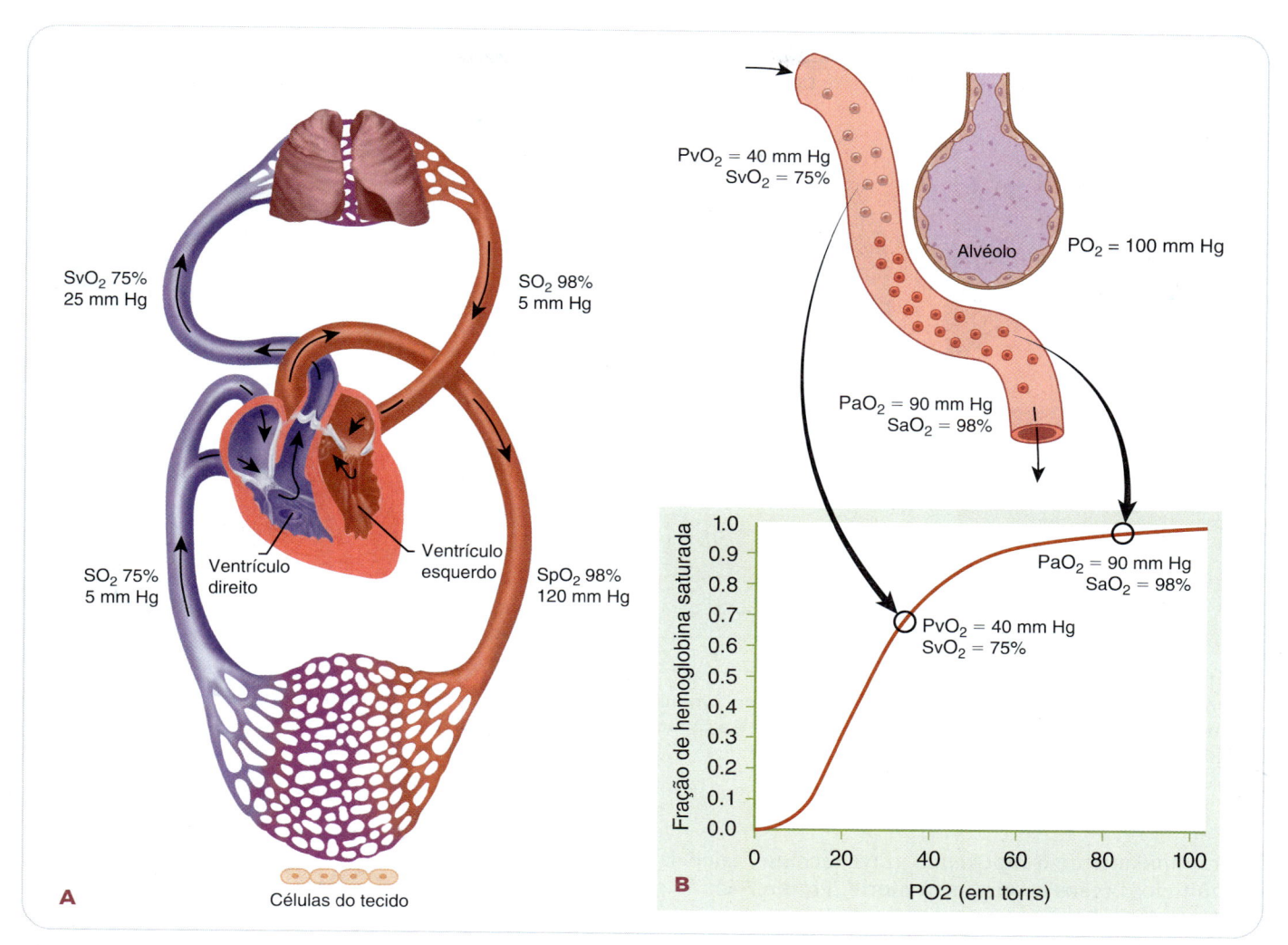

Figura 7-5 A. O sangue venoso é aspirado em direção ao coração por meio do sistema venoso de baixa pressão (5 mm Hg na veia cava logo antes de entrar no coração) e bombeado pelo coração direito para os pulmões (25 mm Hg após sair do ventrículo direito). O oxigênio é absorvido dos alvéolos para as células vermelhas do sangue, enquanto o CO_2 dissolvido no plasma é excretado nos pulmões. O sangue totalmente oxigenado é então bombeado pelo sistema arterial de alta pressão para os tecidos do corpo. **B.** À medida que as hemácias passam pelo pulmão, elas são expostas a moléculas de oxigênio, que se ligam às moléculas de hemoglobina, fazendo com que os locais de ligação do oxigênio nas moléculas de hemoglobina fiquem cada vez mais cheios (a saturação de oxigênio [SO_2] aumenta) e a pressão parcial de oxigênio no sangue (PO_2) aumente progressivamente.

© National Association of Emergency Medical Technicians (NAEMT)

é comum quando o traumatismo craniano ou torácico causa alteração do padrão respiratório ou incapacidade de mover adequadamente a parede torácica.

Por exemplo, um doente com fraturas de arcos costais que esteja respirando de forma rápida e superficial devido à dor causada pela lesão pode ter um volume corrente de 200 mL e uma frequência ventilatória de 30 respirações/minuto. O volume-minuto desse doente pode ser calculado da seguinte maneira:

Volume-minuto = 200 mL × 30 respirações/minuto
= 6.000 mL/minuto, ou 6 L/minuto

Se houver necessidade de 7 L/minuto para as trocas gasosas adequadas em uma pessoa em repouso e sem lesão, 6 L/minuto é menos do que o organismo necessita para absorver oxigênio suficiente e eliminar efetivamente o dióxido de carbono, portanto, a concentração de O_2 no pulmão diminuirá e o CO_2 começará a se acumular. Além disso, o cálculo da ventilação-minuto efetiva revela a real gravidade da condição do doente:

200 mL – 150 mL = 50 mL
50 mL × 30 respirações/minuto = 1.500 mL/
minuto, ou 1,5 L/minuto

Nesse estágio, quase nada de ar oxigenado chegará até os alvéolos; a maior parte do ar só irá até a traqueia e os brônquios. Sem tratamento, essa hipoventilação

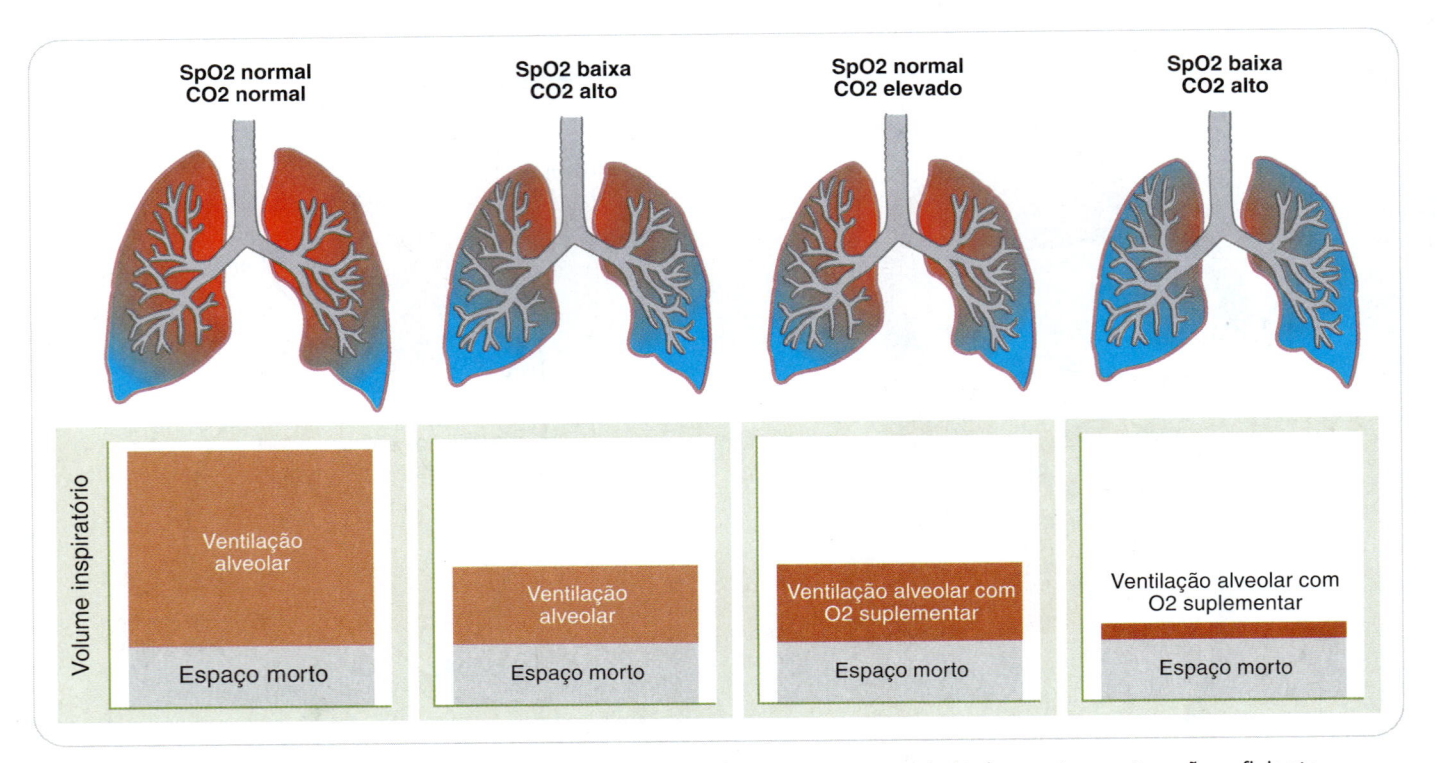

Figura 7-6 À medida que o volume inspiratório diminui progressivamente, a capacidade de manter a saturação suficiente das moléculas de hemoglobina com oxigênio diminui, e a capacidade de eliminar adequadamente o CO_2 dos pulmões fica prejudicada.

levará rapidamente à hipoxemia grave, acidose, falência de múltiplos órgãos e, por fim, à morte (**Figura 7-6**).

É possível observar a partir do exemplo anterior que o doente com fraturas de arcos costais está hipoventilando, ainda que a frequência ventilatória seja de 30 respirações/minuto. Assim, a frequência respiratória, por si só, não descreve com precisão a adequação da ventilação. Os profissionais do atendimento pré-hospitalar devem considerar o volume corrente e nunca simplesmente supor que um doente com uma frequência ventilatória normal ou rápida está ventilando adequadamente.

A avaliação da função ventilatória sempre inclui uma avaliação de quão bem um doente está respirando, difundindo e distribuindo o oxigênio para as células dos tecidos. Sem a adequada captação, a distribuição de oxigênio para as células dos tecidos e o processamento do oxigênio dentro dessas células para manter o metabolismo aeróbico e a produção de energia ficam prejudicados. Se não for corrigido, o metabolismo celular se converte em uma via anaeróbica. A via anaeróbica é nitidamente menos eficiente na conversão de combustível em energia (cerca de 18 vezes menos eficiente). Além disso, o ácido lático é um subproduto dessa via. O acúmulo excessivo de ácido lático tem suas próprias consequências (negativas) e impacto na fisiologia do metabolismo celular.

O Trajeto do Oxigênio

Enquanto o CO_2 é altamente solúvel no plasma, a solubilidade do oxigênio no plasma é muito limitada. É por isso que o oxigênio deve ser transportado pela hemoglobina (Hb) dentro das hemácias. Cada molécula de hemoglobina tem quatro sítios de ligação para o oxigênio. A afinidade da hemoglobina pelo oxigênio varia conforme a pressão parcial do O_2. No ambiente rico em oxigênio do pulmão, cada sítio de ligação de O_2 está ligado a uma molécula individual de oxigênio. Nos tecidos, onde a pressão de O_2 é muito menor, a conformação da molécula de hemoglobina muda, resultando na liberação de O_2 da molécula de hemoglobina para os tecidos.

A capacidade do oxigênio de se dissolver no plasma da corrente sanguínea é muito limitada. É por isso que a maior parte do fornecimento de oxigênio ao tecido celular é determinada pela saturação das moléculas de hemoglobina dentro das hemácias.

As três fases da oxigenação são a respiração externa, a distribuição de oxigênio e a respiração interna (celular). A oxigenação adequada depende de todas essas três fases:

1.   A *respiração externa* é a transferência ou difusão de moléculas de oxigênio do ar para o sangue. O ar contém oxigênio (20,95%), nitrogênio (78,1%),

argônio (0,93%) e dióxido de carbono (0,031%), mas, para propósitos de prática, o conteúdo do ar é 21% de oxigênio e 79% de nitrogênio. Todo o oxigênio alveolar existe como gás livre; assim, cada molécula de oxigênio exerce pressão. O aumento da porcentagem de oxigênio no ar inspirado aumentará a pressão ou tensão de oxigênio alveolar. Quando é administrado oxigênio suplementar, a proporção de oxigênio em cada inspiração aumenta, causando elevação da quantidade de oxigênio em cada alvéolo. Isso, por sua vez, aumentará a quantidade de gás que é transferida para o sangue, pois a quantidade de gás que penetrará em um líquido está diretamente relacionada com a pressão que ele exerce. Quanto maior a pressão parcial do gás, maior será a quantidade desse gás que será absorvida pelo componente líquido (plasma) do sistema circulatório.

2. A *distribuição de oxigênio* é o processo de fornecimento de oxigênio ao ponto final de utilização (a célula). O fornecimento de oxigênio depende de três componentes principais: débito cardíaco, hemoglobina e saturação de oxigênio. Ele pode ser calculado com a seguinte fórmula: $CO \times CaO_2$ ($CaO_2 = 1,31 \times Hgb \times O_2$ Sat).

3. A *respiração interna (celular)* é o movimento de oxigênio das hemácias para as mitocôndrias da célula, onde o oxigênio é utilizado como o principal agente oxidante. Há várias reações catabólicas que liberam energia para alimentar a atividade celular, principalmente a glicólise e o ciclo do ácido tricarboxílico (TCA) (também conhecido como ciclo de Krebs ou ciclo do ácido cítrico). Não é necessário entender os detalhes específicos desses processos; no entanto, é importante ter uma compreensão geral do papel do oxigênio na produção de energia.

Fisiopatologia

O trauma pode afetar a capacidade do sistema respiratório de prover oxigênio adequadamente e de eliminar dióxido de carbono de várias maneiras. As condições clínicas podem ter várias causas de hipóxia. Embora haja alguma sobreposição, os termos hipoxemia e hipóxia não são sinônimos. A hipoxemia refere-se a uma diminuição da pressão parcial de oxigênio no sangue, enquanto a hipóxia é definida como a redução da oxigenação dos tecidos.

As causas de hipoxemia e exemplos de etiologia traumática incluem:

- Diminuição da pressão parcial de oxigênio ambiente ou inspirada
  - Trauma em altitude ou transporte do doente para a altitude

- Hipoventilação
  - Obstrução de via aérea
  - Diminuição do impulso respiratório, como intoxicação ou traumatismo craniano
  - Paralisia, como lesão da medula espinhal cervical alta
  - Dor como a causada por fraturas de costelas
- Descompasso entre ventilação e perfusão: A incompatibilidade V/Q refere-se a um desequilíbrio entre a ventilação (V) e a perfusão (Q); normalmente, a hipoxemia é observada em estados de baixa V/Q devido à diminuição dos níveis de oxigênio alveolar. A hipoxemia também pode ser observada em circunstâncias de alta relação V/Q ou "espaço morto fisiológico", quando o pulmão é ventilado, mas não perfundido. O shunt é o outro extremo da baixa incompatibilidade V/Q, quando o pulmão é perfundido, mas não ventilado.
  - Baixa V/Q e shunt:
    - Danos ao tecido pulmonar, como contusão pulmonar
    - Aeração pulmonar deficiente, como aspiração, atelectasia ou colapso pulmonar
  - V/Q elevado ou espaço morto fisiológico:
    - Embolia pulmonar
    - Choque
- Anormalidades de difusão (o transporte de gás através da membrana capilar-alveolar é prejudicado)
  - Edema pulmonary
  - Anemia profunda (devido à diminuição da capacidade de absorção de oxigênio)

A hipóxia tecidual pode ser causada por qualquer hipoxemia, a menos que haja um aumento compensatório suficiente no débito cardíaco para atenuá-la. Além disso, a hipóxia pode ser causada na ausência de hipoxemia se as células ou os tecidos não conseguirem utilizar o oxigênio normalmente:

- Diminuição da utilização de oxigênio devido a toxinas ou venenos que prejudicam esse processo, como o envenenamento por cianeto.

Causas e Locais de Obstrução da Via Aérea no Doente Traumatizado

A causa mais comum de obstrução mecânica da via aérea superior é a queda da língua para trás e a obstrução da hipofaringe (**Figura 7-7A**). A língua pode tornar-se uma obstrução devido a qualquer processo que altere os reflexos de proteção da via aérea superior (a intoxicação é um exemplo comum) ou crie uma situação mecânica que permita que a língua se mova para trás e obstrua a hipofaringe (as fraturas mandibulares são um exemplo

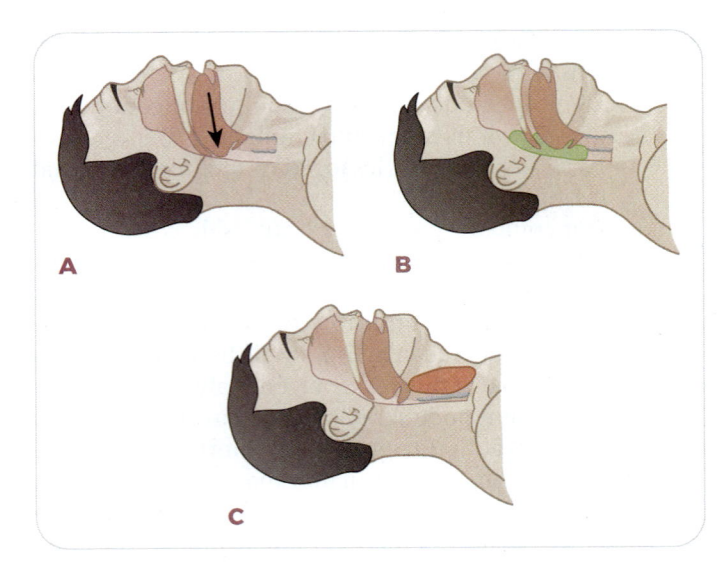

Figura 7-7 Causas comuns de obstrução da via aérea superior. **A.** Língua bloqueando a via aérea. **B.** Vômito, sangue ou outras secreções. **C.** Trauma direto na laringe ou lesão por inalação.

© National Association of Emergency Medical Technicians (NAEMT)

comum). A obstrução da via aérea pela língua no nível da hipofaringe é caracterizada por ronco e sons sonoros, bem como por excursões torácicas anormais. Em um doente traumatizado, essa obstrução costuma ser complicada pelo acúmulo de sangue e secreções na via aérea superior. Essa condição pode ser corrigida com o posicionamento e manobras simples da via aérea, como anteriorização da mandíbula ou elevação do mento no trauma.

Outra causa comum de obstrução da via aérea superior é o acúmulo de secreções, sangue e resíduos na hipofaringe sempre que os doentes não forem capazes de permeabilizar sua via aérea devido à redução do nível de consciência (NC) ou ao trauma extenso (**Figura 7-7B**). Uma respiração gorgolejante é um sinal certo da incapacidade de permeabilizar a via aérea e do risco de aspiração e/ou obstrução da via aérea a qualquer momento. Essa condição pode ser corrigida, pelo menos temporariamente, com o rolamento do doente para o lado e/ou com a sucção da via aérea superior.

O terceiro local mais comum de obstrução da via aérea superior é a laringe, onde a obstrução pode ser causada por trauma direto à cartilagem laríngea ou por queimaduras por inalação com edema da mucosa (**Figura 7-7C**). Essa condição pode se manifestar com rouquidão e estridor, e é muito mais complicada de corrigir, sendo geralmente necessária uma via aérea avançada (**tubo endotraqueal [TET]** ou via aérea cirúrgica). Mesmo que você não seja um profissional avançado, é fundamental reconhecer essa condição e agilizar o transporte para o hospital ou obter suporte de uma unidade de suporte avançado de vida.

Diante de uma obstrução parcial da via aérea superior, é necessário um esforço maior dos músculos inspiratórios para superar a resistência e manter o volume corrente adequado. Isso geralmente resulta em uma inspiração ruidosa. Se o doente não conseguir fazer esse esforço adicional, o volume corrente cai e, às vezes, a respiração para completamente. Isso é especialmente comum em crianças. O melhor tratamento é abrir manualmente a via aérea do doente e considerar o posicionamento de adjuvantes, como a posição de decúbito lateral (resgate) ou permitir que o doente se sente e se incline para frente. Em doentes cujo esforço inspiratório é limitado como resultado de lesão da parede torácica ou da medula espinhal, a abertura da via aérea para melhorar a permeabilidade pode ser útil para permitir que o doente respire com mais eficiência. O oxigênio suplementar nunca compensa uma via aérea obstruída.

Avaliação da Via Aérea

A capacidade de avaliar a via aérea é um pré-requisito para manejá-la com eficácia. Os profissionais do atendimento pré-hospitalar abordam muitos aspectos da avaliação da via aérea automaticamente. Os doentes vítimas de trauma que estão alertas e falando com uma voz normal provavelmente têm uma via aérea aberta e permeável. Nessas situações, uma avaliação sistemática completa ainda pode ajudar a identificar qualquer problema iminente na via aérea (**Figura 7-8**). Quando o nível do consciência do doente está diminuído, é ainda mais essencial avaliar minuciosamente a via aérea antes de passar para outras lesões de menor prioridade. Os itens a seguir devem ser realizados como parte da avaliação primária:

- Avaliar a permeabilidade da via aérea.
- Verificar se há líquidos ou sólidos na boca.
- Procurar qualquer deformidade ou edema na mandíbula e na parte anterior do pescoço.
- Ouvir se há sons anormais.
- Procurar movimentos/retrações anormais do tórax.

Posição da Via Aérea e do Doente

Ao fazer contato visual com o doente, é importante observar a sua posição. Os doentes em posição supina e com nível de consciência diminuído têm risco de obstrução da via aérea pela língua caída para trás sobre a via aérea. A maioria dos doentes com nível de consciência diminuído e com trauma será colocada em posição supina em uma maca rígida ou maca a vácuo para restringir os movimentos da coluna vertebral, portanto, qualquer doente que exiba sinais de redução do nível de consciência precisará de reavaliações constantes para obstrução da via aérea, podendo ser necessária a colocação de um dispositivo adjunto (via aérea oral ou nasofaríngea) para manter a via aérea permeável. Os doentes com via aérea permeável

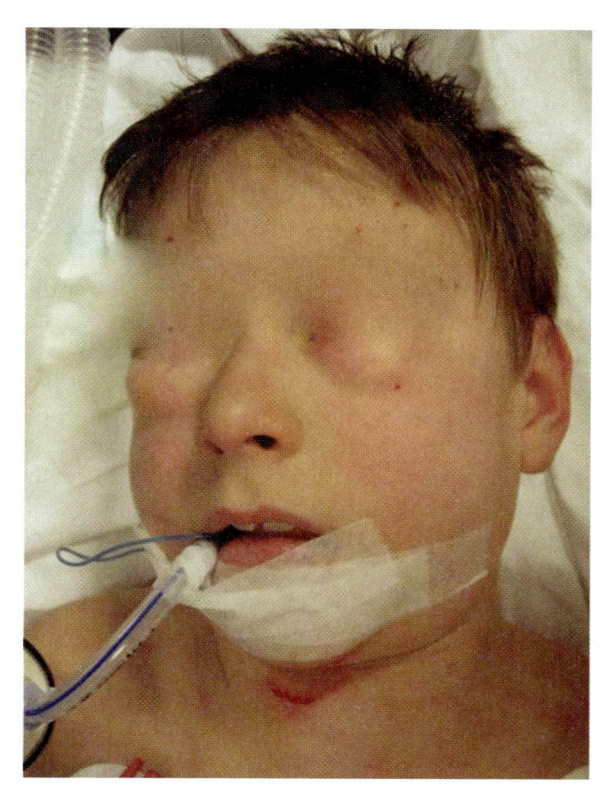

Figura 7-8 Doente que sofreu traumatismo na parte anterior do pescoço, causando ruptura da traqueia e enfisema subcutâneo de pescoço e face. Se você olhar apenas para a boca do doente e não para o pescoço, é provável que não perceba informações essenciais.

Cortesia de J.C. Pitteloud, MD, Suíça.

em decúbito lateral, podem ter obstrução da via aérea ao serem colocados em posição supina.

A posição é uma consideração importante para doentes com traumatismo facial extenso e sangramento ativo. Esses doentes podem precisar ser mantidos na posição em que são encontrados se estiverem mantendo a via aérea. Em alguns casos, isso pode significar que é permitido que o doente fique sentado ereto, se sua via aérea estiver sendo mantida. Colocar esses doentes em posição supina em vez de inclinada pode causar obstrução da via aérea e possível aspiração de sangue. Nesses casos, se o doente estiver mantendo sua via aérea, a melhor coisa a fazer é manter a posição que lhes permitiu sobreviver. O equipamento de aspiração deve estar disponível em caso de necessidade de remover sangue e secreções. Se necessário, a estabilização da coluna cervical pode ser feita mantendo-se manualmente a cabeça na posição necessária para permitir a manutenção de uma via aérea aberta. A estabilização da coluna toracolombar é mais difícil de ser feita em uma posição ereta, mas se a escolha for entre aumentar a proteção da coluna toracolombar e manter a via aérea aberta em um doente encontrado em posição ereta, a manutenção da permeabilidade da via aérea deve

ser a prioridade. Lembre-se de que esse conceito se aplica a doentes encontrados em uma posição parcialmente ereta. Isso não significa necessariamente que seja seguro mover um doente encontrado em uma posição supina para uma posição ereta. Ao fazer isso, você corre o risco de deslocar uma fratura instável na coluna toracolombar.

Ruídos da Via Aérea Superior

Ruídos diferentes da fala normal oriundos da via aérea superior podem ser um sinal de obstrução da via aérea ou de estresse. Muitas vezes, esses ruídos podem ser ouvidos ao abordar o doente. Eles costumam resultar de obstrução parcial da via aérea causada pela língua, por sangue ou por corpo estranho na via aérea superior.

O tipo de som escutado pode dar pistas da causa e a localização da obstrução da via aérea superior. O ronco é causado pela base da língua e pelo palato mole caindo para trás e obstruindo a via aérea superior. O gorgolejo ocorre quando há sangue, vômitos ou secreções na faringe e sinaliza uma incapacidade de limpar e proteger a via aérea. O estridor é causado por um estreitamento no nível das cordas vocais. Isso pode ser ouvido tanto na inspiração quanto na expiração. O estridor é tipicamente causado por trauma direto, corpo estranho ou edema da mucosa, como nas queimaduras por inalação. O edema é uma situação difícil, pois ocorre no ponto mais estreito da via aérea superior e demanda rápida ação para evitar a obstrução total da via aérea. Deve-se imediatamente aliviar a obstrução e manter a via aérea permeável.

Avaliação para Obstrução da Via Aérea

Como a via aérea superior se estende da ponta do nariz até a fúrcula esternal, simplesmente olhar pela boca não é suficiente. Deve-se examinar a boca para a presença de qualquer substância estranha evidente, como vômitos, sangue ou resíduos, ou para a presença de alterações anatômicas grosseiras, como hematomas ou edema, examinando depois a parte anterior do pescoço até o fúrcula esternal (ver Figura 7-7 e Figura 7-8). Uma avaliação completa da via aérea é importante porque algumas obstruções especialmente perigosas da via aérea ocorrem na parte anterior do pescoço. Se encontrados, remova quaisquer corpos estranhos.

Observação da Expansão e Retração Torácica

A limitação da expansão do tórax pode ser um sinal de obstrução da via aérea. Sinais adicionais, como retrações, uso de músculos acessórios e/ou a impressão de aumento do esforço respiratório, devem levar a um elevado índice de suspeição para comprometimento da via aérea.

Quando um doente está se esforçando para mover o ar por uma via aérea parcialmente obstruída, mais pressão intratorácica negativa se desenvolverá dentro do tórax. Como resultado, o tecido mole da parede torácica e os espaços intercostais serão puxados para dentro, criando retrações entre os arcos costais e na incisura jugular, à medida que os músculos e tecidos moles são puxados para dentro do tórax com os esforços inspiratórios. Essas retrações são especialmente visíveis em crianças. A presença de retrações indica que o doente está lutando para respirar e deve levá-lo a procurar ativamente e aliviar a obstrução da via aérea.

Em obstruções parciais graves da via aérea, é provável que ocorra "respiração em gangorra" ou "respiração em balanço de barco". À medida que o doente tenta respirar pela via aérea obstruída, o diafragma desce, fazendo o abdome levantar (como na inspiração normal) e o tórax afundar (fora do normal). O inverso ocorre quando o diafragma relaxa. Os profissionais do atendimento pré-hospitalar que observam esse padrão respiratório devem suspeitar e descartar rapidamente uma obstrução da via aérea.

Abordagem

Controle da Via Aérea

Após o controle de qualquer hemorragia grave, garantir uma via aérea permeável é a próxima prioridade na abordagem e na reanimação do trauma. Idealmente, a via aérea de um doente traumatizado deve estar permeável para a entrada de ar e protegida contra aspiração e oclusão por edema. Porém, garantir uma via aérea *permeável* é a prioridade, e, na maioria das vezes, isso pode ser rapidamente obtido sem equipamento nenhum além das mãos enluvadas do profissional de atendimento pré-hospitalar. Independentemente de como é manejada a via aérea, uma lesão de coluna cervical deve ser considerada se o mecanismo de lesão sugerir a possibilidade de uma lesão e o nível de consciência do doente ou outros fatores não permitirem excluir definitivamente a presença de tal lesão. O uso de qualquer desses métodos de controle da via aérea descritos exige estabilização manual simultânea da coluna cervical em uma posição neutra até que o doente tenha sido completamente imobilizado. A exceção a essa regra é o traumatismo penetrante no pescoço, pois os dados mostram que a imobilização da coluna vertebral não é necessária nesses doentes e pode ser prejudicial do ponto de vista do tempo.[1-3] (Ver o Capítulo 10, "Trauma Torácico".)

Habilidades Essenciais

A abordagem da via aérea em um doente traumatizado pode variar de relativamente simples a desafiador, mas, na maioria dos doentes, procedimentos manuais ou simples são suficientes durante as fases iniciais do atendimento. Todos os profissionais do atendimento pré-hospitalar, independentemente do nível de treinamento, devem manter a sua habilidade na realização desses procedimentos manuais simples e essenciais. Dependendo da situação clínica, a maioria dos problemas da via aérea é tratada de maneira simples, que depois progride para mais complexa se a obstrução não for aliviada. Procedimentos manuais e simples costumam levar a melhores desfechos para o doente do que as técnicas mais complexas, as quais exigem maior tempo, mais pessoas e mais equipamentos; têm um risco maior de falha e podem ser prejudiciais se usados de forma inadequada. Os profissionais devem sempre considerar os riscos e os benefícios da realização de procedimentos altamente invasivos e complexos. Procedimentos avançados exigem alto grau de proficiência das habilidades e supervisão cuidadosa do diretor médico. Eles não devem ser usados sem necessidade.

As habilidades de manutenção da via aérea podem ser divididas em quatro níveis diferentes: manual, simples, avançada e definitiva. A aplicação dessas habilidades, se elas estiverem dentro do escopo de prática do profissional do atendimento pré-hospitalar, deve ser definida de acordo com o doente conforme sua situação e gravidade.

Abertura Manual da Via Aérea

O primeiro passo na abordagem da via aérea é uma rápida inspeção visual da cavidade orofaríngea. Corpo estranho (p. ex., pedaços de alimentos), dentes ou dentaduras quebrados e sangue podem ser encontrados na boca de um doente traumatizado. Esses objetos devem ser retirados da boca usando um dedo enluvado ou devem ser aspirados. Um bloqueio de mordida ou via aérea oral pode ser um complemento valioso para proteger a via aérea superior. Além disso, o posicionamento do doente de lado (ou sentado quando não houver contraindicação por possível trauma espinal) permitirá a eliminação de secreções, sangue e vômitos auxiliada pela força da gravidade, especialmente se estiverem presentes em grande quantidade. Na suspeita de trauma da coluna vertebral, o doente é rolado em bloco para o lado para permitir a eliminação de sangue e vômito.

Manobras Manuais Simples

Nos doentes não responsivos, a língua fica flácida e cai para trás, bloqueando a hipofaringe. Essa é a causa mais comum de obstrução da via aérea. Os métodos manuais para eliminar esse tipo de obstrução podem facilmente ser realizados, pois a língua está ligada à mandíbula e se move para a frente com ela. Qualquer manobra que mova a mandíbula para a frente afastará a língua da parte posterior da hipofaringe:

- *Anteriorização da mandíbula no trauma.* Em doentes com suspeita de traumatismo craniano, cervical ou facial, a coluna cervical é mantida alinhada em posição neutra. A manobra de anteriorização da mandíbula no trauma permite que o profissional do atendimento pré-hospitalar abra a via aérea com pouca ou nenhuma movimentação da cabeça e da coluna cervical (**Figura 7-9A**). A mandíbula é empurrada para a frente colocando os polegares em ambos os zigomas (ossos da bochecha), colocando os dedos indicador e médio sobre a mandíbula e, com o mesmo ângulo, empurrando a mandíbula para a frente. Essa manobra pode ser aplicada a partir da cabeceira ou a partir de uma posição frontal por um único profissional.

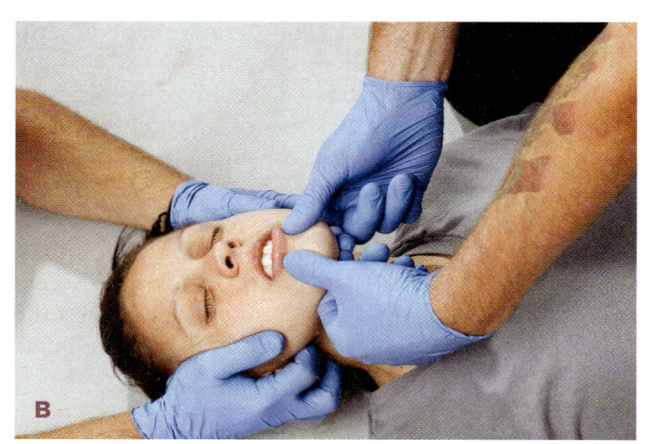

Figura 7-9 A. Anteriorização da mandíbula no trauma. Um polegar é colocado em cada um dos zigomas, com os dedos indicador e médio no ângulo da mandíbula. A mandíbula é levantada superiormente. **B.** Elevação do mento no trauma. A elevação do mento realiza uma função semelhante à da anteriorização da mandíbula no trauma. Ela move a mandíbula para a frente, deslocando a língua.

Como ela permite que um único profissional desobstrua a via aérea e mantenha o alinhamento da coluna cervical, é uma técnica "tudo em um" e deve se tornar uma habilidade importante para todo profissional que atenda o doente traumatizado.

- *Elevação do mento no trauma.* Enquanto o primeiro profissional segura a cabeça para manter o alinhamento da coluna cervical, o segundo profissional segura o queixo, abre a boca e puxa o queixo para frente (**Figura 7-9B**). Ao contrário da anteriorização da mandíbula no trauma, são necessários dois profissionais para usar esse método com segurança. Observe que a versão mais antiga, com o profissional colocando o polegar na boca do doente, é perigosa, pois um doente reativo pode morder o polegar do profissional.

Ambas as técnicas resultam na movimentação da parte inferior da mandíbula anteriormente (para cima) e levemente caudal (em direção aos pés), puxando a língua para a frente, afastando-a da via aérea posterior e abrindo a boca. A tração da mandíbula no trauma *projeta* a mandíbula para frente, e a elevação do mento *libera* a abertura da cavidade oral. A tração da mandíbula e a elevação do mento no trauma são modificações das formas convencionais de anteriorização da mandíbula e elevação do mento. As modificações oferecem proteção para a coluna cervical do doente, enquanto abrem a via aérea ao afastar a língua da faringe posterior.

Aspiração

Um doente traumatizado pode não conseguir eliminar efetivamente o acúmulo de secreções, vômitos, sangue ou corpos estranhos da traqueia. A aspiração é parte importante da manutenção da permeabilidade da via aérea.

Um doente traumatizado cuja via aérea ainda não recebeu abordagem pode precisar de aspiração vigorosa da via aérea superior. Grandes quantidades de sangue e vômito podem já ter se acumulado na via aérea antes da chegada dos profissionais do serviço de emergências médicas (SEM), e isso pode já ter comprometido a ventilação e o transporte de oxigênio alveolar. Em caso de vômito ou sangramento intenso, a quantidade de líquido pode ser mais do que um simples equipamento de aspiração consegue eliminar. Se for esse o caso, o doente pode ser virado lateralmente em bloco enquanto se mantém o alinhamento da coluna cervical; a força da gravidade ajudará na limpeza da via aérea. Um dispositivo de aspiração rígido e de grosso calibre é preferido para limpar a orofaringe e deve ser introduzido lateralmente na boca, pois será muito mais bem tolerado por um doente reativo.

Embora seja verdade que a hipóxia possa resultar de uma aspiração prolongada, uma via aérea totalmente obstruída não proverá nenhuma troca gasosa, portanto, a aspiração vigorosa e o posicionamento do doente são mantidos até que a via aérea esteja pelo menos parcialmente liberada. Nesse ponto, é realizada a hiperoxigenação seguida de aspiração, se necessário. A hiperoxigenação, como a pré-oxigenação, pode ser realizada com uma máscara não reinalante ou com um dispositivo de bolsa-valva-máscara conectado a um alto fluxo de oxigênio. O objetivo da hiperoxigenação é manter a saturação de oxigênio tão próxima de 100% quanto possível por um curto período de tempo.

Seleção do Dispositivo Auxiliar

Problemas na via aérea observados durante a avaliação primária exigem ação imediata para estabelecer e manter uma via aérea permeável. Essas etapas iniciais são as manobras manuais, como a anteriorização da mandíbula e a elevação do mento no trauma. Após a sua abertura, a via aérea deve ser mantida, normalmente, com o auxílio de algum tipo de dispositivo auxiliar. O dispositivo em particular deve ser selecionado com base no nível de treinamento e proficiência do profissional do atendimento pré-hospitalar com aquele dispositivo e conforme uma análise de riscos e benefícios do uso de vários tipos de acessórios e técnicas relacionadas àquele doente. (Ver o Capítulo 2, "Princípios de Ouro, Preferências e Pensamento Crítico".) A escolha do dispositivo auxiliar de via aérea deve ser adequada para o doente: "Qual é a melhor via aérea para este doente em particular nesta situação específica?". (**Quadro 7-1**)

Durante o treinamento inicial e a educação continuada, os profissionais do atendimento pré-hospitalar de vários níveis são expostos a uma gama de dispositivos auxiliares para ajudar a manter uma via aérea permeável. A quantidade de treinamento se relaciona diretamente com a dificuldade de colocação do dispositivo. Os profissionais do atendimento pré-hospitalar de nível técnico (suporte básico de vida) terão treinamento para posicionar cânulas orofaríngeas. Na outra extremidade do espectro, os profissionais de atendimento pré-hospitalar habilitados em suporte avançado de vida são treinados no uso de dispositivos complexos de via aérea, com alguns protocolos permitindo a realização de procedimentos cirúrgicos na via aérea.

No caso de habilidades complexas, como a intubação ou a cricotireoidostomia cirúrgica, quanto mais vezes uma habilidade é realizada, melhores são as chances de se obter um bom resultado. Um profissional do atendimento pré-hospitalar iniciante que tenha realizado esses procedimentos apenas em sala de aula tem menos chances de conseguir realizar uma intubação de via aérea difícil em comparação com um veterano que em 10 anos tenha realizado essa intervenção muitas vezes. Quanto mais etapas houver em um procedimento, maior é a dificuldade para aprendê-lo e dominá-lo. Habilidades complexas trazem consigo uma maior probabilidade de falha, pois há necessidade de maior conhecimento e mais etapas envolvidas para completar a intervenção. Conforme aumenta a dificuldade de uma habilidade, também aumentam as exigências educacionais, tanto no treinamento inicial como na manutenção continuada da habilidade. Em geral, quanto mais difícil for a realização de um procedimento, maior será o prejuízo para o doente em caso de falha ou erro. Isso é particularmente verdadeiro nos procedimentos da via aérea.

A seguir, há vários tipos de dispositivos de via aérea que podem ser selecionados, dependendo das necessidades ou potenciais necessidades do doente:

- **Dispositivos auxiliares simples** (dispositivos que apenas levantam a língua, afastando-a da faringe posterior)
  - Cânula orofaríngea
  - Cânula nasofaríngea
  - Ventilação com máscara (geralmente com dispositivo de bolsa-valva-máscara)
- **Vias aéreas avançadas** (dispositivos colocados no nível da orofaringe e destinados a proteger a via aérea acima das cordas vocais; também chamados de via aérea supraglóticas)
  - Máscara laríngea (ML)
  - Tubo laríngeo (TL; p. ex., King LT)
- **Vias aéreas definitivas** (dispositivos que isolam a traqueia com alguma forma de vedação e permitem o gerenciamento das via aérea em um nível abaixo das cordas vocais)
  - Tubo endotraqueal (TET)
  - Via aérea cirúrgica

Dispositivos Auxiliares Simples

Quando as manobras manuais de via aérea não obtiverem sucesso ou quando houver necessidade de manutenção

---

Quadro 7-1 Fatores na Seleção de Dispositivos Auxiliares de Via Aérea

- O método mantém a via aérea permeável?
- Treinamento
- Equipamentos e assistência disponíveis
- Tempo de transporte
- Dificuldade percebida

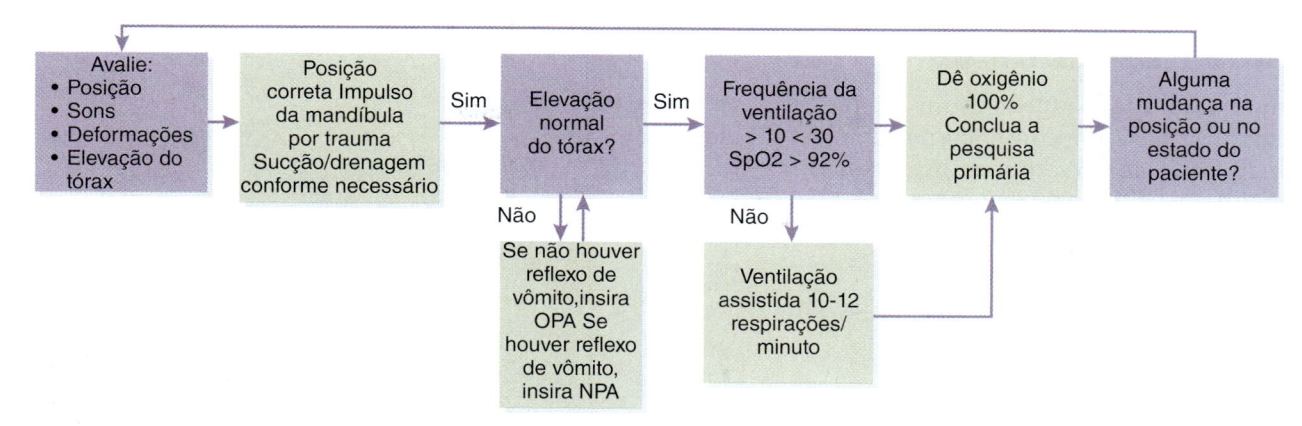

Figura 7-10 Algoritmo de abordagem básico da via aérea.
© National Association of Emergency Medical Technicians (NAEMT)

continuada de uma via aérea aberta, o uso de uma via aérea artificial é a próxima etapa (**Figura 7-10**). Após a colocação de um dispositivo simples de via aérea, pode ser apropriado decidir sobre o escalonamento para uma via aérea avançada, dependendo do doente e da situação. Os dispositivos simples de via aérea são discutidos a seguir.

Há dois tipos de via aérea de suporte básico de vida (SBV), a cânula orofaríngea e a cânula nasofaríngea. Elas são chamadas de dispositivos SBV porque os profissionais de SBV geralmente são credenciados para inseri-las. São dispositivos básicos que simplesmente impedem que a parte posterior da língua bloqueie a via aérea. No entanto, se a faringe estiver cheia de vômito ou se a laringe estiver inchada e fechada, esses dispositivos não ajudarão o doente a estabelecer ou manter uma via aérea permeável. Ainda assim, eles são ferramentas rápidas e úteis para aliviar a maioria das obstruções da via aérea.

Cânula Orofaríngea

A via aérea artificial mais frequentemente utilizada é a **cânula orofaríngea (COF)** (ver **Figura 7-11A**). A COF é inserida de maneira direta ou invertida.

Indicações
- Doente incapaz de manter sua via aérea de maneira independente devido ao deslocamento posterior da base da língua
- Para impedir que um doente intubado morda o TET

Contraindicações
- Doente consciente ou semiconsciente
- Doente com reflexo do vômito

Complicações
- Como a COF pressiona o aspecto posterior da língua, seu uso pode causar engasgos, vômitos e laringoespasmo em doentes conscientes.

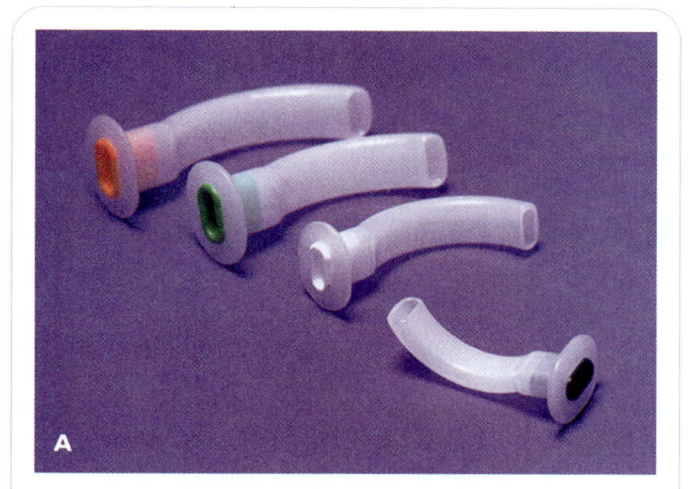

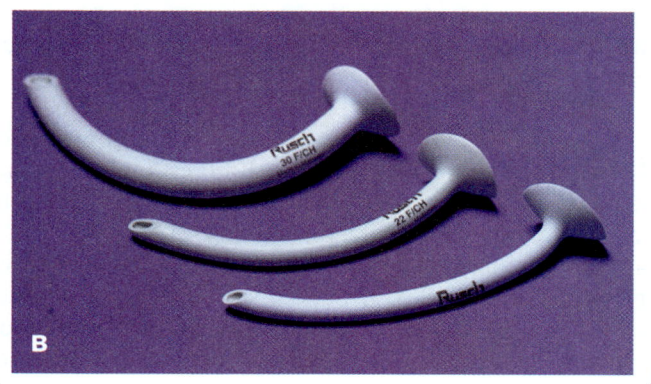

Figura 7-11 A. Cânula orofaríngea. **B.** Cânula nasofaríngea.
© Jones & Bartlett Learning. Cortesia de MIEMSS.

- Para doentes que estão realmente inconscientes, a complicação mais comum é a incapacidade de estabelecer e manter completamente uma via aérea permeável, caso em que pode ser necessária uma elevação adicional do queixo.

Cânula Nasofaríngea

A **cânula nasofaríngea (CNF)** é um dispositivo mole do tipo emborrachado que é inserido por uma das narinas e depois ao longo da curvatura da parede posterior da nasofaringe e orofaringe para evitar que a parte posterior da língua bloqueie a via aérea superior (**Figura 7-11B**).

Indicações
- Doente incapaz de manter sua via aérea aberta de maneira independente

Contraindicações
- Embora tenha havido alguns relatos[1] de caso de inserção intracraniana de uma CNF, as evidências não sustentam a afirmação de que as fraturas cranianas faciais/basilares são uma contraindicação à colocação de uma CNF se ela for necessária. Entretanto, se houver sinais de fratura na base do crânio, recomenda-se cautela. A técnica correta de inserção deve minimizar os riscos.[4]

Complicações
- O sangramento causado pela inserção

Vias Aéreas Supraglóticas

O princípio das vias aéreas avançadas é que elas mantêm a via aérea superior aberta e separada do trato digestivo, ao mesmo tempo em que proporcionam uma vedação adequada, o que facilita a ventilação com pressão positiva. As **vias aéreas supraglóticas** são as vias aéreas avançadas mais simples. Elas podem ser úteis em um doente cuja via aérea é difícil de manter ou em doentes que precisam de ventilação com pressão positiva e nos quais é difícil obter uma vedação firme da máscara (**Figura 7-12**).

Os tipos de vias aéreas supraglóticas incluem a **máscara laríngea (MA)**, que cria uma vedação ao redor da laringe enquanto sua ponta oclui o esôfago, e o **tubo laríngeo (TL)**, que veda a orofaringe enquanto a extremidade do tubo veda o esôfago (**Tabela 7-2**).

Como ambos os dispositivos pressionam a parte posterior da faringe, eles só podem ser usados em doentes inconscientes e, como uma colocação incorreta pode potencialmente ocluir a via aérea, a colocação deve ser confirmada por inspeção do tórax, ausculta e monitoramento contínuo da forma de onda do $ETCO_2$. A MA é fornecida em tamanhos variados e deve ser adaptada à anatomia do doente para o uso correto.

Suas vantagens são a colocação fácil e rápida (menos de 20 segundos na maioria dos estudos);[5] a excelente retenção de habilidades;[6] e a capacidade de serem inseridos independentemente da posição do doente, o que pode ser especialmente importante em doentes traumatizados, quando há dificuldades de acesso e de remoção ou

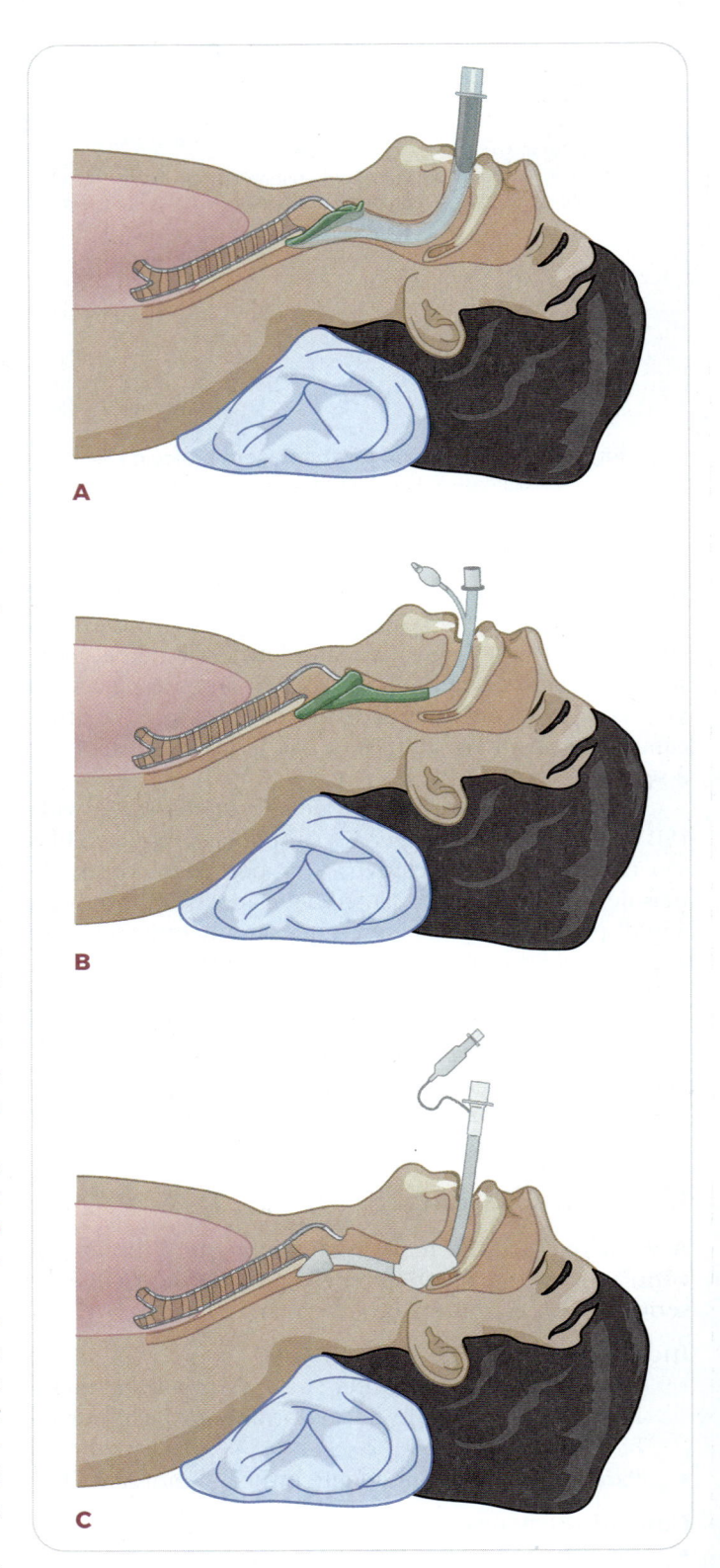

A

B

C

Figura 7-12 A. O i-gel é um anel de polímero adaptado para proporcionar uma vedação ao redor da laringe. **B.** A máscara laríngea tem um anel inflável que proporciona uma vedação ao redor da laringe. **C.** O tubo laríngeo tem uma abertura voltada para a laringe, enquanto o balão proximal veda a orofaringe.

Tabela 7-2 Vias Aéreas Supraglóticas

	Vedação da via aérea	Balonete	Descompressão gástrica	Possibilidade de passar um tubo endotraqueal
Máscara laríngea clássica	Ao redor da laringe	Sim	Não	Sim
Máscara laríngea Supreme (máscara laríngea de intubação)	Ao redor da laringe	Sim	Sim	Não
Máscara laríngea i-gel	Ao redor da laringe	Não	Sim	Sim
Tubo laríngeo	Orofaringe	Sim	Em alguns modelos	Não

© National Association of Emergency Medical Technicians (NAEMT)

quando há uma grande suspeita de lesão da coluna cervical. Elas podem ser úteis se for necessária ventilação com pressão positiva e for difícil obter uma vedação firme da máscara (**Figura 7-13**).

Quando colocados, esses dispositivos proporcionam uma vedação da via aérea de 16 a 26 centímetros de água (cm H_2O), mesmo em doentes pediátricos,[7] o que é suficiente para permitir uma ventilação com pressão positiva muito eficaz. Eles também proporcionam uma vedação esofágica (cerca de 16 cm H_2O) que pode ajudar a evitar a regurgitação passiva. A maioria desses dispositivos tem um lúmen pelo qual um cateter de sucção pode ser inserido pelo esôfago, o que possibilita a descompressão parcial do estômago, reduzindo ainda mais o risco de regurgitação e melhorando a eficácia das ventilações. No entanto, lembre-se de que o vômito ativo pode produzir pressões de até 300 cm H_2O em um adulto e, portanto, pode deslocar o dispositivo. Portanto, embora os dispositivos supraglóticos ofereçam um grau relativamente alto de proteção, eles não oferecem proteção completa da via aérea.

Outra limitação é que esses dispositivos não ajudam a tratar o edema da laringe, pois isso ocorre distalmente à extremidade terminal do dispositivo supraglótico.

Indicações

- Se o profissional do atendimento pré-hospitalar for treinado e autorizado, uma via aérea supraglótica é um dispositivo eficiente para manter a via aérea em um doente traumatizado e inconsciente que não apresente reflexo do vômito. Sua inserção é normalmente mais rápida do que a intubação com TET e mais confiável como ferramenta primária de abordagem da via aérea. Como permite a ventilação com pressão positiva, é útil em um doente que esteja apneico ou ventilando com frequência menor que 10 respirações/minuto.

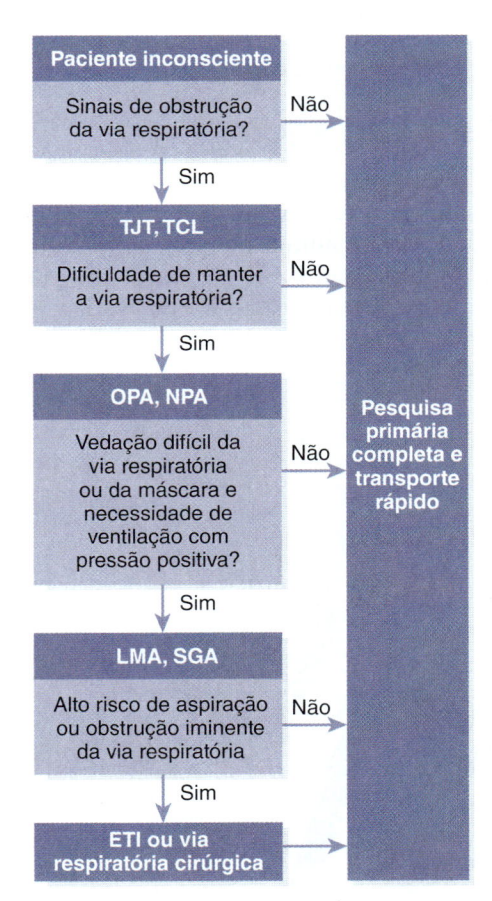

Figura 7-13 As técnicas básicas para estabelecer e manter uma via aérea permeável são adequadas para muitos doentes inconscientes. As técnicas avançadas são valiosas quando a manutenção da vedação da máscara é difícil, quando o risco de aspiração é alto ou para estabelecer uma rota segura para o fornecimento de ventilação com pressão positiva. O estabelecimento de prioridades requer uma abordagem organizada.

Abreviações: TCL, elevação do mento no trauma; TJT, anteriorização da mandíbula no trauma.

© National Association of Emergency Medical Technicians (NAEMT)

- Uma via aérea supraglótica costuma ser o dispositivo de via aérea alternativa quando o profissional do atendimento pré-hospitalar não consegue realizar a intubação endotraqueal e não consegue ventilar facilmente o doente com um dispositivo de bolsa-valva-máscara e uma COF ou CNF.

Contraindicações
- Reflexo do vômito presente
- Doença esofágica conhecida (Essa contraindicação é especialmente relevante para a via aérea King LT; o risco é reduzido com a ML, pois ela não penetra no esôfago.)
- Ingestão recente de substâncias cáusticas

Complicações
- Náuseas e vômitos (se o reflexo do vômito estiver presente)
- Aspiração
- Dano ao esôfago
- Hipóxia e hipoventilação se a colocação for incorreta

Máscara Laríngea

A ML é o dispositivo supraglótico mais amplamente utilizado. Esse dispositivo compreende um anel de silicone inflável ligado diagonalmente à extremidade distal de um tubo de silicone (**Figura 7-14**). Quando inserido, o anel cria um selo de baixa pressão entre a ML e a abertura glótica, sem a inserção direta do dispositivo dentro da própria laringe.

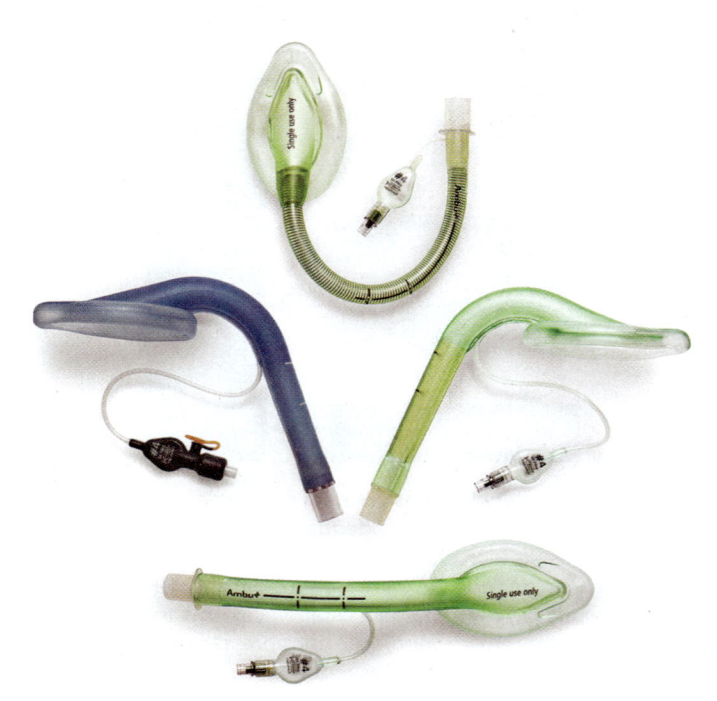

Figura 7-14 Máscara laríngea.
Cortesia de Ambu, Inc.

Há diferentes marcas e modelos de ML disponíveis, incluindo alguns modelos com um conduto rígido e anatomicamente curvado. Um modelo especial é a ML i-gel, que é feita a partir de um elastômero termoplástico para uso médico. Ela foi desenhada para criar um selo anatômico não inflável nas estruturas da faringe, da laringe e da perilaringe, evitando o trauma da compressão. Isso elimina a necessidade de uma seringa, o que o torna particularmente valioso em ambientes militares ou outros ambientes táticos.

As vantagens da ML incluem:

- A ML é desenhada para a inserção às cegas. Não há necessidade de visualização direta da traqueia e das pregas vocais.
- A ML está disponível em vários tamanhos para atender grupos de doentes pediátricos e adultos.

Atualmente, há uma vasta experiência com o uso da ML no ambiente pré-hospitalar na Europa, na América do Norte e nas forças armadas. Uma versão mais sofisticada do dispositivo é a "ML de intubação". Esse dispositivo é inserido de maneira semelhante à ML original, mas, depois, um TET flexível pode ser inserido através da ML na traqueia.

Máscara Laríngea de Intubação

O dispositivo de máscara laríngea de intubação (MLI) tem design semelhante ao da ML e é inserido da mesma forma. Ele permite a inserção secundária de um tubo endotraqueal e direciona o tubo para a traqueia. Uma vez confirmada a posição do tubo endotraqueal na traqueia, a MLI é normalmente deixada no local durante o transporte para ajudar a estabilizar o tubo endotraqueal e servir como reserva.

O dispositivo está disponível apenas em tamanhos para adultos. Pode ser valioso como ferramenta para obter um controle temporário da via aérea antes da extricação do doente, com a tentativa de adicionar o tubo endotraqueal quando for possível um melhor acesso ao doente.

Dispositivo i-gel

O dispositivo i-gel cria uma vedação usando um mecanismo não inflável e uma técnica de inserção às cegas. Embora a vedação se forme ao redor da abertura glótica, ela não é tão abrangente quanto a de um tubo endotraqueal. A aspiração continua sendo uma preocupação.

Os tamanhos estão disponíveis desde o neonatal até o adulto. As vantagens incluem menor risco de trauma na via aérea e relativa facilidade de inserção.

Tubo laríngeo

O tubo laríngeo (TL) é um dispositivo de duplo lúmen com balonetes distal e proximal. O lúmen primário é destinado à ventilação. O segundo tem o objetivo de facilitar a inserção de um cateter de aspiração para descompressão gástrica. O dispositivo oferece menos proteção contra aspiração do que um tubo endotraqueal, mas, mesmo assim, permite a ventilação com pressão positiva.

Os tamanhos estão disponíveis desde bebês até adultos. Devido ao design de lúmen duplo, o dispositivo pode ser eficaz no auxílio à intubação traqueal.

Via Aérea Definitiva

Um tubo com balonete na traqueia sob as cordas vocais é chamado de via aérea definitiva, pois oferece a proteção mais eficaz contra aspiração e fechamento da via aérea por edema e a ventilação com pressão positiva mais eficaz. Dois tipos de via aérea definitiva são discutidos aqui: o tubo endotraqueal e a via aérea cirúrgica.

Intubação Endotraqueal

Tradicionalmente, a intubação endotraqueal (IET) era o método ideal para obter o máximo controle da via aérea em doentes traumatizados que estivessem apneicos, não conseguissem manter/proteger sua via aérea ou necessitassem de ventilação assistida (**Figura 7-15**). No entanto, seu uso tornou-se mais controverso recentemente, pois, em termos de sobrevida do doente, os resultados do uso dessa técnica têm sido variáveis.[8]

Ao contrário da intubação no centro cirúrgico (CC), que é um procedimento seguro com poucas complicações, a intubação de emergência de um doente crítico no ambiente pré-hospitalar é um procedimento muito arriscado e tem sido associada a complicações graves. Mesmo em um departamento de emergência (DE) ou UTI bem equipados e com equipe, a intubação de emergência de um doente crítico foi associada a 40% de instabilidade cardiovascular, 9% de hipóxia grave e até 3% de risco

de parada cardíaca.[9] Isso pode explicar por que, embora alguns estudos pré-hospitalares mostrem uma taxa de sucesso de intubação de mais de 97%, o impacto na sobrevida do doente permanece menos claro.

Estudos demonstraram que, em um ambiente urbano, os doentes gravemente traumatizados com IET não tiveram um resultado melhor do que aqueles transportados com um dispositivo de bolsa-máscara e uma COF.[10] Como resultado, o papel da IET tem sido cada vez mais questionado e, até o momento, poucos estudos demonstraram qualquer benefício real do uso da técnica.[11]

No entanto, um melhor entendimento das indicações e a otimização da técnica podem levar a um impacto mais positivo na sobrevida dos doentes.

Vantagens
- Vedação definitiva e adequada da via aérea
- Permite a ventilação com pressão positiva
- Proteção ideal contra broncoaspiração

Desvantagens
- Consome muito tempo
- Necessidade de acesso intravenosa (IV), medicamentos e monitoramento (**Tabela 7-3**)
- É necessário um profissional qualificado e experiente
- Alta incidência de complicações

Tabela 7-3 Equipamento e Preparação para Intubação Endotraqueal		
Ventilação e Oxigenação	**Intubação**	**Plano de resgate**
Dispositivo de bolsa-máscara	Tubo endotraqueal com balonete	Máscara laríngea
Torpedp de oxigênio	Seringa	Conjunto de via aérea cirúrgica
Máscara	Fio guia	
COF e CNF	Laringoscópio	
	Cateter de sucção rígido e de grande calibre	
Monitoramento com ECG, PANI, SpO_2 e $ETCO_2$		
Acesso IV com medicamentos sedativos, relaxantes musculares e vasopressores		

Abreviações: CNF, cânula nasofaríngea; COF, cânula orofaríngea; ECG, eletrocardiograma; $ETCO_2$, dióxido de carbono expirado; IV, intravenoso; PANI, pressão arterial não invasiva; SpO_2, saturação periférica de oxigênio.

© National Association of Emergency Medical Technicians (NAEMT)

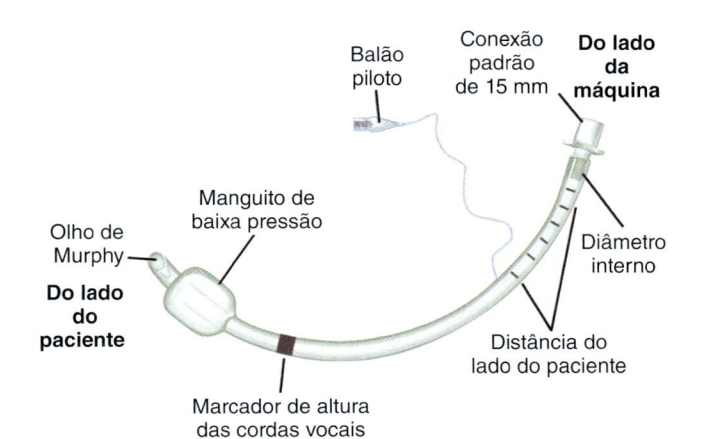

Balão piloto

Conexão padrão de 15 mm

Do lado da máquina

Manguito de baixa pressão

Olho de Murphy

Do lado do paciente

Diâmetro interno

Distância do lado do paciente

Marcador de altura das cordas vocais

Figura 7-15 Características de um tubo endotraqueal.

A decisão de realizar a IET ou de empregar um dispositivo alternativo deve ser tomada após uma avaliação global dos riscos e benefícios, incluindo a provável dificuldade e o nível de experiência do profissional. Deve-se considerar também o efeito do aumento no tempo de cena necessário para realizar o procedimento. O tempo médio adicional no local para doentes submetidos a IET foi de 8 minutos em um grande estudo europeu.[12]

O que é certo é que a intubação no ambiente pré-hospitalar será sempre mais difícil que no hospital e aumentará o tempo na cena, independentemente da habilidade ou da eficiência da equipe. Sendo assim, embora haja boas razões para intubar um doente com queimaduras na via aérea em um voo de 30 minutos para o hospital, essas razões são menos convincentes se o doente estiver inconsciente e hipotenso, sem trauma facial e a 5 minutos de um centro de trauma bem equipado e com boa equipe.[13]

Predição de Intubação Endotraqueal Potencialmente Difícil

Antes de realizar a IET, é imperativo que seja realizada uma avaliação da dificuldade da intubação. Muitos fatores podem resultar em uma intubação difícil no doente traumatizado. Alguns desses fatores estão diretamente relacionados ao trauma sofrido, outros se devem a anomalias anatômicas da face e da via aérea superior, e outros, ao posicionamento do doente.

O HEAVEN é um conjunto de critérios para predição de intubação difícil[14] e que parece mais adaptado a doentes traumatizados no ambiente pré-hospitalar do que os métodos de avaliação tradicionais, hospitalares ou baseados em consultório (**Quadro 7-2**).

O tempo de transporte também pode ser um fator na decisão sobre a modalidade apropriada; um exemplo pode ser um doente que está sendo mantido de forma efetiva com uma COF e um dispositivo de bolsa-valva-máscara com um tempo de transporte curto até o centro de trauma. O profissional do atendimento pré-hospitalar pode optar por não intubar e transportar o doente mantendo a via aérea com técnicas simples. Os profissionais devem avaliar os riscos e benefícios ao tomar a decisão de realizar procedimentos complexos na via aérea.

Apesar dos potenciais desafios desse procedimento, a IET, em geral, ainda é um dos métodos preferidos de controle da via aérea, pois ela:

- Isola a via aérea
- Permite a ventilação com oxigênio a 100% (FiO_2 de 1,0)
- Elimina a necessidade de manter vedação adequada entre máscara e face
- Diminui de maneira significativa o risco de aspiração (vômito, corpo estranho, sangue)
- Facilita a aspiração traqueal profunda
- Evita a insuflação gástrica

Indicações

- Doentes incapazes de proteger sua via aérea, geralmente doentes com uma pontuação na Escala de Coma de Glasgow < 8, embora essa indicação tenha sido contestada recentemente[15]
- Doentes com problemas de oxigenação significativos, necessitando da administração de altas concentrações de oxigênio
- Doentes com comprometimento ventilatório significativo, necessitando de ventilação assistida ou com pressão positiva
- Tempo de transporte relativamente prolongado até um hospital capaz de realizar o controle definitivo da via aérea
- Incapacidade de obter e manter adequadamente o controle da via aérea usando manobras menos invasivas

Contraindicações
- Falta de treinamento ou manutenção de treinamento na técnica
- Falta de indicação adequada
- Proximidade com o hospital de destino (contraindicação relativa)
- Alta probabilidade de via aérea falha
- Hipovolemia intravascular e/ou choque hemorrágico

Complicações
- Hipoxemia por tentativas prolongadas de intubação
- Hipercarbia por tentativas prolongadas de intubação
- Estimulação vagal causando bradicardia
- Aumento da pressão intracraniana
- Trauma da via aérea com hemorragia e edema resultantes
- Intubação do brônquio principal direito
- Intubação esofágica
- Vômitos levando à aspiração
- Perda ou quebra de dentes
- Lesão das pregas vocais
- Conversão de uma lesão de coluna cervical sem déficit neurológico em uma com déficit neurológico
- Conversão de um pneumotórax simples em um pneumotórax hipertensivo devido à ventilação com pressão positiva
- Colapso circulatório devido aos medicamentos sedativos combinados com ventilação com pressão positiva

Como ocorre com todos os procedimentos, o profissional do atendimento pré-hospitalar, junto com o diretor médico, faz um julgamento dos riscos e benefícios ao usar a IET. Não é apropriado realizar procedimentos apenas porque "os protocolos permitem". Deve-se pensar nos possíveis benefícios e riscos, formando um plano com base no cenário clínico e nos achados físicos do doente. As situações diferem drasticamente com base no tempo

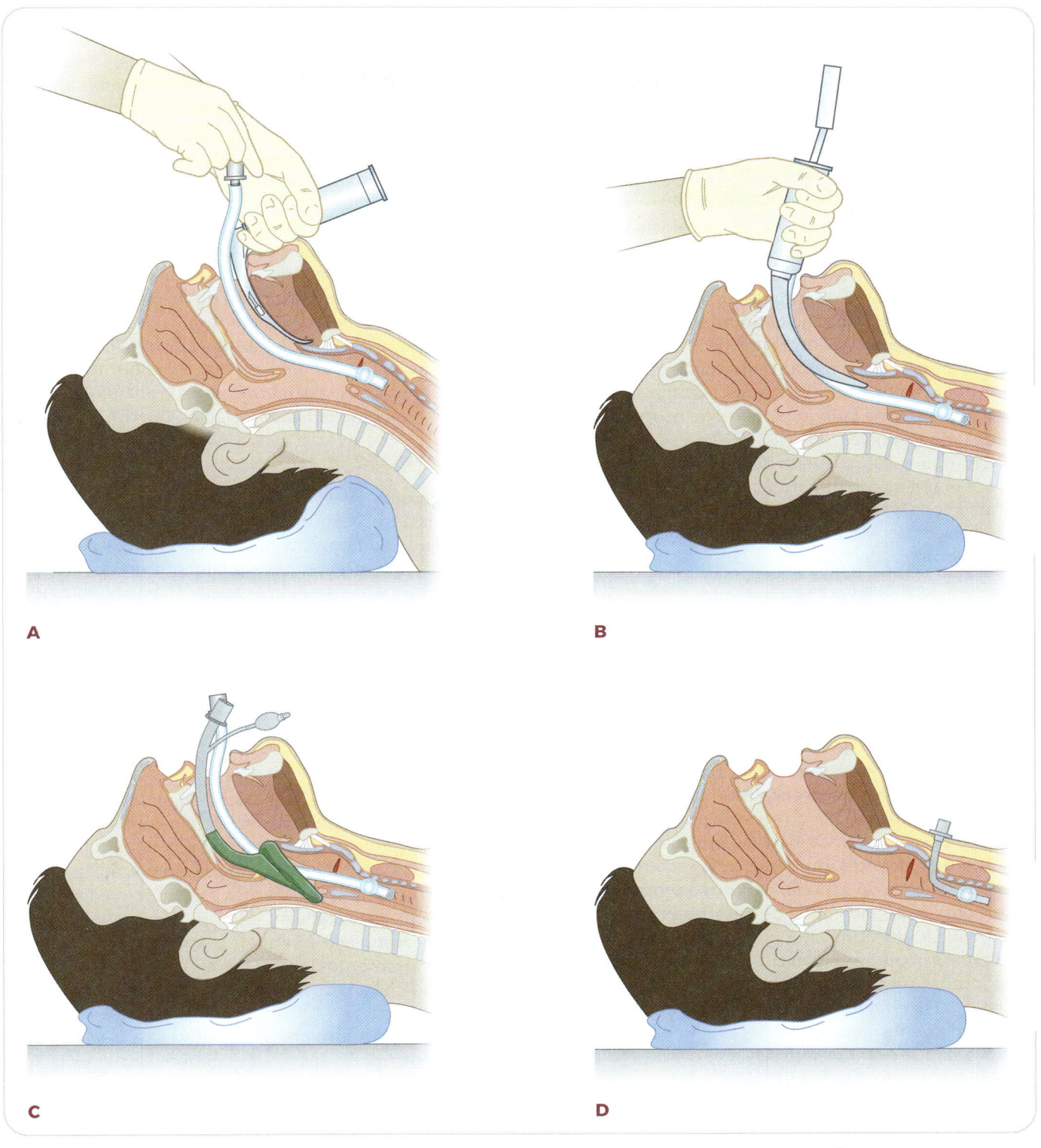

A

B

C

D

Figura 7-16 Uma via aérea definitiva é um tubo com um balonete na traqueia, abaixo das cordas vocais. É a proteção definitiva contra broncoaspiração e fechamento das via aérea por edema. O estabelecimento de uma via aérea definitiva em um doente consciente ou semiconsciente requer um acesso IV, medicamentos sedativos e monitoramento. **A.** Intubação orotraqueal sob visualização direta com um laringoscópio. **B.** Intubação orotraqueal sob visualização indireta usando um videolaringoscópio. Isso exerce menos pressão sobre a coluna cervical do doente. **C.** Intubação com uma máscara laríngea. **D.** Uma via aérea cirúrgica oferece acesso rápido com equipamento básico e anestesia local, mas requer treinamento extensivo.

de transporte, na localização (urbana vs. rural) e no nível de experiência do profissional com a realização de um determinado procedimento (**Quadro 7-3**). Lembre-se de que a taxa de sucesso da intubação não é a única medida de sucesso. Foi demonstrado que o tempo para

obter o controle da via aérea e o número de tentativas se correlacionam significativamente com a morbidade e a mortalidade.[16]

Estudos realizados no início dos anos 2000 levantaram preocupações sobre a incidência e o impacto da hipoxemia durante a intubação pré-hospitalar.[20] Publicações mais recentes destacaram os aspectos fisiológicos da intubação e sugeriram que tanto o número de complicações quanto a mortalidade podem aumentar com o número de tentativas.[21] Abordagens mais antigas defendiam várias tentativas, usando uma nova ferramenta a cada passo do caminho. Infelizmente, mesmo quando a abordagem acabava levando a uma alta taxa de sucesso de intubação, muitas vezes era desastrosa em termos de mortalidade.[22] É por isso que os profissionais devem ter como objetivo otimizar as condições prévias, usar a melhor técnica primeiro, observar os parâmetros vitais e abandonar a técnica precocemente em caso de falha (**Quadro 7-4**).

Métodos de IET

Vários métodos alternativos estão disponíveis para a realização da intubação endotraqueal. O método de escolha depende de fatores como as necessidades do doente, o nível de urgência, o posicionamento do doente ou o treinamento e escopo de prática. Independentemente do método selecionado, a cabeça e o pescoço do doente

---

Quadro 7-2 Critérios HEAVEN

- **H**ipoxemia: valor da saturação de oxigênio ≤ 93% no momento da laringoscopia inicial
- **E**xtremos de tamanho: doente pediátrico ≤ 8 anos de idade ou obesidade clínica
- Desafio **A**natômico: inclui trauma, massa, edema, corpo estranho ou outra anormalidade estrutural que limite a visualização laringoscópica
- **V**ômito/sangue/fluidos: fluido clinicamente significativo na faringe/hipofaringe no momento da laringoscopia
- **E**xsanguinação: suspeita de anemia que poderia acelerar a queda na saturação durante a apneia associada à sequência rápida de intubação
- Pescoço (**N**eck): limitação da amplitude de movimentos cervicais

Reproduzido de Davis D, Olvera DJ. HEAVEN criteria: derivation of a new difficult airway prediction tool. *Air Med J.* 2017;36(4):195-197. https://doi.org/10.1016/j.amj.2017.04.001

Quadro 7-3 A Prática Melhora a Taxa de Sucesso da Intubação

As pesquisas têm demonstrado que a prática aumenta a probabilidade de sucesso da intubação. Embora não tenha sido encontrada nenhuma correlação entre a taxa de sucesso e o período de tempo como socorrista, houve correlação entre o número de doentes intubados pelo socorrista e a taxa de sucesso. A experiência com o procedimento aumenta a probabilidade de desempenho bem-sucedido.[17] Um estudo hospitalar mostrou que os profissionais no centro cirúrgico precisam de 70 intubações para alcançar uma taxa de sucesso de 90%. No ambiente de trauma pré-hospitalar, em um doente com coluna cervical imobilizada, é provável que esse número seja ainda maior.[18]

Ao avaliar a taxa de sucesso, a velocidade e o número de tentativas são considerações importantes; foi demonstrado que ambos os fatores estão significativamente relacionados com morbidade e mortalidade.[19] Os profissionais do atendimento pré-hospitalar devem lembrar que a oxigenação e a perfusão do doente determinarão o resultado – e não o tipo de via aérea utilizada.

Quadro 7-4 Problemas e soluções com a intubação endotraqueal

Problemas
- A hipóxia durante as tentativas de intubação é frequente e, muitas vezes, não é reconhecida, pois as alterações no sinal de SpO_2 podem ficar atrasadas em doentes com má circulação.
- O número de complicações é proporcional ao número de tentativas.
- A hiperventilaç é frequente, apesar do monitoramento do $ETCO_2$, e é especialmente prejudicial em doentes com lesão cerebral traumática.
- A ventilação com pressão positiva e os medicamentos anestésicos podem causar uma queda na pressão arterial

Soluções possíveis
- Otimize a pré-oxigenação e aguarde até que a SpO_2 esteja em pelo menos 93%.
- Otimize as condições prévias e busque o sucesso na primeira tentativa.
- Use oxigenação apneica e observe os sinais vitais durante a intubação

devem ser estabilizados em uma posição neutra durante o procedimento e a restrição de movimento da coluna deve ser mantida durante todo o processo. Em geral, se a intubação não obtiver sucesso após duas tentativas, deve-se considerar outro método para controle da via aérea. Voltar para um método mais básico costuma ser a melhor opção. É melhor levar um doente bem-oxigenado até o DE sem um TET do que um doente intubado com dano cerebral adicional após múltiplos episódios prolongados de hipóxia.

Intubação Orotraqueal

A **intubação orotraqueal** envolve a colocação de um TET na traqueia através da boca. O doente não traumático costuma ser colocado em posição olfativa ("posição do cheirador") para facilitar a intubação. Como essa posição faz hiperextensão da coluna cervical em C1-C2 (o segundo local mais comum de fraturas na coluna cervical) e hiperflexão em C5-C6 (o local mais comum de fraturas na coluna cervical), ela não deve ser usada em doentes traumatizados (**Figura 7-17**). Entretanto, vários estudos demonstraram que a intubação orotraqueal com proteção da coluna cervical é muito mais fácil quando realizada com os videolaringoscópios.

Intubação Nasotraqueal

Em doentes traumatizados e conscientes ou naqueles com reflexo do vômito presente, a IET pode ser difícil de realizar. Se houver ventilações espontâneas, a **intubação nasotraqueal às cegas (INTC)** pode ser tentada se os benefícios superarem os riscos. Embora a intubação nasotraqueal costume ser mais difícil de realizar do que a visualização direta e a intubação oral, uma alta taxa de sucesso tem sido relatada em doentes traumatizados por profissionais especializados nessa técnica.[23,24] Durante a INTC, o doente deve estar respirando para garantir que o TET passe através das pregas vocais. Muitos textos sugerem que a INTC está contraindicada na presença de trauma ou fraturas da região média da face, mas uma pesquisa exaustiva da literatura revela apenas raras evidências de risco de um TET que tenha penetrado na calota craniana.[25] A apneia é uma contraindicação específica da INTC, porque o procedimento leva algum tempo, durante o qual o doente não pode ser ventilado de forma eficaz. Além disso, o procedimento em si é possibilitado pela respiração do doente. Esse fator facilitador está ausente em um doente apneico.

Intubação Face a Face

A **intubação face a face** está indicada quando as técnicas-padrão de intubação no trauma não podem ser usadas devido à incapacidade do profissional do atendimento pré-hospitalar de assumir a posição-padrão na cabeceira do doente traumatizado. Essas situações incluem (mas não se limitam a):

- Doente preso nas ferragens
- Doente preso em escombros

Tradicionalmente, essa técnica tem sido tentada com um laringoscópio Macintosh na mão direita; no entanto, a intubação com MLI parece ser mais fácil e mais confiável, permitindo a ventilação entre as tentativas de intubação.

Intubação com Máscara Laríngea de Intubação

A MLI é uma versão modificada da ML e foi projetada para permitir a passagem de um TET. É um tubo rígido e com curvatura anatômica, suficientemente largo para aceitar um TET e suficientemente curto para que a extremidade do TET entre na traqueia (**Figura 7-18**). Vários

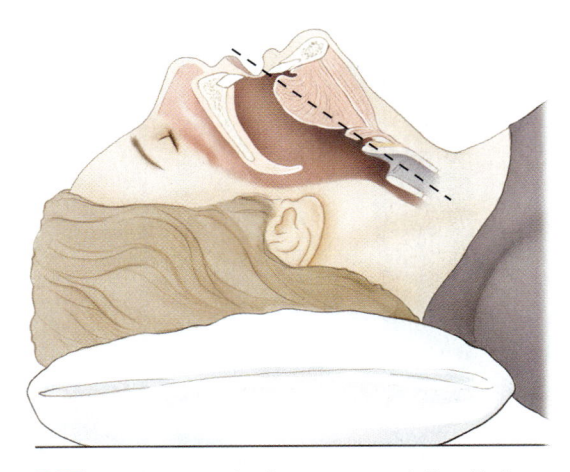

Figura 7-17 A colocação do doente na posição olfativa ("posição do cheirador") fornece a visualização ideal da laringe pela boca. Porém, essa posição faz hiperextensão do pescoço do doente em C1 e C2, além de hiperflexão em C5 e C6. Esses são os dois pontos mais comuns de fratura da coluna cervical.

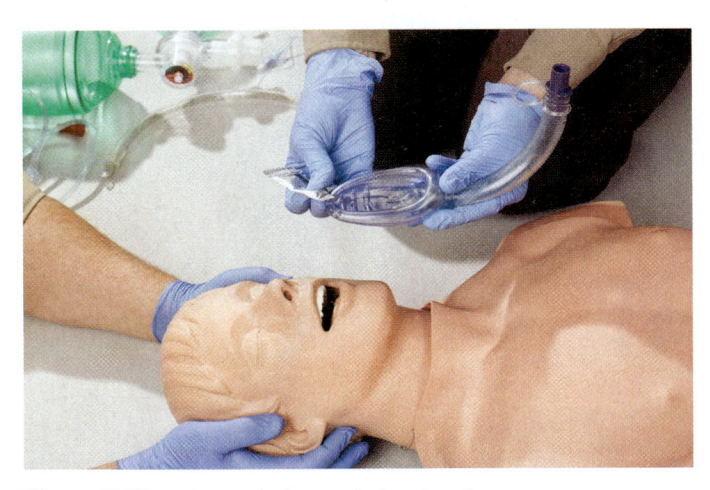

Figura 7-18 Máscara laríngea de intubação.

estudos mostraram alta taxa de sucesso em casos de intubação difícil (i.e., doentes nos quais falhou a intubação por laringoscopia direta)[26]. Os benefícios adicionais da MLI incluem a possibilidade de ventilar o doente de maneira intermitente durante as tentativas de intubação e o fato de já haver um plano alternativo para o caso de falha na intubação.

Intubação com Videolaringoscópio

Os videolaringoscópios são dispositivos que permitem a visualização videoscópica da laringe. A intubação usando a videolaringoscopia parece ser especialmente útil em situações em que a anatomia do doente (pescoço curto, cordas vocais anteriorizadas ou outros desafios anatômicos) é um desafio e a laringoscopia direta é difícil. Alguns estudos demonstraram que o uso da videolaringoscopia pode melhorar as taxas de sucesso da intubação.[27] Isso parece ser especialmente verdadeiro em doentes traumatizados, nos quais o alinhamento da coluna cervical deve ser mantido ou o sangue e as secreções estão obscurecendo a visão do profissional. A videolaringoscopia pode ser difícil em ambientes externos ou com muita luz, pois a tela do vídeo fica difícil de ser vista nessas condições.[28]

Os videolaringoscópios estão disponíveis com ou sem canal de intubação (**Figura 7-19**). No caso dos videolaringoscópios sem canal de intubação, o TET deve ser avançado até o campo de visão manualmente, enquanto, no tipo com canal, o TET é inserido na lâmina do laringoscópio e avançado pelo canal de intubação após se obter uma boa visualização da laringe. Diferentemente dos laringoscópios tradicionais, os quais devem deslocar os tecidos para fornecer uma linha de visão clara, os videolaringoscópios com canal de intubação podem deslizar sob os tecidos moles até que a lente e o canal de intubação estejam alinhados com as pregas vocais.

Intubação Assistida por Medicamentos

Vários estudos têm mostrado que a intubação assistida por medicamentos ou assistida farmacologicamente aumenta a taxa de sucesso, no entanto, isso tem um custo.[29] A sedação e o relaxamento farmacológicos trazem os riscos de depressão respiratória, apneia e colapso circulatório. Quando agentes paralisantes musculares são usados, eles bloqueiam todos os músculos, exceto o coração; assim, a partir do momento em que o paralisante é injetado no doente, todo o controle da respiração e da via aérea do doente passa a ser responsabilidade do profissional. No entanto, em mãos experientes, essa técnica pode facilitar o controle efetivo da via aérea quando outros métodos falham ou não são, de outro modo, aceitáveis. Para maximizar a efetividade desse procedimento e garantir a segurança do doente, os profissionais do atendimento pré-hospitalar devem estar familiarizados com os protocolos locais aplicáveis, os medicamentos e as indicações para o uso dessa técnica. Atualmente, são utilizadas diferentes sequências de intubação assistida por medicamentos, sendo as mais conhecidas a intubação em sequência rápida (SRI) e a intubação de sequência atrasada (SAI). A SRI é uma técnica de anestesia que se concentra na prevenção da aspiração, enquanto a SAI se concentra na prevenção da dessaturação e da hipóxia. No entanto, o uso de medicamentos para ajudar a intubação, particularmente

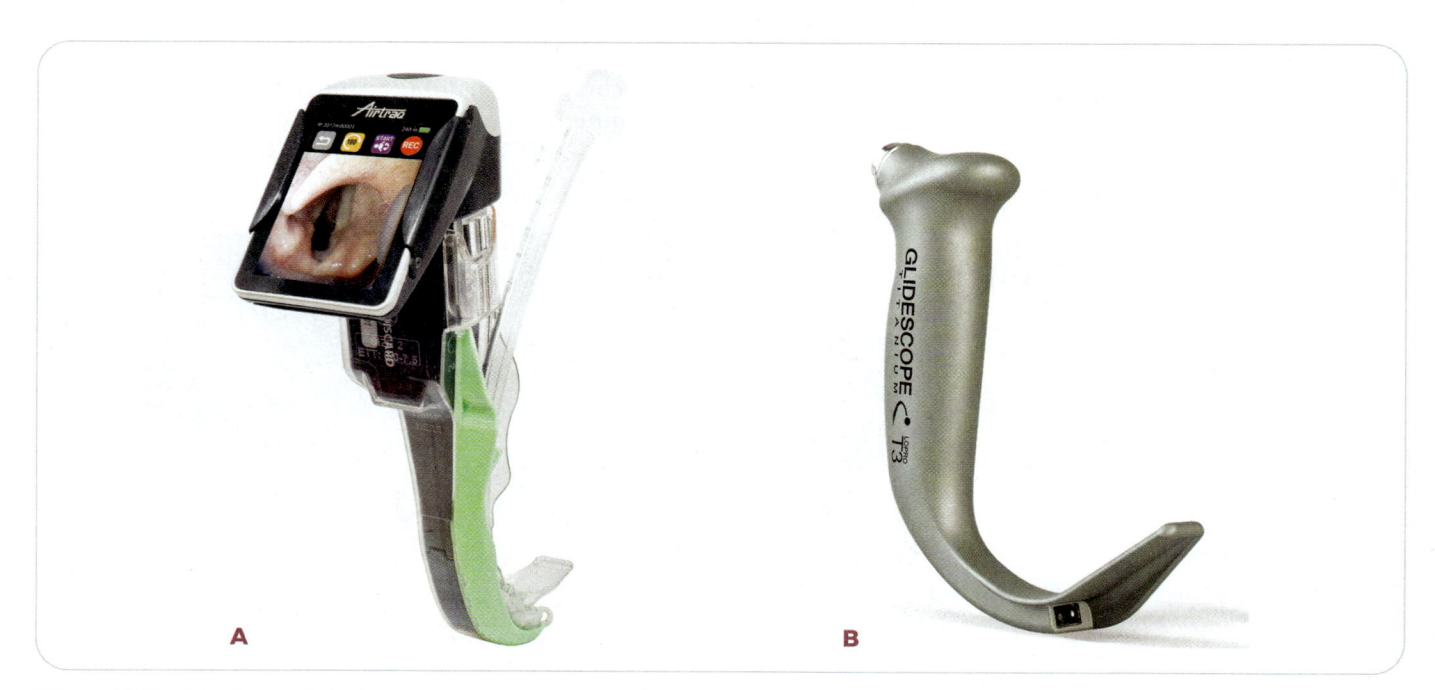

Figura 7-19 **A.** Laringoscópio de vídeo canalizado. **B.** Lâmina de laringoscópio sem canal.

A: Cortesia da Airtraq LLC, uma subsidiária da Prodol Meditec S.A.; **B:** Cortesia da Verathon Inc.

a SRI, tem riscos superiores e além daqueles da intubação isoladamente. A intubação que utiliza medicamentos se enquadra nas três categorias a seguir:

1. *Intubação usando apenas sedativos ou narcóticos.* Medicamentos anestésicos, como cetamina, etomidato ou propofol; barbitúricos como Diazepam ou midazolam; ou narcóticos como fentanila ou morfina podem ser usados de maneira isolada ou combinada, com o objetivo de relaxar suficientemente o doente para permitir a intubação, mas sem abolir os reflexos protetores ou a respiração (**Figura 7-20**). A cetamina é um excelente agente de indução de primeira linha. Ela causa menos depressão circulatória do que os outros agentes de indução e tem potente efeito analgésico. Ainda assim, a taxa de sucesso parece ser menor do que quando se usam agentes paralisantes, e as complicações são mais frequentes.[29]

2. *SRI usando agentes paralisantes.* O objetivo da SRI é minimizar o período sob risco de aspiração. Para isso, medicamentos sedativos e um agente paralisante de ação rápida são administrados simultaneamente, diferente do que acontece na sequência tradicional, em que a sedação é administrada antes (**Figura 7-21**). O objetivo da SRI é deixar o doente inconsciente de forma suave e rápida e induzir a paralisia do músculo esquelético, facilitando assim a passagem do tubo endotraqueal pela via aérea superior e pela traqueia. Isso resulta na facilitação da intubação, mantendo a pressão de perfusão cerebral e a hemodinâmica cardiovascular estáveis. Esse método oferece paralisia muscular completa, remove todos os reflexos protetores e produz apneia, tornando a intubação muito mais fácil.

Porém, esse procedimento tem seus riscos, pois, a partir do momento em que o doente para de ventilar, há risco definido de hipóxia se o doente não puder ser ventilado efetivamente.

Os estudos desse método de abordagem da via aérea demonstraram sucesso no desempenho da técnica no ambiente pré-hospitalar, com taxas de sucesso da intubação em torno de 95%. Porém, poucos estudos avaliaram de maneira crítica se os desfechos dos doentes são afetados.[30] Um centro relatou a sua experiência com a SRI no ambiente pré-hospitalar e documentou que aqueles doentes com TCE submetidos à SRI tinham desfechos piores do que os que não eram submetidos à SRI.[31] Uma análise subsequente mostrou que a hiperventilação não reconhecida levando à hipocarbia e a hipóxia não reconhecida eram os principais fatores a contribuir para os piores desfechos. Outro estudo mostrou desfechos melhores em 6 meses para doentes com TCE que foram intubados em ambiente pré-hospitalar em comparação com os intubados no hospital.[32] Há cada vez mais evidências de que parte, se não a maior parte, da mortalidade adversa associada ao IET em doentes traumatizados é resultado da queda bastante profunda na pressão de perfusão (PAM e PIC) que acompanha o IET, principalmente em doentes hipovolêmicos (ou seja, doentes em choque hemorrágico ou traumático).[33] Assim, a resposta final à importante questão sobre se o desfecho do doente em longo prazo é impactado de forma positiva ou negativa pela

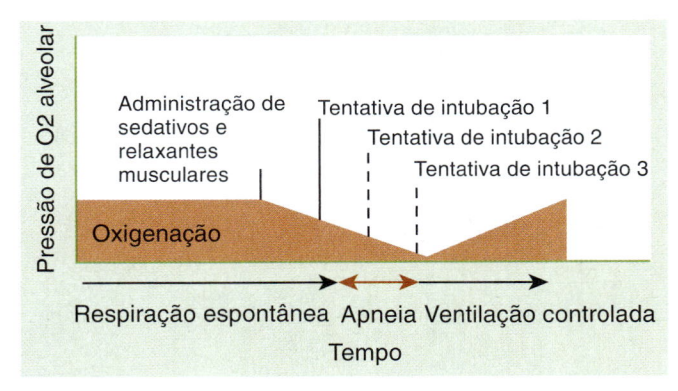

Figura 7-21 Intubação de sequência rápida. A SRI é uma técnica que visa evitar a broncoaspiração. O doente recebe um sedativo e um relaxante muscular de ação rápida simultaneamente e, em seguida, é intubado. Esse método tem um alto índice de sucesso, mas há um risco maior de hipóxia durante o período de apneia se o doente não estiver bem oxigenado no início do procedimento ou se as tentativas de intubação forem prolongadas.

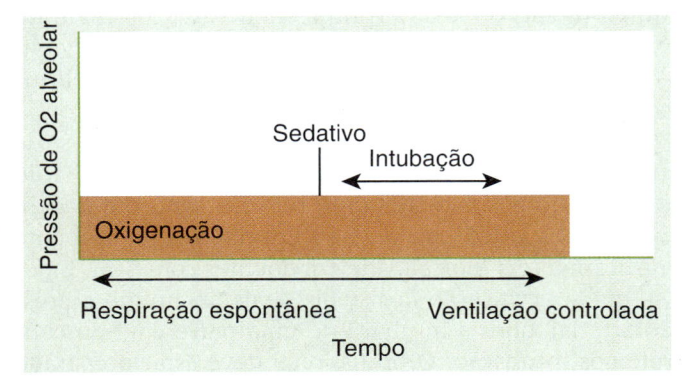

Figura 7-20 Intubação assistida por medicamentos. O doente recebe um sedativo/anestésico para facilitar a intubação. O doente continua a respirar durante todo o procedimento, reduzindo o risco de dessaturação.

SRI pré-hospitalar ainda não foi fornecida pelas pesquisas disponíveis. O que é certo é que essa técnica é reservada para os profissionais do atendimento pré-hospitalar altamente treinados e que a ventilação e a perfusão eficientes são os objetivos, independentemente da técnica usada.

3. *SAI*. A SAI, uma técnica mais nova de intubação assistida por medicamentos que enfatiza a pré-oxigenação com pressão positiva contínua na via aérea (CPAP, de *continuous positive airway pressure*) e a oxigenação apneica durante a intubação, tem mostrado resultados promissores (**Figura 7-22**). O doente é pré-oxigenado sob sedação com cetamina, depois os agentes paralisantes são administrados e o doente é intubado, com uma cânula nasal fornecendo oxigenação apneica durante o procedimento. Essa técnica leva mais tempo para ser realizada e pode atrasar o tempo para o tratamento definitivo; esse risco deve ser avaliado e considerado (**Quadro 7-5**).[34]

O que observar durante a intubação

Foi demonstrado que mesmo episódios curtos de hipoxemia têm impactos devastadores na sobrevivência dos doentes com TCE.[39,40] Episódios isolados de $SpO_2 < 90\%$ foram correlacionados a um aumento significativo no tempo de permanência no hospital e na terapia intensiva. Além disso, a dessaturação abaixo de 70% coloca o doente em sério risco de descompensação cardíaca. É por isso que se deve prestar atenção à pré-oxigenação antes de qualquer tentativa de intubação, especialmente se

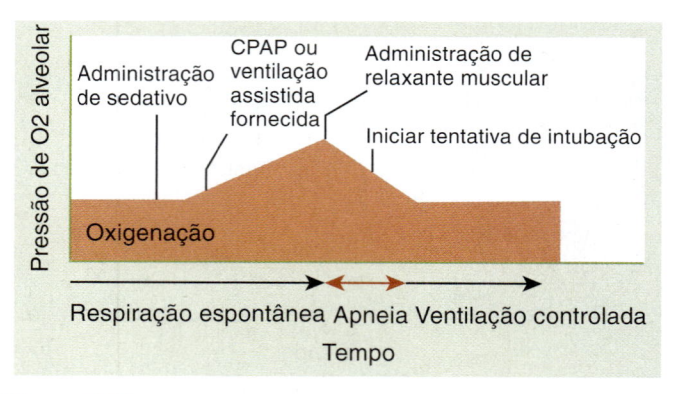

Figura 7-22 Intubação com sequência atrasada. A SAI é uma técnica desenvolvida para reduzir o risco de dessaturação e hipóxia em doentes de alto risco. O doente recebe um sedativo para possibilitar a pré-oxigenação com pressão positiva contínua na via aérea (CPAP) e/ou ventilações assistidas antes da administração do relaxante muscular. Esse método tem uma alta taxa de sucesso e maior segurança, mas é necessário mais tempo para otimizar a pré-oxigenação.

> ### Quadro 7-5 Manobra de Sellick
>
> A manobra de Sellick (pressão cricóidea) tem sido gradualmente abandonada. Embora fosse considerado que ela reduzia a probabilidade de aspiração de conteúdo estomacal regurgitado, há poucas evidências de que isso ocorra de fato. Estudos mostraram que o esôfago está localizado ao lado da traqueia e que a manobra de Sellick faz pouca compressão sobre o esôfago.[35-38] Além disso, a pressão cricóidea pode obscurecer a visualização da laringe, dificultando a intubação.
>

forem usados paralisantes. Como regra geral, a SpO_2 deve ser superior a 93% antes que a intubação possa ser tentada com segurança.[41] Durante as tentativas de intubação, um membro da equipe deve ficar de olho no monitor e, se a SpO_2 estiver se aproximando de 93%, as tentativas de intubação devem ser interrompidas e o doente deve ser ventilado novamente. Outra dica útil é ajustar o monitor de modo que o tom de saturação de oxigênio seja claramente audível para os membros da equipe durante as tentativas de procedimentos da via aérea.

A bradicardia é outro sinal que os membros da equipe devem procurar. Lembre-se de que a hipóxia cerebral não ocorre na ponta dos dedos. Na verdade, foi demonstrado que a SpO_2 periférica cai muito mais tarde do que a SpO_2 cerebral; isso foi descrito como o "atraso da oximetria de pulso".[42] É por isso que a equipe deve estar atenta a episódios de bradicardia durante a intubação, pois eles podem ser um sinal de hipoxemia cerebral. O fator humano parece desempenhar um papel importante, pois estudos demonstraram que esses episódios muitas vezes não eram reconhecidos pelos profissionais.[43] Não deixe que isso aconteça com a sua equipe (**Quadro 7-6**). Certifique-se de que um membro da equipe seja designado para monitorar os sinais vitais — inclusive os níveis de oxigenação — durante a intubação (**Quadro 7-7**).

Por último, mas não menos importante, lembre-se de que os medicamentos sedativos, bem como a ventilação com pressão positiva, afetam o retorno venoso e podem levar a uma queda na pressão arterial, o que aumenta drasticamente a mortalidade em doentes com TCE. É por isso que a verificação dos sinais vitais, incluindo a pressão arterial, após a intubação é uma parte vital do controle pós-intubação. O profissional deve estar preparado para tratar a hipotensão pós-intubação com o uso de estratégias adequadas de reposição de volume no doente hipovolêmico.

Colocar o tubo na traqueia não é suficiente. O objetivo deve ser otimizar o estado fisiológico do doente.[45]

Quadro 7-6 Oxigenação Apneica Durante a Intubação

Embora não seja um conceito novo, a oxigenação apneica durante a intubação experimentou um renascimento nos últimos anos. No doente com apneia, os alvéolos pulmonares continuam a captar oxigênio a cerca de 250 mL/min no adulto, enquanto cerca de 20 mL de CO_2 serão liberados ao mesmo tempo. Isso criará uma pressão subatmosférica no pulmão, o que puxará o ar da faringe para os pulmões. A administração de oxigênio via cânula nasal a cerca de 15 L/min encherá a faringe e a via aérea superior, aumentando a quantidade de oxigênio que flui para os pulmões. Embora comece a se desenvolver acidose respiratória devido à retenção de CO_2, essa técnica se comprovou eficiente para reduzir o risco de queda na saturação durante tentativas de intubação.

Outro fator crítico é a limpeza das secreções orais que se acumularam acima ou no nível das cordas vocais antes da tentativa de intubação. Isso parece ser particularmente útil quando a videolaringoscopia é utilizada.[44] Já foi dito que intubar um doente traumatizado sem aspirar primeiro é como tentar consertar um relógio dentro de um pote de geleia. Lembre-se de que a taxa de complicações aumenta com várias tentativas de intubação, portanto, o sucesso na primeira tentativa deve ser sua meta.

© National Association of Emergency Medical Technicians (NAEMT)

Quadro 7-7 Problemas da Intubação Endotraqueal Identificados na Literatura

- A hipóxia durante as tentativas de intubação é frequente e muitas vezes não é reconhecida, pois o sinal da SpO_2 costuma ser tardio em doentes com circulação ruim.
- A hiperventilação ocorre apesar do monitoramento de $ETCO_2$, o que é especialmente prejudicial em doentes com lesão cerebral traumática.
- O número de complicações é proporcional ao número de tentativas.
- Possíveis soluções:
  - Otimizar a oxigenação com pré-oxigenação e oxigenação apneica durante tentativas de intubação.
  - Usar videolaringoscópios para aumentar as chances de sucesso na primeira tentativa.
  - Evitar a hiperventilação prestando atenção meticulosa à frequência e ao volume adequados.

© National Association of Emergency Medical Technicians (NAEMT)

Complicações

- Incapacidade de inserir um TET em um doente sedado ou paralisado que não consegue mais proteger a via aérea nem respirar espontaneamente; os doentes medicados e nos quais não se consegue realizar a intubação necessitam de ventilação prolongada com bolsa-valva-máscara até que cesse o efeito do medicamento
- Desenvolvimento de hipóxia ou hipercarbia durante tentativas prolongadas de intubação
- Aspiração
- Hipotensão (praticamente todos os medicamentos têm o efeito colateral de reduzir a pressão arterial)

Os doentes com hipovolemia leve ou moderada, mas compensada, podem sofrer uma queda acentuada na pressão arterial associada com a administração intravenosa de muitos dos medicamentos usados em IET. Deve-se ter cuidado sempre que se considerar o uso de medicamentos para a intubação (**Tabela 7-4**). Além disso, os doentes com depleção de volume geralmente ficam hipotensos quando passam da respiração espontânea (pressão intratorácica negativa durante a inspiração ativa) para a ventilação com pressão positiva.

Verificação da Posição do Tubo Endotraqueal

Após a intubação, os profissionais do atendimento pré-hospitalar devem tomar medidas específicas para garantir

Indicações

- Doente que exige uma via aérea definitiva e que é difícil de intubar devido a um comportamento não colaborativo (como o induzido por hipóxia, TCE, hipotensão ou intoxicação)

Contraindicações Relativas

- Disponibilidade de uma via aérea alternativa (p. ex., supraglótica)
- Trauma facial grave que prejudica ou impede a intubação bem-sucedida
- Deformidade ou edema cervical que complica ou impede a colocação de uma via aérea cirúrgica
- Problemas médicos que impedem o uso dos medicamentos indicados

Contraindicações Absolutas

- Incapacidade de intubar
- Incapacidade de manter a via aérea com dispositivo de bolsa-valva-máscara e COF
- Alergias conhecidas aos medicamentos indicados

Tabela 7-4 Fármacos Comumente Usados para a Intubação Assistida Farmacologicamente

	Dosagem (adulto)	Duração	Efeito	Efeitos Colaterais	Características do Fármaco
Sedação					
Midazolam	0,1-0,3 mg/kg IV	1-2 h	Sedação de longa duração, amnésia	Depressão respiratória, apneia, hipotensão	Agente clássico de indução, início de ação um pouco mais lento (até 3 min)
Etomidato	0,2-0,3 mg/kg IV	3-10 min	Anestesia induzida	Apneia, hipotensão, vômitos	Início rápido, causa hipotensão moderada apenas. Supressão do córtex suprarrenal
Cetamina	1-2 mg/kg IV	10 min	Sedação, anestesia induzida, analgesia	Taquicardia, hipertensão, pressão intracraniana aumentada (?)	Fornece tanto anestesia quanto analgesia. Melhor opção em doentes com choque Aconselha-se cautela se a PAS estiver acima do normal
Propofol	1-2 mg/kg IV	5-10 min	Sedação, anestesia induzida	Apneia, hipotensão	Anestésico muito popular, mas causa hipotensão importante. O uso em doentes traumatizados é desafiador, mesmo em mãos experientes
Analgesia					
Fentanila	2-3 μg/kg IV	20-30 min	Analgesia	Depressão respiratória, apneia, hipotensão	Analgésico clássico para a SRI, potente e de rápida ação
Morfina	0,01 mg/kg IV	2-3 h	Analgesia	Depressão respiratória, apneia, hipotensão	Não tão bem adaptada para a SRI devido a seu início de ação muito lento (até 5 min)

	Dosagem (adulto)	Duração	Efeito	Efeitos Colaterais	Características do Fármaco
Cetamina*	0,1-0,3 mg/kg	10 min		Alucinações, especialmente em doses acima de 0,5 mg/kg	Um analgésico e anestésico "tudo em um". Em doses baixas, fornece excelente analgesia com tônus muscular normal e sem depressão respiratória
Bloqueio Neuromuscular					
Succinilcolina	1-2 mg/kg IV	3-5 min	Relaxamento muscular rápido (30-60 s) e de ação curta	Hiperpotassemia, fasciculação muscular	Rápida, barata e eficiente. Contraindicada em doentes com doenças neuromusculares
Rocurônio	0,1-0,2 mg/kg IV	30 min	Relaxamento muscular rápido e de longa ação		Rápido e eficiente; antídoto (sugammadex) está disponível
Vecurônio	0,1 mg/kg IV	30-40 min	Relaxamento muscular	Início de ação lento	Início de ação lento (até 5 min) o torna uma segunda opção para a SRI

*Dica para profissionais táticos: *Nunca* administrar cetamina antes de a vítima ter sido desarmada!

Nota: IV, intravenoso; kg, quilograma; μg, micrograma; mg, miligrama; PAS, pressão arterial sistólica; SRI, sequência rápida de intubação.

© National Association of Emergency Medical Technicians (NAEMT)

que o TET tenha sido colocado adequadamente na traqueia. Após o doente estar intubado e bloqueado (uso de bloqueadores neuromusculares), a ventilação e a oxigenação dependem completamente do profissional, de modo que deve ser meticuloso o monitoramento da ventilação, da oxigenação e dos sinais vitais. A colocação inadvertida de um TET no esôfago, se não for reconhecida rapidamente, pode resultar em profunda hipóxia com resultante lesão encefálica (encefalopatia hipóxica) e até em morte. Assim, é importante confirmar o posicionamento adequado do TET. As técnicas para verificar a intubação incluem o uso de avaliações clínicas e dispositivos auxiliares.[41] As avaliações clínicas incluem:

- Visualização direta do TET passando através das pregas vocais

- Presença de sons respiratórios bilaterais (auscultar lateralmente abaixo da axila) e ausência de sons sobre o epigástrio
- Visualização do tórax subindo e descendo durante a ventilação
- Embaçamento (condensação do vapor de água) no TET com a expiração

Infelizmente, nenhuma dessas técnicas é 100% confiável *por si só* para a verificação do posicionamento adequado do TET. Assim, a prática prudente envolve a avaliação e a documentação de todos esses sinais clínicos, se possível. Em raras situações, devido à dificuldade anatômica, pode não ser possível visualizar o TET passando através das pregas vocais. Em um veículo em movimento (terrestre ou aéreo), o ruído dos motores pode tornar quase impossível a ausculta dos sons respiratórios. Obesidade e doença pulmonar obstrutiva crônica podem interferir na capacidade de ver a movimentação torácica durante a ventilação.

Os dispositivos de monitoramento incluem:

- Monitoramento de ETCO$_2$ (capnografia)
- Detector colorimétrico de dióxido de carbono
- Oximetria de pulso

Em um doente com ritmo perfusional, o monitoramento do ETCO$_2$ (capnografia) serve como "padrão-ouro" para confirmar a posição do TET. Essa técnica deve ser usada no ambiente pré-hospitalar sempre que possível. Os doentes com parada cardiopulmonar podem não produzir dióxido de carbono suficiente, mesmo com a reanimação cardiopulmonar em progresso. É por essa razão que detectores colorimétricos ou capnografia têm uso limitado em doentes sem um ritmo cardíaco perfusional.

Como *nenhuma* dessas técnicas é universalmente confiável, *todas* as avaliações clínicas anteriormente observadas devem ser realizadas sempre que possível. Avaliações clínicas devem ser seguidas pelo uso de pelo menos *um* dos dispositivos de monitoramento. Se alguma dessas técnicas usadas para verificar o posicionamento apropriado sugerir que o TET pode não estar em posição correta, o TET deve ser imediatamente removido e reinserido, com a posição sendo novamente verificada. Todas as técnicas usadas para verificar a posição de um TET devem documentadas apropriadamente no relatório de cuidados do doente.

Fixação do Tubo Endotraqueal

Após a IET ter sido realizada, o TET deve ser fixado no local e a sua posição apropriada deve ser verificada; a profundidade da inserção do tubo no nível dos incisivos centrais (dentes da frente) deve ser observada. Vários produtos comercialmente disponíveis podem servir para fixar adequadamente o TET. Um estudo identificou que a fita umbilical (fita de sarja) fixava o tubo tão efetivamente quanto os dispositivos comerciais; porém, ela deve ser atada ao redor do TET, com o uso de técnica e nós apropriados.[46] Idealmente, se houver profissionais do SEM em número suficiente, alguém deve ser designado para a tarefa de fixar manualmente o TET na posição adequada para garantir que ele não se mova.

A oximetria de pulso contínua deve ser considerada obrigatória para todos os doentes que necessitam de IET. Qualquer declínio na leitura da oximetria de pulso (i.e., saturação de oxigênio [SpO$_2$]) ou desenvolvimento de cianose exige nova verificação da posição do TET. Além disso, um TET pode ser deslocado durante qualquer movimento do doente. Deve-se refazer a verificação da posição do TET após cada movimento do doente, como a movimentação em bloco em uma prancha rígida, a entrada ou a saída da ambulância ou o transporte do doente para descer uma escada. É particularmente importante designar um membro da equipe para a manutenção e o monitoramento da posição do TET durante todas as movimentações do doente.

Aspiração do Doente Intubado

Ao aspirar doentes intubados pelo TET, deve-se usar um tubo de sucção traqueal padrão disponível no mercado para limitar o trauma na mucosa traqueal e minimizar a resistência ao atrito. Ele deve ser suficientemente longo para passar da ponta do tubo traqueal (50 a 55 centímetros [cm]). O cateter mole provavelmente não será efetivo para aspirar quantidades copiosas de material estranho ou fluidos da faringe de um doente traumatizado, caso em que o dispositivo de escolha será um com ponta de tonsila ou com desenho Yankauer. Um dispositivo de aspiração rígido com ponta de tonsila ou Yankauer nunca deve ser colocado na extremidade do TET.

Ao aspirar um doente intubado, a assepsia do procedimento é fundamental. Essa técnica inclui:

1. Pré-oxigenar o doente traumatizado com oxigênio a 100% (fração de oxigênio inspirado [FIO$_2$] de 1,0).
2. Preparar o equipamento enquanto se mantém a técnica estéril.
3. Inserir o cateter sem aspiração. A aspiração é iniciada e continuada por até 10 segundos enquanto se traciona o cateter.
4. Reoxigenar o doente e ventilar por pelo menos cinco ventilações assistidas.
5. Repetir conforme a necessidade, permitindo tempo para a reoxigenação entre os procedimentos.

Técnicas Alternativas

Se a IET não tiver obtido sucesso após três tentativas, é apropriado considerar a abordagem da via aérea com o uso de habilidades manuais ou simples descritas anteriormente e ventilando com um dispositivo de bolsa-val-va-máscara. Se o hospital de destino for razoavelmente perto, essas técnicas podem ser a opção mais prudente para a abordagem da via aérea em casos de tempo de transporte curto. Se a instituição apropriada mais próxima for mais distante, uma cricotireoidostomia cirúrgica pode ser considerada. Novamente, é melhor levar um doente bem-oxigenado e sem TET ao departamento de emergência do que levar um doente intubado com lesão encefálica adicional após um longo episódio de hipóxia. Deve-se ter em mente que a hipóxia causará mais dano ao cérebro lesado, e não a falta de um TET.

Via Aérea Cirúrgica

A **cricotireoidostomia cirúrgica** envolve a criação de uma abertura cirúrgica na *membrana cricotireóidea*, a qual fica entre a laringe (cartilagem tireóidea) e a cartilagem cricóidea, através do qual um tubo é direcionado para o lúmen traqueal. Na maioria dos doentes, a pele é muito fina nesse local, tornando-o adequado para o acesso imediato à via aérea.[15] Além disso, requer relativamente pouco equipamento adicional.

No entanto, a colocação anatômica correta do tubo tem se mostrado difícil em muitos casos, com a colocação imprecisa chegando a 40% em alguns estudos,[47] e as complicações são frequentes.[48]

O uso dessa via aérea cirúrgica no ambiente pré-hospitalar é controverso. As complicações são comuns com esse procedimento.[34] Por outro lado, a visão tradicional da via aérea cirúrgica como último recurso foi questionada por um estudo que relatou uma taxa de sucesso de 97% na cricotireoidostomia. A taxa de mortalidade nesse estudo, no entanto, foi de impressionantes 89%.[22] Assim, a literatura não é clara quanto aos benefícios e à eficácia dessa técnica na área pré-hospitalar. Até o momento, não existem dados suficientes para apoiar uma recomendação de que a cricotireoidostomia cirúrgica seja estabelecida como um padrão nacional para uso rotineiro na abordagem pré-hospitalar das via aérea.

Para que essa técnica seja bem-sucedida fora do ambiente pré-hospitalar, o treinamento deve ser feito em tecidos reais. Os atuais manequins e outros dispositivos de simulação não replicam o tecido humano verdadeiro e a percepção da anatomia em um doente. A primeira experiência do profissional do atendimento pré-hospitalar em tecidos reais não deve ser em um doente que está morrendo. Além disso, essa habilidade, talvez mais que em outras intervenções da via aérea, exige prática frequente para manter a familiaridade anatômica e as habilidades necessárias para realizá-la de maneira correta em apenas alguns segundos durante uma emergência real. Normalmente não costuma haver uma segunda chance. O valor do tempo adicional gasto no treinamento dessa técnica deve ser pesado em relação ao benefício potencial de usar esse tempo para treinar a IET, já que habilidades proficientes de IET devem minimizar drasticamente a necessidade de considerar até mesmo a cricotireoidostomia cirúrgica na maioria dos doentes (**Figura 7-23**).

Indicações
- Traumatismo massivo da região média da face e/ou oral impedindo o uso de um dispositivo bolsa-valva-máscara
- Incapacidade de controlar a via aérea usando manobras menos invasivas

Contraindicações
- Qualquer doente que possa ser intubado com segurança por via oral ou nasal
- Doentes com lesões laringotraqueais
- Crianças com menos de 10 anos de idade
- Doentes com doença laríngea aguda de origem traumática ou infecciosa
- Treinamento insuficiente

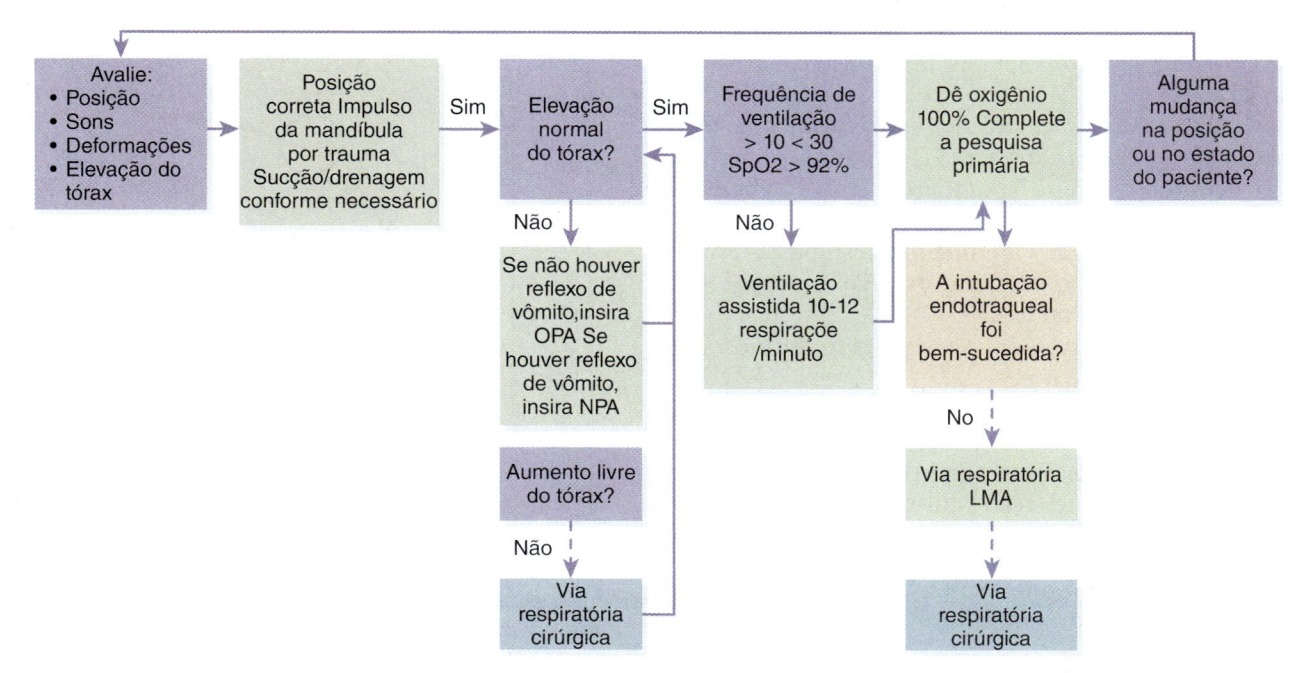

Figura 7-23 A via aérea cirúrgica no sistema de abordagem da via aérea.

Complicações
- Tempo de procedimento prolongado
- Hemorragia
- Aspiração
- Colocação errada ou falsa passagem do TET
- Lesão de vasos ou estruturas cervicais
- Perfuração do esôfago

Ventilação

Depois de proteger a via aérea, a próxima etapa é garantir a ventilação adequada. Para relembrar, os quatro elementos necessários para respirar são uma via aérea permeável, uma caixa torácica intacta, músculos respiratórios funcionantes e um pulmão saudável para absorver oxigênio.

O efeito mais imediato da maioria das condições traumáticas, como um tórax instável, um pneumotórax significativo ou fraqueza muscular respiratória, é uma redução aguda do volume corrente. Problemas mais complexos, como a redução da difusão de oxigênio, ocorrem mais tarde na UTI e, embora sejam difíceis de manejar, raramente são problemáticos na fase pré-hospitalar. A redução aguda do volume corrente é o principal desafio ventilatório encontrado na cena.

Para avaliar a ventilação durante a avaliação primária, é importante verificar o seguinte:

- *Volume corrente.* Observe o tórax. Com que eficácia o doente está movimentando o ar? Como o tórax está se expandindo? Se o doente estiver consciente, qual é a qualidade da fala (ou seja, são possíveis frases completas ou apenas algumas palavras de cada vez)?
- *Inspeção da caixa torácica.* Há alguma deformidade, instabilidade ou feridas abertas? Há expansão simétrica dos hemitórax direito e esquerdo? Há movimento paradoxal da parede torácica?
- *Frequência respiratória.* Obtenha uma estimativa aproximada da frequência respiratória. Ela é normal, rápida, muito rápida ou lenta?
- *Ausculta em ambos os lados.* Os sons respiratórios são audíveis bilateralmente?
- *Saturação de oxigênio.* Monitore a SpO_2, pois essa é uma medida da eficácia do processo respiratório. Se o sangue arterial não estiver sendo oxigenado, não será possível uma ressuscitação bem-sucedida.

Após a avaliação inicial, é importante lembrar que a condição do doente pode evoluir muito rapidamente e que o monitoramento contínuo da ventilação é uma tarefa essencial.

Além do exame clínico, há dois dispositivos que são extremamente úteis para monitorar a eficácia da ventilação de forma contínua: a oximetria de pulso e a capnografia em forma de onda.

Avaliação

Oximetria de Pulso

O uso da oximetria de pulso tornou-se comum e padrão no ambiente pré-hospitalar. De fato, essa tecnologia também está disponível para o público leigo. O uso adequado de dispositivos de oximetria de pulso permite a detecção precoce de comprometimento pulmonar ou deterioração cardiovascular antes que outros sinais físicos sejam evidentes. Os oxímetros de pulso são particularmente úteis em situações pré-hospitalares devido à sua alta confiabilidade, portabilidade, facilidade de aplicação e aplicabilidade em todas as faixas etárias e raças.

Os oxímetros de pulso fornecem medições da saturação de oxigênio (SpO_2) e da frequência de pulso. A SpO_2 é determinada pela medição da taxa de absorção da luz vermelha e infravermelha que passa pelo tecido. Um pequeno microprocessador correlaciona as alterações na absorção de luz causadas pela passagem do sangue pelos leitos vasculares para determinar a saturação arterial e a frequência de pulso. A SpO_2 normal é superior a 94% no nível do mar. Devido à curva de dissociação da hemoglobina, quando a SpO_2 cai abaixo de 90%, a eficácia do fornecimento de oxigênio aos tecidos pode se deteriorar rapidamente (**Figura 7-24**). Ao operar em altitudes mais elevadas, os níveis aceitáveis de SpO_2 são mais baixos do que no nível do mar. Os profissionais de atendimento pré-hospitalar devem saber quais níveis de SpO_2 são aceitáveis em altitudes mais elevadas, se estiverem atuando nesses locais.

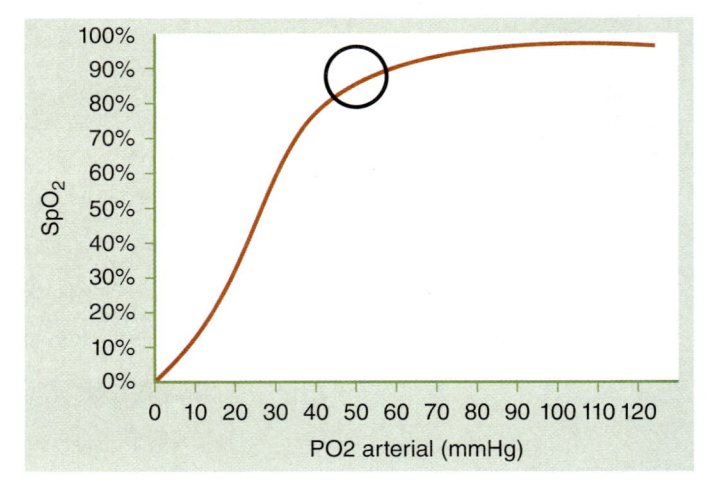

Figura 7-24 Oximetria de pulso. A maioria dos oxímetros de pulso exibe o valor de SpO_2 e a frequência de pulso. É importante perceber que 90% de SpO_2 não é apenas 100% menos 10%. Em vez disso, ele representa o ponto de inflexão além do qual a dessaturação progride muito rapidamente.

Para garantir leituras acuradas de oximetria de pulso, as seguintes diretrizes gerais devem ser seguidas:

1. Usar um sensor de tamanho e tipo apropriados.
2. Garantir o alinhamento adequado da luz do sensor.
3. Garantir que as fontes e os fotodetectores estejam limpos, secos e com boa manutenção.
4. Evitar a colocação do sensor em locais grosseiramente edemaciados (inchados).
5. Remover esmalte de unha que possa estar presente.
6. Envolver o dedo e o sensor em papel-alumínio, pois isso pode aquecer a extremidade e proteger o sensor de interferências.

Os problemas comuns que podem produzir medidas não acuradas de SpO_2 incluem:

- Movimentação excessiva
- Umidade nos sensores de SpO_2
- Aplicação e localização impróprias do sensor
- Perfusão ruim ou vasoconstrição causadas por hipotermia/hipovolemia
- Anemia
- Intoxicação por monóxido de carbono

Em um doente traumatizado crítico, a oximetria de pulso pode não ser tão precisa devido ao estado de perfusão capilar deficiente e à anemia relacionada à perda aguda de sangue. Portanto, a oximetria de pulso é um acréscimo valioso à "caixa de ferramentas" do profissional do atendimento pré-hospitalar somente quando combinada com um conhecimento profundo da fisiopatologia do trauma e fortes habilidades de avaliação e intervenção. Um profissional do atendimento pré-hospitalar que cuida de um doente traumatizado deve questionar imediatamente um oxímetro de pulso que pareça não estar funcionando em uma extremidade e considerar se o problema é o oxímetro ou a má perfusão do tecido (choque).

Capnografia

A capnografia, ou monitoramento do dióxido de carbono expirado ($ETCO_2$), tem sido usada em unidades de terapia intensiva há muitos anos e é comumente empregada na maioria das unidades de terapia intensiva (UTI).

A detecção de CO_2 no ar expirado confirma que o doente tem um metabolismo ativo capaz de gerar CO_2 como um subproduto desse metabolismo. Além disso, a presença de CO_2 no ar expirado confirma que há circulação contínua suficiente para levar o CO_2 aos pulmões e que a ventilação alveolar e a troca de ar estão ocorrendo de forma eficaz (**Figura 7-25**).

O $ETCO_2$ pode ser medido no contexto de uma vedação estanque da via aérea quando o doente está intubado

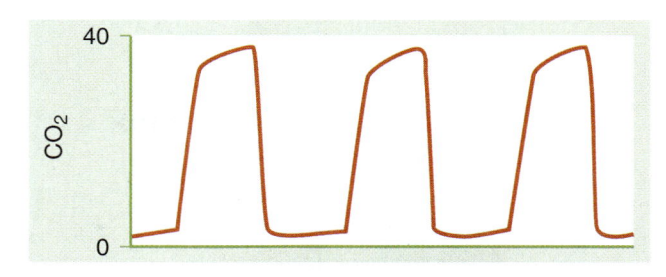

Figura 7-25 Forma de onda normal da capnografia de fim de corrente.
© plo/Shutterstock

ou quando um adjunto de via aérea supraglótica é empregado. Nesse caso, a exibição da capnografia em forma de onda mostrará uma curva precisa (**Figura 7-26A**).

Por outro lado, se for medida em um doente que respira espontaneamente sem um contato direto com a via aérea (ou seja, capnografia nasal), a curva será menos precisa (**Figura 7-26B**). No entanto, a capnografia nasal pode fornecer uma aproximação da perfusão e da eficácia ventilatória. Além disso, ela fornece uma ferramenta para auxiliar no monitoramento da frequência respiratória.

Avanços recentes na tecnologia permitiram a produção de unidades menores e mais duráveis para uso pré-hospitalar. A capnografia mede a fração de dióxido de carbono (PCO_2) em uma amostra de gás, com a máquina convertendo essa fração (%) em pressão parcial de CO_2 (em milímetros de mercúrio [mm Hg]). Se essa amostra for coletada no final da expiração ($ETCO_2$) em um doente com boa perfusão periférica, ela terá uma correlação próxima com a PCO_2 arterial ($PaCO_2$). Entretanto, no doente com trauma multissistêmico e perfusão comprometida, a correlação da $ETCO_2$ com a $PaCO_2$ arterial é muito menos confiável.[36,37]

No doente crítico, a $PaCO_2$ é geralmente 2 a 5 mm Hg mais alta do que a $ETCO_2$. (Uma leitura normal de $ETCO_2$ é de 30 a 40 mm Hg.) Embora essas leituras possam não refletir totalmente a $PaCO_2$ do doente, trabalhar para manter as leituras dentro das faixas normais geralmente é benéfico para o doente.

De um ponto de vista prático, lembre-se de que a capnografia é o padrão ouro para monitorar o posicionamento adequado do tubo, e uma queda repentina no dióxido de carbono expirado, que pode resultar do deslocamento do TET ou da diminuição da perfusão, deve levar a uma reavaliação do estado do doente e da posição do tubo TET.[48] A $ETCO_2$ é a ferramenta definitiva para determinar se a troca de ar dentro do pulmão está ocorrendo. É prática padrão no atendimento pré-hospitalar ter um monitor de CO_2 em funcionamento ao empregar uma técnica avançada de abordagem da via aérea.

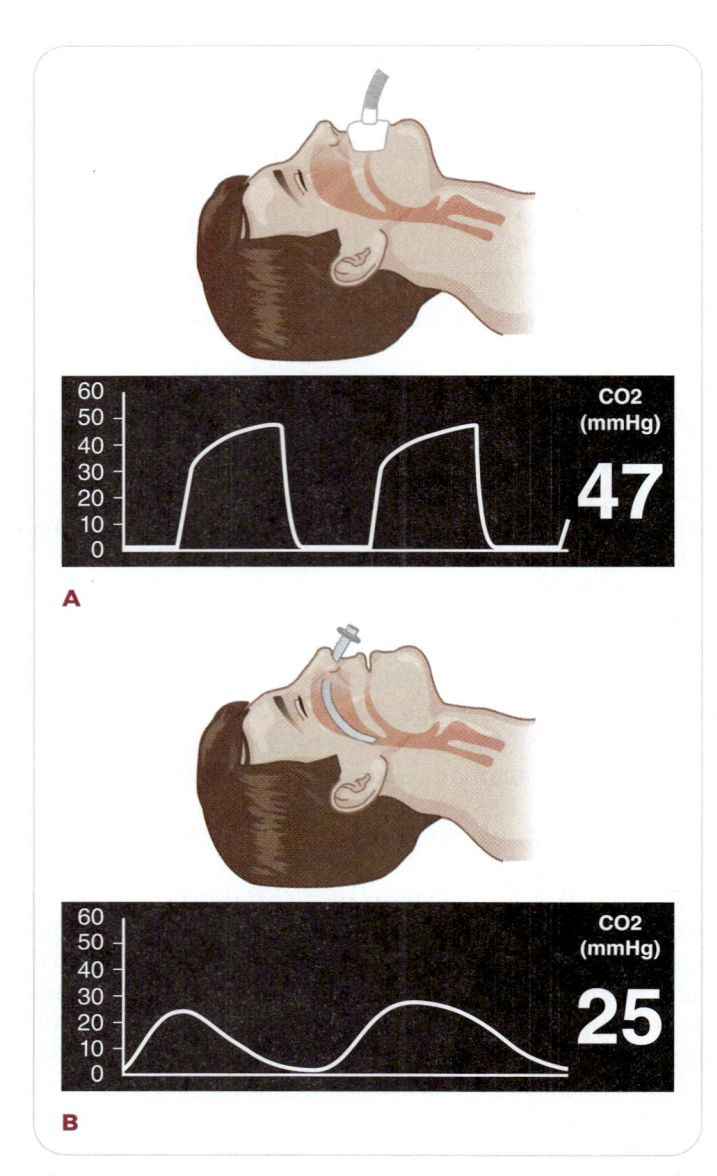

Figura 7-26 A. Quando a capnografia é usada com uma vedação estanque da via aérea (como em doentes intubados), obtém-se uma curva precisa com quatro fases. B. Quando usada com uma cânula nasal durante a ventilação espontânea, o CO_2 é diluído e, portanto, a curva é arredondada. No entanto, o formato da curva pode confirmar que a troca de ar está ocorrendo e fornecer uma estimativa da taxa ventilatória. Além disso, se a linha de base não chegar a zero, isso pode indicar que o fluxo de oxigênio é insuficiente e que está ocorrendo reinalação.

Otimização da oxigenação

Sempre que o pulmão não estiver recebendo oxigênio suficiente do ar ambiente, um método para aumentar a pressão de oxigênio no pulmão é aumentar a fração de oxigênio no ar inspirado. Isso tem o efeito de aumentar a disponibilidade de moléculas de O_2 para atravessar a membrana capilar pulmonar, entrar na corrente sanguínea e se ligar às moléculas de hemoglobina.

Os dispositivos comumente usados para aumentar a quantidade de oxigênio que um doente inala incluem a cânula nasal e a máscara não reinalante (NRB, do inglês *nonrebreather mask*)

Cânula nasal

A cânula nasal consiste em um tubo leve com dois pinos que são colocados nas narinas e por onde flui uma mistura de ar e oxigênio suplementar. Normalmente, ela fornece taxas de fluxo de O_2 que variam de 2 a 6 litros por minuto, o que proporciona uma FiO_2 máxima de 0,4. A capnografia nasal é potencialmente menos benéfica em doentes que respiram pela boca.

A concentração de oxigênio fornecida pode ser aumentada com o uso de uma cânula nasal de alto fluxo, mas isso não é comumente disponível no ambiente pré-hospitalar.

Máscara não reinalante

A máscara não reinalante consiste em uma máscara facial que cobre completamente o nariz e a boca, conectada a uma fonte de oxigênio. Ela pode ser equipada com uma variedade de adaptadores (por exemplo, adaptador Venturi) que permitem o fornecimento de uma fração mais precisa de oxigênio.

A máscara não reinalante também pode ser usada com um reservatório. Nesse caso, a máscara é conectada a uma bolsa plástica de reservatório preenchida com uma alta concentração de oxigênio, com uma válvula unidirecional que impede que o ar exalado entre novamente no reservatório de oxigênio. A própria máscara sem respirador é equipada com válvulas que impedem que o ar expirado entre novamente na máscara. É importante garantir que a bolsa do reservatório esteja sempre cheia de oxigênio, caso contrário o doente não conseguirá inalar um volume total de ar; isso pode resultar em maior dificuldade respiratória e, muitas vezes, o doente tentará remover a máscara para respirar com mais facilidade. Estudos sugerem que, embora a máscara não reinalante seja mais bem tolerada do que a ventilação assistida em doentes conscientes, ela é menos eficaz na melhora da oxigenação.[49]

Otimização da ventilação

O objetivo do oxigênio suplementar é aumentar a fração de O_2 dentro do pulmão para melhorar a oxigenação alveolar e aumentar a SpO_2. Entretanto, no contexto de ventilação insuficiente, o CO_2 continuará a se acumular. Como resultado, a $PaCO_2$ aumentará, assim como a frequência respiratória. Esse aumento na frequência respiratória é um sinal de que a função ventilatória geral é inadequada, mesmo no contexto de uma PaO_2 melhorada.

Em casos de hipoventilação grave, a troca de ar é insuficiente para manter a ventilação alveolar, e a oxigenação começa a diminuir mesmo no contexto de 100% de oxigênio inspirado. Não é possível compensar adequadamente se o oxigênio inspirado não atravessar suficientemente o espaço morto até os alvéolos. A diminuição da SpO_2 em um doente que recebe uma FiO_2 de 100% com uma taxa ventilatória crescente é um aviso de colapso ventilatório iminente. Da mesma forma, se a frequência respiratória for muito baixa (menos de 10 respirações/minuto) para fornecer ventilação por minuto suficiente, será necessário aumentar o volume corrente para levar oxigênio aos alvéolos. Para isso, é necessário auxiliar ativamente as ventilações ou converter completamente para a ventilação com pressão positiva.

A verificação do volume corrente é uma parte importante da avaliação das ventilações. A respiração normal tem uma aparência normal. Os doentes que respiram normalmente geralmente conseguem falar frases completas; em doentes que não conseguem falar frases completas ou cuja respiração parece difícil, é importante avaliar a expansibilidade do tórax.

Você pode corrigir parcialmente a ventilação com o seguinte:

- *Otimização da posição.* A posição sentada permite o uso ideal dos músculos respiratórios — há um motivo pelo qual os atletas se sentam para recuperar o fôlego. A posição sentada pode reduzir a pressão sobre o diafragma, especialmente em doentes com sobrepeso. O uso dessa técnica é de utilidade relativamente limitada no trauma, pois a hipotensão ou o potencial de trauma na coluna toracolombar limita sua aplicabilidade. No entanto, a colocação do doente na posição de Trendelenburg invertida pode, muitas vezes, aliviar a carga do diafragma e melhorar a excursão respiratória
- *Reconhecimento e vedação de um pneumotórax aberto.* (Consulte o Capítulo 10, "Trauma Torácico").
- *Tratamento de um pneumotórax hipertensivo.* Essa é uma intervenção fundamental para aliviar a pressão que bloqueia a expansão pulmonar. (Consulte o Capítulo 10, "Trauma Torácico".)

Se o volume corrente ainda for insuficiente, será necessária assistência ventilatória.

Ventilação assistida

Ao contrário da ventilação de um doente com parada cardíaca que está completamente apneico, os doentes traumatizados geralmente continuam tentando respirar mesmo quando os esforços de respiração são ineficazes devido a lesões no tórax ou no cérebro. Normalmente, o controle completo da ventilação só pode ser obtido em doentes sedados ou com lesão cerebral grave. Na maioria

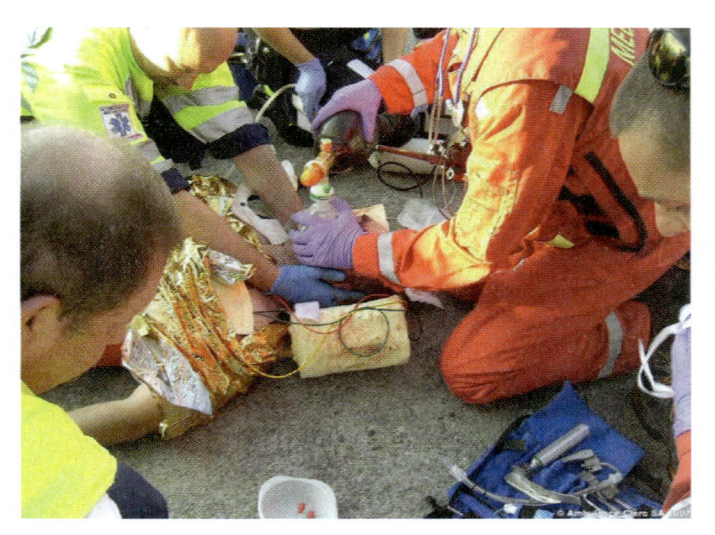

Figura 7-27 A tarefa de auxiliar as ventilações em um doente traumatizado que esteja respirando inadequadamente pode ser desafiadora. O socorrista deve se concentrar em manter simultaneamente uma vedação adequada e apertar a bolsa para coincidir com o ciclo respiratório do doente a fim de evitar forçar o ar para o esôfago e aumentar o risco de aspiração. A prática contínua dessa habilidade é necessária para garantir que os doentes recebam suporte ventilatório eficaz.

Cortesia de J.C. Pitteloud MD, Suíça.

dos casos, é necessário auxiliar as ventilações de um doente cuja respiração é inadequada, e essa tarefa pode ser desafiadora (**Figura 7-27**). Durante a inspiração normal, a expansão torácica reduz a pressão dentro do tórax abaixo da pressão atmosférica, criando um gradiente de pressão que atrai o ar para a via aérea. Com a ventilação assistida, no contexto de uma boa sincronização, a pressão criada pela compressão da bolsa é adicionada ao gradiente de pressão negativa criado pela tentativa inspiratória do doente para resultar em pressão cumulativa suficiente para inflar o pulmão.

No entanto, se o seu tempo não for preciso e a pressão fornecida pelo aperto da bolsa for aplicada contra o gradiente associado às tentativas de expiração do doente, os pulmões não conseguirão inflar, a troca de ar não ocorrerá nos alvéolos e o ar será forçado para dentro do esôfago e do estômago, levando à regurgitação e ao vômito e, possivelmente, à aspiração.

Portanto, o tempo e a coordenação são fatores importantes para auxiliar as ventilações com sucesso.

Dispositivo de bolsa-valva-máscara

A intervenção de primeira linha para otimizar a ventilação no ambiente pré-hospitalar após (ou em conjunto com as três técnicas descritas anteriormente) é o dispositivo de bolsa-vávula-máscara.

O dispositivo de bolsa-valva-máscara consiste em uma bolsa autoexpansível e uma vávula não reinalante;

ele pode ser usado com uma máscara facial simples com um COF ou CNF ou a bolsa e a válvula podem ser separadas da máscara e usadas com dispositivos de via aérea mais avançados (LM, endotraqueal, nasotraqueal). A maioria dos dispositivos de bolsa-valva-máscara tem volume de 1.600 mL e pode ofertar uma concentração de oxigênio de 90 a 100%. Alguns modelos também têm um detector colorimétrico de dióxido de carbono ou esses detectores podem ser adicionados entre a máscara e a válvula ou entre o tubo e a válvula. Porém, um único profissional do atendimento pré-hospitalar tentando ventilar um doente enquanto mantém uma vedação suficiente da máscara em uma máscara não invasiva raramente, ou nunca, é capaz de fornecer uma ventilação eficaz.[50] A prática continuada dessa habilidade é necessária para garantir que a técnica seja efetiva e que o doente receba suporte ventilatório apropriado.

A ventilação controlada é normalmente necessária em um doente sedado ou anestesiado que não realiza esforços respiratórios espontâneos. Estudos demonstraram que o erro mais frequente cometido pelos profissionais do atendimento pré-hospitalar é a hiperventilação desses doentes, tanto pelo uso de volumes correntes excessivos quanto pelo emprego de altas taxas ventilatórias, o que leva à hipocapnia, à diminuição do retorno venoso, à elevação da pressão média da via aérea e, possivelmente, à insuflação gástrica se o doente não estiver intubado.

Os responsáveis por fornecer a ventilação com bolsa-valva-máscara devem ser cuidadosamente treinados. O volume de insuflação deve ser apenas o suficiente para obter uma elevação visível do tórax, e a frequência ventilatória e a $ETCO_2$ devem ser cuidadosamente monitoradas.

A taxa deve ser de 10 a 12 respirações por minuto no adulto, 25 respirações por minuto em crianças e 30 respirações por minuto em bebês

Ventiladores com Pressão Positiva

Os ventiladores a volume com pressão positiva durante o transporte prolongado têm sido usados há muito tempo nos ambientes aeromédico e pré-hospitalar. Na maioria dos ambientes civis que envolvem tempos de transporte curtos, são usados ventiladores de volume simples e relativamente baratos. Esses ventiladores não precisam ser tão sofisticados como os usados nos hospitais e têm apenas poucos modos simples de ventilação, conforme descrito nas próximas seções.

Ventilação Assistida-controlada

A **ventilação assistida-controlada (A/C)** é, provavelmente, o modo ventilatório mais amplamente usado no transporte pré-hospitalar da cena até o departamento de emergência. O ajuste A/C fornece ventilações com frequência e volume corrente predeterminados. Se o doente

iniciar uma respiração sozinho, é administrada ventilação adicional com todo o volume corrente, o que pode levar ao acúmulo de ar e à hiperinsuflação pulmonar.

Ventilação Mandatória Intermitente

A **ventilação mandatória intermitente (VMI)** fornece aos doentes uma frequência e um volume corrente determinados. Se os doentes iniciarem sua própria respiração, será fornecida apenas a quantidade que eles inspirarem sozinhos.

Pressão Positiva no Final da Expiração

A **pressão positiva no final da expiração** (**PEEP**, de *positive end-expiratory pressure*) fornece nível elevado de pressão no fim da expiração, diminuindo assim o colapso alveolar no final do ciclo expiratório. Essa intervenção promove a melhora da oxigenação. Porém, ao aumentar a pressão expiratória final e, assim, a pressão intratorácica global, níveis muito altos de PEEP podem reduzir o retorno venoso para o coração. Em doentes que estão hipovolêmicos devido à perda de sangue, altos níveis de PEEP podem diminuir ainda mais a pressão arterial. Altos níveis de PEEP também devem ser evitados em doentes com TCE. O aumento na pressão torácica pode causar elevação na pressão intracraniana. Por outro lado, os doentes com TCE também são particularmente sensíveis à hipóxia, e o uso criterioso da PEEP nesses doentes pode ser benéfico.

Ajustes Iniciais da Ventilação Mecânica
FREQUÊNCIA

A frequência é determinada inicialmente entre 10 e 12 respirações/minuto em doentes adultos que não respiram. Os doentes devem ser monitorados de perto para garantir que os níveis de $ETCO_2$ estejam dentro dos limites normais.

VOLUME CORRENTE

O volume corrente deve ser ajustado usando 5 a 7 mL/kg do peso ideal do doente. O peso corporal idealizado é calculado pelo sexo e altura do doente, não pela massa corporal. Isso deve ser usado como guia e pode precisar ser ajustado no doente traumatizado.

PEEP

Quando administrada, a PEEP deve ser inicialmente ajustada em 5 cm H_2O. Esse ajuste manterá o que é conhecido como PEEP fisiológica, que é a quantidade de PEEP normalmente presente na via aérea antes da intubação. Após a intubação, essa quantidade de pressão positiva é teoricamente eliminada. Embora níveis aumentados de PEEP possam ser necessários à medida que o insulto traumático piora, isso raramente ocorre nas primeiras horas após o trauma. O profissional do atendimento pré-hospitalar pode encontrar doentes que necessitem de altos níveis de PEEP durante atendimentos de transferência interhospitalar. A equipe do hospital antes da transferência terá estabelecido esses níveis de PEEP. Os valores normais de PEEP fisiológica variam de 5 a 10 cm H_2O. Quanto maior a PEEP usada, maior é o risco de efeitos indesejados. É necessário um monitoramento cuidadoso ao aumentar a PEEP, pois pode haver complicações adversas, como as seguintes:

- Redução da pressão arterial devido a uma diminuição do retorno venoso
- Aumento da pressão intracraniana
- Aumento da pressão intratorácica, levando a pneumotórax simples ou hipertensivo

CONCENTRAÇÃO DE OXIGÊNIO

A concentração de oxigênio deve ser ajustada para manter saturação de 94% ou mais em doentes traumatizados ao nível do mar. É prudente começar com 100% de FiO_2 e diminuir até a concentração mínima necessária para atingir uma SpO_2 entre 93% e 98% de saturação. Cada vez mais se reconhece que a hiperoxemia prolongada (saturação de O_2 de 100% e PaO_2 maior que 150 mm Hg) pode resultar em lesões por oxidação e também deve ser evitada.

ALARME/ALÍVIO DA PRESSÃO ELEVADA

O alarme de pressão elevada e a válvula de alívio da pressão devem ser ajustados a não mais que 10 cm H_2O acima da pressão necessária para ventilar normalmente o doente (pressão inspiratória de pico). Deve-se ter cuidado ao ajustar o alarme acima de 40 cm H_2O. Foi demonstrado que níveis acima disso produzem barotrauma e maior possibilidade de pneumotórax. Se houver necessidade de mais de 40 cm H_2O para fornecer o volume corrente desejado, deve-se reavaliar a via aérea e o volume corrente predeterminado. Nesse caso, pode ser prudente reduzir o volume corrente e aumentar a frequência para manter a mesma ventilação-minuto alveolar.

Como ocorre com qualquer alarme, se o alarme de pressão elevada continuar a ser ativado por mais do que algumas respirações, o doente deve ser removido do ventilador e manualmente ventilado com dispositivo de bolsa-valva-máscara enquanto o circuito do ventilador e o TET são avaliados. O doente também deve ser reavaliado quanto a uma diminuição na complacência (mover menos ar para a mesma pressão). Essa diminuição na complacência pode ser causada por muitos fatores. Uma causa comum e precoce de diminuição da complacência em um doente traumatizado pode ser um pneumotórax hipertensivo em evolução. O pneumotórax hipertensivo deve ser tratado com descompressão torácica, conforme indicado. Um doente que tosse ou "luta" contra o ventilador está demonstrando assincronia com o ventilador e pode exigir sedação adicional ou modificação das configurações do ventilador. Outros problemas potenciais incluem deslocamento ou obstrução do TET. O profissional

do atendimento pré-hospitalar nunca deve simplesmente continuar a aumentar o limite de pressão superior e o alarme. Uma lista dos parâmetros ventilatórios básicos pode ser encontrada no **Quadro 7-8**.

ALARME DE PRESSÃO BAIXA

O alarme de pressão baixa alerta os profissionais do atendimento pré-hospitalar se a conexão entre o doente e o ventilador for desconectada, se estiver havendo perda de volume significativo através de um vazamento no circuito ventilatório ou se o dispositivo de via aérea tiver se deslocado. Na maioria dos ventiladores de transporte, esse alarme é predeterminado e não pode ser ajustado. Ver **Quadro 7-9** para a resolução de problemas com o ventilador.

Quadro 7-9 Solução de Problemas do Ventilador: DOPE

- *Verifique primeiro o doente.* Desconecte o doente do ventilador e ventile manualmente. Depois, avalie usando o mnemônico DOPE:
  - *Deslocamento.* Observe a profundidade do tubo. A distância da arcada dentária deve ser três vezes maior do que o comprimento do tubo.
  - *Obstrução.* Coloque um cateter de sucção no tubo até o fim para garantir que o tubo não esteja dobrado nem obstruído.
  - *Pneumotórax.* Exclua a possibilidade de pneumotórax auscultando os dois campos pulmonares.
  - *Equipamento.* Ventile o doente manualmente enquanto verifica o respirador.
- *Ter em mente o antigo ditado.* A maioria dos problemas envolvendo um ventilador de R$ 100.000 pode ser resolvida com uma bolsa de R$ 100. Sempre verifique o doente primeiro!

Quadro 7-8 Parâmetros Ventilatórios Básicos

- Volume corrente: 5 a 7 mL/kg do peso corporal ideal
- Frequência ventilatória: 10 a 12 respirações/min
- FiO_2: 100% inicialmente; depois, reduzir gradualmente para manter SpO_2 > 94%
- Alarme de pressão de pico: 28 cm H_2O
- Alarme de pressão baixa: 5 cm H_2O abaixo da pressão de pico normal para ter alerta precoce de desconexão do sistema

O impacto negativo da ventilação com pressão positiva

Em condições fisiológicas, a pressão dentro do tórax oscila entre negativa durante a inspiração e neutra ou ligeiramente positiva durante a expiração. Quando o doente é intubado e colocado em ventilação de pressão positiva (com um dispositivo de bolsa-valva-máscara ou ventilação mecânica), a pressão intratorácica medida se tornará acentuadamente positiva. É extremamente importante que o profissional reconheça essa mudança, entenda suas consequências e esteja preparado para responder à mudança na fisiologia do doente. O principal componente do retorno do sangue venoso ao coração é a pressão negativa gerada dentro do tórax durante o ciclo inspiratório normal. A intubação e a pressão positiva oscilam esse gradiente de pressão na direção oposta e podem afetar imediata e significativamente o retorno venoso e o desempenho cardíaco. A manifestação comum dessa grande oscilação na pressão torácica é a hipotensão que acompanha a intubação. Embora ter uma pressão positiva constante nos pulmões e no tórax seja bem tolerado em um doente saudável e com carga de volume, o mesmo pode não ser verdade no cenário do trauma. Se um doente traumatizado estiver hipovolêmico devido a perdas hemorrágicas ou mudanças no volume intravascular, o processo de intubação pode resultar em hipotensão profunda. Em casos graves, a sequência de intubação do doente hipovolêmico pode resultar em parada cardíaca hipovolêmica, pois os efeitos negativos dos agentes anestésicos utilizados para a intubação (efeitos inotrópicos cardíacos negativos) são combinados com a diminuição acentuada do retorno venoso ao coração (pré-carga) (**Figura 7-28**):

- A pressão positiva contínua no tórax reduz o retorno venoso ao coração. Isso é particularmente

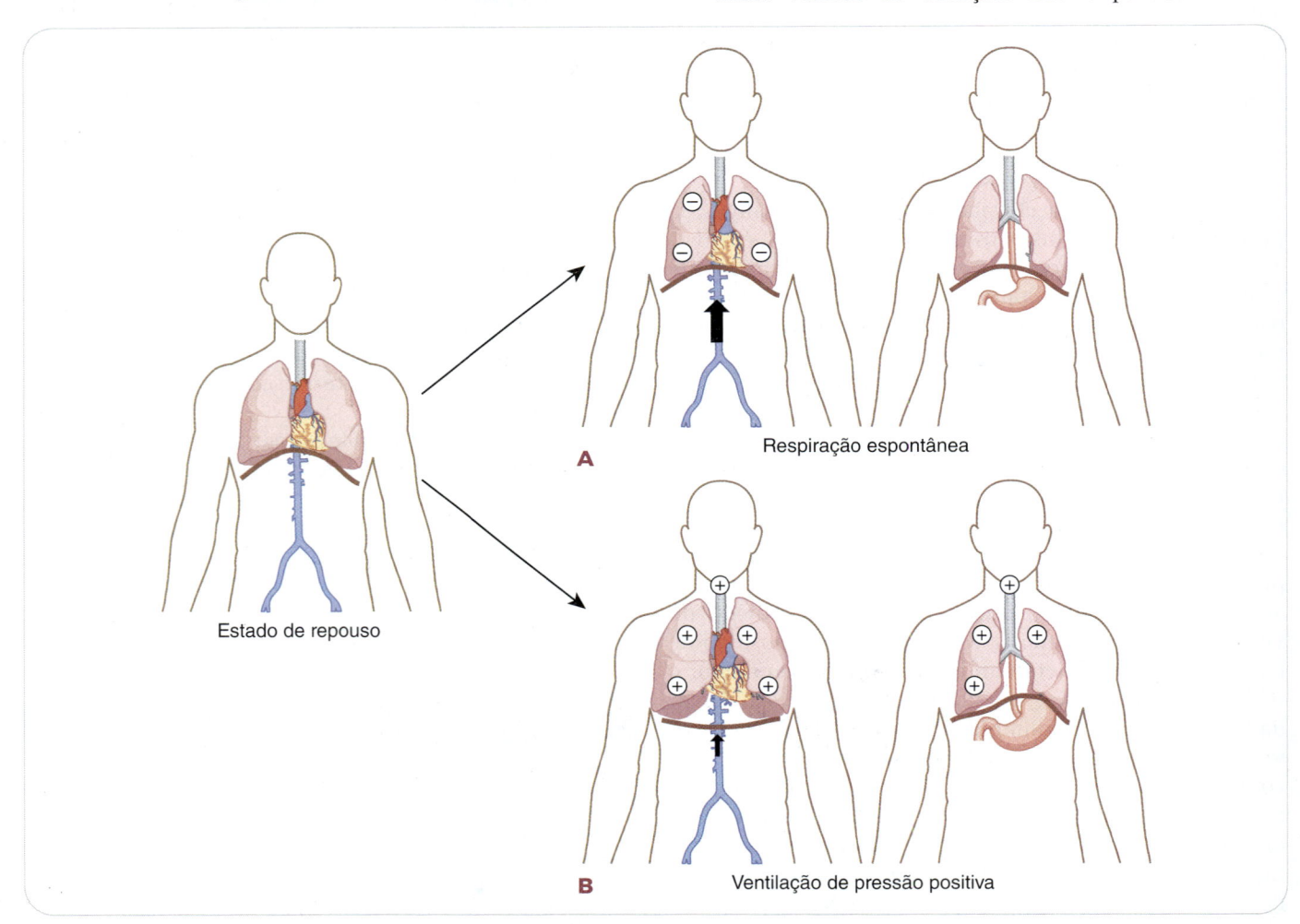

Figura 7-28 Respostas fisiológicas e anatômicas à ventilação com pressão negativa *versus* ventilação com pressão positiva. **A.** Durante a inspiração normal, o abaixamento do diafragma e a expansão da caixa torácica criam uma pressão negativa dentro do tórax, que leva o sangue da veia cava para o coração. **B.** Quando a ventilação com pressão positiva é aplicada, cria-se uma pressão positiva no tórax, diminuindo o retorno venoso. Além disso, o ar pode ser forçado para dentro do estômago, resultando em superinflação e deslocando o diafragma para cima.

Estado de repouso
Respiração espontânea
Ventilação de pressão positiva

problemático em um doente que também está sofrendo hipovolemia devido à perda aguda de sangue.

- Se houver um pneumotórax, a adição de pressão positiva dentro do pulmão aumenta consideravelmente o risco de aumentar o tamanho e a gravidade do pneumotórax e a possibilidade de desenvolver um pneumotórax hipertensivo.
- Se um doente que não estiver intubado tentar expirar durante a administração de uma respiração com pressão positiva, a pressão dentro da via aérea aumentará e a respiração administrada seguirá o caminho de menor resistência e será direcionada para o estômago.
- Há pelo menos um risco teórico de embolia aérea se houver laceração pulmonar, como ocorre com frequência em traumas torácicos penetrantes.

Melhoria Contínua da Qualidade na Intubação

Como a eficácia da intubação pré-hospitalar de doentes traumatizados continua em questão, é importante que a supervisão administrativa de qualquer sistema pré-hospitalar analise continuamente todas as intubações extra-hospitalares ou episódios que envolvam o uso de uma técnica invasiva da via aérea. Isso é especialmente verdadeiro se forem usados medicamentos para facilitar a tentativa de intubação. Os pontos específicos incluem:

- Adesão ao protocolo e aos procedimentos
- Número de tentativas de intubação
- Confirmação da posição do tubo e os procedimentos usados para a verificação
- Desfechos e complicações
- Indicações apropriadas para o uso de agentes de indução, quando for o caso
- Documentação adequada de doses e via de administração de medicamentos e monitoramento do doente durante e após a intubação
- Sinais vitais antes, durante e após a intubação

Um programa eficaz de melhoria contínua da qualidade (MCQ) é o meio de garantir que o sistema de atendimento esteja funcionando para oferecer uma oportunidade segura, eficaz e de alto valor para o doente. Um programa de MCQ que funcione adequadamente não deve ser visto como uma "punição", mas sim como uma oportunidade para que os profissionais do atendimento pré-hospitalar, os gerentes administrativos e o diretor médico garantam que o sistema esteja funcionando de forma a proporcionar um ambiente ideal para o sucesso do profissional e um atendimento e resultados de qualidade para o doente. A base de um programa de MCQ que funciona adequadamente é um processo padrão de revisão de prontuários combinado com um programa

rigoroso de vigilância que identifica eventos imprevistos. Os problemas identificados pelo processo de MCQ tornam-se o alvo de futuras iniciativas educacionais, bem como de mudanças no sistema para abordar as áreas de melhoria identificadas. Após a conclusão da educação e das mudanças no sistema, a etapa final do processo de MCQ é reavaliar o problema para verificar se houve correção. O processo de MCQ é um ciclo interminável de identificação, análise, implementação e reanálise. Foi demonstrado que os programas de MCQ que funcionam adequadamente melhoram a qualidade e o resultado dos doentes submetidos à intubação.[45] O alvo principal do programa de MCQ é o sistema. A ação individual de um provedor ocorre quando são identificadas lacunas educacionais. A ação disciplinar individual decorrente do processo de MCQ deve ser reservada para situações extremamente raras em que o profissional ignorou os protocolos e procedimentos de forma *consciente* e *intencional*, colocando a segurança do doente em risco de forma imprudente.

Transporte Prolongado

A abordagem da via aérea de um doente antes e durante um transporte prolongado costuma exigir uma complexa tomada de decisão por parte do profissional do atendimento pré-hospitalar. As intervenções para controlar e garantir a via aérea, especialmente o uso de técnicas avançadas, requer a consideração de vários fatores. Esses fatores incluem, entre outros, as lesões do doente, as habilidades clínicas do profissional, o equipamento disponível e a distância e o tempo de transporte até os cuidados definitivos. Os riscos e benefícios de todas as opções de via aérea disponíveis devem ser considerados antes de tomar uma decisão final sobre a via aérea. A distância de transporte e um tempo de transporte previsto mais longo diminuem o limite para a proteção da via aérea antes do transporte. Para transportes de 15 a 20 minutos, as habilidades essenciais, incluindo cânula oral e ventilação com bolsa-valva-máscara, podem ser suficientes. O uso de transporte aeromédico também diminui o limiar para a realização de IET, da mesma forma que um ambiente apertado e barulhento dificulta a avaliação e a abordagem continuados da via aérea.

Doentes que necessitam de abordagem da via aérea ou de suporte ventilatório durante o transporte exigem um nível elevado de monitoramento contínuo durante o transporte. O monitoramento da oximetria de pulso contínua deve ser usado em todos os doentes traumatizados durante o transporte, e a capnografia deve ser considerada mandatória em todos os doentes intubados. A perda de $ETCO_2$ indica que o circuito do ventilador foi desconectado, que o TET foi deslocado ou que a perfusão do doente diminuiu de forma significativa. Todas essas possíveis causas exigem ação imediata.

Os sinais vitais devem ser monitorados continuamente e apresentados de forma gráfica para permitir que o profissional tenha a oportunidade de identificar possíveis problemas em um momento anterior. A confirmação da IET, conforme descrita antes, deve ser realizada toda vez que o doente for movido ou reposicionado. Também é uma boa ideia confirmar com frequência a fixação de qualquer dispositivo da via aérea.

Doentes que necessitem de FiO_2 ou PEEP para manter a oxigenação devem ser cuidadosamente reavaliados. As possíveis etiologias incluem o desenvolvimento de pneumotórax ou a piora das funções pulmonares. Qualquer pneumotórax reconhecido ou suspeito deve ser monitorado cuidadosamente para evitar a evolução para um pneumotórax hipertensivo. A descompressão pleural deve ser realizada se houver comprometimento hemodinâmico que não possa ser explicado por outras causas, como hemorragia contínua, hipovolemia ou choque neurogênico. Se o doente estiver recebendo ventilação com pressão positiva, esse processo pode converter um pneumotórax simples em um pneumotórax hipertensivo. Se o doente tiver sofrido um pneumotórax aberto coberto com um selo oclusivo, o curativo deve ser aberto intermitentemente para garantir que qualquer acúmulo potencial de pressão intratorácica excessiva (pneumotórax) seja ventilado para a atmosfera.

Os doentes queimados devem receber oxigênio suplementar para manter a SpO_2 maior do que 94%, enquanto aqueles com intoxicação conhecida ou suspeitada por monóxido de carbono devem receber oxigênio a 100% ou ser monitorado com um coxímetro de pulso capaz de medir a saturação de carboxihemoglobina.

(Ver o Capítulo 13, "Lesões Térmicas", para mais informações.)

Antes de embarcar em um transporte prolongado de um doente, as potenciais necessidades de oxigênio devem ser calculadas e quantidades suficientes de oxigênio devem estar disponíveis para o transporte (Tabela 7-2). O doente deve ser mantido na menor concentração de oxigênio inspirado que garanta uma saturação > 94%. Essa estratégia é clinicamente ideal e garante a conservação do oxigênio. Uma boa regra geral e levar 50% a mais de oxigênio do que a necessidade prevista (**Tabela 7-5**).

Os doentes intubados devem estar sedados para o transporte conforme os protocolos locais. Deve-se buscar modalidades de ventilação que minimizem a dissincronia entre o ventilador e o doente. A dissincronia do ventilador ocorre quando o doente tenta respirar em um padrão que não é reconhecido adequadamente, ou em tempo hábil, pelo ventilador. Os doentes que dizem estar "lutando contra o ventilador" geralmente estão lutando porque o ventilador não está fornecendo acesso adequado ao fluxo e ao volume do ventilador como resultado de sinais de disparo não reconhecidos ou taquipneia. A sedação pode melhorar a situação, mas não resolve necessariamente o problema subjacente. Os agentes de sedação preferidos são os de ação curta e prontamente reversíveis e incluem propofol, etomidato, Precedex e cetamina. O uso de agentes bloqueadores neuromusculares pode ser considerado se o doente estiver significativamente combativo, se a via aérea estiver garantida com um TET e se a equipe de cuidados pré-hospitalares estiver adequadamente treinada e credenciada. Porém, os doentes *não* devem receber agentes bloqueadores neuromusculares sem a sedação adequada.

Tabela 7-5 Tamanho e Duração do Cilindro de Oxigênio					
Taxa de Fluxo (L/min)	**Tamanho do Cilindro e Duração (horas)**				
	D	**E**	**M**	**G**	**H/K**
2	2,5	4,4	24,7	38,2	49,7
5	1	1,8	9,9	15,3	19,9
10	0,5	0,9	4,9	7,6	9,9
15	0,3	0,6	3,3	5,1	6,6

Nota: Esta tabela mostra a duração aproximada em horas para os vários tamanhos de cilindros de oxigênio e taxas de fluxo. Os números supõem que o cilindro de oxigênio está completamente cheio a 2.100 libras por polegada quadrada (psi).

© National Association of Emergency Medical Technicians (NAEMT)

RESUMO

- O fornecimento de oxigenação cerebral adequada e a entrega de oxigênio no nível celular, realizados por meio da abordagem adequado da via aérea e da ventilação, estão entre os componentes mais importantes do atendimento pré-hospitalar do doente traumatizado.
- O profissional do atendimento pré-hospitalar deve ser capaz de integrar os princípios da ventilação e das trocas gasosas com a fisiopatologia do trauma para oferecer o atendimento adequado ao doente traumatizado.
- A ventilação efetiva é definida como a ventilação-minuto total menos a ventilação de espaço morto. Quando a ventilação-minuto efetiva começa a cair abaixo dos níveis normais, o doente pode demonstrar ventilação inadequada, o que é chamado de *hipoventilação*.
- A diminuição da ventilação efetiva pode ser resultado de vários fatores. Os fatores pré-hospitalares mais comuns associados a essa condição incluem obstrução mecânica (geralmente a língua), diminuição do nível de consciência ou outras condições de trauma que comprometam a mecânica efetiva da ventilação (tórax instável, ferimentos abertos no tórax etc.).
- Sons respiratórios audíveis na via aérea superior podem indicar obstrução parcial da via aérea. As causas da obstrução parcial da via aérea incluem obstrução mecânica da via aérea causada pela língua, por sangue ou por corpos estranhos na via aérea superior. Os profissionais devem escutar e procurar os sinais de obstrução.
- A hipoxemia (diminuição da saturação de oxigênio) deve ser evitada em doentes traumatizados. Isso é particularmente verdadeiro para doentes com lesões cerebrais traumáticas. É importante que os profissionais do atendimento pré-hospitalar estejam atentos a qualquer condição que possa comprometer a oxigenação de um doente traumatizado. Se identificada, o profissional deve então decidir qual método ou equipamento é apropriado para reverter essa condição.

- As categorias para os dispositivos auxiliares e os procedimentos de via aérea incluem:
  - Os *métodos manuais* são mais simples de usar e não requerem equipamentos adicionais; eles incluem as manobras de elevação do mento no trauma e anteriorização da mandíbula no trauma.
  - A *abordagem simples da via aérea* envolve o uso de dispositivos auxiliares que exigem apenas um equipamento, e a técnica de inserção do dispositivo necessita de treinamento mínimo; isso inclui as cânulas orofaríngeas e nasofaríngeas.
  - As *vias aéreas avançadas* incluem acessórios de via aérea supraglóticas; elas exigem treinamento adicional, mas oferecem o benefício adicional de um controle mais completo da faringe oral.
  - As *vias aéreas definitivas* incluem tubos endotraqueais e a via aérea cirúrgica. Esses métodos exigem treinamento e prática extensivos, podem exigir muito tempo e recursos, e têm uma taxa mais alta de complicações. Essas técnicas também oferecem a via aérea mais segura.
- A decisão de realizar a intubação endotraqueal ou de usar um dispositivo alternativo deve ser tomada após a avaliação da via aérea ter ajudado a definir o problema. Isso constitui um julgamento de risco-benefício que leva em conta fatores como a habilidade e a experiência do profissional e a duração do transporte até o centro de trauma mais próximo.
- O monitoramento do dióxido de carbono no final da expiração ($ETCO_2$) (capnografia) serve como "padrão-ouro" para confirmar a posição do TET. Essa técnica deve ser usada no ambiente pré-hospitalar sempre que estiver disponível.
- A abordagem da via aérea tem seus riscos. Ao aplicar certas habilidades e modalidades, o risco deve ser pesado contra os potenciais benefícios para aquele doente. O que pode ser a melhor opção para um doente em uma determinada situação pode não ser para outro com uma apresentação semelhante.
- Deve haver boas habilidades de pensamento crítico para a realização dos melhores julgamentos para o doente traumatizado.

RECAPITULAÇÃO DO CENÁRIO

Você é chamado à cena de uma colisão de motocicleta em uma rodovia movimentada. Ao chegar à cena, você vê o doente deitado em posição supina a cerca de 15 metros (m) de uma motocicleta muito danificada. O doente é um homem jovem que ainda está com o capacete. Ele não está se movendo, e você observa à distância que ele está respirando rapidamente. Ao abordar o doente, você vê uma poça de sangue ao redor de sua cabeça e observa que sua respiração está ruidosa, com roncos e ruídos de gorgolejo.

Você está a 15 minutos de um centro de trauma, e o centro de despacho informa que o serviço de emergência por helicóptero não está disponível devido ao mau tempo.

- Quais indicadores de comprometimento da via aérea estão evidentes neste doente?
- Quais outras informações, se existirem, você buscaria com as testemunhas ou com outros socorristas?
- Quais são os sinais e sintomas importantes de comprometimento da oxigenação e da ventilação que devem ser procurados e observados durante a avaliação inicial rápida no campo?
- Descreva a sequência de ações que você seguiria para manejar este doente antes e durante o transporte.

SOLUÇÃO DO CENÁRIO

Testemunhas confirmam que o doente estava sozinho e, ao verificar se o trânsito estava interrompido, você observa que o doente está deitado a cerca de 15 metros de sua motocicleta destruída, o que indica um mecanismo de trauma significativo. Seu padrão respiratório, além da poça de sangue ao redor da cabeça, é altamente sugestivo de um problema de via aérea. Sons de roncos e gorgolejos confirmam sua suspeita quando você se aproxima do doente.

Você e seu parceiro removem o capacete mantendo a proteção da coluna cervical. Os sons de roncos desaparecem ao aplicar a manobra de anteriorização da mandíbula no trauma e a aspiração da via aérea; ainda assim, a respiração continua rápida e superficial. A ausculta de ambos os lados é normal, mas a SpO_2 é de 80%, de modo que você decide por colocar oxigênio suplementar por meio de uma máscara facial não reinalante. Essa manobra é apenas parcialmente bem-sucedida, e a saturação melhora para a faixa de 87%. Devido à preocupação com uma lesão cerebral traumática, você tenta atingir um nível de saturação de oxigênio > 94%. A próxima manobra é a ventilação assistida por bolsa-valva-máscara, sincronizada com a respiração espontânea do doente. Você garante uma via aérea superior segura com a colocação de uma via aérea oral e você e seu parceiro conseguem melhorar rapidamente as saturações para 96%. Seu parceiro informa que o pulso está rápido e filiforme. Seu score na escala de coma de Glasgow é 7, sem sinais de lateralização.

Como não há disponibilidade de serviço de emergência por helicóptero, você se prepara imediatamente para o transporte até o hospital. Uma vez dentro da ambulância, você reavalia rapidamente suas opções para manter a oxigenação e a ventilação do doente. Com sucção intermitente e com a via aérea oral adequadamente posicionadas, o doente parece ter um drive respiratório adequado e simétrico e a saturação é mantida acima de 94%. Você solicita assistência adicional do seu SEM para que haja dois profissionais de suporte avançado de vida durante o transporte, e seu parceiro permanece com você até que um operador de ambulância esteja disponível. Você continua a fornecer ventilação assistida durante o trajeto por meio de uma bolsa-valva-máscara enquanto seu parceiro estabelece um acesso IV e conecta o doente a um monitor. Os sinais vitais são SpO_2 de 95%, frequência cardíaca de 100 batimentos/minuto e pressão arterial de 110/60 mmHg quando você transfere os cuidados do doente para a equipe de trauma 15 minutos depois.

Referências

1. Vanderlan WB, Tew BE, McSwain NE. Increased risk of death with cervical spine immobilisation in penetrating cervical trauma. *Injury.* 2009;40:880-883.

2. Barkana Y, Stein M, Scope A, et al. Prehospital stabilization of the cervical spine for penetrating injuries of the neck—is it necessary? *Injury.* 2000;31:305-309.

3. Brown JB, Bankey PE, Sangosanya AT, Cheng JD, Stassen NA, Gestring ML. Prehospital spinal immobilization does not appear to be beneficial and may complicate care following gunshot injury to the torso. *J Trauma.* 2009;67:774-778.

4. Roberts K, Whalley H, Bleetman A. The nasopharyngeal airway: dispelling myths and establishing the facts. *Emerg Med J.* 2005;22:394-396.

5. Liti A, Giusti GD, Gili A, et al. Insertion of four different types of supraglottic airway devices by emergency nurses: a mannequin-based simulation study. *Acta Biomed.* 2020 Nov 30;91(12-S):e2020016. doi: 10.23750/abm. v91i12-S.10832

6. Ruetzler K, Roessler B, Potura L, et al. Performance and skill retention of intubation by paramedics using seven different airway devices: a manikin study. *Resuscitation.* 2011 May;82(5):593-597. doi: 10.1016/j.resuscitation .2011.01.00

7. Kleine-Brueggeney M, Gottfried A, Nabecker S, Greif R, Book M, Theiler L. Pediatric supraglottic airway devices in clinical practice: a prospective observational study. *BMC Anesthesiol.* 2017 Sep 2;17(1):119. doi: 10.1186/s12871 -017-0403-6

8. Carney N, Cheney T, Totten AM, et al. *Prehospital Airway Management: A Systematic Review* [Internet]. Report No.: 21-EHC023. Agency for Healthcare Research and Quality; 2021. Accessed April 22, 2022. https://www.ncbi.nlm .nih.gov/books/NBK571440/

9. Mort TC. The incidence and risk factors for cardiac arrest during emergency tracheal intubation: a justification for incorporating the ASA Guidelines in the remote location. *J Clin Anesth.* 2004 Nov;16(7):508-516. doi: 10.1016/j .jclinane.2004.01.007

10. Stockinger ZT, McSwain NE Jr. Prehospital endotracheal intubation for trauma does not improve survival over bag-mask ventilation. *J Trauma.* 2004;56(3):531-536.

11. Davis DP, Koprowicz KM, Newgard CD, et al. The relationship between out-of-hospital airway management and outcome among trauma patients with Glasgow Coma Scale scores of 8 or less. *Prehosp Emerg Care.* 2011;15(2):184-192.

12. Gravesteijn BY, Sewalt CA, Stocchetti N, et al; CENTER-TBI collaborators. Prehospital management of traumatic brain injury across Europe: a CENTER-TBI study. *Prehosp Emerg Care.* 2021;25(5):629-643. Epub 2020 Oct 1. doi: 10.1080/10903127.2020.1817210

13. Brown CVR, Inaba K, Shatz DV, et al. Western Trauma Association critical decisions in trauma: airway management in adult trauma patient. *Trauma Surg Acute Care Open.* 2020;5:e000539.

14. Davis DP, Olvera DJ. HEAVEN criteria: derivation of a new difficult airway prediction tool. *Air Med J.* 2017;36(4):195-197.

15. American College of Surgeons (ACS) Committee on Trauma. *Advanced Trauma Life Support Course.* ACS; 2018.

16. Sakles JC, Chiu S, Mosier J, Walker C, Stolz U. The importance of first pass success when performing orotracheal intubation in the emergency department. *Acad Emerg Med.* 2013 Jan;20(1):71-78. doi: 10.1111/acem.12055

17. Garza AG, Gratton MC, Coontz D, et al. Effect of paramedic experience on orotracheal intubation success rates. *J Emerg Med.* 2003;25(3):251.

18. Buis ML, Maissan M, Hoeks SE, Klimek M, Stolker RJ. Defining the learning curve for endotracheal intubation using direct laryngoscopy: a systematic review. *Resuscitation.* February 2016;99:63-71.

19. Warner KJ, Sharar SR, Copass MK, Bulger EM. Prehospital management of a difficult airway: a prospective cohort study. *J Emerg Med.* 2008;36(3):257-265.

20. Dunford JV, Davis DP, Ochs M, Doney M, Hoyt DB. Incidence of transient hypoxia and pulse rate reactivity during paramedic rapid sequence intubation. *Ann Emerg Med.* 2003 Dec;42(6):721-728. doi: 10.1016/s0196 -0644(03)00660-7

21. Walls RM, Brown CA, Bair AE, Pallin DJ. Emergency airway management: a multi-center report of 8937 emergency department intubations. *J Emerg Med.* 2011;41(4): 347-354.

22. Aziz S, Foster E, Lockey DJ, Christian MD. Emergency scalpel cricothyroidotomy use in a prehospital trauma service: a 20-year review. *Emerg Med J.* 2021 May;38(5):349-354. doi: 10.1136/emermed-2020-210305

23. Weitzel N, Kendall J, Pons P. Blind nasotracheal intubation for patients with penetrating neck trauma. *J Trauma.* 2004 May;56(5):1097-1101. doi: 10.1097/01.ta .0000071294.21893.a4

24. O'Brien DJ, Danzl DF, Hooker EA, Daniel LM, Dolan MC. Prehospital blind nasotracheal intubation by paramedics. *Ann Emerg Med.* 1989 Jun;18(6):612-617. doi:10.1016/s0196 -0644(89)80512-8

25. Marlow TJ, Goltra DD Jr, Schabel SI. Intracranial placement of a nasotracheal tube after facial fracture: a rare complication. *J Emerg Med.* 1997;15(2):187-191. doi: 10.1016/s0736-4679(96)00356-3

26. Tentillier E, Heydenreich C, Cros AM, Schmitt V, Dindart JM, Thicoïpé M. Use of the intubating laryngeal mask airway in emergency pre-hospital difficult intubation. *Resuscitation.* 2008 Apr;77(1):30-34.

27. Theiler L, Hermann K, Schoettker P, et al. SWIVIT—Swiss video-intubation trial evaluating video-laryngoscopes in a simulated difficult airway scenario: study protocol for a multicenter prospective randomized controlled trial in Switzerland. *Trials.* 2013 Apr 4;14:94. doi: 10.1186/1745-6215-14-94

28. Nabecker S, Greif R, Kotarlic M, Kleine-Brueggeney M, Riggenbach C, Theiler L. Outdoor performance of different

videolaryngoscopes on a glacier: a manikin study. *Emergencias* [Spanish]. 2016;28(4):216-222.

29. Driver BE, Prekker ME, Reardon RF, et al. Success and complications of the ketamine-only intubation method in the emergency department. *J Emerg Med.* 2021 Mar;60(3):265-272. doi:10.1016/j.jemermed.2020.10.042

30. Wang HE, Davis DP, O'Connor RE, et al. Drug-assisted intubation in the prehospital setting. *Prehosp Emerg Care.* 2006;10(2):261-271.

31. Davis DP, Hoyt DB, Ochs M, et al. The effect of paramedic rapid sequence intubation on an outcome in patients with severe trauma brain injury. *J Trauma.* 2003;54:444-453.

32. Bernard SA, Nguyen V, Cameron P, et al. Prehospital rapid sequence intubation improves functional outcome for patients with severe traumatic brain injury: a randomized controlled trial. *Ann Surg.* 2010;252(6):959-965.

33. Galbiati G, Paola C. Effects of open and closed endotracheal suctioning on intracranial pressure and cerebral perfusion pressure in adult patients with severe brain injury: a literature review. *J Neurosci Nurs.* 2015 Aug;47(4):239-46. doi: 10.1097/ JNN.0000000000000146.

34. Weingart SD, Trueger NS, Wong N, Scofi J, Singh N, Rudolph SS. Delayed sequence intubation: a prospective observational study. *Ann Emerg Med.* 2015 Apr;65(4):349-355. doi: 10.1016/j.annemergmed.2014.09.025

35. Smith KJ, Dobranowski J, Yip G, Dauphin A, Choi PT. Cricoid pressure displaces the esophagus: an observational study using magnetic resonance imaging. *Anesthesiology.* 2003;99(1):60-64.

36. Werner SL, Smith CE, Goldstein JR, Jones RA, Cydulka RK. Pilot study to evaluate the accuracy of ultrasonography in confirming endotracheal tube placement. *Ann Emerg Med.* 2007;49(1):75-80.

37. Butler J, Sen A. Best evidence topic report: cricoid pressure in emergency rapid sequence induction. *Emerg Med J.* 2005;22(11):815-816.

38. O'Connor RE, Swor RA. Verification of endotracheal tube placement following intubation. *Prehosp Emerg Care.* 1999;3:248-250.

39. Weingart SD, Levitan RM. Preoxygenation and prevention of desaturation during emergency airway management. *Ann Emerg Med.* 2012;59(3):165-175.

40. Jeremitsky E, Omert L, Dunham CM, Protetch J, Rodriguez A. Harbingers of poor outcome the day after severe brain injury: hypothermia, hypoxia, and hypoperfusion. *J Trauma.* 2003;54:312–319.

41. Davis DP, Hwang JQ, Dunford JV. Rate of decline in oxygen saturation at various pulse oximetry values with prehospital rapid sequence intubation. *Prehosp Emerg Care.* 2008 Jan–Mar;12(1):46-51. doi: 10.1080/10903120701710470

42. Davis DP, Aguilar S, Sonnleitner C, Cohen M, Jennings M. Latency and loss of pulse oximetry signal with the use of digital probes during prehospital rapid-sequence intubation. *Prehosp Emerg Care.* 2011;15(1):18-22.

43. Cemalovic N, Scoccimarro A, Arslan A, Fraser R, Kanter M, Caputo N. Human factors in the emergency department: is physician perception of time to intubation and desaturation rate accurate? *Emerg Med Australas.* 2016 Jun;28(3):295-299. doi: 10.1111/ 1742-6723.12575

44. Jensen M, Barmaan B, Orndahl CM, Louka A. Impact of suction-assisted laryngoscopy and airway decontamination technique on intubation quality metrics in a helicopter emergency medical service: an educational intervention. *Air Med J.* 2020 Mar-Apr;39(2):107-110. doi: 10.1016/j.amj.2019.10.005

45. Jarvis JL, Gonzales J, Johns D, Sager L. Implementation of a clinical bundle to reduce out-of-hospital peri-intubation hypoxia. *Ann Emerg Med.* 2018 Sep;72(3):272-279.e1. doi: 10.1016/j.annemergmed.2018.01.044

46. Kupas DF, Kauffman KF, Wang HE. Effect of airway-securing method on prehospital endotracheal tube dislodgment. *Prehosp Emerg Care.* 2020;14(1):26-30. doi: 10.3109/10903120903144932

47. Moroco AE, Armen SB, Goldenberg D. Emergency cricothyrotomy: a 10-year single institution experience. *Am Surg.* 2021 Feb 10:313482 995075. doi: 10.1177 / 0003134821995075

48. Mabry RL, Frankfurt A. An analysis of battlefield cricothyrotomy in Iraq and Afghanistan. *J Spec Oper Med.* 2012;12(1):17-23.

49. Warner KJ, Cuschieri J, Garland B, et al. The utility of early end-tidal capnography in monitoring ventilation status after severe injury. *J Trauma.* 2009;66:26-31.

50. Groombridge CJ, Ley E, Miller M, Konig T. A prospective, randomised trial of pre-oxygenation strategies available in the pre-hospital environment. *Anaesthesia.* 2017 May;72(5):580-584. doi: 10.1 11/anae.13852. Epub 2017 Mar 14.

51. Johannigman JA, Branson RD, Davis K Jr, Hurst JM. Techniques of emergency ventilation: a model to evaluate tidal volume, airway pressure, and gastric insufflation. *J Trauma.* 1991 Jan;31(1):93-8.

Anteriorização da Mandíbula

Princípio: Abrir a via aérea sem mover a coluna cervical.

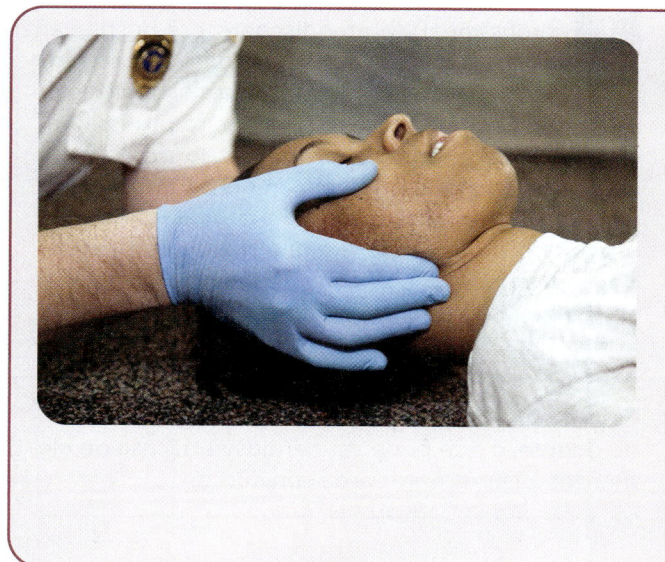

1 Na anteriorização da mandíbula no trauma e na elevação do mento no trauma, a estabilização manual neutra e alinhada da cabeça e do pescoço é mantida enquanto a mandíbula é movida anteriormente (para a frente). Essa manobra move a língua para a frente, afastando-a da hipofaringe, enquanto mantém a boca levemente aberta.

Posicionado acima da cabeça do doente, o profissional do atendimento pré-hospitalar coloca as mãos em ambos os lados da cabeça do doente, com os dedos apontando em direção aos pés do doente e o polegar na região malar. Aplica-se uma leve pressão com o dedo anelar para levantar a mandíbula para cima, enquanto os polegares repousam sobre a região malar. As palmas das mãos estabilizam a cabeça durante o processo.

Anteriorização Alternativa da Mandíbula

Princípio: Abrir a via aérea pela frente sem mover a coluna cervical.

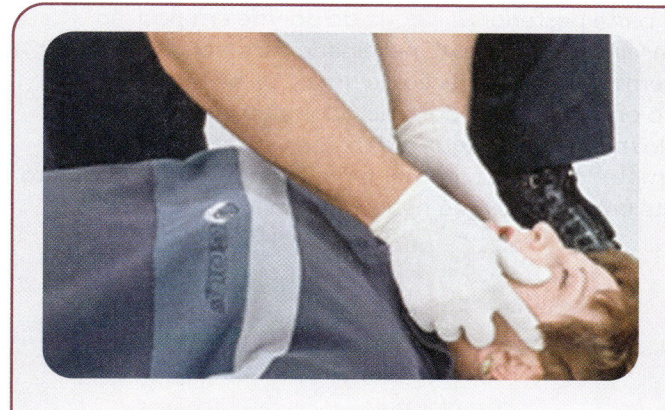

1 A anteriorização da mandíbula no trauma também pode ser feita enquanto o profissional estiver ao lado do doente, de frente para sua cabeça. Os polegares repousam sobre a região malar, enquanto o dedo indicador é "enganchado" atrás do ângulo da mandíbula para movê-la para frente. O fato de os antebraços estarem apoiados nas clavículas do doente proporciona mais estabilidade. Uma pressão suave e igual é aplicada com o dedo anelar para levantar a mandíbula, enquanto o polegar pressiona a região malar e os outros dedos ajudam a estabilizar a mandíbula. Em seguida, o profissional verifica a entrada de ar e o movimento do tórax.

Habilidades Específicas de Ventilação e Abordagem da Via Aérea
(continuação)

Elevação do Mento

Princípio: Abrir a via aérea sem mover a coluna cervical.

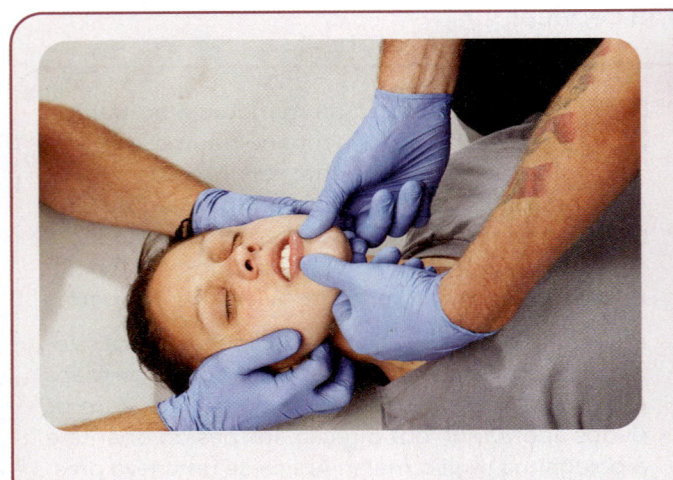

1 Posicionado acima da cabeça do doente, o profissional do atendimento pré-hospitalar alinha a cabeça e o pescoço do doente em uma posição neutra, sendo mantida a estabilização manual da coluna cervical. O primeiro profissional está na cabeça, enquanto o segundo profissional está ajoelhado de frente para o doente. Enquanto o primeiro profissional estabiliza a cabeça do doente, o segundo profissional segura o mento com os dedos indicadores e polegares. Então, o profissional abre a boca do doente e puxa a mandíbula para a frente. Para obter sucesso com esse movimento, é necessário primeiro abrir a boca do doente.

Essa técnica evita a inserção do polegar na boca do doente, o que pode ser perigoso em caso de ele morder ou apresentar uma convulsão.

Cânula Orofaríngea

Princípio: Dispositivo auxiliar utilizado para manter a via aérea aberta mecanicamente em doentes sem reflexo do vômito.

A cânula orofaríngea (COF) é desenhada para manter a parte posterior da língua do doente em posição anterior e afastada da faringe. A COF está disponível em vários tamanhos. É necessário escolher o tamanho adequado para o doente para garantir uma via aérea permeável. A colocação de uma COF na hipofaringe está *contraindicada* em doentes com reflexo do vômito preservado. Há dois métodos efetivos para a inserção da COF: o método de inserção com elevação do mento e da língua e o método de inserção com abaixador de língua às cegas. Independentemente do método usado, o primeiro profissional do atendimento pré-hospitalar estabiliza a cabeça e o pescoço do doente em uma posição neutra e alinhada, enquanto o segundo profissional mede e insere a COF.

Habilidades Específicas de Ventilação e Abordagem da Via Aérea
(continuação)

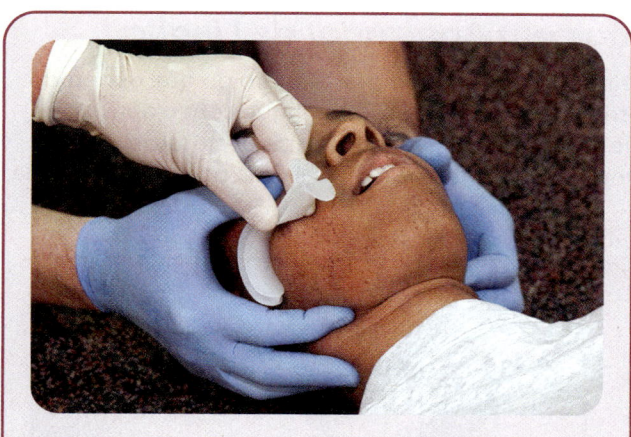

1 O primeiro profissional mantém a cabeça e o pescoço do doente em posição neutra e mantém a estabilização cervical enquanto abre a via aérea com uma manobra de anteriorização da mandíbula no trauma. O segundo profissional seleciona e mede para escolher a COF de tamanho adequado. A distância desde o canto da boca (comissura labial) do

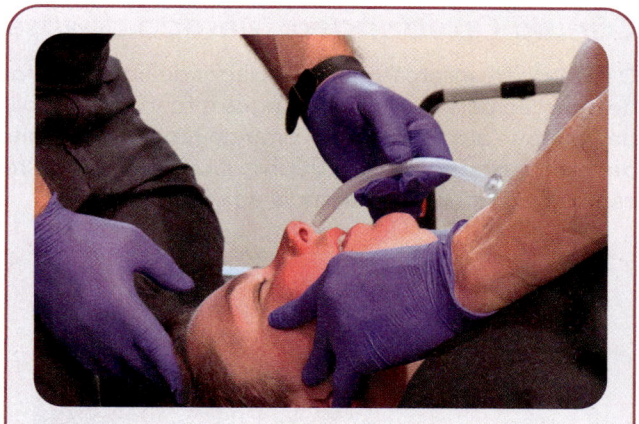

2 doente até o lóbulo da orelha é uma boa estimativa de tamanho adequado.

Enquanto o segundo profissional estabiliza a cabeça pela frente, o primeiro profissional abre a boca do doente com a mão esquerda e introduz a COF. A COF é virada de modo que a ponta distal aponte para um lado ou para o outro (em direção à bochecha do doente) e introduzida na boca do doente. Quando a ponta da COF atinge a parte posterior da orofaringe, ela é girado para se ajustar aos contornos da anatomia do doente.

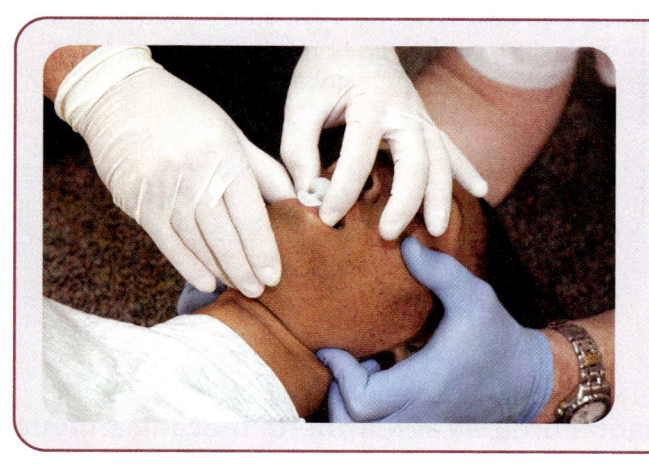

3 A COF é girada até que sua curvatura interna esteja descansando contra a língua, mantendo-a afastada da faringe posterior. Os rebordos da COF devem estar repousando contra a superfície externa dos dentes do doente. A entrada de ar e os movimentos do tórax são verificados.

Habilidades Específicas de Ventilação e Abordagem da Via Aérea
(continuação)

Cânula Orofaríngea: Método de Inserção com Abaixador de Língua

O método de inserção com abaixador de língua é provavelmente um método mais seguro do que o método de inserção pela elevação da língua e mandíbula, pois permite que o profissional verifique com o abaixador de língua se ainda há algum grau de reflexo do vômito. Ele também tem menor risco de deslocamento de dentes frouxos no caso de trauma facial. É a técnica recomendada em doentes pediátricos porque a ponta da cânula pode ferir o palato mole ao ser girada.

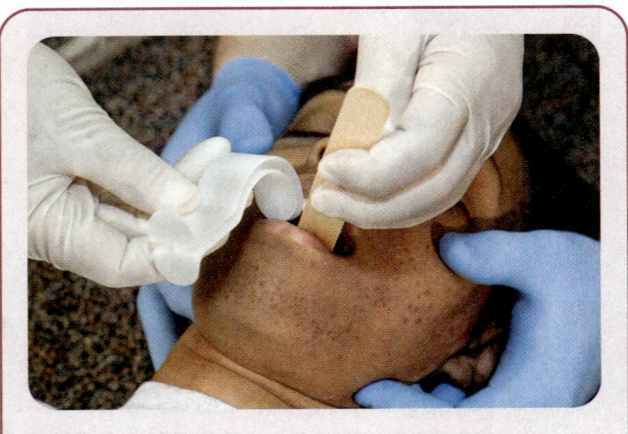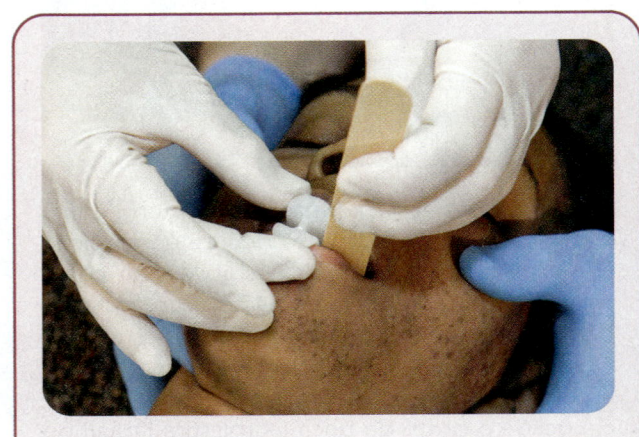

1 O primeiro profissional coloca a cabeça e o pescoço do doente em uma posição neutra e alinhada e mantém a estabilização enquanto abre a via aérea do doente com a manobra de anteriorização da mandíbula no trauma. O segundo profissional seleciona e mede para escolher uma COF de tamanho adequado. O segundo profissional abre a boca do doente fazendo a elevação do mento e coloca um abaixador de língua para mover e posicionar a língua para a frente. Ao mesmo tempo, o segundo profissional verifica se há algum reflexo de proteção ou estrutura solta.

2 O dispositivo é inserido com a extremidade saliente apontando para os pés do doente e com a extremidade distal apontando para a boca do doente, seguindo a curvatura da via aérea. A COF é inserida até que sua extremidade saliente descanse contra a superfície externa dos dentes do doente. Verifique a entrada de ar e os movimentos do tórax para avaliar a eficácia de sua intervenção.

© National Association of Emergency Medical Technicians (NAEMT)

Cânula Nasofaríngea

Princípio: Dispositivo auxiliar utilizado para manter uma via aérea aberta mecanicamente em doentes com ou sem reflexo do vômito ou em doentes com dentes cerrados.

A cânula nasofaríngea (CNF) é um dispositivo simples de via aérea que proporciona uma maneira efetiva de manter a via aérea permeável em doentes que ainda podem ter o reflexo do vômito preservado. A maioria dos doentes irá tolerar a CNF se for de tamanho adequado. As CNF estão disponíveis em vários diâmetros (diâmetros internos de 5 a 9 mm), e os comprimentos variam adequadamente conforme o tamanho do diâmetro. As CNF costumam ser feitas de um material flexível tipo borracha.

Habilidades Específicas de Ventilação e Abordagem da Via Aérea
(continuação)

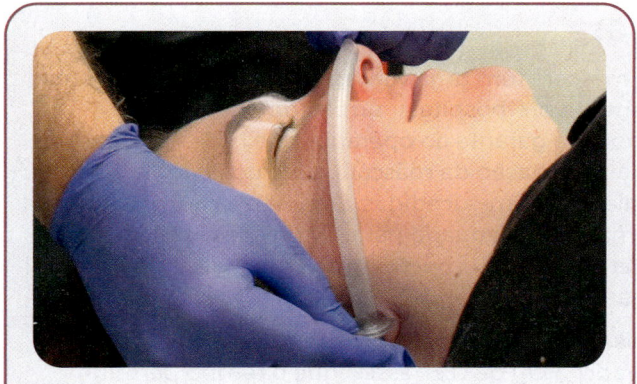

1 O primeiro profissional que for inserir a CNF seleciona o dispositivo de tamanho apropriado para a narina do doente, um tamanho de diâmetro um pouco menor do que o tamanho da abertura da narina (frequentemente o diâmetro do dedo mínimo do doente). O comprimento da CNF é importante. A CNF deve ser suficientemente longa para oferecer uma passagem de ar entre a língua do doente e a faringe posterior. A distância do nariz do doente até o lóbulo da orelha é uma boa estimativa para o tamanho adequado. (*Nota*: A CNF não deve ser estirada ao medir essa distância.)

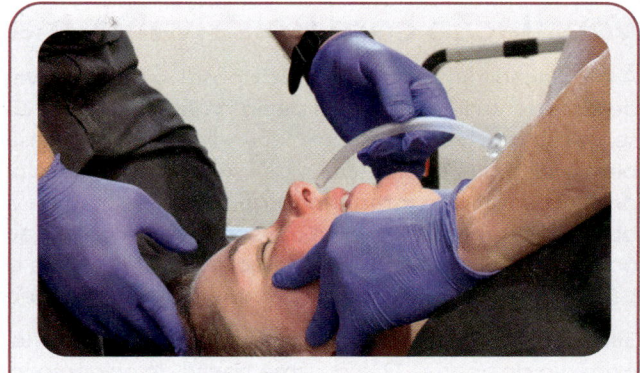

2 O primeiro profissional coloca a cabeça e o pescoço do doente em uma posição neutra e alinhada e mantém a estabilização enquanto abre a via aérea do doente com a manobra de anteriorização da mandíbula no trauma. Um segundo profissional lubrifica a extremidade distal (ponta não saliente) e a parte da CNF com um gel hidrossolúvel. A CNF é, então, lentamente inserida na narina escolhida. A inserção deve ter uma direção anterior-posterior ao longo do assoalho da cavidade nasal, e não em direção superior-inferior. A CNF avança ao longo do palato mole. Se for encontrada resistência na extremidade posterior da narina, um delicado movimento de rotação repetida com a CNF entre os dedos geralmente ajudará na sua passagem além dos cornetos nasais sem danos. Se a CNF continuar encontrando resistência, ela não deve ser forçada além da obstrução; em vez disso, ela deve ser retirada, com a extremidade distal sendo novamente lubrificada e inserida na outra narina.

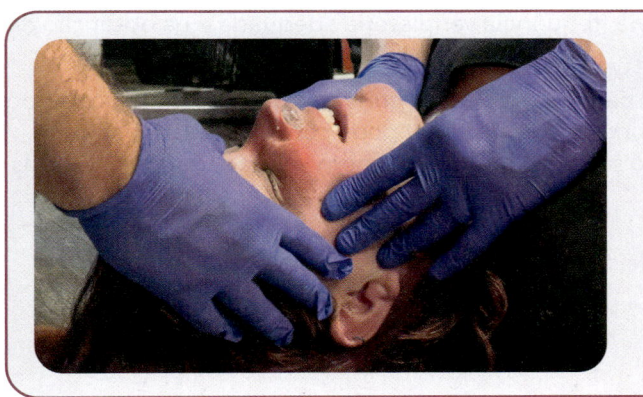

3 O segundo profissional continua a inserção até que a extremidade saliente da CNF esteja próxima da parte anterior das narinas ou até que o doente tenha o reflexo do vômito. Se o doente apresentar o reflexo do vômito ou tosse, pode ser um sinal de que a extremidade do tubo da CNF está em contato com a parte superior da laringe, tendo que ser um pouco tracionada. Novamente, verifique a entrada de ar e os movimentos do tórax para avaliar a eficácia de sua intervenção

Ventilação com Bolsa-valva-máscara

A ventilação com o uso de um dispositivo de bolsa-valva-máscara tem uma vantagem sobre outros sistemas de suporte ventilatório, pois dá ao profissional do atendimento pré-hospitalar um *feedback* sobre a sensação tátil da bolsa (complacência). Uma impressão positiva garante ao operador que há ventilações bem-sucedidas; mudanças nessa sensação indicam perda da vedação da máscara, obstrução de via aérea ou problema torácico interferindo na administração de ventilações bem-sucedidas. Essa "sensação" e o controle que ela dá também tornam o dispositivo de bolsa-valva-máscara adequado para ventilações assistidas. A portabilidade do dispositivo de bolsa-valva-máscara e o fato de estar sempre pronto para o uso o tornam útil para a imediata realização de ventilações quando necessário.

Sem oxigênio suplementar, porém, um dispositivo de bolsa-valva-máscara fornece uma concentração de oxigênio de apenas 21%, ou uma fração de oxigênio inspirado (FiO_2) de 0,21; assim que o tempo permitir, deve-se conectar à bolsa-valva-máscara um reservatório de oxigênio e oxigênio suplementar em altas concentrações. Quando o oxigênio é conectado sem reservatório, a FiO_2 é limitada a 0,50 ou menos; com um reservatório, a FiO_2 é de 0,85 ou mais.

Se o doente que está sendo ventilado estiver inconsciente e sem reflexo do vômito, deve ser inserida uma COF de tamanho adequado antes de tentar ventilar com dispositivo de bolsa-valva-máscara. Se o doente tiver reflexo do vômito preservado, deve ser inserida uma CNF de tamanho adequado antes de tentar as ventilações assistidas. Há vários dispositivos de bolsa-valva-máscara disponíveis, incluindo modelos descartáveis para uso em um único doente e que são relativamente baratos. As diferentes marcas têm variações nos desenho da bolsa, da válvula e do reservatório. Todas as partes usadas devem ser do mesmo modelo e marca, pois essas partes não costumam ser trocadas com segurança.

Os dispositivos de bolsa-valva-máscara estão disponíveis em tamanhos adulto, pediátrico e neonatal. Embora possa ser usada uma bolsa para adultos com a máscara pediátrica de tamanho adequado em uma emergência, o uso do tamanho correto da bolsa é recomendado como prática segura. As ventilações adequadas de um doente adulto estão sendo realizadas quando a elevação normal do tórax é alcançada.

Ao ventilar com um dispositivo de pressão positiva, a insuflação deve cessar após um volume corrente normal ter sido alcançado, ou seja, quando a elevação visível do tórax é alcançada. Ao usar o dispositivo de bolsa-valva-máscara, o tórax deve ser visualizado e a bolsa sentida para reconhecer qualquer aumento considerável na resistência da bolsa. Há necessidade de tempo adequado para a exalação (proporção 1:3 entre o tempo de inalação e o tempo para exalação). Se o tempo adequado não for alcançado, ocorrem "respirações sobrepostas" ao prover um volume maior de inspiração que de expiração. As respirações acumuladas produzem pouca troca gasosa, resultando em hiperinsuflação, pressão aumentada, abertura do esôfago e distensão gástrica. É muito importante prestar atenção na frequência ventilatória adequada e na obtenção de uma expiração normal.

Auxiliar a ventilação com um dispositivo de bolsa-valva-máscara é mais fácil com dois ou mais profissionais do atendimento pré-hospitalar do que com apenas um. O primeiro profissional pode concentrar a atenção em manter uma vedação adequada da máscara, enquanto o segundo fornece um bom volume usando ambas as mãos para apertar (desinsuflar) a bolsa.

Habilidades Específicas de Ventilação e Abordagem da Via Aérea
(continuação)

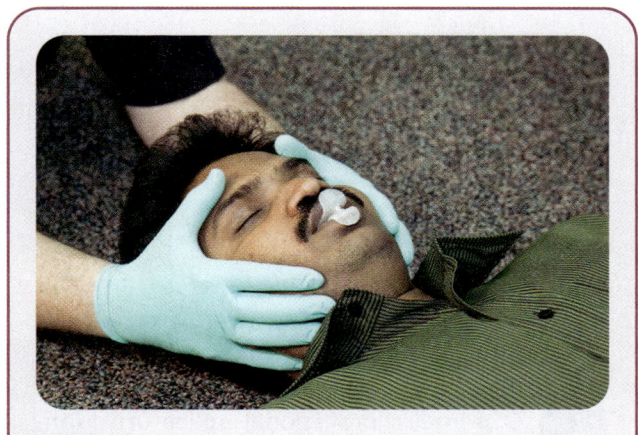

1 O primeiro profissional se ajoelha acima da cabeça do doente e mantém a estabilização manual da cabeça e do pescoço do doente em uma posição neutra e alinhada.

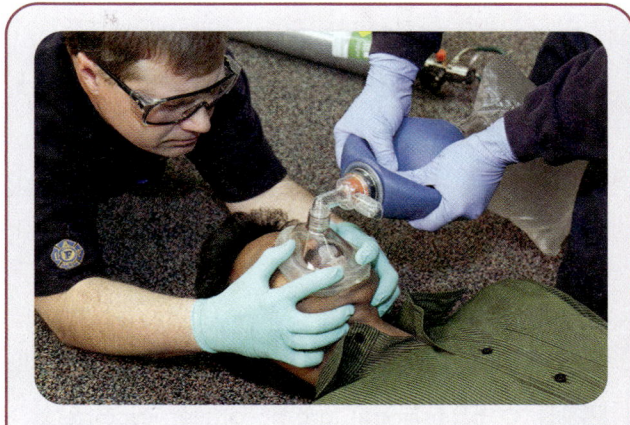

2 A máscara facial é colocada sobre o nariz e a boca do doente, e a máscara é mantida no lugar com os polegares sobre a porção lateral da máscara enquanto a mandíbula é puxada para cima em direção à máscara. Os outros dedos fornecem a estabilização manual e mantêm a via aérea permeável. O segundo profissional ajoelha-se ao lado do doente e aperta a bolsa com as duas mãos para insuflar os pulmões, prestando atenção à frequência ventilatória adequada e ao volume corrente adequado.

© National Association of Emergency Medical Technicians (NAEMT)

Via Aérea Supraglótica

As vias aéreas supraglóticas não devem ser usadas como primeira opção de técnica para abrir a via aérea. O doente deve ser pré-oxigenado para atingir uma SpO_2 de pelo menos 93% (de preferência 100%) antes de tentar inserir uma via aérea supraglótica. Como regra geral, um doente inconsciente que tolera uma COF provavelmente tolerará uma via aérea supraglótica.

Tubo Laríngeo

Princípio: Via aérea de duplo lúmen inserida às cegas e usada para fornecer ventilação ao doente traumatizado.

O tubo laríngeo (TL) é um tubo de duplo lúmen com um balonete distal e outro oral (proximal). O segundo lúmen destina-se a facilitar a inserção de um cateter de aspiração para descompressão gástrica. Deve-se observar que o TL não fornece proteção completa contra a aspiração. De fato, o fabricante lista a ausência de jejum como uma contraindicação ao seu uso, além das "situações em que o conteúdo gástrico possa estar presente e que incluem, mas não se limitam a...lesões múltiplas ou massivas, lesão abdominal ou torácica aguda". Embora essas contraindicações se apliquem ao cenário de centro cirúrgico, elas devem servir para lembrar que o TL fornece apenas proteção limitada contra a aspiração em uma emergência. Assim, deve-se tomar cuidado significativo para evitar a aspiração quando se usa o TL nessas situações.

(continua)

Habilidades Específicas de Ventilação e Abordagem da Via Aérea
(continuação)

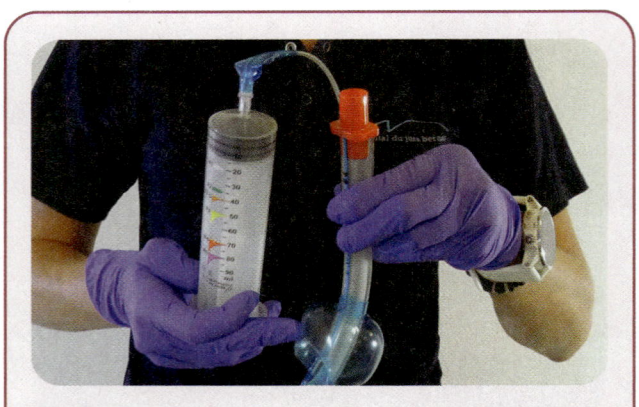

1 O profissional pré-hospitalar escolhe o tamanho correto do tubo laríngeo com base na altura do doente. O sistema de insuflação do balonete é testado injetando-se o volume máximo recomendado de ar dentro do balonete com o uso de uma seringa grande. O segundo profissional faz a pré-oxigenação do doente.

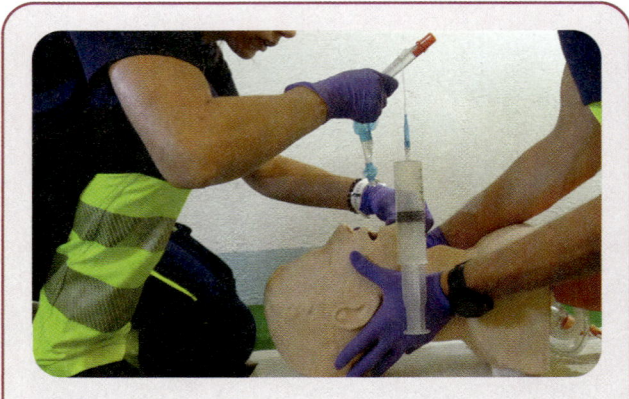

2 O primeiro profissional aplica um lubrificante à base de água na ponta distal biselada e no aspecto posterior do tubo segurando o TL com sua mão dominante. Com a mão não dominante, o primeiro profissional abre a boca do doente usando a técnica da tesoura. O segundo profissional mantém a estabilização da coluna cervical conforme a necessidade.

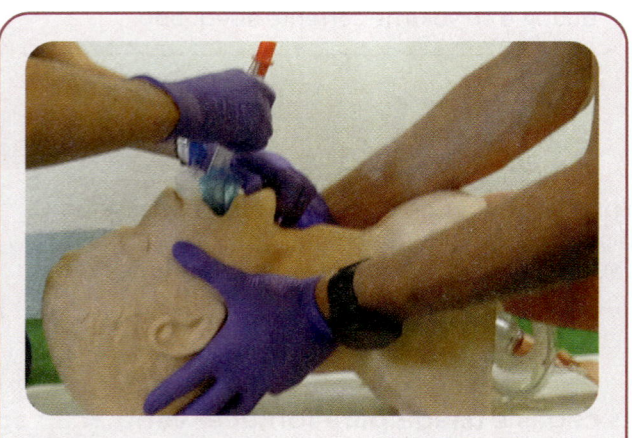

3 O primeiro profissional introduz a ponta na boca do doente e a avança por trás da base da língua.

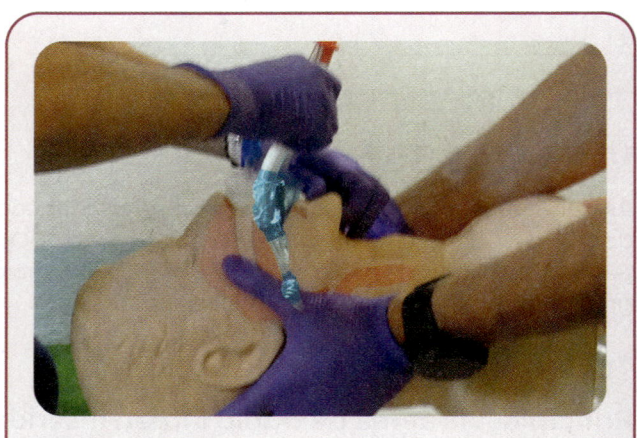

4 O primeiro profissional avança o TL até a base do conector estar alinhada com os dentes do doente. São fornecidas marcas de referência na extremidade proximal do TL, que, quando alinhadas com os dentes superiores, fornecem uma indicação da profundidade da inserção.

Habilidades Específicas de Ventilação e Abordagem da Via Aérea
(continuação)

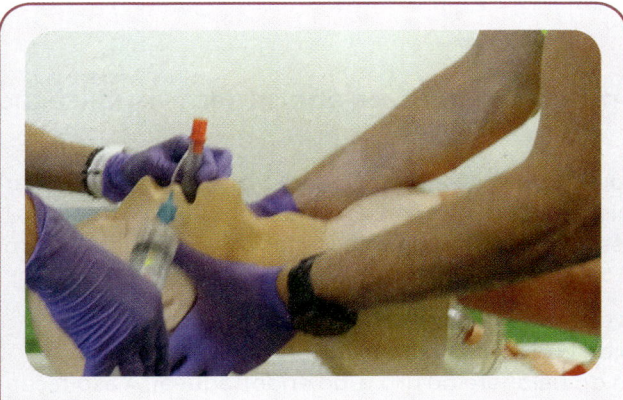

5 O primeiro profissional insufla o balonete com uma seringa grande. O volume de insuflação necessário é indicado em uma seringa com código de cores e deve permitir uma vedação firme da via aérea. A abertura da via aérea deve ficar voltada para a laringe (círculo branco), enquanto o balonete distal deve ficar na entrada do esôfago.

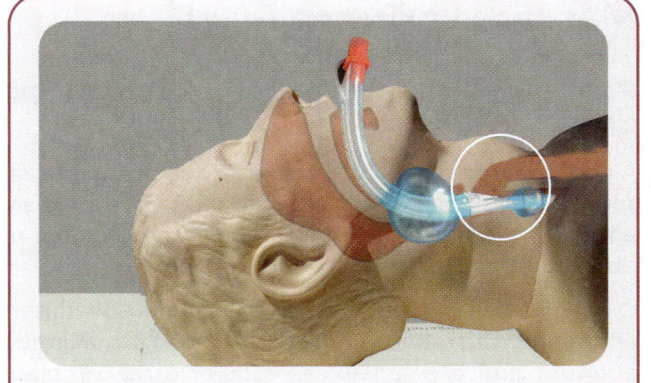

6 O primeiro profissional acopla um dispositivo de bolsa-valva-máscara ao TL. Enquanto ventila suavemente o doente para avaliar a ventilação, o primeiro profissional simultaneamente traciona a via aérea até que ventilação seja fácil e de fluxo livre (volume corrente grande com mínima pressão na via aérea). Esta imagem demonstra o posicionamento final ideal do dispositivo LTA com o balão grande insuflado na orofaringe, o balão pequeno insuflado no esôfago e o lúmen proximal posicionado imediatamente próximo ao esôfago.

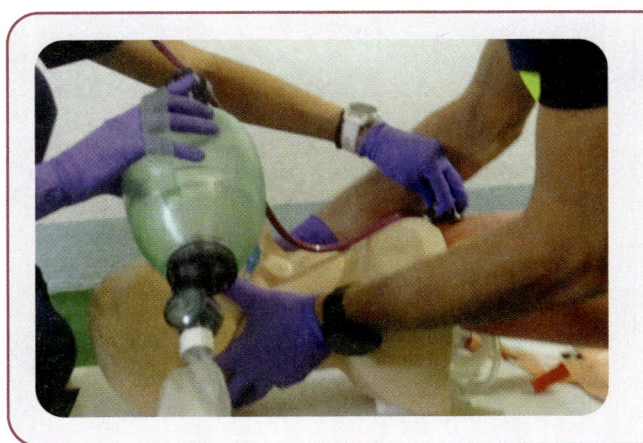

7 O primeiro profissional confirma a posição adequada pela ausculta, movimentos torácicos e verificação do dióxido de carbono expirado por capnografia. O primeiro profissional reajusta a insuflação do balonete para 60 cm H_2O (ou até o volume de vedação). O primeiro profissional fixa o TL ao doente usando fita ou de outra maneira aceitável. Um protetor de mordida também pode ser usado, se for desejado.

Cortesia de J.C. Pitteloud, MD, Suíça.

Habilidades Específicas de Ventilação e Abordagem da Via Aérea
(continuação)

Máscara Laríngea I-Gel

Princípio: Dispositivo mecânico utilizado para manter a via aérea aberta sem visualização direta da via aérea.

A i-gel é um dispositivo de via aérea que pode ser inserido por um profissional do atendimento pré-hospitalar sem a necessidade de visualização direta das pregas vocais. Essa técnica de inserção às cegas tem vantagens em relação à intubação endotraqueal, como menor necessidade de treinamento inicial e maior facilidade em obter a retenção das habilidades.

O objetivo da i-gel é criar uma vedação não insuflável das estruturas faríngeas, laríngeas e perilaríngeas enquanto evita o trauma por compressão. Uma limitação da i-gel é que, embora forme um selo ao redor da abertura glótica, esse selo não é tão oclusivo como aquele do balonete de um tubo endotraqueal. A aspiração permanece sendo um problema em potencial. Como em qualquer via aérea em um doente traumatizado, a estabilização cervical deve ser mantida durante todo o procedimento.

A ML i-gel está disponível em vários tamanhos para se adaptar em doentes pediátricos e adultos.

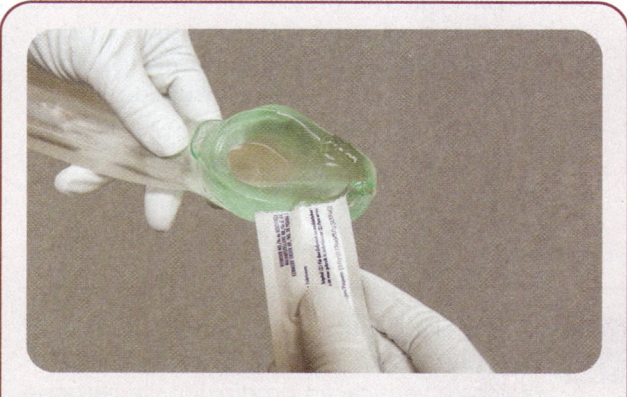

1 O profissional do atendimento pré-hospitalar retira o lacre de proteção e aplica um lubrificante hidrossolúvel na superfície posterior da máscara laríngea. A i-gel é segurada ao longo do protetor de mordida pela mão dominante. Um segundo profissional estabiliza a cabeça a partir de uma posição frontal.

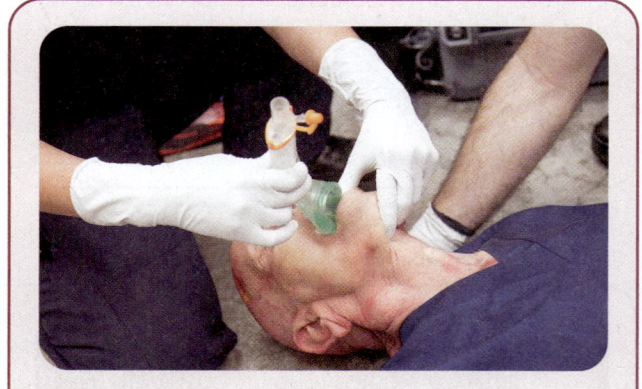

2 O primeiro profissional, posicionado na altura da cabeça do doente, pressiona delicadamente o queixo para baixo e introduz a ponta dianteira mole da ML dentro da boca em direção ao palato duro. Pressionar a ponta contra o palato duro facilitará a rotação para baixo.

Habilidades Específicas de Ventilação e Abordagem da Via Aérea
(continuação)

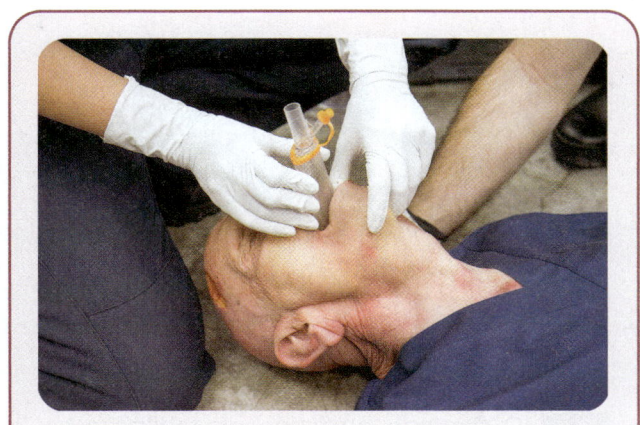

3 O primeiro profissional continua a avançar a i-gel em direção à hipofaringe até que seja sentida uma resistência bem-definida. Nesse momento, a ponta está no esôfago superior e o anel da abertura da máscara laríngea está ao redor da laringe. Os incisivos devem estar repousando sobre o protetor de mordidas.

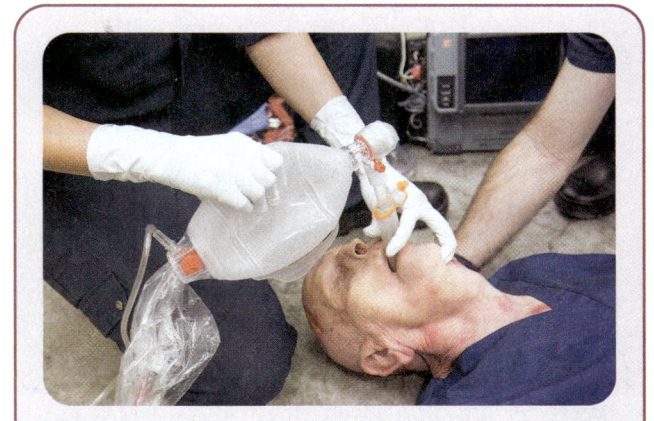

4 O primeiro profissional conecta um dispositivo de bolsa-valva-máscara ao i-gel e ventila o doente enquanto o segundo profissional confirma os sons respiratórios. Após a confirmação, o segundo profissional aplica uma cinta comercial ou uma fita para fixar o dispositivo na profundidade desejada (não mostrada). Um cateter de sucção pode então ser medido e introduzido na porta de sucção para descomprimir o estômago.

© Jones & Bartlett Learning. Fotografia por Glen Ellman.

Máscara Laríngea de Intubação

Princípio: Dispositivo mecânico utilizado para manter uma via aérea aberta sem a visualização direta da via aérea.

A máscara laríngea é inserida da maneira usual. Quando a elevação normal do tórax mostra que a abertura está na frente da laringe e o doente está pré-oxigenado, o tubo endotraqueal é introduzido na máscara laríngea de intubação (MLI) e, em seguida, na traqueia. Observe que a máscara laríngea deve ser deixada no lugar durante o transporte, primeiro porque ela proporciona excelente fixação para o TET e, segundo, porque pode ser usada como reserva caso algo dê errado com o TET. Como em qualquer via aérea em um doente traumatizado, a estabilização cervical deve ser mantida durante todo o procedimento (isso não é mostrado nas fotos para fins de clareza).

(continua)

Habilidades Específicas de Ventilação e Abordagem da Via Aérea
(continuação)

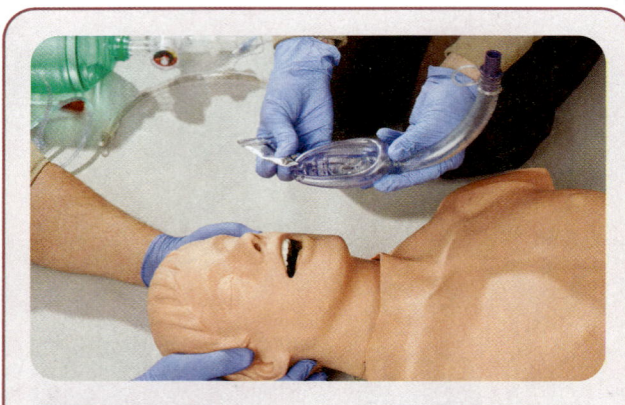

1 O primeiro profissional desinsufla o balonete e coloca lubrificante hidrossolúvel na superfície posterior da MLI.

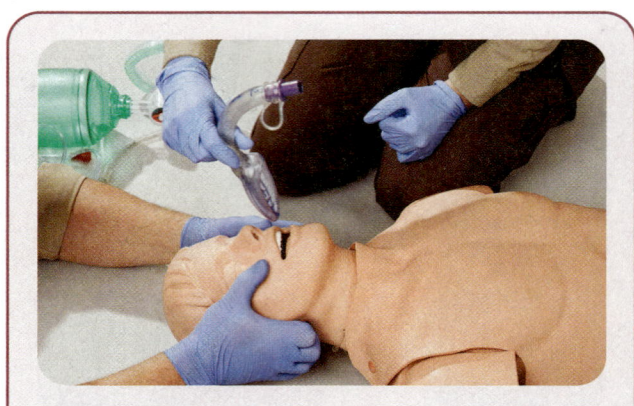

2 O segundo profissional estabiliza a cabeça do doente enquanto o primeiro profissional segura a MLI entre o polegar e o indicador, com o conector apontando para baixo em direção ao tórax do doente e a extremidade distal em direção ao palato duro.

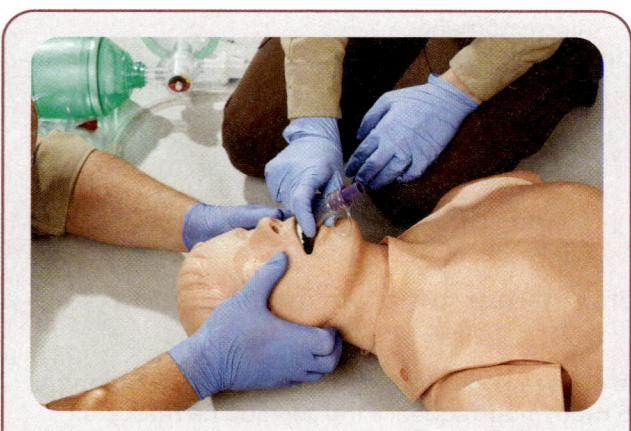

3 O primeiro profissional introduz a ponta da MLI na boca do doente enquanto mantém pressão, continua a girar a máscara em direção inferior de maneira circular seguindo o contorno do palato duro até que seja sentida uma resistência bem-definida.

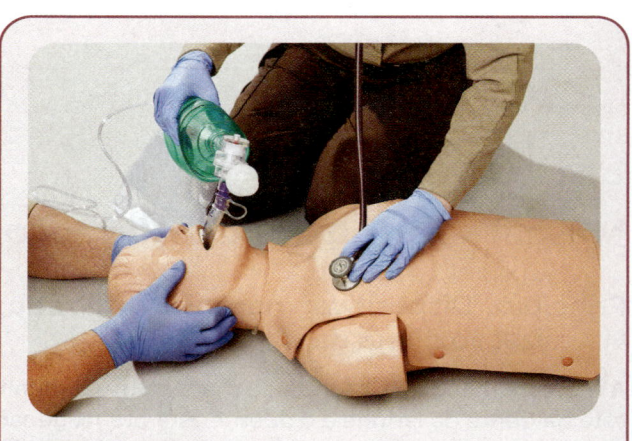

4 O primeiro profissional acopla um dispositivo de bolsa-valva-máscara à MLI e confirma os sons respiratórios enquanto ventila o doente para garantir que a máscara está à frente da abertura traqueal. Não prossiga para a próxima etapa até que isso seja alcançado e o doente tenha sido adequadamente ventilado.

Habilidades Específicas de Ventilação e Abordagem da Via Aérea
(continuação)

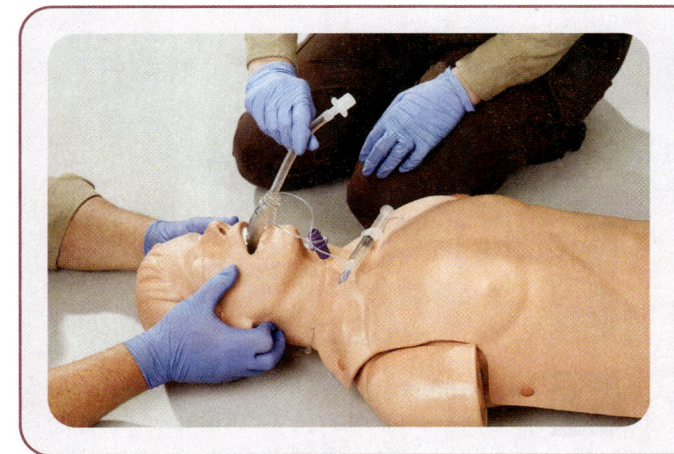

5 O primeiro profissional introduz o TET na abertura proximal da MLI. Lembre-se de que a abertura da MLI é de 4 a 5 cm na altura dos dentes. É necessário adicionar essa distância à profundidade de inserção padrão do TET. Então, o balonete é insuflado pelo primeiro profissional. Enquanto o doente é ventilado pelo TET, os sons respiratórios são auscultados para confirmar o posicionamento adequado. Se o TET não puder ser inserido ou for deslocado, ainda será possível ventilar o doente com a MLI. Nessa situação, prenda o TET à MLI com fita adesiva e não remova a MLI até a chegada ao hospital.

© Jones & Bartlett Learning. Fotografias por Darren Stahlman.

Intubação Orotraqueal com Visualização Direta no Doente Traumatizado

Princípio: Garantir uma via aérea definitiva sem manipular a coluna cervical.

A intubação orotraqueal com visualização direta em um doente traumatizado é feita com a cabeça e o pescoço do doente estabilizados em posição neutra e alinhada. A intubação orotraqueal mantendo a estabilização manual alinhada exige treinamento e prática adicionais além daquela da intubação em doentes sem trauma. Tal como acontece em todas as técnicas, o treinamento requer observação, prática e certificação, não apenas para os iniciantes, mas também para efeitos de recertificação, pelo menos duas vezes por ano pelo diretor médico ou pela pessoa designada para tal.

Em doentes hipóxicos com trauma e que não estejam em parada cardíaca, a intubação *nunca* deve ser a manobra inicial da via aérea. O profissional do atendimento pré-hospitalar deve realizar a intubação apenas após ter pré-oxigenado o doente com alta concentração de oxigênio, usando um dispositivo simples de via aérea ou uma manobra manual. O profissional do atendimento pré-hospitalar não deve interromper a ventilação por mais de 20 segundos ao intubar o doente. A ventilação nunca deve ser interrompida por mais de 30 segundos por qualquer razão.

A intubação orotraqueal com visualização direta é extremamente difícil em doentes conscientes ou em doentes com reflexo do vômito preservado e, via de regra, não deve ser tentada. O profissional do atendimento pré-hospitalar deve considerar o uso de agentes da intubação assistida por medicamentos após treinamento adicional, desenvolvimento de protocolos e aprovação pelo diretor médico do SE.

Como o sucesso da intubação costuma estar relacionado ao conforto do profissional com um determinado estilo de lâmina de laringoscópio, a seleção da lâmina ainda é questão de preferência pessoal.

Nota: O colar cervical limitará o movimento da mandíbula para a frente e a abertura completa da boca. Assim, após a imobilização da coluna cervical ser garantida, o colar cervical é retirado, sendo mantida a estabilização manual da coluna cervical e tentada a intubação. Após realizar a intubação, o colar é recolocado. Antes de tentar a intubação, os profissionais do atendimento pré-hospitalar devem organizar e testar todos os equipamentos necessários, além de seguir as precauções-padrão. O primeiro profissional se posiciona acima da cabeça do doente e ventila-o com um dispositivo de bolsa-valva-máscara e oxigênio em alta concentração. Como regra geral, uma SpO_2 de pelo menos 93% deve ser obtida, se possível, antes de qualquer tentativa de intubação.

(continua)

Habilidades Específicas de Ventilação e Abordagem da Via Aérea
(continuação)

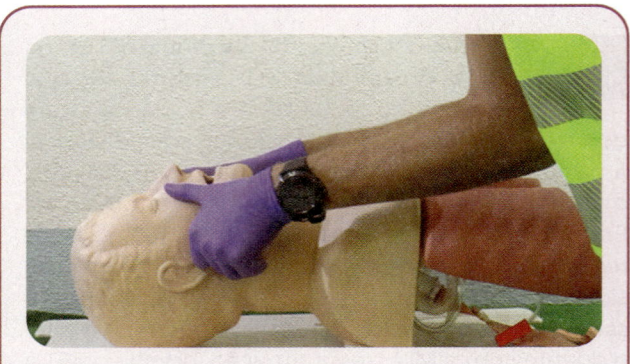

1 O segundo profissional, posicionado ao lado do doente, fornece estabilização manual da cabeça e do pescoço. O segundo profissional segura a cabeça com os polegares repousando sobre a região malar do doente e os dedos atrás da cabeça. O posicionamento impróprio das mãos pode bloquear a abertura da boca e tornar impossível a laringoscopia. Após a pré-oxigenação, o primeiro profissional interrompe as ventilações e segura o laringoscópio na mão esquerda e o TET (com a seringa acoplada a válvula do balonete) na mão direita. Se for usado um fio guia, ele deve ter sido inserido quando o equipamento foi inspecionado e testado. A extremidade distal do fio guia deve ser inserida até um pouco antes da abertura distal do TET.

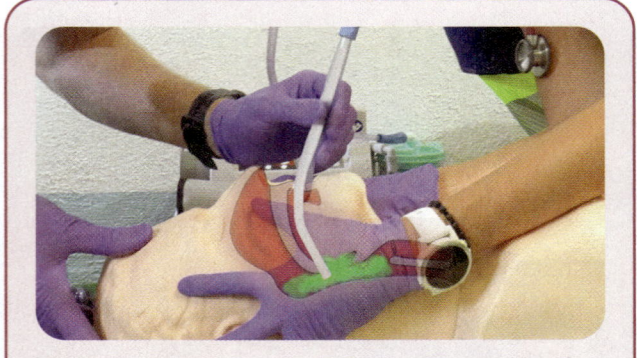

2 Uma diferença essencial entre a intubação pré-hospitalar e a intubação em um manequim é que aspirar a via aérea primeiro aumenta drasticamente suas chances de sucesso na primeira passagem, ainda mais se você usar um videolaringoscópio. Use um cateter rígido de grande calibre e uma técnica de preensão reversa para limpar a parte posterior da garganta e, em seguida, deixe o cateter no lugar com a ponta na parte posterior da orofaringe, movendo-o para a esquerda para abrir espaço para a lâmina. Se estiver conectado a um dispositivo de sucção, ele continuará limpando as secreções em andamento, proporcionando uma ótima visão da laringe (técnica Du Canto).

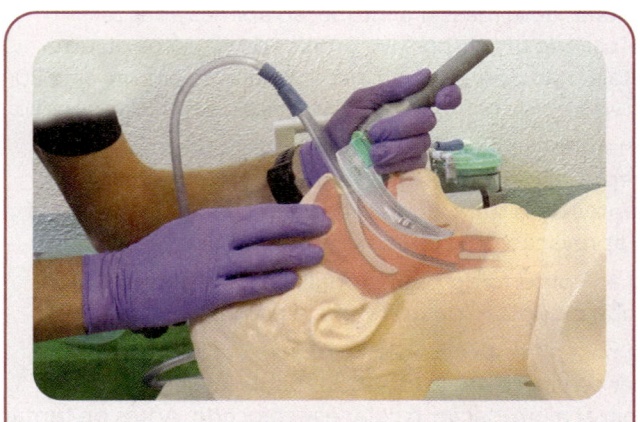

3 A lâmina do laringoscópio é inserida com a mão esquerda no lado direito da via aérea do doente até a profundidade correta, deslizando em direção ao centro da via aérea enquanto observa os pontos de referência desejados.

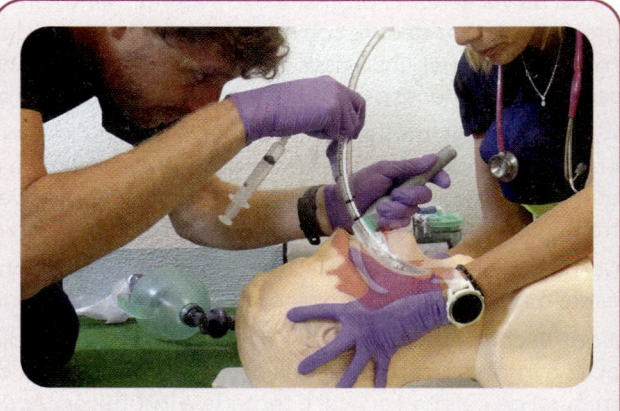

4 Após a identificação dos pontos de referência desejados, o TET é inserido entre as pregas vocais do doente até a profundidade desejada.

Habilidades Específicas de Ventilação e Abordagem da Via Aérea
(continuação)

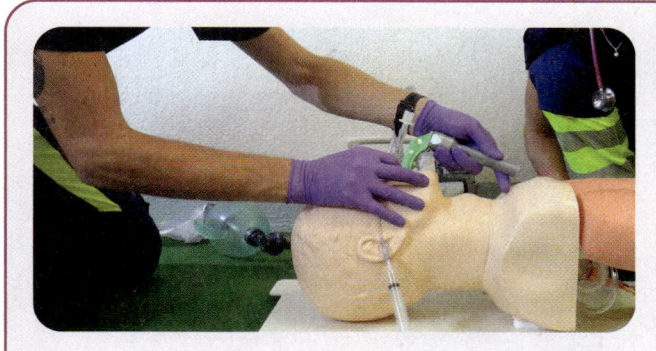

5 O laringoscópio é removido, enquanto se mantém o tubo adequadamente posicionado; a marca da profundidade na lateral do TET é observada. Se tiver sido usado um fio guia maleável, ele deve ser removido neste momento. O balonete é insuflado com ar suficiente para completar a vedação entre a traqueia do doente e o balonete do TET (geralmente 5 mL de ar), e a seringa é removida da válvula do balonete. O primeiro profissional encaixa o dispositivo de bolsa-valva-máscara com um reservatório acoplado na extremidade proximal do TET, e a ventilação é reiniciada enquanto se observa a elevação do tórax do doente em cada ventilação administrada. A estabilização manual da cabeça e do pescoço do doente é mantida durante todo o processo (isso não é mostrado nas fotos para fins de clareza). Verifica-se a presença de sons respiratórios bilaterais e a ausência de ruídos de ar sobre o epigástrio, além de outras indicações do posicionamento adequado do TET, incluindo a capnografia por formato de onda (ver a discussão anterior neste capítulo em "Verificação da Posição do Tubo Endotraqueal"). Após confirmar a posição do TET, ele é fixado. Embora o uso de fita ou de outro dispositivo comercialmente disponível seja adequado em situações controladas em que o doente não é remvido, a *melhor* maneira de se precaver contra o deslocamento do TET no ambiente pré-hospitalar é segurar fisicamente o tubo em todas as situações.

Cortesia de J.C. Pitteloud, MD, Suíça.

Intubação Orotraqueal Face a Face

Princípio: Método alternativo de garantir uma via aérea definitiva quando o posicionamento do doente limita o uso dos métodos tradicionais.

Podem surgir situações no ambiente pré-hospitalar em que o profissional do atendimento pré-hospitalar não consegue se posicionar acima da cabeça do doente para iniciar a intubação endotraqueal da maneira tradicional. A máscara laríngea de intubação é uma técnica muito eficiente nessa situação

(continua)

Habilidades Específicas de Ventilação e Abordagem da Via Aérea
(continuação)

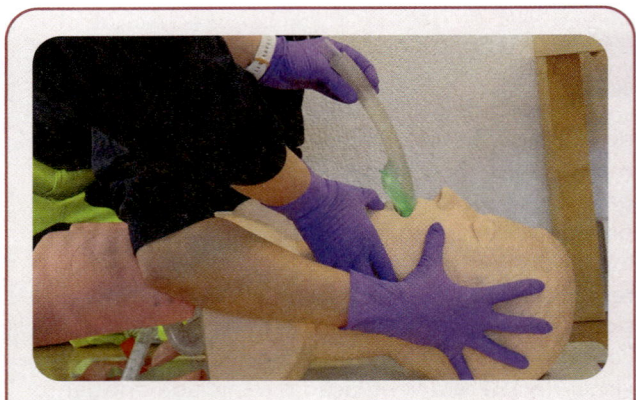

1 O primeiro profissional estabiliza a cabeça pela frente, enquanto um segundo profissional introduz a MLI. O segundo profissional verifica a colocação da máscara laríngea com ausculta e inspeção do tórax, e com ETCO$_2$, se disponível.

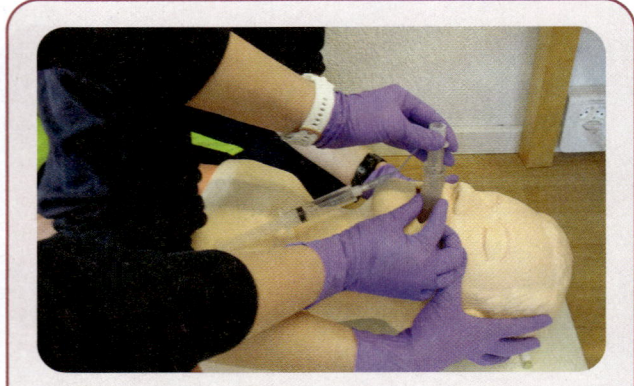

2 Após certificar-se de que a MLI está posicionada na abertura da laringe, o segundo profissional introduz o tubo endotraqueal. Lembre-se de que a abertura da LMI está a 4 a 5 cm dos dentes. Portanto, é necessário adicionar essa distância à profundidade de inserção padrão do tubo endotraqueal (normalmente 4 cm com um i-gel Nr 5). O segundo profissional verifica cuidadosamente a colocação do tubo endotraqueal com ausculta, inspeção do tórax e avaliação da forma de onda do ETCO$_2$. Não tente remover a MLI antes de chegar ao hospital: ela proporciona excelente fixação para o tubo endotraqueal e é um importante apoio caso o tubo endotraqueal se desloque ou fique obstruído.

Cortesia de J.C. Pitteloud, MD, Suíça.

Habilidades Específicas de Ventilação e Abordagem da Via Aérea
(continuação)

Intubação com Videolaringoscópio Airtraq com Canal

Princípio: O dispositivo Airtraq permite a visualização da glote ao redor da língua e inclui um canal para facilitar o direcionamento do tubo endotraqueal através das pregas vocais. (O King airway é outro laringoscópio de vídeo canalizado, que funciona de maneira muito semelhante).

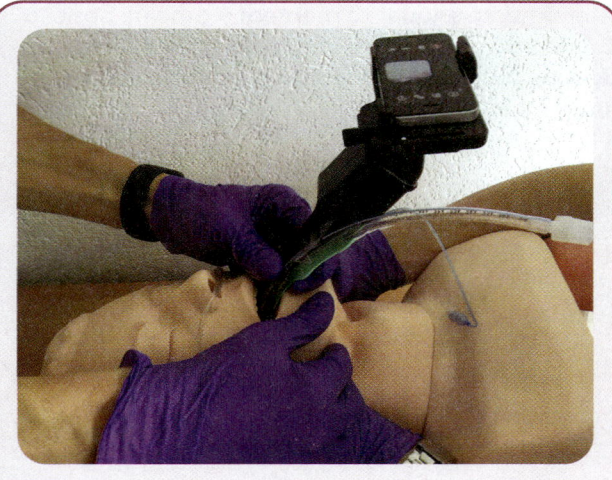

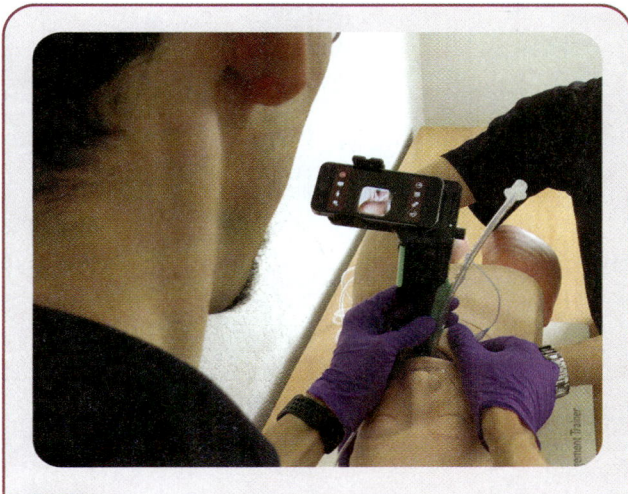

1 O segundo profissional estabiliza a cabeça do doente pela frente enquanto o primeiro profissional abre o colar cervical. O primeiro profissional acende a luz e desliza o tubo para dentro do canal lateral do Airtraq pela parte superior, alinhando a parte superior com a extremidade do canal guia. (Aviso: Inserir o tubo mais longe obscurecerá a visualização, portanto, mantenha a ponta atrás da luz). Aspire a via aérea antes da laringoscopia. Isso é particularmente necessário quando se usa laringoscópios com vídeo. Após a aspiração da via aérea, deixe a ponta do cateter de aspiração posicionado abaixo das cordas vocais e arraste-o para o canto esquerdo da boca para abrir espaço para o laringoscópio. Enquanto abre a boca com o polegar da mão não dominante, o primeiro profissional usa a mão dominante para facilitar a inserção do dispositivo na boca do doente. O Airtraq é segurado com os dedos e não com a palma da mão, e não é segurado por cima, para proteger os dentes do doente.

2 O primeiro profissional insere o Airtraq pela linha média da boca do doente, evitando colocar pressão nos dentes superiores, até que a ponta alcance a parte de trás da língua. Após o Airtraq ter sido inserido pela orofaringe posterior, identifica-se a epiglote, as aritenoides e as pregas vocais.

(continua)

Habilidades Específicas de Ventilação e Abordagem da Via Aérea
(continuação)

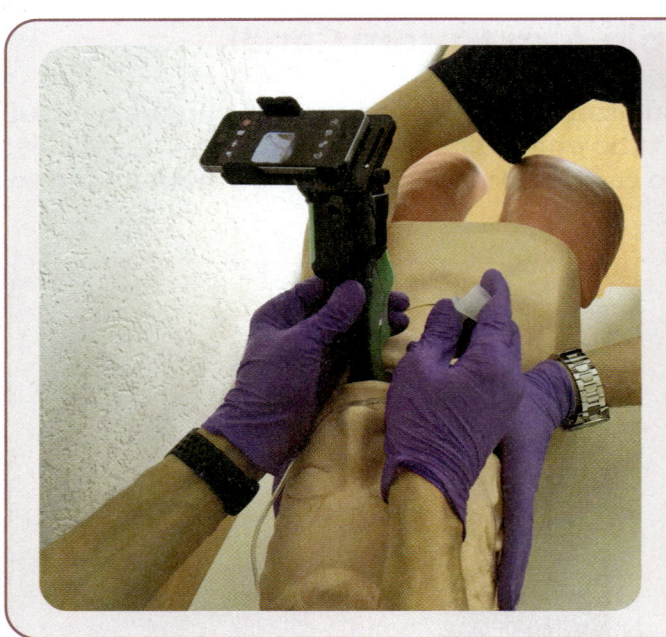

3 Em seguida, o primeiro profissional avança o tubo entre as cordas vocais, empurrando-o para frente e mantendo-o dentro do canal guia. Se a ponta do TET se mover para trás das cordas vocais, puxar o laringoscópio 1 ou 2 cm para trás geralmente resolverá o problema. O primeiro profissional retira o tubo do Airtraq puxando o Airtraq lateralmente enquanto mantém o tubo na posição. O primeiro profissional confirma a posição correta do tubo por meio de ausculta e avaliação da capnografia de forma de onda.

Fotografias fornecidas como cortesia de J.C. Pitteloud, MD, Suíça.

Cricotireoidostomia Cirúrgica

Princípio: Método de garantir uma via aérea em um doente com obstrução da via aérea que não pode ser liberada com medidas simples.

Embora haja muitos dispositivos no mercado, a técnica descrita aqui utiliza materiais simples e baratos disponíveis na ambulância. O equipamento inclui um bisturi, uma pinça hemostática curva e um tubo de traqueostomia comercial (alternativamente, um tubo endotraqueal de 5,0 a 7,0 mm). Os tubos endotraqueais padrões são a segunda opção, pois eles são longos demais e têm risco de intubação do brônquio principal. Essa técnica não é recomendada em crianças com menos de 12 anos de idade, pois a cartilagem muito macia dificulta a incisão e a mucosa espessa sob a glote torna muito difícil encontrar o lúmen.

Habilidades Específicas de Ventilação e Abordagem da Via Aérea
(continuação)

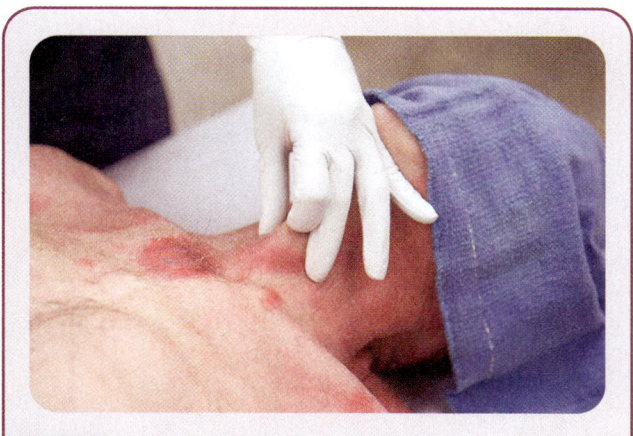

1 A mão esquerda executa o "aperto de mão laríngeo", com o polegar e o dedo médio estabilizando a laringe, enquanto o dedo indicador localiza a membrana cricotireóidea. A palma da mão ajudará a manter o mento fora do caminho.

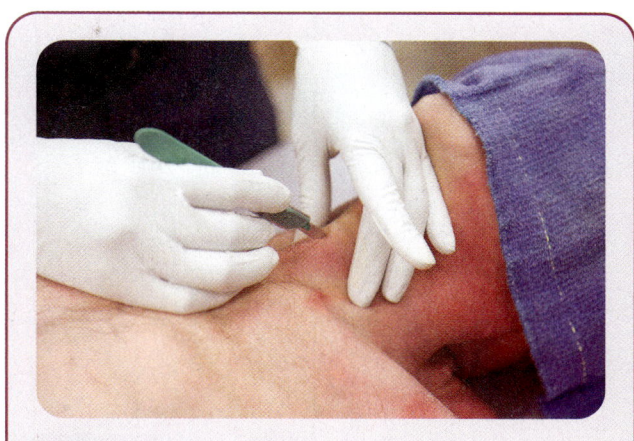

2 Uma incisão vertical de 2 a 3 cm é feita sobre a cartilagem cricotireóidea até a cricoide, e a membrana é localizada por palpação com o dedo indicador. Usar o polegar e o dedo médio da mão esquerda para manter a pele esticada facilitará muito a incisão. O bisturi é segurado com a mão direita, com o calcanhar da mão apoiado firmemente no esterno. Lembre--se de que a artéria carótida e as veias jugulares estão próximas, portanto, deve-se tomar cuidado ao manusear a lâmina afiada. Uma vez localizada, a membrana cricotireóidea é perfurada com a lâmina do bisturi e, em seguida, ampliada horizontalmente. Mantenha a lâmina no lugar por um breve período até a próxima etapa para evitar perder o acesso caso o doente engula ou tussa, uma ocorrência comum em doentes vivos. Se isso acontecer, pode ser muito difícil recuperar o orifício.

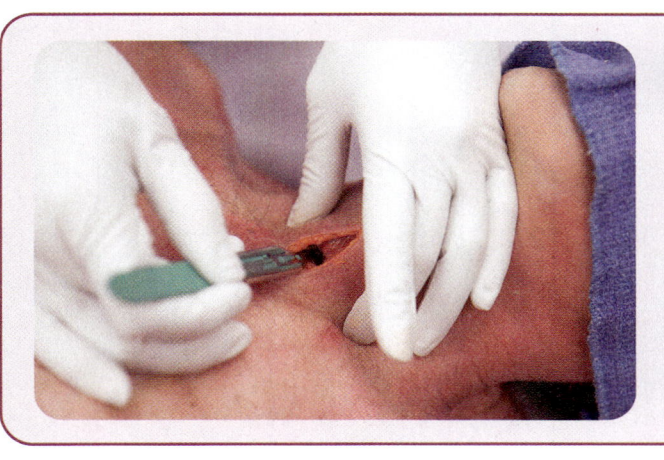

3 Um gancho é introduzido na incisão e é levantado para cima, proporcionando uma abertura direcionada para a traqueia. O tubo é introduzido na traqueia e o balonete é insuflado. Verifique o posicionamento com ausculta e avaliação da capnografia em forma de onda. Uma palavra de cautela se você usar um TET padrão para uma via aérea cirúrgica: como o TET padrão é muito mais longo do que uma cânula de cricotireoidostomia, é muito fácil acabar em um brônquio do tronco principal.

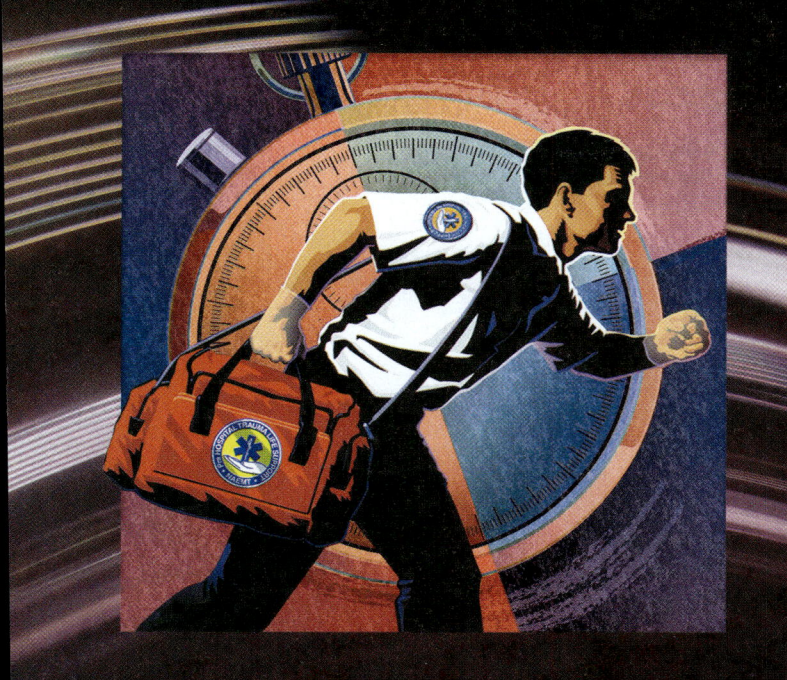

Lesões Específicas

CAPÍTULO 8 **Trauma da Cabeça e Pescoço**

CAPÍTULO 9 **Trauma da Coluna Vertebral e da Medula Espinal**

CAPÍTULO 10 **Trauma Torácico**

CAPÍTULO 11 **Trauma Abdominal**

CAPÍTULO 12 **Trauma Musculoesquelético**

CAPÍTULO 13 **Lesões Térmicas**

CAPÍTULO 14 **Trauma Pediátrico**

CAPÍTULO 15 **Trauma Geriátrico**

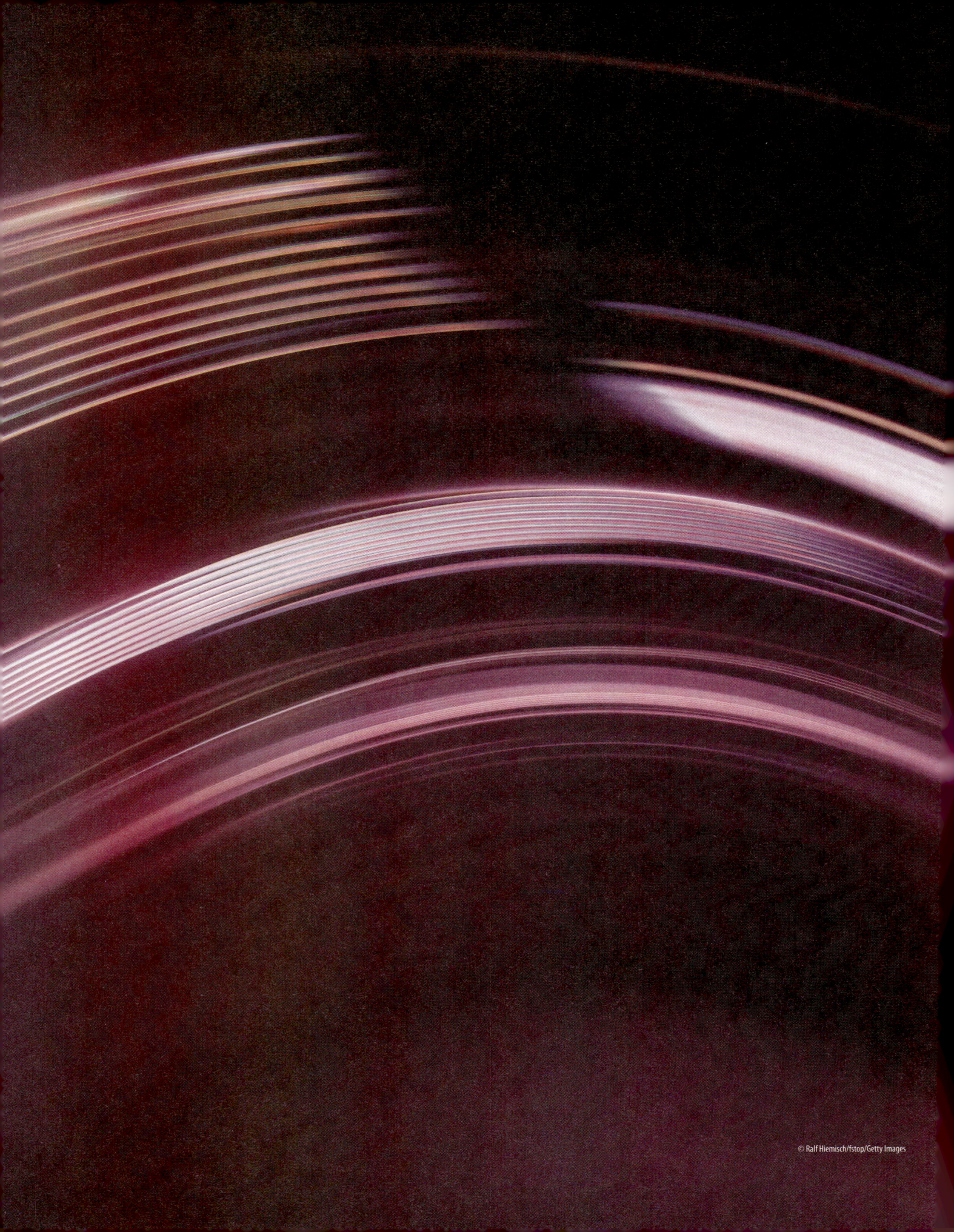

Trauma da Cabeça e Pescoço

Editores-chefes:
Christine Ramirez, MD
Angela Lumba-Brown, MD
Deborah M. Stein, MD, MPH

OBJETIVOS DO CAPÍTULO

Ao término deste capítulo, você será capaz de:

- Relacionar a física do trauma da cabeça com a probalidade de traumatismo cranioencefálico (TCE).
- Reconhecer as manifestações fisiopatológicas do TCE em associação com os dados da anamnese TCE para apoiar a avaliação dos pacientes com traumatismo craniano e para formular uma primeira impressão da cena.
- Discutir a importância da avaliação neurológica seriada, incluindo o score da Escala de Coma de Glasgow, em ambientes pré-hospitalares com comunicação às unidades de destino.
- Formular um plano de intervenção na cena considerando o tempo de transporte curto ou prolongado nos pacientes com suspeita de TCE.
- Comparar e contrastar a fisiopatologia, a conduta e as possíveis consequências de tipos específicos de lesões cerebrais TCE primárias e secundárias.
- Reconhecer a importância da abordagem ativo da via aérea de pacientes com TCEs comprovadas ou suspeitas.
- Identificar critérios para as decisões sobre condutas com relação ao transporte, ao nível de atendimento pré-hospitalar e aos recursos hospitalares necessários para a conduta apropriada nos pacientes com lesão na cabeça e no pescoço TCE.

CENÁRIO

Em um dia de calor (29°C), você e seu parceiro são despachados para uma maratona para avaliar um homem de 30 anos que caiu de uma escada a uma altura de 4,3 metros ao tentar fixar a faixa da linha de chegada. Na sua chegada, o paciente está em posição supina e não responsivo. Uma testemunha está segurando a cabeça do paciente e o pescoço está alinhado.

Após a avaliação inicial, você observa um padrão respiratório irregular que varia na profundidade e na frequência das respirações. Há fluido com coloração de sangue saindo de ambos os canais auditivos e narinas do paciente. Os olhos do paciente estão fechados e ele não está respondendo aos seus comandos verbais.

Você nota uma ausência de reflexo de vômito em sua avaliação inicial e insere uma cânula orofaríngea. Seu parceiro ventila o paciente com uma bolsa-válvula-máscara a uma frequência de 12 respirações por minuto. Você observa que a pupila direita do paciente está dilatada. O pulso radial é regular em uma frequência de 54.

(continua)

CENÁRIO (CONTINUAÇÃO)

A saturação de oxigênio (SpO$_2$) é de 96%. A pele do paciente está fria, seca e pálida. Seu score na Escala de Coma de Glasgow (GCS, de *Glasgow Coma Scale*) é calculado como 7, com abertura ocular = 2, resposta verbal = 1 e resposta motora = 4 (O2V1M4).

Você rapidamente prepara o paciente para o transporte; você o coloca na ambulância para a realização da avaliação secundária enquanto continua a manter as precauções com a coluna cervical durante o trajeto até o hospital. A palpação da região occipital provoca um gemido de dor no paciente. Você cobre o paciente com um cobertor aquecido e mede a pressão arterial, a qual é de 184/102 milímetros de mercúrio (mmHg). Um eletrocardiograma revela bradicardia sinusal com extrassístoles ventriculares pouco frequentes. A pupila direita permanece amplamente dilatada.

- Qual é a lesão mais provável, considerando os sinais apresentados pelo paciente?
- Quais são as suas prioridades na conduta neste ponto?
- Quais as condutas que você pode tomar para tratar o aumento da pressão intracraniana e manter a perfusão cerebral durante um transporte prolongado?

INTRODUÇÃO

O traumatismo cranioencefálico (TCE) é um problema de saúde pública que é uma das principais causas de mortes e incapacidades relacionadas ao trauma.[1] Mais de 55 milhões de pessoas vivem com deficiências relacionadas à TCE em todo o mundo, e a prevalência do TCE continua a aumentar. Só nos Estados Unidos, há pelo menos 3,5 milhões de novos casos de TCE por ano.[2] De acordo com os Centros de Controle e Prevenção de Doenças (CDC, *Centers for Disease Control and Prevention*), houve aproximadamente 61.000 mortes relacionadas à TCE nos Estados Unidos em 2019, o que equivale a aproximadamente 166 mortes por TCE por dia, e há aproximadamente 288.000 hospitalizações anualmente.[3] TCE também é a causa mais frequente de morte e incapacidade entre crianças, com mais de 3 milhões de crianças no mundo todo sofrendo lesão cerebral anualmente.[4] As taxas de mortalidade para as lesões cerebrais moderadas a graves são de cerca de 10 e 30%, respectivamente. Entre as pessoas que sobrevivem a lesões cerebrais moderadas a graves, 50 a 99% têm algum grau de incapacidade neurológica permanente.[3,5] Embora os pacientes com TCE moderada e grave tenham taxas significativas de morbidade e mortalidade, 80% de todos os TCEs são leves; a maioria desses pacientes recebe alta do departamento de emergência (SE) ou após avaliações da atenção primária.[3]

As causas comuns de TCE incluem acidentes automobilísticos, quedas não intencionais, ferimentos penetrantes (por exemplo, arma de fogo) ou agressões.[3] As quedas não intencionais são responsáveis pela maior taxa e proporção ajustadas por idade (52,3%) de todas as hospitalizações relacionadas à TCE e são mais frequentes entre idosos com pelo menos 75 anos de idade. Os acidentes vasculares cerebrais são a segunda causa mais comum de hospitalizações relacionadas à TCE (20,4%), especialmente entre 15 e 54 anos de idade. As quedas e os acidentes automobilísticos também são os principais mecanismos de lesão mais comuns na população pediátrica.[3]

O atendimento de pacientes com suspeita de TCE no ambiente pré-hospitalar é desafiador por vários motivos. O estado mental pode estar alterado devido à lesão, convulsão pós-traumática, comorbidades, hipoperfusão por choque concomitante ou coingestão. Os sintomas do TCE, como vômitos prolongados, podem tornar a abordagem da via aérea um desafio. Lesões coexistentes podem afetar a estabilidade hemodinâmica e aumentar o risco de agravamento da lesão cerebral e de resultados ruins.

O objetivo do profissional de atendimento pré-hospitalar é identificar rapidamente a possibilidade de TCE e estabilizar o paciente para minimizar o risco de lesões secundárias durante o transporte para uma unidade receptora. Os tratamentos pré-hospitalares para TCE têm como objetivo otimizar a estabilidade respiratória e hemodinâmica.

Anatomia

O conhecimento da anatomia é importante para compreender e identificar a complexa fisiopatologia do TCE. O couro cabeludo é recobre a cabeça e oferece alguma proteção para o crânio e o encéfalo. O couro cabeludo é composto por várias camadas de pele, tecido conectivo, aponeurose (ou **gálea aponeurótica**) e periósteo dos ossos do crânio. A gálea é uma camada de tecido fibroso espesso e duro que oferece suporte estrutural para o couro cabeludo, enquanto o periósteo fornece nutrição para os ossos. O couro cabeludo é altamente vascularizado e pode sangrar em profusão ao sofrer lesões.

O crânio é composto por vários ossos que se fundem em uma única estrutura durante a infância (ver Figura 6-9). Várias aberturas pequenas (**forames**) através da base do crânio oferecem vias de acesso para vasos sanguíneos e nervos cranianos. Uma abertura grande, o **forame magno**, localiza-se na base do crânio e serve como via de passagem para o tronco encefálico até a medula espinal (**Figura 8-1**). Em lactentes, podem ser identificadas as "moleiras", ou **fontanelas**, entre os ossos. O lactente não tem proteção óssea sobre essas porções do encéfalo até que haja a fusão dos ossos, em geral aos 2 anos de idade. Como o crânio do lactente não está completamente fundido, a hemorragia intracraniana pode causar o afastamento dos ossos, permitindo que mais sangue se acumule dentro do crânio.

O crânio oferece proteção significativa para o encéfalo. Ele é formado por duas camadas de tecido cortical compacto, conhecidas como lâminas externa e interna, que envolvem uma camada de osso esponjoso. A maior parte dos ossos que formam o crânio, como o osso frontal, é espessa e forte. Porém, o crânio é especialmente fino nas regiões temporal e etmoidal, sendo, assim, mais propenso a fraturas nessas regiões. Além disso, a superfície interior da base do crânio é áspera e irregular (ver Figura 8-1). Quando exposto a uma força de impacto, o cérebro pode deslizar através dessas irregularidades, produzindo contusões cerebrais ou lacerações.

O encéfalo é recoberto por três membranas distintas conhecidas como **meninges**: a dura-máter, a aracnoide-máter e a pia-máter (**Figura 8-2**). A camada mais externa, a **dura-máter**, é composta por tecido fibroso duro e reveste a lâmina interna do crânio. Sob circunstâncias normais, não há espaço entre a dura-máter e o crânio. Porém, essa junção é um espaço potencial conhecido como **espaço epidural** que pode expandir se a dura-máter for afastada do crânio. Por exemplo, as artérias meníngeas médias se localizam nos sulcos nos ossos temporais bilateralmente, entre a dura-máter e a lâmina interna. Uma fratura do osso temporal pode lacerar a artéria meníngea média, resultando em um **hematoma epidural**.

A **aracnoide-máter** é mais profunda em relação à dura-máter e recobre o encéfalo e seus vasos sanguíneos com aspecto de teia de aranha. O espaço entre a dura-máter e a aracnoide-máter é conhecido como espaço subdural. Diferentemente do espaço epidural, o espaço subdural é um espaço real localizado abaixo da dura-máter. Esse espaço engloba as veias-ponte —parte das comunicações vasculares entre o crânio e o encéfalo. A ruptura traumática dessas veias costuma criar **hematomas subdurais**, os quais podem estar associados com lesão adicional do tecido encefálico. A lesão dessas veias-ponte é responsável pela morbidade dos hematomas subdurais.

A membrana mais profunda é a **pia-máter**. Ela é a cobertura cerebral final aderente ao encéfalo. O espaço

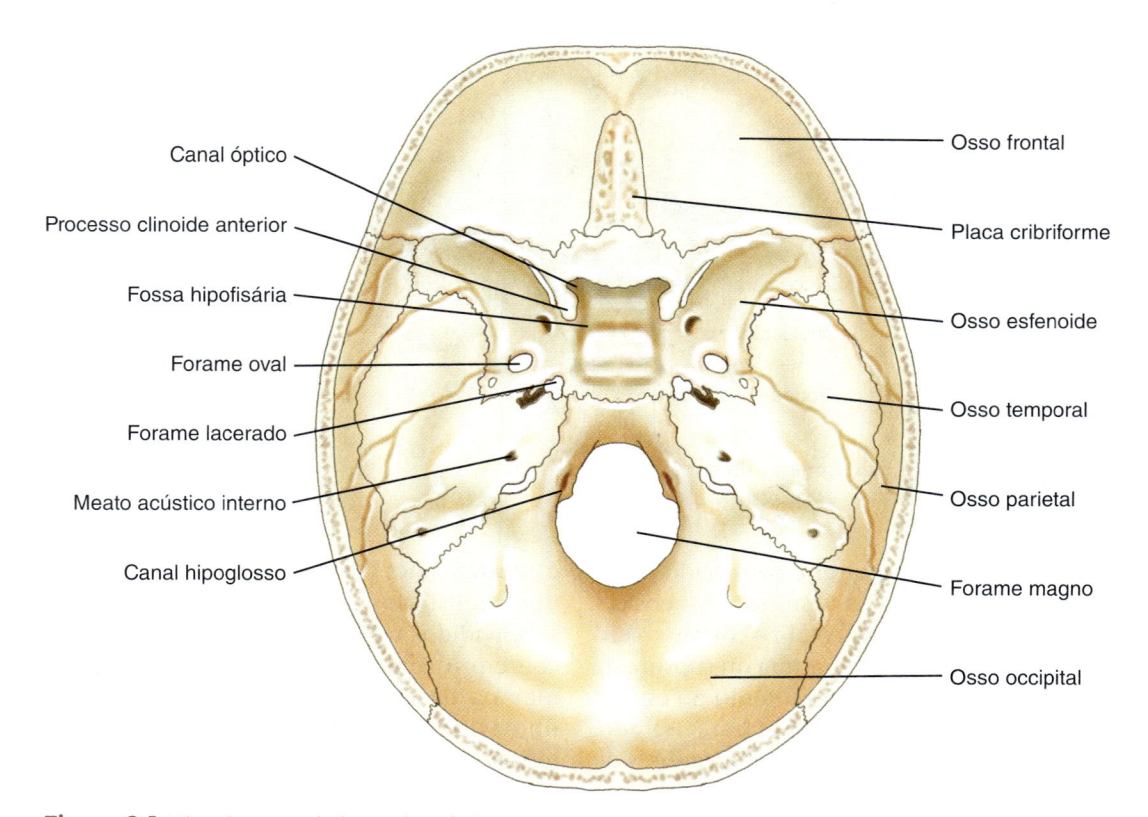

Figura 8-1 Vista interna da base do crânio.

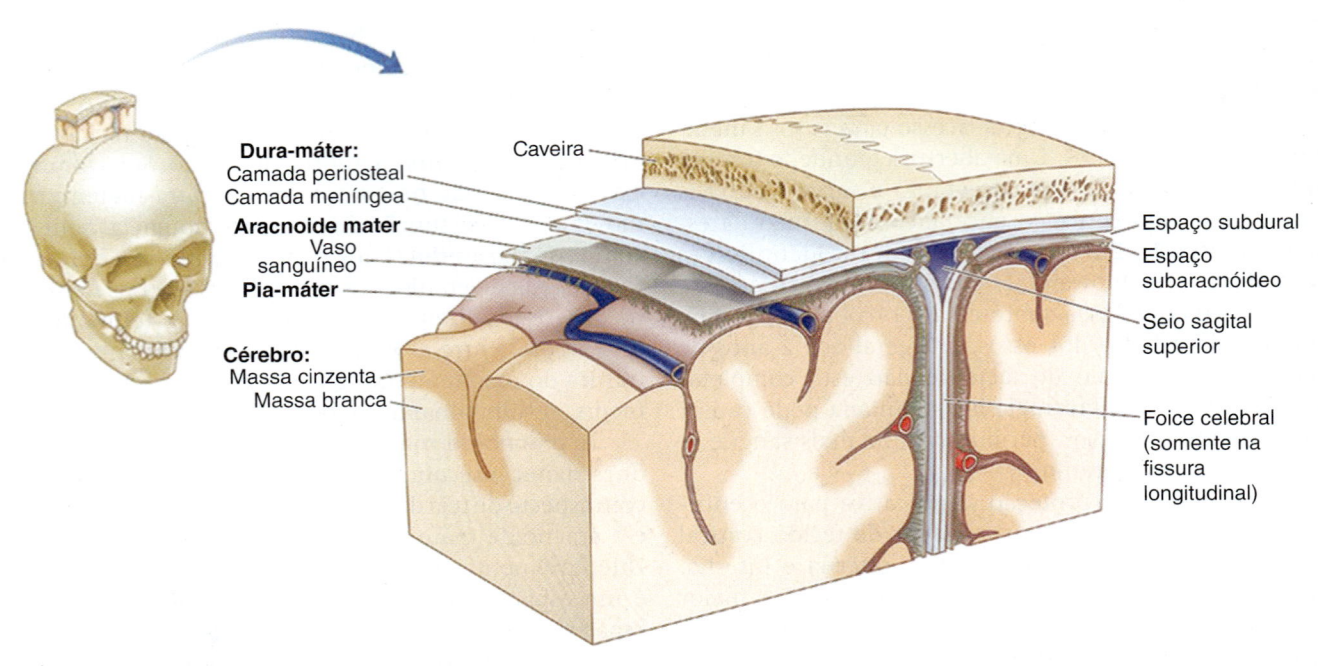

Figura 8-2 Meninges que recobrem o encéfalo.
Cortesia do American College of Surgeons.

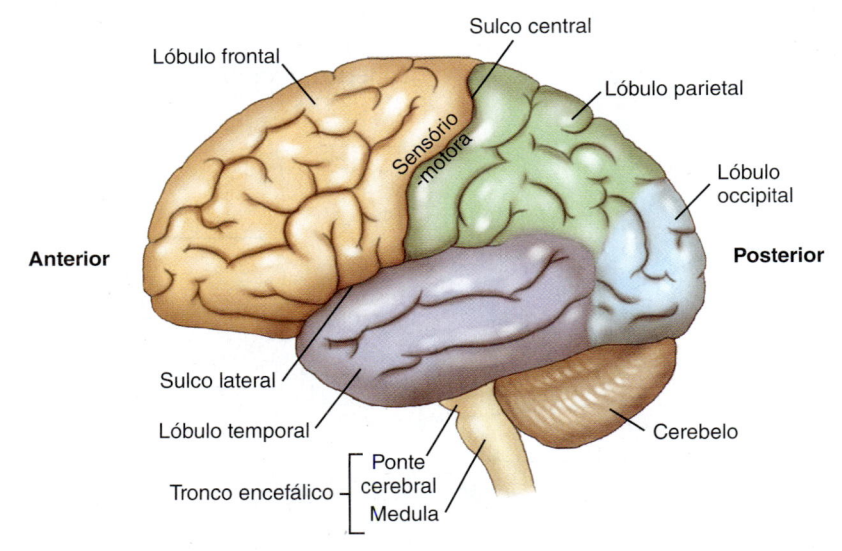

Figura 8-3 Regiões do encéfalo.
© National Association of Emergency Medical Technicians (NAEMT)

entre a aracnoide-máter e a pia-máter é conhecido como espaço subaracnóideo, e contém os vasos sanguíneos cerebrais, que emergem da base do encéfalo e cobrem o encéfalo. Sua ruptura (geralmente por trauma ou ruptura de aneurisma cerebral) resultará em sangramento no espaço subaracnóideo, causando um **hematoma subaracnóideo**. Os hematomas subaracnóideos podem ser indicadores de outras lesões cerebrais graves concomitantes.

O encéfalo ocupa 80% da **abóbada craniana**, sendo dividido em três regiões principais: **cérebro**, **cerebelo** e **tronco encefálico** (**Figura 8-3**). O cérebro consiste nos hemisférios direito e esquerdo, os quais podem ser subdivididos em vários lobos. O hemisfério dominante contém o centro da linguagem e é o lado esquerdo na maioria das pessoas destras e em 85% das pessoas canhotas. O cérebro é separado do cerebelo por uma extensão da dura-máter chamada **tentório do cerebelo**. O cerebelo se localiza na fossa posterior do crânio, atrás do tronco encefálico e abaixo do cérebro. O tronco encefálico fica abaixo do cérebro e anterior ao cerebelo.

A **Tabela 8-1** lista as principais regiões do encéfalo e as suas funções. Grande parte do **sistema reticular ascendente**, a porção do encéfalo responsável pelo despertar e pelo nível de alerta, também se encontra no tronco encefálico. O traumatismo fechado pode prejudicar o sistema reticular ascendente, levando à perda transitória da consciência.

O encéfalo recebe seu suprimento de sangue arterial das artérias carótidas internas (anteriormente) e das artérias vertebrais (posteriormente). A drenagem venosa ocorre por meio de uma rede de veias cerebrais superficiais e profundas, que drenam principalmente para os seios venosos durais e para a veia cerebral magna de Galeno e, por fim, para as veias jugulares e, em seguida, para a veia cava superior. Em qualquer momento, o volume de sangue intracraniano é 15% arterial e 40% venoso, com os 45% restantes na microcirculação.[6]

Tabela 8-1 Encéfalo

Região	Função
Cérebro	Função sensorial, função motora, inteligência, memória
Frontal	Emoções, função motora e expressão da fala no lado dominante
Parietal	Função sensorial, orientação espacial
Temporal	Regulação de determinadas funções da memória; recepção da fala e integração em todas as pessoas destras e na maioria das pessoas canhotas
Occipital	Visão
Cerebelo	Movimento
Tronco encefálico	Transmissão de sinal entre encéfalo e medula espinal
Mesencéfalo	Despertar e alerta via sistema reticular ascendente
Ponte	Centro respiratório, transmissão de sinais do cérebro para o bulbo e o cerebelo
Bulbo	Centros cardiopulmonares (respiração, frequência cardíaca)

© National Association of Emergency Medical Technicians (NAEMT)

O **líquido cefalorraquidiano (LCR)** é produzido no sistema ventricular do encéfalo e viaja pelo espaço subaracnóideo para envolver o encéfalo e a medula espinhal. Sua principal função é fornecer e remover nutrientes, hormônios e neurotransmissores do e para o encéfalo. A produção do LCR é de aproximadamente 500 mililitros (mL) por dia e está constantemente sendo produzida e reabsorvida, de modo que o volume total do LCR é de aproximadamente 150 mL. Esse volume é pequeno em comparação com o volume do parênquima encefálico e do fluxo sanguíneo cerebral.[7]

Há 12 nervos cranianos que se originam do encéfalo e do tronco encefálico (**Figura 8-4**). O 3° nervo craniano (III NC; **nervo oculomotor**) controla a constrição pupilar. O III NC é importante na avaliação de pacientes com suspeita de lesão encefálica, pois ele atravessa a superfície do tentório do cerebelo e qualquer hemorragia ou edema que cause herniação inferior do encéfalo irá comprimir o nervo, prejudicando a sua função e causando dilatação pupilar.[7]

Fisiologia

Fluxo Sanguíneo Cerebral

Os neurônios do cérebro necessitam de fluxo sanguíneo contínuo para fornecer oxigênio e glicose para a atividade e a sobrevivência das células. O fluxo sanguíneo cerebral ocorre a uma taxa de cerca de 700 mL por minuto, o que representa aproximadamente 15% do débito cardíaco. O débito cardíaco é a quantidade de sangue que o coração bombeia em um minuto, que normalmente varia de 4 a 8 litros por minuto. Esse fluxo cerebral constante é mantido por (1) uma pressão adequada (pressão de perfusão cerebral) para forçar o sangue pelo encéfalo e (2) um mecanismo regulatório (autorregulação), que varia a resistência ao fluxo sanguíneo à medida que se altera a pressão de perfusão. A taxa metabólica cerebral também afeta o fluxo sanguíneo cerebral, de modo que o aumento da atividade neuronal aumenta o fluxo sanguíneo cerebral. Isso é importante no tratamento do TCE, que será discutido em uma seção posterior.[6]

Pressão de Perfusão Cerebral

A **pressão de perfusão cerebral (PPC)** é a quantidade de pressão disponível para impulsionar o sangue pela circulação cerebral e manter o fluxo sanguíneo. A pressão de perfusão cerebral se relaciona diretamente com a pressão arterial média (PAM) do paciente e com a pressão intracraniana (PIC). A PAM é a média de pressão nas artérias durante um ciclo cardíaco e é um indicador da perfusão de órgãos vitais. A PIC é a pressão combinada do tecido cerebral, do sangue e do LCR dentro da cavidade craniana.

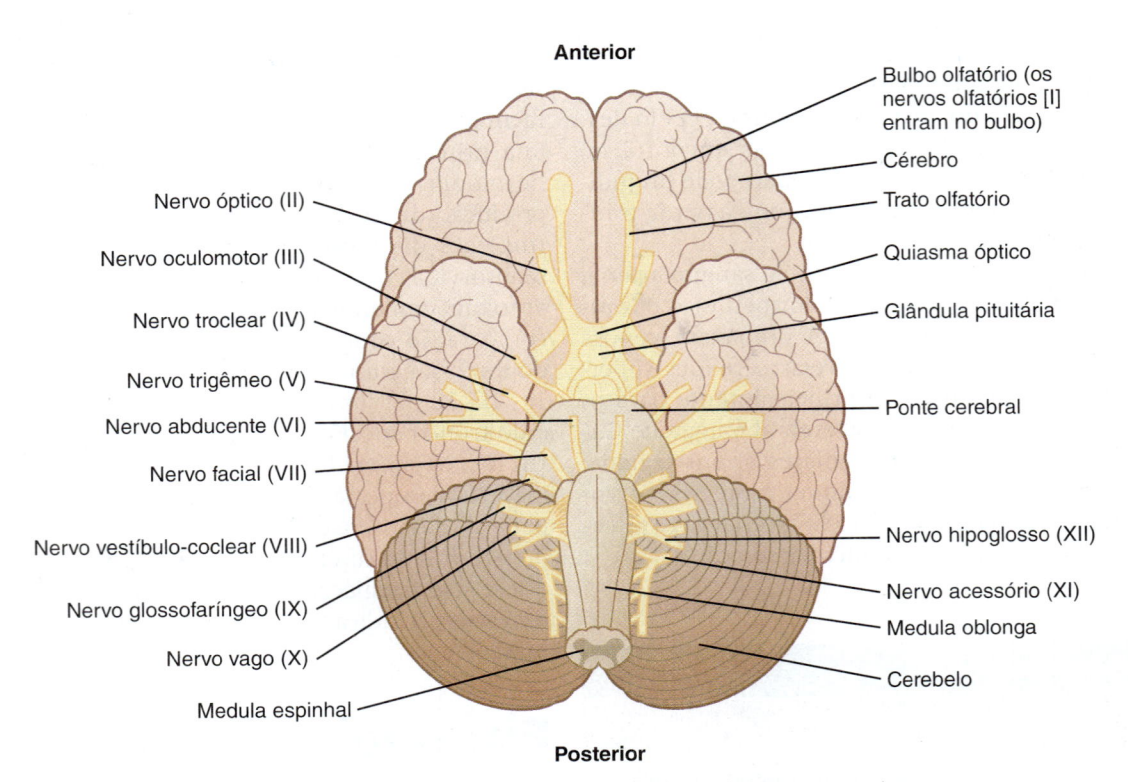

Anterior

Nervo óptico (II)

Nervo oculomotor (III)

Nervo troclear (IV)

Nervo trigêmeo (V)

Nervo abducente (VI)

Nervo facial (VII)

Nervo vestíbulo-coclear (VIII)

Nervo glossofaríngeo (IX)

Nervo vago (X)

Medula espinhal

Bulbo olfatório (os nervos olfatórios [I] entram no bulbo)

Cérebro

Trato olfatório

Quiasma óptico

Glândula pituitária

Ponte cerebral

Nervo hipoglosso (XII)

Nervo acessório (XI)

Medula oblonga

Cerebelo

Posterior

Figura 8-4 Superfície inferior do encéfalo mostrando as origens dos nervos cranianos.

A pressão de perfusão cerebral é expressa pela seguinte fórmula:

Pressão de perfusão cerebral = Pressão arterial média – Pressão intracraniana

ou

PPC = PAM – PIC

A PAM normal varia de 85 a 95 mmHg. Em adultos, a PIC costuma estar abaixo de 15 mmHg, de 3 a 7 mmHg em crianças e de 1,5 a 6 mmHg em lactentes.[5] Assim, a PPC costuma ser de 70 a 80 mmHg. Aumentos ou reduções súbitas na pressão arterial e na PIC, que pode ocorrer após um TCE, podem afetar a perfusão cerebral.

Autorregulação do Fluxo Sanguíneo Cerebral

O encéfalo trabalha muito para manter seu fluxo sanguíneo cerebral constante em uma ampla gama de condições diferentes. Esse processo é conhecido como **autorregulação**. A autorregulação é fundamental para o funcionamento cerebral normal e depende do fluxo sanguíneo cerebral (FSC) e da resistência vascular cerebral (RVC).

Pressão de perfusão cerebral = Fluxo sanguíneo cerebral × Resistência vascular cerebral

ou

PPC = FSC × RVC

Como a principal preocupação do encéfalo é o fluxo sanguíneo cerebral, é útil reescrever essa equação como:

FSC = PPC/RVC

A autorregulação é realizada ajustando a RVC por meio de vasodilatação ou vasoconstrição. Se a PPC diminuir, a vasodilatação arterial cerebral diminuirá a RVC para manter a FSC. Da mesma forma, o aumento da PPC induzirá a vasoconstrição arterial, aumentando posteriormente a RVC. Normalmente, a autorregulação pode compensar a PPC entre 50 e 150 mmHg. Fora desse intervalo, o FSC varia linearmente com a PPC. Portanto, o fluxo sanguíneo cerebral começará a diminuir quando a pressão de perfusão cerebral estiver abaixo de 50 mmHg.

Outra maneira de compensar a redução do fluxo sanguíneo cerebral é extraindo mais oxigênio do sangue que passa pelo encéfalo. Os sinais e sintomas clínicos de isquemia (tontura e alteração do estado mental) não serão percebidos até que a redução da perfusão tenha excedido a capacidade de extração de oxigênio aumentada para satisfazer as necessidades metabólicas do encéfalo.[6] À medida que o fluxo sanguíneo cerebral começa a reduzir, a função cerebral diminuirá, e o risco de lesão cerebral permanente por isquemia aumenta. Encéfalos que sofreram lesão podem necessitar de pressões de perfusão cerebral maiores que o normal para ativar a autorregulação e manter adequado o fluxo sanguíneo cerebral.

A pressão de perfusão cerebral é usada para estimar a adequação do fluxo sanguíneo cerebral. A relação entre a PCC, PIC e PAM é importante no trauma. O sangramento intracraniano agudo causa compressão dos tecidos adjacentes e aumento da PIC. Isso é chamado de *efeito de massa*. À medida que a PIC aumenta, a quantidade de pressão necessária para impulsionar o sangue pelo encéfalo também aumenta. A PAM irá subsequentemente aumentar para manter a PPC. Se a PAM não der conta do aumento na PIC ou se o tratamento para redução da PIC não for rapidamente instituído, a quantidade de sangue fluindo pelo encéfalo começará a diminuir, levando a dano cerebral isquêmico e comprometimento da função encefálica. Assim, na ausência de um monitor de PIC, a melhor prática é manter uma PAM maior que a normal.[8-15]

Drenagem Venosa Cerebral

A drenagem venosa cerebral é um componente muitas vezes menosprezado, mas significativo, para a PIC e para a autorregulação. Os seios venosos são suscetíveis à dilatação e à compressão. Por exemplo, quando o fluxo sanguíneo cerebral de entrada aumenta, a drenagem venosa aumenta como mecanismo autorregulador. Porém, há um ponto em que os limites de complacência aumentam e a drenagem venosa inadequada pode resultar em hipertensão venosa e intracraniana. A compressão aguda, como em fraturas cranianas com afundamento, hematomas intracranianos em expansão e trombose sinusal também pode prejudicar a drenagem venosa, aumentando a PIC. A obstrução do seio dominante tem mais efeitos que a obstrução do seio não dominante. As causas extracranianas, como a compressão venosa jugular por flexão da cabeça ou por colares cervicais apertados, também podem prejudicar a drenagem venosa em quase 10 mmHg.[16-18]

Oxigênio e Fluxo Sanguíneo Cerebral

O encéfalo é um órgão de alto metabolismo e, assim, tem alta necessidade de oxigênio. A redução dos níveis de oxigênio (hipóxia) causa vasodilatação significativa em um esforço para aumentar, de forma considerável, o fluxo sanguíneo cerebral. Em geral, essa resposta não ocorre até que a pressão parcial arterial de oxigênio (PaO_2) caia abaixo de 50 mmHg. Em alguns momentos, o fluxo sanguíneo cerebral pode aumentar em até 400% em relação aos níveis de repouso.[6]

Dióxido de Carbono e Fluxo Sanguíneo Cerebral

Os vasos sanguíneos cerebrais respondem às mudanças nos níveis arteriais de dióxido de carbono por meio de contração ou dilatação. Níveis reduzidos de dióxido de carbono (hipocapnia) resultam em vasoconstrição, enquanto níveis elevados (hipercapnia) causam vasodilatação. A hiperventilação reduz a pressão parcial arterial de dióxido de carbono ($PaCO_2$) ao aumentar a taxa em que o dióxido de carbono é exalado pelos pulmões. A hipocapnia resultante muda o equilíbrio acidobásico no encéfalo, resultando em vasoconstrição. Essa vasoconstrição encefálica reduz o volume intravascular do encéfalo, reduzindo o volume sanguíneo cerebral e, assim, geralmente a PIC.[19,20]

A vasoconstrição cerebral induzida pela hiperventilação também reduz a RVC, independentemente de PPC ser adequada para manter o FSC. Como resultado, a hiperventilação pode reduzir o FSC, colocando o encéfalo com lesão sob maior risco de dano isquêmico. Uma $PaCO_2$ de menos de 35 mmHg aumenta o risco de isquemia cerebral. Dessa forma, a hiperventilação profilática não é recomendada no tratamento do TCE.[15,21-23]

Por outro lado, uma $PaCO_2$ maior do que a variação normal de 35 a 45 mmHg (hipercapnia) leva à dilatação das arteríolas cerebrais, aumentando o fluxo sanguíneo cerebral ao mesmo tempo que aumenta o volume intravascular e, potencialmente, aumenta a PIC.[15] A abordagem do TCE usando a hiperventilação é discutido mais adiante neste capítulo.

Fisiopatologia do traumatismo cranioencefálico

O TCE pode ser dividido em duas categorias: primária e secundária.

Lesão Cerebral Primária

A lesão cerebral primária é uma lesão mecânica que ocorre no momento do trauma. Isso inclui lesão do encéfalo, sua cobertura e estruturas vasculares associadas. As lesões cerebrais primárias incluem as contusões cerebrais, as hemorragias e o dano a nervos e vasos encefálicos. Como o tecido neural não se regenera bem e há pouca possibilidade de reparo, há mínima expectativa de recuperação da estrutura e da função perdidas com a lesão primária.

TCE leve

O TCE leve, incluindo a concussão, é definido pelo CDC como "um tipo de lesão cerebral traumática — ou TCE — causada por uma pancada, golpe, sacudida na cabeça ou por um golpe no corpo que faz com que a cabeça e o cérebro se movam rapidamente para frente e para trás. Esse movimento repentino pode fazer com que o cérebro salte ou se torça no crânio, criando alterações químicas no cérebro e, às vezes, esticando e danificando as células cerebrais."[24] Uma cascata neurometabólica de lesões ocorre na TCE leve, geralmente na ausência de danos neurais macroscópicos. Entretanto, com o advento da neuroimagem altamente avançada, a microhemorragia e a contusão podem ser visualizadas, resultando em "TCE leve complicado", que pode apresentar sintomas pós-concussivos (**Tabela 8-2**) que duram mais do que o período de recuperação tradicional de 2 a 4 semanas.[3]

Dor de cabeça, tontura e náusea frequentemente ocorrem de forma aguda após um TCE leve, mas também podem ser os primeiros sintomas de uma lesão mais grave. Os pacientes com esses sintomas devem ser transportados imediatamente para uma avaliação mais detalhada. O diagnóstico formal de um TCE leve será feito no hospital depois que o paciente tiver sido avaliado clinicamente, observado e/ou quando a neuroimagem demonstrar ausência de patologia intracraniana clinicamente significativa. Até 30% dos pacientes com TCE leve apresentam sintomas pós-concussivos persistentes por mais de quatro semanas. Esses sintomas incluem dores de cabeça, problemas de equilíbrio, comprometimento oculomotor, ansiedade e perturbação do humor, além de deficiências cognitivas, como dificuldade de concentração.[25-29]

Hemorragia intracraniana

As hemorragias intracranianas são divididas em quatro tipos gerais: epidural, subdural, subaracnóidea e intracerebral. Como os sinais e sintomas de cada uma delas se sobrepõem significativamente, o diagnóstico específico no ambiente pré-hospitalar (assim como no SE) é quase impossível, embora o profissional de atendimento pré-hospitalar possa suspeitar de um tipo específico de hemorragia com base na apresentação clínica característica. Mesmo assim, um diagnóstico definitivo só pode ser feito após a realização de uma tomografia computadorizada (TC) na unidade receptora. Como essas hemorragias geralmente ocupam espaço dentro do crânio rígido, elas podem produzir aumentos rápidos na PIC, especialmente se tiverem um volume considerável.

Hematoma Epidural

Os hematomas epidurais costumam resultar de impacto de velocidade relativamente baixa no osso temporal, como o impacto de um soco ou uma bola de beisebol. Uma fratura nesse osso fino causa danos à artéria meníngea média, o que resulta em sangramento arterial que fica coletado entre o crânio e a dura-máter (**Figura 8-5**).

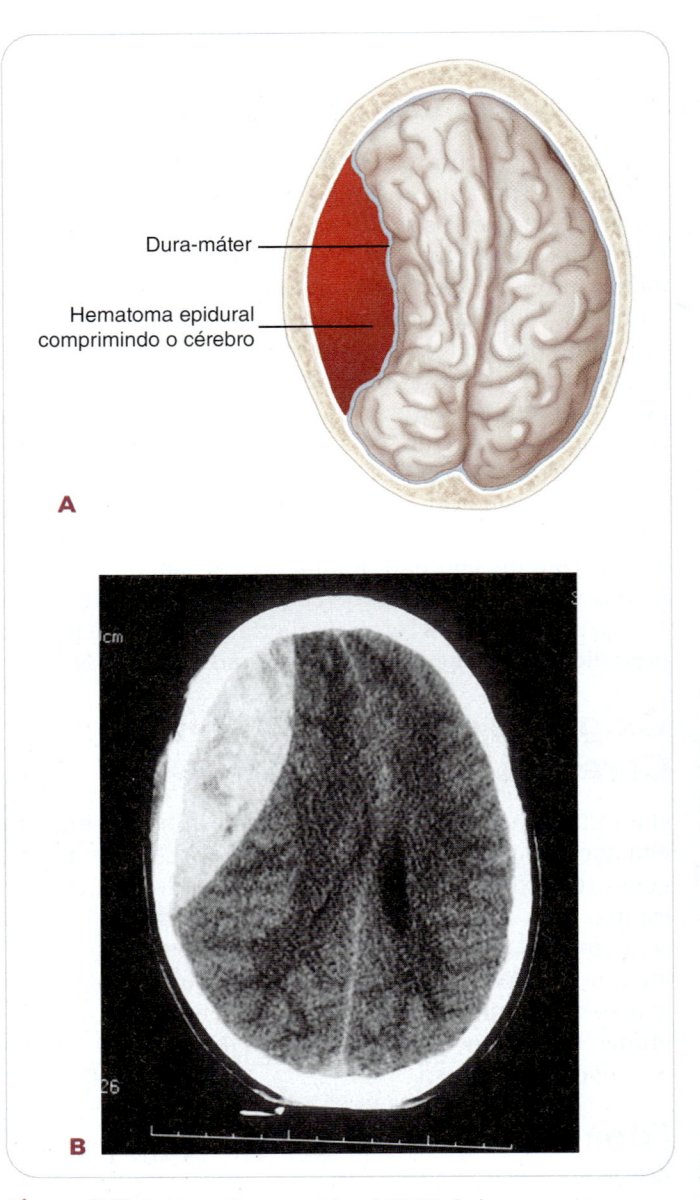

Dura-máter

Hematoma epidural comprimindo o cérebro

A

B

Figura 8-5 A. Hematoma epidural. **B.** TC de hematoma epidural.

A: © National Association of Emergency Medical Technicians (NAEMT); **B:** Cortesia de Peter T. Pons, MD, FACEP.

Tabela 8-2 Sintomas pós-concussivos comuns	
Categorias	**Sintomas**
Vestibular	Desequilíbrio, náusea, tontura
Sensorial	Visão embaçada, enxaqueca, zumbido, foto/fonofobia
Cognitivo	Dificuldade de concentração, esquecimento
Emocional	Fadiga, insônia, irritabilidade, depressão

Quinn DK, Mayer AR, Master CL, Fann JR. Prolonged postconcussive symptoms. *Am J Psychiatry.* 2018;175(2):103-111. doi:10.1176/appi.ajp.2017.17020235

Esse sangue arterial de alta pressão pode começar a dissecar, ou descascar a dura-máter, afastando-a da lâmina interna do crânio, criando um espaço epidural cheio de sangue. Esse hematoma epidural tem um formato característico de lente biconvexa, conforme visto na TC, criado pela dura-máter empurrando o hematoma contra a lâmina interna do crânio. A principal ameaça para o encéfalo é a expansão da massa de sangue deslocar o encéfalo provocando uma herniação.

A história clássica de um hematoma epidural é de um paciente que sofre uma breve perda de consciência, seguida de recuperação da mesma e, mais tarde, apresenta rápido declínio no nível de consciência. Durante o período de consciência, ou "intervalo lúcido", o paciente pode estar orientado, letárgico e confuso, ou pode queixar-se de cefaleia. Porém, a maioria dos pacientes com hematomas epidurais não apresentam esse intervalo de lucidez, e isso também pode ocorrer com outros tipos de hemorragias intracranianas, o que não o torna específico para o hematoma epidural. Contudo, um paciente que apresenta um intervalo lúcido seguido por declínio neurológico tem risco de processo intracraniano progressivo e necessita de avaliação de emergência.

À medida que o nível de consciência do paciente piora, o exame físico pode revelar pupila dilatada e com reação lenta ou ausente, mais comumente no mesmo lado da herniação. Como os nervos motores cruzam para o lado oposto acima da medula espinal, em geral a hemiparesia ou hemiplegia ocorre no lado oposto. A taxa de mortalidade para um hematoma epidural é de cerca de 20%. Porém, com o rápido reconhecimento e a drenagem do hematoma, a taxa de mortalidade pode ser de apenas 2%. Esse resultado melhor se deve ao fato de que um hematoma epidural costuma ser uma lesão expansiva isolada, com pouca lesão associada ao encéfalo abaixo dele. Se o hematoma for rapidamente reconhecido e drenado, o efeito de massa patológico é corrigido e o paciente pode ter uma recuperação excelente. O rápido tratamento reduz a mortalidade, bem como a morbidade neurológica.

Hematoma Subdural

Os hematomas subdurais são observados em 5% a 25% das lesões encefálicas graves, dependendo do estudo, com uma proporção de 3:1 entre homens e mulheres.[30] Em adultos jovens, os hematomas subdurais estão associados a traumas de alta energia (por exemplo, acidentes com veículos automobilísticos) e, em idosos, os hematomas subdurais estão associados a traumas menores (por exemplo, quedas), sendo que os idosos têm maior probabilidade de estar em terapia anticoagulante ou antiplaquetária.[31] Dados mais antigos indicam que 56% dos hematomas subdurais são causados por acidentes com veículos automobilísticos e 12% são causados por quedas, enquanto em idosos, 22% são causados por

acidentes com veículos automobilísticos e 56% são causados por quedas.[32]

Além de serem mais comuns que os hematomas epidurais, os hematomas subdurais também diferem quanto à etiologia, à localização e ao prognóstico. Diferentemente do hematoma epidural, o qual é causado por hemorragia arterial, um hematoma subdural geralmente resulta de sangramento venoso. Nesse caso, as veias-ponte são lesionadas durante um golpe violento na cabeça. O sangue se acumula no espaço subdural, entre a dura-máter e a membrana aracnóidea subjacente (**Figura 8-6**).

Os hematomas subdurais se apresentam de duas maneiras. Em pacientes que sofreram trauma importante, a ruptura de veias comunicantes resulta em acúmulo relativamente rápido de sangue no espaço subdural, com

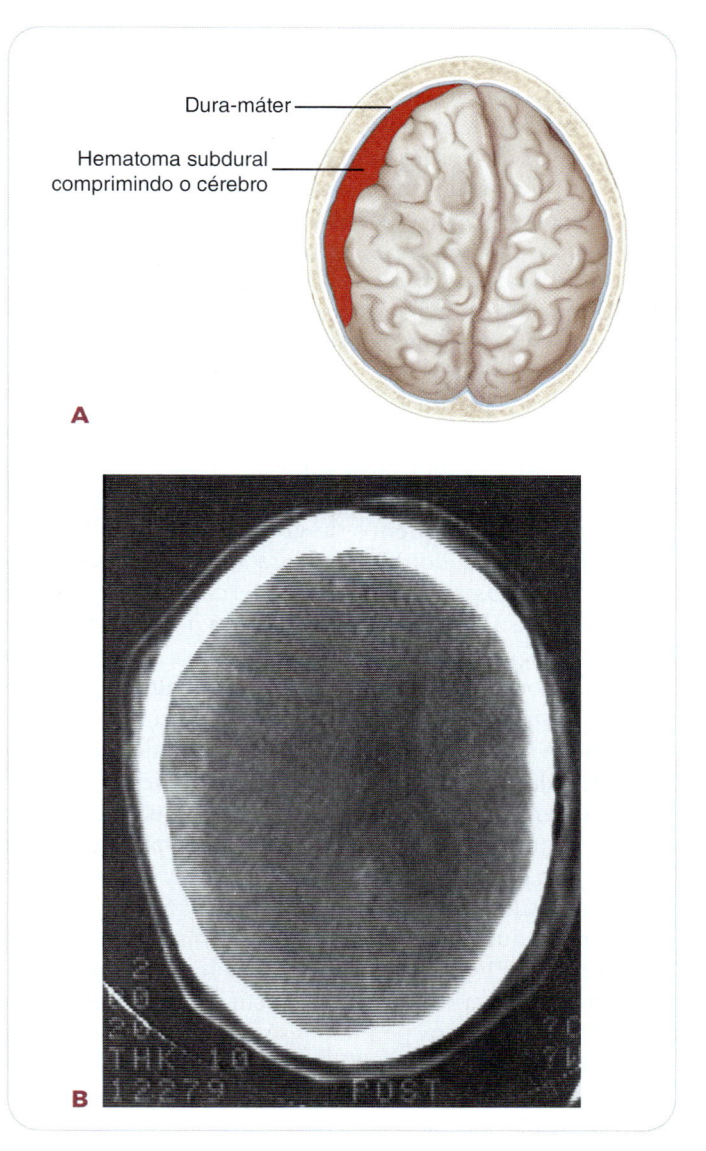

Figura 8-6 A. Hematoma subdural. **B.** TC de hematoma subdural.

rápido início do efeito de massa. A lesão direta do parênquima cerebral abaixo do hematoma subdural ocorre de maneira concomitante com a lesão venosa. Assim, o efeito de massa dos hematomas subdurais costuma ser causado pelo acúmulo de sangue e pelo edema cerebral do encéfalo subjacente lesionado. Os pacientes que apresentam esse tipo de efeito de massa agudo terão diminuição rápida do nível de consciência e necessitarão de rápida identificação da emergência ainda na cena, com transporte rápido para uma instituição apropriada com TC, monitoramento e controle da PIC e, possivelmente, cirurgia.

Porém, os hematomas subdurais ocultos podem ocorrer em outros pacientes. Nos pacientes idosos ou debilitados, como aqueles com doenças crônicas, o espaço subdural é maior secundariamente à atrofia cerebral. Nesses pacientes, pode haver acúmulo de sangue no espaço subdural sem exercer efeito de massa, sendo, dessa forma, assintomático. Esses hematomas subdurais podem ocorrer durante quedas em idosos ou durante traumas menores. Os pacientes idosos que recebem anticoagulantes como a varfarina ou anticoagulantes orais diretos, como apixaban ou rivaroxaban têm maior risco. Como essas quedas são pequenas, os pacientes muitas vezes não procuram um serviço de saúde e o sangramento não é identificado. Muitos pacientes nos quais um hematoma subdural crônico é identificado nem mesmo se lembram do evento traumático que causou o sangramento, pois ele pareceu ter menor importância.

Em alguns pacientes com hematoma subdural oculto, o líquido subdural se liquefaz, mas fica restrito ao espaço subdural. Com o tempo, por meio de um mecanismo que inclui pequenos sangramentos repetidos dentro do hematoma líquido, o agora hematoma subdural crônico pode expandir e começar lentamente a exercer efeito de massa sobre o encéfalo. Como o início do efeito de massa é gradual, o paciente não terá a apresentação drástica associada ao hematoma subdural agudo. Em vez disso, é mais provável que o paciente apresente cefaleia, distúrbios visuais, mudanças de personalidade, dificuldades para falar (**disartria**) e hemiparesia ou hemiplegia de natureza lentamente progressiva. Apenas quando alguns desses sintomas ficam suficientemente pronunciados para levar o paciente ou o cuidador a buscar ajuda é que o hematoma subdural crônico é descoberto. Na TC, um hematoma subdural crônico tem aspecto distinto em comparação com o hematoma subdural agudo. Muitas vezes, o evento que leva o paciente a procurar atendimento é o mais recente entre os pequenos sangramentos subdurais repetitivos, o que cria hematomas subdurais crônicos, e uma pequena quantidade de sangue agudo pode ser encontrado em uma coleção maior de sangramento crônico. A necessidade e a urgência da cirurgia são determinadas pelos sintomas do paciente, pela quantidade de efeito de massa e pela condição clínica do paciente.

As equipes de APH frequentemente encontram esses pacientes ao serem chamados para instituições de longa permanência. Como os sintomas são inespecíficos, o diagnóstico de um hematoma subdural crônico na cena raramente é possível, e os sintomas podem ser confundidos com os de AVC, infecção, demência ou até declínio generalizado na condição do paciente.

Embora muitos hematomas subdurais nesses pacientes sejam crônicos, os pacientes que usam anticoagulantes após um trauma aparentemente insignificante podem ter um hematoma subdural que se expande em poucas horas, progredindo para herniação como resultado da incapacidade de coagulação do paciente. Esses pacientes podem ter apresentação benigna e depois deteriorar várias horas após a lesão. Os idosos, sobretudo os pacientes que fazem uso de anticoagulantes e que sofreram quedas aparentemente menores, devem ser tratados com maior senso de urgência e de cuidados.

Hemorragia Subaracnóidea

A **hemorragia subaracnóidea (HSA)** é o sangramento que ocorre abaixo da membrana aracnóidea, a qual fica sob o espaço subdural que recobre o encéfalo. O sangue no espaço subaracnóideo não consegue penetrar no espaço subdural. Muitos dos vasos sanguíneos cerebrais se localizam no espaço subaracnóideo, de modo que a lesão desses vasos causará sangramento subaracnóideo, um acúmulo de camadas de sangue abaixo da membrana aracnóidea na superfície cerebral. Em geral, esse acúmulo de sangue em camadas é fino e raramente causa efeito de massa.

A HSA costuma estar associada com ruptura espontânea de aneurismas cerebrais, causando o início súbito da pior cefaleia da vida do paciente; no entanto, o trauma é a causa mais comum de sangramento subaracnóideo. Um paciente com HSA geralmente se queixarão de cefaleia, a qual pode ser intensa, acompanhada de náuseas, vômitos e tontura. Além disso, a presença de sangue no espaço subaracnóideo pode causar sinais meníngeos como dor e rigidez de nuca, queixas visuais e fotofobia (aversão à luz forte). O sangramento da artéria comunicante posterior pode causar anormalidades do III NC ou perda de movimentos no mesmo lado; o olho afetado estará desviado para baixo e para fora, e o paciente não conseguirá levantar a pálpebra. Esses pacientes também podem apresentar convulsões, embora estas sejam mais comuns na ruptura de aneurisma cerebral ou nas malformações arteriovenosas do que no trauma.

Como o sangramento subaracnóideo raramente causa efeito de massa, ele não necessita de cirurgia para descompressão. De fato, os pacientes com HSA e com déficits neurológicos leves geralmente evoluem muito bem.[33] Porém, a HSA traumática pode ser um marcador de lesão cerebral potencialmente grave cuja presença aumenta o risco de outras lesões expansivas, de PIC elevada e de hemorragia intraventricular. Pacientes com HSA traumática risco aumentado de 63 a 73% de contusão cerebral e risco de 44% de desenvolver hematomas subdurais. Aqueles com sangue que ocupe espessura maior do que 1 centímetro (cm) ou com sangue nos espaços supra-selares ou nas cisternas têm valor preditivo positivo de 72 a 78% para desfecho ruim, e a HSA traumática duplica a incidência de morte em pacientes com lesão encefálica.[34-35]

Contusões Cerebrais e Hemorragia Intracerebral

O dano cerebral, por si só, pode produzir contusões cerebrais. Se esse dano incluir a lesão de vasos sanguíneos dentro do encéfalo, haverá sangramento dentro deste; esse sangramento é conhecido como hemorragia intracerebral. As contusões cerebrais são relativamente comuns em pacientes com lesões cerebrais graves e naqueles com traumas cranianos moderados. Embora, em geral, resultem de trauma fechado, essas lesões também podem ocorrer por trauma penetrante, como em um ferimento cerebral causado por arma de fogo. No trauma fechado, as contusões cerebrais podem ser múltiplas. As contusões cerebrais resultam de um padrão complexo de transmissão e reflexão de forças dentro do crânio. Por exemplo, quando a cabeça bate em um objeto fixo, ela causa uma lesão de golpe no local do impacto e uma lesão de contragolpe no local oposto, onde o cérebro colide com o lado oposto do crânio. Esse tipo de lesão é conhecido como lesão golpe-contragolpe. Como resultado, as contusões costumam ocorrer em locais distantes da zona do impacto, muitas vezes no lado oposto do encéfalo.

As contusões cerebrais costumam demorar 12 a 24 horas para aparecer na TC, e esses pacientes podem inicialmente apresentar TC de crânio normal. O único indício para a sua presença pode ser um exame neurológico prejudicado, com muitos pacientes mostrando lesões cerebrais moderadas. À medida que a contusão evolui após a lesão, ela fica aparente na TC de crânio e pode causar efeito de massa e cefaleia de intensidade crescente. De particular importância é o fato de que as contusões cerebrais podem fazer as lesões moderadas deteriorarem para lesões cerebrais graves em 10% dos pacientes.[36]

Trauma Craniencefálico Penetrante

O trauma penetrante no encéfalo é uma das lesões neurológicas mais devastadoras. O objeto penetrante causará lesão direta do tecido cerebral à medida que passa até chegar a ele e, em alguns casos, através do parênquima cerebral. A natureza da lesão neurológica produzida depende da região lesada no encéfalo. Os ferimentos por arma de fogo são particularmente destrutivos devido à energia associada com o projétil (esse tipo de lesão é descrita em mais detalhes no Capítulo 4, "A Física do Trauma"). Uma bala não apenas causa lesão direta à medida que passa através do tecido: a onda de choque associada também causa danos ao tecido ao longo do trajeto de cavitação. Em particular, os ferimentos de arma de fogo que cruzam a linha média e passam de um lado a outro do encéfalo, envolvendo ambos os lados do encéfalo, estão associados com desfechos muito ruins. Em raras situações, como quando a bala atravessa apenas os lobos frontais, o paciente pode sobreviver, embora com comprometimento significativo. O potencial para a sobrevida também é melhor se o projétil atravessar de frente para trás em um dos lados do encéfalo. Porém, novamente o paciente terá déficit neurológico significativo e persistente.

Todas as lesões encefálicas penetrantes resultam em fratura aberta do crânio. O potencial para infecção subsequente, se o paciente sobreviver, é alto. Além disso, as lesões cranianas penetrantes podem danificar outras estruturas importantes, como olhos, orelhas e face, levando a prejuízo de função.

Lesão Cerebral Secundária

A lesão cerebral secundária se refere à lesão adicional de estruturas após o evento inicial. Após a lesão inicial, podem ocorrer processos fisiopatológicos, resultando em lesão adicional ao encéfalo horas ou semanas após o trauma inicial. O foco primário na abordagem pré-hospitalar (e hospitalar) do TCE é identificar e interromper ou limitar esses mecanismos secundários de lesão. Os efeitos secundários têm natureza insidiosa, e, muitas vezes, pode haver dano continuado significativo que seja imediatamente aparente ou detectado. Esses efeitos têm papel significativo na morte e na incapacidade após TCE. Ao compreender as causas de lesões secundárias e antecipar o desenvolvimento de tais lesões, os profissionais de atendimento pré-hospitalar podem se preparar, prevenir e intervir para corrigir essas complicações.

Os mecanismos patológicos relacionados ao efeito de massa intracraniano, à PIC elevada e ao desvio mecânico do encéfalo podem causar herniação, morbidade e mortalidade. Além do exame clínico, a TC da cabeça e outras modalidades avançadas de imagem, bem como o monitoramento da PIC, apoiam intervenções que salvam vidas, como a neurocirurgia imediata. No ambiente pré-hospitalar, a avaliação rápida e o transporte para um hospital de referência em trauma e de neurocirurgia são etapas essenciais no tratamento de pacientes com TCE grave e risco de herniação.

Duas outras causas importantes de lesão secundária, discutidas em mais detalhes em seções específicas, são hipóxia e hipotensão. Hipóxia e hipotensão não detectadas e não tratadas podem causar tanto dano ao encéfalo com trauma quanto a PIC elevada. Além disso, a redução na oferta de oxigênio ou de glicose a um encéfalo com trauma pode ser mais devastador do que no encéfalo normal. Assim, hipóxia e hipotensão devem ser prevenidas, identificadas e tratadas imediatamente.[11,12,37-39]

Causas Intracranianas de Lesão Cerebral Secundária

Herniação

A **doutrina de Monro-Kellie** afirma que a soma do volume de tecido encefálico, sangue e LCR deve permanecer constante em pacientes com um crânio intacto. Dessa forma, um aumento em um dos componentes (como por hematoma, edema cerebral ou tumor) deve causar redução em um ou dois dos outros componentes ou haverá aumento da PIC (**Figura 8-7**).[16]

Em resposta à hemorragia intercraniana (HIC) uma massa expansiva, o mecanismo compensatório inicial consiste em reduzir o volume do LCR intracraniano. O LCR naturalmente circula dentro e ao redor do encéfalo, do tronco encefálico e da medula espinal. Porém, à medida que há aumento da HIC, o LCR será forçado a sair da cabeça. A drenagem venosa também aumentará para ajudar a reduzir o volume sanguíneo intravascular dentro da abóbada craniana. Esses dois mecanismos evitam o aumento da PIC durante a fase inicial do sangramento intracraniano. Assim, o paciente pode parecer assintomático. Porém, à medida que a HIC aumenta além do limiar de remoção de sangue e LCR, a PIC começará a aumentar rapidamente. O aumento da PIC fará com que o encéfalo se desloque através e além de estruturas fixas dentro do crânio, causando, por fim, a herniação de porções do encéfalo através ou ao redor de algumas dessas estruturas. Isso causa a compressão dos centros mais vitais do encéfalo e ameaça o seu suprimento sanguíneo arterial (**Figura 8-8**). As consequências dessa herniação em direção e através do forame magno são descritas como as diversas síndromes de herniação (**Figura 8-9** e **Tabela 8-3**).

Síndromes Clínicas de Herniação

Os achados clínicos das síndromes de herniação podem ajudar na identificação de um paciente com herniação. Na herniação uncal, a compressão do III par resulta em pupila dilatada ou "midriática" fixa do mesmo lado da herniação (ipsilateral). A perda de função do trato motor resultará em fraqueza no lado oposto do corpo (contralateral) e reflexo de Babinski. A herniação mais extensa pode resultar em destruição das estruturas do tronco encefálico conhecidas como *núcleo rubro* ou **núcleo vestibular**. Isso pode resultar em **postura em decorticação**, o que envolve flexão anormal das extremidades superiores com rigidez e extensão das extremidades inferiores. Um prognóstico pior é revelado por uma **postura em descerebração**, na qual todas as extremidades estendem e pode ocorrer arqueamento da coluna. A postura em descerebração ocorre com lesão e dano ao tronco encefálico (**Figura 8-10**). À medida que a herniação progride, as extremidades tornam-se flácidas e atividade motora ausente.[41,42]

Com herniação central e tonsilar, o sistema reticular ascendente é afetado e resulta em padrões ventilatórios

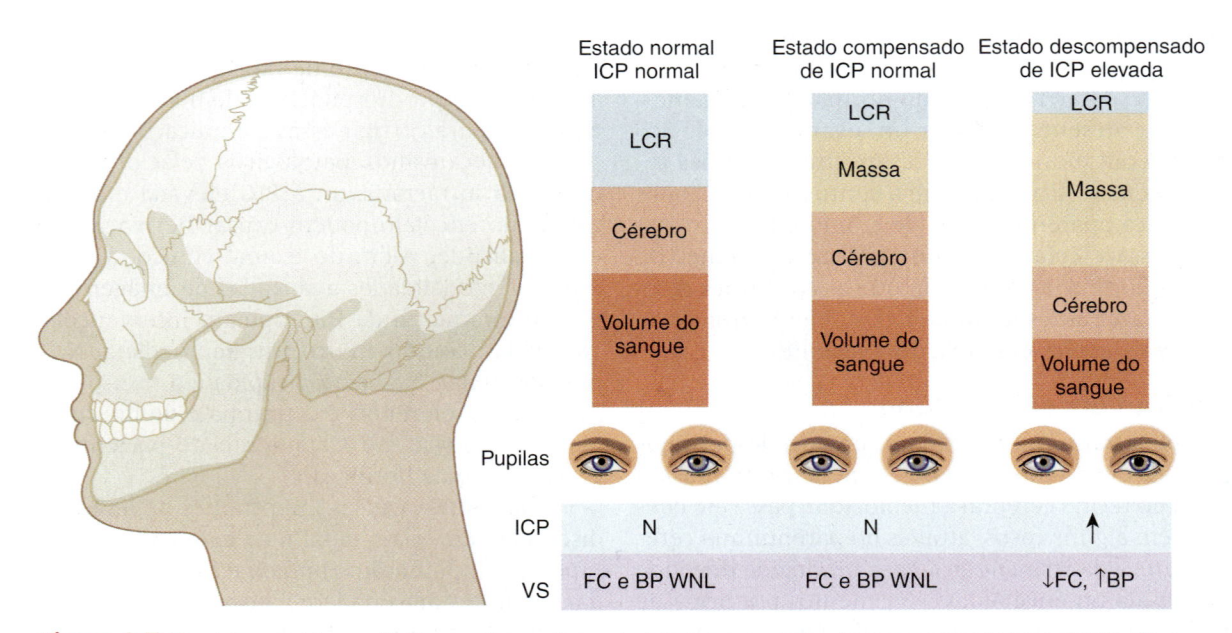

Figura 8-7 Doutrina de Monro-Kellie: o volume do conteúdo intracraniano deve permanecer constante. Se a adição de uma massa, como um hematoma, resultar na diminuição de um volume igual de LCR e sangue, a PIC permanece normal. Porém, quando esse mecanismo compensatório é exaurido, ocorre aumento exponencial na PIC para elevações mínimas no volume do hematoma.

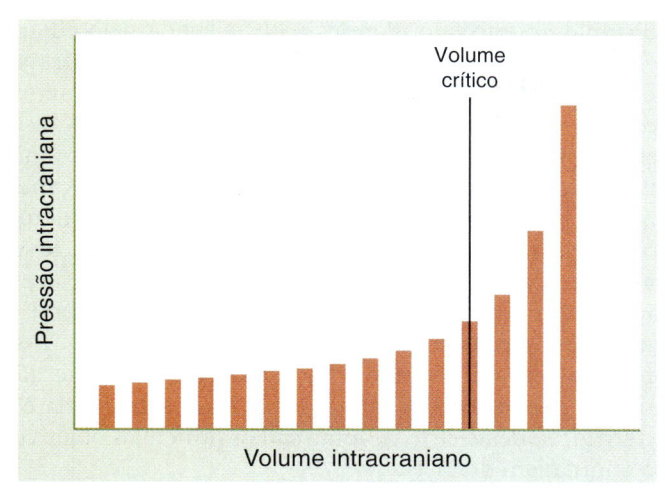

Figura 8-8 Este gráfico demonstra a relação entre volume intracraniano e PIC. À medida que o volume aumenta, a pressão permanece relativamente constante, já que LCR e sangue são forçados a sair. Por fim, chega-se ao ponto em que não há mais compensação adicional, e a PIC aumenta de maneira considerável.

© National Association of Emergency Medical Technicians (NAEMT)

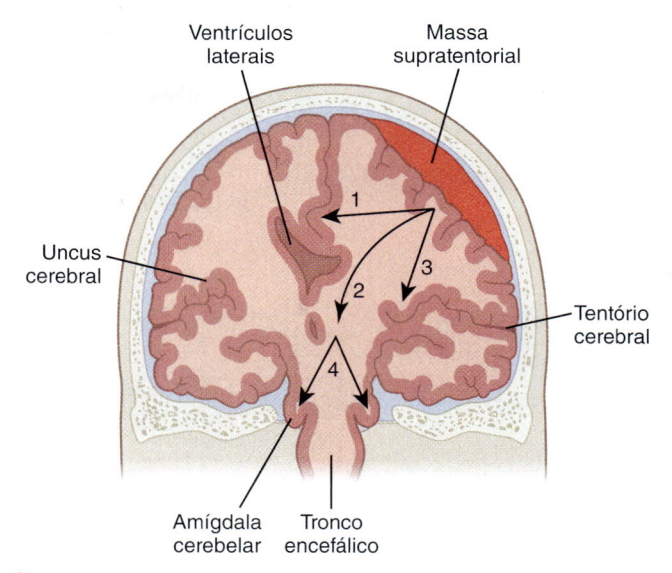

Figura 8-9 As diversas síndromes de herniação que podem resultar de um efeito de massa e de aumento da PIC são: (1) herniação cingulada, (2) herniação central, (3) herniação uncal, e (4) herniação cerebelotonsilar. Essas síndromes podem ocorrer em combinação entre si.

© Jones & Bartlett Learning

Tabela 8-3 Descrição das Várias Síndromes de Herniação	
Tipo de Herniação	**Movimento**
Uncal (herniação transtentorial)	A porção medial do lobo temporal (unco) é empurrada em direção ao tentório, pressionando o tronco encefálico; a herniação progressiva comprimirá o III NC, o trato motor e o sistema reticular ascendente no mesmo lado (ipsilateral), resultando em pupila dilatada ou "midriática" fixa ipsilateral, fraqueza motora do lado oposto (contralateral) e disfunção respiratória, progredindo para coma
Central (herniação inferior)	Partes dos lobos temporais de ambos os hemisférios cerebrais são espremidos através de um entalhe no tentório (transtentorial); a herniação inferior causa laceração de ramos da artéria basilar, resultando em pequenas hemorragias; o comprometimento do tronco encefálico resultará em postura de decorticação, depressão do centro respiratório e morte
Cingulada (herniação subfalcina ou transfalcina)	Mais comumente a porção mais interna do lobo frontal é arrastada sob a foice cerebral; a dura-máter que separa os dois hemisférios cerebrais; isso pode causar lesão dos hemisférios cerebrais mediais e do mesencéfalo; costuma ocorrer junto com a herniação uncal e pode apresentar-se com postura anormal e coma
Cerebelar (herniação transtentorial superior)	O mesencéfalo é empurrado para cima através do tentório do cerebelo; esse movimento também pode ocorrer junto com a herniação uncal
Tonsilar (herniação cerebelar inferior)	As tonsilas cerebelares descem através do forame magno, causando compressão do cerebelo e do bulbo, além da medula espinal cervical superior; a lesão da porção inferior do bulbo resulta em parada cardíaca e respiratória, um evento final comum para os pacientes com herniação; A herniação tonsilar também é chamada de "*coning*"[40]

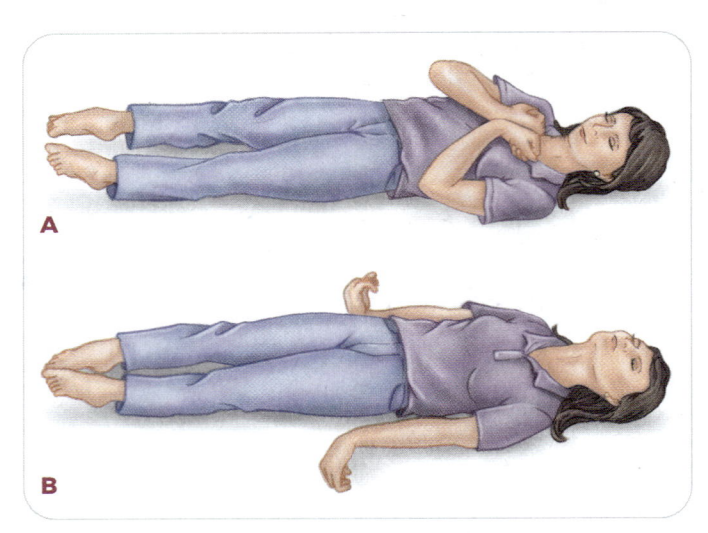

Figura 8-10 **A.** Postura em decorticação. **B.** Postura em descerebração.

© Jones & Bartlett Learning

anormais ou apneia, com piora da hipóxia e da hipercapnia. As **ventilações de Cheyne-Stokes** são um ciclo repetido de respirações lentas e superficiais que ficam mais profundas e mais rápidas, retornando para respirações lentas e superficiais. Períodos breves de apneia podem ocorrer entre os ciclos. A **hiperventilação neurogênica central** se refere a respirações profundas consistentemente rápidas, enquanto a respiração atáxica se refere a esforços respiratórios erráticos que não têm qualquer padrão discernível. A função respiratória espontânea cessa com a compressão do tronco encefálico, um caminho final comum para as síndromes de herniação.[40]

À medida que há desenvolvimento de hipóxia no encéfalo, os reflexos são ativados em um esforço para manter a oferta cerebral de oxigênio. Para superar a elevação da PIC, o sistema nervoso autônomo é ativado para aumentar a pressão arterial sistêmica (e a PAM) em um esforço para manter normal a pressão de perfusão cerebral. A pressão sistólica pode chegar a 250 mmHg. Porém, à medida que os barorreceptores nas artérias carótidas e no arco aórtico detectam grande aumento na pressão arterial, são enviadas mensagens para o tronco encefálico a fim de ativar o sistema nervoso parassimpático. Então, um sinal atravessa o 10º nervo craniano (X NC; nervo vago) para reduzir a frequência cardíaca. O **reflexo de Cushing** resulta na tríade de achados que ocorrem com a PIC elevada: (1) bradicardia, (2) aumento da pressão arterial sistólica associada com pressão de pulso ampla e (3) respirações irregulares, como a respiração de Cheyne-Stokes.[43]

Isquemia e Herniação

As síndromes de herniação descrevem a maneira como a PIC aumentada pode resultar em compressão e em lesão

adicional do encéfalo. Porém, a PIC elevada pelo edema cerebral também pode causar lesão do encéfalo através de redução da oferta de oxigênio e subsequente isquemia cerebral. Com base na fórmula da pressão de perfusão cerebral (PPC = PAM – PIC), um aumento na PIC resultará em redução na pressão de perfusão cerebral, ameaçando a perfusão cerebral. Além disso, ocorrem danos isquêmicos por outras causas, como a hipotensão sistêmica. Esses danos mecânicos e isquêmicos desencadeiam uma sucessão interminável, resultando em mais edema cerebral, o qual causa danos adicional mecânico e isquêmico. Esse processo acabará levando à herniação e à morte se não houver intervenção. A limitação da lesão secundária e a interrupção desse ciclo de lesão são os principais objetivos na abordagem do TCE.

Edema Cerebral

A lesão direta das membranas celulares neuronais permite o acúmulo de líquido intracelular dentro dos neurônios lesionados, levando a edema cerebral (inchaço do encéfalo). Além disso, a lesão pode ativar respostas inflamatórias que causam dano adicional de neurônios e de capilares cerebrais, levando ao acúmulo de líquido dentro de neurônios e espaços intersticiais, causando edema cerebral adicional. À medida que o edema se desenvolve, ocorre a lesão mecânica e isquêmica previamente descrita, agravando esses processos em um ciclo interminável de edema e lesões crescentes.

O edema cerebral geralmente ocorre no local de uma lesão cerebral primária, como em associação com hematomas intracranianos ou como resultado de lesão direta do parênquima encefálico, como em associação à contusão cerebral. O edema cerebral também pode ser o resultado de lesão cerebral difusa por hipóxia ou hipotensão.

Efeitos de Massa

No trauma, o acúmulo de sangue no espaço intracraniano gera efeitos de massa. Os hematomas intracranianos, como hematoma intracerebral, subdural e epidural, são fontes importantes de efeitos de massa. Como o efeito de massa é consequência do tamanho do hematoma, a remoção rápida desses hematomas pode interromper o ciclo de edema e lesão descrito anteriormente. Infelizmente, os hematomas geralmente estão associados a edema cerebral, e outras intervenções, além da evacuação do hematoma, são necessárias para interromper o ciclo de lesão e edema.

Obstrução Venosa

A obstrução venosa pode ocorrer devido à compressão externa do sistema venoso intracraniano ou à trombose interna focal. As paredes dos seios venosos durais são finas e propensas à compressão externa, mais comumente devido a fraturas cranianas deprimidas ou massas expansivas. No caso da compressão externa, as paredes finas dos seios venosos durais podem ser focalmente comprimidas, impedindo o fluxo de saída venoso. A compressão pode também levar a trombose venosa, a qual exacerba ainda mais a obstrução venosa.[16]A compressão venosa externa e a trombose venosa podem começar um ciclo interminável de hipertensão venosa, aumento do edema cerebral e aumento da compressão venosa, tudo isso resultando em hipertensão intracraniana.

As lesões mais preocupantes são as fraturas occipitais do crânio sobre o seio transverso direito, porque o seio transverso direito é o seio dominante na maioria das pessoas. Obstruções internas focais, como tromboses do seio dural, são raras, mas associadas a alta mortalidade. O tratamento geralmente requer intervenção cirúrgica urgente.

Além da obstrução venosa intracraniana, há também causas extracranianas de obstrução venosa que podem elevar indiretamente a PIC. Os tratos venosos drenam para as veias jugulares, portanto, qualquer compressão das veias jugulares pode causar um efeito ascendente de obstrução venosa intracraniana. A má posição da cabeça, como flexão ou flexão com rotação, pode causar aumentos significativos na PIC (de uma PIC média de 8,8 a 16,2 mmHg). Isso é ainda maior em crianças que têm occipitais maiores e pescoços mais inclinados.[7] Os colares cervicais podem aumentar a PIC de 4 mmHg a 14,5 mmHg.[18] O aumento da pressão intratorácica e intra-abdominal também pode causar aumento da pressão venosa jugular, afetando o fluxo venoso cerebral. Como resultado, deve-se fazer um esforço para manter a cabeça em uma posição neutra e evitar colares cervicais apertados.

Hipertensão Intracraniana

Fatores adicionais relacionados ao edema cerebral, isquemia cerebral, obstrução venosa e efeito de massa exacerbam a hipertensão intracraniana. A PIC é medida como forma de quantificar e avaliar o grau de edema cerebral. Monitores de PIC são colocados no hospital para permitir que os profissionais de saúde quantifiquem o edema cerebral, avaliem o risco de herniação e monitorem a eficácia das terapias para edema cerebral. A PIC elevada pode ser um biomarcador de edema cerebral. Embora o monitoramento da PIC não esteja rotineiramente disponível no ambiente pré-hospitalar, a compreensão da fisiopatologia permite que os profissionais de atendimento pré-hospitalar direcionem as melhores práticas de atendimento

Causas Extracranianas de Lesão Cerebral Secundária

Hipotensão

A isquemia cerebral é extremamente comum no trauma encefálico grave. Estudos identificaram isquemia cerebral em 90% dos pacientes que morreram por TCE e em muitos sobreviventes.[44] Assim, o impacto do baixo fluxo sanguíneo cerebral nos desfechos do TCE tem sido um foco primário para a limitação da lesão secundária após TCE.

No banco de dados nacional para TCE, os dois preditores mais significativos para desfecho ruim por TCE foram a quantidade de tempo passado com PIC maior que 20 mmHg e o tempo passado com pressão arterial sistólica menor que 90 mmHg.[11] Na verdade, um único episódio de pressão arterial sistólica menor que 90 mmHg pode levar a um desfecho pior.[11] Vários estudos confirmaram o profundo impacto da pressão arterial sistólica baixa sobre os desfechos após TCE.[12-14]

Muitos pacientes com TCE sofrem outras lesões, muitas vezes envolvendo hemorragia e subsequente hipotensão. A reposição de líquidos, bem como o rápido tratamento definitivo dessas lesões para evitar a hipotensão, é importante para reduzir o risco de lesões secundárias. Não existem dados suficientes para *recomendar* metas específicas de *reanimação* da pressão arterial *que possam ser generalizadas para todos os pacientes* no ambiente pré-hospitalar ou no departamento de emergência. Tanto o Prehospital Trauma Life Support (PHTLS) quanto o Advanced Trauma Life Support (ATLS) enfatizam o foco no controle da hemorragia e na reanimação para sinais de perfusão, minimizando o uso de cristaloides sempre que possível. No entanto, no cenário de suspeita de TCE moderado ou grave, há evidências que sugerem que uma pressão arterial sistólica de 110 mmHg é uma meta adequada.

Além de hemorragia, a disfunção na autorregulação do fluxo sanguíneo cerebral pode resultar em lesões secundárias. TCE O fluxo sanguíneo cerebral cortical normal é de 50 mL por 100 gramas (g) de tecido cerebral por minuto (ou 50 mL/100 g/minuto [min]). Após TCE grave, esse valor pode cair para 30 mL ou até mesmo 20 mL/100 g/min. A causa dessa queda no fluxo sanguíneo cerebral não está clara, mas pode dever-se a uma perda da autorregulação ou a um mecanismo de proteção para sub-regular o encéfalo em resposta à lesão. O fluxo sanguíneo cerebral reduzido, junto com o choque hemorrágico, aumenta ainda mais a ameaça isquêmica para o encéfalo.[11,20,45]

Conforme discutido anteriormente, a lesão encefálica também prejudica os mecanismos de autorregulação, havendo necessidade de maiores pressões de perfusão cerebral para manter o fluxo sanguíneo cerebral adequado. As áreas encefálicas com lesão grave podem perder quase toda a capacidade de autorregulação. Nessas áreas, os vasos sanguíneos ficam dilatados, causando hiperemia e desvio de sangue em direção às áreas cerebrais com lesão mais grave e para longe das áreas que ainda poderiam ser salvas pela perfusão adequada.[46,47] Por fim, a hiperventilação vigorosa pode ameaçar ainda mais o fluxo sanguíneo cerebral e aumentar a ameaça isquêmica ao contrair os vasos sanguíneos para as regiões cerebrais comprometidas e não acometidas.

Essa combinação de sub-regulação fisiológica, desvio de sangue e choque hemorrágico cria múltiplas ameaças isquêmicas para as regiões cerebrais passíveis de resgate e torna o manejo vigoroso da hipotensão parte essencial da abordagem do TCE. Por essa razão, uma abordagem agressiva no ambiente pré-hospitalar, com reposição de líquidos pré-hospitalares para manter a pressão arterial sistólica acima de 110 mmHg, é fundamental para limitar a lesão secundária no paciente com trauma cranioencefálico.

Hipóxia e Hiperóxia

Um dos substratos mais fundamentais fornecidos ao encéfalo que sofreu lesão é o oxigênio. O dano cerebral irreversível pode ocorrer após apenas 4 a 6 minutos de anoxia cerebral. Estudos também demonstraram um impacto profundo de uma saturação de oxigênio na hemoglobina (SpO_2) de menos de 90% em pacientes com TCE.[8,11,23] Um número significativo de pacientes com TCE apresenta SpO_2 baixa ou inadequada, o que pode facilmente passar despercebido sem o uso da oximetria de pulso.[38] A ênfase na conduta pré-hospitalar da via aérea e na oferta de oxigênio em pacientes com trauma cranioencefálico tem sido, parcialmente, o resultado desses estudos. Ventilação e fluxo sanguíneo adequados são fundamentais na manutenção da oferta adequada de oxigênio para o encéfalo. Um estudo de pacientes com TCE grave demonstrou taxa de mortalidade de 26,9% quando não havia hipoxemia nem hipotensão, 28% apenas com hipoxemia e 57,2% se ambas fossem observadas.[48] Assim, os profissionais de atendimento pré-hospitalar devem garantir a circulação adequada minimizando a perda de sangue, e fornecer a oxigenação adequada mantendo uma via aérea pérvia e ventilação adequada.

É importante observar que a oferta de oxigênio concentrado em excesso, ou hiperóxia, também foi associada com desfechos piores. A administração de oxigênio a 100% pode causar vasoconstrição cerebral, o que pode subsequentemente alterar o metabolismo cerebral. Os poucos estudos disponíveis avaliando os efeitos de altos níveis de fração de oxigênio inspirado (FiO_2) e de PaO_2 elevada demonstraram desfechos funcionais ruins e maiores taxas de mortalidade.[49,51] Esses estudos sugerem que é provável a existência de uma janela terapêutica ideal para os níveis de PaO_2 após TCE entre 100 e 200 mmHg. No entanto, embora tanto a hiperóxia como a hipóxia fora das faixas normais possam ser nocivas, a hipóxia é considerada mais perigosa, mesmo que de forma transitória, e deve ser evitada sempre que possível.

Anemia

A capacidade do sangue transportar oxigênio é determinada pela quantidade de hemoglobina que ele contém; portanto, a anemia resulta em níveis mais baixos de hemoglobina, o que afeta o fornecimento de oxigênio ao cérebro. Uma queda de 50% na hemoglobina tem efeito muito mais profundo na oferta de oxigênio para o encéfalo que uma queda de 50% na PaO_2. Por essa razão, a anemia por perda sanguínea impacta diretamente o TCE.[52]

Coagulopatia

O trauma e a própria LCT têm sido associados à indução de coagulopatia, incluindo disfunção plaquetária e alterações no fibrinogênio e nos fatores de coagulação, o que resulta em formação prejudicada de coágulos. Essas alterações hemostáticas contribuem para a progressão hemorrágica no TCE e estão associadas a uma maior morbidade e mortalidade em comparação com pacientes não coagulopatas com TCE.[53,54]

Um fator de risco importante para a piora da coagulopatia inclui o uso de terapia anticoagulante e/ou antiplaquetária antes da lesão, que está sendo cada vez mais prescrita para várias indicações na população idosa. A maior incidência de TCE ocorre nessa população devido a quedas, e os pacientes idosos que estão tomando anticoagulantes atualmente têm uma mortalidade três vezes maior e uma frequência mais alta de resultados desfavoráveis em seis meses em comparação com aqueles sem terapia anticoagulante ou antiplaquetária anterior à lesão. Um estudo demonstrou uma taxa de mortalidade de 35,2% em pacientes anticoagulados em comparação com 11,6% em pacientes não anticoagulados.[54] Portanto, é extremamente importante verificar se os pacientes estão em terapia anticoagulante ou antiplaquetária antes da lesão para que a coagulopatia possa ser tratada o mais rápido possível para limitar a progressão da hemorragia (**Tabela 8-4**). O concentrado de complexo protrombínico é mais comumente usado para reverter rapidamente os anticoagulantes, e a desmopressina para reverter os medicamentos antiplaquetários.[55]

Estudos avaliaram os efeitos do ácido tranexâmico (ATX) em pacientes com TCE. O ácido tranexâmico impede a quebra do coágulo de fibrina e é frequentemente usado para reduzir o sangramento. Ele é administrado em uma dose de ataque de 1 grama em 10 minutos, seguida de uma infusão de 1 grama em 8 horas. O estudo CRASH-2 demonstrou que a administração precoce de ATX a pacientes com trauma hemorrágico reduziu significativamente a morte por hemorragia em cerca de 30% e a mortalidade por todas as causas em cerca de 20%.[56] A análise de subgrupo do estudo CRASH-2 mostrou menor expansão do hematoma intracraniano, menos novas hemorragias intracranianas, menos novas lesões isquêmicas focais e uma tendência à melhora da mortalidade com a administração de ATX em pacientes com hemorragia e TCE, embora essa última não tenha sido estatisticamente significativa.[57]

O estudo de acompanhamento CRASH-3 de 2019 analisou especificamente pacientes com TCE e descobriu que o tratamento rápido com ATX no hospital (dentro de 3 horas após a lesão) reduziu as mortes por traumatismo

Tabela 8-4 Medicamentos Anticoagulantes Comuns

Classe do medicamento	Exemplos	Agentes de reversão
Antagonista da vitamina K	Warfarina	Vitamina K Concentrado de complexo protrombínico (CCP)
Inibidor indireto da trombina	Heparina Heparinas de baixo peso molecular (HBPM)	Sulfato de protamina
Inibidor indireto do fator Xa	Fondaparinux	N/A
Anticoagulante oral de ação direta (DOAC)		CPP
Inibidor direto da trombina	Argatroban Bivalirudin Dabigatran	Idarucizumab
Inibidor do fator Xa	Apixaban Rivaroxaban	Andexanet
Agente antiplaquetário	Aspirina Clopidogrel Prasugrel	Desmopressina

Dados de Yee J, Kaide CG. Emergency reversal of anticoagulation. *West J Emerg Med*. 2019;20(5):770-783. doi:10.5811/westjem.2018.5.38235

craniano em pacientes com TCE leve a moderado. Não houve nenhum efeito no TCE grave.[58,59] Um estudo de coorte multicêntrico mais recente (não randomizado) avaliou os resultados em pacientes que receberam ATX pré-hospitalar e constatou uma mortalidade substancial e estatisticamente significativa maior em 30 dias entre aqueles que receberam ATX pré-hospitalar.[60] Devido aos dados controversos e limitados sobre o uso de ATX no ambiente pré-hospitalar, o ATX não é recomendado atualmente para uso no ambiente pré-hospitalar, exceto em longos períodos de transporte pré-hospitalar quando o atendimento definitivo não estará disponível por um longo período de tempo.

Hipocapnia e Hipercapnia

Conforme discutido anteriormente neste capítulo, tanto a hipocapnia (redução da $PaCO_2$) quanto a hipercapnia (aumento da $PaCO_2$) podem piorar a lesão cerebral. Quando os vasos sanguíneos cerebrais contraem por hipocapnia significativa, o fluxo sanguíneo cerebral fica comprometido, levando à redução na oferta de oxigênio para o encéfalo. A hipercapnia pode ser resultado da hipoventilação motivada por muitas causas, incluindo a intoxicação por drogas ou álcool, e dos padrões ventilatórios anormais vistos em pacientes com convulsão e PIC elevada. A hipercapnia causa vasodilatação cerebral, o que aumenta ainda mais a PIC.

A hipocapnia ocorre como resultado da hiperventilação, geralmente em pacientes que são ventilados mecanicamente. A hipocapnia causa vasoconstrição cerebral, o que diminui o volume sanguíneo cerebral e a PIC. No entanto, ela também aumenta a resistência vascular cerebral, o que reduz o fluxo sanguíneo cerebral e pode causar mais isquemia no cérebro. As diretrizes da Brain Trauma Foundation não recomendam a hiperventilação profilática (com $PaCO_2$ de 25 mmHg ou menos).[15,21-23] Idealmente, a normocapnia deve ser mantida para evitar os efeitos prejudiciais da hipocapnia e da hipercapnia.

Hipoglicemia e Hiperglicemia

Quando o fluxo sanguíneo cerebral diminui, há redução na oferta de oxigênio, além de uma redução da oferta de glicose e de outros metabólitos necessários. A glicose é a fonte primária de combustível do encéfalo adulto, e as mudanças no metabolismo cerebral de glicose constituem uma das principais características da resposta à TCE. Os exames de imagem demonstraram rápido aumento transitório na captação de glicose logo após a lesão, seguido por período prolongado de redução no metabolismo de glicose. A redução no metabolismo de glicose é maior nos pacientes com TCE grave, e a duração dessa redução aumenta conforme a idade. A localização da redução no metabolismo é importante, pois taxas metabólicas mais elevadas no tálamo, no tronco encefálico e no cerebelo têm correlação positiva significativa com os níveis de consciência.[61-64]

Tanto as elevações (hiperglicemia) quanto as reduções (hipoglicemia) na glicemia podem ameaçar o tecido cerebral isquêmico. O impacto desastroso da hipoglicemia significativa no sistema nervoso central, durante trauma e em outras situações, é bem conhecido. Como os neurônios não conseguem armazenar glicose, eles necessitam de um suprimento contínuo para realizar o metabolismo celular. Na ausência de glicose, os neurônios isquêmicos podem sofrer dano permanente. Porém, também é verdade que um nível sérico prolongado de glicose maior que 150 miligramas/decilitro (mg/dL) e, provavelmente maior que 200 mg/dL, pode causar dano para o encéfalo com lesão. Níveis elevados de glicemia têm sido associados com desfechos neurológicos piores e devem ser evitados.[65,66]

No ambiente pré-hospitalar, a hipoglicemia deve ser imediatamente avaliada e tratada, pois a ameaça fisiológica da glicose baixa é muito mais imediata que o perigo da glicemia elevada. Deve ser feita a medição da glicemia (dextro) em todos os pacientes com alteração do nível de consciência e, se forem encontrados níveis abaixo do normal, eles devem ser tratados com a administração de glicose intravenosa (IV) ou intramuscular. Além disso, é provável que qualquer hiperglicemia induzida seja transitória, e será estabelecido o controle estrito da glicemia necessário para o tratamento adequado desses pacientes após a chegada ao hospital.

Convulsões

Um paciente com TCE está sob risco de convulsões. A atividade epiléptica generalizada pode ser induzida no paciente com TCE devido à hipóxia secundária à ventilação prejudicada, à hipoglicemia e às anormalidades eletrolíticas. Além disso, o tecido cerebral isquêmico ou lesionado pode servir como foco irritativo para a produção de convulsões parciais ou generalizadas e/ou **estado de mal epiléptico**. As convulsões podem agravar a hipóxia preexistente ao prejudicar a função respiratória. A atividade neuronal massiva associada com as convulsões generalizadas depleta rapidamente os níveis de oxigênio e glicose, piorando ainda mais a isquemia cerebral.

Avaliação e Abordagem

Uma avaliação rápida dos aspectos físicos do trauma que causou a lesão, combinada com uma avaliação primária rápida e avaliação secundária subsequente, ajudará a identificar problemas potencialmente fatais em um paciente com suspeita de TCE. Também é fundamental a reavaliação contínua desses pacientes, talvez com maior frequência que a habitual, já que a fisiopatologia do TCE é um processo dinâmico. Os achados do exame podem se alterar de maneira significativa à medida que a condição do paciente muda ao longo do tempo.

Física do Trauma

O conhecimento do mecanismo de lesão é fundamental em todos os pacientes com trauma, pois pode ajudar na identificação de padrões específicos de lesão, especialmente no TCE. Os dados importantes em relação à física do trauma frequentemente virão da observação da cena ou por testemunhas. O para-brisa do veículo do paciente pode ter aspecto de "teia de aranha" (olho de boi), sugerindo impacto com a cabeça do paciente, ou um objeto cheio de sangue pode estar presente e ter sido usado como arma durante uma agressão. Um impacto lateral no lado da cabeça pode causar fratura do osso temporal do crânio com lesão da artéria meníngea média, levando a hematoma epidural. As lesões de alto impacto ou de rápida aceleração-desaceleração, como as colisões de veículos em alta velocidade, podem resultar em **lesões por golpe-contragolpe**. Essa informação importante deve ser relatada à equipe da instituição que recebe o paciente, pois pode ser fundamental para o diagnóstico e a conduta apropriada com o paciente, não apenas em relação à lesão cerebral, mas também para outras lesões.

Avaliação Primária

A abordagem eficaz de um paciente com TCE começa com intervenções ordenadas e focadas no tratamento de qualquer problema com risco de vida identificado na avaliação primária. A via aérea, a respiração e a circulação são as primeiras a serem observadas na avaliação primária. Depois que esses problemas forem resolvidos, o paciente deve ser rapidamente acondicionado e transportado para a unidade mais próxima capaz de cuidar de TCE (**Quadro 8-1**).

Hemorragia com Exsanguinação

A avaliação primária é a primeira avaliação de qualquer paciente com trauma, incluindo um paciente com TCE. A abordagem ordenada e estruturada é a mesma para todos os pacientes de trauma e começa com a identificação e o controle da hemorragia com exsanguinação. A via aérea e a respiração são tratadas em seguida ou simultaneamente, se houver recursos suficientes disponíveis no local para tratá-las sem atrasar a meta principal de obter o controle da hemorragia com exsanguinação.

Pressão direta ou curativos compressivos devem ser aplicados a qualquer hemorragia externa. Feridas

Quadro 8-1 Consumo de Álcool e TCE

O consumo de álcool é um fator de risco conhecido para o TCE, particularmente para o hematoma subdural.[67,68] Vários fatores contribuem para esse aumento de risco conhecido. O encolhimento físico do cérebro (atrofia cerebral) é comumente observado em pacientes que ingerem volumes cronicamente moderados a pesados de álcool por longos períodos. À medida que o volume do cérebro diminui, uma tensão crescente é colocada nas veias de ligação, semelhante à forma como os cabos em uma ponte suspensa mantêm a estrada no lugar. À medida que essa tensão aumenta, é preciso menos força de cisalhamento para causar danos. Sabe-se também que o consumo excessivo de álcool reduz a capacidade de coagulação devido à interferência na capacidade do fígado de produzir fatores de coagulação com eficácia.[69]

Os pacientes com histórico de abuso de álcool ou aqueles que estão agudamente intoxicados podem não ter a capacidade de articular totalmente a extensão percebida de suas lesões. Isso pode confundir os achados da avaliação física e torná-los menos confiáveis, possivelmente obscurecendo as manifestações de um traumatismo craniano grave.

A influência combinada desses fatores em indivíduos com histórico de abuso de álcool ou intoxicação alcoólica aguda deve levar a um limiar mais baixo de suspeita de TCE grave nesses pacientes. As forças necessárias para causar lesões graves nesses pacientes podem ser significativamente menores do que aquelas necessárias para causar lesões em indivíduos sem histórico conhecido de abuso de álcool. Até mesmo os pacientes que sofreram traumatismo craniano relativamente pequeno devem ser avaliados completamente, e o transporte para o hospital para uma avaliação médica detalhada deve ser fortemente incentivado.

complexas no couro cabeludo podem produzir uma perda significativa de sangue externo. Várias compressas de gaze mantidas no lugar por uma bandagem elástica em forma de rolo criam um curativo compressivo eficaz para controlar o sangramento. Se essa abordagem não conseguir controlar o sangramento, muitas vezes ele pode ser controlado aplicando-se pressão direta ao longo das bordas da ferida, comprimindo assim a vasculatura do couro cabeludo entre a pele e os tecidos moles e a gálea. Não se deve aplicar um curativo de pressão em uma fratura craniana deprimida ou aberta, a menos que haja hemorragia significativa, pois isso pode agravar a lesão cerebral e levar a um aumento da PIC. A pressão direta e suave também pode limitar o tamanho dos hematomas extracranianos (couro cabeludo).

Via Aérea

A patência da via aérea do paciente é imediatamente examinada e garantida. Os pacientes com nível de consciência diminuído podem não conseguir proteger sua via aérea. A oxigenação adequada do cérebro lesionado é fundamental para evitar lesões secundárias. Habilidades manuais e simples de via aérea, como a manobra de anteriorização da mandíbula, são intervenções iniciais apropriadas para a via aérea. (Ver Capítulo 7, "Via Aérea e Ventilação"). Em pessoas inconscientes, a língua pode obstruir completamente a via aérea. A ventilação ruidosa indica obstrução parcial pela língua ou por material estranho. Vômitos, hemorragia, hematomas e edema por trauma facial são causas comuns de comprometimento da via aérea em pacientes com TCE, e a sucção intermitente pode ser necessária.

Pacientes com fraturas faciais e lesões laríngeas ou outras lesões no pescoço normalmente assumem posições que mantêm sua via aérea. As tentativas de forçar um paciente a ficar em posição supina ou a usar um colar cervical podem ser recebidas com extrema combatividade se o paciente ficar hipóxico como resultado do comprometimento posicional da via aérea. Nessas situações, a patência da via aérea tem precedência sobre a restrição do movimento da coluna vertebral, e os pacientes podem ser transportados em uma posição parcialmente ereta.[70] Os colares cervicais também podem ser adiados se for considerado que comprometem a via aérea, embora a estabilização manual da coluna vertebral ainda deva ser fornecida. Pacientes conscientes geralmente podem ajudar no controle de sua própria via aérea, aspirando a si mesmos quando acharem necessário. O trauma facial, inclusive as lesões causadas por ferimentos a bala, não é uma contraindicação para a intubação endotraqueal; no entanto, em alguns casos, esses pacientes podem precisar ser tratados com cricotireoidostomia.

A abordagem da via aérea é considerado a primeira prioridade de tratamento após o controle da hemorragia com exsanguinação, e a intubação endotraqueal pré-hospitalar é tradicionalmente defendida para pacientes que não podem proteger sua via aérea devido a um estado mental gravemente debilitado. Entretanto, essa intervenção pré-hospitalar é controversa. Alguns estudos apoiam melhores resultados funcionais para aqueles intubados no APH. No entanto, outros estudos sugerem que a intubação endotraqueal pré-hospitalar pode estar associada ao aumento da mortalidade.[71-77] Uma meta-análise de 2015 demonstrou que a intubação pré-hospitalar por profissionais com experiência limitada estava associada a um aumento de duas vezes nas chances de mortalidade, enquanto a intubação por profissionais experientes não demonstrou diferença na mortalidade.[78] Vários fatores provavelmente contribuem para as taxas de mortalidade mais altas associadas a profissionais inexperientes, incluindo episódios não reconhecidos de hipóxia e/ou hipotensão. Tentativas de intubação prolongadas ou fracassadas resultam em hipóxia, e os medicamentos usados para facilitar a intubação têm efeitos hemodinâmicos, inclusive hipotensão. Após a intubação bem-sucedida, a ventilação inadequada, inclusive a hiperventilação não intencional, pode induzir a vasoconstrição cerebral e complicar ainda mais a evolução do paciente.[73] A intubação mal realizada ou a ventilação mal gerenciada após a intubação parecem ser mais prejudiciais do que a ausência de intubação.

Além disso, qualquer atraso na chegada ao hospital e na realização da intervenção cirúrgica definitiva está associado a desfechos piores. Em cenários urbanos, os tempos de transporte curtos permitem que os pacientes sejam tratados com o uso de técnicas alternativas e transportados muito rapidamente para o departamento de emergência, onde a abordagem da via aérea poderá ser feita de maneira muito mais controlada. De modo inverso, em sistemas com tempos de transporte mais longos, a intubação pode ser mais benéfica que a não intubação, mesmo quando feita por profissionais menos experientes. É importante observar que todos os estudos demonstraram a importância da experiência do profissional para os desfechos globais. Intubações feitas por profissionais experientes não aumentam o tempo na cena nem o tempo pré-hospitalar total, estando associadas com mortalidade significativamente menor.[78,79] Assim, a decisão de intubar um paciente depende da duração do transporte e da experiência do profissional de atendimento pré-hospitalar.

Com isso em mente, os profissionais de atendimento pré-hospitalar devem considerar a abordagem ativa da via aérea para todos os pacientes que não conseguem proteger sua via aérea devido a um estado mental gravemente debilitado. Essa abordagem pode ser extremamente difícil devido à agitação do paciente, ao espasmo muscular da mandíbula (trismo), a vômitos e à necessidade de manter a coluna cervical alinhada e estabilizada. Como resultado, a intubação, se for o método escolhido para abordagem da via aérea, deve ser realizada pelo profissional disponível com maior experiência. É fundamental que a SpO_2 do paciente seja monitorada continuamente e que a hipóxia (SpO_2 menor que 90%) seja evitada. A intubação nasotraqueal às cegas pode servir como técnica alternativa, mas a presença de trauma na porção média da face é uma contraindicação relativa devido à possibilidade de penetração inadvertida no crânio e no cérebro com o tubo nasotraqueal nesses pacientes. Porém, essa complicação é rara e foi relatada apenas duas vezes em pacientes com trauma da cabeça.[80,81]

O uso de agentes bloqueadores neuromusculares como parte do protocolo de sequência rápida de intubação (SRI) pode facilitar o sucesso da intubação.[82] Porém, a segurança e a eficácia da SRI no ambiente pré-hospitalar não foi determinada. Não foi demonstrado que a SRI com o uso de lidocaína, fentanila e/ou esmolol como pré-medicação reduzisse a morbidade nem a mortalidade. Porém, alguns estudos demonstraram que, embora a SRI colabore para o sucesso da intubação, ela pode contribuir para piores desfechos. Consequentemente, não se recomenda o uso rotineiro de agentes paralisantes em pacientes com respiração espontânea e que mantêm a SpO_2 maior que 90% com oxigênio suplementar.[48]

Não há uma técnica ideal para a permeabilização da via aérea que seja preferida em relação a outras. Em vez disso, as manobras manuais e simples para permeabilizar a via aérea devem ser usadas como condutas iniciais, sendo as intervenções complexas da via aérea realizadas apenas se a via aérea não puder ser mantida de forma menos invasiva. Em muitos casos, a ventilação com bolsa-máscara com cânula nasofaríngea ou orofaríngea é suficiente para oxigenar e ventilar o paciente. O equipamento de sucção deve estar sempre disponível. As intervenções de controle da via aérea e o TCE geralmente precipitam episódios de vômito. Tentativas prolongadas de intervenções complexas na via aérea devem ser evitadas, especialmente se o tempo de transporte for curto.

Respiração

A avaliação da função respiratória inclui uma avaliação da frequência, da profundidade e da adequação da respiração. Conforme observado anteriormente, vários padrões respiratórios diferentes podem ser resultado da lesão cerebral grave, incluindo controle desordenado da respiração decorrente de convulsão. Nos pacientes com trauma multissistêmico, as lesões torácicas podem prejudicar ainda mais a oxigenação e a ventilação. Ocorrem fraturas de coluna cervical em cerca de 2 a 5% dos pacientes com TCE, podendo resultar em lesões da medula espinal, que interferem significativamente na ventilação. Os adjuvantes descritos anteriormente na seção "Vias aéreas" podem ser usados para ajudar a obter uma via aérea definitiva para auxiliar na respiração, como na intubação e ventilação, ou usando uma bolsa-válvula-máscara para apoiar a respiração e a troca de ar, conforme necessário.

A oferta adequada de oxigênio para o encéfalo lesionado é essencial para minimizar a lesão cerebral secundária. Manter a SpO_2 acima de 90% é fundamental; não fazer isso resulta em desfechos piores para os pacientes com lesão cerebral. Todos os pacientes devem ser monitorados com oximetria de pulso contínua, pois, de outro modo, a hipóxia costuma ser difícil de ser detectada clinicamente. A concentração de oxigênio pode ser titulada pela oximetria de pulso com um alvo de SpO_2 de pelo menos 90%, com 94% ou mais sendo o ideal. Se a hipóxia persistir apesar da terapia com oxigênio, o profissional de atendimento pré-hospitalar deve tentar identificar e tratar todas as prováveis causas, incluindo pneumotórax aspirativo e pneumotórax hipertensivo. O uso de pressão positiva no fim da expiração (PEEP, de *positive end-expiratory pressure*), quando disponível, pode ser considerado no sentido de melhorar a oxigenação. Porém, níveis de PEEP maiores que 15 centímetros de água (cm H_2O) podem aumentar a PIC.[83,84]

Como tanto a hipocapnia quanto a hipercapnia podem agravar o TCE, o controle da taxa de ventilação é importante.[48,85,86] No hospital, os gases sanguíneos arteriais (GSA) estão disponíveis para medir diretamente e manter a $PaCO_2$ em uma faixa normal de 35 a 40 mmHg. No entanto, os GSA e a $PaCO_2$ não estão disponíveis rotineiramente no ambiente pré-hospitalar. A **capnometria** é uma alternativa útil que pode ser usada no ambiente pré-hospitalar quando os GSAs não estão disponíveis. Ela mede o dióxido de carbono expirado ($ETCO_2$), que é a pressão parcial máxima de CO_2 obtida no final de uma respiração exalada. Estudos demonstraram que o $ETCO_2$ se correlaciona bem com a $PaCO_2$, especialmente em pacientes saudáveis e hemodinamicamente estáveis. Há uma possível discrepância entre o $ETCO_2$ e a $PaCO_2$ em pacientes gravemente traumatizados devido à possível instabilidade na perfusão pulmonar, no débito cardíaco e na temperatura do paciente, o que pode resultar em um $ETCO_2$ mais baixo em comparação com a $PaCO_2$. No entanto, estudos que avaliaram o uso do $ETCO_2$ em TCE demonstraram que o $ETCO_2$ ainda é um reflexo confiável da $PaCO_2$ e deve ser usado no ambiente pré-hospitalar para orientar a ventilação e evitar tanto a hipocapnia quanto a hipercapnia, especialmente quando não há GSA disponíveis.[87-97]

Devem ser usadas frequências ventilatórias normais ao auxiliar a ventilação em pacientes com TCE: 10 respirações/minuto para adultos, 20 respirações/minuto para crianças e 25 respirações/minuto para lactentes. Frequências ventilatórias excessivamente rápidas e a subsequente hipocapnia produzem vasoconstrição cerebral, o que, por sua vez, reduz a oferta cerebral de oxigênio. Foi demonstrado que a hiperventilação profilática de rotina piora os desfechos neurológicos, e ela não deve ser usada. Tanto a hiperventilação quanto a hipóxia no ambiente pré-hospitalar estavam associadas ao aumento da mortalidade. Em pacientes adultos, a ventilação com volume corrente de 350 a 500 mL a uma frequência de 10 respirações/minuto deve ser suficiente para manter a oxigenação adequada sem a induzir a hipocarbia.[48]

A hiperventilação de um paciente de maneira controlada pode ser considerada especificamente na presença de sinais de herniação, como discutido anteriormente. Esses sinais incluem pupilas assimétricas, pupilas dilatadas ou não reativas, postura extensora ou ausência de resposta motora ao exame, deterioração neurológica progressiva e o desenvolvimento de um reflexo de Cushing. Nesses casos, a hiperventilação leve controlada na cena pode ser realizada durante a fase pré-hospitalar dos cuidados. A hiperventilação leve é definida como $ETCO_2$ de 30 a 35 mmHg medida por capnografia ou pelo controle cuidadoso da frequência respiratória (20 respirações/minuto para adultos, 25 respirações/minuto para crianças e 30 respirações/minuto para lactentes com menos de 1 ano de idade).[48]

Circulação

A perda de sangue que resulta em hipotensão é uma causa importante de lesão cerebral secundária, portanto, devem ser feitos esforços para prevenir ou tratar essas condições. A manutenção da pressão arterial sistólica em pelo menos 110 mmHg é fundamental para a prevenção de lesão cerebral secundária. O entendimento dos protocolos locais é fundamental nessa situação, pois a manutenção de uma PAS maior que 110 mmHg é preferível, mas deve ser ponderada em relação ao risco de administração excessiva de cristaloides e aumento da hemorragia de fontes não compressíveis. No TCE isolado, a manutenção da PAS acima de 110 mmHg em adultos foi associada a melhores resultados.

Historicamente, os limites de PAS para pacientes pediátricos foram calculados usando a fórmula: PAS = 70 + (2 × idade em anos).[98] Entretanto, esses limites calculados são inferiores ao percentil 75, e a PAS inferior ao percentil 75 foi associada a um risco maior de mortalidade hospitalar em TCE grave isolada. A **Tabela 8-5** compara os limiares de PAS com base em fórmulas calculadas.[99] Dessa forma, no caso de TCE isolada na população pediátrica, a PAS deve ser mantida acima do percentil 75 para a idade.

Qualquer hemorragia externa deve ser controlada imediatamente para evitar e/ou minimizar a hipotensão. O sangramento não controlado de uma lesão no couro cabeludo pode ser uma causa não reconhecida de choque hemorrágico e deve ser tratado com a aplicação de pressão direta ou curativo compressivo. Se possível, o profissional de atendimento pré-hospitalar deve observar e quantificar as evidências de sangramento externo e essa informação deve ser fornecida no relatório para a instalação receptora. Na ausência de perda externa de sangue significativa, um pulso fraco e rápido em uma vítima de trauma fechado sugere hemorragia interna potencialmente fatal nos espaços pleurais, no peritônio, no retroperitônio ou nos tecidos moles ao redor de fraturas de ossos longos. Em um lactente com fontanelas abertas, pode haver perda sanguínea significativa dentro do crânio a ponto de produzir choque hipovolêmico.

Como a hipotensão piora ainda mais a isquemia cerebral, devem ser usadas medidas padronizadas para o

		Pressão arterial sistólica 75° percentil (mmHg)	
Idade (anos)	**Definição ATLS: 70 + (2 × idade em anos) (mmHg)**	**Meninos**	**Meninas**
0	70	92	84
1	72	92	85
2	74	95	86
3	76	98	89
4	78	100	90
5	80	102	92
6	82	103	94
7	84	104	96
8	86	106	97
9	88	107	99
10	90	109	101
11	90	111	103
12	90	113	105
13	90	115	107
14	90	118	108
15	90	120	109
16	90	123	109
17	90	125	109

Tabela 8-5 Limites de Pressão Arterial Sistólica Pediátrica por Idade

	Pressão arterial sistólica 75° percentil (mmHg)	
Faixa etária	**Meninos**	**Meninas**
Bebês (0–12 meses)	92	84
Criança pequena (1–2 anos)	92–95	85–86
Pré-escolar (3–5 anos)	98–102	89–92
Idade escolar (6–12 anos)	103–113	94–105
Adolescente (≥ 13 years)	115–125	107–109

© National Association of Emergency Medical Technicians (NAEMT)

combate do choque. Em pacientes com TCE, a combinação de hipóxia e hipotensão está associada com alta taxa de mortalidade. Se houver choque com suspeita de hemorragia interna significativa, o transporte imediato para um centro especializado em trauma é mais importante que outras intervenções. Para preservar a perfusão cerebral, deve-se administrar fluido adequado para manter uma pressão arterial sistólica de pelo menos 110 mmHg.[98] No entanto, o transporte não deve ser adiado para estabelecer o acesso IV.

Um ensaio clínico randomizado de pacientes com TCE grave mostrou que os pacientes reanimados no ambiente pré-hospitalar com solução salina hipertônica tinham função neurológica quase idêntica 6 meses depois da lesão, em comparação com aqueles tratados com cristaloides.[104] Devido ao maior custo e à ausência de benefício em comparação com o soro fisiológico ou a solução de Ringer lactato, não se recomenda a solução salina hipertônica para uso rotineiro na reposição de volume pré-hospitalar.

Os mecanismos autorreguladores para a manutenção da pressão de perfusão cerebral em casos de PIC elevada podem levar a uma série de alterações cardiovasculares conhecidas, principalmente manifestadas como aumento da pressão arterial. As tentativas de tratar a hipertensão devem ser evitadas, pois isso resultará em redução da pressão de perfusão cerebral em casos de PIC elevada, causando lesão cerebral secundária. Conforme discutido anteriormente, o fenômeno de Cushing pode ser visto na hipertensão intracraniana grave, sendo a combinação de bradicardia, aumento da pressão arterial associado com pressão de pulso ampla e respirações irregulares, como a respiração de Cheyne-Stokes.[39] Esses achados podem indicar herniação iminente. Em paciente com lesões potencialmente fatais, o transporte não deve esperar pela mensuração da pressão, que deve ser feita durante o transporte, conforme o tempo permitir.

Incapacidade

Após o início das medidas apropriadas para o tratamento dos problemas identificados durante a avaliação primária, deve ser realizado um rápido exame neurológico. Isso inclui a obtenção de um score basal da GCS e uma avaliação pupilar. O score da GCS é calculado usando a melhor resposta observada quando se avaliam os olhos do paciente, a resposta verbal e a resposta motora. Cada componente do score deve ser registrado individualmente, em vez de fornecer apenas um total, de modo que as mudanças específicas possam ser observadas ao longo do tempo scorescore (**Tabela 8-6**).[98,101,102] A maneira como se deve determinar o score da GCS é descrita em detalhes no Capítulo 6, "Avaliação e Abordagem do Paciente".

O score da GCS é útil para avaliar o estado do paciente e pode afetar as decisões de transporte e triagem. Ele pode ajudar a classificar a gravidade do TCE e se a via aérea do paciente está permeável estável no caso de um TCE. O score da GCS total mais baixo é 3 e o score total máximo é 15. Um score da GCS total de 13 a 15 provavelmente indica TCE leve, enquanto um score de 9 a 12 indica TCE moderada. Um score da GCS de 3 a 8 sugere TCE grave. As diretrizes padronizadas recomendam a intubação para scores de GCS iguais ou menores que 8.[48,103] Muitos outros fatores também podem afetar o score da GCS, incluindo a presença de substâncias tóxicas ou outras drogas.

Tabela 8-6 Escala de Coma de Glasgow

Subcategoria	Classificação	Pontos
Abertura ocular	Espontânea	4
	Ao som	3
	À pressão	2
	Nenhuma	1
Resposta verbal	Orientada	5
	Confusa	4
	Palavras	3
	Sons	2
	Nenhuma	1
Resposta motora	Obedece a comandos	6
	Localiza	5
	Flexão normal	4
	Flexão anormal	3
	Extensão	2
	Nenhuma	1

© National Association of Emergency Medical Technicians (NAEMT)

A parte mais crítica do score da GCS é o score motor. Estudos demonstraram sensibilidade e especificidade iguais entre scores motor e total de GCS para a avaliação neurológica e o prognóstico. A obtenção do score motor no ambiente pré-hospitalar é especialmente importante, pois se trata de um score dinâmico que costuma deteriorar no percurso entre a cena e o hospital. Os valores na internação hospitalar costumam ser diferentes do que os valores no local da ocorrência devido à intubação, à paralisia e/ou à sedação, tornando o score da GCS menos confiável. Estudos demonstraram que o score motor da GCS na cena prediz melhor a mortalidade em 6 meses do que os scores na internação hospitalar. Considerando esses achados e a simplicidade em determinar o score motor, o uso do score motor isoladamente tem sido defendido no ambiente de triagem pré-hospitalar.[103,104]

Além da determinação do score da GCS, as pupilas são examinadas rapidamente quanto à simetria e quanto à resposta à luz. Em adultos, o diâmetro pupilar em repouso é, em geral, de 3 a 5 mm.[105] Uma diferença maior que 1 mm no tamanho da pupila é considerada anormal. Uma pupila fixa é definida como uma resposta à luz brilhante de menos de 1 mm.[48] Foi demonstrado que a combinação do score da GCS e da reatividade pupilar na internação avalia e prediz, de forma acurada, os desfechos do TCE (**Quadro 8-2**). A dilatação pupilar aguda

---

Quadro 8-2 Recusa do Tratamento

Pacientes que recusam o tratamento e/ou o transporte médico são frequentemente encontrados por profissionais de atendimento pré-hospitalar (APH). Esses encontros são mais complicados quando os socorristas acreditam que seja melhor para o paciente ser transportado e avaliado em um hospital, ainda que o paciente se recuse e demonstre não ter sinais de comprometimento ou déficit neurológico no momento da avaliação. Muitas vezes, os pacientes com TCE com mecanismo de lesão grave podem não reconhecer a gravidade de suas lesões até horas ou dias mais tarde. Considere os pacientes com sangramento epidural, quando costuma haver um intervalo lúcido durante o qual o paciente se sente bem antes de sofrer os efeitos potencialmente fatais da hemorragia horas mais tarde.

Os pacientes que sofreram um possível trauma cranioencefálico devem ser avaliados por completo, com particular atenção à sua capacidade de tomar decisões. Além disso, os sinais e sintomas a seguir indicam a necessidade de atenção médica adicional, e isso deve ser comunicado ao paciente:

- Pupilas desiguais
- Cefaleia de intensidade crescente
- Náuseas e vômitos
- Sonolência ou dificuldade para acordar
- Fala arrastada
- Confusão ou alteração de comportamento
- Perda de consciência
- Convulsões
- Dormência
- Diminuição da coordenação
- Problemas para reconhecer pessoas ou lugares

Quando o profissional de atendimento pré-hospitalar acreditar que o melhor para o paciente

é ser transportado para o hospital para avaliação adicional e o paciente com absoluta capacidade de tomar decisões recusar o transporte, deve-se tentar articular com clareza os riscos da recusa e os benefícios do cuidado. Isso inclui alertas muito claros sobre a possibilidade de morte e de incapacidade permanente que podem resultar da demora em receber cuidados médicos, conforme apropriado. Nessas situações, pode ser útil o contato precoce com o médico regulador, pois os pacientes podem aceitar mais facilmente o conselho de um médico em alguns casos. No caso em que um paciente ainda recusa o transporte e o tratamento adicional, deve-se deixar claro que ele pode mudar de ideia a qualquer momento e que o serviço de APH estará disponível para retornar e repetir a avaliação.

Quando os pacientes claramente não têm a capacidade plena para tomar decisões, o médico regulador e a polícia devem ser envolvidos na medida do necessário para ajudar a facilitar o que é do melhor interesse do paciente – o transporte para o hospital a fim de receber avaliação adicional.

Os protocolos, as instruções do médico regulador e as normas legais locais devem sempre ser seguidos ao tomar decisões terapêuticas. É melhor realizar as discussões em relação ao curso de ação apropriado a seguir em cenários semelhantes aos discutidos aqui antes que os incidentes aconteçam, e eles devem ser rotineiramente incorporados na educação continuada e no treinamento profissional desde o início. O ditado "em primeiro lugar, não causar dano" deve formar a base da abordagem de cuidados de todos os pacientes encontrados pelos socorristas. Os pacientes com capacidade questionável certamente não são uma exceção.

---

indica emergência neurológica e pode sugerir isquemia do tronco encefálico e/ou herniação uncal. A herniação do uncus causada por edema cerebral ou efeito de massa pode causar compressão do III NC (nervo oculomotor), resultando em dilatação pupilar. A redução do fluxo sanguíneo para o tronco encefálico e a isquemia do tronco encefálico também causam dilatação pupilar. É importante observar que uma parte da população tem **anisocoria**, ou pupilas desiguais, que é congênita ou adquirida como resultado de trauma oftálmico. Porém, nem sempre na cena é possível diferenciar entre as desigualdades congênitas e causadas por trauma ou a anisocoria pós-trauma preexistente. Assim, a desigualdade pupilar deve sempre ser tratada como secundária

ao trauma agudo até que a avaliação apropriada tenha descartado edema cerebral ou lesão nervosa oftálmica ou motora.[106]

Devido à incidência significativa de fraturas da coluna cervical, a restrição de movimento da coluna deve ser aplicada em pacientes com suspeita de TCE resultante de trauma contuso. Deve-se ter algum grau de cautela ao aplicar um colar cervical em um paciente com TCE, pois um colar cervical muito apertado pode impedir a drenagem venosa da cabeça, aumentando assim a PIC. *A aplicação de um colar cervical não é obrigatória, desde que o movimento da cabeça e do pescoço seja suficientemente restrito.* A imobilização da coluna vertebral não é recomendada para vítimas de ferimentos por arma de fogo na cabeça.

Exposição/Ambiente

Os pacientes que sofreram TCE frequentemente têm outras lesões, as quais ameaçam a vida e os membros, além do encéfalo. Todas essas lesões devem ser identificadas. O corpo inteiro deve ser examinado quanto a outros problemas potencialmente fatais.

Avaliação Secundária

Após a identificação e o tratamento das lesões potencialmente fatais, uma avaliação secundária abrangente deve ser feita, se o tempo permitir. A cabeça e a face do paciente devem ser palpadas cuidadosamente para pesquisa de ferimentos, depressões e **crepitação**. Tamanho e resposta pupilares devem ser reavaliados nesse momento. Devido à incidência de fraturas associadas na coluna cervical em pacientes com TCE, conforme citado anteriormente, o pescoço deve ser examinado quanto à presença de dor à palpação e deformidades ósseas.

Qualquer drenagem de líquido claro pelo nariz ou pela orelha pode ser LCR. Porém, na maioria dos casos, o LCR estará misturado com sangue, dificultando o reconhecimento formal desse achado. As lesões específicas da cabeça e do pescoço são discutidas a seguir.

Em um paciente colaborativo, pode-se também realizar um exame neurológico mais abrangente. Isso incluirá avaliar os nervos cranianos, a sensibilidade e a função motora em todas as extremidades. A pesquisa de déficits completos ou parciais além da assimetria na função pode revelar indícios importantes para uma possível lesão neurológica. Achados como **hemiparesia** (fraqueza) ou **hemiplegia** (paralisia), presentes em apenas um dos lados do corpo, são considerados "sinais lateralização" e costumam ser indicativos de TCE.

Lesões Específicas de Cabeça e Pescoço

Lesões do Couro Cabeludo

Conforme observado na seção de anatomia, o couro cabeludo é composto por múltiplas camadas de tecido, sendo altamente vascularizado. As lesões podem variar desde simples e pequenas lacerações até lesões complexas, como o escalpelamento, no qual uma grande área de couro cabeludo sofre laceração e é separada do crânio. É importante anotar a quantidade de perda de sangue ocorrida no local devido a lesões no couro cabeludo. A hemorragia não controlada a partir dessas lesões pode resultar em choque hipovolêmico e até **exsanguinação** (**Figura 8-11**). Esse tipo de lesão costuma ocorrer em um ocupante do assento frontal de um veículo que não estava usando o cinto de segurança e cuja cabeça sofreu

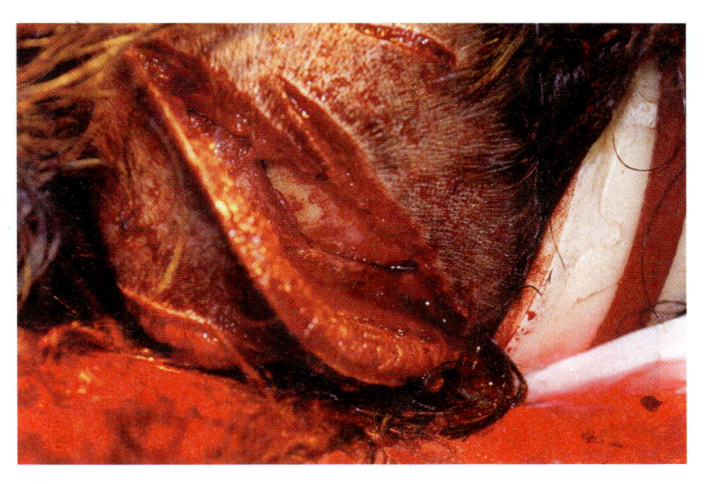

Figura 8-11 Lesões extensas do couro cabeludo podem resultar em hemorragia externa massiva.
Cortesia de Peter T. Pons, MD, FACEP.

impacto contra o para-brisa, bem como em trabalhadores cujo cabelo comprido fica preso em máquinas. Um grave golpe na cabeça também pode resultar na formação de um hematoma no couro cabeludo, o qual pode ser confundido com a depressão de uma fratura de crânio durante a palpação do couro cabeludo. Os hematomas do couro cabeludo podem significar a presença concomitante de lesão intracraniana subjacente.

Fraturas de Crânio

As fraturas de crânio podem decorrer de trauma fechado ou penetrante. As fraturas lineares costumam ser causadas por trauma fechado. Porém, um forte impacto pode produzir uma fratura (afundamento de crânio), na qual os fragmentos ósseos são desviados em direção ou para dentro do tecido cerebral subjacente (**Figura 8-12**). Embora as fraturas lineares simples possam ser diagnosticadas apenas com exame radiológico, os afundamentos de crânio podem ser palpados durante um exame físico cuidadoso. Uma fratura de crânio fechada e sem afundamento por si só tem pouca significância clínica, mas a sua presença aumenta o risco de hematoma intracraniano. As fraturas de crânio fechadas com afundamento podem necessitar de intervenção neurocirúrgica, pois a redução do espaço intracraniano causado pela fratura resulta em aumento da PIC. Conforme discutido anteriormente, as fraturas cranianas podem causar compressão extrínseca dos seios venosos durais, resultando em obstrução venosa e, consequentemente, aumento da PIC. As fraturas abertas de crânio podem resultar de um impacto particularmente intenso ou de um ferimento por arma de fogo, servindo, ainda, como porta de entrada para bactérias e predispondo o paciente para meningite. Se houver laceração da dura-máter, pode haver saída de tecido cerebral ou de LCR por uma fratura aberta de crânio. Devido ao

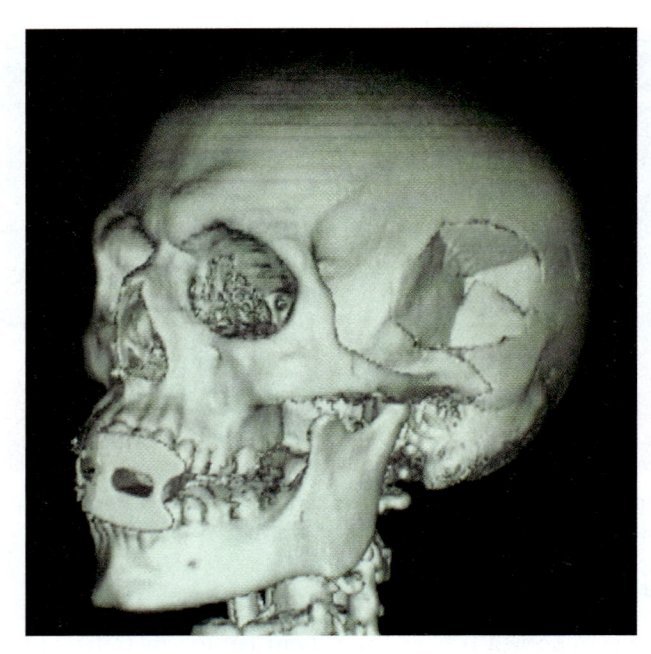

Figura 8-12 Reconstrução tridimensional de uma fratura (afundamento do crânio) após uma agressão.

Cortesia de Peter T. Pons, MD, FACEP.

risco de meningite, esses ferimentos exigem avaliação neurocirúrgica imediata.

As **fraturas da base do crânio** são aquelas localizadas na região basal do crânio e que mais comumente envolvem fraturas de osso temporal. Essas fraturas podem causar lacerações das meninges, resultando em vazamento de LCR. Em cerca de 12 a 30% das fraturas de base de crânio, podem haver extravasamento de LCR pelas orelhas através de uma perfuração timpânica (otorreia) ou pelas narinas (rinorreia).[107] A equimose periorbital ("olhos de guaxinim") e o sinal de Battle (sinal da batalha), no qual se observa equimose sobre a região mastoide, atrás das orelhas, também podem ocorrer nas fraturas da base do crânio, embora possa demorar várias horas após a lesão para que esses sinais sejam aparentes. Se for possível, o exame da membrana timpânica com um otoscópio poderá revelar sangue atrás do tímpano, sugerindo fratura da base do crânio.

Lesões Faciais

As lesões da face variam desde traumas menores de tecidos moles até lesões graves associadas a comprometimento da via aérea ou choque hipovolêmico. A via aérea pode estar comprometida por (1) dano estrutural,(2) distorção anatômica extrínseca do tecido deslocado e/ou inchado ou (3) obstrução por líquido ou outros objetos na via aérea. Também é importante observar que a via aérea inclui tudo, desde a face até a carina da árvore traqueobrônquica, e o comprometimento pode ocorrer em qualquer lugar ao longo desse trato.[70] As alterações estruturais podem incluir deformidades de ossos faciais

fraturados ou hematomas que se desenvolvem nos tecidos. Como a cabeça tem alta concentração de vasos sanguíneos, as lesões dessa região frequentemente resultam em hemorragia significativa. Fraturas faciais significativas geralmente estão associadas ao acúmulo de sangue e secreções na faringe devido à deglutição dolorosa e menos eficaz. Os materiais obstrutivos mais comuns na via aérea são o sangue e o vômito. O trauma facial costuma estar associado a alterações de consciência e ao trauma cranioencefálico potencialmente grave. O trauma da face pode resultar em fraturas ou deslocamentos de dentes para dentro da luz da via aérea. O TCE e o sangue deglutido a partir de lesões faciais podem causar vômitos, os quais também podem prejudicar a via aérea.

Trauma Ocular e Orbital

As lesões das estruturas da órbita e do olho são comuns e costumam resultar de trauma direto da face. Embora a lesão do próprio globo ocular não seja comumente encontrada, ela deve ser considerada sempre que se observar trauma da face e da órbita, pois o tratamento apropriado de uma lesão do globo ocular aumenta a taxa de resgate da visão do paciente.

A **Laceração Palpebral** é tratada com a cobertura do olho com escudo protetor rígido (e *não* um curativo compressivo), o qual é colocado sobre a órbita óssea. Nenhum material de remendo deve ser colocado sob a proteção. As lacerações da pálpebra podem estar associadas à lesão subjacente do globo ocular. Sendo assim, a consideração primária é evitar qualquer pressão sobre o olho que possa causar maior dano por forçar a saída do conteúdo intraocular através de uma laceração da córnea ou da esclera.

Uma **abrasão da córnea** é a ruptura da cobertura **epitelial** protetora da córnea. Essa abrasão resulta em dor intensa, lacrimejamento, sensibilidade à luz (fotofobia) e maior suscetibilidade à infecção até a cicatrização do defeito (geralmente 2 a 3 dias). Em geral, há história de trauma **antecedente** ou uso de lentes de contato. O tratamento pré-hospitalar para esse problema é a cobertura do olho com curativo, escudo ou óculos de sol para reduzir o desconforto causado pela sensibilidade à luz.

A **hemorragia subconjuntival** sobre a esclera do olho resulta de sangramento entre a **conjuntiva** e a **esclera** (**Figura 8-13**). Ela é facilmente visível sem o uso de equipamento diagnóstico. Essa lesão é inócua e melhora em alguns dias ou semanas sem tratamento. Na presença de trauma anterior, deve-se ficar alerta para outras lesões mais graves. Por exemplo, uma ruptura oculta do globo ocular deve ser suspeitada se a hemorragia resultar em importante edema da conjuntiva, a **quemose**. O tratamento pré-hospitalar desse distúrbio consiste somente no transporte do paciente para o hospital, de maneira que o diagnóstico possa ser confirmado e outros distúrbios associados possam ser descartados.

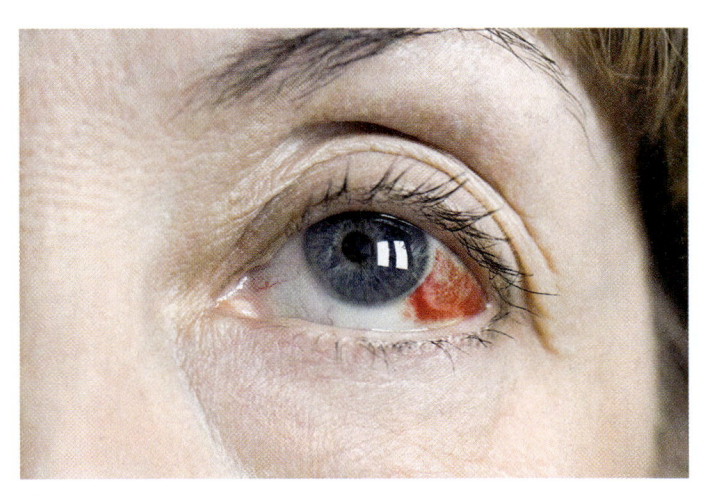

Figura 8-13 Hemorragia subconjuntival.

© Susan Law Cain/Shutterstock

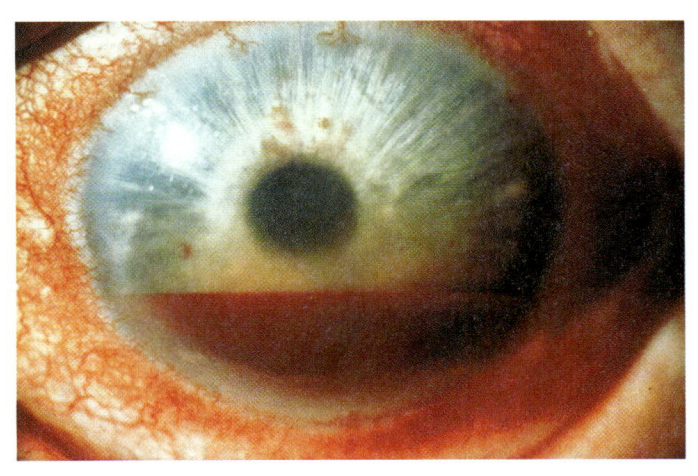

Figura 8-14 Hifema.

© Jones & Bartlett Learning

O **hifema** se refere à presença de sangue na câmara anterior do olho, entre a **íris** e a **córnea**. Essa condição costuma ser vista em casos de trauma agudo com lesão direta do olho. O olho deve ser examinado com o paciente-sentado ereto. Se houver quantidade suficiente de sangue, o sangue se acumula no fundo da câmara anterior, sendo visível como um hifema em camadas (**Figura 8-14**). Esse sangue pode não ser observado se a vítima for examinada em posição supina ou se a quantidade de sangue for muito pequena. Um escudo protetor deve ser colocado sobre o olho e o paciente deve ser transportado para o hospital na posição sentada (se não houver outra contraindicação), de modo que o sangue possa migrar para o aspecto inferior da câmara anterior e permitir um melhor exame da câmara anterior e do segmento posterior do olho quando isso for realizado.

Uma lesão de **globo aberto** é um ferimento que passa através da córnea ou da esclera até dentro do globo ocular. Se isso for identificado, o restante do exame ocular deve ser suspenso e um escudo protetor deve ser imediatamente colocado sobre a órbita óssea para proteção contra lesão adicional. *Não* se deve aplicar curativo compressivo e nem instilar qualquer medicamento tópico.

Há duas preocupações primárias na abordagem dessa condição. A primeira é minimizar a manipulação ou o trauma adicional do olho, o que pode aumentar a pressão intraocular e resultar no extravasamento do conteúdo intraocular através das lesões da córnea ou da esclera. A segunda, é evitar o desenvolvimento de **endoftalmite pós-traumática**, uma infecção da porção interna do olho. Em geral, isso tem resultados visuais devastadores. O transporte rápido para o hospital é necessário para realizar avaliação oftalmológica e reparo cirúrgico.

Uma lesão ocular penetrante ou uma ruptura de globo nem sempre são evidentes. Os indícios para uma ruptura oculta incluem os mecanismos de lesão (como marteladas de metal contra metal ou lesões oculares causadas por ferramentas de corte de ervas daninhas), bem como os achados clínicos de grande hemorragia conjuntival com quemose, tecido uveal escuro (íris colorida) ou protrusão através da junção da córnea e da esclera, distorção da pupila (em formato de lágrima), secreção em lacerações ou perfurações da córnea ou redução da visão. Se houver suspeita de ruptura oculta de globo ocular, o paciente deve ser tratado conforme descrito anteriormente para uma ruptura evidente do globo. O aspecto relativamente menos grave da lesão não elimina a ameaça de mais lesões no olho devido à pressão (se submetido a pressão externa) ou endoftalmite, de modo que a proteção imediata do olho e o transporte rápido para o hospital ainda são essenciais.

Fraturas Nasais

A fratura de ossos nasais é a fratura mais comum na face. As indicações da presença de fratura nasal incluem **equimose**, **edema**, deformidade nasal, inchaço e epistaxe (sangramento nasal). À palpação, pode-se notar a crepitação óssea.

Traumas com elevada força na região média da face podem causar fraturas de ossos nasais, bem como fraturas da lâmina cribriforme (o osso horizontal fino no crânio através do qual passam os filetes do nervo olfatório [I nervo craniano, I NV]). Qualquer rinorreia clara (vazamento de LCR pelo nariz) que ocorra após impacto significativo na região média da face é significativa, indicando a possibilidade de fratura da lâmina cribriforme.

Fraturas da Região Média da Face

As fraturas da região média da face podem ser categorizadas conforme a classificação de Le Fort, mostrada na **Figura 8-15**.

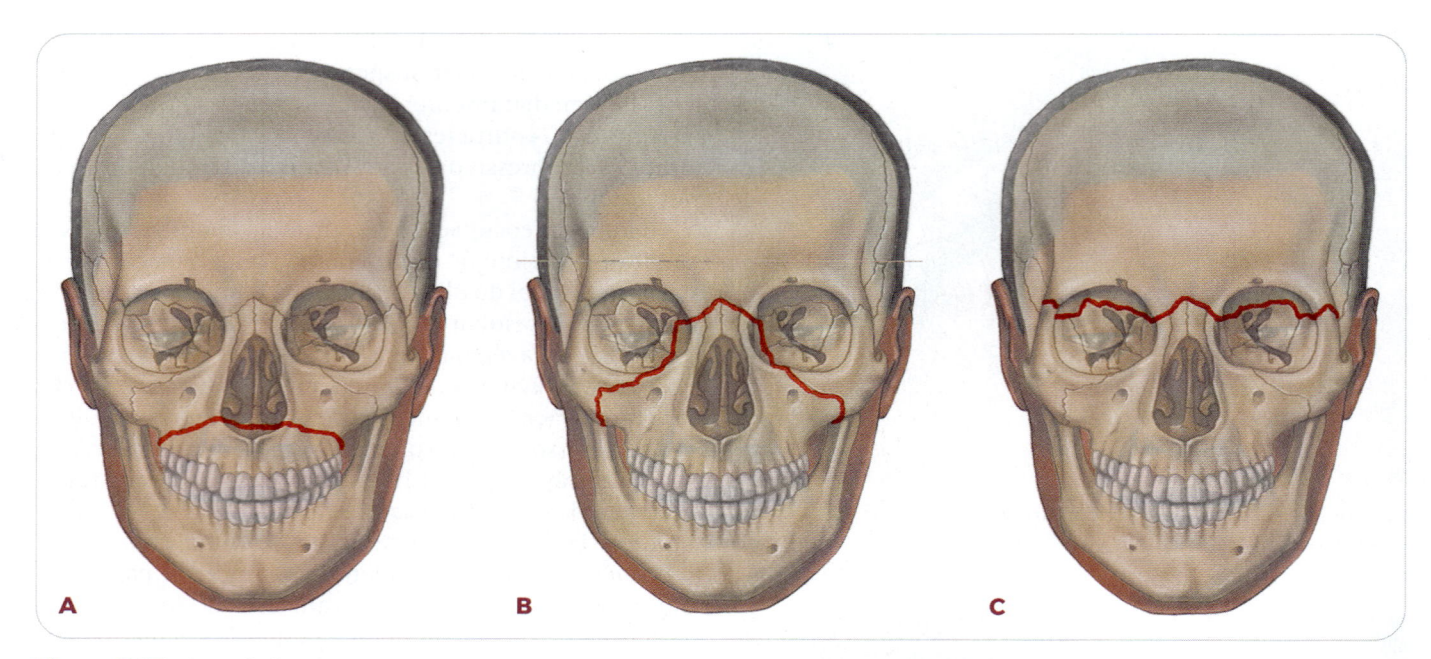

Figura 8-15 Tipos de fraturas Le Fort da região média da face. **A.** Fratura Le Fort I. **B.** Fratura Le Fort II. **C.** Fratura Le Fort III.
© Jones & Bartlett Learning

- A *fratura Le Fort I* envolve descolamento horizontal da maxila em relação ao assoalho nasal. Embora a passagem de ar pelas narinas possa não ser afetada, a orofaringe pode estar comprometida por coágulo de sangue ou edema no palato mole.
- A *fratura Le Fort II*, também chamada de fratura piramidal, inclui as maxilas direita e esquerda, a porção medial do(s) assoalho(s) orbital(is) e os ossos nasais. Os seios da face são bem vascularizados, de modo que essa fratura pode estar associada ao comprometimento da via aérea por hemorragia significativa.
- A *fratura Le Fort III* envolve fraturas que afastam completamente os ossos faciais do crânio (disjunção craniofacial). Devido às forças envolvidas, essa lesão pode estar associada ao comprometimento da via aérea, à presença de TCE, a lesões dos ductos lacrimais, à má oclusão (desalinhamento) dos dentes e à saída de LCR pelas narinas.

Os pacientes com fratura de região média da face geralmente têm perda da simetria facial normal. A face pode parecer achatada e o paciente pode não conseguir fechar a mandíbula ou aproximar os dentes. Se estiver consciente, o paciente pode queixar-se de dor e dormência na face. À palpação, pode-se notar crepitação sobre os locais de fratura. As fraturas deslocadas do terço médio da face podem ocasionalmente causar obstrução da via aérea. Impactos de alta energia no frágil terço médio do esqueleto facial podem resultar em fraturas fragmentadas que podem colapsar para trás e para baixo, impactando estruturas posteriores, inclusive o palato mole. Isso pode resultar em inchaço na faringe, o que pode causar obstrução da via aérea. Fraturas faciais combinadas da mandíbula e do terço médio são indicativas de lesão subjacente significativa, incluindo lesão cerebral associada e lesão da coluna cervical.

Fraturas Mandibulares

Após as fraturas dos ossos nasais, as fraturas mandibulares são o segundo tipo mais comum de fratura facial. Muitas vezes, a mandíbula é fraturada em mais de um lugar. A queixa mais comum de um paciente com fratura mandibular, além de dor, é a má oclusão dos dentes quando os dentes superiores e inferiores não mais se encontram em seu alinhamento habitual. O exame visual pode revelar um degrau ou desalinhamento dos dentes. À palpação, pode-se notar deformidade tipo degrau e crepitação. No paciente com fratura mandibular em posição supina, a língua pode ocluir a via aérea, pois a estrutura de suporte ósseo da língua não está mais intacta.

Lesões Laríngeas

Em geral, as fraturas da laringe resultam de trauma fechado na região cervical anterior, como acontece quando a região cervical anterior de um motociclista ou ciclista é atingida por um objeto. O paciente pode queixar-se de alteração da voz (geralmente com tom mais grave). À inspeção, o profissional de atendimento pré-hospitalar pode observar contusão cervical ou ausência da proeminência da cartilagem tireóidea (pomo de Adão). Uma fratura da laringe pode fazer o paciente apresentar tosse com sangue (hemoptise) ou levar ao desenvolvimento de enfisema subcutâneo no pescoço, o que pode ser detectado pela palpação. A intubação endotraqueal geralmente está contraindicada na presença de fratura laríngea, pois esse procedimento pode deslocar segmentos da fratura. Se o paciente com suspeita de fratura laríngea apresentar comprometimento da via aérea, a cricotireoidostomia pode salvar sua vida.

Lesões de Vasos Cervicais

A artéria carótida e a veia jugular interna atravessam a região anterior do pescoço em ambos os lados da traqueia. As artérias carótidas levam o suprimento sanguíneo para a maior parte do encéfalo, e as veias jugulares internas drenam essa região. A lesão aberta de um desses vasos pode produzir hemorragia grave. Um risco adicional nas lesões de veia jugular interna é a embolia gasosa. Se o paciente estiver sentado ou com a cabeça elevada, a pressão venosa pode cair abaixo da pressão atmosférica durante a inspiração, permitindo a entrada de ar no sistema venoso. Um êmbolo grande de ar pode ser fatal, pois pode interferir na função cardíaca e na perfusão cerebral. Uma preocupação adicional no trauma dos vasos cervicais é o surgimento de hematoma expansivo que pode levar ao comprometimento da via aérea, à medida que o hematoma expande e comprime e distorce a anatomia normal. Ele também pode causar compressão da veia jugular, ocluindo a saída do fluxo venoso cerebral e aumentando a PIC de forma indireta.

Uma lesão contundente no pescoço também pode resultar em lesão cerebrovascular contundente. Essas lesões podem ocorrer na artéria carótida interna ou comum ou na artéria vertebral. As lesões da artéria vertebral quase sempre estão associadas a lesões da coluna vertebral cervical. As lesões da carótida estão associadas a várias outras lesões, incluindo TCE grave, fraturas faciais importantes, fraturas basilares do crânio e lesões torácicas importantes, entre outras. Os acidentes automobilísticos de alta velocidade, golpes diretos no pescoço, lesões do tipo "varal" e enforcamentos colocam os pacientes em risco de sofrer essas lesões. Essas lesões podem ser altamente mórbidas devido ao risco de derrame. Muitas vezes, esses pacientes podem manifestar sinais de AVC no APH e qualquer déficit neurológico inexplicável deve levar a uma avalis lesões.[108]

Anamnese

Deve-se obter uma anamnese SAMPLER (**S**intomas, **A**lergias, **M**edicamentos, **P**assado médico e cirúrgico, **L**íquidos e alimentos ingeridos, **E**ventos que precederam a lesão, **R**iscos) do paciente, de familiares ou de espectadores, se o tempo e as circunstâncias permitirem. Diabetes mellitus, distúrbios convulsivos e intoxicação por drogas ou álcool podem imitar o TCE ou confundir a avaliação do TCE. Qualquer evidência de uso de drogas ou

overdose deve ser observada, mas a possibilidade de TCE não deve ser negligenciada na presença de intoxicação. Também é importante observar o uso de medicamentos antiplaquetários e anticoagulantes, pois isso pode alterar o tratamento do TCE. O paciente pode ter um histórico de traumatismo craniano anterior e pode se queixar de dor de cabeça persistente ou recorrente, distúrbios visuais, náuseas e vômitos ou dificuldade para falar.[96]

Conforme discutido anteriormente, é importante tomar nota dos eventos que envolvem o trauma. Isso inclui o mecanismo da lesão, qualquer perda de consciência, duração da falta de resposta, qualquer atividade convulsiva testemunhada e o nível subsequente de alerta (estado pós-ictal). Se o paciente não conseguir se lembrar dos eventos, pode ser útil determinar a duração da amnésia dos eventos anteriores (retrógrados) ou posteriores (anterógrados) ao trauma.[98]

Exames Seriados

É importante reavaliar o score da GCS e determinar as mudanças que ocorreram ao longo do tempo. O paciente que inicialmente apresentava um score naf GCS que agora está diminuindo é muito mais preocupante para TCE grave que um paciente cujo score na GCS está melhorando. Um pequeno número de pacientes com lesão cerebral aparentemente leve (score 14 ou 15 na GCS) pode apresentar piora inesperada do nível de consciência. Durante o transporte, a avaliação primária e a avaliação do score da GCS devem ser repetidas em intervalos frequentes. Os pacientes cujo score na GCS piora mais do que dois pontos durante o transporte têm risco particularmente alto de um processo patológico continuado.[106,109,110] Esses pacientes necessitam de transporte rápido para uma instituição adequada. A instituição que recebe o paciente usará as tendências do score da GCS durante o transporte no atendimento inicial do paciente. As tendências no score da GCS ou nos sinais vitais devem ser relatadas para a instituição receptora e documentadas no prontuário do paciente. As respostas ao tratamento também devem ser registradas.[98,111]

Transporte

Para obter o melhor desfecho possível, os pacientes com TCE moderada a grave devem ser transportados diretamente para um centro de trauma que realize TC e tenha avaliação e intervenção neurocirúrgicas imediatas (incluindo monitoramento da PIC, quando indicado). Se não houver disponibilidade de uma instituição assim, deve ser considerado o transporte aeromédico da cena até um centro especializado em trauma.[111]

A frequência cardíaca, a pressão arterial, a SpO_2, $ETCO_2$ quando disponível e a GCS do paciente devem ser reavaliadas e documentadas a cada 5 a 10 minutos durante o transporte. Válvulas de PEEP podem ser usadas com cautela se a hipóxia persistir até níveis de 15 cm de H_2O; PEEP maior que 15 cm H_2O pode aumentar a PIC. A normotermia deve ser mantida durante o transporte. Em geral, os pacientes com TCE devem ser transportados em posição supina devido à presença de outras lesões.[112] Embora a elevação da cabeça na maca ou na prancha da ambulância (posição de Trendelenburg invertida) possa reduzir a PIC, a pressão de perfusão cerebral também pode estar em risco, especialmente se a cabeça estiver elevada a mais de 30 graus.

A instituição receptora deve ser notificada assim que possível de modo a estar preparada adequadamente antes da chegada do paciente. O relato por rádio deve incluir informações sobre o mecanismo da lesão, presença de outras lesões graves, o score inicial da GCS e quaisquer mudanças durante o trajeto, sinais focais (p. ex., assimetria no exame motor, dilatação unilateral ou bilateral das pupilas), assim como os sinais vitais e a resposta ao tratamento.[113]

Transporte Prolongado

O tempo de transporte prolongado pode reduzir o limiar para a realização da abordagem avançada da via aérea. A SRI pode ser usada nessa situação, especialmente se o transporte aeromédico for considerado, pois um paciente combativo dentro de um helicóptero representa uma ameaça à segurança de todos a bordo. Devem ser realizados esforços para o controle da via aérea enquanto se aplica a estabilização da coluna cervical. Deve-se administrar oxigênio para manter nível adequado da SpO_2. Devido ao risco de desenvolver úlceras de pressão por deitar em prancha dura, deve-se usar um acolchoamento adequado se um encosto longo for usado para RMC, especialmente se o tempo de transporte previsto for prolongado. Os pacientes devem permanecer com oximetria de pulso contínua e os sinais vitais devem ser verificados de forma seriada, incluindo frequência respiratória, pulso, pressão arterial e GCS. A simetria das pupilas e a reação pupilar à luz devem ser verificadas periodicamente.

Quando houver atraso no transporte ou tempo de transporte prolongado até uma instituição adequada, outras opções de abordagem podem ser consideradas. Para pacientes com score da GCS alterado, a glicemia deve ser verificada. Se o paciente apresentar hipoglicemia, pode ser administrada uma solução de glicose a 50% por via endovenosa, até que a glicemia seja restaurada aos níveis normais. Os benzodiazepínicos podem ser administrados por via endovenosa se ocorrerem convulsões recorrentes ou prolongadas.

A hemorragia externa deve ser controlada, sendo administrados líquidos cristaloides se os sinais de choque forem aparentes. Os líquidos devem ser administrados para manter a pressão arterial sistólica maior que 110 mmHg

no paciente com suspeita de TCE. As lesões associadas devem ser tratadas durante o trajeto até a instituição receptora. As fraturas devem ser imobilizadas adequadamente com tala para o controle da hemorragia interna e da dor. O ATX pode ser considerado no cenário de hemorragia e suspeita de TCE somente se houver um tempo de transporte prolongado.

A abordagem adequada da PIC elevada no ambiente pré-hospitalar é extremamente difícil, pois a PIC não é monitorada na cena, a menos que o paciente esteja sendo submetido a uma transferência entre instituições e que já tenha instalado um monitor de PIC ou ventriculostomia. Embora um valor decrescente na GCS possa representar aumento da PIC, ele também pode resultar de piora da perfusão cerebral por choque hipovolêmico. Os sinais de alerta para possível aumento da PIC e herniação incluem:

- Declínio no score da GCS de dois pontos ou mais
- Lentificação ou ausência da reação pupilar
- Aparecimento de hemiplegia ou hemiparesia
- Reflexo de Cushing

A decisão de intervir e tratar a PIC elevada deve ser baseada em protocolo escrito ou é tomada em consulta com a supervisão médica, ou com a direção médica on-line na instituição receptora. As possíveis opções de tratamento temporário incluem sedação, bloqueadores neuromusculares, uso de agentes osmoticamente ativos como o manitol e hiperventilação controlada (**Figura 8-16**). Pequenas doses de sedativos benzodiazepínicos devem ser administradas com cautela devido aos potenciais efeitos colaterais de hipotensão e depressão ventilatória. O uso de bloqueador neuromuscular de ação prolongada, como o vecurônio, pode ser considerado se o paciente estiver intubado. Se o colar cervical estiver muito apertado, pode ser afrouxado um pouco ou removido, desde que a cabeça e o pescoço estejam adequadamente imobilizados de outras formas. Se possível, o paciente deve ser colocado em Trendelenburg reverso, onde a cabeça fica em uma inclinação mais alta do que o resto do corpo para ajudar a facilitar a drenagem venosa cerebral.

A terapia hiperosmolar, como o uso de solução salina hipertônica (3%) ou manitol (0,25 a 1,0 g/kg), pode ser usada para diminuir a PIC. Ambos os medicamentos são administrados por via intravenosa. Atualmente, não há boas evidências que apoiem seu uso rotineiro no ambiente pré-hospitalar.[114] O manitol é um diurético osmótico altamente eficaz que pode causar hipovolemia em pacientes que não tenham sido reanimados sistemicamente; isso pode resultar em hipotensão e, portanto, piorar a perfusão cerebral. Dessa forma, não deve ser usado em pacientes com pressão arterial sistólica inferior a 90 mmHg. O manitol deve ser restrito a pacientes com sinais de herniação e deve ser usado com extrema cautela.[15] Além disso, um cateter de Foley deve ser colocado

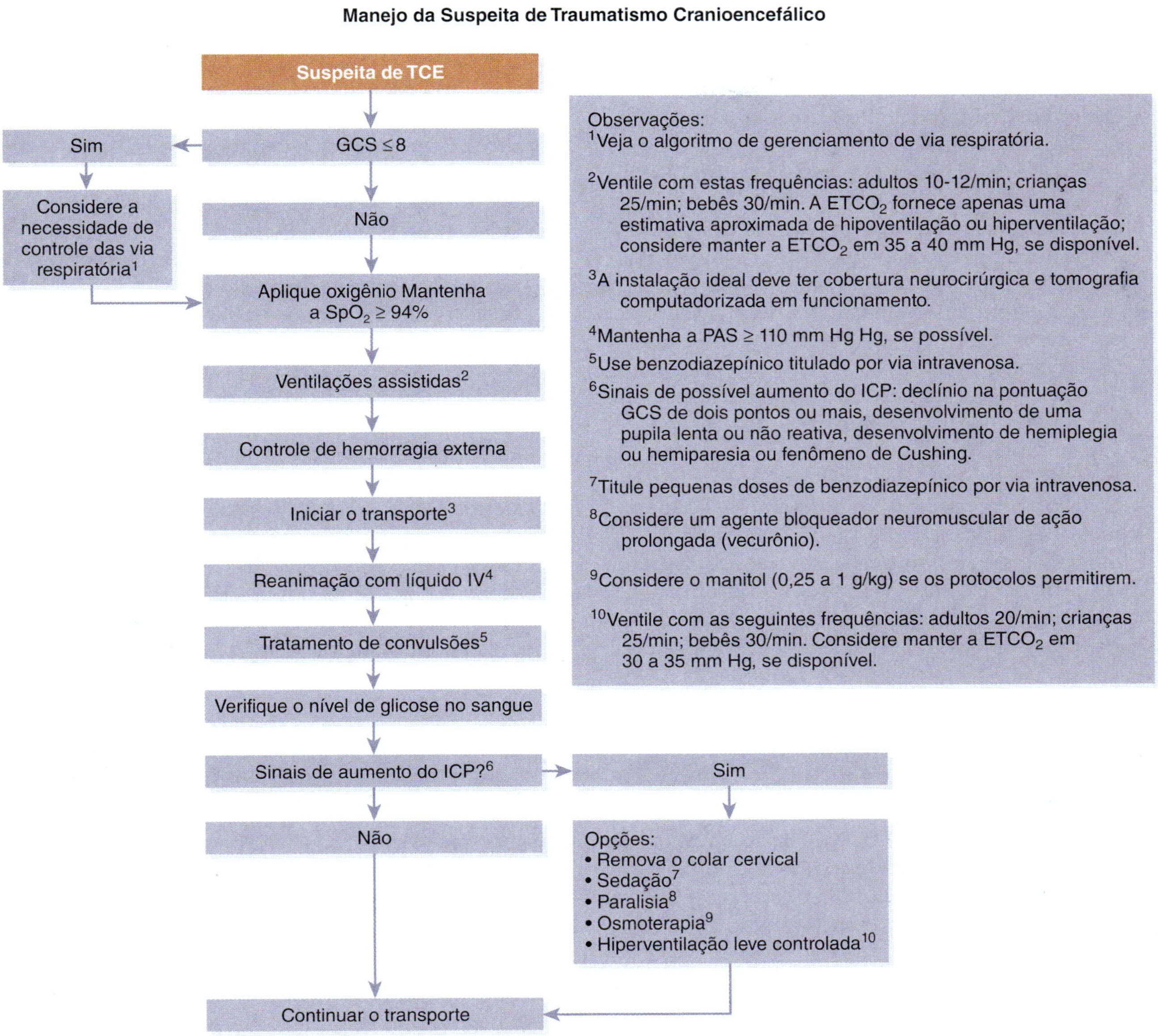

Manejo da Suspeita de Traumatismo Cranioencefálico

Figura 8-16 Abordagem da suspeita de traumatismo cranioencefálico TCE.

© National Association of Emergency Medical Technicians (NAEMT)

para monitorar a produção de urina se o transporte for extremamente prolongado.

Aumentar a frequência ventilatória (hiperventilação terapêutica leve controlada) visando manter a $ETCO_2$ em 30 a 35 mmHg pode ser considerado para sinais evidentes de herniação. Devem ser usadas as frequências ventilatórias a seguir: 20 respirações/minuto para adultos, 25 respirações/minuto para crianças e 30 respirações/minuto para lactentes. Conforme citado anteriormente, *a hiperventilação profilática não tem nenhum papel no TCE, e a hiperventilação terapêutica, quando instituída, deve ser interrompida se houver melhora dos sinais de hipertensão intracraniana.* Não foi demonstrado que os esteroides melhorem

o prognóstico de pacientes com TCE, e eles não devem ser administrados.[48]

As suspeitas de convulsões, especialmente se forem prolongadas ou múltiplas, podem ser tratadas com a administração intravenosa de um benzodiazepínico, como diazepam, lorazepam ou midazolam. Entretanto, esses medicamentos devem ser titulados com cautela, pois pode ocorrer hipotensão e depressão ventilatória.

O objetivo principal para o paciente com TCE durante o transporte prolongado ou em ambientes seguros é manter o melhor grau possível de perfusão e oxigenação cerebral, esforçando-se ao máximo para controlar o edema cerebral.

RESUMO

- O conhecimento da anatomia da cabeça e do encéfalo é fundamental para a compreensão da fisiopatologia do traumatismo cranioencefálico (TCE).
- Os profissionais devem compreender os mecanismos pelos quais o encéfalo compensa a redução do fluxo sanguíneo cerebral após o trauma.
- A lesão cerebral primária ocorre no momento da agressão inicial, sendo qualquer lesão que ocorra devido ao trauma inicial.
- A lesão cerebral secundária se refere à lesão adicional de estruturas que não foram lesadas inicialmente. No ambiente pré-hospitalar são as principais prioridades: o reconhecimento dos processos fisiopatológicos que levam a lesão secundária, incluindo herniação por efeito de massa, hipóxia e hipotensão e o transporte rápido.
- O conhecimento do mecanismo de lesão permite que os profissionais de atendimento pré-hospitalar prevejam determinados padrões de lesão, o que é crucial na identificação de condições que evoluem para lesão cerebral.
- A gravidade do TCE pode não ser evidente; assim, há necessidade de avaliações neurológicas seriadas do paciente, incluindo os valores na Escala de Coma de Glasgow, particularmente a resposta motora e a resposta pupilar, para que sejam reconhecidas as mudanças na condição do paciente.
- A abordagem pré-hospitalar do paciente com TCE envolve o controle da hemorragia por outras lesões, a manutenção de uma pressão arterial sistólica de pelo menos 110 mmHg e o fornecimento de oxigênio para manter uma saturação de oxigênio de pelo menos 90%.
- Os profissionais devem considerar a abordagem ativa da via aérea em todos os pacientes com TCE grave (score na GCS ≤ 8). Se for optado pela intubação, deve ser realizada pelo médico socorrista mais experiente que estiver disponível.

RECAPITULAÇÃO DO CENÁRIO

Em um dia de calor (29°C), você e seu parceiro são despachados para uma maratona para avaliar um homem de 30 anos que caiu de uma escada a uma altura de 4,3 metros ao tentar fixar a faixa da linha de chegada. Na sua chegada, o paciente está em posição supina e não responsivo. Uma testemunha está segurando a cabeça do paciente e o pescoço está alinhado.

Na avaliação inicial, você observa um padrão respiratório irregular que varia na profundidade das respirações e na frequência. Há fluido com coloração de sangue saindo de ambos os canais auditivos e de ambas as narinas do paciente. Os olhos do paciente estão fechados e ele não responde à sua conversa com ele. Você nota uma ausência de reflexo de vômito em sua avaliação inicial e coloca uma cânula orofaríngea para manter a permeabilidade da via aérea. Seu parceiro ventila o paciente com um dispositivo de bolsa-válvula-máscara a uma frequência de 12 respirações por minuto. Você observa que a pupila direita do paciente está dilatada. O pulso radial é regular em uma frequência de 54. A saturação de oxigênio (SpO$_2$) é de 96%. A pele do paciente está fria, seca e pálida. Seu score na Escala de Coma de Glasgow (GCS, de *Glasgow Coma Scale*) é calculado como 7, com abertura ocular = 2, resposta verbal = 1 e resposta motora = 4 (E2V1M4).

Você rapidamente prepara o paciente para o transporte e o coloca na ambulância para a realização da avaliação secundária enquanto continua a manter as precauções com a coluna cervical durante o trajeto até o hospital. A palpação da região occipital provoca um gemido de dor no paciente. Você cobre o paciente com um cobertor aquecido e mede a pressão arterial, a qual é de 184/102 milímetros de mercúrio (mmHg). Um eletrocardiograma revela bradicardia sinusal com extrassístoles ventriculares pouco frequentes. A pupila direita permanece amplamente dilatada.

- Qual é a lesão mais provável, considerando os sinais apresentados pelo paciente?
- Quais são as suas prioridades na conduta neste ponto?
- Quais as condutas que você pode tomar para tratar do aumento da pressão intracraniana e manter a perfusão cerebral durante um transporte prolongado?

SOLUÇÃO DO CENÁRIO

Durante o trajeto para o hospital, o paciente começa a mostrar flexão palmar em ambas as mãos. Com esse sinal iminente de herniação, você eleva a cabeceira da cama para apoiar a drenagem venosa e aumenta transitoriamente a frequência ventilatória para 16 a 20 respirações/minuto para atingir temporariamente um $ETCO_2$ de 30 a 35 mmHg. O paciente permanece inconsciente. Você considera a obtenção de uma via aérea avançada; no entanto, como a SpO_2 está em 96% e o tempo de transporte até o centro de trauma é de apenas alguns minutos, você decide manter o paciente com a cânula orofaríngea e o dispositivo de bolsa-válvula-máscara com oxigênio a 100%.

Referências

1. Global Burden of Disease 2016 Traumatic Brain Injury and Spinal Cord Injury Collaborators. Global, regional, and national burden of traumatic brain injury and spinal cord injury, 1990-2016: a systematic analysis for the Global Burden of Disease Study 2016. *Lancet Neurol.* 2019;18(1):56-87.

2. Maas AIR, Menon DK, Adelson PD, Andelic N, Bell MJ, Belli A. Traumatic brain injury: integrated approaches to improve prevention, clinical care and research. *Lancet Neurol*. 2017;16(12):987-1048.

3. Centers for Disease Control and Prevention. Traumatic Brain Injury and Concussion. Accessed July 15, 2021. https://www.cdc.gov/traumaticbraininjury/

4. Dewan MC, Mummareddy N, Wellons III JC, Bonfield CM. Epidemiology of global pediatric traumatic brain injury: qualitative review. *World Neurosurg*. 2016;91:497-509

5. Hyder AA, Wunderlich CA, Puvanachandra P, et al. The impact of traumatic brain injuries: a global perspective. *Neuro Rehabilitation*. 2007;22:341-353.

6. Cipolla MJ. *The Cerebral Circulation*. Morgan & Claypool Life Sciences; 2009.

7. Mtui E, Gruener G, Dockery P. *Fitzgerald's Clinical Neuroanatomy and Neuroscience*. 8th ed. Elsevier Saunders; 2021.

8. Chesnut RM, Marshall LF, Klauber MR, et al. The role of secondary brain injury in determining outcome from severe head injury. *J Trauma*. 1993;34:216-222.

9. Fearnside MR, Cook RJ, McDougall P, et al. The Westmead Head Injury Project outcome in severe head injury: a comparative analysis of prehospital, clinical, and CT variables. *Br J Neurosurg*. 1993;7:267-279.

10. Gentleman D. Causes and effects of systemic complications among severely head-injured patients transferred to a neurosurgical unit. *Int Surg*. 1992;77:297-302.

11. Marmarou A, Anderson RL, Ward JL, et al. Impact of ICP instability and hypotension on outcome in patients with severe head trauma. *J Neurosurg*. 1991;75:S59-S64.

12. Miller JD, Becker DP. Secondary insults to the injured brain. *J R Coll Surg Edinb*. 1982;27:292-298.

13. Berry C, Ley EJ, Bukur M, et al. Redefining hypotension in traumatic brain injury. *Injury*. 2012;43(11):1833-1837.

14. Brenner M, Stein DM, Hu PF, Aarabi B, Sheth K, Scalea TM. Traditional systolic blood pressure targets underestimate hypotension-induced secondary brain injury. *J Trauma Acute Care Surg*. 2012;72(5):1135-1139.

15. Carney N, Totten AM, O'Reilly C, et al. Guidelines for the management of severe traumatic brain injury, fourth edition. *Neurosurgery*. 2017;80(1):6-15.

16. Wilson MH. Monro-Kellie 2.0: the dynamic vascular and venous pathophysiological components of intracranial pressure. *J Cereb Blood Flow Metab*. 2016;36(8):1338-1350.

17. Mavrocordatos P, Bissonnette B, Ravussin P. Effects of neck position and head elevation on intracranial pressure in anaesthetized neurosurgical patients: preliminary results. *J Neurosurg Anesthesiol*. 2000;12:10-14.

18. Sundstrøm T, Asbjørnsen H, Habiba S, et al. Prehospital use of cervical collars in trauma patients: a critical review. *J Neurotrauma*. 2014;31:531-540.

19. Obrist WD, Gennarelli TA, Segawa H, et al. Relation of cerebral blood flow to neurological status and outcome in head injured patients. *J Neurosurg*. 1979;51:292-300.

20. Obrist WD, Langfitt TW, Jaggi JL, et al. Cerebral blood flow and metabolism in comatose patients with acute head injury. *J Neurosurg*. 1984;61:241-253.

21. Coles JP, Minhas PS, Fryer TD, et al. Effect of hyperventilation on cerebral blood flow in traumatic head injury: clinical relevance and monitoring correlates. *Crit Care Med*. 2002;30(9):1950-1959.

22. Imberti R, Bellinzona G, Langer M. Cerebral tissue PO_2 and $SjvO_2$ changes during moderate hyperventilation in patients with severe traumatic brain injury. J Neurosurg. 2002;96(1):97-102.

23. Stocchetti N, Maas AI, Chieregato A, van der Plas AA. Hyperventilation in head injury: a review. *Chest*. 2005;127(5):1812-1827.

24. Centers for Disease Control and Prevention. What is a concussion? n.d. https://www.cdc.gov/headsup/basics/concussion_whatis.html

25. Quinn DK, Mayer AR, Master CL, Fann JR. Prolonged postconcussive symptoms. *Am J Psychiatry*. 2018;175(2):103-111.

26. Babcock L, Byczkowski T, Wade SL, et al. Predicting postconcussion syndrome after mild traumatic brain injury in children and adolescents who present to the emergency department. *JAMA Pediatr*. 2013;167(2):156-161.

27. Barlow M, Schlabach D, Peiffer J, Cook C. Differences in change scores and the predictive validity of three commonly used measures following concussion in the middle school and high school aged population. *Int J Sports Phys Ther.* 2011;6(3):150-157.

28. Broglio SP, McAllister T, Katz BP, et al. The natural history of sport-related concussion in collegiate athletes: findings from the NCAA-DoD CARE Consortium. *Sports Med.* 2021;52:403-415. doi: 10.1007/s40279-021-01541-7

29. Hume CH, Wright BJ, Kinsella GJ. Systematic review and meta-analysis of outcome after mild traumatic brain injury in older people. *Int Neuropsychol Soc.* 2021;1-20.

30. Meagher RL, Young WF. Subdural hematoma. eMedicine, Medscape. Updated July 26, 2018. Accessed January 3, 2022. http://emedicine.medscape.com/article/1137207-overview

31. Lucke-Wold BP, Turner RC, Josiah D, Knotts C, Bhatia S. Do age and anticoagulants affect the natural history of acute subdural hematomas? *Arch Emerg Med Crit Care.* 2016;1(2):1010.

32. Coughlin RF, Moser RP. Subdural hematoma. In: Domino FJ, ed. *The 5-Minute Clinical Consult 2013.* 21st ed. Wolters Kluwer Health/Lippincott Williams & Wilkins; 2013:1246-1247.

33. Quigley MR, Chew BG, Swartz CE, Wilberger JE. The clinical significance of isolated traumatic subarachnoid hemorrhage. *J Trauma Acute Care Surg.* 2013;74:581-584.

34. Brain Trauma Foundation. CT scan features. In: Bullock MR, Chesnut RM, Clifton GL, et al. *Management and Prognosis of Severe Traumatic Brain Injury.* 2nd ed. Brain Trauma Foundation; 2000.

35. Kihtir T, Ivatury RR, Simon RJ, et al. Early management of civilian gunshot wounds to the face. *J Trauma.* 1993;35:569-575.

36. Rimel RW, Giordani B, Barth JT. Moderate head injury: completing the clinical spectrum of brain trauma. *Neurosurgery.* 1982;11:344-351.

37. Miller JD, Sweet RC, Narayan RK, et al. Early insults to the injured brain. *JAMA.* 1978;240:439-442.

38. Silverston P. Pulse oximetry at the roadside: a study of pulse oximetry in immediate care. *BMJ.* 1989;298:711-713.

39. Stochetti N, Furlan A, Volta F. Hypoxemia and arterial hypotension at the accident scene in head injury. *J Trauma.* 1996;40:764-767.

40. Plum F. *The Diagnosis of Stupor and Coma.* 3rd ed. Oxford University Press; 1982.

41. Langfitt TW, Weinstein JD, Kassell NF, et al. Transmission of increased intracranial pressure. I. Within the craniospinal axis. *J Neurosurg.* 1964;21:989-997.

42. Langfitt TW. Increased intracranial pressure. *Clin Neurosurg.* 1969;16:436-471.

43. Ayling J. Managing head injuries. *Emerg Med Serv.* 2002;31(8):42.

44. Graham DI, Ford I, Adams JH, et al. Ischaemic brain damage is still common in fatal non-missile head injury. *J Neurol Neurosurg Psychiatry.* 1989;52:346-350.

45. Obrist WD, Wilkinson WE. Regional cerebral blood flow measurement in humans by xenon-133 clearance. *Cerebrovasc Brain Metab Rev.* 1990;2:283-327.

46. Darby JM, Yonas H, Marion DW, et al. Local "inverse steal" induced by hyperventilation in head injury. *Neurosurgery.* 1988;23:84-88.

47. Marion DW, Darby J, Yonas H. Acute regional cerebral blood flow changes caused by severe head injuries. *J Neurosurg.* 1991;74:407-414.

48. Badjatia N, Carney N, Crocco TJ, et al. Guidelines for prehospital management of traumatic brain injury: 2nd edition. *Prehosp Emerg Care.* 2007;12(1):S1-S52.

49. Bostek CC. Oxygen toxicity: an introduction. *AANA J.* 1989;57(3):231-237.

50. Brenner M, Stein D, Hu P, et al. Association between early hyperoxia and worse outcomes after traumatic brain injury. *Arch Surg.* 2012;147(11):1042-1046.

51. Brenner M, Stein D, Hu P, et al. Association between early hyperoxia and worse outcomes after traumatic brain injury. *Arch Surg.* 2012;147(11):1042-1046.

52. Hare GMT, Mazer CD, Hutchison JS, et al. Severe hemodilutional anemia increases cerebral tissue injury following acute neurotrauma. *J Appl Physiol.* 2007;103:1021-1029.

53. Cucher D, Harmon D, Myer B, et al. Critical traumatic brain injury is associated with worse coagulopathy. *J Trauma.* 2021;91(2):331-335.

54. Bohm JK, Guting H, Thorn S, et al. Global characterization of coagulopathy in isolated traumatic brain injury (iTBI): a CENTER-TBI analysis. *Neurocrit Care.* 2021;35:184-196.

55. Yee J, Kaide CG. Emergency reversal of anticoagulation. *West J Emerg Med.* 2019;20(5):770-783.

56. CRASH-2 trial collaborators. Effects of tranexamic acid on death, vascular occlusive events, and blood transfusion in trauma patients with significant hemorrhage (CRASH-2): a randomized, placebo-controlled trial. *Lancet.* 2010;376(9734):23-32.

57. Perel P, Al-Shahi Salman R, Kawahara T, et al. CRASH-2 (Clinical randomization of an antifibrinolytic in significant haemorrhage) intracranial bleeding study: the effect of tranexamic acid in traumatic brain injury—a nested randomized, placebo-controlled trial. *Health Technol Assess.* 2012;16(13):iii-xii;1-54.

58. CRASH-3 trial collaborators. Effects of tranexamic acid on death, disability, vascular occlusive events and other morbidities in patients with acute traumatic brain injury (CRASH-3): a randomized, placebo-controlled trial. *Lancet.* 2019;394(10210):1713-1723.

59. CRASH-3 Intracranial Bleeding Mechanistic Study Collaborators. Tranexamic acid in traumatic brain injury: an explanatory study nested within the CRASH-3 trial. *Eur J Trauma Emerg Surg.* 2021;47:261-268.

60. Bossers SM, Loer SA, Bloemers FW, et al. Association between prehospital tranexamic acid administration and outcomes of severe traumatic brain injury. *JAMA Neurol.* 2021;78(3):338-345.

61. Caron MJ, Hovda DA, Mazziotta JC, et al. The structural and metabolic anatomy of traumatic brain injury in humans: a computerized tomography and positron emission tomography analysis. *J Neurotrauma.* 1993;10(suppl 1):S58.

62. Caron MJ, Mazziotta JC, Hovda DA, et al. Quantification of cerebral glucose metabolism in brain-injured humans

utilizing positron emission tomography. *J Cereb Blood Flow Metab*. 1993;13(suppl 1):S379.

63. Caron MJ. PET/SPECT imaging in head injury. In: Narayan RK, Wilberger JE, Povlishock JT, eds. *Neurotrauma*. McGraw-Hill; 1996.

64. Jalloh I, Carpenter KLH, Helmy A, et al. Glucose metabolism following human traumatic brain injury: methods of assessment and pathophysiologic findings. *Metab Brain Dis*. 2015;30:615-632.

65. Lam AM, Winn HR, Cullen BF, et al. Hyperglycemia and neurological outcome in patients with head injury. *J Neurosurg*. 1991;75:545-551.

66. Young B, Ott L, Dempsey R, et al. Relationship between admission hyperglycemia and neurologic outcome of severely brain-injured patients. *Ann Surg*. 1989;210:466-472.

67. Mechtcheriakov S, Brenneis C, Egger K, Koppelstaetter F, Schocke M, Marksteiner J. A widespread distinct pattern of cerebral atrophy in patients with alcohol addiction revealed by voxel-based morphometry. *J Neurol Neurosurg Psychiatry*. 2007;78(6):610-614.

68. Mayer S, Rowland L. Head injury. In: Rowland L, ed. *Merritt's Neurology*. Lippincott Williams & Wilkins; 2000:401.

69. Dimmitt SB, Rakic V, Puddey IB, et al. The effects of alcohol on coagulation and fibrinolytic factors: a controlled trial. *Blood Coagul Fibrinolysis*. 1998;9(1):39-45.

70. Perry M, Dancey A, Mireskandari K, Oakley P, Davies S, Cameron M. Emergency care in facial trauma—a maxillofacial and ophthalmic perspective. *Injury*. 2005;36(8): 875-896.

71. Davis DP, Hoyt DB, Ochs M, et al. The effect of paramedic rapid sequence intubation on outcome in patients with severe traumatic brain injury. *J Trauma Injury Infect Crit Care*. 2003;54:444-453.

72. Bochicchio GV, Ilahi O, Joshi M, et al. Endotracheal intubation in the field does not improve outcome in trauma patients who present without an acutely lethal traumatic brain injury. *J Trauma Injury Infect Crit Care*. 2003;54:307-311.

73. Davis DP, Peay J, Sise MJ, et al. The impact of prehospital endotracheal intubation in moderate to severe traumatic brain injury. *J Trauma*. 2005;58:933-939.

74. Bulger EM, Copass MK, Sabath DR, et al. The use of neuromuscular blocking agents to facilitate prehospital intubation does not impair outcome after traumatic brain injury. *J Trauma*. 2005;58:718-723.

75. Wang HE, Peitzman AB, Cassidy LD, et al. Out-of-hospital endotracheal intubation and outcome after traumatic brain injury. *Ann Emerg Med*. 2004;44:439-450.

76. Wang HE, Peitzman AB, Cassidy LD, et al. Out-of-hospital endotracheal intubation and outcome after traumatic brain injury. *Ann Emerg Med*. 2004;44:439-450.

77. Mayglothling J, Duane TM, Gibbs M, et al. Emergency tracheal intubation immediately following traumatic injury: an Eastern Association for the Surgery of Trauma practice management guideline. *J Trauma Acute Care Surg*. 2012;73:5(S4).

78. Bossers SM, Schwarte LA, Loer SA, et al. Experience in prehospital endotracheal intubation significantly influences mortality of patients with severe traumatic brain injury: a systematic review and meta-analysis. *PLoS One*. 2015;10(10):1-26.

79. Meizoso JP, Valle EJ, Allen CJ, et al. Decreased mortality after prehospital interventions in severely injured trauma patients. *J Trauma Acute Care Surg*. 2015;79:227-231.

80. Marlow TJ, Goltra DD, Schabel SI. Intracranial placement of a nasotracheal tube after facial fracture: a rare complication. *J Emerg Med*. 1997;15:187-191.

81. Horellou MD, Mathe D, Feiss P. A hazard of nasotracheal intubation. *Anaesthesia*. 1978;22:78.

82. Davis DP, Ochs M, Hoyt DB, et al. Paramedic-administered neuromuscular blockade improves prehospital intubation success in severely head-injured patients. *J Trauma Injury Infect Crit Care*. 2003;55:713-719.

83. Cooper KR, Boswell PA, Choi SC. Safe use of PEEP in patients with severe brain injury. *J Neurosurg*. 1985;63:552-555.

84. McGuire G, Crossley D, Richards J, et al. Effects of varying levels of positive end-expiratory pressure on intracranial pressure and cerebral perfusion pressure. *Crit Care Med*. 1997;25:1059-1062.

85. Warner KJ, Cuschieri J, Copass MK, et al. The impact of prehospital ventilation on outcome after severe traumatic brain injury. *J Trauma*. 2007;62:1330-1336.

86. Warner KJ, Cuschieri J, Copass MK, et al. The impact of prehospital ventilation on outcome after severe traumatic brain injury. *J Trauma*. 2007;62:1330-1336.

87. Christensen MA, Bloom J, Sutton KR. Comparing arterial and end-tidal carbon dioxide values in hyperventilated neurosurgical patients. *Am J Crit Care*. 1995;4:116-121.

88. Grenier B, Dubreuil M. Noninvasive monitoring of carbon dioxide: end-tidal versus transcutaneous carbon dioxide. *Anesth Analg*. 1998;86:675-676.

89. Isert P. Control of carbon dioxide levels during neuroanaesthesia: current practice and an appraisal of our reliance upon capnography. *Anaesth Intensive Care*. 1994;22:435-441.

90. Kerr ME, Zempsky J, Sereika S, et al. Relationship between arterial carbon dioxide and end-tidal carbon dioxide in mechanically ventilated adults with severe head trauma. *Crit Care Med*. 1996;24:785-790.

91. Mackersie RC, Karagianes TG. Use of end-tidal carbon dioxide tension for monitoring induced hypocapnia in head-injured patients. *Crit Care Med*. 1990;18:764-765.

92. Russell GB, Graybeal JM. Reliability of the arterial to end-tidal carbon dioxide gradient in mechanically ventilated patients with multisystem trauma. *J Trauma Injury Infect Crit Care*. 1994;36:317-322.

93. Warner KJ, Cuschieri J, Garland B, et al. The utility of early end-tidal capnography in monitoring ventilation status after severe trauma. *J Trauma*. 2009;66:26-31.

94. Warner KJ, Cuschieri J, Garland B, et al. The utility of early end-tidal capnography in monitoring ventilation status after severe trauma. *J Trauma*. 2009;66:26-31.

95. Nagler J, Krauss B. Capnography: a valuable tool for airway management. *Emerg Med Clin N Am*. 2008;26(4):881-897.

96. Childress K, Arnold K, Hunter C, Ralls G, Papa L, Silvestri S. Prehospital end-tidal carbon dioxide predicts mortality in trauma patients. *Prehosp Emerg Care*. 2017;22(2):170-174.

97. Howard MB, McCollum N, Alberto EC, et al. Association of ventilation during initial trauma resuscitation for traumatic brain injury and post-traumatic outcomes: a systematic review. *Prehosp Disaster Med.* 2021;36(4):460-465.

98. American College of Surgeons Committee on Trauma. Head trauma. In: *Advanced Trauma Life Support for Doctors, Student Course Manual.* 10th ed. American College of Surgeons; 2017.

99. Suttipongkaset P, Chaikittisilpa N, Vavilala MS, et al. Blood pressure thresholds and mortality in pediatric traumatic brain injury. *Pediatrics.* 2018;142(2):e20180594. doi: 10.1542/peds.2018-0594

100. Cooper DJ, Myles PS, McDermott FT, et al. Prehospital hypertonic saline resuscitation of patients with hypotension and severe traumatic brain injury: a randomized controlled trial. *JAMA.* 2004;291:1350-1357.

101. The Glasgow structured approach to assessment of the Glasgow Coma Scale. Accessed February 8, 2022. http://www.glasgowcomascale.org

102. Teasdale G, Allen D, Brennan P, et al. The Glasgow Coma Scale: an update after 40 years. *Nurs Times.* 2014;110:12-16.

103. Majdan M, Steyerberg EW, Nieboer D, et al. Glasgow Coma Scale motor score and pupillary reaction to predict six-month mortality in patients with traumatic brain injury: comparison of field and admission assessment. *J Neurotrauma.* 2015;32(2):101-108.

104. Ross SE, Leipold C, Terregino C, et al. Efficacy of the motor component of the Glasgow Coma Scale in trauma triage. *J Trauma.* 1998;45(1):42-44.

105. Jarvis C, ed. Physical Examination and Health Assessment. 6th ed. Elsevier Publishers; 2012:71.

106. Brain Trauma Foundation. Glasgow coma score. In: Gabriel EJ, Ghajar J, Jagoda A, et al. Guidelines for Prehospital Management *of Traumatic Brain Injury.* Brain Trauma Foundation; 2000.

107. Prosser JD, Vender JR, Solares CA. Traumatic cerebrospinal fluid leaks. *Otolaryngol Clin N Am.* 2011;44:857-873.

108. Biffl WL, Cothren CC, Moore EE, et al. Western Trauma Association critical decisions in trauma: screening for and treatment of blunt cerebrovascular injuries. *J Trauma Acute Care Surg.* 2009;67(6):1150-1153.

109. Servadei F, Nasi MT, Cremonini AM. Importance of a reliable admission Glasgow Coma Scale score for determining the need for evacuation of posttraumatic subdural hematomas: a prospective study of 65 patients. *J Trauma.* 1998;44:868-873.

110. Winkler JV, Rosen P, Alfrey EJ. Prehospital use of the Glasgow Coma Scale in severe head injury. *J Emerg Med.* 1984;2:1-6.

111. Brain Trauma Foundation. Hospital transport decisions. In: Gabriel EJ, Ghajar J, Jagoda A, et al. *Guidelines for Prehospital Management of Traumatic Brain Injury.* Brain Trauma Foundation; 2000.

112. Feldman Z, Kanter MJ, Robertson CS. Effect of head elevation on intracranial pressure, cerebral perfusion pressure and cerebral blood flow in head-injured patients. *J Neurosurg.* 1992;76:207-211.

113. Schott JM, Rossor MN. The grasp and other primitive reflexes. *J Neurol Neurosurg Psychiatry.* 2003;74:558-560.

114. Lumba-Brown A, Totten A, Kochanek PM. Emergency department implementation of the Brain Trauma Foundation's Pediatric Severe Brain Injury Guideline Recommendations. *Pediatr Emerg Care.* 2020;36(4):e239-e241.

Leituras Sugeridas

American College of Surgeons Committee on Trauma. Head trauma. In: *Advanced Trauma Life Support, Student Course Manual.* 10th ed. American College of Surgeons; 2017.

Badjatia N, Carney N, Crocco TJ, et al. Guidelines for prehospital management of traumatic brain injury: 2nd edition. *Prehosp Emerg Care.* 2007;12(1):S1-S52.

Carney N, Totten AM, O'Reilly C, et al. Guidelines for the management of severe traumatic brain injury: fourth edition. *Neurosurgery.* 2017;80(1):6-15.

CAPÍTULO 9

© Ralf Hiemisch/fstop/Getty Images

Trauma da Coluna Vertebral e da Medula Espinal

Editores-chefes:
Steven C. Ludwig, MD
Alexandra E. Thomson, MD, MPH
Ivan Ye, BA

OBJETIVOS DO CAPÍTULO

Ao término deste capítulo, você será capaz de:

- Descrever a epidemiologia das lesões da coluna.
- Comparar e diferenciar os mecanismos mais comuns que produzem lesões da coluna vertebral em adultos com os mecanismos em crianças.
- Reconhecer os pacientes com possível trauma da coluna vertebral e da medula espinal.
- Relacionar os sinais e sintomas do trauma da coluna e da medula espinal e choque neurogênico com a sua fisiopatologia subjacente.
- Integrar os princípios de anatomia e fisiopatologia com os dados da avaliação e os princípios da abordagem do trauma para formular um plano de tratamento para o paciente com lesão evidente ou potencial da coluna vertebral.

- Descrever o multifacetado processo de tomada de decisões necessário para determinar se a restrição de movimento da coluna é apropriada para um determinado paciente.
- Discutir os fatores associados com os achados e as intervenções pré-hospitalares que podem afetar a morbidade e a mortalidade da lesão da coluna.
- Compreender os princípios da imobilização seletiva da coluna vertebral e como a aplicação desses princípios pode mudar, dependendo do paciente e da situação.
- Compreender a controvérsia sobre a administração de esteroides para a lesão de medula espinal, e compreender os novos tratamentos que estão sendo investigados.

CENÁRIO

Você foi despachado para o local onde uma ciclista está caída ao lado de uma rodovia. Na chegada, a cena está segura, com o trânsito sendo controlado pelas autoridades legais. A paciente, uma mulher jovem, está deitada em posição supina ao lado da rodovia, longe do trânsito. Um agente policial está ajoelhado ao lado da ciclista, tentando falar com ela, mas ela não está respondendo.

Quando você começa sua avaliação primária, não consegue determinar a causa específica da queda. Parece que a mulher caiu da bicicleta enquanto estava andando pela rodovia, mas você não sabe se ela foi atingida por algum veículo. O agente policial diz que não há testemunhas. A paciente está usando todo o equipamento de ciclismo, incluindo capacete e luvas. Ela tem abrasões na testa e uma deformidade evidente no punho direito. Sua via aérea está pérvia, e ela respira regularmente. Ela não mostra sinais evidentes de

(continua)

INTRODUÇÃO

A lesão traumática da coluna (LTC) é potencialmente fatal. A gravidade depende, em grande parte, da região da coluna que foi lesionada e se o dano inclui as estruturas adjacentes, como a medula espinal. A lesão mais comum resulta de forças de alta energia, mas pode ocorrer com mecanismo de lesão de energia mais baixa em populações vulneráveis, como os adultos mais velhos. A lesão dos componentes esqueléticos da coluna pode não resultar em dano da medula espinal. Em alguns casos, medula espinal, vasos sanguíneos e nervos podem sofrer dano sem fratura nem deslocamento das vértebras. As estruturas ósseas e ligamentos de suporte danificados podem resultar em instabilidade estrutural da coluna vertebral, tornando a medula espinal e outras estruturas próximas suscetíveis à lesão, a menos que a movimentação da coluna seja apropriadamente restrita. As lesões graves podem causar danos irreparáveis na medula espinal, deixando o paciente com incapacidade neurológica por toda a vida. O dano imediato da medula espinal ocorre como resultado do evento traumático, ou lesão primária. A lesão secundária pode ocorrer após a lesão inicial e resultar em piora do déficit neurológico. Essa lesão secundária pode ser provocada ou exacerbada pela movimentação patológica de uma coluna lesada. A falha em suspeitar, avaliar adequadamente e estabilizar um paciente com potencial lesão espinal pode produzir um desfecho ruim. O imediato reconhecimento e o tratamento pré-hospitalar dessas lesões são importantes para a estabilização apropriada do paciente com lesão crítica, podem orientar futuras decisões diagnósticas e de tratamento e reduzem o risco de lesão secundária.

Forças violentas súbitas agindo sobre o corpo podem estressar as estruturas ósseas e ligamentares na coluna além de seus limites normais de movimentação. Os quatro conceitos a seguir ajudam a esclarecer o possível efeito da energia sobre a coluna ao avaliar o potencial de lesão:

1. Objetos em movimento tendem a permanecer em movimento, e objetos em repouso tendem a permanecer em repouso (primeira lei de Newton).

2. A cabeça é semelhante a uma bola de bowling equilibrada sobre o pescoço, e a sua massa costuma mover-se em direção diferente do tronco, resultando em forças intensas sendo aplicadas ao pescoço (coluna cervical, medula espinal).

3. O movimento súbito ou violento da parte superior das pernas desloca a pélvis, resultando em movimento forçado da parte inferior da coluna. Devido ao peso e à inércia da cabeça e do tronco, é aplicada uma força em direção oposta (contrária) à parte superior da coluna.

4. A ausência de déficit neurológico não descarta lesão óssea ou ligamentar da coluna, ou condições que tenham estressado a medula espinal até o limite de sua tolerância.

Cerca de 54 pessoas a cada 1 milhão de habitantes nos Estados Unidos (aproximadamente 17.900 pessoas) irão sofrer algum tipo de lesão da medula espinal (LME) anualmente, com uma estimativa de 252 mil a 373 mil pessoas convivendo com a incapacidade resultante. A LME pode ocorrer em qualquer idade; no entanto, com as tendências de envelhecimento nos Estados Unidos, a incidência de LME está aumentando na população com 65 anos ou mais. Houve um aumento significativo na proporção de LME resultante de quedas entre 1997 e 2012. Em 2012, as quedas não intencionais foram responsáveis por 40% das LMEs traumáticas agudas nos Estados Unidos. Essas tendências são previsíveis, considerando o aumento da média de idade da população dos Estados Unidos.[1] Os homens são muito mais acometidos do que as mulheres, representando 78% das LMEs. As causas mais comuns são acidentes automobilísticos (39%), quedas (32%), lesões penetrantes (14%), lesões relacionadas a esportes (8%) e outras lesões (7%).[2] Na população de adultos mais velhos, as quedas superam os acidentes automobilísticos como causa primária de LME.[3]

A LME pode ter efeitos profundos sobre a função física, no estilo de vida e na situação financeira. Além disso, em comparação com a população geral, aqueles que sobrevivem à LME inicial geralmente têm expectativa de vida mais curta.[3] A medula espinal pode sofrer lesão em qualquer nível, e as duas principais categorias de LME incluem lesão completa e incompleta. A LME completa afeta ambos os lados do corpo e resulta em perda total de todas as funções, incluindo movimentos e sensibilidade, abaixo do nível da lesão. A lesão incompleta descreve qualquer LME sem perda completa da função neurológica. Movimento, sensibilidade ou ambos são preservados, mas podem ser assimétricos em um paciente com LME incompleta. Em geral, a disfunção fisiológica e o comprometimento em longo prazo são mais devastadores quando a lesão ocorre na coluna cervical superior e diminuem progressivamente à medida que o nível da lesão diminui. A lesão completa no nível mais alto da coluna cervical é catastrófica e costuma ser fatal antes que a equipe de emergência chegue ao local. A perda de função motora e sensorial após LME pode variar desde fraqueza leve até a necessidade de cadeira de rodas ou, até mesmo, de ventilador mecânico.

Os pacientes com lesões graves podem experimentar alterações profundas nos níveis de atividade diária e de independência. A LME também tem impacto sobre as condições financeiras do paciente, bem como da população geral.[4] Um paciente com essa lesão necessita de cuidados agudos e de longo prazo. O custo vitalício desse cuidado é estimado em 1,2 a 5,2 milhões de dólares por paciente que sofre LME permanente, com o custo aumentando conforme a intensidade da lesão e a idade no momento da lesão.[4]

Déficits neurológicos podem resultar do trauma a uma série de diferentes estruturas do sistema nervoso central e periférico ou podem resultar de oxigenação e perfusão inadequadas para o encéfalo ou a medula espinal. Os pacientes podem sofrer lesões de múltiplos órgãos e sistemas além das lesões de nervos periféricos, o que pode se manifestar como um déficit. Por exemplo, um paciente com várias lesões diferentes pode ter sofrido um golpe na cabeça resultando em lesão neurológica direta, uma lesão vascular significativa resultando em choque e perfusão inadequada e, assim, em lesão anóxica das estruturas neurológicas, além de lesão de extremidade que causa dano direto de nervos periféricos. A recuperação dessas lesões é variável e, embora elas sejam permanentes em alguns casos, o potencial para recuperação é possível e deve ser suposto durante o cuidado inicial de um paciente. Embora a apresentação desses pacientes possa ser complexa, a lesão espinal deve ser considerada em qualquer dos seguintes mecanismos de lesão:[5,6]

- Qualquer mecanismo de trauma contuso que produza impacto violento na cabeça, pescoço, tronco ou pélvis
- Incidentes que produzem aceleração súbita, desaceleração brusca e forças de inclinação lateral repentinas ao pescoço ou tronco
- Qualquer queda de altura, especialmente em idosos
- Ejeção ou queda de qualquer dispositivo de transporte motorizado ou acionado por outro mecanismo de movimentação
- Qualquer incidente de mergulho em águas rasas

A prática pré-hospitalar de imobilização da coluna usando a tradicional prancha longa rígida evoluiu de forma significativa desde o seu uso inicial na década de 1960. A decisão de realizar a restrição de movimento da coluna é tomada após cuidadosa consideração do mecanismo do trauma, de comorbidades e fatores de risco do paciente, além do seu exame físico. A compreensão das limitações e das potenciais complicações dessa intervenção é igualmente importante na tomada de decisão clínica.

Mais recentemente, a segurança e a eficácia da imobilização usando prancha longa rígida foi questionada por pesquisadores, resultando em uma mudança de paradigma que abandonou as práticas tradicionais de imobilização. A evolução no tratamento pré-hospitalar do trauma de coluna vertebral gerou a adoção disseminada de protocolos baseados em evidências para a restrição de movimento da coluna e para o tratamento da LME aguda que reduziram as complicações amplamente reconhecidas associadas com a imobilização usando uma prancha rígida, ao mesmo tempo que limitam, de forma efetiva, a movimentação da coluna em pacientes com estas lesões. O paciente com suspeita de lesão espinal deve ser manualmente estabilizado em posição neutra, alinhado até que tenha sido avaliada a necessidade de continuar com a restrição de movimento da coluna. O tratamento inicial de um paciente com suspeita de trauma da medula espinal deve incluir a reanimação agressiva para garantir a perfusão contínua do tecido nervoso e a restrição de movimento da coluna para evitar a lesão secundária e a piora do déficit neurológico.

Anatomia e Fisiologia

Anatomia Vertebral

A coluna é uma estrutura complexa que funciona principalmente para facilitar os movimentos em todos os três planos e para dispersar as forças das cargas impostas pela cabeça e pelo tronco sobre a pélvis, ao mesmo tempo que protege o frágil tecido neurológico da medula espinal. A coluna vertebral é composta de 33 ossos chamados de vértebras, que são dispostos um sobre o outro. Exceto pela primeira (C1) e segunda (C2) vértebras na parte superior da coluna cervical e das vértebras sacrais e coccígea fundidas na parte inferior da coluna, todas as vértebras têm formato, estrutura e movimentação semelhantes (**Figura 9-1**). O *corpo vertebral* está situado anteriormente e representa a maior porção de cada vértebra. Cada corpo vertebral sustenta a maior parte do peso da coluna vertebral e do tronco superior a ele. Dois lados curvos chamados de **arcos neurais** são formados pelo pedículo e posteriormente pela lâmina que se projeta para trás a partir do corpo. O processo espinhoso é uma protuberância óssea na linha média a partir da parte posterior da

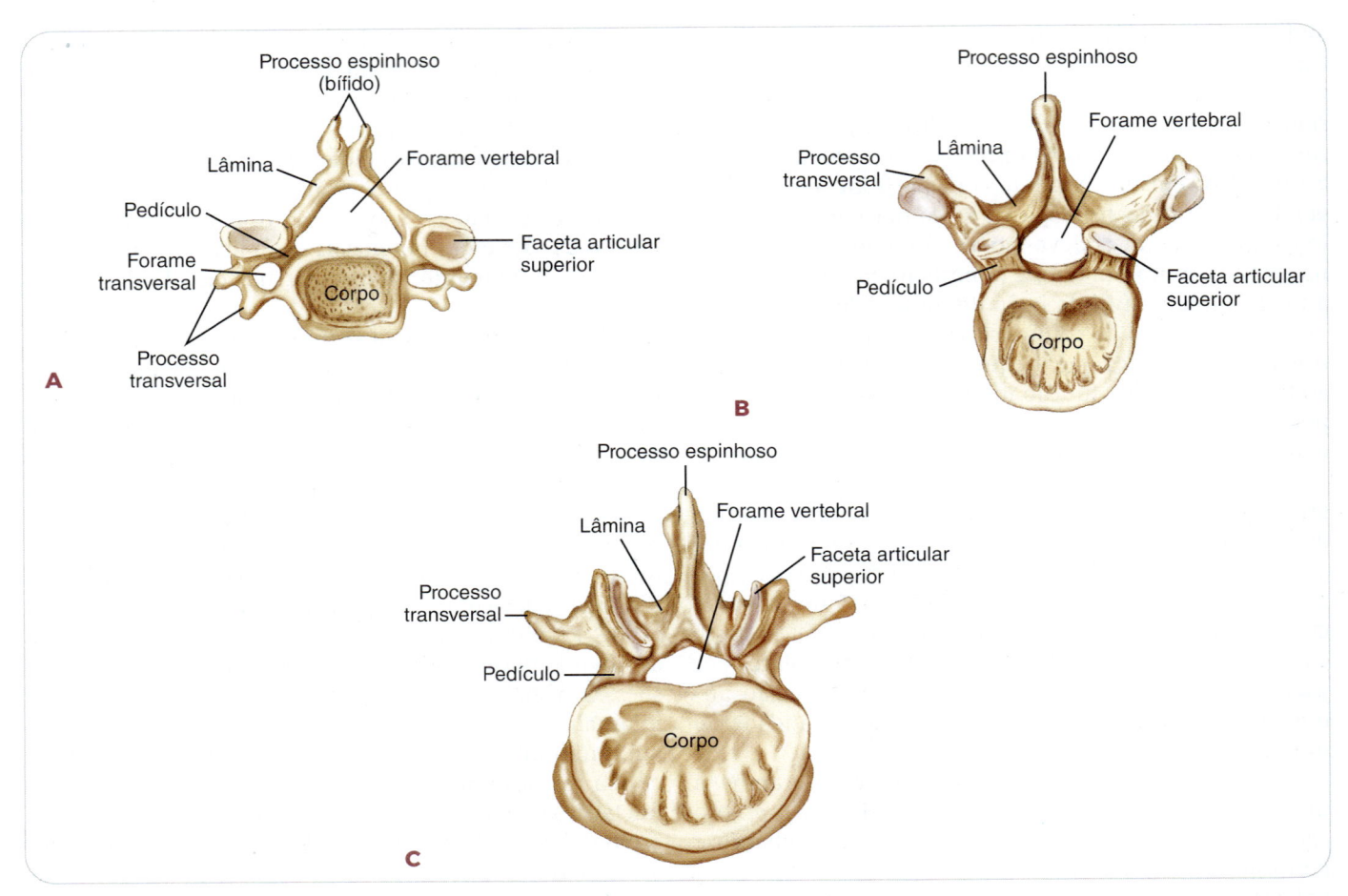

Figura 9-1 O corpo (porção anterior) de cada vértebra fica maior e mais forte na parte inferior da coluna, pois deve sustentar mais peso à medida que se aproxima da pélvis. **A.** Quinta vértebra cervical. **B.** Vértebra torácica. **C.** Vértebra lombar.

© National Association of Emergency Medical Technicians (NAEMT)

lâmina e que serve como ponto de fixação para músculos e ligamentos. Nas cinco vértebras cervicais mais baixas, esse **processo espinhoso** tem direção diretamente posterior; nas vértebras torácicas e lombares, ele aponta um pouco para baixo em direção caudal (em direção aos pés). Cada vértebra tem um par de articulações facetárias em sua parte posterior. Essas articulações estão recobertas por cartilagem, permitindo que as vértebras se articulem entre si.

Surgindo lateralmente a partir da junção dos pedículos e dos corpos vertebrais, estão estruturas ósseas chamadas de **processos transversos**, que servem como pontos adicionais para a fixação dos músculos paraespinais. Várias estruturas neurais e vasculares, incluindo a raiz de cada nervo espinal, a artéria espinal e o gânglio da raiz dorsal, passam através de uma abertura chamada de **forame intervertebral** (também chamada de forame neural), presente entre cada par de vértebras. Os arcos neurais e a porção posterior de cada corpo vertebral constituem um formato quase circular com uma abertura no centro chamada de **forame vertebral** (canal da coluna

vertebral). A medula espinal, circundada pelo saco tecal que contém líquido cerebrospinal (LCS), passa através desse espaço. A medula espinal está, de alguma forma, protegida contra lesões pelas vértebras ósseas circundantes, mas permanece vulnerável a lesões penetrantes diretas através do espaço interlaminar. Cada forame vertebral está alinhado com os forames da vértebra superior e da vértebra inferior, formando o canal medular oco através do qual passa a medula espinal. A variabilidade no tamanho do forame pode resultar de processos patológicos (p. ex., alterações artríticas, tumor, herniação de disco espinal), da carga espinal e da postura. O risco de dano às estruturas neurovasculares que passam através dessas aberturas pode aumentar se o forame ficar estreitado.

Coluna Vertebral

As vértebras estão empilhadas de tal modo que formam uma coluna em formato de S (**Figura 9-2**). Essa organização permite extensa movimentação multidirecional ao mesmo tempo que transmite o máximo de força. Como

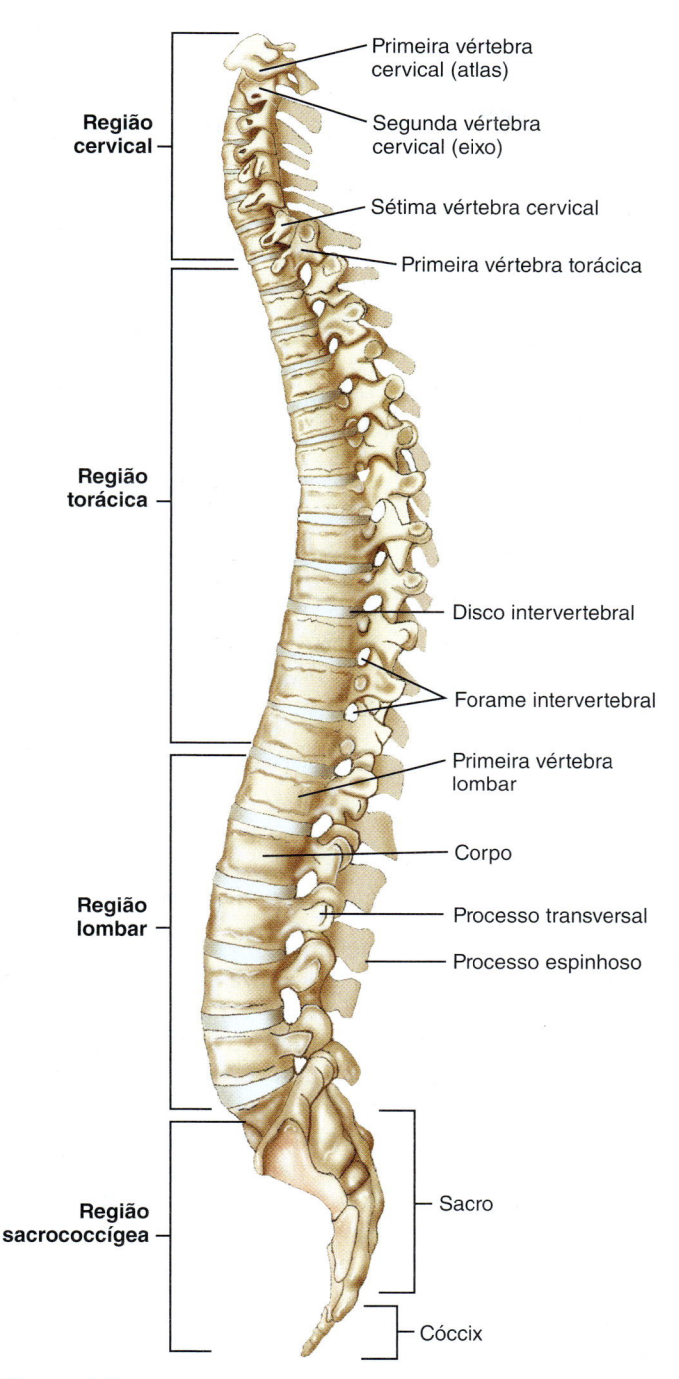

Região cervical
- Primeira vértebra cervical (atlas)
- Segunda vértebra cervical (eixo)
- Sétima vértebra cervical
- Primeira vértebra torácica

Região torácica
- Disco intervertebral
- Forame intervertebral
- Primeira vértebra lombar
- Corpo

Região lombar
- Processo transversal
- Processo espinhoso

Região sacrococcígea
- Sacro
- Cóccix

Figura 9-2 A coluna vertebral não é um bastão reto, mas uma série de blocos que são empilhados a fim de permitir diversas inclinações ou curvaturas. Em cada uma dessas curvas, a coluna é mais vulnerável a fraturas; daí a origem da frase "quebrar o S em uma queda".

© National Association of Emergency Medical Technicians (NAEMT)

e pela sua sequência a partir do topo daquela região. A primeira vértebra cervical é chamada de *C1*, a terceira vértebra torácica é a *T3*, a quinta vértebra lombar é a *L5* e assim por diante ao longo de toda a coluna vertebral. Cada vértebra sustenta um peso corporal crescente à medida que a vértebra progride para baixo pela coluna espinal. De maneira apropriada, as vértebras de C3 a L5 ficam progressivamente maiores para acomodar o aumento do peso e da carga de trabalho (ver Figura 9-1).

Na parte superior da coluna estão as sete vértebras *cervicais* que sustentam a cabeça e formam o componente esquelético do pescoço. A região cervical é flexível para permitir a movimentação total da cabeça. É importante observar que as artérias vertebrais que suprem a região posterior do encéfalo passam através de forames distintos na vértebra cervical, geralmente penetrando em C6. No caso de deslocamento significativo ou fratura, essa artéria pode ficar comprometida, resultando em redução da perfusão cerebral, e o paciente pode apresentar sintomas do tipo acidente vascular cerebral (AVC). Em comparação com as regiões inferiores da coluna, a região cervical tem mobilidade relativamente irrestrita e é a região mais comumente lesada.[7,8] Depois dela, vêm as 12 vértebras *torácicas*. Cada par de costelas se conecta posteriormente a uma das vértebras torácicas nas articulações costovertebrais. A coluna torácica é mais rígida e permite menor movimentação do que a coluna cervical. A estabilidade aumentada oferecida pelas costelas estendendo-se entre as vértebras torácicas e o esterno é uma razão importante pela qual uma lesão da coluna torácica em um paciente adulto saudável em geral exige forças físicas significativas de mecanismos de lesão. Porém, a incidência de lesão da coluna torácica é maior na população de idosos e naqueles com fatores que reduzem a resistência relativa da coluna torácica. Abaixo das vértebras torácicas, estão as cinco vértebras *lombares*. A coluna lombar é flexível, permitindo a movimentação em várias direções. As cinco vértebras *sacrais* se fundem até a idade adulta para formar uma única estrutura óssea chamada de **sacro**. Da mesma forma, as quatro vértebras *coccígeas* se fundem e formam o *cóccix* (osso da cauda). A incidência de fratura vertebral traumática é maior na coluna torácica e lombar (75-90%), com a maioria localizada na junção toracolombar.[9-11] De maneira inversa, a LME e a incidência geral de LTC (incluindo as lesões sem fratura) ocorrem mais frequentemente na região cervical.[7,8]

Cada vértebra está separada das demais, acima e abaixo, pelo disco intervertebral (**Figura 9-3**). O disco consiste em um anel fibroso cheio de um material interno gelatinoso chamado de núcleo pulposo. Os discos servem como coxins que permitem que a coluna se curve em múltiplas direções. Eles também agem como amortecedores de impacto ao atenuarem a carga axial gravitacional e mecânica sobre a coluna. Se for danificado, o disco intervertebral pode fazer protrusão para dentro do

referência, a coluna vertebral é dividida em cinco regiões distintas. Começando da parte superior da coluna vertebral e seguindo para baixo, temos as regiões cervical, torácica, lombar, sacral e coccígea. As vértebras são identificadas pela primeira letra da região onde se encontram

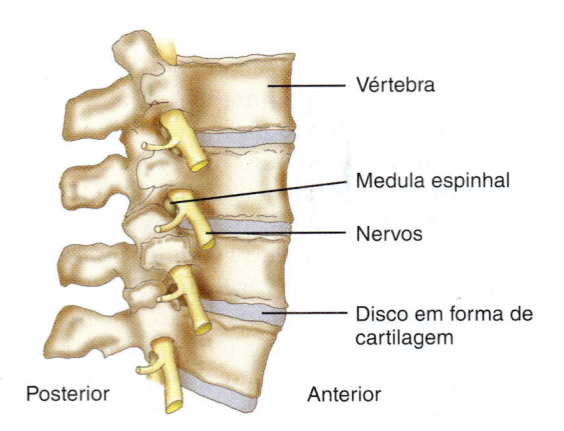

Figura 9-3 A cartilagem entre corpos vertebrais adjacentes é chamada de disco intervertebral.

© National Association of Emergency Medical Technicians (NAEMT)

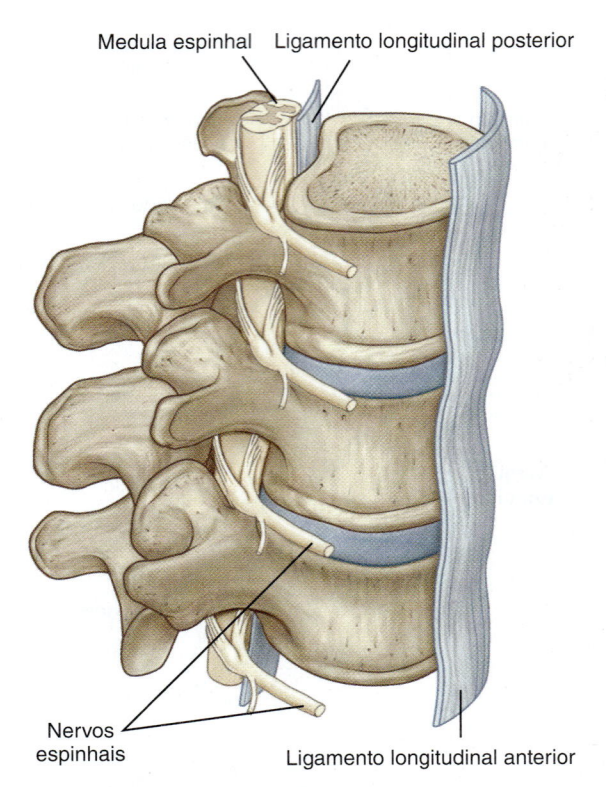

Figura 9-4 Ligamentos longitudinais anteriores e posteriores da coluna vertebral.

© National Association of Emergency Medical Technicians (NAEMT)

canal medular, comprimindo a medula ou os nervos que passam pelo forame intervertebral.

Ligamentos e músculos unem a coluna desde a base do crânio até a pélvis. Esses ligamentos e músculos formam uma rede que embainha toda a porção óssea da coluna vertebral, mantendo-a em seu alinhamento normal, fornecendo estabilidade e permitindo a movimentação. Os ligamentos longitudinais anteriores e posteriores conectam os corpos vertebrais anteriormente e dentro do canal. Os ligamentos entre os processos espinhosos fornecem suporte para os movimentos de flexão-extensão (para a frente e para trás), e aqueles entre as lâminas oferecem suporte durante a flexão lateral (curvatura lateral) (**Figura 9-4**). Se as estruturas de tecido mole que estabilizam a coluna forem rompidas, pode ocorrer movimentação excessiva de uma vértebra em relação à outra. Essa movimentação excessiva pode resultar em deslocamento da vértebra e poderia, potencialmente, estreitar o espaço ocupado pela medula espinal, chamado de canal medular, o suficiente para causar LME. É importante observar que, nas crianças, há maior frouxidão ligamentar. Diferentemente da coluna de adultos, a maior frouxidão da coluna das crianças permite um deslocamento suficiente da coluna a ponto de causar dano à medula espinal sem evidências radiológicas de lesão da coluna vertebral em radiografias simples e imagens de tomografia computadorizada. Isso é chamado de LME sem anormalidade radiológica (SCIWORA, do inglês *spinal cord injury without radiologic abnormality*).

A cabeça se equilibra na parte superior da coluna, e a coluna se conecta com a pélvis por meio das articulações sacroilíacas. O crânio fica em cima da primeira vértebra cervical (C1) em forma de anel, chamada de **atlas**. Há muito pouca estabilidade óssea na articulação entre C1 e o crânio, e a estabilização primária dessa articulação é feita por resistentes ligamentos craniocervicais. O **áxis**, C2, tem estrutura em formato de esporão chamada de

processo odontoide (semelhante a um dente), que faz protrusão para cima. Ele se localiza logo atrás do arco anterior do atlas, formando uma articulação rotacional (**Figura 9-5**). A articulação entre C1 e C2 permite 50% do movimento de rotação da coluna cervical.

A cabeça humana pesa entre 7 e 10 quilogramas (kg), um pouco mais do que o peso médio de uma bola de bowling. A coluna cervical é particularmente suscetível a lesões devido a vários fatores: posição da cabeça acima de um pescoço fino e flexível, forças normais que atuam sobre a cabeça, tamanho pequeno dos músculos de suporte e ausência de estruturas ósseas protetoras (como as costelas). O canal medular cervical fica estreito a partir do nível de C1/C2, e a medula espinal consequentemente ocupa 95% do espaço disponível com mínimo espaçamento entre a medula e a parede do canal. Mesmo um deslocamento pequeno nesse ponto pode produzir compressão da medula espinal. Em contrapartida, a medula espinal ocupa apenas 65% do canal medular no ponto onde ela termina na região lombar superior. Os músculos cervicais posteriores são fortes, permitindo até 60% da amplitude de flexão e 70% da amplitude de extensão da cabeça sem qualquer estiramento da medula espinal. Porém, no caso de súbita e violenta aceleração, desaceleração ou força lateral sobre o corpo, essa força supera a força de estabilização das estruturas ósseas e ligamentares

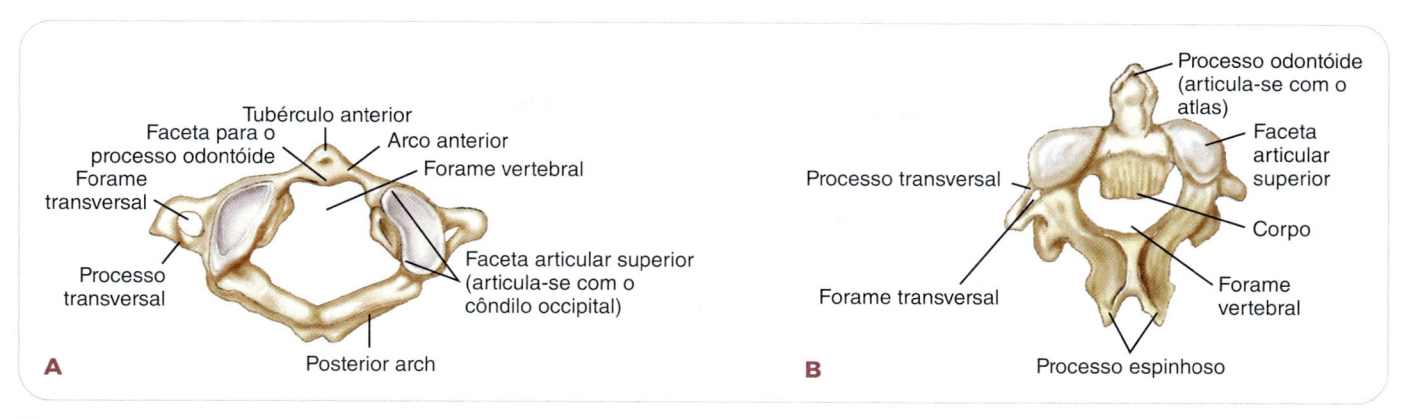

Figura 9-5 A primeira e a segunda vértebras cervicais têm formato único. **A.** Atlas (C1). **B.** Áxis (C2).

© National Association of Emergency Medical Technicians (NAEMT)

da coluna cervical, resultando em comprometimento da medula espinal. Um exemplo desse cenário seria uma colisão traseira sem ajuste adequado do encosto para a cabeça.

O sacro é a base da coluna vertebral, a plataforma sobre a qual repousa a coluna vertebral. O sacro sustenta 70 a 80% do peso corporal total. O sacro é uma parte da coluna vertebral e da cintura pélvica, estando unido ao restante da pélvis por articulações sacroilíacas imóveis.

Anatomia da Medula Espinal

A medula espinal é uma coleção de neurônios que carregam sinais de saída e de chegada entre o encéfalo e o restante do corpo. Ela é contínua em relação ao encéfalo, começando onde termina o bulbo e passando através do forame magno (o orifício na base do crânio) e das respectivas vértebras por meio do canal espinal até o nível da segunda vértebra lombar (L2). O suprimento sanguíneo para a medula espinal é dado pelas artérias vertebrais anteriores e posteriores.

A medula espinal é coberta por três membranas, conhecidas como meninges: pia-máter, aracnoide-máter e dura-máter, respectivamente desde a mais interna até a mais externa. Essa cobertura meníngea continua até a segunda vértebra sacral, onde termina em um reservatório com aspecto de saco. O espaço entre a pia-máter e a aracnoide-máter contém LCS, o qual é produzido pelo encéfalo e engloba o cérebro e a medula espinal. Além de remover os produtos do metabolismo encefálico, o LCS protege contra lesões durante alterações rápidas na aceleração que fazem o cérebro ser empurrado contra o crânio.

A medula espinal é formada por substância cinzenta e substância branca. A substância cinzenta consiste principalmente dos corpos de células nervosas. A substância branca contém os longos axônios mielinizados que formam os tratos medulares anatômicos e servem como vias de comunicação para os impulsos nervosos. Os tratos

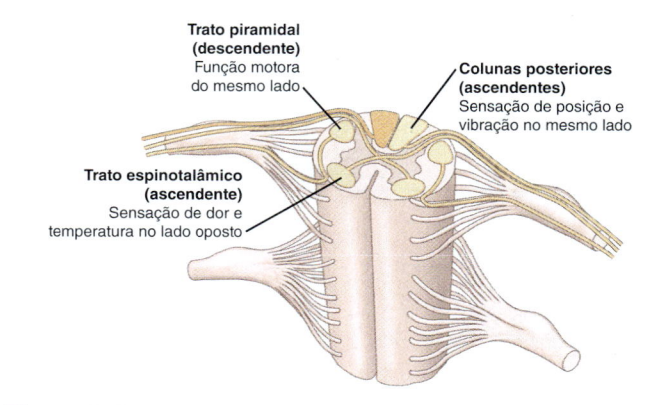

Figura 9-6 Tratos da medula espinal.

© National Association of Emergency Medical Technicians (NAEMT)

medulares são divididos em dois tipos: ascendente e descendente (**Figura 9-6**).

Os *tratos nervosos ascendentes* levam impulsos sensoriais das regiões distais do corpo pela medula espinal até o encéfalo. Os tratos nervosos ascendentes podem, ainda, ser divididos entre aqueles que levam diferentes sensações: dor e temperatura; tato e pressão; e impulsos sensoriais de movimento, vibração, posição e propriocepção. Os tratos que transportam a sensação de dor e temperatura sofrem decussação ou "cruzam" na própria medula espinal, o que significa que o trato nervoso com a informação do lado direito do corpo cruza para o lado esquerdo da medula espinal e, então, segue até o cérebro. Em contrapartida, o trato nervoso que leva a informação sensorial para posição, vibração e propriocepção não cruza na medula espinal, mas faz isso mais cranialmente ao nível do bulbo. Assim, essa informação sensorial é conduzida até o cérebro do mesmo lado na medula espinal e nas raízes nervosas.

Os *tratos nervosos descendentes* são responsáveis por levar os impulsos motores do encéfalo pela medula espinal até o corpo, controlando todos os movimentos musculares e o tônus muscular. Esses tratos descendentes não cruzam na medula espinal. Assim, o trato motor do lado direito da medula espinal controla a função motora do lado direito do corpo. Porém, esses tratos motores cruzam ao nível do tronco encefálico, de modo que o lado esquerdo do cérebro controla a função motora do lado direito do corpo e vice-versa.

À medida que a medula espinal continua a descer, pares de nervos se ramificam a partir da medula espinal em cada vértebra, estendendo-se para as várias regiões do corpo (**Figura 9-7**). A medula espinal tem 31 pares de nervos raquidianos, os quais recebem nomes conforme o nível a partir do qual surgem. Cada nervo tem duas raízes (uma ventral e uma dorsal) de cada lado.

A **raiz dorsal** leva informações para impulsos sensoriais, enquanto a raiz ventral leva informações para impulsos motores. Os estímulos neurológicos passam entre o cérebro e cada parte do corpo pela medula espinal e pelos respectivos pares desses nervos. À medida que eles saem da medula espinal, esses nervos passam através de uma incisura na parte lateral inferior da vértebra, posterior ao corpo vertebral, chamado de forame intervertebral.

Um **dermátomo** é a região sensorial na superfície cutânea do corpo inervada por uma única raiz dorsal. Coletivamente, os dermátomos permitem que as regiões do corpo sejam mapeadas para cada nível espinal (**Figura 9-8**). Os dermátomos ajudam a determinar o nível de uma LME. Três pontos de referência para manter em mente são as clavículas, as quais são o dermátomo C4-C5; o nível dos mamilos, que é o dermátomo T4; e o nível do umbigo, que é o dermátomo T10. Lembrar-se desses três níveis pode ajudar a localizar rapidamente uma LME.

O processo de inspiração e expiração exige a movimentação torácica e as mudanças apropriadas no formato do diafragma. Os músculos intercostais, além dos músculos respiratórios acessórios como o trapézio, também contribuem para a respiração. O diafragma é inervado pelos nervos frênicos esquerdo e direito, os quais se originam de nervos que surgem a partir da medula espinal entre os níveis de C3 e C5. Se a medula espinal sofrer lesão acima do nível de C3 ou se os nervos frênicos forem cortados, o paciente perderá a capacidade de respirar espontaneamente. Um paciente com essa lesão pode morrer por asfixia antes da chegada dos profissionais de atendimento pré-hospitalar, a menos que as testemunhas na cena iniciem a ventilação de resgate. Assim, é fundamental manter o controle da via aérea do paciente com suspeita de LME. Pode haver necessidade de manter a ventilação com pressão positiva durante o transporte.

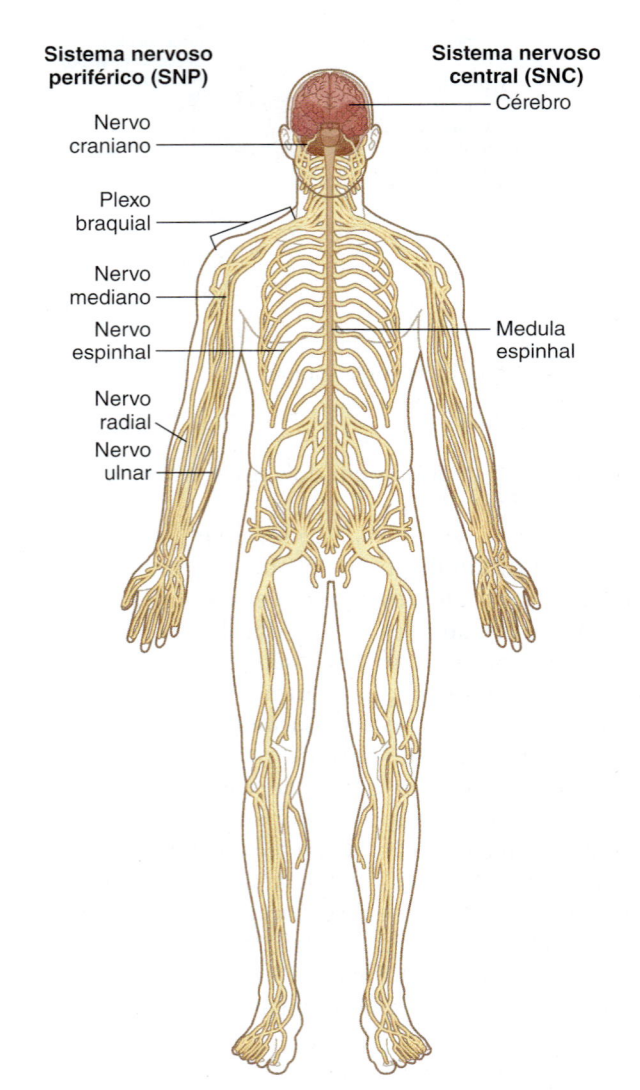

Figura 9-7 Nervos do sistema nervoso central (SNC) e sistema nervoso periférico (SNP).

Fisiopatologia

A coluna vertebral pode normalmente suportar forças de até 1.360 joules de energia. Deslocamentos em alta velocidade e esportes de contato podem rotineiramente exercer forças na coluna muito além dessa quantidade. Mesmo em uma colisão automobilística em velocidade baixa a moderada, o corpo de uma pessoa de 68 kg que não está usando cinto de segurança pode facilmente colocar 4.080 a 5.440 joules de força contra a coluna se a cabeça bater subitamente contra o para-brisa ou o teto do veículo. Uma força semelhante pode ocorrer quando um motociclista é arremessado sobre a frente da motocicleta ou quando um esquiador em alta velocidade colide com uma árvore. A resistência à compressão na coluna vertebral aumenta caudalmente, provavelmente refletindo as diferenças nos tamanhos, nos formatos e na densidade mineral óssea (DMO) das vértebras nos diversos níveis medulares.[12-15] As grandes forças necessárias para causar LTC costumam resultar em lesões associadas

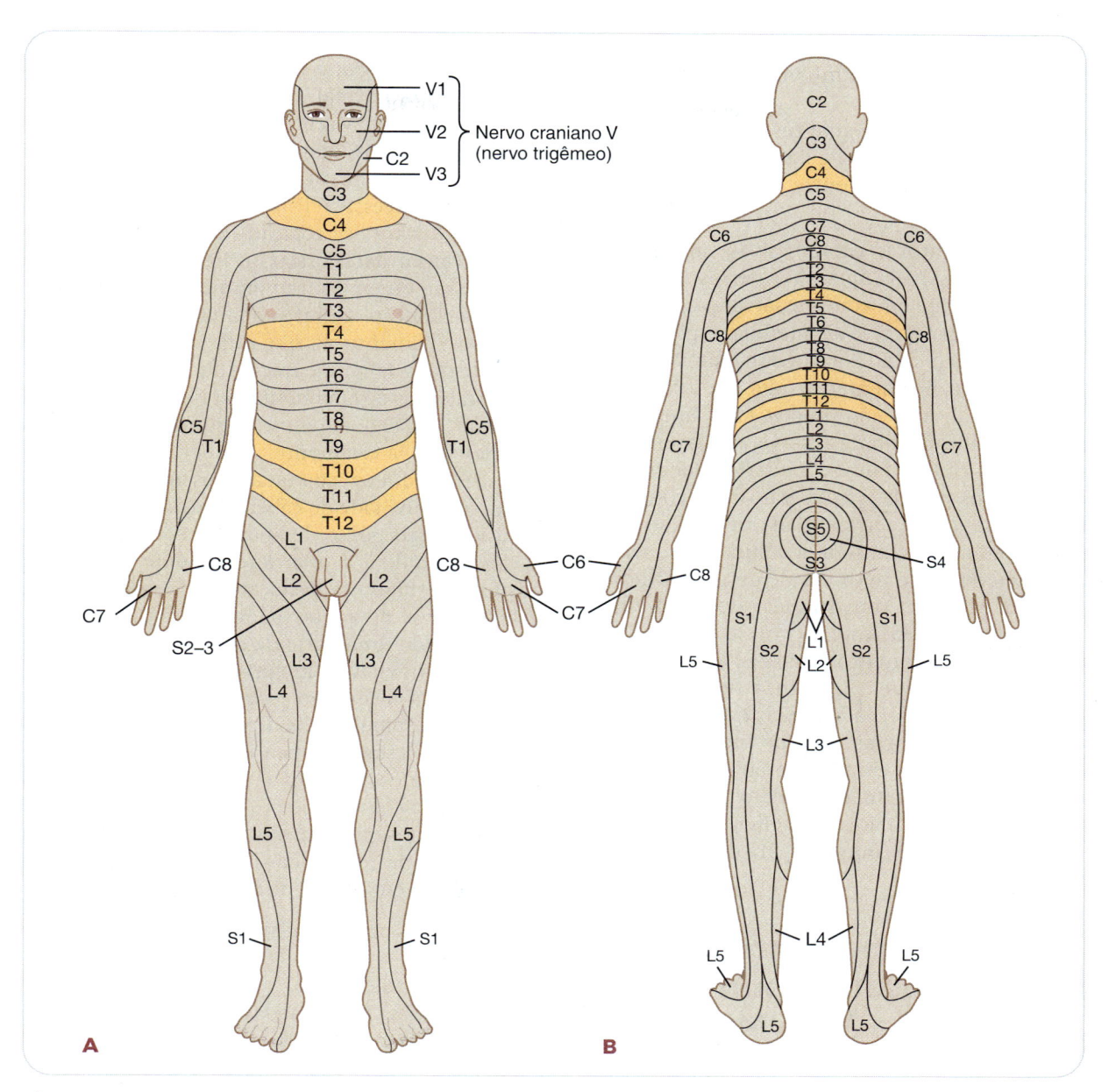

Figura 9-8 Mapa de dermátomos mostrando a relação entre as áreas de sensação de toque na pele e os nervos espinais que correspondem a essas áreas. A perda da sensação em uma área específica pode indicar lesão do nervo espinal correspondente ou o nível de lesão da medula espinal. **A.** Vista frontal. **B.** Vista posterior.

© National Association of Emergency Medical Technicians (NAEMT)

em estruturas viscerais, vasculares e pulmonares, o que complica ainda mais o tratamento do paciente. A lesão cervical tem o maior risco de lesão associada em outras estruturas (65%), seguida por lesão lombar (52%) e torácica (50%). O trauma da coluna torácica deve levar a um índice de suspeição particularmente alto para lesões associadas de pulmão, diafragma, costelas e esterno. Além da localização da lesão na coluna, o risco de lesão associada aumenta proporcionalmente com o número de fraturas vertebrais ou de segmentos espinais lesionados.[16]

Lesões Esqueléticas

Podem ocorrer vários tipos de lesões na coluna, incluindo:[17]

- Fraturas por compressão, as quais produzem compressão em cunha ou achatamento total do corpo vertebral
- Fraturas explosivas, as quais podem violar a parede vertebral posterior e produzir pequenos fragmentos ósseos que podem se localizar no canal medular próximo à medula

- **Subluxação**, que é um deslocamento parcial de uma vértebra a partir de seu alinhamento normal na coluna vertebral
- Lesão discoligamentar, a qual resulta do estiramento excessivo ou da laceração de ligamentos e músculos, produzindo instabilidade entre as vértebras com ou sem lesão óssea

Ainda que as fraturas compressivas simples sejam geralmente lesões estáveis, qualquer dessas lesões pode resultar imediatamente em compressão grave ou (menos comumente) em transecção da medula espinal, resultando em lesão irreversível. Porém, em alguns pacientes, o dano vertebral ou ligamentar resulta em lesão *instável* da coluna vertebral, mas não produz LME imediata. Se os fragmentos em uma coluna instável mudarem de posição, eles podem causar dano secundário à medula espinal. Além disso, os pacientes com fratura na coluna têm 10 a 20% de chance de ter associada outra fratura não contígua na coluna. Assim, toda a coluna deve ser considerada ao determinar a necessidade de imobilização da coluna em um paciente com suspeita de lesão em um segmento vertebral específico.

A ausência de déficit neurológico não descarta fratura óssea nem coluna instável. Embora a presença de respostas motoras e sensoriais adequadas nas extremidades indique que a medula espinal está no momento intacta, isso não exclui lesão vertebral ou lesão associada óssea, ligamentar ou de tecidos moles. A maioria dos pacientes com fraturas na coluna não tem déficit neurológico. É necessária uma avaliação completa para determinar a necessidade de imobilização.

Mecanismos Específicos de Lesão que Causam Trauma da Coluna Vertebral e da Medula Espinal

A **sobrecarga axial** da coluna pode ocorrer de várias maneiras. Mais comumente, essa compressão da coluna ocorre quando a cabeça bate em um objeto e o peso do corpo ainda em movimento atinge a cabeça parada, como quando a cabeça de um ocupante sem cinto de segurança atinge o para-brisa ou quando a cabeça atinge um objeto em um incidente de mergulho em águas rasas. A compressão e a sobrecarga axial também podem ocorrer quando uma pessoa cai de uma altura substancial e aterrissa de pé. Esse tipo de lesão joga o peso da cabeça e do tórax contra a coluna lombar, enquanto a coluna sacral permanece imóvel. Cerca de 20% das quedas de altura maior que 4,6 metros envolvem fratura associada de coluna lombar; porém, é importante reconhecer que determinadas populações de pacientes, particularmente os idosos, têm taxa significativamente maior de fratura vertebral após cair de alturas

muito menores do que 4,6 metros.[18] Durante essa troca extrema de energia, a coluna vertebral tende a exagerar sua curvatura normal, e as fraturas e compressões ocorrem nessas áreas. Muitas fraturas compressivas ou explosivas que resultam de sobrecarga axial ocorrem no ápice da lordose lombar e no ápice da cifose torácica.

Flexão excessiva (**hiperflexão**), extensão excessiva (**hiperextensão**) e rotação excessiva (**hiper-rotação**) podem causar dano ósseo ou ligamentar, resultando em compressão ou em estiramento da medula espinal.

A inclinação lateral súbita ou excessiva exige muito menos movimento do que a flexão ou a extensão antes que ocorra a falha de tração ou compressão da coluna vertebral, pois a movimentação nessa direção é limitada. Durante impactos laterais, o tronco e a coluna torácica são movidos lateralmente. A cabeça tende a permanecer no lugar até que seja puxada pelos ligamentos cervicais. O centro de gravidade da cabeça é mais acima e anterior em relação ao seu ponto de apoio na coluna cervical; assim, a cabeça tenderá a rolar lateralmente. Esse movimento costuma resultar em deslocamentos e fraturas ósseas.

Ocorre a **distração** (alongamento excessivo da coluna) quando uma parte da coluna é estável e o restante está em movimento longitudinal. Esse afastamento da coluna pode facilmente causar estiramento e laceração da medula espinal. A LTC tipo distração é um mecanismo comum nas lesões que ocorrem nas crianças em áreas de lazer, em enforcamentos e em certos tipos de acidentes automobilísticos.

Há muitos mecanismos reconhecidos de LME; porém, a maioria resulta das quatro causas principais a seguir, listadas em ordem de frequência:[1,19]

- Acidentes automobilísticos
- Quedas
- Atos de violência
- Atividades relacionadas a esportes/recreação, incluindo mergulho em águas rasas

As principais causas de LTC e de LME em pacientes pediátricos variam de forma significativa conforme a idade e a etnia. Uma proporção significativa (17,5%) das lesões da coluna em pacientes com menos de 2 anos de idade resulta de abuso físico violento, enquanto os acidentes automobilísticos e as quedas permanecem como causa comum independentemente da idade do paciente.[20-23] A proporção de LMEs relacionadas a quedas aumentou, enquanto as relacionadas a acidentes com veículos motorizados diminuíram desde 2005.[1] Os adolescentes têm mais chances de sofrer lesão durante atividades relacionadas a esportes em comparação com crianças menores ou adultos.[24] As lesões relacionadas com armas de fogo são responsáveis por quase um quarto de todos os casos de LME em adolescentes negros nos Estados Unidos.[25]

Na prática, determinar o modo exato de lesão da coluna vertebral é difícil, pois o mecanismo de lesão pode resultar em padrões complexos de força. Deve-se sempre presumir que uma lesão suficientemente intensa a ponto de causar fratura ou lesão neurológica tenha causado instabilidade da coluna até que se prove o contrário com avaliação adicional clínica e radiográfica.

Lesões da Medula Espinal

A lesão primária ocorre no momento do impacto ou da aplicação de força e pode causar compressão da medula espinal, LME direta (geralmente por projéteis ou fragmentos ósseos instáveis e afiados) e interrupção do fluxo sanguíneo para a medula. A lesão secundária ocorre após o insulto inicial e pode incluir edema, isquemia ou movimentação de fragmentos ósseos.[26]

A **concussão medular** resulta da interrupção temporária das funções da medula espinal distalmente à lesão. A **contusão medular** envolve hematoma ou hemorragia dentro dos tecidos da medula espinal, o que também pode resultar em perda temporária (e, algumas vezes, permanente) das funções medulares distalmente à lesão ("choque" medular). O **choque medular** é um fenômeno neurológico que ocorre por um período variável de tempo após a LME (geralmente menos de 48 horas), resultando em perda temporária de função sensorial e motora, flacidez muscular e paralisia, além de perda dos reflexos abaixo do nível da LME. A contusão medular costuma ser causada por lesão penetrante ou pelo movimento de fragmentos ósseos contra a medula espinal. A gravidade da lesão resultante da contusão está relacionada com a quantidade de sangramento dentro do tecido da medula espinal. O dano ou a interrupção do suprimento sanguíneo para a medula pode resultar em isquemia local do tecido medular.

A **compressão medular** é a pressão sobre a medula espinal causada por edema de tecidos locais, mas também pode ocorrer por ruptura traumática do disco e por fragmentos ósseos, ou pelo desenvolvimento de um hematoma compressivo. A compressão medular pode resultar em isquemia tecidual e, em alguns casos, pode necessitar de descompressão cirúrgica para evitar perda permanente da função; assim, é importante o transporte imediato para avaliação radiológica e definitiva. A **laceração medular** ocorre quando o tecido da medula espinal é lacerado ou cortado. Esse tipo de lesão geralmente resulta em lesão neurológica irreversível.

A transecção da medula espinal pode ser classificada como completa ou incompleta. Na **transecção medular completa**, todos os tratos medulares são interrompidos e todas as funções da medula espinal distais ao local da lesão são perdidas. Devido aos efeitos adicionais do edema, a determinação da extensão da perda de função pode não ser fidedigna até 24 horas após a lesão. A maioria das transecções completas da medula espinal resulta em paraplegia ou tetraplegia, dependendo do nível da lesão. Na **transecção medular incompleta,** alguns tratos e funções motoras/sensoriais permanecem intactos. O prognóstico para a recuperação é melhor nesses casos do que na transecção completa.

No ambiente pré-hospitalar, não é possível determinar se o déficit neurológico resultante se deve à contusão medular, ao choque medular ou a um dano mais grave da medula espinal. Assim, todos os pacientes com suspeita de LME devem ser avaliados e tratados sem considerar essa diferenciação.

Os tipos de lesões medulares incompletas incluem:

- A **síndrome medular anterior**, que geralmente resulta de fragmentos ósseos ou pressão sobre as artérias espinais anteriores, ocasionando infarto ou danos na região anterior da medula espinal (**Figura 9-9**). Os sintomas incluem perda da função motora e das sensações de dor, temperatura e propriocepção. Porém, algumas sensações de propriocepção, movimento, posição e vibração são preservadas na coluna posterior intacta.
- O **síndrome medular central** geralmente ocorre com a hiperextensão da região cervical, especialmente em pacientes com estenose preexistente por etiologias degenerativas ou congênitas (**Figura 9-10**). Os sintomas incluem fraqueza ou parestesias nas extremidades superiores, mas perda menos significativa da força e da sensibilidade nas extremidades inferiores. Essa síndrome causa graus variáveis de disfunção vesical.

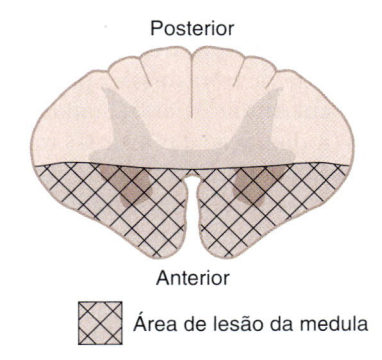

Posterior

Anterior

⊠ Área de lesão da medula

Figura 9-9 Síndrome medular anterior.

© National Association of Emergency Medical Technicians (NAEMT)

Posterior

Anterior

⊠ Área de lesão da medula

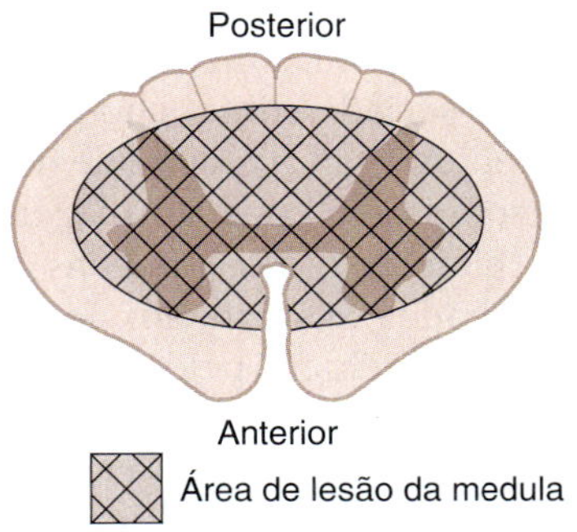

Figura 9-10 Síndrome medular central.

© National Association of Emergency Medical Technicians (NAEMT)

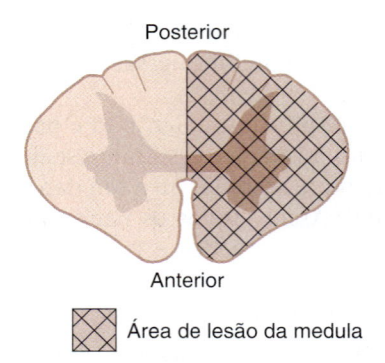

Figura 9-11 Síndrome de Brown-Séquard.
© National Association of Emergency Medical Technicians (NAEMT)

- A **síndrome de Brown-Séquard** é causada por lesão penetrante e envolve a hemitransecção da medula espinal, afetando apenas um lado da medula (**Figura 9-11**). Os sintomas incluem dano completo da medula espinal e perda de função no lado afetado (função motora, sensação de vibração, movimento e posição) com perda de sensações de dor e temperatura no lado oposto ao da lesão.[27]

Embora o *choque medular* represente perda da transmissão de sinais motores e sensoriais na medula espinal secundária à lesão, isso deve ser diferenciado do *choque neurogênico*, um tipo de choque distributivo com sinais fisiopatológicos causados pela perda de liberação simpática para o coração e vasos periféricos. Sem a estimulação simpática apropriada, a transmissão parassimpática sem oposição resulta em bradicardia e dilatação de artérias e veias periféricas. A dilatação das artérias resulta em perda da resistência vascular sistêmica periférica, e a dilatação venosa resulta em acúmulo de sangue nas veias. Esses achados reduzem a pré-carga cardíaca – o retorno venoso para o lado direito do coração. Em combinação com a bradicardia, pode ocorrer redução grave no débito cardíaco. Deve-se ter em mente que o paciente com choque hipovolêmico se apresenta com taquicardia em resposta à hipotensão, e a pele é fria e pegajosa, já que os vasos sanguíneos periféricos contraem para desviar o volume sanguíneo para os órgãos vitais em uma tentativa de manter a pressão arterial. De modo inverso, o achado fisiológico clássico associado com o choque neurogênico é a "bradicardia hipotensiva", a qual pode necessitar de tratamento com atropina (ou com outro agente bloqueador parassimpático), além de outras medidas ativas de reanimação. Outros achados relacionados ao tônus parassimpático sem oposição incluem pele quente, ruborizada e priapismo (ereção peniana anormal e prolongada) como resultado de vasodilatação. Na prática, os pacientes com LME e choque medular costumam ter outras lesões que podem resultar em choque hipovolêmico além do choque neurogênico, dificultando a avaliação e o tratamento.

Perfusão da Medula Espinal

O fluxo sanguíneo para a medula espinal é determinado parcialmente pela pressão de perfusão da medula espinal (PPME):

Pressão de perfusão da medula espinal (PPME) = Pressão arterial média (PAM) – Pressão extrínseca

Vários fatores podem afetar a perfusão e a oxigenação da medula espinal além da pressão extrínseca sobre a medula:

1. *Pressão arterial média (PAM).* A perfusão da medula é determina principalmente pela PAM. A reanimação adequada estabelecendo um alvo de PAM de 90 mmHg com a administração de líquidos e medicamentos é fundamental para a manutenção da PPME. A hipotensão sistêmica (definida por pressão arterial sistólica < 90 mmHg) a qualquer momento agudamente após a LME está associada com piores desfechos neurológicos.[28]

2. *Congestão venosa espinal.* Pode ser o efeito da trombose venosa ou o resultado de compressão extrínseca das veias na medula, resultando em fluxo sanguíneo de drenagem inadequado. Em nível microvascular, a PAM deve ser maior nos casos de congestão venosa espinal para empurrar o sangue pela região de congestão venosa e assim obter adequada troca de oxigênio.

3. *Hipóxia.* Os pacientes com trauma costumam ter problemas pulmonares que podem resultar em comprometimento das trocas gasosas, resultando em baixa pressão parcial de oxigênio no sangue arterial. A administração de oxigênio suplementar e a manutenção do controle da via aérea são fundamentais para manter o fluxo sanguíneo adequado para a medula espinal.

4. *Medicamentos.* Muitos agentes anestésicos comuns, incluindo morfina e outros opioides, podem reduzir o débito cardíaco devido a efeitos inotrópicos negativos sobre o músculo cardíaco.[29] Embora o controle da dor no paciente com trauma seja importante, esses agentes devem ser usados com cautela para permitir a perfusão e a oxigenação adequadas da medula espinal.

Reanimação Inicial

A reanimação agressiva tem papel fundamental no tratamento pré-hospitalar do choque relacionado com LME e na redução do déficit neurológico e prevenção do dano neurológico secundário. A fisiopatologia da lesão neurológica secundária deriva da perda de autorregulação, levando à perda da microcirculação espinal e causando mais dano isquêmico. Inicialmente, o aumento vigoroso do volume e da pressão arterial pode melhorar essa microcirculação e diminuir o risco de insultos secundários à medula espinal.[30] Além disso, até 30% dos casos de LME estão associados com trauma multissistêmico e hemorragia grave. Isso reflete a taxa de mortalidade de 20% antes da admissão hospitalar que é vista em pacientes com LME e a ênfase necessária na adequação dos esforços de reanimação no pré-hospitalar.[31]

Idealmente, a reanimação inicial do paciente com LME deve incluir medidas para manter o alvo de PAM entre 85 a 90 mmHg por 7 dias após a lesão.[32,33] Isso costuma ser feito com o uso de cristaloides, coloides ou hemoderivados por meio de acesso venoso adequado para restaurar o máximo possível de fluxo sanguíneo neurológico.[31] No paciente com LME e trauma multissistêmico, é importante que os profissionais de atendimento pré-hospitalar ponderem os potenciais riscos e benefícios da hipotensão permissiva. Considerando os riscos de piora da gravidade da LME com os estados transitórios de baixa perfusão, a hipotensão permissiva deve geralmente ser evitada sempre que houver suspeita de LME.[33-35] A reanimação baseada em volume que inclua glicose nos líquidos de infusão deve ser evitada por duas razões. Primeiro, a glicose é metabolizada rapidamente, deixando um excesso de água livre com maior probabilidade de levar à formação de edema. Segundo, a glicose em excesso leva à hiperglicemia, a qual resulta em aumento do metabolismo celular anaeróbico, levando ao aumento de lactato, à redução do pH sistêmico e a piores desfechos.[31]

Também é importante lembrar que a LME alta (C5 ou acima) tem mais chance de necessitar de intervenções cardiovasculares como vasopressores e marca-passos. As fibras simpáticas vasomotoras saem da medula espinal entre os níveis da primeira e da quarta vértebras torácicas, podendo sofrer transecção nas lesões cervicais mais altas, enquanto as fibras parassimpáticas seguem pelo nervo vago por fora da medula espinal até o tórax. Isso resulta em fluxo parassimpático sem oposição com bradicardia paradoxal e hipotensão.[36] Estudos mostraram que a média de PAM em pacientes com lesões cervicais completas é de apenas 66 mmHg na chegada à unidade de terapia intensiva, muito abaixo do alvo de 90 mmHg de PAM necessária para manter a perfusão adequada da medula espinal. Um estudo revelou que 40% dos pacientes com LME cervical completa apresentavam sinais de choque neurogênico e necessitavam imediatamente de suporte vasopressor.[30] Embora os socorristas devam sempre estar vigilantes em seus esforços de reanimação em todas as lesões espinais, isso deve ser especialmente enfatizado nos pacientes com LME cervical para que se produzam os melhores desfechos neurológicos possíveis nesse subgrupo de pacientes.

Avaliação

A lesão da coluna vertebral, como qualquer outra condição, deve ser avaliada no contexto de outras lesões e condições existentes. Após garantir a segurança do profissional e da cena, a avaliação primária é a primeira prioridade. Uma rápida avaliação da cena e a história do evento traumático devem determinar se existe a possibilidade de lesão espinal, o que necessitaria de proteção para a coluna vertebral com imobilização externa. A cabeça é alinhada em posição neutra, a menos que haja contraindicação (ver a seção sobre "Alinhamento e Estabilização Manual da Cabeça", adiante neste capítulo). A cabeça é mantida nessa posição até que a avaliação não revele indicação para imobilização, ou até que a estabilização manual seja substituída por um dispositivo de restrição de movimento da coluna, como colar cervical com prancha, colchão a vácuo ou dispositivos tipo colete. Se o mecanismo de lesão não estiver claro ou se a avaliação da cena não puder ser adequadamente realizada ou não for confiável, deve-se presumir a presença de lesão em coluna vertebral e iniciar a imobilização externa até que uma avaliação mais completa possa ser realizada.

Exame Neurológico

Na cena, realiza-se um rápido exame neurológico para a identificação de déficits evidentes que potencialmente estejam relacionados a uma LME. Pede-se para o paciente mover os braços, as mãos e as pernas, e qualquer incapacidade de fazer os movimentos é registrada. Depois, o paciente é verificado quanto à presença ou à ausência de sensibilidade, começando nos ombros e descendo até os pés. Um exame neurológico completo não precisa ser realizado no ambiente pré-hospitalar, pois não fornecerá informação adicional que afete as decisões sobre a necessidade de cuidados pré-hospitalares e serve apenas para gastar um tempo precioso na cena, atrasando o transporte.

O exame neurológico rápido deve ser repetido após o paciente ter sido imobilizado, sempre que o paciente for movido e na chegada à unidade de destino. Isso ajudará a identificar quaisquer alterações na condição do paciente que possam ter ocorrido após a avaliação primária.

Usando o Mecanismo de Lesão para Avaliar Lesões da Medula Espinal

Tradicionalmente, os profissionais de atendimento pré-hospitalar eram ensinados que a suspeita de lesão da coluna vertebral se baseava somente no mecanismo de lesão e que a imobilização da coluna é necessária para qualquer paciente com mecanismo de lesão sugestivo.

Até recentemente, essa generalização levava à ausência de diretrizes clínicas claras para a avaliação da LME. O mecanismo de lesão nunca deve ser a única forma de determinar a necessidade de restrição de movimento da coluna, pois ele representa somente um fator em um processo de tomada de decisão multifacetado para a determinação sobre se é apropriada a restrição de movimento da coluna. A avaliação do pescoço e da coluna para a imobilização da coluna vertebral também deve incluir a avaliação da função motora e sensorial, a presença de dor espontânea ou à palpação e a confiabilidade do paciente como indicadores de lesão da medula espinhal. Além disso, o paciente pode não se queixar de dor na coluna vertebral devido à dor associada a uma lesão de distração mais dolorosa, como uma fratura de fêmur.[36] A definição do que constitui uma lesão de distração permanece controversa; porém, o profissional de atendimento pré-hospitalar deve considerar as lesões associadas ao avaliar um paciente quanto ao potencial para LTC e potencialmente reduzir o limiar para a aplicação de restrição de movimento da coluna se puder existir uma lesão de distração.[37-40] Álcool ou drogas que o paciente tenha ingerido, bem como um traumatismo cranioencefálico (TCE), também podem reduzir a percepção do paciente para a dor e mascarar uma lesão grave. É provável que a restrição de movimento da coluna não esteja indicada em pacientes conscientes com exame confiável, sem déficit neurológico, sem dor cervical ou no dorso e sem lesão de distração significativa. A restrição de movimento da coluna deve ser continuada em pacientes com quaisquer desses fatores positivos ao exame ou que não sejam capazes de fornecer um exame confiável.

Trauma Fechado

O trauma fechado é um mecanismo comum de LTC e merece avaliação cuidadosa pelo profissional de atendimento pré-hospitalar. Acidentes automobilísticos e quedas são responsáveis por mais da metade de todas as fraturas vertebrais relacionadas a trauma fechado.[19] Grandes metanálises que incluíram mais de 500 mil pacientes determinaram a frequência de cerca de 7% de fratura toracolombar em todos os traumas fechados, com mais de um quarto dos casos suficientemente graves a ponto de causar LME.[19] As lesões da coluna cervical resultam em maior risco de LME e consequente comprometimento neurológico em comparação com as lesões na coluna torácica ou lombar.[16] Em estudos que avaliaram números igualmente grandes de pacientes, a coluna cervical é lesada em mais de 6% dos casos de trauma fechado, com números consideravelmente mais frequentes nos pacientes inconscientes ou que sofreram trauma craniencefálico.[41,42] Quase metade de todas as lesões cervicais por

trauma fechado são instáveis; assim, há uma oportunidade crítica para que a intervenção pré-hospitalar evite lesões secundárias.[43]

Como diretriz geral, a presença de lesão da coluna vertebral e uma coluna potencialmente instável deve ser presumida, a estabilização manual da coluna cervical deve ser imediatamente realizada e a avaliação da coluna deve ser conduzida para determinar a necessidade de imobilização nas seguintes situações:

- Qualquer mecanismo fechado que produza impacto violento na cabeça, no pescoço, no tronco ou na pélvis (p. ex., agressão, soterramento em estruturas colapsadas)
- Incidentes que produzam súbita aceleração, desaceleração ou forças de curvatura lateral no pescoço ou no tronco (p. ex., acidentes automobilísticos em velocidade moderada ou alta, pedestres atingidos por veículos, envolvimento em explosão)
- Qualquer queda, especialmente em idosos
- Ejeção ou queda de qualquer dispositivo de transporte motorizado ou não (p. ex., patinete, *skate*, bicicleta, veículos motorizados, motocicletas, veículos recreativos)
- Qualquer incidente em águas rasas (p. ex., mergulho, surfe)

Outras situações geralmente associadas com lesão da coluna vertebral incluem:

- Lesões da cabeça com qualquer alteração no nível de consciência
- Dano significativo ao capacete
- Lesão fechada significativa no tronco
- Fratura impactada ou outro tipo de fratura por desaceleração das pernas ou do quadril
- Lesões significativas localizadas na região da coluna vertebral

Esses mecanismos de lesão devem demandar exame detalhado e completo do paciente para determinar se há indícios que necessitem de restrição de movimento da coluna. Se não forem encontrados indícios, a estabilização manual da coluna cervical pode ser interrompida.

O uso adequado do cinto de segurança comprovadamente salva vidas e reduz as lesões de cabeça, face e tórax. Porém, o uso adequado do cinto não descarta completamente a possibilidade de lesão da coluna vertebral. Em colisões frontais significativas, quando ocorre desaceleração súbita intensa, o tronco, preso pelo cinto, para subitamente pela ação do cinto no ombro e na cintura, mas a cabeça, que não está presa pelo cinto, continua o seu movimento para a frente. Se a força de desaceleração for suficientemente forte, a cabeça se moverá para baixo até que o queixo colida com a parede torácica, frequentemente fazendo rotação através da faixa diagonal do cinto no ombro. A hiperflexão e a rotação rápidas e forçadas do pescoço podem resultar em fraturas de compressão das vértebras cervicais, facetas deslocadas (luxação dos processos articulares) e estiramento da medula espinal. Mecanismos diferentes também podem causar trauma na coluna vertebral em vítimas usando cinto de segurança nas colisões traseiras ou laterais. A intensidade do dano ao veículo e outras lesões do paciente são os principais fatores na determinação da necessidade de o paciente ser imobilizado.

Trauma Penetrante

A lesão penetrante representa uma consideração especial em relação a potencial presença de trauma da coluna vertebral.[44] Em geral, se um paciente não tiver sofrido lesão neurológica definida no momento que ocorreu o trauma penetrante, há pouca preocupação com o subsequente desenvolvimento de uma LME (**Quadro 9-1**). Isso se deve ao mecanismo de lesão e à cinemática associada com a força envolvida. Os objetos penetrantes geralmente não produzem fraturas instáveis da coluna vertebral, pois o trauma penetrante, diferentemente da lesão fechada, produz mínimo risco de criar lesão ligamentar ou óssea instável. Um objeto penetrante causa lesão ao longo do trajeto de penetração. Os ferimentos por arma de fogo são causas comuns de contusão medular. Embora o projétil possa causar transecção da medula espinal, causando lesão irreversível, o choque balístico do projétil passando próximo da medula espinal mais frequentemente resulta em contusão medular que pode ter recuperação. As lesões causadas por facas raramente resultam em LME; porém, a lesão ainda é possível. Além da laceração das estruturas neurológicas, as lesões causadas por faca podem causar edema tecidual local, resultando em contusão medular.

Indicações para Restrição de Movimento da Coluna

O mecanismo de lesão pode ser usado como auxiliar para a determinação da necessidade de restringir o movimento da coluna (**Figura 9-12**), mas não é o único determinante. O ponto principal é que uma avaliação física completa e um bom julgamento clínico orientem a tomada de decisão.

Em 2018, o American College of Surgeons Committee on Trauma, a National Association of EMS Physicians e o American College of Emergency Physicians atualizaram as recomendações sobre o uso da restrição de movimento da coluna. Com base nessas recomendações e na literatura atual, a restrição de movimento da coluna deve ser considerada quando há um mecanismo fechado de lesão com quaisquer das indicações listadas no **Quadro 9-2**.

Vários sinais e sintomas importantes são preocupantes em relação ao trauma da coluna vertebral grave (**Quadro 9-3**). Porém, a ausência desses sinais não descarta a lesão da coluna de forma definitiva.

Para tentar reduzir o uso desnecessário da restrição de movimento da coluna, particularmente com uma prancha longa rígida, essas organizações profissionais também recomendam que a imobilização em uma prancha não é necessária se o paciente preencher todos os critérios listados no **Quadro 9-4**.[46]

Os pacientes com lesão penetrante (p. ex., arma de fogo, facada) na cabeça, no pescoço ou no tronco e sem evidências de lesão da coluna vertebral, como sinais ou sintomas neurológicos (p. ex., dormências, formigamentos, perda de função motora ou sensorial ou perda real de consciência), não devem ser imobilizados.[46-49] Vários estudos mostraram que as lesões da coluna vertebral instáveis raramente ocorrem por trauma penetrante na cabeça, no pescoço ou no tronco,[48,50-56] e as lesões penetrantes isoladas, por si só, não são indicação para a restrição de movimento da coluna. Devido ao risco muito baixo de lesão instável da coluna vertebral e como as outras lesões criadas pelo trauma penetrante costumam exigir maior prioridade no tratamento, os pacientes com trauma penetrante *não* devem ser submetidos à imobilização da coluna. De fato, um estudo retrospectivo usando o National Trauma Data Bank documentou que os pacientes com trauma penetrante que receberam imobilização da coluna no pré-hospitalar tiveram maior taxa de mortalidade global do que aqueles que não receberam.[49]

As lesões penetrantes, por si só, não são indicação para restrição de movimento da coluna. A menos que haja um mecanismo secundário de lesão ou evidências de lesão medular, a restrição de movimento da coluna não deve ser rotineiramente realizada em pacientes com lesões penetrantes.

O foco primário do atendimento pré-hospitalar é reconhecer as indicações para a restrição de movimento da coluna em vez de tentar eliminar qualquer problema na coluna.[57-64] Como muitos pacientes não têm lesão da coluna vertebral, é apropriada uma abordagem seletiva para a realização da restrição de movimento da coluna, especialmente por ter sido demonstrado que a imobilização da coluna produz efeitos adversos em voluntários saudáveis, incluindo aumento do esforço respiratório,

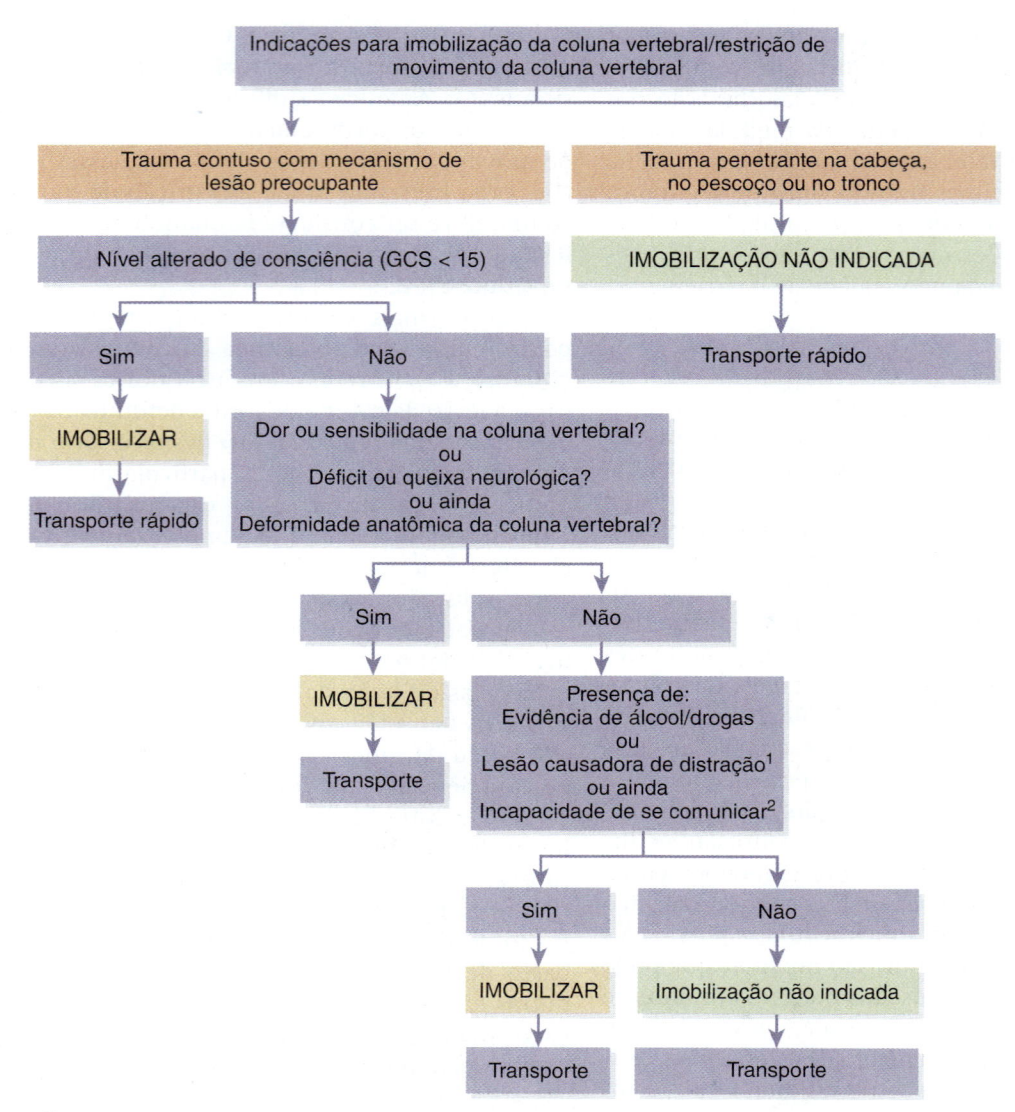

Observações:

[1]Lesão distrativa

Qualquer lesão que possa ter o potencial de prejudicar a capacidade do paciente de reconhecer outras lesões. Exemplos de lesões distrativa: a) fratura de osso longo, b) lesão visceral que requer consulta cirúrgica, c) laceração extensa, lesão por avulsão ou lesão por esmagamento, d) queimaduras graves, ou e) qualquer outra lesão que cause comprometimento funcional agudo.
(Adaptado de Hoffman JR, Wolfson AB, Todd K, Mower WR: Radiografia cervical seletiva em trauma contuso: metodologia do Estudo Nacional de Utilização de Radiografia de Emergência [NEXUS], *Ann Emerg Med*. 1998;461.)

[2]Incapacidade de comunicar-se.

Qualquer paciente que, por razões não especificadas acima, não consiga se comunicar claramente para participar ativamente de sua avaliação. Exemplos: indivíduos com deficiência de fala ou audição, aqueles que falam apenas um idioma estrangeiro e crianças pequenas.

Figura 9-12 Indicações para imobilização espinal. GCS, Escala de Coma de Glasgow.

isquemia cutânea e dor.[65] Essa abordagem seletiva à restrição de movimento da coluna é ainda mais importante nas populações idosas, os quais podem ser mais suscetíveis a lesões cutâneas e podem ter doença pulmonar subjacente. Os profissionais de atendimento pré-hospitalar devem focar as indicações apropriadas para a realização da restrição de movimento da coluna[47], mas devem realizar a intervenção apenas se for indicada, a fim de evitar as complicações associadas.[45,46] Se não houver indicação após um exame cuidadoso e completo, pode não haver necessidade de restrição de movimento da coluna. O ponto fundamental do cuidado adequado da coluna é o mesmo de todos os cuidados de trauma: uma excelente avaliação com tratamento apropriado e oportuno.

Quadro 9-2 Indicações para Imobilização/Restrição de Movimento da Coluna

- *Dor e/ou hipersensibilidade na linha média da coluna vertebral ou do pescoço.*[45,46] Isso inclui dor subjetiva ou dor aos movimentos, dor à palpação de ponto específico ou defesa das estruturas (defesa muscular em resposta a dor) na área da linha média da coluna vertebral.
- *Nível de consciência alterado ou intoxicação clínica* (p. ex., TCE, escore da Escala de Coma de Glasgow [GCS] < 15, influência de álcool, drogas ou outras substâncias intoxicantes).[45,46]
- *Paralisia ou sinais e/ou sintomas neurológicos focais* (p. ex., dormência e/ou fraqueza motora).[45,46] Isso inclui paralisia bilateral, paralisia parcial, paresia (fraqueza), dormências, formigamentos e choque medular abaixo do nível da lesão. Em homens, uma ereção peniana continuada (priapismo) pode ser um indício adicional de LME.
- *Deformidade anatômica da coluna.*[45,46] Isso inclui qualquer deformidade da coluna observada no exame físico do paciente.
- *Presença de lesão de distração.*[45] Isso inclui qualquer lesão associada de tal gravidade que possa fazer com que o relato do paciente sobre a ausência de dor na coluna não seja confiável (por exemplo, fratura de ossos longos, lesão por deglutição).
- *Incapacidade de comunicação.*[46]

© National Association of Emergency Medical Technicians (NAEMT)

Quadro 9-3 Sinais e Sintomas de Trauma da Coluna Vertebral

- Dor no pescoço ou nas costas
- Dor à movimentação do pescoço ou das costas
- Dor à palpação da parte posterior do pescoço ou da linha média das costas
- Deformidade da coluna vertebral
- Defesa ou contratura muscular no pescoço ou nas costas
- Paralisia, paresia, dormências ou formigamentos nas pernas ou nos braços a qualquer momento após o incidente
- Sinais e sintomas de choque neurogênico
- Priapismo

© National Association of Emergency Medical Technicians (NAEMT)

Quadro 9-4 Critérios para Determinar Quando a Restrição de Movimento da Coluna é Desnecessária

- Nível de consciência normal (escore 15 na GCS)
- Ausência de dor à palpação da coluna vertebral ou de anormalidade anatômica
- Ausência de lesão de distração
- Ausência de intoxicação
- Ausência de queixas ou achados neurológicos

© National Association of Emergency Medical Technicians (NAEMT)

Quando um paciente tem um mecanismo de lesão preocupante na ausência das condições listadas anteriormente, a confiabilidade do paciente deve ser avaliada. Um paciente confiável está calmo e colaborativo e tem estado mental completamente normal. Um paciente não confiável pode exibir:

- *Alteração do estado mental.* Os pacientes que sofreram TCE resultando em alteração do nível de consciência não podem ser adequadamente avaliados e devem ser imobilizados. Da mesma forma, os pacientes que estão sob influência de drogas ou álcool são imobilizados e tratados como se tivessem lesão da coluna vertebral até que estejam calmos, colaborativos e sóbrios, com exame físico normal.
- *Lesões de distração dolorosas.* As lesões intensamente dolorosas podem confundir o paciente em relação a outras lesões menos dolorosas, interferindo nas respostas confiáveis durante a avaliação.[36] Os exemplos incluem fratura de fêmur ou queimadura extensa (ver Figura 9-12).
- *Barreiras de comunicação.* Podem ser encontrados problemas de comunicação em pacientes com dificuldades de linguagem, problemas de audição, crianças que não verbalizam ou nos indivíduos que não conseguem se comunicar efetivamente, por qualquer razão.

O paciente deve ser continuamente verificado quanto à confiabilidade em todas as fases da avaliação. Se a qualquer momento o paciente exibir esses sinais e sintomas ou se a confiabilidade do exame for questionada, deve-se presumir que o paciente tem lesão da coluna vertebral, e devem ser implementadas as técnicas para a imobilização completa.

Em muitas situações, o mecanismo de lesão não é sugestivo de lesão cervical (p. ex., queda sobre a mão estendida produzindo fratura de Colles [fratura de ulna e rádio distal]). Nesses pacientes, na presença de exame normal e de avaliação adequada, a imobilização da coluna não está indicada.

Tratamento

Se houver suspeita de LTC e a restrição de movimento da coluna for adequada, o profissional de atendimento pré-hospitalar deve preparar o paciente para o transporte, limitando a movimentação da coluna de forma segura. O objetivo da imobilização da coluna é limitar a movimentação da coluna espinal em pacientes que podem ter lesão instável da coluna vertebral que poderia levar à lesão neurológica secundária no contexto da movimentação excessiva. Há controvérsia nesse ponto, mas alguns médicos acreditam que essa limitação dos movimentos pode ser obtida por meio do rolamento cuidadoso do paciente em bloco, com o uso de um lençol ou dispositivo deslizante para a realização das transferências e com a manutenção do paciente deitado reto na maca ou no leito da ambulância. Outros acreditam que, embora essas técnicas representem o padrão de cuidados para a proteção da coluna dentro do ambiente hospitalar, o uso de um dispositivo como uma prancha longa, maca Scoop ou colchão a vácuo para reduzir o risco de deslocamento de um segmento instável da coluna vertebral no ambiente pré-hospitalar epode ser mais seguro. Os profissionais de atendimento pré-hospitalar devem compreender que há risco de lesão neurológica secundária em alguns pacientes e que qualquer meio usado para reduzir esses riscos devem ser efetivos para evitar a incapacidade neurológica desnecessária. Embora haja consenso em relação às recomendações gerais feitas neste texto, deve-se reconhecer que a pesquisa científica atual e a compreensão da restrição de movimento da coluna são incompletas e imperfeitas. À medida que aumentam as evidências e as recomendações continuam a evoluir, o tratamento clínico acaba sendo responsabilidade de cada profissional com base em protocolos específicos desenvolvidos pelo diretor médico local e no contexto da utilização de equipamentos aprovados pelo diretor médico.

Vários métodos podem ser usados para realizar a restrição de movimento da coluna. A prancha longa rígida permanece sendo efetiva e apropriada para muitos transportes curtos e para aplicações de curta duração; porém, esse dispositivo deve ser evitado quando possível para transportes longos, pois está associado a complicações como aumento do desconforto, úlceras de pressão e restrição da respiração.[45-47,49,66-68] A maca Scoop ou o colchão a vácuo podem ser usados como alternativa a uma prancha longa rígida, pois esses dispositivos costumam ser mais fáceis de aplicar e podem ser mais confortáveis (**Quadro 9-5**). A cabeça, o pescoço, o tronco e a pélvis devem ser imobilizados e alinhados em posição neutra para evitar qualquer movimentação adicional da coluna instável que poderia resultar em dano à medula espinal. A restrição de movimento da coluna vertebral segue o princípio comum de tratamento de fraturas: imobilizar a articulação acima e a articulação abaixo da lesão. Devido

à anatomia da coluna, esse princípio de imobilização deve ser estendido além do ponto logo acima e abaixo na suspeita de lesão da coluna vertebral. O ponto acima da coluna significa a cabeça, e o ponto abaixo significa a pélvis.

Quadro 9-5 A Maca Scoop

A maca Scoop (também chamada de maca ortopédica de Robertson) foi inventada em 1943 por Wallace W. Robinson, de Portland, Maine, nos Estados Unidos, e foi patenteada em 1947.[69] Ela tinha apenas uma articulação de abertura na extremidade inferior da maca. A forma usada hoje, com duas articulações de abertura, foi patenteada por Ferno em 1970.

A maca Scoop (**Figura 9-13**) tem sido tradicionalmente feita de metal (alumínio ou outros metais leves), mas, hoje em dia, os plásticos modernos são usados mais comumente. Trata-se de um dispositivo em duas partes, permitindo que as metades distintas sejam colocadas em cada lado do paciente sem manipulação excessiva. Após fixar as duas metades juntas, o paciente pode ser erguido e transferido para a maca de uma ambulância ou para um colchão a vácuo.

Quando fechada, a maca Scoop tem cerca de 1,6 metro de comprimento e 0,4 metro de largura, mas ela pode aumentar para até 2,0 metros para se adaptar ao tamanho do paciente. O peso dela é mais ou menos o mesmo de uma prancha longa convencional. O limite de peso aceitável para o paciente varia conforme as especificações do fabricante (geralmente de 160 a 300 kg). A maca Scoop pode ser usada como ferramenta para transporte de um paciente em longas distâncias, desde que o paciente esteja adequadamente fixado com cintos. Há algumas evidências de que a maca Scoop cause menos desconforto do que a prancha longa rígida, podendo resultar em menor movimentação da coluna vertebral durante a aplicação do dispositivo.[70]

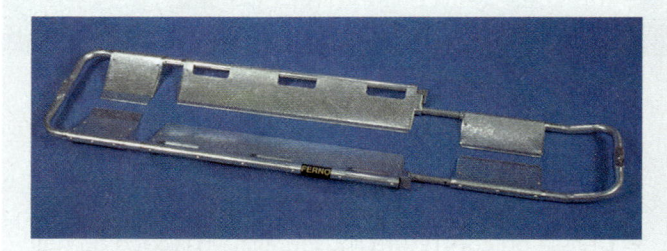

Figura 9-13 Maca Scoop.
© Jones & Bartlett Learning. Cortesia de MIEMSS.

© National Association of Emergency Medical Technicians (NAEMT)

O colchão a vácuo foi inventado por Loed e Haederlé na França (**Quadro 9-6**). Outras fontes dão crédito a Erik Runereldt, um sueco que, de acordo com relatos, teve a ideia para isso no fim da década de 1960 após observar um pacote de grãos de café sendo embalado a vácuo.

Como acontece com a maioria das ferramentas médicas, há muitos fabricantes diferentes de colchões a vácuo; assim, os profissionais de atendimento pré-hospitalar devem estar familiarizados com o seu dispositivo em particular, além de participar de treinamentos periódicos e frequentes.

Vários estudos demonstraram que o colchão a vácuo oferece grau muito maior de conforto para o paciente em comparação com a prancha longa rígida.[71-76] De particular importância é o fato de o colchão a vácuo permitir que raios X penetrem nele, da mesma forma que a maioria das pranchas dorsais, de modo que o paciente não precisa ser removido do sistema de imobilização ao ser avaliado no departamento de emergência.

Uma vantagem importante de imobilizar um paciente em uma prancha longa é a facilidade de elevação da cabeça. Certos pacientes com TCE e evidência de aumento da pressão intracraniana podem se beneficiar da elevação da cabeça. Alguns pacientes com dificuldade na via aérea, lesão no tórax ou dificuldade para respirar podem achar que a elevação da cabeça facilita a manutenção da via aérea e permite que o paciente continue a respirar de forma independente, melhor do que seria possível se estivesse deitado. Em situações em que a possibilidade de lesão da coluna toracolombar não pode ser absolutamente excluída, geralmente não é possível elevar com segurança a cabeça do paciente que não está em um dispositivo rígido. A simples elevação da cabeça da maca para um paciente em posição supina resulta na movimentação do paciente para uma posição semi-sentada, o que causa movimento, desalinhamento e possível deslocamento em um paciente com lesão instável da coluna toracolombar. Por outro lado, colocar algo sob a prancha ou dispositivo rígido para elevar a cabeça em um paciente que está em uma prancha longa resulta na elevação da cabeça sem deformidade de flexão na coluna toracolombar. O mesmo resultado pode ser obtido com o uso de um colchão a vácuo ou de uma maca com concha.

As fraturas em uma região da coluna costumam estar associadas com fraturas em outras áreas da coluna.[56] Assim, o ensinamento tradicional diz que toda a coluna que sustenta peso (cervical, torácica, lombar e sacral) deve ser considerada como entidade única, sendo toda a coluna imobilizada e sustentada para obter a imobilização apropriada se houver suspeita de lesão subjacente.

Uma exceção a essa regra geral ocorre em pacientes encontrados caminhando no local do acidente, mas que se queixam de dor cervical isolada. A aplicação de restrição de movimento espinhal a esses pacientes para estabilização toracolombar pode ser evitada se o paciente for cognitivamente confiável (GCS normal e sem evidência de uso de drogas ou álcool), sem dor nas costas, sem sensibilidade nas costas e com função neurológica distal normal. Apenas um colar cervical para estabilização do pescoço no contexto de dor cervical leve pode ser tudo o que é indicado. Entenda que há variabilidade nos protocolos locais e que seu diretor médico pode recomendar uma abordagem alternativa para esses pacientes.

Quadro 9-6 Imobilizador em Colchão a Vácuo

O colchão a vácuo (**Figura 9-14**) é uma ferramenta de transporte e imobilização que é usada após o paciente ter sido transferido com uma maca Scoop. O imobilizador é um saco de polímero à prova de ar preenchido com pequenas bolas de polímeros e uma válvula. Quando o ar dentro do colchão a vácuo é removido, a pressão atmosférica do lado de fora comprime as bolas unidas, formando uma "cama" rígida para o paciente e que se molda aos contornos do corpo dele.

O colchão a vácuo evoluiu consideravelmente na última década. Agora, ele é mais largo e comprido do que a versão original, e seu sistema de válvula foi aprimorado para que o ar de dentro do colchão seja mais facilmente removido. A remoção do ar do colchão envolve o uso de uma bomba de vácuo (unidade de sucção elétrica ou bomba manual).

O colchão mostrado aqui tem formato de V, permitindo que os profissionais de atendimento pré-hospitalar envolvam o paciente de maneira mais firme. Os cintos para fixação e transporte são costurados no colchão, facilitando o uso e o manuseio.

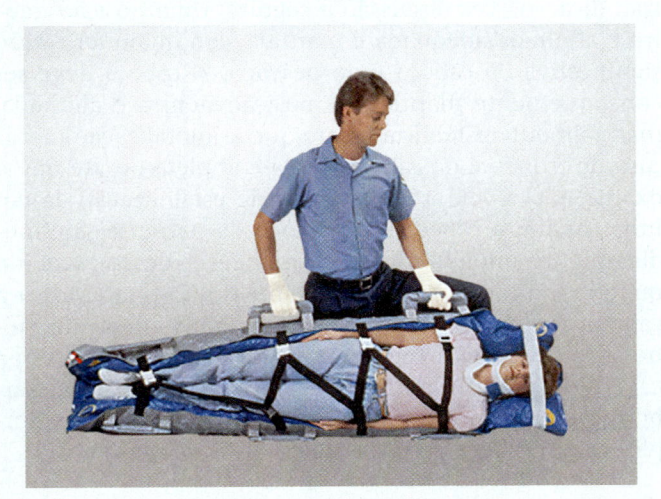

Figura 9-14 Imobilizador em colchão a vácuo.
Cortesia de Hartwell Medical.

Em geral, os pacientes se apresentam com uma das quatro posturas gerais: sentado, semipronação, supina ou em pé. Se houver suspeita de lesão na coluna vertebral, a coluna do paciente deve ser protegida e estabilizada imediata e continuamente a partir do momento em que o paciente é abordado até que ele esteja mecanicamente fixado. Para proteger a coluna do paciente, são utilizados alguns equipamentos e técnicas de maneira temporária, como a estabilização manual, as pranchas curtas, os métodos adequados de movimentação em bloco e a extricação rápida com estabilização manual completa. Essas técnicas permitem a movimentação segura a partir da posição em que o paciente foi encontrado até que o paciente chegue a um local de atendimento definitivo.

Em algumas situações, o paciente pode beneficiar-se das precauções da coluna vertebral em vez da restrição completa de movimento da coluna usando um dos dispositivos anteriormente citados. As precauções da coluna vertebral podem ser realizadas aplicando um colar cervical rígido e fixando firmemente o paciente na maca. É provável que isso seja mais apropriado nas seguintes situações:[46]

- Pacientes que estão caminhando no momento do atendimento
- Pacientes com dor cervical leve a moderada, que sejam confiáveis, não tenham queixas nem déficits neurológicos e não apresentem dor nas costas nem outra dor em região toracolombar
- Pacientes para os quais uma prancha ou outro dispositivo de restrição da coluna não esteja indicado com base na ausência de lesão de distração, nível de consciência normal e sem evidência de intoxicação

Muitas vezes, é dada muita atenção a determinados dispositivos de imobilização sem que sejam compreendidos os princípios da restrição de movimentos da coluna vertebral e como modificar esses princípios para satisfazer as necessidades do paciente. Métodos de imobilização e dispositivos específicos podem ser usados com segurança apenas com a compreensão dos princípios anatômicos que sejam genéricos para todos os métodos e equipamentos. Qualquer método detalhado e inflexível para o uso de um dispositivo não se adaptará às várias condições encontradas no cenário pré-hospitalar. Independentemente do método ou do equipamento específico usado, a abordagem de qualquer paciente com a coluna instável deve seguir as etapas gerais descritas na próxima seção.

Método Geral

Quando se decide imobilizar um paciente com trauma, devem ser seguidos estes princípios:

1. Mover a cabeça do paciente para uma posição neutra alinhada (a menos que haja contraindicação; ver a próxima seção). Continuar o suporte manual e a estabilização alinhada sem interrupção.
2. Avaliar o paciente, realizando a avaliação primária, e fornecer qualquer intervenção imediatamente necessária.
3. Verificar a capacidade motora do paciente, sua resposta sensorial e a circulação nas quatro extremidades, se a condição do paciente permitir.
4. Examinar o pescoço do paciente e depois medir e aplicar um colar cervical adequado e bem-adaptado.
5. Com cuidado e sem causar movimentos desnecessários na coluna vertebral, transferir o paciente para o dispositivo de imobilização adequado.
6. Estabilizar o tronco do paciente no dispositivo de modo que ele não possa se mexer para cima, para baixo, para a esquerda ou para a direita.
7. Avaliar e colocar coxins conforme a necessidade atrás da cabeça de pacientes adultos ou atrás do tórax de pacientes pediátricos.
8. Estabilizar a cabeça do paciente no dispositivo, mantendo-a em posição neutra alinhada.
9. Reavaliar a avaliação primária e revisar a função motora do paciente, a resposta sensorial e a circulação nas quatro extremidades, se a condição do paciente permitir.

Alinhamento e Estabilização Manual da Cabeça

Após ter sido determinado pelo mecanismo de lesão que pode haver uma lesão da coluna, a primeira etapa é fornecer a estabilização manual e alinhada. A cabeça do paciente é segurada e cuidadosamente movida para uma posição neutra e alinhada, a menos que haja contraindicação (ver discussão a seguir). Uma posição neutra e alinhada adequada é mantida sem qualquer tração significativa da cabeça e do pescoço. A cabeça deve ser constantemente mantida na posição neutra e alinhada, manualmente estabilizada, até que a imobilização mecânica do tronco e da cabeça esteja completa ou até que o exame não revele a necessidade de estabilização da coluna. Assim, a cabeça e o pescoço do paciente são imediatamente imobilizados e permanecem dessa maneira, quando indicado, até após o exame no hospital. Mover a cabeça para uma posição neutra alinhada apresenta menos risco do que carregar e transportar o paciente com a cabeça deixada em posição angulada. Além disso, a estabilização e o transporte do paciente são muito mais simples com a cabeça do paciente em posição neutra.

Contraindicações

A movimentação da cabeça do paciente para uma posição neutra e alinhada está contraindicada em alguns casos.

Se a movimentação da cabeça e do pescoço para uma posição neutra e alinhada tiver algum dos seguintes resultados, o movimento deve ser interrompido:

- Resistência ao movimento
- Espasmo da musculatura cervical
- Aumento da dor
- Começo ou aumento de déficit neurológico, como dormência, formigamento ou perda de capacidade motora
- Comprometimento da via aérea ou da ventilação

A movimentação para uma posição neutra e alinhada não deve ser tentada se as lesões do paciente forem graves a ponto de a cabeça apresentar desalinhamento tão grande que não pareça se estender a partir da linha média dos ombros. Nessas situações, a cabeça do paciente deve ser imobilizada na posição em que foi inicialmente encontrada. Felizmente, esses casos são raros.

Colares Cervicais Rígidos

Os colares cervicais rígidos não oferecem estabilização completa isoladamente; simplesmente ajudam a apoiar o pescoço e promovem ausência de movimento. A estabilização do corpo com um dispositivo de restrição de movimento da coluna ou com a maca da ambulância deve ser obtida para efetivamente limitar a movimentação da coluna durante a transferência e o transporte de pacientes.

Os métodos pré-hospitalares de restrição de movimentação da coluna necessariamente ainda permitem alguma movimentação do paciente e da coluna, pois esses dispositivos apenas se ligam ao paciente externamente, sendo que a pele e o tecido muscular se movem um pouco sobre o esqueleto mesmo quando o paciente está muito bem preso. A maioria das situações de resgate envolve alguma movimentação do paciente e da coluna durante a extricação, a mobilização e o transporte do paciente. Esse tipo de movimento também ocorre quando uma ambulância acelera e desacelera em condições normais do trânsito.

Um colar cervical efetivo fica apoiado sobre o tórax, a coluna torácica posterior e a clavícula e os músculos trapézios, onde o movimento tecidual é mínimo. Ele ainda permite os movimentos em C6, C7 e T1, mas ajuda a limitar a compressão dessas vértebras. A cabeça é fixada entre o ângulo da mandíbula e o occipital do crânio. O colar rígido permite que a inevitável carga entre a cabeça e o tronco seja transferida da coluna cervical para o colar, limitando a compressão cervical que de outro modo resultaria.

Mesmo sem imobilizar completamente a coluna e a cabeça, um colar cervical ajuda a limitar a movimentação da cabeça. A porção anterior rígida do colar também oferece um trajeto seguro para o tirante inferior da cabeça se o paciente for imobilizado ainda mais.

O colar deve ser do tamanho correto para o paciente. Um colar muito curto não será efetivo e permitirá flexão significativa ou compressão da coluna por sobrecarga axial; um colar grande demais causará distração da coluna, hiperextensão ou movimentação completa se o queixo deslizar para dentro dele.[77] Além disso, o colar deve ser corretamente aplicado. Um colar frouxo demais será ineficaz na limitação da movimentação da cabeça, podendo acidentalmente cobrir a parte anterior do queixo, a boca e o nariz, obstruindo a via aérea do paciente; um colar apertado demais pode comprimir as veias do pescoço, causando aumento da pressão intracraniana.

Há muitos colares cervicais rígidos diferentes disponíveis. O método para determinar o tamanho correto e a aplicação do dispositivo deve ser feito conforme as recomendações do fabricante. Um colar cervical mal-adaptado e de tamanho impróprio não ajudará o paciente e pode ser prejudicial em caso de coluna vertebral instável (**Quadro 9-7**).

O colar é aplicado após colocar a cabeça do paciente em posição neutra e alinhada. Se a cabeça não puder retornar a uma posição neutra, a utilização de qualquer colar é difícil e não deve ser considerada. Nesse caso, o uso improvisado de um rolo de cobertor ou toalha pode ajudar na estabilização. Um colar que não permita que a mandíbula desça e que a boca se abra sem movimentação da coluna produzirá aspiração de conteúdo gástrico para os pulmões se o paciente vomitar e, dessa forma, não deve ser usado. Os métodos alternativos para a estabilização do paciente, quando um colar não puder ser usado, podem incluir itens como cobertores, toalhas e fitas. No ambiente pré-hospitalar, os profissionais podem precisar de criatividade ao lidar com esse tipo de paciente. Qualquer que seja o método utilizado, os conceitos básicos da restrição de movimentos da coluna devem ser seguidos (**Quadro 9-8**).

Há relatos de aumento da pressão intracraniana associado ao uso de colar cervical em pacientes com TCE. Se um paciente com suspeita de TCE mostrar sinais evidentes de aumento da pressão intracraniana, deve-se considerar o afrouxamento ou a abertura do colar para oferecer algum alívio.[78,79]

Quadro 9-7 Escolha do Tamanho Adequado de Colar Cervical

Um colar cervical de tamanho adequado evitará que o pescoço do paciente fique hiperextendido e manterá a cabeça do paciente em uma posição neutra. Por outro lado, um colar cervical de tamanho impróprio e mal-adaptado não ajudará o paciente e pode ser prejudicial se houver instabilidade da coluna vertebral.

> **Quadro 9-8** Diretrizes para Colares Cervicais Rígidos
>
> Colares cervicais rígidos:
>
> - Não conferem imobilização adequada a um paciente não cooperativo quando usados isoladamente
> - Devem ser do tamanho adequado para cada paciente
> - Não devem inibir a capacidade do paciente de abrir a boca ou a capacidade do profissional de atendimento pré-hospitalar de abrir a boca do paciente se ocorrerem vômitos
> - Não devem obstruir ou dificultar a ventilação de forma alguma
>
> © National Association of Emergency Medical Technicians (NAEMT)

Imobilização do Tronco no Dispositivo de Prancha

Independentemente do dispositivo específico utilizado, um paciente com suspeita de lesão instável da coluna vertebral deve ser estabilizado de maneira que o tronco não possa se mover para cima, para baixo, para a esquerda ou para a direita. O dispositivo é fixado ao tronco do paciente de modo que a cabeça e o pescoço sejam sustentados e imobilizados quando fixados a ele. O tronco e a pélvis do paciente são estabilizados no dispositivo de modo que as regiões torácica, lombar e sacral da coluna estejam sustentadas e não possam se mover. O tronco deve ser estabilizado no dispositivo antes que a cabeça seja fixada. Dessa forma, evita-se que qualquer movimento do dispositivo que possa ocorrer ao fixar os tirantes que prendem o tronco cause angulação da coluna cervical.

Há muitos métodos diferentes para prender o dispositivo ao tronco. A proteção contra movimentos em qualquer direção – para cima, para baixo, para a esquerda ou para a direita – deve ser obtida na parte superior do tronco (ombros ou tórax) e na parte inferior do tronco (pélvis) para evitar a compressão e a movimentação lateral das vértebras do tronco. A restrição do movimento da parte superior do tronco pode ser alcançada com vários métodos específicos; deve-se ter uma boa compreensão dos princípios anatômicos básicos comuns a cada método. O movimento da parte superior do tronco em direção cefálica é restringido pelo uso de um tirante em cada lado, fixado à prancha inferiormente à margem superior de cada ombro, o qual passa depois sobre o ombro e é fixado em um ponto mais baixo (**Figura 9-15**). A movimentação caudal do tronco pode ser restringida com a utilização de tirantes que passam confortavelmente ao redor da pélvis e das pernas (**Figura 9-16**).

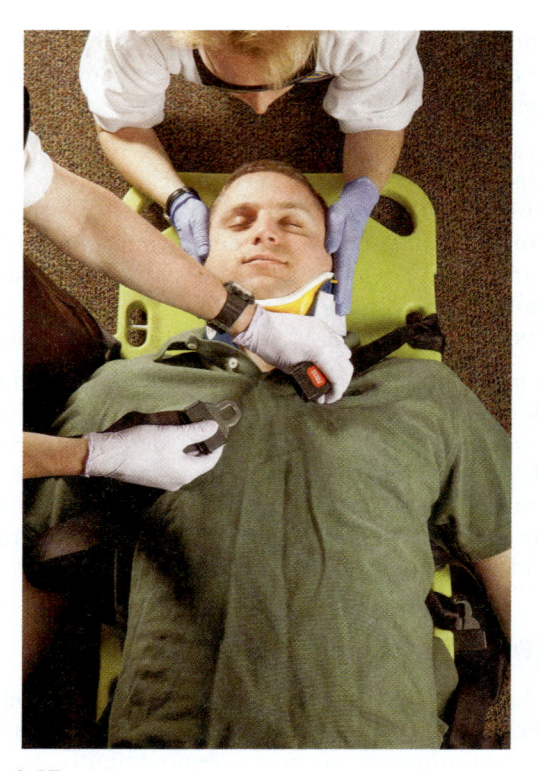

Figura 9-15 A movimentação da parte superior do tronco em direção cefálica é restringida pelo uso de um tirante oblíquo em cada lado.
© Jones & Bartlett Learning. Fotografia por Darren Stahlman.

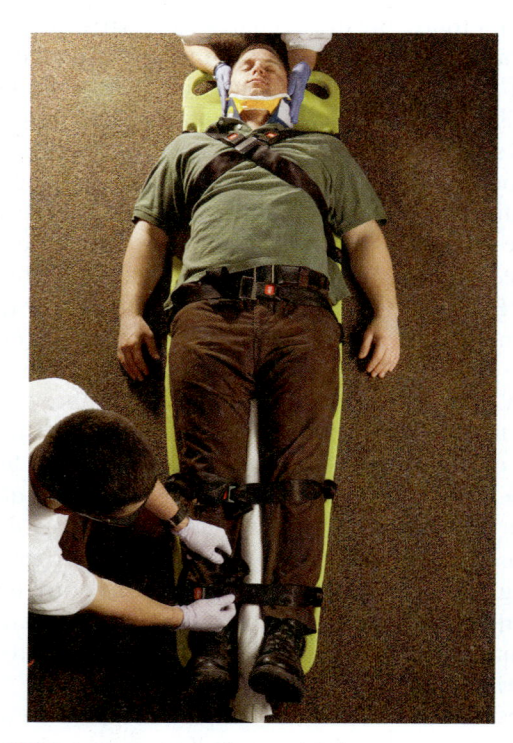

Figura 9-16 A movimentação caudal do tronco pode ser limitada com o uso de tirantes que passam confortavelmente ao redor da pélvis e das pernas.
© Jones & Bartlett Learning. Fotografia por Darren Stahlman.

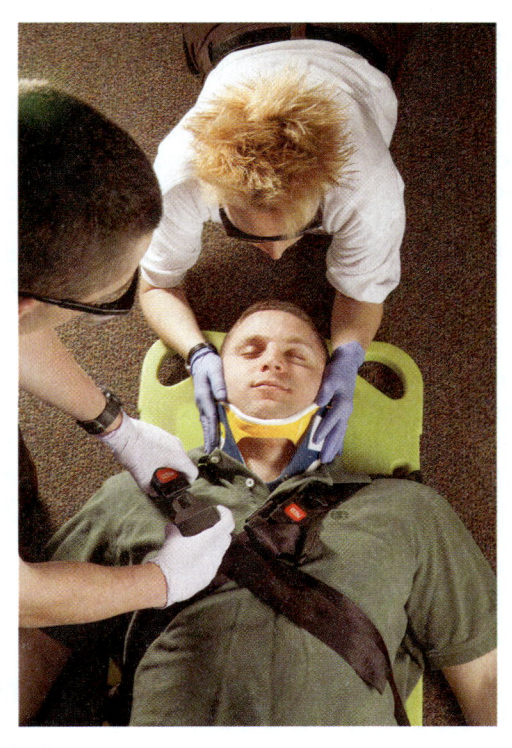

Figura 9-17 O uso de dois tirantes para produzir um X ao longo da parte superior do tórax ajuda a interromper qualquer movimentação da parte superior do tronco para cima, para baixo, para a esquerda ou para a direita.

© Jones & Bartlett Learning. Fotografia por Darren Stahlman.

Em um método, dois tirantes são usados para produzir um X. Um tirante passa de cada lado da prancha sobre o ombro, cruzando a parte superior do tórax e passando pela axila oposta, sendo fixado à prancha ao lado da axila. Essa abordagem limita qualquer movimento da parte superior do tronco para cima, para baixo, para a esquerda ou para a direita (**Figura 9-17**).

A mesma estabilização pode ser obtida fixando um tirante na prancha e passando-o por uma axila, cruzando a parte superior do tórax e a axila oposta, para ser fixado do outro lado da prancha. Então, um tirante, ou faixa, é acrescentado em cada lado e passado sobre o ombro para ser fixado na faixa axilar, de modo semelhante a um par de suspensórios.

A estabilização da parte superior do tronco de um paciente com fratura de clavícula é feita colocando alças do tipo mochila ao redor de cada ombro pela axila e fixando as extremidades de cada alça na mesma pegada. Os tirantes permanecem próximos das margens laterais da parte superior do torso e não cruzam pelas clavículas. Com qualquer desses métodos, os tirantes ficam sobre o terço superior do tórax e podem ser fixados firmemente sem produzir o comprometimento ventilatório em geral produzido por tirantes apertados colocados na porção mais inferior do tórax.

A estabilização da parte inferior do tronco pode ser feita com o uso de um tirante único fixado firmemente sobre a pélvis nas cristas ilíacas. Se a prancha longa tiver que ser erguida ou transportada por escadas ou por uma distância maior, um par de alças nas virilhas fornecerá imobilização mais forte do que uma única tira ao redor das cristas ilíacas.

A movimentação lateral ou a movimentação anterior para fora do dispositivo rígido na parte média do tronco podem ser limitadas pelo uso de um tirante ou uma faixa adicional ao redor da parte média do tronco. Qualquer tirante que circunde o tronco entre a parte superior do tórax e as cristas ilíacas deve ser confortável, não sendo demasiadamente apertado a ponto de inibir as excursões torácicas. Isso pode prejudicar a função ventilatória ou causar aumento significativo na pressão intra-abdominal. Independentemente do tipo de tirantes ou da técnica usada, o princípio é fixar o tronco e depois a cabeça na prancha. Um determinado dispositivo ou técnica escolhida depende do julgamento do profissional de atendimento pré-hospitalar e da situação específica.

Debate Sobre a Prancha Dorsal

Embora a prancha longa ofereça restrição dos movimentos para a coluna inteira, é importante compreender diversos fatos sobre a prancha em si. Ser colocado em uma prancha rígida é uma experiência extremamente desconfortável para o paciente. Uma prancha não acolchoada causará queixas de desconforto dorsal após um período de tempo relativamente curto na prancha. Além disso, o fato de estar preso em uma prancha rígida coloca uma quantidade significativa de pressão sobre as proeminências ósseas em contato com a prancha. Normalmente, as áreas mais afetadas incluem o occipital do couro cabeludo, as escápulas (omoplatas), as nádegas no ísquio e no cóccix e os calcanhares. Com o tempo (na maioria dos casos, várias horas), a circulação nessas áreas pode ficar comprometida, levando à isquemia cutânea, à necrose e a úlceras de decúbito. Todos esses fatores devem levar o profissional de atendimento pré-hospitalar a colocar algum tipo de proteção sob o paciente e a minimizar a quantidade de tempo que o paciente fica na prancha.

Além disso, alguns pacientes, especialmente os indivíduos bariátricos, podem experimentar comprometimento respiratório por estarem amarrados em posição supina na prancha.

Todas essas preocupações levaram a um crescente movimento para reduzir ou cessar completamente o uso de prancha longa ou para remover o paciente da prancha assim que ele tiver sido colocado em uma maca. Embora esteja claro que muitos pacientes são desnecessariamente imobilizados com base apenas no mecanismo de lesão, a abordagem conceitual sobre o uso da prancha não pode ser desconsiderada. Como qualquer intervenção, a aplicação dessas estratégias de tratamento deve ser cuidadosamente considerada. Além disso, embora não seja o único método para obter a restrição de movimento da coluna devido ao reconhecimento das potenciais complicações, a prancha longa é útil em circunstâncias selecionadas, como os transportes curtos.

Não há dúvida de que é possível manter o alinhamento da coluna e limitar a movimentação apenas deitando o paciente em uma maca na ambulância em posição supina e com um colar cervical instalado. Esta é a técnica usada para imobilizar pacientes no hospital mesmo após o diagnóstico formal de lesão toracolombar ou cervical instável. Porém, se a lesão toracolombar não puder ser excluída, não é seguro permitir que esse paciente se sente simplesmente elevando a parte da cabeça da maca, permitindo que o paciente flexione os quadris e a cintura. Ao elevar a cabeça para melhorar a proteção da via aérea, deve-se considerar a mudança da maca para uma posição de Trendelenburg reversa, de modo que a coluna permaneça com alinhamento vertical completo. Contudo, no hospital, embora os pacientes possam ser movidos com segurança por transferências usando lençóis e várias pessoas, e embora eles possam ser reposicionados com segurança por rolamento em bloco a fim de evitar o desenvolvimento de úlceras de pressão, em geral não há necessidade de movê-los vertical e potencialmente sobre terrenos acidentados, como costuma ocorrer durante as operações na cena. Também não é necessário transportá-los com um veículo passando sobre lombadas e buracos e nem em meio ao trânsito. Assim, a necessidade de estabilização da coluna vertebral não é tão numerosa no hospital como é no cenário pré-hospitalar.

Além disso, como a maioria dos tempos de transporte para o serviço de emergência nos Estados Unidos é relativamente curta e como o período de tempo em que os pacientes hospitalizados precisam manter a restrição da movimentação da coluna ou a imobilização é relativamente longo, o grau de desconforto associado ao uso de uma prancha longa no hospital é muito maior do que no ambiente pré-hospitalar. Assim, o risco de deslocamento secundário da coluna vertebral com resultante lesão neurológica primária é relativamente pequeno. Esta é a razão pela qual os pacientes devem ser (e rotineiramente são) removidos das pranchas longas ou dispositivos de imobilização logo após a chegada a hospitais ou centros de trauma.

Também é possível extricar com segurança os pacientes dos veículos usando dispositivos temporários como pranchas dorsais curtas e pranchas deslizantes, posicionando-os imediatamente no leito da ambulância sem chegar a utilizar uma prancha longa. Essa técnica exige maior atenção aos detalhes durante as transferências do paciente e alto grau de conscientização sobre a necessidade de manter as precauções da coluna durante todas as transferências para todas as pessoas envolvidas nessas mudanças. A manutenção desse nível de controle pode ser difícil, pois não é incomum, no ambiente pré-hospitalar, que se utilize o auxílio de socorristas não médicos na execução dessas transferências. Contudo, essa técnica tem a vantagem de maior conforto para o paciente e redução do tempo no local da ocorrência no caso de pacientes fisiologicamente instáveis.

A eliminação do uso de pranchas longas no ambiente pré-hospitalar tem ocorrido com frequência crescente nos Estados Unidos e na Europa sem evidências na literatura, até o momento, de aumento na incidência de lesão neurológica secundária catastrófica. Embora algumas agências de SE nos Estados Unidos eliminaram o uso das pranchas longas, outras optaram por modificar seu uso das técnicas de pranchas longas para tentar limitar o desconforto em vez de expor os pacientes ao potencial risco de lesão secundária catastrófica. Os profissionais de SE devem estar conscientes das mudanças em seus sistemas e permanecer atualizados em relação às evidências e às mudanças de protocolo mais recentes.

Manutenção da Posição Neutra e Alinhada da Cabeça

Em muitos pacientes, quando a cabeça é colocada em uma posição neutra e alinhada, a porção mais posterior da região occipital na parte de trás da cabeça fica 1,3 a 8,9 cm anteriormente à parede torácica posterior (**Figura 9-18A**). Assim, na maioria dos adultos, existe um espaço entre a parte de trás da cabeça e a prancha quando a cabeça está em uma posição neutra e alinhada; dessa forma, deve-se colocar um coxim adequado antes de fixar a cabeça do paciente ao dispositivo (**Figura 9-18B**). Para ser efetivo, esse coxim deve ser feito de um material que não comprima facilmente. Podem-se usar coxins firmes semirrígidos projetados para esse propósito ou toalhas dobradas. A quantidade de coxins necessários deve ser individualizada para cada paciente; algumas pessoas não precisam de nenhum. Se for colocado um coxim muito pequeno ou se ele for feito de um material esponjoso inadequado, a cabeça ficará hiperestendida quando for aplicado o tirante da cabeça. Se o coxim for muito grande, a cabeça ficará em posição fletida. A hiperextensão e a flexão da cabeça podem aumentar o dano à medula espinal e devem ser evitadas.

A mesma relação anatômica entre a cabeça e o dorso se aplica para a maioria das pessoas em posição supina, seja no chão ou em prancha dorsal. Quando a maioria dos adultos está em posição supina, a cabeça cai para trás em uma posição de hiperextensão. Na chegada, a cabeça deve ser movida para uma posição neutra e alinhada, sendo manualmente mantida naquela posição; em muitos adultos, será necessário manter a cabeça afastada do chão. Se o paciente for colocado em uma prancha longa e a cabeça estiver prestes a ser fixada à prancha, deve-se inserir o coxim adequado (conforme descrito) entre a parte de trás da cabeça e a prancha para manter uma posição neutra. Esses princípios devem ser usados para todos os pacientes, incluindo atletas com ombros volumosos e pacientes com curvatura anormal da coluna, como os com cifose grave.

Nas crianças pequenas, geralmente com tamanho corporal equivalente a 7 anos ou menos, o tamanho da cabeça é muito maior em relação ao restante do corpo do que nos adultos, e os músculos das costas são menos desenvolvidos.[80] Quando a cabeça de uma criança pequena está em posição neutra e alinhada, a parte de trás da cabeça geralmente se estende 2,5 a 5 cm além do plano posterior das costas. Assim, se uma criança

pequena for colocada diretamente sobre uma superfície rígida, a cabeça se moverá em uma posição de flexão (**Figura 9-19A**).

A colocação de crianças pequenas em uma prancha longa padrão resulta em flexão inadvertida da cabeça e do pescoço. A prancha longa deve ser modificada, criando um recesso na prancha para a inserção do occipital ou inserindo um coxim sob o tronco para manter a cabeça em posição neutra (**Figura 9-19B**). O coxim colocado sob o tronco deve ter espessura apropriada para que a cabeça fique em posição neutra na prancha; se for muito alto, resultará em extensão, e, se for muito baixo, em flexão. O coxim sob o tronco também deve ser firme e liso. O uso de coxins irregulares ou de tamanho insuficiente ou

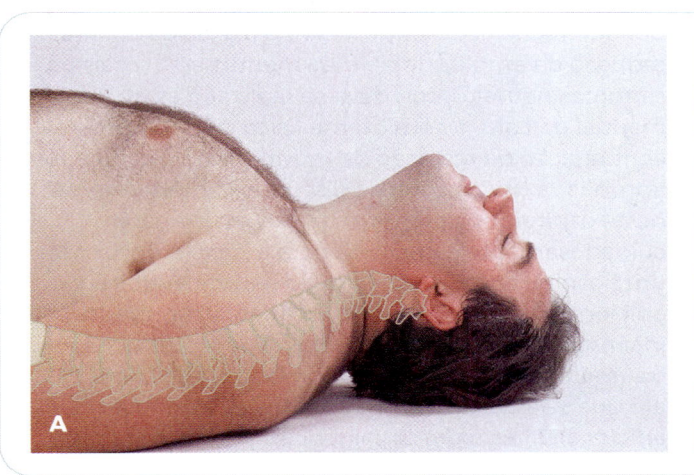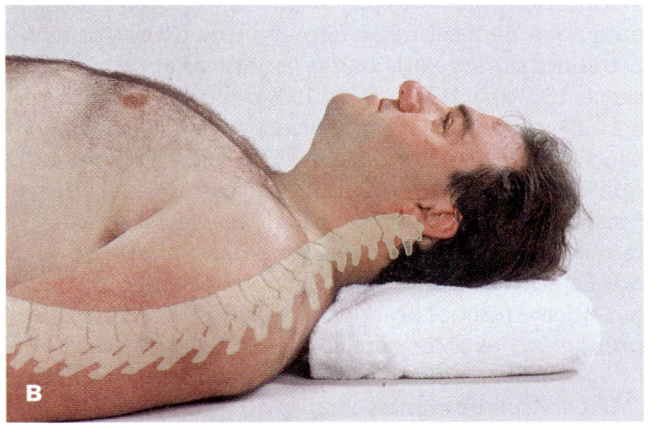

Figura 9-18 A. Em alguns pacientes, permitir que o crânio caia para trás ao nível da prancha pode produzir hiperextensão grave da coluna. **B.** Nesses pacientes, há necessidade de colocar um coxim entre a parte de trás da cabeça e a prancha para evitar a hiperextensão.

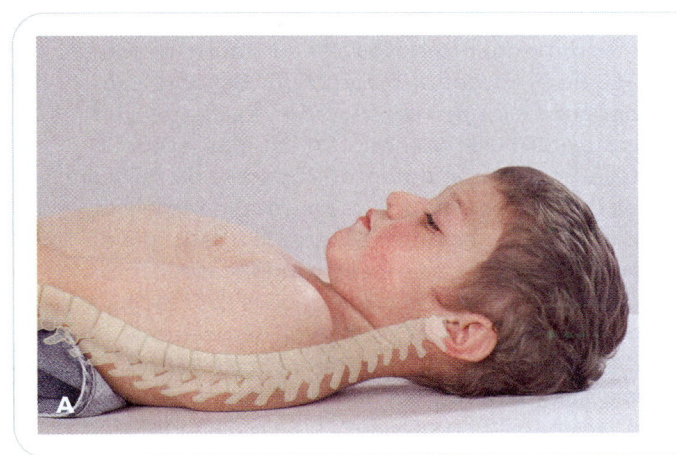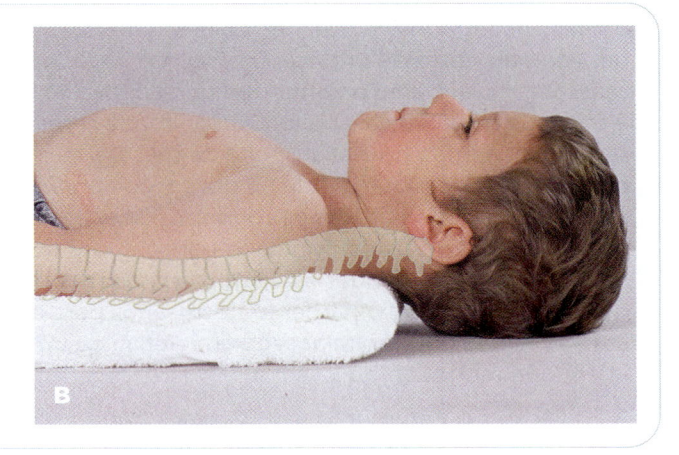

Figura 9-19 A. O tamanho maior da cabeça de uma criança em relação ao tamanho do corpo, combinado com o menor desenvolvimento da musculatura torácica posterior, produz hiperflexão da cabeça quando a criança é colocada em uma prancha dorsal. **B.** Colocar um coxim atrás dos ombros e do tronco evitará essa hiperflexão.

a sua colocação apenas sob os ombros, pode resultar em movimentação e desalinhamento da coluna.

O desafio da deformidade indesejável resultante do posicionamento em uma prancha ou outro dispositivo de transporte é particularmente acentuado na situação em que um atleta que usa equipamento de proteção se machuca. Traumas na medula espinhal e na coluna vertebral em atletas de alta energia que usam equipamentos de proteção requerem consideração cuidadosa e possível modificação das técnicas de estabilização para incluir acolchoamento adicional (**Quadro 9-9**).

Finalização da Estabilização
Cabeça

Quando o tronco do paciente estiver estabilizado no dispositivo rígido selecionado e o coxim apropriado estiver inserido atrás da cabeça conforme a necessidade, a cabeça deve ser fixada ao dispositivo. Devido ao seu formato redondo, a cabeça não pode ser estabilizada em uma superfície plana apenas com tirantes ou fitas, pois eles permitem que a cabeça faça rotação e se mova lateralmente. Além

---

Quadro 9-9 Avaliação de Atletas e Remoção de Equipamentos Esportivos

Embora seja relativamente raro, o trauma da coluna em atletas representa um evento com potencial para encerrar a carreira e alterar a vida do paciente. O trauma durante atividades esportivas abrange quase 15% de todas as LTCs, 10% de todas as LMEs e 2 a 3% de todas as hospitalizações relacionadas a esportes nos Estados Unidos.[81-83] O mecanismo pelo qual ocorre a lesão varia conforme a atividade. Da mesma forma, determinadas atividades esportivas têm maior risco de LME do que outras. Os atletas dos Estados Unidos que participam de lutas, ginástica e futebol americano sofrem uma grande proporção das LMEs cervicais.[83] Os jogadores de futebol americano em idade de ensino médio sofrem LME cervical grave mais do que qualquer outra faixa etária envolvida nesse esporte.[84] É provável que o hóquei, um esporte que também tem risco relativamente maior de lesão medular, resulte em um aumento das LTCs relacionadas a esportes, se a sua popularidade nos Estados Unidos continuar a aumentar.[83,85] É importante que os profissionais de atendimento pré-hospitalar conheçam os desafios únicos encontrados no tratamento de atletas (p. ex., equipamentos de proteção, como capacetes e máscaras faciais) para garantir que possam avaliar e tratar com confiança e da forma adequada esses pacientes quando houver suspeita de LTC. Da mesma forma, os sistemas de SE devem colaborar com treinadores de atletas e programas de esportes recreacionais em sua comunidade para garantir que todas as partes envolvidas estejam preparadas com o equipamento e o treinamento necessários para o atendimento pré-hospitalar seguro e efetivo de um atleta que tenha sofrido lesão.

A avaliação e o tratamento da LTC relacionada a esportes começam no local onde o paciente é encontrado, e deve-se ter cuidado até que o paciente seja transferido do local do evento até um ambiente mais controlado. Sempre que um atleta é exposto a

um mecanismo traumático de lesão e se queixa de dor ou hipersensibilidade na linha média da coluna, redução da amplitude de movimentos e/ou sinais ou sintomas neurológicos, deve-se realizar a estabilização manual da coluna com exame físico cuidadoso. Se a continuação da restrição de movimento da coluna for apropriada (ver os critérios discutidos anteriormente neste capítulo), os profissionais devem preparar cuidadosamente o paciente para a transferência para um hospital apropriado a fim de realizar avaliação adicional. Além disso, qualquer atleta encontrado inconsciente após um mecanismo de lesão traumático deve ser tratado como se tivesse uma LTC até que seja descartada pelos exames diagnósticos adicionais.[83] Embora as evidências sejam limitadas para orientar melhor essa decisão, hoje se recomenda que o atleta não retorne ao jogo sempre que existirem queixas neurológicas persistentes, dor ou redução da amplitude de movimentos da coluna.[86]

Embora haja necessidade de cuidado especial com os atletas que usam capacetes, os princípios gerais da imobilização da coluna ensinados nos cursos de Atendimento Pré-hospitalar ao Traumatizado (PHTLS de *Prehospital Trauma Life Support*) são apropriados e devem ser seguidos. Pacientes que não estiverem usando nenhum equipamento de proteção, como enchimentos, capacete ou máscara facial, devem ser tratados da mesma maneira que qualquer outro paciente submetido à restrição de movimento da coluna. Houve mudanças recentes nas recomendações de organizações profissionais, como a National Athletic Trainers' Association (NATA) e a National Association of State EMS Officials (NASEMSO), em relação à remoção dos equipamentos de proteção.[85,87] Se o paciente ainda estiver usando um capacete com máscara facial ao ser encontrado, a cuidadosa remoção da máscara facial deve ser finalizada para garantir o acesso adequado para a abordagem efetiva da via aérea.[83-85]

O capacete pode ser removido em cena ou no departamento de emergência, mas apenas quando houver disponibilidade de pessoas com treinamento suficiente para auxiliar a fazer o procedimento.[83-85] Idealmente, capacete e enchimentos de ombros devem ser removidos como unidade única. Porém, ainda é possível estabilizar um jogador em uma prancha dorsal longa sem causar hiperextensão da coluna cervical apenas com a remoção do capacete. Isso é feito com o uso apropriado de coxim atrás da cabeça para mantê-la em alinhamento neutro com o restante da coluna se os enchimentos de ombros não forem removidos.

Os profissionais de atendimento pré-hospitalar devem determinar as necessidades médicas específicas de um atleta lesionado, seguindo os passos apropriados para satisfazer essas necessidades, o que pode, muitas vezes, incluir a imediata remoção do equipamento esportivo. Independentemente da decisão, os métodos de restrição da movimentação da coluna devem ser usados considerando-se cuidadosamente a maneira como o equipamento esportivo pode influenciar a capacidade de manter o alinhamento natural da coluna, a maneira como a movimentação excessiva da coluna pode ser evitada durante a transferência e o transporte e se o equipamento restringirá a capacidade de avaliar ou tratar o paciente no ambiente pré-hospitalar. O equipamento esportivo deve ser removido por pessoal treinado e com experiência na remoção desse tipo de equipamento. Se for optado por não remover o equipamento no local, alguém que saiba fazer a remoção de equipamentos esportivos deve acompanhar o paciente até o hospital.

disso, devido ao ângulo da testa e à natureza escorregadia do cabelo e da pele oleosa e úmida, um tirante simples sobre a testa não é confiável e pode escorregar facilmente. Embora a cabeça humana pese mais ou menos o mesmo que uma bola de boliche, ela tem formato significativamente diferente. A cabeça é ovoide, mais longa do que larga com as partes laterais quase completamente planas, lembrando uma bola de boliche com cerca de 5 cm de cortes laterais que formam as partes laterais direita e esquerda. A estabilização externa adequada da cabeça, independentemente do método ou dispositivo, pode ser obtida com a colocação de coxins ou rolos de cobertores nessas laterais planas, fixando-os com tirantes ou fitas. No caso de dispositivo tipo colete, isso é feito com as abas laterais articuladas que são parte do colete.

Os apoios laterais, sejam de blocos de espuma pré-conformados ou de rolos de cobertores, são colocados próximos a ambos os lados da cabeça. Os apoios laterais devem ter no mínimo a largura das orelhas do paciente, tendo altura pelo menos igual à do nível dos olhos do paciente quando em posição supina. Dois tirantes ou pedaços de fita circundam esses apoios para a cabeça, mantendo-os juntos. Quando colocada entre os blocos ou cobertores, a cabeça agora tem uma superfície posterior plana que pode ser fixada a um dispositivo plano. O tirante superior da testa é colocado confortavelmente sobre a parte frontal da porção inferior da testa (ao redor da margem supraorbitária) para ajudar a evitar a movimentação anterior da cabeça. Se for usada uma fita, deve-se evitar colocá-la diretamente sobre as sobrancelhas. Esse tirante deve ser puxado de maneira suficientemente firme para dentear os blocos ou cobertores e repousar firmemente sobre a testa.

O dispositivo que segura a cabeça, independentemente do tipo, também requer um tirante inferior para ajudar a manter os apoios laterais firmemente pressionados contra a parte inferior das laterais da cabeça e para ancorar melhor o dispositivo e evitar a movimentação anterior da parte inferior da cabeça e do pescoço. O tirante inferior passa ao redor dos apoios laterais e cruza a porção anterior rígida do colar cervical. Esse tirante não deve colocar pressão excessiva na parte frontal do colar, o que poderia produzir compressão da via aérea ou problema de retorno venoso na região cervical.

Sacos de areia não são recomendados para uso como apoios devido ao peso que pode ser colocado sobre a cabeça e o pescoço quando o paciente estabilizado é virado de lado.[88] O uso de sacos de areia fixados à prancha dorsal longa nas laterais da cabeça e do pescoço representa uma prática perigosa. Independentemente de quão bem fixados os pacientes estejam, esses objetos pesados podem desviar e movimentar-se. Se houver necessidade de girar lateralmente o paciente e a prancha (p. ex., quando o paciente precisa vomitar), o peso combinado dos sacos de areia pode produzir pressão lateral localizada contra a cabeça e a coluna cervical, forçando o movimento. Levantar ou abaixar a cabeça da prancha ao mover e carregar o paciente ou qualquer súbita aceleração ou desaceleração da ambulância também pode produzir desvios dos sacos de areia e movimentação da cabeça e do pescoço.

O uso de um apoio para o queixo ou de tiras passando pelo queixo impede a abertura da boca para vomitar, de modo que esses dispositivos não devem ser usados.

Qualquer que seja o método de estabilização escolhido, é fundamental que o profissional reconheça que a restrição de movimentos rígida da coluna cervical com esses dispositivos impedirá a capacidade de manipular a boca do paciente e obter acesso à via aérea, de modo que permita a sua proteção no caso de redução do nível de consciência. Ela também reduz potencialmente a capacidade dos pacientes de protegerem sua via aérea em caso de vômito ou sangramento na orofaringe. Além disso, foi demonstrado que a posição supina restritiva que costuma resultar da restrição de movimento da coluna reduz a patência da via aérea em pacientes inconscientes com trauma em comparação com o posicionamento lateral.[89] Isso resulta em maior risco de comprometimento da via aérea.

A manobra de anteriorização da mandíbula resulta em menor movimentação de lesões cervicais instáveis em comparação com outras manobras da via aérea.[90] Se for necessário o tratamento da via aérea, recomenda-se que a manobra de anteriorização da mandíbula seja realizada enquanto outro profissional mantém a estabilização neutra da coluna cervical. É importante lembrar que o risco de lesão neurológica catastrófica secundária nesses pacientes, mesmo com a intubação endotraqueal usando a laringoscopia direta na presença de instabilidade da coluna cervical,[91] é pequeno, independentemente dos sinais e sintomas de apresentação e do mecanismo de lesão. Também é fundamental ter em mente que o risco de comprometimento da via aérea e de aspiração em um paciente com redução do nível de consciência que esteja vomitando ou sangrando na orofaringe é real, substancial e potencialmente devastador. Nunca se deve permitir que o processo de estabilização da coluna cervical resulte em comprometimento da capacidade de manter e assegurar a via aérea de um paciente.

Pernas

Amarrar os pés juntos pode eliminar a rotação externa significativa das pernas que pode resultar de fraturas pélvicas ou de quadrilpélvis. Colocar um rolo de cobertor ou um pedaço de espuma entre as pernas aumentará o conforto para o paciente.

As pernas do paciente são fixadas ao dispositivo de estabilização com dois ou mais tirantes: um tirante proximal aos joelhos mais ou menos no meio da coxa e um tirante distal aos joelhos. O adulto médio mede 35 a 50 cm de um lado a outro na altura dos quadris e apenas 15 a 23 cm de um lado a outro na altura dos tornozelos. Quando os pés são colocados juntos, forma-se um formato de V dos quadris até os tornozelos. Como os tornozelos são consideravelmente mais estreitos do que o dispositivo, um tirante colocado sobre a parte inferior das pernas pode evitar a movimentação anterior, mas não evitará que as pernas se movam lateralmente de uma margem do dispositivo de estabilização até a outra. Se o dispositivo for angulado ou girado, as pernas cairão em direção

à margem inferior do dispositivo, o que pode angular a pélvis e produzir movimentação da coluna vertebral.

Uma maneira de manter a parte inferior das pernas do paciente efetivamente no lugar é circundá-la várias vezes com tirantes ou tiras antes de fixá-la ao dispositivo de estabilização. As pernas podem ser mantidas na linha média do dispositivo ao colocar rolos de cobertores entre cada perna e nas margens do dispositivo antes de fixar as tiras. É importante garantir que as tiras não estejam apertadas demais a ponto de prejudicar a circulação distal.

Braços

Por segurança, os braços podem ser fixados ao dispositivo ou junto ao tronco antes de movimentar o paciente. Uma maneira de fazer isso é colocando os braços nas laterais do dispositivo com as palmas viradas para dentro, fixados por um tirante sobre os antebraços e o tronco. O tirante deve estar bem ajustado, mas não apertado demais de modo a comprometer a circulação nas mãos.

Os braços do paciente não devem ser incluídos pelo tirante ao nível das cristas ilíacas nem nas alças da virilha. Se os tirantes estiverem suficientemente apertados a ponto de oferecer estabilização adequada da parte inferior do tronco, eles podem comprometer a circulação nas mãos. Se os tirantes estiverem muito frouxos, eles não fornecerão estabilização adequada do tronco nem dos braços. O uso de um tirante adicional exclusivamente para prender os braços permite que o tirante seja aberto para medir a pressão arterial ou para estabelecer um acesso venoso para o paciente na ambulância sem o comprometimento da estabilização. Se o tirante do braço também for um tirante do tronco, o afrouxamento dele para liberar apenas um braço tem o efeito colateral de afrouxar também o tronco.

Erros de Estabilização da Coluna Mais Comuns

Os erros de estabilização da coluna mais comuns são:

1. Não fornecer adequadamente a restrição de movimento da coluna, de modo que o tronco possa se mover significativamente para cima ou para baixo no dispositivo ou que a cabeça ainda possa se mexer excessivamente.
2. Aplicar colar cervical de tamanho impróprio ou de maneira inadequada.
3. Imobilizar o paciente com a cabeça em hiperextensão. A causa mais comum é a ausência de coxim apropriado atrás da cabeça.
4. Fixar a cabeça antes do tronco ou reajustar os tirantes do tronco após a cabeça já estar fixada. Isso causa a movimentação do dispositivo em relação ao tronco, o que resulta em movimentação da cabeça e da coluna cervical.

5. Usar coxins inadequados. A falha em preencher os espaços sob o paciente pode permitir a movimentação inadvertida da coluna, resultando em lesão adicional e aumento do desconforto para o paciente.
6. Colocar uma pessoa em imobilização da coluna sem que ela preencha os critérios para a imobilização.
7. Demorar demais para obter a imobilização no contexto de um paciente fisiologicamente instável ou potencialmente instável.
8. Utilizar técnicas de imobilização demasiadamente agressivas que não priorizem a manutenção e a proteção da integridade da via aérea.

A restrição completa da movimentação da coluna não costuma ser uma experiência confortável para o paciente. À medida que aumenta o grau e a qualidade da imobilização, o conforto do paciente diminui. A estabilização da coluna é um equilíbrio entre a necessidade de proteger e imobilizar completamente a coluna, a necessidade de manter e proteger o acesso à via aérea, a necessidade de iniciar o transporte rapidamente e a necessidade de tornar o processo tolerável para o paciente. Por isso, a avaliação adequada da necessidade de estabilização da coluna é obrigatória (**Quadro 9-10**).

Pacientes Obesos

Com a crescente epidemia de obesidade, o cuidado do paciente *bariátrico* (sobrepeso, obeso) está se tornando necessário mais frequentemente. O transporte de um paciente com 182 kg já é uma ocorrência comum nos Estados Unidos, e têm sido desenvolvidas macas especiais para transporte bariátrico para esse propósito. No entanto, ao usar dispositivos de elevação e extricação que não foram projetados especificamente para acomodar pacientes bariátricos, há a necessidade de cuidado especial para garantir que os limites seguros de operação não sejam excedidos. Além disso, deve haver outras pessoas presentes para ajudar a levantar e extricar o paciente bariátrico, evitando causar lesão adicional ao paciente ou aos profissionais de atendimento pré-hospitalar. Esse subgrupo de pacientes com trauma representa um desafio para o equilíbrio entre preparação segura e procedimentos de movimentação

---

Quadro 9-10 Critérios para Avaliar as Habilidades de Estabilização da Coluna

Os profissionais de atendimento pré-hospitalar devem praticar suas habilidades de estabilização em sessões práticas usando modelos de pacientes antes de usar pacientes reais. Ao praticar ou avaliar os novos métodos ou equipamentos, os critérios a seguir servirão como boas ferramentas para mensurar a efetividade da intervenção na restrição de movimento da coluna:

1. Iniciar imediatamente a estabilização manual e alinhamento e mantê-la até que seja substituída pela estabilização mecânica.
2. Verificar a função neurológica distalmente.
3. Aplicar um colar cervical efetivo e de tamanho adequado.
4. Fixar o tronco antes da cabeça.
5. Evitar a movimentação do tronco para cima ou para baixo no dispositivo.
6. Evitar a movimentação da parte superior e inferior do tronco para a esquerda ou para a direita no dispositivo de imobilização.
7. Garantir que os tirantes que cruzam o tórax não estejam inibindo a excursão do tórax ou resultando em comprometimento ventilatório.
8. Estabilizar efetivamente a cabeça de modo que ela não possa se mover para nenhuma direção.
9. Colocar coxim atrás da cabeça, se necessário.
10. Manter a cabeça em uma posição neutra e alinhada.
11. Garantir que nada iniba ou impeça a abertura da boca e que haja acesso suficiente à via aérea para permitir que o profissional mantenha e proteja efetivamente a integridade da via aérea.
12. Estabilizar as pernas de maneira que elas não possam se mover anteriormente, girar ou se mover lateralmente, mesmo que a prancha e o paciente sejam girados lateralmente.
13. Manter a pélvis e as pernas em posição neutra e alinhada.
14. Garantir que os braços estejam adequadamente fixados ao dispositivo ou ao tronco.
15. Garantir que os tirantes ou tiras não comprometam a circulação distal nos membros.
16. Reavaliar o paciente se houver algum solavanco, empurrão ou qualquer tipo de movimentação que possa comprometer uma coluna instável durante a aplicação do dispositivo.
17. Completar o procedimento dentro de um intervalo de tempo apropriado.
18. Verificar novamente a função neurológica distal.

Muitos métodos e variações podem alcançar esses objetivos. A seleção de um método específico e de um equipamento específico deve basear-se na situação, na condição do paciente e nos recursos disponíveis.

e o curto tempo disponível na cena normalmente recomendado para pacientes com trauma grave.

Alguns pacientes obesos podem demonstrar esforço respiratório aumentado até o ponto de insuficiência respiratória se forem colocados em posição supina em uma prancha longa. Esse fenômeno ocorre secundariamente a um aumento de pressão colocada sobre o diafragma pelo tecido adiposo abdominal. Nesses casos, os princípios da restrição de movimento da coluna ainda devem ser seguidos, mas a prática pode ter que ser mudada. A coluna cervical de um paciente obeso pode ser mantida manualmente pelas mãos do profissional de atendimento pré-hospitalar e por um colar cervical, enquanto a cabeça da maca é elevada em uma posição de Trendelenburg invertida. Essa abordagem fornecerá estabilização cervical e lombossacral sem causar aumento do sofrimento respiratório.

Pacientes Gestantes

Algumas vezes, uma paciente gestante necessitará de imobilização da coluna. Dependendo da idade gestacional, a colocação da gestante em posição supina completa pode causar compressão da veia cava inferior pelo útero gravídico, levando à redução do retorno de sangue venoso para o coração e, assim, reduzindo a pressão arterial da mãe. Nessas circunstâncias, a paciente deve ser fixada à prancha usando-se as técnicas padronizadas. Após a fixação, a prancha é colocada em posição angulada para colocar a paciente em uma posição lateral esquerda relativa (lado esquerdo para baixo com cobertor ou coxim sob o lado direito da paciente de tamanho suficiente para manter essa posição). Essa posição afastará o útero da veia cava, restaurando a pressão arterial (**Figura 9-20**).

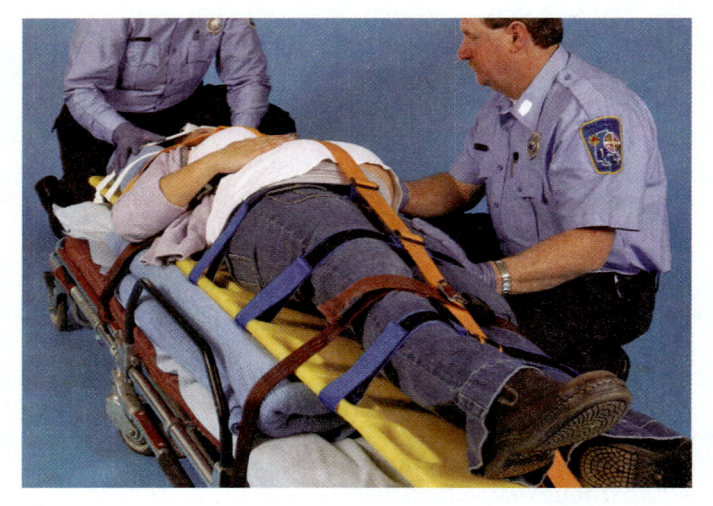

Figura 9-20 A angulação de uma paciente gestante sobre seu lado esquerdo ajuda a deslocar o útero para longe da veia cava inferior, melhorando o retorno venoso para o coração e, assim, restaurando a pressão arterial.

Uso de Esteroides

O uso de esteroides no tratamento da LME permanece controverso. Os estudos do National Acute Spinal Cord Injury Studies (NASCIS) foram estudos multicêntricos, duplo-cegos, de controle randomizado, realizados em 1984, 1990 e 1997 para avaliar o benefício dos esteroides na LME aguda.[92-94] Embora o NASCIS I tenha sugerido que altas doses de metilprednisolona iniciadas dentro de 8 horas após a lesão melhoraram o resultado neurológico após LMEs agudas por trauma contuso, o NASCIS II e III não encontraram nenhum benefício. As diretrizes nacionais atuais do Congresso de Cirurgiões Neurológicos em 2019 não recomendam o uso rotineiro de metilprednisolona para LME aguda, devido a evidências insuficientes.[95] Os esteroides também não são indicados para LME por trauma penetrante, mesmo com déficits neurológicos.

O uso de esteroides tem sido associado a vários efeitos adversos, incluindo a supressão da glândula adrenal e do sistema imunológico. Portanto, os riscos de complicações associados com a administração de esteroides podem superar significativamente os benefícios (se existirem) que possam conferir. Várias publicações não mais recomendam o uso de esteroides para a lesão espinal, seja no pré-hospitalar ou no hospital.[96-100] Em resumo, a literatura médica atual não sustenta uma contribuição da administração de esteroides a pacientes com lesão da medula espinal no cenário hospitalar ou pré-hospitalar.[101,102]

Transporte Prolongado

Como ocorre com outras lesões, o transporte prolongado de pacientes com lesão suspeita ou confirmada na coluna ou na medula espinal apresenta considerações especiais. Embora as pranchas dorsais possam ser úteis para transferências por curtas distâncias ou durações, elas não devem ser usadas como dispositivos de estabilização por períodos maiores do que 30 minutos. Esses esforços devem ajudar a reduzir o risco de desenvolvimento de úlceras de pressão em pacientes com LME. Qualquer área onde possa haver pressão sobre o corpo do paciente, especialmente sobre proeminências ósseas, deve receber proteção suficiente. Para transportes de mais de 30 minutos, deve-se considerar o uso de uma maca tipo Scoop para levantar com cuidado o paciente, removendo a prancha longa e, depois, colocando o paciente no leito da ambulância.

Os pacientes que são imobilizados em posição supina estão sob risco de aspiração em caso de regurgitação. No caso de o paciente começar a vomitar, o dispositivo e o paciente devem ser imediatamente inclinados lateralmente. O equipamento de aspiração deve ser mantido próximo da cabeça do paciente de forma a estar prontamente acessível em caso de vômitos. A inserção de uma sonda gástrica (nasogástrica ou orogástrica), se permitida, e o uso judicioso de medicamentos antieméticos podem ajudar a reduzir esse risco.

As LMEs altas podem envolver o diafragma e os músculos respiratórios acessórios (i.e., músculos intercostais), o que os predispõe os pacientes à insuficiência respiratória. A insuficiência respiratória iminente pode ser agravada e acelerada por tirantes colocados ao redor do tronco para a estabilização da coluna e que restringem ainda mais a respiração. Antes de iniciar um transporte prolongado, os profissionais devem verificar duas vezes se o tronco do paciente está fixado na cintura escapular e na pélvis, e que os tirantes não estejam limitando a excursão da parede torácica.

Conforme descrito anteriormente, os pacientes com LME alta podem experimentar hipotensão por perda do tônus simpático (choque neurogênico). Embora esses pacientes raramente sofram de hipoperfusão tecidual disseminada, as infusões rápidas de cristaloides geralmente são suficientes para restaurar uma pressão arterial normal. Os vasopressores raramente, ou nunca, são necessários para tratar o choque neurogênico. Outra marca registrada de uma lesão espinal cervical alta é a bradicardia. Se for associada com hipotensão significativa, a bradicardia pode ser tratada com doses intermitentes de atropina de 1,0 mg administradas por via intravenosa.

A presença de taquicardia combinada com hipotensão deve levantar a suspeita da presença de choque hipovolêmico (hemorrágico) em vez de neurogênico. A avaliação cuidadosa pode apontar a fonte da hemorragia, embora as fontes intra-abdominais e as fraturas pélvicas sejam as mais prováveis. A inserção de um cateter urinário permitirá que o débito urinário seja usado como outra medida de perfusão tecidual. Em um adulto, um débito urinário maior do que 30 a 50 mililitros por hora (mL/h) geralmente indica perfusão satisfatória de órgãos-alvo. A perda de sensação que acompanha uma LME pode impedir que um paciente consciente perceba a peritonite ou outras lesões abaixo do nível do déficit sensorial.

Os pacientes com lesões espinais podem ter dor significativa nas costas ou dor por fraturas associadas. A dor pode ser manejada com pequenas doses de narcóticos intravenosos titulados até o alívio da dor. (Ver o Capítulo 12, "Trauma Musoesquelético", para mais detalhes.) Os narcóticos podem exagerar a hipotensão neurogênica associada à LME.

Os pacientes com LME perdem alguma capacidade de regular a temperatura corporal, e esse efeito é mais pronunciado com as lesões mais altas na medula espinal. Assim, esses pacientes são sensíveis ao desenvolvimento de hipotermia, especialmente quando estão em ambiente frio.

As lesões de coluna e de medula espinal são mais bem manejadas em locais com excelentes serviços ortopédicos e neurocirúrgicos com experiência no tratamento dessas lesões. Todos os centros de trauma de níveis I e II devem ser capazes de tratar a LME e quaisquer lesões associadas. Algumas instituições que se especializam na abordagem das lesões de coluna e medula espinal podem diretamente aceitar um paciente que tenha sofrido apenas uma LME (p. ex., uma lesão por mergulho em águas rasas sem evidências de aspiração).

RESUMO

- A coluna vertebral é composta por 24 vértebras distintas mais sacro e cóccix empilhadas uma em cima da outra.
- As principais funções da coluna vertebral são sustentar o peso do corpo e permitir os movimentos.
- A medula espinal está disposta dentro da coluna vertebral e é vulnerável a lesões por posicionamento ou movimento anormal. Quando for perdida a sustentação da coluna vertebral como resultado de lesão vertebral ou de lesão de músculos e ligamentos que ajudam a manter a coluna no lugar, pode ocorrer lesão da medula espinal.
- Após garantir a segurança do profissional e da cena, a avaliação primária é a prioridade. Uma rápida avaliação da cena e a história do evento devem determinar se existe a possibilidade de lesão da coluna.
- O mecanismo de lesão nunca deve ser o único meio de determinar a necessidade de restrição de movimento da coluna, pois representa apenas um fator em um multifacetado processo de tomada de decisão para determinar se a restrição de movimento da coluna é adequada. A avaliação do pescoço e da coluna para a restrição de movimento também deve incluir a avaliação da função motora e sensorial, a presença de dor ou hipersensibilidade e a confiabilidade do paciente como preditores de risco delesão da medula espinal.
- Os profissionais de atendimento pré-hospitalar devem estar familiarizados com os dispositivos (p. ex., macas Scoop, colchões a

(continua)

RESUMO (CONTINUAÇÃO)

vácuo, colares cervicais rígidos) e as técnicas (p. ex., estabilização manual e alinhamento, manutenção da posição da cabeça em linha) usados para restringir a movimentação da coluna. Eles devem treinar frequentemente e estar atualizados quanto aos protocolos locais.

- Populações especiais de pacientes, incluindo os pacientes obesos ou as gestantes, além dos tempos de transporte prolongados, podem necessitar de modificações nas práticas padronizadas de imobilização.

- O dispositivo selecionado deve estabilizar a cabeça, o tórax e a pélvis em posição neutra alinhada sem causar ou permitir a movimentação.
- Dependendo do paciente, da gravidade das lesões do paciente e da disponibilidade de equipamentos, a técnica escolhida deve basear-se no julgamento do profissional de atendimento pré-hospitalar com a orientação da direção médica do serviço de emergência.
- Equipamentos bem-ajustados e aplicados são de fundamental importância para o sucesso da estabilização dos pacientes com trauma.

RECAPITULAÇÃO DO CENÁRIO

Você foi despachado para o local onde uma ciclista está caída ao lado de uma rodovia. Na chegada, a cena está segura, com o trânsito sendo controlado pelas autoridades legais. A paciente, uma mulher jovem, está deitada em posição supina ao lado da rodovia, longe do trânsito. Um agente da polícia está ajoelhado ao lado da ciclista, tentando falar com ela, mas ela não está respondendo.

Quando você começa sua avaliação primária, não consegue determinar a causa específica da queda. Parece que a mulher caiu da bicicleta enquanto estava andando pela rodovia, mas você não sabe se ela foi atingida por algum veículo. O agente policial diz que não há testemunhas. A paciente está usando todo o equipamento de ciclismo, incluindo capacete e luvas. Ela tem abrasões na testa e uma deformidade evidente no punho direito. Sua via aérea está pérvia, e ela respira regularmente. Ela não mostra sinais evidentes de hemorragia externa. Sua pele parece seca e quente, com coloração normal. Enquanto você realiza a avaliação primária, ela começa a acordar, mas está confusa sobre o que aconteceu.

- Quais processos patológicos explicam a apresentação da paciente?
- Quais intervenções imediatas e avaliações adicionais são necessárias?
- Quais são os objetivos de tratamento para esta paciente?

SOLUÇÃO DO CENÁRIO

Os sinais vitais da paciente são: pulso, 66 batimentos/minuto; frequência ventilatória, 14 respirações/minuto; e pressão arterial, 86/70 mmHg. À medida que continua o exame, você observa que a paciente não está movendo os braços nem as pernas. O achado físico, juntamente com os sinais vitais, é sugestivo de hipotensão neurogênica. A interrupção do sistema nervoso simpático e a influência parassimpática sem oposição no sistema vascular abaixo do ponto da lesão medular resultam em aumento do tamanho do reservatório vascular e em hipovolemia relativa. A resposta da paciente à lesão da medula espinal é pressão arterial reduzida e bradicardia.

As prioridades do cuidado são continuar a manter via aérea pérvia e oxigenação, além de auxiliar na ventilação conforme a necessidade para garantir um volume-minuto adequado e, ao mesmo tempo, fornecer estabilização manual da coluna cervical. Você estabiliza a paciente de forma efetiva e eficiente em um dispositivo de restrição de movimento da coluna e a transporta para um hospital a 9 minutos de distância. Você trata a

SOLUÇÃO DO CENÁRIO (CONTINUAÇÃO)

hipotensão neurogênica causada pela LME com duas infusões rápidas separadas de 250 mL de líquido intravenoso. Durante o transporte, você imobiliza o braço fraturado.

Os objetivos do tratamento pré-hospitalar para essa paciente são evitar o trauma adicional da medula espinal, manter a perfusão tecidual, cuidar do trauma na extremidade durante o transporte e realizar o transporte sem demora para um hospital para os cuidados definitivos.

Referências

1. Jain NB, Ayers GD, Peterson EN, et al. Traumatic spinal cord injury in the United States, 1993–2012. *JAMA*. 2015;313(22):2236-2243. doi: 10.1001/jama.2015.6250

2. *Spinal Cord Injury: Facts and Figures at a Glance* [SCI data sheet]. National SCI Statistical Center; 2021.

3. Singh A, Tetreault L, Kalsi-Ryan S, Nouri A, Fehlings MG. Global prevalence and incidence of traumatic spinal cord injury. *Clin Epidemiol*. 2014;6:309-331.

4. DeVivo M, Chen Y, Mennemeyer S, Deutsch A. Costs of care following spinal cord injury. *Top Spinal Cord Inj Rehab*. 2011;16(4):1-9.

5. Meldon SW, Moettus LN. Thoracolumbar spine fractures: clinical presentation and the effect of altered sensorium and major injury. *J Trauma*. 1995;38:1110-1114.

6. Ross SE, O'Malley KF, DeLong WG, et al. Clinical predictors of unstable cervical spine injury in multiply-injured patients. *Injury*. 1992;23:317-319.

7. Greenbaum J, Walters N, Levy PD. An evidence-based approach to radiographic assessment of cervical spine injuries in the emergency department. *J Emerg Med*. 2009;36(1):64-71.

8. Stein DM, Knight WA IV. Emergency neurological life support: traumatic spine injury. *Neurocrit Care Soc*. 2017;27:S170-S180.

9. Hu R, Mustard CA, Burns B. Epidemiology of incident spinal fracture in a complete population. *Spine*. 1996;21(4):492-499.

10. Wood KB, Buttermann GR, Phukan R, et al. Operative compared with nonoperative treatment of a thoracolumbar burst fracture without neurological deficit: a prospective randomized study with follow-up at 16 and 22 years. *J Bone Joint Surg Am*. 2015;97:3-9.

11. Wood KB, Buttermann GR, Mehob A, Garvey T, Jhanjee R, Sechriest V. Operative compared with nonoperative treatment of a thoracolumbar burst fracture without neurological deficit: a prospective, randomized study. *J Bone Joint Surg Am*. 2003;85(5):773-781.

12. Adams MA, Dolan P. Spine biomechanics. *J Biomech*. 2005;38(10):1972-1983.

13. Izzo R, Guarnieri G, Guglielmi G, Muto M. Biomechanics of the spine. Part 1: spinal stability. *Eur J Radiol*. 2013;82:118-126.

14. Dreischarf M, Shirazi-Adl A, Arjmand N, Rohlmann A, Schmidt H. Estimation of loads on human lumbar spine: a review of *in vivo* and computational model studies. *J Biomech*. 2016;49:833-845.

15. Oxland TR. Fundamental biomechanics of the spine: what we have learned in the past 25 years and future directions. *J Biomechan*. 2016;49:817-832.

16. Leucht P, Fischer K, Muhr G, Mueller EJ. Epidemiology of traumatic spine fractures. *Injury*. 2009;40:166-172.

17. Lindsey RW, Gugala Z, Pneumaticos SG. Injury to the vertebrae and spinal cord. In: Feliciano DV, Mattox KL, Moore EE, eds. *Trauma*. McGraw Hill; 2008:479-510.

18. Jawa RS, Singer AJ, Rutigliano DN, et al. Spinal fractures in older adult patients admitted after low-level falls: 10-year incidence and outcomes. *J Am Geriatr Soc*. 2017;65(5):909-915.

19. Katsuura Y, Osborn JM, Cason GW. The epidemiology of thoracolumbar trauma: a meta-analysis. *J Orthop*. 2016;13:383-388.

20. Shin JI, Lee NJ, Cho SK. Pediatric cervical spine and spinal cord injury: a national database study. *Spine*. 2016;41(4):283-292.

21. Mohseni S, Talving P, Castelo Branco B, et al. Effect of age on cervical spine injury in pediatric population: a National Trauma Data Bank review. *J Pediatr Surg*. 2011;46:1771-1776.

22. Easter JS, Barkin R, Rosen CL, Ban K. Cervical spine injuries in children, part 1: mechanism of injury, clinical presentation, and imaging. *J Emerg Med*. 2011;41(2):142-150.

23. Patel JC, Tepas JJ III, Mollitt DL, Pieper P. Pediatric cervical spine injuries: defining the disease. *J Pediatr Surg*. 2001;36(2):373-376.

24. Parent S, Mac-Thiong J-M, Roy-Beaudry M, Sosa JF, Labelle H. Spinal cord injury in the pediatric population: a systematic review of the literature. *J Neurotrauma*. 2011;28:1515-1524.

25. Piatt JH Jr. Pediatric spinal injury in the US: epidemiology and disparities. *J Neurosurg Pediatr*. 2015;16:463-471.

26. Tator CH, Fehlings MG. Review of the secondary injury theory of acute spinal cord trauma with special emphasis on vascular mechanisms. *J Neurosurg*. 1991;75:15-26.

27. Tator CH. Spinal cord syndromes: physiologic and anatomic correlations. In: Menezes AH, Sonntag VKH, eds. *Principles of Spinal Surgery*. McGraw-Hill; 1995.

28. Ahuja CS, Martin AR, Fehlings M. Recent advances in managing a spinal cord injury secondary to trauma. *F1000Res*. 2016;5:ii.

29. Wu C, Fry CH, Henry J. The mode of action of several opioids on cardiac muscle. *Exp Physiol*. 1997;82:261-272.

30. Vale FL, Burns J, Jackson AB, Hadley MN. Combined medical and surgical treatment after acute spinal cord injury: results of a prospective pilot study to assess the merits of aggressive medical resuscitation and blood pressure management. *J Neurosurg*. 1997;87:239-246.

31. Bernhard M, Gries A, Kremer P, Bottiger BW. Spinal cord injury (SCI)—prehospital management. *Resuscitation*. 2005;66: 127-139.

32. Dhall SS, Dailey AT, Anderson PA, et al. Congress of Neurological Surgeons systematic review and evidence-based guidelines on the evaluation and treatment of patients with thoracolumbar spine trauma: hemodynamic management. *Neurosurgery*. 2019;84(1):E43-E45.

33. Catapano JS, Hawryluk GWJ, Whetstone W, et al. Higher mean arterial pressure values correlate with neurologic improvement in patients with initially complete spinal cord injuries. *World Neurosurg*. 2016;96:72-79.

34. Carrick MM, Leonard J, Slone DS, Mains CW, Bar-Or D. Hypotensive resuscitation among trauma patients. *Biomed Res Int*. 2016;2016:8901938.

35. Ryken TC, Hurlbert RJ, Hadley MN, et al. The acute cardiopulmonary management of patients with cervical spinal cord injuries. *Neurosurgery*. 2013;72:84-92.

36. Bilello JP, Davis JW, Cunningham MA, et al. Cervical spinal cord injury and the need for cardiovascular intervention. *Arch Surg*. 2003;138:1127-1129.

37. Heffernan DS, Schermer CR, Lu SW. What defines a distracting injury in cervical spine assessment? *J Trauma Inj Infect Crit Care*. 2005;59(6):1396-1399.

38. Cason B, Rostas J, Simmons J, Frotan MA, Brevard SB, Gonzalez RP. Thoracolumbar spine clearance: clinical examination for patients with distracting injuries. *J Trauma Acute Care Surg*. 2015;80(1):125-130.

39. Konstantinidis A, Plurad D, Barmparas G, et al. The presence of nonthoracic distracting injuries does not affect the initial clinical examination of the cervical spine in evaluable blunt trauma patients: a prospective observational study. *J Trauma Inj Infect Crit Care*. 2011;71(3):528-532.

40. Lindborg R, Jambhekar A, Chan V, Laskey D, Rucinski A, Fahoum B. Distracting injury defined: does an isolated hip fracture constitute a distracting injury for clearance of the cervical spine? *Emerg Radiol*. 2018 Feb;25(1):35-39.

41. Young AJ, Wolfe L, Tinkoff G, Duane TM. Assessing incidence and risk factors of cervical spine injury in blunt trauma patients using the National Trauma Data Bank. *Am Surg*. 2015; 81:879-883.

42. Hills MW, Deane SA. Head injury and facial injury: is there an increased risk of cervical spine injury. *J Trauma*. 1993;34(4): 549-553.

43. Shekhar H, Kahn S. Cervical spine injuries. *Orthopaed Trauma*. 2016;30(5):390-401.

44. Connell RA, Graham CA, Munro PT. Is spinal immobilization necessary for all patients sustaining isolated penetrating trauma? *Injury*. 2003;34:912-914.

45. Fischer PE, Perina DG, Delbridge TR, et al. Spinal motion restriction in the trauma patient: a joint position statement. *Prehosp Emerg Care*. 2018;22(6):659-661. doi: 10.1080/10903127.2018.1481476

46. National Association of EMS Physicians and American College of Surgeons Committee on Trauma. EMS spinal precautions and the use of the long backboard, prehospital emergency care. *Prehosp Emerg Care*. 2013;17(3):392-393.

47. Stuke LE, Pons PT, Guy JS, Chapleau WP, Butler FK, McSwain NE. Prehospital spine immobilization for penetrating trauma:review and recommendations from the Prehospital Trauma Life Support Executive Committee. *J Trauma Inj Infect Crit Care*. 2011;71(3):763-770.

48. Haut ER, Kalish BT, Efron DT, et al. Spine immobilization in penetrating trauma: more harm than good? *J Trauma Inj Infect Crit Care*. 2010;68(1):115-121.

49. Abram S, Bulstrode C. Routine spinal immobilization in trauma patients: what are the advantages and disadvantages? *Surgeon*. 2010;8:218-222.

50. Kennedy FR, Gonzales P, Beitler A, et al. Incidence of cervical spine injuries in patients with gunshot wounds to the head. *Southern Med J*. 1994;87:621-623.

51. Chong CL, Ware DN, Harris JH. Is cervical spine imaging indicated in gunshot wounds to the cranium? *J Trauma*. 1998; 44:501-502.

52. Kaups KL, Davis JW. Patients with gunshot wounds to the head do not require cervical spine immobilization and evaluation. *J Trauma*. 1998;44:865-867.

53. Lanoix R, Gupta R, Leak L, Pierre J. C-spine injury associated with gunshot wounds to the head: retrospective study and literature review. *J Trauma*. 2000;49:860-863.

54. Barkana Y, Stein M, Scope A, et al. Prehospital stabilization of the cervical spine for penetrating injuries of the neck: is it necessary? *Injury*. 2003;34:912.

55. Cornwell EE, Chang, DC, Boner JP, et al. Thoracolumbar immobilization for trauma patients with torso gunshot wounds—is it necessary? *Arch Surg*. 2001;136:324-327.

56. American College of Surgeons Committee on Trauma. *Advanced Trauma Life Support for Doctors*. 9th ed. American College of Surgeons; 2012.

57. Ullrich A, Hendey GW, Geiderman J, et al. Distracting painful injuries associated with cervical spinal injuries in blunt trauma. *Acad Emerg Med*. 2001;8:25-29.

58. Domeier RM, Evans RW, Swor RA, et al. Prospective validation of out-of-hospital spinal clearance criteria: a preliminary report. *Acad Emerg Med*. 1997;4:643-646.

59. Domeier RM, Swor RA, Evans RW, et al. Multicenter prospective validation of prehospital clinical spinal clearance criteria. *J Trauma*. 2002;53:744-750.

60. Hankins DG, Rivera-Rivera EJ, Ornato JP, et al. Spinal immobilization in the field: clinical clearance criteria and implementation. *Prehosp Emerg Care*. 2001;5:88-93.

61. Stroh G, Braude D. Can an out-of-hospital cervical spine clearance protocol identify all patients with injuries? An argument for selective immobilization. *Ann Emerg Med*. 2001;37:609-615.

62. Dunn TM, Dalton A, Dorfman T, et al. Are emergency medical technician-basics able to use a selective immobilization of the cervical spine protocol? A preliminary report. *Prehosp Emerg Care*. 2004;8:207-211.

63. Domeier RM, Frederiksen SM, Welch K. Prospective performance assessment of an out-of-hospital protocol for selective spine immobilization using clinical spine clearance criteria. *Ann Emerg Med*. 2005;46:123-131.

64. Domeier RM, National Association of EMS Physicians Standards and Practice Committee. Indications for prehospital spinal immobilization. *Prehosp Emerg Care*. 1997;3:251-253.

65. Kwan I, Bunn F. Effects of prehospital spinal immobilization: a systematic review of randomized trials on healthy subjects. *Prehosp Disast Med*. 2005;20:47-53.

66. Akkuş Ş, Çorbacıoğlu ŞK, Çevik Y, Akıncı E, Uzunosmanoğlu H. Effects of spinal immobilization at 20° on respiratory functions. *Am J Emerg Med*. 2016;34:1959-1962.

67. Ham WHW, Shoonhoven L, Schuurmans MJ, Leenen LPH. Pressure ulcer development in trauma patients with suspected spinal injury: the influence of risk factors present in the emergency department. *Int Emerg Nurs*. 2017;30:13-19.

68. Ham WHW, Shoonhoven L, Schuurmans MJ, Leenen LPH. Pressure ulcers, indentation marks and pain from cervical spine immobilization with extrication collars and headblocks: an observational study. *Injury*. 2016;47:1924-1931.

69. Robinson WW, inventor. Scoop stretcher. U.S. patent 2417378. December 28, 1943.

70. Krell JM, McCoy MS, Sparto PJ, Fisher GL, Stoy WA, Hostler DP. Comparison of the Ferno scoop stretcher with the long backboard for spinal immobilization. *Prehosp Emerg Care*. 2006;10(1):46-51.

71. Lovell ME, Evans JH. A comparison of the spinal board and the vacuum stretcher, spinal stability and interface pressure. *Injury*. 1994;25(3):179-180.

72. Chan D, Goldberg RM, Mason J, Chan L. Backboard versus mattress splint immobilization: a comparison of symptoms generated. *J Emerg Med*. 1996;14(3):293-298.

73. Johnson DR, Hauswald M, Stockhoff C. Comparison of a vacuum splint device to a rigid backboard for spinal immobilization. *Am J Emerg Med*. 1996;14(4):369-372.

74. Hamilton RS, Pons PT. The efficacy and comfort of full-body vacuum splints for cervical-spine immobilization. *J Emerg Med*. 1996;14(5):553-559.

75. Cross DA, Baskerville J. Comparison of perceived pain with different immobilization techniques. *Prehosp Emerg Care*. 2001; 5(3):270-274.

76. Luscombe MD, Williams JL. Comparison of a long spinal board and vacuum mattress for spinal immobilisation. *Emerg Med J*. 2003;20(5):476-478.

77. Ben-Galim P, Dreiangel N, Mattox KL, Reitman CA, Kalantar SB, Hipp JA. Extrication collars can result in abnormal separation between vertebrae in the presence of a dissociative injury. *J Trauma*. 2010;69(2):447-450.

78. Ho AMH, Fung KY, Joynt GM, Karmakar KM, Peng Z. Rigid cervical collar and intracranial pressure of patients with severe head injury. *J Trauma*. 2002;53:1185-1188.

79. Mobbs RJ, Stoodley MA, Fuller JF. Effect of cervical hard collar on intracranial pressure after head injury. *Anz J Surg*. 2002;72:389-391.

80. DeBoer SL, Seaver M. Big head, little body syndrome: what EMS providers need to know. *Emerg Med Serv*. 2004;33:47-52.

81. Nalliah RP, Anderson IM, Lee MK, Rampa S, Allareddy V, Allareddy V. Epidemiology of hospital-based emergency department visits due to sports injuries. *Pediatr Emerg Care*. 2014;30(8):511-515.

82. UAB Spinal Cord Injury Model System Information Network. The UAB-SCIMS information network. University of Alabama School of Medicine website. Accessed February 4, 2018. www.spinalcord.uab.edu.

83. Puvanesurajah V, Qureshi R, Cancienne JM, Hassanzadeh H. Traumatic sports-related cervical spine injuries. *Trauma Spine Inj*. 2017;30(2):50-56.

84. Banerjee R, Palumbo MA, Fadale PD. Catastrophic cervical spine injuries in the collision sport athlete, part 1: epidemiology, functional anatomy, and diagnosis. *Am J Sports Med*. 2004;32(4):1077-1087.

85. Appropriate Care of the Spine Injured Athlete. National Athletic Trainers' Association. Updated August 5, 2015. Accessed February 4, 2018. https://www.nata.org/sites/default/files/Executive-Summary-Spine-Injury-updated.pdf

86. Schroeder GD, Vaccaro AR. Cervical spine injuries in the athlete. *J Am Acad Orthop Surg*. 2016;24(9):e122-e133.

87. Response to the National Athletic Trainers Association: appropriate care of the spine injured athlete; inter-association consensus statement. National Association of State EMS Officials. Published October 27, 2015. Accessed March 4, 2018. https://www.nasemso.org/Councils/MedicalDirectors/documents/NASEMSO-Response-to-NATA-Care-of-Spine-Injured-Athlete.pdf

88. Nesathurai S. Steroids and spinal cord injury: revisiting the NASCIS 2 and NASCIS 3 trials. *J Trauma*. 1998;45:1088-1093.

89. Hyldmo PK, Vist GE, Feyling AC, et al. Is the supine position associated with loss of airway patency in unconscious trauma patients? A systematic review and meta-analysis. *Scan J Trauma Resusc Emerg Med*. 2013;23:50.

90. Prasarn ML, Horodyski EB, Scott NE, Konopka G, Conrad B, Rechtine GR. Motion generated in the unstable upper cervical spine during head tilt–chin lift and jaw thrust maneuvers. *Spine J*. 2014;14:609-614.

91. Hindman BJ, From RP, Fontes RB, et al. Intubation biomechanics: laryngoscope force and cervical spine motion during intubation in cadavers—cadavers vs. patients, the effect of repeated intubations, and the effect of type II odontoid fracture on C1-C2 motion. *Anesthesiology*. 2015;123(5):1042-1058.

92. Bracken MB, Collins WF, Freeman DF, et al. Efficacy of methylprednisolone in acute spinal cord injury. *JAMA*. 1984;251(1):45-52.

93. Bracken MB, Shepard MJ, Collins WF, et al. A randomized, controlled trial of methylprednisolone or naloxone in the treatment of acute spinal-cord injury: results of the Second National Acute Spinal Cord Injury Study. *N Engl J Med*. 1990;322(20):1405-1411. doi: 10.1056/NEJM199005173222001

94. Bracken MB, Shepard MJ, Holford TR, et al. Administration of methylprednisolone for 24 or 48 hours or tirilazad mesylate for 48 hours in the treatment of acute spinal cord injury: results of the Third National Acute Spinal Cord Injury Randomized Controlled Trial National Acute Spinal Cord Injury Study. *JAMA*. 1997;277(20):1597-1604.

95. Arnold PM, Anderson PA, Chi JH, et al. Congress of Neurological Surgeons systematic review and evidence-based guidelines on the evaluation and treatment of patients with thoracolumbar spine trauma: pharmacological treatment.

Neurosurgery. 2019;84(1):E36-E38. doi: 10.1093/neuros/nyy371

96. Bledsoe BE, Wesley AK, Salomone JP. High-dose steroids for acute spinal cord injury in emergency medical services. *Prehosp Emerg Care.* 2004;8:313-316.

97. American College of Surgeons Committee on Trauma. Spine and spinal cord trauma. In: *Advanced Trauma Life Support for Doctors.* 8th ed. Chicago, IL: American College of Surgeons; 2008.

98. Short DJ, El Masry WS, Jones PW. High dose methylprednisolone in the management of acute spinal cord injury:a systematic review from the clinical perspective. *Spinal Cord.* 2000;38:273-286.

99. Coleman WP, Benzel D, Cahill DW, et al. A critical appraisal of the reporting of the National Acute Spinal Cord Injury Studies (II and III) of methylprednisolone in acute spinal cord injury. *J Spinal Disord.* 2000;13:185-199.

100. Hurlbert RJ. The role of steroids in acute spinal cord injury: an evidence-based analysis. *Spine.* 2001;26:S39-S46.

101. Bracken MB. Steroids for acute spinal cord injury (review). *Cochrane Database Syst Rev.* 2012 Jan 18;1(1):CD001046.

102. Evaniew N, Noonan VK, Fallah N, et al. Methylprednisolone for the treatment of patients with acute spinal cord injuries: a propensity score-matched cohort study from a Canadian multi-center spinal cord injury registry. *J Neurotrauma.* 2015;32(21):1674-1683.

Leituras Sugeridas

American College of Surgeons Committee on Trauma. *Advanced Trauma Life Support for Doctors, Student Course Manual.* 9th ed. American College of Surgeons; 2012.

Pennardt AM, Zehner WJ. Paramedic documentation of indicators for cervical spine injury. *Prehosp Disaster Med.* 1994;9:40-43.

White CC, Domeier RM, Millin MG; Standards and Clinical Practice Committee, National Association of EMS Physicians. EMS spinal precautions and the use of long backboard—resource document to the position statement of the National Association of EMS Physicians and the American College of Surgeons Committee on Trauma. *Prehosp Emerg Care.* 2014;18(2):306-314.

HABILIDADES ESPECÍFICAS

Abordagem da Coluna

Essas habilidades visam demonstrar os princípios da imobilização da coluna. A preferência específica por um dispositivo em particular a ser usado será determinada por cada instituição, supervisão médica da jurisdição e protocolos locais.

Escolha do Tamanho e Aplicação do Colar Cervical

Princípio: Selecionar e aplicar um colar cervical de tamanho apropriado para ajudar a fornecer alinhamento neutro e estabilização da cabeça e do pescoço do paciente.

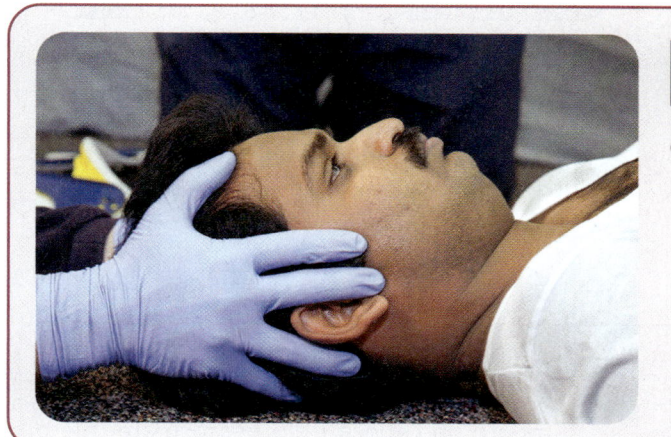

1 O primeiro profissional de atendimento pré-hospitalar fornece estabilização manual neutra e alinhada da cabeça e do pescoço do paciente.

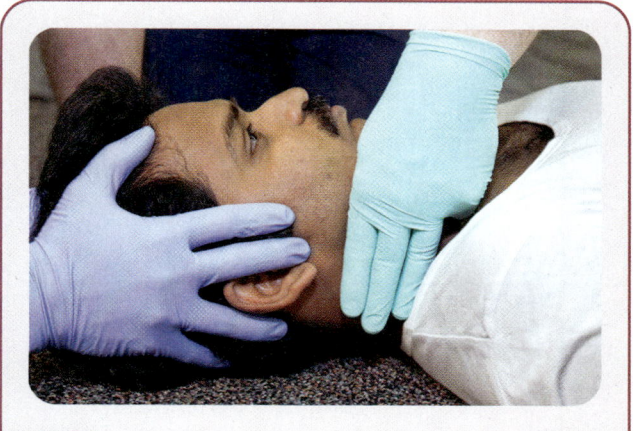

2 O segundo profissional de atendimento pré-hospitalar utiliza os dedos para medir o pescoço do paciente entre a parte inferior da mandíbula e o ombro.

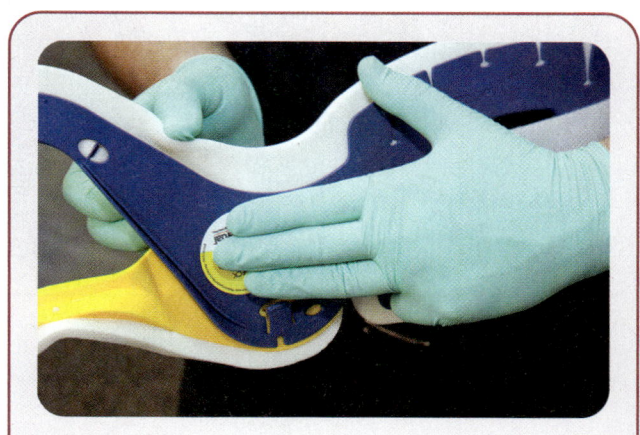

3 O segundo profissional de atendimento pré-hospitalar utiliza esta medida para selecionar um colar de tamanho adequado ou para regular um colar ajustável para o tamanho correto.

(continua)

Abordagem da Coluna (continuação)

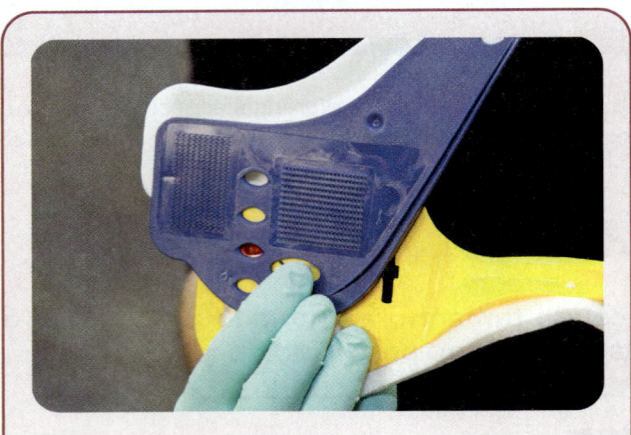

4 Se for utilizado um colar ajustável, certifique-se de que o colar está travado no tamanho adequado.

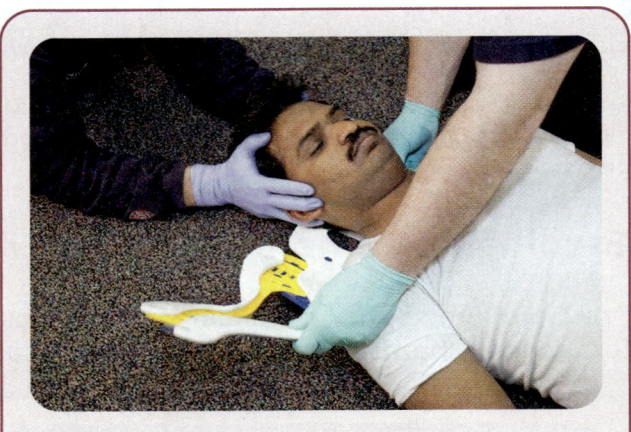

5 O segundo profissional de atendimento pré-hospitalar aplica o colar, enquanto o primeiro profissional de atendimento pré-hospitalar continua a manter a estabilização neutra e alinhada da cabeça e do pescoço.

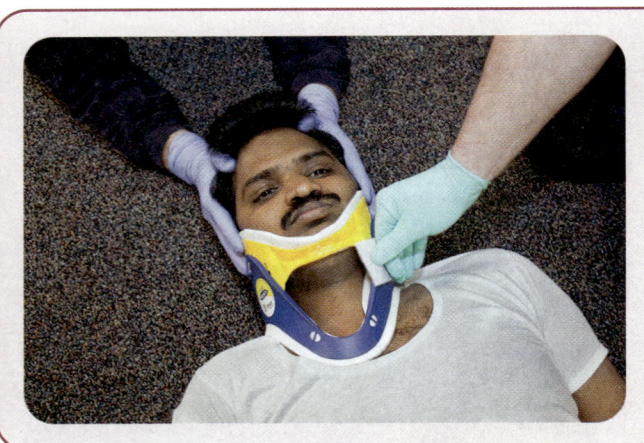

6 Após a aplicação e a fixação do colar cervical, é mantida a estabilização manual e alinhamento da cabeça e do pescoço até que o paciente esteja fixado a um dispositivo apropriado.

Abordagem da Coluna *(continuação)*

Rolamento em Bloco

Princípio: Virar um paciente mantendo a estabilização manual com mínima movimentação da coluna. O rolamento em bloco está indicado para (1) posicionar um paciente em uma prancha longa ou outro dispositivo a fim de facilitar a movimentação do paciente e (2) virar um paciente com suspeita de trauma da coluna para examinar o dorso.

A. Paciente em Posição Supina

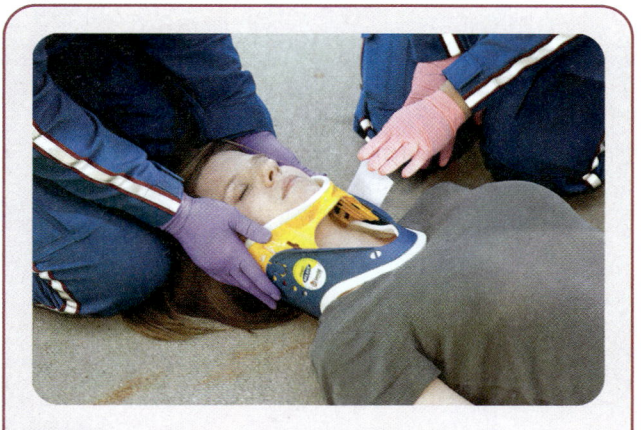

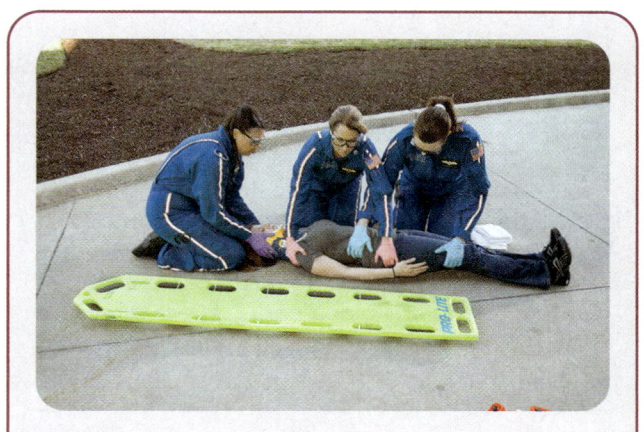

1 Enquanto um profissional de atendimento pré-hospitalar mantém a estabilização neutra e alinhamento da cabeça do paciente, um segundo profissional de atendimento pré-hospitalar aplica um colar cervical de tamanho apropriado.

2 Enquanto um profissional de atendimento pré-hospitalar mantém a estabilização neutra e alinhamento, um segundo profissional de atendimento pré-hospitalar se ajoelha ao nível da porção média do tórax do paciente, e um terceiro profissional se ajoelha ao nível dos joelhos do paciente. Os braços do paciente são esticados e colocados com as palmas viradas para dentro próximos do tronco enquanto as pernas do paciente são colocadas em alinhamento neutro. O paciente é segurado no nível dos ombros e dos quadris de maneira que seja mantida uma posição neutra e alinhada das extremidades inferiores. O paciente é "rolado em bloco" discretamente para o lado.

(continua)

Abordagem da Coluna (*continuação*)

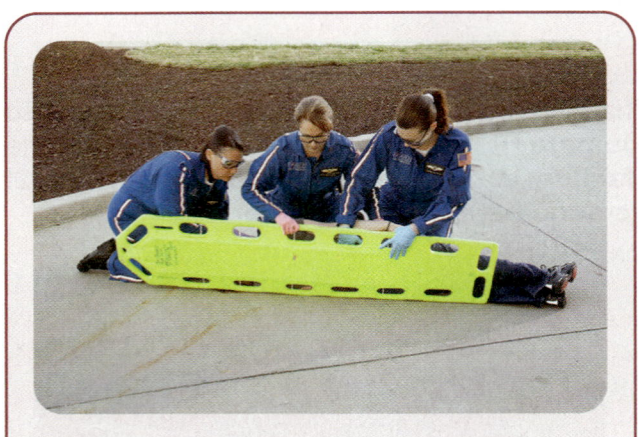

3 A prancha dorsal ou outro dispositivo é colocado com a extremidade dos pés posicionada entre os joelhos e os tornozelos do paciente (a parte superior da prancha se estenderá além da cabeça do paciente). A prancha é segurada contra o dorso do paciente, o paciente é rolado em bloco para trás em direção à prancha longa, e esta é baixada para o chão com o paciente.

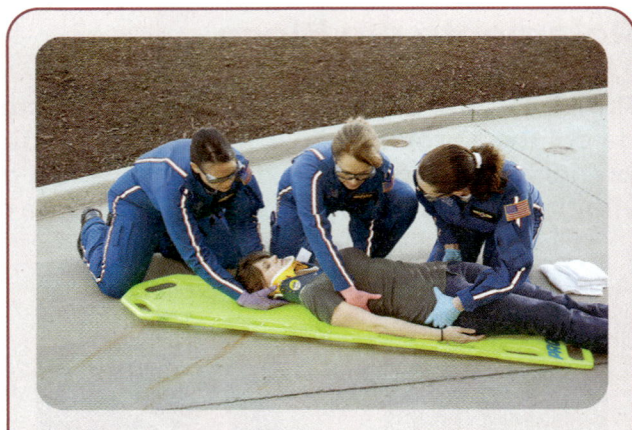

4 Quando estiver no chão, o paciente é segurado firmemente pelos ombros, pela pélvis e pelas extremidades inferiores.

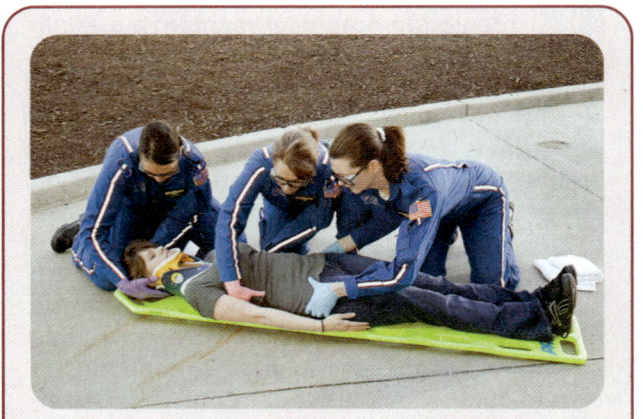

5 O paciente é movido para cima e lateralmente sobre a prancha longa. A estabilização neutra e alinhamento é mantida sem tracionar a cabeça e o pescoço do paciente.

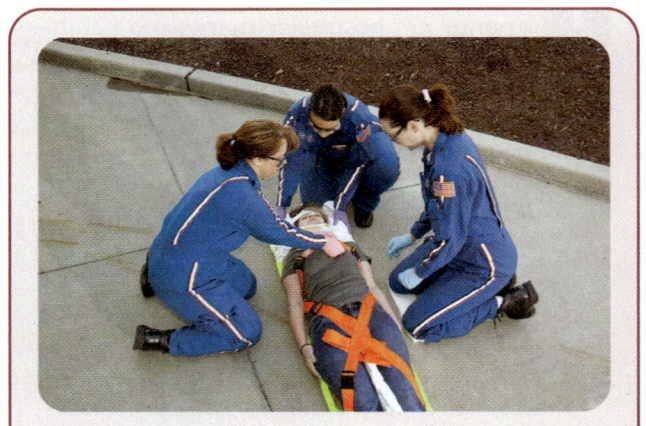

6 O paciente é posicionado sobre a prancha longa com a cabeça no topo da prancha e com o corpo centrado e fixado ao dispositivo. Se houver um desconforto significativo ou se o transporte for prolongado, a prancha longa pode ser removida rolando o paciente para fora dela depois que ele tiver sido transferido com segurança para a maca em posição supina.

Abordagem da Coluna (continuação)

B. Paciente em Posição Prona ou Semiprona

Quando um paciente se apresenta em posição prona ou semiprona, pode ser usado um método de estabilização semelhante ao usado para o paciente em posição supina. O método incorpora o mesmo alinhamento inicial dos membros do paciente, o mesmo posicionamento e colocação das mãos dos profissionais de atendimento pré-hospitalar e as mesmas responsabilidades para manter o alinhamento.

Os braços do paciente são posicionados em antecipação à rotação completa que ocorrerá. Ao usar o método de rolamento em bloco semiprona, um colar cervical pode ser aplicado com segurança apenas depois que o paciente estiver na posição alinhada e supina sobre a prancha ou outro dispositivo de imobilização, e não antes disso.

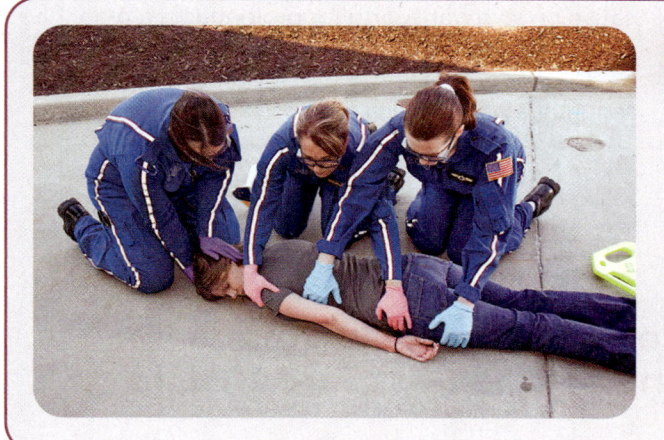

1 Sempre que possível, o paciente deve ser rolado para o lado oposto da direção para a qual o seu rosto aponta inicialmente. Um profissional de atendimento pré-hospitalar realiza a estabilização manual e alinhamento da cabeça e do pescoço do paciente. Outro profissional de atendimento pré-hospitalar se ajoelha ao nível do tórax do paciente e segura o ombro e a região do punho e da pélvis do lado oposto do paciente. Um terceiro profissional de atendimento pré-hospitalar se ajoelha ao nível dos joelhos do paciente e segura o punho e a região da pélvis e as extremidades inferiores do paciente.

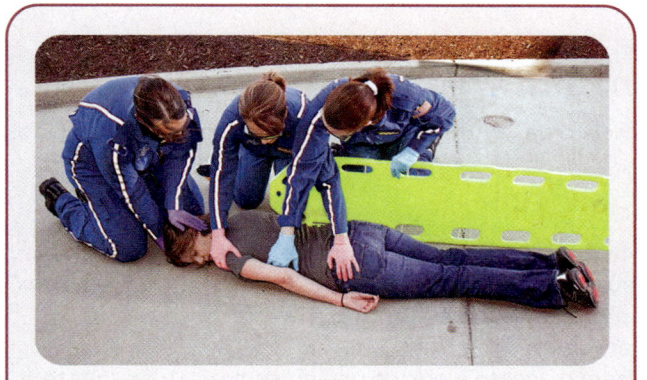

2 A prancha dorsal ou outro dispositivo de imobilização é colocado na margem lateral e levado até a sua posição entre o paciente e os profissionais de atendimento pré-hospitalar.

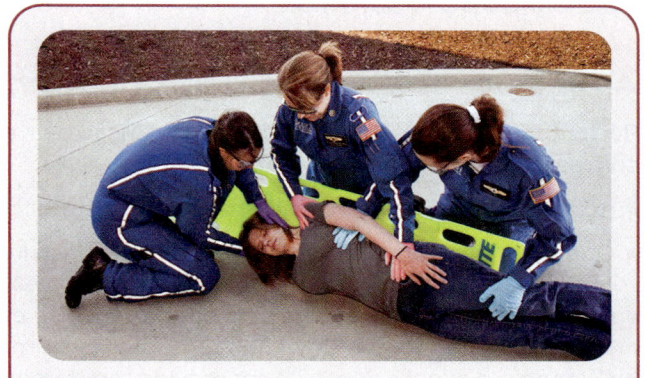

3 A prancha é colocada com sua extremidade inferior entre os joelhos e os tornozelos do paciente, e o paciente é rolado em bloco lateralmente. A cabeça do paciente faz menos rotação do que o tronco de modo que, quando o paciente está de lado (perpendicular ao chão), a cabeça e o tronco estão em alinhamento apropriado.

(continua)

Abordagem da Coluna *(continuação)*

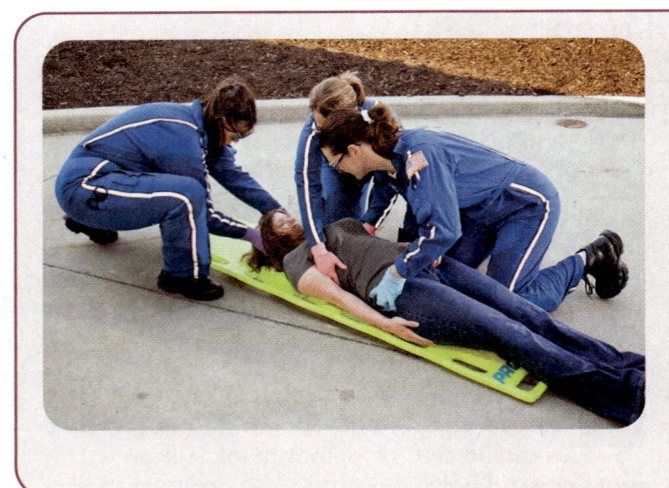

4 Quando o paciente estiver em posição supina sobre a prancha dorsal, ele é movido para cima e em direção ao centro da prancha. Os profissionais de atendimento pré-hospitalar devem cuidar para não puxar o paciente, mantendo a estabilização neutra e alinhada. Quando o paciente estiver adequadamente posicionado na prancha dorsal, pode-se aplicar um colar cervical de tamanho adequado, e o paciente pode ser fixado à prancha. Se houver um desconforto significativo ou se o transporte for prolongado, a prancha poderá ser removida rolando o paciente para fora dela quando o paciente tiver sido transferido com segurança para a maca em posição supina.

© National Association of Emergency Medical Technicians (NAEMT)

Estabelecimento da Restrição de Movimento da Coluna Vertebral em um Paciente Encontrado na Posição Sentada

Princípio: Estabilizar manualmente um paciente antes e depois de movimentá-lo a partir de uma posição sentada.

A. Três ou Mais Profissionais de Atendimento Pré-hospitalar

Pacientes sentados com indicações de restrição de movimento da coluna (ver Figura 9-12) podem ser retirados com segurança.

A extricação rápida está indicada nas seguintes situações:

- Quando o paciente apresenta condições potencialmente fatais identificadas durante a avaliação primária que não podem ser corrigidas no local em que o paciente se encontra
- Quando a cena não é segura e há perigo evidente para o profissional de atendimento pré-hospitalar e o paciente, necessitando da rápida remoção para um local seguro
- Quando o paciente necessita ser movido rapidamente para o acesso a outros pacientes mais gravemente feridos

Abordagem da Coluna (*continuação*)

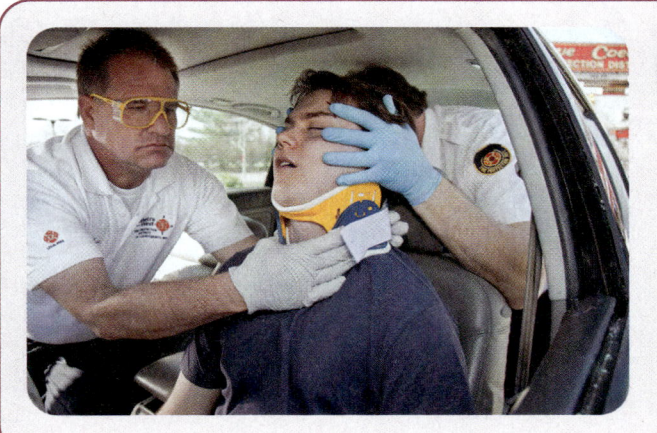

1 Após optar por empregar restrição de movimento da coluna vertebral antes da extricação do paciente, inicia-se a estabilização manual e alinhamento da cabeça e do pescoço do paciente em posição neutra. A melhor forma de fazer isso é por trás do paciente. Se um profissional de atendimento pré-hospitalar não conseguir chegar atrás do paciente, a estabilização manual pode ser feita lateralmente. Seja por trás ou pela lateral, a cabeça e o pescoço do paciente são levados até um alinhamento neutro, realiza-se uma rápida avaliação do paciente e aplica-se um colar cervical de tamanho adequado.

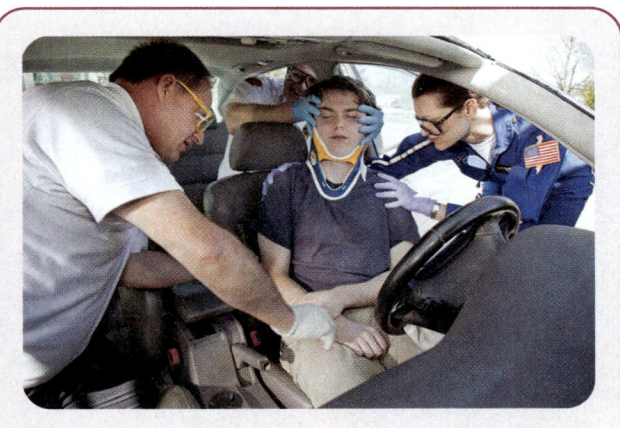

2 Enquanto a estabilização manual é mantida, todo o tronco do paciente, além das pernas, são controlados. O paciente é girado com uma série de movimentos curtos e controlados.

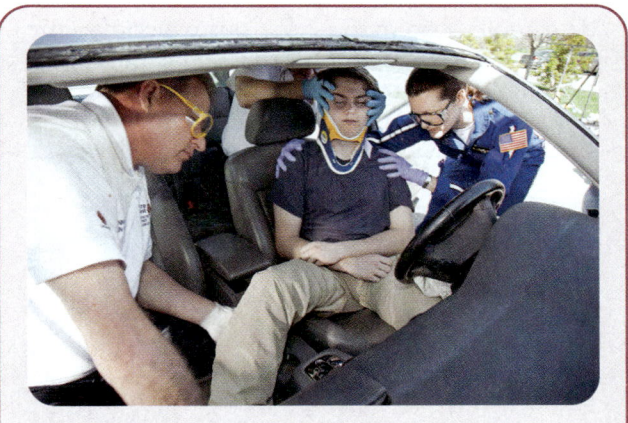

3 Se o veículo tiver um console central, as pernas do paciente devem ser movidas, uma de cada vez, sobre o console.

(*continua*)

Abordagem da Coluna *(continuação)*

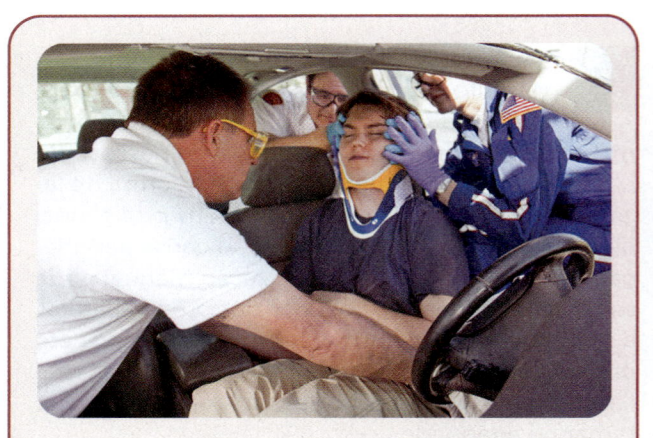

4 O profissional de atendimento pré-hospitalar continua a girar o paciente em movimentos curtos e controlados até que não seja mais possível manter o controle da estabilização manual por trás e ainda dentro do veículo. Um segundo profissional, de pé fora do veículo, assume a estabilização manual do primeiro profissional.

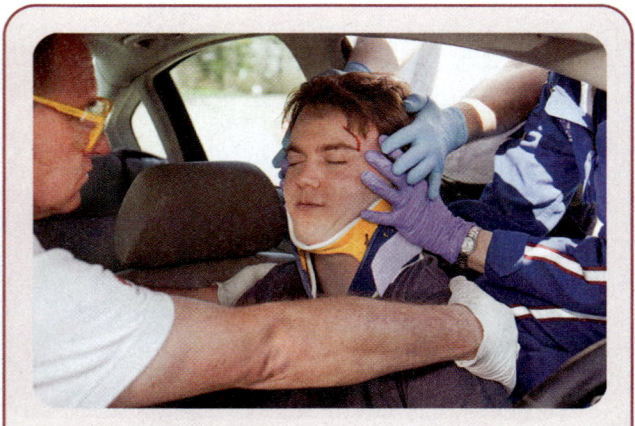

5 O primeiro profissional pode agora sair do veículo e reassumir a estabilização manual do segundo profissional.

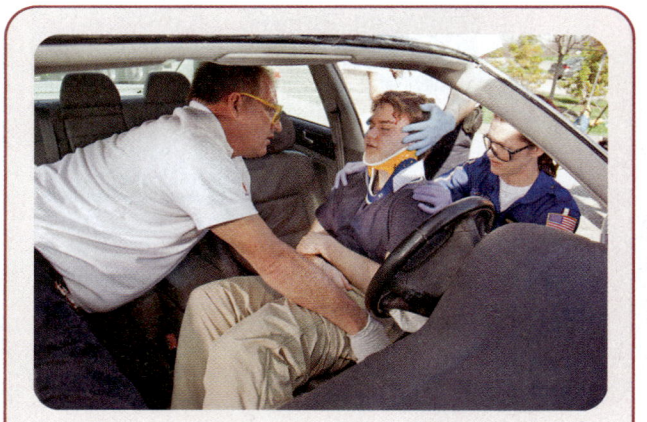

6 A rotação do paciente é continuada até que ele possa ser abaixado para fora pela porta do veículo e sobre a prancha dorsal longa.

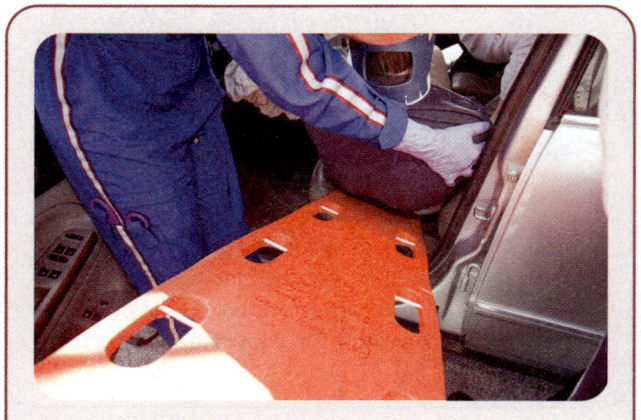

7 A prancha dorsal longa ou outro dispositivo de estabilização é colocado com a extremidade dos pés sobre o assento do veículo e a extremidade da cabeça no leito da ambulância. Se o leito não puder ser colocado próximo do veículo, outros profissionais de atendimento pré-hospitalar podem segurar a prancha dorsal longa enquanto o paciente é deitado sobre ela.

Abordagem da Coluna (*continuação*)

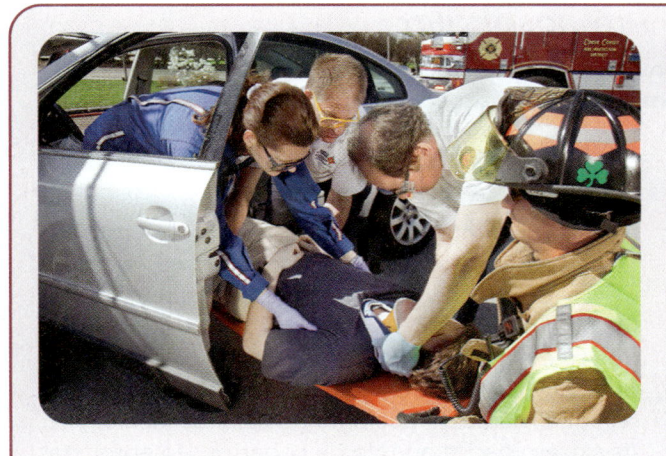

8 Quando o tronco do paciente estiver abaixado sobre a prancha, o peso do tórax do paciente é controlado enquanto a pélvis e as extremidades inferiores do paciente são controladas. O paciente é movido para cima do dispositivo. O profissional de atendimento pré-hospitalar que está mantendo a estabilização manual deve ter cuidado para não puxar o paciente e deve continuar sustentando a cabeça e o pescoço dele.

Após o paciente ser posicionado sobre o dispositivo, os profissionais de atendimento pré-hospitalar podem fixá-lo à prancha e a prancha, ao leito da ambulância. O tronco superior do paciente é fixado antes, e depois são fixados o tronco inferior e a pélvis e, então, a cabeça. As pernas do paciente são fixadas por último. Se a cena não for segura, o paciente deve ser movido para uma área segura antes de ser fixado à prancha ou ao leito.

Nota: Este procedimento representa apenas um exemplo de extricação de um paciente encontrado na posição sentada. Como poucas situações pré-hospitalares são ideais, os profissionais que atuam neste cenário podem precisar modificar as etapas para a extricação de um determinado paciente e em uma determinada situação. O princípio da extricação deve continuar o mesmo, independentemente da situação: manter a estabilização manual durante todo o processo de extricação sem interrupções, e manter toda a coluna em uma posição alinhada sem movimentos indesejados. Qualquer posicionamento dos profissionais de atendimento pré-hospitalar que funcione pode ser bem-sucedido. Porém, muitas mudanças de posição e trocas de posição das mãos devem ser evitadas, pois podem levar a interrupções na estabilização manual.

A técnica de extricação pode efetivamente fornecer estabilização manual e alinhada da cabeça, do pescoço e do tronco do paciente durante a remoção dele de um veículo. A seguir, são descritos três pontos fundamentais da extricação:

1. Um profissional de atendimento pré-hospitalar mantém a estabilização da cabeça e do pescoço do paciente o tempo todo, enquanto outro gira e estabiliza o tronco superior do paciente, e um terceiro move e controla o tronco inferior, a pélvis e as extremidades inferiores do paciente.
2. Manter a estabilização manual alinhada da cabeça e do pescoço do paciente é impossível se houver a tentativa de mover o paciente em um movimento contínuo. Os profissionais de atendimento pré-hospitalar devem limitar cada movimento, parando o reposicionamento e preparando para o próximo movimento. A pressa indevida resulta em movimentação da coluna.
3. Cada situação e cada paciente podem necessitar de adaptação dos princípios da extricação. Ela só funciona efetivamente se as manobras forem praticadas. Cada profissional de atendimento pré-hospitalar deve conhecer as ações e os movimentos dos outros profissionais atuantes no atendimento.

(*continua*)

Abordagem da Coluna (*continuação*)

B. Dois Profissionais de Atendimento Pré-hospitalar

Em algumas situações, não haverá disponibilidade do número adequado de profissionais de atendimento pré-hospitalar para extricar um paciente crítico rapidamente. Nessas situações, é útil a técnica aplicada por dois profissionais.

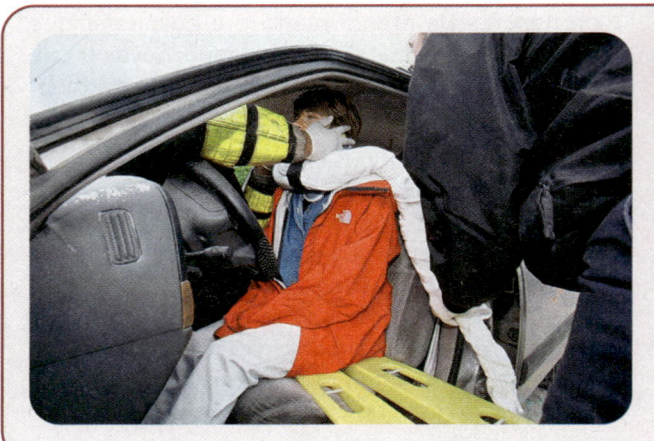

1 Um profissional inicia e mantém a estabilização manual e alinhamento da cabeça e do pescoço do paciente. Um segundo profissional coloca um colar cervical de tamanho adequado e coloca um cobertor enrolado ao redor do paciente. O centro do rolo de cobertor é colocado na linha média do paciente no colar cervical rígido. As extremidades do rolo de cobertor são enroladas ao redor do colar cervical e colocadas sob os braços do paciente.

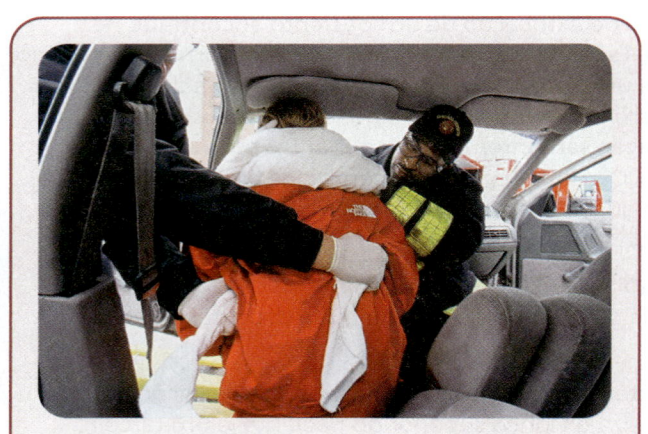

2 O paciente é virado usando-se as extremidades do rolo de cobertor e até que o dorso dele esteja centrado na abertura da porta.

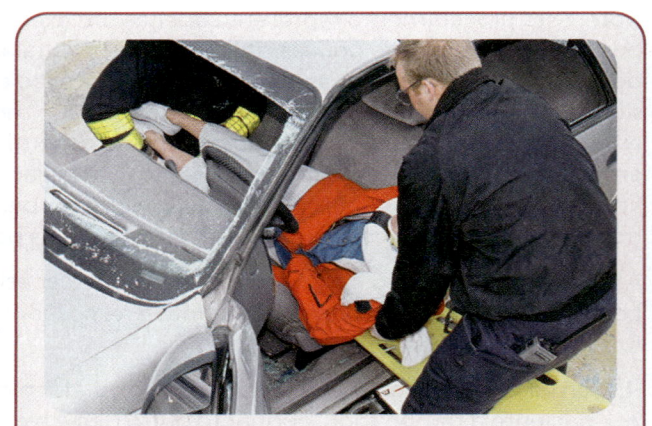

3 O primeiro profissional controla as extremidades do cobertor, movendo-as sob os ombros do paciente, e move o paciente usando o cobertor, enquanto o segundo profissional move e controla o tronco inferior, a pélvis e as pernas do paciente.

Abordagem da Coluna (continuação)

Dispositivo para Imobilização de Crianças

Princípio: Fornecer restrição de movimento da coluna para uma criança com suspeita de lesão espinal.

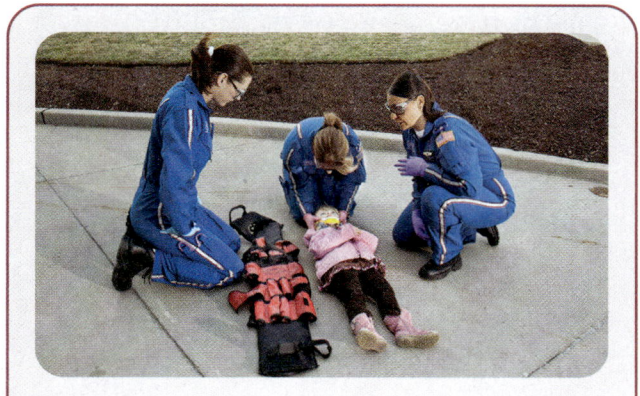

1 O primeiro profissional de atendimento pré-hospitalar se ajoelha acima da cabeça do paciente e fornece estabilização manual e alinhada da cabeça e do pescoço. O segundo profissional mede e aplica um colar cervical, enquanto o primeiro mantém a estabilização neutra e o alinhamento. O segundo profissional arruma os braços e as pernas do paciente, se necessário.

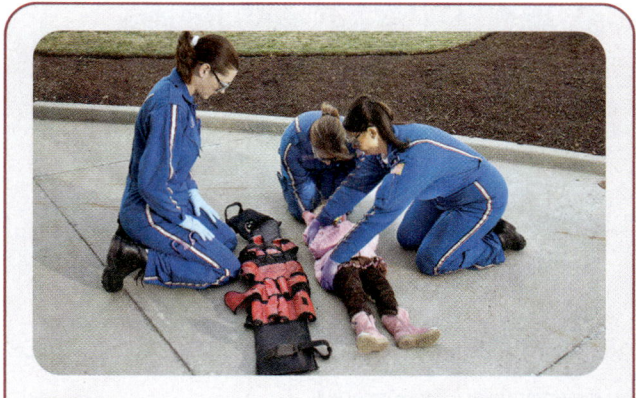

2 O segundo profissional agora se ajoelha ao lado do paciente entre os ombros e os joelhos. O segundo, então, segura o paciente pelos ombros e pelos quadris de maneira a manter uma posição neutra e alinhada das extremidades inferiores. Ao comando do primeiro profissional, o paciente é rolado em bloco discretamente para o lado.

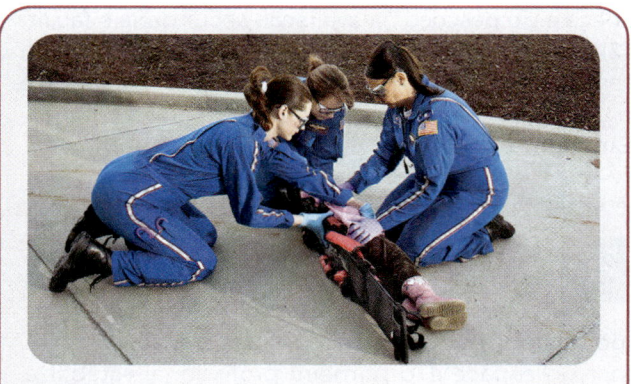

3 Um terceiro profissional posiciona o dispositivo de imobilização atrás do paciente e o mantém nessa posição.

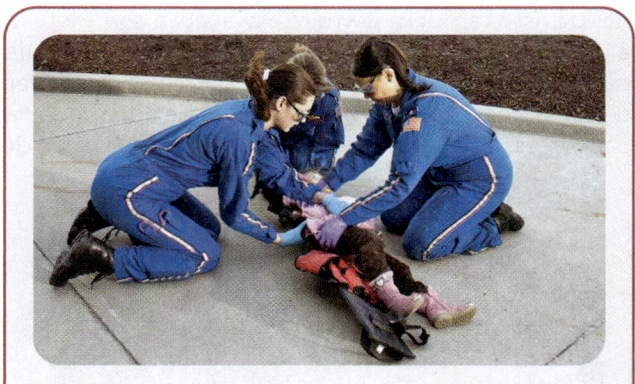

4 O dispositivo é mantido contra o dorso do paciente, o paciente é rolado em bloco sobre o dispositivo e o dispositivo é abaixado até o chão com o paciente.

(continua)

Abordagem da Coluna (*continuação*)

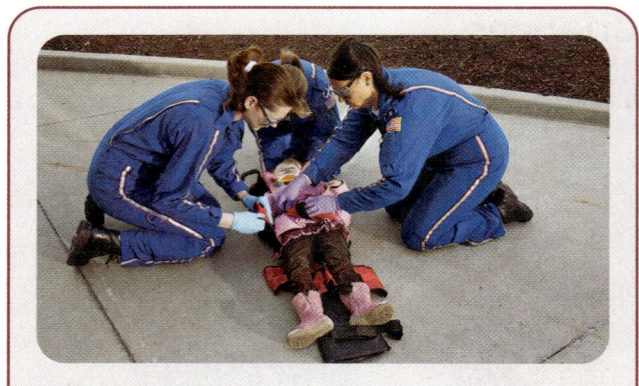

5 Agora, o paciente é fixado ao dispositivo de imobilização pelos segundo e terceiro profissionais, enquanto o primeiro profissional mantém a estabilização da cabeça e do pescoço.

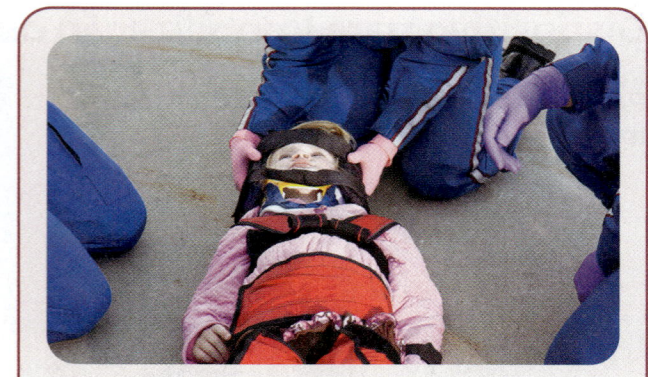

6 Após a fixação do tronco e das extremidades inferiores do paciente no dispositivo, a cabeça do paciente é fixada ao dispositivo.

Remoção de Capacete

Princípio: Remover um capacete de segurança minimizando o risco de lesão adicional.

Os pacientes que estão usando capacetes com cobertura de toda a face devem ter o capacete removido precocemente no processo de avaliação. Isso oferece acesso imediato para que o profissional de atendimento pré-hospitalar possa avaliar e manejar a via aérea e o estado ventilatório do paciente. A remoção do capacete garante que não esteja ocorrendo sangramento oculto na parte posterior do capacete e permite que o profissional mova a cabeça (a partir da posição de flexão causada por capacetes grandes) até um alinhamento neutro. Isso também permite a avaliação completa da cabeça e do pescoço na avaliação secundária e facilita a imobilização da coluna quando indicada (ver Figura 9-12). O profissional de atendimento pré-hospitalar explica ao paciente o que será feito. Se o paciente verbalizar que o profissional não deve remover o capacete, o profissional explicará que uma pessoa adequadamente treinada poderá removê-lo, protegendo a coluna. São necessários dois profissionais para a realização dessa manobra.

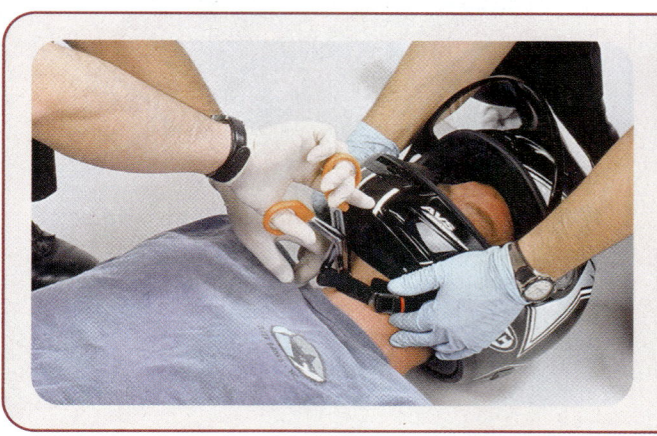

1 Um profissional se posiciona acima da cabeça do paciente. Com as palmas das mãos comprimindo as laterais do capacete e as pontas dos dedos curvados sobre a margem inferior do capacete, o primeiro profissional estabiliza o capacete, a cabeça e o pescoço na posição mais próxima possível da posição neutra e alinhada que o capacete permitir. Um segundo profissional se ajoelha ao lado do paciente, abre ou remove o escudo facial, se necessário, remove os óculos, quando presentes, e solta ou corta a tira do queixo.

Abordagem da Coluna (*continuação*)

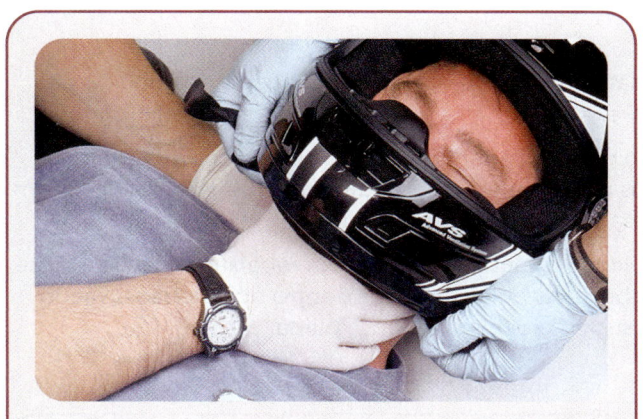

2 A mandíbula do paciente é segurada entre o polegar e os primeiros dois dedos ao nível do ângulo da mandíbula. A outra mão é colocada sob o pescoço do paciente ao nível do occipital para controlar a estabilização manual. Os antebraços do profissional devem apoiar sobre o chão ou sobre suas próprias coxas para suporte adicional.

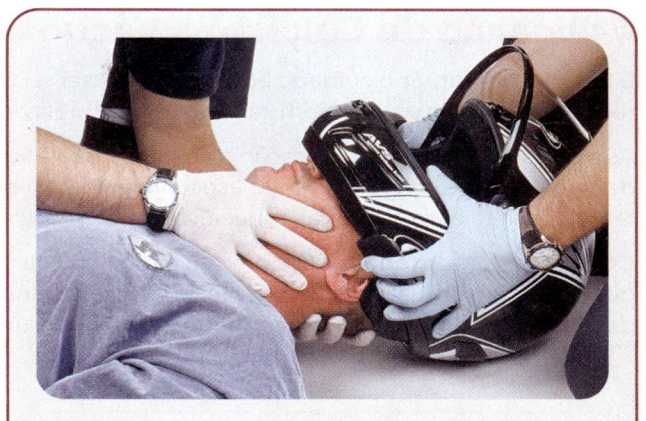

3 O primeiro profissional puxa as laterais do capacete, afastando-as um pouco para longe da cabeça do paciente, e gira o capacete como movimentos de balanço para cima e para baixo enquanto puxa para fora, tirando-o da cabeça do paciente. O movimento do capacete é lento e deliberado. O profissional toma cuidado à medida que o capacete passa pelo nariz do paciente.

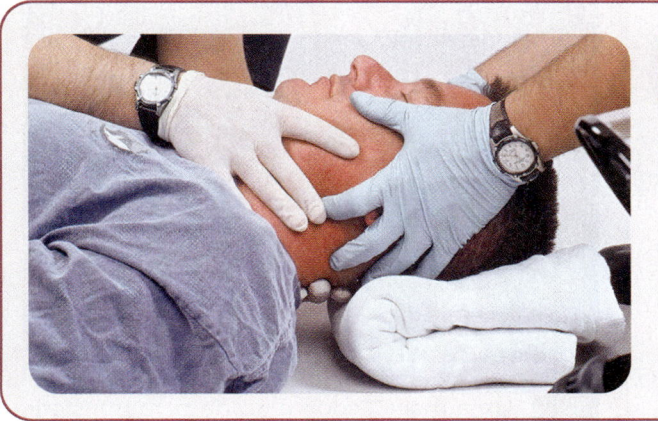

4 Após a remoção do capacete, deve-se colocar um coxim atrás da cabeça do paciente para manter posição neutra e alinhada. A estabilização manual é mantida, sendo colocado um colar cervical de tamanho apropriado no paciente.

Nota: Os dois elementos importantes a seguir estão envolvidos na remoção do capacete:

1. Enquanto um profissional mantém a estabilização manual da cabeça e do pescoço do paciente, o outro faz os movimentos. Em nenhum momento ambos os profissionais devem mover as mãos ao mesmo tempo.
2. O profissional gira o capacete em direções diferentes, primeiramente para liberar o nariz do paciente e, depois, para liberar a parte de trás da cabeça do paciente.

Abordagem da Coluna *(continuação)*

Aplicação de Colchão a Vácuo

É importante tomar o cuidado adequado ao usar o colchão a vácuo. Qualquer objeto afiado no chão ou nas roupas do paciente pode perfurar o colchão, inutilizando-o.

As etapas envolvidas na aplicação de um colchão a vácuo podem variar em relação aos passos a seguir, dependendo do colchão a vácuo específico disponível. Os profissionais de atendimento pré-hospitalar devem familiarizar-se com as etapas específicas do dispositivo usado em sua instituição.

O profissional de atendimento pré-hospitalar coloca o colchão a vácuo sobre a maca rebaixada, parcialmente desinflado. A válvula do colchão a vácuo deve estar na cabeça. As bolas plásticas dentro do colchão a vácuo devem ser espalhadas uniformemente para formar uma superfície relativamente plana.

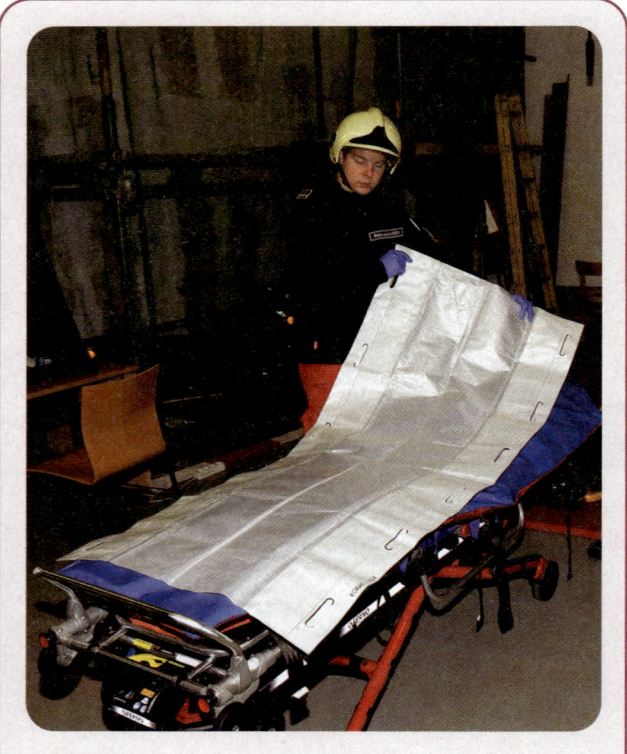

1 Um profissional coloca um colchão a vácuo sobre uma maca rebaixada. O colchão deve estar parcialmente desinflado com a válvula na extremidade da cabeça. As bolas plásticas dentro do colchão devem estar bem distribuídas para formar uma superfície relativamente plana. Então, o profissional coloca uma lona de transferência ou resgate sobre o colchão a vácuo.

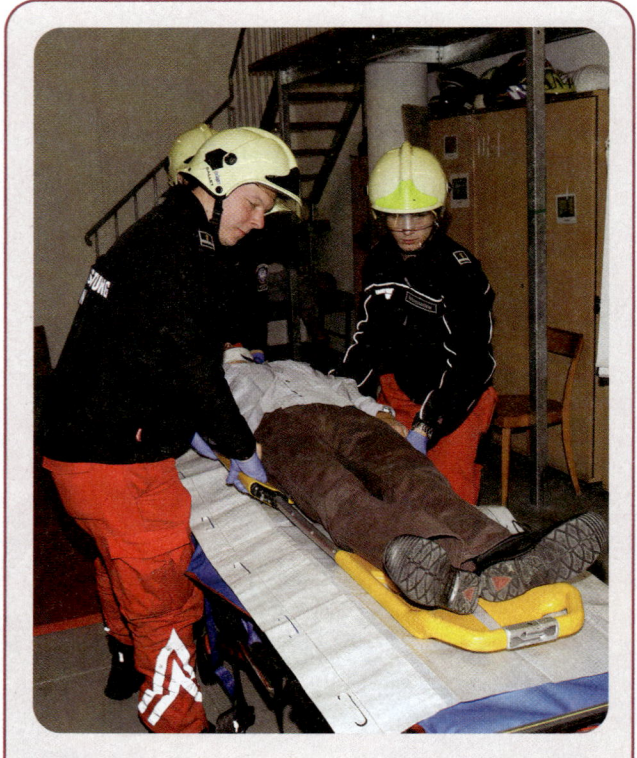

2 Uma maca Scoop é usada para transferir o paciente para cima do colchão a vácuo.

Abordagem da Coluna (*continuação*)

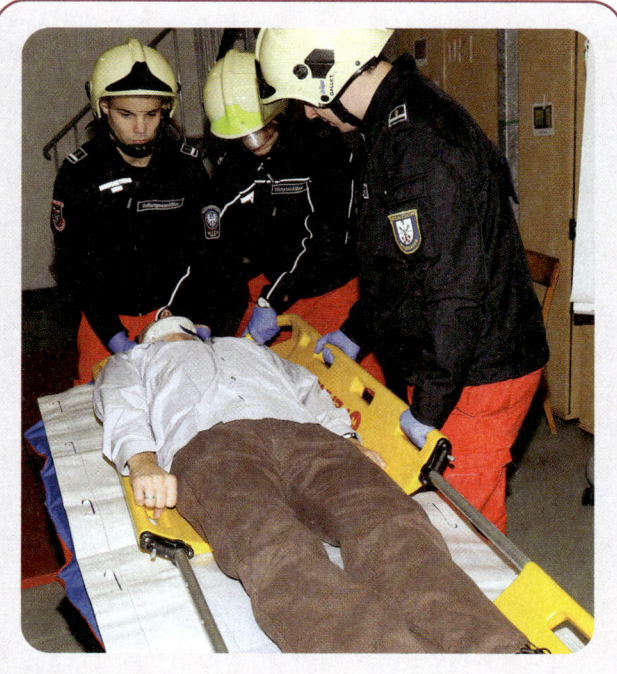

3 A maca Scoop é cuidadosamente removida de baixo do paciente.

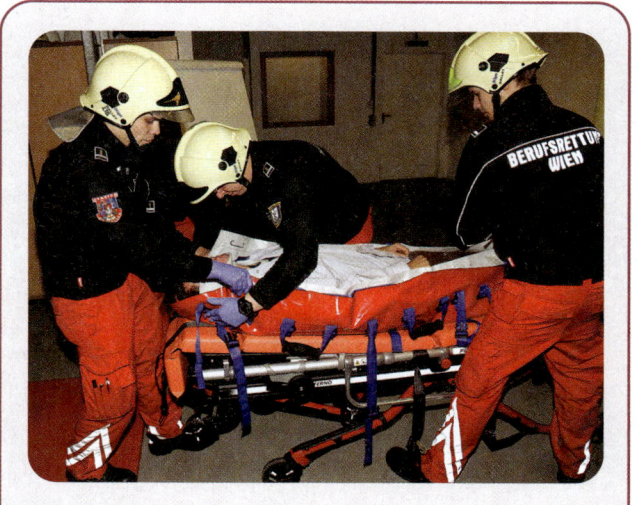

4 O colchão a vácuo é moldado conforme os contornos do paciente, enquanto um profissional mantém a estabilização manual e alinhada da cabeça do paciente. Quando o colchão estiver moldado ao paciente, a válvula do colchão a vácuo é aberta e é aplicada a aspiração para desinsuflar o colchão.

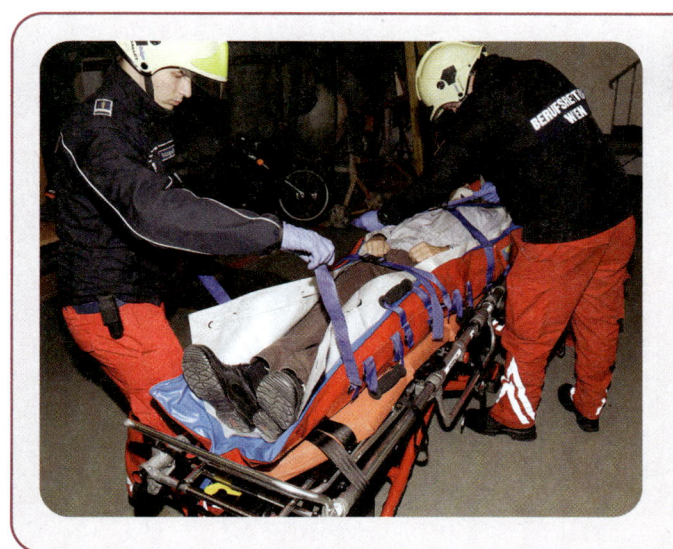

5 Então, a válvula é fechada e o paciente é fixado com cintos. Deve ser colocado um lençol ou cobertor sobre o paciente.

CAPÍTULO 10

Trauma Torácico

Editores-chefes:
Anthony Loria, MD
Mark Gestring, MD, FACS

© Ralf Hiemisch/fstop/Getty Images

OBJETIVOS DO CAPÍTULO

Ao término deste capítulo, você será capaz de:

- Discutir a anatomia e a fisiologia dos órgãos torácicos.
- Explicar as alterações na anatomia e na fisiologia resultantes das lesões torácicas.
- Discutir as relações entre o mecanismo, a anatomia e a fisiologia do trauma torácico e os vários achados da avaliação consistentes com as lesões listadas aqui.
- Diferenciar entre os pacientes que necessitam de rápida estabilização e transporte e aqueles nos quais a avaliação e o tratamento no próprio local são apropriados.
- Relacionar sinais, sintomas, fisiopatologia e abordagem das seguintes lesões:

- Fraturas de costelas
- Tórax instável
- Contusão pulmonar
- Pneumotórax (simples, aberto e hipertenso)
- Hemotórax
- Contusão cardíaca ou contusão miocárdica
- Tamponamento cardíaco
- *Commotio cordis*
- Ruptura traumática da aorta
- Ruptura traqueobrônquica
- Asfixia traumática
- Ruptura diafragmática

CENÁRIO

Você e seu parceiro são despachados para um local de construção de uma indústria para socorrer um trabalhador atingido por uma determinada peça de metal. Na chegada, vocês são conduzidos a uma área onde um agente de segurança explica que o paciente estava ajudando a instalar vigas de metal. Quando se virou para pegar uma viga, atingiu a extremidade de outra viga recém cortada pelo seu parceiro, rasgando sua camiseta e perfurando seu tórax.

Vocês encontram um homem de cerca de 35 anos sentado, inclinado para a frente e segurando um pano no lado direito do tórax. Você pergunta a ele o que havia acontecido e ele tenta falar, mas precisa parar a cada cinco ou seis palavras para recuperar o fôlego. Você move o pano e percebe uma laceração de 5 cm de comprimento com uma pequena quantidade de sangue "borbulhante". Ele está sudorético, tem pulso radial rápido e diminuição dos sons respiratórios no lado direito. Nenhuma outra alteração no exame físico é encontrada.

- O paciente está em insuficiência respiratória?
- Apresenta lesões potencialmente fatais?

(continua)

INTRODUÇÃO

Como em outras formas de trauma, o torácico pode ser resultado de mecanismos fechados, penetrantes ou de explosão. A energia aplicada à caixa torácica pode alterar a anatomia e a fisiologia dos órgãos ai presentes. Da mesma forma, as lesões penetrantes decorrentes de armas de fogo, facas ou outras formas de perfuração podem lesar o tórax e seu interior. Explosão ocorrida proximamente ao tórax pode resultar em grande mudanças de pressão, causando barotraum (contusões, hemorragia, lacerações, pneumotórax ou embolia gasosa). A maioria das lesões torácicas não requer a realização de uma toracotomia (abertura cirúrgica da cavidade torácica). De fato, menos de 10% das lesões torácicas contundentes e 15 a 30% das lesões torácicas penetrantes necessitam de intervenções cirúrgicas. As lesões restantes são bem manejadas com intervenções relativamente simples, como o uso do oxigênio suplementar, analgesia, suporte ventilatório, ou drenagem torácica (inserção de dreno torácico – drenagem pleural), quando necessário.[1-3]

Os órgãos torácicos estão intimamente envolvidos na manutenção da oxigenação, da ventilação, da perfusão e da oferta de oxigênio. Consequentemente, a lesão torácica, sobretudo se não for imediatamente reconhecida e adequadamente tratada, pode ter grande impacto na morbidade e mortalidade. O tratamento inadequado de uma lesão torácica pode contribuir para **hipoxemia** (oxigênio insuficiente no sangue), **hipóxia** (oxigênio insuficiente nos tecidos do corpo), **hipercarbia** (excesso de dióxido de carbono no sangue), acidose (excesso de ácido no sangue) e choque (uma anormalidade do sistema circulatório que resulta em perfusão inadequada de órgãos e oxigenação de tecidos). Essas anormalidades fisiológicas resultantes de lesões torácicas também podem contribuir para complicações tardias, como insuficiência multissistêmica, a qual é responsável por 25% de mortes que resultam do trauma torácico.[1-3]

Anatomia

De forma simplificada, a cavidade torácica ou o tórax é um cilindro oco formado por estruturas ósseas e musculares.

Dos 12 pares de costelas, os 10 pares superiores se fixam à coluna vertebral posteriormente e, anteriormente, ao esterno ou à costela superior. Os dois pares de costelas inferiores estão ligados posteriormente apenas à coluna vertebral e, assim, são chamadas "costelas flutuantes". Essa arquitetura óssea oferece bastante proteção para os órgãos internos da cavidade torácica e e para a parte superior do abdome (principalmente o baço e o fígado). Esse arcabouço costal é reforçada pelos **músculos intercostais**, que se encontram entre as costelas, fazendo a conexão entre elas.

Vários grupos musculares movimentam a extremidade superior e fazem parte da parede torácica, incluindo os *músculos peitorais* maior e menor, os *músculos serráteis* anterior e posterior e o *músculo latíssimo do dorso*, juntamente com os vários outros músculos do dorso (**Figura 10-1**). Todo esse "acolchoamento" significa que há necessidade de uma quantidade de força considerável para lesar tais órgãos internos.

No tórax também encontramos os músculos envolvidos na respiração (ventilação), incluindo os músculos intercostais; o *diafragma*, um músculo em formato de cúpula que está fixado na parte inferior do tórax; e os músculos do pescoço que se ligam às costelas superiores. Um nervo, uma artéria e uma veia passam ao longo da margem inferior de cada costela, fornecendo sangue e estimulação para os músculos intercostais.

O revestimento no interior da cavidade formada por essas estruturas é uma fina membrana chamada **pleura parietal**. Uma membrana correspondente recobre os dois pulmões dentro da cavidade torácica e é chamada **pleura visceral**. Uma pequena quantidade de líquido mantém essas duas membranas juntas, semelhante à uma camada de água que mantém duas folhas de vidro unidas. Esse líquido pleural cria uma tensão superficial, a qual se opõe à natureza elástica dos pulmões, impedindo sua tendência natural ao colapso. Normalmente não há espaço entre essas duas membranas.

Os pulmões ocupam os lados direito e esquerdo da cavidade torácica (**Figura 10-2**). Os dois lados estão conectados por um espaço chamado **mediastino**, o qual contém a traqueia, os brônquios principais, o coração, as principais artérias e veias que entram e saem do coração, além do esôfago.

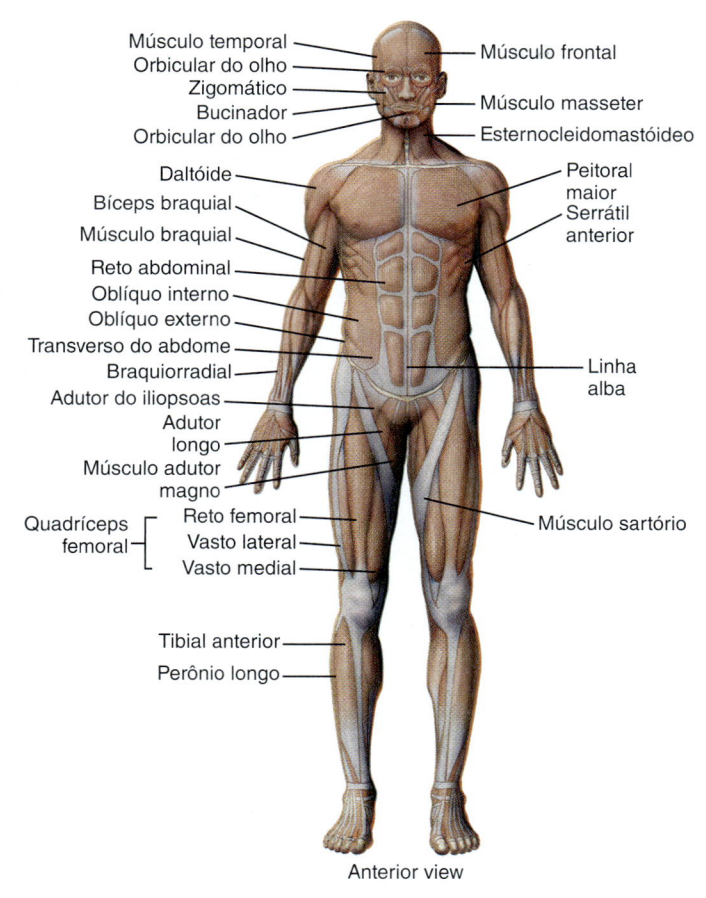

Figura 10-1 Sistema muscular.

© National Association of Emergency Medical Technicians (NAEMT)

Fisiologia

A *respiração* e a *circulação* são os dois componentes da fisiologia torácica com maior probabilidade de sofrer impacto por trauma.[1-3] Ambos os processos precisam estar funcionando adequadamente e em conjunto para que o oxigênio chegue aos órgãos e o dióxido de carbono seja expelido. A compreensão desses processos ajuda a esclarecer como um truama altera a fisiologia do corpo e a abordagem de tais lesões.

Ventilação

O termo leigo *respiração* se refere ao processo fisiológico da ventilação. A *ventilação* é o ato mecânico de puxar o ar pela boca e pelo nariz até as via aérea superiore e, depois, até os pulmões, onde chega até pequenos sacos de ar conhecidos como *alvéolos*. Podemos dizer que a **respiração** é a ventilação associada a oferta de oxigênio para as células. O processo de puxar o ar é chamado **inalação** ou **inspiração**. O oxigênio do ar inalado é transportado através da membrana que reveste os alvéolos até os pequenos vasos sanguíneos adjacentes conhecidos como **capilares**. Lá, em um processo chamado **oxigenação**, o oxigênio se liga à hemoglobina nas hemácias para ser transportado para o restante do corpo. Simultaneamente, o dióxido de carbono, que está dissolvido no sangue, difunde-se para fora até encontrar o ar que que está nos alvéolos, sendo expulso no processo de exalação (ou expiração) (**Figura 10-3**). A **respiração celular** é o uso de oxigênio pelas células para a produção de energia. (Ver o Capítulo 3, "Choque: Fisiopatologia de Vida e Morte", e o Capítulo 7, "Via Aérea e Ventilação".)

A *inspiração* ocorre por meio da contração dos músculos respiratórios (sobretudo os músculos intercostais e o diafragma). A contração desses músculos causa a elevação das costelas e sua separação à medida que o diafragma se move

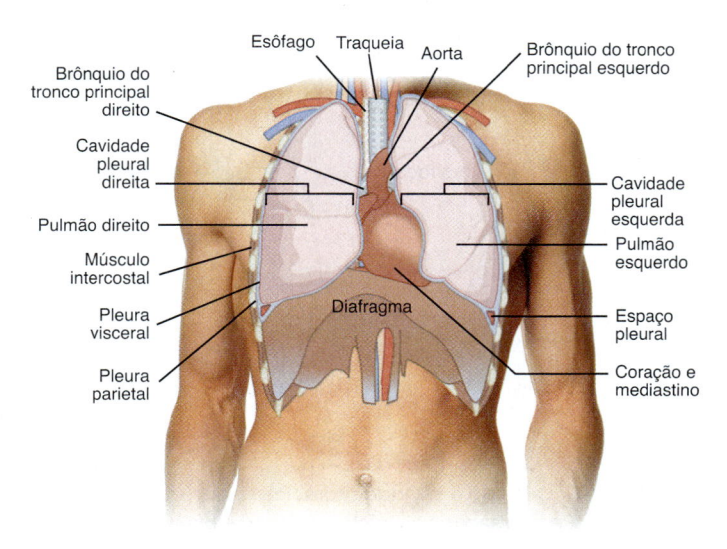

Figura 10-2 Cavidade torácica, incluindo costelas, músculos intercostais, diafragma, mediastino, pulmões, coração, grandes vasos, brônquios, traqueia e esôfago.

© MariyaL/Shutterstock

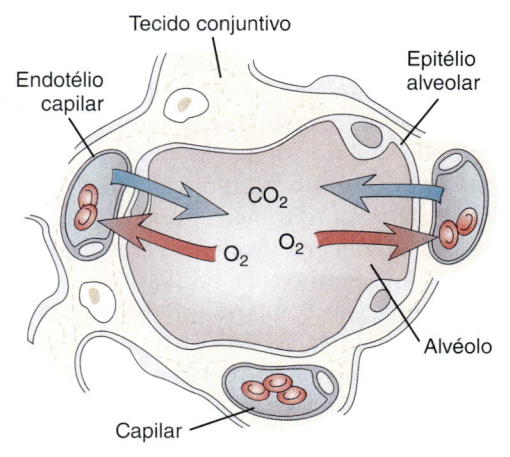

Figura 10-3 Os capilares e os alvéolos ficam muito próximos; assim, o oxigênio (O_2) nos alvéolos pode facilmente se difundir pelos capilares, paredes alveolares, capilares e hemácias. O dióxido de carbono (CO_2) se difunde na direção oposta.

© National Association of Emergency Medical Technicians (NAEMT)

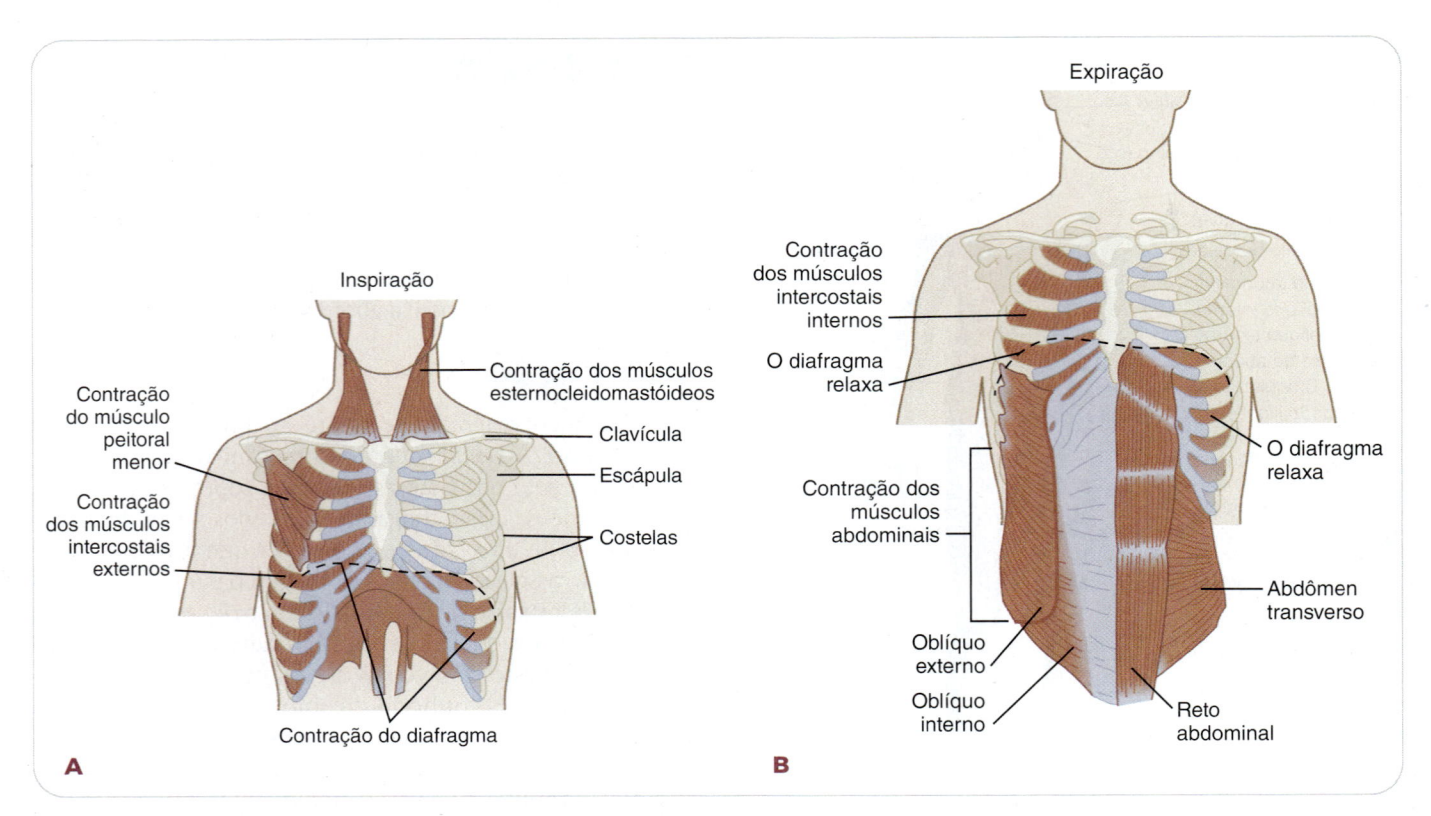

Figura 10-4   A. Durante a inspiração, o diafragma contrai e fica plano. Os seus músculos acessórios – como os músculos intercostais externos, o peitoral maior e o esternocleidomastóideo – elevam as costelas e o esterno. Isso aumenta o volume da cavidade torácica, o que diminui a pressão no tórax em comparação com a do exterior do corpo. Isso leva o ar para os pulmões. **B.** Na expiração, durante respiração normal, a elasticidade da cavidade torácica faz o diafragma e as costelas assumirem suas posições de repouso, o que diminui o volume da cavidade torácica. Na expiração, durante uma respiração forçada, os músculos da expiração – como os músculos intercostais internos e os músculos abdominais – contraem, fazendo o volume da cavidade torácica diminuir mais rapidamente.

para baixo. Isso aumenta o tamanho da cavidade torácica criando pressão negativa dentro do tórax em comparação com a pressão naquele momento, fora do corpo. Como resultado, o ar flui para dentro dos pulmões (**Figura 10-4** e **Figura 10-5**). A *expiração* é obtida pelo relaxamento dos músculos intercostais e do diafragma, resultando no retorno das costelas e do diafragma para suas posições de repouso. Isso faz a pressão dentro do tórax exceder a de fora do corpo, forçando o ar dos pulmões a ser expirado.

A ventilação é controlada principalmente pelo centro respiratório localizado no tronco encefálico, ele monitora a pressão parcial arterial de dióxido de carbono ($PaCO_2$) e da pressão parcial arterial de oxigênio ($PaCO_2$) por células especializadas conhecidas como **quimiorreceptores centrais**. Se os quimiorreceptores centrais detectarem aumento da $PaCO_2$, eles estimulam o centro respiratório a aumentar a profundidade e a frequência das respirações, eliminando mais dióxido de carbono e retornando a $PaCO_2$ ao valor normal (**Figura 10-6**). Esse processo pode aumentar em 10 vezes o volume de ar por minutos movido para dentro e para fora dos pulmões. Os mecanorreceptores, encontrados na via aérea, nos pulmões e na parede torácica, medem o grau de estiramento nessas estruturas e fornecem informações sobre o volume pulmonar para o tronco encefálico.

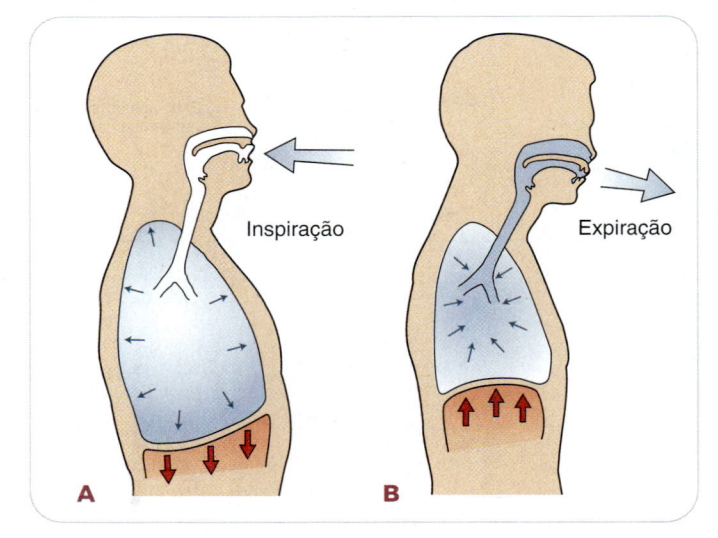

Figura 10-5   Quando a cavidade torácica se expande durante a inspiração, a pressão intratorácica diminui e o ar entra nos pulmões. À medida que o diafragma relaxa e o tórax retorna para a sua posição de repouso, a pressão intratorácica aumenta e o ar é expelido. Quando o diafragma é relaxado e a glote é aberta, a pressão dentro e fora dos pulmões é igual. **A.** Inspiração. **B.** Expiração.

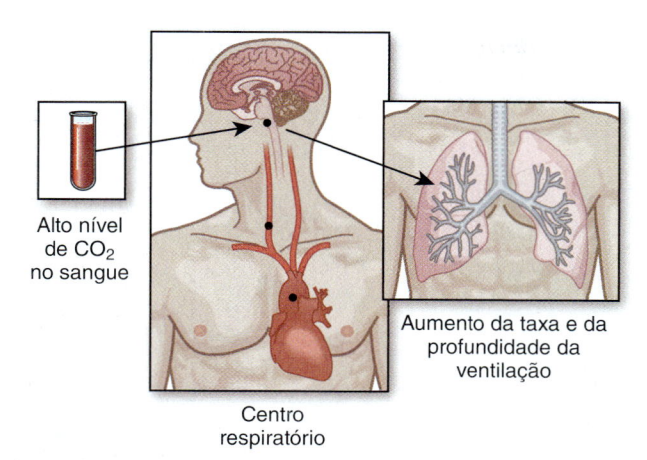

Figura 10-6 Um nível aumentado de dióxido de carbono é detectado por células nervosas sensíveis a essa alteração, estimulando os pulmões a aumentarem a profundidade e a frequência da ventilação.

© National Association of Emergency Medical Technicians (NAEMT)

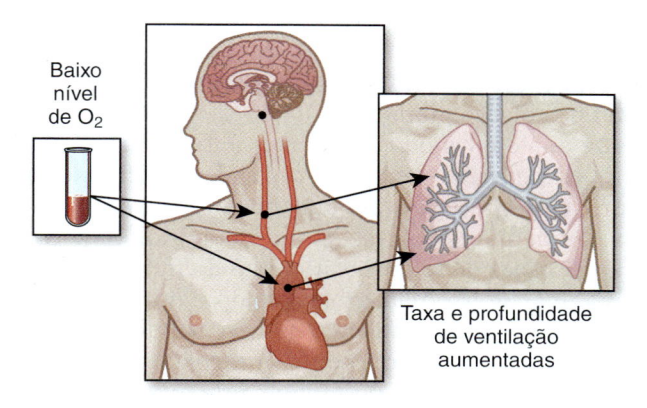

Figura 10-7 Receptores localizados na aorta e nas artérias carótidas são sensíveis ao nível de oxigênio presente no sangue, estimulando os pulmões a aumentarem a movimentação de ar para dentro e para fora dos sacos alveolares.

© National Association of Emergency Medical Technicians (NAEMT)

Em pacientes com doença pulmonar obstrutiva crônica (DPOC), os pulmões não conseguem eliminar o dióxido de carbono de maneira efetiva. Isso resulta em níveis cronicamente elevados de $PaCO_2$, fazendo com que os quimiorreceptores centrais se tornem insensíveis às mudanças na $PaCO_2$. Como resultado, os **quimiorreceptores periféricos** (na aorta e nas artérias carótidas) estimulam a respiração em resposta à diminuição da PaO_2. Semelhante a quando os quimiorreceptores centrais detectam um aumento na $PaCO_2$ e estimulam o aumento da respiração para reduzir o nível de dióxido de carbono, os quimiorreceptores periféricos detectam alterações na PaO_2, enviando informações para o centro respiratório que estimula os músculos respiratórios para que fiquem mais ativos, aumentando a frequência e a profundidade da ventilação para elevar a PaO_2 até valores mais normais (**Figura 10-7**). Esse mecanismo costuma

---

Quadro 10-1 Definições importantes

- ■ ***Espaço morto***. Volume de ar presente na via aérea não envolvida na troca de gases (por exemplo, ar na traqueia e nos brônquios do tronco principal).
- ■ **Ventilação-minuto ($V°$)**. Volume total de ar movimentado para dentro e para fora dos pulmões em 1 minuto.
- ■ **Volume corrente (V_C)**. Quantidade de ar que é inalado e depois exalado durante uma respiração normal (Normal = 0,5 litro ou 7 mililitros/quilograma [mL/kg]).
- ■ **Capacidade pulmonar total (CPT)**. Volume total de ar dos pulmões quando inflados ao máximo. Esse volume diminui com a idade, de 6 litros em adultos jovens até cerca de 4 litros em pessoas idosas.
- ■ **Trabalho respiratório**. Esforço físico realizado na movimentação da parede torácica e do diafragma para a respiração. Esse trabalho aumenta com a respiração rápida, com o aumento da ventilação-minuto e quando os pulmões ou a parede torácica são anormalmente rígidos.

© National Association of Emergency Medical Technicians (NAEMT)

ser chamado de "*drive* hipóxico", pois está relacionado à queda nos níveis de oxigênio no sangue.

O conceito de *drive* hipóxico levou a recomendações de limite da quantidade de oxigênio a ser ofertada a pacientes com DPOC, devido ao temor de causar supressão de sua vontade de respirar. No entanto, *os pacientes com trauma que estão hipóxicos nunca devem ser privados de oxigênio suplementar* no ambiente pré-hospitalar.[4] A real existência do *drive* hipóxico ainda é controversa. Se ele existir de fato, não se manifestará no cenário agudo e as possíveis consequências adversas da oxigenação inadequada em um paciente com lesão torácica são muito piores do que as possíveis consequências adversas da supressão temporária do impulso hipóxico em um paciente que está sendo monitorado ativamente.

Consulte o **Quadro 10-1** para uma lista de termos importantes e na compreensão da fisiologia pulmonar.[5]

Circulação

Outro processo fisiológico importante que pode ser afetado pela lesão torácica é a circulação. A discussão a seguir nos prepara o para um melhor entendimento da fisiopatologia do trauma torácico. O Capítulo 3, "Choque: Fisiopatologia de Vida e Morte", aborda esse tópico de maneira mais extensa.

O coração, que fica no centro do tórax dentro do mediastino, funciona como uma bomba. Para que uma bomba funcione, ela deve estar preenchida com fluido, cujo nível deve ser mantido. Para o coração, o retorno venoso ocorre por duas grandes veias, a **veia cava superior** e a **veia cava inferior**. O coração normalmente contrai 70 a 80 vezes por minuto em média (faixa normal de 60 a 100 batimentos/minuto), ejetando cerca de 70 mL de sangue em cada contração para o corpo através da aorta.

Os processos que interferem no retorno venoso de sangue para o coração (p. ex., perda de sangue por hemorragia, aumento da pressão na cavidade torácica por existência de pneumotórax hipertensivo) causam uma diminuição do débito cardíaco e, assim, da pressão arterial. Da mesma forma, os processos que causam lesão no próprio coração (p. ex., contusão miocárdica) podem tornar o coração, uma bomba menos eficiente acarretando em anormalidades fisiológicas. Assim como os quimiorreceptores reconhecem mudanças nos níveis de dióxido de carbono ou de oxigênio, os **barorreceptores** localizados no arco aórtico e nos seios carotídeos reconhecem mudanças na pressão arterial e informam o coração sobre elas, para que altere a frequência e a intensidade de seus batimentos, retornando a pressão arterial ao nível normal.

Fisiopatologia

Conforme citado anteriormente, os mecanismos contusos, penetrantes e de explosão podem alterar os processos fisiológicos recém-descritos. Os distúrbios criados por esses mecanismos possuem vários elementos em comum.

Lesão Penetrante

Em lesões penetrantes, objetos de tamanhos e tipos variados atravessam a parede torácica, entram na cavidade torácica e, possivelmente, causam lesão de órgãos intratorácicos. Em geral, não há espaço entre as membranas pleurais. Porém, quando uma lesão penetrante cria uma comunicação entre a cavidade torácica e o meio externo, pode haver entrada de ar para o interior do espaço pleural. Durante a inspiração, quando a pressão intratorácica é menor que a fora do tórax, o ar entra pela ferida, interrompendo a aposição das membranas pleurais e resultando no aparecimento de um **pneumotórax**. O ar, também, pode ser ainda mais estimulado a penetrar no espaço pleural caso a resistência a este fluxo aéreo por meio da ferida seja menor do que o encontrado na via aérea. Juntos, esses processos causam o colapso pulmonar, impedindo uma ventilação efetiva. Ferimentos penetrantes resultam em pneumotórax aberto, apenas quando o tamanho do defeito na parede torácica é suficientemente grande para que os tecidos adjacentes não fechem a ferida efetivamente durante a inspiração e/ou expiração. Os ferimentos na via aérea ou no tecido pulmonar causados por um objeto penetrante também podem permitir

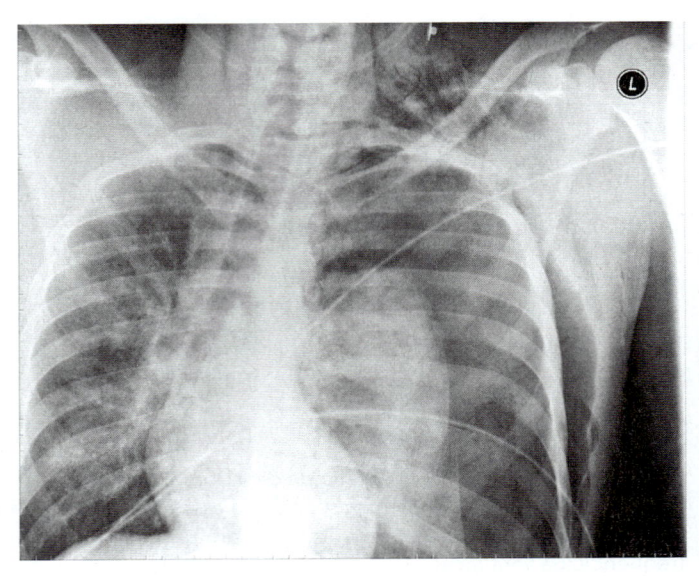

Figura 10-8 Radiografia demonstrando um pneumotórax hipertensivo à esquerda.
© Cortesia de Dr. Mark Gestring, MD, FACS.

que o ar escape do pulmão para o espaço pleural, resultando no colapso pulmonar.

De qualquer modo, o paciente apresentará dispneia. Para compensar a perda da capacidade ventilatória, o centro respiratório estimulará uma respiração mais rápida, aumentando o trabalho respiratório. O paciente pode ser capaz de tolerar o aumento do trabalho por um tempo, mas se isso não for percebido e tratado, há risco de insuficiência ventilatória, a qual se manifestará por dificuldade respiratória crescente, à medida que os níveis de dióxido de carbono no sangue aumentam e os níveis de oxigênio diminuem.

Se persistir a entrada de ar na cavidade torácica sem qualquer saída, a pressão começará a aumentar, levando ao aparecimento de um **pneumotórax hipertensivo** (**Figura 10-8**). Essa condição compromete ainda mais a capacidade do paciente de ventilar adequadamente, à medida que o retorno venoso para o coração é progressivamente reduzido pelo aumento persistente da pressão intratorácica, podendo ocorrer choque. Em casos extremos, as *estruturas mediastinais* (órgãos e vasos localizados no meio do tórax entre os dois pulmões) se deslocam em direção ao lado não afetado do tórax, causando comprometimento mecânico do retorno venoso. Isso leva à redução da pressão arterial e maior distensão das veias jugulares, podendo ser detectado outro achado clássico, e mais tardio, de **desvio da traqueia** em relação à linha média em direção ao lado do tórax não envolvido.

Ferimentos penetrantes no tórax podem resultar em sangramento no espaço pleural (**hemotórax**) a partir dos músculos da parede torácica, dos vasos intercostais e dos tecidos pulmonares (**Figura 10-9**). Os ferimentos penetrantes dos grandes vasos no tórax resultam em

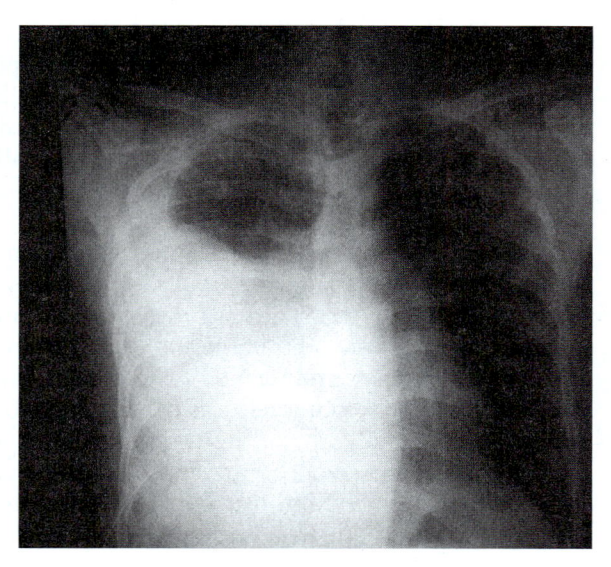

Figura 10-9 Radiografia mostrando um hemotórax maciço à direita.

© Medicshots/Alamy Stock Photo

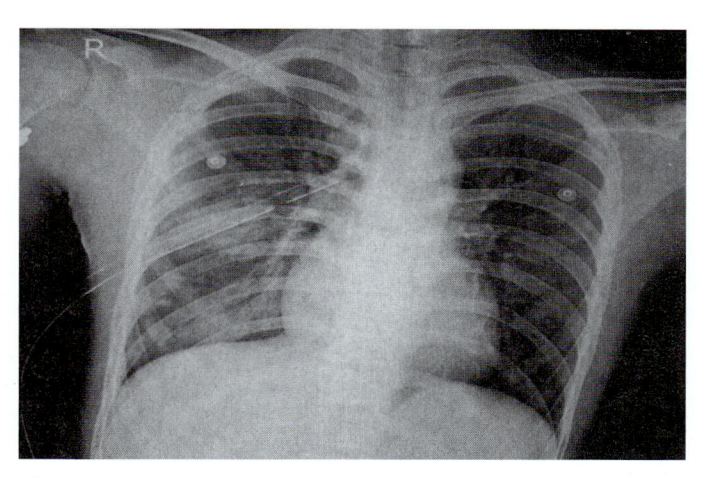

Figura 10-10 Radiografia demonstrando uma contusão pulmonar à direita.

© April stock/Shutterstock

sangramento catastrófico, à medida que cada espaço pleural pode acomodar entre 2.500 a 3.000 mL de sangue. Notadamente, o sangramento torácico no interior do espaço pleural pode não ser imediatamente visível, mas pode ser de magnitude suficiente para estabelecer um estado de choque. A presença de grande volume de sangue no espaço pleural impedirá o paciente de respirar, visto que sua presença no espaço pleural impede a expansão do pulmão naquele lado. Não é incomum que uma lesão pulmonar resulte em hemotórax e pneumotórax juntos, o chamado *hemopneumotórax*. Um hemopneumotórax resulta em colapso do pulmão e compromete a ventilação pela presença de ar no espaço pleural e pelo acúmulo de sangue na cavidade torácica.

Os ferimentos pulmonares também podem resultar em hemorragia dentro do próprio pulmão. O sangue inunda os alvéolos, impedindo que eles se encham de ar. Os alvéolos cheios de sangue não participam das trocas gasosas. Quanto mais alvéolos inundados, maior é o comprometimento da ventilação e da oxigenação.

Ferimentos nos pulmões ou na via aérea também podem resultar em quadro de embolia gasosa. Esses casos são incomuns, mas podem ser catastróficos. Uma embolia gasosa resulta em comunicação direta entre uma fonte de ar (geralmente uma lesão maior na via aérea) e a vasculatura (geralmente uma lesão venosa). A ventilação com pressão positiva (*uso de dispositivo bolsa valva máscara ou ventilação mecânica*) pode aumentar a possibilidade de ocorrência desse fenômeno. A embolia gasosa pode resultar em instabilidade hemodinâmica, déficits neurológicos (quando arterial) ou até mesmo paragem cardiorrespiratória.

Lesão Contusa

A força contusa aplicada à parede torácica é transmitida para os órgãos torácicos. Essa onda de energia pode lacerar o tecido pulmonar, o que pode resultar em sangramento alveolar. Nesse contexto, a lesão é chamada **contusão pulmonar** (**Figura 10-10**). Uma contusão pulmonar é essencialmente um hematoma pulmonar, que pode ser exacerbada com a reanimação com líquidos de forma agressiva. O impacto sobre a oxigenação e a ventilação é o mesmo das lesões penetrantes. Se a força aplicada ao tecido pulmonar também lacerar a pleura visceral, poderá haver escape de ar do pulmão para o espaço pleural, determinando ocorrência de pneumotórax e de potencial para pneumotórax hipertensivo, como descrito anteriormente.

O trauma causado por força contusa, também pode quebrar as costelas, e essas podem lacerar o pulmão, resultando em aparecimento de pneumotórax e hemotórax (ambos causados por sangramento pelas costelas quebradas, por laceração de pulmão e músculos intercostais). A força contundente, em geral associada a incidentes de desaceleração súbita, pode causar cisalhamento ou ruptura dos grandes vasos sanguíneos torácicos, particularmente a aorta, levando a uma hemorragia catastrófica. Por fim, em alguns casos, o trauma contuso pode romper a parede torácica, determinando instabilidade e mudanças na pressão intratorácica, prejudicando a ventilação.

Avaliação

Como em todos os aspectos dos cuidados médicos, a avaliação envolve realizar anamnese e exame físico. Nas situações de trauma, fala-se em uma **anamnese utilizando o foramto SAMPLER**, na qual os **S**intomas do paciente,

Alergias, os **M**edicamentos, o **P**assado médico, o tempo desde a última refeição e ingestão de **L**íquidos e os Eventos que levaram à lesão e os fatores de **R**isco são determinados.[6] (Ver o Capítulo 6, "Avaliação e Abordagem do Paciente").

Pacientes com trauma torácico provavelmente apresentarão dor torácica, a qual pode ser aguda, em pontada ou constritiva. Com frequência, a dor piora com esforços respiratórios ou movimentos. O paciente pode relatar sensação de falta de ar ou de não conseguir respirar adequadamente. Pode estar apreensivo ou com tontura se houver desenvolvimento de choque. É importante lembrar que a ausência de sintomas não significa ausência de lesão.

A próxima etapa na avaliação é a realização de exame físico direcionado às lesões torácicas. Há quatro componentes no exame físico: observação, ausculta, palpação e percussão.

- *Observação*. O paciente é observado quanto à palidez da pele e à sudorese, o que pode indicar presença de choque. O paciente também pode estar apreensivo. A presença de **cianose** (coloração azulada da pele, sobretudo ao redor da boca e lábios) é um achado tardio e de evidente hipóxia bastante avançada. Deve-se observar a frequência respiratória e se o paciente apresenta dificuldade para respirar (ofegante, contraindo músculos acessórios da respiração, região de pescoço e batimento nasal). A traqueia encontra-se na linha média ou desviada lateralmente? As veias jugulares estão distendidas? O tórax é examinado quanto a presença de contusões, abrasões, lacerações e expansão simétrica da parede torácica com a respiração. Alguma parte da parede torácica se move paradoxalmente com a respiração? (Isto é, em vez de mover-se para fora durante a inspiração, ela colapsa para dentro, e vice-versa, durante a expiração?) Se for identificado algum ferimento, este deve ser cuidadosamente examinado na busca por ar borbulhando à medida que o paciente inspira ou expira.
- *Ausculta*. Todo o tórax é avaliado. A redução do murmúrio vesicular em um lado comparado ao outro pode indicar a presença de pneumotórax ou hemotórax do lado examinado. Contusões pulmonares podem resultar em ruídos respiratórios anormais (estertores). Embora difíceis de perceber na cena, bulhas cardíacas abafadas por acúmulo de sangue ao redor do coração e sopros por lesão valvar também podem ser notadas na ausculta cardíaca.
- *Palpação*. Pressiona-se suavemente a parede torácica, buscando a presença de hipersensibilidade, crepitação (óssea ou por **enfisema subcutâneo**) e instabilidade óssea da parede torácica.
- *Percussão*. Essa técnica de exame é difícil de realizar na cena, pois o ambiente costuma ser ruidoso,

dificultando a avaliação do som percutido. Além disso, há pouca informação adicional a ser obtida pela percussão que possa mudar a abordagem pré-hospitalar.

- A avaliação também deve incluir a determinação dos sinais vitais. O uso de oxímetro de pulso para avaliar a saturação de oxigênio arterial é útil na avaliação do paciente com trauma.[6,7]
- *Oximetria de pulso*. O nível de oxigênio ligado à hemoglobina deve ser avaliado e monitorado na medida do possível para detectar alterações na condição do paciente e na resposta ao tratamento. A saturação de oxigênio deve ser mantida em 94% ou mais. Devido às dificuldades de se obter leituras confiáveis de oximetria de pulso no contexto de trauma agudo e no contexto de um possível choque, deve-se presumir a presença de hipóxia e administrar oxigênio a todos os pacientes, a menos que haja evidências contundentes de oxigenação adequada.
- *Capnografia em forma de onda*. Seja por avaliação *sidestream* (de fluxo lateral) (com sonda nasal ou máscara) ou por avaliação em circuito (em paciente intubado), a capnografia (medição do dióxido de carbono no final da expiração) pode ser usada para avaliar o nível de dióxido de carbono no ar expirado, sendo monitorada para detectar alterações na condição do paciente e na resposta à terapia. Amostras colhidas de circuitos de pacientes intubados medem o dióxido de carbono expiratório final diretamente no ponto de amostragem, enquanto a avaliação *sidestream* obtém uma amostra do ar expirado e realiza a determinação do dióxido de carbono no monitor, que encontra-se em local diferente da amostragem.
- *Avaliação focada estendida com ultrassonografia no trauma* (eFAST). A ultrassonografia no ponto de atenção (POCUS, do inglês *point-of-care ultrasound*) é uma tecnologia emergente que está sendo estudada ativamente no ambiente pré-hospitalar. Embora exija treinamento e experiência adicionais, ela é viável de ser realizada durante o transporte aéreo ou terrestre e pode ser um complemento útil ao exame físico. No contexto do trauma torácico, a principal função da POCUS é a identificação da presença de pneumotórax e derrame pericárdico (**Quadro 10-2**).[8,9] Há cada vez mais evidências de que, com o treinamento adequada, os profissionais de atendimento pré-hospitalar podem identificar com precisão a presença de patologia torácica traumática e manter essa habilidade ao longo do tempo.[10-12] Ainda não há evidências de que o uso dessa tecnologia no ambiente pré-hospitalar melhore a sobrevida do paciente. Uma importante preocupação é que a introdução dessa tecnologia no campo poderia aumentar o tempo de atendimento no local e atrasar o transporte, o que poderia aumentar a mortalidade do paciente.

Quadro 10-2 O papel da avaliação focada estendida com ultrassonografia no trauma (eFAST) no trauma torácico

- **Sinal de deslizamento pleural**. Durante a respiração, as pleuras visceral e parietal deslizam uma sobre a outra. No eFAST, a junção dessas membranas aparece como uma linha branca "cintilante" (hiperecoica). Durante a respiração normal, o movimento de vaivém da pleura define o deslizamento pleural. Na presença de um pneumotórax, o ar interrompe o espaço pleural, e essa linha cintilante é interrompida e não pode ser identificada. Esse sinal deve ser combinado com características clínicas para diagnosticar um pneumotórax, pois outras condições podem também interromper o sinal de deslizamento pleural. Esse sinal não pode ser demonstrado adequadamente sem uma imagem em movimento. Os profissionais de atendimento pré-hospitalar com treinamento em eFAST devem continuar seu treinamento e prática de forma a manter suas habilidades.

- O valor preditivo negativo do sinal do deslizamento pleural é de quase 100%. Isso significa que, se o deslizamento pleural for identificado, um pneumotórax é essencialmente excluído. De fato, há evidências de que o ultrassom pode evitar danos causados por desnecessária descompressão com agulha em pacientes com suspeita clínica de pneumotórax.[13,14] No entanto, esses dados ainda não foram validados em ambientes pré-hospitalares.

- O valor preditivo positivo do sinal do deslizamento pleural é superior a 90%. Isso significa que, se não for observado tal sinal, é provável que haja um pneumotórax. No entanto, o valor preditivo positivo é menor porque outros fatores (como a experiência do operador, a configuração do modo no dispositivo, volumes correntes muito baixos, consolidação grave e presença de pneumonectomia prévia) podem tornar a identificação de um pneumotórax mais desafiadora. Novamente, não se sabe até que ponto o valor preditivo positivo no ambiente pré-hospitalar corresponde ao do ambiente hospitalar.

- **Derrame pericárdico**. Um derrame pericárdico é uma coleção de fluido, geralmente sangue que ocorre em circunstâncias relacionadas ao trauma, que se acumula no saco pericárdico. O exame de ultrassom realizado e usando uma janela cardíaca subxifoide pode identificar a presença de derrame pericárdico. Esse sangue pode se acumular, resultando em instabilidade hemodinâmica (consulte a seção "Tamponamento cardíaco", mais adiante neste capítulo).

Medidas repetidas da frequência ventilatória durante a reavaliação do paciente podem ser uma importante ferramenta de avaliação no reconhecimento de piora de um paciente. O aumento gradual na frequência ventilatória é um indício precoce de ocorrência de hipóxia e piora.

Avaliação e Abordagem de Lesões Específicas

Fraturas de Arcos Costais

As fraturas de arcos costais são comuns e estão presentes em cerca de 10% dos pacientes com trauma contuso.[15] Vários fatores contribuem na morbidade e mortalidade em pacientes com fraturas de arcos costais, incluindo o número total de costelas fraturadas, a presença de fraturas bilaterais e de idade igual ou maior que 65 anos.[16] A mortalidade estabelecida para uma única costela fraturada é de 5,8%, aumentando para 10% nas pessoas com cinco costelas fraturadas e para 34% quando oito costelas são fraturadas.[17,18] Os idosos são especialmente suscetíveis a fraturas de arcos costais, provavelmente devido à perda de massa óssea cortical (osteoporose), o que permite que as costelas sofram fratura após receber um impacto de menor força.[19]

As costelas superiores são largas, espessas e bem protegidas pelo cíngulo da escápula e pelos músculos.[1-3] Como há necessidade de grande energia para fraturar as costelas superiores, os pacientes com fraturas nas primeiras costelas têm risco aumentado de apresentar outras lesões graves, como ruptura traumática da aorta. As extremidades quebradas podem lacerar músculos, pulmão e vasos sanguíneos, com a possibilidade de ocorrência de contusão pulmonar associada, pneumotórax ou hemotórax.[1,3,20] Nas fraturas de múltiplas costelas, a contusão pulmonar adjacente é a lesão associada mais comum encontrada. Além disso, a compressão pulmonar pode romper alvéolos e causar pneumotórax, conforme discutido anteriormente. Fraturas de costelas inferiores[20-22] podem estar associadas a lesões de baço e fígado, indicando a possibilidade de outras lesões intra-abdominais e podem se apresentar com sinais de perda sanguínea ou choque.[1,3,20]

Avaliação

Os pacientes com fraturas simples de arcos costais, com frequência se queixam de dificuldade para respirar e dor no peito ao inspirar ou ao se movimentar, manifesta pelo aumento do esforço respiratório. A palpação cuidadosa da parede torácica geralmente revelará dor localizada diretamente no local da fratura, podendo haver crepitação quando as extremidades fraturadas da costela se atritam. O profissional do atendimento pré-hospitalar avalia os sinais vitais, prestando especial atenção à frequência ventilatória e à profundidade da respiração. O monitoramento deve incluir o uso da oximetria de pulso com administração de oxigênio suplementar, se necessário, ou se o status da oxigenação do paciente for incerto de alguma forma.[1,23,24]

Abordagem

O tratamento inicial de pacientes com fraturas de arcos costais é garantir oxigenação, ventilação e analgesia adequadas. A administração de oxigênio suplementar e a assistência à ventilação podem ser necessárias para se garantir a oxigenação adequada. Para obtenção de analgesia adequada (controle da dor) pode ser necessária a tranquilização do paciente, diminuindo-se a ansiedade, além do posicionamento dos braços em uma posição confortável. É importante tranquilizar e continuamente reavaliar o paciente, tendo-se em mente o potencial de deterioração na ventilação e o desenvolvimento de choque. Deve-se considerar a obtenção de um acesso intravenoso (IV), dependendo da condição do paciente e do tempo de transporte previsto. A administração de analgésicos IV pode ser apropriada em algumas situações quando há unidades avançadas, com protocolos adequados e supervisão médica, além daquelas em que a dor causada pelas presença das fraturas de costelas impede o paciente de respirar de maneira efetiva. Pedimos ao paciente que respire profundamente e que tussa, no sentido de prevenir o colapso alveolar (**atelectasia**), a probabilidade de desenvolvimento de uma pneumonia e outras complicações. Deve ser evitada a imobilização rígida do arcabouço costal com fita ou tiras, pois tais intervenções predispõem ao desenvolvimento de atelectasia e consequente pneumonia.[1,3]

Tórax Instável

Ocorre **tórax instável** quando duas ou mais costelas adjacentes são fraturadas em mais de um local ao longo do seu comprimento. Consequentemente, um segmento da parede torácica está em descontinuidade, permitindo que as costelas afetadas tenham um movimento paradoxal para dentro durante a inspiração, quando as costelas deveriam se mover para fora e para cima (**Figura 10-11**). Da mesma forma, durante a expiração, o segmento pode se mover para fora, à medida que aumenta a pressão dentro do tórax. Essa movimentação paradoxal do segmento instável torna a ventilação menos eficiente, e o grau de ineficiência está diretamente relacionado ao tamanho deste segmento.

Em geral, uma força significativa é necessária para produzir essa lesão, que é transmitida ao pulmão subjacente, resultando em contusão pulmonar. Assim, a ventilação e

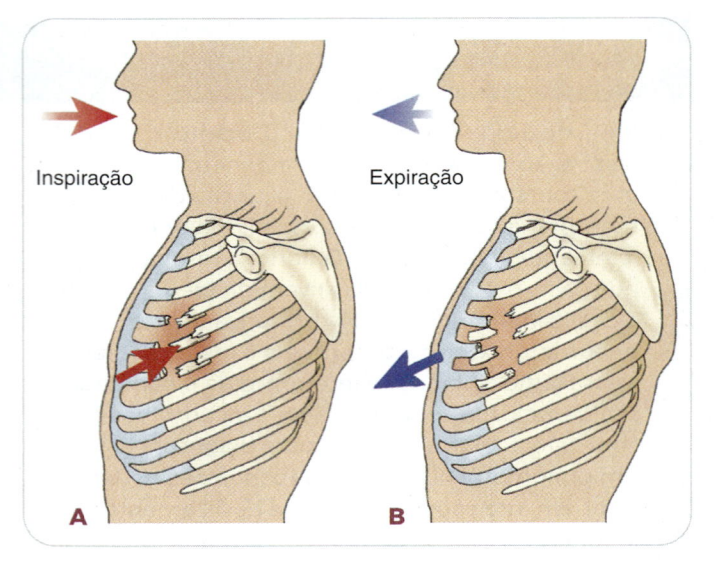

Figura 10-11 Movimentação paradoxal. **A.** Se a estabilidade da parede torácica tiver sido perdida pela presença de fraturas de costelas em dois ou mais locais, a pressão externa do ar força a parede torácica para dentro à medida que a pressão intratorácica diminui durante a inspiração. **B.** Quando a pressão intratorácica aumenta durante a expiração, a parede torácica é forçada para fora.

© National Association of Emergency Medical Technicians (NAEMT)

a troca de gases são comprometidas pelo presença do segmento instável e pela contusão pulmonar subjacente (que é o maior problema em termos de comprometimento da ventilação). Conforme descrito anteriormente, a contusão pulmonar não permite as trocas gasosas na porção comprometida do pulmão, devido à inundação alveolar por sangue.

Avaliação

Como em casos de uma fratura de costela simples, a avaliação do tórax instável revelará um paciente com dor. Contudo, em geral esta dor é mais intensa, e o paciente costuma mostrar sinais de sofrimento. A frequência ventilatória é elevada, e o paciente não respira profundamente devido à dor. A hipóxia pode estar presente, evidenciada pela oximetria de pulso ou pela ocorrência de cianose. A movimentação paradoxal pode ou não ser evidente ou facilmente reconhecida. No início, os músculos intercostais estarão com espasmo e tendem a estabilizar o segmento instável. À medida que esses músculos entram em fadiga, a movimentação paradoxal fica mais evidente. O paciente terá sinais de hipersensibilidade e, possivelmente, crepitação óssea no segmento lesado. A instabilidade do segmento também pode ser identificada à palpação.

Abordagem

A abordagem do tórax instável é voltado para a analgesia, suporte ventilatório e monitoramento de eventual deterioração. A frequência ventilatória e o volume corrente podem ser os parâmetros mais importantes a serem seguidos. Os pacientes que desenvolvem contusão pulmonar e comprometimento respiratório aumentarão a frequência ventilatória ao longo do tempo. A oximetria de pulso, quando disponível, também é útil na detecção de hipóxia.[7] Deve-se administrar oxigênio para garantir saturação de oxigênio de pelo menos 94%.

Deve ser obtido acesso IV, exceto nos casos em que os tempos de transporte forem extremamente curtos. Analgésicos tipo narcóticos podem ser cuidadosamente administrados para o alívio da dor.

Pode haver necessidade de assistência ventilatória com dispositivo de bolsa-valva-máscara, pressão positiva contínua na via aérea (CPAP, de *continuous positive airway pressure*) ou intubação endotraqueal e ventilação com pressão positiva (particularmente para tempos de transporte prolongados) para os pacientes com dificuldade de manter a oxigenação adequada.[23]Os esforços para se estabilizar o segmento instável com sacos de areia (NT utilizados no passdao) ou outros métodos estão contraindicados, pois podem comprometer ainda mais a movimentação da parede torácica e, assim, piorar a ventilação.[1]

Contusão Pulmonar

Quando o tecido pulmonar é lacerado ou rasgado por trauma fechado ou penetrante, a hemorragia que ocorre dentro dos espaços alveolares pode resultar em *contusão pulmonar*. À medida que os alvéolos se enchem de sangue, as trocas gasosas são prejudicadas, pois o ar não consegue entrar neles a partir da via aérea terminal. Além disso, a presença de sangue e edema dos tecidos entre os alvéolos prejudicam ainda mais as trocas gasosas que ai ocorrem. A contusão pulmonar está quase sempre presente nos pacientes com segmento instável, sendo uma complicação comum – e possivelmente letal – do trauma torácico.[3,20] A deterioração até o ponto de desenvolvimento de insuficiência respiratória pode ocorrer nas primeiras 24 horas após o inicio da lesão.

Avaliação

Os achados na avaliação variam muito a depender da gravidade da contusão (porcentagem de pulmão envolvido). A avaliação inicial, em geral não revela comprometimento respiratório. À medida que a contusão progride, a frequência ventilatória aumenta, podendo ser em ouvidas crepitações à ausculta. De fato, uma elevação na frequência ventilatória costuma ser o indício inicial da piora clinica de uma paciente traumatizado com contusão pulmonar. Há necessidade de elevado índice de suspeita, particularmente na presença de um segmento instável.

Abordagem

A abordagem é direcionado para o suporte ventilatório. Profissionais de atendimento pré-hospitalar devem aferir repetidamente a frequência ventilatória e quaisquer outros sinais de sofrimento respiratório. A oximetria de pulso deve ser utilizada. Oxigênio suplementar deve ser administrado a todos os pacientes com suspeita de contusão pulmonar, tendo como objetivo a manutenção da saturação de oxigênio na faixa normal ($\geq$ 94%). O método CPAP pode ser usado para melhorar a oxigenação em pacientes nos quais a oxigenação suplementar isoladamente não é suficiente para manter níveis aceitáveis de saturação de oxigênio.[25] O suporte ventilatório com dispositivo de bolsa-valva-máscara ou ventilação com pressão positiva por meio de uma via aérea supraglótica, ou a intubação endotraqueal podem ser necessários.[24]

A administração vigorosa de líquidos IV pode aumentar ainda mais desenvolvimento do edema e comprometer a ventilação e oxigenação, devendo ser evitada. Em vez disso, os líquidos IV devem ser administrados de maneira cautelosa e apenas conforme a necessidade para se manter a pressão arterial entre 80 e 90 mmHg. A contusão pulmonar é um exemplo importante de lesão na qual a reanimação com líquidos pode piorar o desfecho e, assim, deve ter seu uso ponderado de acordo com as necessidades do paciente na manutenção da pressão arterial de ao menos 80 mmHg. (Ver o Capítulo 3, "Choque: Fisiopatologia de Vida e Morte").

Pneumotórax

O pneumotórax está presente em até 20% dos casos de lesões torácicas graves.[17] Três tipos de pneumotórax representam níveis crescentes de gravidade: simples, aberto e hipertensivo.

O **pneumotórax simples** é definido como a presença de ar dentro do espaço pleural. À medida que a quantidade de ar no espaço pleural aumenta, o pulmão naquele lado sofre colapso (**Figura 10-12**). O **pneumotórax aberto**

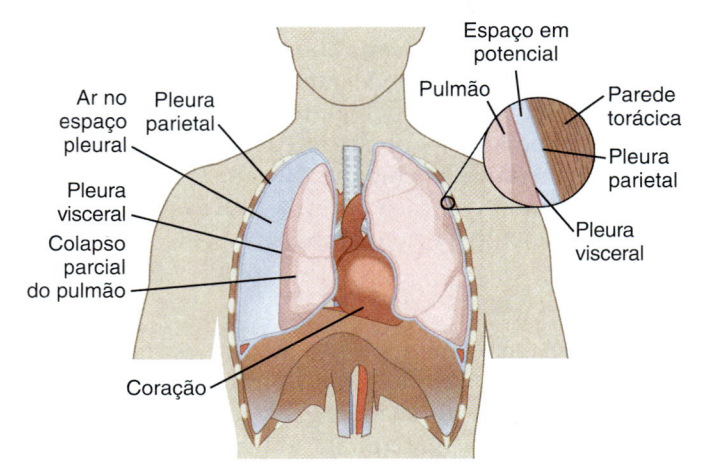

Figura 10-12 O ar no espaço pleural força o pulmão para dentro, reduzindo a quantidade de tecido pulmonar que pode ser ventilada, diminuindo consequentemente o nível de oxigenação do sangue que deixa os pulmões.

("ferimento torácico aspirante") envolve a ocorrência de um pneumotórax associado a defeito na parede torácica que permite a entrada e saída de ar no espaço pleural a partir do exterior e conforme o esforço ventilatório realizado. O *pneumotórax hipertensivo* ocorre quando o ar continua entrando e fica aprisionado no espaço pleural, com aumento gradual da pressão intratorácica. Isso leva ao desvio do mediastino e resulta em redução do retorno venoso para o coração e comprometimento da função circulatória.

Pneumotórax Simples

Avaliação

A avaliação no pneumotórax simples provavelmente demonstrará achados semelhantes aos de pacientes com fratura de costelas. O paciente frequentemente apresenta dor torácica tipo pleurítica (dor exacerbada pela respiração) e falta de ar que pode variar desde leve a intensa. O achado clássico é a redução do murmúrio vesicular no lado da lesão. Deve-se pressupor que qualquer paciente com sofrimento respiratório e redução dos sons respiratórios tenha um pneumotórax.

Abordagem

O profissional de atendimento pré-hospitalar deve administrar oxigênio suplementar, obter acesso IV e se preparar para tratar o choque, caso ocorra. O monitoramento da oximetria de pulso e da capnografia, quando disponível, é fundamental para se detectar sinais precoces de piora respiratória.[17-22,26,27] Se a restrição de movimento da coluna não for necessária, o paciente pode ficar mais confortável em posição reclinada. O transporte rápido é fundamental.[22,24,26] Se a equipe de atendimento pré-hospitalar estiver presente como suporte básico e o tempo de transporte for prolongado, deve-se considerar o contato com uma unidade de suporte avançado de vida (ALS, de *advanced life support*).

Um ponto importante na abordagem é saber que um pneumotórax simples pode rapidamente, evoluir para um pneumotórax do tipo hipertensivo. O paciente precisa ser continuamente observado quanto ao desenvolvimento de pneumotórax hipertensivo, de modo que possa ser feita uma intervenção oportuna, antes que haja grave comprometimento da circulação.

Pneumotórax Aberto

A ocorrência de pneumotórax aberto, assim como o pneumotórax simples, envolve a entrada de ar no espaço pleural, fazendo o pulmão colapsar. Um defeito na parede torácica que resulta em comunicação entre o meio externo e o espaço pleural é a marca registrada de um pneumotórax aberto. Os mecanismos que levam ao pneumotórax aberto incluem ferimentos por arma de fogo, estilhaços de espingarda, facadas, empalamento e,

raramente, trauma fechado. Quando o paciente tenta inalar, o ar atravessa a ferida e entra no espaço pleural, devido à pressão negativa criada na cavidade torácica à medida em que os músculos da respiração se contraem. Nas feridas maiores, pode haver fluxo livre de ar para dentro e para fora do espaço pleural, conforme as diferentes fases da respiração (**Figura 10-13**). Costuma ser audível um ruído à medida que o ar entra e sai pela abertura na parede torácica; assim, esse ferimento é chamado de ferimento torácico "aspirativo" ou "soprante".

Como o fluxo de ar segue o caminho de menor resistência, esse fluxo anormal de ar através da parede torácica pode ter preferência em relação ao fluxo normal através da via aérea superior e da traqueia até os pulmões, especialmente se o defeito aberto for de tamanho semelhante ou maior que a abertura glótica na via aérea inferior. A resistência ao fluxo de ar através da ferida diminui à medida que o tamanho do defeito aumenta. A ventilação efetiva é, então, inibida pelo colapso do pulmão no lado lesionado e pelo fluxo preferencial de ar para o espaço pleural por meio da ferida, em vez da traqueia até os alvéolos pulmonares. Embora o paciente esteja respirando, o oxigênio é impedido de entrar no sistema circulatório.

Avaliação

A avaliação do paciente com pneumotórax aberto geralmente revela sofrimento respiratório evidente. Em geral, o paciente estará ansioso e taquipneico (respirando rapidamente). A frequência cardíaca estará elevada e o pulso, filiforme (difícil de ser palpado). O exame da parede torácica identifica o ferimento, o qual pode fazer sons audíveis de aspiração durante a inspiração,e borbulhas durante a expiração.

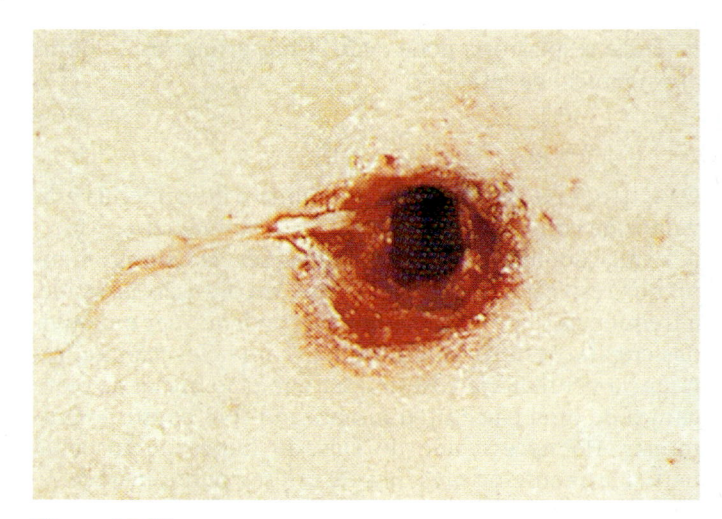

Figura 10-13 Um ferimento por arma de fogo ou uma facada no tórax produz uma abertura na parede torácica através do qual o ar pode fluir para dentro e para fora da cavidade pleural.
Cortesia de Norman McSwain, MD, FACS, NREMT-P.

Abordagem

O tratamento inicial de um pneumotórax aberto envolve o selamento do defeito na parede torácica e a administração de oxigênio suplementar. O fluxo de ar através da ferida para dentro da cavidade pleural é evitado pela aplicação de um curativo oclusivo, pelo uso de um dispositivo selante torácico comercial, ou pelo uso de métodos improvisados, como a aplicação de papel alumínio ou de plástico filme (diferentemente das gazes simples, esses materiais não permitem o fluxo de ar através deles). Uso de gaze vaselinada ou eletrodos de desfibrilador são opções viáveis se não houver disponibilidade de um produto comercial.

Um paciente com pneumotórax aberto quase sempre tem lesão adjacente no pulmão, permitindo duas fontes para o vazamento de ar; a primeira é o orifício na parede torácica, e a segunda, o orifício no parênquima pulmonar. Mesmo que uma lesão na parede torácica esteja selada com curativo oclusivo, pode continuar havendo vazamento de ar para o espaço pleural a partir da lesão pulmonar, facilitando o desenvolvimento de um pneumotórax hipertensivo (**Figura 10-14**).

Ao se tratar um pneumotórax aberto, o curativo oclusivo deve ser fixado em três lados (curativo em três pontos).[1] Isso impede a entrada de ar na cavidade torácica durante a inspiração, ao mesmo tempo que permite a saída de ar através do lado não fixado durante a exalação. Espera-se que isso impeça o desenvolvimento de um pneumotórax hipertensivo. Por outro lado, a fixação com fita adesiva no curativo oclusivo em todos os quatro lados pode permitir o desenvolvimento de um pneumotórax hipertensivo. Se houver um vazamento subjacente no tecido pulmonar que permita que o ar continue a migrar para o espaço pleural com a inspiração após a vedação da ferida aberta, o aumento do tamanho do pneumotórax pode o transformar num pneumotórax hipertensivo. A vedação da ferida em três lados deve ser eficaz e, ao mesmo tempo, permitir que o ar seja liberado do espaço pleural com o tempo, evitando assim o desenvolvimento das complicações do pneumotórax hipertensivo.

Um estudo avaliou a resposta fisiológica de um pneumotórax aberto, comparando-se animais com um selo torácico valvulado com aqueles com um selo torácico não valvulado.[28] Esse estudo mostrou que ambos os métodos melhoravam a fisiologia respiratória associada a um pneumotórax aberto; porém, o selamento valvulado impedia o desenvolvimento de pneumotórax hipertensivo, o que não ocorria com o método sem válvula (**Figura 10-15**). Esse achado fez o Committee on Tactical Combat Casualty Care militar recomendar que, quando disponível, fosse dada preferência ao selamento torácico valvulado, em vez do selamento do não.[29] O selamento torácico não valvulado é uma alternativa aceitável se o tipo valvulado não estiver disponível; porém, o paciente deve ser cuidadosamente observado quanto ao subsequente desenvolvimento de pneumotórax hipertensivo.[30]

Em vista dessa pesquisa, o Atendimento Pré-hospitalar ao Traumatizado (PHTLS, *Prehospital Trauma Life Support*)

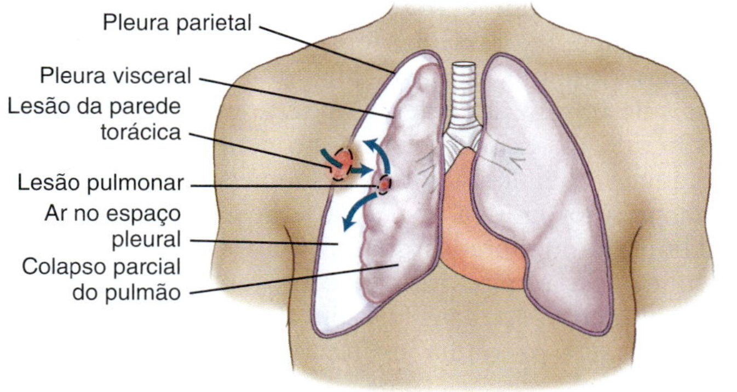

Figura 10-14 Devido à proximidade da parede torácica com o pulmão, seria extremamente difícil a parede torácica ser lesada por um trauma penetrante sem que houvesse lesão do pulmão. A oclusão da abertura na parede torácica não impede o vazamento de ar do pulmão para o espaço pleural.

Pleura parietal
Pleura visceral
Lesão da parede torácica
Lesão pulmonar
Ar no espaço pleural
Colapso parcial do pulmão

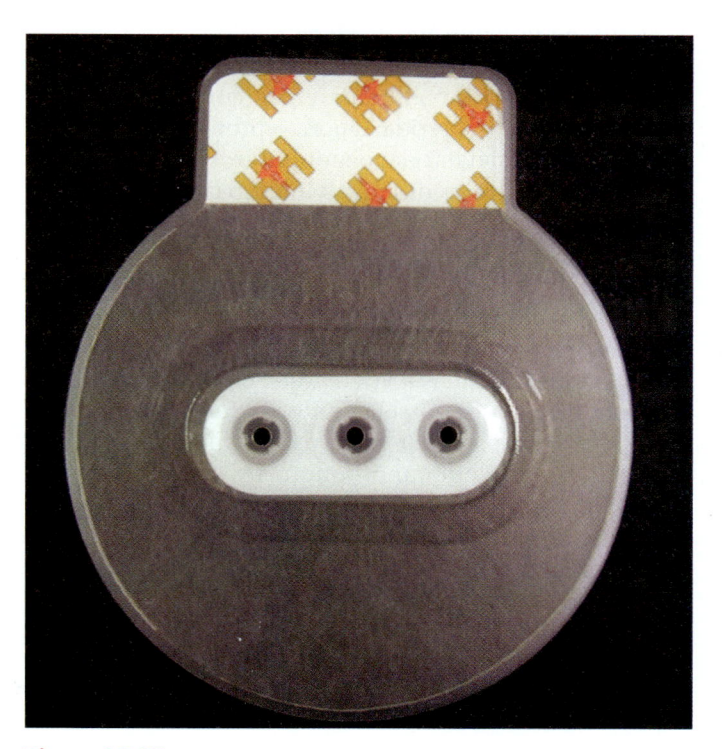

Figura 10-15 Em estudos com animais, demonstrou-se que os selos torácicos valvulados impedem o desenvolvimento de pneumotórax hipertensivo após o selamento de uma ferida torácica aberta.[28]

atualmente recomenda a seguinte abordagem para o manejo de pneumotórax aberto:

- Colocar um curativo torácico valvulado sobre a ferida torácica aberta.
- Se não houver disponibilidade de um curativo valvulado, colocar um filme plástico ou papel alumínio sobre a ferida e fixar com fita em três dos lados.
- Se nenhum destes estiver disponível, pode-se usar um curativo torácico não valvulado ou um material tipo gaze vaselinada, o que impede a entrada e saída de ar. Porém, essa abordagem pode permitir o desenvolvimento de pneumotórax hipertensivo, de modo que o paciente deve ser cuidadosamente observado quanto a sinais de deterioração clínica.
- Se o paciente desenvolver taquicardia, taquipneia ou outros sinais indicativos de sofrimento respiratório, eleve uma ponta do curativo por alguns segundos permitindo que qualquer ar sob pressão seja liberado, auxiliando a ventilação, conforme a necessidade.
- Se o sofrimento respiratório continuar, deve-se pressupor o desenvolvimento de pneumotórax hipertensivo e realizar punção de alívio com agulha de grande calibre (10 a 16 G) com 8 cm de comprimento no quinto espaço intercostal ao longo da linha axilar anterior.

Se essas medidas não forem suficientes para ajudar o paciente, pode haver necessidade de proceder a intubação endotraqueal e ventilação com pressão positiva.[23] Se a pressão positiva for utilizada e um curativo tiver sido aplicado para selar a ferida aberta, o profissional de atendimento pré-hospitalar deve monitorar o paciente cuidadosamente quanto ao desenvolvimento de pneumotórax hipertensivo. Se houver desenvolvimento de disfunção respiratória crescente, o curativo sobre a ferida deve ser removido, permitindo a descompressão de qualquer tensão acumulada. Se isso não for efetivo, deve-se considerar a descompressão com agulha.[31]

Em casos nos quais a ventilação com pressão positiva está sendo realizada, o selamento da ferida tem menos importância do ponto de vista da restauração da ventilação funcional. Lembrando que o uso de um curativo estéril ainda é útil em limitar a contaminação da ferida. A realização de uma ventilação com pressão positiva efetiva, geralmente resolve a questão da fisiopatologia associada ao pneumotórax aberto, ao ventilar o pulmão diretamente.

Pneumotórax Hipertensivo

O pneumotórax hipertensivo é uma emergência potencialmente fatal. À medida que o ar continua entrando no espaço pleural sem qualquer saída ou liberação, a pressão intratorácica aumenta. Conforme a pressão intratorácica aumenta, o comprometimento ventilatório aumenta e o

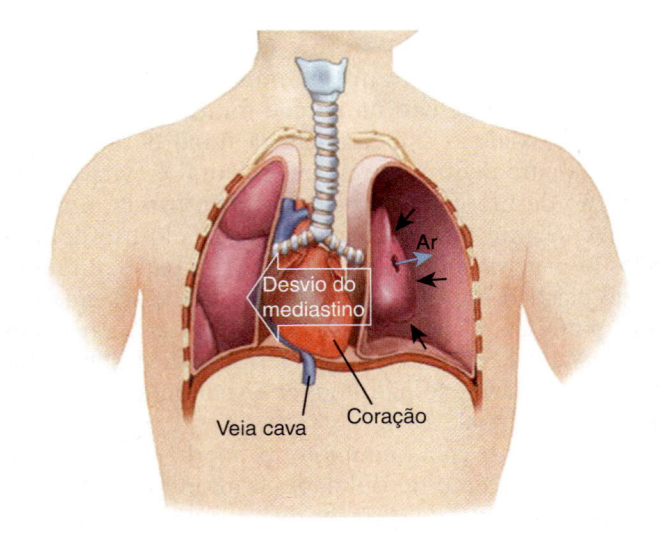

Figura 10-16 Pneumotórax hipertensivo. Se a quantidade de ar aprisionado no espaço pleural continuar aumentando, haverá colapso do pulmão do lado afetado e o mediastino ficará desviado para o lado oposto. O pulmão no lado oposto é, então, comprimido, e a pressão intratorácica aumenta, o que causa curvatura exagerada da veia cava, o que reduz o retorno venoso para o coração.

retorno venoso para o coração diminui. O débito cardíaco decrescente, junto com a piora nas trocas gasosas, resulta em choque profundo (**Figura 10-16**). A pressão crescente sobre o lado lesado do tórax acaba desviando as estruturas mediastinais para o outro lado do tórax. Essa distorção da anatomia pode prejudicar ainda mais o retorno venoso para o coração devido a uma curvatura excessiva da veia cava inferior na altura em que ela passa pelo diafragma. Além disso, a insuflação pulmonar no lado não lesado fica cada vez mais restrita, resultando em comprometimento respiratório adicional.

Pacientes com lesão torácica correm risco de desenvolver pneumotórax hipertensivo. Têm particular risco aqueles com um provável pneumotórax (p. ex., com sinais de fratura de costela), aqueles com pneumotórax conhecido (p. ex., com ferimento penetrante no tórax) e aqueles com lesão torácica submetidos à ventilação com pressão positiva. Esses pacientes devem ser continuamente monitorados quanto a presença de sinais de insuficiência respiratória crescente associada ao comprometimento circulatório, além de serem rapidamente transportados para uma instituição de trauma adequada.

Avaliação

Os achados encontrados durante a avaliação dependem da quantidade de pressão acumulada no espaço pleural (**Quadro 10-3**). Inicialmente, os pacientes exibem sinais de apreensão e desconforto. Em geral, referem dor torácica e dificuldade para respirar. À medida que o

Quadro 10-3 Sinais de Pneumotórax Hipertensivo

Embora os seguintes sinais sejam frequentemente discutidos em caso de pneumotórax hipertensivo, muitos podem não estar presentes ou são difíceis de serem identificados na cena.

Ultrassom

Ausência de deslizamento pleural. Idealmente, um pneumotórax pode ser identificado e tratado antes de seu o desenvolvimento. No entanto, qualquer alteração no estado respiratório (independentemente de qualquer avaliação prévia dele) deve levar a reavaliação clínica e, se disponível, realização de ultrassom, em busca da detecção de um pneumotórax. Consulte o Quadro 10-2 e a seção "Descompressão por agulha (toracostomia por agulha)".

Observação

- A *cianose* pode ser difícil de se observar na cena. Iluminação ruim, variação da cor da pele e presença de sujeira e sangue, geralmente tornam esse sinal não confiável.
- A *distensão das veias do pescoço* é descrita como um sinal clássico de pneumotórax hipertensivo. Porém, como um paciente com pneumotórax hipertensivo pode também ter perdido quantidade considerável de sangue, a estase jugular pode não estar evidente.

Palpação

- O *enfisema subcutâneo* é um achado comum. À medida que a pressão aumenta dentro

da cavidade torácica, o ar disseca os tecidos da parede torácica. Como o pneumotórax hipertensivo apresenta uma pressão intratorácica significativamente elevada, o enfisema subcutâneo pode, muitas vezes, ser palpado em toda a parede torácica e no pescoço, e em alguns casos também na parede abdominal e a face.

- O *desvio traqueal* costuma ser um sinal tardio. Mesmo quando presente, pode ter seu diagnóstico difícil encontrado no exame físico. No pescoço, a traqueia está ligada à coluna cervical pela fáscia e por outras estruturas de sustentação; assim, podemos dizer que o desvio da traqueia é mais um fenômeno intratorácico, embora ele possa ser palpado na incisura jugular caso seja grave. O desvio traqueal não é observado com frequência no ambiente pré-hospitalar.

Ausculta

- *Redução dos sons respiratórios no lado da lesão.* Parte bastante útil do exame físico é a verificação da redução do murmúrio vesicular no lado da lesão. No entanto, para se fazer uso deste sinal, o profissional de atendimento pré-hospitalar deve ser capaz de diferenciar sons normais de sons reduzidos. Essa diferenciação exige muita prática. A realização de ausculta pulmonar durante cada contato com um paciente será sempre útil.

© National Association of Emergency Medical Technicians (NAEMT)

pneumotórax hipertensivo piora, eles exibem agitação crescente, taquipneia e insuficiência respiratória. Nos casos graves, podem ocorrer cianose e apneia.

Como achados clássicos temos a ausência de sons respiratórios no lado da lesão, percussão timpânica (semelhante a um tambor) e o desvio da traqueia contralateral à lesão (um achado mais tardio), todos ocorrendo no contexto de colapso hemodinâmico progressivo. A prática constante de se auscultar todos os pacientes aprimora essa capacidade, tornando mais provável a detecção desses sons respiratórios ausentes ou diminuídos. A detecção de timpanismo à percussão na cena normalmente não é possível, mas o achado é mencionado para uma descrição completa do quadro. Se disponível, um exame de ultrassom, geralmente realizado entre o segundo e o terceiro espaços entre as costelas com o paciente em decúbito dorsal, buscando sinais da presença do pneumotórax, pode ser realizado e repetido conforme necessário. O transporte e o tratamento nunca devem ser retardados com o propósito de se realizar a percussão do tórax ou exame de ultrassom.

Outros achados físicos que podem ser evidentes são a presença de distensão venosa jugular, crepitação da parede torácica e cianose. Taquicardia e taquipneia ficam cada vez mais proeminentes à medida que a pressão intratorácica aumenta e a pressão de pulso se reduz, culminando em hipotensão e choque descompensado.

Abordagem

A prioridade no tratamento envolve a descompressão do pneumotórax hipertensivo.[23] A descompressão deve ser feita quando todos os três achados a seguir estiverem presentes:

1. Piora da insuficiência respiratória ou da dificuldade para se ventilar com dispositivo de bolsa-valva-máscara
2. Redução ou ausência unilateral dos ruídos respiratórios
3. Choque descompensado (pressão arterial sistólica menor que 90 mmHg com pressão de pulso reduzida)[23-27,31]

Dependendo da condição clínica e do nível de treinamento do profissional de atendimento pré-hospitalar, há várias opções para a descompressão pleural. Se a descompressão não for uma opção (i.e., se houver apenas suporte básico de vida [BLS, de *basic life support*] disponível e não houver curativo oclusivo para ser removido), é imperativo a avaliação rápida e o transporte seguro e rápido para uma instituição apropriada, enquanto se administra oxigênio em altas concentrações (fração de oxigênio inspirado [FiO$_2$] $\geq$ 94%). A assistência ventilatória com pressão positiva deve ser usada apenas se o paciente estiver com hipóxia e não responder ao uso do oxigênio suplementar, pois esta situação levar a rápida deterioração. As ventilações assistidas podem resultar em rápido acúmulo de ar no espaço pleural. Se o apoio de uma equipe de suporte avançado for uma opção, ela deve ser feita apenas se este suporte for realizado em tempo menor do que a transferência para o tratamento definitivo.

Suspeita de Pneumotórax Hipertensivo com a presença de um Curativo Oclusivo

Em um paciente com pneumotórax aberto, em que um curativo oclusivo tenha sido aplicado, este deve ser temporariamente aberto ou removido, o que permite a descompressão do pneumotórax hipertensivo através da ferida, com rápida saída de ar. Pode ser necessário repetir esse procedimento periodicamente durante o transporte se os sinais e sintomas de pneumotórax hipertensivo forem recorrentes. Se a remoção do curativo por vários segundos não for efetiva ou se não houver ferimento aberto, um profissional de atendimento pré-hospitalar de suporte avançado deve realizar uma toracostomia com agulha.

Suspeita de Pneumotórax Hipertensivo no Paciente Intubado

No paciente intubado, um tubo endotraqueal (TET) mal posicionado pode ser confundido com um pneumotórax hipertensivo. Se o tubo endotraqueal estiver alocado além da traqueia para dentro de um dos brônquios principais (geralmente o direito), o pulmão oposto não será ventilado e os sons respiratórios e a expansão da parede torácica podem estar acentuadamente diminuídos ou ausentes. Nesses casos, a posição do tubo endotraqueal deve ser verificada e confirmada antes de qualquer tentativa de descompressão torácica.

Descompressão por Agulha (Toracostomia por Punção)

A inserção de uma agulha (angiocateter) no espaço pleural do lado afetado permite que o ar acumulado e sob pressão escape. A descompressão bem sucedida converte um pneumotórax hipertensivo em um pneumotórax simples, revertendo o comprometimento hemodinâmico associado à redução do retorno venoso causada pelo desvio das estruturas mediastinais para longe do pulmão colapsado.[32] Isso, junto com a melhora imediata na capacidade de oxigenação e ventilação, pode salvar a vida do paciente.

Historicamente, a descompressão por agulha tem sido realizada no segundo espaço intercostal na linha hemiclavicular no lado torácico afetado. Porém, evidências recentes indicam o uso do quinto espaço intercostal ao longo da linha axilar anterior (abordagem lateral) como local preferido para a realização da descompressão com agulha (**Figura 10-17**).[1,33] Cada uma desatas localizações tem suas vantagens e desvantagens. A descompressão na linha hemiclavicular tem a vantagem do fácil acesso no ambiente pré-hospitalar, mas a espessura da parede torácica nessa localização pode resultar em incapacidade do cateter de alcançar a cavidade torácica ou pode fazer o cateter dobrar durante uma eventual movimentação do paciente. Além disso, há risco pequeno de se provocar uma hemorragia de grande monte durante a colocação inadvertida do cateter nos vasos subclávios (superiormente) ou na artéria mamária interna, no coração ou nos vasos pulmonares (medialmente).[34,35] Por essas razões, hoje a abordagem lateral é recomendada como técnica de primeira linha para descompressão pré-hospitalar de pneumotórax hipertensivo.

As vantagens da colocação do cateter na linha axilar anterior incluem sua relativa segurança e eficácia. A parede torácica é mais fina nesse local, em todos os quartis

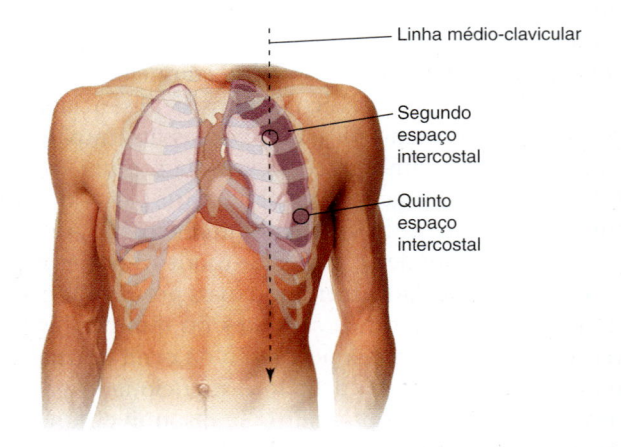

Figura 10-17 Descompressão por agulha da cavidade torácica para tratamento de possível pneumotórax hipertensivo. O procedimento é realizado com uma agulha IV de grosso calibre (10 a 16 G) com pelo menos 8 cm de comprimento. A agulha deve ser colocada no quinto espaço intercostal ao longo da linha axilar anterior.

de índice de massa corporal (IMC) tanto em homens como em mulheres. Além disso, foram relatadas maiores taxas de sucesso com o uso dessa localização,[36,37] e as evidências sugerem que os cateteres colocados no quinto espaço intercostal na linha axilar anterior são mais estáveis durante o transporte e têm menos chances de serem deslocados,[38] embora a curvatura excessiva (*kinking*) possa ser um problema.[39]

Independentemente da localização escolhida, a descompressão deve ser realizada com agulha IV de grosso calibre (10 a 16 G) e com pelo menos 8 cm de comprimento. A agulha e o cateter devem ser avançados até que se encontre saída de ar, mas não além desse ponto. O pulmão do lado afetado está colapsado e desviado em direção ao lado oposto; assim, é improvável que ele sofra qualquer lesão durante o procedimento. Após ser feita a descompressão, a agulha é removida e o cateter é fixado com fita no tórax para evitar seu deslocamento. O cuidadoso monitoramento do paciente após o procedimento é mandatório. Um estudo observou falha mecânica da ordem de 26% devido à curvatura excessiva, à obstrução ou ao deslocamento do angiocateter, em 43% das tentativas de descompressão, e por fim, falhando na resolução do pneumotórax hipertensivo.[40]

Esse procedimento, quando realizado com sucesso, converte o pneumotórax hipertensivo em um pneumotórax simples. O alívio do esforço respiratório supera, de longe, o efeito negativo do pequena abertura no tórax. Como o diâmetro do cateter de descompressão é significativamente menor que a via aérea do paciente, é improvável que qualquer movimentação de ar através do cateter comprometa os esforços ventilatórios de forma significativa. Assim, a criação de uma válvula unidirecional (válvula de Heimlich) é provavelmente desnecessária do ponto de vista clínico. O uso de uma válvula manufaturada é caro, e desenvolver uma válvula a partir de um dedo da luva cortado pode ser demorado. O fornecimento continuo de oxigênio suplementar, além do suporte ventilatório conforme a necessidade, são apropriados. A realização de toracostomia com os dedos ou a descompressão do tórax com o uso dos dedos pode ser uma opção para as pessoas treinadas e caso a manobra de descompressão com agulha não tenha sido bem-sucedida.

Como regra geral, um pneumotórax hipertensivo bilateral é muito raro de ser visto em pacientes que não estão intubados, ou ventilados com pressão positiva. A primeira etapa na reavaliação do paciente é confirmar a localização do tubo endotraqueal, grarantindo que não haja dobraduras ou curvaturas causando compressão do mesmo, e determinado se o tubo não tenha inadvertidamente sido deslocado para o interior de um brônquio principal. Deve-se ter extrema cautela na realização de descompressão bilateral por agulha em pacientes que não estão sendo ventilados com pressão

positiva. Se a avaliação do profissional de atendimento pré-hospitalar estiver errada, a criação de pneumotórax bilateral pode causar insuficiência respiratória grave.

O paciente deve ser rapidamente transportado para uma instituição aapropriada. Deve-se obter acesso intravenoso durante o transporte, a menos que o tempo de transporte seja particularmente curto. O paciente deve ser cuidadosamente observado quanto à deterioração de sinais clínicos. Pode ser necessário repetir a descompressão e/ou a intubação endotraqueal.

Drenagem torácica (Inserção de Dreno de Tórax)

Em geral, a drenagem do tórax (drenagem pleural fechada) não é realizada no ambiente pré-hospitalar devido a preocupações relacionadas ao tempo, complicações do procedimento e a questões de treinamento. A descompressão por agulha pode ser feita mais rapidamente do que uma drenagem torácica, pois há menos etapas necessárias e menos equipamentos a serem usados. Os índices de complicações relacionadas a drenagem torácica variam de 2,8 a 21%[41,42] e incluem quadros de infecção que pode resultar em empiema (acúmulo de pus no espaço pleural), dano ao coração ou aos pulmões, além de mal posicionamento nos tecidos subcutâneos da parede torácica ou na cavidade pleural. Deve-se praticar de maneira significativa para que essa habilidade seja desenvolvida, e a prática continuada é necessária para manter a proficiência da mesma.

Os pacientes que são transportados com um dreno de tórax instalado ainda estão sob risco de desenvolver quadro de pneumotórax hipertensivo, particularmente se forem submetidos à assistência ventilatória com pressão positiva. Se forem identificados sinais de pneumotórax hipertensivo, deve-se primeiro garantir que não há curvatura excessiva no dreno ou nas suas conexões. Depois disso, deve-se garantir que estejam corretamente conectadas a um selo d'água e seu dispositivo de drenagem. Mesmo sem nenhum problema identificado, o paciente com sinais de pneumotórax hipertensivo pode necessitar da realização da descompressão com agulha. Não se deve retardar a execução deste procedimento apenas, porque existe um dreno de tórax já instalado (**Quadro 10-4**).

Hemotórax

Ocorre hemotórax quando há entrada de sangue no espaço pleural. Como esse espaço pode acomodar grande volume de sangue (2.500 a 3.000 mL), o hemotórax pode representar uma fonte significativa de sangramento. De fato, a perda de grande volume de sangue no tórax resulta em quadro de choque, e isso pode trazer consequências mais graves que o próprio colapso do pulmão

Quadro 10-4 Resolução de Problemas na Drenagem de Tórax

Três componentes básicos dos sistemas utilizados na drenagem de tórax

1. *Selo*. Permite que o ar escape do espaço pleural, mas não retorne. O selo geralmente está sob água, e borbulha à medida que o ar escapa do espaço pleural e sobe com a pressão negativa inspiratória.
2. *Sistema coletor*. Coleta e mede o débito. Devem ser observadas as mudanças no volume da drenagem e na sua natureza.
3. *Aspiração*. Fornece pressão negativa de forma a ajudar na drenagem e na expansão. Deve-se garantir que a aspiração esteja adequadamente ligada e funcionante. Revisar a operação básica de qualquer sistema de drenagem com a equipe que cuidada do paciente, antes de o transferir (**Figura 10-18**).

Alterações na condição respiratória em pacientes com dreno de tórax

- *Avaliar os sinais vitais, incluindo a oximetria de pulso*. Se o dreno de tórax não estiver funcionando adequadamente, o paciente pode ficar taquicárdico, taquipneico e hipóxico. Se houver aparecimento de pneumotórax hipertensivo, pode surgir enfisema subcutâneo, aumento da insuficiência respiratória, diminuição da pressão de pulso e hipotensão.
- *Avaliar os sons pulmonares*. Os sons pulmonares podem ficar diminuídos no lado acometido se o dreno torácico não estiver funcionando e, em vez disso, estiver permitindo o acúmulo de ar dentro do tórax.
- *Avaliar o esforço ventilatório*. O esforço ventilatório aumentará quando o dreno de tórax não estiver funcionando.
- *Avaliar a circulação*. Se o dreno de tórax não estiver funcionando adequadamente e estiver permitindo o acúmulo de ar dentro do tórax, o paciente pode ficar taquicárdico. Se houver desenvolvimento de pneumotórax hipertensivo, isso pode resultar em estreitamento da pressão de pulso e hipotensão.
- *Avaliar o nível de consciência*. Se houver desenvolvimento de sinais de choque, o paciente pode ficar agitado e ansioso. À medida que essas complicações progridem, o nível de consciência do paciente diminui.

Etapas na resolução de problemas

- Avaliar o curativo e o local de inserção do tubo para garantir que o dreno de tórax não tenha sido deslocado durante qualquer movimentação.

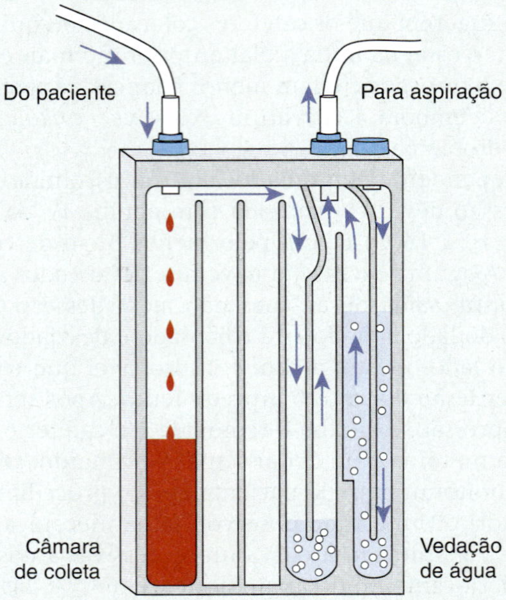

Figura 10-18 Um sistema de drenagem torácica fornece pressão negativa para auxiliar a drenagem e a expansão do tórax do paciente.

- Certificar-se de que o dreno de tórax esteja bem conectado e desobstruído, sem dobras, coágulos de sangue ou pinçamentos.
- Verificar se o selo d'água está intacto e funcionante. Se há borbulhamento e/ou variação com a ventilação?
- Avaliar se o dreno de tórax está embaçando e/ou se a drenagem está contínua.
- Garantir que a aspiração esteja funcionando. Há borbulhamento contínuo ou qualquer indicação de pressão negativa ao longo do ciclo ventilatório?
- Se a condição ventilatória do paciente continuar deteriorando, avaliar cuidadosamente se há sinais de desenvolvimento de pneumotórax hipertensivo. Se indicado, desconectar o dreno de tórax do sistema de drenagem; isso deve permitir a liberação da tensão se o dreno de tórax estiver adequadamente colocado e desobstruído. Se esta etapa não melhorar a condição, considerar realizar descompressão por agulha e contatar equipe médica de apoio.

impactado (**Figura 10-19**). É raro que haja acúmulo suficiente de sangue a ponto de se desenvolver um "hemotórax hipertensivo". Os mecanismos que resultam em hemotórax são os mesmos que causam os vários tipos de pneumotórax já descritos anteriormente. O sangramento pode vir da musculatura da parede torácica, dos vasos intercostais, do parênquima pulmonar, dos vasos pulmonares ou dos grandes vasos do tórax.

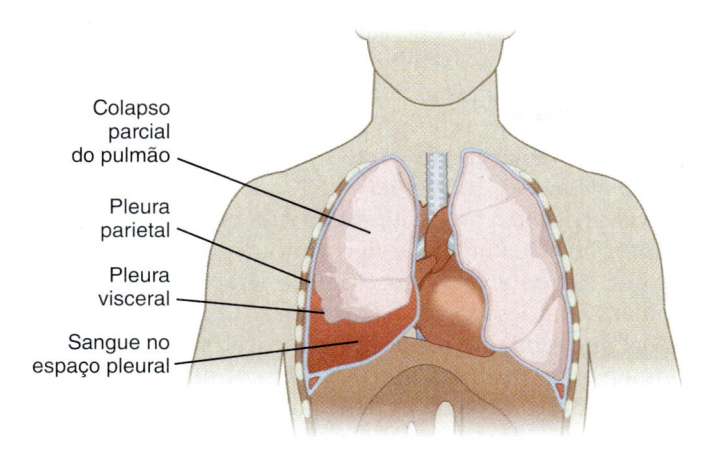

Figura 10-19 Hemotórax. A perda sanguínea associada à hemorragia no interior da cavidade torácica (levando à hipovolemia) é um problema muito mais grave que a quantidade de pulmão comprimido por esse sangue.

© National Association of Emergency Medical Technicians (NAEMT)

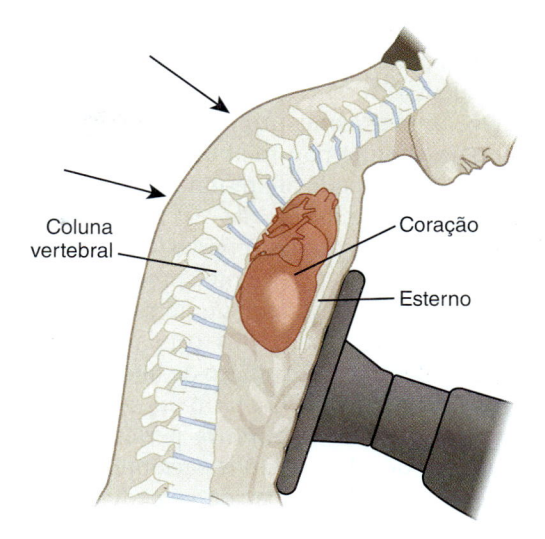

Figura 10-20 O coração pode ser comprimido entre o esterno (quando o esterno bate contra a direção ou o painel do veículo) e a parede torácica posterior (pois a parede continua seu movimento para a frente). Essa compressão pode causar contusão do miocárdio.

© National Association of Emergency Medical Technicians (NAEMT)

Avaliação

Avaliação revela um paciente com algum grau de desconforto, dependendo da quantidade de sangue dentro do tórax e da resultante compressão do pulmão no lado acometido. Dor torácica e falta de ar são também características importantes, em geral com sinais significativo de choque. O profissional de atendimento pré-hospitalar monitora o paciente quanto a sinais de choque: taquicardia, taquipneia, confusão, palidez e hipotensão. Os sons respiratórios no lado da lesão estão diminuídos ou ausentes, mas a percussão mostra macicez (em comparação com o timpanismo de um pneumotórax). Pode haver pneumotórax junto com hemotórax, aumentando a probabilidade de comprometimento cardiorrespiratório. Devido à perda de volume sanguíneo circulante, não costuma haver distensão das jugulares.

Abordagem

O tratamento inclui observação constante na busca de sinais de piora clínica, enquanto se fornece o suporte adequado. Deve-se administrar oxigênio em concentrações elevadas e suporte ventilatório, conforme a necessidade, com dispositivo de bolsa-valva-máscara ou intubação endotraqueal, se disponível e indicado. O estado hemodinâmico é cuidadosamente monitorado. Deve ser obtido um acesso IV e administrado líquidos com objetivo de se manter a perfusão adequada, sem a administração indiscriminada de grandes volumes de cristaloides. A reanimação com sangue e derivados pode ser apropriada, se disponível. O transporte rápido para uma instituição adequada, com capacidade para realização de transfusão sanguínea e intervenção cirúrgica imediata completam o algoritmo de abordagem do hemotórax. A descompressão

do tórax com agulha quando há apenas hemotórax não é eficaz e não esta indicada.

Contusão Cardíaca

A contusão cardíaca resulta, mais comumente, da aplicação de força na parte anterior do tórax, especialmente em evento de desaceleração, como num incidente de trânsito com impacto frontal violento.[1,2,43] O coração é, então, comprimido entre o esterno anteriormente e a coluna vertebral posteriormente (**Figura 10-20**). Essa compressão causa aumento abrupto na pressão dentro dos ventrículos muitas vezes maior do que seu nível normal, o que resulta em contusão cardíaca, algumas vezes ocorre lesão valvar e, raramente, ruptura cardíaca, da seguinte maneira:

- *Contusão cardíaca*. O resultado mais comum da compressão cardíaca é a contusão cardíaca. O músculo cardíaco fica contundido, com graus variáveis de dano às células miocárdicas. Essa lesão quase sempre resulta em arritmias, como a taquicardia sinusal.[43] De maior preocupação, mas menos frequentes, temos as contrações miocárdicas prematuras (extrassístoles ventriculares) ou os ritmos ventriculares com ausência de perfusão, tais como a taquicardia ventricular e a fibrilação ventricular. Se a região septal do coração for lesada, o eletrocardiograma (ECG) poderá demonstrar anormalidades da condução intraventricular, como bloqueio de ramo direito. Se um volume considerável do miocárdio for lesado, a contratilidade cardíaca poderá ficar prejudicada, causando diminuição do débito cardíaco, que resultará em choque cardiogênico. Diferentemente de outras formas de choque geralmente encontradas em casos de trauma, esse tipo de choque não melhora com a administração de líquidos, e pode até piorar.

- *Ruptura valvar.* A ruptura das estruturas de suporte das valvas cardíacas ou das próprias valvas em geral as deixa incompetentes. O paciente apresentará graus variados de choque com sintomas e sinais de insuficiência cardíaca congestiva aguda (ICC), com quadro de *taquipneia,* crepitações e sopro cardíaco de início recente.
- *Ruptura pericárdica pós trauma contuso com herniação cardíaca.* Evento raro, a ruptura pericárdica contusa ocorre em menos de 0,4% dos pacientes com trauma torácico contuso.[44] Esses pacientes podem apresentar instabilidade hemodinâmica, especialmente quando o paciente é colocado em decúbito dorsal, onde o coração pode herniar através do defeito pericárdico, comprometendo o retorno cardíaco.[45-47]
- *Ruptura cardíaca pós trauma contusa.* Esta ruptura cardíaca é um evento raro, e ocorre em menos de 1% dos pacientes com trauma torácico fechado.[43,48] A maioria desses pacientes morrerá no local por *exsanguinação* para dentro do tórax ou por tamponamento cardíaco fatal. Os pacientes sobreviventes em geral apresentarão tamponamento cardíaco.

Avaliação

A avaliação do paciente com possível contusão cardíaca decorrerá da observação de mecanismo com impacto frontal no centro do tórax do paciente. A visualização do volante do veículo entortado acompanhado por hematoma na região esternal implicará neste mecanismo. Como em outras lesões torácicas, é provável que o paciente apresente dor torácica e/ou falta de ar. Se houver arritmia, o paciente pode se queixar de palpitações. Os sinais mais preocupantes estão na presença de hematoma, crepitação e instabilidade do esterno. Com um esterno flutuante (**esterno instável**), as costelas em ambos os lados do mesmo se encontram quebradas, permitindo que se movam paradoxalmente com a respiração, da mesma forma que no tórax instável descrito anteriormente. Se houver ruptura valvar, pode-se detectar um sopro rude sobre o precórdio, junto com sinais de ICC aguda, como hipotensão, distensão venosa jugular e ausculta pulmonar anormal. O monitoramento do ECG pode demonstrar arritmias (em ordem decrescente de frequência: taquicardia sinusal, fibrilação atrial, contrações ventriculares prematuras, entre outras).

Abordagem

A principal estratégia de abordagem é a avaliação correta da ocorrência de contusão miocárdica e a transmissão dessa preocupação e dos achados clínicos para o hospital que receberá o paciente. Enquanto isso, administra-se oxigênio em altas concentrações e se obtém o acesso IV para inicio de reposição cautelosa com líquidos. O paciente deve ser monitorizado para a detecção de arritmias e elevações do segmento ST, quando presentes. Se houver arritmia e profissionais de ALS presentes, deve-se instituir farmacoterapia antiarrítmica padrão. Não há dados que sustentem os benefícios da terapia antiarrítmica profilática na lesão cardíaca contusa. Considere manter o paciente sentado na posição vertical se ocorrer descompensação imediata ao colocá-lo em decúbito dorsal. Como sempre, as medidas de suporte ventilatório devem ser implementadas conforme necessidade.

Tamponamento Cardíaco

O **tamponamento cardíaco** ocorre quando um ferimento no coração ou nos grandes vasos permite o acúmulo agudo de líquido (geralmente sangue) entre o saco pericárdico e o coração.[1,43] O saco pericárdico é composto por um tecido fibroso e não extensível. Em geral, há uma pequena quantidade de líquido no saco pericárdico, de maneira semelhante ao espaço pleural, conforme descrito anteriormente. Como o pericárdio é não extensível, a pressão começa a aumentar rapidamente dentro do saco pericárdico à medida que o líquido se acumula dentro dele. O aumento da pressão pericárdica impede o retorno venoso para o coração, o que leva à redução do débito cardíaco e da pressão arterial. Em cada contração cardíaca, mais sangue pode entrar no saco pericárdico, prejudicando ainda mais a capacidade do coração de se encher em preparação para a próxima contração (**Figura 10-21**). Essa condição pode ficar suficientemente grave a ponto de precipitar ocorrência de **atividade**

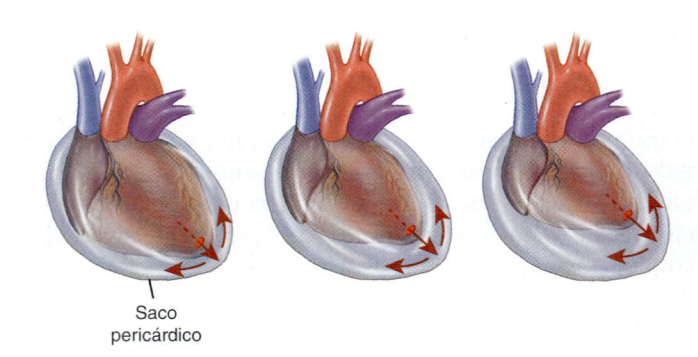

Saco
pericárdico

Figura 10-21 Tamponamento cardíaco. À medida que o sangue passa do lúmen cardíaco para o espaço pericárdico, ele limita a expansão do ventrículo. Assim, o ventrículo não consegue se encher completamente. À medida que mais sangue se acumula no espaço pericárdico, há menos espaço ventricular disponível para o acúmulo de sangue, reduzindo o débito cardíaco.

elétrica sem pulso. Esta é uma lesão potencialmente fatal, que requer resposta coordenada dos profissionais de atendimento pré-hospitalar em todas as fases de cuidados para obter um melhor desfecho. O pericárdio normal no adulto pode acomodar até 300 mL de líquido antes da ausência de pulso ser detectada, mas apenas 50 mL costumam ser suficientes para impedir o retorno venoso e, portanto, o débito cardíaco.[1]

Mais comumente, o tamponamento cardíaco é causado por ferimento no coração causado por arma branca. Esse mecanismo de lesão pode resultar em penetração em uma das câmaras cardíacas ou apenas em laceração do miocárdio. O ventrículo direito é a câmara mais anterior no coração e, assim, é a câmara mais comumente lesada no trauma penetrante. Independentemente da localização anatômica da lesão, ocorre sangramento para dentro do saco pericárdico. A pressão crescente dentro do pericárdio resulta em fisiologia de tamponamento cardíaco. Ao mesmo tempo, a pressão aumentada dentro do pericárdio pode temporariamente impedir o sangramento adicional pelo ferimento cardíaco, permitindo que o paciente sobreviva o tempo necessário para que sejam realizados os cuidados definitivos. No caso de ferimentos por arma de fogo, o dano cardíaco e do pericárdio costuma ser tão grave que o pericárdio não consegue conter a hemorragia, resultando em rápida exsanguinação para dentro da cavidade torácica. Isso também ocorre no caso de empalação. A ruptura fechada de uma câmara cardíaca pode resultar em tamponamento cardíaco, mas é mais comum que cause hemorragia com exsanguinação.

O tamponamento cardíaco deve ser considerado como possibilidade ao se avaliar qualquer paciente com penetração torácica. O índice de suspeita deve ser aumentado de "presente até que se prove o contrário", quando a lesão penetrante está dentro de um retângulo imaginário (a caixa cardíaca) limitado por uma linha horizontal ao longo das clavículas, por linhas verticais desde os mamilos até as margens costais e por uma segunda linha horizontal conectando os pontos de intersecção entre as linhas verticais e a margem costal (**Figura 10-22**). A presença de um ferimento como esse deve ser comunicada à instituição de destino assim que for percebida, para permitir a adequada preparação para a abordagem do paciente.

Avaliação

A avaliação envolve o reconhecimento rápido da presença das lesões sob maior risco, conforme descrito anteriormente, em combinação com os achados físicos e ultrassonográficos do tamponamento pericárdico (ver Quadro 10-2). A tríade de Beck é um conjunto de achados indicativo da presença do tamponamento cardíaco: (1) bulhas cardíacas abafadas (o líquido ao redor do coração dificulta ouvir o som do fechamento das válvulas), (2) estase jugular (causada por aumento da pressão no saco pericárdico,

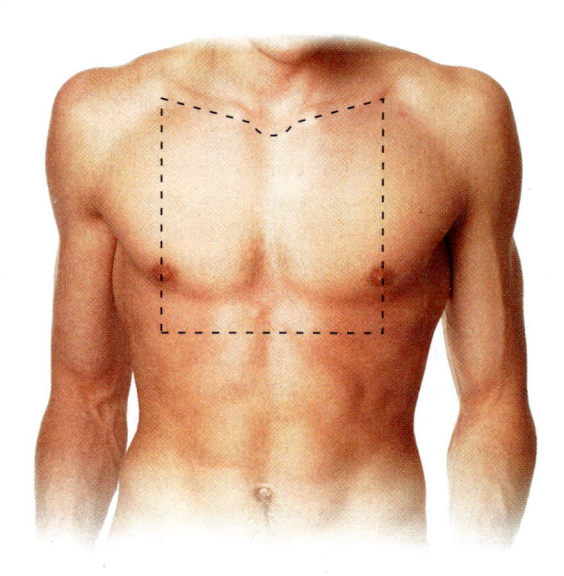

Figura 10-22 O índice de suspeita de lesão cardíaca penetrante deve ser alto se a lesão ocorrer dentro da "caixa cardíaca" imaginária.

© MariyaL/Shutterstock

Quadro 10-5 Pulso Paradoxal

O **pulso paradoxal**, também chamado *pulsus paradoxus*, é, na verdade, uma acentuação da discreta queda normal na pressão arterial sistólica (PAS) que ocorre durante a inspiração. À medida que os pulmões expandem, há preferencialmente enchimento e ejeção de sangue pelo lado direito do coração à custa do lado esquerdo. Assim, a pressão arterial periférica diminui. Essa redução na PAS costuma ser de menos de 10 mmHg. Uma redução maior na PAS representa o chamado pulso paradoxal.

© National Association of Emergency Medical Technicians (NAEMT)

---

represando sangue nas veias do pescoço), e (3) hipotensão. Outro achado físico descrito no tamponamento cardíaco é a presença do pulso paradoxal (**Quadro 10-5**).

A detecção de alguns desses sinais no exame físico na cena pode ser difícil, especialmente as bulhas abafadas e o pulso paradoxal. Além disso, os componentes da tríade de Beck estão presentes em apenas 22 a 77% dos casos de tamponamento.[49,50] Assim, o profissional de atendimento pré-hospitalar precisa manter alto índice de suspeita, com base na localização do ferimento e na presença da hipotensão, e implementar tratamento de forma adequada e rápida.

Abordagem

A abordagem exige o transporte rápido e monitorado para uma instituição que possa realizar o reparo cirúrgico imediato.[22,25,51-55] O profissional de atendimento pré-hospitalar deve, em primeiro lugar, reconhecer que o tamponamento cardíaco provavelmente existe e informar a instituição de destino de modo que ela possa estar preparada para realizat tal intervenção cirúrgica de emergência. Deve-se administrar oxigênio em altas concentrações. Deve-se obter acesso IV e iniciar a terapia com líquidos de forma cautelosa, pois ela pode aumentar a pressão venosa central e, assim, melhorar o enchimento cardíaco por algum tempo. A ventilação com pressão positiva deve ser evitada, se possível, pois isso diminuirá o retorno venoso e exacerbará a questão hemodinâmica do paciente.[56,57]

A terapia definitiva exige a realização de descompressão do tamponamento e o reparo da lesão cardíaca. Um paciente com suspeita de tamponamento cardíaco deve ser transportado diretamente para uma instituição capacitada para intervenção cirúrgica imediata, quando disponível. A drenagem de alguma quantidade de líquido por meio de **pericardiocentese** (inserção de uma agulha dentro do espaço pericárdico) costuma ser uma manobra temporária efetiva (**Figura 10-23**). Os riscos da realização da pericardiocentese incluem o aparecimento de lesão do coração e das artérias coronárias, resultando em aumento do

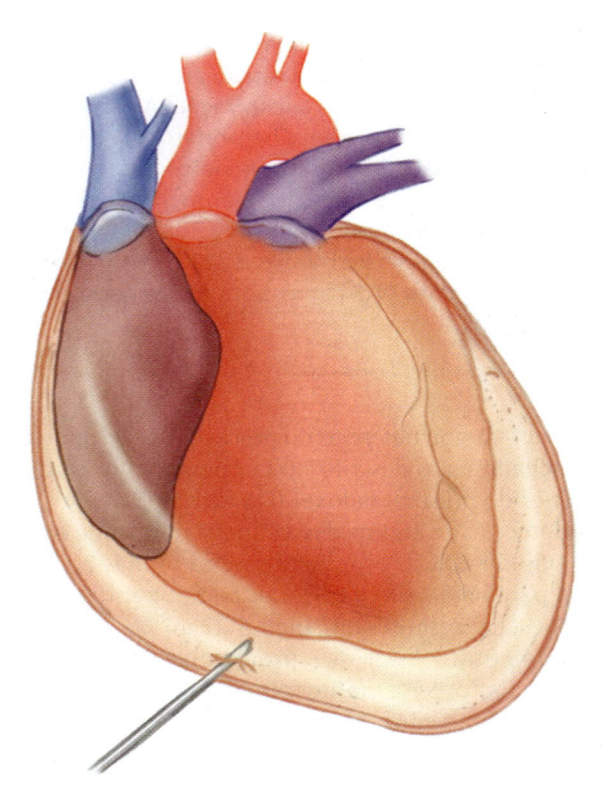

Figura 10-23 A drenagem de uma parte do líquido pericárdico por pericardiocentese costuma ser uma medida temporária eficaz para o tratamento do tamponamento cardíaco.

tamponamento, além de lesão pulmonar, de grandes vasos e do fígado. Em casos muito raros, a toracotomia de reanimação (abertura do tórax para controlar o sangramento e reparar os ferimentos internos) é realizada na cena, por médicos em serviços que compõem a equipe de APH.[58,59]

Commotio Cordis

O termo *commotio cordis* (comoção cardíaca) se refere à morte cardíaca súbita após uma lesão não penetrante no tórax.[60,61] Dados de mais de 220 casos do National Commotio Cordis Registry, que existe desde a década de 1990 nos Estados Unidos, demonstram que a idade média de apresentação é de 15 anos, 95% dos casos são do sexo masculino e 75% dos casos ocorrem durante competições esportivas.[62] A maioria dos especialistas levanta a hipótese de que o *commotio cordis* resulta de um golpe de relativa baixa energia, não penetrante no precórdio, durante o momento que o ritmo cardíaco encontra-se em parte eletricamente vulnerável do ciclo, enquanto outros acreditam que há um vasospasmo arterial coronariano que contribuir para seu desenvolvimento. Independentemente do mecanismo, o resultado é a arritmia cardíaca que evolui para fibrilação ventricular e paragem cardiorrespiratória súbita.

Essa condição ocorre mais frequentemente, durante eventos de esporte amador, em que o paciente é atingido na parte anterior média do tórax por um projétil ou objeto, como uma bola de beisebol (mais comum), disco de hóquei no gelo, bola de lacrosse ou softbol. Porém, o *commotio cordis* também foi relatado após impactos corporais (p. ex., golpes de caratê), incidentes de trânsito em baixa velocidade e colisão de dois jogadores tentando pegar uma bola de beisebol. Após o impacto, sabe-se que as vítimas caminham um ou dois passos antes de cair subitamente no chão em paragem cardiorrespiratória. Em geral, na necropsia, não é observada lesão nas costelas, no esterno ou no coração. A maioria das vítimas não tem história conhecida de doença cardíaca. O uso de protetores de parede torácica durante a prática de desporto não demonstrou uma redução na incidência de *commotio cordis*. A American Heart Association e a American Cardiology Association recomendam que os esforços preventivos se concentrem, em vez disso, no aumento do treinamento de espectadores e da equipe esportiva sobre o reconhecimento e o tratamento do *commotio cordis*, incluindo a notificação imediata do serviço local de APH.[63]

Avaliação

Os pacientes que sofreram *commotio cordis* são encontrados em paragem cardiorrespiratória. Em algumas vítimas, pode-se notar um hematoma mínimo sobre o esterno. A fibrilação ventricular é o ritmo mais comum, embora também sejam vistos bloqueio atrioventricular completo e bloqueio de ramo esquerdo com elevações de segmento ST.

Abordagem

Após a confirmação da paragem cardiorrespiratória, inicia-se a reanimação cardiopulmonar (RCP). O *commotio cordis* é tratado de maneira semelhante a paradas cardíacas resultantes de infarto do miocárdio, em vez das resultantes de trauma e perda sanguínea. O ritmo cardíaco deve ser determinado o mais rapidamente possível, com a desfibrilação rápida se a fibrilação ventricular for identificada. O prognóstico é ruim, com chance de sobrevida de 15% ou menos.[61] Quase todos os sobreviventes dessa condição receberam RCP rapidamente iniciada por testemunhas e desfibrilhação imediata, muitas vezes com desfibrilador externo automático. Não foi demonstrado que os socos precordiais terminem consistentemente com a fibrilação ventricular; porém, eles podem ser tentados se um desfibrilador não estiver imediatamente disponível. O início da RCP e a desfibrilhação não devem ser retardados para a realização de um soco precordial.[64] Se as tentativas imediatas de desfibrilhação não obtiverem sucesso, a via aérea deve ser garantida e o acesso IV iniciado. Epinefrina e agentes farmacológicos antiarrítmicos podem ser administrados conforme descrito nos protocolos médicos para a paragem cardiorrespiratória.

Ruptura Traumática da Aorta

A ruptura traumática da aorta resulta de um mecanismo de aceleração/desaceleração com força significativa.[65] Os exemplos incluem colisões de automóveis com impacto frontal em alta velocidade e em quedas de altura elevada.

A aorta se origina da porção superior do coração no mediastino. O coração, a aorta ascendente e o arco aórtico são relativamente móveis dentro da cavidade torácica. À medida que o arco aórtico faz a transição para a aorta descendente, esta é "envolvida" por uma camada de tecido e fica aderida à coluna vertebral. Assim, a aorta descendente é relativamente imóvel. Quando há súbita desaceleração do corpo, como a que ocorre em um impacto frontal em alta velocidade, o coração e o arco aórtico continuam a se mover para a frente em relação à aorta descendente fixa (imóvel). Isso produz forças de cisalhamento na parede aórtica na junção entre esses dois segmentos da aorta.[54] Assim, a localização típica de uma lesão aórtica traumática é imediatamente abaixo da saída da artéria subclávia esquerda. Essa força de cisalhamento pode romper a parede da aorta em graus variáveis (**Figura 10-24**). Quando a laceração se estende por toda a espessura da parede aórtica, o paciente rapidamente sofre exsanguinação para dentro da cavidade pleural. Porém, se a laceração da parede for apenas parcial, deixando a camada externa (adventícia) intacta, o paciente poderá sobreviver por um período de tempo variável. A rápida identificação e o tratamento são essenciais para um bom desfecho.[65]

Avaliação

A avaliação de ruptura aórtica depende do alto índice de suspeita. Deve-se manter esta suspeita em situações que envolvam mecanismos de alta energia como aceleração/desaceleração. Para uma lesão tão devastadora, pode haver pouca evidência externa. O profissional de atendimento pré-hospitalar precisa avaliar a adequação da via aérea e da respiração, devendo auscultar e palpar cuidadosamente o tórax. O exame cuidadoso pode demonstrar que a qualidade do pulso pode ser diferente entre as duas extremidades superiores (pulso mais forte no braço direito que no esquerdo) ou entre as extremidades superior (artéria braquial) e inferior (artéria femoral). As pressões arteriais, se medidas, podem ser mais elevadas nas extremidades superiores que nas inferiores, simulando os sinais de uma pseudocoarctação (estreitamento) da aorta.

O diagnóstico definitivo de ruptura aórtica exige a realização de exames radiográficos no hospital. As radiografias simples de tórax podem demonstrar vários sinais sugestivos da lesão. O mais confiável desses sinais é o alargamento do mediastino (**Figura 10-25**). A lesão normalmente é identificada por tomografia computadorizada (TC) de tórax, angiografia ou **ecocardiografia transesofágica**.[65]

Abordagem

O tratamento na cena da ruptura traumática da aorta é de suporte. Mantém-se alto índice de suspeita para a sua presença, quando o mecanismo a indique. Administra-se oxigênio suplementar em altas concentrações e se obtém o acesso IV durante o trajeto, exceto em casos de tempos de transporte extremamente curtos. A comunicação com a instituição que recebe o paciente quanto ao mecanismo e a suspeita de ruptura aórtica deve ser feita assim que possível. O controle estrito da pressão arterial é imperativo para o desfecho bem sucedido dessas lesões (**Quadro 10-6**). A ruptura traumática da aorta representa outra situação em que a reanimação equilibrada é clinicamente importante. A reposição volêmica que resulta em pressão arterial normal ou elevada pode determinar ruptura do tecido remanescente da aorta e em rápida exsanguinação. Se o tempo de transporte for mais longo, a abordagem da pressão arterial deve ser guiado pela maior pressão arterial obtida, em geral no braço direito. O controle da pressão arterial e da força contrátil pode ser obtido com a administração de betabloqueadores.[60]

Ruptura Traqueobrônquica

A ruptura traqueobrônquica é uma condição incomum, mas com potencial para ser letal.[66] Todas as lacerações pulmonares envolvem ruptura da via aérea em algum grau; porém,

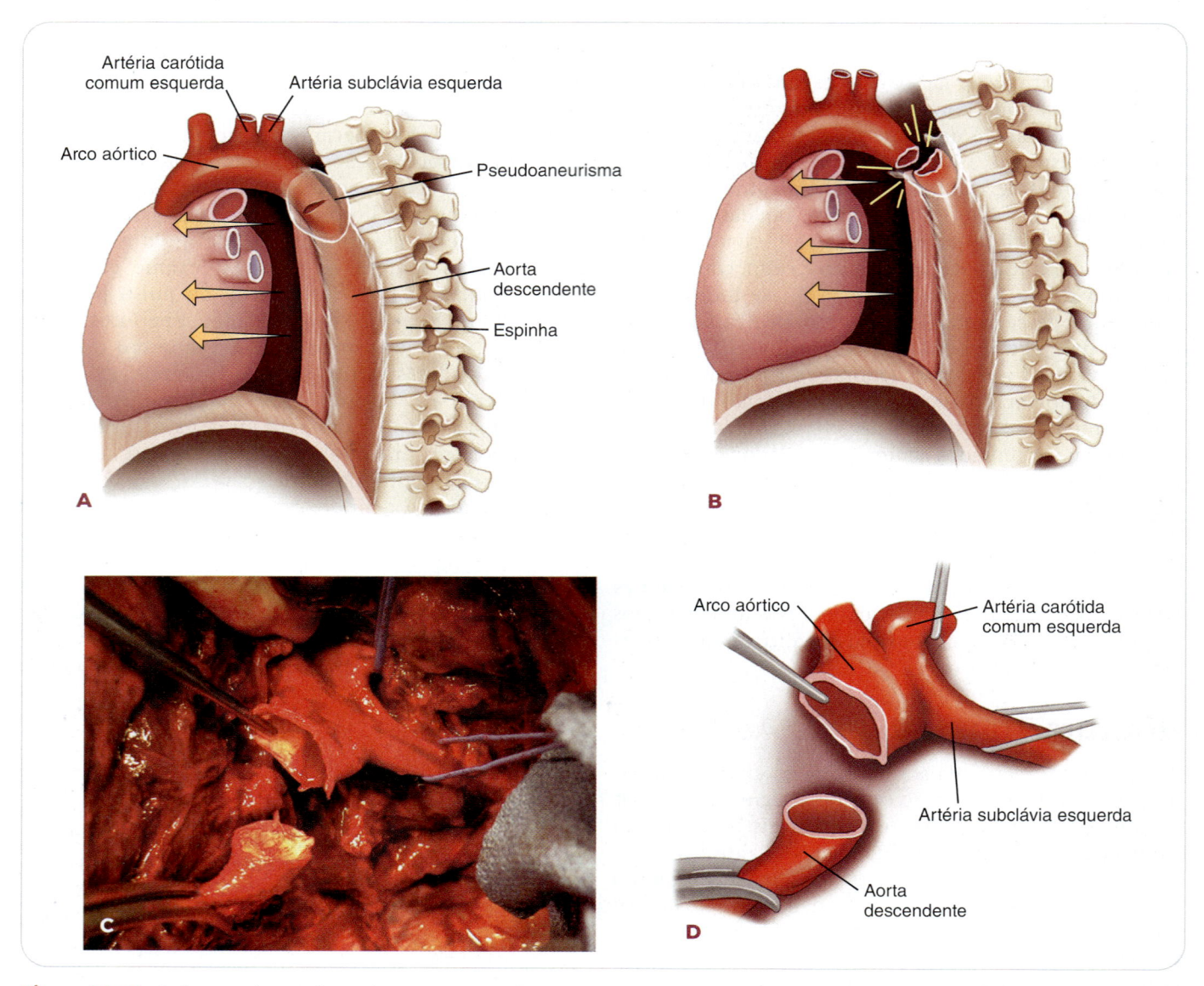

Figura 10-24 **A.** A aorta descendente é uma estrutura fixa que se move com a coluna torácica. O arco, a aorta e o coração se movem livremente. A aceleração do torso em uma colisão com impacto lateral ou a desaceleração rápida do mesmo em uma colisão com impacto frontal produzem uma movimentação diferente do complexo arco-coração em relação à aorta descendente. Esse movimento pode resultar em laceração do revestimento interno da aorta, a qual está contida dentro da camada mais externa, produzindo um pseudoaneurisma. **B.** As lacerações na junção do arco com a aorta descendente podem resultar em ruptura complexa, levando à imediata exsanguinação no tórax. **C.** e **D.** Fotografia e desenho operatórios de uma laceração aórtica traumática.

A, B, D: © National Association of Emergency Medical Technicians (NAEMT); **C:** Cortesia de Norman McSwain, MD, FACS, NREMT-P.

nesses casos, a porção intratorácica da própria traqueia ou de um dos brônquios principais ou secundários é rompida. Essa ruptura resulta em alto fluxo de ar através da lesão para dentro do mediastino ou do espaço pleural (**Figura 10-26**). A pressão aumenta rapidamente, resultando em pneumotórax hipertensivo ou até em pneumomediastino hipertensivo, o qual é semelhante ao tamponamento cardíaco, exceto por resultar da presença de ar e não de sangue ou fluido. Diferentemente da situação habitual no pneumotórax hipertensivo, a toracostomia com agulha pode resultar em fluxo contínuo de ar através do cateter, podendo falhar no alívio da pressão. Isso tem como causa o alto fluxo continuado de ar através da via aérea para o interior do espaço pleural. A função respiratória pode ser prejudicada ao extremo, devido ao fluxo preferencial de ar por meio da lesão, além da pressão. As tentativas de ventilação com pressão positiva podem piorar a tensão. O trauma penetrante tem mais chances de causar essa lesão que o trauma fechado. Porém, a lesão fechada de alta energia também pode causar ruptura traqueobrônquica.[67]

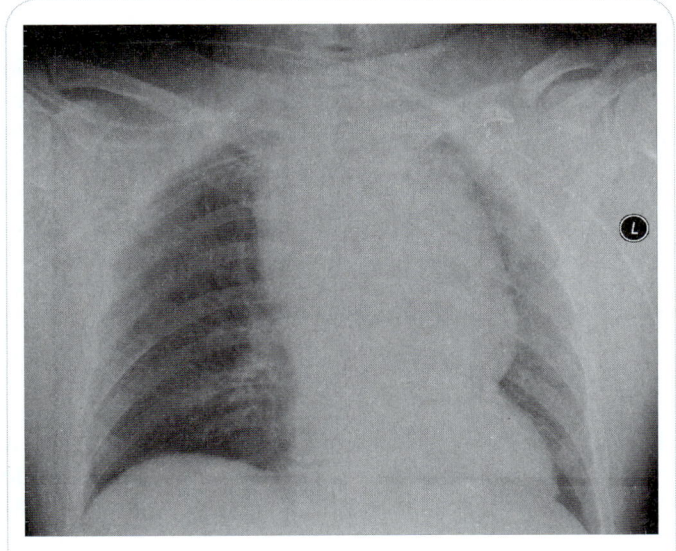

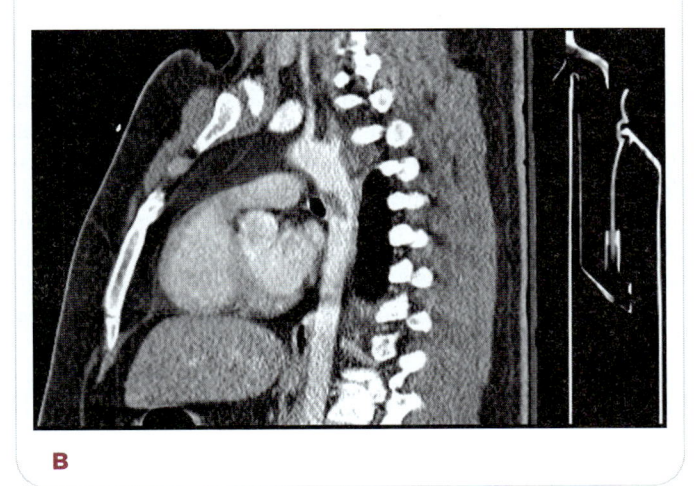

A

B

Figura 10-25 Radiografia e TC de tórax demonstrando ruptura da aorta. **A.** Mediastino alargado na radiografia de tórax, sugestivo de lesão da aorta. **B.** TC de tórax demonstrando retalho de dissecção da aorta e lesão da aorta.

Cortesia de Dr. Mark Gestring, MD, FACS.

Avaliação

A avaliação do paciente com ruptura traqueobrônquica mostrará uma pessoa com clara insuficiência respiratória. O paciente pode estar pálido e sudorético, com sinais de insuficiencia respiratória, com o uso da musculatura acessória da respiração, gemidos e batimento de asas do nariz. Pode-se identificar enfisema subcutâneo extenso, especialmente na parte superior do tórax e no pescoço (**Figura 10-27**). Embora sejam tradicionalmente ensinados como achados importantes, a distensão jugular pode ser ocultada pela presença do enfisema subcutâneo, e o desvio traqueal pode ser só observado à palpação da traqueia na incisura jugular. A frequência ventilatória estará

Cuidado: Ao realizar a transferência de pacientes com suspeita de ruptura aórtica entre hospitais, é importante não aumentar a pressão arterial do paciente de maneira agressiva, pois isso pode levar à hemorragia por exsanguinação (ver o Capítulo 3, "Choque: Fisiopatologia de Vida e Morte"). Muitos desses pacientes podem receber infusões de medicamentos, como os betabloqueadores (p. ex., esmolol, metoprolol), para manter a pressão arterial em um nível mais baixo, em geral uma pressão arterial sistólica ≤ 100 mm Hg. Na maioria dos casos, essa terapia exige monitoramento invasivo, como a inserção de um acesso arterial, para que a pressão arterial possa ser monitorada com muito mais cuidado.

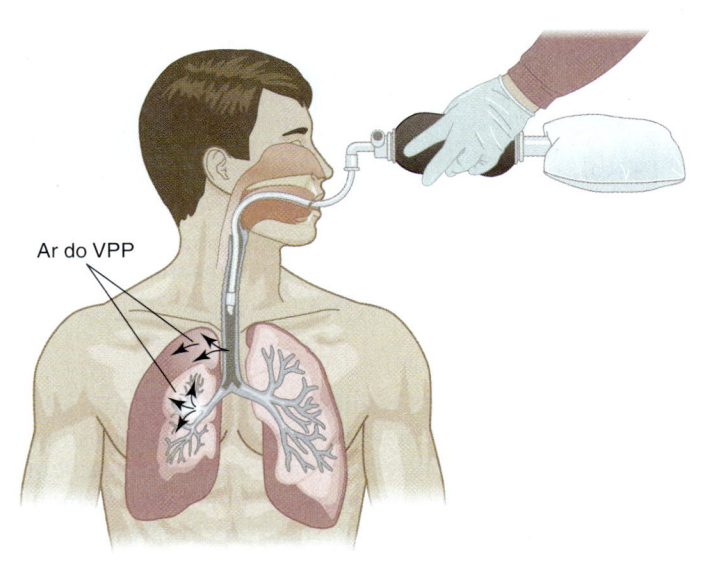

Ar do VPP

Figura 10-26 Ruptura traqueal ou brônquica. A ventilação com pressão positiva (VPP) pode forçar diretamente grandes quantidades de ar através da traqueia ou do brônquio, produzindo um pneumotórax hipertensivo rapidamente.

elevada, e a saturação de oxigênio pode estar diminuída. O paciente pode ou não estar hipotenso, podendo tossir e escarrar sangue (hemoptise). A hemorragia associada ao trauma penetrante pode não estar presente nos casos de trauma contuso, mas a presença do hemotórax é uma possibilidade que pode ocorrer tanto nos traumas penetrantes como nos fechados.

Abordagem

A abordagem bem sucedido da ruptura traqueobrônquica exige a administração de oxigênio suplementar e o uso

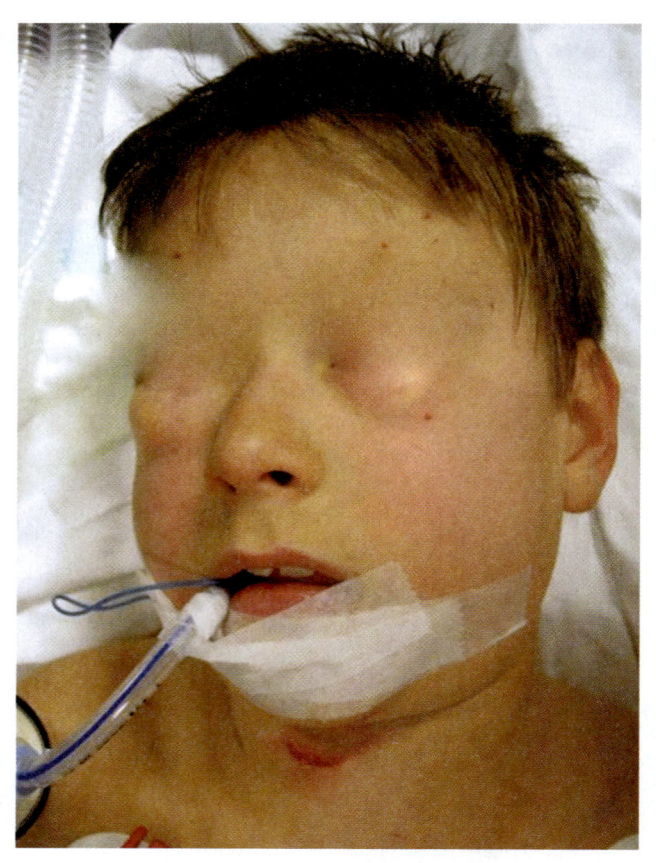

Figura 10-27 Paciente com trauma na região anterior do pescoço causando ruptura traqueal e enfisema subcutâneo da face (pálpebras) e do pescoço.

Fotografia cortesia de J. C. Pitteloud, M.D., Suíça

criterioso da assistência ventilatória. Se a ventilação assistida deixar o paciente mais desconfortável, administra-se apenas oxigênio e o paciente é transportado rapidamente para uma instituição apropriada. É imperativo o monitoramento contínuo para os sinais de progressão para pneumotórax hipertensivo e, se esses sinais estiverem presentes, a rápida descompressão com agulha deve ser tentada. A abordagem avançada da via aérea, como a intubação seletiva em brônquio principal, normalmente não é possível de ser reealizada na cena e tentativas estão associadas à possibilidade de piorar a lesão brônquica.

Asfixia Traumática

A **asfixia traumática** é assim chamada porque, fisicamente, as vítimas lembram os pacientes de sofreram estrangulamento. Elas exibem a mesma coloração azulada da face e do pescoço (e, no caso da asfixia traumática, da parte superior do tórax) que os pacientes que foram estrangulados. Porém, diferentemente dos pacientes estrangulados, os pacientes com asfixia traumática não sofrem de asfixia real (cessação das trocas de ar e gases). A semelhança na aparência com os pacientes estrangulados

resulta da redução do retorno venoso da cabeça e do pescoço, o que está presente nos dois grupos de pacientes.

O mecanismo da asfixia traumática é causado pelo aumento abrupto e significativo na pressão torácica resultante de esmagamento do torso (p. ex., carro caindo de um macaco sobre o tórax do paciente durante troca de pneu). Essa pressão faz o sangue ser forçado de volta para fora do coração e para dentro das veias, em direção retrógrada. Como as veias dos braços e das extremidades inferiores contêm valvas, o fluxo retrógrado para as extremidades é limitado. Porém, as veias do pescoço e da cabeça não têm essas valvas, e o sangue é preferencialmente forçado para essas áreas. As vênulas e os pequenos capilares subcutâneos se rompem e há extravasamento de sangue, resultando na coloração púrpura da pele. A ruptura dos pequenos vasos cerebrais e da retina pode resultar em disfunção cerebral e ocular. A asfixia traumática pode ser relatada como marcador de ruptura cardíaca contusa.[68]

Avaliação

A marca registrada da asfixia traumática é a pletora, uma condição caracterizada por excesso de sangue e turgência (i.e., edema e distensão dos vasos sanguíneos), com coloração avermelhada da pele. Esse aspecto é mais proeminente acima do nível do esmagamento (**Figura 10-28**). A pele abaixo do nível da lesão é normal. Devido à força necessária para causar essa lesão torácica, muitas das lesões já discutidas neste capítulo podem estar presentes, além de lesões da coluna e da medula espinal.

Abordagem

A abordagem é de suporte. Administra-se oxigênio em altas concentrações, obtém-se acesso IV e fornece-se o suporte ventilatório criterioso, quando indicado. A coloração roxo-avermelhada em geral diminui dentro de 1 a 2 semanas nos sobreviventes.

Ruptura Diafragmática

Podem ocorrer pequenas lacerações diafragmáticas nas lesões penetrantes da região toracoabdominal.[1] Como o diafragma sobe e desce com a respiração, qualquer penetração abaixo do nível dos mamilos anteriormente ou do nível da ponta da escápula posteriormente tem risco de ter atravessado o diafragma. Em geral, essas lesões não representam problema agudo, de maneira isolada, mas costumam necessitar de reparo cirúrgico devido ao risco futuro de herniação e estrangulamento do conteúdo abdominal através do defeito. Pode haver lesões significativas em órgãos torácicos ou abdominais acompanhando essas lesões aparentemente inócuas.

A ruptura diafragmática fechada resulta da aplicação de força suficiente no abdome de forma a aumentar

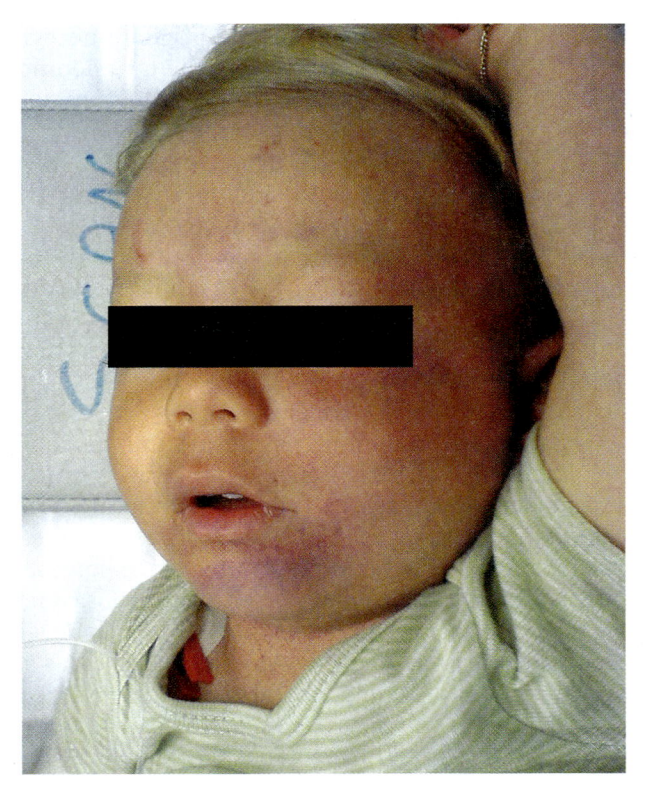

Figura 10-28 Criança com asfixia traumática. Observe a coloração roxa, particularmente no queixo, além de múltiplas petéquias na face e na testa.

Fotografia cortesia de J.C. Pitteloud, MD, Suíça

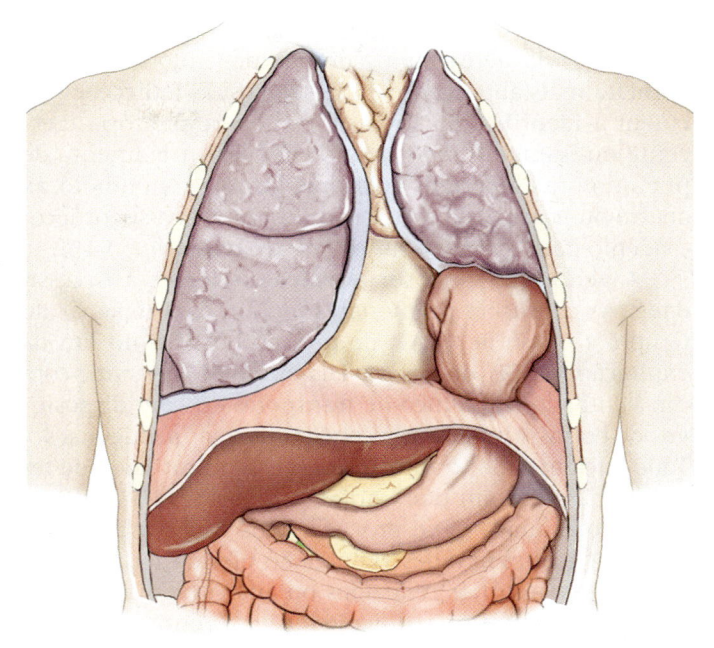

Figura 10-29 A ruptura diafragmática pode fazer o intestino ou outras estruturas sofrerem herniação através da laceração, causando compressão parcial do pulmão e disfunção respiratória.

© National Association of Emergency Medical Technicians (NAEMT)

aguda, abrupta e suficientemente a pressão abdominal a ponto de romper o diafragma. Diferentemente das pequenas lacerações que costumam acompanhar as lesões penetrantes, as lacerações resultantes de mecanismos fechados costumam ser grandes e permitem a herniação aguda de vísceras abdominais para dentro da cavidade torácica[1] (**Figura 10-29**). A disfunção respiratória resulta da pressão dos órgãos herniados sobre o pulmão, impedindo a ventilação efetiva, bem como da contusão pulmonar subjacente. Esse comprometimento da ventilação pode ser fatal. Além da disfunção ventilatória, fraturas costais, hemotórax e pneumotórax podem ser encontrados. A lesão dos órgãos intra-abdominais também pode acompanhar a lesão diafragmática, incluindo lesões no fígado, baço, estômago ou intestinos, pois esses órgãos são forçados através da laceração no diafragma para dentro da cavidade pleural. Esses pacientes estão frequentemente em sofrimento agudo e necessitam de rápida intervenção para se recuperarem.

Avaliação

A avaliação frequentemente, revela um paciente com insuficiência respiratória aguda, ansioso, taquipneico e pálido. O paciente pode apresentar contusões na parede torácica, crepitação óssea ou enfisema subcutâneo. Os sons respiratórios no lado afetado podem estar diminuídos, ou podem ser auscultados ruídos intestinais no tórax. O abdome pode estar escavado se uma quantidade suficiente de conteúdo intestinal tiver herniado para o tórax.

Abordagem

É necessário o pronto reconhecimento de que há possibilidade de uma ruptura diafragmática estar presente. Deve-se administrar oxigênio suplementar em alta concentração, e a ventilação deve receber o suporte necessário. É improvável que a colocação de um cateter de descompressão com agulha ou de um tubo torácico traga benefícios, podendo ser inclusive perigoso devido ao deslocamento dos órgãos intra-abdominais para cima no tórax. O paciente deve ser rapidamente avaliado e transportado para uma instituição de saúde apropriada com capacidade cirúrgica.

Transporte Prolongado

As prioridades para a abordagem de pacientes com lesões torácicas suspeitas ou conhecidas durante o transporte prolongado permanecem sendo fundamentais, incluindo a abordagem da via aérea, o suporte da ventilação e da oxigenação, o controle da hemorragia e a reposição volêmica adequada. Nos casos de transporte prolongado, os profissionais de atendimento pré-hospitalar devem garantir a via aérea com a intubação endotraqueal de maneira mais abrangente e irrestrita, Suas indicações incluem a identificação de insuficiencia respiratória crescente ou iminente (após a exclusão ou o tratamento de pneumotórax hipertensivo), tórax instável, pneumotórax aberto ou fraturas de costelas múltiplas. Deve-se fornecer oxigênio para manter a saturação de oxigênio ≥ 94%.

A ventilação deve ser assistida conforme a necessidade. As contusões pulmonares pioram com o passar do tempo, e o uso de CPAP, de pressão positiva no fim da expiração (PEEP, de *positive end-expiratory pressure*) com um ventilador mecânico de transporte ou com dispositivos de bolsa-valva-máscara podem facilitar a oxigenação. Todo paciente com trauma torácico significativo pode ter ou desenvolver um pneumotórax hipertensivo, e a avaliação continuada deve procurar seus sinais indicativos. Deve ser realizada a descompressão pleural na presença de sons respiratórios reduzidos ou ausentes, piora da insuficiência respiratória, dificuldade para ventilar com dispositivo de bolsa-valva-máscara, aumento das pressões inspiratórias de pico em pacientes no ventilador mecânico e hipotensão. Uma drenagem de tórax (inserção de dreno de tórax) pode ser realizada por profissional autorizado e devidamente qualificado, em geral equipe de transporte aeromédico, também se o paciente necessitar de descompressão por agulha ou apresentar pneumotórax aberto. Deve ser garantido acesso IV, e os líquidos IV são administrados de maneira criteriosa.

Pacientes com suspeita de hemorragia intratorácica, intra-abdominal ou retroperitoneal devem ser mantidos por até 2 horas com pressão arterial sistólica na faixa de 80 a 90 mmHg quando não houver suspeita de traumatismo craniano significativo. A reanimação volêmica excessivamente agressiva pode piorar as contusões pulmonares de maneira significativa, bem como levar à hemorragia interna recorrente (ver o Capítulo 3, "Choque: Fisiopatologia de Vida e Morte").

Os pacientes com dor intensa por fraturas de costelas múltiplas podem se beneficiar da administração de pequenas doses de narcóticos IV ou cetamina, desde que seu uso tenha sido treinado e aprovado localmente. Se a administração de narcóticos resultar em hipotensão e insuficiência respiratória, devem ser reanimados com volume e receber suporte ventilatório.

Os pacientes com arritmias cardíacas associadas à lesão cardíaca contusa podem se beneficiar do uso de antiarrítmicos. Quaisquer intervenções realizadas devem ser cuidadosamente documentadas e o hospital de destino deve ser notificado sobre esses procedimentos.

RESUMO

- As lesões torácicas são particularmente significativas devido ao possível comprometimento das funções respiratória e circulatória e porque estão, em geral, associadas a trauma multissistêmico.
- Ao atender um caso de lesão penetrante no tórax, o profissional de atendimento pré-hospitalar deve estar preparado para manejar um hemotórax ou um pneumotórax, ou ambos, o que é chamado de *hemopneumotórax*.
- Ao atender um trauma torácico contuso, o profissional de atendimento pré-hospitalar deve pesquisar a presença de contusão pulmonar, lacerações da pleura visceral, fraturas de costelas, cisalhamento ou ruptura de grandes vasos sanguíneos torácicos, e ruptura da parede torácica. As condições associadas incluem hemotórax, pneumotórax, lesão cardíaca ou pericárdica contusa, *commotio cordis* e grande hemorragia;. Oximetria de pulso e capnografia com forma de onda podem ser recursos auxiliares úteis para avaliar a condição ventilatória e a resposta à terapia.

- Os profissionais de atendimento pré-hospitalar devem estar preparados para reconhecer e manejar os três tipos de pneumotórax:
  - Pneumotórax simples, que é a presença de ar dentro do espaço pleural.
  - Pneumotórax aberto ("ferimento torácico aspirante"), que envolve um defeito na parede torácica, permitindo a entrada e saída de ar do espaço pleural a partir do exterior com os esforços ventilatórios.
  - Pneumotórax hipertensivo, que ocorre quando o ar continua entrando e é aprisionado no espaço pleural com aumento gradual na pressão intratorácica. Os sinais de pneumotórax hipertensivo devem ser cuidadosamente procurados, pois o tratamento na cena, com descompressão por agulha, pode corrigir esse problema rapidamente fatal.
- Devido ao alto risco de trauma multissistêmico, a restrição de movimento da coluna vertebral deve ser empregada em pacientes com trauma torácico contuso durante o transporte.
- O monitoramento eletrocardiográfico pode sugerir contusão cardíaca.

RESUMO (CONTINUAÇÃO)

- Deve-se prestar especial atenção à administração de oxigênio suplementar em altas concentrações e à necessidade de suporte ventilatório em qualquer paciente com suspeita de trauma torácico.
- O acesso IV deve ser obtido durante o transporte para o hospital e a reanimação com líquidos deve ser realizada tendo-se em mente os objetivos e o uso de íquidos considerados apropriados.
- Embora muitas lesões torácicas possam ser tratadas sem intervenção cirúrgica, ainda assim o paciente com trauma torácico deve ser avaliado e tratado em uma instituição de saúde.

RECAPITULAÇÃO DO CENÁRIO

Você e seu parceiro são despachados para um local de construção de um indústria para socorrer um trabalhador atingido por uma peça de metal. Na chegada, vocês são levados para uma área onde o profissional encarregado da segurança explica que o paciente estava ajudando a instalar vigas de metal. Quando se virou para pegar uma viga, atingiu a extremidade de outra viga recém cortada pelo seu parceiro, rasgando sua camiseta e perfurando seu tórax.

Vocês encontram um homem de cerca de 35 anos sentado ereto, inclinado para a frente e segurando um pano no lado direito do tórax. Você pergunta a ele o que havia acontecido e ela tenta falar, mas precisa parar a cada cinco ou seis palavras para recuperar o fôlego. Você retira o pano e observa uma laceração com cerca de 5 centímetros (cm) de comprimento, com uma pequena quantidade de líquido "borbulhante" e com aspecto sanguinolento. Ele está sudorético, tem pulso radial rápido e ruídos respiratórios no lado direito reduzidos. Nenhuma outra alteração no exame físico é encontrada.

- O paciente está em insuficiência respiratória?
- Apresenta lesões potencialmente fatais?
- Quais intervenções devem ser feitas na cena?
- Qual modalidade de transporte deve ser usada para esse paciente?
- Como uma localização diferente (p. ex., rural) teria impacto no seu tratamento e planos durante o transporte prolongado?
- De que outras lesões você suspeita?

SOLUÇÃO DO CENÁRIO

O relato da cena, as queixas do paciente e o exame físico levam você a suspeitar de que o paciente possa ter lesões graves e potencialmente fatais. Ele está acordado e falando de forma coerente, indicando que a via aérea se encontra estável. Ele apresenta disfunção respiratória grave, pois não consegue falar frases completas. Ele está apresentando instabilidade hemodinâmica, pois está diaforético e taquicárdico. A localização da ferida, o líquido borbulhante e a redução dos sons respiratórios indicam uma ferida torácica aspirativa com pneumotórax aberto, podendo ter ainda um componente de tensão.

Você rapidamente aplica um curativo oclusivo que é selado em três lados, fornece oxigênio suplementar e considera assistência ventilatória com dispositivo de bolsa-valva-máscara conforme a necessidade. Neste cenário, as primeiras prioridades são reconhecer a gravidade das lesões, estabilizar o paciente e iniciar a transferência para uma instituição apropriada. Considerando os achados e a disfunção respiratória do paciente, há risco significativo de complicações. Está indicado o transporte para o centro de trauma mais próximo. O acesso IV deve ser obtido durante o trajeto.

Existe risco de deterioração respiratória e a condição ventilatória do paciente deve ser cuidadosamente monitorada. Sinais de comprometimento circulatório progressivo e de disfunção respiratória o levariam a, inicialmente, remover o curativo oclusivo e, se não houvesse melhora, realizar a descompressão com agulha do lado direito do tórax. Se o tempo de transporte for prolongado, o transporte aéreo deve ser considerado.

Referências

1. American College of Surgeons Committee on Trauma. Thoracic trauma. In: *Advanced Trauma Life Support, Student Course Manual*. 10th ed. American College of Surgeons; 2018.

2. Ghanta RK, Wall MJ, Mattox KL. Trauma thoracotomy: principles and techniques. In: Feliciano DV, Mattox KL, Moore EE, eds. *Trauma*. 9th ed. McGraw-Hill; 2020.

3. Livingston DH, Hauser CJ. Trauma to the chest wall and lung. In: Mattox KL, Feliciano DV, Moore EE, eds. *Trauma*. 5th ed. McGraw-Hill; 2004.

4. Howes DS, Bellazzini MA. Chronic obstructive pulmonary disease. In: Wolfson AB, Hendey GW, Ling LJ, et al., eds. *Harwood-Nuss' Clinical Practice of Emergency Medicine*. 5th ed. Wolters Kluwer/Lippincott Williams & Wilkins; 2010.

5. Wilson RF. Pulmonary physiology. In: Wilson RF. *Critical Care Manual: Applied Physiology and Principles of Therapy*. 2nd ed. Davis; 1992.

6. National Association of Emergency Medical Technicians. Advanced medical life support assessment for the medical patient. In: *Advanced Medical Life Support*, 3rd ed. Jones & Bartlett Learning; 2021:1-53.

7. Silverston P. Pulse oximetry at the roadside: a study of pulse oximetry in immediate care. *BMJ*. 1989;298:711.

8. Garrett PD, Boyd SY, Bauch TD, Rubal BJ, Bulgrin JR, Kinkler ES Jr. Feasibility of real-time echocardiographic evaluation during patient transport. *J Am Soc Echocardiogr*. 2003 Mar;16(3):197-201. doi: 10.1067/mje.2003.16

9. Roline CE, Heegaard WG, Moore JC, et al. Feasibility of bedside thoracic ultrasound in the helicopter emergency medical services setting. *Air Med J*. 2013;32(3):153-7. doi: 10.1016/j.amj.2012.10.013

10. Quick JA, Uhlich RM, Ahmad S, Barnes SL, Coughenour JP. In-flight ultrasound identification of pneumothorax. *Emerg Radiol*. 2016 Feb;23(1):3-7. doi: 10.1007/s10140-015-1348-z.

11. Yates JG, Baylous D. Aeromedical ultrasound: the evaluation of point-of-care ultrasound during helicopter transport. *Air Med J*. 2017;36(3):110-115. doi: 10.1016/j.amj.2017.02.001

12. Pietersen PI, Mikkelsen S, Lassen AT, et al. Quality of focused thoracic ultrasound performed by emergency medical technicians and paramedics in a prehospital setting: a feasibility study. *Scand J Trauma Resusc Emerg Med*. 2021;29(1):40. doi: 10.1186/s13049-021-00856-8

13. Brun PM, Bessereau J, Levy D, Billeres X, Fournier N, Kerbaul F. Prehospital ultrasound thoracic examination to improve decision making, triage, and care in blunt trauma. *Am J Emerg Med*. 2014;32(7):817.e1-2. doi: 10.1016/j.ajem.2013.12.063

14. Kirkpatrick AW, Brown DR, Crickmer S, et al. Hand-held portable sonography for the on-mountain exclusion of a pneumothorax. *Wilderness Environ Med*. 2001;12(4):270-272. doi:10.1580/1080-6032(2001)012[0270:hhpsft]2.0.co;2

15. Ziegler DW, Agarwal NN. The morbidity and mortality of rib fractures. *J Trauma Acute Care Surg*. 1994;37(6):975-979.

16. Pressley CM, Fry WR, Philip AS, et al. Predicting outcome of patients with chest wall injury. *Am J Surg*. 2012;204(6):900-904.

17. Flagel BT, Luchette FA, Reed RL, et al. Half-a-dozen ribs: the breakpoint for mortality. *Surgery*. 2005;138:717-725.

18. Jones KM, Reed RL, Luchette FA. The ribs or not the ribs: which influences mortality? *Am J Surg*. 2011;202(5);598-604.

19. Bulger EM, Arneson MA, Mock CN, Jurkovich GJ. Rib fractures in the elderly. *J Trauma*. 2000;48(6):1040-1046; discussion 1046-1047. doi: 10.1097/00005373-200006000-00007

20. Richardson JD, Adams L, Flint LM. Selective management of flail chest and pulmonary contusion. *Ann Surg*. 1982;196:481-487.

21. Di Bartolomeo S, Sanson G, Nardi G, et al. A population-based study on pneumothorax in severely traumatized patients. *J Trauma*. 2001;51(4):677-682.

22. Regel G, Stalp M, Lehmann U, et al. Prehospital care: importance of early intervention outcome. *Acta Anaesthesiol Scand Suppl*. 1997;110:71-76.

23. Barone JE, Pizzi WF, Nealon TF, et al. Indications for intubation in blunt chest trauma. *J Trauma*. 1986;26:334-337.

24. Mattox KL. Prehospital care of the patient with an injured chest. *Surg Clin North Am*. 1989;69(1):21-29.

25. Simon B, Ebert J, Bokhari F, et al. Management of pulmonary contusion and flail chest: an Eastern Association for the Surgery of Trauma practice management guideline. *J Trauma Acute Care Surg*. 2012 Nov;73(5 suppl 4):S351-S361.

26. Cooper C, Militello P. The multi-injured patient: the Maryland Shock Trauma Protocol approach. *Semin Thorac Cardiovasc Surg*. 1992;4(3):163-167.

27. Barton ED, Epperson M, Hoyt DB, et al. Prehospital needle aspiration and tube thoracostomy in trauma victims: a six-year experience with aeromedical crews. *J Emerg Med*. 1995;13:155-163.

28. Barton ED, Epperson M, Hoyt DB, et al. Prehospital needle aspiration and tube thoracostomy in trauma victims: a six-year experience with aeromedical crews. *J Emerg Med*. 1995;13:155-163.

29. Butler FK, Dubose JJ, Otten EJ, et al. Management of open pneumothorax in tactical combat casualty care: TCCC guidelines change 13-02. *J Special Ops Med*. 2013;13(3):81-86.

30. Kuhlwilm V. The use of chest seals in treating sucking chest wounds: a comparison of existing evidence and guideline recommendations. *J Spec Oper Med*. 2021;21(1):94-101.

31. Eckstein M, Suyehara DL. Needle thoracostomy in the pre-hospital setting. *Prehosp Emerg Care*. 1998;2:132.

32. Holcomb JB, McManus JG, Kerr ST, Pusateri AE. Needle versus tube thoracostomy in a swine model of traumatic tension hemopneumothorax. *Prehosp Emerg Care*. 2009;13(1):18-27.

33. American College of Surgeons Committee on Trauma. Thoracic trauma. In: *Advanced Trauma Life Support, Student Course Manual*. 10th ed. American College of Surgeons; 2018:66.

34. Netto FA, Shulman H, Rizoli SB, et al. Are needle decompressions for tension pneumothoraces being performed appropriately for appropriate indications? *Am J Em Med.* 2008;26;597-602.

35. Riwoe D, Poncia H. Subclavian artery laceration: a serious complication of needle decompression. *Em Med Aust.* 2011;23:651-653.

36. Inaba K, Branco BC Exkstein M, et al. Optimal positioning for emergent needle thoracostomy: a cadaver-based study. *J Trauma.* 2011;71:1099-1103.

37. Inaba K, Karamanos E, Skiada D, et al. Cadaveric comparison of the optimal site for needle decompression of tension pneumothorax by prehospital care providers. *J Trauma.* 2015;79(6):1044-1048.

38. Leatherman ML, Held JM, Fluke LM, et al. Relative device stability of anterior versus axillary needle decompression for tension pneumothorax during casualty movement: preliminary analysis of a human cadaver model. *J Trauma.* 2017;83(1):S136-S141.

39. Beckett A, Savage E, Pannell D, et al. Needle decompression for tension pneumothorax in tactical combat casualty care: do catheters placed in the midaxillary line kink more often than those in the midclavicular line? *J Trauma.* 2011;71:S408-S412

40. Martin M, Satterly S, Inaba K, Blair K. Does needle thoracostomy provide adequate and effective decompression of tension pneumothorax? *J Trauma.* 2012;73(6):1410-1415.

41. Davis DP, Pettit K, Rum CD, et al. The safety and efficacy of prehospital needle and tube thoracostomy by aeromedical personnel. *Prehosp Emerg Care.* 2005;9:191-197.

42. Etoch SW, Bar-Natan MF, Miller FB, et al. Tube thoracostomy: factors related to complications. *Arch Surg.* 1995;130:521-525.

43. Newman PG, Feliciano DV. Blunt cardiac injury. *New Horizons.* 1999;7(1):26-34.

44. Sherren PB, Galloway R, Healy M. Blunt traumatic pericardial rupture and cardiac herniation with a penetrating twist: two case reports. *Scand J Trauma Resusc Emerg Med.* 2009;17:64.

45. Lindenmann J, Matzi V, Neuboeck N, Porubsky C, Ratzenhofer B, Maier A. Traumatic pericardial rupture with cardiac herniation. *Ann Thorac Surg.* 2010;89:2028-2030.

46. LeBlanc N, Tan L. Pericardial rupture with cardiac herniation following blunt thoracic trauma. *JTCVS Tech.* 2020 Dec;4:375–377. doi: 10.1016/j.xjtc.2020.08.011

47. Ivatury RR. The injured heart. In: Mattox KL, Feliciano DV, Moore EE, eds. *Trauma.* 5th ed. McGraw-Hill; 2004:555.

48. Symbas NP, Bongiorno PF, Symbas PN. Blunt cardiac rupture: the utility of emergency department ultrasound. *Ann Thorac Surg.* 1999;67(5):1274-1276.

49. Demetriades D. Cardiac wounds. *Ann Surg.* 1986;203(3):315-317.

50. Jacob S, Sebastian JC, Cherian PK, et al. Pericardial effusion impending tamponade: a look beyond Beck's triad. *Am J Em Med.* 2009;27:216-219.

51. Ivatury RR, Nallathambi MN, Roberge RJ, et al. Penetrating thoracic injuries: in-field stabilization versus prompt transport. *J Trauma.* 1987;27:1066.

52. Bleetman A, Kasem H, Crawford R. Review of emergency thoracotomy for chest injuries in patients attending a UK accident and emergency department. *Injury.* 1996;27(2):129-132.

53. Durham LA III, Richardson RJ, Wall MJ Jr, et al. Emergency center thoracotomy: impact of prehospital resuscitation. *J Trauma.* 1992;32(6):775-779.

54. Honigman B, Rohweder K, Moore EE, et al. Prehospital advanced trauma life support for penetrating cardiac wounds. *Ann Emerg Med.* 1990;19(2):145-150.

55. Lerer LB, Knottenbelt JD. Preventable mortality following sharp penetrating chest trauma. *J Trauma.* 1994;37(1):9-12.

56. Ho AM, Graham CA, Ng CS, et al. Timing of tracheal intubation in traumatic cardiac tamponade: a word of caution. *Resuscitation.* 2009;80(2):272-274. doi: 10.1016/j.resuscitation.2008.09.021

57. Möller CT, Schoonbee CG, Rosendorff C. Haemodynamics of cardiac tamponade during various modes of ventilation. *Br J Anaesth.* 1979;51(5):409-415. doi: 10.1093/bja/51.5.409

58. Wall MJ Jr, Pepe PE, Mattox KL. Successful roadside resuscitative thoracotomy: case report and literature review. *J Trauma.* 1994;36(1):131-135.

59. Coats TJ, Keogh S, Clark H, et al. Prehospital resuscitative thoracotomy for cardiac arrest after penetrating trauma: rationale and case series. *J Trauma.* 2001;50(4):670-673.

60. Zangwill SD, Strasburger JF. Commotio cordis. *Pediatr Clin North Am.* 2004;51(5):1347-1354.

61. Perron AD, Brady WJ, Erling BF. Commodio cordis: an underappreciated cause of sudden cardiac death in young patients: assessment and management in the ED. *Am J Emerg Med.* 2001;19(5):406-409.

62. Maron BJ, Estes NA 3rd. Commotio cordis. *N Engl J Med.* 2010;362(10):917-927.

63. Tainter CR, Hughes PG. Commotio cordis. In: StatPearls [Internet]. StatPearls Publishing. Updated September 28, 2021. Accessed February 10, 2022. https://www.ncbi.nlm.nih.gov/books/NBK526014/

64. 2010 American Heart Association Guidelines for Cardiopulmonary Resuscitation and Emergency Cardiovascular Care Science. *Circulation.* 2010;122:S745-S746.

65. Wall MJ, Ghanta RK, Mattox KL. Heart and thoracic vessels. In: Feliciano DV, Mattox KL, Moore EE, eds. *Trauma.* 9th ed. McGraw-Hill; 2020.

66. Fabian TC, Roger T. Sherman lecture: advances in the management of blunt thoracic aortic injury: Parmley to the present. *Am Surg.* 2009;75(4):273-278.

67. DuBose JJ, Scalea TM, O'Connor JV. Trachea, bronchi, and esophagus. In: Feliciano DV, Mattox KL, Moore EE, eds. *Trauma.* 9th ed. McGraw-Hill; 2020.

68. Rogers FB, Leavitt BJ. Upper torso cyanosis: a marker for blunt cardiac rupture. *Am J Emerg Med.* 1997;15(3):275-276.

Leituras Sugeridas

Bowley DM, Boffard KD. Penetrating trauma of the trunk. *Unfallchirurg*. 2001;104(11):1032-1042.

Brathwaite CE, Rodriguez A, Turney SZ, et al. Blunt traumatic cardiac rupture: a 5-year experience. *Ann Surg*. 1990;212(6): 701-704.

Helm M, Schuster R, Hauke J. Tight control of prehospital ventilation by capnography in major trauma victims. *Br J Anaesth*. 2003;90(3):327-332.

Lateef F. Commotio cordis: an underappreciated cause of sudden death in athletes. *Sports Med*. 2000;30:301-308.

Papadopoulos IN, Bukis D, Karalas E, et al. Preventable prehospital trauma deaths in a Hellenic urban health region: an audit of prehospital trauma care. *J Trauma*. 1996;41(5):864-869.

Rozycki GS, Feliciano DV, Oschner MG, et al. The role of ultrasound in patients with possible penetrating cardiac wounds: a prospective multicenter study. *J Trauma*. 1999;46:542-552.

Ruchholtz S, Waydhas C, Ose C, et al. Prehospital intubation in severe thoracic trauma without respiratory insufficiency: a matched-pair analysis based on the Trauma Registry of the German Trauma Society. *J Trauma*. 2002;52(5):879-886.

Streng M, Tikka S, Leppaniemi A. Assessing the severity of truncal gunshot wounds: a nation-wide analysis from Finland. *Ann Chir Gynaecol*. 2001;90(4):246-251.

HABILIDADES ESPECÍFICAS

Habilidades em Trauma Torácico

Descompressão com Agulha

Princípio: Reduzir a pressão intratorácica causada por pneumotórax hipertensivo, que afeta a respiração, a ventilação e a circulação do paciente.

Em pacientes com pressão intratorácica crescente devido ao desenvolvimento de pneumotórax hipertensivo, o lado da cavidade torácica com a pressão aumentada deve ser descomprimido. Se essa pressão não for aliviada, ela progressivamente limitará a capacidade ventilatória e comprometerá o retorno venoso, produzindo débito cardíaco inadequado e morte.

Para pacientes nos quais um pneumotórax aberto foi tratado com uso de um curativo oclusivo e ocorre pneumotórax hipertensivo, a descompressão pode geralmente ser obtida através do ferimento, o qual oferece uma abertura existente no tórax. A abertura do curativo oclusivo sobre a ferida, por alguns segundos, deve iniciar uma rápida saída de ar pelo ferimento à medida que é aliviada a pressão intratorácica que está aumentada.

Após o alívio dessa pressão, o ferimento é novamente selado com o curativo oclusivo para permitir a ventilação alveolar adequada e para interromper a "aspiração" de ar pela ferida. O paciente deve ser cuidadosamente monitorado e, se os sinais de pneumotórax hipertensivo retornarem, o curativo deve ser novamente retirado para descompressão.

A descompressão em pneumotórax hipertensivo fechado é obtida ao se realizar uma abertura – toracostomia – no lado afetado do tórax. Há diferentes métodos para a realização da toracostomia. Como a toracostomia com agulha é o método mais rápido e não necessita de equipamento especial, ela é o método preferido para uso na cena.

A descompressão com agulha tem risco mínimo e pode beneficiar muito o paciente, ao melhorar a oxigenação e a circulação. A descompressão com agulha deve ser realizada apenas quando forem satisfeitos os três critérios a seguir:

1. Evidência de disfunção respiratória crescente ou dificuldade com o dispositivo de bolsa-valva-máscara
2. Redução ou ausência de sons respiratórios
3. Choque descompensado (pressão arterial sistólica menor que 90 mmHg)

O equipamento necessário para a descompressão torácica com agulha inclui uma agulha, uma seringa, fita adesiva de 1,3 cm e *swabs* com álcool. A agulha usada deve ser um cateter IV sobre agulha de grosso calibre (10 a 14 G) com pelo menos 8 cm de comprimento. Pode ser usado um cateter de 16 G se um calibre maior não estiver disponível.

Um profissional de atendimento pré-hospitalar acopla a agulha à seringa enquanto o segundo profissional ausculta o tórax do paciente para confirmar o lado que tem o pneumotórax hipertensivo, o que é indicado pela ausência ou diminuição dos sons respiratórios.

(continua)

Habilidades em Trauma Torácico (continuação)

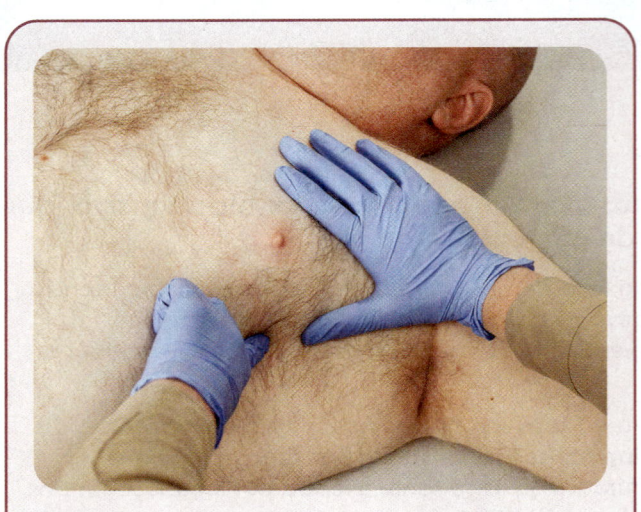

1 Após a confirmação de um pneumotórax hipertensivo, os pontos de referência anatômicos são localizados no lado afetado (no segundo espaço intercostal ao longo da linha hemiclavicular *ou* no quinto espaço intercostal ao longo da linha axilar anterior).

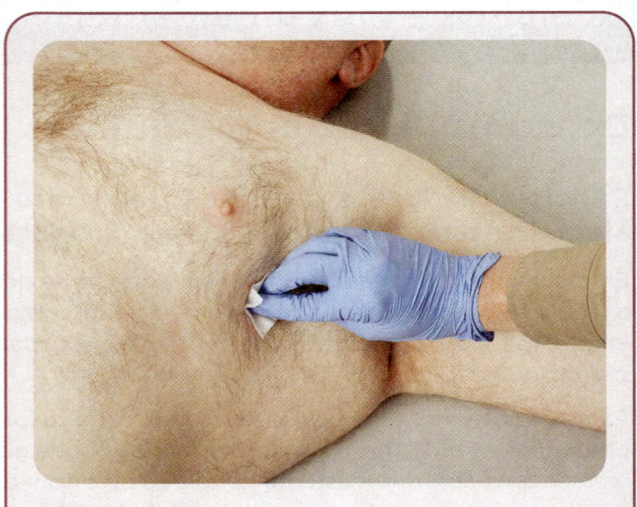

2 O local é limpo com *swab* embebido em solução antisséptica.

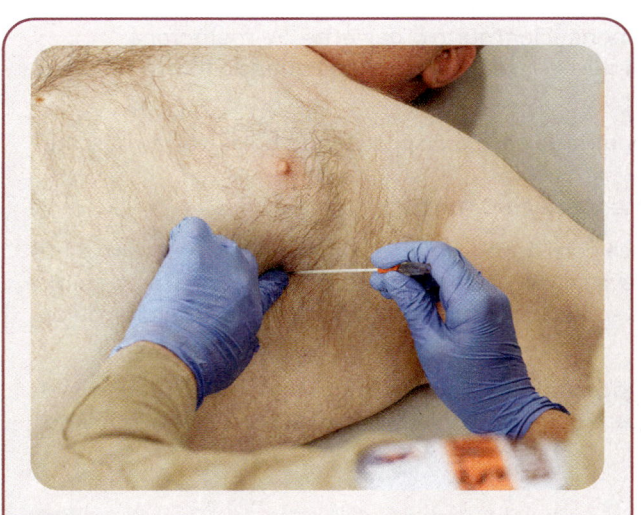

3 A pele sobre o local é esticada entre os dedos da mão não dominante. A agulha e a seringa são posicionadas sobre o topo da costela.

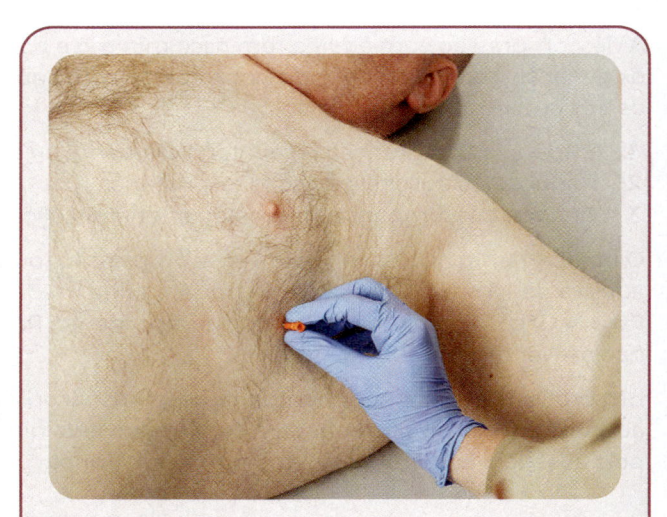

4 Após a entrada da agulha na cavidade torácica, o ar escapará para dentro da seringa e a agulha não deve mais ser avançada.

Habilidades em Trauma Torácico *(continuação)*

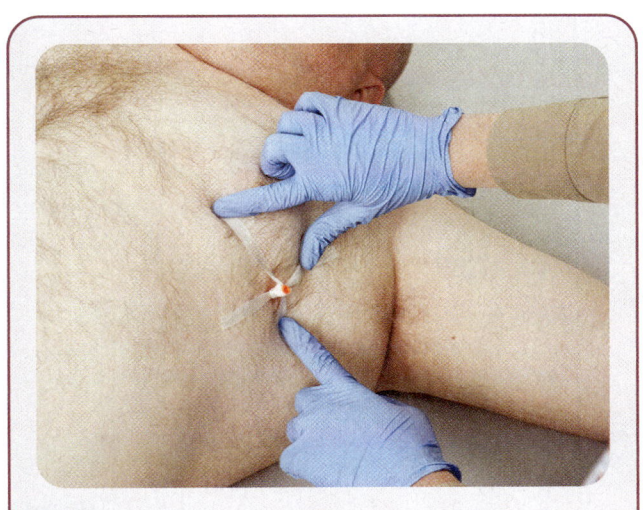

5 O cateter deve ser deixado no local e a agulha é removida, tomando cuidado para não dobrar demais o cateter. À medida que a agulha é removida, deve-se ouvir uma rápida saída de ar pelo cateter. Se não houver saída de ar, o cateter deve ficar no local para indicar que a descompressão com agulha foi tentada.

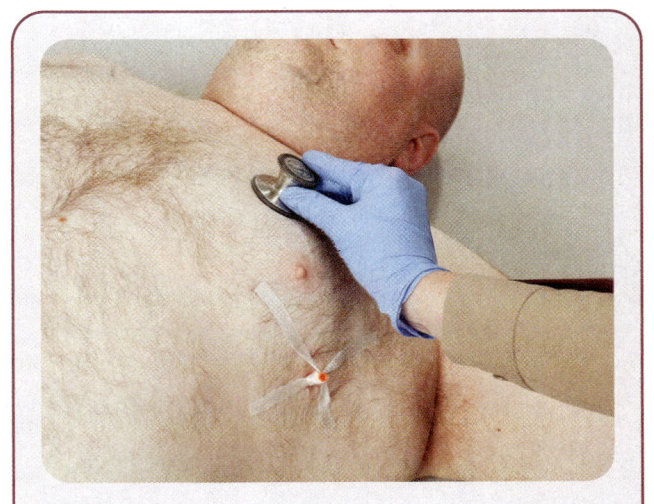

6 Depois da remoção da agulha, o cateter é fixado no local com fita adesiva. Após a fixação do cateter, o tórax é auscultado para a verificação de aumento nos sons respiratórios. O paciente é monitorado e transportado para uma instituição apropriada. O profissional de atendimento pré-hospitalar não deve desperdiçar tempo com a aplicação de uma válvula unidirecional. Poderá ser necessário repetir a descompressão com agulha se o cateter ficar ocluído com coágulo de sangue e se houver recorrência do pneumotórax hipertensivo.

CAPÍTULO 11

© Ralf Hiemisch/fstop/Getty Images

Trauma Abdominal

Editores-chefes:
Thomas Scalea, MD
Emily Esposito, DO

OBJETIVOS DO CAPÍTULO

Ao término deste capítulo, você será capaz de:

- Analisar os dados de avaliação da cena e o mecanismo de lesão para determinar o nível de suspeita para trauma abdominal ou pélvico.
- Compreender a anatomia do abdome e da pélvis para ajudar no reconhecimento e na triagem de pacientes com lesão abdominal.
- Prever os efeitos fisiopatológicos de uma lesão abdominal fechada ou penetrante.
- Reconhecer os achados de exame físico indicativos de lesão intra-abdominal.
- Correlacionar os sinais externos de lesão abdominal com o potencial para lesões específicas de órgãos abdominais.

- Identificar as indicações para intervenção e transporte rápido no contexto de trauma abdominal ou pélvico.
- Compreender as decisões de abordagem na cena adequadas para pacientes com suspeita de trauma abdominal, incluindo aqueles com empalamento de objetos, evisceração e trauma genital externo.
- Correlacionar as alterações anatômicas e fisiológicas associadas à gestação com a fisiopatologia e a abordagem do trauma.
- Discutir os efeitos do trauma materno sobre o feto e as prioridades de abordagem.

CENÁRIO

Você é chamado para atender um paciente de 20 e poucos anos em uma construção. Esse paciente sofreu uma queda 3 horas antes e está agora referindo dor abdominal crescente. Ele afirma ter tropeçado em um pedaço de madeira no local e caído, batendo a parte inferior esquerda do tórax e o abdome em uma pilha de madeira. O paciente sente dor moderada na parte inferior de sua caixa torácica esquerda quando respira fundo e se queixa de leve dificuldade para respirar. Seus colegas de trabalho queriam solicitar assistência quando ele caiu, mas ele disse que os sintomas não eram tão ruins e pediu que não solicitassem. Ele afirma que o desconforto está aumentando de intensidade e, agora, se sente tonto e fraco.

Você encontra o paciente sentado no chão em visível desconforto. Ele está segurando o lado esquerdo da parte inferior do tórax e a parte superior do abdome. A via aérea está mantida; ele apresenta frequência respiratória de 28 respirações/minuto, frequência cardíaca de 124 batimentos por minuto (bpm) e pressão

(continua)

CENÁRIO (CONTINUAÇÃO)

arterial de 94/58 milímetros de mercúrio (mmHg). A pele do paciente está pálida e sudoreica. Você o deita, e, ao exame físico, ele apresenta dor à palpação dos arcos costais inferiores à esquerda sem crepitação óssea evidente. O abdome não está distendido e se apresenta flácido à palpação, mas ele tem dor e defesa voluntária no quadrante superior esquerdo. Não há hematoma externo nem enfisema subcutâneo.

· Quais são as possíveis lesões do paciente?
· Quais são as prioridades no cuidado desse paciente?
· Há sinais de peritonite?

INTRODUÇÃO

O abdome é a terceira região do corpo mais comumente lesionada em traumas.[1] Como os sinais físicos de traumas abdominais contusos costumam ser menos óbvios do que os de lesões penetrantes, as lesões abdominais podem passar facilmente despercebidas.[2] A lesão abdominal não reconhecida é uma das principais causas de morte evitável nos pacientes com trauma. Devido às limitações da avaliação pré-hospitalar, os pacientes com suspeita de lesão abdominal são mais bem avaliados com o transporte imediato para a unidade de saúde apropriada mais próxima.[3,4]

Em geral, a morte precoce por trauma abdominal grave resulta de hemorragia massiva nas lesões penetrantes ou fechadas. Qualquer paciente com choque de origem desconhecida após sofrer um trauma no tronco deve ser considerado como portador de hemorragia intra-abdominal até que se prove o contrário. A ausência de sinais e sintomas localizados não descarta a possibilidade de trauma abdominal; os sinais e sintomas costumam ser tardios e especialmente difíceis de identificar no paciente cujo nível de consciência está alterado por álcool, drogas ou traumatismo cranioencefálico (TCE). As complicações e a morte podem ocorrer por lesões despercebidas no fígado, baço, cólon, intestino delgado, estômago ou pâncreas. A consideração da cinemática pode aumentar o índice de suspeição e alertar o profissional de cuidados pré-hospitalares para a possibilidade de trauma abdominal e hemorragia intra-abdominal. Não é necessário se preocupar em detalhar a localização e a extensão exata do trauma abdominal, mas sim reconhecer a probabilidade de lesão, tratar os achados clínicos e transportar para a unidade de saúde apropriada.

Anatomia

O abdome contém os principais órgãos dos sistemas digestório, endócrino e urogenital, além dos principais vasos do sistema circulatório. A cavidade abdominal está localizada abaixo do diafragma; seus limites incluem a parede abdominal anterior, os ossos da pélvis, a coluna vertebral e os músculos do abdome e dos flancos. A cavidade abdominal está dividida em duas regiões em relação ao *peritônio*, o qual recobre muitos dos órgãos do abdome. A **cavidade peritoneal** (a cavidade abdominal "verdadeira") contém o baço, o fígado, a vesícula biliar, o estômago, porções do intestino grosso (cólon, ascendente, transverso, descendente e sigmoide), a maior parte do intestino delgado o jejuno e o íleo) e os órgãos reprodutores femininos (útero e ovários; **Figura 11-1**). O **espaço retroperitoneal** é a área na cavidade abdominal localizada atrás do peritônio e contém os rins, os ureteres, a veia cava inferior, a aorta abdominal, o pâncreas, a maior parte do duodeno, o cólon ascendente e descendente e o reto (**Figura 11-2**). A bexiga e os órgãos reprodutores masculinos (pênis, testículos e próstata) são inferiores à cavidade peritoneal.

Uma porção do abdome se encontra na parte inferior do tórax. Isso ocorre porque o formato em cúpula do diafragma permite que os órgãos abdominais superiores subam para a parte inferior do tórax, particularmente durante a expiração. Essa porção superior do abdome, algumas vezes chamada de toracoabdominal, está protegida na frente e nos flancos pelas costelas e no dorso pela coluna vertebral e pela porção posterios das costelas. A região toracoabdominal contém o fígado, a vesícula biliar, o baço e porções do estômago anteriormente e lobos inferiores dos pulmões posteriormente, separados pelo diafragma. Além disso, o esôfago e os grandes vasos, como a veia cava inferior, estendem-se entre o tórax e o abdome por meio de pequenas aberturas no diafragma. Devido à sua localização, as mesmas forças que causam fratura de arcos costais podem lesar os órgãos abdominais subjacentes.

A relação desses órgãos abdominais com a porção inferior da cavidade torácica muda conforme o movimento respiratório. No pico da expiração, o diafragma se estende até o quarto espaço intercostal anteriormente (nível do mamilo nos homens), o sexto espaço intercostal lateralmente e o oitavo espaço intercostal posteriormente, oferecendo maior proteção aos órgãos abdominais pela caixa torácica (ver **Figura 11-3**). De modo inverso, no pico

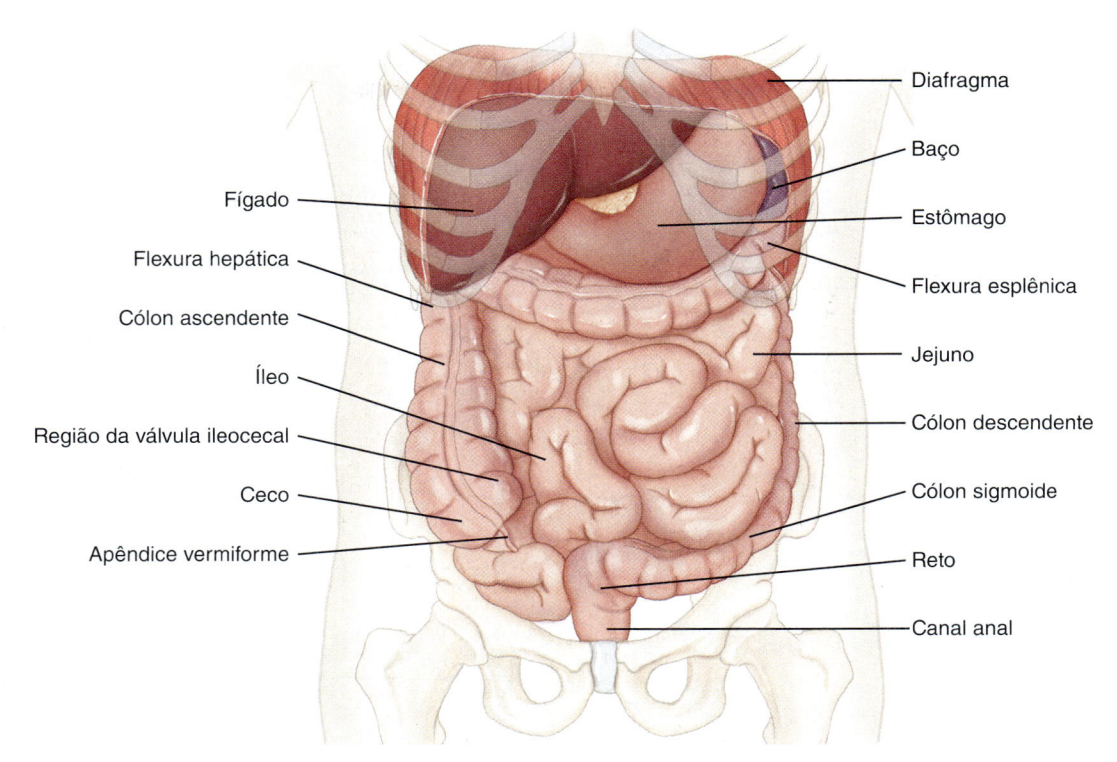

Figura 11-1 Os órgãos na cavidade peritoneal incluem os órgãos sólidos (baço e fígado), as vísceras ocas do trato gastrintestinal (estômago, intestino delgado e cólon) e os órgãos reprodutores.

© National Association of Emergency Medical Technicians (NAEMT)

inspiratório, a cúpula do diafragma contraído baixa ao nível do sexto espaço intercostal; os pulmões insuflados preenchem o tórax e empurram esses órgãos abdominais para fora da caixa torácica. Os pacientes que sofrem uma lesão penetrante no tórax também podem ter sofrido uma lesão abdominal. Assim, os órgãos lesados por trauma penetrante na região toracoabdominal podem diferir, dependendo da fase da respiração em que o paciente estava quando sofreu a lesão (Figura 11-3).

A porção mais inferior do abdome está protegida em todos os lados pela pélvis. Essa área contém o reto, uma porção do intestino delgado (especialmente quando o paciente está de pé), a bexiga e os órgãos reprodutores femininos. A hemorragia retroperitoneal associada a uma fratura pélvica é uma importante preocupação nessa porção da cavidade abdominal.

O abdome entre a caixa torácica e a pélvis está protegido apenas pelos músculos abdominais e outros tecidos moles anterior e lateralmente. Posteriormente, as vértebras lombares e os músculos *paraespinais* espessos e fortes localizados ao longo de toda a extensão da coluna oferecem mais proteção (**Figura 11-4**).

Para propósitos de avaliação do paciente, o abdome é dividido em quatro quadrantes. Esses quadrantes são formados traçando-se duas linhas: uma no meio, entre a ponta do apêndice xifoide até a sínfise púbica, e a outra, perpendicular a essa linha média no nível do umbigo (**Figura 11-5**). O conhecimento dos pontos de referência anatômicos é importante por haver grande correlação entre a localização do órgão e a resposta à dor. O quadrante superior direito inclui o fígado e a vesícula biliar; o quadrante superior esquerdo contém o baço e o estômago; e os quadrantes inferiores direito e esquerdo contêm principalmente colon e delgado, ureteres distais e, nas mulheres, ovários. Existe alguma porção do trato intestinal em todos os quatro quadrantes. Nas mulheres, a bexiga e o útero estão na linha média entre os quadrantes inferiores.

Fisiopatologia

Dividir os órgãos abdominais entre vísceras ocas, sólidos e vasculares (vasos sanguíneos) ajuda a explicar as manifestações das lesões nessas estruturas. Quando sofrem lesão, os órgãos sólidos (fígado, baço) e os vasos sanguíneos (aorta, veia cava) sangram, enquanto as vísceras ocas (intestinos, vesícula biliar, bexiga) fundamentalmente extravasam seu conteúdo na cavidade peritoneal ou no espaço retroperitoneal (eles também sangram, mas não de forma tão profusa como os órgãos sólidos). A perda de sangue dentro da cavidade abdominal, independentemente de

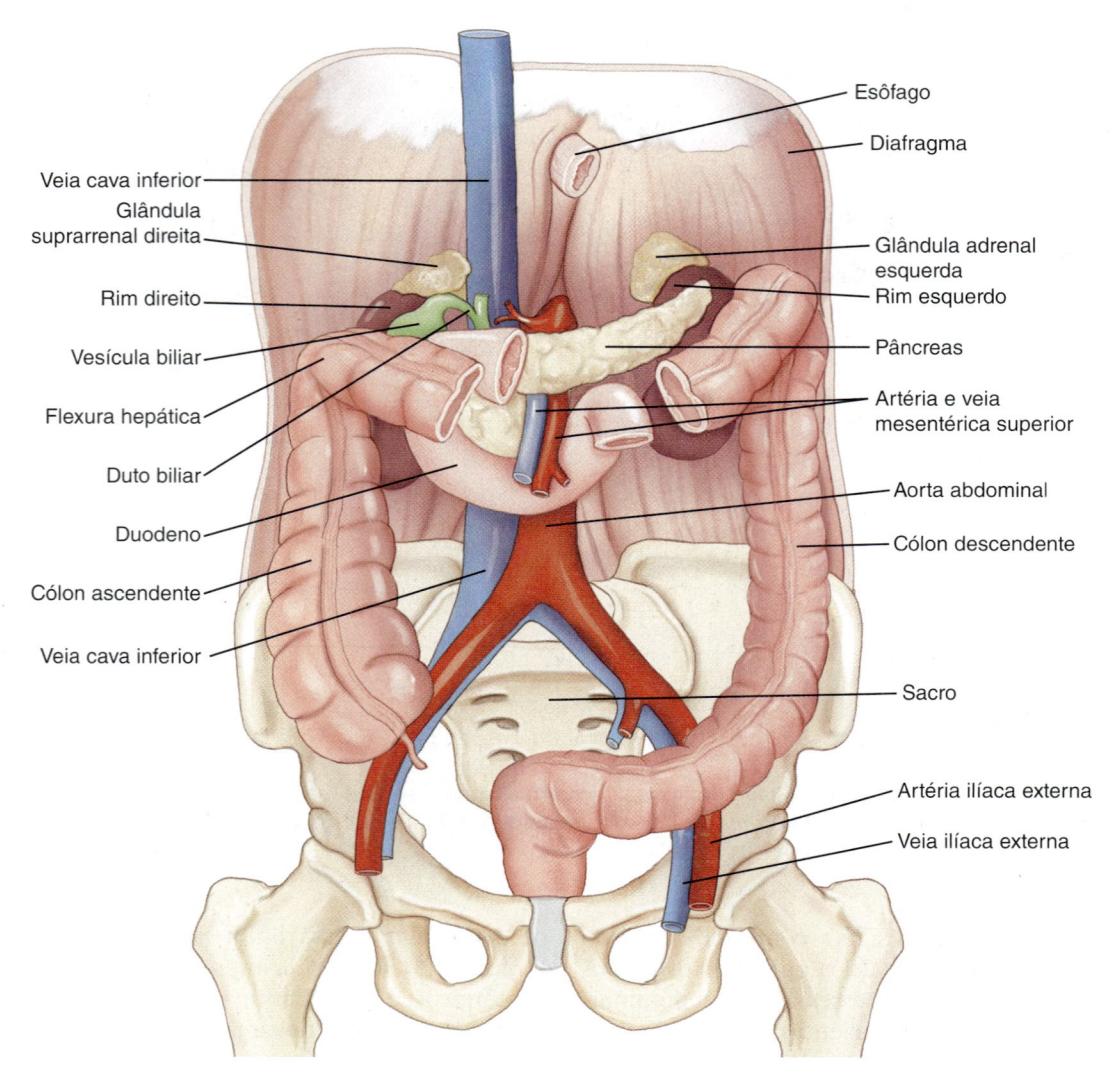

Figura 11-2 O abdome é dividido em dois espaços: a cavidade peritoneal e o espaço retroperitoneal. O espaço retroperitoneal inclui a porção do abdome localizada atrás do peritônio. Como os órgãos retroperitoneais não estão dentro da cavidade peritoneal, a lesão destes órgãos geralmente não produz peritonite; entretanto, a lesão de grandes vasos sanguíneos e de órgãos sólidos pode produzir hemorragia rápida e massiva.

© National Association of Emergency Medical Technicians (NAEMT)

sua fonte, pode contribuir ou ser a causa primária para o desenvolvimento de choque hemorrágico. O extravasamento de ácidos, enzimas digestivas e/ou bactérias do trato gastrintestinal para dentro da cavidade peritoneal resulta em **peritonite** (inflamação do peritônio ou do revestimento da cavidade abdominal) e **sepse** (infecção sistêmica) se não for reconhecida e prontamente tratada com intervenção cirúrgica. Como urina e bile costumam ser estéreis (não contêm bactérias) e não contêm enzimas digestivas, a perfuração da vesícula biliar ou da bexiga não produz peritonite tão rapidamente como o material extravasado pelo intestino. Da mesma forma, por não ter ácido, enzimas digestivas nem bactérias, o sangue na cavidade peritoneal pode levar várias horas para causar

peritonite. Em geral, o sangramento por lesão intestinal é menor, a menos que os vasos sanguíneos *mesentéricos* (as pregas de tecido peritoneal que ligam o intestino à parede posterior da cavidade abdominal) sejam lesados.

As lesões abdominais podem ser causadas por trauma penetrante, fechado ou por explosões. O trauma penetrante, como um ferimento por arma de fogo, arma branca ou qualquer objecto que tenha entrado na cavidade, sendo mais facilmente identificado do que o trauma fechado. Múltiplos órgãos podem ser danificados como resultado do trauma penetrante, mais comumente com ferimentos por arma de fogo do que com facas devido à maior energia associada com a lesão provocada pelo projétil e à energia, comparativamente, baixa da maioria

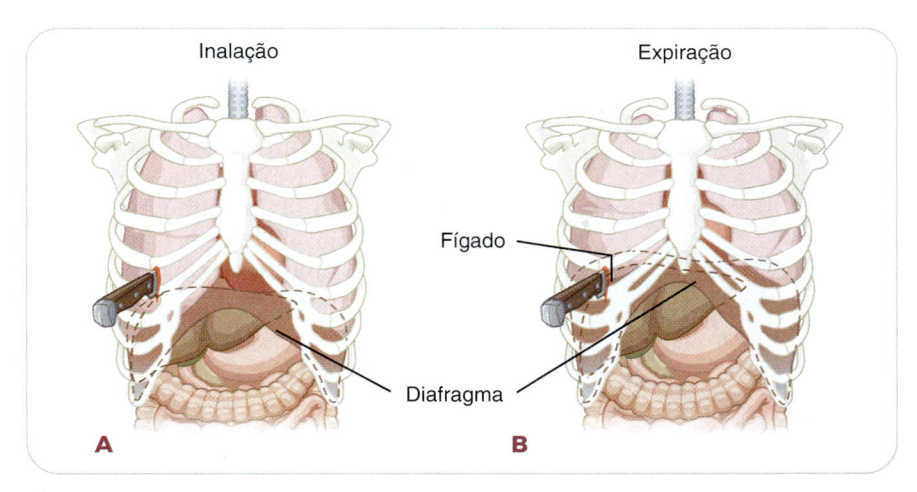

Inalação

Expiração

Fígado

Diafragma

A

B

Figura 11-3 Relação dos órgãos abdominais com o tórax nas diferentes fases da respiração em um paciente com ferimento por arma branca. **A.** Inalação. **B.** Expiração.

© National Association of Emergency Medical Technicians (NAEMT)

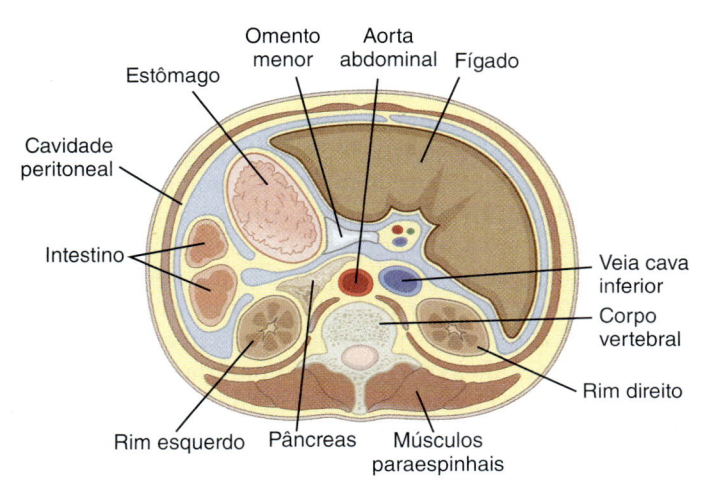

Figura 11-4 Este corte transverso da cavidade abdominal fornece uma demonstração das posições dos órgãos na direção anteroposterior e a proteção relativamente limitada, particularmente anterior e lateralmente.

© National Association of Emergency Medical Technicians (NAEMT)

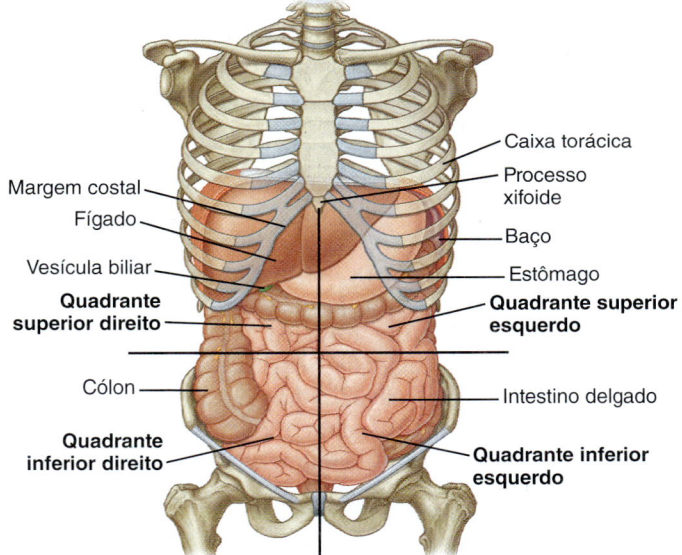

Figura 11-5 Assim como em qualquer outra parte do corpo, quanto mais detalhada for a descrição da dor, da hipersensibilidade, da defesa e de outros sinais, mais preciso será o diagnóstico. O sistema de identificação mais comum divide o abdome em quatro quadrantes: superior esquerdo, superior direito, inferior esquerdo e inferior direito.

© National Association of Emergency Medical Technicians (NAEMT)

dos objetos usados para perfurar um paciente. A mentalização da provável trajetória do objeto penetrante, como uma bala ou o trajeto de uma lâmina de faca, pode ajudar a identificar os possíveis órgãos internos lesados.

Os pacientes que sofrem lesão penetrante no tórax abaixo desses marcos anatômicos podem também ter sofrido lesão abdominal. Ferimentos penetrantes nos flancos e nas nádegas também podem envolver órgãos da cavidade abdominal. Essas lesões penetrantes podem causar sangramento de um grande vaso ou órgão sólido e perfuração de um segmento do intestino, o órgão mais frequentemente acometido no trauma penetrante.

As lesões por trauma fechado costumam ser mais difíceis de reconhecer do que as causadas por trauma penetrante. Essas lesões dos órgãos abdominais resultam de forças de compressão ou de cisalhamento. Nas **lesões por compressão**, os órgãos do abdome são esmagados entre objetos sólidos, como entre o volante e a coluna vertebral. As **forças de cisalhamento** criam ruptura dos órgãos sólidos ou ruptura de vasos sanguíneos na cavidade como resultado das forças de esgarçamento exercidas contra seus ligamentos de sustentação. O fígado e o baço laceram e sangram com facilidade, e a perda de sangue pode ocorrer de maneira rápida. O aumento da pressão

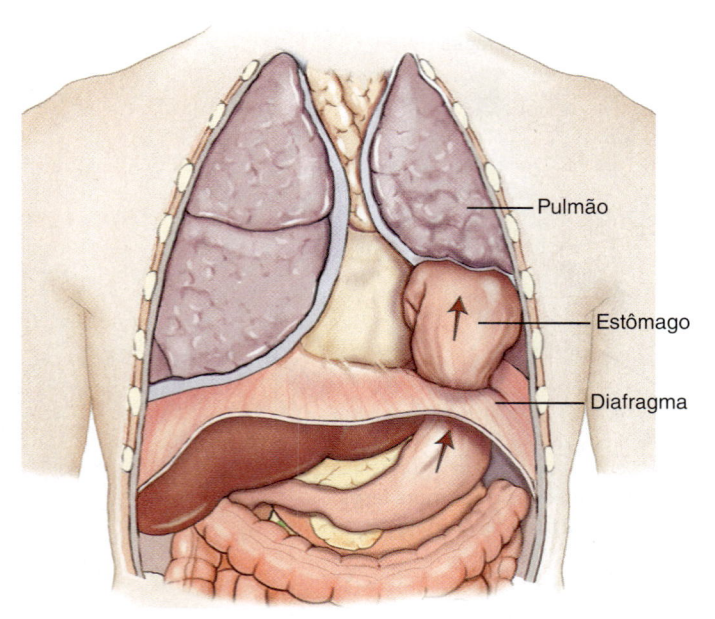

Figura 11-6 Com a pressão aumentada dentro do abdome, pode haver ruptura do diafragma, permitindo que órgãos intra-abdominais, como estômago ou intestino delgado, herniem para o tórax.

© National Association of Emergency Medical Technicians (NAEMT)

intra-abdominal produzida pela compressão pode causar ruptura do diafragma, fazendo com que os órgãos abdominais se movam para dentro da cavidade torácica (**Figura 11-6**). (Ver o Capítulo 4, "A Física do Trauma", e o Capítulo 10, "Trauma Torácico".) O conteúdo intra-abdominal dentro da cavidade torácica pode comprometer a expansão pulmonar e afetar as funções respiratória e cardíaca. Embora se acredite atualmente que a ruptura de cada metade do diafragma ocorra igualmente, a ruptura do *hemidiafragma* (metade do diafragma) esquerdo é diagnosticada com maior frequência, pois o fígado subjacente e seus anexos no lado direito costumam impedir a herniação do conteúdo abdominal para dentro do lado direito do tórax, dificultando o diagnóstico de lesão do lado direito do diafragma.

As fraturas pélvicas podem estar associadas com perda de grandes volumes de sangue causada por dano à inúmeros vasos sanguíneos menores adjacentes à pélvis. Outras lesões associadas a fraturas pélvicas incluem dano à bexiga e ao reto, além de lesões na uretra em homens e na vagina em mulheres.

A lesão primária por explosão, causada por diferenças na pressão do ar, afecta órgãos que tenha ar(ocos) no abdome afeta principalmente órgãos como o intestino. Elas podem se apresentar de forma tardia como necrose ou perfuração da parede intestinal. A lesão secundária por explosão pode ocorrer devido a fragmentos penetrantes ou detritos que atingem o abdome, e a lesão terciária por explosão é semelhante ao trauma contuso e ocorre quando o paciente é arremessado contra outro objeto.

Avaliação

A avaliação de lesão abdominal pode ser difícil, especialmente com os recursos diagnósticos limitados no ambiente pré-hospitalar. Deve-se ter alto índice de suspeição para lesão abdominal a partir de várias fontes de informação, incluindo o mecanismo da lesão, os achados do exame físico e as informações do paciente ou das testemunhas.

Cinemática

Como em outros tipos de trauma, o conhecimento do mecanismo de lesão – fechado, penetrante ou por explosão – é importante para ajustar o índice de suspeição do profissional de cuidados pré-hospitalares para a suspeita de trauma abdominal.

Trauma Penetrante

A maioria dos traumas penetrantes em cenários civis resulta de ferimentos por arma branca ou arma de fogo por revólveres. Ocasionalmente, o empalamento com ou em um objeto ocorre quando, por exemplo, alguém cai sobre uma peça de madeira ou metal que se projeta de alguma superfície. Essas forças de energia cinética baixa à moderada causam laceração ou cortes nos órgãos abdominais ao longo do trajeto da faca, do projétil ou do objeto penetrante. As lesões de alta velocidade, como as criadas por armas de assalto e rifles poderosos, tendem a criar lesões mais graves devido às cavidades temporárias maiores que são criadas à medida que o projétil se move através da cavidade peritoneal. Os projéteis podem atingir ossos (arcos costais, coluna ou pélvis), resultando em fragmentos que podem perfurar os órgãos internos. Os ferimentos com armas brancas têm menos chance de penetrar a cavidade peritoneal do que os projéteis lançados por um revólver, rifle ou espingarda.

Quando há penetração do peritônio, os ferimentos com faca têm mais chances de causar lesão no fígado (40%), no intestino delgado (30%), no diafragma (20%) e no cólon (15%), enquanto é mais comum que os ferimentos por armas de fogo causem dano no intestino delgado (50%), no cólon (40%), no fígado (30%) e nos vasos abdominais (25%).[1,5] Devido à musculatura mais espessa no dorso, o trauma penetrante nesta localização tem menos chance de resultar em lesões das estruturas intraperitoneais em comparação com os ferimentos da parede abdominal anterior. Em geral, apenas cerca de 15% dos pacientes com ferimentos por arma branca no abdome necessitarão de intervenção cirúrgica, enquanto cerca de 85% dos pacientes com ferimentos por arma de fogo necessitarão de cirurgia para a abordagem definitivo de suas lesões abdominais. Os ferimentos tangenciais por arma de fogo podem passar através dos tecidos subcutâneos e nunca entrar na cavidade peritoneal. Os dispositivos explosivos também podem propagar fragmentos que penetram no peritônio e causam lesão de órgãos internos.

Trauma Fechado

Vários mecanismos causam forças de compressão e laceração que podem causar dano aos órgãos abdominais. Um paciente pode experimentar consideráveis forças de desaceleração ou compressão quando envolvido em acidentes automotivos com carros ou motocicletas, ao ser atingido ou atropelado por um veículo ou após cair de uma altura significativa. Em uma colisão de veículo motorizado, o local do impacto deve ser considerado em relação aos passageiros do veículo. Por exemplo, o impacto do lado do motorista levanta a suspeita de lesão esplênica, ao contrário das lesões por desaceleração e compressão de uma colisão frontal. Embora os órgãos abdominais sejam mais comumente lesados em eventos associados à lesão cinética significativa, como os com desaceleração rápida ou compressão severa, também podem resultar de mecanismos aparentemente mais inócuos, como agressões, quedas de um lance de escada e atividades esportivas (p. ex., ao ser atingido por um adversário no futebol americano). Quaisquer dispositivos ou equipamentos de segurança usados pelo paciente devem ser observados, incluindo cintos de segurança, *air bags* ou roupas esportivas especiais.

A compressão de um órgão sólido pode resultar em ruptura de sua estrutura (p. ex., laceração hepática), enquanto forças semelhantes aplicadas a uma estrutura oca, como uma alça intestinal ou a bexiga, podem fazer a estrutura se lacerar ("romper-se"), extravasando o seu conteúdo dentro do abdome. As forças de cisalhamento podem resultar em lacerações de estruturas em locais de ligação a outras estruturas, como o ponto onde o intestino delgado mais móvel se une ao cólon ascendente, o qual está fixado ao retroperitônio. Os órgãos mais comumente lesados após trauma abdominal fechado incluem baço, fígado e intestino delgado. Nem todas as lesões de órgãos sólidos precisam de intervenção cirúrgica (**Quadro 11-1**). Muitos desses tipos de lesões de órgãos sólidos podem ser cuidadosamente observados no hospital, pois costumam parar de sangrar espontaneamente.

Lesões por explosão

Explosões de qualquer origem (por exemplo, munição, industrial, combustível) geram grandes quantidades de energia em diferentes formas. Em questão de milissegundos, um intenso impulso de sobrepressão, chamado de "onda de explosão", passa pelo ambiente (ou seja, ar, água). Esse impulso diminui rapidamente no ar em proporção inversa à terceira potência do raio.[7] As pessoas próximas a esse impulso de sobrepressão sofrem o que é chamado de *lesão por explosão primária*. Isso é

> **Quadro 11-1** Tratamento Não Operatório de Lesões de Órgãos Sólidos
>
> Uma boa parte das lesões do baço, fígado ou rim não mais demandam exploração cirúrgica obrigatória nos centros de trauma modernos. A experiência mostrou que muitas dessas lesões param de sangrar antes do desenvolvimento de choque e depois cicatrizam sem reparo cirúrgico. As pesquisas mostraram que mesmo as lesões significativas de órgãos sólidos podem ser observadas com segurança, desde que o paciente não esteja experimentando choque hipovolêmico, hemorragia ativa não controlada ou peritonite. Os pacientes são hospitalizados para monitoramento rigoroso dos sinais vitais, hemograma e exames abdominais, muitas vezes com início na unidade de terapia intensiva. A vantagem dessa abordagem é que evita que o paciente seja submetido a uma cirurgia potencialmente desnecessária. Como o baço realiza um importante papel no combate a infecções, a remoção do baço (esplenectomia) predispõe os pacientes (especialmente as crianças) a determinadas infecções bacterianas.
>
> O tratamento não operatório bem-sucedido dessas lesões foi primeiramente relatado para as lesões esplênicas em crianças, mas essa abordagem é agora comumente aplicada a pacientes adultos, além dos pacientes que sofrem lesões hepáticas, do baço ou renais. Após trauma fechado, os dados indicam que cerca de 84% das lesões esplênicas podem ser conduzidas dessa maneira, com taxas de sucesso relatadas superiores a 90% em centros de trauma com grande volume de pacientes.[2] Da mesma forma, muitas lesões hepáticas são tratadas sem cirurgia, com taxa de sucesso superior a 90%.[6] O tratamento não operatório pode incluir a embolização angiográfica do sangramento, e não apenas a observação.
>
> O risco de falha dessa técnica (ressangramento com desenvolvimento de choque necessitando de intervenção cirúrgica) é maior nos primeiros dias após a lesão. Os profissionais de cuidados pré-hospitalares devem estar cientes dessa abordagem, pois podem ter que atender pacientes com ressangramento após a alta hospitalar.
>
> © National Association of Emergency Medical Technicians (NAEMT)

---

imediatamente seguido por fragmentos energizados, que diminuem rapidamente em número e em energia cinética, dependendo do tempo e da distância percorrida.[8] A lesão devido aos detritos e fragmentos voadores é denominada *lesão por explosão secundária*.[9] Em seguida, os produtos gasosos da detonação e um movimento físico gerado pelo "vento da explosão" podem empurrar a vítima contra as estruturas circundantes, gerando uma força contundente significativa, causando lesões semelhantes às de colisões de veículos motorizados ou lesões de desaceleração de quedas. As lesões causadas por esses mecanismos contundentes são chamadas de *lesões por explosão terciárias*. Por fim, outros problemas relacionados à explosão, incluindo lesões (por exemplo, queimaduras, esmagamento) ou doenças (por exemplo, efeitos psicológicos ou problemas respiratórios causados por poeira, fumaça ou vapores tóxicos) são gerados e podem afetar qualquer parte do corpo. Essas lesões relacionadas são chamadas de *lesões por explosão quaternárias*.

Como mencionado anteriormente, o ambiente em que a explosão ocorre é importante do ponto de vista mecânico.[10] Uma explosão no ar gera uma onda de explosão que distribui energia, comprimindo o ar à medida que se desloca. A energia da onda de explosão primária se dissipa depois de percorrer apenas uma pequena distância. Por outro lado, as explosões em espaços aéreos confinados podem gerar lesões adicionais por ondas de explosão porque a onda reflete nas estruturas e, em seguida, volta a atingir a vítima com uma segunda ou mais ondas. Uma onda de explosão de uma explosão subaquática também se comporta de forma diferente e pode ser mais prejudicial. A água é, em essência, incompressível e a onda de explosão de uma explosão subaquática dissipará sua energia lentamente e viajará três vezes mais longe do que no ar.

Especificamente na cavidade abdominal, uma lesão primária por explosão pode levar a uma lesão na parede do intestino, que pode se apresentar de forma tardia como uma perfuração.[11] As lesões por explosão secundárias resultam em lesões penetrantes, que podem ou não penetrar na cavidade peritoneal, mas que precisam de avaliação hospitalar adicional. As lesões por explosão terciária resultam em lesões abdominais contundentes, que podem incluir lacerações esplênicas, renais e hepáticas, bem como lesões intestinais.

Anamnese

A anamnese pode ser obtida com o paciente, um familiar ou uma testemunha e deve ser documentada no prontuário do paciente e entregue à instituição recebedora. Tirar uma fotografia da cena e compartilhar com a equipe do departamento de emergência pode ser útil para comunicar claramente o mecanismo de lesão. Além dos componentes da anamnese SAMPLER (**S**intomas, **A**lergias e idade [**A**ge], **M**edicamentos, **P**assado clínico e cirúrgico, **L**anches e refeições recentes, **E**ventos anteriores à lesão, fatores de **R**isco), as questões devem ser ajustadas ao mecanismo de lesão e à presença de comorbidades que possam potencialmente aumentar a morbimortalidade. Por

exemplo, no caso de uma colisão automobilística, devem ser feitas perguntas para determinar:

- Tipo de colisão, posição do paciente no veículo ou ejeção do veículo
- Estimativa da velocidade do veículo no momento da colisão
- Extensão dos danos ao veículo, incluindo intrusão para o compartimento do passageiro, deformidade do volante, danos ao para-brisa e necessidade de extricação
- Uso de dispositivos de segurança, incluindo cintos de segurança, ativação do *air bag* e presença de cadeirinhas de segurança para crianças

No caso de lesão penetrante, devem ser feitas perguntas para determinar:

- Tipo de arma (revólver ou rifle, calibre, comprimento da faca)
- Número de vezes que o paciente foi atingido por tiros ou facadas
- Distância a partir da qual o paciente foi atingido
- Quantidade de sangue na cena (embora a estimativa acurada costume ser difícil)
- História prévia de lesão penetrante (pode haver retenção de fragmentos balísticos)

Exame Físico

Avaliação Primária

A maioria das lesões abdominais graves apresenta anormalidades identificadas na avaliação primária, principalmente na avaliação da respiração e da circulação. A menos que haja lesões associadas, os pacientes com trauma abdominal geralmente apresentam via aérea pérvia. Na maioria dos casos, as alterações encontradas nas avaliações da respiração, da circulação e de incapacidades correspondem com o grau de choque presente. Os pacientes com choque compensado inicial podem ter discreto aumento em sua frequência respiratória, enquanto aqueles com choque hemorrágico grave demonstram marcada taquipneia. A ruptura de um hemidiafragma costuma comprometer a função respiratória quando o conteúdo abdominal sofre herniação para dentro do tórax no lado afetado, e ruídos intestinais podem ser ouvidos sobre o tórax auscultando os sons respiratórios. Da mesma forma, o choque por hemorragia intra-abdominal pode variar desde taquicardia leve, com poucos outros achados, até taquicardia grave, hipotensão marcada e pele pálida, fria e pegajosa.

O indicador mais confiável de sangramento intra-abdominal é a presença de choque hipovolêmico de origem desconhecida. Ao avaliar a incapacidade, o profissional de cuidados pré-hospitalares pode notar apenas sinais sutis, como leve ansiedade ou agitação, no paciente com choque compensado por trauma abdominal, enquanto os pacientes com hemorragia potencialmente fatal podem estar pouco despertos ou apresentar outra grave depressão em seu estado mental. Quando forem encontradas anormalidades na avaliação desses sistemas e enquanto se prepara o transporte imediato, o abdome deve ser exposto e examinado para pesquisar evidências de trauma, como hematomas ou ferimentos penetrantes.

Avaliação Secundária

Durante a avaliação secundária, o abdome é examinado com mais detalhes. Esse exame envolve principalmente a inspeção e a palpação do abdome e deve ser abordado de maneira sistemática.

Inspeção

O abdome é examinado quanto à presença de lesões de tecidos moles e distensão. A lesão intra-abdominal pode ser suspeitada quando se observa trauma de tecidos moles sobre o abdome, os flancos ou o dorso. Esses achados podem incluir contusões, abrasões, ferimentos por facas ou armas de fogo, hemorragia evidente e achados incomuns como evisceração, empalação de objetos ou marcas de pneus. O "sinal do cinto de segurança" (equimose ou abrasão ao longo do abdome resultante de compressão da parede abdominal contra a faixa de ombro ou cintura do cinto de segurança) indica que foi aplicada força significativa ao abdome como resultado de desaceleração súbita (**Figura 11-7**), aumentando em oito vezes a probabilidade de lesão intra-abdominal.[12] A incidência de lesões intra-abdominais em pacientes pediátricos com sinais do cinto de segurança é maior do que a incidência em adultos. Em geral, as lesões

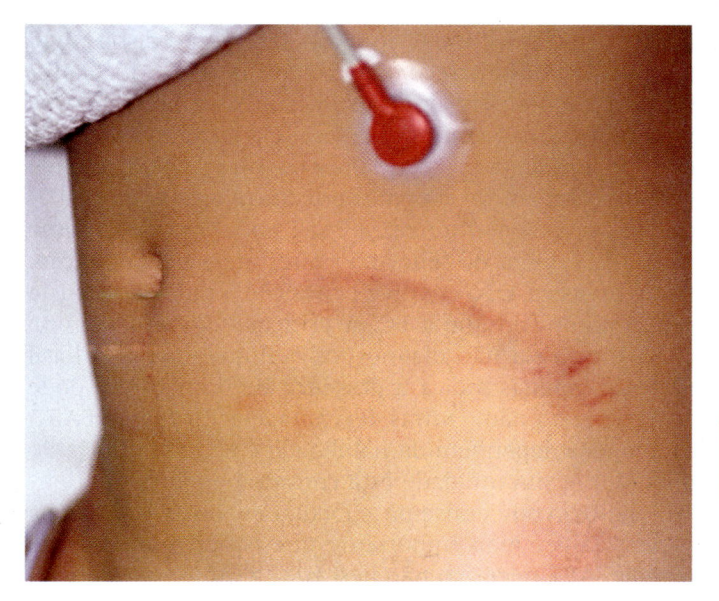

Figura 11-7 Um "sinal do cinto de segurança" abdominal resultante da desaceleração do paciente contra a faixa da cintura do cinto de segurança.

Cortesia de Peter T. Pons, MD, FACEP.

associadas aos cintos atingem o intestino e seu mesentério, à medida que são comprimidos e esmagados entre o cinto de segurança e a parede abdominal anterior e a coluna vertebral posteriormente, e costumam apresentar-se tardiamente. O sinal de Grey-Turner (equimose envolvendo os flancos) e o sinal de Cullen (equimose ao redor do umbigo) indicam sangramento retroperitoneal; porém, esses sinais costumam ser tardios e podem não ser observados nas primeiras horas após a lesão.

O contorno do abdome deve ser observado, avaliando-se se está plano ou distendido. A distensão do abdome pode indicar hemorragia interna significativa; porém, a cavidade peritoneal do adulto pode abrigar até 1,5 litro de líquido antes de mostrar qualquer sinal de distensão. A distensão abdominal também pode resultar de estômago cheio de ar, como o que pode ocorrer durante a ventilação artificial com dispositivo de bolsa-válvula-máscara. Embora esses sinais possam indicar lesão intra-abdominal, alguns pacientes com lesão interna substancial podem não apresentar esses achados.

Palpação

A palpação do abdome é realizada para identificar áreas de dor. Idealmente, a palpação começa em uma área em que o paciente não refere dor. Depois, palpa-se cada um dos quadrantes do abdome. Ao palpar uma área dolorosa, o profissional de cuidados pré-hospitalares pode notar que o paciente contrai os músculos abdominais naquela região. Essa reação, chamada de **defesa voluntária**, protege o paciente da dor resultante da palpação. A **defesa involuntária** representa rigidez ou espasmo dos músculos da parede abdominal em resposta à peritonite. O **Quadro 11-2** lista os achados físicos consistentes com a presença de peritonite. Diferentemente da defesa voluntária, a defesa involuntária permanece mesmo quando o paciente é distraído (p. ex., com a conversa) ou quando o abdome é palpado de maneira discreta (p. ex., com a pressão do estetoscópio enquanto se ausculta os ruídos abdominais). Embora a presença de **dor à descompressão** seja há muito tempo considerada um importante achado indicativo de peritonite, muitos cirurgiões atualmente acreditam que essa manobra – pressionar profundamente o abdome e, depois, liberar rapidamente a pressão – causa dor excessiva. Se houver dor à descompressão, o paciente

> **Quadro 11-2** Achados do Exame Físico que Sustentam um Diagnóstico de Peritonite
>
> - Dor abdominal significativa à palpação ou com a tosse (localizada ou generalizada)
> - Defesa involuntária
> - Dor à percussão
> - Diminuição ou ausência de ruídos intestinais
>
> © National Association of Emergency Medical Technicians (NAEMT)

sentirá dor mais intensa quando a pressão abdominal é liberada.

A palpação profunda ou agressiva de um abdome com lesão evidente deve ser evitada, pois, além da dor que causa, a palpação pode, teoricamente, agravar o sangramento ou outra lesão. Também deve-se ter muito cuidado durante a palpação se houver empalamento de um objeto no abdome. Na verdade, há pouca informação útil adicional a ser obtida pela palpação do abdome em um paciente com empalamento de um objeto.

Embora a dor seja um importante indicador de lesão intra-abdominal, vários fatores podem confundir esta avaliação. Os pacientes com alteração do estado mental, como aqueles com TCE ou aqueles sob influência de drogas ou álcool, podem ter um exame *não confiável*; isto é, o paciente pode não relatar dor ou não responder à palpação mesmo com lesões internas significativas. Pacientes pediátricos e idosos têm mais chances de apresentar exames abdominais não confiáveis devido ao comprometimento da resposta à dor. De modo inverso, os pacientes com fraturas de arcos costais inferiores ou com fratura pélvica podem ter um exame *duvidoso* (ambíguo), com dor resultante das fraturas ou de lesões internas associadas. Se o paciente tem dor que o distraia, como lesões com fratura da coluna vertebral ou em extremidades, a dor abdominal pode não ser detectada pela palpação.

A palpação da pélvis no ambiente pré-hospitalar fornece pouca informação que altere a abordagem do paciente. Se o tempo permitir a realização desse exame, ele deve ser feito apenas uma vez, pois qualquer coágulo que tenha se formado no local de uma fratura instável pode ser rompido, exacerbando a hemorragia. Durante esse exame, a pélvis é palpada delicadamente para a avaliação de instabilidade e dor. Essa avaliação é realizada em duas etapas, descritas a seguir:

1. Fazer pressão para dentro sobre as cristas ilíacas
2. Pressionar posteriormente a sínfise púbica

Se for observada instabilidade ou dor durante qualquer etapa do exame, não deve ser realizada mais nenhuma palpação da pélvis e deve ser aplicado uma cinta pélvica.

Ausculta

Hemorragia e extravasamento de conteúdo intestinal na cavidade peritoneal podem resultar em *íleo*, uma condição em que a peristalse intestinal cessa. Isso resulta em um abdome "silencioso", pois os ruídos intestinais estão diminuídos ou ausentes. A ausculta dos ruídos intestinais não costuma ser uma ferramenta útil na avaliação pré-hospitalar. Não se deve perder tempo tentando determinar sua presença ou ausência, pois esse sinal diagnóstico não alterará a abordagem pré-hospitalar do paciente. Porém, se forem ouvidos ruídos intestinais sobre o tórax durante a ausculta pulmonar, deve ser considerada a presença de ruptura diafragmática.

Percussão

Embora a percussão do abdome possa revelar som timpânico ou maciço, essa informação não altera a abordagem pré-hospitalar do paciente com trauma e apenas desperdiça um tempo valioso; assim, ela não é recomendada como ferramenta de avaliação pré-hospitalar. Dor significativa à palpação ou à dor quando se pede para o paciente tossir representa um achado fundamental para a peritonite. Os sinais peritoneais estão resumidos no Quadro 11-2.

Exames Especiais e Indicadores Importantes

A avaliação cirúrgica e, em muitos casos, a intervenção ainda são muito importantes para a maioria dos pacientes que sofreram lesões abdominais; não se deve desperdiçar tempo em tentar determinar os detalhes exatos da lesão. Em muitos pacientes, a identificação da lesão específica não será revelada até que o abdome seja avaliado por tomografia computadorizada (TC) ou exploração cirúrgica.

No departamento de emergência, a ultrassonografia (US) se tornou a modalidade primária à beira do leito na avaliação do paciente com trauma com possibilidade de hemorragia intra-abdominal.[5,13-16] A avaliação focada com ultrassonografia no trauma (FAST, de *focused assessment with sonography for trauma*) envolve três incidências da cavidade peritoneal e uma quarta incidência do pericárdio para avaliar a presença de líquido, presumivelmente sangue, ao redor do coração. O FAST estendido (eFAST) acrescenta vistas adicionais dos hemitórax direito e esquerdo para avaliar a presença de pneumotórax[17] (**Figura 11-8** e **Quadro 11-3**). Como o líquido não reflete de volta as ondas do ultrassom para o dispositivo, todos os líquidos aparecem anecoico (preto à US). A presença de líquido em uma ou mais áreas é preocupante; porém, a US não consegue diferenciar sangue de outros tipos de líquido (ascite, urina por ruptura de bexiga, etc.).

Em comparação com outras técnicas usadas na avaliação da cavidade peritoneal, a FAST pode ser rapidamente realizada à beira do leito, não interfere na reanimação, não é invasiva, não envolve exposição à radiação e custa muito menos do que a TC. A principal desvantagem da FAST é que ela não diagnostica definitivamente o local da lesão, apenas indica a presença de líquido que pode ser sangue ou não. Outras desvantagens do exame FAST: as imagens dependem da habilidade e da experiência do operador, e sua utilidade está comprometida em pacientes obesos, com enfisema subcutâneo ou com cirurgia prévia. Talvez mais importante que isso é o fato de um exame FAST negativo não descartar a presença de lesão, incluindo lesão que possa necessitar de intervenção cirúrgica. Um exame FAST negativo apenas significa que, no momento da realização do exame, não foi visualizado líquido no abdome. Esse resultado pode ocorrer por não

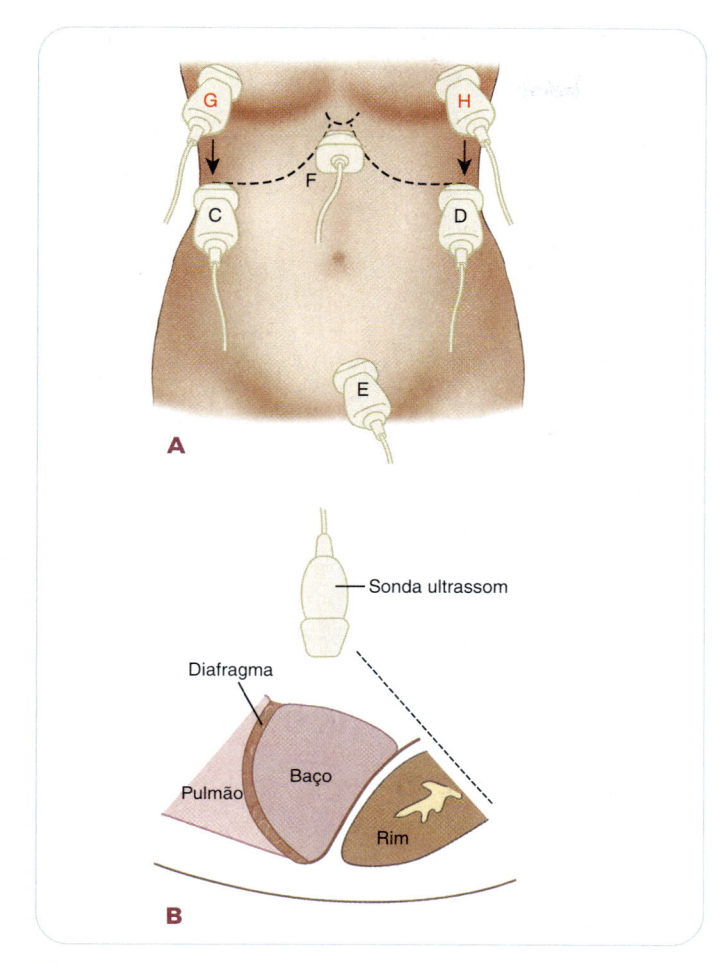

Figura 11-8 Avaliação focada estendida com ultrassonografia para trauma (eFAST). **A**. Posicionamento da sonda para seis vistas que constituem o exame eFAST. **B**. Orientação do pulmão, baço, diafragma e rim para a sonda de ultrassom para a visualização esplenorrenal.

A e **B**. © National Association of Emergency Medical Technicians (NAEMT).

Quadro 11-3 Exame eFAST*

O exame eFAST é útil no paciente com trauma porque as lesões intra-abdominais mais significativas estão associadas com hemorragia na cavidade peritoneal. Embora a ultrassonografia não consiga diferenciar o tipo de líquido presente, qualquer líquido no paciente com trauma deve ser considerado sangue.

Técnica
- São realizadas cinco janelas acústicas (incidências), e três delas avaliam a cavidade peritoneal:
  1. Pericárdica
  2. Peri-hepática (espaço de Morrison)
  3. Peri-esplênica
  4. Pélvica
  5. Tórax anterior
- O líquido acumulado aparece anecoico (preto à ultrassonografia).
- A presença de líquido em uma ou mais áreas indica exame positivo.

Vantagens
- Pode ser realizado rapidamente.
- Pode ser feito à beira do leito.
- Não interfere na reanimação.
- Não é invasivo.
- Custa menos do que a TC.

Desvantagens
- Os resultados são comprometidos em pacientes obesos, com enfisema subcutâneo ou com cirurgia abdominal prévia.
- A habilidade na obtenção das imagens depende do operador.

*A FAST e a eFAST foram estudadas em vários sistemas pré-hospitalares.18-24
© National Association of Emergency Medical Technicians (NAEMT)

---

haver lesão ou por não haver acúmulo suficiente de sangue no abdome para que seja visto (o que é uma possibilidade real considerando uma resposta rápida do serviço de emergência [SE] até a cena do trauma).

Devido à facilidade de uso e à melhor tecnologia de US, alguns sistemas de SE terrestres e aéreos e equipes militares implementaram a FAST no ambiente pré-hospitalar. O exame FAST demonstrou ser viável em campo e está sendo usado para determinar a necessidade de iniciar o uso de hemoderivados pré-hospitalares ou para ativar um protocolo de transfusão maciça mais rapidamente.[25] No entanto, os estudos pré-hospitalares publicados que demonstram melhores resultados para pacientes com trauma abdominal são limitados.[18-21,26-28] Um estudo de resultados de pacientes no departamento de emergência demonstrou uma redução significativa no tempo de atendimento cirúrgico, melhor uso de recursos e menores custos hospitalares em pacientes com suspeita de trauma no tronco. A FAST também pode ser útil em ambientes austeros ou em situações de eventos com vítimas em massa. Porém, o uso da FAST não é recomendado pelo *Atendimento Pré-hospitalar ao Traumatizado* (PHTLS, de *Prehospital Trauma Life Support*) para cuidado pré-hospitalar de rotina, principalmente porque pode atrasar o transporte até a instituição ou pode fornecer falsa segurança sobre a real condição do paciente.

Apesar de todos esses componentes diferentes, a avaliação da lesão abdominal pode ser difícil. Os principais indicadores para estabelecer o índice de suspeição para lesão abdominal são:

- Sinais evidentes de trauma (ou seja, lesões de tecidos moles, ferimentos de arma de fogo)
- Presença de choque hipovolêmico sem outra causa evidente

- Grau de choque maior do que pode ser explicado por outras lesões (p. ex., fraturas, hemorragia externa)
- Presença de peritonite

Abordagem

Os principais aspectos da abordagem pré-hospitalar em pacientes com trauma abdominal são o reconhecimento da possível presença de lesão e o início do transporte rápido, conforme apropriado, para a instituição mais próxima com capacidade para tratamento do paciente.

As anormalidades nas funções vitais identificadas na avaliação primária são abordadas durante o transporte. Administra-se oxigênio suplementar para manter a saturação em 94% ou mais, uma via aérea é obtida, se necessário, e a ventilação é assistida conforme a necessidade. A hemorragia externa é controlada com pressão direta ou torniquete.

Os pacientes com trauma abdominal geralmente necessitam de transfusão sanguínea e de intervenção cirúrgica para controle da hemorragia interna e reparo das lesões; assim, os pacientes devem ser transportados para instituições com capacidade cirúrgica imediata, como um centro de trauma, quando disponível. Os achados particularmente indicativos da necessidade de intervenção cirúrgica imediata incluem evidências de trauma abdominal associadas com hipotensão ou irritação peritoneais, além da presença de evisceração ou de empalamento de objeto. Transportar um paciente com lesões intra-abdominais para uma instituição sem disponibilidade de centro e equipe cirúrgicos conflita com o propósito de transporte rápido. Em um ambiente rural onde não exista hospital com cirurgiões gerais na equipe, deve-se considerar a transferência direta para um centro de trauma, seja por terra ou pelo ar, pois a intervenção cirúrgica precoce é fundamental para a sobrevivência do paciente instável com trauma abdominal. Relatos de casos descrevem o uso pré-hospitalar de oclusão reanimativa por meio de balão endovascular da aorta (REBOA, de *resuscitative endovascular balloon occlusion of the aorta*) por equipes altamente treinadas no controle de hemorragia em trauma toracoabdominal para ganhar tempo para a transferência até os cuidados definitivos[29] (**Figura 11-9**). Considerando a necessidade de treinamento especializado, o benefício desconhecido em relação ao desfecho e o potencial risco para complicações significativas, essa intervenção está sendo testada no ambiente pré-hospitalar, mas não é recomendada atualmente pelo PHTLS.

Se o paciente sofreu trauma fechado que também pode ter produzido lesão vertebral ou pélvica, a estabilização é realizada se necessário. Para instruções adequadas sobre a restrição de movimento da coluna vertebral, ver o Capítulo 9, "Trauma da Coluna Vertebral e da Medula Espinal". Nos pacientes hemodinamicamente instáveis com trauma fechado e suspeita de lesão pélvica, os

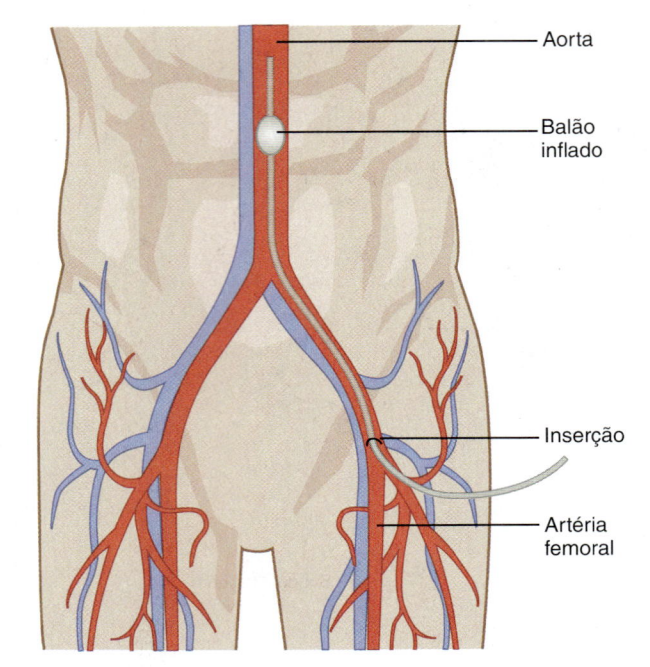

Figura 11-9 Oclusão reanimativa por meio de balão endovascular da aorta (REBOA) para hemorragia não controlada no tronco.

© National Association of Emergency Medical Technicians (NAEMT)

profissionais de cuidados pré-hospitalares devem estabilizar, ou "fechar", a pélvis fixando-a com um lençol ou aplicando uma cinta pélvica comercialmente disponível (**Figura 11-10**). A fixação da pélvis dessa maneira reduz o volume pélvico e estabiliza os fragmentos, ajudando a reduzir o risco de hemorragia importante durante o transporte até os cuidados definitivos. A orientação para a aplicação recomendada de uma cinta pélvica é mostrada no **Quadro 11-4**.

Durante o transporte, deve ser obtido um acesso intravenoso (IV). A decisão de administrar reposição de líquidos cristaloides durante o trajeto depende da apresentação clínica do paciente. O trauma abdominal representa uma das principais situações em que está indicada uma reposição volêmica equilibrada. A administração agressiva de líquidos IV pode elevar a pressão arterial do paciente até níveis que romperão qualquer coágulo que tenha se formado, resultando na recorrência da hemorragia que tinha cessado por causa da coagulação sanguínea e da hipotensão.[31] (Discussão adicional sobre a administração de líquidos IV é feita no Capítulo 3, "Choque: Fisiopatologia de Vida e Morte".) Embora, em algumas regiões, tenham sido estabelecidas equipes pré-hospitalares equipadas com hemoderivados e protocolos rígidos para guiar as transfusões em pacientes hipotensos com trauma, com alguns dados sugerindo uma redução da mortalidade em 30 dias, essa continua sendo uma intervenção com recursos limitados e ainda não é um padrão

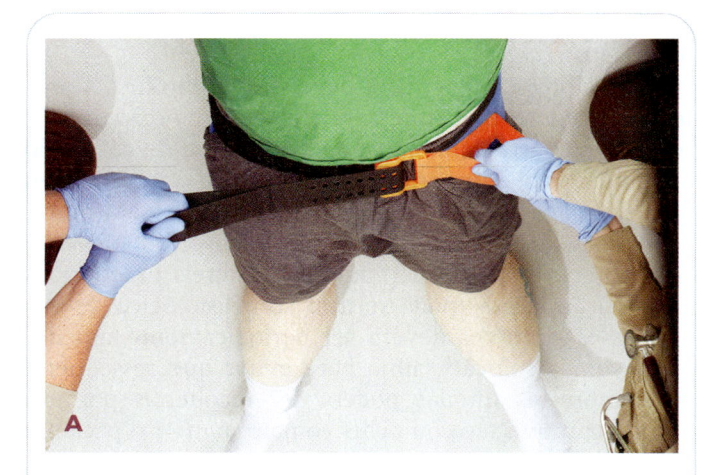

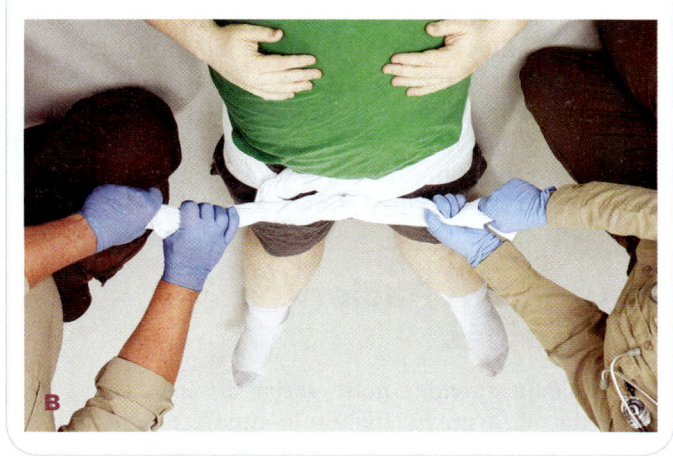

Figura 11-10 Exemplos de técnicas pré-hospitalares de estabilização pélvica. **A.** Cinta pélvica comercialmente disponível. **B.** Lençol usado para fixação.

© Jones & Bartlett Learning. Fotografia por Darren Stahlman.

de atendimento.[32-34] Independentemente de estarem disponíveis cristaloides ou hemoderivados, os profissionais de atendimento pré-hospitalar devem obter um equilíbrio delicado: manter pressão arterial que forneça perfusão de órgãos vitais sem restaurar a pressão arterial até valores elevados ou mesmo normais, o que pode reiniciar o sangramento local no abdome ou na pélvis. Na ausência de TCE, o alvo de pressão arterial sistólica é de 80 a 90 mmHg (pressão arterial média de 60 a 65 mmHg). Para pacientes com suspeita de sangramento intra-abdominal e TCE, a pressão arterial sistólica é mantida em um mínimo de 110 mmHg.

O ácido tranexâmico (TXA) é um medicamento estabilizador de coágulos que tem sido usado há anos para controle de sangramentos e que começou a ganhar espaço no ambiente pré-hospitalar. O TXA funciona ligando-se ao plasminogênio e impedindo que ele se transforme em plasmina, evitando a ruptura da fibrina num coágulo. Estudos continuados ajudarão a determinar o papel pré-hospitalar apropriado para o TXA. O Capítulo 3, "Choque: Fisiopatologia de Vida e Morte", discute o TXA de maneira mais detalhada.

Considerações Especiais

Empalamento de Objetos

Como a remoção de um objeto empalado pode causar trauma adicional e como o objeto pode ativamente controlar o sangramento (*efeito de tamponamento*), é contraindicada a remoção de um objeto empalado em um ambiente pré-hospitalar (**Figura 11-11**). O profissional de cuidados pré-hospitalares nunca deve mover nem remover um

---

Uma cinta pélvica deve ser aplicada em casos de suspeita de fratura pélvica nas seguintes circunstâncias[30]:

- Lesão contusa grave (por exemplo, acidente de motocicleta) ou por explosão com uma, ou mais das seguintes indicações:
  · Dor pélvica
  · Achados de exame físico sugestivos de fratura pélvica
  · Qualquer amputação importante de membro inferior ou quase amputação
  · Choque
  · Inconsciência (queixas de dor ou achados de sensibilidade não serão possíveis)

© National Association of Emergency Medical Technicians (NAEMT)

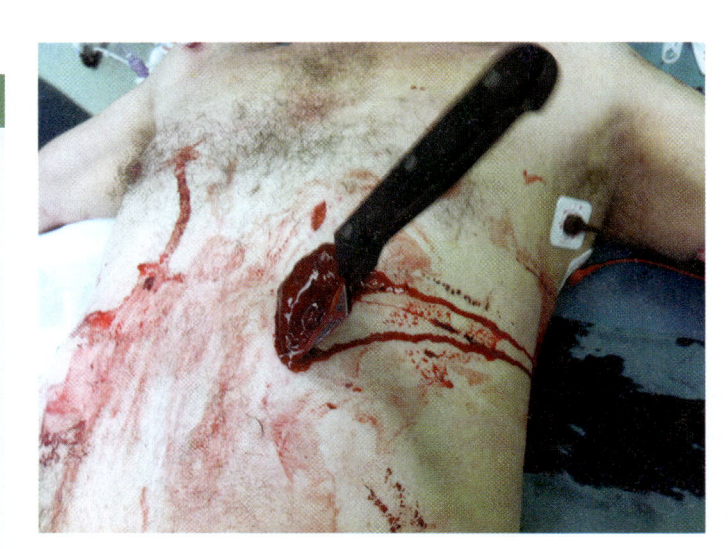

Figura 11-11 A remoção de um objeto empalado do abdome está contraindicada no ambiente pré-hospitalar.

Cortesia de Lance Stuke, MD, MPH.

objeto empalado no abdome de um paciente. No hospital, esses objetos não são removidos até que seu formato e localização tenham sido identificados por avaliação radiológica (quando estável) e até que a reposição de sangue e a equipe cirúrgica estejam presentes e preparados. Muitas vezes, esses objetos são removidos na sala de cirurgia.

Um profissional de cuidados pré-hospitalares deve estabilizar o objeto empalado, de forma manual ou mecânica, para evitar qualquer movimento adicional na cena e durante o transporte. Em algumas situações, poderá ser necessário cortar o objeto empalado para liberar o paciente e permitir o transporte até o centro de trauma. Se ocorrer sangramento adjacente ao objeto, o profissional de atendimento pré-hospitalar deve aplicar pressão direta no ferimento ao redor do objeto com a mão. O suporte psicológico do paciente é importante, especialmente se o objeto empalado estiver visível para ele.

O abdome não deve ser palpado nem percutido nesses pacientes, pois essas ações podem produzir lesão adicional de órgãos pela extremidade distal do objeto. O exame adicional é desnecessário, pois a presença de objetos empalados indica a necessidade de tratamento cirúrgico.

Evisceração

Em uma **evisceração** abdominal, uma parte do intestino, tecido ou de outro órgão abdominal é deslocada através de um ferimento aberto e faz protrusão para fora da cavidade abdominal (**Figura 11-12**). O tecido mais comumente eviscerado é o **omento** (epíplon), que se encontra sobre os intestinos. Não se deve tentar recolocar o tecido de volta à cavidade abdominal. A **víscera** deve ser deixada

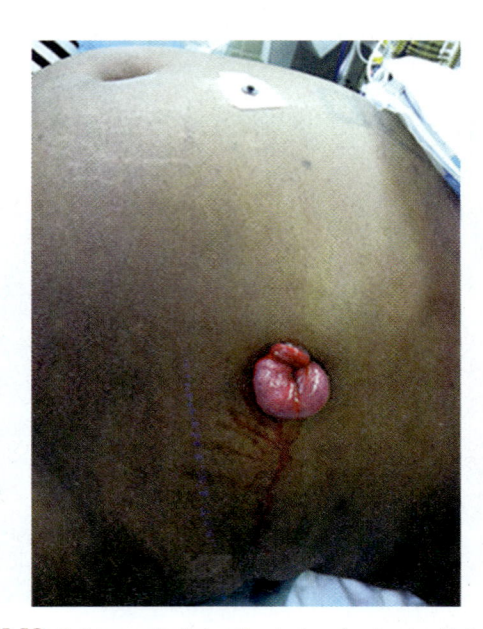

Figura 11-12 Evisceração intestinal através de um ferimento na parede abdominal.

na superfície do abdome ou fazendo protrusão conforme foi encontrada.

Os esforços terapêuticos devem ter como foco a proteção do segmento de intestino ou de outro órgão que faz protrusão contra dano adicional. A maioria do conteúdo abdominal exige um ambiente úmido. Se o intestino ou outros órgãos abdominais ficarem secos, ocorrerá morte celular. Assim, o conteúdo abdominal eviscerado deve ser coberto com compressas limpas ou estéreis umedecidas em solução salina (pode-se usar soro fisiológico de uso IV). Esses curativos devem ser periodicamente umedecidos com a solução salina para evitar que ressequem. As compressas úmidas podem ser recobertas por um grande curativo seco ou oclusivo para manter o paciente aquecido.[35]

O suporte psicológico é extremamente importante para os pacientes com evisceração abdominal, devendo-se tomar cuidado para manter o paciente calmo. Qualquer ação que aumente a pressão intra-abdominal, como choro, gritos ou tosse, pode forçar ainda mais a saída dos órgãos. Esses pacientes devem ser rapidamente transportados para um centro de trauma.

Trauma em Pacientes Obstétricas

O trauma na gravidez pode variar de leve, como uma queda de pé, a grave, incluindo uma lesão penetrante ou contusa de alta velocidade sofrida em uma colisão de veículo motorizado. O trauma na gravidez aumentou nas últimas décadas e agora é a principal causa de morte materna não obstétrica nos Estados Unidos.[36] Os veículos motorizados são responsáveis por metade de todas as lesões traumáticas durante a gravidez e 82% dos traumas relacionados à morte fetal. O uso inadequado do cinto de segurança é o principal motivo de muitos desses acidentes. A fratura pélvica é a lesão materna mais comum que leva à morte fetal. Em uma revisão de mulheres com fraturas pélvicas, a taxa de mortalidade fetal foi de 35%.[37] As causas de morte incluíram lesão fetal direta (20%), descolamento prematuro da placenta (32%) e choque materno (36%). A dilatação da vasculatura, como parte das alterações fisiológicas maternas, aumenta o risco de hemorragia após fraturas pélvicas, e a mortalidade nessas mães chega a 9%. As lesões causadas por trauma contuso direto podem incluir descolamento da placenta e ruptura uterina. Acredita-se que o rompimento complique de 1% a 6% das lesões menores e até metade das lesões maiores. A ruptura uterina ocorre em menos de 1% das pacientes grávidas vítimas de trauma. A mortalidade materna é mais favorável após uma lesão penetrante, pois o útero grávido serve como proteção para os órgãos internos da mãe. No entanto, a mortalidade fetal é de até 73% após um trauma penetrante.[38] O conhecimento adequado das alterações anatômicas e fisiológicas que ocorrem durante a gravidez é essencial para reconhecer com mais eficácia as lesões em uma paciente gestante.

Alterações Anatômicas e Fisiológicas

A gravidez causa alterações anatômicas e fisiológicas nos sistemas. Essas alterações podem afetar os padrões de lesão vistos e tornar especialmente difícil a avaliação de uma paciente gestante. O profissional de cuidados pré-hospitalares está lidando com dois ou mais pacientes e deve estar ciente das alterações que ocorrem na anatomia e na fisiologia da mulher durante a gestação.

Uma gestação humana dura, em geral, cerca de 40 semanas desde a concepção até o nascimento, e esse período gestacional é dividido em três partes, ou trimestres. O primeiro trimestre termina por volta da 12ª semana de gestação, e o segundo trimestre é um pouco mais longo do que os outros dois, terminando por volta da 28ª semana.

Após a concepção e a implantação do feto, o útero continua a aumentar de tamanho até a 38ª semana de gestação. Até por volta da 12ª semana, o útero em crescimento permanece protegido pela cavidade pélvica. Por volta da 20ª semana de gestação, o topo do útero (fundo) está no nível do umbigo, e o fundo se aproxima do processo xifoide por volta da 38ª semana. Essa alteração anatômica faz o útero e seu conteúdo serem mais suscetíveis a lesões fechadas e penetrantes (**Figura 11-13**). A lesão uterina pode incluir ruptura, penetração, *descolamento prematuro de placenta* (quando uma porção da placenta é afastada da parede uterina) e ruptura prematura de membranas (**Figura 11-14**). A placenta e o útero gravídico são órgãos altamente vascularizados; as lesões dessas estruturas podem resultar em hemorragia profunda. Como a hemorragia pode ficar oculta dentro do útero ou

da cavidade peritoneal, ela pode não ser externamente visível.

Embora um aumento acentuado do volume abdominal seja óbvio no fim da gestação, o restante dos órgãos abdominais permanece essencialmente inalterado, com exceção do útero. O útero se estende e acaba se tornando o maior órgão intra-abdominal. Essa estrutura de paredes finas é suscetível a lesões. O intestino, deslocado superiormente, é protegido pelo útero nos últimos dois trimestres da gestação. O tamanho e o peso aumentados do útero alteram o centro de gravidade da paciente e aumentam

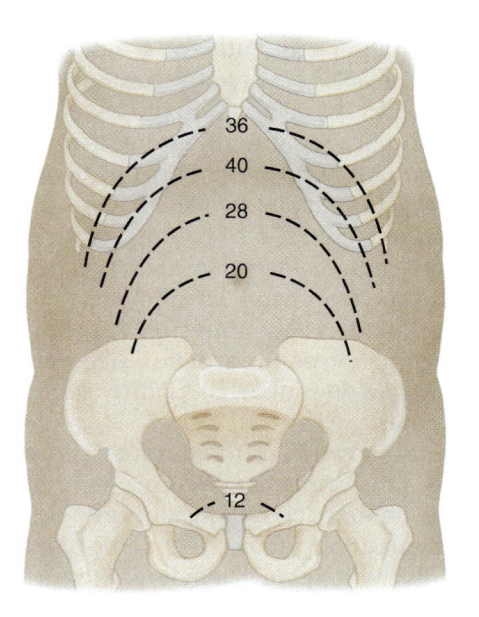

Figura 11-13 Altura do fundo. À medida que a gestação progride, o útero fica mais suscetível a lesões.

© National Association of Emergency Medical Technicians (NAEMT)

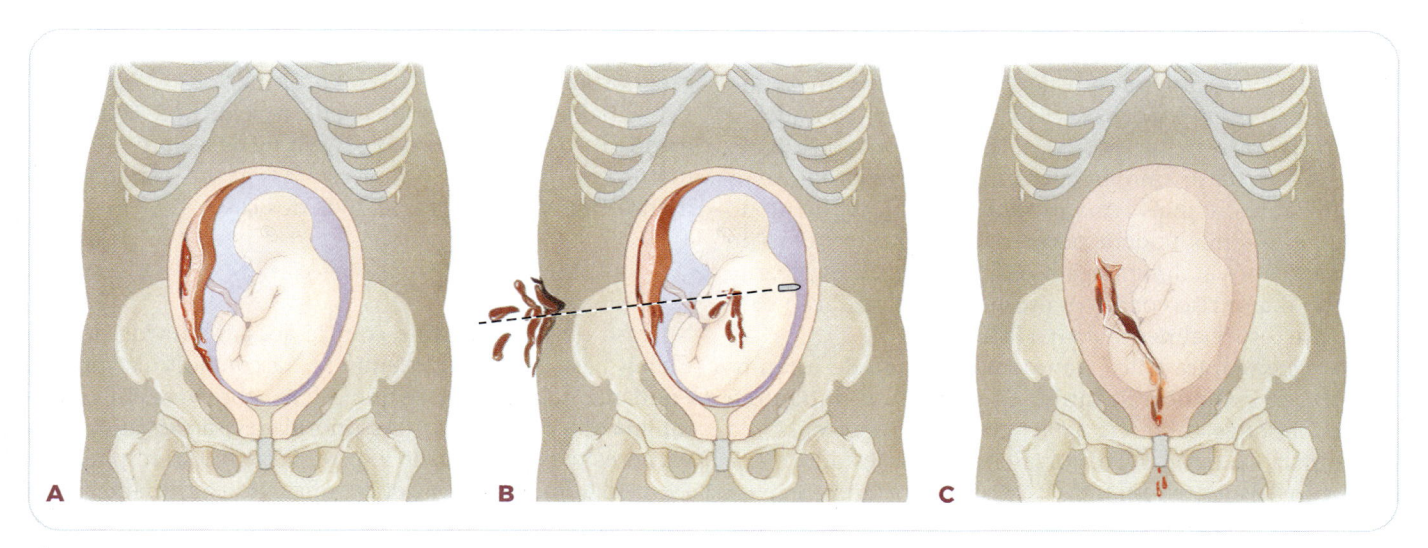

Figura 11-14 Diagrama de trauma uterino. **A.** Descolamento prematuro de placenta. **B.** Ferimento uterino por arma de fogo. **C.** Ruptura uterina.

© National Association of Emergency Medical Technicians (NAEMT)

o risco de quedas. Devido à sua proeminência, o abdome gravídico costuma sofrer lesão nas quedas. Como no caso de pacientes não gestantes com trauma contuso, o baço continua sendo o órgão mais comumente lesionado.

Além dessas alterações anatômicas, ocorrem, também, alterações fisiológicas durante a gestação. A frequência cardíaca normalmente aumenta em 15 a 20 bpm acima do valor basal ao longo da gestação até o terceiro trimestre. Isso dificulta a interpretação da taquicardia. As pressões arteriais sistólica e diastólica normalmente diminuem 5 a 15 mmHg durante o segundo trimestre, mas costumam retornar ao normal no fim da gestação. Por volta da 10ª semana de gestação, o débito cardíaco da mulher aumenta em 1 a 1,5 litro/minuto. No fim da gestação, o volume sanguíneo da mulher terá aumentado cerca de 50%. O fluxo sanguíneo aumenta de um estado não gestante de 60 mililitros por minuto (mL/min) para 600 mL/min no termo. *Devido a esses aumentos no débito cardíaco e no volume sanguíneo, gestantes saudáveis podem perder de 1.200 a 1.500 mL de sangue antes de demonstrar sinais e sintomas de hipovolemia.*[39] O choque hipovolêmico pode induzir trabalho de parto prematuro em pacientes no terceiro trimestre. A ocitocina, à qual é liberada com hormônio antidiurético em resposta à perda de volume de sangue circulante, estimula as contrações uterinas.

A anemia dilucional ocorre durante a gravidez, pois o volume plasmático aumenta em um grau muito maior do que a massa de hemácias. O fígado torna-se hipermetabólico, aumentando a produção de fatores de coagulação e fibrinogênio. A paciente fica mais propensa a desenvolver trombose venosa profunda (TVP) e coagulação intravascular disseminada (CIVD).

Durante o terceiro trimestre, o diafragma é elevado de 2 a 4 centímetros (cm) e pode estar associado com dispneia leve, especialmente com a paciente em posição supina. Se o posicionamento em posição supina causar dispneia, o posicionamento de Trendelenburg invertido pode ser útil. Os tubos torácicos devem ser colocados 2 cm acima para evitar possíveis lesões no fígado ou no baço. A peristalse (movimentos musculares propulsivos dos intestinos) é mais lenta durante a gestação, de modo que os alimentos podem permanecer durante horas no estômago após a alimentação. Assim, a paciente gestante está sob maior risco para vômitos e broncoaspiração subsequente, especialmente com a intubação.

A toxemia gravídica (também chamada de eclâmpsia) é uma complicação tardia da gestação. Enquanto a *pré-eclâmpsia* se caracteriza por edema e hipertensão, a **eclâmpsia** se caracteriza por alteração do estado mental e convulsões, simulando TCE. É importante realizar avaliação neurológica cuidadosa, perguntando sobre potenciais complicações da gestação e outras condições médicas, como história de diabetes, hipertensão ou convulsões.

Avaliação

Na maioria dos casos, a gestação não altera a via aérea da mulher, mas pode ocorrer disfunção respiratória significativa se uma paciente no terceiro trimestre é colocada em posição supina em uma prancha. A redução na peristalse do trato gastrintestinal aumenta a chance de vômitos e broncoaspiração. A via aérea pérvia e a função pulmonar são avaliadas, incluindo a ausculta pulmonar e o monitoramento da oximetria de pulso.

Como no hemoperitônio por outras causas, o sangramento intra-abdominal associado à lesão uterina pode não produzir peritonite por horas. Além disso, a perda sanguínea por uma lesão pode ser mascarada pelo aumento no débito cardíaco e volemia da gestante. Assim, um elevado índice de suspeição e a avaliação de alterações sutis (p. ex., cor da pele, estado mental) podem fornecer informações importantes.

Em geral, a condição do feto dependerá da condição da mulher; porém, o feto pode estar em perigo enquanto a condição e os sinais vitais da mulher parecem hemodinamicamente normais. Isso ocorre porque o corpo desvia o sangue para longe do útero (e do feto), em direção aos órgãos vitais. Devem ser observadas e documentadas as alterações neurológicas, embora a etiologia exata possa não ser identificável no ambiente pré-hospitalar.

Como na paciente não gestante, a ausculta dos ruídos intestinais geralmente não é útil no ambiente pré-hospitalar. Da mesma forma, desperdiçar minutos valiosos pesquisando os sons cardíacos fetais no local do evento não é útil; a presença ou ausência desses sons não alterará a conduta pré-hospitalar. Os órgãos genitais externos devem ser verificados quanto a evidências de sangramento vaginal, e a paciente deve ser questionada sobre a presença de contrações e movimentos fetais. As contrações podem indicar início de trabalho de parto prematuro, enquanto a redução nos movimentos fetais pode ser sinal de mau prognóstico de sofrimento fetal profundo.

A palpação do abdome pode revelar dor. Um útero firme, duro e doloroso é sugestivo de descolamento prematuro de placenta, o qual está associado com sangramento vaginal em cerca de 70% dos casos.[39]

Abordagem

No caso de uma gestante com lesão, a sobrevida do feto é mais bem garantida focando-se na condição da mulher. Fundamentalmente, para que o feto sobreviva, em geral a mulher deve sobreviver. As prioridades são garantir uma via aérea pérvia adequada e sustentar a função respiratória. Deve-se administrar oxigênio suficiente para manter uma oximetria de pulso de 95% ou mais. Pode haver necessidade de assistência ventilatória, em especial nos estágios finais da gestação. É prudente estar preparado para a ocorrência de vômitos e manter o equipamento de aspiração por perto.

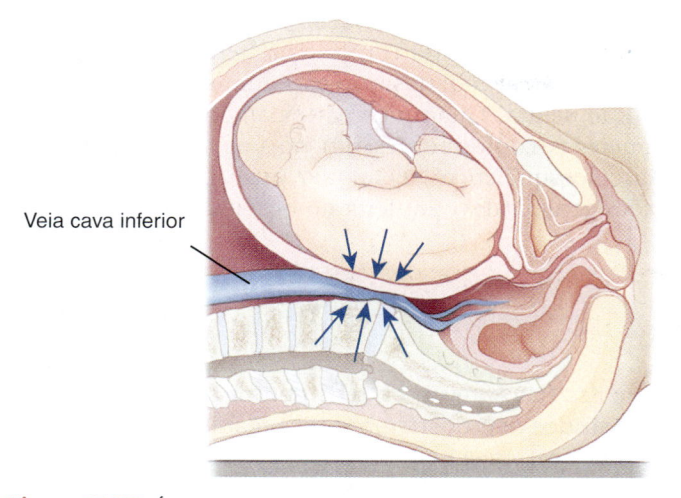

Figura 11-15 Útero a termo comprimindo a veia cava.

© National Association of Emergency Medical Technicians (NAEMT)

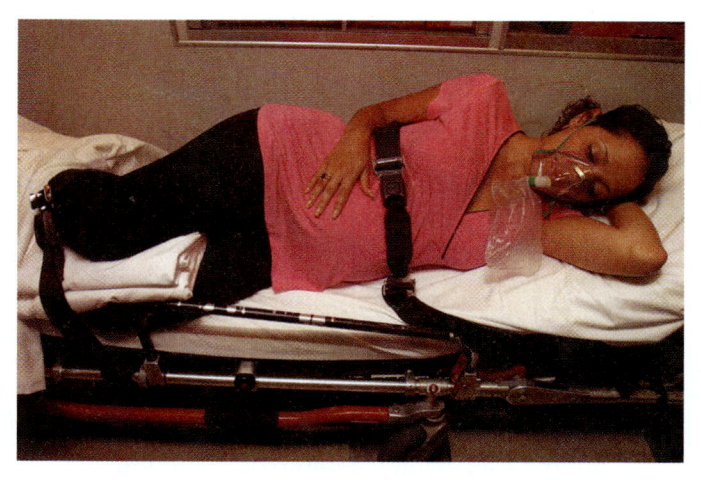

Figura 11-16 O posicionamento da gestante em decúbito lateral esquerdo ajuda a deslocar o útero da veia cava inferior e melhorar o retorno venoso para o coração, restaurando a pressão arterial.

© Jones & Bartlett Learning. Cortesia de MIEMSS.

Os objetivos da abordagem do choque são essencialmente os mesmos para qualquer paciente e incluem a administração criteriosa de fluidos IV, sobretudo se houver evidência de choque descompensado. Qualquer evidência de sangramento vaginal ou de abdome rígido tipo tábua com sangramento externo no último trimestre da gestação pode indicar descolamento prematuro de placenta ou ruptura uterina. Essas condições ameaçam não apenas a vida do feto, mas também a da mulher, pois a exsanguinação pode ocorrer rapidamente. Não há dados confiáveis para definir o melhor alvo para a pressão arterial em uma paciente gestante com lesão. Porém, a restauração da normalidade das pressões sistólica e arterial média mais provavelmente resultará na melhor perfusão fetal, apesar do risco de promover hemorragia interna adicional na mulher.

Algumas mulheres podem ter hipotensão significativa em posição supina. Em geral, essa hipotensão supina da gestação ocorre no terceiro trimestre e é causada pela compressão da veia cava inferior pelo útero de volume aumentado. Isso reduz drasticamente o retorno venoso para o coração, e o débito cardíaco e a pressão arterial diminuem devido ao menor volume de enchimento cardíaco[39] (**Figura 11-15**).

As seguintes manobras podem ser usadas para aliviar a hipotensão supina (**Figura 11-16**):

1. A mulher pode ser colocada em decúbito lateral esquerdo ou, se for indicada a restrição de movimento da coluna vertebral, deve-se colocar coxim de 10 a 15 centímetros (cm) sob o lado direito da dispositivo de transporte.
2. Se a paciente não puder ser inclinada, sua perna direita deve ser elevada para deslocar o útero para a esquerda.
3. O útero pode ser manualmente deslocado em direção ao lado esquerdo da paciente.

Essas três manobras reduzem a compressão sobre a veia cava, aumentando o retorno venoso para o coração e melhorando o débito cardíaco.

Não deve haver demora no transporte da paciente gestante com trauma. Toda paciente gestante com trauma – mesmo aquelas que parecem ter apenas lesões menores – deve ser rapidamente transportada para a instituição apropriada mais próxima. Uma instituição ideal é um centro de trauma com capacidade cirúrgica e obstétrica disponível. A reanimação adequada da mulher é fundamental para a sobrevivência dela e do feto.

Lesões Urogenitais

As lesões em rins, ureteres e bexiga se apresentam comumente com *hematúria* (sangue na urina). Em geral, esse sinal não será notado, a menos que o paciente tenha inserido um cateter vesical. Como os rins recebem uma porção significativa do débito cardíaco, as lesões fechadas ou penetrantes desses órgãos podem resultar em hemorragia retroperitoneal potencialmente fatal.

As fraturas pélvicas podem estar associadas a lacerações da bexiga, uretra e das paredes da vagina ou do reto. As fraturas pélvicas abertas, como as com lacerações profundas na região inguinal ou no períneo, podem resultar em hemorragia externa grave e as lacerações na vagina ou no reto podem resultar em complicações infecciosas com risco de vida.

O trauma dos órgãos genitais externos pode ocorrer por múltiplos mecanismos, embora predominem as lesões resultantes da ejeção de motocicletas ou automóveis, de acidentes industriais, de mecanismos tipo queda a cavaleiro, de ferimentos por arma de fogo ou de agressão sexual. Devido às numerosas terminações nervosas nesses órgãos, essas lesões estão associadas com dor significativa e problemas psicológicos. Esses órgãos contêm muitos vasos sanguíneos, podendo ser vista uma quantidade copiosa de sangue. Em geral, esse tipo de sangramento pode ser controlado por pressão direta ou por curativo compressivo. Os curativos não devem ser inseridos na vagina nem na uretra para o controle da hemorragia, particularmente na gestante. Se não houver necessidade de pressão direta para controle da hemorragia, essas lesões podem ser cobertas com gaze limpa e umedecida em solução salina. Quaisquer partes amputadas devem ser manejadas conforme descrito no Capítulo 12, "Trauma Musculoesquelético". Qualquer avaliação adicional das lesões genitais deve ser feita no hospital.

RESUMO

- As lesões intra-abdominais costumam ser potencialmente fatais devido à hemorragia interna e ao extravasamento de conteúdo gastrintestinal para dentro da cavidade peritoneal.
- A extensão das lesões internas não é identificável no ambiente pré-hospitalar; assim, o mecanismo da lesão em combinação com os sinais de trauma abdominal ou pélvico deve aumentar o índice de suspeição do profissional de cuidados pré-hospitalares.
- A abordagem de pacientes com trauma abdominal inclui oxigenação, controle da hemorragia e preparo rápido para o transporte. As precauções de restrição de movimento da coluna vertebral devem ser usadas em pacientes de trauma com lesão do tronco. A pélvis deve ser estabilizada com cinta se houver instabilidade hemodinâmica.
- A reanimação criteriosa permite a perfusão de órgãos vitais enquanto potencialmente minimiza o risco de agravamento da hemorragia interna. Estudos demonstraram que a reanimação pré-hospitalar com hemoderivados reduz a mortalidade em 30 dias, mas os programas exigem muitos recursos e ainda não estão amplamente disponíveis.
- Como a intervenção cirúrgica de emergência pode salvar a vida do paciente com trauma abdominal, ele deve ser transportado para um centro de trauma com capacidade cirúrgica.
- As alterações anatômicas e fisiológicas da gestação têm implicações para o padrão de lesão, para a apresentação de sinais e sintomas do trauma e para a conduta da paciente gestante com trauma.
- A abordagem do potencial comprometimento fetal é feito por meio da reanimação efetiva da mulher.

RECAPITULAÇÃO DO CENÁRIO

Você é chamado para atender um paciente de 20 e poucos anos em uma construção. Esse paciente sofreu uma queda 3 horas antes e está agora referindo dor abdominal crescente. Ele afirma ter tropeçado em um pedaço de madeira no local e caído, batendo a parte inferior esquerda do tórax e o abdome em uma pilha de madeira. O paciente sente dor moderada na parte inferior de sua caixa torácica esquerda quando respira fundo e se queixa de leve dificuldade para respirar. Seus colegas de trabalho queriam solicitar assistência quando ele caiu, mas ele disse que os sintomas não eram tão ruins e pediu que não solicitassem. Ele afirma que o desconforto está aumentando de intensidade e, agora, se sente tonto e fraco.

Você encontra o paciente sentado no chão em visível desconforto. Ele está segurando o lado esquerdo da parte inferior do tórax e a parte superior do abdome. A via aérea está pérvia; ele apresenta frequência respiratória de 28 respirações/minuto, frequência cardíaca de 124 batimentos por minuto (bpm) e pressão arterial de 94/58 milímetros de mercúrio (mmHg). A pele do paciente está pálida e sudoreica. Você o deita, e, ao exame físico, ele apresenta dor à palpação dos arcos costais inferiores à esquerda sem crepitação óssea evidente. O abdome não está distendido e se apresenta flácido à palpação, mas ele tem dor e defesa voluntária no quadrante superior esquerdo. Não há hematoma externo nem enfisema subcutâneo.

- Quais são as possíveis lesões do paciente?
- Quais são as prioridades no cuidado desse paciente?
- Há sinais de peritonite?

SOLUÇÃO DO CENÁRIO

O paciente tem dor nos arcos costais inferiores à esquerda e no quadrante superior esquerdo. Esses achados podem representar lesões no tórax, nos órgãos intra-abdominais ou em ambos. Os sinais vitais são consistentes com choque hipovolêmico compensado, e deve-se considerar hemotórax ou sangramento intra-abdominal. É mais provável que a dor sobre os arcos costais inferiores indique fraturas com laceração associada do baço, resultando em hemorragia intraperitoneal.

Administra-se oxigênio, e o paciente é preparado para o transporte. Obtém-se acesso venoso durante o trajeto até o centro de trauma; porém, considerando a pressão arterial do paciente, é evitada, a menos que a pressão arterial caia para menos de 80 mm Hg, já que a infusão agressiva de líquidos pode aumentar demais a pressão arterial e aumentar o sangramento.

Referências

1. American College of Surgeons (ACS) Committee on Trauma. Abdominal trauma. In: *Advanced Trauma Life Support for Doctors, Student Course Manual*. 8th ed. ACS; 2008:111-126.

2. Banerjee A, Duane TM, Wilson SP, et al. Trauma center variation in splenic artery embolization and spleen salvage: a multicenter analysis. *J Trauma Acute Care Surg.* 2013; 75(1):69-75.

3. Hemmila MR, Wahl WL. Management of the Injured Patient. In: Doherty GM, ed. *Current Surgical Diagnosis and Treatment*. McGraw-Hill Medical; 2008:227-228.

4. Aldemir M, Tacyildiz I, Girgin S. Predicting factors for mortality in the penetrating abdominal trauma. *Acta Chir Belg.* 2004;104:429-434.

5. American College of Surgeons (ACS) Committee on Trauma. Abdominal and pelvic trauma. In: *Advanced Trauma Life Support, Student Course Manual*. 10th ed. ACS; 2018:82-101.

6. Boese CK, Hackl M, Müller LP, et al. Nonoperative management of blunt hepatic trauma: a systematic review. *J Trauma Acute Care Surg.* 2015;79(4):654-660.

7. Centers for Disease Control and Prevention. Explosions and Blast Injuries: A Primer for Clinicians. Accessed February 28, 2022. https://www.cdc.gov/masstrauma /preparedness/primer.pdf

8. Ritenour AE, Blackbourne LH, Kelly JF, et al. Incidence of primary blast injury in US military overseas contingency operations: a retrospective study. *Ann Surg.* 2010;251(6):1140-1144.

9. U.S. Department of Defense, Blast Injury Research Coordinating Office. What Is Blast Injury. Last updated June 18, 2019. Accessed February 28, 2022. https://blastinjuryresearch.amedd.army.mil/index.cfm/blast_injury_101#:~:text = Tertiary%20blast%20injuries,Traumatic%20amputations

10. Champion HR, Holcomb JB, Young LA. Injuries from explosions: physics, biophysics, pathology, and required research focus. *J Trauma Acute Care Surg.* 2009 May 1;66(5):1468-1477.

11. Owers C, Morgan JL, Garner JP. Abdominal trauma in primary blast injury. *J British Surg.* 2011;98(2):168-179.

12. Velmahos GC, Tatevossian R, Demetriades D. The "seat belt mark" sign: a call for increased vigilance among physicians treating victims of motor vehicle accidents. *Am Surg.* 1999;65(2):181-185.

13. Rozycki GS, Ochsner MG, Schmidt JA, et al. A prospective study of surgeon-performed ultrasound as the primary adjuvant modality for injured patient assessment. *J Trauma Inj Infect Crit Care.* 1995;39(3):492-500.

14. Rozycki GS, Ochsner MG, Feliciano DV, et al. Early detection of hemoperitoneum by ultrasound examination of the right upper quadrant: a multicenter study. *J Trauma Inj Infect Crit Care.* 1998;45(5):878-883.

15. Rozycki GS, Ballard RB, Feliciano DV, et al. Surgeon-performed ultrasound for the assessment of truncal injuries: lessons learned from 1540 patients. *Ann Surg.* 1998;228(4):557-567.

16. Polk JD, Fallon WF Jr. The use of focused assessment with sonography for trauma (FAST) by a prehospital air medical team in the trauma arrest patient. *Prehosp Emerg Care.* 2000;4(1):82-84.

17. Bloom BA, Gibbons RC. Focused assessment with sonography for trauma. 2021 Jul 31. In: *StatPearls*. StatPearls Publishing; Published July 31, 2021. Accessed February 28, 2022. https://pubmed.ncbi.nlm.nih.gov/29261902/

18. Melanson SW, McCarthy J, Stromski CJ, et al. Aeromedical trauma sonography by flight crews with a miniature ultrasound unit. *Prehosp Emerg Care.* 2001;5(4):399-402.

19. Walcher F, Kortum S, Kirschning T, et al. Optimized management of polytraumatized patients by prehospital ultrasound. *Unfall-Chirurg.* 2002;105(11):986-994.

20. Strode CA, Rubal BJ, Gerhardt RT, et al. Wireless and satellite transmission of prehospital focused abdominal sonography for trauma. *Prehosp Emerg Care.* 2003;7(3):375-379.

21. Heegaard WG, Ho J, Hildebrandt DA. The prehospital ultrasound study: results of the first six months (abstract). *Prehosp Emerg Care.* 2009;13(1):139.

22. Partyka C, Coggins A, Bliss J, et al. A multicenter evaluation of the accuracy of prehospital eFAST by a physician-staffed helicopter emergency medical service. *Emerg Radiol.* 2021 Nov 24:1-8.

23. Partyka CL, Coggins A, Bliss J, et al. An evaluation of the accuracy of prehospital eFAST in the assessment of polytrauma by a physician-staffed helicopter emergency medical service. *medRxiv*. Jan 1, 2020. doi: 10.1101/2020.12.02.20242453

24. Press GM, Miller SK, Hassan IA, et al. Prospective evaluation of prehospital trauma ultrasound during aeromedical transport. *J Emerg Med*. 2014 Dec 1;47(6):638-645.

25. Yates JG, Baylous D. Aeromedical ultrasound: the evaluation of point-of-care ultrasound during helicopter transport. *Air Med J*. 2017 May 1;36(3):110-115.

26. Heegard WG, Hildebrandt D, Spear D, et al. Prehospital ultrasound by paramedics: results of field trial. *Acad Em Med*. 2010;17(6):624-630.

27. Jorgensen H, Jensen CH, Dirks J. Does prehospital ultrasound improve treatment of the trauma patient? A systematic review. *Eur J Emerg Med*. 2010;17(5):249-253.

28. Rooney KP, Lahham S, Lahham S, et al. Pre-hospital assessment with ultrasound in emergencies: implementation in the field. *World J Emerg Med*. 2016;7(2):117-123.

29. Sadek S, Lockey DJ, Lendrum RA, Perkins Z, Price J, Davies GE. Resuscitative endovascular balloon occlusion of the aorta (REBOA) in the pre-hospital setting: an additional resuscitation option for uncontrolled catastrophic haemorrhage. *Resuscitation*. 2016;107:135-138.

30. Shackelford S, Hammesfahr R, Morisette D. The use of pelvic binders in tactical combat casualty care. *J Spec Oper Med*. 2016 Nov 7:135-147.

31. Sondeen JL, Coppes VG, Holcomb JB. Blood pressure at which rebleeding occurs after resuscitation in swine with aortic injury. *J Trauma Acute Care Surg*. 2003;54(5):S110-S117.

32. Guyette FX, Sperry JL, Peitzman AB, et al. Prehospital blood product and crystalloid resuscitation in the severely injured patient: a secondary analysis of the Prehospital Air Medical Plasma Trial. *Ann Surg*. 2021;273(2):358-364. doi: 10.1097/SLA.0000000000003324

33. Pusateri AE, Moore EE, Moore HB, et al. Association of prehospital plasma transfusion with survival in trauma patients with hemorrhagic shock when transport times are longer than 20 minutes: a post hoc analysis of the PAMPer and COMBAT clinical trials. *JAMA Surg*. 2020;155(2):e195085. doi: 10.1001/jamasurg.2019.5085

34. Sperry JL, Guyette FX, Brown JB, et al; PAMPer Study Group. Prehospital plasma during air medical transport in trauma patients at risk for hemorrhagic shock. *N Engl J Med*. 2018 Jul 26;379(4):315-326. doi: 10.1056/NEJMoa1802345

35. Riesberg JC, Gurney JM, Morgan M, et al. The management of abdominal evisceration in tactical combat casualty care: TCCC guideline change 20-02. *J Spec Oper Med*. 2021 Jan 1;21(4):138-142.

36. Krywko DM, Toy FK, Mahan ME, Kiel J. Pregnancy trauma. In: *StatPearls*. StatPearls Publishing. Updated Jul 2, 2021. Accessed 10/12/2021. https://www.ncbi.nlm.nih.gov/books/NBK430926/

37. Leggon RE, Wood GC, Indeck MC. Pelvic fractures in pregnancy: factors influencing maternal and fetal outcomes. *J Trauma*. 2002;53(4):796-804.

38. Mason SM, Schnitzer PG, Danilack VA, Elston B, Savitz DA. Risk factors for maltreatment-related infant hospitalizations in New York City, 1995–2004. *Ann Epidemiol*. 2018;28(9):590-596.

39. American College of Surgeons (ACS) Committee on Trauma. Chapter 12, Trauma in pregnancy and intimate partner violence. In: *Advanced Trauma Life Support, Student Course Manual*. 10th ed. ACS; 2018:229.

Leituras Sugeridas

Beldowicz GC, Leshikar D, Cocanour CS. Trauma in pregnancy. In: Moore EE, Feliciano DV, Mattox KL, eds. *Trauma*. 9th ed. McGraw-Hill; 2020:709.

Berry MJ, McMurray RG, Katz VL. Pulmonary and ventilatory responses to pregnancy, immersion and exercise. *J Appl Physiol*. 1989:66(2):857.

Jones LA. Abdominal trauma. In: Stone C, Humphries RL, eds. *Current Diagnosis and Treatment Emergency Medicine*. 8th ed. McGraw-Hill; 2017.

Kim FJ, Donalisio da Silva R. Genitourinary tract. In: Moore EE, Feliciano DV, Mattox KL, eds. *Trauma*. 9th ed. McGraw-Hill; 2020:669.

Raja AS, Zabbo CP. Trauma in pregnancy. *Emerg Med Clin North Am*. 2012;30:937-948.

CAPÍTULO 12

© Ralf Hiemisch/fstop/Getty Images

Trauma Musculoesquelético

Editores-chefes:
Gerard Slobogean
Christopher Renninger, MD

OBJETIVOS DO CAPÍTULO
Ao término deste capítulo, você será capaz de:

- Listar as três categorias usadas para classificar pacientes com lesão de extremidades, relacionando essa classificação com a prioridade dos cuidados.
- Descrever as avaliações primária e secundária em relação ao trauma de extremidades.
- Discutir a significância da hemorragia nas fraturas abertas e fechadas de ossos longos e da pélvis.
- Listar os cinco problemas fisiopatológicos principais associados a lesões de extremidades que podem necessitar de abordagem em ambiente pré-hospitalar.

- Explicar a abordagem do trauma de extremidades como lesão isolada e na presença de trauma multissistêmico.
- Considerando um cenário que envolva lesão de extremidade, selecionar uma tala e um método de imobilização adequados.
- Descrever as considerações especiais envolvidas na abordagem da fratura de fêmur.
- Discutir a abordagem das amputações.

CENÁRIO

É uma bela tarde de sábado no verão. Você foi despachado para o local onde acontecia uma corrida de motocicletas para atender um piloto que sofreu uma lesão. Na chegada, você é recebido pelos fiscais de pista e levado até um local da pista em frente às arquibancadas onde a equipe médica do evento (dois socorristas, sem transporte) está atendendo um único paciente que está deitado em posição supina na pista.

Um dos socorristas lhe diz que o paciente é um piloto da categoria de 350 cilindradas que disputava a corrida com outros 14 competidores. As motocicletas de três pilotos (um deles era o paciente em questão) colidiram na frente das arquibancadas. Os outros dois pilotos não sofreram lesões, mas esse paciente não conseguia ficar de pé nem se mexer sem dor significativa na perna direita e na pélvis. Não houve perda de consciência nem outras queixas além da dor na perna. A equipe médica manteve o paciente em posição supina com estabilização manual da extremidade inferior direita.

O paciente é um homem de 19 anos. Ele está consciente e alerta, não tem doenças prévias nem história de trauma. Os sinais vitais iniciais do paciente são: pressão arterial de 104/68 milímetros de mercúrio (mmHg),

(continua)

CENÁRIO (CONTINUAÇÃO)

pulso de 112 batimentos por minuto (bpm), frequência respiratória de 24 respirações por minuto, pele pálida e sudorética. O paciente refere ter colidido com outro piloto ao sair de uma curva. A colisão o fez perder o equilíbrio e deslizar pela pista. Ele afirma que sua perna direita foi atropelada por pelo menos uma motocicleta. A inspeção visual de sua perna direita revela encurtamento da perna sem nenhum ferimento aberto em comparação com a perna esquerda, hipersensibilidade e hematomas na região anterior média da coxa.

- O que o mecanismo de lesão dessa ocorrência diz sobre as possíveis lesões desse paciente?
- Quais são as prováveis lesões, e quais seriam as prioridades de abordagem?

INTRODUÇÃO

A lesão musculoesquelética, embora seja comum em pacientes com trauma, raramente é uma condição potencialmente fatal no curto prazo. Porém, o trauma esquelético pode ser potencialmente fatal quando produz perda sanguínea significativa (hemorragia), seja externamente ou por sangramento interno na extremidade ou na pélvis.

Ao atender um paciente com trauma grave, o profissional de atendimento pré-hospitalar tem três considerações primárias em relação a lesões de extremidades:

1. Manter as prioridades da avaliação. Não se distrair pelas lesões musculoesqueléticas graves que não ameacem a vida (**Figura 12-1**).
2. Reconhecer as lesões musculoesqueléticas potencialmente fatais.
3. Reconhecer o mecanismo de lesão, a força que gerou as lesões musculoesqueléticas e o potencial para outras lesões que possam ser fatais causadas por essa transferência de energia.

Se uma lesão que ameace a vida ou com potencial para ameaçar a vida for descoberta durante a avaliação primária, a avaliação secundária não deve ser iniciada. Quaisquer problemas encontrados durante a avaliação primária devem ser corrigidos antes de passar para a avaliação secundária (ver discussão adiante). Isso pode significar retardar a avaliação secundária até que o paciente esteja no trajeto para hospital ou, até mesmo, após a chegada no departamento de emergência.

Os pacientes com trauma crítico podem ser fixados e transportados em pranchas ou outros dispositivos similares para facilitar a movimentação do paciente e permitir a reanimação e o tratamento das lesões críticas e não críticas. O uso desses dispositivos permitem a estabilização de todo o paciente e de todas as lesões, quando adequado, em uma única plataforma que possibilite mover a vítima sem perturbar a imobilização das fraturas. Os detalhes sobre a restrição de movimentos da coluna vertebral são discutidos no Capítulo 9, "Trauma da Coluna Vertebral e da Medula Espinal". O profissional de cuidados pré-hospitalares deve considerar o atraso no tempo de transporte *versus* o benefício de imobilizar as extremidades com dor musculoesquelética sem deformidade ou crepitação evidente. Em geral, qualquer deformidade nas extremidades deve ser ajustada ou realinhada, para que depois seja feita a imobilização para o transporte. É pouco provável que o profissional de atendimento pré-hospitalar imponha mais força ou lesão do que já ocorreu no momento do trauma, e há problemas substanciais em deixar um membro em uma posição gravemente deformada por um período de tempo prolongado.

Anatomia e Fisiologia

A compreensão da anatomia e da fisiologia básicas do corpo humano é parte importante da base de conhecimentos do profissional de cuidados pré-hospitalares. Embora este texto não discuta toda a anatomia e a fisiologia do sistema musculoesquelético, ele revisa alguns princípios básicos.

O corpo humano maduro tem cerca de 206 ossos (**Figura 12-2**). O esqueleto se divide em duas partes primárias: o esqueleto axial e o **esqueleto apendicular**.

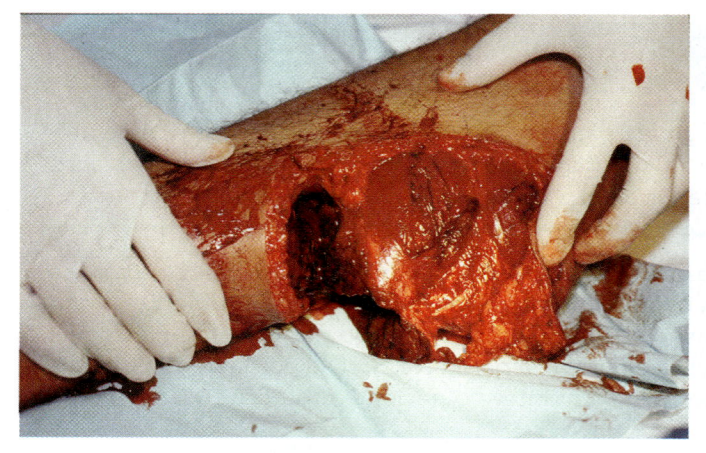

Figura 12-1 Algumas lesões de extremidades, embora tenham aparência grave, não ameaçam a vida de imediato.
Cortesia de Peter T. Pons, MD, FACEP.

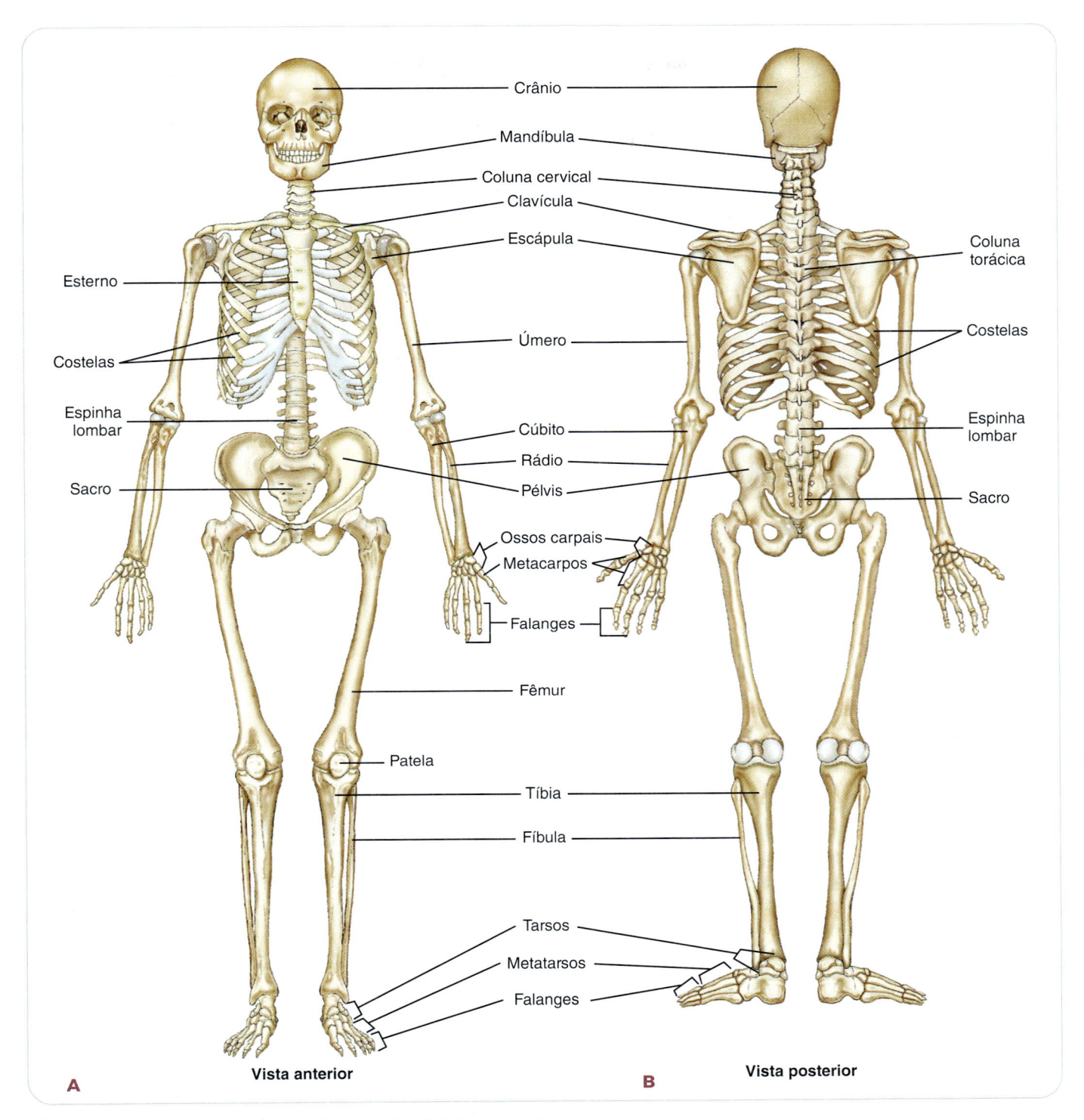

Figura 12-2 Esqueleto humano. **A.** Vista anterior. **B.** Vista posterior.
© National Association of Emergency Medical Technicians (NAEMT)

O esqueleto axial compreende os ossos da parte central do corpo, incluindo crânio, coluna, esterno e costelas. O esqueleto apendicular é formado pelos ossos das extremidades superiores e inferiores, pela cintura escapular e pela pélvis (excluindo o sacro).

O corpo humano tem quase 650 músculos individuais, que são classificados conforme a sua função. Os músculos que são específicos para este capítulo são os músculos voluntários, ou esqueléticos. Esses músculos são classificados como *esqueléticos* porque movem o

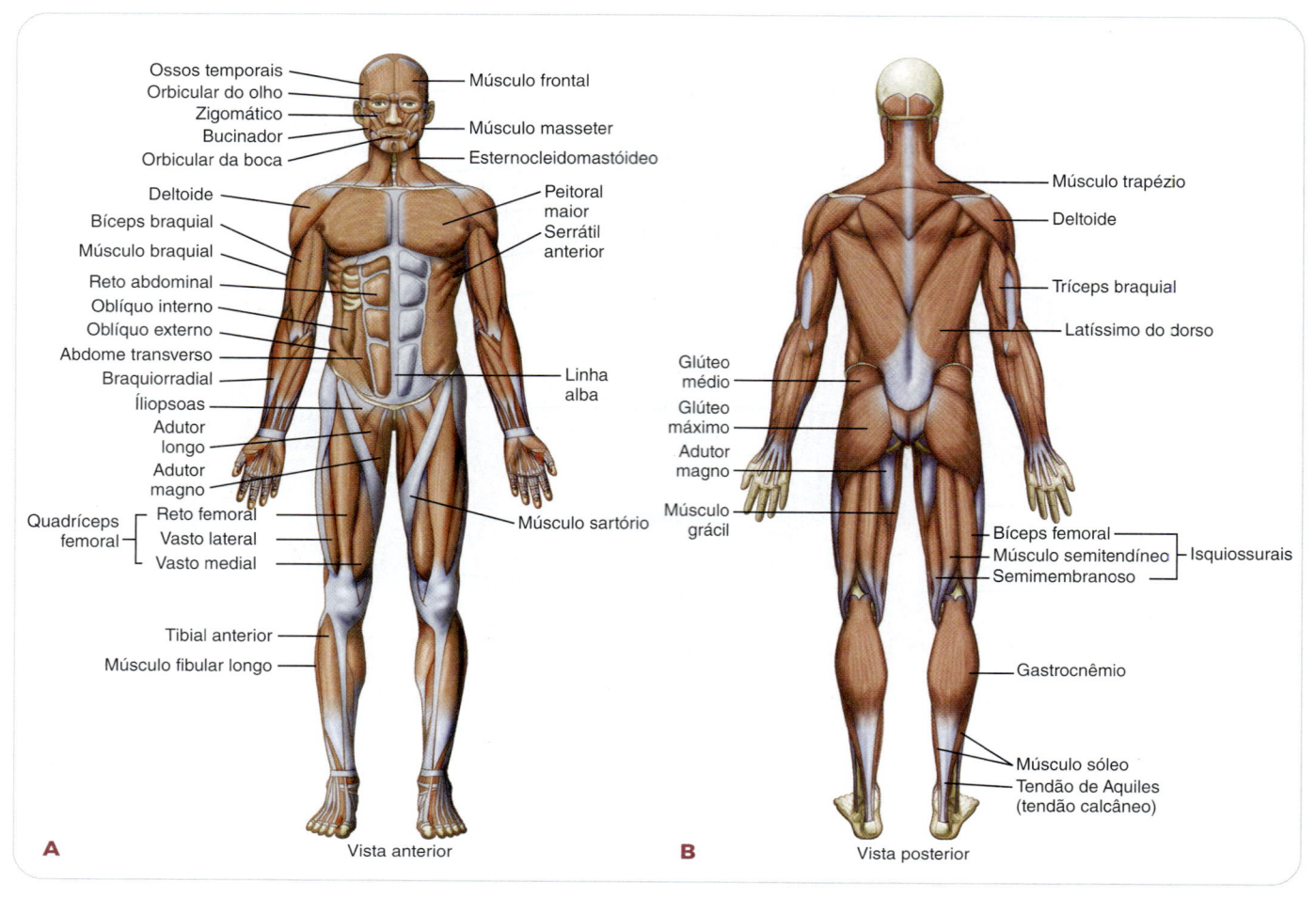

Figura 12-3 Principais músculos do corpo humano. **A.** Vista anterior. **B.** Vista posterior.

© National Association of Emergency Medical Technicians (NAEMT)

sistema esquelético. Os músculos dessa categoria movem voluntariamente as estruturas do corpo (**Figura 12-3**).

Outras estruturas importantes discutidas neste capítulo são os tendões e os ligamentos. Um **tendão** é uma faixa de tecido fibroso, duro e inelástico que conecta um músculo a um osso. É a parte branca na extremidade de um músculo que liga diretamente o músculo ao osso que ele movimentará. Um **ligamento** é uma faixa de tecido fibroso e duro que conecta um osso a outro osso; sua função é manter as articulações unidas.

Avaliação

O trauma musculoesquelético pode ser classificado em três tipos principais:

1. Lesões musculoesqueléticas potencialmente fatais, como hemorragia externa ou hemorragia interna dentro da pélvis ou na extremidade
2. Trauma musculoesquelético não potencialmente fatal associado com trauma multissistêmico

potencialmente fatal (lesões potencialmente fatais mais fraturas de membros)
3. Trauma musculoesquelético isolado não potencialmente fatal (fraturas isoladas de membros)

O propósito da avaliação primária é identificar e tratar as condições potencialmente fatais. A presença de uma lesão musculoesquelética não potencialmente fatal pode ser um indicador da força envolvida na lesão e deve alertar o profissional de atendimento pré-hospitalar para a avaliação de possível trauma multissistêmico. Deve-se tomar cuidado para não se distrair por lesões musculoesqueléticas graves, mas não potencialmente fatais. Essas lesões não devem impedir o profissional de realizar uma avaliação primária completa.

Mecanismo de Lesão

A compreensão do mecanismo de lesão é uma das funções mais importantes da avaliação e da abordagem de um paciente com trauma. A rápida determinação do mecanismo de lesão e sua energia associada (p. ex., queda da própria altura vs. ser ejetado de uma motocicleta em alta velocidade) ajudará o profissional de atendimento pré-hospitalar a suspeitar e reconhecer as lesões ou condições mais críticas. A melhor fonte para determinar o mecanismo de lesão é diretamente com o paciente. Se o paciente não estiver responsivo, os detalhes da lesão podem ser obtidos com as testemunhas. Se nenhuma dessas opções estiver disponível, devem-se coletar as observações feitas na cena do evento e o padrão das lesões encontradas no exame físico, apresentando essas informações para a instituição hospitalar recebedora. As informações também devem ser documentadas no prontuário de atendimento do paciente.

Com base no mecanismo de lesão, o profissional de atendimento pré-hospitalar pode desenvolver alto índice de suspeição para as lesões que um paciente pode ter sofrido. A consideração e o conhecimento dos vários padrões de lesão podem trazer à mente outras lesões para as quais o paciente deve ser avaliado. Considere os seguintes exemplos:

- Se um paciente pula de pé de uma janela, a lesão primária suspeita seria fratura de extremidades inferiores, da pélvis e da coluna. As lesões secundárias a considerar seriam lesões abdominais devido a possíveis mecanismos de cisalhamento.
- Se um paciente colide de motocicleta em um poste e bate com a cabeça nele, as lesões primárias incluirão lesões de cabeça, coluna cervical e tórax. Uma lesão secundária pode incluir fratura de fêmur por "bater" com o fêmur no guidão da motocicleta.
- Se um passageiro em um acidente automobilístico sofre uma colisão com impacto lateral, deve-se considerar trauma musculoesquelético que incluiria fraturas de extremidades superiores e inferiores e lesão da pélvis. Os padrões de lesão associados a considerar incluem lesão craniana, lesão de costelas ou pulmões e lesão abdominal.

Avaliações Primária e Secundária

Avaliação Primária

As primeiras etapas da avaliação de qualquer paciente são garantir a segurança da cena e avaliar a situação. Quando a cena estiver o mais segura possível, o paciente pode ser avaliado. A avaliação primária se baseia nos componentes necessários para sustentar a vida: via aérea, respiração e circulação.

Embora as fraturas anguladas ou as amputações parciais possam chamar a atenção do profissional de atendimento pré-hospitalar devido ao seu impacto visual, as condições potencialmente fatais devem ganhar prioridade. Hemorragia e**x**sanguinante, via a**é**rea, respiração (**b**reathing), **c**irculação, incapacidade (**d**isability) e e**x**posição/ambiente (**e**nvironment) (XABCDE) ainda são as partes mais importantes da avaliação primária. Para um paciente com problemas potencialmente fatais identificados na avaliação primária, a abordagem do trauma musculoesquelético deve ser adiado até que esses problemas sejam corrigidos. A hemorragia exsanguinante (X) costuma ser causada por lesões musculoesqueléticas e deve ser abordada em primeiro lugar na avaliação primária, em geral com pressão direta seguida por aplicação imediata de torniquete proximal. Se o paciente apresentar lesões potencialmente fatais, o profissional logo avaliará e abordará a via aérea, a respiração e a circulação. Se o paciente não tiver lesões potencialmente fatais, o profissional pode fazer a avaliação secundária.

Avaliação Secundária

Com exceção da avaliação e da abordagem da hemorragia exsanguinante em uma extremidade, as quais ocorrem durante a avaliação primária, a avaliação das extremidades ocorre durante a avaliação secundária. Para facilitar o exame físico, o profissional de atendimento pré-hospitalar considera remover todas as roupas que não foram removidas durante a avaliação primária, conforme o ambiente permitir. Se o mecanismo de lesão não for evidente, deve-se tentar expor de maneira segura a pélvis e as extremidades superiores e inferiores, incluindo as mãos e os pés. Além disso, o paciente ou as testemunhas podem ser questionados sobre a maneira como as lesões ocorreram. O paciente também deve ser questionado sobre a presença de dor nas extremidades. A maioria dos pacientes com lesões musculoesqueléticas significativas tem dor, a menos que haja lesão da medula espinal.

A avaliação das extremidades inclui a avaliação de qualquer dor, fraqueza ou sensibilidade anormal nas extremidades. Deve-se prestar atenção especificamente a:

- *Lesão de ossos e articulações*. Essa avaliação é feita com a inspeção para a presença de deformidades que possam representar fraturas ou deslocamentos (**Tabela 12-1**) e a palpação da extremidade para a pesquisa de hipersensibilidade e crepitação. A ausência desses achados físicos não exclui a possibilidade de fratura ou de outra lesão musculoesquelética. A crepitação é a sensação de atrito que os ossos fazem quando as extremidades fraturadas são friccionadas entre si. A crepitação pode ser desencadeada pela palpação do local da lesão e pela movimentação da extremidade. A crepitação soa como um "estalido" ou ruído de plástico-bolha usado em embalagens. Essa sensação de ossos raspando entre si durante a avaliação de um paciente pode produzir lesão adicional; assim, após a crepitação ser observada, não se deve mais repetir as medidas para produzi-la. A crepitação é uma sensação distinta que não é facilmente esquecida, sendo indicada a imobilização imediata quando ela for identificada.

Tabela 12-1 Deformidades Comuns com Deslocamento Articular		
Articulação	**Direção**	**Deformidade**
Ombro	Anterior	Abduzido e girado externamente
	Posterior	Bloqueado em rotação interna
Cotovelo	Posterior	Olécrano proeminente posteriormente
Quadril	Anterior	Extensão, abdução, rotação externa
	Posterior	Flexão, adução, rotação interna
Joelho	Anteroposterior	Perda do contorno normal, extensão*
Tornozelo	Lateral é mais comum	Rotação externa, maléolo medial proeminente
Articulação subtalar	Lateral é mais comum	Deslocamento lateral do calcâneo

*Pode sofrer redução espontânea antes da avaliação.

Reproduzido de American College of Surgeons Committee on Trauma. Advanced Trauma Life Support. 10th ed. Author; 2018:155.

- *Lesões de tecidos moles.* O profissional de atendimento pré-hospitalar visualmente inspeciona inchaços, lacerações, abrasões, hematomas, cor da pele e ferimentos. Deve-se considerar a possibilidade de um ferimento próximo de uma fratura aparente ser uma fratura aberta. Firmeza e tensão de tecidos moles junto com dor que parece desproporcional aos achados gerais podem indicar a presença de uma **síndrome compartimental**. A síndrome compartimental é uma lesão que ameaça o membro e deve ser comunicada ao profissional de atendimento hospitalar (a abordagem da síndrome compartimental é discutido adiante neste capítulo).
- *Perfusão.* A perfusão deve ser avaliada pela identificação dos pulsos palpáveis mais distais (radial ou ulnar na extremidade superior e pedioso dorsal ou tibial posterior na extremidade inferior) e pela observação do enchimento capilar nos dedos das mãos ou dos pés. A ausência de pulsos distais nas extremidades pode indicar a ruptura de uma artéria, a compressão do vaso por hematoma ou fragmento ósseo ou a síndrome compartimental. Hematomas grandes ou em expansão podem indicar a presença de lesão em grande vaso.
- *Função neurológica.* A avaliação neurológica do profissional de atendimento pré-hospitalar deve incluir a função motora e sensitiva nas extremidades superiores e inferiores. Para a maioria das situações no ambiente pré-hospitalar, a avaliação básica da função neurológica é suficiente. A **Tabela 12-2** mostra as distribuições de grandes nervos motores e sensoriais com as localizações das lesões mais comumente associadas. A ausência de lesão no local previsto na presença de disfunção do nervo deve levar os profissionais a fazer mais perguntas e à necessidade de mais exames.

- *Função motora.* A função motora pode ser avaliada primeiramente perguntando ao paciente se ele sente alguma fraqueza. A função motora nas extremidades superiores é avaliada pedindo para o paciente abrir e fechar o punho e testando a força da função de garra (o paciente aperta os dedos do profissional de atendimento pré-hospitalar), enquanto a função motora da extremidade inferior é testada pedindo para o paciente mexer os dedos dos pés e estender-fletir os pés contra a resistência da mão do examinador. A capacidade do paciente de contrair os músculos glúteos e comprimir as nádegas não elimina a necessidade de um exame retal durante um exame neurológico completo quando o paciente chegar ao hospital.
- *Função sensorial.* A função sensorial é avaliada perguntando sobre a presença de quaisquer déficits ou alterações na sensibilidade. A função sensorial deve ser testada no aspecto mais distal de cada extremidade. A Tabela 12-2 e a **Tabela 12-3** fornecem informações sobre a realização de avaliações mais detalhadas da função motora e sensorial das extremidades.

Deve-se repetir a avaliação da perfusão e da função neurológica de uma extremidade após o procedimento de imobilização.

Lesões Associadas

Ao realizar a avaliação secundária, os indícios baseados no mecanismo de lesão podem ajudar a descobrir determinados padrões de lesão comumente associados. Esses padrões de lesão podem levar o profissional de atendimento pré-hospitalar a avaliar lesões ocultas associadas com fraturas específicas. A **Tabela 12-4** fornece alguns exemplos de lesões associadas.

Tabela 12-2 Avaliação de Nervos Periféricos das Extremidades Superiores

Nervo	Motor	Sensibilidade	Localização Prevista da Lesão
Ulnar	Abdução do indicador e do dedo mínimo	Dedo mínimo	Lesão de cotovelo
Mediano distal	Contração tenar com oposição	Ponta distal do indicador	Fratura ou luxação de punho
Mediano, interósseo anterior	Flexão da ponta do indicador	Nenhuma	Fratura supracondilar de úmero (crianças)
Musculocutâneo	Flexão do cotovelo	Porção radial do antebraço	Luxação anterior de ombro
Radial	Extensão de polegar e de metacarpofalangianas	Porção radial dorsal da mão até metade do anelar	Lesão na diáfise do úmero, luxação anterior de ombro
Axilar	Deltoide	Porção lateral do ombro	Luxação anterior de ombro, fratura de úmero proximal

Reproduzido de American College of Surgeons Committee on Trauma, *Advanced Trauma Life Support*, 10th ed. Author; 2018:161

Tabela 12-3 Avaliação de Nervos Periféricos das Extremidades Inferiores

Nervo	Motor	Sensibilidade	Lesão
Femoral	Extensão do joelho	Joelho anterior	Fraturas de ramos púbicos
Obturador	Adução do quadril	Coxa medial	Fraturas de anel do obturador
Tibial posterior	Flexão dos dedos do pé	Planta do pé	Luxação de joelho
Fibular superficial	Eversão do tornozelo	Dorso lateral do pé	Fratura de colo fibular, luxação de joelho
Fibular profundo	Dorsiflexão de tornozelo/dedos do pé	Primeiro e segundo espaços interdigitais dorsais	Fratura de colo fibular, síndrome compartimental
Ciático	Dorsiflexão do tornozelo ou flexão plantar	Pé	Luxação posterior do quadril
Glúteo superior	Abdução do quadril	Nádega superior	Fratura acetabular
Glúteo inferior	Rotação lateral e extensão do quadril (glúteo máximo)	Nádega inferior	Fratura acetabular

Reproduzido de American College of Surgeons Committee on Trauma, *Advanced Trauma Life Support*, 10th ed. Author; 2018:161.

Tabela 12-4 Lesões Comumente Associadas a Lesões Musculoesqueléticas	
Lesão Musculoesquelética	**Lesão Não Percebida/Associada**
■ Fratura clavicular ■ Fratura escapular ■ Fratura e/ou luxação de ombro	■ Lesão torácica importante, especialmente contusão pulmonar e fraturas costais ■ Dissociação escapulotorácica
Fratura/luxação de cotovelo	■ Lesão de artéria braquial ■ Lesão de nervos mediano, ulnar e radial
Fratura de fêmur	■ Fratura de colo femoral ■ Lesão ligamentar do joelho ■ Luxação posterior do quadril
Luxação posterior do joelho	■ Fratura de fêmur ■ Luxação posterior do quadril
■ Luxação de joelho ■ Luxação do platô tibial	■ Lesões de artéria e nervo poplíteos
Fratura de calcâneo	■ Lesão ou fratura de coluna ■ Fratura-luxação de talo e calcâneo ■ Fratura do platô tibial
Fratura aberta	Alta incidência de lesão não esquelética associada

Reproduzido de American College of Surgeons Committee on Trauma. *Advanced Trauma Life Support.* 10th ed. Author; 2018:164.

Lesões Musculoesqueléticas Específicas

As lesões das extremidades resultam em dois problemas primários que requerem abordagem no ambiente pré-hospitalar: hemorragia e ausência de pulso.

Hemorragia

O sangramento pode ser intenso ou sutil. Independentemente do aspecto do ferimento, a quantidade de sangue perdida e a velocidade de sua perda determinam se o paciente será capaz de compensar a perda de volume sanguíneo ou se ele evoluirá para choque. Uma boa regra para lembrar é "nenhum sangramento é irrelevante; cada hemácia conta". Mesmo um pequeno gotejamento de sangue pode acrescentar perda de sangue substancial se for ignorado por um período de tempo suficiente.

Hemorragia Externa

O sangramento arterial externo deve ser identificado durante a avaliação primária, pois ele pode ameaçar a vida. Em geral, esse tipo de sangramento é facilmente reconhecido, mas a avaliação pode ser difícil quando o sangue fica escondido sob o paciente ou em roupas pesadas ou escuras. A hemorragia evidente exige atenção imediata e deve ser avaliada e controlada junto, ou mesmo antes, da realização da abordagem da via aérea e da respiração.

A estimativa de perda sanguínea externa pode ser extremamente difícil. Embora as pessoas com menos experiência tendam a superestimar a quantidade de hemorragia externa, a subestimativa também é possível, pois os sinais evidentes de perda externa de sangue nem sempre são aparentes. Um estudo sugeriu que as estimativas pré-hospitalares de perda sanguínea não tinham acurácia nem benefício clínico.[1] As razões para essas estimativas de perda sanguínea sem acurácia são muitas e incluem as possibilidades de o paciente ter sido movido do local da lesão ou de o sangue perdido ter sido absorvido pelas roupas ou pelo solo, ou ainda ter sido levado pela água ou pela chuva. Independentemente da precisão da perda sanguínea estimada, o controle pré-hospitalar da hemorragia externa continua sendo uma intervenção crucial para salvar vidas.

Hemorragia Interna

A hemorragia interna é comum no trauma musculoesquelético e costuma passar despercebida. Ela pode resultar de dano a grandes vasos sanguíneos (muitos dos quais se localizam na proximidade dos ossos longos do corpo), de ruptura muscular ou de ossos fraturados. O edema continuado de uma extremidade ou uma extremidade fria, pálida e sem pulso podem indicar hemorragia interna a partir de grandes artérias ou veias. A perda sanguínea interna significativa pode estar associada com fraturas. As fraturas expostas podem estar associadas a uma combinação de hemorragia interna e externa substancial, mas faltam dados de apoio sobre a quantidade de sangue perdida em uma determinada fratura. No entanto, a coxa e a pélvis podem abrigar um volume suficiente para que a perda sanguínea ameace a vida.

Deve-se considerar tanto a perda sanguínea potencial interna quanto externa associada ao trauma de extremidade na avaliação do paciente. Isso ajudará o profissional de atendimento pré-hospitalar a prever o potencial para o desenvolvimento de choque, preparar-se para a possibilidade de deterioração sistêmica e intervir adequadamente para minimizar a sua ocorrência.

Abordagem

A abordagem inicial da hemorragia externa envolve a aplicação de compressão direta do ferimento. Não foi demonstrado que a elevação de uma extremidade reduza a hemorragia e, no trauma musculoesquelético, isso pode agravar as lesões presentes. (Ver a discussão no Capítulo 3, Choque: Fisiopatologia de Vida e Morte".) Se a hemorragia externa não for imediata e completamente controlada com pressão direta ou com curativo compressivo, deve-se aplicar um torniquete. (Seguir os princípios descritos no Capítulo 3, "Choque: Fisiopatologia de Vida e Morte".) Um segundo torniquete deve ser aplicado próximo do primeiro se o controle da hemorragia não for obtido com a colocação do primeiro torniquete. Um agente hemostático tópico recomendado pode ser considerado para a hemorragia que não permita o uso de um torniquete, como na virilha ou na axila. Esses agentes também podem ser considerados para situações de transporte prolongado.

O uso de torniquetes é o padrão de cuidados na abordagem pré-hospitalar de exsanguinação por lesões de extremidades. Ver o Capítulo 3, "Choque: Fisiopatologia de Vida e Morte", para uma discussão aprofundada sobre o uso pré-hospitalar de torniquetes.

A hemorragia interna associada ao trauma de extremidade pode ser substancial e pode levar ao choque em algumas situações. Como todas as outras hemorragias internas, o tratamento da hemorragia interna da extremidade no campo é difícil e pode ser apenas marginalmente eficaz. A imobilização de fraturas pode ajudar. Em casos de fratura pélvica com instabilidade, uma cinta pélvica ou um lençol enrolado ao redor da pélvis pode reduzir efetivamente o volume pélvico e, assim, reduzir indiretamente a hemorragia.

Após o controle do sangramento em pacientes com hemorragia potencialmente fatal em uma extremidade, os profissionais de atendimento pré-hospitalar podem repetir a avaliação primária focando na reanimação da via aérea, da respiração e da circulação, além do transporte rápido para a instituição hospitalar que melhor possa tratar a condição do paciente. Durante o transporte, pode-se iniciar a administração de oxigênio e a reanimação com líquidos intravenosos (IV) para pacientes com choque, tendo em mente que, na suspeita de hemorragia interna, o alvo de pressão arterial sistólica é de 80 a 90 mmHg (pressão arterial média de 60 a 65 mmHg) e de 110 mmHg para pacientes com suspeita de lesão cerebral traumática. Para pacientes com sangramento menor e sem sinais de choque ou de outros problemas potencialmente fatais, o sangramento pode ser controlado com pressão direta, e a avaliação secundária deve ser realizada.

Extremidade sem Pulso

Durante a avaliação do paciente, ao tentar localizar e identificar os pulsos distais nas extremidades, deve-se considerar que a deformidade pela fratura pode ser a causa da redução na perfusão do membro. Em geral, após ser completada a avaliação primária (XABCs), se for notado um membro deformado sem pulso, deve-se tentar realinhar o membro conforme o aspecto geral de uma extremidade sem lesão. Neste ponto, devem-se verificar novamente os pulsos para ver se o realinhamento ajudou a restaurar o fluxo sanguíneo. É importante observar que os propósitos desse realinhamento não são reduzir uma fratura aberta, restaurar a função ou tratar a lesão de maneira definitiva. Os objetivos são simplesmente fornecer um trajeto direto para o fluxo sanguíneo e remover qualquer curvatura ou compressão de vasos que possam ter sido causadas pela deformidade.

Se os pulsos forem restaurados ou o enchimento capilar for adequado, esta é a posição em que a extremidade deve ser imobilizada. Essa informação deve ser comunicada à instituição recebedora.

O mesmo mecanismo de ação que cria a síndrome compartimental também pode causar oclusão distal por sangramento e edema associado dentro de compartimentos isolados proximalmente nas extremidades. A avaliação de uma síndrome compartimental (discutida adiante no capítulo) deve ser considerada na avaliação de uma extremidade sem pulso. Deve-se ter em mente que uma extremidade sem pulso é uma lesão que ameaça o membro, e o transporte até um hospital com capacidade cirúrgica imediata é fundamental.

Fratura Pélvica

As fraturas pélvicas graves ou outras rupturas graves do anel pélvico apresentam vários desafios para os profissionais de atendimento pré-hospitalar (**Figura 12-4**). O primeiro é a identificação de um paciente hemodinamicamente instável por uma fratura pélvica. No ambiente

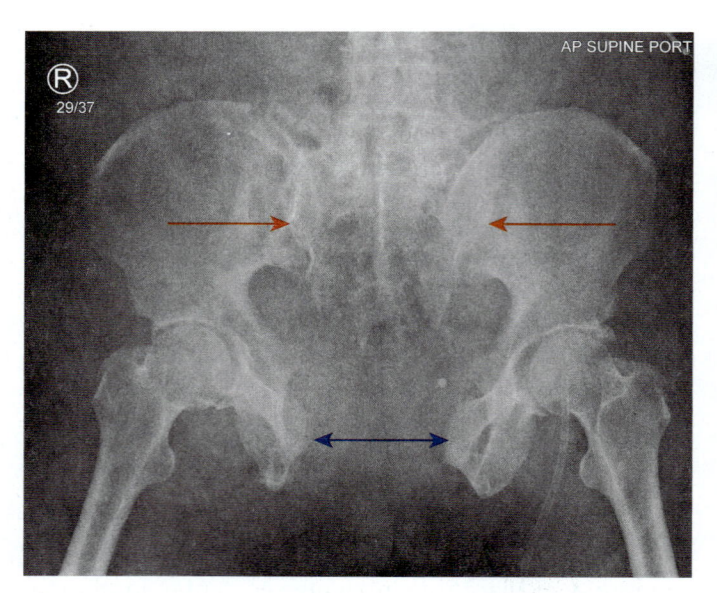

Figura 12-4 Rompimento grave do anel pélvico. As setas azuis mostram o alargamento acentuado da sínfise anterior. As setas vermelhas mostram lesões sacroilíacas bilaterais posteriores pélvis.

Cortesia de Andrew Pollak, MD.

Quadro 12-1 Cintas Pélvicas

Pelo menos três cintas pélvicas estão comercialmente disponíveis nos Estados Unidos: PelvicBinder® (PelvicBinder, Inc.), SAM® Pelvic Sling II (SAM Medical Products), and Trauma Pelvic Orthotic Device (T-POD; Teleflex, Inc.).

Lógica
Algumas fraturas do anel pélvico estão associadas com aumento no volume pélvico, permitindo grandes quantidades de hemorragia intra-abdominal. Como o volume está aumentado, há menos tecido ao redor da pélvis para **tamponar** o sangramento. Os pacientes com instabilidade hemodinâmica costumam ser submetidos à aplicação cirúrgica de fixação pélvica externa para ajudar a reduzir o volume e auxiliar na estabilidade hemodinâmica. Essa medida deve ser pensada após a aplicação da cinta pélvica.

Uso da Cinta Pélvica
A preocupação de causar lesão adicional durante a aplicação de uma cinta pélvica, que pode salvar a vida do paciente, não deve impedir sua aplicação. A energia aplicada sobre o corpo no momento do trauma inicial é muito maior do que a causada por um rolamento em bloco ou um posicionamento durante a aplicação de uma cinta pélvica. A literatura não demonstra efeito deletério da aplicação precoce da cinta pélvica, mesmo após uma avaliação radiográfica completa sugerir que ela não era necessária[3]. Porém, a sua não aplicação, no contexto de ruptura importante do anel pélvico com aumento do volume intrapélvico, poderia resultar em exsanguinação fatal. Em geral, a literatura sobre o uso da cinta no ambiente pré-hospitalar é de qualidade relativamente baixa em relação à magnitude do benefício, mas é improvável que haja qualquer efeito prejudicial significativo da colocação no ambiente pré-hospitalar.[4]

© National Association of Emergency Medical Technicians (NAEMT)

pré-hospitalar, considerar o mecanismo de lesão, a quantidade de energia aplicada sobre o corpo durante a lesão e a deformidade de extremidades inferiores são maneiras adicionais de suspeitar de lesão pélvica. Uma avaliação acurada pode fazer a diferença entre a vida e a morte. Poucas lesões em ortopedia são potencialmente fatais, mas as rupturas do anel pélvico podem ser.

A maior preocupação imediata em relação à fratura pélvica é a hemorragia interna, a qual pode ser muito difícil de manejar. As fraturas pélvicas podem variar desde fraturas menores e relativamente insignificantes até lesões potencialmente fatais associadas à hemorragia massiva interna e externa (**Quadro 12-1**). As fraturas do **anel pélvico** estão associadas com taxas gerais de mortalidade que variam de 9 a 20%. Além disso, a presença de fratura do anel pélvico no trauma fechado é um fator de risco independente para a morte, duplicando as chances de morte.[2] Os pacientes com fraturas pélvicas frequentemente têm lesões associadas, incluindo lesões cerebrais traumáticas, fraturas de ossos longos, lesões torácicas, ruptura uretral em homens e trauma esplênico, hepático e renal.

Para a avaliação da pélvis, a pressão manual delicada da parte anterior para a posterior e lateralmente pode identificar crepitação ou instabilidade. A palpação sobre a região pubiana pode demonstrar um grande hiato entre as hemipélviss direita e esquerda, indicando ruptura significativa do anel pélvico. Após a identificação de lesão pelo exame físico, está contraindicado o exame adicional para avaliar a estabilidade pélvica, pois isso poderia levar à piora da hemorragia ou à ruptura do coágulo.

As fraturas abertas da pélvis podem lacerar o reto ou a vagina, e uma fonte óbvia de perda sanguínea externa pode não ser prontamente identificada. Não é papel do profissional de atendimento pré-hospitalar identificar e classificar os padrões de fraturas pélvicas, nem determinar a existência de uma laceração oculta causada por uma fratura aberta. Os objetivos primários são identificar fraturas pélvicas potencialmente fatais e fornecer o tratamento apropriado.

Algumas fraturas do anel pélvico estão associadas a um aumento no volume pélvico devido ao padrão de fratura e ao grau de deslocamento, permitindo que grandes volumes de hemorragia intrapélvica ocorram e possam ameaçar a vida. O fechamento da pélvis com a aplicação de uma cinta pélvica exige uma colocação simples, mas específica. A cinta pélvica é projetada para a estabilização hemodinâmica, limitando o volume intrapélvico e, assim, diminuindo a perda sanguínea associada com as fraturas pélvicas; ela não é projetada para estabilizar fraturas. No ambiente pré-hospitalar, a capacidade de determinar de forma confiável se as lesões do anel pélvico são estáveis ou instáveis tem se mostrado bastante difícil.[5-7] Há evidências limitadas de que as cintas pélvicas aplicados antes da avaliação radiográfica podem reduzir o tempo de permanência no hospital e na unidade de terapia intensiva (UTI) e diminuir a necessidade de transfusão inicial.[8] Portanto, no cenário de um mecanismo de lesão apropriado (alta energia) e preocupação clínica com a lesão do anel pélvico (especialmente no cenário de instabilidade hemodinâmica), a recomendação consensual é aplicar uma cinta pélvica no ambiente pré-hospitalar.[9-11]

A cinta pélvica deve estar centrada sobre os grandes trocânteres e não sobre a borda pélvica. É comum que as cintas sejam colocadas muito superiormente, o que pode comprimir o abdome e, em casos extremos, dificultar a ventilação. A confirmação da localização adequada permite a transferência da compressão da cinta pélvica para a pélvis independentemente da anatomia do paciente. Os resultados da colocação adequada são a redução do volume pélvico, a estabilização da pélvis e, idealmente, a redução no sangramento.

Fratura do Fêmur

As fraturas de fêmur, assim como as lesões pélvicas, podem ameaçar a vida devido à grande quantidade de sangramento associado em cada coxa. Um adulto pode perder sangue suficiente devido a uma fratura de fêmur para desenvolver instabilidade hemodinâmica e choque. Na ausência de condições potencialmente fatais, um dispositivo de tração deve ser aplicado para estabilizar as fraturas suspeitas da diáfise femoral. A aplicação de tração, seja manual ou com o uso de dispositivo mecânico, pode ajudar a reduzir o sangramento interno, além de diminuir a dor do paciente.

A imobilização do fêmur com dispositivo de tração representa uma situação única deste tipo de imobilização, devido à musculatura da coxa. Os poderosos músculos da coxa costumam dificultar a redução, o realinhamento e a estabilização com talas. As contraindicações ao uso de dispositivos de tração incluem:

- Avulsão ou amputação na altura do tornozelo ou do pé ipsilaterais
- Suspeita de fraturas adjacentes ao joelho (uma tala com tração pode ser usada como uma tala rígida nessa situação, mas a tração não deve ser aplicada.)

Instabilidade (Fraturas e Luxações)

As lacerações das estruturas de suporte de uma articulação, a fratura de um osso e a lesão de um músculo ou tendão importante contribuem para a instabilidade de uma extremidade lesada.

Fraturas

Se um osso estiver fraturado, a sua imobilização pode reduzir a dor. A energia aplicada no momento da lesão causa mais dano e lesão que qualquer coisa que um profissional de atendimento pré-hospitalar possa fazer para realinhar uma extremidade e imobilizá-la com tala ou tração.

Em geral, as fraturas são classificadas como fechadas ou abertas. Em uma **fratura fechada**, a pele não possui solução de continuidade próxima ao osso fraturado, enquanto, em uma **fratura aberta**, a integridade da pele foi interrompida e o osso está funcionalmente ou mesmo potencialmente exposto de forma grosseira (**Figura 12-5A**). Os ortopedistas podem classificar as fraturas conforme seu padrão, mas o conhecimento do padrão da fratura não altera a abordagem pré-hospitalar, ao contrário do conhecimento da integridade da pele adjacente à fratura.

Fraturas Fechadas

As fraturas fechadas são as fraturas em que o osso foi quebrado, mas o paciente não apresenta perda associada da integridade da pele (i.e., a pele não foi rompida na região da fratura; **Figura 12-5B**). Os sinais de uma fratura fechada incluem dor, hipersensibilidade, deformidade, hematoma, edema e crepitação. No entanto, alguns pacientes podem apresentar dor e hipersensibilidade como únicos achados. Deve-se avaliar pulsos, cor da pele e funções motora e sensorial distalmente ao local suspeito de fratura. Nem sempre é verdadeiro que uma extremidade não está fraturada porque o paciente pode movê-la de maneira voluntária ou, no caso de uma extremidade inferior, pode até caminhar sobre ela. A adrenalina de um evento traumático pode motivar os pacientes a suportar uma dor que não tolerariam em condições normais. Além disso, alguns pacientes têm tolerância extremamente elevada à dor.

Fraturas Abertas

Em geral, as fraturas abertas ocorrem quando uma extremidade afiada do osso perfura a pele de dentro para fora ou, menos comumente, quando o trauma ou um objeto causam laceração da pele e dos músculos no local de uma fratura (de fora para dentro; **Figura 12-5C**). Quando uma fratura é aberta para o ambiente externo, as extremidades de um osso fraturado ficam contaminadas com bactérias da pele sobrejacente ou do ambiente. Essa contaminação

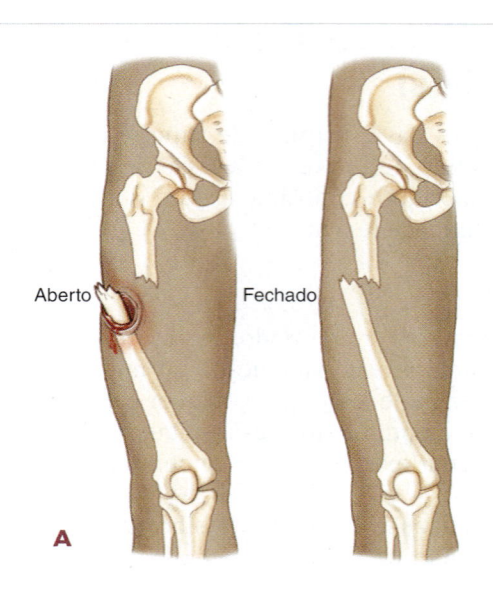

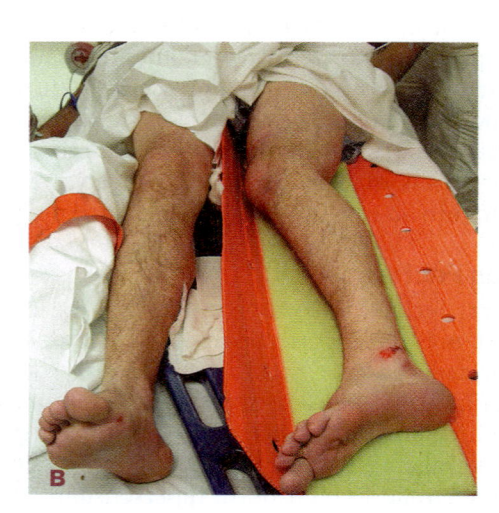

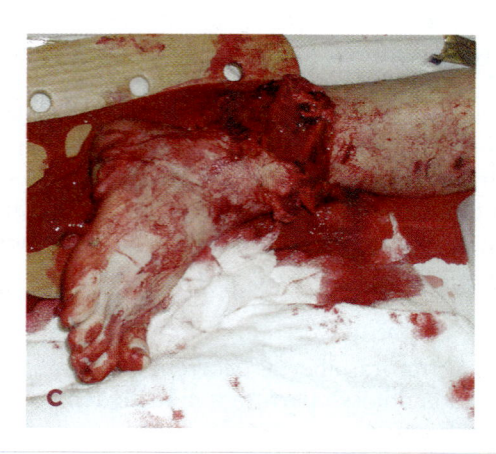

Figura 12-5 A. Fratura aberta *versus* fratura fechada. **B.** Fratura fechada do fêmur. Observe a rotação interna e o encurtamento da perna esquerda. **C.** Fratura aberta da tíbia.

pode causar a grave complicação de uma infecção óssea (*osteomielite*), o que pode interferir na cicatrização da fratura. Embora o ferimento cutâneo associado com uma fratura aberta não costume estar associado com hemorragia significativa, o sangramento persistente pode vir do canal do osso ou da descompressão de um hematoma profundo dentro dos tecidos.

Qualquer ferimento aberto próximo de uma possível fratura deve ser considerado como uma fratura aberta e tratado dessa maneira. Em geral, um osso ou extremidade óssea que faz protrusão não deve ser intencionalmente reposicionado; porém, algumas vezes os ossos retornam para uma posição próxima da normal quando são realinhados para a colocação de talas ou para a imobilização.

Nem sempre é fácil identificar as fraturas abertas em um paciente com trauma. Embora um osso que faça protrusão por um ferimento seja evidente, as lesões de tecidos moles na proximidade de uma fratura/deformidade podem ser resultado de uma extremidade óssea que perfurou a superfície cutânea e voltou pelo tecido.

Abordagem

A primeira consideração na abordagem de fraturas é controlar a hemorragia e tratar o choque. A compressão direta e os curativos compressivos controlarão praticamente todas as hemorragias externas encontradas no ambiente pré-hospitalar. Ferimentos abertos ou extremidades ósseas expostas devem ser recobertos com curativo estéril umedecido com soro fisiológico ou água. Deve-se considerar o realinhamento da extremidade deformada no momento da imobilização para controlar a dor, para facilitar a imobilização, para estabilizar a fratura e, possivelmente, para melhorar a perfusão por meio do alinhamento grosseiro do membro. Se as extremidades ósseas de uma fratura aberta entrarem novamente pelo ferimento durante a redução ou imobilização, essa informação deve ser documentada no prontuário de atendimento do paciente e relatada à equipe do departamento de emergência. Alguns dados recentes da literatura sustentam a administração de antibióticos com base no peso, e alguns dados mostram que a administração precoce de antibióticos pode reduzir as taxas de infecção. A administração de antibióticos é controversa. No entanto, não há evidências de que a administração de antibióticos no ambiente pré-hospitalar em ambientes urbanos ou suburbanos reduza as taxas de infecção.[12]

Antes da imobilização, na maioria dos casos, o membro lesado deve ser recolocado em sua posição anatômica normal, incluindo o uso delicado de tração se isso for necessário para realinhar uma extremidade até seu comprimento normal da melhor maneira possível e dentro de um julgamento clínico razoável. Uma "fratura reduzida" – aquela que retornou ao seu alinhamento anatômico normal – é mais fácil de imobilizar. Segundo, a restauração do alinhamento pode aliviar a compressão de artérias ou nervos, resultando em melhora da perfusão e do funcionamento neurológico. O realinhamento de fraturas também reduz a hemorragia e auxilia no controle da dor.

Se a fratura for aberta e houver osso exposto, a extremidade óssea deve ser delicadamente lavada com soro fisiológico ou água estéril (conforme o tempo permitir) para a remoção de contaminação evidente antes de tentar restaurar a posição anatômica normal. Não é uma grande preocupação se as extremidades ósseas retraírem de volta para dentro da pele durante essa manipulação, pois, de qualquer modo, as fraturas abertas necessitam de irrigação e **desbridamento** no centro cirúrgico. Porém, o fato de que o osso foi exposto antes da redução é uma informação fundamental que deve ser passada durante o relato sobre o paciente na instituição hospitalar recebedora. Devem ser feitas não mais do que duas tentativas de colocar uma extremidade em sua posição normal e, se isso não for possível, a extremidade deve ser imobilizada da maneira como foi encontrada.

O objetivo primário da imobilização com tala é evitar a movimentação da parte óssea fraturada. Isso ajudará a reduzir a dor do paciente e a estabilizar os fragmentos. Para a imobilização efetiva de qualquer osso longo em uma extremidade, o membro inteiro deve ser imobilizado. Para isso, o local lesado deve ser sustentado manualmente enquanto a articulação e o osso acima (proximal) e a articulação e o osso abaixo (distal) do local da lesão são imobilizados. Há vários tipos de talas disponíveis, e a maioria pode ser usada com fraturas abertas e fechadas (**Quadro 12-2**). A inspeção adicional da extremidade fica limitada em quase todas as técnicas de imobilização; assim, deve ser feita uma avaliação abrangente antes da imobilização.

Quatro pontos adicionais são importantes de lembrar ao aplicar qualquer tipo de tala:

1. Utilizar talas acolchoadas para evitar a movimentação da extremidade dentro da tala, para ajudar a aumentar o conforto do paciente e para evitar úlceras de pressão.
2. Remover joias e relógios de forma que esses objetos não inibam a circulação em caso de edema adicional. A lubrificação com sabão, loção ou geleia hidrossolúvel pode facilitar a remoção de anéis apertados.
3. Avaliar as funções neurovasculares distais ao local da lesão antes e depois de aplicar qualquer tala e periodicamente depois disso. Uma extremidade sem pulso indica uma lesão vascular ou uma síndrome compartimental, e o transporte rápido para uma instituição hospitalar adequada se torna ainda mais prioritário.
4. Após a imobilização, considerar a elevação da extremidade, se possível, para reduzir o edema e a dor. Gelo ou compressas frias também podem ser usados para reduzir a dor e o edema e podem ser colocados sobre a extremidade imobilizada próximo do local da suspeita de fratura.

> **Quadro 12-2** Tipos de Talas
>
> Várias talas e materiais de imobilização estão disponíveis (**Figura 12-6**), incluindo:
>
> - As *talas rígidas* não podem ter seu formato alterado. Elas requerem que a parte do corpo seja posicionada de maneira a se adaptar ao formato da tala. Os exemplos de talas rígidas incluem as talas de prancha (madeira, plástico ou metal) e a placas de apoio. O melhor uso para as talas rígidas são as lesões de ossos longos.
> - As *talas modeláveis* podem ser moldadas em vários formatos e combinações para acomodar o formato da extremidade lesada. Os exemplos de talas modeláveis incluem talas a vácuo, talas de ar, travesseiros, cobertores, talas de papelão, talas de arame e talas metálicas modeláveis cobertas com espuma. O melhor uso para as talas modeláveis são as lesões de tornozelo, punho e ossos longos.
> - As *talas com tração* são projetadas para manter a tração mecânica em linha para ajudar a realinhar as fraturas. As talas com tração são mais comumente usadas para estabilizar fraturas da diáfise femoral.
>
> © National Association of Emergency Medical Technicians (NAEMT)

Luxações

As articulações são mantidas unidas pelos ligamentos. Os ossos que formam a articulação são ligados a seus músculos por tendões. A movimentação de uma extremidade é obtida pela contração (encurtamento) dos músculos. Essa redução do comprimento do músculo puxa os tendões que estão fixados a um osso e movimenta a extremidade em uma articulação. Uma luxação é a separação de dois ossos na articulação, resultando de ruptura significativa dos ligamentos que normalmente oferecem estrutura de suporte e estabilidade em uma articulação (**Figura 12-7** e **Figura 12-8**). Uma luxação, de maneira semelhante a uma fratura, produz uma área de instabilidade que o profissional de atendimento pré-hospitalar deve proteger. As luxações podem produzir muita dor. Uma luxação pode ser difícil de diferenciar clinicamente de uma fratura sem uma avaliação radiográfica e pode estar associada também com fraturas (fratura-luxação). A deformidade de uma articulação oferece um indício sobre o tipo e a direção da luxação.

A descrição adequada para o profissional hospitalar deve basear-se no segmento mais distal ao descrever a luxação. Por exemplo, uma luxação de joelho se baseia na direção em que a tíbia se desloca em relação ao fêmur. Uma luxação posterior do joelho significa que a tíbia está posterior ao fêmur.

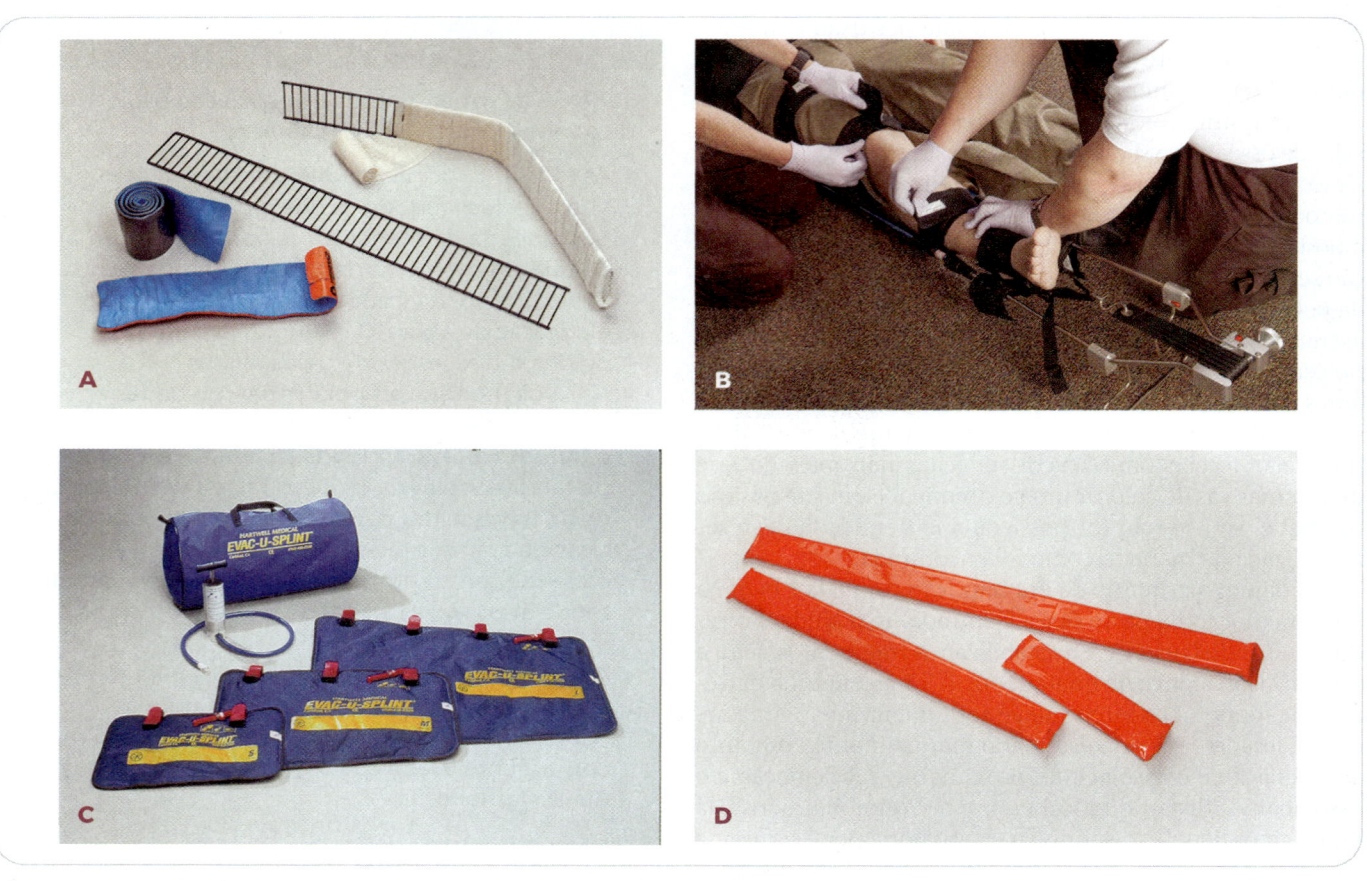

Figura 12-6 **A.** Tala modelável. **B.** Tala com tração. **C.** Tala a vácuo. **D.** Tala com prancha.

A e **D.** © National Association of Emergency Medical Technicians (NAEMT); **B.** © Jones & Bartlett Learning. Fotografia por Darren Stahlman. **C.** Cortesia de Hartwell Medical.

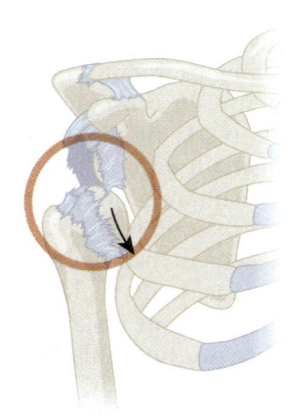

Figura 12-7 Uma luxação é uma separação de um osso de uma articulação; a figura mostra uma típica luxação anterior do ombro.

© Jones & Bartlett Learning

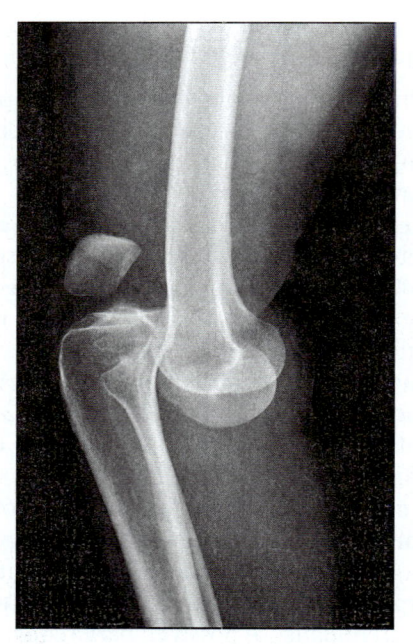

Figura 12-8 Luxação anterior do joelho direito com a tíbia sobre o fêmur. Observe que a tíbia (segmento distal) se moveu anteriormente ao fêmur (segmento proximal).

© Steven Needell/Science Source

As pessoas com luxações prévias têm ligamentos mais frouxos do que o normal e podem estar propensas a luxações mais frequentes, a menos que o problema seja corrigido com cirurgia. Diferentemente daqueles que sofrem luxação pela primeira vez, esses pacientes costumam estar familiarizados com sua lesão e podem ajudar na avaliação e na estabilização. Os luxadores crônicos ou frequentes não necessariamente precisam que se tente uma redução no ambiente pré-hospitalar. Levar esses pacientes até o hospital com as articulações luxadas quando eles não conseguem autorreduzir a luxação costuma ser menos perigoso e mais bem tolerado sob o ponto de vista de dor e desconforto em relação aos pacientes que sofrem luxação pela primeira vez.

Abordagem

Como regra, as suspeitas de luxação devem ser imobilizadas na posição encontrada. A manipulação delicada da articulação pode ser feita para tentar o retorno do fluxo sanguíneo quando o pulso estiver ausente ou fraco. O realinhamento pode melhorar o estado vascular do membro do paciente. Porém, se o tempo de transporte até o hospital for curto, a melhor decisão é iniciar o transporte em vez de tentar a manipulação. Essa manipulação causará muita dor, de modo que o paciente deve estar preparado antes de mover a extremidade. Uma tala deve ser usada para a imobilização da maioria das luxações, enquanto uma tipoia é usada para as lesões de ombro. É importante documentar como a lesão ocorreu e como foi encontrada, a presença de pulsos, a movimentação, a sensibilidade e a cor antes e depois da imobilização. Durante o transporte, gelo ou compressas frias podem ser usados para reduzir a dor e o edema. Se necessário, pode ser fornecida analgesia para a redução da dor.

A redução de uma luxação deve ser tentada apenas quando permitida por protocolos escritos ou pelo controle médico *on-line* e quando o profissional de atendimento pré-hospitalar tem treinamento adequado na técnica apropriada. Todas as tentativas de redução de uma luxação devem ser adequadamente documentadas e comunicadas ao médico do hospital.

Considerações Especiais
Paciente com Trauma Multissistêmico Crítico

A adesão às prioridades da avaliação primária em pacientes com trauma multissistêmico, incluindo lesões de extremidades, não implica que as lesões de extremidades devam ser ignoradas ou que as lesões de extremidades não devem ser protegidas de dano adicional. Em vez disso, significa que *a vida é mais importante que o membro* no caso de um paciente com trauma grave com lesões de extremidades não potencialmente fatais. O foco deve ser a manutenção das funções vitais por meio da reanimação, devendo-se tomar apenas medidas limitadas para abordar as lesões de extremidades, independentemente de quão graves as lesões pareçam. A imobilização adequada de um paciente em uma prancha ou em outro dispositivo de imobilização de corpo inteiro, como um colchão a vácuo, faz todas as extremidades e todo o esqueleto serem essencialmente imobilizados em uma posição anatômica, sendo o paciente facilmente movimentado. Uma avaliação secundária pode ser omitida se os problemas que podem ser fatais identificados na avaliação primária necessitarem de intervenções continuadas e se o tempo de transporte for curto. Se a avaliação secundária for postergada, o profissional de atendimento pré-hospitalar deve documentar os achados que impediram a realização da avaliação secundária.

Síndrome Compartimental

A síndrome compartimental se refere a uma condição em que o suprimento de sangue para uma extremidade é comprometido pelo aumento da pressão dentro do membro, ameaçando-o. Os músculos da extremidade são envelopados pelo tecido conectivo denso chamado de **fáscia**. Essa fáscia forma numerosos compartimentos nas extremidades nas quais os músculos estão contidos. A fáscia muscular tem elasticidade mínima, e qualquer coisa que aumente a pressão dentro dos compartimentos pode resultar em uma síndrome compartimental.

As duas causas mais comuns de síndrome compartimental são hemorragia dentro de um compartimento por uma fratura ou lesão vascular, e edema de terceiro espaço que se forma quando o tecido muscular isquêmico é reperfundido após um período de fluxo sanguíneo diminuído ou ausente. Além disso, a aplicação de tala ou gesso muito apertados pode produzir síndrome compartimental por compressão externa. À medida que aumenta a pressão no compartimento além da pressão capilar, há comprometimento do fluxo sanguíneo pelos capilares. O tecido irrigado por esses vasos se torna isquêmico. A pressão do compartimento pode continuar aumentando até o ponto em que há comprometimento inclusive do fluxo arterial e da função nervosa pela compressão.

Os dois sinais iniciais do desenvolvimento de síndrome compartimental são (1) *dor*, com intensidade acima da dor basal apropriada ao trauma e que não responde às medidas de analgesia e (2) alteração da sensibilidade (sensibilidade anormal ou sensibilidade reduzida/ausente) na extremidade envolvida. A dor costuma ser descrita como desproporcional à lesão. Essa dor pode ser drasticamente aumentada pela movimentação passiva de um dedo da mão ou do pé naquela extremidade. Os nervos são extremamente sensíveis ao seu suprimento sanguíneo, e qualquer comprometimento do fluxo sanguíneo se manifestará com parestesia. O fato de esses sintomas estarem normalmente associados com uma fratura ressalta a necessidade de exames iniciais circulatórios, motores e sensoriais, seguidos de exames seriados, de modo que o profissional de atendimento pré-hospitalar possa identificar as alterações.

Os outros três sinais clássicos da síndrome compartimental – ausência de pulso, palidez e paralisia – são achados tardios. Eles indicam síndrome compartimental evidente e um membro que está em risco de necrose (morte muscular). Os compartimentos podem estar extremamente tensos e firmes à palpação, embora seja difícil julgar as pressões nos compartimentos apenas pelo exame físico.

Abordagem

No hospital, as pressões nos compartimentos podem ser medidas pelos médicos hospitalares nas extremidades onde há suspeita da síndrome compartimental. A síndrome compartimental deve ser definitivamente manejada com intervenção cirúrgica imediata (*fasciotomia*), o que envolve uma incisão através da pele e da fáscia nos compartimentos afetados para descomprimir o tecido muscular afetado.

Apenas as manobras básicas devem ser tentadas no ambiente pré-hospitalar. Deve-se remover qualquer curativo ou tala apertada e reavaliar a perfusão distal. A imobilização da extremidade fornece estabilidade. A elevação da extremidade não é recomendada. O ideal é manter a extremidade ao nível do coração. Além disso, no caso do membro inferior afetado, o tornozelo deve ficar em dorsiflexão ao ser imobilizado a fim de reduzir a pressão no compartimento anterior na parte inferior da perna. Como a síndrome compartimental pode se desenvolver durante uma transferência de longa distância, os exames seriados são fundamentais para a identificação precoce dessa condição.

Extremidade Mutilada

Uma "extremidade mutilada" se refere a uma lesão complexa resultante da transferência de alta energia, na qual ocorre lesão significativa em dois ou mais dos seguintes: (1) pele e músculo, (2) tendões, (3) ossos, (4) vasos sanguíneos e (5) nervos (**Figura 12-9**). Os mecanismos que comumente produzem extremidades mutiladas incluem acidentes com motocicletas, ejeção de veículo automotivo e atropelamento de pedestre por automóvel. Quando encontrados, os pacientes podem estar em choque pela perda sanguínea externa ou hemorragia pelas lesões associadas, as quais são comuns devido ao mecanismo de alta energia. A maioria dos casos de mutilação de extremidades envolve fraturas abertas graves, e a amputação frequentemente é necessária. O resgate do membro é possível em alguns casos e, em geral, envolve múltiplos procedimentos cirúrgicos. A incapacidade em longo prazo é substancial.

Abordagem

Mesmo com uma extremidade mutilada, o foco ainda é a avaliação primária para descartar ou abordar as

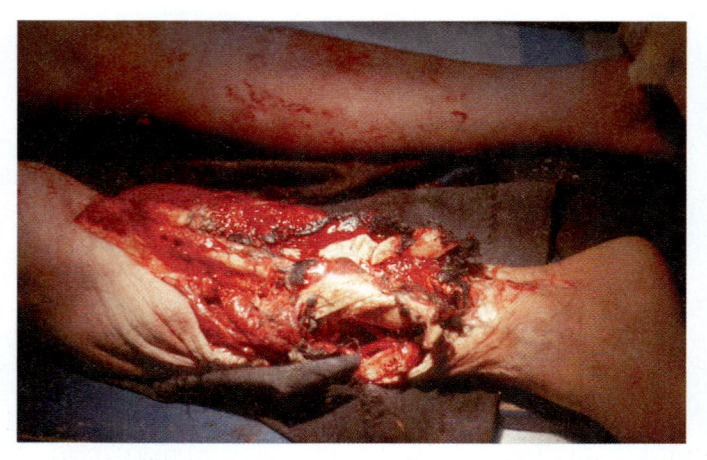

Figura 12-9 Extremidade mutilada resultante de lesão por esmagamento entre dois veículos. O paciente tem fraturas e lesão extensa de tecidos moles.
Cortesia de Peter T. Pons, MD, FACEP.

condições potencialmente fatais. O controle da hemorragia, incluindo o uso de um torniquete, pode ser necessário. A extremidade mutilada deve ser imobilizada, se a condição do paciente permitir. Provavelmente seja melhor cuidar desses pacientes em centros de trauma de alta complexidade.

Amputações

Quando uma extremidade é totalmente separada de sua parte proximal, o tecido fica completamente sem nutrição e oxigenação. Esse tipo de lesão é chamado de *amputação*. Uma amputação é a perda de parte ou de todo um membro. Todas as amputações podem ser acompanhadas de sangramento significativo, mas isso é mais comum nas amputações parciais. Quando houver transecção completa de vasos, eles retraem e contraem, com formação de coágulos sanguíneos, diminuindo ou parando a hemorragia; porém, quando um vaso sofre transecção apenas parcial, as duas extremidades não conseguem se retrair, e o sangue continua extravasando pela lesão.

As amputações costumam ser evidentes na cena (**Figura 12-10**). Esse tipo de lesão recebe grande atenção das testemunhas, e o paciente pode ou não saber sobre a perda do membro. Psicologicamente, o profissional de atendimento pré-hospitalar deve lidar com essa lesão de forma cautelosa (**Quadro 12-3**).

A extremidade amputada deve ser localizada para um possível implante. Isso é especialmente válido para a extremidade superior e o polegar. As amputações de extremidades inferiores geralmente não são reimplantadas em casos de amputação traumática, pois as próteses de membros inferiores são efetivas e o sucesso do reimplante na extremidade inferior é incomum.

A avaliação primária deve ser realizada antes de procurar uma extremidade amputada, a menos que existam

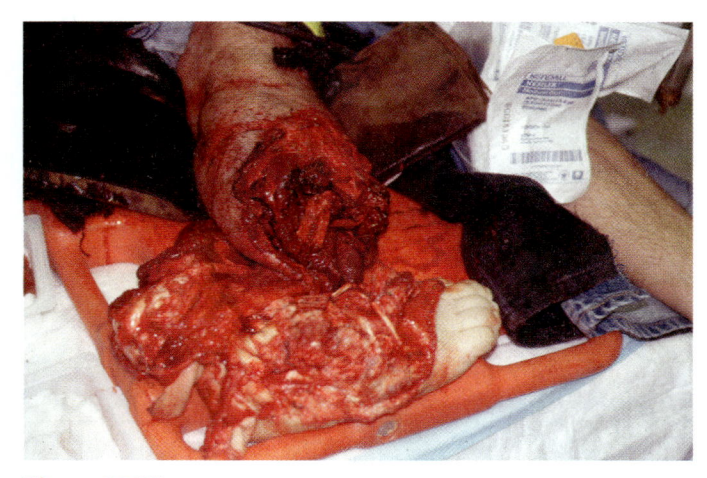

Figura 12-10 Amputação completa da perna direita após ficar presa em uma máquina.

Cortesia de Peter T. Pons, MD, FACEP.

Quadro 12-3 Dor fantasma

Em algumas situações, o paciente pode queixar-se de dor distal à amputação. Essa "dor fantasma" é a sensação de que há dor em uma extremidade amputada. A razão para a dor fantasma não é completamente compreendida, mas o cérebro pode não perceber que a extremidade não está presente. Essa sensação não costuma estar presente no momento da lesão.

© National Association of Emergency Medical Technicians (NAEMT)

---

pessoas suficientes na equipe de emergência para ajudar. A aparência de uma amputação pode ser terrível, mas se o paciente não tiver uma via aérea permeável ou não estiver respirando, a perda do membro é secundária a essas prioridades potencialmente fatais.

As amputações podem ser muito dolorosas. A analgesia deve ser usada conforme a necessidade após a exclusão de problemas potencialmente fatais na avaliação primária (**Figura 12-11**).

Abordagem

Os princípios da abordagem de uma amputação incluem:

1. Limpar a parte amputada enxaguando delicadamente com solução de Ringer lactato (RL).
2. Envolver a parte em gaze estéril umedecida com solução de RL e colocá-la em um saco plástico ou um recipiente.
3. Após a rotulagem do saco ou do recipiente, colocá-lo em um recipiente externo cheio de gelo triturado.
4. Não congelar a parte colocando-a diretamente no gelo ou acrescentando outro tipo de refrigeração como gelo seco.

5. Transportar a parte amputada com o paciente até a instituição hospitalar mais próxima e apropriada para o procedimento de reimplantação.[13,14]

Quanto mais tempo a parte amputada ficar sem oxigênio, menor é a chance de o reimplante ser bem sucedido. O resfriamento da parte amputada, sem congelá-la, reduzirá a taxa metabólica e prolongará esse intervalo de tempo crítico. Porém, o reimplante não é garantido com a recolocação bem-sucedida e tampouco a recuperação da função. Como as próteses de extremidades inferiores – sobretudo no caso de amputação abaixo do joelho – costumam permitir que o paciente reassuma uma vida quase normal, raramente se considera o reimplante das extremidades inferiores. Além disso, apenas as amputações limpas em pessoas jovens e saudáveis em outros aspectos costumam ser consideradas para reimplante. Os tabagistas têm menos chance de sucesso no reimplante, pois a nicotina presente no tabaco é um potente vasoconstritor e pode comprometer o fluxo sanguíneo para o segmento reimplantado. Os pacientes que são candidatos para o reimplante de dedos da mão (particularmente o polegar) ou de mão/antebraço devem ser transportados para um centro de trauma de alta complexidade com capacitação específica para reimplante, pois as instituições de menor complexidade não costumam ter capacitação para reimplantes. Por fim, ficará a cargo da equipe cirúrgica determinar a possibilidade do reimplante.

O transporte de um paciente não deve ser atrasado pela procura de uma parte amputada. Se a parte amputada não for prontamente encontrada, os policiais ou outros socorristas devem permanecer na cena para procurar por ela. Quando a parte amputada é transportada em um veículo distinto do em que está o paciente, o profissional de atendimento pré-hospitalar deve garantir que os transportadores da parte amputada saibam claramente para onde o paciente está sendo transportado e como manusear a parte após a sua localização. A instituição hospitalar recebedora deve ser notificada assim que a parte for localizada, e o transporte da parte deve ser iniciado assim que possível.

Amputação em Ambiente Pré-hospitalar

Em geral, muitas extremidades que parecem estar presas e sem chance de recuperação podem ser liberadas com experiência adicional em extricação. Quando o paciente está com uma extremidade presa em uma máquina, deve-se lembrar do profissional especialista que faz o seu reparo. Essa pessoa costuma ter o conhecimento técnico para rapidamente desmontar e remover as partes da máquina, permitindo a extricação. Em raras situações, porém, um paciente pode ter uma extremidade presa para a qual uma amputação em ambiente pré-hospitalar pode ser a única opção razoável. Um sistema de trauma

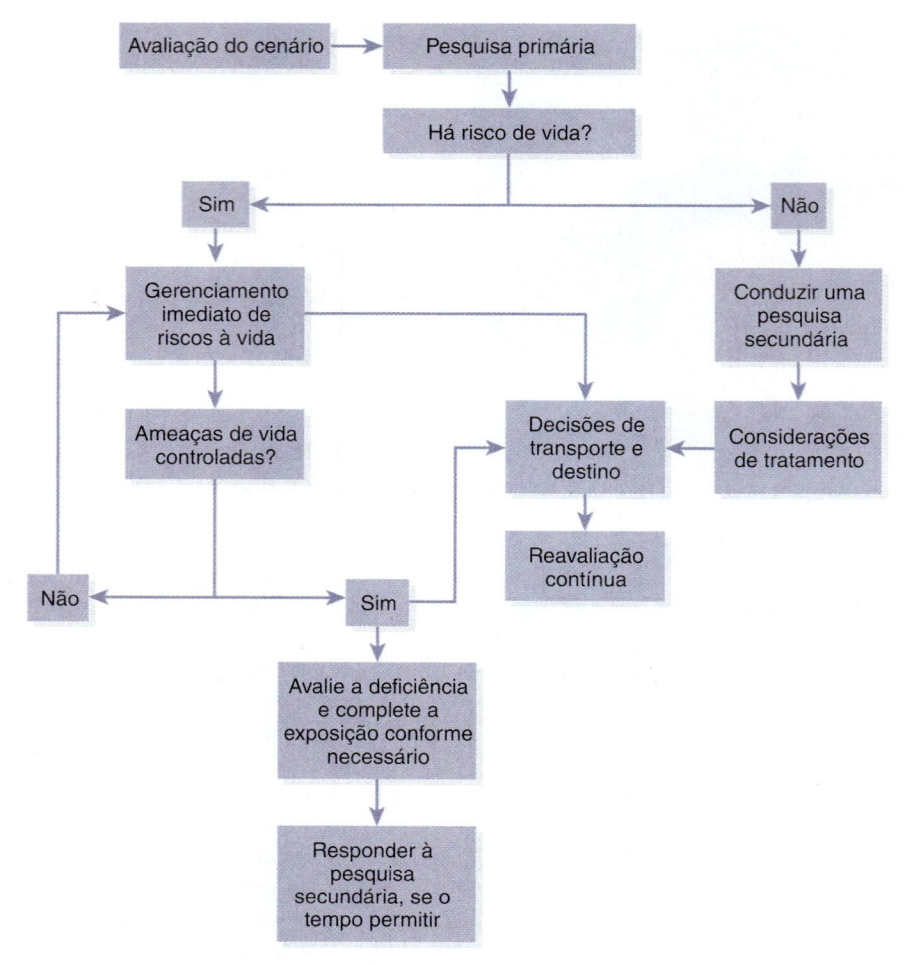

Figura 12-11 Algoritmo de avaliação primária.
© National Association of Emergency Medical Technicians (NAEMT)

regional deve considerar a formação de uma equipe de amputação em ambiente pré-hospitalar adequadamente equipada (**Quadro 12-4**). Embora esse recurso seja raramente usado, mostrou-se que essa equipe salva vidas.[15] Embora a amputação em ambiente pré-hospitalar formal não seja considerada parte do escopo de prática dos profissionais de atendimento pré-hospitalar nos Estados Unidos, algumas extremidades presas podem estar conectadas por apenas uma pequena faixa de tecido. A decisão de cortar o tecido ou esperar a chegada de um médico no local deve ser tomada em consulta à regulação médica. Se houver necessidade de uma amputação substancial, ela deve idealmente ser realizada por um médico treinado devido ao conhecimento anatômico e à experiência técnica necessária. Pode haver necessidade de sedação significativa para o procedimento, incluindo anestesia geral e intubação.

Síndrome de Esmagamento

Uma extremidade esmagada por um trauma pode gerar uma condição denominada rabdomiólise. Essa condição está associada com a morte do músculo na extremidade afetada e com a liberação de **mioglobina**. Do ponto de vista clínico, a rabdomiólise se caracteriza por insuficiência renal, lesão de órgãos-alvo e, potencialmente, morte. O momento da liberação dessa mioglobina na corrente sanguínea é logo após a remoção da força de esmagamento sobre a extremidade.

A lesão muscular traumática causa liberação de mioglobina e potássio. Após a extricação do paciente, o membro afetado subitamente fica reperfundido com sangue novo; ao mesmo tempo, o sangue antigo com níveis elevados de mioglobina e potássio é retirado da área lesada e vai para o restante do corpo. A elevação do potássio pode resultar em arritmias cardíacas potencialmente fatais, e a mioglobina livre produzirá urina de coloração de chá ou de bebida de cola, resultando, por fim, em insuficiência renal. A combinação desses eventos é normalmente descrita como síndrome do esmagamento.

A síndrome de esmagamento foi primeiramente descrita na Primeira Guerra Mundial nos soldados alemães resgatados de trincheiras destruídas e, depois, novamente na Segunda Guerra Mundial em pacientes resgatados de

Quadro 12-4 Estojo de Equipamentos para Amputação Pré-hospitalar

Um estojo de amputação pode ser montado e mantido no veículo do diretor ou do supervisor médico em caso de necessidade de uma amputação em ambiente pré-hospitalar. As listas a seguir fornecem um exemplo dos vários componentes de um estojo de amputação.

Instrumentos médicos
- 1 tesoura Mayo curva
- 4 hemostáticas curvas
- 2 pinças Kelly retas
- 2 porta-agulhas regulares
- 4 pinças de campo cirúrgico
- 1 pinça dente de rato regular
- 2 afastadores Rake, 6 dentes, agudo
- 2 cabos para serra Gigli
- 3 serras Gigli
- 1 faca para amputação
- 1 alicate para corte de lateral de ossos

Materiais descartáveis
- Aventais cirúrgicos estéreis
- Luvas cirúrgicas estéreis
- Bisturi lâmina #10
- Campos estéreis (4 pacotes)
- Gazes cirúrgicas (10 pacotes)
- Campos cirúrgicos
- Cera para osso

Materiais de sutura
- Fios seda 2.0
- Fios seda 0
- Seda 0 em agulha atraumática
- Seda 2.0 em agulha gastrintestinal (GI) múltipla
- Seda 3.0 em agulha GI múltipla

Materiais de curativo
- Gaze em rolo
- Curativos grandes tipo Army Battle Dressing (ABD)
- Ataduras elásticas, 10 cm
- Ataduras elásticas, 15 cm

Medicamentos
- Agentes bloqueadores neuromusculares (succinilcolina, vecurônio, etc.)
- Cetamina
- Fentanila

Abordagem da via aérea (se não estiver incluído nas unidades de Serviços de Emergência)
- Carrinho de intubação
- Tubos endotraqueais

© National Association of Emergency Medical Technicians (NAEMT)

prédios destruídos durante os bombardeios-relâmpago de Londres. Na Segunda Guerra Mundial, a síndrome de esmagamento tinha taxa de mortalidade de mais de 90%. Durante a Guerra da Coreia, a mortalidade era de 84%, mas, após o advento da hemodiálise, a mortalidade diminuiu para 53%. Na Guerra do Vietnã, a taxa de mortalidade era quase a mesma, 50%.

A importância da síndrome de esmagamento, porém, não deve se limitar ao interesse histórico ou militar. Cerca de 3 a 20% dos sobreviventes de terremotos sofrem lesão por esmagamento, e cerca de 40% dos sobreviventes do colapso de prédios apresentarão lesões por esmagamento.[16-19] Em 1978, um terremoto próximo de Pequim, na China, causou lesão em mais de 350 mil pessoas, com 242.769 mortes. Mais de 48 mil dessas pessoas morreram pela síndrome de esmagamento. Mais comumente, os mecanismos da síndrome de esmagamento incluem ficar preso em trincheiras destruídas em combate, colapso de construções ou colisão de automóveis.

Os pacientes com a síndrome de esmagamento são identificados por:

- Aprisionamento prolongado
- Lesão traumática da massa muscular
- Comprometimento da circulação na área lesada

É importante observar que a rabdomiólise traumática também pode ocorrer em outras condições, como pacientes, geralmente idosos, que sofrem quedas, talvez com fratura de quadril, e que não conseguem levantar, ou em pacientes que caem no banheiro e ficam espremidos entre a banheira e o vaso sanitário. Eles são encontrados horas ou dias mais tarde, tendo ficado na mesma posição, muitas vezes sobre uma superfície dura. O peso de seu corpo sobre os músculos por um período prolongado causa ruptura muscular e achados de rabdomiólise traumática.

Abordagem

A solução para melhorar os desfechos na síndrome de esmagamento é a reposição volêmica precoce e agressiva. É importante que o profissional de atendimento pré-hospitalar lembre que as toxinas estão sendo acumuladas dentro do membro aprisionado durante o processo de extricação. Após a liberação do membro, as toxinas acumuladas vão para a circulação central, de modo semelhante a uma injeção de veneno. Assim, o sucesso dependerá de minimizar os efeitos tóxicos da mioglobina e do potássio acumulados antes da liberação do membro. A reposição deve começar antes da extricação.[20] Um atraso na reposição volêmica resultará em insuficiência renal em 50% dos pacientes, e um atraso de 12 horas ou mais produz insuficiência renal em quase 100% dos pacientes. Alguns autores defendem que a extricação final seja adiada até que o paciente seja adequadamente reanimado.[21] Um paciente inadequadamente reanimado pode sofrer parada cardíaca durante a extricação devido à súbita liberação de ácidos metabólicos e de potássio na corrente sanguínea quando a compressão da extremidade é liberada.[22]

A reposição volêmica deve ser feita com soro fisiológico à taxa de até 1.500 mililitros por hora (mL/h) para garantir débito urinário adequado de 150 a 200 mL/h. A solução de RL é evitada até que o débito urinário seja adequado devido à presença de potássio nesta solução venosa. A adição de 50 miliequivalentes (mEq) de bicarbonato de sódio e 10 gramas de manitol a cada litro de líquido usado durante o período de extricação pode ajudar a reduzir a incidência de insuficiência renal. Quando o paciente já tiver passado pela extricação, a infusão de soro fisiológico pode ser reduzida para 500 mL/h, alternando com soro glicosado a 5% (SG5%), com uma ampola de bicarbonato de sódio por litro.[23]

Quando a pressão arterial estiver estabilizada e o estado volêmico restaurado, a atenção é voltada para a profilaxia da **hiperpotassemia** e os efeitos tóxicos da mioglobina sérica. A hiperpotassemia no ambiente pré-hospitalar pode ser reconhecida pelo desenvolvimento de ondas T apiculadas no monitor cardíaco. O tratamento do aumento de potássio segue os protocolos padronizados para hiperpotassemia, incluindo administração de bicarbonato de sódio IV, inalação de beta-agonistas (salbutamol), administração de dextrose e insulina (se disponível) e, se ocorrerem arritmias cardíacas potencialmente fatais, gluconato de cálcio IV. A alcalinização da urina proverá algum grau de proteção para os rins; porém, deve-se manter débito urinário aumentado (em geral, 50 a 100 mL/h).

Entorses

Uma **entorse** é uma lesão em que os ligamentos são estirados ou lacerados. As entorses são causadas por súbita torsão da articulação além da amplitude de movimento normal. Elas se caracterizam por dor significativa, edema e possível hematoma. Externamente, as entorses podem lembrar uma fratura ou luxação. A diferenciação definitiva entre uma entorse e uma fratura é feita apenas com exames radiológicos. No ambiente pré-hospitalar, é razoável imobilizar uma suspeita de entorse assumindo que seja uma fratura ou luxação. Gelo ou compressas frias podem ajudar a aliviar a dor. O uso de narcóticos geralmente não é necessário nem desejável e deve ser reservado para os casos de dor significativa que não responda à imobilização, à elevação e ao gelo.

Abordagem

A abordagem geral da suspeita de entorse inclui as seguintes etapas:

1. Identificar e tratar quaisquer lesões potencialmente fatais encontradas na avaliação primária.
2. Interromper qualquer sangramento externo e tratar o paciente para choque.
3. Avaliar a função neurovascular distal.
4. Apoiar a área da lesão.
5. Imobilizar a extremidade lesionada.
6. Aplicar gelo ou compressas frias para controlar a dor e o edema.
7. Reavaliar a extremidade lesionada após a imobilização quanto a alterações na função neurovascular distal.

Transporte Prolongado

Os pacientes com trauma de extremidade costumam apresentar lesões coexistentes. A perda sanguínea interna continuada pode ter origem em lesões abdominais ou torácicas, e, durante um transporte prolongado, a avaliação primária deverá ser repetida com frequência para garantir que todas as condições potencialmente fatais tenham sido identificadas e que não tenham surgido novas ameaças. Os sinais vitais devem ser medidos a intervalos regulares. As soluções cristaloides intravenosas devem ser administradas a uma velocidade que mantenha uma perfusão adequada, a menos que haja suspeita de hemorragia interna significativa na pélvis, no abdome ou no tórax. Em situações nas quais há suspeita da síndrome compartimental com pulsos diminuídos ou com hemorragia ativa, há necessidade de verificações frequentes.

Durante longos transportes, o profissional de atendimento pré-hospitalar deve concentrar a atenção na perfusão da extremidade. Nos membros com suprimento vascular comprometido, o profissional pode tentar restaurar o posicionamento anatômico normal para otimizar as chances de melhora do fluxo sanguíneo. Da mesma forma, em casos de tempos de transporte prolongados, deve-se considerar a redução de luxações com comprometimento da circulação distal antes de iniciar o transporte. Devem ser examinadas, de maneira seriada, a perfusão distal – incluindo pulsos, cor e temperatura – e as funções motora e sensorial. Os compartimentos devem ser monitorados quanto ao desenvolvimento de uma potencial síndrome compartimental. Esses exames, incluindo quaisquer alterações que ocorram, devem ser cuidadosamente registrados e comunicados ao médico na instituição hospitalar recebedora.

Devem ser tomadas medidas para garantir o conforto do paciente. Os dispositivos para imobilização devem ser confortáveis e bem acolchoados. Os membros devem ser avaliados quanto aos pontos de pressão dentro das talas, onde a pressão poderia contribuir para a criação de uma úlcera, especialmente em uma extremidade com perfusão comprometida. A analgesia narcótica parenteral deve ser administrada a intervalos regulares, se necessário, com monitoramento cuidadoso da frequência ventilatória, da pressão arterial, da oximetria de pulso e da capnografia.

Os ferimentos contaminados devem ser lavados com irrigação de soro fisiológico de modo que a matéria particulada grosseira (p. ex., terra, grama) seja removida. Podem ser administrados antibióticos para fraturas abertas se houver tempo de transporte prolongado ou atraso para o recebimento dos cuidados de um profissional no hospital. Há diretrizes para o tipo de antibiótico, sendo típica a cobertura para gram-positivos (cefalosporinas; p. ex., cefazolina), com muitos autores defendendo a adição de cobertura para gram-negativos no caso de lesões mais graves e contaminadas (aminoglicosídeos). A penicilina é acrescentada para lesões que ocorrem em ambientes agrícolas. Se uma parte do corpo tiver sido amputada, ela também deve ser periodicamente avaliada de forma a ficar fria, mas sem congelar nem ficar macerada (amolecida) por ter sido embebida em água.

RESUMO

- Em pacientes com trauma multissistêmico, a atenção é direcionada primeiramente para a avaliação primária e para a identificação e a abordagem de todas as lesões potencialmente fatais, incluindo a hemorragia interna ou externa nas extremidades.
- Os profissionais de atendimento pré-hospitalar devem ter cuidado para não se distraírem da abordagem de condições potencialmente fatais pelo aspecto bruto e grave de lesões não críticas ou por solicitações do paciente para o seu manejo.
- Após o paciente ter sido completamente avaliado e considerado como tendo apenas lesões isoladas sem implicação sistêmica, as lesões não críticas devem ser avaliadas.
- As lesões musculoesqueléticas devem ser imobilizadas para dar estabilidade, conforto e algum alívio da dor.

- A rápida determinação do mecanismo de lesão e da energia transferida ajudará o profissional de atendimento pré-hospitalar a suspeitar e reconhecer as lesões ou condições mais críticas.
- A primeira consideração na abordagem de fraturas é o controle da hemorragia e o tratamento do choque.
- Como regra, as suspeitas de luxação devem ser imobilizadas na posição encontrada.
- A síndrome do esmagamento resulta da reperfusão de áreas do corpo que ficaram presas e isquêmicas por períodos prolongados. O tecido muscular danificado libera mioglobina e potássio na corrente sanguínea, o que pode ser tóxico para os rins e o coração.

RECAPITULAÇÃO DO CENÁRIO

É uma bela tarde de sábado no verão. Você foi despachado para o local onde acontecia uma corrida de motocicletas para atender um piloto que sofreu uma lesão. Na chegada, você é recebido pelos fiscais de pista e levado até um local da pista em frente às arquibancadas onde a equipe médica do evento (dois socorristas, sem transporte) está atendendo um único paciente que está deitado em posição supina na pista.

Um dos socorristas lhe diz que o paciente é um piloto da categoria de 350 cilindradas que disputava a corrida com outros 14 competidores. As motocicletas de três pilotos (um deles era o paciente em questão) colidiram na frente das arquibancadas. Os outros dois pilotos não sofreram lesões, mas esse paciente não conseguia ficar de pé nem se mexer sem dor significativa na perna direita e na pélvis. Não houve perda de consciência nem outras queixas além da dor na perna. A equipe médica manteve o paciente em posição supina com estabilização manual da extremidade inferior direita.

O paciente é um homem de 19 anos. Ele está consciente e alerta, não tem doenças prévias nem história de trauma. Os sinais vitais iniciais do paciente são: pressão arterial de 104/68 milímetros de mercúrio (mmHg), pulso de 112 batimentos por minuto (bpm), frequência respiratória de 24 respirações por minuto, pele pálida e sudorética. O paciente refere ter colidido com outro piloto ao sair de uma curva. A colisão o fez perder o equilíbrio e deslizar pela pista. Ele afirma que sua perna direita foi atropelada por pelo menos uma motocicleta. A inspeção visual de sua perna direita revela encurtamento da perna sem nenhum ferimento aberto em comparação com a perna esquerda, hipersensibilidade e hematomas na região anterior média da coxa.

- O que o mecanismo de lesão dessa ocorrência diz sobre as potenciais lesões desse paciente?
- Quais são as prováveis lesões, e quais seriam as prioridades de abordagem?

SOLUÇÃO DO CENÁRIO

Após completar a avaliação primária e ter certeza de que era uma lesão musculoesquelética isolada, com a ajuda de seu parceiro, você conseguiu aplicar uma tala com tração para a fratura na porção medial da diáfise femoral da perna direita. Após fixar o paciente em uma prancha longa, você conseguiu mover o paciente até a ambulância para o transporte até o hospital. Na ambulância, foi administrado oxigênio por máscara e estabelecido um acesso IV. O paciente afirmou que, após a aplicação da tala, a dor melhorou de forma significativa e que ele não precisava de nenhum analgésico no momento. Os sinais vitais do paciente permaneceram inalterados durante todo o transporte.

Referências

1. Williams B, Boyle M. Estimation of external blood loss by paramedics: is there any point? *Prehosp Disaster Med.* 2007;22(6): 502-506.

2. Shulman JE, O'Toole RV, Castillo RC, et al. Pelvic ring fractures are an independent risk factor for death after blunt trauma. *J Trauma.* 2010;68:930-934.

3. Pierrie SN, Seymour RB, Wally MK, Studnek J, Infinger A, Hsu JR; Evidence-based Musculoskeletal Injury and Trauma Collaborative (EMIT). Pilot randomized trial of pre-hospital advanced therapies for the control of hemorrhage (PATCH) using pelvic binders. *Am J Emerg Med.* 2021 Apr;42:43-48. doi: 10.1016/j.ajem.2020.12.082

4. Pap R, McKeown R, Lockwood C, Stephenson M, Simpson P. Pelvic circumferential compression devices for prehospital management of suspected pelvic fractures: a rapid review and evidence summary for quality indicator evaluation. *Scand J Trauma Resusc Emerg Med.* 2020;28(1):65.

5. van Leent EAP, van Wageningen BV, Sir Ö, Hermans E, Biert J. Clinical examination of the pelvic ring in the prehospital phase. *Air Med J.* 2019;38(4):294-297.

6. Zingg T, Piaget-Rosssel R, Steppacher J, et al. Prehospital use of pelvic circumferential compression devices in a physician-based emergency medical service: a 6-year retrospective cohort study. *Sci Rep.* 2020;10(1):1-8.

7. Yong E, Vasireddy A, Pavitt A, Davies GE, Lockey DJ. Prehospital pelvic girdle injury: improving diagnostic accuracy in a physician-led trauma service. *Injury.* 2016; 47(2): 383-388.

8. Hsu S-D, Chen C-J, Chou Y-C, Wang S-H, Chan D-C. Effect of early pelvic binder use in the emergency management of suspected pelvic trauma: a retrospective cohort study. *Int J Environ Res Public Health.* 2017;14(10):1217. doi: 10.3390/ijerph14101217

9. Coccolini F, Stahel PF, Montori G, et al. Pelvic trauma: WSES classification and guidelines. *World J Emerg Surg.* 2017;12:5.

10. Scott I, Porter K, Laird C, Greaves I. Bloch M. The prehospital management of pelvic fractures: initial consensus statement. *Emerg Med J.* 2013;30(12):1070-1072.

11. McCreary D, Cheng C, Lin ZC, Nehme Z, Fitzgerald M, Mitra B. Haemodynamics as a determinant of need for pre-hospital application of a pelvic circumferential compression device in adult trauma patients. *Injury.* 2020;51(1):4-9.

12. Garner MR, Sethuraman SA, Schade MA, Boateng H. Antibiotic prophylaxis in open fractures: evidence, evolving issues, and recommendations. *J Am Acad Orthop Surg.* 2020 Apr 15;28(8):309-315. doi: 10.5435/JAAOS-D-18-00193

13. Seyfer AE, American College of Surgeons Committee on Trauma. Guidelines for Management of Amputated Parts. ACS; 1996.

14. Harbour PW, Malphrus E, Zimmerman RM, Giladi AM. Delayed digit replantation: what is the evidence? *J Hand Surg Am.* 2021 Oct;46(10):908-916. doi: 10.1016/j.jhsa .2021.07.007

15. Sharp CF, Mangram AJ, Lorenzo M, Dunn EL. A major metropolitan "field amputation" team: a call to arms . . . and legs. J Trauma. 2009;67(6):1158-1161.

16. Pepe E, Mosesso VN, Falk JL. Prehospital fluid resuscitation of the patient with major trauma. Prehosp Emerg Care. 2002;6:81.

17. Better OS. Management of shock and acute renal failure in casualties suffering from crush syndrome. Ren Fail. 1997;19:647.

18. Vanholder R, Borniche D, Claus S, et al. When the earth trembles in the Americas: the experience of Haiti and Chile 2010. *Nephron Clin Pract.* 2011;117(3):c184-c197. doi: 10.1159/000320200

19. Lameire N, Sever MS, Van Biesen W, Vanholder R. Role of the international and national renal organizations in natural disasters: strategies for renal rescue. *Semin Nephrol.* 2020 Jul;40(4):393-407. doi: 10.1016 /j.semnephrol.2020.06.007

20. Michaelson M, Taitelman U, Bshouty Z, et al. Crush syndrome: experience from the Lebanon war, 1982. Isr J Med Sci. 1984;20:305-307.

21. Pretto EA, Angus D, Abrams J, et al. An analysis of prehospital mortality in an earthquake. Prehosp Disaster Med. 1994;9:107-117.

22. Collins AJ, Burzstein S. Renal failure in disasters. Crit Care Clin. 1991;7:421-435.

23. Sever MS, Vanholder R, Lameire N. Management of crush-related injuries after disasters. *N Engl J Med.* 2006;354:1052-1063.

Leituras Sugeridas

American College of Surgeons Committee on Trauma. Musculoskeletal trauma. In: ACS Committee on Trauma. *Advanced Trauma Life Support*. 10th ed. ACS; 2018:148-167.

Ashkenazi I, Isakovich B, Kluger Y, et al. Prehospital management of earthquake casualties buried under rubble. *Prehosp Disast Med*. 2005;20(2):122-133.

Coppola PT, Coppola M. Emergency department evaluation and treatment of pelvic fractures. *Emerg Med Clin North Am*. 2003;18(1):1-27.

HABILIDADES ESPECÍFICAS

Tala com Tração para Fraturas do Fêmur

Princípio: Imobilizar as fraturas do fêmur para minimizar a hemorragia interna continuada na coxa.

Esse tipo de imobilização é usado para fraturas da diáfise do fêmur. A aplicação de tração e imobilização ajuda a reduzir o espasmo muscular e a dor; ao mesmo tempo, reduz o potencial de que as extremidades fraturadas do osso produzam dano adicional e sangramento aumentado. As talas com tração devem ser aplicadas apenas se a condição do paciente for estável e se o tempo permitir. As talas com tração não devem ser usadas se houver fratura associada de joelho ou tíbia. A tala com tração de Hare é mostrada com fins ilustrativos. Outras talas com tração, como a tala com tração de Sager, podem ser usadas de acordo com os protocolos e as políticas locais.

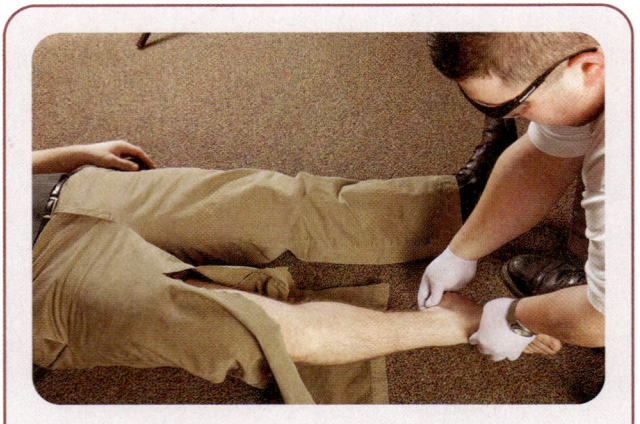

1 O profissional de atendimento pré-hospitalar expõe a perna e avalia o estado neurovascular do paciente antes e depois de qualquer manipulação. O profissional explica ao paciente o que vai acontecer e depois realiza a ação.

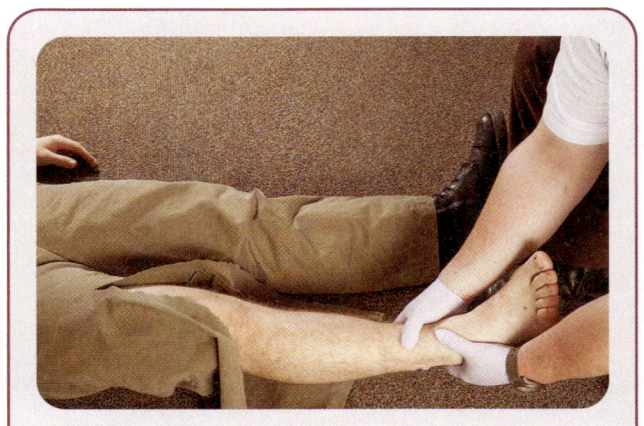

2 Se a extremidade fraturada apresentar deformidade marcada, o segundo profissional de atendimento pré-hospitalar segura o tornozelo e o pé, aplicando tração delicada para endireitar a fratura e restaurar o comprimento da perna do paciente.

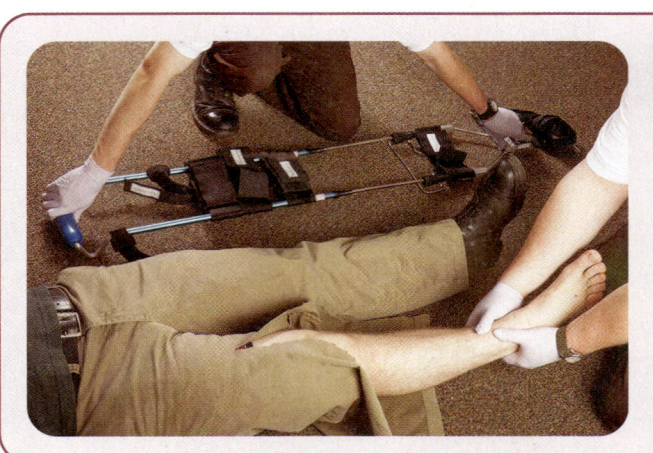

3 A tala é medida em comparação com a perna não lesada e é ajustada até o comprimento adequado (20 a 25 cm além do calcanhar daquela perna).

Tala com Tração para Fraturas do Fêmur *(continuação)*

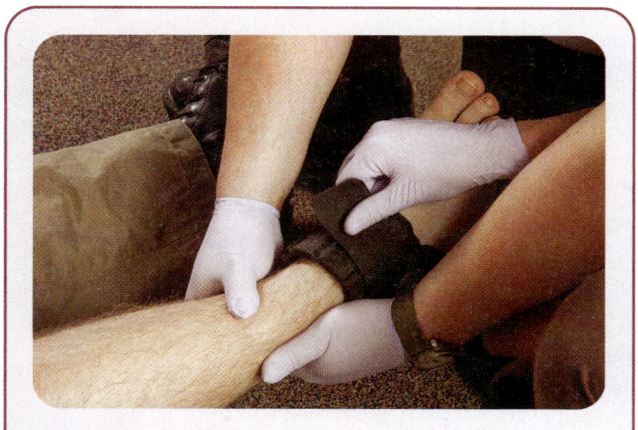

4 A tira do tornozelo é aplicada na perna lesada. A tira pode ser usada para manter a tração conforme a necessidade.

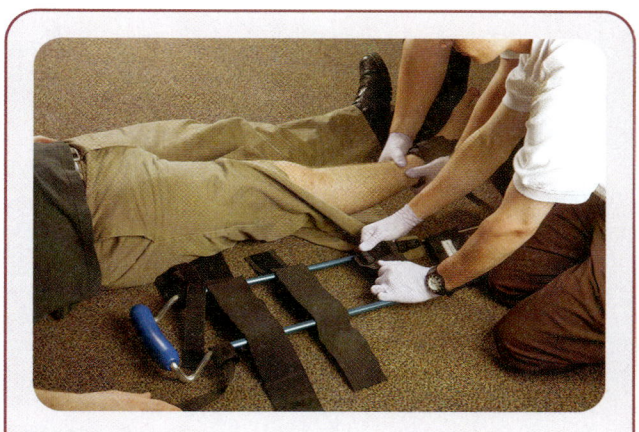

5 São abertos todos os velcros que fixam as tiras.

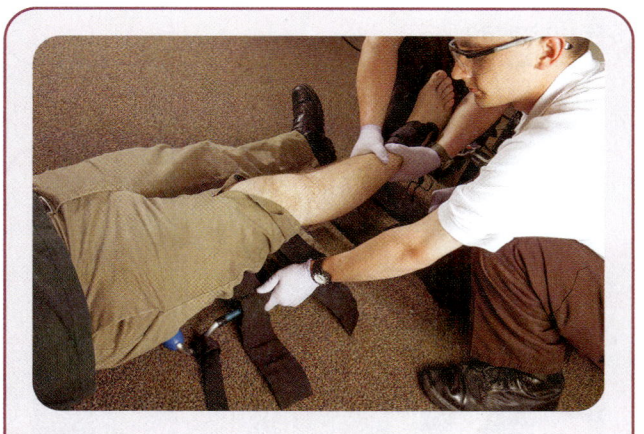

6 A perna do paciente é elevada, e a extremidade proximal da tala com tração é assentada na tuberosidade isquiática da pélvis.

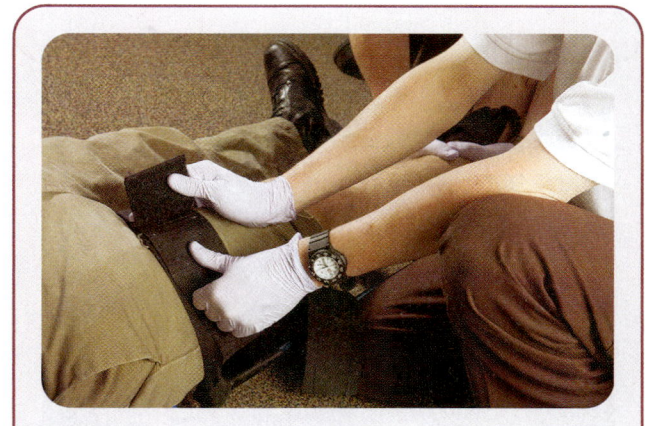

7 O profissional de atendimento pré-hospitalar aplica a tira proximal (púbica) ao redor da parte proximal da coxa para fixá-la no local.

(continua)

Tala com Tração para Fraturas do Fêmur (*continuação*)

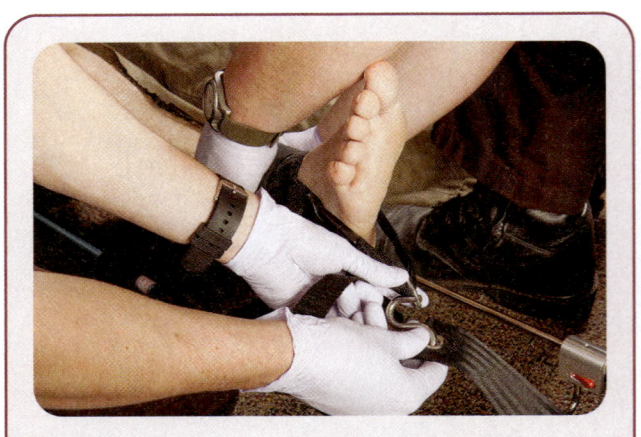

8 A tira do tornozelo é fixada ao engate da tração na extremidade distal da tala.

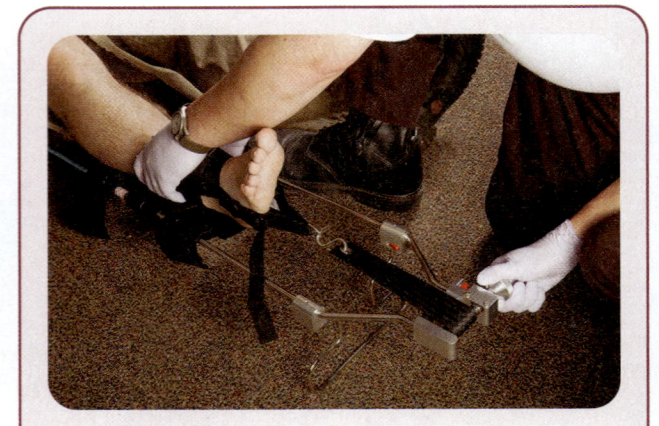

9 Enquanto mantém a tração manual, o profissional de atendimento pré-hospitalar lentamente gira o mecanismo de engate da tração para executar a função de tração. Quando a perna do paciente estiver com o mesmo comprimento da perna não lesada, o profissional para de girar o mecanismo de engate da tração.

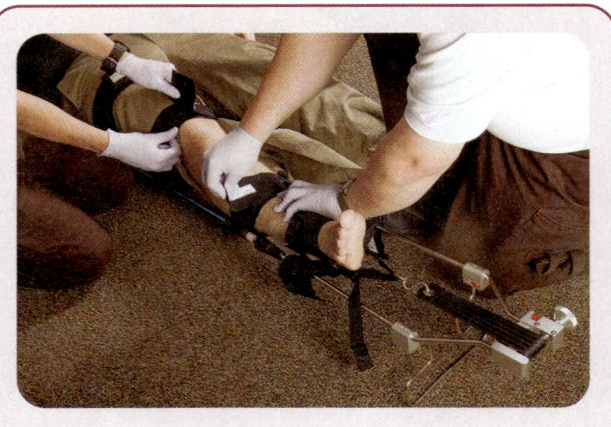

10 O profissional de atendimento pré-hospitalar aplica todas as tiras de velcro remanescentes para fixar a perna na tala com tração.

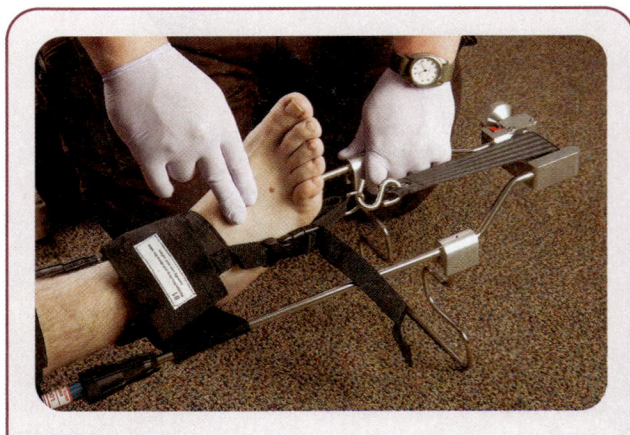

11 O profissional reavalia o estado neurovascular do paciente.

Colocação da Cinta Pélvica para Fraturas do Anel Pélvico

Princípio: Imobilizar as fraturas do anel pélvico para minimizar a hemorragia interna contínua da pélvis.

Esse tipo de imobilização é usado para fraturas do anel pélvico. A aplicação de uma cinta pélvica imobiliza a pélvis, o que pode melhorar a dor, e diminui o volume pélvico, o que pode ajudar a evitar danos adicionais e aumento do sangramento. As cintas pélvicas podem ser colocadas com segurança em qualquer paciente com suspeita de lesão instável do anel pélvico. Qualquer uma das várias cintas disponíveis no mercado ou um lençol bem posicionado com grampos pode ser usado de acordo com o protocolo e a política local.

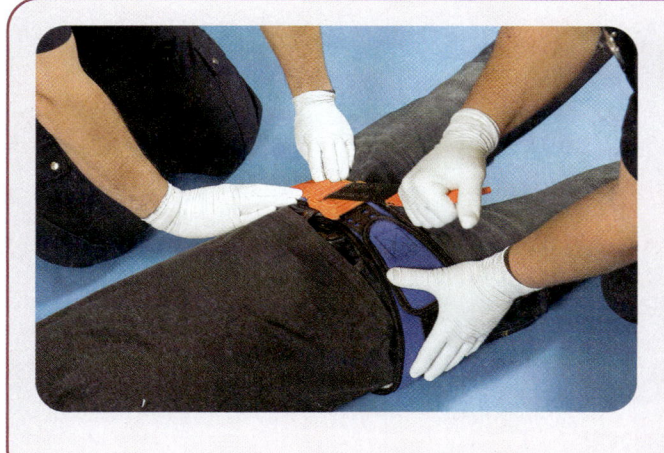

1 Avalie o estado neurovascular do paciente antes e depois da colocação. A cinta é colocada embaixo do paciente no nível dos trocânteres maiores usando uma técnica padrão de rolagem de tronco. Em seguida, a cinta é apertada e presa usando o mecanismo de aperto com velcro ou catraca, dependendo do modelo de cinta empregada. Reavalie a pressão arterial e o estado neurovascular distal após a aplicação do dispositivo. Certifique-se de que o dispositivo não esteja posicionado substancialmente acima do nível dos trocânteres maiores, pois isso poderia facilmente prejudicar a capacidade de expansão do tórax do paciente durante a inspiração.

CAPÍTULO 13

© Ralf Hiemisch/fstop/Getty Images

Lesões Térmicas

Editores-chefes:
Jennifer M. Gurney, MD, FACS
Spogmai Komak, MD
Brian H. Williams, MD, FACS

OBJETIVOS DO CAPÍTULO

Ao término deste capítulo, você será capaz de:

- Descrever a etiologia, a fisiopatologia, os efeitos sistêmicos e as consequências clínicas da lesão térmica.
- Descrever os desvios subjacentes de líquidos na lesão térmica.
- Definir o sistema de classificação moderno para a profundidade da queimadura.
- Explicar como o gelo pode aumentar a profundidade das queimaduras.
- Estimar (o tamanho) a extensão das queimaduras usando a regra dos noves.
- Calcular a reposição volêmica e entender suas diferentes fórmulas. (manter o inicial)
- Calcular a taxa inicial de reposição volêmica de um adulto usando a Regra dos Dez do Instituto de Pesquisa Cirúrgica do Exército dos EUA (USAISR).
- Descrever as necessidades adicionais de líquidos em pacientes pediátricos com queimaduras.

- Descrever os aspectos únicos de queimaduras pediátricas e abuso de crianças.
- Descrever os curativos apropriados para queimaduras no cuidado pré-hospitalar.
- Explicar as considerações especiais das lesões elétricas e as implicações da reanimação.
- Descrever as considerações especiais das queimaduras por radiação e químicas.
- Descrever as preocupações dos pacientes com queimaduras circunferenciais e o tratamento dessas lesões.Descrever os três elementos da inalação de fumaça.
- Descrever a abordagem pré-hospitalar e as prioridades de manejo em pacientes com queimaduras graves.
- Discutir os critérios para transferência de pacientes para unidades de queimados.

CENÁRIO

Você é chamado para prestar atendimento em um incêndio em uma estrutura residencial. Quando a sua unidade chega ao local, você encontra uma casa de dois andares completamente envolvida pelo fogo e com espessa fumaça preta saindo pelo teto e pelas janelas. Você é levado até uma vítima que está sendo atendida por socorristas. Eles contam que o paciente retornou à unidade em chamas para tentar resgatar o cachorro, tendo sido levado para fora inconsciente pelos bombeiros.

O paciente é um homem que parece ter 30 e poucos anos. A maior parte de suas roupas foi queimada. Ele apresenta queimaduras evidentes na face, e seu cabelo está chamuscado. Ele está inconsciente; está

(continua)

CENÁRIO (CONTINUAÇÃO)

respirando espontaneamente, mas com respirações ruidosas. Os socorristas colocaram o paciente para receber oxigênio em alto fluxo com máscara não reinalante. Ao exame físico, a via aérea se mantém pérvia com manobras manuais (anteriorização da mandíbula); ele respira com facilidade. As mangas de sua camisa foram queimadas. Seus braços apresentam queimaduras circunferenciais, mas o pulso radial é facilmente palpável. A frequência cardíaca é de 118 batimentos por minuto (bpm), a pressão arterial é de 148/94 milímetros de mercúrio (mmHg), a frequência ventilatória é de 22 respirações por minuto e a saturação de oxigênio (SpO_2) medida por oxímetro de pulso é de 92%. Ao exame físico, você determina que o paciente está queimado por toda a cabeça e apresenta bolhas na parte anterior do tórax e do abdome, junto com queimaduras de toda a espessura da pele por todo o braço e a mão dos lados direito e esquerdo.

- Qual é a extensão das queimaduras do paciente?
- Quais são as etapas iniciais para a abordagem do paciente?
- Como o profissional de atendimento pré-hospitalar pode reconhecer uma lesão por inalação?

INTRODUÇÃO

As lesões térmicas agudas continuam sendo um importante problema médico, ceifando cerca de 180 mil vidas no mundo todo anualmente.[1] Mais de 11 milhões de pessoas no mundo todo foram tratadas por queimaduras em 2020.[1] Mais de 95% das queimaduras fatais relacionadas a incêndios ocorrem em países de baixa e média renda, sendo as crianças e os idosos as populações mais vulneráveis com a mortalidade mais alta.[1] As queimaduras graves são lesões traumáticas sérias que exigem cuidados altamente especializados em todo o processo contínuo para obter bons resultados clínicos. O trauma por queimadura é importante pelo fato de estar associado a desfiguramentos e deformidades significativas e limitantes, além de cuidados prolongados na unidade de terapia intensiva (UTI), episódios repetidos de sepse e disfunção de múltiplos órgãos.

Etiologia da Lesão Térmica

A maioria das queimaduras resulta de lesão térmica devido a chamas (55%), seguida pela lesão por escaldamento (40%). O fogo é a causa mais comum de queimaduras em adultos, enquanto as queimaduras por escaldamento por líquidos quentes são a causa mais comum de queimaduras em crianças e idosos. Incêndios domiciliares estão relacionados com cerca de 4% das hospitalizações por queimaduras, mas têm taxa de mortalidade de 12% (em pacientes hospitalizados por incêndios domiciliares); essa taxa é muito maior do que os 3% da taxa de mortalidade para pacientes com queimaduras por outras causas, estando presumivelmente associada com a lesão por inalação.[2] A causa do aumento do risco de mortes por incêndios e queimaduras em populações de baixa renda é multifatorial e inclui morar em prédios mais velhos que não foram construídos conforme os códigos atualizados de segurança contra incêndios, condições de vida com aglomerações e ausência de detectores de fumaça.

Os idosos e os mais jovens são as populações mais suscetíveis a lesões térmicas. As queimaduras por escaldamento são as queimaduras mais comuns em crianças com idade entre 1 e 5 anos. O abuso infantil é responsável por uma grande proporção de queimaduras por escaldamento de imersão.[3] As lesões térmicas intencionais podem, em geral, ser diferenciadas das queimaduras acidentais com base no padrão e na localização da queimadura. As queimaduras não acidentais costumam ter margens bem-definidas conforme se encontra na distribuição em meia ou luva, enquanto o pé ou mão da criança é mantido em água escaldante. As queimaduras acidentais, como as causadas por uma criança que derrama um líquido quente, mais comumente ocorrem na cabeça, no tronco e na superfície palmar das mãos e dos pés. Outras causas de lesões térmicas incluem temperaturas frias, eletricidade, agentes químicos e radiação.

Fisiopatologia da Lesão Térmica

A pele é um condutor relativamente ruim para o calor; assim, ela fornece uma extensa barreira de proteção. A transferência de calor dentro da pele é determinada pela condutividade térmica do material aquecido, pela área pela qual o calor é transferido e pela temperatura do objeto. A transferência aguda de calor para a pele resulta em lesão térmica com (desregulação) perda rápida da função de barreira da pele, prejudicando a regulação da temperatura, a proteção contra infecções e a manutenção da homeostase de líquidos. A lesão térmica causa uma forma distributiva de choque decorrente de uma alteração na circulação sistêmica. A lesão térmica é complexa e multifatorial, mas à perda da integridade da parede vascular, com resultante perda de proteína no interstício, faz parte da fisiopatologia que resulta nas formas de choque hipovolêmico e distributivo. A translocação de líquido para o espaço intersticial aumenta devido ao aumento da permeabilidade capilar e devido ao desequilíbrio entre forças hidrostáticas e oncóticas, causando rápido desvio de líquidos a partir do compartimento intravascular. No caso de grandes queimaduras, a drástica perda de líquidos, eletrólitos e proteínas resulta em perda do volume plasmático circulante efetivo, formação de edema importante, redução da perfusão de órgãos-alvo e depressão da função cardiovascular.[4]

Desvio de Líquidos na Lesão Térmica

A lesão térmica se caracteriza pela ruptura do sistema tegumentar com alterações fisiológicas sistemáticas impressionantes. A lesão térmica leva à ruptura da homeostase secundária a respostas inflamatórias locais e sistêmicas que culminam no "choque térmico", uma combinação única de fisiologias de choque distributivo e hipovolêmico caracterizada pela depleção do volume intravascular, baixa pressão de oclusão da artéria pulmonar, aumento da resistência vascular sistêmica e contratilidade miocárdica deprimida. A lesão térmica direta causa alterações na circulação microvascular manifestadas por hiperemia local, edema e vazamento capilar resultante. O edema ocorre devido aos efeitos sobre o endotélio e a permeabilidade vascular, que é influenciado por vários mediadores e citocinas (histamina, bradicinina e interleucinas); acredita-se que eles desencadeiem a fase inicial de formação de edema (12 a 24 horas) após a queimadura. Essa formação de edema pode ser profunda e contribui ao choque térmico.

A administração de líquidos é a pedra angular da reanimação eficaz, com o objetivo de restaurar o volume intravascular e a perfusão. O tipo, a quantidade, a duração e os pontos finais da reanimação do choque da queimadura foram debatidos no último século; entretanto, sem reposição volêmica, as feridas de grandes queimaduras são uniformemente fatais. Antes da década de 1950, o choque hipovolêmico ou a insuficiência renal induzida por choque era a principal causa de morte após uma lesão térmica.[5] A reposição volêmica direcionada deve começar no ambiente pré-hospitalar. O excesso de reposição também está associado à morbidade, portanto, compreender a oportunidade e a taxa de reposição volêmica pré-hospitalar é um fator importante no gerenciamento geral da reanimação durante as primeiras 24 horas após uma lesão térmica. O objetivo da reposição volêmica nas lesões térmicas é a restauração do volume intravascular e o suporte do paciente ao longo deixar essa parteda hipovolemia grave pós-queimadura.

Podem ser usadas várias fórmulas de reposição, com variabilidade na composição do líquido de reanimação. Há consenso para a administração da menor quantidade de líquido necessária para manter a perfusão adequada de órgãos-alvo e para a importância fundamental da reposição da perda extracelular de sal no tecido queimado.[6-8]

Efeitos Sistêmicos da Lesão Térmica

A lesão térmica resulta em uma drástica resposta hipermetabólica desencadeada por aumento em muitas vezes nos níveis circulantes de catecolaminas após a lesão. Queimaduras de mais de 30% da área de superfície corporal (ASC) se caracterizam por liberação massiva de citocinas e mediadores inflamatórios na circulação sistêmica.

A resposta cardiovascular inicial à queimadura é a redução no débito cardíaco acompanhada por elevação na resistência vascular periférica. Essa resposta é vista imediatamente após a lesão térmica, sendo secundária à depleção de volume intravascular pelo movimento de líquidos para dentro do interstício. Após o início da reanimação líquida e da reposição de volume plasmático, o débito cardíaco aumenta, superando o débito cardíaco normal devido a um estado hiperdinâmico desencadeado por uma resposta hipermetabólica atenuada.

A liberação de catecolaminas, vasopressina e angiotensina causa vasoconstrição periférica e esplâncnica, o que pode afetar a função de órgãos-alvo. A taxa de filtração glomerular e o fluxo sanguíneo renal são reduzidos inicialmente devido à diminuição no volume intravascular. Além disso, há redução do fluxo sanguíneo mesentérico, diminuição da integridade da mucosa intestinal e vazamento capilar tegumentar após a lesão térmica. Isso causa disfunção gastrintestinal (GI) e translocação de bactérias para dentro da circulação portal.

A função pulmonar também é alterada na lesão térmica, como ocorre em outras formas de lesão traumática. Há aumento na frequência respiratória e no volume corrente após a reanimação resultando em aumento da ventilação-minuto. As citocinas circulantes causam aumento da resistência vascular pulmonar, o que resulta em redução da pressão hidrostática capilar pulmonar e pode contribuir para a disfunção pulmonar durante a fase de reanimação inicial da lesão.

Anatomia da Pele

A pele é o maior órgão do corpo humano. Ela serve a múltiplas funções complexas, incluindo proteção em relação ao ambiente externo, regulação de líquidos, termorregulação, sensibilidade e adaptação metabólica (**Figura 13-1**). A pele recobre cerca de 1,5 a 2,0 metros quadrados no adulto médio. Ela é formada por duas camadas: a **epiderme** e a **derme**. A epiderme mais externa tem cerca de 0,05 milímetro (mm) de espessura em áreas como as pálpebras, podendo ter até 1 mm na planta dos pés. A epiderme deriva da ectoderme e é capaz de apresentar cicatrização regenerativa. A epiderme está conectada à derme por meio da zona da membrana basal, a qual contém projeções epidérmicas (cristas papilares) que estão interdigitadas com projeções dérmicas (papilas).

A camada dérmica da pele deriva da mesoderme e está dividida em derme papilar e derme reticular. A derme papilar é extremamente bioativa, sendo a razão pela qual as queimaduras superficiais de espessura parcial geralmente cicatrizam mais rapidamente do que as queimaduras mais profundas de espessura parcial (pois o componente papilar é perdido nas queimaduras mais profundas).

A derme mais profunda é, em média, 10 vezes mais espessa do que a epiderme. A camada subcutânea, ou *hipoderme trocar por tecilo subcutâneo*, é formada por tecido adiposo (gordura) e tecido conectivo, o que ajuda a manter as camadas mais externas da pele aderidas às estruturas subjacentes. A camada subcutânea também contém alguns dos nervos e vasos sanguíneos maiores.

A pele dos homens é mais espessa do que a pele das mulheres, e a pele de crianças e idosos é mais fina do que a pele do adulto médio. Esses fatos explicam o motivo pelo qual uma pessoa pode sofrer queimaduras de profundidades variáveis pela exposição a um único agente queimante, uma criança pode experimentar uma queimadura profunda enquanto um adulto com a mesma exposição apresenta apenas uma lesão superficial ou uma pessoa idosa sofrerá uma queimadura mais profunda do que um adulto mais jovem.

Características das Queimaduras

A lesão térmica é causada por calor aplicado com resultante dano à pele, ao tecido subcutâneo, à gordura, ao músculo e, até mesmo, ao osso. As alterações em nível celular após a lesão térmica aguda causam desnaturação das proteínas e perda da integridade da membrana plasmática. A temperatura e a duração do contato são determinantes importantes da profundidade da queimadura.

A lesão térmica aguda causa necrose tecidual no centro da lesão com dano progressivamente menor em direção à periferia. A profundidade da lesão pelo calor depende do grau de exposição ao calor e da profundidade da penetração do calor.

A lesão da pele pode ocorrer em duas fases: imediata e tardia. A lesão imediata ocorre por exposição térmica aguda, resultando em perda imediata da integridade da membrana plasmática e desnaturação proteica. A lesão tardia resulta de reanimação inadequada, desidratação, edema e infecção da ferida. A pele é capaz de tolerar temperaturas de 40 °C por breves períodos. Porém, quando as temperaturas excedem esse ponto, há aumento *logarítmico* na magnitude da destruição tecidual.[9]

Uma queimadura da espessura completa tem três zonas de lesão tecidual que essencialmente formam círculos (**Figura 13-2**).[10] A zona central é conhecida como **zona de coagulação** e é a região com maior destruição tecidual. O tecido nessa zona é *necrótico* (morto) e não é capaz de ser reparado.

Adjacente à zona de necrose está uma região de menor lesão. Essa zona, chamada de **zona de estase**, caracteriza-se pela presença de células viáveis e não viáveis. Essa zona costuma ter fluxo sanguíneo tênue imediatamente após a lesão com vasoconstrição capilar e isquemia associadas. O cuidado oportuno e apropriado da queimadura, incluindo a reposição volêmica sistêmica e a prevenção da vasoconstrição, é fundamental na prevenção de necrose nessa zona de lesão. O cuidado local da ferida, incluindo curativos não secantes, antimicrobianos tópicos e monitoramento frequente da ferida quanto

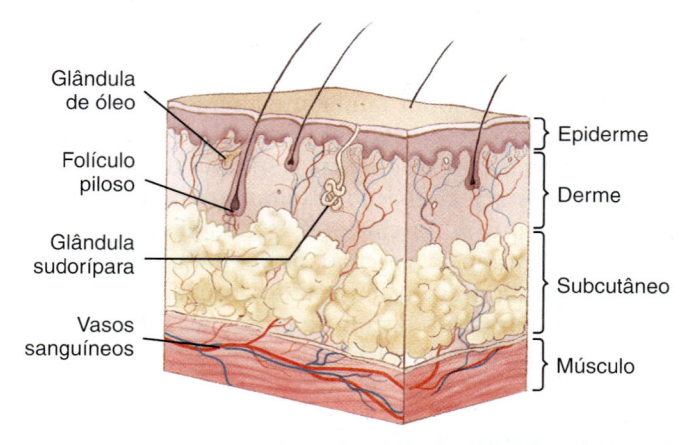

Glândula de óleo
Folículo piloso
Glândula sudorípara
Vasos sanguíneos

Epiderme
Derme
Subcutâneo
Músculo

Figura 13-1 Pele normal. A pele é composta por duas camadas: epiderme e derme. A camada subcutânea e o músculo associado se localizam abaixo da pele. Algumas camadas contêm estruturas como glândulas, folículos pilosos, vasos sanguíneos e nervos. Todas essas estruturas estão inter-relacionadas na manutenção, na perda e no ganho de temperatura corporal.

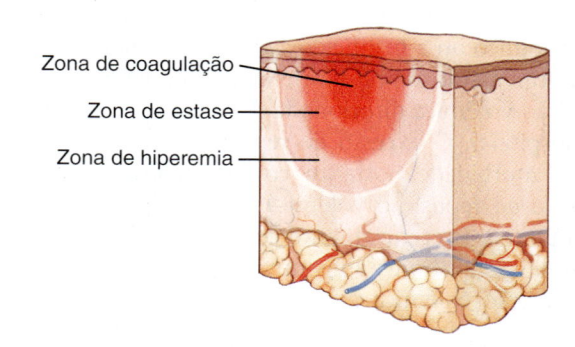

Zona de coagulação
Zona de estase
Zona de hiperemia

Figura 13-2 Três zonas de lesão térmica.

à presença de infecção, pode garantir que as células lesadas não progridam para necrose tecidual. A falha na reanimação apropriada do paciente resulta na morte das células no tecido lesado e em necrose tecidual.

Um erro comum que resulta em dano à zona de estase é a aplicação de gelo por uma testemunha ou profissional de atendimento pré-hospitalar. Embora seja fundamental interromper o processo de queimadura, o gelo aplicado à pele resultará em vasoconstrição, impedindo o restabelecimento do fluxo de sangue que é criticamente necessário para o tecido lesado. A aplicação de gelo em uma queimadura resultará na redução da dor, mas à custa da destruição adicional de tecidos. Para queimaduras pequenas, isso não é significativo; no entanto, para queimaduras maiores, o gelo não deve ser aplicado, por motivos de tecido local e também para evitar hipotermia. A analgesia deve ser fornecida com medicamentos orais ou parenterais (todas as outras vias).

A zona mais externa da lesão é conhecida como **zona de hiperemia**. Essa zona tem mínima lesão celular e se caracteriza por aumento do fluxo sanguíneo secundário a uma reação inflamatória iniciada pela lesão da queimadura. A zona de hiperemia se caracteriza por células viáveis e geralmente se recupera a menos que haja lesões adicionais por hipoperfusão ou infecção da ferida. Um dos objetivos da reanimação de queimados é preservar essa área para diminuir a quantidade de cirurgias e enxertos de pele que o paciente precisará fazer

Profundidade da Queimadura

A estimativa da profundidade da queimadura pode ser surpreendentemente difícil, mesmo para os profissionais de atendimento pré-hospitalar mais experientes. Muitas vezes, uma queimadura que parece ter **espessura parcial** pode evoluir para **espessura completa**. Por outro lado, em outros casos, a superfície de uma queimadura pode parecer de espessura parcial em um primeiro momento, mas depois, após o **desbridamento** no hospital, há separação da epiderme superficial, revelando uma **escara** branca de queimadura com espessura completa sobre ela. No ambiente pré-hospitalar, a estimativa da profundidade da queimadura, com exceção de lesões claras de espessura completa, é ainda mais desafiadora porque a ferida pode evoluir com as necessidades de reanimação do paciente. Geralmente, é melhor simplesmente dizer aos pacientes que a lesão é superficial ou profunda e que há necessidade de avaliação adicional para determinar a real profundidade da queimadura. Além disso, um profissional de saúde manter o socorrista aqui não devem tentar estimar a profundidade da queimadura até que tenham sido feitas tentativas de inicialmente de avaliar e desbridar a ferida no hospital.

Queimaduras Superficiais

As **queimaduras superficiais** envolvem apenas a epiderme e se caracterizam por serem vermelhas e dolorosas

(**Figura 13-3**). Essas queimaduras se estendem até a derme papilar e caracteristicamente não formam bolhas. Essas feridas ficam brancas à compressão, e o fluxo sanguíneo para essa área está aumentado em comparação com a pele normal adjacente. As feridas dérmicas superficiais geralmente cicatrizam dentro de 2 a 3 semanas sem formação de cicatrizes. Essas feridas não necessitam de excisão cirúrgica nem enxerto. As queimaduras dessa profundidade não são incluídas no cálculo da ASC queimada nem são usadas para a administração de fluidos.

Queimaduras de Espessura Parcial

As queimaduras de espessura parcial, anteriormente chamadas de *queimaduras de segundo grau*, são as que envolvem a epiderme e porções variadas da derme subjacente (**Figura 13-4**). Elas também podem ser classificadas como *superficiais* ou *profundas*. As queimaduras de espessura parcial aparecerão como bolhas (**Quadro 13-1**) ou como **áreas cruentas** com uma base de aspecto brilhante ou úmido. As queimaduras dérmicas superficiais se estendem até a derme papilar. Essas feridas ficam brancas à compressão, e o fluxo sanguíneo para a derme está aumentado em relação ao da pele normal devido à vasodilatação. Essas feridas são dolorosas. Como há remanescentes da derme que sobrevivem, essas queimaduras

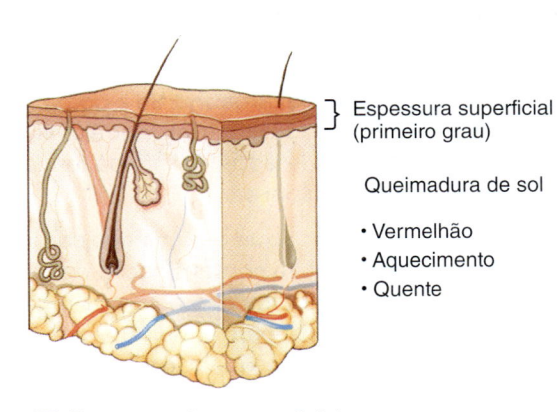

Figura 13-3 Queimadura superficial.
© National Association of Emergency Medical Technicians (NAEMT)

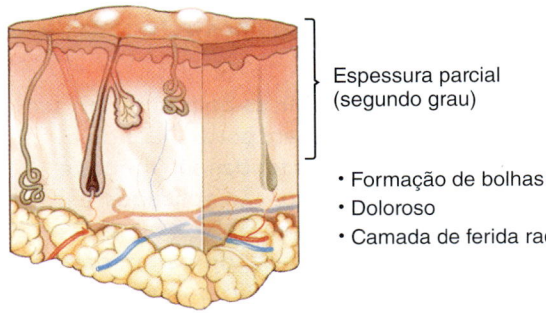

Figura 13-4 Queimadura de espessura parcial.
© National Association of Emergency Medical Technicians (NAEMT)

ocasionalmente podem cicatrizar, mas isso geralmente demora cerca de 3 semanas para acontecer. Uma queimadura profunda de espessura parcial envolve a destruição da maior parte da camada dérmica, com poucas células epidérmicas viáveis. Não costuma haver formação de bolhas, pois o tecido não viável é espesso e fica aderido à derme viável subjacente (escara). O fluxo sanguíneo fica comprometido e costuma ser difícil diferenciar entre uma queimadura de espessura parcial profunda e uma queimadura de espessura completa; porém, a presença de sensibilidade ao toque indica que a queimadura é uma lesão de espessura parcial profunda. As feridas de espessura parcial profunda que não tenham cicatrizado em 3 semanas devem ser submetidas a excisão e enxerto.

Nas queimaduras de espessura parcial, a zona de necrose envolve toda a epiderme e profundidades variáveis da derme superficial. Se o cuidado não for adequado, a zona de estase pode progredir para necrose, aumentando o tamanho das lesões e, resultando potencialmente em conversão para lesões de espessura completa e levando a uma área maior que requer excisão e enxerto. Uma queimadura de espessura parcial superficial cicatrizará com o cuidado vigilante da ferida. As queimaduras de espessura parcial profundas em geral podem necessitar de cirurgia, dependendo de sua localização, tamanho e fatores do paciente; o enxerto de pele pode minimizar a cicatrização e limitar as deformidades funcionais, principalmente em áreas como as mãos.

Queimaduras de Espessura Completa

Queimaduras de espessura completa são profundas no tecido e resultam em destruição completa da epiderme e da derme, não deixando células epidérmicas residuais para repovoar a ferida. Elas podem resultar do contato prolongado com chamas, líquidos ou elementos químicos. As queimaduras de espessura completa podem ter várias aparências (**Figura 13-5**). É mais comum que essas feridas apareçam como queimaduras espessas, secas, brancas e coriáceas, independentemente da etnia ou da cor da pele do paciente (**Figura 13-6**). Essa pele danificada espessa e coriácea é chamada de *escara*. Nos casos graves, a pele terá aspecto carbonizado com *trombose* (coagulação) visível dos vasos sanguíneos (**Figura 13-7**). A escara de queimadura de espessura total é insensível e parece seca, espessa e coriácea.

Embora as áreas de queimaduras de espessura completa sejam insensíveis, elas são geralmente cercadas por áreas de queimaduras de espessura parcial. Além disso, pode ser difícil distinguir (antes de dar banho no paciente e limpar as feridas) entre feridas profundas de espessura parcial e feridas de espessura completa. Qualquer ferida que não seja de espessura completa causará dor significativa ao paciente. Além disso, como as queimaduras de espessura completa perdem a flexibilidade do tecido, os pacientes podem sentir esse efeito constritivo, especialmente se as escaras (feridas de queimadura de espessura completa) forem circunferenciais. As queimaduras circunferenciais de espessura completa ao redor do tórax

---

Quadro 13-1 Bolhas

Muito se discute sobre as bolhas, incluindo se é adequado abrir e desbridar as bolhas, e qual a melhor abordagem para as bolhas associadas com queimaduras de espessura parcial. Uma bolha ocorre quando a epiderme se separa da derme subjacente e o fluido que extravasa de vasos próximos preenche o espaço entre as camadas. A presença de proteínas *osmoticamente ativas* no fluido da bolha atrai mais líquido para o interior da bolha, fazendo ela continuar aumentando de tamanho. Se a bolha continua a aumentar de tamanho, ela pode criar pressão sobre os tecidos lesados no leito da ferida, aumentando a dor do paciente.

Muitas pessoas acreditam que a bolha age como um curativo estéril e evita a contaminação da ferida. Porém, a pele da bolha não é normal e frequentemente é violada, permitindo que as bactérias entrem no espaço; quando isso acontece, a bolha não serve como barreira de proteção. Além disso, a manutenção da bolha intacta impede a aplicação de antibióticos tópicos diretamente sobre a lesão. Por essas razões, a maioria dos especialistas em queimaduras fazem a abertura e o desbridamento das bolhas após a chegada do paciente no hospital.[11]

No ambiente pré-hospitalar, as bolhas devem ser deixadas intactas para o transporte. Quando as bolhas são desbridadas, as feridas são limpas e os curativos antimicrobianos são aplicados; isso não pode ser feito bem no campo ou durante o transporte. As bolhas que já se romperam devem ser cobertas com um curativo limpo e seco.

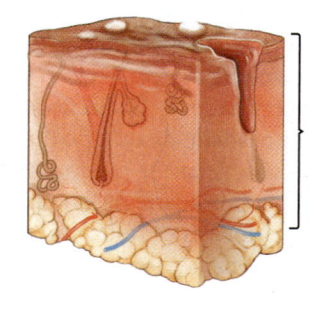

Espessura total (terceiro grau)
- Coriáceo
- Branco a carbonizado
- Tecido morto
- As vítimas sentirão dor nas áreas queimadas adjacentes à queimadura de espessura total.

Figura 13-5 Queimadura de espessura completa.

podem ser fatais porque impedem a movimentação e a ventilação do tórax. Da mesma forma, as queimaduras de espessura completa em uma extremidade podem causar edema e síndrome compartimental. As extremidades com ferimentos de espessura completa devem ser elevadas o máximo possível durante o transporte para evitar edema adicional. As queimaduras de espessura completa podem ser incapacitantes e ameaçar a vida; os pacientes com queimaduras de espessura completa devem ser tratados em um centro de queimados. Há necessidade de imediata excisão cirúrgica e reabilitação intensiva em um centro especializado.

Queimaduras Subdérmicas

As **queimaduras subdérmicas** (anteriormente chamadas queimaduras de quarto grau) são as que queimam não apenas todas as camadas da pele, mas também queimam a gordura subjacente, os músculos, os ossos ou os órgãos internos (**Figura 13-8** e **Figura 13-9**). Essas queimaduras são, na verdade, queimaduras de espessura completa que

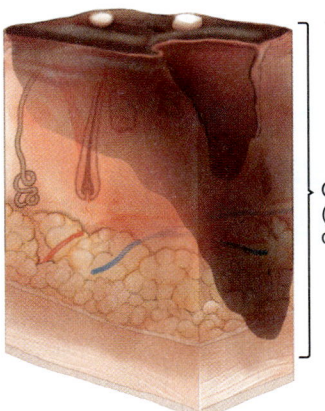

Quarto grau (espessura total com dano profundo ao tecido)

Figura 13-8 Queimadura subdérmica.
© National Association of Emergency Medical Technicians (NAEMT)

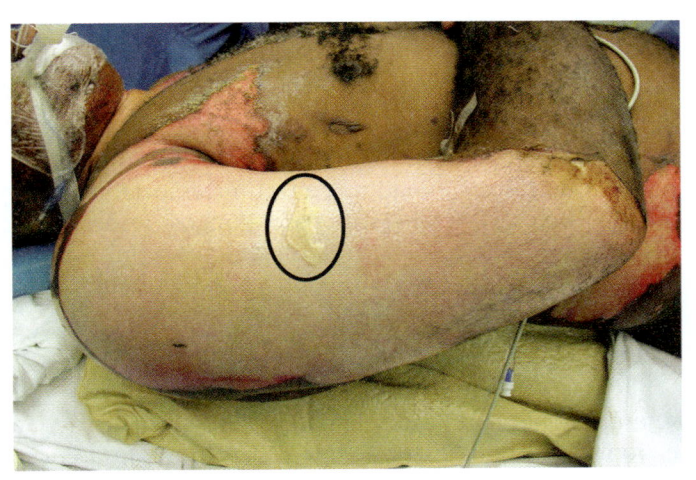

Figura 13-6 Este paciente sofreu queimaduras de espessura parcial e uma queimadura de espessura completa, caracterizada pelo aspecto branco e coriáceo.
Cortesia do Dr. Jeffrey Guy.

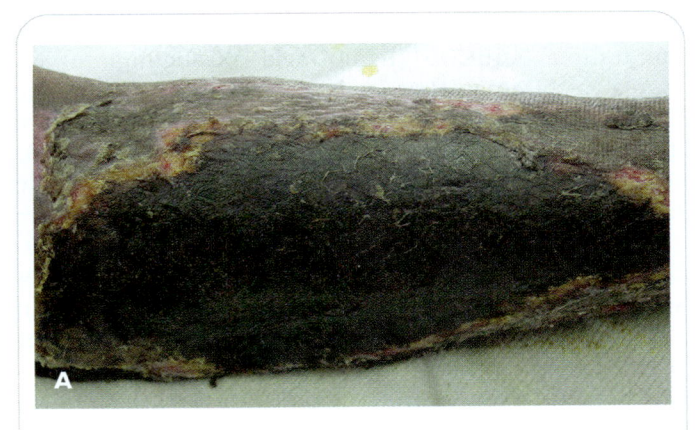

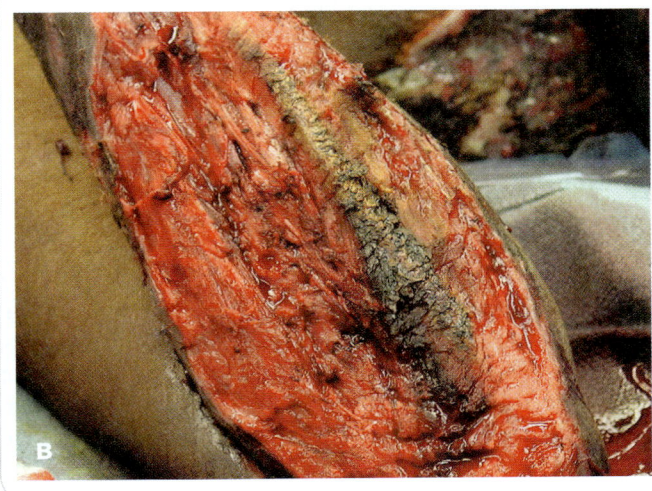

Figura 13-9 Queimaduras subdérmicas são queimaduras de espessura completa com dano a tecidos profundos. **A.** Pele. **B.** Gordura subcutânea, músculo e osso.
Cortesia do Dr. Jeffrey Guy.

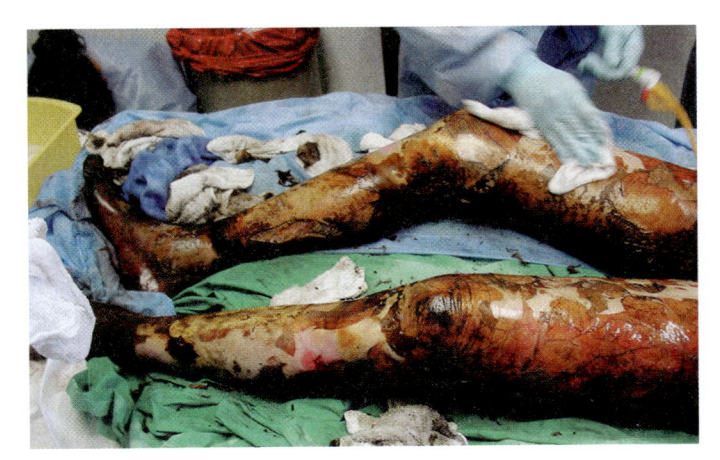

Figura 13-7 Exemplo de queimadura de espessura completa profunda com carbonização da pele e visível trombose de vasos sanguíneos.
Cortesia do Dr. Jeffrey Guy.

também resultam em dano a tecidos profundos. Essas queimaduras podem ser extremamente incapacitantes e desfigurantes como resultado do dano à pele e aos tecidos e estruturas subjacentes. O desbridamento significativo de tecidos mortos e **desvitalizados** pode resultar em extensos defeitos de tecidos moles.

Avaliação das Queimaduras

Avaliação Primária e Reanimação

O objetivo da avaliação primária é avaliar e tratar, de maneira sistemática, os distúrbios potencialmente fatais em ordem de importância para a preservação da vida. O algoritmo de avaliação primária deve ser lembrado de forma aguda em pacientes com queimaduras, dada a natureza de distração das lesões por queimaduras graves. Depois de interromper o processo de queimadura e garantir que a cena seja segura, o algoritmo de abordagem começa com a avaliação da hemorragia. O método de cuidados em trauma XABCDE (hemorragia e**X**sanguinante, via **A**érea, respiração [*Breathing*], **C**irculação, incapacidade [*Disability*] e **E**xposição/ambiente [*environment*]) se aplica ao manejo dos pacientes com queimadura, embora esses pacientes apresentem dificuldades únicas ao longo de cada etapa da avaliação e da reanimação.

As queimaduras maiores podem apresentar alta morbidade e, embora a capacidade de sobrevivência e os resultados dependam da ASC queimada, a queimadura em si raramente é a lesão que representa uma ameaça imediata à vida. O aspecto geral das queimaduras pode ser impressionante e seu cheiro forte pode ser perturbador; isso não deve desviar a atenção da abordagem pré-hospitalar. O profissional de atendimento pré-hospitalar especializado estará consciente de que o paciente pode também ter sofrido trauma mecânico além da queimadura e ter lesões internas menos aparentes e que impõem uma ameaça mais imediata à vida.

Controle de Hemorragia Externa Grave

Os pacientes com queimaduras são pacientes de trauma! Dada a natureza distrativa das lesões por queimaduras, esse fato básico não pode ser esquecido. Mesmo nos centros de trauma e de queimados, os profissionais podem se distrair com as lesões por queimaduras e deixar de seguir os algoritmos de abordagem do atendimento ao trauma (**Quadro 13-2**). As queimaduras são lesões evidentes e, algumas vezes, intimidadoras, mas é vital a avaliação de outras lesões internas menos óbvias que possam representar risco de vida iminente. Por exemplo, ao tentar escapar das queimaduras, os pacientes

---

Quadro 13-2 Armadilhas de queimaduras pré-hospitalares

- Distrair-se com a lesão por queimadura e não reconhecer e tratar a hemorragia ou outras lesões com risco de vida
- Reanimação cristaloide excessivamente agressiva em pacientes com queimaduras e hemorragia
- Não reconhecer que a queimadura pode não ser a lesão com maior risco de vida
- Não excluir a possibilidade de hemorragia em pacientes queimados com hipotensão
- Não evitar a hipotermia
- Superestimar ou subestimar o tamanho da queimadura e reanimar demais ou de menos o paciente

© National Association of Emergency Medical Technicians (NAEMT)

---

podem pular de janelas de prédios, elementos da estrutura incendiada podem colapsar e cair sobre o paciente ou o paciente pode ficar preso nas ferragens incendiadas de um automóvel. Em todas essas situações, o paciente pode ter sofrido queimaduras e trauma associado, como fraturas pélvicas, fraturas de ossos longos, lesões cerebrais e lesões toracoabdominais. A ameaça imediata à vida que precisa ser excluída ou tratada é a hemorragia decorrente de uma lesão associada.

Via Aérea

A lesão térmica é um subgrupo de lesão traumática aguda e, como em todos os pacientes com trauma, a atenção às prioridades da abordagem da via aérea é fundamental (**Quadro 13-3**). A lesão térmica pela exposição aguda às chamas pode causar edema da via aérea acima do nível das pregas vocais que podem ocluir a via aérea. Assim, há necessidade de avaliação cuidadosa inicial e continuada. Os profissionais de atendimento pré-hospitalar que podem ter que se deslocar muito tempo com o paciente devem estar particularmente vigilantes em relação à avaliação da via aérea. A abordagem da via aérea em pacientes queimados é mais difícil quando há preocupação com lesão por fumaça ou quando a lesão térmica inicial é causada por fogo em espaço fechado. Mais de 30% dos pacientes com lesão térmica internados em centros de queimados nos Estados Unidos têm lesão concomitante por inalação de fumaça.[12] A agressão térmica direta na via aérea resulta na formação de edema que leva a edema progressivo da mucosa, o que pode aumentar a resistência ao fluxo de entrada de ar durante a inalação. Inicialmente, deve-se administrar oxigênio umidificado a 100% a todos os pacientes quando não houver sinais evidentes de sofrimento respiratório. O paciente deve ser inspecionado de forma abrangente, prestando-se atenção especial à presença de elevação do tórax com a respiração e a queimaduras circunferenciais do torso, o que pode restringir a expansão torácica adequada e a ventilação.

A intubação endotraqueal é necessária para os pacientes em sofrimento respiratório agudo, para os que têm aumento do esforço respiratório e para os que sofreram queimaduras na face ou no pescoço, o que pode resultar em edema e obstrução da via aérea. É imperativo prestar particular atenção à coluna cervical, especialmente em pacientes que sofreram lesão térmica por explosão ou acidente com desaceleração. Os sinais de obstrução iminente da via aérea são estridor, rouquidão grave e sialorreia. A lesão por inalação também pode resultar em fuligem na via aérea, portanto, um paciente que tosse uma grande quantidade de escarro preto/carbonáceo deve ser monitorado de perto quanto ao comprometimento da via aérea.

Se o paciente for intubado, devem ser tomadas precauções especiais na fixação do tubo endotraqueal (TET) para evitar o deslocamento inadvertido ou a extubação. Após queimaduras faciais, a pele da face geralmente apresentará descamação ou exsudação, dificultando o uso de fitas adesivas para a fixação do TET. O TET pode ser fixado com o uso de duas fitas umbilicais (**Figura 13-10A**) ou pedaços de tubos intravenosos (IV) enrolados ao redor do pescoço. Um pedaço deve ser passado sobre a orelha e o segundo, sob a orelha (**Figura 13-10B**). Tecidos comercialmente disponíveis e dispositivos de velcro também são adequados.

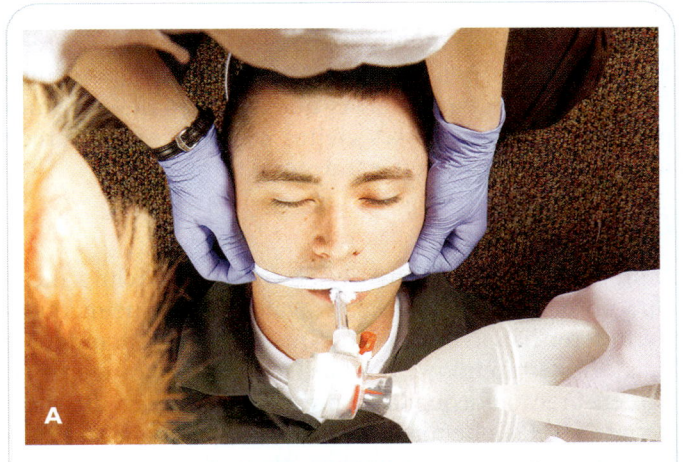
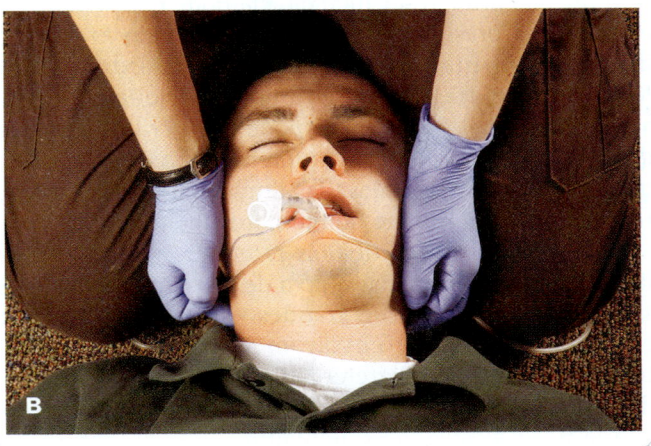

Figura 13-10 Os profissionais de atendimento pré-hospitalar podem usar fita umbilical ou tubos IV para fixar um tubo endotraqueal se o paciente apresentar queimaduras na face. **A.** Fita umbilical. **B.** Tubos IV.

© Jones & Bartlett Learning. Fotografias por Darren Stahlman.

Respiração

Como em qualquer paciente com trauma, a respiração pode ser adversamente afetada por problemas como fraturas costais, pneumotórax e outros ferimentos torácicos fechados ou abertos. No caso de queimadura circunferencial da parede torácica, há redução progressiva da expansão da parede torácica até o ponto em que isso inibe a capacidade do paciente de ventilar Nesse caso, devem ser realizadas escarotomias imediatas da parede torácica e o paciente deve ser levado ao hospital mais próximo com capacidade cirúrgica. Os sinais de que um paciente precisa de uma escarotomia são a dificuldade com a ventilação com bolsa ou o aumento dos alarmes de pressão ventilatória no ventilador. Se um pneumotórax já tiver sido excluído e o paciente tiver uma queimadura circunferencial de espessura completa na parede torácica, a escarotomia poderá ser necessária para ventilar o paciente. Uma **escarotomia** é um procedimento cirúrgico que envolve a realização de uma incisão através da escara endurecida da queimadura, permitindo que a parede do tórax se expanda e se mova conforme os movimentos respiratórios do paciente. As queimaduras de espessura parcial não causam esses efeitos constritivos na parede torácica e não requerem escarotomias.

Circulação

O processo de avaliar e manejar a circulação inclui a mensuração da pressão arterial, a avaliação de queimaduras circunferenciais (ver a seção "Queimaduras Circunferenciais", neste capítulo) e o estabelecimento de cateteres IV. A mensuração adequada da pressão arterial fica difícil ou impossível nas queimaduras de extremidades, e, no caso de a pressão arterial ser medida, ela pode não refletir corretamente a pressão arterial sistêmica devido às queimaduras de espessura completa e ao edema das extremidades. Mesmo que o paciente apresente pressão arterial adequada, a perfusão distal do membro pode estar criticamente reduzida devido às lesões circunferenciais. As extremidades queimadas devem ser elevadas durante o transporte para reduzir o grau de edema no membro afetado.

O estabelecimento de dois cateteres IV de grosso calibre capazes de instaurar a taxa de infusão rápida necessária para a reposição de grandes volumes é importante em queimaduras que envolvam mais de 20% da ASC total. Idealmente, os cateteres IV não devem ser colocados através ou adjacentes ao tecido queimado: porém, a colocação através da queimadura é adequada se não houver local alternativo disponível. Quando o cateter for colocado na queimadura ou perto dela, devem ser tomadas medidas especiais para garantir que o cateter não seja inadvertidamente deslocado. Curativos e fitas adesivas geralmente utilizados para a fixação de cateteres IV serão ineficazes quando aplicados sobre ou adjacentes ao tecido queimado. Os centros de queimados frequentemente suturam cateteres IV no lugar porque os adesivos não aderem bem aos pacientes com lesões por queimaduras. Os meios alternativos para a fixação dos acessos venosos incluem cobrir o local com ataduras Kerlix ou Coban. Em alguns pacientes, o profissional de atendimento pré-hospitalar pode não conseguir obter acesso IV. O acesso intraósseo (IO) é um método alternativo confiável para a administração de fluidos IV e de medicações.

Avaliação Neurológica

Uma fonte de incapacidade neurológica potencialmente fatal exclusiva das vítimas de queimaduras é o efeito de toxinas inaladas, como monóxido de carbono e cianeto de hidrogênio. Essas toxinas podem produzir asfixia (ver a seção "Lesões por Inalação de Fumaça").

Deve-se avaliar o paciente quanto à presença de déficits neurológicos e motores, como seria feito com qualquer outro paciente com trauma. É importante identificar

e imobilizar fraturas de ossos longos após a aplicação de uma proteção estéril ou curativo limpo se a extremidade estiver queimada. Deve-se estabelecer a restrição de movimento da coluna espinal se houver suspeita de potencial lesão espinal.

Exposição/Ambiente

A próxima prioridade é expor completamente o paciente. Todas as joias devem ser imediatamente removidas, pois o desenvolvimento gradual de edema nas áreas queimadas fará as joias atuarem como faixa de constrição e comprometerem a circulação distal. No caso de trauma mecânico, todas as roupas do paciente são removidas para identificar as lesões que possam estar ocultas pelas roupas. Em uma vítima de queimadura, a remoção das roupas pode potencialmente ter benefício terapêutico. As roupas e as joias podem reter calor residual, o que pode continuar causando lesão no paciente. Após queimaduras químicas, as roupas podem estar ensopadas pelo agente que causou a queimadura do paciente. Inclusive, o manuseio inadequado das roupas da vítima que podem estar saturadas com um material potencialmente perigoso pode resultar em lesão do paciente e do profissional de atendimento pré-hospitalar. Qualquer roupa com cheiro de produtos químicos deve ser manuseada com cuidado e os profissionais de atendimento pré-hospitalar devem usar equipamentos de proteção, inclusive proteção para os olhos.

O controle da temperatura do ambiente é fundamental no cuidado de pacientes com grandes queimaduras. Os pacientes com queimaduras de grandes áreas não conseguem manter seu próprio calor e são extremamente suscetíveis à hipotermia. A queimadura causa vasodilatação na pele, o que, por sua vez, permite maior perda de calor. Além disso, como as feridas de queimaduras abertas exsudam e vazam líquido, a evaporação exacerba ainda mais a perda de calor do corpo do paciente. Deve-se fazer todo o esforço para preservar a temperatura corporal do paciente. Aplicar várias camadas de cobertores sobre o lençol seco colocado sobre o paciente. Manter o compartimento de passageiro da ambulância ou aeronave de transporte aquecido, independentemente da época do ano. Como regra geral, se os profissionais de atendimento pré-hospitalar estiverem confortáveis, então a temperatura ambiente estará muito fria e o paciente corre o risco de hipotermia.

Avaliação Secundária

Após completar a avaliação primária, o próximo objetivo é completar a avaliação secundária, como em qualquer paciente com trauma. A avaliação secundária de um paciente com lesão térmica não é diferente da avaliação de qualquer outro paciente com trauma. O profissional de atendimento pré-hospitalar deve conduzir uma avaliação completa da cabeça aos pés. E, como mencionado, embora o aspecto das queimaduras pode ser impressionante, esses ferimentos não costumam ser imediatamente ameaçadores à vida. Deve ser realizada uma avaliação secundária abrangente, metódica e sistemática da mesma forma que seria feita em qualquer outro paciente com trauma. Deve-se tentar obter acesso IV, mas não deve haver atraso no transporte do paciente para uma instituição de emergência devido à incapacidade de estabelecer o acesso. Se o tempo de transporte até a instituição mais próxima for menor do que 60 minutos, então o transporte não deve ser atrasado devido ao acesso. Se o acesso IV for estabelecido, deve-se infundir solução de Ringer lactato em uma taxa que depende do tamanho da queimadura. A Regra dos Dez do Instituto de Pesquisa Cirúrgica do Exército dos EUA (USAISR) pode ser usada para essa taxa de fluido inicial (discutida posteriormente). Em geral, o tamanho da queimadura deve ser multiplicado por 10 para obter a taxa de fluido inicial; assim, em um adulto de peso médio, um paciente com 30% de ASC deve receber 300 mililitros/hora (mL/h), um paciente com 40% de ASC deve receber 400 mL/h e um paciente com 50% de ASC deve receber 500 mL/h. Crianças acima de 5 anos de idade devem receber de 100 a 250 ml/h, dependendo do tamanho da queimadura e do tamanho da criança.

Estimativa do Tamanho da Queimadura (Avaliação)

Uma avaliação cuidadosa dos ferimentos da queimadura é realizada após completar as avaliações primária e secundária. Os ferimentos são limpos e avaliados. A estimativa do tamanho da queimadura é necessária para a reanimação apropriada do paciente e para evitar as complicações associadas ao choque hipovolêmico pela lesão da queimadura. A determinação do tamanho da queimadura também é usada como ferramenta para estratificar quanto à gravidade da lesão e para realizar a triagem. O método mais amplamente aplicado é a regra dos noves, que aplica o princípio de que as principais regiões do corpo em adultos são consideradas como 9% da ASC total (**Figura 13-11**). O períneo, ou região genital, representa 1%.

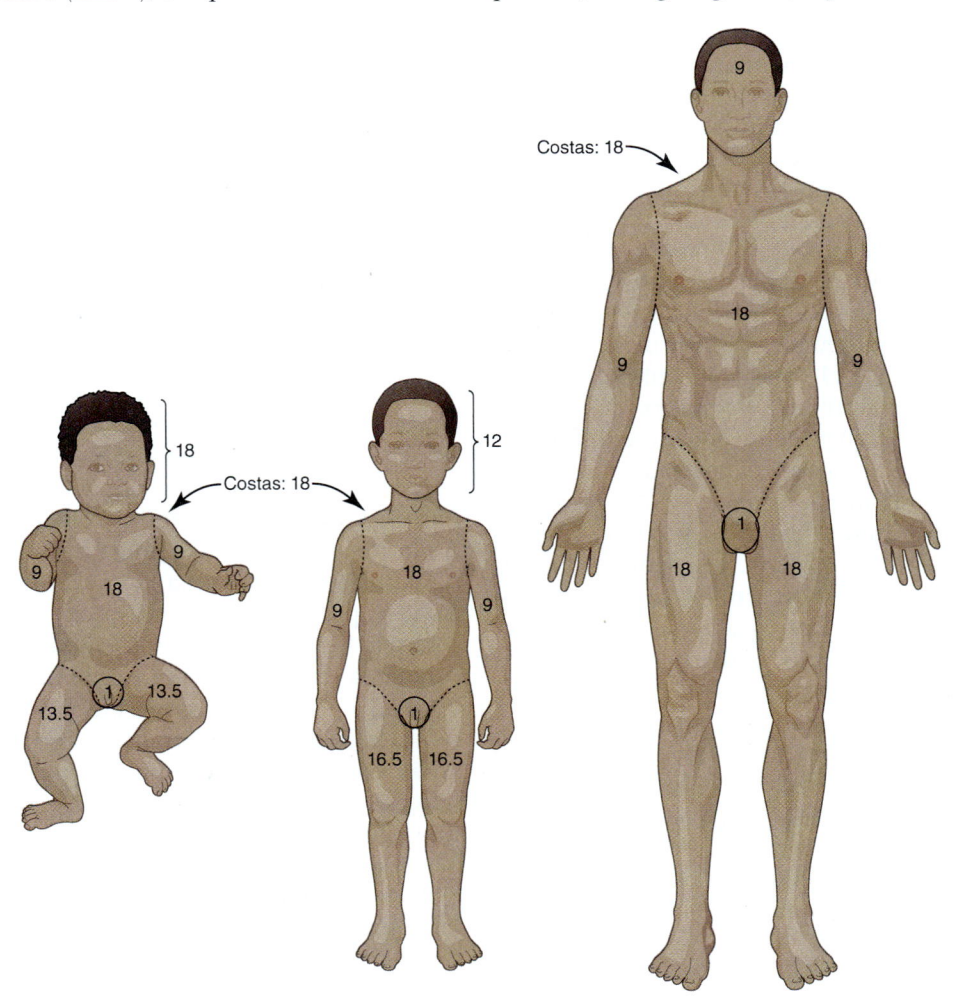

Figura 13-11 Regra dos noves.

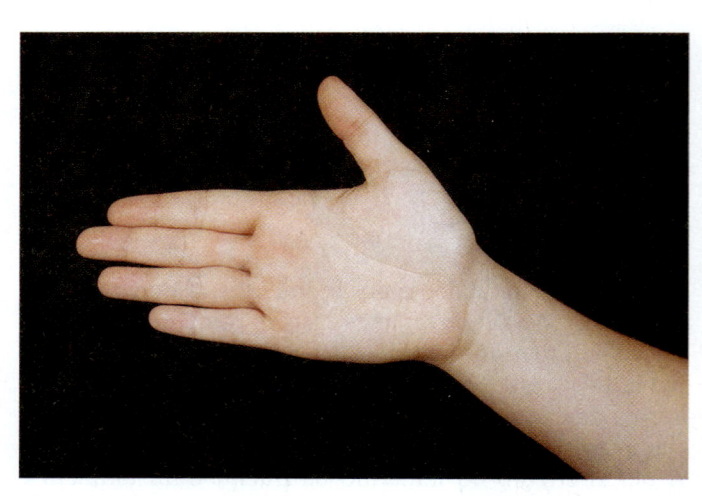

Figura 13-12 A regra das palmas utiliza a palma do paciente mais os dedos para estimar o tamanho de queimaduras menores.

© Jones & Bartlett Learning. Fotografia por Kimberly Potvin.

As queimaduras também podem ser avaliadas usando a regra das palmas (**Figura 13-12**). O uso da palma do paciente tem sido uma prática amplamente aceita e duradoura para a estimativa do tamanho de queimaduras menores. Porém, não há aceitação uniforme do que define a palma e quão grande ela é.[13] A área média da palma isoladamente (não incluindo os dedos estendidos) é de 0,5% da ASC em homens e de 0,4% nas mulheres. A inclusão do aspecto palmar de todos os cinco dedos estendidos junto com a palma aumenta a área para 0,8% da ASC em homens e para 0,7% da ASC nas mulheres.[13] Além das diferenças de sexo para o tamanho da palma, ele também varia conforme o peso do paciente. À medida que aumenta o índice de massa corporal (IMC) do paciente, a ASC total da pele aumenta, e a porcentagem de ASC da palma diminui.[14] Na maioria dos casos, a palma da mão e os dedos do paciente podem ser estimados em aproximadamente 1% da ASC do paciente.

A estimativa do tamanho da queimadura em crianças é diferente da de adultos devido ao aumento relativo da ASC total da cabeça. Além disso, a proporção da ASC total da cabeça e das extremidades inferiores de crianças difere com a idade. O *gráfico de Lund-Browder* é um diagrama que considera as alterações relacionadas à idade nas crianças. Usando esses gráficos, um profissional de atendimento pré-hospitalar mapeia a queimadura e determina o tamanho dela com base em uma tabela de referência que acompanha o gráfico (**Figura 13-13**). Esse método exige que se desenhe um mapa das queimaduras e depois se converta o mapa em uma área de superfície queimada calculada. A complexidade desse método dificulta seu uso em uma situação pré-hospitalar.

Curativos

Antes do transporte, os ferimentos devem receber curativos. O objetivo dos curativos é evitar a contaminação continuada e diminuir o fluxo de ar sobre as feridas, o que ajudará no controle da dor.

Os curativos na forma de toalha ou lençol estéreis e secos são suficientes antes de transportar o paciente. Então, várias camadas de cobertores são colocadas sobre os lençóis estéreis para ajudar a manter o calor corporal. Pomadas e cremes antibióticos estéreis não devem ser aplicados até que o paciente tenha sido avaliado pelo centro de queimados.

Transporte

Os pacientes com lesões múltiplas além das queimaduras devem primeiramente ser transportados para um centro de trauma, onde a hemorragia e outras lesões com ameaça imediata à vida podem ser identificadas e tratadas cirurgicamente, se necessário. Após a estabilização em um centro de trauma, o paciente com queimaduras é transportado para um centro de queimados para o cuidado definitivo das queimaduras e a reabilitação. Em áreas geográficas sem fácil acesso a um centro de tratamento para queimados, a direção médica local determinará o destino preferido desses casos.

Abordagem
Cuidados Iniciais

A etapa inicial no cuidado de um paciente com queimadura é a interrupção do processo de queimadura. O método mais efetivo e apropriado para terminar a queimadura é a irrigação com volumes copiosos de água em temperatura ambiente. A aplicação de gelo interromperá a queimadura e oferecerá analgesia, mas também estimulará a vasoconstrição local, o que pode aumentar a extensão do dano tecidual na zona de estase (**Quadro 13-4**). Deve-se remover todas as roupas e joias; esses itens mantêm o calor residual e continuarão a queimar o paciente. Além disso, as joias podem causar constrição dos dedos ou das extremidades quando os tecidos começarem a inchar. As peças de roupa que queimaram e derreteram na pele não devem ser removidas, mas devem ser resfriadas com água em temperatura ambiente.

Para aplicar um curativo efetivo em uma queimadura recente, aplica-se um curativo estéril e não aderente, e a área é coberta com um lençol limpo e seco. Se um lençol não estiver prontamente disponível, ele pode ser substituído por avental cirúrgico estéril, campos, toalhas ou cobertor de resgate Mylar (manta aluminizada). O curativo evitará a contaminação ambiental continuada ao mesmo tempo que impedirá o paciente de sentir dor pelo fluxo de ar sobre as terminações nervosas expostas. O fluxo de ar ou qualquer contato ou movimento da pele queimada causará uma quantidade significativa de dor ao paciente. É preciso haver um equilíbrio entre a interrupção do

Estimativa e diagrama da queimadura
Idade vs. área

Área	Nascimento: 1 ano.	1-4 anos	6-9 anos	10-14 anos	15 anos	Adulto	2° grau	3° grau	Total	Áreas de doação
Cabeça	19	17	13	11	9	7	2			
Pescoço	2	2	2	2	2	2	2			
Tronco anterior	13	13	13	13	13	13	7	5		
Tronco posterior	13	13	13	13	13	13	8			
Bumbum direito	2½	2½	2½	2½	2½	2½				
Bumbum esquerdo	2½	2½	2½	2½	2½	2½	1.5			
Genitália	1	1	1	1	1	1	1			
Braço U. D.	4	4	4	4	4	4				
Braço U. E.	4	4	4	4	4	4	1			
Braço L. D.	3	3	3	3	3	3	1			
Braço L. E	3	3	3	3	3	3	2			
Mão D.	2½	2½	2½	2½	2½	2½	2			
Mão E.	2½	2½	2½	2½	2½	2½	2.5			
Coxa D.	5½	6½	8	8½	9	9½	4			
Coxa E.	5½	6½	8	8½	9	9½	4	2		
Perna D.	5	5	5½	6	6½	7				
Perna E.	5	5	5½	6	6½	7				
Pé D.	3½	3½	3½	3½	3½	3½				
Pé E.	3½	3½	3½	3½	3½	3½				
						Total	38	7	45%	

Diagrama de queimadura

Idade 39
Sexo M
Peso Pre Burn Wt. 59.6 kg

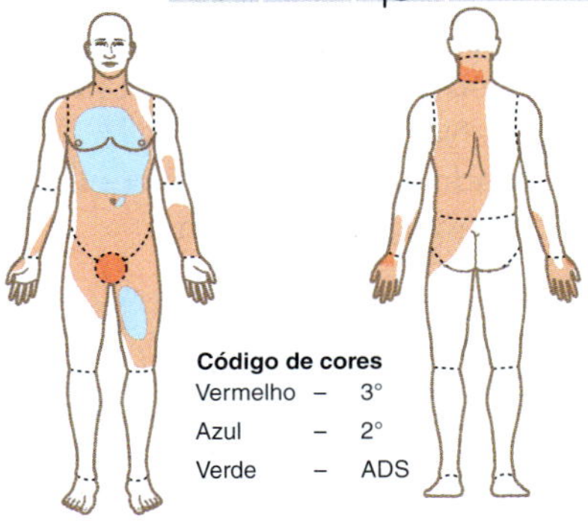

Código de cores
Vermelho – 3°
Azul – 2°
Verde – ADS

Figura 13-13 Um exemplo de gráfico de Lund-Browder preenchido.

processo de queimadura e a prevenção da circulação de ar/contaminação da ferida da queimadura. Alguns curativos comerciais com hidrogéis estéreis podem ser usados para ambos os processos e podem ser benéficos no ambiente pré-hospitalar.

Os profissionais de atendimento pré-hospitalar muitas vezes ficam insatisfeitos e frustrados com a simples aplicação de lençóis estéreis sobre uma queimadura. Porém, pomadas tópicas e antibióticos tópicos convencionais não devem ser aplicados, pois impedem a inspeção direta da queimadura. Essas pomadas e antibióticos tópicos são removidos na internação em um centro de queimados para permitir a visualização direta da queimadura e a determinação da gravidade da queimadura. Além disso, alguns medicamentos tópicos podem complicar a

aplicação de produtos de engenharia tecidual usados para auxiliar na cicatrização da ferida.

Os curativos com cobertura antibiótica de alta concentração se tornaram a base do cuidado de feridas nos centros de queimados (**Figura 13-14**). Os curativos são usados com uma forma de prata, enxofre ou até mesmo mel. Alguns curativos usam prata impregnada, a qual é liberada gradualmente ao longo de vários dias quando aplicada em um ferimento aberto de queimadura. A prata liberada possui um efeito antibiótico forte contra os microrganismos contaminantes comuns que infectam ferimentos. Recentemente, esses curativos foram adaptados de seu uso em centros de queimados para aplicações pré-hospitalares. Essas grandes lâminas antimicrobianas podem ser rapidamente aplicadas na queimadura e

Quadro 13-4 Resfriamento de Queimaduras

Um tópico potencialmente controverso é a prática de resfriar as queimaduras. Vários pesquisadores avaliaram o efeito de vários métodos de resfriamento sobre o aspecto microscópico do tecido queimado, além do impacto sobre a cicatrização das feridas. Em um estudo, os pesquisadores concluíram que o resfriamento das queimaduras tinha efeito benéfico sobre o ferimento de queimadura experimental.[15] As queimaduras tratadas com resfriamento apresentaram menos dano celular de que as não resfriadas.

Os pesquisadores conseguiram medir diretamente o impacto do resfriamento sobre a temperatura da derme queimada, a estrutura microscópica do tecido e a cicatrização das feridas. Um estudo avaliou os desfechos de vários métodos de resfriamento. Esses pesquisadores compararam as queimaduras resfriadas com água corrente (15 °C) com a aplicação de um gel comercialmente disponível. Cada um desses métodos foi aplicado imediatamente após as queimaduras, bem como após um atraso de 30 minutos. O resfriamento imediato com água corrente foi quase duas vezes mais efetivo na redução da temperatura dentro do tecido queimado. Nesse estudo, os ferimentos que foram resfriados apresentaram melhor aspecto microscópico e cicatrização da ferida 3 semanas após a lesão.[16]

O resfriamento excessivamente agressivo com gelo é prejudicial e aumentará a lesão ao tecido já danificado pela queimadura. Esse achado foi demonstrado em um modelo animal; o resfriamento da queimadura imediatamente pela aplicação de gelo foi mais prejudicial do que a aplicação de água corrente ou do que a ausência de tratamento.[17] A aplicação de água gelada a uma temperatura de 1 a 8 °C resultou em mais destruição tecidual do que a vista em queimaduras que não receberam nenhum tipo de resfriamento. Em contrapartida, o resfriamento com água corrente a uma temperatura de 12 a 18 °C mostrou menos necrose tecidual e maior velocidade de cicatrização do que a observada nas feridas não resfriadas.[18]

Uma consideração importante é que a pesquisa sobre o resfriamento foi realizada em animais experimentais e as queimaduras tinham tamanho bastante limitado. A maior queimadura avaliada tinha 10% da ASC total.

Em resumo, nem todos os métodos de resfriamento de queimaduras são equivalentes. No ambiente pré-hospitalar, o resfriamento pode ser realizado com água em temperatura ambiente para interromper o processo de queimadura aguda; porém, ele não deve se estender além disso, pois o resfriamento muito agressivo pode causar dano tecidual adicional. Ademais, o resfriamento continuado (além do que interrompe o processo de queimadura aguda) contribuirá para hipotermia em pacientes com grandes queimaduras. Outro perigo potencial do resfriamento de uma queimadura é que, no paciente com queimaduras e trauma mecânico, a hipotermia sistêmica tem efeitos previsíveis e prejudiciais sobre a capacidade do sangue de formar um coágulo.

© National Association of Emergency Medical Technicians (NAEMT)

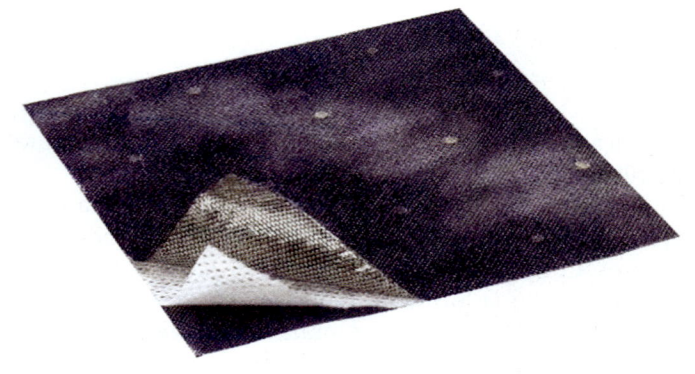

Figura 13-14 Curativo ACTICOAT®.
Cortesia de Smith & Nephew.

podem erradicar microrganismos contaminantes. Esse método de cuidado de feridas permite que os profissionais de atendimento pré-hospitalar apliquem um dispositivo não farmacêutico que reduz muito a contaminação da ferida dentro de 30 minutos de sua aplicação.[19-21] Uma vantagem desses curativos em ambientes remotos/longe de recursos e militares é seu tamanho compacto e baixo peso. Um adulto pode ser totalmente recoberto com curativos antimicrobianos que podem ser armazenados em um reservatório do tamanho de um envelope com peso mínimo.

Reposição Volêmica

A lesão térmica resulta em ruptura direta da integridade celular e liberação continuada de mediadores inflamatórios, causando aumento da permeabilidade vascular e aumento na pressão hidrostática microvascular. Isso leva ao efluxo de uma grande quantidade de fluido do espaço intravascular para o interstício. O objetivo subjacente da reposição volêmica inicial é repor o volume intravascular e manter a volemia do paciente nas primeiras 24 a 48 horas.

A reanimação de um paciente com lesão térmica visa não apenas à restauração da perda de volume intravascular, mas também à reposição das perdas intravasculares previstas a uma velocidade que simule essas perdas (**Quadro 13-5**). Em pacientes com trauma, o profissional de atendimento pré-hospitalar está repondo o volume que o paciente já perdeu por hemorragia de uma fratura aberta ou víscera sangrante. Em contrapartida, ao tratar o paciente com lesão térmica, o objetivo é calcular e repor os líquidos que o paciente já perdeu além de repor as perdas previstas do paciente nas primeiras 24 horas após a queimadura. A reposição volêmica tem como objetivo evitar a progressão dos pacientes para o choque térmico.

Quadro 13-5 Reanimação de um Paciente com Lesão Térmica

A reanimação de um paciente com lesão térmica pode ser comparada a encher um balde furado: a água vaza por ele a uma taxa constante. O balde tem uma linha desenhada perto de seu topo. O objetivo é manter o nível de água nessa linha. Inicialmente, a profundidade da água será baixa. Quanto mais tempo o balde ficar sem cuidados, menor será o nível de água e maior será a quantidade de líquido que precisa ser reposta. O reservatório continuará vazando, de modo que, quando o balde estiver cheio até um nível apropriado, será necessário acrescentar água continuamente a uma taxa constante para manter o nível desejado.

Quanto mais tempo o paciente com lesão térmica ficar sem reanimação ou permanece com reanimação abaixo da ideal, mais hipovolêmico ficará o paciente. Assim, há necessidade de maior quantidade de líquidos para estabelecer um "nível" de homeostase. Quando o paciente tiver sido reanimado, o espaço vascular continua a vazar da mesma maneira que o balde. Para manter o equilíbrio com esse ponto homeostático, há necessidade de fornecer líquidos adicionais para repor as perdas continuadas. É importante manter o controle do líquido que está sendo administrado, pois a reanimação excessiva pode ser tão prejudicial quanto a insuficiente. Em pacientes com tempo de transporte superior a uma hora, deve haver comunicação com o centro receptor sobre o plano de reposição volêmica. Alguns centros estão começando a usar plasma para reanimação de queimaduras e, à medida que essa prática for adotada mais amplamente, ela poderá migrar para o ambiente pré-hospitalar.

A manutenção da produção de urina é essencial em pacientes queimados e é o principal indicador de reposição adequada. Os pacientes com queimadura > 20% devem ter seu débito urinário monitorado de perto e todos os pacientes com queimadura > 40% ASC devem ter um cateter urinário colocado para monitorar o débito urinário de hora em hora. A reposição volêmica de queimados pode ser orientada pelo débito urinário, e as fórmulas apresentadas neste capítulo têm como objetivo restaurar o volume intravascular, que pode ser monitorado pelo débito urinário médio por hora. Os desafios de usar o débito urinário como meta para a reposição volêmica são quando pacientes com grandes queimaduras têm choque suficiente para resultar em lesão renal aguda e anúria; então, outros pontos finais da reanimação, como lactato e déficit de base, precisam ser monitorados de perto.

Paciente Adulto

O uso de líquidos IV, especialmente a solução de Ringer lactato, é a melhor maneira de abordagem inicial da reposição volêmica de um paciente com queimadura. Todas as fórmulas de reanimação são orientações iniciais para volumes de reposição volêmica que são ajustados com base na resposta fisiológica à reanimação. O débito urinário é o melhor monitor de reanimação de queimaduras, sendo que a meta de débito é de 0,5 a 1,0 mL/quilograma (kg)/hora de peso corporal ideal. A reanimação excessiva pode ter tantos efeitos deletérios quanto a reanimação insuficiente e deve ser evitada. O líquido administrado para reanimação e o débito de urina por hora devem ser monitorados em todos os pacientes com queimaduras que excedam 40% da ASC. Em geral, a quantidade de líquidos administrados nas primeiras 24 horas após a lesão é de 2 a 4 mL/kg/% de ASC queimada (usando apenas o total das queimaduras de espessura completa e parcial). As recomendações atuais são iniciar a reposição volêmica com 2 mL/kg/% de ASC queimada. Essa é uma taxa inicial e a taxa é ajustada posteriormente com base na produção de urina medida. Há várias fórmulas que orientam a reposição volêmica do paciente queimado. A mais notável são a *Fórmula de Parkland* e a *Fórmula de Brook*. A Fórmula de Parkland fornece 4 mL × peso corporal em kg × porcentagem de área queimada. Metade desse líquido deve ser administrada nas primeiras 8 horas da lesão, e a metade restante do volume, entre 8 e 24 horas.

Deve-se observar que a primeira metade dos líquidos é administrada dentro de 8 horas a partir do momento em que o paciente sofreu a lesão térmica, e não a partir do momento em que o profissional de atendimento pré-hospitalar começou a reanimar o paciente. Esse detalhe é muito importante em áreas remotas ou militares, nos quais pode haver atraso no início do tratamento. Por exemplo, se o paciente começar a receber os cuidados de emergência 3 horas após a lesão com pouca ou nenhuma administração de líquidos, a primeira metade do total calculado deve ser administrada ao longo das próximas 5 horas. Assim, o paciente terá recebido o volume-alvo até a 8ª hora após a lesão.

A solução de Ringer lactato é preferida em relação ao soro fisiológico para a reanimação de queimados. Em geral, os pacientes com queimaduras necessitam de grandes volumes de líquidos IV. Os pacientes que recebem grandes quantidades de soro fisiológico no curso da reanimação para queimaduras costumam desenvolver uma condição conhecida como **acidose hiperclorêmica** devido às grandes quantidades de cloreto no soro fisiológico. O soro fisiológico deve ser evitado em pacientes com queimaduras.

Medidas para Cálculo da Reposição Volêmica

A taxa de líquido inicial para a reanimação de pacientes queimados é baseada na fórmula de Brook (2 ml/kg/% ASC) ou na fórmula de Parkland de 4 ml/kg/% ASC.

Por exemplo, considere um homem de 80 kg que sofreu queimaduras de terceiro grau em 30% de sua ASC total e que é manejado na cena logo após a lesão. O volume de reposição seria calculado da seguinte maneira usando a fórmula de Parkland:

Líquido total em 24 horas = 4 mL/kg × peso em kg × % da ASC queimada = 4 mL/kg × 80 kg × 30% da ASC queimada = 9.600 mL

Observe que, nessa fórmula, as unidades de kg e porcentagem são canceladas, de modo que fica apenas o mL, o que torna o cálculo 4 mL × 80 × 30 = 9.600 mL.

Quando o total de 24 horas é calculado, divide-se esse número por 2:

Quantidade de líquido a ser administrada desde o momento da lesão até a hora 8 = 9.600 mL/2 = 4.800 mL

Para determinar a velocidade por hora para as primeiras 8 horas, divida esse total por 8:

Velocidade do líquido nas primeiras 8 horas = 4.800 mL/8 horas = 600 mL/hora

(A fórmula de Brook seria a metade disso, ou seja, 300 mL/h).

A necessidade de líquidos para o próximo período (horas 8 a 24) é calculada da seguinte maneira:

Quantidade de líquido a ser administrada nas horas 8 a 24 = 9.600 mL/2 = 4.800 mL

Para determinar a velocidade por hora para as 16 horas finais, divida esse total por 16:

Velocidade do líquido nas 16 horas finais = 4.800 mL/16 horas = 300 mL/h

Regra dos Dez do USAISR para Reposição Volêmica

Para tentar simplificar o processo de cálculo das necessidades de líquidos para pacientes com queimaduras no ambiente pré-hospitalar, pesquisadores do USAISR desenvolveram a Regra dos Dez para ajudar a orientar a reposição volêmica inicial.[22] A porcentagem da ASC queimada é calculada e arredondada para a dezena mais próxima. Por exemplo, uma queimadura de 37% seria arredondada para 40%. Então, a porcentagem é multiplicada por 10 para obter o número de mililitros por hora de cristaloides. Assim, no exemplo anterior, o cálculo seria de 40 × 10 = 400 mL/h. Essa fórmula é usada para adultos com peso entre 40 e 70 kg. Se o paciente pesar mais que isso, para cada 10 kg de peso corporal acima de 70 kg, administra-se um adicional de 100 mL/h.

Se a Regra dos Dez for comparada com a fórmula de Parkland, ficará imediatamente aparente que os volumes de líquidos calculados diferem apenas um pouco. Independentemente do método utilizado para o cálculo das necessidades de líquidos, o volume calculado é uma estimativa das necessidades líquidas, e o volume real administrado para o paciente deve ser ajustado com base na sua resposta clínica. Os melhores indicadores da resposta clínica são a produção de urina, a pressão arterial normal e o estado mental adequado na ausência de lesão cerebral.

Paciente Pediátrico

A reanimação de crianças queimadas costuma ser iniciada após uma menor ASC total queimada (10 a 20%) em comparação com os adultos.[23,24] Os pacientes pediátricos requerem volumes relativamente maiores de fluidos IV do que os adultos com queimaduras de tamanhos semelhantes (em alguns casos, com relatos que variam entre 5,8 e 6,2 mL/kg/% de ASC queimada).[23-25] As perdas líquidas são proporcionalmente maiores em crianças devido à sua pequena relação entre peso corporal e superfície corporal.[26] Além disso, as crianças têm menos reservas metabólicas de glicogênio em seus fígados para manter a glicemia adequada durante os períodos de reanimação de queimados. Por essas razões, as crianças devem receber líquidos IV contendo soro glicosado a 5% (SG5%) com velocidade de manutenção padronizada além dos líquidos para a reanimação de queimados. Os pacientes pediátricos queimados com tempo de transporte superior a 1 hora devem ter sua glicose verificada para garantir que não estejam ficando hipoglicêmicos. Além disso, a comunicação com o centro de queimados receptor deve ocorrer para ajudar a orientar a abordagem de um paciente pediátrico com uma grande queimadura.

Inalação de Fumaça: Abordagem de Líquidos e Outras Considerações

O paciente com lesões térmicas e lesão inalatória pode precisar de volumes maiores de reposição volêmica. Em geral, é difícil avaliar a presença de lesão inalatória no ambiente pré-hospitalar, pois o diagnóstico é feito com broncoscopia no centro de queimados.[27] Tem sido relatado que a reanimação nesse grupo requer significativamente mais líquidos em comparação com queimaduras semelhantes sem lesão inalatória.[27,28] Os pacientes que sofreram uma lesão inalatória provavelmente apresentarão outros sinais, como estridor e pelos nasais chamuscados, e provavelmente precisarão de abordagem pré-hospitalar da via aérea e da respiração.

Mais informações sobre inalação de fumaça e lesões por inalação, bem como considerações de abordagem, serão discutidas nas seções seguintes.

Analgesia

Queimaduras são extremamente dolorosas e, dessa forma, merecem atenção apropriada ao alívio da dor começando no ambiente pré-hospitalar. Haverá necessidade de analgésicos narcóticos como fentanila (1 micrograma [µg] por kg de peso corporal) ou morfina (0,1 miligrama [mg] por kg de peso corporal) em doses adequadas para o controle da dor. A cetamina 0,5 mg/kg pode ser usada com segurança em pacientes queimados a cada hora para aumentar o controle da dor e diminuir o risco de complicações associadas ao uso de analgésicos narcóticos.

Considerações Especiais

Lesões Elétricas

As lesões elétricas podem ser devastadoras, com destruição e necrose de tecidos subjacentes que podem não ser aparentes apenas pela aparência da lesão na pele. A gravidade da lesão elétrica é determinada pela voltagem, pela corrente, pelo trajeto do fluxo da corrente, pela duração do contato e pela resistência no ponto de contato.

A lesão elétrica resulta de corrente elétrica, seja ela corrente alternada ou corrente direta. As lesões elétricas podem ser de baixa voltagem (< 1.000 volts [V]) ou de alta voltagem (> 1.000 V). A corrente elétrica geralmente segue o trajeto de menos resistência (por nervos e vasos sanguíneos), embora a corrente de alta voltagem possa fazer um trajeto direto entre o ponto de entrada e o solo. A corrente é concentrada no ponto de entrada e depois diverge e novamente converge antes de sair, fazendo o dano tecidual mais grave ocorrer no local de contato e no local de saída do tecido (**Figura 13-15**). Os ferimentos elétricos de alta voltagem costumam ser queimaduras

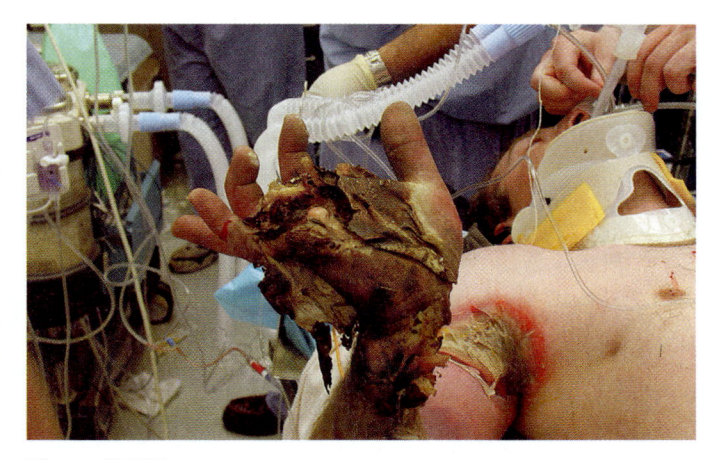

Figura 13-15 Paciente após lesão elétrica causada por fios de alta tensão.
Cortesia do Dr. Jeffrey Guy.

profundas carbonizadas que deixam uma cobertura metálica negra sobre a pele. A intensidade do dano tecidual é maior ao redor dos locais de contato, com dano a órgãos vitais ocorrendo em relação ao trajeto da corrente.

No tratamento de queimaduras elétricas, os profissionais de atendimento pré-hospitalar devem ter em mente que as necessidades da reposição volêmica não podem ser estimadas com o uso das medidas da ASC, pois o dano aos tecidos subjacentes pode ser facilmente subestimado. O tecido desvitalizado subjacente costuma ser extenso e envolver dano tecidual muscular. Muitas vezes, a fáscia que circunda o músculo afetado limita o edema do membro, com elevação resultante da pressão no compartimento afetado. Isso pode levar a uma síndrome compartimental dentro do membro afetado.

A isquemia continuada secundária à lesão elétrica inicial e as pressões crescentes nos compartimentos podem resultar em dano muscular irreversível após 6 a 8 horas. A necrose muscular dentro do compartimento resulta em liberação adicional de citocinas, aumentando a permeabilidade vascular e o extravasamento de líquido no local da lesão. A liberação de hemoglobina pelo músculo necrótico circula pelos rins. A liberação de mioglobina, outra molécula encontrada no músculo, resulta na obstrução dos túbulos coletores renais, levando à insuficiência renal aguda. Essa condição, a mioglobinúria, é evidenciada pela urina cor de chá ou de cola (**Figura 13-16**). A abordagem da síndrome compartimental durante o transporte do paciente com lesão elétrica é limitado. É importante alertar a equipe receptora sobre a preocupação com a síndrome compartimental com base no trajeto atual.

As lesões elétricas e por esmagamento compartilham muitas semelhanças. Em ambas as lesões, há massiva destruição de grandes grupos musculares com liberação resultante de potássio e mioglobina. (Ver o Capítulo 12, "Trauma Musculoesquelético".) A liberação de potássio

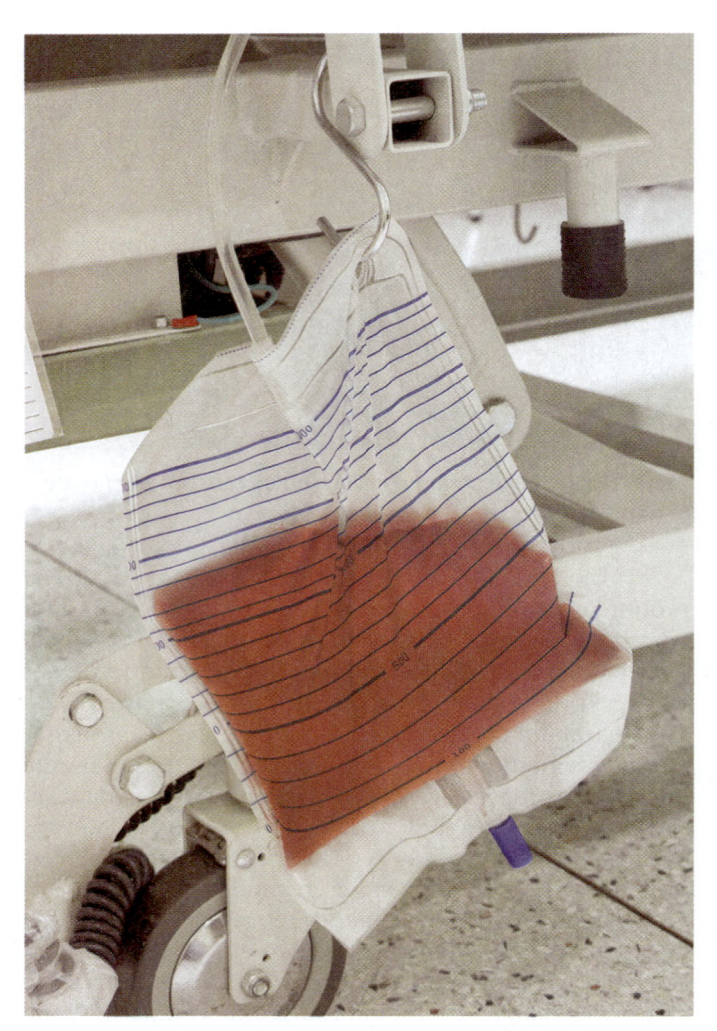

Figura 13-16 Urina de paciente após lesão elétrica por fios de alta tensão. O paciente tem mioglobinúria após extensa destruição muscular.

muscular causa aumento significativo no nível sérico, o que pode resultar em arritmias cardíacas. Os níveis elevados de potássio podem tornar a administração do relaxante muscular despolarizante suxametônio proibitivamente perigosa.[29] Se houver necessidade de paralisia química do paciente, como para uma sequência rápida de intubação, podem ser usados agentes não despolarizantes, como vecurônio ou rocurônio. A succinilcolina não deve ser usada em pacientes com queimaduras ou esmagamentos devido ao risco de hipercalemia grave.

É comum que os profissionais de atendimento pré-hospitalar sejam chamados para fazer transferências entre hospitais de pacientes com lesões elétricas. Os pacientes com lesões elétricas submetidos a transporte entre instalações devem ter seus eletrólitos verificados antes do transporte e devem ser transportados com uma sonda urinária instalada. Os pacientes com mioglobinúria necessitam de administração vigorosa de líquidos para manter débito urinário de mais de 100 mL/h em adultos ou de 1 mL/kg/h em crianças para evitar a lesão renal aguda. O bicarbonato de sódio é administrado em alguns casos para tornar a mioglobina mais solúvel na urina e reduzir a probabilidade de lesão renal; porém, seu real benefício na prevenção de lesão renal aguda ainda é motivo de debate e é excepcionalmente difícil alcalinizar a urina até o pH adequado para obter o efeito desejado. A alcalinização da urina não deve ser tentada no ambiente pré-hospitalar ou durante o transporte interhospitalar.

Os pacientes com queimaduras elétricas também podem apresentar lesões mecânicas associadas. Cerca de 15% dos pacientes com lesões elétricas também têm lesões traumáticas. Essa taxa é o dobro daquela vista em pacientes com queimaduras causadas por outros mecanismos.[30,31] Pode haver ruptura de membranas timpânicas, resultando em problemas de audição. A contração muscular intensa e sustentada (*tetania*) pode resultar em luxações de ombro e fraturas por compressão de vários níveis da coluna além de ossos longos. Por essa razão, a restrição da mobilização espinal deve ser considerada em pacientes com lesão elétrica. As fraturas de ossos longos devem ser imobilizadas quando forem detectadas ou suspeitadas. Também pode haver sangramento intracraniano e arritmias.

Se a corrente elétrica atravessou o tórax, o coração pode ter recebido parte da corrente. A parada cardíaca no campo é a causa mais comum de morte imediata por lesão elétrica. Se o paciente tiver retorno da função cardíaca, pode haver instabilidade miocárdica contínua. Níveis baixos de cálcio e magnésio podem agravar esse quadro. Os pacientes que estão sendo transferidos de outro hospital para um centro de queimados devem ter um eletrocardiograma e eletrólitos verificados antes da transferência.

Queimaduras Circunferenciais

As **queimaduras circunferenciais** do tronco ou dos membros são capazes de produzir uma condição que ameaça a vida ou o membro como resultado da escara espessa e inelástica que é formada. As queimaduras circunferenciais do tórax podem causar constrição da parede torácica até o ponto de o paciente ficar sufocado pela incapacidade de respirar. As queimaduras circunferenciais das extremidades criam um efeito tipo torniquete que deixa sem pulso o braço ou a perna. Assim, todas as queimaduras circunferenciais devem ser manejadas como emergências, e os pacientes devem ser transportados para um centro de queimados ou para o centro de trauma local, se não houver centro de queimados disponível de imediato. Conforme discutido anteriormente, as escarotomias são incisões cirúrgicas feitas através da escara da queimadura para permitir a expansão dos tecidos profundos e a descompressão de estruturas vasculares previamente comprimidas e, muitas vezes, ocluídas (**Figura 13-17**).

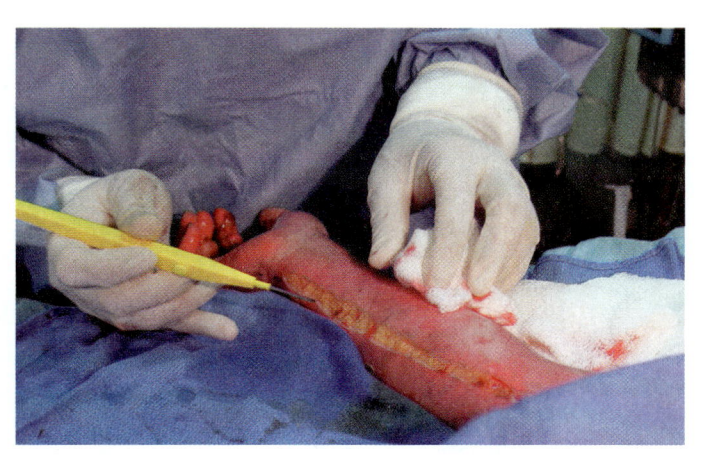

Figura 13-17 Escarotomias são realizadas para liberar o efeito constritor de queimaduras circunferenciais.
Cortesia do Dr. Jeffrey Guy.

Lesões por Inalação de Fumaça

A principal causa de morte em incêndios não é a lesão térmica, e sim a inalação de fumaça tóxica. Qualquer paciente com história de exposição à fumaça em um espaço fechado deve ser considerado como de risco para lesão inalatória. As vítimas com queimaduras na face ou fuligem no escarro têm risco de lesão por inalação de fumaça; porém, a ausência desses sinais não exclui o diagnóstico de inalação tóxica (**Quadro 13-6**). Manter alto índice de suspeição é de vital importância, pois os sinais e sintomas podem não se manifestar até alguns dias após a exposição.

A lesão inalatória é causada por vapor, ar quente, gases ou fumaças tóxicas. A lesão inalatória pode resultar em lesão da via aérea superior, lesão da via aérea inferior, lesão parenquimatosa pulmonar e toxicidade sistêmica. Dependendo do local do incêndio, uma ampla gama de materiais e substâncias químicas pode fazer parte do processo de combustão; muitos desses compostos atuam juntos para aumentar a lesão e a morbidade. A extensão da lesão é afetada pela fonte de ignição, temperatura, concentração e solubilidade dos gases gerados.

> **Quadro 13-6** Pistas que Sugerem Inalação de Fumaça/Lesão Inalatória
>
> - Queimadura ocorreu em um espaço fechado
> - Confusão ou agitação
> - Queimaduras na face ou no tórax
> - Sobrancelhas ou pelos nasais chamuscados
> - arada cardíaca (hipóxia ou monóxido de carbono)
> - Escarro com fuligem (escarro carbonáceo)
> - Rouquidão, perda de voz ou estridor
>
> © National Association of Emergency Medical Technicians (NAEMT)

A formação de edema na orofaringe, nas áreas brônquicas e no parênquima pulmonar é responsável por muitos dos efeitos da lesão por inalação de fumaça. O edema continuado contribui para a alteração microvascular, inibindo as trocas gasosas. O edema também pode obstruir a orofaringe, dificultando a respiração do paciente e tornando desafiadora a sua intubação. Esse é um dos motivos pelos quais a intubação precoce e a abordagem da via aérea pode ser imperativo. Se houver alguma preocupação com lesão inalatória ou da via aérea, é necessária a intubação antes da reposição volêmica agressiva e da consequente formação de edema.

Lesão por Inalação de Gases Tóxicos

Dois produtos gasosos clinicamente importantes são o *monóxido de carbono* e o *cianeto de hidrogênio*. Ambas as moléculas são classificadas como asfixiantes e, assim, causam morte celular por hipóxia celular. Os pacientes com asfixia por fumaça que contenha uma ou ambas as substâncias citadas apresentarão oferta inadequada de oxigênio apesar de pressão arterial ou leituras de oximetria de pulso adequadas.

Monóxido de Carbono

O monóxido de carbono é um gás sem odor e sem cor; ele é produzido pela combustão incompleta de produtos comuns como madeira, papel e algodão. Ele também pode ser produzido pelo escapamento de automóveis. O monóxido de carbono se liga à hemoglobina com afinidade muito maior do que o oxigênio. Essa ligação competitiva pela hemoglobina reduz a oferta de oxigênio para os tecidos, levando à hipóxia grave, especialmente em tecidos com alta extração de oxigênio (i.e., encéfalo e coração). Os sintomas da inalação de monóxido de carbono dependem da duração ou da intensidade da exposição e dos níveis séricos resultantes. Os sintomas podem variar desde cefaleia leve até confusão, perda de consciência, parada cardíaca, convulsões e morte (**Quadro 13-7**). O ensinamento tradicional diz que os pacientes intoxicados por monóxido de carbono desenvolvem a "clássica" pele de cor vermelho-cereja. Infelizmente, isso costuma ser um sinal tardio e não se deve confiar nele para a consideração do diagnóstico. O diagnóstico deve basear-se em medidas diretas da carboxi-hemoglobina no sangue arterial ou venoso. A incapacidade de diferenciar entre oxi-hemoglobina e carboxi-hemoglobina limita o uso da oximetria de pulso. A leitura do oxímetro de pulso pode ser normal em um paciente com hipóxia celular grave secundária a envenenamento por monóxido de carbono. Não se deve confiar na oximetria de pulso para detectar envenenamento por monóxido de carbono, nem deve ser usada para determinar se é seguro reter oxigênio suplementar de um paciente com suspeita de lesão inalatória.

Quadro 13-7 Sintomas da Intoxicação por Monóxido de Carbono

- Leve
  - Cefaleia
  - Fadiga
  - Náuseas
- Moderada
  - Cefaleia intensa
  - Vômitos
  - Confusão
  - Sonolência
  - Aumento das frequências cardíaca e respiratória
- Grave
  - Convulsões
  - Coma
  - Parada cardiorrespiratória

© National Association of Emergency Medical Technicians (NAEMT)

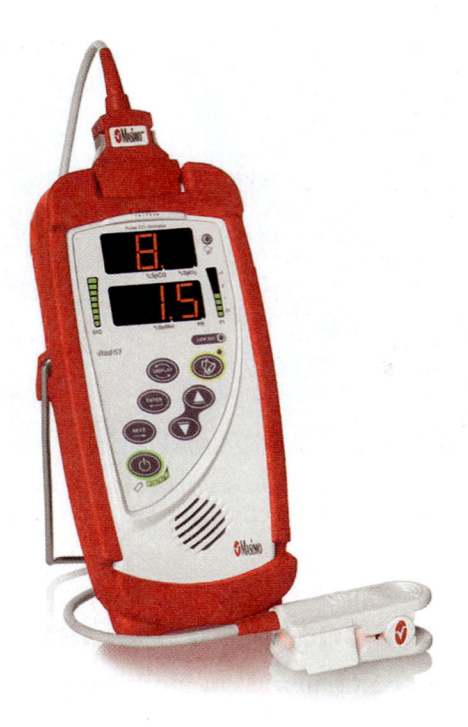

Figura 13-18 Monitor pré-hospitalar de monóxido de carbono Masimo, Rad-57.
Cortesia de Masimo Corporation.

Monitores de pulso portáteis de monóxido de carbono que medem de forma não invasiva a quantidade de monóxido de carbono na corrente sanguínea estão disponíveis para uso no ambiente pré-hospitalar (**Figura 13-18**). Esses monitores se parecem e operam como um oxímetro de pulso. Os pacientes geralmente se queixarão de sintomas leves com níveis de 10 a 20% de carboxi-hemoglobina. À medida que o nível de monóxido de carbono no sangue aumenta, os sintomas pioram progressivamente. Quando os níveis excedem 50 a 60%, resultam convulsões, coma e morte.

O tratamento da intoxicação por monóxido de carbono consiste em remover o paciente de perto da fonte e em administrar oxigênio. Ao respirar ar ambiente (21% de oxigênio), o corpo eliminará metade do monóxido de carbono em 250 minutos.[32] Quando o paciente é colocado em oxigênio a 100%, a meia-vida do complexo monóxido de carbono-hemoglobina é reduzida para 40 a 60 minutos.[33] Todos os pacientes com suspeita de intoxicação por monóxido de carbono devem ser colocados em oxigênio a 100%, independentemente das leituras de oximetria de pulso.

O uso da terapia com oxigênio hiperbárico é controverso, mas deve ser considerado se a eliminação do monóxido de carbono não for obtida como esperada com o uso de terapia normobárica (oxigênio a 100%). O tratamento hiperbárico é fornecido em uma câmara hiperbárica com um regime típico que consiste em várias sessões em 2 a 3 atmosferas. Estudos limitados demonstraram melhora em complicações neurológicas devido à intoxicação por monóxido de carbono com o uso de tratamento hiperbárico.[34] Se a decisão de usar a terapia hiperbárica for tomada, ela não deve ser adiada. O retorno rápido à normóxia nesses pacientes está associado a melhores resultados; quanto mais tempo o paciente permanece com níveis elevados de monóxido de carbono, mais danos ocorrem ao cérebro e ao coração. Uma revisão de sete ensaios clínicos randomizados comparou o tratamento com oxigênio hiperbárico com a terapia com oxigênio a 100%. Foram encontrados resultados mistos em relação à melhora das sequelas neurológicas.[35-36] Hoje o papel do tratamento hiperbárico na lesão inalatória permanece controverso, e ele só deve ser considerado em pacientes específicos se o tratamento com oxigênio normobárico não estiver obtendo a eliminação adequada do oxigênio e se houver comprometimento neurológico subjacente como resultado da exposição ao monóxido de carbono.

Cianeto de Hidrogênio

O gás cianeto é produzido a partir da queima de plásticos ou de poliuretano. O cianeto intoxica os processos celulares da produção de energia e impede que as células do corpo utilizem o oxigênio. O cianeto de hidrogênio inibe a oxigenação celular resultando em anóxia tecidual, o que é causado por inibição reversível da citocromo *c* oxidase. O paciente pode morrer por asfixia apesar de ter quantidades adequadas de oxigênio no sangue. Os sintomas da toxicidade por cianeto incluem alteração do nível de consciência, tontura, cefaleia e taquicardia ou taquipneia. Os pacientes com intoxicação por monóxido de carbono causada por incêndio também devem ser considerados sob risco para intoxicação por cianeto.

O tratamento da intoxicação por cianeto é a rápida administração de um antídoto. O antídoto preferido para a intoxicação por cianeto é um medicamento que se liga diretamente à molécula de cianeto, tornando-a inofensiva. A *hidroxocobalamina* (Cyanokit) elimina a toxicidade do cianeto por meio da ligação direta com ele formando a cianocobalamina (vitamina B_{12}), que é atóxica. A hidroxocobalamina está disponível para uso pré-hospitalar na Europa e nos Estados Unidos. Ela deve ser usada generosamente se houver qualquer suspeita de intoxicação por cianeto. Um segundo agente quelante que tem sido usado na Europa para a intoxicação por cianeto é o *edetato de dicobalto*; porém, se esse medicamento for administrado na ausência de intoxicação por cianeto, há risco de toxicidade por cobalto.

Para fins históricos, o "*kit* Lilly" ou "*kit* Pasadena" foi o *kit* tradicional para uso como antídoto do cianeto nos Estados Unidos e pode ainda ser utilizado em algumas situações. A maioria dos sistemas pré-hospitalares deve ter o Cyanokit disponível; entretanto, os profissionais devem estar cientes do kit Lilly. Esse método de tratamento da intoxicação por cianeto foi desenvolvido na década de 1930 e se mostrou efetivo na desintoxicação de animais intoxicados com 21 vezes a dose letal de cianeto.[37] O objetivo dessa terapia com antídoto é a indução da formação de um segundo veneno (metemoglobina) no sangue do paciente. Esse veneno terapeuticamente induzido se liga ao cianeto e permite que o organismo faça a desintoxicação lenta e a excreção do cianeto.

O *kit* Lilly contém três medicamentos, que são administrados em uma ordem específica. O primeiro medicamento é um nitrato, seja amil nitrato ou nitrato de sódio (ambos fornecidos no *kit*). O amil nitrato vem em uma ampola que é quebrada para abrir, liberando vapores que o paciente deve inalar; o nitrato de sódio, que é administrado IV, é o método preferido, pois é mais eficiente e evita a exposição dos profissionais de atendimento hospitalar aos vapores de amil nitrato. Os medicamentos à base de nitrato alteram uma parte da hemoglobina do paciente para uma forma chamada metemoglobina, a qual atrai o cianeto para fora do local de ação tóxica na mitocôndria da célula. Após a ligação do cianeto na metemoglobina, a mitocôndria pode novamente começar a produzir energia para a célula. Infelizmente, a metemoglobina é tóxica, pois não consegue transportar oxigênio para as células da mesma forma que a hemoglobina. Essa redução na oferta de oxigênio pode exacerbar a hipóxia tecidual associada ao aumento dos níveis de monóxido de carbono que a vítima pode também apresentar como resultado da inalação de fumaça.[38,39] O terceiro medicamento no *kit* é o tiossulfato de sódio, o qual é administrado IV após o nitrato para ligar a metemoglobina. O tiossulfato e o cianeto da metemoglobina são metabolizados para tiocianato, o qual é excretado com segurança na urina do paciente. Devido à toxicidade da metemoglobina e ao tempo necessário para a administração de todo o *kit* Lilly, a hidroxocobalamina (Cyanokit) se tornou o antídoto preferido para o tratamento da intoxicação por cianeto.

Lesão Pulmonar Induzida por Toxinas

Em termos simplificados, a fumaça é o produto da combustão incompleta – isto é, poeira química. As substâncias químicas na fumaça reagem com o revestimento da traqueia e dos pulmões, causando dano às células que revestem a via aérea e os pulmões.[40-42] Compostos como amônia, cloreto de hidrogênio e dióxido sulfúrico formam bases e ácidos corrosivos ao serem inalados e reagirem com a água.[43] Esses venenos causam necrose do revestimento celular da traqueia e dos bronquíolos. Normalmente, essas células têm pequenas estruturas semelhantes a pelos chamadas de *cílios*. Sobre esses cílios, está uma cobertura de muco que captura e transporta debris normalmente inalados até a orofaringe, onde os debris são deglutidos para o trato GI. Vários dias após uma lesão por inalação, essas células morrem. Os debris formados por essas células necróticas e os debris que essas células geralmente capturam se acumulam em vez de serem removidos. O resultado é o aumento nas secreções, obstruindo a via aérea com muco e debris celulares, e a taxa aumentada de pneumonia potencialmente fatal.

Abordagem Pré-hospitalar

O elemento inicial e mais importante do cuidado de um paciente com exposição à fumaça é a determinação da necessidade de intubação endotraqueal. A reavaliação contínua da permeabilidade da via aérea é necessária para o reconhecimento do desenvolvimento de sinais de obstrução. A mudança na qualidade da voz, a dificuldade na abordagem das secreções e a dificuldade em deglutir a saliva são sinais de oclusão iminente da via aérea. Sempre que houver dúvidas em relação à patência da via aérea do paciente, o profissional de atendimento pré-hospitalar pode garantir a via aérea usando a intubação endotraqueal.[44,45] Em alguns casos, a sequência rápida de intubação (evitando o uso de succinilcolina) pode ser necessária. No caso de tempo de transporte longo, a comunicação com a instalação receptora e o contato com uma agência capacitada para a abordagem definitivo da via aérea deve ser considerado. Esses pacientes podem ser difíceis de intubar, mesmo em mãos muito experientes; portanto, a capacidade de realizar uma via aérea cirúrgica deve estar prontamente disponível.

Os pacientes com inalação de fumaça devem ser transportados para centros de queimados mesmo na ausência de queimaduras cutâneas. Os centros de queimados tratam um volume maior de pacientes com inalação de fumaça e oferecem modos únicos de ventilação mecânica e, algumas vezes, terapia com oxigênio hiperbárico.

Abuso Infantil

As lesões térmicas são a terceira causa mais comum de lesão que resulta na morte de crianças.[46] Cerca de 20% de todos os casos de abuso infantil resultam de queimadura intencional. A maioria das crianças intencionalmente queimadas tem entre 1 e 2 anos de idade.[46,47] De acordo com a Lei Federal de Prevenção e Tratamento de Abuso Infantil (*Child Abuse Prevention and Treatment Act*), os profissionais de saúde são relatores obrigatórios de suspeitas de maus-tratos infantis em 47 estados e na maioria dos territórios dos EUA. Os três estados restantes exigem que qualquer pessoa, independentemente da profissão, denuncie suspeitas de abuso. Portanto, os profissionais de atendimento pré-hospitalar devem alertar os prestadores de serviços hospitalares sobre qualquer suspeita de abuso e estar familiarizados com as políticas estaduais de notificação obrigatória, o que pode exigir uma notificação direta adicional por parte do profissional de atendimento pré-hospitalar.

A forma mais comum de queimadura vista no abuso infantil é devido à imersão forçada. Em geral, essas lesões ocorrem quando um adulto coloca uma criança na água quente, na maioria dos casos como punição relacionada ao treinamento para usar o banheiro.[47-49] O escaldamento por imersão costuma ser profundo devido à exposição prolongada da pele (embora a temperatura da água possa não ser tão alta como em outras formas de queimadura). Os fatores que determinam a gravidade da lesão incluem a idade do paciente, a temperatura da água e a duração da exposição. A criança pode sofrer queimaduras profundas de espessura parcial ou completa das mãos ou dos pés em um padrão tipo luva ou meia. Os profissionais de atendimento pré-hospitalar devem estar especialmente suspeitos quando as queimaduras são simétricas e não têm padrões de respingos (**Figura 13-19** e **Figura 13-20**).[50] Em casos de escaldamento intencional, a criança fará flexão rígida de braços e pernas como postura defensiva por medo da dor. O padrão de queimadura resultante poupará as pregas das zonas de flexão da fossa poplítea (joelhos), a fossa antecubital (cotovelos) e a virilha. Linhas bem-demarcadas também serão vistas entre o tecido queimado e o não queimado, fundamentalmente indicando uma imersão (**Figura 13-21**).[51,52]

Nas lesões por escaldamento acidental, as queimaduras terão profundidade variável, margens irregulares e apresentarão queimaduras menores distantes das queimaduras maiores, indicando respingos.[53] Um mecanismo comum de lesões acidentais por escaldadura é a sopa de macarrão feita no micro-ondas.

Queimaduras de Contato

As queimaduras de contato são o segundo mecanismo mais comum de lesão térmica em crianças, seja acidental ou intencional. Todas as superfícies corporais têm algum

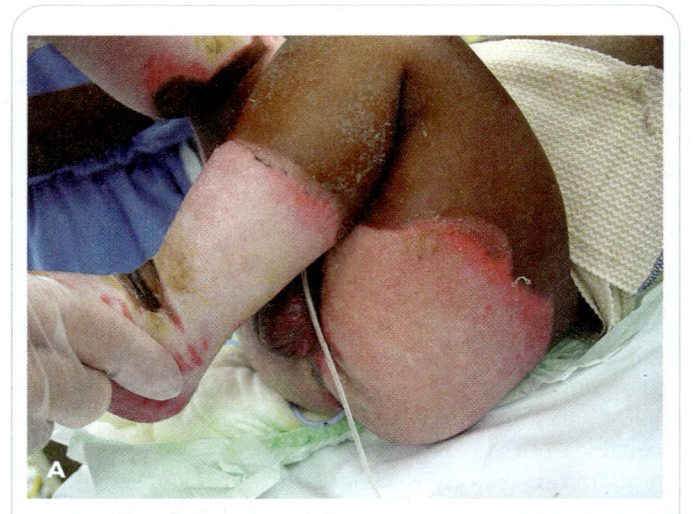
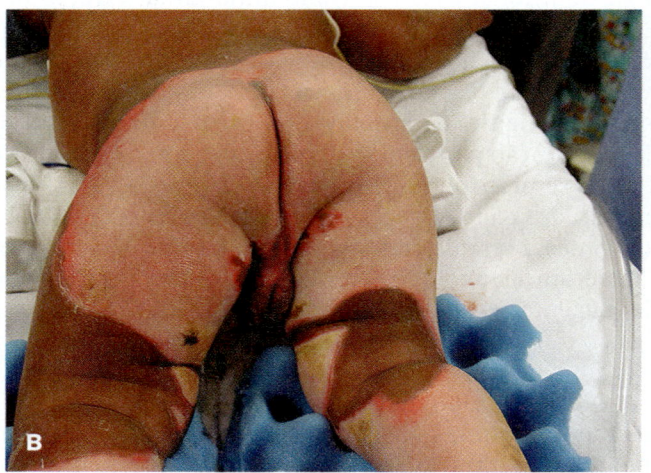

Figura 13-19 As linhas bem-demarcadas do padrão da queimadura e a ausência de marcas de respingos indicam que esta queimadura é resultado de abuso. **A.** Vista lateral. **B.** Vista posterior.
Cortesia do Dr. Jeffrey Guy.

grau de curvatura. Quando ocorre uma queimadura de contato acidental, o agente causador da queimadura faz contato com a área curva da superfície corporal. O instrumento queimador é desviado da superfície curva ou a vítima se afasta do objeto quente. A lesão resultante tem margem e profundidade irregulares. Quando uma criança recebe uma queimadura de contato intencional, o objeto que causa a lesão é pressionado contra a pele da criança, com linhas bem-demarcadas, além de profundidade uniforme.[52] Os objetos comuns envolvidos em queimaduras de contato incluem pranchas alisadoras, ferros de passar, radiadores e panelas ou frigideiras quentes.

Queimaduras por Radiação

As lesões por queimadura por radiação podem ser difíceis de diagnosticar porque o paciente nem sempre está

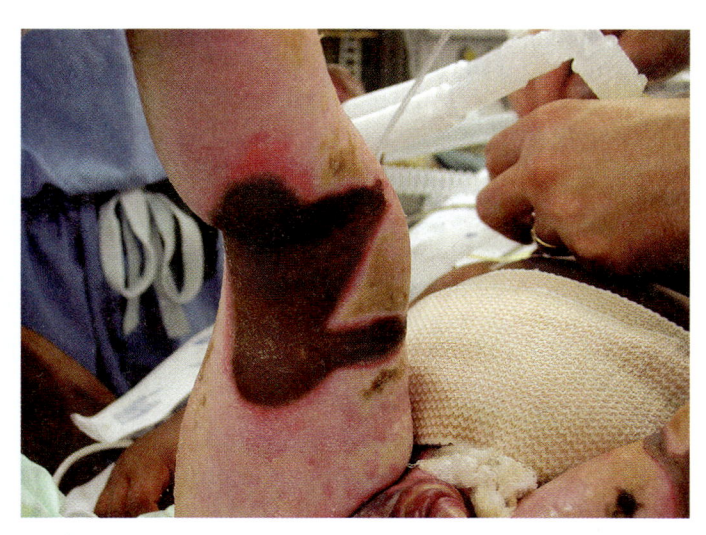

Figura 13-20 A preservação das áreas de flexão e as linhas bem-demarcadas entre pele queimada e pele não queimada indicam que esta criança estava em posição defensiva com flexão rígida antes da lesão. Essa postura indica que o escaldamento não é acidental.

Cortesia do Dr. Jeffrey Guy.

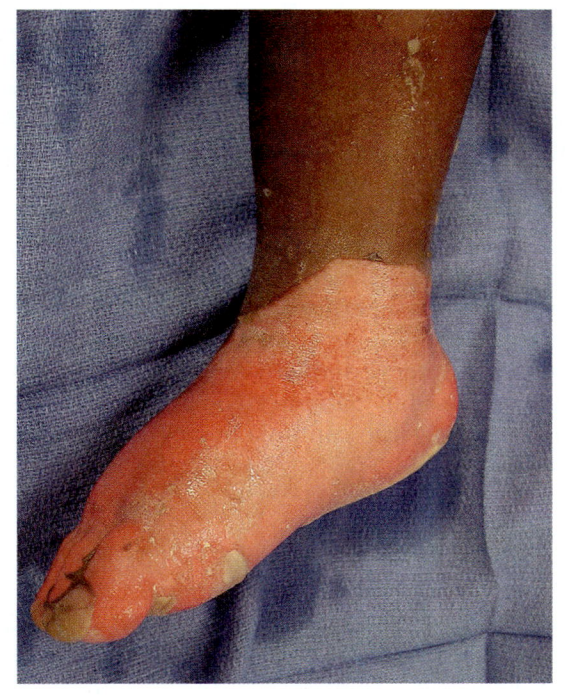

Figura 13-21 O escaldamento tipo meia no pé da criança indica queimadura por imersão intencional consistente com abuso infantil.

Cortesia do Dr. Jeffrey Guy.

ciente de que houve exposição à radiação. A gravidade das queimaduras produzidas pelas várias formas de radiação é secundária à quantidade de energia absorvida pelo tecido-alvo. As diversas formas de radiação incluem radiação eletromagnética, raios X, raio gama e radiação particulada. Essas diferentes formas de radiação transferem graus variados de energia para os tecidos. Embora a radiação eletromagnética possa atravessar o tecido e não causar danos significativos, outras formas de radiação, como a exposição a nêutrons, são absorvidas pelo tecido, resultando em danos significativos. A absorção da radiação resulta em dano ao tecido que a absorve. A capacidade de absorção da radiação causa mais dano do que a dose real de radiação. Doses equivalentes de diferentes formas de radiação terão efeitos muito diferentes em uma pessoa.

A causa atual mais comum de exposição à radiação ocorre em casos de incidentes industriais ou ocupacionais. Porém, com a crescente ameaça de terrorismo global, a detonação de um dispositivo de dispersão radioativa (explosivo convencional com material radioativo acrescentado) ou de um pequeno dispositivo nuclear improvisado é uma possibilidade e todos os profissionais devem estar cientes desse tipo de lesão. (Ver Capítulo 18, "Explosões e Armas de Destruição em Massa", para mais detalhes.)

A detonação de uma arma nuclear em uma região metropolitana seria um evento catastrófico que causaria lesão e mataria muitas pessoas. Os mecanismos de lesão de uma detonação nuclear dependem da proximidade da explosão e incluem lesões térmicas pela tempestade de fogo inicial; fragmentos supersônicos causando trauma fechado e penetrante; e produção de radiação, resultando em danos aos órgãos. A mortalidade por uma combinação de queimaduras térmicas e radioativas é maior do que a de queimaduras térmicas ou radioativas isoladamente de igual magnitude. A combinação de queimaduras térmicas e radioativas após uma detonação de uma arma nuclear tem efeito sinérgico sobre a mortalidade.[54]

Materiais radioativos são perigosos, e as prioridades iniciais são as mesmas que as prioridades para qualquer paciente exposto a um material perigoso: a utilização de equipamento de proteção individual apropriado, a remoção do paciente da fonte de contaminação, a remoção das roupas contaminadas e iniciar a irrigação abundante do paciente com água. Deve-se lembrar de que qualquer roupa removida deve ser considerada contaminada e deve ser manuseada com cuidado. A irrigação é realizada com cuidado para remover quaisquer partículas ou *debris* radioativos das áreas contaminadas sem espalhar a lesão para as superfícies corporais não contaminadas. A irrigação deve continuar até que a contaminação tenha sido minimizada a um estado de equilíbrio, conforme determinado por uma avaliação corporal total com um contador Geiger.[55]

A exceção a essa abordagem é o paciente que sofreu trauma importante além da lesão radioativa. Nesses casos, as roupas devem ser removidas imediatamente, os contaminantes óbvios devem ser irrigados e a estabilização simultânea da lesão traumática deve ser feita. É importante que os profissionais de atendimento pré-hospitalar continuem a tomar precauções para não se exporem a lesões por radiação, independentemente da gravidade do ferimento do paciente. A lesão aguda por radiação associada a vômito e diarreia é indicativa de uma grande dose de intoxicação por radiação e é altamente letal. Esses pacientes precisarão de cuidados de suporte com reposição volêmica no ambiente pré-hospitalar e transferência para um hospital com experiência em gerenciamento de toxicidade por radiação.

Após um evento nuclear, suprimentos IV, bombas de infusão e instituições médicas acolhedoras podem ser escassos. Se o profissional de atendimento pré-hospitalar não conseguir prover a reanimação IV do paciente, este pode ser reanimado com líquidos orais. Na verdade, a reanimação oral também é considerada para lesões térmicas, e alguns hospitais estão avaliando os resultados do uso da reanimação oral em vez de grandes volumes de líquidos IV, mas essa prática ainda não migrou para o ambiente pré-hospitalar. No entanto, em qualquer contingência com limitações de recursos, a reidratação e a reanimação oral devem ser absolutamente consideradas, e as investigações atuais e futuras informarão se essa terapia também melhora os resultados. No caso de limitações de recursos, como após um evento catastrófico que gera grandes volumes de vítimas de queimaduras ou radiação, os pacientes que cooperam devem ser incentivados a ingerir uma solução salina balanceada para manter um grande débito urinário; de modo alternativo, os líquidos podem ser fornecidos por sonda nasogástrica ou nasoentérica. As soluções salinas orais balanceadas incluem a solução de Moyer (4 gramas [g] de cloreto de sódio [0,5 colher de chá de sal] e 1,5 g de bicarbonato de sódio [0,5 colher de chá de bicarbonato] em 1 litro de água) e a solução de reidratação oral (SRO) da Organização Mundial da Saúde (OMS). As pesquisas com animais mostraram resultados encorajadores com essas estratégias de reanimação em pacientes com queimaduras de até 40% da ASC total. A administração de solução salina balanceada no trato GI a uma taxa de 20 mL/kg forneceu reanimação equivalente à reanimação-padrão com líquidos IV.[56]

Queimaduras Químicas

Todos os profissionais de atendimento pré-hospitalar devem estar familiarizados com os princípios básicos do tratamento de lesões químicas. Os profissionais de atendimento pré-hospitalar de ambientes urbanos podem ser chamados para um incidente químico em um cenário industrial, enquanto um socorrista rural pode ser encaminhado para um incidente envolvendo agentes usados na agricultura. Toneladas de materiais perigosos são transportadas em áreas urbanas e rurais diariamente por rodovias e ferrovias. Os profissionais de atendimento pré-hospitalar militares podem tratar de casualidades de queimaduras químicas causadas por armas ou dispositivos incendiários, substâncias químicas usadas para funcionamento ou manutenção de equipamentos ou, ainda, derramamentos químicos após dano a instalações civis.

As lesões por substâncias químicas costumam resultar da exposição prolongada ao agente agressor, em contrapartida às lesões térmicas, que costumam envolver uma exposição de duração muito breve. A gravidade da lesão química é determinada por quatro fatores: natureza da substância química, concentração da substância química, duração do contato e mecanismo de ação da substância química.

Os agentes químicos são classificados como ácidos, bases, orgânicos ou inorgânicos. Os **ácidos** são substâncias químicas com pH entre 7 (neutro) e 0 (ácido forte). As **bases** são agentes com pH entre 7 e 14 (base forte) (**Figura 13-22**). Os ácidos causam dano tecidual por um processo chamado de **necrose coagulativa**; o tecido lesado coagula e se transforma em uma barreira que evita a penetração mais profunda do ácido. Em contrapartida, as bases destroem o tecido por **necrose liquefativa**; a base liquidifica o tecido, permitindo que a substância química penetre mais profundamente e cause dano tecidual ainda mais profundo. Os agentes alcalinos dissolvem as proteínas teciduais e formam proteínas alcalinas, as quais são solúveis e permitem reação ainda mais profunda nos tecidos afetados. As soluções orgânicas dissolverão as membranas líquidas das paredes celulares e romperão a arquitetura celular, causando dano predominantemente por esse mecanismo. Por outro lado, as soluções inorgânicas permanecem no exterior das células. As queimaduras químicas podem ser muito mais profundas do que o que aparece na superfície. Pode ser necessária uma irrigação abundante e, às vezes, contínua. Idealmente, o pH da superfície deve ser verificado e deve ser < 8 para lesões alcalinas. Em pacientes com longos períodos de transporte, a irrigação contínua pode ser necessária para lesões alcalinas.

Abordagem Pré-hospitalar

A maior prioridade no cuidado de um paciente exposto a agentes químicos é a segurança pessoal e da cena. Como em qualquer emergência, o profissional de atendimento pré-hospitalar deve sempre ser protegido antes. Se houver qualquer possibilidade de exposição a um perigo químico, deve-se garantir a segurança da cena e determinar se há necessidade de alguma vestimenta especial ou aparato respiratório ou se há necessidade de pessoal especialmente treinado ou de equipamentos. Evitar a contaminação do equipamento e dos veículos de emergência; um veículo contaminado cria risco de exposição a todas as pessoas em seu trajeto. Deve-se tentar obter a identificação do agente químico assim que possível.

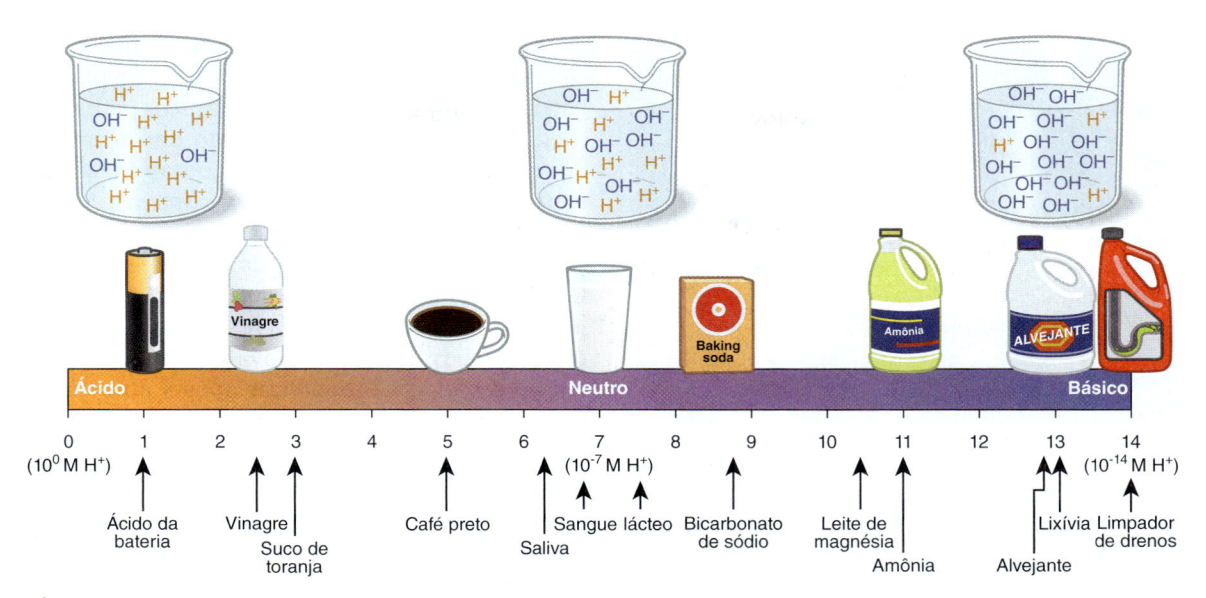

Figura 13-22 Os agentes químicos são classificados como ácidos, neutros ou bases, dependendo da quantidade de íons hidrogênio ou hidróxido. Muitos itens domésticos são ácidos ou bases, o que requer cuidado no manuseio.

© Jones & Bartlett Learning

Remover todas as roupas do paciente, pois elas podem estar contaminadas com o agente químico na forma líquida ou em pó. As roupas contaminadas devem ser descartadas com cuidado. Se houver qualquer substância particulada na pele, ela deve ser escovada. Depois disso, deve-se *lavar* o paciente com quantidades copiosas de água. A lavagem diluirá a concentração do agente agressor e eliminará qualquer reagente remanescente. Para a lavagem, é fundamental utilizar grandes quantidades de água. Um erro comum é enxaguar o paciente com 1 ou 2 litros de água e depois interromper o processo de lavagem assim que a água começar a acumular no chão. Quando lavado com uma pequena quantidade de líquido, o agente agressor fica disperso pela superfície corporal do paciente e não é eliminado.[57,58]

A falha em fornecer escoamento e drenagem adequados do líquido de lavagem pode causar lesão em áreas previamente não expostas e sem lesão no corpo do paciente à medida que o líquido de lavagem contaminado é acumulado abaixo do paciente. Uma maneira simples de promover o escoamento em um ambiente pré-hospitalar consiste em colocar o paciente em uma prancha dorsal e depois inclinar a prancha com suportes ou outro método de elevar a cabeceira. Na extremidade inferior da prancha, deve-se encaixar um saco de lixo plástico grande para capturar o líquido escoado contaminado.

Os agentes neutralizantes para queimaduras químicas não devem ser usados ou administrados pelos profissionais de atendimento pré-hospitalar. Esses agentes costumam gerar calor em uma reação exotérmica. Assim, um profissional de atendimento pré-hospitalar pode criar uma lesão térmica além da queimadura química. A maioria das soluções de descontaminação comercialmente disponíveis é feita com o propósito de descontaminar equipamentos, não pessoas.

Queimaduras Químicas dos Olhos

Podem ser encontradas lesões oculares causadas pela exposição a bases. Uma pequena exposição ocular pode ameaçar a visão e a função ocular. Os olhos devem ser imediatamente irrigados com grandes quantidades de líquido de irrigação. Se possível, realiza-se a descontaminação ocular por meio de irrigação contínua usando uma lente de Morgan (**Figura 13-23**). Pode ser necessário mais de 5 litros de irrigação contínua para tratar uma queimadura química no olho. Se não houver lente de Morgan disponível, a irrigação contínua pode ser feita manualmente com uma tubulação IV ou, se ambos os olhos estiverem envolvidos, com uma cânula nasal colocada sobre a ponte nasal e acoplada a uma tubulação IV e um soro IV. A aplicação de anestésico local oftálmico, como a proximetacaína, simplificará o cuidado do paciente para o profissional de atendimento pré-hospitalar. Esses pacientes devem ser transferidos para um centro que tenha um oftalmologista.

Exposições Químicas Específicas

O cimento é uma substância alcalina que pode ficar retida nas roupas ou cair nos calçados dos trabalhadores que trabalham com cimento. O cimento em pó reage com o suor do paciente em uma reação que gera calor, desidrata e resseca excessivamente a pele.[59] Essa exposição

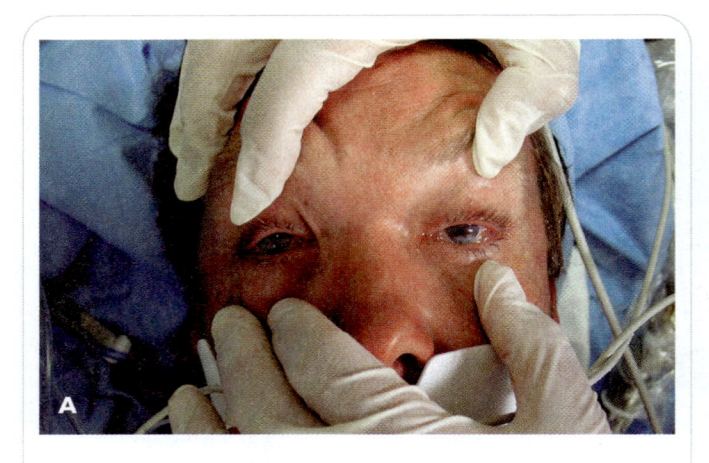

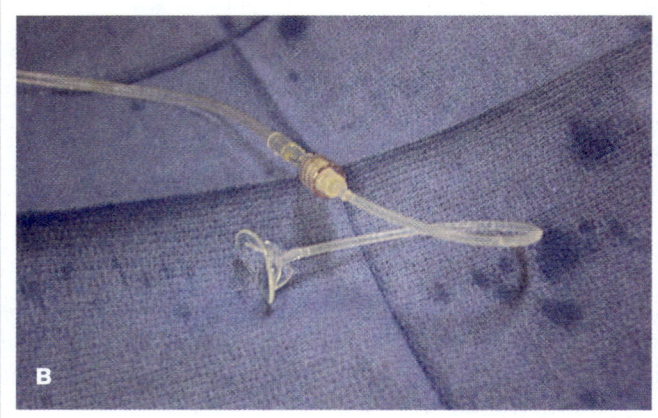

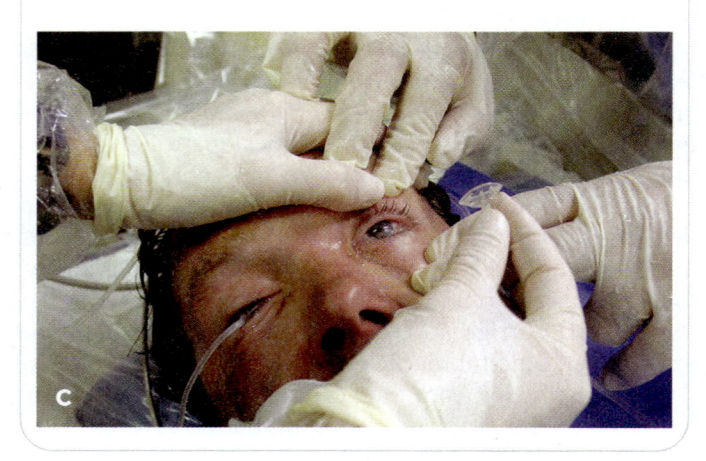

Figura 13-23 Olhos que sofreram lesão química exigem irrigação imediata com quantidades copiosas de solução salina. Uma lente de Morgan pode ser colocada sobre o olho para fornecer a irrigação ocular apropriada. **A.** Queimadura química ocular. **B.** Lente de Morgan. **C.** Inserção de lentes de Morgan para irrigar os olhos do paciente.

Cortesia do Dr. Jeffrey Guy.

geralmente se apresenta como uma lesão térmica horas ou dias após o contato com o cimento. O tratamento inicial inclui a escovação do pó de cimento seguida por irrigação copiosa.

Combustíveis como gasolina e querosene podem causar queimadura de contato após exposição prolongada. Esses hidrocarbonetos orgânicos podem dissolver as membranas celulares, resultando em necrose cutânea e dos tecidos subjacentes.[60] A descontaminação do paciente coberto por combustível é feita com irrigação com grandes volumes de água. A exposição de contato com gasolina pode causar lesão tecidual de espessura completa. Uma exposição de duração ou intensidade suficiente pode resultar em toxicidade sistêmica. Podem ocorrer complicações graves cardiovasculares, renais, pulmonares, neurológicas e hepáticas após a absorção através de ferimentos tópicos; esses pacientes precisam de internação em UTI com monitoramento contínuo e avaliação laboratorial frequente. Em casos de suspeita de toxicidade sistêmica, o desbridamento cirúrgico de emergência pode ser necessário se houver preocupação quanto à absorção continuada de toxinas pela ferida.

O **ácido fluorídrico** é uma substância perigosa amplamente usada em ambientes domésticos, industriais e militares. Ele é principalmente encontrado na produção de refrigerantes, mas também é usado na fabricação de herbicidas, medicamentos, gasolina com alta octanagem, alumínio, plásticos, componentes elétricos e lâmpadas fluorescentes. Além disso, ele é usado para a gravação em vidros e metais, sendo também encontrado em removedores de ferrugem e em limpadores de rodas de automóveis. O real perigo dessa substância química é o íon fluoreto, o qual produz alterações profundas nos eletrólitos, especialmente no cálcio e no magnésio.[61] O íon fluoreto faz quelação dos íons de carga positiva como cálcio e magnésio, causando efluxo do cálcio intracelular com resultante morte celular. O íon fluoreto permanece ativo até que esteja completamente neutralizado e possa efetivamente penetrar no osso. Mesmo pequenas quantidades de ácido fluorídrico podem causar *hipocalcemia* (nível sérico baixo de cálcio) profunda e potencialmente letal. A hipocalcemia resulta rapidamente em arritmias cardíacas. Sem tratamento, o ácido fluorídrico liquefaz os tecidos, elimina o cálcio dos ossos do paciente e causa arritmias cardíacas letais. O tratamento inicial da exposição ao ácido fluorídrico é a irrigação com água, seguida pela aplicação de gel de gluconato de cálcio no departamento de emergência. Os pacientes com queimaduras por ácido fluorídrico devem ser imediatamente transferidos para um centro de queimados para tratamento adicional.

As lesões causadas por fósforo costumam ser vistas em ambientes militares. O **fósforo branco** (WP, de *white phosphorus*) é um agente incendiário poderoso usado na produção de munições. Ele queima violentamente quando exposto ao ar, produzindo chamas brilhantes e fumaça densa. Ele continuará queimando até que todo o agente tenha sido consumido ou privado de oxigênio. Ao entrar em contato com a pele, o WP produzirá profundas queimaduras químicas e térmicas. Essas queimaduras exigem excisão cirúrgica ou tratamento rápido com uma solução de cobre, que raramente está disponível, principalmente no ambiente pré-hospitalar.

O tratamento inicial consiste em privar o WP do acesso ao oxigênio. Todas as roupas devem ser rapidamente removidas, pois podem conter algumas partículas retidas de fósforo que podem incendiar a roupa. Devem-se manter as áreas afetadas imersas em água ou com curativos embebidos em solução salina, mantendo úmidos os curativos durante o transporte. Se os curativos secarem, qualquer WP retido pegará fogo e poderá incendiar os curativos e queimar o paciente.

As **soluções de hipoclorito** costumam ser usadas para a produção de alvejantes domésticos e limpadores industriais. Essas soluções são fortemente alcalinas; as soluções comumente disponíveis são de 4 a 6% e não costumam ser letais a menos que grandes áreas do corpo sejam expostas à substância. A **mostarda de enxofre** e **mostarda de nitrogênio** são compostos classificados como **agentes vesicantes** ou **bolhosos**. Esses agentes têm sido usados como armas químicas e são reconhecidos como ameaça no terrorismo químico. Essas substâncias químicas queimam e formam bolhas na pele exposta. Elas são irritantes para a pele e causam irritação de pulmões e olhos. Após a exposição, os pacientes apresentam sensação de queimação na garganta e nos olhos. O envolvimento da pele ocorre várias horas depois com vermelhidão, sendo seguido pela formação de bolhas nas áreas expostas ou contaminadas. Após exposição intensa, as vítimas desenvolvem necrose de espessura completa e insuficiência respiratória.[62,63] O principal tratamento na cena é a descontaminação para evitar a contaminação cruzada inadvertida.

Ao cuidar de vítimas de exposição a vesicantes, os profissionais de atendimento pré-hospitalar devem usar luvas, roupas e equipamento respiratório de forma apropriada. O Capítulo 5 cobre esse tópico em detalhes. O paciente deve ser descontaminado e irrigado com água ou solução salina. Outros agentes usados para a descontaminação de vítimas, utilizados especialmente por pessoas treinadas, incluem a solução diluída de hipoclorito e a terra de Fuller, a qual está disponível comercialmente e funciona como agente absorvente. Podem ser necessários alguns tratamentos especializados no centro de queimados.

O *gás lacrimogêneo* e as substâncias químicas semelhantes são conhecidos como **agentes de controle de tumultos**. Um agente de controle de tumultos incapacita, de forma rápida e breve, a pessoa exposta a ele ao causar irritação de pele, mucosas, pulmões e olhos. A extensão da lesão é determinada pela magnitude da exposição ao agente. Em geral, a irritação dura 30 a 60 minutos. O tratamento consiste na remoção das pessoas expostas ao agente de controle de tumultos da fonte da exposição, removendo as roupas contaminadas e irrigando a pele e os olhos do paciente.

RESUMO

- Todas as queimaduras são sérias, independentemente de seu tamanho.
- As queimaduras que potencialmente ameaçam a vida incluem as queimaduras térmicas grandes, as lesões elétricas e as queimaduras químicas.
- Diferentemente do trauma mecânico (p. ex., penetrante, fechado), o corpo tem pouco ou nenhum mecanismo de adaptação para sobreviver a uma lesão térmica e as lesões térmicas que exigem hospitalização devem ser tratadas em centros especializados em queimaduras.
- As lesões térmicas não são isoladas da pele; elas são lesões sistêmicas de magnitude incomparável. Os pacientes com grandes queimaduras apresentarão disfunção dos sistemas cardiovascular, pulmonar, gastrintestinal, renal e imune.

- A falha em prover reposição volêmica adequada levará a choque refratário, disfunção de múltiplos órgãos e até aprofundamento das queimaduras. Portanto, o papel de profissionais de atendimento pré-hospitalar é crucial na otimização da sobrevida após a lesão térmica.
- Embora sejam complicadas e perigosas, as queimaduras raramente são fatais em curto prazo. Um paciente com inalação grave de fumaça e com grandes queimaduras térmicas pode demorar horas ou dias para morrer. Os pacientes com queimaduras também têm chances de ter sofrido outros traumas mecânicos. As prioridades de trauma permanecem as mesmas para pacientes com queimaduras, e os profissionais não devem se distrair com as feridas de queimaduras.
- As queimaduras muito graves podem direcionar a atenção do profissional de atendimento

(continua)

RESUMO (CONTINUAÇÃO)

pré-hospitalar para longe de outras lesões potencialmente fatais. A realização das avaliações primária e secundária reduzirá a chance de deixar de perceber essas lesões (p. ex., pneumotórax, tamponamento pericárdico, ruptura esplênica).

- A prioridade máxima é a segurança pessoal e da cena. Muitas vezes, o agente agressor impõe riscos de lesão aos profissionais de atendimento pré-hospitalar.
- Mesmo as queimaduras pequenas em áreas de alta função (mãos, face, articulações, períneo) podem resultar em comprometimento em longo prazo pela formação de cicatrizes.
- A familiaridade com os critérios de transporte para um centro de queimados ajudará a garantir que todos os pacientes possam obter

a recuperação funcional máxima após a lesão térmica.

- As principais causas de morte em pacientes com queimaduras são as complicações da inalação de fumaça: asfixia, lesão térmica e lesão pulmonar tardia induzida por toxinas. Os pacientes geralmente não desenvolvem sintomas de insuficiência respiratória por 48 horas ou mais. Mesmo sem queimaduras na pele, as vítimas da inalação de fumaça devem ser transportadas para centros de queimados.
- As vítimas da lesão térmica por materiais perigosos, como substâncias químicas ou agentes radioativos, devem passar por descontaminação para evitar a disseminação inadvertida do material para os profissionais de saúde e de cuidados pré-hospitalares.

RECAPITULAÇÃO DO CENÁRIO

Você é chamado para prestar atendimento em um incêndio em uma estrutura residencial. Quando a sua unidade chega ao local, você encontra uma casa de dois andares completamente envolvida pelo fogo e com espessa fumaça preta saindo pelo teto e pelas janelas. Você é levado até uma vítima que está sendo atendida por socorristas. Eles contam que o paciente retornou à unidade em chamas para tentar resgatar o cachorro, tendo sido levado para fora inconsciente pelos bombeiros.

O paciente é um homem que parece ter 30 e poucos anos. A maior parte de suas roupas foi queimada. Ele apresenta queimaduras evidentes na face, e seu cabelo está chamuscado. Ele está inconsciente; está respirando espontaneamente, mas com respirações ruidosas. Os socorristas colocaram o paciente para receber oxigênio em alto fluxo com máscara não reinalante. Ao exame físico, a via aérea se mantém pérvia com manobras manuais (anteriorização da mandíbula); ele respira com facilidade. As mangas de sua camisa foram queimadas. Seus braços apresentam queimaduras circunferenciais, mas o pulso radial é facilmente palpável. A frequência cardíaca é de 118 batimentos por minuto (bpm), a pressão arterial é de 148/94 milímetros de mercúrio (mmHg), a frequência ventilatória é de 22 respirações por minuto e a saturação de oxigênio (SpO_2) medida por oxímetro de pulso é de 92%. Ao exame físico, você determina que o paciente está queimado por toda a cabeça e apresenta bolhas na parte anterior do tórax e do abdome, junto com queimaduras de toda a espessura da pele por todo o braço e a mão dos lados direito e esquerdo.

- Qual é a extensão das queimaduras do paciente?
- Quais são as etapas iniciais para a abordagem do paciente?
- Como o profissional de atendimento pré-hospitalar pode reconhecer uma lesão por inalação?

SOLUÇÃO DO CENÁRIO

O paciente sofreu lesões críticas. Como foi encontrado caído em um prédio em chamas com queimaduras na face e esforço respiratório, você deve considerar que ele tenha inalado uma grande quantidade de fumaça.

Deve-se avaliar e reavaliar a presença de edema da via aérea e lesão inalatória. A permeabilidade da via aérea deve ser uma preocupação; porém, o paciente atualmente está mantendo sua via aérea. Considerando que,

SOLUÇÃO DO CENÁRIO (CONTINUAÇÃO)

em geral, a melhor pessoa para manejar uma via aérea é o paciente, você precisa equilibrar o tempo necessário para o transporte do paciente com as dificuldades de abordagem da via aérea em um paciente com edema de via aérea. Se o transporte for prolongado ou demorado, deve-se garantir a via aérea por meio de intubação endotraqueal e use fita umbilical para prender TET. O paciente necessita de oxigênio a 100%, considerando a exposição à fumaça e a preocupação em relação a substâncias asfixiantes. Um monitor portátil de monóxido de carbono colocado no paciente reporta um nível de carboxi-hemoglobina de 16%, o qual já está sendo tratado, visto que o paciente recebe oxigênio a 100%. Você consulta o protocolo local em relação ao abordagem da inalação de fumaça com potencial de intoxicação por cianeto.

Ambas extremidades superiores apresentam queimaduras profundas de espessura completa. Você não consegue identificar nenhuma veia para estabelecer acesso IV. Nenhuma das pernas está queimada, nem há evidências de fraturas. É instalado um acesso IO na tíbia esquerda e é iniciada uma infusão da solução de Ringer lactato.

O paciente tem toda a cabeça queimada, ambas as extremidades superiores e a parte anterior do tórax. Cada membro representa cerca de 9% da ASC total, a parte anterior do tronco é 18% e a cabeça é cerca de 9%. Assim, a ASC total estimada de queimadura é de cerca de 45%. O paciente pesa cerca de 80 kg. Deve-se estimar a necessidade de líquidos inicial do paciente usando a Regra dos Dez do USAISR:

45% de ASC queimada × 10 mL/h = 450 mL/h como a taxa de líquido inicial

Se o paciente precisar de um transporte por mais de uma hora, devem ser feitos ajustes na taxa de líquidos, dependendo da hemodinâmica e do débito urinário. A comunicação com o centro de queimados receptor pode ajudar no suporte à decisão de reanimação em rota para transportes mais longos.

Referências

1. World Health Organization. Burns: Key facts. Published March 6, 2018. Accessed November 21, 2021. https://www.who.int/news-room/fact-sheets/detail/burns/
2. Vyrosek SB, Annest JL, Ryan GW. Surveillance for fatal and non-fatal injuries—United States, 2001. *MMWR Surveill Summ*. 2004;53(7):1-57.
3. Herndon DN. *Total Burn Care*. 5th ed. Elsevier; 2018:15-26.
4. Goodwin CW, Dorethy J, Lam V, Pruitt BA Jr. Randomized trial of efficacy of crystalloid and colloid resuscitation on hemodynamic response and lung water following thermal injury. *Ann Surg*. 1983 May;197(5):520-531.
5. Evans EI, Purnell OJ, Robinett PW, Batchelor A, Martin M. Fluid and electrolyte requirements in severe burns. *Ann Surg*. 1952;135:804-817.
6. Shires GT. Proceedings of the Second NIH Workshop on Burn Management. *J Trauma*. 1979;19(11 suppl):862-863.
7. Schwartz SL. Consensus summary on fluid resuscitation. *J Trauma*. 1979;19(11 suppl):876-877.
8. Moyer CA, Margrave HW, Monafo, WW. Burn shock and extravascular sodium deficiency: treatment with Ringer's solution with lactate. *Arch Surg*. 1965;90:799-811.
9. Mortiz AR, Henrique FC Jr. Studies of thermal injury: the relative importance of time and surface temperature in the causation of cutaneous burn injury. *Am J Pathol*. 1947;23:695-720.
10. Robinson MC, Del Becarro EJ. Increasing dermal perfusion after burning by decreasing thromboxane production. *J Trauma*. 1980;20:722-725.
11. Heggers JP, Ko F, Robson MC, et al. Evaluation of burn blister fluid. *Plast Reconstr Surg*. 1980;65:798-804.
12. Pruitt BA Jr, Goodwin CW, Mason AD Jr. Epidemiological, demographic and outcome characteristics of burn injury. In: Herndon DN, ed. *Total Burn Care*. 2nd ed. WB Saunders; 2002:16-32.
13. Rossiter ND, Chapman P, Haywood IA. How big is a hand? *Burns*. 1996;22(3):230-231.
14. Berry MG, Evison D, Roberts AH. The influence of body mass index on burn surface area estimated from the area of the hand. *Burns*. 2001;27(6):591-594.
15. de Camara DL, Robinson MC. Ultrastructure aspects of cooled thermal injury. *J Trauma*. 1981;21:911-919.
16. Jandera V, Hudson DA, de Wet PM, Innes PM, Rode H. Cooling the burn wound: evaluation of different modalities. *Burns*. 2000;26:265-270.
17. Sawada Y, Urushidate S, Yotsuyanagi T, Ishita K. Is prolonged and excessive cooling of a scalded wound effective? *Burns*. 1977;23(1):55-58.
18. Venter TH, Karpelowsky JS, Rode H. Cooling of the burn wound: the ideal temperature of the coolant. *Burns*. 2007;33:917-922.
19. Dunn K, Edwards-Jones VT. The role of Acticoat with nanocrystal-line silver in the management of burns. *Burns*. 2004; 30(suppl):S1.
20. Wright JB, Lam K, Burrell RE. Wound management in an era of increasing bacterial antibiotic resistance: a role for topical silver treatments. *Am J Infect Control*. 1998;26:572-577.
21. Yin HQ, Langford R, Burrell RE. Comparative evaluation of the antimicrobial activity of Acticoat antimicrobial dressing. *J Burn Care Rehabil*. 1999;20:195-200.

22. Chung KK, Salinas J, Renz EM, et al. Simple derivation of the initial fluid rate for the resuscitation of severely burned adult combat casualties: in silico validation of the rule of 10. *J Trauma*. 2010;69:S49-S54.

23. Merrell SW, Saffle JR, Sullivan JJ, Navar PD, Kravitz M, Warden GD. Fluid resuscitation in thermally injured children. *Am J Surg*. 1986;152:664-669.

24. Graves TA, Cioffi WG, McManus WF, Mason AD Jr, Pruitt BA Jr. Fluid resuscitation of infants and children with massive thermal injury. *J Trauma*. 1988;28:1656-1659.

25. Carvajal HF. Fluid therapy for the acutely burned child. *Compr Ther*. 1977;3:17-24.

26. Herndon DN. *Total Burn Care*. 2nd ed. WB Saunders; 2002.

27. Navar PD, Saffle JR, Warden GD. Effect of inhalation injury on fluid resuscitation requirements after thermal injury. *Am J Surg*. 1985;150:716-720.

28. Lalonde C, Picard L, Youn YK, Demling RH. Increased early postburn fluid requirement and oxygen demands are predictive of the degree of airway injury by smoke inhalation. *J Trauma*. 1995;38(2):175-184.

29. RxList. Anectine: warnings. Reviewed January 31, 2011. Accessed September 1, 2013. http://www.rxlist.com /anectine-drug/warnings-precautions.htm

30. Dash S, Arumugam PK, Muthukumar V, Kumath M, Sharma S. Study of clinical pattern of limb loss in electrical burn injuries. *Injury*. 2021 Jul;52(7):1925-1933. doi: 10.1016/j.injury.2021.04.028

31. Herndon DN. *Total Burn Care*. 5th ed. Elsevier; 2018:398-400.

32. Forbes WH, Sargent F, Roughton FJW. The rate of carbon monoxide uptake by normal men. *Am J Physiol*. 1945;143:594-608.

33. Forbes WH, Sargent F, Roughton FJW. The rate of carbon monoxide uptake by normal men. *Am J Physiol*. 1945;143:594-608.

34. Weaver LK, Hopkins RO, Chan KJ, et al. Hyperbaric oxygen for acute carbon monoxide poisoning. *N Engl J Med*. 2002;347(14):1057-1067.

35. Juurlink DN, Buckley NA, Stanbrook MB, Isbister GK, Bennett M, McGuigan MA. Hyperbaric oxygen for carbon monoxide poisoning. *Cochrane Database Syst Rev*. 2005;(1):CD002041.

36. Han S, Cho YS. Hyperbaric oxygen therapy in carbon monoxide poisoning: still controversial. *J Emerg Med*. 2021 Nov;61(5):619-620.

37. Chen KK, Rose CL, Clowes GH. Comparative values of several antidotes in cyanide poisoning. *Am J Med Sci*. 1934;188:767-781.

38. Feldstein M, Klendshoj NJ. The determination of cyanide in biological fluids by microdiffusion analysis. *J Lab Clin Med*. 1954;44:166-170.

39. Vogel SN, Sultan TR. Cyanide poisoning. *Clin Toxicol*. 1981;18:367-383.

40. Herndon DN, Traber DL, Niehaus GD, et al. The pathophysiology of smoke inhalation in a sheep model. *J Trauma*. 1984;24:1044-1051.

41. Till GO, Johnson KJ, Kunkel R, et al. Intravascular activation of complement and acute lung injury. *J Clin Invest*. 1982;69:1126-1135.

42. Thommasen HV, Martin BA, Wiggs BR, Quiroga M, Baile EM, Hogg JC. Effect of pulmonary blood flow on leukocyte uptake and release by dog lung. *J Appl Physiol Respir Environ Exerc Physiol*. 1984;56:966-974. doi: 10.1152 /jappl.1984.56.4.966

43. Trunkey DD. Inhalation injury. *Surg Clin North Am*. 1978;58:1133-1140.

44. Haponik E, Summer W. Respiratory complications in the burned patient: diagnosis and management of inhalation injury. *J Crit Care*. 1987;2:121-143.

45. Cahalane M, Demling R. Early respiratory abnormalities from smoke inhalation. *JAMA*. 1984;251:771-773.

46. Herndon DN. *Total Burn Care*. 5th ed. Elsevier; 2018:16-19.

47. Hight DW, Bakalar HR, Lloyd JR. Inflicted burns in children: recognition and treatment. *JAMA*. 1979;242:517-520.

48. U.S. Department of Justice, Office of Justice Programs, Office of Juvenile Justice and Delinquency Prevention. Burn injuries in child abuse. Published May 1997. Reprinted June 2001. Accessed December 17, 2013. https://www .ojp.gov/pdffiles/91190-6.pdf

49. Başaran A, Narsat MA. Clinical outcome of pediatric hand burns and evaluation of neglect as a leading cause: a retrospective study. *Ulus Travma Acil Cerrahi Derg*. 2022 Jan;28(1):84-89.

50. Chadwick DL. The diagnosis of inflicted injury in infants and young children. *Pediatr Ann*. 1992;21:477-483.

51. Adronicus M, Oates RK, Peat J, et al. Nonaccidental burns in children. *Burns*. 1998;24:552-558.

52. Purdue GF, Hunt JL, Prescott PR. Child abuse by burning: an index of suspicion. *J Trauma*. 1988;28:221-224.

53. Lenoski EF, Hunter KA. Specific patterns of inflicted burn injuries. *J Trauma*. 1977;17:842-846.

54. Brooks JW, Evans EI, Ham WT, Reid JD. The influence of external body radiation on mortality from thermal burns. *Ann Surg*. 1953;136:533-545.

55. American Burn Association. Radiation injury. In: *Advanced Burn Life Support Course*. ABA; 1999:66.

56. Michell MW, Oliveira HM, Vaid SU, et al. Enteral resuscitation of burn shock using intestinal infusion of World Health Organization oral rehydration solution (WHO ORS): a potential treatment for mass casualty care. *J Burn Care Rehabil*. 2004;25:S48.

57. Bromberg BF, Song IC, Walden RH. Hydrotherapy of chemical burns. *Plast Reconstr Surg*. 1965;35:85-95.

58. Leonard LG, Scheulen JJ, Munster AM. Chemical burns: effect of prompt first aid. *J Trauma*. 1982;22(5):420-423.

59. Alam M, Moynagh M, Orr DS, Lawlor C. Cement burns— the Dublin national burns experience. *J Burns Wounds*. 2007;7:33-38.

60. Mozingo DW, Smith AD, McManus WF, Mason AD. Chemical burns. *J Trauma*. 1988;28(5):642-647.

61. Mistry D, Wainwright D. Hydrofluoric acid burns. *Am Fam Physician*. 1992;45:1748-1754.

62. Willems JL. Clinical management of mustard gas casualties. *Ann Med Milit Belg*. 1989;3S:1-61.

63. Sidell FR, Takafuji ET, Franz DR. *Medical Aspects of Chemical and Biological Warfare*. Washington, DC: Office of the Surgeon General; 1997.

CAPÍTULO 14

Trauma Pediátrico

Editores-chefes:
Jessica Naiditch, MD, FACS, FAAP
Katherine Remick, MD, FAAP, FACEP, FAEMS
David Tuggle, MD, FACS, FAAP

OBJETIVOS DO CAPÍTULO

Ao término deste capítulo, você será capaz de:

- Identificar as diferenças anatômicas e fisiológicas em crianças e que são responsáveis pelos padrões únicos de lesões.
- Demonstrar a compreensão da importância da abordagem específica da via aérea e da restauração da adequada oxigenação tecidual em pacientes pediátricos.

- Interpretar os sinais vitais quantitativos para pacientes pediátricos.
- Demonstrar a compreensão das técnicas de abordagem das várias lesões encontradas em pacientes pediátricos.
- Descrever os sinais de traumatismo pediátrico sugestivos de trauma não acidental.

CENÁRIO

Você é chamado à cena de uma colisão automobilística em rodovia com trânsito intenso. Dois veículos se envolveram numa colisão frontal. Um dos ocupantes do veículo é uma criança que não estava segura de forma adequada em um dispositivo de retenção. Não há fatores relacionados ao clima nessa tarde de primavera.

Ao chegar à cena, você vê que a polícia controlou e bloqueou o tráfego na área ao redor do acidente. Enquanto o seu parceiro e a outra equipe de resgate avaliam os outros pacientes, você se aproxima da criança. Você vê um menino, com cerca de 2 anos de idade, sentado em um dispositivo de retenção, o qual está discretamente angulado; há sangue na parte de trás do encosto da cabeça do assento à frente dele. Apesar de várias abrasões e pequeno sangramento na cabeça, na face e no pescoço, a criança parece muito calma.

Suas avaliações primária e secundária revelam um menino de 2 anos que repete de forma fraca "ma-ma, ma-ma". Sua frequência cardíaca (FC) é 180 batimentos por minuto, com os pulsos radiais mais fracos do que os braquiais; sua pressão arterial sistólica (PAS) é de 50 milímetros de mercúrio (mmHg) pela palpação. A frequência ventilatória é 18 respirações por minuto, discretamente irregular, mas sem ruídos anormais. Enquanto continua a sua avaliação, você observa que ele parou de dizer "ma-ma" e parece olhar fixo para o espaço. Você também observa que suas pupilas estão discretamente dilatadas e que sua pele está pálida e sudorética. Uma mulher que se identifica como babá da família diz a você que a mãe está a caminho e que você deve esperar por ela.

- Quais são as prioridades de abordagem para esse paciente?
- Quais são as lesões mais prováveis nessa criança?
- Qual é o destino mais apropriado para essa criança?

INTRODUÇÃO

Os relatórios anuais do Centers for Disease Control and Prevention (CDC) continuam a mostrar que o trauma é a causa mais comum de morte em crianças nos Estados Unidos.[1]

Em 2019, mais de 7.000 crianças com menos de 19 anos morreram em decorrência de lesões não intencionais, de acordo com o CDC.[2] As principais causas destas mortes foram colisões de veículos automotores, sufocamento, afogamento, envenenamento, incêndios e quedas. Uma avaliação cuidadosa dos dados disponíveis sobre essas mortes sugere que, infelizmente, as lesões na infância podem ser evitadas com frequência. Ainda mais preocupante é o fato de que há importantes disparidades raciais e étnicas na taxa de mortes por lesões não intencionais entre diferentes grupos de crianças. Por exemplo, entre 2010 e 2019, as taxas de mortalidade devido a lesões sofridas em decorrência de colisões de veículos automotores aumentaram 9% entre as crianças negras, enquanto caíram 24% entre as crianças brancas. As taxas de mortalidade por envenenamento aumentaram 50% em crianças hispânicas e 24% em crianças negras, enquanto caíram 9% entre as crianças brancas no mesmo período[2] (**Figure 14-1**). Espera-se que esses dados possam ser usados para direcionar as estratégias e intervenções de prevenção, diminuindo de maneira mais eficaz os riscos para as populações mais vulneráveis.

Como ocorre em todos os aspectos dos cuidados pediátricos, a avaliação e a abordagem adequados de uma criança com trauma exigem uma compreensão bastante abrangente, não apenas das características únicas do crescimento e desenvolvimento infantis (incluindo a imaturidade anatômica e a fisiologia do desenvolvimento), mas também de seus mecanismos de lesão exclusivos.

É verdadeiro o adágio "crianças não são apenas adultos pequenos". As crianças têm padrões distintos e reprodutíveis de trauma, respostas fisiológicas diferentes e necessidades de tratamento especiais, baseados em seu desenvolvimento físico e psicossocial no momento da ocorrência da lesão.

Este capítulo inicialmente descreverá as características especiais dos pacientes com trauma pediátrico; depois, revisará a abordagem ideal do trauma e seus motivos. Embora as características únicas das lesões pediátricas sejam importantes para a compreensão dos profissionais de atendimento pré-hospitalar, a abordagem terapêutica e fundamental da realização de suporte básico e avançado de vida baseados nas avaliações primária e secundária será a mesma em todos os pacientes, independentemente de idade ou do seu tamanho.

Crianças Como Pacientes de Trauma

Demografia do Trauma Pediátrico

As necessidades e características únicas dos pacientes pediátricos exigem atenção especial quando se avalia uma criança com lesões agudas. A incidência relativa de trauma fechado (vs. penetrante) é maior na população pediátrica, com o trauma penetrante sendo responsável por apenas 7,8% das lesões.[3] O trauma penetrante costuma resultar em lesão de um único órgão, enquanto os

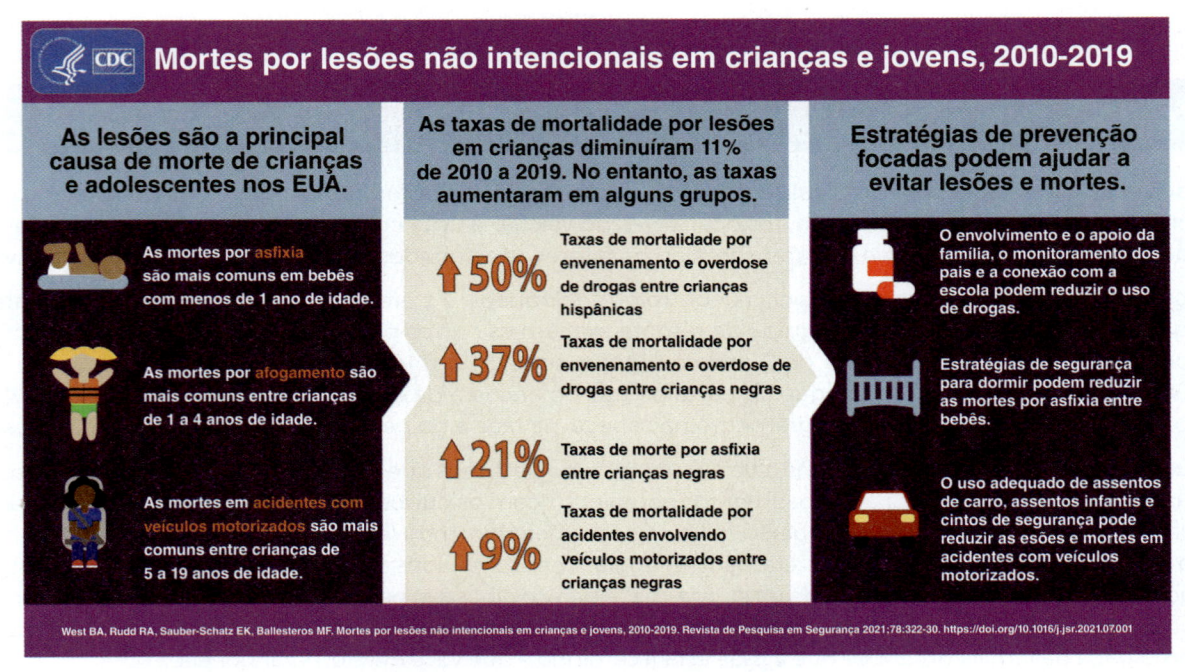

Figure 14-1 Mortes por lesões não intencionais em crianças e jovens, 2010-2019.

Centers for Disease Control and Prevention. Injuries among Children and Teens. September 22, 2021. Acessado em 23 de fevereiro de 2022. https://www.cdc.gov/injury/features/child-injury/index.html

mecanismos de trauma fechado têm uma maior propensão para a lesão multissistêmica.

Quedas, atropelamentos e trauma em ocupantes de veículos como resultado de acidentes automobilísticos são as causas mais comuns de ocorrência de lesão pediátrica nos Estados Unidos, com as quedas isoladamente sendo responsáveis por mais de 2,4 milhões de lesões por ano em crianças com menos de 15 anos de idade.[4] Em todo mundo, a Organização Mundial da Saúde estima que cerca de 830 mil crianças morrem por trauma todos os anos e dezenas de milhões são hospitalizadas com lesões não fatais.[5] Nos Estados Unidos, os acidentes de trânsito são a causa mais comum de morte pediátrica, com queimaduras, homicídios e quedas vindo logo depois.

Por várias razões, as quais serão discutidas ao longo do capítulo, o envolvimento multissistêmico é a regra em vez da exceção considerando-se o trauma pediátrico de maior gravidade. Embora as evidências externas de trauma possam ser mínimas, lesões internas potencialmente fatais podem existir e devem ser avaliadas em um centro de trauma devidamente equipado.

A Física do Trauma e o Trauma Pediátrico

O tamanho de uma criança reproduz uma área de superfície de menor tamanho onde são aplicadas forças de paralamas, parachoques e da queda propriamente dita. A proteção mínima conferida pela gordura corporal, a elasticidade aumentada dos tecidos conectivos e a proximidade das vísceras em relação à superfície do corpo limitam a capacidade da criança de dissipar essas forças da mesma maneira que um adulto o faria; assim, a energia é mais prontamente transmitida aos órgãos subjacentes. Além disso, o esqueleto de uma criança está incompletamente calcificado, contém múltiplos centros de crescimento ativos e é mais elástico do que o de um adulto. Como resultado, podem ocorrer lesões internas significativas sem que haja evidências de trauma externo.

Padrões Comuns de Lesões

As características anatômicas e fisiológicas das crianças, combinadas com mecanismos comuns de trauma específicos da idade, produzem padrões de lesão distintos, mas previsíveis (**Tabela 14-1**). O uso inadequado de cintos de segurança ou o posicionamento no banco dianteiro de um veículo, com impacto resultante do *airbag*, podem desencadear a ocorrência de lesão muito significativa (**Quadro 14-1**). O trauma é, frequentemente, uma doença em que o tempo de atendimento é fundamental para obtenção de bons desfechos e a familiaridade com tais padrões pode ajudar o profissional de atendimento pré-hospitalar na decisão da melhor forma de abordagem da crianças traumatizadas e de mais rápida execução. Por

Tabela 14-1 Padrões Comuns de Lesões Associadas ao Trauma Pediátrico	
Tipo de Trauma	**Padrões de Lesão**
Acidente automobilístico (a criança é passageira)	Sem retenção: Trauma multissistêmico (incluindo tórax e abdome), lesões de cabeça e pescoço, lacerações de couro cabeludo e face
	Com retenção: Lesões de tórax e abdome, fraturas de coluna inferior
Atropelamento	Baixa velocidade: Fraturas de extremidades inferiores
	Alta velocidade: Trauma multissistêmico (incluindo tórax e abdome), lesões de cabeça e pescoço, fraturas de extremidades inferiores
Queda de altura	Baixa: Fraturas de extremidades superiores
	Média: Fraturas de cabeça e pescoço, fraturas de extremidades superiores e inferiores
	Alta: Trauma multissistêmico (incluindo tórax e abdome), lesões de cabeça e pescoço, fraturas de extremidades superiores e inferiores
Queda de bicicleta	Sem capacete: Lacerações de cabeça e pescoço, lacerações de couro cabeludo e face, fraturas de extremidades superiores
	Com capacete: Fraturas de extremidades superiores
	Colisão com o guidão: Lesões abdominais internas

American College of Surgeons Committee on Trauma. Pediatric trauma. In: *ATLS® Advanced Trauma Life Support, Student Course Manual*. 10th ed. ACS; 2018:186-213.

Quadro 14-1 Lesões Pediátricas Associadas a Cintos de Segurança e *Airbags*

Apesar das leis em todos os 50 estados dos Estados Unidos exigirem o uso de assentos veiculares de segurança ou de dispositivos de retenção para crianças pequenas, evidências sugerem que os dispositivos de retenção para o transporte de crianças costumam ser instalados de forma incorreta.[6] Além disso, se uma criança está ocupando o banco dianteiro em um veículo com *airbag* do lado do passageiro, ela tem a mesma chance de sofrer lesão grave, esteja ela apropriadamente retida ou não.[7] Uma criança exposta a um *airbag* do lado do passageiro tem duas vezes mais chances de sofrer trauma significativo do que um passageiro em banco dianteiro sem *airbag*.[8]

As crianças com cintos abdominais ou com colocação inadequada do cinto de segurança estão sob risco aumentado de ocorrência de lesão intestinal em incidentes automobilísticos. Este tipo de lesão por cinto de segurança, também podem causar trauma pancreático, aórtico e na coluna lombar, colocando estas crianças sob risco de trauma multissistêmico grave. É razoável supor que qualquer criança retida por um cinto abdominal e que seja encontrada com hematoma nesta região, após ocorrência de um acidente automobilístico tenha lesão intra-abdominal até que se prove o contrário.

Aproximadamente 1% de todos os acidentes automobilísticos que vitimam crianças resultam em exposição da mesma a um *airbag* acionado quando está se encontrava na posição de passageiro. Até 14% das crianças envolvidas em colisão de automóveis com acionamento de *airbags* de primeira geração sofreram lesões graves.[9] Com as melhorias na tecnologia dos *airbags*, o risco de ocorrência de trauma durante seu acionamento, embora ainda seja significativo, reduziu recentemente para 10%.[10,11] Estas lesões podem incluir a ocorrência de queimaduras e lacerações pequenas na parte superior do tronco e face, além de lesões de maior porte no tórax, pescoço, face e extremidades superiores.[9]

exemplo, o traumatismo craniencefálico fechado numa criança resulta em apneia, hipoventilação e hipóxia com muito mais frequência do que quadros de hipovolemia e hipotensão. Assim, as diretrizes de cuidados no trauma pediátrico devem dar maior ênfase no manejo focado da via aérea e da respiração.

Homeostase Térmica

A relação entre a superfície corporal de uma criança e sua massa corporal é maior ao nascer e diminui ao longo de toda infância. Consequentemente, há uma maior área de superfície corporal (ASC) através da qual o calor pode ser rapidamente perdido, não apenas causando estresse adicional para a criança, mas também alterando suas respostas fisiológicas aos eventuais desequilíbrios metabólicos e ao choque. A hipotermia profunda pode resultar em quadro de *coagulopatia* grave e colapso cardiovascular, potencialmente irreversível. Além disso, muitos dos sinais clínicos de hipotermia são semelhantes aos do choque descompensado, dificultando sobremaneira a avaliação realizado pela equipe de atendimento pré-hospitalar (APH).

Problemas Psicossociais

As implicações psicossociais de uma criança traumatizada podem representar um grande desafio. Particularmente em crianças muito jovens, pode haver comportamento psicológico regressivo quando submetida a grande estresse, dor ou outras ameaças que prejudiquem sua capacidade de processar estes graves eventos. Pessoas que a criança não tenha familiaridade, assim como ambientes a ela estranhos, podem limitar sua capacidade de colaboração plena durante a realização de anamnese, exame físico e tratamento. Uma melhor compreensão deste tipo de cenário possibilitará que o socorrista consiga acalmar e confortar uma criança traumatizada, e em muitos casos, estabelecer medidas mais efetivas para um bom relacionamento e avaliação mais abrangente do estado fisiológico da criança.

Os pais ou cuidadores da criança também necessitam de atenção especial com muita frequência, e devem ser considerados como "paiscientes". O tratamento de todos os pacientes tem inicio com uma comunicação efetiva, e é de suma importância na abordagem dos 'pacisentes'. Isso pode consistir em sinalização de compaixão, e mais paciência no trato. Você não será um profissional de atendimento pré-hospitalar eficaz caso ignore as necessidades de pais ou cuidadores.

Os pais ou responsáveis podem pedir informações a cerca de lesões de seus filhos, assim como de planejamento terapêutico ou necessitam ser tranquilizados em relação à condição da criança. Se isso for ignorado, os pais podem ficar com raiva ou mesmo agressivos, e se tornarem obstáculos ao cuidado efetivo. Porém, quando eles são incluídos no processo, geralmente passam a agir como membros funcionais da equipe de emergência de seus filhos.

O conceito de atendimento centrado na família é uma abordagem dinâmica que cria relacionamentos colaborativos entre profissionais de saúde e família, auxiliando na prestação de atendimento de qualidade no DE.[12] Este atendimento centrado na família reconhece que o conhecimento dela sobre a condição de um de seus membros é uma ferramenta importante de melhora na qualidade do atendimento, na comunicação, incluindo a família como membro da equipe. Além disso, a participação dos pais ou dos responsáveis sinaliza para a criança que você foi considerada uma pessoa confiável, aumentando a probabilidade de colaboração por parte da mesma. Os profissionais de atendimento pré-hospitalar devem lembrar que sempre que uma criança está doente ou sofre um trauma, os cuidadores também são afetados e devem ser considerados como pacientes.

Recuperação e Reabilitação

Se diz exclusivamente a cerca dos pacientes com trauma pediátrico que o efeito de uma lesão de menor porte pode consequências imensas sobre o subsequente crescimento e desenvolvimento da mesma. Diferentemente de um adulto anatomicamente maduro, uma criança deve não apenas se recuperar do trauma, mas também continuar seu crescimento normal. Nunca será demais considerar o impacto de tal lesão sobre esse processo, especialmente em termos de incapacidade permanente, deformidades que impeçam o crescimento ou que este seja anormal. As crianças que sofrem um traumatismo cranioencefálico (TCE), por menor que seja, podem ter sequelas permanentes na função cerebral, psicológicas, ente outros. Essas sequelas podem ter efeito substancial sobre as crianças e seus pais, resultando em alta incidência de disfunção familiar, incluindo o divórcio.

Os efeitos da realização de cuidados inadequados ou aquém do ideal na fase aguda do trauma podem ter consequências importantes, não apenas para a sobrevivência imediata da criança, mas também e talvez ainda mais importante, para a qualidade de vida da criança no longo prazo. Assim, é extremamente importante manter alto índice de suspeição para ocorrência de lesões e sempre ter bom senso no cuidado e na tomada de decisões a cerca do melhor transporte para uma criança com lesões agudas.

Fisiopatologia

O desfecho final para uma criança com trauma pode ser determinado pela qualidade do cuidado nos primeiros momentos imediatamente após este. Durante este período crítico, a realização de uma avaliação primária coordenada e sistemática será a melhor estratégia para se diminuir índices de morbidade e se evitar o desenvolvimento de lesão potencialmente fatal. Como em um paciente adulto, as três causas mais comuns de morte imediata em crianças são hipóxia, hemorragia maciça e trauma grave no sistema nervoso central (SNC). Essas três causas comuns de morte imediata serão detalhadas

nesta seção. A triagem rápida, a instituição de tratamento de estabilização de emergência e o transporte para o centro especializado, acarretam em maior potencial de recuperação plena.

Hipóxia

A confirmação de que uma criança tem a via aérea pérvia não evita a necessidade de complementação de oxigênio de forma suplementar, assim com a realização de ventilação assistida, especialmente quando há lesão do SNC, quadro de hipoventilação ou hipoperfusão. Crianças traumatizadas e que se mostrem clinicamente bem podem apresentar piora rápida, manifestando quadros de taquipneia leve até um estado de total exaustão e apneia. Após o estabelecimento da via aérea, a frequência e a profundidade da ventilação devem ser cuidadosamente avaliadas para se confirmar a adequação da ventilação. Se a ventilação estiver inadequada, apenas o provimento de oxigênio em alta concentração não evitará a manutenção do quadro de hipóxia ou mesmo sua piora.

Os efeitos da hipóxia mesmo que *transitória* (breve) sobre um encéfalo com lesão traumática merece especial atenção. Uma criança pode ter alteração significativa no nível de consciência (NC) e ainda assim manter excelente potencial para completa recuperação funcional, caso a ocorrência da hipóxia cerebral seja evitada.

Os pacientes pediátricos que necessitam de manejo vigoroso da via aérea devem ser pré-oxigenados antes de se colocar um dispositivo avançado na via aérea. Essa oxigenação, ou melhor, desnitrogenação, visa substituir o nitrogênio alveolar por oxigênio para se obter uma reserva de oxigênio intrapulmonar que permita que a apneia seja o mais prolongada possível com a menor dessaturação possível da oxihemoglobina associada. Isso melhora a margem de segurança na obtenção de uma via aérea avançada. A ocorrência de um período de hipóxia durante múltiplas e/ou prolongadas tentativas de intubação pode ser mais prejudicial para a criança do que simplesmente ventilá-la com um dispositivo de bolsa-valva-máscara e transportá-la rapidamente.[13-15] Qualquer tentativa de abordagem avançada da via aérea será desnecessária e potencialmente prejudicial caso a criança esteja sendo adequadamente ventilada e oxigenada com o uso de manobras de suporte básico de vida, com ventilação bolsa-valva-máscara.

Hemorragia

A maioria das lesões pediátricas não causa exsanguinação imediata. Porém, as crianças que sofrem trauma que resultem em perda sanguínea significativa, frequentemente, morrem logo após sua ocorrência ou após sua chegada à instituição de destino. Muitas vezes, essas mortes resultam da lesão de múltiplos órgãos internos, causando significativa perda sanguínea de forma aguda. Esse sangramento pode ser de menor intensidade, como em uma laceração ou contusão simples, ou pode ser uma hemorragia potencialmente fatal, como a ruptura do baço, a laceração do fígado ou a avulsão de um rim.

As crianças com trauma compensam a hemorragia aumentando a resistência vascular sistêmica; porém, isso se dá às custas da perfusão periférica. As crianças são fisiologicamente mais adeptas a desenvolverem esta resposta, pois tal vasoconstrição não está limitada pela presença de doença vascular periférica preexistente. O uso exclusivo da mensuração da pressão arterial pode ser considerada uma estratégia inadequada para a identificação dos sinais iniciais do choque. A manifestação de taquicardia, embora possa ser resultado da ocorrência de medo ou dor, deve ser sempre considerada como secundária à presença de hemorragia ou de hipovolemia até que se prove o contrário. Uma identificação da pressão de pulso cada vez mais estreita e de taquicardia crescente podem ser os primeiros e sutis sinais de choque iminente.

Além disso, os profissionais de atendimento pré-hospitalar devem prestar bastante atenção a presença de sinais de perfusão ineficaz dos órgãos, evidenciada por alteração no esforço respiratório, redução do NC e diminuição da perfusão capilar (redução da temperatura, coloração ruim e aumento do tempo de enchimento capilar). Diferentemente dos adultos, estes sinais precoces da presença de hemorragia em uma criança podem ser sutis e difíceis de se identificar, levando ao retardo no reconhecimento do choque. Se o profissional de atendimento pré-hospitalar não identificar estes sinais precoces, a criança pode perder volume suficiente de sangue circulante a ponto de haver falência dos mecanismos compensatórios. Quando isso acontece, o débito cardíaco é drasticamente reduzido, a perfusão visceral cai e a criança pode descompensar rapidamente, muitas vezes levando à quadro de hipotensão e choque irreversível e fatal. Assim, toda criança com trauma fechado deve ser cuidadosamente monitorada em busca de sinais, mesmo que sutis e que possam indicar a ocorrência de hemorragia continuada, antes que ocorram alterações evidentes nos sinais vitais.

Uma importante razão para a rápida transição ao choque descompensado se dá pela perda de hemácias e a correspondente capacidade de se transportar oxigênio. A restauração do volume intravascular perdido com soluções cristaloides fornecerá um aumento transitório na PA, mas o volume circulante se dissipará rapidamente à medida que o líquido é desviado através dos capilares. À medida que o sangue é perdido e o volume intravascular é substituído por cristaloides, as hemácias remanescentes são diluídas na corrente sanguínea, reduzindo a capacidade do sangue de transportar oxigênio para os diversos tecidos. Assim, qualquer criança que necessite de mais de 20 mililitros/quilograma (mL/kg) em *bolus* de solução cristaloide pode estar sinalizando rápida piora e provável necessidade de transfusão de hemácias para que a capacidade de transporte de oxigênio seja restaurada

paralelamente à eposição volêmica intravascular. A administração precoce de hemoderivados deve ser considerada em qualquer paciente pediátrico com sinais de hemorragia contínua. Isso pode começar, inclusive antes da administração de dois *bolus* de cristaloide.

Frequentemente, após o acesso vascular ter sido garantido, há tendência inadvertida de se reanimar em excesso uma criança com trauma que não esteja em quadro de choque franco. O soro fisiológico é acidótico e, quando administrado em temperatura ambiente, tem o potencial de causar resfriamento e acidose leve, o que pode comprometer a coagulação e, portanto, piorar qualquer quadro de hemorragia em andamento. Em uma criança com sangramento moderado, sem evidências de hipoperfusão de órgãos-alvo e com identificação de sinais vitais normais, a reposição volêmica deve ser limitada a não mais do que um ou dois *bolus* de 20 mL/kg de soro fisiológico. O componente intravascular de um *bolus* representa cerca de 25% do volume sanguíneo de uma criança. Assim, se for necessário a administração de mais de dois *bolus*, os profissionais de atendimento pré-hospitalar devem ter o cuidado ao reavaliar a criança quanto a identificação de fontes de sangramento contínuo e previamente não detectado.

Em crianças com TCE, a reanimação com volume é mandatória para se evitar a ocorrência de hipotensão, sendo um dos fatores conhecidos e passíveis de prevenção quanto ao desenvolvimento de lesão cerebral secundária.[16,17] A pressão de perfusão cerebral é descrita como a diferença entre a pressão intracraniana (pressão dentro do crânio) e a pressão arterial média (PAM) (pressão que leva o sangue até o crânio). O TCE pode causar aumento na pressão intracraniana. Assim, mesmo que o sangue esteja adequadamente oxigenado, se a PA sistêmica estiver baixa, o sangue oxigenado pode não perfundir o encéfalo; dessa forma, ainda pode ocorrer lesão cerebral hipóxica. Ainda que a reanimação excessiva deva ser evitada no sentido de se prevenir o desenvolvimento de edema cerebral **iatrogênico**, a hipotensão deve ser prevenida ou rapidamente tratada com reposição volêmica, pois um único episódio de hipotensão pode aumentar a mortalidade em até 150%.[18] Avaliações cuidadosas dos sinais vitais da criança e a reavaliação frequente após realização de intervenções terapêuticas devem guiar as decisões durante este manejo continuado.

As soluções cristaloides isotônicas são as de escolha para uso durante a reanimação de uma criança com TCE, pois se sabe que as soluções cristaloides hipotônicas (p. ex., soro glicosado) aumentam o edema cerebral. Além disso, as soluções cristaloides hipertônicas (p. ex., solução salina hipertônica) possam ser úteis para o tratamento do edema cerebral na unidade de terapia intensiva pediátrica, onde há maior monitoramento, as evidências disponíveis até o momento não demonstraram desfechos melhores para pacientes pediátricos com trauma, quando estas soluções são administradas no APH. Na iminência da identificação de herniação, com a presença de midríase ou score marcadamente reduzido na escala de coma de Glasgow (GCS, conforme indicado por uma queda de 2 ou mais pontos) e no contexto do transporte prolongado, o uso da solução salina hipertônica pode ser considerada no ambiente pré-hospitalar.

Lesão do Sistema Nervoso Central

As alterações fisiopatológicas após ocorrência de trauma grave no SNC tem inicio dentro de minutos. A reanimação adequada e precoce é a chave para maximizar o potencial de sobrevida de crianças com trauma do SNC. Embora algumas lesões do SNC sejam realmente fatais, muitas crianças com lesão neurológica aparentemente devastadora acabam apresentando recuperação funcional completa, após a implementação de medidas preventivas de desenvolvimento de lesão secundária. Esta recuperação é alcançada por meio da prevenção de ocorrência de episódios subsequentes de hipoperfusão, hipoventilação, hiperventilação e isquemia. A oxigenação e a ventilação adequadas (evitando a hiperventilação) são tão fundamentais na abordagem do TCE quanto o é se evitar quadro de hipotensão.[17]

Para determinados graus de gravidade das lesões no SNC, as crianças apresentam menor mortalidade e maior potencial de sobrevivência quando comparado aos adultos. No entanto, a adição de lesões fora do cérebro acarretam na diminuição das chances de um desfecho favorável na criança, expressando o efeito potencialmente negativo do desenvolvimento de choque causado por lesões associadas.

Muitas vezes, as crianças com TCE apresentam alteração da consciência, possivelmente tendo passado por um período de inconsciência não percebido durante a avaliação inicial. Uma história de perda de consciência é um dos indicadores prognósticos mais importantes de potencial lesão do SNC e deve ser sempre registrada. No caso em que a lesão não tenha sido testemunhada, a presença de amnésia em relação ao evento é comumente utilizada como substituto para se determinar tal perda de consciência. Além disso, a documentação completa do estado neurológico basal é importante, incluindo:

1. Score GCS (modificada para pediatria)
2. Reação pupilar
3. Resposta a estímulos sensoriais
4. Função motora

A realização de tais etapas são fundamentais na avaliação inicial do trauma pediátrico quanto a presença de lesão neurológica. A ausência de uma avaliação basal adequada tornará extremamente difícil o acompanhamento continuado e a avaliação das intervenções realizadas.

Atenção aos detalhes durante a realização da anamnese é especialmente importante em pacientes pediátricos com possível lesão da coluna cervical. O esqueleto de uma criança é incompletamente calcificado e com múltiplos centros de crescimento ativos, muitas vezes impedindo o diagnóstico radiográfico de lesão por mecanismo que cause trauma fechado, por estiramento ou por contusão da medula espinal. Essa condição é chamada de lesão medular sem anormalidade radiográfica (LMSAR). Um déficit neurológico transitório que melhora antes da chegada ao hospital pode ser o único indicador da presença de lesão da medula espinal. Apesar da rápida resolução dos sintomas, as crianças com LMSAR podem desenvolver edema da medula espinal até 4 dias após a lesão inicial, trazendo incapacidade neurológica devastadora se não for adequadamente tratada.

Avaliação

Avaliação Primária

Altura e peso bastante variável dos pacientes pediátricos (**Tabela 14-2**), o tamanho e o calibre diminuídos dos

Tabela 14-2 Variação de Altura e Peso em Pacientes Pediátricos			
		Variação de Médias Normais	
Grupo	**Idade**	**Altura Média (cm)**	**Peso Médio (kg)**
Neonatos	0 a 1 mês	51 a 63	4 a 5
Lactentes	1 mês a 1 ano	56 a 80	4 a 11
Crianças de colo	1 a 2 anos	77 a 91	11 a 14
Pré-escolares	3 a 5 anos	91 a 122	14 a 25
Escolares	6 a 12 anos	122 a 165	25 a 63
Adolescentes	12 a 15 anos	165 a 182	62 a 80

© National Association of Emergency Medical Technicians (NAEMT)

vasos sanguíneos e do volume circulante, além de características anatômicas peculiares da via aérea da criança, frequentemente tornam os procedimentos padrão utilizados no suporte básico de vida extremamente desafiadores e tecnicamente difíceis. A reanimação efetiva no trauma pediátrico demanda a disponibilidade de material próprio para crianças: lâminas de laringoscópio, tubos endotraqueais (TET), dispositivos de via aérea supraglótica, sondas nasogástricas, manguitos de PA, máscaras de oxigênio, dispositivos de bolsa-valva-máscara e outros equipamentos de tamanho apropriado. Tentativas de instalação de um cateter intravenoso (IV) muito grande ou de dispositivo de via aérea de tamanho inadequado podem causar mais danos do que benefícios, não apenas devido ao potencial físico de lesão, mas também porque pode retardar o transporte até a instituição apropriada. Instruções de reanimação codificadas por cores e com base na altura da criança (discutidas adiante neste capítulo) oferecem referências práticas para a administração de medicamentos e utilização de equipamentos.[19]

A avaliação de crianças em situação de emergência, independe da idade e tem inicio com uma impressão inicial. Em crianças, os profissionais devem usar uma abordagem ágil para determinar rapidamente a condição (i.e., doente ou não doente) com base na compreensão do estágio de desenvolvimento e do aspecto visual e auditivo da mesma. O uso do **Triângulo de Avaliação Pediátrica (TAP)** no momento do primeiro contato com o paciente ajuda a estabelecer o nível de gravidade, determinar a urgência para realização de tratamento e identificar o grau de alteração fisiológica presente (**Figure 14-2**).[4,20,21]

Os três componentes do TAP são aparência, grau de esforço respiratório e enchimento capilar. Normalmente, isso é feito à distância para se criar uma impressão inicial sobre o grau de criticidade do paciente. A primeira etapa é usar o mnemônico TICLS para avaliar a aparência geral da criança:

- *Tônus*. Tônus do tronco forte, sentado ou em pé (adequado para a idade).
- *Interatividade*. Parece alerta, atenta às atividades, às pessoas e ao ambiente próximo, tenta pegar brinquedos e objetos (p. ex., lanterna).
- *Consolo*. Tem resposta diferente em relação ao cuidador.
- *Olhar*. Faz contato visual com o socorrista, procura com o olhar.
- *Fala/choro*. Chora forte ou usa a fala adequada à idade

A segunda etapa é avaliar o esforço respiratório. Essa etapa envolve escutar sons anormais identificados na via aérea e observar anormalidades em posicionamento, presença de retrações e batimento de asa do nariz. Na terceira etapa, os profissionais devem avaliar o enchimento capilar, procurando sinais de palidez, pele marmoreada ou cianose. A combinação desses três componentes do TAP permite a formação de uma impressão geral e primária. A impressão geral primária servirá como avaliação global do socorrista a cerca da capacidade da criança de compensar o trauma ou a lesão aguda – estabelecendo ela como doente ou não.

Prioridades de Estabilização

A taxa de sobrevida na lesão por exsanguinação é baixa na população pediátrica. Felizmente, a incidência desse tipo de lesão é igualmente baixa. A prioridade inicial é identificar a presença de qualquer hemorragia exsanguinante externa e controlar este sangramento por meio de compressão manual direta ou colocação de torniquete, caso indicado. Após a abordagem da hemorragia exsanguinante ou se ela não estiver presente, o profissional de atendimento pré-hospitalar deve manejar a via aérea da criança.

Via Aérea

Como em um adulto com trauma, a próxima prioridade e foco, depois de se garantir a segurança da cena e tratar ou excluir a presença de hemorragia exsanguinante em uma criança gravemente ferida, é a abordagem da via aérea. Porém, há várias diferenças anatômicas que dificultam este cuidado. As crianças têm o osso occipital e a língua relativamente grandes e têm a via aérea posicionada mais anteriormente. Além disso, quanto menor é a criança, maior será a discrepância entre o tamanho do crânio e a porção média da face. Assim, o occipital relativamente grande força à uma flexão passiva da coluna cervical (**Figure 14-3**). Esses fatores predispõem as crianças a um maior risco de ocorrência de obstrução da via aérea em comparação aos adultos. Na ausência de trauma, a via aérea pediátrica está mais bem protegida

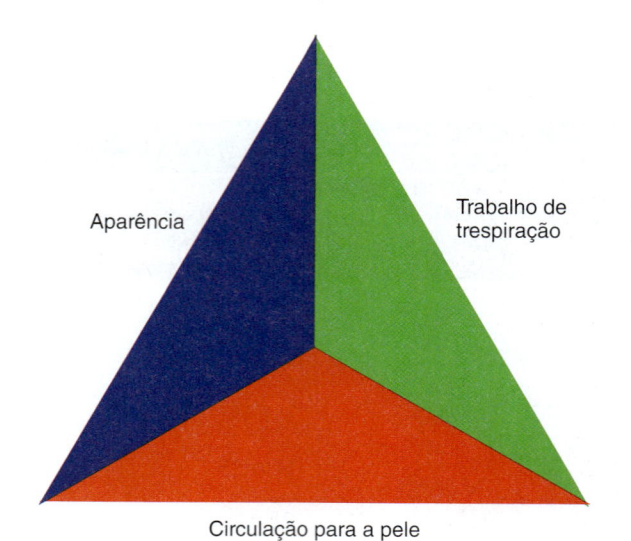

Aparência

Trabalho de trespiração

Circulação para a pele

Figure 14-2 Triângulo de avaliação pediátrica (TAP).

Usada com permissão de American Academy of Pediatrics, *Pediatric Education for Prehospital Professionals*. American Academy of Pediatrics, 2000.

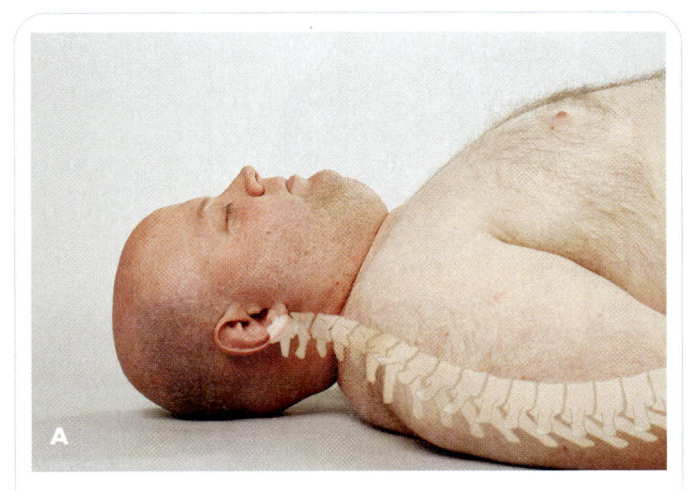

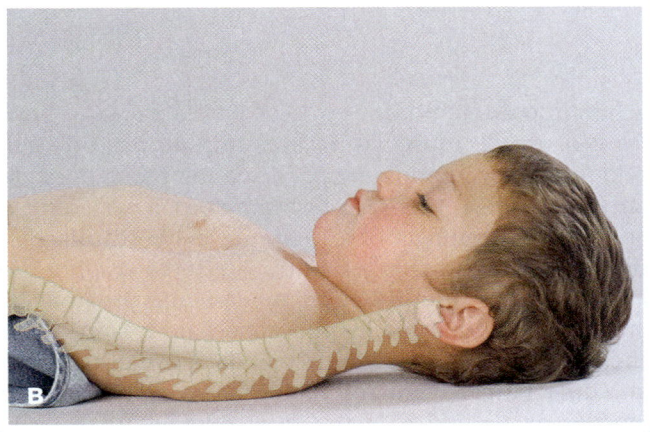

Figure 14-3 **A.** Comparada a um adulto, uma criança tem um região occipital maior e menos musculatura nos ombros. **B.** Ao ser colocada em uma superfície plana, esses fatores resultam em ocorrência de flexão cervical.

© Jones & Bartlett Learning. Fotografia por Darren Stahlman.
Art : © National Association of Emergency Medical Technicians (NAEMT)

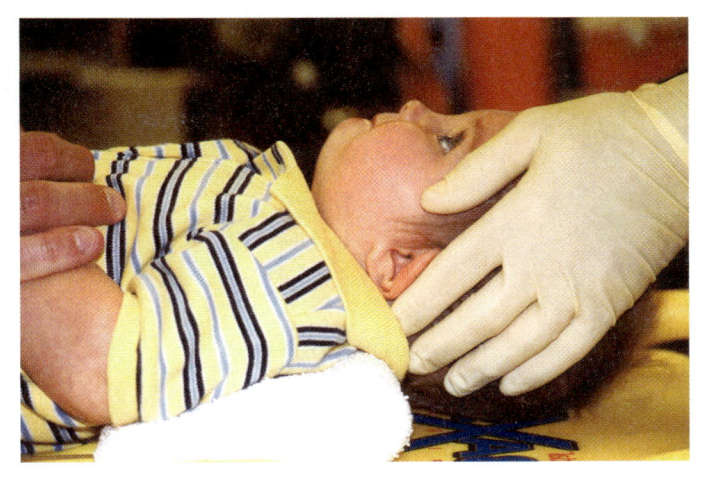

Figure 14-4 Posição de cheirador.
© American Academy of Orthopaedic Surgeons

por um posicionamento discretamente superior e anterior da porção média da face, conhecido como **posição de cheirador** (**Figure 14-4**). Na presença de trauma, porém, a colocação do paciente em **posição neutra** protege melhor sua coluna cervical, mantendo-a imobilizada e evitando a flexão na quinta e sexta vértebras cervicais (C5 a C6) além da extensão de C1 a C2 que ocorre quando se permanece na posição de cheirador. Nessa posição, uma manobra de anteriorização da mandíbula pode ser usada para facilitar a abertura da via aérea, caso necessário.

A estabilização manual da coluna cervical é realizada durante a abordagem da via aérea e mantida até que a criança esteja imobilizada com um dispositivo cervical adequado, seja ele comercialmente obtido ou uma adaptação simples feita com uma toalha enrolada. Além disso, colocar um coxim ou cobertor de 2 a 3 centímetros (cm) de espessura sob o tronco da criança pode reduzir a ocorrência da flexão cervical, ajudando na manutenção da via

aérea permeável. A ventilação com bolsa-valva-máscara em alto fluxo (pelo menos 15 litros/minuto) de oxigênio a 100% provavelmente representa a melhor opção quando uma criança com trauma necessita de ventilação assistida.[13] Deve-se usar uma máscara de oxigênio adequada e a técnica de tempo estabelecida como "apertar-liberar-liberar". Deve-se observar a subida e descida do tórax e, se houver disponibilidade de monitoramento do dióxido de carbono no fim da expiração (ETCO$_2$), manter os níveis entre 35 e 40 mmHg. Mesmo em uma criança pequena, a ventilação com bolsa-valva-máscara feita por duas pessoas é preferível à ventilação com uma só, quando possível. A realização de intubação em um cenário de hipóxia não corrigida pode resultar em pior desfecho em criança com trauma. Portanto, todos os esforços devem ser feitos para se corrigir a hipóxia e otimizar o controle da via aérea antes de qualquer tentativa de intubação.

Se a criança estiver inconsciente, pode-se considerar a introdução de uma cânula orofaríngea, mas, devido ao risco de desencadear vômitos, ela não deve ser usada em crianças que têm reflexo de vômito presente. Isso também deve ser levado em consideração quanto ao uso de dispositivos supraglóticos, como da máscara laríngea e do tubo laríngeo (King LT); quando de tamanho apropriado, esses dispositivos podem ter seu uso considerado na abordagem da via aérea em pacientes pediátricos com trauma, quando os recursos e a equipe são limitados ou quando há previsão de longos período de transporte, limitando a utilidade de uma ventilação com bolsa-valva-máscara com dois profissionais. Nas crianças muito pequenas, em particular nas com menos de 20 kg, esses dispositivos podem causar obstrução iatrogênica da via aérea superior ao dobrar a epiglote, que é relativamente maior nelas, em direção à abertura superior da via aérea. Em comparação com a intubação endotraqueal, o uso de dispositivos de via aérea supraglótica têm a vantagem de serem colocados rapidamente.

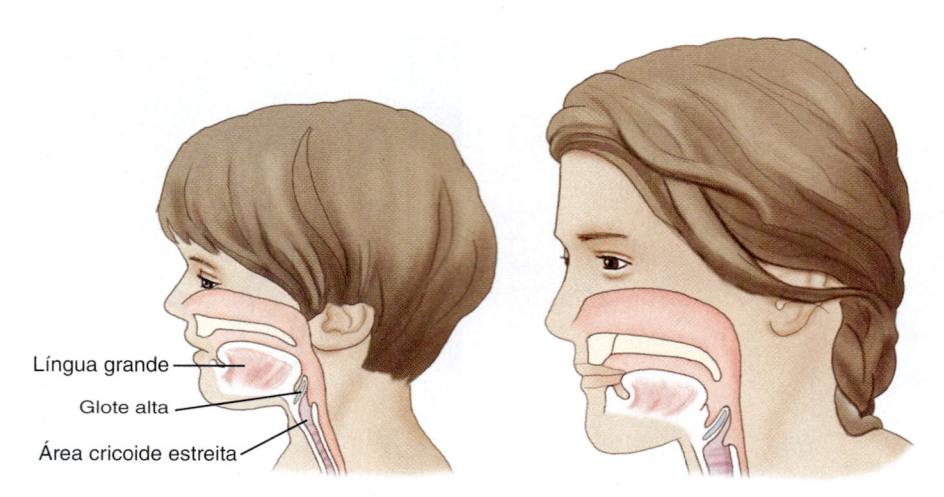

Língua grande
Glote alta
Área cricoide estreita

Figure 14-5 Comparação entre a via aérea no adultos e na criança.
© National Association of Emergency Medical Technicians (NAEMT)

Comparada a dos adultos, a laringe da criança é menor e discretamente localizada mais anterior e superiormente, dificultando a visualização das pregas vocais durante as tentativas de intubação (**Figure 14-5**). A intubação endotraqueal, apesar de ser o método mais confiável para se ventilar a criança com via aérea comprometida, deve ser reservada para as situações em que a abordagem da via aérea precisa ser rigidamente controlado (por exemplo, traumatismo craniano grave), obstrução iminente da via aérea ou recursos insuficientes para se manter uma ventilação eficaz com bolsa-valva-máscara. A intubação nasotraqueal não tem seu uso recomendado em crianças. Essa técnica exige que o paciente respire espontaneamente, envolve a passagem às cegas ao redor do ângulo nasofaríngeo posterior, que é relativamente agudo, e pode causar sangramento grave em crianças. Além disso, em um paciente com fratura da base do crânio, o tubo pode penetrar inadvertidamente na placa cribiforme.

A realização de cricotireotomia não está indicada no cuidado de pacientes com trauma pediátrico, embora possa ser considerada em uma criança maior (geralmente com 12 anos de idade).[22] O procedimento deve ser reservado aos profissionais treinados especificamente nessa técnica e credenciados especificamente para realizá-lo.

Respiração

Como em todos os pacientes com trauma, uma criança com trauma, em geral necessita da administração de oxigênio suplementar com uma concentração de oxigênio de 85 a 100% (fração de oxigênio inspirado [FiO_2] de 0,85 a 1,0). Essa concentração é mantida pelo uso de oxigênio suplementar e máscara plástica e transparente de tamanho apropriado. Quando ocorre hipóxia em uma criança pequena, há compensação ao se aumentar a frequência ventilatória (taquipneia) e o esforço ventilatório,

incluindo o aumento dos esforços para a excursão torácica e o uso de musculatura acessória do pescoço e do abdome. Essa demanda metabólica aumentada pode desencadear fadiga intensa e resultar em falência respiratória, pois porcentagem crescente do débito cardíaco do paciente será destinada a manter o esforço respiratório. A disfunção respiratória pode rapidamente progredir de um esforço ventilatório compensado para quadro de falência respiratória, seguida de parada respiratória e, por fim, uma parada cardíaca hipóxica. A cianose central (em vez da periférica) é um sinal relativamente tardio e, muitas vezes, não será percebido. Os profissionais de atendimento pré-hospitalar não devem depender da identificação deste achado para estabelecer que a falência respiratória é iminente.

A avaliação do estado ventilatório da criança com o reconhecimento precoce dos sinais de sofrimento e a provisão de assistência ventilatória são elementos fundamentais na abordagem de pacientes com trauma pediátrico. Em geral, a frequência ventilatória normal de lactentes e crianças menores de 4 anos é duas a três vezes maior que a de indivíduos adultos (**Tabela 14-3**).

Taquipneia com sinais de aumento do esforço ou dificuldade respiratória podem ser as primeiras manifestações de quadros de insuficiência respiratória e choque. À medida que o sofrimento aumenta, os sinais e sintomas adicionais incluem a identificação de respiração superficial ou movimentação torácica mínima. Os sons respiratórios podem ser fracos ou infrequentes, e a troca de ar pelo narinas ou boca pode estar reduzida ou ser mínima. O esforço ventilatório fica mais trabalhoso e pode incluir a presença de:

- Balanço da cabeça em cada respiração,
- Ofegância ou grunhido,
- Batimento de asas do nariz,
- Respiração com estridores ou roncos,

Tabela 14-3 Frequência Ventilatória de Pacientes Pediátricos			
Grupo	**Idade**	**Frequência Ventilatória (respirações/minuto)**	**Frequência Ventilatória Indica Possível Necessidade de Assistência Ventilatória com Dispositivo de Bolsa-Valva-Máscara (respirações/minuto)**
Neonatos	0 a 1 mês	30 a 60	< 30 ou > 60
Lactentes	1 mês a 1 ano	30 a 53	< 30 ou > 53
Crianças de colo	1 a 2 anos	22 a 37	< 22 ou > 37
Pré-escolares	3 a 5 anos	20 a 28	< 20 ou > 28
Escolares	6 a 12 anos	18 a 25	< 18 ou > 25
Adolescentes	12 a 15 anos	12 a 20	< 12 ou > 20

Dados de American Heart Association (AHA). Vital signs in children. AHA: *Pediatric Advanced Life Support*. AHA; 2020.

- Retração supraesternal, supraclavicular, subcostal ou intercostal,
- Uso de músculos acessórios, como cervical e da parede abdominal,
- Distensão do abdome quando o tórax desce (efeito gangorra entre tórax e abdome).

A efetividade da ventilação de uma criança deve ser avaliada usando os seguintes indicadores:

- Frequência, profundidade (volume-minuto) e grau de esforço indicam a adequação da ventilação.
- Presença de pele rosada pode indicar ventilação adequada.
- Presença de pele escura, cinzenta, cianótica ou marmoreada indica perfusão e oxigenação insuficientes.
- Ansiedade, inquietação e combatividade podem ser sinais iniciais de hipóxia.
- Letargia, depressão do nível de consciência e inconsciência são provavelmente sinais avançados de hipóxia.
- Presença de sons respiratórios indicam a profundidade da troca gasosa.
- Presença de sibilos, estertores (crepitações) ou roncos podem indicar oxigenação insuficiente.
- Quedas graduais na oximetria de pulso e/ou na capnografia com forma de onda indicam falência respiratória.

Uma avaliação rápida da ventilação inclui a verificação da frequência ventilatória do paciente (particularmente taquipneia), do esforço ventilatório (grau de esforço, batimento de asas do nariz, uso da musculatura acessória, retração e movimento em gangorra), da ausculta (troca de ar, simetria bilateral e ruídos patológicos), da cor da pele e do estado mental.

Em uma criança que inicialmente apresenta taquipneia e aumento do esforço respiratório, a normalização da frequência ventilatória e a aparente diminuição do esforço respiratório não devem ser imediatamente interpretadas como sinais de melhora, pois podem indicar exaustão ou falência respiratória iminente. Como ocorre em qualquer alteração no estado clínico do paciente, há necessidade de reavaliação frequente para se determinar se isso é devido à melhora ou à deterioração no estado fisiológico.

Combinando a impressão geral do estado da criança, o uso do TAP e avaliação do esforço respiratório, os profissionais de atendimento pré-hospitalar podem rapidamente identificar aquelas que necessitam de suporte respiratório. As crianças com boa aparência conforme determinado pelo TAP e com aumento do trabalho respiratório estão em sofrimento respiratório, e necessitam de atenção para o posicionamento da via aérea (com estabilização cervical), uso de oxigênio suplementar e reavaliações frequentes e cuidadosas. As crianças com aparência ruim e aumento do trabalho respiratório estão em quadro de falência respiratória e devem ser consideradas candidatas ao suporte ventilatório. Como o problema principal está no volume inspirado e não na concentração do oxigênio, a ventilação assistida será mais bem realizada com uso de dispositivo bolsa-valva-máscara, suplementado por máscara de oxigênio com reservatório e em alta concentração (FiO_2 de 0,85 a 1,0). Em decorrência da via aérea da criança ser pequena, é mais propensa à obstrução por acúmulo de secreção, sangue, fluidos corporais e corpos estranhos; assim, a aspiração precoce e periódica pode ser necessária. Em lactentes, que obrigatoriamente respiram pelo nariz, as narinas devem ser aspiradas.

Ao se vedar a máscara em lactentes, deve-se evitar a compressão de tecidos moles abaixo do queixo, pois isso pode empurrar a língua contra o palato mole, aumentando o risco de oclusão da via aérea. A pressão sobre a traqueia mais maleável e não calcificada também, deve ser evitada. Uma ou duas mãos podem ser usadas durante a vedação da máscara, dependendo do tamanho e da idade da criança. Em geral, é preferível usar as duas mãos em qualquer uma das faixas etárias.

O uso de um dispositivo de bolsa-valva-máscara de tamanho correto é fundamental para se obter uma vedação adequada, fornecer um volume corrente apropriado e garantir que os riscos de hiperinsuflação e barotrauma sejam minimizados. Deve-se garantir a profundidade adequada da ventilação pressionando a bolsa apenas até que seja evidenciada a elevação do tórax. A adequação da ventilação também pode ser avaliada com o monitoramento de $ETCO_2$ com um nível-alvo entre 35 e 40 mmHg. Ventilar uma criança com muita força ou com uso de grande volume corrente pode causar distensão gástrica. Por sua vez, a distensão gástrica pode resultar em regurgitação, aspiração ou impedimento da ventilação adequada por limitação da excursão diafragmática. A realização de ventilação vigorosa pode causar pneumotórax hipertensivo, o que resulta em insuficiência respiratória grave e colapso cardiovascular súbito, pois o mediastino é mais móvel em crianças. Essa mobilidade protege a criança de lesões aórticas traumáticas, mas aumenta a suscetibilidade ao pneumotórax hipertensivo. O mediastino mais móvel é comprimido facilmente, permitindo o comprometimento respiratório e o colapso vascular mais precocemente do que ocorre em adultos.

As mudanças na condição ventilatória de uma criança podem ser sutis, mas o esforço respiratório pode rapidamente piorar até que a ventilação fique inadequada e ocorra hipóxia. A respiração do paciente deve ser vista como parte da avaliação primária e deve ser reavaliada de forma cuidadosa e periódica para garantir que continue adequada. A oximetria de pulso também deve ser monitorada, e se deve tentar manter a saturação de oxigênio (SpO_2) acima de 94% (ao nível do mar).

Sempre que uma criança é ventilada manualmente, é importante controlar cuidadosamente a frequência com que as ventilações estão sendo administradas. É relativamente fácil hiperventilar estes pacientes de maneira inadvertida, o que reduzirá o nível sanguíneo de dióxido de carbono e causará vasoconstrição cerebral. Isso pode levar a piores desfechos em pacientes com TCE. Além disso, pressões de ventilação excessivas podem causar insuflação gástrica. Um estômago distendido pode subsequentemente empurrar o tórax que é mais flexível nas crianças, limitando a capacidade do volume de ar corrente. Deve-se garantir a elevação do tórax ao administrar o volume corrente com a bolsa a fim de se evitar ventilação insuficiente e hipóxia.

Circulação

Após interromper qualquer hemorragia exsanguinante, deve-se garantir a patência adequada da via aérea e a respiração e, então, passar para a avaliação da circulação propriamente dita. A FC da criança deve ser avaliada e identificada como taquicárdica (coração batendo rápido demais), normal ou bradicárdica (coração batendo muito lentamente). Se a criança estiver bradicárdica, deve-se voltar e reavaliar a via aérea. No caso de FC normal ou rápida, deve-se procurar sinais de perfusão inadequada (palidez, marmoreamento, tempo de enchimento capilar prolongado).

Uma criança com lesão hemorrágica pode manter um volume circulatório adequado ao aumentar a resistência vascular periférica para manter a PAM. As evidências clínicas desse mecanismo compensatório incluem o prolongamento do tempo de enchimento capilar, palidez ou marmoreamento periférico, periferia fria e redução da intensidade dos pulsos periféricos. Em crianças, os sinais de hipotensão significativa aparecem com a perda de cerca de 30% do volume circulante. A hipotensão é um sinal tardio de hipovolemia. Devido à sua reserva fisiológica aumentada, as crianças com lesão hemorrágica frequentemente apresentam apenas anormalidades discretas nos sinais vitais. A taquicardia inicial pode ser por estresse psicológico, dor ou medo, mas, em uma criança com trauma, isso deve sempre ser considerado como secundário à hipovolemia. Se a criança estiver taquicárdica, mas com a PA normal, ela pode estar em fase de choque compensado. Devem-se procurar sinais de hipoperfusão e realizar reavaliações frequentes. Se o aumento da resistência vascular periférica não for suficiente para compensar a perda de volume circulante, a PA irá cair. O conceito de choque em evolução deve ser uma preocupação constante na abordagem inicial de uma criança traumatizada e é uma indicação importante para transportá-la a um centro de trauma para avaliação e tratamento definitivo.

Uma criança taquicárdica e hipotensa está submetida a uma condição crítica, e potencialmente fatal (choque descompensado). Deve-se interromper qualquer sangramento externo. Se o sangramento estiver ocorrendo em uma extremidade, a colocação de um torniquete pode salvar a vida da criança.[23,24] A reanimação com fluidos deve ser iniciada assim que possível, mas o transporte até um centro de trauma não deve ser retardado em hipótese nenhuma. A obtenção do acesso IV e a administração de fluidos podem ser iniciados durante o trajeto.

Como na avaliação da via aérea, uma única medida da FC ou da PA não significa estabilidade fisiológica. Medidas seriadas e observação de tendências nos sinais vitais e de perfusão são fundamentais para se avaliar o estado hemodinâmico em evolução da criança durante a fase aguda da lesão. O monitoramento cuidadoso dos sinais vitais é absolutamente fundamental para o reconhecimento de sinais de choque iminente, permitindo que as intervenções adequadas sejam realizadas para se evitar a deterioração clínica. A **Tabela 14-4** e a **Tabela 14-5** fornecem as variações normais de FC e PA conforme o grupo etário pediátrico. O **Quadro 14-2** apresenta uma discussão adicional sobre os sinais vitais e fórmulas utilizadas em pediatria.

Tabela 14-4 Frequência Cardíaca de Pacientes Pediátricos

Grupo	Idade	Frequência na Vigília (batimentos/minuto)	Frequência durante o Sono (batimentos/minuto)	Frequência Cardíaca que Indica a Possibilidade de Problema Grave* (batimentos/minuto)
Neonatos	0 a 1 mês	120 a 205	100 a 160	< 100 ou > 160
Lactentes	1 mês a 1 ano	100 a 180	90 a 160	< 80 ou > 150
Crianças de colo	1 a 2 anos	98 a 140	80 a 120	< 60 ou > 140
Pré-escolares	3 a 5 anos	80 a 120	65 a 100	< 60 ou > 130
Escolares	6 a 12 anos	75 a 118	60 a 90	< 50 ou > 120
Adolescentes	12 a 15 anos	60 a 100	50 a 90	< 45 ou > 100

*Bradicardia ou taquicardia.

Dados de American Heart Association (AHA). Vital signs in children. *Pediatric Advanced Life Support*. AHA; 2020.

Tabela 14-5 Pressão Arterial de Pacientes Pediátricos

Grupo	Idade	Variação Esperada da Pressão Arterial (mmHg)	Limite Inferior da Pressão Arterial Sistólica (mmHg)
Neonatos	0 a 1 mês	Sistólica: 67 a 84 Diastólica: 35 a 53 Pressão arterial média: 45 a 60	> 60
Lactentes	1 mês a 1 ano	Sistólica: 72 a 104 Diastólica: 37 a 56 Pressão arterial média: 50 a 62	> 70
Crianças de colo	1 a 2 anos	Sistólica: 86 a 106 Diastólica: 42 a 63 Pressão arterial média: 49 a 62	> 70
Pré-escolares	3 a 5 anos	Sistólica: 89 a 112 Diastólica: 46 a 72 Pressão arterial média: 58 a 69	> 75
Escolares	6 a 12 anos	Sistólica: 97 a 120 Diastólica: 57 a 80 Pressão arterial média: 66 a 79	> 80
Adolescentes	12 a 15 anos	Sistólica: 110 a 131 Diastólica: 64 a 83 Pressão arterial média: 73 a 84	> 90

Dados de American Heart Association (AHA). Vital signs in children. *Pediatric Advanced Life Support*. AHA; 2020.

Quadro 14-2 Sinais Vitais e Fórmulas Utilizadas em Pediatria

O termo *pediátrico*, ou em criança, considera uma ampla gama de graus de desenvolvimento físico, de maturidade emocionai e tamanho. A abordagem ao paciente e os tipos de trauma/lesões tem implicações que variam muito considerando se este é em um lactente ou adolescente.

Na maioria das diferenças anatômicas e das dosagens terapêuticas, o peso de uma determinada criança (ou a altura ou comprimento específicos) serve como um indicador mais preciso do que a exata idade cronológica.[19] A Tabela 14-2 lista a altura e peso médios para crianças saudáveis de várias idades.

Os limites aceitáveis nos sinais vitais também variam para as diferentes idades dentro da população pediátrica. Os padrões utilizados em adultos não podem ser usadas em crianças pequenas. Frequência ventilatória de 30 respirações por minuto em um adulto é considerada taquipneia, e frequência cardíaca de 120 a 140 batimentos por minuto em um adulto é taquicardia. Ambas são consideradas muito altas em adultos, sendo achados patológicos significativos. Porém, os mesmos achados em um lactente podem estar dentro da faixa da normalidade.

As variações normais nos sinais vitais em diferentes grupos etários podem não estabelecer regras, quando se considera-se as criança. Na criança traumatizada e com sinais vitais normais, valores destes limítrofes podem ser vistos como patológicos, mesmo que o

sejam fisiologicamente aceitáveis naquela faixa etária específica. As diretrizes da Tabela 14-4 e da Tabela 14-5 podem ajudar na avaliação dos sinais vitais em pacientes pediátricos. Essas tabelas apresentam variações estatisticamente mais comuns dentro das quais a maioria das crianças nesses grupos se encontrará.

Muitos itens comercialmente disponíveis servem como guias de referência rápida para identificação de sinais vitais e de tamanho de equipamentos a ser utilizado. Isso inclui a fita de reanimação baseada em altura, várias escalas plásticas do tipo régua de deslizar e aplicativos móveis. As fórmulas de orientação a seguir também podem ser usadas para estimar os valores esperados para idades de 1 a 10 anos:

Pressão arterial sistólica mais baixa aceitável (mmHg)
= 70 + (2 × Idade da criança [anos])

Volume de sangue total (mL)
= 80 mL × Peso da criança (kg)

Os sinais vitais em crianças, embora importantes, são apenas uma parte da informação utilizada para se fazer a avaliação. Uma criança com sinais vitais normais pode rapidamente piorar até quadro de insuficiência respiratória crítica ou choque descompensado. Os sinais vitais devem ser considerados em conjunto com o mecanismo da lesão e outros achados clínicos identificados.

Neurológico

Após a avaliação de hemorragia exsanguinante, via aérea, respiração e circulação, a avaliação primária deve incluir a análise do estado neurológico. Embora a escala AVDI (**A**lerta, responde a estímulo **V**erbal, responde a estímulo **D**oloroso, **I**rresponsivo) seja uma ferramenta de avaliação rápida e simples para o estado neurológico da criança, ela é menos informativa do que a Escala de Coma de Glasgow. A GCS deve ser combinada com um cuidadoso exame das pupilas para se determinar sua igualdade, e se estão redondas e reativas à luz. Como nos adultos, o score da GCS fornece uma avaliação mais abrangente do estado neurológico e deve ser calculada em todos os pacientes de trauma pediátrico. Há modificações na GCS para pacientes com trauma pediátrico, que engloba os vários estágios de desenvolvimento score(**Tabela 14-6**).

O score do componente motor da GCS pode ser tão útil quanto o cálculo do score total da GCS.[25,26] Para uma discussão adicional sobre a importância do componente motor, ver o Capítulo 6, "Avaliação e Abordagem do Paciente".

O score na GCS deve ser repetido com frequência e usado para documentar a progressão ou melhora do estado neurológico durante o período pós-lesão (ver o Capítulo 6, "Avaliação e Abordagem do Paciente", para uma revisão da GCS). Uma avaliação mais abrangente da função motora e sensorial deve ser realizada durante a avaliação secundária, se o tempo permitir.

Exposição/Ambiente

As crianças devem ser examinadas quanto a presença de outras lesões potencialmente fatais; porém, embora a exposição seja fundamental e necessária para a identificação destas, crianças podem se assustar pelas tentativas de remover suas roupas. Se o bebê ou a criança em idade pré-escolar não estiver gravemente ferido, uma abordagem "dos pés à cabeça" para o exame físico pode ser menos assustadora. Deve-se explicar ao expor cada área, tendo um dos pais presente sempre que possível. Além disso, devido à elevada área de superfície corporal das crianças, elas são mais propensas à hipotermia. Após

Tabela 14-6 Escala de Coma de Glasgow Pediátrica				
	Score	**> 1 ano**	**< 1 ano**	
Abertura ocular	4	Espontânea	Espontânea	
	3	Em resposta à voz	Em resposta ao grito	
	2	Em resposta à dor	Em resposta à dor	
	1	Ausente	Ausente	
Resposta motora	6	Responde a comandos	Movimento espontâneo	
	5	Dor localizada	Localiza a dor	
	4	Retirada em resposta à dor	Retirada em resposta à dor	
	3	Flexão anormal	Flexão anormal	
	2	Extensão anormal	Extensão anormal	
	1	Ausente	Ausente	
		> 5 anos	**2–5 anos**	**0–23 meses**
Resposta verbal	5	Orientada e conversando	Apropriada	Murmura e sorri adequadamente
	4	Disorientada e conversando	Palavras desapropriadas	Chora
	3	Palavras desapropriadas	Chora e/ou grita	Choro e/ou gritos inapropriados
	2	Sons incompreensíveis	Gemidos	Gemidos
	1	Ausente	Ausente	Ausente

Reproducido de Low A, Hulme J. *ABC of Transfer and Retrieval Medicine*. John Wiley & Sons; 2014.

completar o exame para a identificação de outras lesões, a criança deve ser coberta para preservar o calor corporal e evitar perda maior de calor.

Avaliação Secundária

A avaliação secundária de um paciente pediátrico deve ocorrer após a realização da primária, apenas quando as condições potencialmente fatais tiverem sido identificadas e controladas. A cabeça e o pescoço devem ser examinados quanto a deformidades evidentes, contusões, abrasões, perfurações, queimaduras, hipersensibilidade, lacerações ou edema. O tórax deve ser reexaminado. As potenciais contusões pulmonares podem ficar evidentes após a reanimação com volume, manifestadas por insuficiência respiratória ou presença de ruídos pulmonares anormais. Os pacientes traumatizados raramente estão em jejum (NPO, do latim *nil per os*) no momento

de suas lesões. A inserção de uma sonda nasogástrica ou orogástrica pode estar indicada, se os protocolos locais permitirem, lembrando que a via nasal é contraindicada quando há traumatismo facial e/ou craniano significativo referente a uma possível fratura da base do crânio. A descompressão gástrica é especialmente importante para as crianças **obnubiladas** ou com atividade epiléptica pós-traumática.

O exame do abdome deve focar na identificação de distensão, hipersensibilidade, alteração de cor, equimoses e presença de massa palpável. A palpação cuidadosa das cristas ilíacas pode sugerir presença de fratura pélvica instável e aumentar a suspeita para possível lesão retroperitoneal ou urogenital, além do risco aumentado de perda sanguínea oculta. Uma pélvis instável deve ser observada, mas exames repetidos da pélvis não devem ser realizados, pois isso pode resultar em aumento da lesão e maior perda de sangue. A restrição adequada do movimento da coluna deve ser empregada durante a movimentação e o transporte do paciente.

Cada extremidade deve ser inspecionada e palpada para descartar dor, deformidade, redução do suprimento vascular e déficit neurológico. O esqueleto incompletamente calcificado de uma criança, com seus múltiplos centros de crescimento, aumenta a possibilidade de ruptura da cartilagem de crescimento junto das epífises. Assim, qualquer edema, dor, hipersensibilidade ou redução da amplitude de movimentos deve ser tratada como se estivesse fraturada até que tenha sido avaliada por exame radiográfico. Nas crianças, como em adultos, uma lesão ortopédica não percebida em uma extremidade pode ter pouco efeito sobre a mortalidade, mas pode levar a deformidades e sequelas no longo prazo.

Abordagem

A chave para a sobrevivência do paciente pediátrico após uma lesão traumática é a realização de avaliação cardiopulmonar rápida, manejo vigoroso adequado para a idade e transporte até uma instituição capaz de realizar o tratamento definitivo. Uma fita de reanimação codificada por cores e baseada na altura (mede-se o comprimento do paciente em posição deitada) foi desenvolvida para servir como guia que permita a sua rápida identificação com uma estimativa correlacionada de peso, tamanho dos equipamentos a serem usados e doses apropriadas de potenciais fármacos de reanimação. Além disso, a maioria dos sistemas pré-hospitalares tem seleção prévia das instituições de destino consideradas apropriadas para o tratamento de pacientes com trauma pediátrico. Nem todos os centros de trauma têm os recursos (ou seja, escala de prontidão pediátrica) para tratar adequadamente a criança ferida. Os centros de trauma com escala de prontidão pediátrica estão associados a uma redução de duas vezes na mortalidade de crianças traumatizadas.[27] Como o trauma continua sendo a principal causa de morte em crianças, a partir de 2023, todos os centros de trauma verificados pelo American College of Surgeons deverão desenvolver um plano específico para avaliar e resolver eventuais questões de equipes de cobertura especializadas no atendimento pediátrico. A equipe de APH deve-se ter em mente o protocolo atualizado com definição do hospital de destino antes de chegar à cena para que as decisões sejam tomadas rapidamente.

Controle da Hemorragia Externa Grave

Na avaliação primária de um paciente traumatizado, a hemorragia externa deve ser identificada e controlada. Se houver hemorragia exsanguinante externa evidente, esse sangramento deve ser controlado mesmo antes de abordar a via aérea. O controle da hemorragia pode ser obtido por meio de compressão direta. Isso é feito colocando-se diversas gazes (10×10 cm) diretamente sobre o local do sangramento e mantendo estas pressionadas. A compressão deve ser mantida durante todo o período do transporte. A colocação de torniquete pode ser necessária para casos de sangramento em extremidades quando a compressão direta não controla a hemorragia de maneira adequada (ou para amputação de extremidades). Alguns torniquetes podem ser muito grandes ou ineficazes em crianças pequenas ou bebês. Se um torniquete do tipo catraca ou molinete for muito grande, pode ser necessário o uso de um torniquete do tipo elástico. O controle da hemorragia exsanguinante é imperativo. Se o paciente mantiver hemorragia continuada, a perfusão não irá melhorar, progredindo para o quadro de choque hemorrágico.

Via Aérea

Ventilação, oxigenação e perfusão são tão essenciais para uma criança como para um adulto traumatizado. Assim, o objetivo primário da reanimação inicial de uma criança traumatizada é a restauração da oxigenação tecidual adequada o mais rapidamente possível. Após o estabelecimento da segurança da cena e da abordagem de qualquer hemorragia exsanguinante externa, a prioridade inicial será da avaliação primária e da reanimação com estabelecimento de uma via aérea pérvia.

Uma via aérea pérvia deve ser garantida e mantida com aspiração e manobras manuais ou dispositivos utilizados no seu manejo. Como em um adulto, a abordagem inicial de um paciente pediátrico inclui a estabilização da coluna cervical. A menos que seja usada uma prancha longa pediátrica de tamanho específico, que contém uma depressão na cabeça, devem ser colocados coxins de tamanho adequado (2 a 3 cm) sob o tronco da criança para que a coluna cervical seja mantida alinhada, em vez de ser forçada em flexão discreta devido ao occipital desproporcionalmente maior (**Figure 14-6**). Ao se ajustar e manter o posicionamento da via aérea, deve-se evitar a compressão dos tecidos moles do pescoço e da traqueia.

Quando for realizado o controle da via aérea, uma cânula orofaríngea pode ser colocada caso o reflexo do vômito não esteja presente. O dispositivo deve ser inserido com cuidado e delicadeza, paralelamente ao curso da língua, em vez de ser girado em 90 ou 180° na orofaringe posterior como no adulto. O uso de um abaixador de língua para pressionar a língua para baixo pode ser útil em pacientes pediátricos.

A intubação endotraqueal sob visualização direta da traqueia pode estar indicada para transportes longos (**Quadro 14-3**). Porém, esse procedimento só deve ser realizado por pessoas experientes e quando a oxigenação adequada não puder ser mantida com o uso de um dispositivo de bolsa-valva-máscara. É importante observar que não há dados que demonstrem melhora na sobrevida ou em desfechos neurológicos em pacientes com trauma pediátrico intubados precocemente na cena, comparado a pacientes manejados com ventilação com bolsa-valva-máscara. Na verdade, algumas evidências sugerem desfechos iguais ou mesmo piores.[18] Múltiplas tentativas de intubação pré-hospitalar foram associadas a complicações significativamente maiores. (**Quadro 14-4**).[28,29]

Embora vários modelos de dispositivos de via aérea supraglótica tenham se mostrado efetivos no resgate da via aérea em traumatizados adultos,[37,38] em alguns casos, em função de seu maior tamanho e da ausência de tamanhos menores, os tornam inadequados como dispositivos de resgate para crianças pequenas (menos de 122 cm de altura). O uso da máscara laríngea, iGel e o tubo laríngeo de menor tamanho (King LT) são alternativas razoáveis à intubação endotraqueal em determinadas situações,[37] constituindo-se em dispositivos opcionais para abordagem da via aérea nas crianças mais velhas (> 8 anos de idade, nas quais a via aérea é mais parecida com a de um adulto). No entanto, os estudos iniciais não demonstraram nenhuma melhora nos resultados entre as crianças com o uso de vias aéreas supraglóticas no lugar da intubação com tubo endotraqueal.[39] Além disso, a ventilação com bolsa-valva-máscara está associada a melhores desfechos em relação às vias aéreas supraglóticas na população pediátrica.[40]

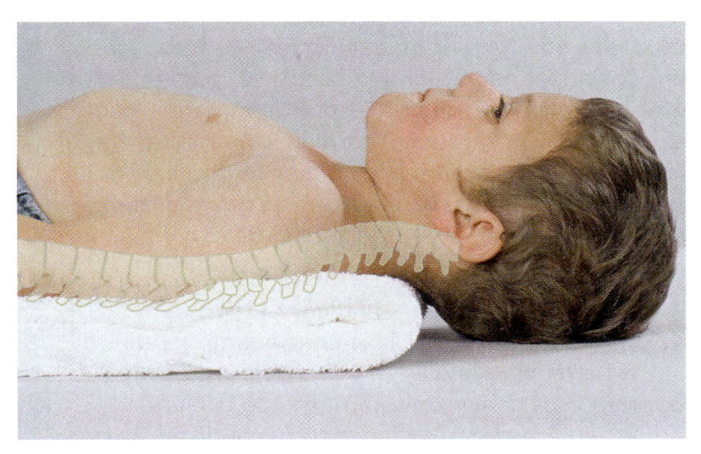

Figure 14-6 Colocar um coxim adequado sob o torso da criança ou usar uma prancha longa e específica com recorte para a região occipital da criança.

Quadro 14-3 Intubação Endotraqueal Pediátrica

A intubação endotraqueal de um paciente pediátrico deve incluir a cuidadosa atenção à estabilização da coluna cervical. Um profissional de atendimento pré-hospitalar deve manter a coluna da criança em posição neutra, enquanto outro profissional realiza a intubação.

A porção mais estreita da via aérea pediátrica é o anel cricóideo, criando um "balonete fisiológico". Embora os tubos endotraqueais (TET) sem balonete fossem previamente usados em crianças devido a essa diferença, as novas recomendações orientam o uso de TET com balonete para todas as idades. O tubo com balonete permite que os profissionais de atendimento pré-hospitalar inflem o balonete de forma completa, parcial ou nula, dependendo da força da vedação e da oxigenação e ventilação da criança. Para evitar a lesão traqueal iatrogênica, as pressões do balonete não devem exceder 25 centímetros de água (cm H_2O). O tamanho apropriado para um TET com balonete pode ser estimado usando-se o diâmetro do dedo mínimo ou das narinas externas da criança ou com o uso da seguinte fórmula:

$$\text{(Idade} \div \text{4)} + \textbf{3,5}$$

Embora a pressão cricóidea não seja mais recomendada (manobra de Sellick), pode-se tentar uma discreta pressão cricóidea para deslocar as estruturas anteriores da laringe da criança até obtenção de uma melhor visualização. Porém, os anéis traqueais pediátricos são relativamente moles e elásticos, e uma pressão cricóidea exagerada pode ocluir completamente a via aérea.

Um erro comum que ocorre durante a intubação de pacientes pediátricos em situações de emergência é o avanço exagerado do TET, resultando na sua introdução no brônquio principal direito (intubação seletiva). O TET nunca deve ser avançado mais do que três vezes o seu tamanho (em centímetros). Por exemplo, um TET de 3 cm deve repousar nos lábios a uma profundidade de não mais do que 9 cm.

O tórax e o epigástrio devem sempre ser auscultados após a colocação do TET e um capnógrafo com forma de onda deve ser usado para medir a pressão final corrente de CO_2 (ETCO$_2$). A posição do TET deve ser frequentemente reavaliada, especialmente após qualquer movimentação do paciente. Além de confirmar a posição do TET, a ausculta pode descartar a possibilidade da presença de outras lesões pulmonares. Uma criança com via aérea comprometida e lesão pulmonar e que foi intubado com sucesso tem maior risco para o desenvolvimento de pneumotórax hipertensivo, como resultado da ventilação com pressão positiva.

Quadro 14-4 Intubação Pediátrica Pré-hospitalar: O Grande Debate

Pode parecer intuitivo que a colocação de um tubo endotraqueal (TET) o mais cedo possível na abordagem de uma criança com traumatismo cranioencefálico (TCE) seja benéfica. Uma revisão retrospectiva mostrou melhora na sobrevida em pacientes adultos com TCE que foram intubados antes da chegada ao hospital de destino.[30] Estudos subsequentes avaliaram a sequência rápida de intubação (SRI), demonstrando sua maior eficiência na intubação de adultos e crianças.[31,32] Porém, muitos estudos retrospectivos e prospectivos de caso-controle concluíram que a intubação pré-hospitalar, em comparação com a ventilação com bolsa-valva-máscara, não melhorou a sobrevida, nem o desfecho neurológico, podendo inclusive ser prejudicial.[14,33,34] Uma revisão sistemática da abordagem da via aérea pediátrica no ambiente pré-hospitalar sugere que a ventilação com bolsa-valva-máscara está associada a uma maior taxa de sobrevida e a menos complicações em comparação com qualquer outra forma de abordagem avançada da via aérea.[35]

Períodos prolongados de hipóxia costumam estar associados ao processo de intubação, assim como períodos de ventilação demasiadamente vigorosa, após a intubação em pacientes que estão sendo transportados até um centro de trauma.[15]

Os dados que sustentam a realização da intubação endotraqueal pediátrica pré-hospitalar são limitados e ambíguos. Na criança que respira espontaneamente, a intubação endotraqueal com ou sem assistência farmacológica não é recomendada. Os programas dos diversos serviços de emergência que realizam a intubação pediátrica pré-hospitalar devem incluir ao menos:[36]

1. Direção e supervisão médica cuidadosa.
2. Treinamento e educação continuada, incluindo experiência prática em sala de cirurgia.
3. Recursos para monitoramento do paciente, armazenamento de fármacos e confirmação da posição do TET.
4. Protocolos padronizados de SRI.
5. Disponibilidade de uma via aérea alternativa como máscara laríngea ou tubo laríngeo King LT.
6. Garantia de qualidade/controle de qualidade intensivos e continuados, além de um programa de revisão do desempenho.

© National Association of Emergency Medical Technicians (NAEMT)

Para pacientes pediátricos, os riscos podem superar os benefícios da intubação endotraqueal e devem ser cuidadosamente considerados antes de se tentar o procedimento, especialmente em crianças em que a ventilação com bolsa-valva-máscara está fornecendo ventilação e oxigenação adequadas. Considerar os riscos associados à intubação endotraqueal é cada vez mais importante, à medida que novos dispositivos de via aérea avançada e sem necessidade de visualização são disponibilizados e acrescentados à prática do profissional de atendimento pré-hospitalar.[33,34]

Respiração

O volume-minuto e o esforço respiratório de uma criança devem ser cuidadosamente avaliados. Devido ao potencial para rápida deterioração desde uma hipóxia leve até a parada ventilatória, a ventilação deve ser assistida se forem observados sinais de dispneia e esforço ventilatório aumentado. Deve ser utilizado um dispositivo de bolsa-valva-máscara de tamanho apropriado com reservatório e alto fluxo de oxigênio, oferecendo uma concentração de oxigênio entre 85 e 100% (FiO_2 de 0,85 a 1,0). A oximetria de pulso contínua serve como dispositivo para a avaliação continuada da via aérea e da respiração. A SpO_2 deve ser mantida maior que 94% (no nível do mar, com saturações de oxigênio ligeiramente mais baixas esperadas em altitudes mais elevadas).

Em qualquer paciente pediátrico intubado, a posição do TET deve ser confirmada por vários métodos, incluindo a visualização direta do TET passando através das pregas vocais, a ausculta da presença de sons respiratórios simétricos bilateralmente e à ausência de sons sobre o epigástrio durante a ventilação. O monitoramento contínuo da $ETCO_2$ deve ser usado para documentar o posicionamento adequado continuado do TET e para evitar extremos de hipercarbia e hipocarbia, ambas podendo ser tão prejudiciais para a recuperação de uma lesão craniencefálica traumática quanto a hipóxia. O alvo de $ETCO_2$ deve ser de 35 a 40 mmHg.[15]

Pneumotórax Hipertensivo

As crianças são mais suscetíveis do que os adultos ao colapso cardiovascular agudo causado por um pneumotórax hipertensivo. A maioria das crianças com pneumotórax hipertensivo apresentará descompensação cardíaca aguda secundária à redução do retorno venoso antes que alterações detectáveis na oxigenação e na ventilação vejam encontradas. Qualquer criança com descompensação aguda, especialmente após o início da ventilação com pressão positiva com bolsa-valva-máscara ou com a colocação de via aérea avançada, deve receber avaliação emergencial para identificação de pneumotórax hipertensivo.

A distensão venosa jugular pode ser difícil de ser determinada devido ao uso de colar cervical ou à presença de hipovolemia decorrente de hemorragia. O desvio traqueal é um sinal tardio da presença do pneumotórax hipertensivo e só pode ser determinado pela palpação da traqueia na incisura jugular (fúrcula esternal). Nesses pacientes pediátricos, a ausência unilateral de sons respiratórios, em associação ao comprometimento cardiovascular, representa uma indicação para realização de descompressão por agulha ou de toracostomia digital. Em um paciente pediátrico intubado, sons diminuídos à esquerda podem indicar a intubação do brônquio principal direito, mas quando associados com descompensação cardíaca aguda, podem representar sinais de pneumotórax hipertensivo. A reavaliação cuidadosa da via aérea e do estado respiratório do paciente é necessária para distinguir entre essas sutis diferenças de apresentação.

A literatura adulta apoia a realização da toracostomia digital no campo quando há suspeita de pneumotórax hipertensivo, embora uma revisão sistemática tenha sugerido que nem a descompressão com agulha nem a toracostomia digital tenham demonstrado definitivamente melhores resultados. Não há literatura comparando essas duas intervenções para tratamento do pneumotórax hipertensivo em pacientes pediátricos. Em uma pesquisa com profissionais experientes, houve uma preferência pela realização da descompressão com agulha em pacientes pediátricos mais jovens e pela toracostomia digital em pacientes pediátricos mais velhos. A descompressão por agulha de um pneumotórax hipertensivo em crianças deve ser realizada no segundo espaço intercostal na linha hemiclavicular. Essa abordagem é diferente da recomendação atual para adultos onde a descompressão para seja realizada no quinto espaço intercostal na linha axilar média.[41,42] Para mais detalhes sobre a descompressão por agulha e a toracostomia digital, ver o Capítulo 10, "Trauma Torácico". A descompressão do tórax costuma ser efetiva de maneira imediata em crianças, porque rapidamente o mediastino é desviado de volta para sua posição normal e o retorno venoso é restaurado. O profissional de atendimento pré-hospitalar deve ter cuidado e observar minuciosamente a possibilidade de deslocamento após a colocação do cateter vascular.

Circulação

Uma vez controlada a hemorragia externa de um paciente pediátrico, a perfusão deve ser avaliada. O controle da hemorragia externa envolve a aplicação de compressão manual direta sobre o ponto de sangramento, o uso de curativos hemostáticos e de torniquetes em casos de hemorragia significativa nas extremidades. A abordagem da hemorragia externa não se limita a apenas cobrir o local do sangramento com camadas de curativo absorvente. Se o curativo inicial ficar saturado de sangue, é melhor acrescentar um curativo adicional em vez de substituí-lo, pois a remoção pode deslocar qualquer coágulo que possa ter começado a se formar. Ao mesmo tempo, devem ser consideradas a realização de outras intervenções para se interromper a hemorragia continua, com a aplicação de torniquetes, por exemplo.

O sistema circulatório pediátrico costuma ser capaz de manter a PA normal até que ocorra um colapso grave, quando, em geral, não responde mais à reanimação. A reposição volêmica deve ser iniciada sempre que houver sinais de choque hipovolêmico compensado e iniciada imediatamente em pacientes pediátricos que apresentem quadro de choque descompensado. Deve-se usar primeiro um *bolus* de 20 mL/kg de solução fisiológica a 0,9%. A administração precoce de sangue e/ou ácido tranexâmico (ATX) deve ser considerada em qualquer criança que esteja em choque hemorrágico. As diretrizes específicas para sua inclusão e exclusão são baseadas em protocolos locais.

Para pacientes traumatizados pediátricos que demostrem quaisquer sinais de choque hemorrágico ou hipovolemia, os principais fatores que determinam maior sobrevida são a reanimação com volume ajustado e início rápido do transporte até uma instituição adequada. O transporte jamais deve ser retardado para a obtenção de acesso vascular ou para a administração de fluidos IV.

Acesso Vascular

A reposição de fluidos em paciente pediátrico com quadro de hipotensão grave ou sinais de choque deve oferecer quantidade adequada de volume para o átrio direito, evitando, assim, a redução adicional da pré-carga cardíaca. Os locais iniciais e mais apropriados para obtenção do acesso IV são a *fossa cubital* (região anterior da articulação do cotovelo) e a veia safena magna no tornozelo. O acesso pela veia jugular externa é outra possibilidade, mas a abordagem da via aérea tem prioridade nesse espaço tão pequeno, e um colar cervical pode tornar a região do pescoço pouco acessível.

Em um paciente pediátrico instável, as tentativas de obtenção de acesso periférico devem ser limitadas a duas em 90 segundos. Se não for obtido o acesso periférico, o acesso intraósseo (IO) deverá ser estabelecido (**Quadro 14-5**).

A colocação de um cateter na veia subclávia ou na veia jugular interna em um paciente pediátrico deve ser realizada apenas sob as circunstâncias controladas dentro do hospital; esse procedimento não dever ser empregado no ambiente pré-hospitalar.

A determinação de quais pacientes pediátricos devem receber acesso intravascular depende da gravidade da lesão, da experiência dos profissionais de atendimento pré-hospitalar envolvidos e do tempo de transporte, entre outros fatores. Havendo dúvida em relação a quais pacientes pediátricos precisam de acesso intravascular ou

Quadro 14-5 Acesso Intraósseo em Pediatria

O acesso intraósseo (IO) pode fornecer um excelente local para se iniciar a reposição de volume nas crianças de todas as idades. Ela é uma via efetiva para a infusão de medicamentos, sangue ou administração de altos volumes de fluidos.

O local mais acessível para a infusão IO é a porção anterior da tíbia logo abaixo e medialmente à sua tuberosidade. Após o preparo da pele de maneira antisséptica e a fixação adequada da perna, um local é escolhido na porção medial anterior da tíbia 1 a 2 cm abaixo e medialmente à tuberosidade. As agulhas próprias de infusão IO são ideais para realização deste procedimento, mas agulhas espinais ou ósseas também podem ser usadas. As agulhas espinais de calibre de 18G-20G funcionam bem, pois elas têm um trocarte para evitar que a agulha fique obstruída ao passar através do córtex ósseo até a medula. Qualquer agulha de calibre 14G a 20G pode ser usada em uma situação de emergência.

Vários dispositivos comercialmente disponíveis reduzem a dificuldade na colocação de uma agulha IO, por meio de estruturas mecanizadas. Por exemplo, um dispositivo utiliza uma broca de alta velocidade para inserir uma agulha IO especialmente desenhada, enquanto outro usa um mecanismo carregado com molas. A agulha é colocada em um ângulo de 90° em relação ao osso, sendo avançada de maneira firme através da cortical até a medula.

As evidências de que a agulha está adequadamente dentro da medula incluem:

1. **A percepção de** um "estalo" suave e ausência de resistência após a agulha ter passado através da cortical do osso.
2. Aspiração de medula óssea pela agulha.
3. Fluxo livre de líquido para dentro da medula sem evidências de infiltração subcutânea.
4. A agulha fica firme e não parece solta nem oscilante.

A infusão IO deve ser considerada durante a reanimação inicial caso o cateter venoso percutâneo (inserção intravenosa) não seja bem sucedido. Como a taxa de infusão é limitada pela cavidade da medula óssea, a administração de fluidos e medicamentos deve ser feita sob pressão, sendo raro que a via IO isoladamente seja suficiente após a reanimação inicial.

A localização adequada do ponto de inserção é importante, talvez ainda mais em pacientes pediátricos. A falha em se identificar adequadamente os pontos de referência poderia levar à colocação inadequada do dispositivo IO e à ressuscitação ineficaz ou, possivelmente, à desenvolvimento de síndrome compartimental se o líquido for inadvertidamente infundido em grande quantidade nos tecidos moles das extremidades, em vez de ser introduzido na circulação sistêmica.

se há necessidade de reposição volêmica durante o transporte, a decisão será médica, quer presencialmente, no caso de equipe de suporte avançado, ou *online*, nos casos atendidos por equipes de suporte básico.

Reposição Volêmica

Para reanimação volêmica inicial de um paciente pediátrico hipovolêmico, a escolha recai sobre as soluções cristaloides isotônicas. As opções de fluidos, quando disponíveis, devem considerar sua acidez que podem agravar a coagulopatia, e sua concentração (i.e., potássio), em casos de lesão tecidual de maior monta. O tempo que um cristaloide permanece no espaço intravascular é relativamente curto, uma das razões pelas quais a reanimação com sangue total continua sendo muito mais eficaz. Isso é discutido com mais detalhes no Capítulo 3, "Choque: Fisiopatologia de Vida e Morte".

Historicamente, a reposição volêmica começava com um *bolus* de 20 mL/kg de fluido e uma repetição do *bolus* de cristaloides, se fisiologicamente indicado, antes de prosseguir com a infusão de produtos sanguíneos. A recomendação atual, no entanto, é iniciar a infusão de hemoderivados mais cedo se houver suspeita de choque hemorrágico. Isso pode ser feito com concentrado de hemácias ou sangue total, e pode até ser o primeiro "fluido" administrado a esses pacientes gravemente feridos. O *bolus* de cristaloide pode restaurar a estabilidade cardiovascular temporariamente, já que preenche o sistema circulatório por um tempo curto e depois o deixa. Porém, até que as hemácias circulantes sejam substituídas e o transporte de oxigênio seja restaurado, a lesão hipóxica pode continuar.

Controle da Dor

Como ocorre em adultos, o controle da dor deve ser considerado em crianças no ambiente pré-hospitalar. Pequenas doses de analgesia narcótica adequadamente tituladas não irão comprometer o exame neurológico ou abdominal. Morfina e fentanil são opções aceitáveis, mas devem ser administradas apenas de acordo com as diretrizes locais para o atendimento pré-hospitalar e/ou com a supervisão médica. Devido aos efeitos colaterais de hipotensão e hipoventilação, todos os pacientes pediátricos que recebem narcóticos IV devem ser monitorados com oximetria de pulso e sinais vitais seriados. Em geral, os benzodiazepínicos não devem ser administrados em combinação com narcóticos, devido a seus efeitos sinérgicos de depressão respiratória, podendo resultar em quadro de parada respiratória. Se houver protocolos locais para o uso de cetamina, essa pode ser uma alternativa útil também no ambiente pré-hospitalar.

Transporte

Como a chegada precoce ao hospital apropriado pode ser o elemento principal para a sobrevivência da criança, a realização de triagem é importante na abordagem desse paciente.

A tragédia das mortes preveníveis decorrentes de trauma na população pediátrica foi documentada em múltiplos estudos relatados nas últimas três décadas. Estima-se que a maioria das mortes por trauma pediátrico possam ser classificadas como preveníveis ou potencialmente preveníveis. Estas estatísticas têm sido utilizadas para o desenvolvimento de centros regionalizados de trauma pediátrico, onde pode ser oferecido cuidado contínuo, coordenado, de alta qualidade. Estudos recentes demonstraram que os centros de trauma para adultos não estão necessariamente preparados para realização de atendimento pediátrico. As crianças traumatizadas avaliadas em centros de trauma que não estão preparados para atendimento deste publico estão associadas a um aumento de até duas vezes na taxa de mortalidade.[27] O Comitê de Trauma do American College of Surgeons apoia a integração de equipes de prontidão em atendimento pediátrico entre todos os centros de trauma verificados. Quando possível, os sistemas de APH devem transportar preferencialmente crianças gravemente feridas para centros de trauma que estejam aptos para atendimento pediátrico e, idealmente, para centros de trauma pediátrico. A identificação precoce de qualquer anormalidade fisiológica (FC, FR ou PA) deve aumentar a suspeita da presença de lesão multissistêmica e da necessidade de encaminhamento a um centro de trauma pediátrico.

Muitas áreas urbanizadas têm centros de trauma pediátrico e de adultos. Idealmente, em um centro de trauma pediátrico, devido à sua especialização neste tratamento, o paciente pediátrico com trauma multissistêmico se beneficiará tanto pela capacidade instalada para a reanimação inicial, como pela disponibilidade de tratamento definitivo. Pode ser apropriado evitar o encaminhamento a um centro de trauma de adulto em favor do transporte até um centro de trauma especializado em pediatria. Em muitas comunidades, porém, o centro de trauma pediátrico especializado mais próximo pode ficar a horas de distância. Nesses casos, uma criança com trauma grave deve ser transportada para o centro de trauma adulto mais próximo, pois a avaliação e a reanimação precoces, antes do transporte até uma instituição pediátrica, podem melhorar as chances de sobrevivência da criança.[43-45]

Em regiões onde não há centro de trauma pediátrico especializado por perto, as pessoas que trabalham em centros de trauma de adultos devem ter experiência na reanimação e no tratamento de pacientes em qualquer faixa etária. Em áreas onde nenhuma dessas instituições está próxima, uma criança com lesão grave deve ser transportada para o hospital apropriado mais próximo, capacitado para atender vítimas de trauma, conforme as diretrizes de triagem pré-hospitalar locais.

O transporte aeromédico pode ser considerado em áreas rurais para se acelerar o transporte. Há poucas evidências de que o transporte aeromédico forneça algum benefício em áreas urbanas onde o transporte terrestre até um centro de trauma pediátrico é quase tão rápido quanto o aeromédico.[46] Está ficando cada vez mais evidente que o uso do transporte aeromédico expõe o paciente e a tripulação a uma quantidade significativa de riscos.[47-49] Estas preocupações devem ser cuidadosamente ponderadas ao se decidir sobre a utilização desse recurso.

Muitos serviços de emergência fazem uso de critérios de triagem pediátrica, o que pode ser estabelecido por diretrizes estaduais, regionais ou locais. Todos os profissionais de atendimento pré-hospitalar devem estar familiarizados com os protocolos de triagem na sua rede de atendimento.

Lesões Específicas
Lesão Cerebral Traumática

Entre crianças e jovens de 0 a 14 anos nos Estados Unidos, a cada ano o TCE resulta em cerca de 3.000 mortes e 29.000 hospitalizações.[50] TCE Embora muitas das lesões cerebrais mais graves sejam tratáveis apenas com prevenção, as medidas iniciais de reanimação podem minimizar a ocorrência da lesão cerebral secundária e, consequentemente, a gravidade da lesão na criança. Ventilação, oxigenação e perfusão adequadas são necessárias para se evitar o dano secundário. Embora, a recuperação dos pacientes pediátricos que sofreram TCE grave seja considerada melhor do que em adultos, evidências crescentes indicam que uma ampla variedade de sequelas persiste, incluindo anormalidades funcionais, cognitivas e comportamentais.[51]

Os resultados da avaliação neurológica inicial são úteis para definição de prognóstico. Mesmo com uma avaliação neurológica inicial considerada normal, qualquer criança que sofra uma lesão cerebral significativa pode estar suscetível ao desenvolvimento de edema cerebral, hipoperfusão e danos secundários (**Quadro 14-6**). Além disso, as vítimas

---

Quadro 14-6 Concussão Pediátrica

A questão da concussão, ou traumatismo cranioencefálico (TCE) leve, em pacientes pediátricos, particularmente os que participam de atividades esportivas, tornou-se um tópico de grande importância.[52,53] Entre 2006 e 2013, o banco de dados Nationwide Emergency Department Sample estimou que houve 6,1 milhões (2,83%) de pacientes pediátricos avaliados nos departamentos de emergência dos EUA com diagnóstico de TCE, sendo que o número de pacientes pediátricos com TCE aumentou 34,1% no período do estudoTCE. No passado distante, quando um atleta pediátrico sofria uma concussão, a criança era mantida fora do jogo por um curto período de tempo, sendo permitido que ela retornasse ao jogo assim que estivesse capaz. No entanto, golpes repetidos na cabeça e no encéfalo levam a dificuldades em longo prazo em relação à cognição, ao comportamento e à função.[54] Qualquer criança atleta que tenha sofrido uma concussão deve ser removido do jogo e não deve ser permitido que ele participe durante esse evento e até que tenha sido liberado por um médico qualificado.

O reconhecimento da concussão tem grande importância. Embora antes se acreditasse que a concussão envolvia uma breve perda de consciência com retorno até a função normal, agora se entende que a perda de consciência não é mais necessária para fazer o diagnóstico. A concussão pode envolver uma variedade de sintomas e queixas, incluindo cefaleia, náuseas, problemas de equilíbrio, sensação de tontura ou atordoamento, confusão e a realização de perguntas de maneira lenta e repetida. Recomenda-se que as equipes médicas presentes em eventos esportivos tenham um método formalizado para avaliação de crianças atletas com concussão, usando uma ferramenta de avaliação padronizada, além do exame neurológico.[55]

A recuperação completa após uma concussão pode demorar 1 semana ou mais – em alguns casos, meses. Até que o criança atleta tenha se recuperado completamente da concussão e esteja sem sintomas, não se deve permitir que a mesma retorne às atividades esportivas. Quando estiver assintomático, a criança pode retornar às atividades e jogar de maneira gradual e estruturada com avaliações repetidas para se avaliar a recorrência de sintomas. O retorno dos sintomas indica que recuperação foi incompleta, e a criança atleta deverá evitar a participação em esportes até que ocorra a melhora. A orientação para o retorno deve ser feita por médico qualificado. Nenhuma criança deve retornar ao jogo após uma concussão sem uma avaliação completa ter sido realizada.

---

de trauma não acidental podem ter poucas evidências externas de trauma, ainda que tenham sofrido lesão intracraniana considerável. Deve ser registrado um score basal na GCS, a qual é frequentemente repetida durante o transporte. Deve ser administrado oxigênio suplementar e, se possível, a oximetria de pulso deve ser instalada.

Como ocorre com a hipóxia, a hipovolemia com hipotensão resultante pode piorar os desfechos do TCE original de maneira drástica. A hemorragia externa deve ser controlada e as extremidades fraturadas da criança devem ser imobilizadas para limitar a perda de sangue associada a estas lesões. Deve-se tentar manter esses pacientes pediátricos em um estado de *euvolemia* (volume normal) com reposição intravenosa de volume. Em raras ocasiões, os lactentes com menos de 6 meses de idade ficam hipovolêmicos como resultado de sangramento intracraniano, pois eles têm fontanelas e suturas cranianas ainda abertas. O lactente com uma fontanela aberta pode tolerar melhor o desenvolvimento de um hematoma intracraniano em expansão e, assim, não apresentar sintomas até que ocorra uma expansão maior. Um lactente com abaulamento de fontanelas deve ser considerado como tendo quadro de TCE mais grave.

Para as crianças com score de 8 ou menos na GCS, a oxigenação e a ventilação adequadas devem sempre ser o objetivo, e não a colocação de um TET. Tentativas prolongadas de garantir a via aérea endotraqueal podem aumentar os períodos de hipóxia e retardar o transporte até uma instituição apropriada. A melhor via aérea para um paciente pediátrico é aquela que seja, ao mesmo tempo, a mais segura e a mais efetiva. A ventilação com dispositivo de bolsa-valva-máscara, estando preparado para realização de aspiração em caso de vômitos, costuma ser a melhor via aérea para a criança com TCE.[13-15]

Um paciente pediátrico com sinais e sintomas de hipertensão intracraniana, com pupilas com reação lenta ou não reativas, hipertensão sistêmica, bradicardia e padrões respiratórios anormais, pode se beneficiar com a realização de hiperventilação leve e temporária para se reduzir a pressão intracraniana. Porém, esse efeito da hiperventilação é transitório e também reduz a oferta global de oxigênio para o SNC, causando, na verdade, lesão cerebral secundária adicional.[56] Recomenda-se fortemente que essa estratégia não seja usada a menos que a criança esteja exibindo sinais de herniação iminente ou sinais de *lateralização* (anormalidades neurológicas distais, como fraqueza em um dos lados por lesão em uma determinada região do cérebro). O monitoramento de $ETCO_2$ deve guiar a abordagem no paciente pediátrico intubado, com alvo em torno de 35 mmHg. A hiperventilação até um valor de $ETCO_2$ menor do que 25 mmHg tem sido associada a piores desfechos neurológicos.[15] Se a capnografia com forma de onda não estiver disponível, deverá ser usada uma frequência ventilatória de 25 respirações por minuto para crianças e de 30 respirações por minuto para lactentes.[57]

Durante transportes prolongados, pequenas doses de manitol (0,5 a 1 g/kg de peso) ou solução salina hipertônica podem beneficiar as crianças com evidências de hipertensão intracraniana, se os protocolos locais permitirem. Porém, o uso de manitol em casos de reposição volêmica insuficiente pode resultar em hipovolemia e piora do quadro de choque. O manitol não deve ser administrado na cena sem se discutir essa opção com o apoio médico *online*, a menos que isso seja permitido por orientações ou protocolos existentes, quando, então, os riscos e benefícios devem ser cuidadosamente ponderados. Independentemente disso, o uso de solução salina hipertônica ou manitol no ambiente pré-hospitalar deve ser reservado para casos de herniação iminente. Podem ocorrer convulsões breves logo após o TCE; nesse caso, deve-se garantir a segurança, a oxigenação e a ventilação do paciente, mas, em geral, não é necessário que os profissionais de atendimento pré-hospitalar administrem tratamento específico. Porém, a atividade epiléptica recorrente é preocupante e pode requerer a aplicação de *bolus* IV de um benzodiazepínico, como midazolam (0,1 mg/kg/dose). Todos os benzodiazepínicos devem ser usados com extrema cautela nesses pacientes, devido aos possíveis efeitos colaterais de depressão ventilatória e hipotensão, assim como produzir alteração no nível de consciência, confundindo o exame neurológico.

Trauma da Coluna Vertebral e da Medula

A indicação para se manter a restrição de movimentos da coluna vertebral (CV) no paciente pediátrico se baseia no mecanismo de lesão e no exame físico; na presença de outras lesões que possam sugerir movimento súbito ou violento da cabeça, do pescoço ou do tronco; ou na presença de sinais específicos de trauma, como deformidade, dor ou déficit neurológico. Como ocorre com os pacientes adultos, a abordagem pré-hospitalar correto de uma lesão espinal suspeita é a estabilização manual e em linha seguida pelo uso de um colar cervical bem adaptado e do uso de dispositivo apropriado que mantenha cabeça, pescoço, torso, pélvis e as pernas em uma posição neutra. Os pacientes pediátricos com déficit neurológico que se resolve rapidamente podem ter LMSAR e podem ser suscetíveis a sequelas secundárias tardias. A restrição de movimentos da CV deve ser empregada nestes pacientes mesmo se os sintomas melhorarem antes da chegada ao hospital. Isso deve ser feito sem prejudicar a ventilação da criança ou sua capacidade de abrir sua boca e sem atrapalhar outras manobras, durante a reanimação.

O limiar para a realização de restrição de movimentos da CV é menor em crianças mais jovens devido à sua incapacidade de comunicação ou de participar de sua própria avaliação. Nenhum estudo validou a segurança de, clinicamente, se descartar em crianças uma lesão de CV na cena. A mesma imaturidade, previamente discutida, também contribui para o medo e para a falta de colaboração das crianças com a imobilização. Uma criança que se debate, durante as tentativas de restrição de movimentos da CV, pode ter risco aumentado de piora de qualquer lesão de coluna existente. Pode ser considerado válido optar-se por não conter um paciente pediátrico com esse comportamento, desde que a criança possa ser persuadida a ficar deitada tranquilamente, sem a contenção. Contudo, qualquer decisão de interromper as tentativas de estabilização para atender à segurança do paciente deve ser apoiada por justificativas cuidadosas e minuciosas, assim como por meio de avaliações seriadas do estado neurológico, durante e imediatamente após o transporte. É recomendável que essa decisão seja tomada em conjunto com a regulação médica *online*.

Quando a maioria das crianças pequenas é colocada sob uma superfície rígida, o tamanho relativamente maior da região occipital da criança resultará em flexão cervical passiva. Deve-se colocar um coxim de tamanho suficiente (2 a 3 cm) sob o tronco da criança para elevá-lo e permitir que a cabeça fique em posição neutra. O coxim deve ser contínuo e plano, dos ombros até a pélvis, estendendo-se até as margens laterais do tronco para assegurar que os segmentos torácico e lombossacro da CV estejam sob uma plataforma plana e estável, sem que haja a possibilidade de movimentação anteroposterior. Também deve ser colocado um coxim entre as regiões laterais da criança e as margens da prancha, garantindo que não ocorra movimentação lateral quando a prancha for movimentada ou se a criança e a prancha precisarem ser giradas de lado, por exemplo, para evitar a aspiração, durante episódios de vômitos.

Uma série de novos dispositivos de estabilização pediátrica estão disponíveis. O profissional de atendimento pré-hospitalar deve praticar regularmente e estar familiarizado com qualquer equipamento especializado, além de saber fazer os ajustes necessários ao se imobilizar uma criança, usando equipamentos de tamanho adulto. Isso se refere não só aos equipamentos na instituição a qual pertence, mas também aos utilizados no sistema em que sua instituição está inserida. Se um dispositivo tipo colete for usado em paciente pediátrico, deve-se garantir a estabilização adequada, enquanto, ao mesmo tempo, se previne o comprometimento respiratório. No passado, recomendava-se que lactentes ou crianças menores fossem imobilizadas numa cadeirinha de bebê (dispositivo de retenção utilizado para acomodar a criança pequena no banco traseiro) se ela tivesse sido encontrada nesse local.[58,59] A National Highway Traffic Safety Administration atualmente recomenda que o paciente pediátrico seja fixado e transportado em um dispositivo de estabilização de tamanho pediátrico adequado, ao invés da cadeirinha de bebê. Manter a criança traumatizada em posição ereta nesse dispositivo de retenção aumenta a carga axial sobre a coluna, pela cabeça do paciente; assim, as técnicas-padrão de restrição de movimento da CV são preferidas em relação ao uso do dispositivo de retenção.[60] Uma criança que não está imobilizada não deve ser transportada no colo do cuidador; em vez disso, a criança deve ser apropriadamente retida em um dispositivo de retenção para o transporte.

Lesões Torácicas

O arcabouço costal extremamente resiliente da criança costuma resultar em menos lesões no esqueleto torácico, mas ainda com risco de dano pulmonar subjacente, como contusão, pneumotórax ou hemotórax. Embora as fraturas de costelas sejam raras na infância, elas estão associadas com alto risco de lesão intratorácica, quando presentes. A crepitação pode ser observada ao exame e pode ser um sinal da presença de pneumotórax. O risco de morte aumenta com o número de costelas fraturadas. Um alto índice de suspeição é fundamental na identificação destas lesões. Todo paciente pediátrico que sofre trauma torácico e no tronco deve ser cuidadosamente monitorado quanto a sinais de sofrimento respiratório e choque. Após um trauma fechado, abrasões ou contusões no tronco de um paciente pediátrico pode ser as únicas indicações para o profissional de atendimento pré-hospitalar de que a criança sofreu trauma torácico.

Além disso, ao transportar um paciente pediátrico vítima de trauma torácico fechado de alto impacto, o ritmo cardíaco da criança deve ser monitorado durante o trajeto até o hospital de destino. Em todos os casos, os principais itens de atenção na abordagem do trauma torácico envolvem: atenção constante à ventilação, à oxigenação e o transporte oportuno até uma instituição apropriada.

Lesões Abdominais

A presença de trauma fechado no abdome, pélvis instável, distensão abdominal pós-traumática, rigidez ou hipersensibilidade, além de choque de origem inexplicada, pode estar associada a uma possível hemorragia intra-abdominal. O presença do "sinal do cinto de segurança" (ou marca) ou a marca de guidão de bicicleta no abdome de um paciente pediátrico costuma indicar a presença de lesão interna grave (**Figure 14-7**).

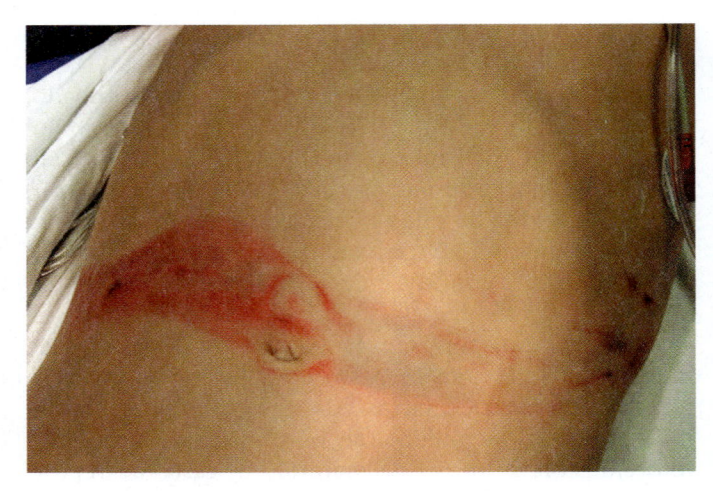

Figure 14-7 "Sinal do cinto de segurança" em paciente de 6 anos de idade que teve ruptura do baço. O sinal do cinto de segurança costuma estar associado a lesões intra-abdominais graves.

Cortesia do Dr. Jeffrey Guy.

Os principais elementos pré-hospitalares na abordagem das lesões abdominais incluem a reanimação direcionada com fluidos, o uso do oxigênio suplementar em altas concentrações e o transporte rápido até uma instituição apropriada, com monitoramento continuado cuidadoso durante o trajeto. Não há intervenções definitivas que os profissionais de atendimento pré-hospitalar possam oferecer aos pacientes pediátricos com lesões intra-abdominais. Sendo assim, deve-se sempre tentar transportar os pacientes pediátricos rapidamente para a instituição mais apropriada e mais próxima.

Trauma de Extremidade

Comparado ao esqueleto do adulto, o esqueleto da criança está ativamente crescendo e consiste em grandes proporções de tecido cartilaginoso e placas de crescimento metabolicamente ativas. As estruturas ligamentares que sustentam o esqueleto e o mantêm unido costumam ser mais fortes e mais resistentes à ruptura mecânica, comparadas aos ossos aos quais estão fixadas. Assim, as crianças com trauma esquelético, frequentemente, sofrem forças traumáticas maiores em intensidade para resultarem em fraturas, luxações ou deformidades em ossos longos. As fraturas incompletas, também conhecidas como "fraturas em galho verde", são comuns e podem se manifestar apenas por presença de hipersensibilidade e dor óssea na extremidade afetada.

A ruptura articular primária por lesão não penetrante é incomum, em comparação à ruptura dos segmentos de *diáfise* (corpo) ou *epífise* (extremidade) do osso. As fraturas que envolvem a placa de crescimento são singulares pelo fato de que devem ser identificadas e cuidadosamente manejadas na fase aguda da lesão, não apenas para garantir a cicatrização adequada, mas também para evitar o subsequente deslocamento e deformidade, à medida que a criança continua seu desenvolvimento. A associação de lesões neurovasculares com lesões ortopédicas em crianças deve sempre ser considerada, e o exame vascular e neurológico distal deve ser realizado com muita atenção. Com frequência, a presença de uma lesão potencialmente incapacitante pode ser determinada apenas por exame radiológico simples ou, quando houver o menor sinal que sugira redução na perfusão distal, por meio de *arteriografia* (estudo radiológico de um vaso sanguíneo onde foi injetado contraste radiopaco).

A lesão de extremidade com deformidade aparente não deve tirar o foco de lesões potencialmente fatais. A hemorragia não controlada representa a consequência mais grave de um trauma de extremidade. Em pacientes com trauma multissistêmico, pediátricos ou adultos, iniciar o transporte para o hospital de destino, sem atraso (após a avaliação primária completa com a devida reanimação e a rápida imobilização) é de fundamental importância na redução da mortalidade. Se a imobilização básica puder ser realizada durante o trajeto, sem atrasar a reanimação da criança, isso ajudará a minimizar o sangramento e a dor por fraturas de ossos longos. Ressalte-se que a atenção às lesões potencialmente fatais deve ser sempre o foco do atendimento primário.

Lesões Térmicas

Após acidentes automobilísticos e afogamentos, as queimaduras são a terceira causa de mortes pediátricas por trauma.[2] O cuidado de uma criança traumatizada sempre impõe desafios físicos e emocionais significativos ao profissional de atendimento pré-hospitalar, e essas dificuldades se amplificam quando se trata de pacientes pediátricos com queimaduras. Uma criança com queimaduras pode ter uma *via aérea edemaciada* (*inchada*), a obtenção do acesso IV pode ser complicado pela presença de queimaduras nas extremidades e a criança pode estar em pânico por causa da dor.

A avaliação primária deve ser feita como em outros casos de trauma pediátrico. Contudo, cada etapa da avaliação primária pode ser mais complicada de ser feito quando comparado com uma criança sem lesões térmicas. A maioria das mortes decorrentes de incêndios em edificações não está diretamente relacionada às queimaduras de tecidos moles, mas sim secundária à inalação de fumaça. Quando as crianças ficam confinadas em local de incêndio, costumam se esconder do fogo sob as camas ou em armários. Essas crianças frequentemente morrem, e seus corpos recuperados não costumam apresentar queimaduras; elas morrem pela toxicidade causada pelo monóxido de carbono ou cianeto de hidrogênio, além de hipóxia.

O edema da via aérea termicamente induzido é sempre uma preocupação em pacientes com queimaduras, mas especialmente em crianças. O menor diâmetro da traqueia pediátrica significa que 1 mm de edema produzirá uma maior magnitude de obstrução da via aérea que em um adulto com via aérea de diâmetro maior. Um paciente pediátrico com edema de via aérea pode estar sentado inclinado para a frente e babando ou queixar-se de rouquidão e alteração da voz. Esses sintomas devem indicar o rápido acondicionamento da criança, seguido do transporte até o hospital. Durante o trajeto, o socorrista deve administrar oxigênio suplementar e se preparar para intervenção sobre via aérea, caso os sintomas progredirem ou a criança desenvolver parada respiratória ou cardíaca.

Se um TET for colocado, precisará estar protegido contra eventual deslocamento ou remoção inadvertida. Se um paciente pediátrico com queimadura for extubado acidentalmente, é possível que o profissional de atendimento pré-hospitalar não consiga reintubá-lo em função do edema progressivo e seus resultado poderá ser desastrosos. A fixação de um TET em paciente pediátrico com queimadura facial também será difícil. A fixação do TET na face com fita adesiva não deve ser tentada em crianças com queimaduras faciais. O TET deve ser fixado com dois cadarços, um acima do ouvido e o segundo abaixo do mesmo. Uma alternativa efetiva ao cadarço é o uso de um equipo usado em infusão endovenosa. Se este não estiver disponível, e havendo pessoas para ajudar, designa-se um profissional para segurar o tubo no local.

Reposição Volêmica

O rápido estabelecimento do acesso intravascular é fundamental para se evitar o desenvolvimento de choque em pacientes pediátricos com queimaduras. A reposição volêmica tardia em pacientes pediátricos tem sido associada à piora significativa dos desfechos clínicos e ao aumento da taxa de mortalidade, especialmente em lactentes queimados.[61-63]

Após garantir uma via aérea, ventilar e oxigenar de forma adequada, é fundamental que o acesso venoso seja obtido rapidamente. As crianças têm um volume intravascular relativamente pequeno, e um atraso na reanimação de volume pode levar ao rápido desenvolvimento de choque hipovolêmico. Para administrar grandes volumes de fluidos IV necessários em queimaduras graves, estes pacientes pediátricos necessitam de dois cateteres IV periféricos para que os fluxos ideais sejam atingidos. A inserção de um único cateter IV de grosso calibre costuma ser difícil, de modo que utilizar dois cateteres é o procedimento mais comumente executado. As queimaduras em extremidades podem dificultar ou impossibilitar o estabelecimento de acesso adequado para uma reposição volêmica necessária.

Em crianças, como nos adultos com queimaduras, as necessidades de líquidos são calculadas a partir do momento da lesão, de modo que o atraso de apenas 30 minutos até o início da reanimação com líquidos pode resultar em quadro de choque hipovolêmico. Fluidos em excesso podem causar complicações respiratórias, assim como o edema pode complicar o cuidado das queimaduras.

No início da reposição volêmica, a quantidade de fluido, geralmente, administrada a um paciente com queimaduras é calculada com base na porcentagem estimada de área de superfície corporal (ASC) queimada, com a reanimação posterior orientada pela perfusão e pelo débito urinário. A ASC é usada com a "regra dos noves", um método rápido e impreciso para estimar as necessidades de fluidos de reanimação com base em vítimas adultas de queimaduras em campos de batalha. A premissa desse método de estimativa do tamanho da queimadura é de que as principais regiões do corpo (p. ex., cabeça, braço, tronco anterior) compreendem, cada uma, 9% da ASC. As regiões anatômicas em crianças são proporcionalmente diferentes das de adultos; as crianças têm cabeças maiores e membros menores. Há uma tendência para superestimar a ASC de queimaduras em crianças. Deve-se ter em mente que as queimaduras superficiais (pele eritematosa intacta) não devem ser incluídas na estimativa da ASC. A estimativa do tamanho de queimaduras em pacientes pediátricos deve usar diagramas específicos para a idade, como a tabela de Lund-Browder, e não a regra dos noves. Com o uso dessa tabela, cada perna pode ser estimada em 13,5%; os braços, 9%; o tórax e o dorso, 18% cada; e a cabeça, 18%. Se não houver disponibilidade de tabelas e diagramas, pode-se usar a "regra da palma da mão". Usando esse método, o tamanho da palma juntamente com os dedos do paciente pediátrico representa cerca de 1% da ASC. Este cálculo poderá ser útil ao se estimar a área de queimadura em regiões esparsas que não envolvem uma parte inteira do corpo. (Ver o Capítulo 13, "Lesões Térmicas", para uma discussão adicional sobre esse método de estimativa de queimaduras.)

O volume de líquidos IV necessário para a reanimação é determinado com base na porcentagem da ASC queimada (ver o Capítulo 13, "Lesões Térmicas"). Duas importantes considerações em pediatria merecem ser citadas. Primeiro, as crianças pequenas têm reserva limitada de glicogênio. O glicogênio consiste, fundamentalmente, em moléculas de glicose ligadas entre si, e ele é usado para o armazenamento de carboidratos. O glicogênio armazenado é mobilizado em momentos de estresse. Se os estoques de glicogênio ficarem depletados, a criança pode rapidamente desenvolver quadro de hipoglicemia. Segundo, as crianças têm uma maior proporção entre volume e superfície; o formato geral de um adulto é de um cilindro, enquanto uma criança lembra uma esfera (**Figure 14-8**). A implicação clínica é de que uma criança necessitará de mais fluidos IV para uma mesma ASC queimada. Para a reanimação pré-hospitalar inicial, a glicose

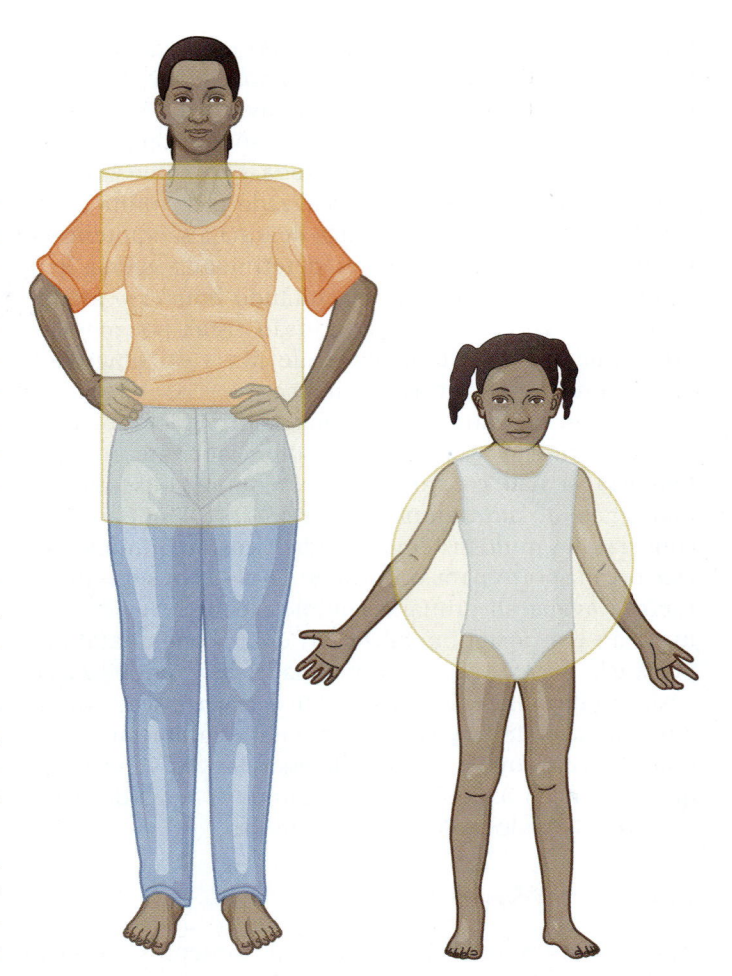

Figure 14-8 As crianças apresentam maior relação entre volume e área superficial; o formato geral de um adulto é de um cilindro, enquanto o de uma criança lembra uma esfera.

© National Association of Emergency Medical Technicians (NAEMT)

deve ser verificada em qualquer criança com alteração do nível de consciência. Se a criança estiver taquicárdica e com perfusão ruim, deve-se administrar um *bolus* de 20 mL/kg de fluidos. Os fluidos totais administrados devem ser relatados a equipe do hospital.

Após se obter acesso venoso, deve-se garantir que ele não seja inadvertidamente removido, nem deslocado. As técnicas habituais utilizadas para fixar os acessos IV não costumam ser efetivas quando um acesso é colocado sob uma queimadura ou próximo a dela, pois a fita adesiva e os curativos podem não aderir adequadamente ao tecido queimado. Se possível, o acesso IV deverá ser fixado com um curativo *Kerlix*, embora curativos circunferenciais devam ser frequentemente monitorados à medida que há desenvolvimento de edema, para evitar que o curativo se torne constritivo.

Quando não se consegue obter acesso venoso periférico, cateteres IO devem ser usados em paciente pediátrico instável e/ou inconsciente. Embora fossem previamente defendidas apenas para pacientes pediátricos com menos de 3 anos de idade, as infusões IO são agora amplamente utilizadas em crianças maiores, inclusive em adultos.

Abuso

Aproximadamente 10% das queimaduras pediátricas não são acidentais.[64] Até 50% dessas crianças podem sofrer violência doméstica recorrente e 30% desse grupo acabam morrendo por causa dela.[65,66] Uma maior conscientização sobre este problema entre os profissionais de atendimento pré-hospitalar pode melhorar a identificação desta causa de trauma pediátrico. A documentação pormenorizada da situação encontrada no local da ocorrência, assim como o próprio padrão da lesão, podem ajudar as autoridades durante a investigação dos agressores.[67]

Os dois mecanismos mais comuns pelos quais essas crianças sofrem queimaduras são o escaldamento e as queimaduras de contato. Escaldamentos são a fonte mais comum de queimadura não acidental. As lesões por escaldamento, em geral, são infligidas em crianças que estão na idade de treinamento de toalete. O cenário habitual é aquele onde uma criança urine ou defeque fora do vaso sanitário e, em seguida, é imersa em uma banheira com água em temperatura escaldante. Essas queimaduras por escaldamento caracterizam-se por um padrão de demarcação precisa entre tecidos queimados e não queimados, com preservação das pregas de flexão, pois a criança irá frequentemente levantar as pernas para evitar o contato com a água quente (ver o Capítulo 13, "Lesões Térmicas").

As queimaduras de contato são o segundo mecanismo mais comum de violência doméstica com este tipo de lesão. Os itens comumente utilizados para infligir queimaduras de contato são alisadores de cabelo, ferros de passar roupa, isqueiros e cigarros. As queimaduras por cigarros aparecem como ferimentos circulares e uniformes, medindo um pouco mais de 1 cm de diâmetro (em geral, 1,3 cm). Para ocultar essas lesões, o abusador pode provocar as lesões em áreas geralmente cobertas por roupas (por exemplo, nas costas, no pé), acima da linha do cabelo no couro cabeludo ou até mesmo nas axilas.

Todas as superfícies do corpo humano têm algum grau de curvatura; assim, um item quente que acidentalmente caia sobre a superfície do corpo terá um ponto inicial de contato e irradiará a partir deste local. As queimaduras resultantes terão bordas irregulares e profundidades desiguais. Em contrapartida, quando um item quente é deliberadamente usado para queimar alguém, o item é pressionado sobre aquela região do corpo. A queimadura terá um padrão regular e bem definido com uma profundidade uniforme (ver Capítulo 13, "Lesões Térmicas").

Alto índice de suspeição para identificação da violência doméstica é importante, e todos os casos suspeitos devem ser relatados. Devem ser feitas observações meticulosas do ambiente da ocorrência, como posição de peças de mobiliário, presença de alisadores de cabelo e a profundidade de uma banheira. É importante registrar os nomes das pessoas presentes na cena. Qualquer paciente pediátrico suspeito de estar sendo agredido com queimaduras, independentemente do tamanho das lesões, deve ser cuidado em um centro especializado.

Violência doméstica e negligência em crianças serão discutidos em detalhes adiante neste capítulo.

Prevenção de Acidentes Automobilísticos

A American Academy of Pediatrics (AAP) definiu a forma ideal de retenção para crianças em veículos automotivos. A AAP recomenda que as crianças sejam sempre transportadas no banco traseiro, viradas de frente para o encosto deste banco, até os 2 anos de idade. As crianças que superaram o limite de peso ou altura para ficarem viradas para o banco traseiro em assento apropriado, devem ser colocadas em dispositivo de retenção em que fiquem viradas para a frente e que contenha cintas de segurança. A criança deve utilizar tal dispositivo até que o peso máximo e altura estabelecidos pelo fabricante sejam atingidos. Na sequencia, as crianças passam a utilizar um assento de elevação, até que aos 8-12 anos atinjam posicionamento adequado para uso do cinto de segurança próprio do veiculo. Nesta idade, pode-se usar a retenção padrão dos adultos – cinto de segurança com três pontos (combinação de tiras na cintura e no ombro). O cinto abdominal nunca deve ser usado isoladamente. Todas as crianças devem permanecer no banco traseiro até os 13 anos de idade.

A retenção abaixo do ideal é definida como a falta do uso de um assento de segurança infantil ou de um assento de elevação para qualquer criança com menos de 8 anos de idade e a falta de uma retenção de três pontos para uma criança com mais de 8 anos (ver Quadro 14-1).[68] Em um estudo de revisão, o risco de ocorrência de lesão abdominal em crianças com a retenção apropriada foi 3,5 vezes menor do que o encontrada nesta população sem o uso de retenção ideal.[69] O benefício protetor do transporte no banco traseiro é tal que o risco de morte é reduzido em pelo menos 30%, mesmo que a retenção no banco traseiro seja feita apenas com o cinto abdominal em vez da retenção em três pontos presente no banco dianteiro.[70] Para mais informações sobre a prevenção de lesões, ver o Capítulo 16, "Prevenção de Lesões".

Abuso e Negligência de Crianças

O abuso infantil (maus tratos ou trauma não acidental) é uma causa significativa de trauma na infância. Em 2018, houve aproximadamente 678.000 casos comprovados de abuso infantil nos Estados Unidos e 1.738 mortes. Os profissionais de atendimento pré-hospitalar devem sempre considerar a possibilidade de ocorrência de abuso infantil quando as circunstâncias isso sugerirem.

Deve-se suspeitar de abuso ou negligência se forem observados quaisquer dos seguintes cenários:

- Discrepância entre a história e o grau de lesão física ou mudanças frequentes na história relatada.
- Resposta inadequada da família.
- Intervalo prolongado entre o momento da lesão e a chamada por atendimento médico.
- História de lesão inconsistente com o nível de desenvolvimento da criança. Por exemplo, uma história indicando que um neonato rolou para fora da cama seria suspeita, pois os neonatos são incapazes de rolar considerando seu grau de desenvolvimento motor.

Determinados tipos de lesões também sugerem ocorrência de abuso, tais como (**Figure 14-9**):

- Múltiplos hematomas ou fraturas em estágios variados de resolução (excluindo palmas das mãos, antebraços, áreas tibiais e fronte em crianças que caminham, as quais frequentemente podem se machucar em quedas habituais). Hematomas acidentais, geralmente ocorrem sob proeminências ósseas; hematomas causados por violência doméstica podem aparecer nas nádegas, no abdômen ou no dorso.
- Lesões incomuns, como marcas de mordidas, queimaduras de cigarro, marcas de cordas, marca de mãos ou qualquer outro padrão de lesão.
- Queimaduras ou lesões por escaldamento bem demarcadas em áreas incomuns (ver o Capítulo 13, "Lesões Térmicas").

Regra de Decisão Clínica para Hematomas TEN-4-FACESp é uma ferramenta altamente sensível e específica na identificação de hematomas relacionados à abuso (**Figure 14-10**).[71]

- TEN: Hematoma no Tronco (tórax, abdômen, costas, nádegas, região geniturinária, quadril), ouvidos (*Ears*) ou pescoço (*Neck*)
- FACES: Hematomas no Frênulo, Ângulo da mandíbula, bochecha (*Cheek*), pálpebras (*Eyelids*), Subconjuntiva
- 4: "TEN 4 FACES" Hematomas em uma criança com menos de 4 anos de idade ou qualquer hematoma em um bebê com 4 meses ou menos
- p: Hematomas com padrões específicos

Em muitas jurisdições, os profissionais de atendimento pré-hospitalar são legalmente obrigados a relatar caso identificarem um abuso infantil. Geralmente, os profissionais que agem de boa fé e em prol dos melhores interesses da criança estão protegidos contra ações legais.

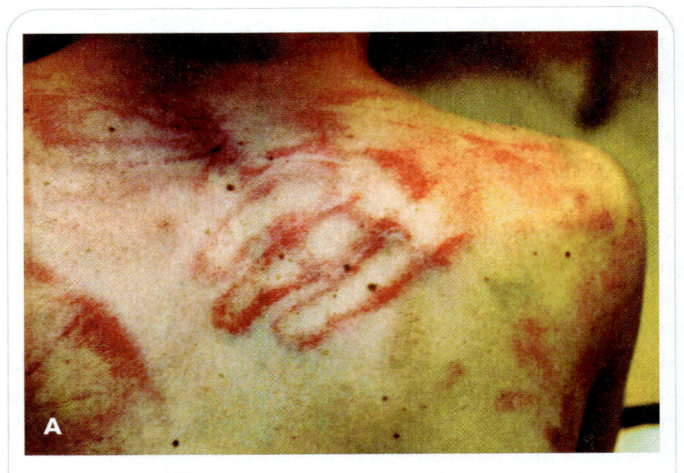
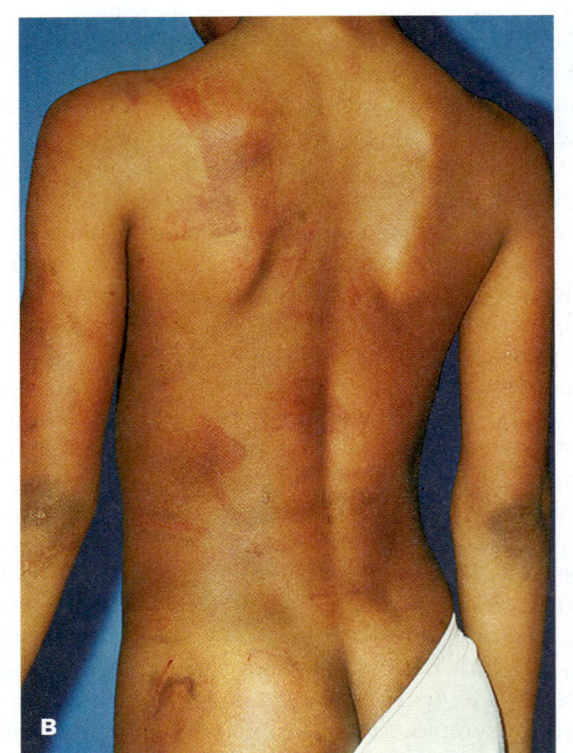

Figure 14-9 Indicadores de possível trauma não acidental. **A.** Hematomas que lembram palmadas. **B.** Hematomas em múltiplos estágios de evolução.

A: Cortesia de Moose Jaw Police Service. **B:** Cortesia de Ronald Dieckmann, MD.

As formas de relatar a violência contra crianças variam, de modo que os profissionais devem estar familiarizados com as agências que lidam com casos de abuso infantil em seu local de atuação.

Transporte Prolongado

Algumas vezes, há situações em que a localização do paciente e/ou questões relacionadas à triagem ou ambientais

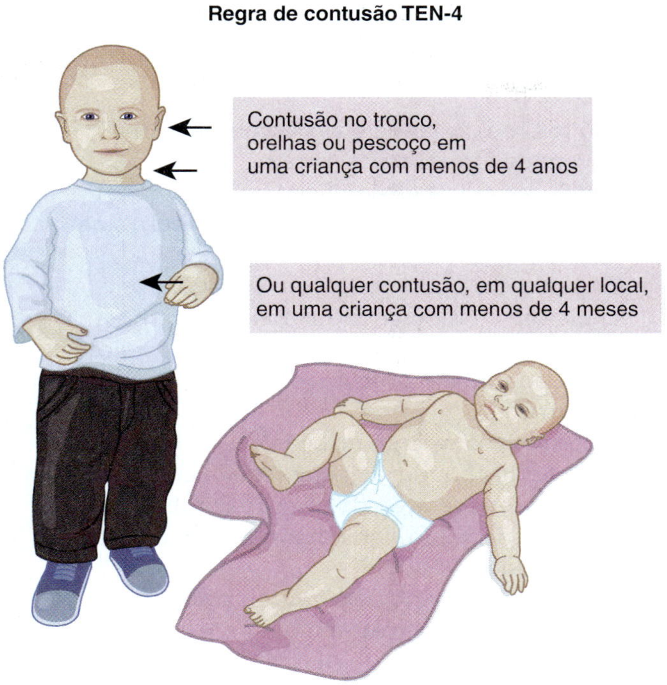

Regra de contusão TEN-4

Contusão no tronco, orelhas ou pescoço em uma criança com menos de 4 anos

Ou qualquer contusão, em qualquer local, em uma criança com menos de 4 meses

Figure 14-10 A regra de decisão clínica para hematomas TEN-4-FACESp é uma ferramenta altamente sensível e específica para identificar hematomas que possam indicar a ocorrência de abuso.

© National Association of Emergency Medical Technicians (NAEMT)

determinam que o transporte será prolongado ou demorado. Nestes casos, a equipe pré-hospitalar deverá manejar a reanimação de forma continuada. Mesmo que tal reanimação não possa ser feita de maneira ideal devido à ausência de recursos na cena (p. ex., sangue) e à incapacidade de realizar intervenções diagnósticas e terapêuticas, com a aplicação dos princípios discutidos neste capítulo, muitas crianças podem ser manejadas com segurança até a chegada a um centro de trauma. Se for possível o contato por rádio ou telefone celular com o hospital de destino, a comunicação e orientação constante serão fundamentais tanto para os membros da equipes pré-hospitalar e hospitalar.

A abordagem consiste em revisões seriadas e continuadas dos diversos componentes da avaliação primária. A restrição de movimento da coluna vertebral deve ser mantida durante todo o tempo. A remoção do paciente da prancha rígida e a manutenção da restrição de movimento da coluna vertebral em um berço são preferíveis em caso de transportes significativamente prolongados. Evita-se desconforto significativo causado pela pressão e em caso de pacientes com níveis alterados de consciência, o desenvolvimento de lesão por pressão. Nestes casos,

deve-se tomar muito cuidado durante as transferências realizadas em berço da ambulância, objetivando-se a manutenção da restrição rigorosa do movimento da coluna e na limitação do risco de desenvolvimento da lesão secundária da medula espinhal. Se a via aérea estiver suscetível e a equipe for bem treinada na abordagem da via aérea pediátrica, incluindo a realização de intubação endotraqueal, esta deve ser realizada para manutenção da via aérea pérvia, se a condição da criança justificar tal procedimento. Caso contrário, a ventilação cuidadosa com bolsa-valva-máscara é considerada estratégia de abordagem aceitável, na hipótese dela fornecer oxigenação e ventilação adequadas.

A oximetria de pulso deve ser monitorada e preferivelmente também o $ETCO_2$, em especial em crianças com lesão craniana. Se houver sinais de choque, serão administrados *bolus* de 20 mL/kg de Ringer lactato ou soro fisiológico até que a criança melhore ou seja transferida para os cuidados definitivos.

O score da GCS deve ser calculado precocemente e feito de forma seriada. A avaliação em busca de outras lesões deve continuar a ser feita, e a prática considerada padrão é tentar manter a criança normotérmica. As fraturas devem ser imobilizadas e estabilizadas com avaliações neurovasculares seriadas. Esse ciclo de reavaliação continuada da avaliação primária deve ser repetido até que a criança possa ser transportada ou transferida com segurança para os cuidados definitivos.

Qualquer alteração ou descompensação na condição do paciente pediátrico exige reavaliação imediata da avaliação primária. Por exemplo, se a SpO_2 começar a cair, verificar se o TET ainda está fixado ou a via aérea continua pérvia? Se for esse o caso, a criança desenvolveu um pneumotórax hipertensivo? O TET está seletivo? Se o paciente pediátrico tiver recebido a quantidade de fluido considerada suficiente e ainda estiver em choque, há tamponamento cardíaco, contusão cardíaca grave ou, talvez, uma fonte oculta de sangramento, como uma lesão intra-abdominal ou uma laceração não percebida no couro cabeludo? O score da GCS mudou? Há agora sinais de lateralização sugerindo traumatismo craniano que necessite da realização de medidas mais agressivas? A circulação e a função neurológica das extremidades ainda estão intactas? A criança está normotérmica? Se houver contato por rádio disponível, deve-se buscar aconselhamento e orientação continuados durante toda a reanimação e o transporte.

Prestando-se atenção aos fundamentos básicos e à reavaliação continuada do paciente pediátrico, pode ser realizada a reanimação adequada até que a criança possa ser transferida para os cuidados definitivos.

RESUMO

- A avaliação primária e a abordagem do paciente pediátrico no ambiente pré-hospitalar exigem a realização de princípios padronizados de suporte de vida no trauma, modificados levando-se em conta as características específicas destes pacientes.
- A lesão cerebral traumática é a principal causa de morte por trauma, além de ser a lesão que mais comumente requer a abordagem da via aérea em pacientes pediátricos.
- As crianças não devem ser consideradas "pequenos adultos". Elas apresentam características anatômicas e de desenvolvimento singulares, e tanto elas como seus cuidadores podem necessitar de apoio psicológico.
- O triângulo de avaliação pediátrica (TAP) ajuda os profissionais de atendimento pré-hospitalar a formar uma impressão geral – doente ou não doente. Os três componentes do TAP são aparência, trabalho respiratório e enchimento capilar.
- As crianças têm a capacidade de compensar a perda de volume por mais tempo do que os adultos, mas, quando elas descompensam, pioram de forma súbita e grave.
- Pode ocorrer lesões significativas em órgãos e vasos subjacentes com pouco ou nenhum sinal de lesão externa.
- Os pacientes pediátricos, com os seguintes sinais, são considerados instáveis e devem ser transportados sem demora até uma instituição adequada, idealmente um centro de trauma pediátrico:
  - Comprometimento respiratório,
  - Sinais de choque ou instabilidade circulatória,
  - Qualquer alteração do nível de consciência,
  - Trauma fechado significativo em cabeça, tórax ou abdome,
  - Qualquer evidência de fraturas múltiplas ou de fraturas significativas como em costelas ou pélvis,
  - Qualquer suspeita de trauma não acidental.
- Deve-se sempre considerar a possibilidade de ocorrência de abuso ou trauma não acidental quando a história da lesão é incompatível com os achados do paciente.

RECAPITULAÇÃO DO CENÁRIO

Você é chamado à cena de uma colisão automobilística em uma rodovia com trânsito intenso. Dois veículos se envolveram numa colisão frontal. Um dos ocupantes do veículo é uma criança que não estava segura de forma adequada em um dispositivo de retenção. Não há fatores relacionados ao clima nessa tarde de primavera.

Ao chegar à cena, você vê que a polícia controlou e bloqueou o tráfego na área ao redor do acidente. Enquanto o seu parceiro e a outra equipe de resgate avaliam os outros pacientes, você se aproxima da criança. Você vê um menino, com cerca de 2 anos de idade, sentado em um dispositivo de retenção, o qual está discretamente angulado; há sangue na parte de trás do encosto da cabeça do assento à frente dele. Apesar de várias abrasões e pequeno sangramento na cabeça, na face e no pescoço, a criança parece muito calma.

Suas avaliações primária e secundária revelam um menino de 2 anos que repete de forma fraca "ma-ma, ma-ma". Sua frequência cardíaca (FC) é 180 batimentos por minuto, com os pulsos radiais mais fracos do que os braquiais; sua pressão arterial sistólica (PAS) é de 50 milímetros de mercúrio (mmHg) pela palpação. A frequência ventilatória é 18 respirações por minuto, discretamente irregular, mas sem ruídos anormais. Enquanto continua a realização da avaliação, você observa que ele parou de dizer "ma-ma" e parece olhar fixo para o espaço. Você também observa que suas pupilas estão discretamente dilatadas e que sua pele está pálida e sudorética. Uma mulher que se identifica como babá da família diz a você que a mãe está a caminho e que você deve esperar por ela.

- Quais são as prioridades de abordagem para esse paciente?
- Quais são as lesões mais prováveis nessa criança?
- Qual é o destino mais apropriado para tratamento definitivo desta criança?

SOLUÇÃO DO CENÁRIO

Você identifica essa criança corretamente como vítima de trauma multissistêmico com lesão crítica. A frequência ventilatória é baixa. A prioridade é realizar o controle manual da coluna cervical e o fornecimento de oxigênio suplementar com bolsa-valva-máscara. Você também percebe a presença de taquicardia e pulsos periféricos fracos; rapidamente procura quaisquer sinais de sangramento e nota que não há fontes evidentes. Você corretamente supõe que o paciente está em choque hipovolêmico, provavelmente resultante de uma lesão intra-abdominal não reconhecida. A criança tem trauma multissistêmico significativo e exige cuidado agressivo para sobreviver.

Devido à natureza das lesões da criança, você consulta o apoio médico *online*, o qual concorda que o transporte por helicóptero até o centro de trauma pediátrico mais próximo é mais apropriado do que o transporte terrestre até um hospital de comunidade local, o qual não tem apresenta recursos para realização de cuidados críticos, neurocirurgia ou ortopédicos. Os esforços para obtenção de acesso venoso periférico são bem sucedidos. Você inicia um *bolus* de cristaloide de 20 mL/kg. A mãe da criança chega bem na hora em que você está transferindo os cuidados para a equipe do helicóptero.

Referências

1. National Center for Injury Prevention and Control, Centers for Disease Control and Prevention. 10 leading causes of death reports, 2005–2018. Updated September 22, 2021. Accessed March 4, 2022. https://www.cdc.gov/injury/wisqars/LeadingCauses.html

2. Centers for Disease Control and Prevention. Injuries among children and teens. Last reviewed September 22, 2021. Accessed February 23, 2022. https://www.cdc.gov/injury/features/child-injury/index.html

3. American College of Surgeons. National Trauma Data Bank 2013: Pediatric Report. American College of Surgeons; 2016. Accessed March 12, 2018. https://www.facs.org/~/media/files/quality%20programs/trauma/ntdb/ntdb%20pediatric%20annual%20report%202016.ashx

4. National Center for Injury Prevention and Control, Centers for Disease Control and Prevention. Updated November 20, 2020. Accessed March 4, 2022. https://wisqars.cdc.gov/nonfatal-leading.

5. Peden M, Oyegbite K, Ozanne-Smith J, et al., eds. *World Report on Child Injury Prevention.* World Health Organization; 2008.

6. Bachman SL, Salzman GA, Burke RV, Arbogast H, Ruiz P, Upperman JS. Observed child restraint misuse in a large, urban community: results from three years of inspection events. *J Safety Res.* 2016 Feb;56:17-22.

7. Grisoni ER, Pillai SB, Volsko TA, et al. Pediatric airbag injuries: the Ohio experience. *J Pediatr Surg.* 2000;35(2):160-162.

8. Durbin DR, Kallan M, Elliott M, et al. Risk of injury to restrained children from passenger air bags. *Traffic Injury Prev.* 2003;4(1):58-63.

9. Durbin DR, Kallan M, Elliott M, et al. Risk of injury to restrained children from passenger air bags. *Annu Proc Assoc Adv Auto Med.* 2002;46:15-25.

10. Ferguson SA, Schneider LW. An overview of frontal air bag performance with changes in frontal crash-test requirements: findings of the Blue Ribbon Panel for the evaluation of advanced technology air bags. *Traffic Inj Prev.* 2008;9(5):421-431.

11. Arbogast KB, Kallan MJ. The exposure of children to deploying side air bags: an initial field assessment. *Ann Proc Assoc Adv Automot Med.* 2007;51:245-259.

12. EMSC-Partnership for Children, National Association of Emergency Medical Technicians. Guidelines for Providing Family-Centered Care. Published July 2000. Accessed March 22, 2022. https://www.nh.gov/safety/divisions/fstems/ems/documents/emscguidelines.pdf

13. Gausche M, Lewis RJ, Stratton SJ, et al. Effect of out-of-hospital pediatric endotracheal intubation on survival and neurological outcome: a controlled clinical trial. *JAMA.* 2000;283(6):783-790.

14. Davis DP, Hoyt DB, Ochs M, et al. The effect of paramedic rapid sequence intubation on outcome in patients with severe traumatic brain injury. *J Trauma Injury Infec Crit Care.* 2003;54(3):444-453.

15. Davis DP, Dunford JV, Poste JC, et al. The impact of hypoxia and hyperventilation on outcome after paramedic rapid sequence intubation of severely head-injured patients. *J Trauma Injury Infect Crit Care.* 2004;57(1):1-8.

16. York J, Arrillaga A, Graham R, Miller R. Fluid resuscitation of patients with multiple injuries and severe closed-head injury: experience with an aggressive fluid resuscitation strategy. *J Trauma Injury Infect Crit Care.* 2000;48(3):376-380.

17. Manley G, Knudson MM, Morabito D, et al. Hypotension, hypoxia, and head injury: frequency, duration, and consequences. *Arch Surg.* 2001;136(10):1118-1123.

18. Chesnut RM, Marshall LF, Klauber MR, et al. The role of secondary brain injury in determining outcome from severe head injury. *J Trauma.* 1993;34(2):216-222.

19. Luten R. Error and time delay in pediatric trauma resuscitation: addressing the problem with color-coded resuscitation aids. *Surg Clin North Am.* 2002;82(2):303-314.

20. Fernández A, Ares MI, Garcia S, Martinez-Indart L, Mintegi S, Benito J. The validity of the pediatric assessment triangle as the first step in the triage process in a pediatric emergency department. *Pediatr Emerg Care*. 2017 Apr;33(4):234-238.

21. Gausche-Hill M, Eckstein M, Horeczko T, et al. Paramedics accurately apply the pediatric assessment triangle to drive management. *Prehosp Emerg Care*. 2014;18(4):520-530.

22. American College of Surgeons Committee on Trauma. Pediatric trauma. In: ACS Committee on Trauma. *Advanced Trauma Life Support for Doctors, Student Course Manual*. 8th ed. ACS; 2008:225-245.

23. Sokol KK, Black GE, Azarow KS, Long W, Martin MJ, Eckert MJ. Prehospital interventions in severely injured pediatric patients: rethinking the ABCs. *J Trauma Acute Care Surg*. 2015;79(6):983-989.

24. Kragh JF Jr, Cooper A, Aden JK, et al. Survey of trauma registry data on tourniquet use in pediatric war casualties. *Pediatr Emerg Care*. 2012 Dec;28(12):1361-1365.

25. Chou R, Totten AM, Pappas M, et al., eds. *Glasgow Coma Scale for Field Triage of Trauma: A Systematic Review* [Report No.: 16(17)-EHC041-EF]. Agency for Healthcare Research and Quality; 2017.

26. Van de Voorde P, Sabbe M, Rizopoulos D, et al.; PENTA study group. Assessing the level of consciousness in children: a plea for the Glasgow Coma Motor subscore. *Resuscitation*. 2008;76(2):175-179.

27. Newgard C, Lin A, Olson L, et al. Evaluation of emergency department pediatric readiness and outcomes among US trauma centers. *JAMA Pediatr*. 2021;175(9):947-956. doi: 10.1001/jamapediatrics.2021.1319

28. National Vital Statistics System, Centers for Disease Control and Prevention. Deaths: final data for 1997. *Morb Mortal Wkly Rep*. 1999;47(19):1.

29. Ehrlich PF, Seidman PS, Atallah D, et al. Endotracheal intubation in rural pediatric trauma patients. *J Pediatr Surg*. 2004;39:1376-1380.

30. Winchell RJ, Hoyt DB. Endotracheal intubation in the field improves survival in patients with severe head injury. *Arch Surg*. 1997;132(6):592-597.

31. Davis DP, Ochs M, Hoyt DB, et al. Paramedic-administered neuromuscular blockade improves prehospital intubation success in severely head-injured patients. *J Trauma Injury Infect Crit Care*. 2003;55(4):713-719.

32. Pearson S. Comparison of intubation attempts and completion times before and after the initiation of a rapid sequence intubation protocol in an air medical transport program. *Air Med J*. 2003;22(6):28-33.

33. Hansen ML, Lin A, Eriksson C, et al. A comparison of pediatric airway management techniques during out-of-hospital cardiac arrest using the CARES database. *Resuscitation*. 2017;120:51-56.

34. Gerritse BM, Draaisma JM, Schalkwijk A, van Grunsven PM, Scheffer GJ. Should EMS-paramedics perform paediatric tracheal intubation in the field? *Resuscitation*. 2008;79(2):225-229.

35. Weihing VK, Crowe EH, Wang HE, Ugalde IT. Prehospital airway management in the pediatric patient: a systematic review. *Acad Emerg Med*. 2021. doi: 10.1111/acem.14410

36. Davis BD, Fowler R, Kupas DF, Roppolo LP. Role of rapid sequence induction for intubation in the prehospital setting: helpful or harmful? *Curr Opin Crit Care*. 2002;8(6):571-577.

37. Heins M. The "battered child" revisited. *JAMA*. 1984;251(24):3295-3300. doi: 10.1001/jama.251.24.3295

38. Davis DP, Valentine C, Ochs M, et al. The Combitube as a salvage airway device for paramedic rapid sequence intubation. *Ann Emerg Med*. 2003;42(5):697-704.

39. Fukuda T, Sekiguchi H, Taira T, et al. Type of advanced airway and survival after pediatric out-of-hospital cardiac arrest. *Resuscitation*. 2020;150:145-153.

40. Hernandez MC, Antiel RM, Balakrishnan K, Zielinski MD, Klinkner DB. Definitive airway management after prehospital supraglottic rescue airway in pediatric trauma. *J Pediatr Surg*. 2018;53(2):352-356.

41. Inaba K, Karamanos E, Skiada D, et al. Cadaveric comparison of the optimal site for needle decompression of tension pneumothorax by prehospital care providers. *J Trauma*. 2015;79(6):1044-1048.

42. Leatherman ML, Held JM, Fluke LM, et al. Relative device stability of anterior versus axillary needle decompression for tension pneumothorax during casualty movement: preliminary analysis of a human cadaver model. *J Trauma*. 2017;83(1):S136-S141.

43. McCarthy A, Curtis K, Holland AJ. Paediatric trauma systems and their impact on the health outcomes of severely injured children: an integrative review. *Injury*. 2016;47(3):574-585.

44. Lerner EB, Drendel AL, Cushman JT, et al. Ability of the physiologic criteria of the field triage guidelines to identify children who need the resources of a trauma center. *Prehosp Emerg Care*. 2017;21(2):180-184.

45. Larson JT, Dietrich AM, Abdessalam SF, Werman HA. Effective use of the air ambulance for pediatric trauma. *J Trauma Injury Infect Crit Care*. 2004;56(1):89-93.

46. Eckstein M, Jantos T, Kelly N, Cardillo A. Helicopter transport of pediatric trauma patients in an urban emergency medical services system: a critical analysis. *J Trauma Injury Infect Crit Care*. 2002;53(2):340-344.

47. Englum BR, Rialon KL, Kim J, et al. Current use and outcomes of helicopter transport in pediatric trauma: a review of 18,291 transports. *J Pediatr Surg*. 2017;52(1):140-144.

48. Polites SF, Zielinski MD, Fahy AS, et al. Mortality following helicopter versus ground transport of injured children. *Injury*. 2017;48(5):1000-1005.

49. Brown JB, Leeper CM, Sperry JL, et al. Helicopters and injured kids: improved survival with scene air medical transport in the pediatric trauma population. *J Trauma Acute Care Surg*. 2016;80(5):702-710.

50. National Center for Injury Prevention and Control, Centers for Disease Control and Prevention. Injuries among Children and Teens. https://www.cdc.gov/traumaticbraininjury/data/index.html#:~:text=Children%20(birth%20to%2017%20years,related%20deaths1%20in%202019

51. Goh MS, Looi D, Goh J, et al. The impact of traumatic brain injury on neurocognitive outcomes in children: a systematic review and meta-analysis. *J Neurol Neurosurg Psychiatry*. 2021. doi: 10.1136/jnnp-2020-325066

52. Halstead ME, Walter KD, Council on Sports Medicine and Fitness. Clinical report—sport-related concussion in children and adolescents. *Pediatrics*. 2010;126:597-615.

53. McCrory P, Meeuwisse W, Aubry M, et al. Consensus statement on concussion in sport: the 4th International Conference on Concussion in Sport held in Zurich, November 2012. *J Sci Med Sport*. 2013;16(3):178-189.

54. Centers for Disease Control and Prevention (CDC). Sports-related recurrent brain injuries—United States. *Morb Mortal Wkly Rep*. 1997;46(10):224-227.

55. Halstead ME, Walter KD, Moffatt K; Council on Sports Medicine and Fitness. Sport-related concussion in children and adolescents. *Pediatrics*. 2018;142(6):e20183074. doi: 10.1542/peds.2018-3074

56. Carmona Suazo JA, Maas AI, van den Brink WA, et al. CO_2 reactivity and brain oxygen pressure monitoring in severe head injury. *Crit Care Med*. 2000;28(9):3268-3274.

57. Adelson PD, Bratton SL, Carney NA, et al. Guidelines for the acute medical management of severe traumatic brain injury in infants, children, and adolescents. Chapter 4. Resuscitation of blood pressure and oxygenation and prehospital brain-specific therapies for the severe pediatric traumatic brain injury patient. *Pediatr Crit Care Med*. 2003;4(suppl 3):S12-S18.

58. De Lorenzo RA. A review of spinal immobilization techniques. *J Emerg Med*. 1996;14(5):603-613.

59. Valadie LL. Child safety seats and the emergency responder. *Emerg Med Serv*. 2004;33(7):68-69.

60. U.S. Department of Transportation, National Highway Traffic Safety Administration. Working group best-practice recommendations for the safe transportation of children in emergency ground ambulances. DOT HS 811 677. September 2012. Accessed March 22, 2022. https://www.nhtsa.gov/staticfiles/nti/pdf/811677.pdf

61. Williams FN, Herndon DN, Hawkins HK, et al. The leading causes of death after burn injury in a single pediatric burn center. *Crit Care*. 2009;13(6):183.

62. Hollén L, Coy K, Day A, Young A. Resuscitation using less fluid has no negative impact on hydration status in children with moderate sized scalds: a prospective single-centre UK study. *Burns*. 2017;43(7):1499-1505.

63. Müller Dittrich MH, Brunow de Carvalho W, Lopes Lavado E. Evaluation of the "early" use of albumin in children with extensive burns: a randomized controlled trial. *Pediatr Crit Care Med*. 2016;17(6):e280-e286.

64. Loos MHJ, Almekinders CAM, Heymans MW, de Vries A, Bakx R. Incidence and characteristics of non-accidental burns in children: a systematic review. *Burns*. 2020;46(6):1243-1253. doi: 10.1016/j.burns.2020.01.008

65. Peck MD, Priolo-Kapel D. Child abuse by burning: a review of the literature and an algorithm for medical investigations. *J Trauma*. 2002;53(5):1013-1022.

66. Hettiaratchy S, Dziewulski P. ABC of burns: pathophysiology and types of burns. *BMJ*. 2004;328(7453):1427-1429.

67. Hight DW, Bakalar HR, Lloyd JR. Inflicted burns in children: recognition and treatment. *JAMA*. 1979;242:517.

68. American Academy of Pediatrics Committee on Injury and Poison Prevention. Selecting and using the most appropriate car safety seats for growing children: guidelines for counseling parents. *Pediatrics*. 2002;109(3):550.

69. Nance ML, Lutz N, Arbogast KB, et al. Optimal restraint reduces the risk of abdominal injury in children involved in motor vehicle crashes. *Ann Surg*. 2004;239(1):127-131.

70. Bauer M, Hines L, Pawlowski E, et al. Using Crash Outcome Data Evaluation System (CODES) to examine injury in front vs. rear-seated infants and children involved in a motor vehicle crash in New York State. *Inj Epidemiol*. 2021;8(1):32. doi: 10.1186/s40621-021-00328-8

71. Pierce MC, Kaczor K, Aldridge S, et al. Bruising characteristics discriminating physical child abuse from accidental trauma. *Pediatrics*. 2010;125:67-74.

Leitura Sugerida

EMSC Partnership for Children, National Association of EMS Physicians. Model pediatric protocols: 2003 revision [no authors listed]. *Prehosp Emerg Care*. 2004;8(4):343.

CAPÍTULO 15

© Ralf Hiemisch/fstop/Getty Images

Trauma Geriátrico

Editores-chefes:
Danielle Hashmi, DO
Angel Ramon Lopez, MD
Robert D. Barraco, MD, MPH, FACS, FCCP

OBJETIVOS DO CAPÍTULO

Ao término deste capítulo, você será capaz de:

- Discutir a epidemiologia do trauma na população de idosos.
- Descrever os efeitos anatômicos e fisiológicos do envelhecimento como fatores nas causas do traumatismo geriátrico e na fisiopatologia do trauma.
- Explicar a interação de doenças preexistentes com as lesões traumáticas em doentes geriátricos e a maneira como essas interações produzem diferenças na fisiopatologia e nas manifestações do trauma.
- Discutir os efeitos fisiológicos de classes específicas de medicamentos comuns sobre a fisiopatologia e as manifestações do trauma geriátrico.

- Comparar e contrastar as técnicas de avaliação e as considerações usadas na população de idosos com aquelas utilizadas em populações mais jovens.
- Demonstrar modificações nas técnicas de imobilização da coluna vertebral, tornando-as mais seguras e eficazes para o doente idoso, com o máximo de conforto possível.
- Comparar e diferenciar o atendimento do idoso traumatizado aoaos prestados aos doentes mais jovens.
- Avaliar a cena e o doente idoso quanto a sinais e sintomas de abuso e negligência.

CENÁRIO

Sua unidade é despachada para a casa de uma senhora de 78 anos que caiu de um lance de escadas. A filha dela afirma que haviam se falado ao telefone apenas 15 minutos antes e que ela estava vindo para a casa de sua mãe para levá-la para fazer compras. Ao chegar à casa, encontrou a mãe no chão e chamou uma ambulância.

No contato inicial, você encontra a doente deitada no chão ao fim de um lance de escadas. Você observa que a doente é uma mulher idosa cuja aparência combina com a idade relatada. Enquanto mantém a estabilização manual da coluna, você nota que a doente não responde a seus comandos. Ela apresenta uma laceração visível na testa e uma deformidade evidente no punho esquerdo. Não há hemorragia externa grave evidente. Ela está usando uma pulseira de Alerta Médico que indica que tem diabetes.

- Foi a queda que causou a alteração no estado mental ou houve algum evento antecedente?
- Como a idade da doente, a história clínica e os medicamentos interagem com as lesões sofridas para tornar a fisiopatologia e as manifestações diferentes daquelas de doentes mais jovens?
- A idade avançada, isoladamente, deve ser usada como critério adicional para o transporte até um centro de trauma?

INTRODUÇÃO

A população de idosos representa o grupo etário que cresce mais rapidamente nos Estados Unidos. Em 2019, mais de 54 milhões de norte-americanos (16% da população dos Estados Unidos) têm 65 anos de idade ou mais, e esse número deve chegar a 94,7 milhões até 2060, com a população de pessoas com mais de 80 anos devendo triplicar no mesmo período.[1,2] No mesmo sentido, no mundo todo, o número de idosos com mais de 60 anos de idade era um pouco superior a 900 milhões em 2015 (12% da população mundial) e aumentará para mais de 2 bilhões até 2050 (22% da população mundial).[3]

As lesões em idosos apresentam desafios únicos na abordagem de cuidados pré-hospitalares (e hospitalares). Alguns dos dados mais iniciais que examinam o efeito da idade sobre os desfechos são de um estudo retrospectivo publicado em 1990, do Major Trauma Outcome Study, do American College of Surgeons Committee on Trauma.[4] Os dados de desfechos dos doentes com 65 anos de idade ou mais foram comparados com aqueles de doentes mais jovens. A mortalidade aumentou nas idades de 45 a 55 anos e duplicou aos 75 anos. Esse risco de morte ajustado para a idade ocorreu em todo o espectro de gravidade das lesões. Os estudos continuam a demonstrar uma taxa de mortalidade aumentada em doentes com trauma geriátrico, em comparação com traumatizados mais jovens.[5] Apesar do aumento de mortalidade e morbidade, historicamente os idosos têm menos chances de receber cuidados médicos em um centro de trauma em comparação com os doentes mais jovens com lesões semelhantes.[6]

Com uma população de idosos que segue crescendo, um número cada vez maior de doentes geriátricos sofre lesões traumáticas. O trauma é a terceira principal causa de morte em pessoas com idade entre 55 e 64 anos e a sétima na população de 65 anos ou mais.[7] As mortes relacionadas ao trauma nesse grupo etário são responsáveis por 35% de todas as mortes por trauma nos Estados Unidos.[8] Em 2050, estima-se que 40% de todos os traumatizados serão idosos.[9] Mecanismos e padrões específicos de lesão também são exclusivos da população idosa.[10] Embora os incidentes com veículos automotores sejam a principal causa geral de mortes por trauma, as quedas são o mecanismo predominante de morte em doentes com mais de 75 anos de idade.

Este capítulo visa salientar as necessidades específicas e o risco aumentado nos idosos traumatizados. Especificamente, o processo de envelhecimento e os efeitos de problemas médicos coexistentes sobre a resposta do doente idoso ao trauma e seu manejo devem ser compreendidos. As considerações especiais descritas neste capítulo devem ser incluídas na avaliação e no atendimento de qualquer doente traumatizado que tenha 65 anos de idade ou mais, que fisicamente pareça mais velho ou que esteja na meia-idade e tenha quaisquer problemas clínicos geralmente associados à população idosa. O reconhecimento precoce de lesões traumáticas e o rápido tratamento são de fundamental importância para os cuidados do doente idoso com trauma.

Anatomia e Fisiologia do Envelhecimento

O processo de envelhecimento causa mudanças na estrutura física, na composição corporal e na função orgânica, o que pode criar problemas únicos durante os cuidados pré-hospitalares. O processo de envelhecimento influencia as taxas de mortalidade e morbidade.

O envelhecimento, ou **senescência**, é um processo biológico natural que começa durante os primeiros anos da vida adulta. A essa altura, os sistemas orgânicos já atingiram a maturação e um ponto de virada no crescimento fisiológico foi alcançado. O corpo gradualmente perde a sua capacidade de manter a **homeostase** (estado de constância relativa do ambiente interno do organismo), e a viabilidade diminui ao longo de um período de anos até que ocorra a morte.

O processo de envelhecimento ocorre em nível celular e se reflete nas estruturas anatômicas e na função fisiológica. O período da "velhice" geralmente se caracteriza por fragilidade, processos cognitivos mais lentos, comprometimento de funções psicológicas, diminuição de energia, aparecimento de doenças crônicas e degenerativas e declínio na acuidade sensorial. As capacidades funcionais são reduzidas, aparecendo os sinais externos e os sintomas bem-conhecidos da velhice, como rugas na pele, mudanças na cor e na quantidade de cabelos, osteoartrite e lentidão nos tempos de reação e nos reflexos (**Figura 15-1**). É importante observar, porém, que a qualidade de vida não necessariamente diminui com o processo de envelhecimento.

Influência de Problemas Clínicos Crônicos

Embora algumas pessoas possam alcançar uma idade avançada sem quaisquer problemas médicos graves, pessoas idosas têm uma probabilidade significativamente maior de ter problemas de saúde que limitam sua capacidade de trabalhar e de viver uma vida normal (**Tabela 15-1**). Historicamente, os idosos consomem recursos de cuidados de saúde, incluindo o departamento de emergência, em percentual maior que outros grupos etários nos Estados Unidos.[11,12] Os doentes idosos também usam o serviço de atendimento pré-hospitalar (APH) com mais frequência que os doentes mais jovens, pois foi concluído que a idade avançada é um fator de risco independente para o transporte do APH até o departamento de emergência.[13]

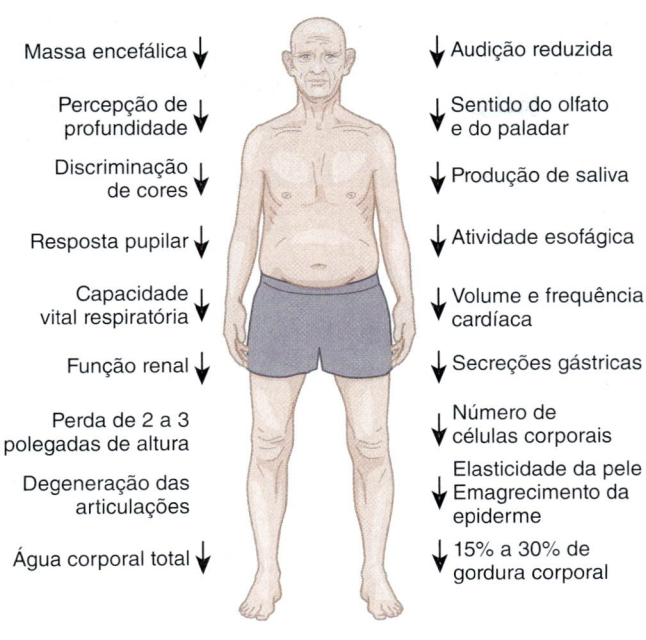

Massa encefálica ↓
Percepção de profundidade ↓
Discriminação de cores ↓
Resposta pupilar ↓
Capacidade vital respiratória ↓
Função renal ↓
Perda de 2 a 3 polegadas de altura
Degeneração das articulações
Água corporal total ↓

↓ Audição reduzida
↓ Sentido do olfato e do paladar
↓ Produção de saliva
↓ Atividade esofágica
↓ Volume e frequência cardíaca
↓ Secreções gástricas
↓ Número de células corporais
↓ Elasticidade da pele Emagrecimento da epiderme
↓ 15% a 30% de gordura corporal

Figura 15-1 Alterações causadas pelo envelhecimento.
© National Association of Emergency Medical Technicians (NAEMT)

Tabela 15-1 Porcentagem de Doentes com Doenças Crônicas

Número de Doenças Crônicas	Idade de 55 a 64 anos	Idade de 65 anos ou mais
1+ doença crônica	69,5%	86,5%
2+ doença crônica	37,1%	56%
3+ doença crônica	14,4%	23,1%

Observação: as condições crônicas incluem artrite, asma atual, câncer, doença cardiovascular, doença pulmonar obstrutiva crônica e diabetes.

Dados do Centers for Disease Control and Prevention. Percent of U.S. adults 55 and over with chronic conditions. Accessed May 23, 2022. https://www.cdc.gov/nchs/health _policy/adult_chronic_conditions.htm

À medida que a pessoa envelhece, podem ocorrer problemas médicos adicionais, muitas vezes com consequências negativas cumulativas. A influência total sobre o organismo geralmente é maior que a soma de cada efeito individual. À medida que cada condição progride e reduz a qualidade das funções vitais do corpo, diminui muito a capacidade de suportar até mesmo alterações anatômicas e fisiológicas modestas (**Quadro 15-1**).

Tabela 15-2 Número de Doenças Preexistentes (DPEs) e Desfechos dos Doentes Após Trauma

Número de DPEs	Sobreviveram	Morreram	Taxa de Mortalidade (%)
0	6.341	211	3,2
1	868	56	6,1
2	197	36	15,5
3 ou mais	67	22	24,7

Dados de Milzman DP, Boulanger BR, Rodriguez A, Soderstrom CA, Mitchell KA, Magnant CM. Pre-existing disease in trauma patients: a predictor of fate independent of age and injury severity score. *J Trauma*. 1992;32:236–244.

Independentemente de o doente ser pediátrico, de meia-idade ou geriátrico, as prioridades, as necessidades de intervenção e as condições potencialmente fatais que costumam resultar do trauma grave são as mesmas. Porém, devido a essas condições físicas preexistentes, os doentes idosos morrem por causa de lesões menos graves e morrem antes que os doentes mais jovens. As estatísticas mostram que as condições preexistentes têm impacto sobre a mortalidade de um idoso traumatizado, e, quanto mais condições um doente com trauma apresentar, maior é a sua taxa de mortalidade (**Tabela 15-2**). Várias condições aumentam a mortalidade por interferirem na capacidade fisiológica de resposta ao trauma (**Tabela 15-3**).

Ouvidos, Nariz e Garganta

Perda de dentes, doença gengival e trauma dental resultam na necessidade de várias próteses. A natureza instável de dentes com capas ou coroas, dentaduras e pontes fixas ou removíveis representam um problema especial; esses corpos estranhos podem facilmente quebrar e ser aspirados, podendo subsequentemente obstruir a via aérea.

Os idosos têm maior probabilidade de apresentar boca seca. Há uma pequena diminuição no número de células acinares das glândulas salivares, o que pode causar uma

Tabela 15-3 Prevalência de Doenças Preexistentes (DPEs) e Taxas de Mortalidade Associada Após Trauma

DPE	Número de Doentes	Presença de DPE (%)	Total (%)	Taxa de Mortalidade (%)
Hipertensão	597	47,9	7,7	10,2
Doença pulmonar	286	23	3,7	8,4
Doença cardíaca	223	17,9	2,9	18,4
Diabetes	198	15,9	2,5	12,1
Obesidade	167	13,4	2,1	4,8
Câncer	80	6,4	1	20
Distúrbio neurológico	45	3,6	0,6	13,3
Doença renal	40	3,2	0,5	37,5
Doença hepática	41	3,3	0,5	12,2

Dados de Milzman DP, Boulanger BR, Rodriguez A, Soderstrom CA, Mitchell KA, Magnant CM. Pre-existing disease in traumapatients: a predictor of fate independent of age and injury severity score. *J Trauma*. 1992;32:236–244.

redução de até 50% na produção máxima de saliva.[14] Isso pode ter vários efeitos sobre a mastigação e a deglutição e não demonstrará com precisão a evidência ou a ausência de hipovolemia. Além disso, foi demonstrado que determinados medicamentos estão associados à boca seca.

As alterações nos contornos da face resultam de reabsorção da mandíbula, em parte devido à ausência de dentes (**edentulismo**). Essa reabsorção causa um aspecto característico de pregueamento interno e rugas ao redor da boca, podendo afetar, de maneira adversa, a capacidade de criar uma vedação com um dispositivo de bolsa-válvula-máscara ou de visualização suficiente da via aérea durante a intubação endotraqueal.

Os tecidos nasofaríngeos ficam cada vez mais frágeis com a idade. Além do risco que essa alteração representa durante o trauma inicial, intervenções como a inserção de cânula nasofaríngea podem induzir sangramento profuso se não forem feitas com cuidado.

Sistema Respiratório

A função ventilatória diminui na pessoa idosa em parte por redução da elasticidade da parede torácica e em parte pelo aumento da rigidez da via aérea. A complacência da parede torácica e dos pulmões diminui com a idade e pode resultar em aumento do trabalho respiratório. Isso está associado a um maior risco de insuficiência respiratória em traumas torácicos.[15] A resposta cardíaca atenuada à hipóxia também pode dificultar a identificação da insuficiência respiratória.[15] Com a redução na eficiência do sistema respiratório, a pessoa idosa faz maior esforço para respirar e realizar suas tarefas diárias.

A área de superfície alveolar nos pulmões diminui com a idade. Uma pessoa de 70 anos, por exemplo, teria redução de 16% na área de superfície alveolar. Qualquer alteração na superfície alveolar já reduzida reduz ainda mais a captação de oxigênio. Além disso, à medida que o corpo envelhece, sua capacidade de saturar a hemoglobina com oxigênio diminui, levando a menores saturações basais de oxigênio e menor disponibilidade de reserva de oxigênio.[16] Devido ao comprometimento da ventilação mecânica e à redução da superfície de trocas gasosas, o idoso traumatizado tem menor capacidade de compensar as perdas fisiológicas associadas ao trauma.

As alterações na via aérea e nos pulmões em idosos podem não estar sempre relacionadas apenas à senescência. A exposição crônica cumulativa a toxinas ambientais ao longo de suas vidas pode ser causada por perigos ocupacionais ou fumaça de tabaco e pode levar à doença pulmonar obstrutiva crônica (DPOC). O comprometimento dos reflexos da tosse e do vômito, junto com a redução da força da tosse e do tônus do esfíncter esofágico, resultam em risco aumentado de **pneumonite aspirativa**. Uma redução no número de **cílios** (projeções tipo pelos das células do trato respiratório e que impulsionam as partículas estranhas e o muco a partir dos brônquios) predispõe a pessoa idosa a problemas causados pela inalação de matéria particulada.

Outro fator que afeta o sistema respiratório é uma mudança na curvatura da coluna vertebral. As alterações

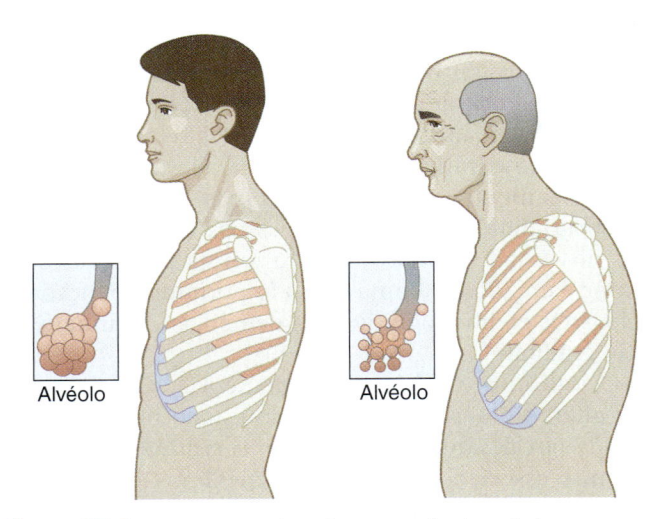

Figura 15-2 A curvatura da coluna vertebral pode levar a uma saliência anteroposterior, o que pode causar dificuldades respiratórias. A redução na área de superfície alveolar também pode reduzir a quantidade de oxigênio que é trocada nos pulmões.

© National Association of Emergency Medical Technicians (NAEMT)

da curvatura, inicialmente um aumento da **cifose** expressado pelo aparecimento de uma saliência anteroposterior, frequentemente prejudicam a biomecânica e comprometem ainda mais a ventilação (**Figura 15-2**).

As alterações que afetam o diafragma também podem contribuir para problemas ventilatórios. O enrijecimento do arcabouço costal pode fazer a pessoa depender mais da atividade do diafragma para alcançar a pressão inspiratória negativa. Essa dependência aumentada do diafragma torna o idoso especialmente sensível a mudanças na pressão intra-abdominal. Assim, uma posição supina ou um estômago cheio por uma refeição volumosa podem provocar insuficiência respiratória.

Lesões da parede torácica podem piorar essas alterações respiratórias subjacentes dos doentes idosos. De fato, os doentes idosos com trauma e fraturas de costelas têm aumento significativo de mortalidade e risco de complicações, como pneumonia, em comparação com os doentes mais jovens.[17] A combinação de doença pulmonar subjacente e alterações relacionadas ao envelhecimento pode predispor os doentes idosos a comprometimento respiratório após trauma.

Sistema Circulatório

Em 2019, as doenças cardíacas foram a principal causa de morte em pessoas com 65 anos de idade ou mais nos Estados Unidos.[7] De fato, as cardiopatias foram responsáveis por tantas mortes nesse grupo etário que foram também a principal causa de morte em todos os grupos combinados, apesar de não terem sido a principal causa de morte em qualquer das outras faixas etárias.[7]

As reduções na elasticidade arterial relacionadas à idade levam ao aumento da resistência vascular periférica. O miocárdio e os vasos sanguíneos dependem de suas propriedades elásticas, contráteis e *distensíveis* (estiráveis) para funcionar de maneira adequada. A complacência das paredes do coração diminui, resultando em uma redução no índice cardíaco de cerca de 1% ao ano. Simultaneamente, a resistência vascular aumenta em 1% ao ano.[18] Com o avanço da idade, todas essas propriedades diminuem e o sistema circulatório fica menos eficiente para mover os fluidos pelo corpo.

A **aterosclerose** é um estreitamento dos vasos sanguíneos, uma condição em que a camada interna da parede arterial (íntima) fica espessa devido a depósitos de gordura dentro da artéria. Tais depósitos, chamados de placas, reduzem o diâmetro interno do vaso, aumentando a resistência e dificultando o fluxo do sangue. Este mesmo estreitamento luminal ocorre nos vasos coronarianos. Quase 50% da população dos Estados Unidos tem estenose de artérias coronárias aos 65 anos de idade.[5]

Um resultado do estreitamento é a **hipertensão**, uma condição que comumente afeta adultos nos Estados Unidos. A calcificação da parede arterial reduz a complacência e a capacidade de responder a estímulos endócrinos ou do sistema nervoso central. A redução na circulação pode afetar de maneira adversa qualquer dos órgãos vitais, sendo uma causa comum de doença cardíaca. Isso é significativo, pois a pressão arterial (PA) basal do doente idoso com trauma pode ser maior que a de doentes mais jovens. Uma armadilha comum na avaliação e na abordagem de doentes com trauma geriátrico é a falha em reconhecer uma PA que parece "normal" como um sinal de choque.

Com a idade, o próprio coração mostra aumento no tecido fibroso e no tamanho (**hipertrofia miocárdica**). A atrofia das células do sistema de condução resulta em incidência aumentada de arritmias cardíacas. Os reflexos cardíacos normais em reposta à hipotensão diminuem com a idade, reduzindo a capacidade dos doentes mais velhos em aumentar a frequência cardíaca (FC) e o volume sistólico para compensar uma PA baixa. Os doentes com marca-passos e aqueles que usam betabloqueadores têm menor capacidade de ajustar a FC e o débito cardíaco (DC) para satisfazer as demandas aumentadas de consumo de oxigênio que acompanham o estresse do trauma.

Em idosos traumatizados, a circulação reduzida contribui para a hipóxia celular. A hipóxia celular pode resultar em arritmias cardíacas, insuficiência cardíaca aguda e até mesmo morte súbita. A capacidade do organismo de compensar a perda de sangue ou outras causas de choque diminui significativamente nas pessoas idosas, devido a uma resposta *inotrópica* (contração cardíaca) reduzida às **catecolaminas**. Além disso, o volume sanguíneo circulante total diminui, criando menos reserva fisiológica para a perda sanguínea pelo trauma. A disfunção diastólica torna o doente mais dependente do enchimento atrial para aumentar o DC, o qual está diminuído nas condições de hipovolemia.

A redução da circulação e das respostas compensatórias da circulação, em conjunto com a insuficiência cardíaca crescente, produz um problema significativo no atendimento do choque em doentes idosos com trauma. A reposição volêmica deve ser cuidadosamente monitorada, devido à redução da complacência do sistema circulatório. Deve-se ter cuidado ao tratar a hipotensão e o choque a fim de evitar a sobrecarga de volume causada por reposição vigorosa de líquidos.[19]

Sistema Nervoso

À medida que a pessoa envelhece, há redução do peso cerebral e do número de neurônios (células nervosas). O peso do cérebro alcança o seu pico (1,4 quilogramas) aproximadamente aos 20 anos de idade. Aos 80 anos de idade, o cérebro perdeu cerca de 10% de seu peso, com progressiva atrofia cerebral.[20] Além disso, as veias comunicantes da dura-máter ficam mais estiradas e, assim, mais suscetíveis a lacerações. Assim, a frequência de hemorragia epidural diminui e a frequência de hemorragia subdural aumenta. O organismo compensa a perda de tamanho com aumento do líquido cerebrospinal. Embora esse espaço adicional ao redor do cérebro possa protegê-lo contra contusões, ele também permite maior movimento cerebral em resposta a lesões por aceleração/desaceleração. O espaço aumentado na abóbada craniana também permite que volumes significativos de sangue sejam acumulados ao redor do cérebro em doentes idosos com sintomas mínimos ou ausentes.

A velocidade com que os impulsos nervosos são conduzidos ao longo de determinados nervos também diminui. Essa redução resulta em efeitos pequenos sobre o comportamento e o pensamento. Os reflexos são mais lentos, mas não em grau significativo. As funções compensatórias podem ser prejudicadas, particularmente em condições como a doença de Parkinson, resultando em maior incidência de quedas. O sistema nervoso periférico também é afetado por impulsos nervosos mais lentos, resultando em tremores e instabilidade da marcha.

As capacidades gerais de informação e vocabulário aumentam ou são mantidas, enquanto as habilidades que exigem atividade mental ou muscular (capacidade psicomotora) podem diminuir. As funções intelectuais que envolvem compreensão verbal, habilidades aritméticas, fluência de ideias, avaliação experimental e conhecimentos gerais tendem a aumentar após os 60 anos de idade naqueles que continuam com as atividades de aprendizado. As exceções são aquelas pessoas que desenvolvem demência e distúrbios relacionados, como a doença de Alzheimer.

Demência é um termo geral para uma redução nas capacidades cognitivas que causa interferência na vida diária. A doença de Alzheimer é a forma mais comum de demência. Mais comumente, pode haver comprometimento de memória, atenção, habilidades de comunicação e julgamento; porém, os sintomas podem variar. A demência afeta 1 em cada 10 pessoas com 65 anos ou mais nos Estados Unidos. Ela é a quinta principal causa de morte em idosos e uma causa importante de incapacitação.[21] Os efeitos cognitivos da demência costumam ter início gradual.

O **delirium** é diferente da demência. O delirium é uma alteração abrupta e aguda do estado mental caracterizada por desatenção, disfunção cognitiva e um curso flutuante associado a uma causa médica. Geralmente é reversível quando o processo agudo subjacente é corrigido. No entanto, o delirium tem sido associado ao aumento da mortalidade e da morbidade. Um estudo da Universidade de Yale constatou um aumento de um ano na mortalidade associada ao delirium que se apresentou durante a admissão na unidade de terapia intensiva (UTI).[22] Uma meta-análise recente demonstra achados persistentes de que o delirium pode estar associado ao aumento das chances de mortalidade, especialmente em doentes de UTI.[23]

Os idosos também têm cargas de saúde mental significativas. A depressão é comum em pessoas idosas. Embora a depressão, a demência e a doença cerebral orgânica possam ser considerações, é fundamental que um traumatismo cranioencefálico (TCE), a hipóxia e o choque tenham prioridade na avaliação de um doente idoso com trauma. (Ver Capítulo 8, "Trauma da Cabeça e Pescoço".)

Alterações Sensoriais

Visão e Audição

Em geral, os homens tendem a apresentar mais dificuldades auditivas, enquanto ambos os sexos têm incidência semelhante de comprometimento relacionado à visão (**Quadro 15-2**).

Quadro 15-2 Impacto das Alterações Sensoriais do Envelhecimento
As alterações de visão e audição podem ser tão sutis e podem ocorrer em um período de tempo tão longo que o doente pode não notar que elas ocorreram. As verificações preventivas com profissionais da atenção primária devem incluir rastreamentos para a avaliação quanto a quaisquer alterações sensoriais sutis.

© National Association of Emergency Medical Technicians (NAEMT)

A visão ruim é um problema em qualquer idade, mas ela pode ser ainda mais problemática nas pessoas idosas. A visão ruim pode ter efeitos prejudiciais sobre a leitura de rótulos de medicamentos e sobre a capacidade de dirigir de forma segura. Além disso, os idosos têm redução progressiva na acuidade visual, na capacidade de diferenciar as cores e na visão noturna. As células do cristalino são incapazes de restaurar sua estrutura molecular original. Por fim, o cristalino perde sua capacidade de aumentar de espessura e curvatura. O resultado é a quase universal dificuldade de enxergar de perto (*presbiopia*) em pessoas com mais de 40 anos de idade, sendo necessárias lentes para leitura.

Devido a alterações nas várias estruturas do olho, as pessoas idosas têm mais dificuldade para enxergar em ambientes com pouca iluminação. Com a idade, o cristalino começa a ficar opaco e impenetrável à luz. Esse processo gradual resulta em **catarata**, ou um cristalino leitoso que bloqueia e distorce a luz que entra no olho, borrando a visão. Mais da metade das pessoas acima de 80 anos são afetadas pela catarata.[24] Essa deterioração da visão aumenta o risco de incidentes automobilísticos, particularmente ao dirigir à noite.

Um declínio gradual na audição (*presbiacusia*) também é característico do envelhecimento. Em geral, a **presbiacusia** é causada por perda da condução do som na ouvido interna; o uso de aparelhos auditivos pode compensar essa perda em alguma medida. Essa perda auditiva é mais pronunciada ao tentar discriminar sons complexos, como quando há várias pessoas falando ao mesmo tempo ou quando há muito ruído no ambiente, como o som de sirenes.

Percepção da Dor

Devido ao processo de envelhecimento e à presença de doenças como o diabetes, os idosos podem não ter percepção normal da dor, o que aumenta o risco de lesão por excesso de exposição ao calor ou ao frio. Muitos idosos têm condições como a artrite, que resultam em dor crônica. A convivência diária com a dor pode aumentar a sua tolerância, o que pode fazer o doente não conseguir identificar áreas de lesão. Na avaliação dos doentes, especialmente daqueles que estão acostumados com a dor, os profissionais de atendimento pré-hospitalar devem localizar as áreas em que a dor aumentou ou em que uma área dolorosa aumentou de tamanho. Também é importante observar as características da dor ou os fatores de exacerbação, desde a ocorrência do trauma.

Sistema Renal

As alterações comuns do envelhecimento incluem níveis reduzidos de filtração glomerular e capacidade excretora reduzida. A massa renal é perdida rapidamente após os 50 anos de idade, seguida por uma queda na taxa de filtração glomerular (TFG) após os 60 anos de idade devido à perda de néfrons.[18] Essas alterações devem ser consideradas ao se administrar medicamentos com excreção renal. A depuração de creatinina se torna um indicador mais confiável da função renal do que a creatinina sérica, pois esse valor diminui com o declínio da massa muscular.[18] Além disso, as alterações vasculares ateroscleróticas relacionadas à idade podem resultar na diminuição da porcentagem do fluxo sanguíneo renal, afetando ainda mais a TFG.[18] A insuficiência renal crônica normalmente afeta idosos e contribui para a redução no estado de saúde global do doente e na capacidade de suportar o trauma. Por exemplo, a disfunção renal pode ser uma causa de anemia crônica, o que reduziria a **reserva fisiológica** do doente.

Sistema Musculoesquelético

O osso perde minerais com o passar do tempo. A perda óssea (**osteoporose**) não é igual entre os sexos. Durante o início da idade adulta, a massa óssea é maior em mulheres do que em homens. Porém, a perda óssea é mais rápida nas mulheres e é acelerada após a menopausa. Com essa maior incidência de osteoporose, as mulheres idosas têm maior probabilidade de fraturas, particularmente do colo do fêmur (quadril). As causas de osteoporose incluem redução nos níveis de estrogênio, maiores períodos de inatividade, e ingesta inadequada e uso ineficaz de cálcio.

A osteoporose contribui de maneira significativa para fraturas de quadril e fraturas compressivas espontâneas dos corpos vertebrais. A incidência se aproxima de 1% ao ano para homens e 2% para mulheres após 85 anos de idade.[25]

As pessoas idosas são, algumas vezes, mais baixas do que quando eram jovens devido à redução na altura dos discos vertebrais. À medida que os discos ficam planos, ocorre perda de cerca de 5 centímetros de altura entre 20 e 70 anos de idade. A cifose (curvatura da coluna) na região torácica também pode contribuir para a perda de altura e costuma ser acompanhada por osteoporose (**Figura 15-3**). À medida que os ossos ficam mais porosos e frágeis, ocorre erosão anteriormente, podendo haver fraturas por compressão das vértebras. À medida que a coluna fica mais curvada, a cabeça e os ombros parecem ser empurrados para a frente. Se houver DPOC, particularmente enfisema, a cifose pode ser mais pronunciada, devido ao maior desenvolvimento dos músculos acessórios da respiração.

A artrite também é comum em idosos. A **osteoartrite (OA)** é uma condição degenerativa que afeta as articulações, o que causa dano à cartilagem que normalmente tem superfície lisa para o movimento articular. A **artrite reumatoide (AR)** é um distúrbio inflamatório causado por uma resposta imune, o que causa edema e deformidade

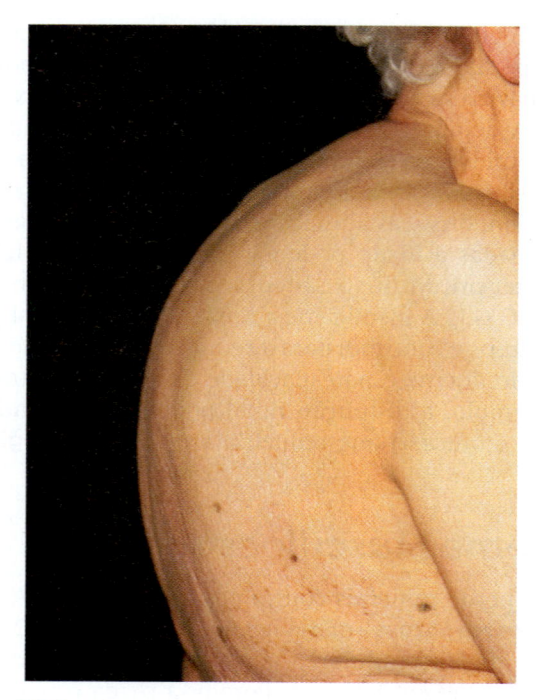

Figura 15-3 Cifose, geralmente causada por osteoporose.
© Dr. P. Marazzi/Science Source

articulares. Essas condições crônicas podem causar mobilidade reduzida e dor crônica. Tais limitações devem ser consideradas durante a avaliação e o transporte de doentes idosos.

Os níveis absolutos de hormônio do crescimento diminuem com o envelhecimento, junto com redução na resposta aos hormônios anabólicos. O efeito combinado é uma redução na massa muscular em idosos. A perda de músculo é medida microscopicamente pelo número absoluto de células musculares e pela redução do tamanho das células.

Os déficits relacionados ao sistema musculoesquelético (p. ex., incapacidade de fazer flexão do quadril ou joelho adequadamente com as mudanças do terreno) predispõem os idosos a quedas. A fadiga muscular pode causar muitos problemas que afetam movimentos, especialmente as quedas. As alterações na postura normal do corpo são comuns, e as mudanças na coluna tornam a curvatura mais aguda com a idade. Algum grau de osteoporose é universal com o envelhecimento. Devido a essa reabsorção óssea progressiva, os ossos ficam menos maleáveis e mais frágeis, quebrando mais facilmente. A redução da resistência óssea, junto com a redução da força muscular causada por exercícios menos ativos, pode resultar em múltiplas fraturas com uma força apenas leve ou moderada. Os locais mais comuns de fraturas em idosos incluem fêmur proximal (quadril), úmero e punho. A incidência aumentada de quedas como mecanismo de lesão resulta com frequência em fraturas de Colles do rádio distal, quando a mão que está fletida é estendida para antecipar uma queda.

Toda a coluna vertebral muda com a idade, sobretudo devido a efeitos de osteoporose, **osteofitose** (esporões ósseos) e calcificação dos ligamentos de suporte. Essa calcificação resulta em redução da amplitude de movimentos e em estreitamento do canal espinal. O canal estreitado e a doença osteofítica progressiva colocam esses doentes em alto risco para lesão da medula espinal ou da raiz nervosa, mesmo com traumas pequenos. O estreitamento do canal espinal é chamado de **estenose espinal**, e ela aumenta a probabilidade de compressão da medula ou do nervo sem real fratura da coluna óssea. As forças combinadas de osteoporose e alterações posturais aumentam as quedas. Mesmo as quedas da própria altura podem causar fraturas em doentes idosos.[26]

Pele

Alterações significativas na pele e no tecido conectivo associadas ao envelhecimento resultam em dificuldades na resposta ao trauma, assim como na cicatrização direta de feridas. O número de células diminui, a resistência tecidual é perdida e a pele tem comprometimento do estado funcional. À medida que a pele envelhece, há perda de glândulas sudoríparas e sebáceas. A perda de glândulas sudoríparas reduz a capacidade do organismo de regular a temperatura, enquanto que a perda de glândulas sebáceas, responsáveis pela produção de oleosidade, torna a pele seca e descamativa. A produção de melanina, o pigmento que dá cor à pele e aos cabelos, diminui, causando palidez relacionada à idade. A pele fica mais fina e parece transparente – principalmente devido a alterações no tecido conectivo subjacente – e, assim, fica mais frágil e propensa aos danos causados por traumas relativamente menores. O afinamento e o ressecamento da pele também reduzem sua resistência a traumas menores e a microrganismos, o que resulta no aumento da taxa de infecções em feridas abertas. À medida que a elasticidade é perdida, a pele estira e forma rugas e pregas, especialmente em áreas de muito uso, como aquelas sobre os músculos de expressão facial. O afinamento da pele também resulta no potencial para perda significativa de tecido e lesões em resposta a transferências de energia relativamente baixa.

A perda de tecido adiposo pode predispor os idosos à hipotermia. A diminuição da espessura dérmica que acompanha a idade avançada e a perda associada na vascularização também são responsáveis por comprometimento da função termorreguladora. No mesmo sentido, a hipotermia também deve sugerir a possibilidade de sepse oculta, hipotireoidismo ou superdosagem de fenotiazínicos na população idosa. A perda de tecido adiposo também leva à redução da proteção sobre proeminências ósseas, como cabeça, ombros, coluna, nádegas, quadris e calcanhares.

A imobilização prolongada sem proteção adicional pode resultar em necrose tecidual e ulceras por pressão nessas áreas, além de aumento de dor e desconforto durante o tratamento e o transporte. Assim, devem ser consideradas as complicações causadas por ruptura da pele durante o transporte e a imobilização de doentes idosos.

Nutrição e Sistema Imune

Com o envelhecimento, a redução na massa magra corporal e a diminuição na taxa metabólica causam redução nas necessidades calóricas. Porém, devido à utilização ineficiente, as necessidades de proteínas podem, na verdade, aumentar. Essas alterações conflitantes costumam resultar em desnutrição preexistente de doentes idosos com trauma. A condição financeira de pessoas aposentadas também pode afetar suas escolhas e o acesso à nutrição de qualidade.

O bom funcionamento do sistema imune diminui com a idade. Do ponto de vista macroscópico, os órgãos associados à resposta imune (timo, fígado e baço) diminuem de tamanho. Também ocorre redução nas respostas celulares e humorais à infecção. Junto com quaisquer problemas nutricionais preexistentes na população de idosos, há aumento na suscetibilidade a infecções. A *sepse* é uma causa comum de morte tardia após trauma grave ou até mesmo insignificante em doentes idosos.

Avaliação

Em 2019, 26% das pessoas com 65 anos ou mais fizeram uma visita ao pronto-socorro no ano anterior.[27] Embora a avaliação pré-hospitalar básica seja a mesma para todos os doentes, há considerações específicas que devem ser levadas em conta ao avaliar um doente idoso. Esta seção discutirá essas considerações, bem como os mecanismos e padrões de lesão mais comuns para essa população de doentes.

Física do Trauma

Quedas

As quedas são a principal causa de morte ou invalidez por trauma em idosos. Aproximadamente uma em cada quatro pessoas com mais de 65 anos cai a cada ano, levando a 3 milhões de visitas ao pronto-socorro e aproximadamente 30.000 mortes.[28,29] Embora homens e mulheres sofram quedas com igual frequência, as mulheres têm chances de sofrer lesão aumentadas em mais de duas vezes devido à osteoporose mais pronunciada. As quedas, mesmo aquelas que ocorrem a partir da própria altura, podem resultar em lesões graves e potencialmente fatais, sendo que até 20% a 30% das pessoas que caem sofrem lesões moderadas a graves.[28]

A causa das quedas é multifatorial. Elas resultam de alterações na postura e na marcha. A redução na acuidade visual por catarata, glaucoma e perda de visão noturna também contribuem para a perda de indicações visuais para uma marcha segura. As doenças dos sistemas nervosos central e periférico e a instabilidade vascular de doenças cardiovasculares também causam quedas. Somando-se a tais condições preexistentes que predispõem os idosos a quedas estão os medicamentos utilizados, como benzodiazepínicos, betabloqueadores e antidepressivos.[24] Esses últimos podem ser particularmente importantes após a pandemia da COVID-19, em que foram observadas taxas crescentes de ansiedade e depressão na população idosa, principalmente devido ao isolamento social, entre outros fatores.[30] Por fim, fatores ambientais também contribuem sobremaneira para as quedas. As barreiras físicas no ambiente, tais como pisos escorregadios, tapetes soltos, escadas, calçados mal adaptados e iluminação ruim, determinam perigos adicionais.

As fraturas de ossos longos são responsáveis pela maioria das lesões, sendo as fraturas da região do quadril as que resultam nas maiores taxas de mortalidade e morbidade. A taxa de mortalidade por fraturas do quadril é de 20% em 1 ano após a lesão, aumentando para 33% em 2 anos. A mortalidade se deve a múltiplas causas, mas postula-se que esteja relacionada aos efeitos da redução da mobilidade. Os profissionais de atendimento pré-hospitalar devem ter um alto índice de suspeição para lesões graves considerando a incidência elevada de quedas, a taxa de lesão e a gravidade das complicações decorrentes das quedas entre os doentes idosos. Programas preventivos, como o Stopping Elderly Accidents, Deaths & Injuries (STEADI) do Centers for Disease Control and Prevention (CDC), podem ser efetivos para a redução da incidência dessas lesões. Além disso, alguns serviços de saúde realizam visitas domiciliares para ajudar na prevenção de quedas.[30] Deve-se observar, no entanto, que um estudo multicêntrico randomizado não encontrou uma diferença estatisticamente significativa nos resultados com a implementação de estratégias de prevenção multifatoriais visando à redução de quedas em idosos, e as quedas continuam a ter um grande impacto no setor de saúde.[28]

Trauma Veicular

De 2000 a 2018, o número de motoristas idosos aumentou em mais de 60%.[31] As fatalidades com veículos nessa faixa etária aumentaram 31%, enquanto as fatalidades com pedestres aumentaram mais de 55% de 2010 a 2019.[32] Infelizmente, à medida que aumenta a idade, também aumenta o risco de sofrer lesões em uma ocorrência de trânsito. Ao comparar os óbitos por quilômetro dirigido, vê-se um aumento nas taxas de mortalidade em motoristas começando em idades entre 70 e 74 anos, com as maiores taxas entre os motoristas com 85 anos ou mais (**Quadro 15-3**).[32]

As altas taxas de mortalidade têm sido atribuídas a determinadas alterações fisiológicas. Em particular, alterações sutis na memória e no julgamento, somadas com o comprometimento da acuidade visual e auditiva, podem resultar em atraso no tempo de reação. O uso de álcool é relatado com menos frequência do que em outras populações de doentes; no entanto, nem todos os doentes são testados quanto ao uso de álcool e, portanto, essas estatísticas são inferidas.[31]

Os pedestres idosos representam 10% de todos as lesões em pedestres e 20% de todos os óbitos de pedestres.[31] Devido a uma velocidade de caminhada mais lenta, o tempo permitido nos semáforos pode ser muito curto para uma pessoa idosa atravessar a rua com segurança.

Abuso de Idosos

Dados globais indicam que 15% das pessoas com 60 anos ou mais sofreram abuso.[34] Isso inclui negligência, abuso físico, sexual e emocional e exploração financeira. Apesar da vulnerabilidade da população idosa, os casos são pouco relatados.[35] Consulte a seção "Maus-tratos de Idosos" para obter mais detalhes.

Queimaduras

Os doentes com 60 anos ou mais têm taxas de mortalidade mais altas em todas as categorias de gravidade de queimaduras. Os doentes mais velhos também têm maior probabilidade de enfrentar complicações relacionadas a queimaduras e hospitalizações subsequentes. As principais complicações incluem pneumonia, infecção do trato urinário e insuficiência respiratória. Diferentemente das populações de doentes mais jovens, as pessoas com 60 anos ou mais têm uma taxa de mortalidade maior com queimaduras de tamanho significativamente menor. Em doentes com idades entre 60 e 69 anos, a mortalidade excede 50% com 40% da área de superfície corporal (ASC); para aqueles com idades entre 70 e 79 anos, a mortalidade excede 50% com 30% da ASC; e para doentes com 80 anos ou mais, a mortalidade excede 50% com 20% da ASC. Os mecanismos de lesão mais comuns são lesão por chama, escaldadura ou contato com objetos quentes.[36]

Traumatismo Cranioencefálico (TCE)

A incidência de traumatismo cranioencefálico (TCE) entre idosos é alta, com número estimado de 12 mil mortes nos Estados Unidos todos os anos.[37] Há aumento na taxa de mortalidade por TCE em idosos, comparando-se com as vítimas mais jovens, e também há maior necessidade de instituições para cuidados de longo prazo, incluindo cuidados de reabilitação após as lesões.

Devido à atrofia cerebral, uma hemorragia subdural razoavelmente grande pode coexistir com mínimos achados clínicos. A combinação de traumatismo craniencefálico (TCE) e choque hipovolêmico aumenta a mortalidade. Doenças preexistentes ou o seu tratamento podem causar alteração do estado mental em idosos. Quando houver dúvidas se a confusão representa um processo agudo ou crônico é mais seguro presumir que os doentes com trauma sofreram TCE, e eles devem ser transportados até um centro de trauma para avaliação sempre que possível. O uso de anticoagulantes é outro fator importante a ser considerado, pois lesões aparentemente pequenas podem resultar em TCE significativa com o uso desses medicamentos. A análise do fato de o doente estar ou não tomando anticoagulante é um componente integral da avaliação inicial.

Avaliação Primária

Hemorragia Exsanguinante

Procure por causas corrigíveis de hemorragia potencialmente fatal em doentes com trauma. Os locais externos de sangramento grave devem ser reconhecidos precocemente.

Via Aérea

Após o estabelecimento da segurança da cena e do controle de qualquer hemorragia exsanguinante, a avaliação de um doente idoso passa à avaliação da via aérea. As alterações do estado mental podem ser secundárias à hipóxia, por oclusão ou por obstrução parcial da via aérea. Examine a cavidade oral em busca de corpos estranhos, como dentaduras ou peças dentárias que tenham sido fraturadas ou deslocadas.

Respiração

Como em qualquer adulto, os idosos que respiram a uma frequência menor que 10 respirações/minuto (rpm) ou maior que 30 rpm terão um volume-minuto inadequado e necessitarão de cuidados com a via aérea. Na maioria dos adultos, uma frequência ventilatória entre 12 e 20 respirações por minuto é normal e confirma que o volume-minuto está adequado. Porém, no doente idoso, a redução do volume de ar corrente pode resultar em um volume-minuto inadequado, mesmo em frequências de 12 a 20 respirações por minuto. Devido a tais alterações, a ausculta pulmonar deve ser realizada imediatamente, mesmo se a frequência ventilatória for normal. Deve-se ter em mente que os sons pulmonares podem ser mais difíceis de auscultar devido a volumes de ar corrente menores.

A capacidade vital de um doente idoso costuma estar diminuída em até 50%. As alterações cifóticas da coluna (anteroposterior) resultam em desequilíbrios entre ventilação e perfusão em repouso. Há muito mais chances de a hipóxia ser uma consequência do choque nos idosos do que nos doentes mais jovens. Os idosos também têm redução na excursão torácica. As reduções nas trocas de dióxido de carbono e no oxigênio capilar são significativas. A hipoxemia tende a ser progressiva.

Circulação

Alguns achados clínicos só podem ser adequadamente interpretados quando se conhece o estado prévio ou basal do doente. Os intervalos esperados de sinais vitais e outros achados geralmente aceitos como normais não são "normais" em todas as pessoas, e os desvios são muito mais comuns em doentes idosos. Embora tais intervalos típicos sejam amplos o suficiente para incluir a maioria das diferenças nas pessoas adultas, um indivíduo de qualquer idade pode variar além dessa regra; portanto, essa variação em doentes idosos deve ser esperada.

Os medicamentos podem contribuir para essas alterações. Por exemplo, no adulto médio, uma PA sistólica de 120 milímetros de mercúrio (mmHg) é considerada normal e geralmente não preocupante. Porém, em um doente com hipertensão crônica que normalmente tem PA sistólica de 150 mmHg ou mais, uma pressão de 120 mmHg seria preocupante, sugestiva de sangramento oculto (ou algum outro mecanismo causador de hipotensão) de tal grau que tenha ocorrido a descompensação. Da mesma maneira, a FC é um indicador ruim de trauma em doentes idosos, devido aos efeitos de medicamentos como os betabloqueadores e à redução das respostas cardíacas às catecolaminas circulantes (epinefrina). As informações quantitativas ou os sinais objetivos não devem ser usados isoladamente a partir de outros achados. A falha em perceber que ocorreu uma alteração ou que ela é um achado patológico grave pode levar a desfechos ruins para o doente.

O retardo no tempo de enchimento capilar é comum em doentes idosos pela menor eficiência da circulação causada por doença arterial periférica, podendo ser um indicador menos confiável de alterações circulatórias agudas. A redução leve nas funções motora, sensorial e circulatória nas extremidades pode representar um achado normal em doentes idosos.

Incapacidade

Todos os achados devem ser considerados em conjunto, no sentido de manter um nível de suspeição elevado para lesão neurológica em um doente idoso. A orientação do doente idoso em relação ao tempo e ao espaço deve ser avaliada por meio de um questionamento cuidadoso e completo. Em pessoas idosas, pode haver amplas diferenças em relação ao nível de consciência, à memória e à orientação (em relação ao passado e presente). A menos que alguém na cena possa descrever o estado mental basal de um doente idoso (ou de qualquer outro doente), deve-se presumir que quaisquer déficits presentes indiquem lesão neurológica aguda, hipóxia, hipotensão ou uma combinação das três. O estabelecimento do estado mental basal para um doente idoso é fundamental e pode envolver a obtenção de informações do doente, de familiares e/ou de cuidadores.

Exposição/Ambiente

As pessoas idosas são mais suscetíveis às mudanças do ambiente. Elas têm capacidade reduzida para responder a mudanças na temperatura do ambiente, com comprometimento da produção e da dissipação do calor. A termorregulação pode estar relacionada ao desequilíbrio de eletrólitos, taxa metabólica basal mais baixa, limiar reduzido para o frio, arteriosclerose e efeitos de medicamentos ou álcool. A hipertermia pode resultar de acidentes vasculares cerebrais (AVCs) ou medicamentos como diuréticos, anti-histamínicos e antiparkinsonianos. A hipotermia costuma estar associada à redução do metabolismo, à redução da gordura corporal, à menor eficiência da vasoconstrição periférica e à desnutrição.

Avaliação Secundária

A avaliação secundária de um idoso traumatizado é realizada da mesma maneira que nos doentes mais jovens, ou seja, apenas após as condições urgentes e potencialmente fatais terem sido abordadas. Porém, uma série de fatores pode complicar a avaliação de um doente idoso, determinando que os profissionais de atendimento pré-hospitalar considerem a maneira como o envelhecimento impacta a apresentação do caso durante a avaliação de tais doentes.

Dificuldades de Comunicação

Muitos fatores são importantes para a comunicação com doentes geriátricos, desde os efeitos biológicos normais do processo de envelhecimento até as expectativas relacionadas às diferenças de gerações na relação profissional-doente. A compreensão sobre como melhor se comunicar com as pessoas idosas ajudará o profissional de atendimento pré-hospitalar na prestação de um cuidado rápido e eficiente.

- *Pode haver necessidade de mais paciência devido ao comprometimento auditivo ou visual de um doente idoso.* Empatia e compaixão são fundamentais. A inteligência de um doente não deve ser subestimada simplesmente porque a comunicação pode ser difícil ou ausente.

- *Pode haver necessidade de envolver um cuidador ou companheiro*. Com a permissão do doente, pode ser necessário envolver o cuidador, o cônjuge ou o parceiro para se obter informações valiosas caso o doente não consiga desenvolver uma história detalhada de forma confiável. Lembre-se de envolver o doente em quaisquer discussões, conforme adequado. Alguns doentes idosos podem ser relutantes em fornecer informações sem a assistência de uma pessoa da família ou de apoio. Outros podem não querer a presença de ninguém, e isso deve ser reconhecido e respeitado.

- Deve-se estar consciente de como o comprometimento da audição, da visão, da compreensão ou da mobilidade pode ter impacto sobre sua anamnese e exame físico. Ruídos, distrações e interrupções podem ter impacto sobre a sua interação com o doente. Por exemplo, o doente pode ser incapaz de ouvir e compreender as instruções verbais durante uma avaliação e exame, dificultando a percepção de déficits agudos.

- *Deve-se ser respeitoso e evitar qualquer linguagem que possa ser interpretada como condescendente*. Os doentes devem ser abordados pelo nome, sobrenome ou apelido, conforme instruído pelo doente ou pelo familiar/cuidador. As palavras que podem ser consideradas condescendentes ou desdenhosas devem ser evitadas, como "querido" ou "amado". Pode ser que o doente demore alguns segundos a mais para processar as questões, especialmente durante o estresse de uma emergência. Deve-se fazer uma pergunta de cada vez para o doente, aguardando que ele responda antes de fazer outra pergunta.

Alterações Fisiológicas

Os profissionais de atendimento pré-hospitalar devem estar preparados para as distinções fisiológicas que costumam ser encontradas em doentes geriátricos.

- *As alterações na fisiologia levam a uma fisiopatologia alterada em comparação com os doentes mais jovens*. Achados típicos de doença grave, como febre, dor ou hipersensibilidade, podem demorar mais para se desenvolver em idosos, podendo confundir os sinais e sintomas de apresentação. Além disso, muitos medicamentos podem afetar, de maneira adversa, a resposta fisiológica a doenças e lesões. Em geral, o profissional de atendimento pré-hospitalar dependerá apenas da história do doente.

- *As alterações na compreensão ou os distúrbios neurológicos são um problema significativo para muitos doentes idosos*. Tais comprometimentos podem variar desde *delirium* até demências, como a doença de Alzheimer. Esses doentes podem ter dificuldade para se expressar, bem como dificuldade para receber as informações ou

para ajudar na avaliação. Eles podem estar inquietos e, algumas vezes, combativos.

- *Os doentes idosos podem não estar adequadamente nutridos ou hidratados*. Deve-se apertar a mão do doente para sentir a força de preensão, o turgor da pele e a temperatura do corpo. Observe o estado nutricional do doente. Ele parece estar bem, magro ou edemaciado? Os doentes idosos têm resposta diminuída à sede, bem como diminuição na quantidade de gordura (15 a 30%) e da água corporal total.

- Os idosos têm redução no peso da musculatura esquelética, alargamento e enfraquecimento dos ossos, degeneração das articulações e osteoporose. Eles apresentam aumento da probabilidade de fraturas com lesões comparativamente menores e maior risco de fraturas de vértebras, quadris e costelas. A facilidade para erguer-se e para sentar-se deve ser observada, pois fornece indícios sobre a força muscular.

- *Os doentes idosos têm degeneração das células musculares cardíacas e menos células de marca-passo*. As pessoas idosas são propensas a arritmias como resultado de perda de elasticidade do coração e das grandes artérias. O uso disseminado de betabloqueadores, bloqueadores dos canais de cálcio e diuréticos complica ainda mais esse problema. Muitas vezes, após uma lesão, os doentes idosos apresentam baixo DC com hipóxia, apesar da ausência de lesão pulmonar. A FC, o volume sistólico e a reserva cardíaca diminuem, resultando em aumento da morbimortalidade após trauma. Devem-se considerar os sinais vitais basais ao avaliar os sinais de descompensação inicial. Uma PA que seria "normal" em uma pessoa saudável pode representar hipotensão significativa para um idoso com comorbidades.

Fatores Ambientais

O ambiente onde o doente é encontrado pode dizer muito sobre seu bem-estar. Uma doença crônica subjacente pode ser exacerbada por fatores ambientais e pelas más condições de moradia. Doenças relacionadas ao clima também devem ser consideradas em doentes idosos. A mortalidade relacionada ao calor ou ao frio aumenta com a idade, particularmente nas pessoas com mais de 75 anos.[38]

- *Devem-se observar problemas comportamentais ou manifestações que não se encaixem na cena*. Observar a aparência física e as vestes do doente. A roupa e a arrumação estão adequadas para o local e a maneira como o doente foi encontrado? O doente parece capaz de realizar atividades normais da vida diária? O ambiente está limpo e arrumado? Há potencial para abuso ou negligência de idosos? O controle de temperatura e as roupas estão apropriados no ambiente em relação ao clima da região?

História Detalhada

Medicamentos

Saber quais medicamentos o doente toma pode fornecer informações importantes na determinação dos cuidados pré-hospitalares. Uma doença preexistente em um doente idoso com trauma é um achado significativo. As classes de fármacos a seguir são de particular interesse, devido ao seu uso frequente por pessoas idosas e seu potencial impacto no exame físico e no tratamento de um doente com trauma:

- Betabloqueadores (p. ex., propranolol, metoprolol) podem ser responsáveis pela bradicardia absoluta ou relativa do doente. Nessa situação, pode não ocorrer a taquicardia crescente como sinal de desenvolvimento de choque. A inibição dos mecanismos compensatórios simpáticos normais do corpo causada pelo fármaco pode mascarar o verdadeiro nível de deterioração circulatória do doente. Esses doentes podem descompensar rapidamente, muitas vezes sem sinais de alerta.
- Bloqueadores dos canais de cálcio (p. ex., diltiazém) podem impedir a vasoconstrição periférica e acelerar o choque hipovolêmico.
- Anti-inflamatórios não esteroides (p. ex., ibuprofeno) podem contribuir para a disfunção plaquetária e aumentar o sangramento.
- Anticoagulantes e os agentes antiplaquetários (p. ex., clopidogrel, ácido acetilsalicílico, varfarina, dabigatran, apixaban, rivaroxaban) podem aumentar o sangramento e a perda de sangue. Qualquer sangramento por trauma será mais intenso e difícil de controlar quando um traumatizado estiver tomando um anticoagulante. Além disso, o sangramento interno pode progredir rapidamente, levando ao choque e morte.
- Agentes hipoglicemiantes (p. ex., insulina, metformina, rosiglitazona) podem estar causalmente relacionados aos eventos que levaram à lesão, podem afetar o estado mental e podem dificultar a estabilização da glicemia se o seu uso não for reconhecido.
- Medicamentos vendidos sem receita médica, incluindo fitoterápicos e suplementos, são frequentemente utilizados. A sua inclusão na lista de medicamentos costuma ser omitida pelos doentes, que não consideram como "remédios" os suplementos vendidos sem receita médica. Assim, deve-se questionar especificamente sobre o seu uso. Essas preparações podem não ser regulamentadas e têm efeitos e interações medicamentosas imprevisíveis. As complicações desses agentes incluem sangramentos (alho) e infarto agudo do miocárdio (efedrina/*ma huang*).

A avaliação da lista de medicamentos de um doente idoso com trauma pode ser difícil, quando o doente não está lúcido ou quando se trata de uma extensa lista de medicamentos com nomes difíceis. Em algumas comunidades, as agências de SE têm promovido programas como o File of Life Project (www.folife.org). Esses programas defendem a padronização da localização da história médica detalhada em locais intuitivos, como a porta do refrigerador. O doente preenche um formulário de história clínica, o qual é pendurado na porta do refrigerador, alertando os profissionais de atendimento pré-hospitalar para o File of Life (**Figura 15-4**). Além disso, muitos sistemas de prontuário eletrônico utilizados por hospitais e médicos incluem as listas mais recentes de medicamentos em suas orientações de alta, fornecendo outro local para encontrar essas informações.

Os doentes idosos também têm alta incidência de **polifarmácia**, um termo usado para descrever a administração de mais de cinco medicamentos. De fato, quase metade dos doentes idosos se encaixam na definição de polifarmácia.[39] Isso pode ser uma causa significativa de morbidade nesses doentes. Uma em cada seis idosos sofre eventos adversos devido a medicamentos. Para tentar abordar a polifarmácia e suas complicações, a American Geriatrics Society estabeleceu os critérios de Beers para identificar o uso potencialmente inadequado de medicamentos em doentes idosos.[40] Os profissionais de atendimento pré-hospitalar devem reconhecer o impacto de medicamentos domiciliares, especialmente entre idosos com lesões traumáticas.

Como os idosos costumam usar vários medicamentos, a possibilidade de interações ou superdosagem inadvertida deve ser considerada, como possível causa do trauma, da alteração do nível de consciência ou do comportamento, ou das alterações de sinais vitais do doente.

Condições Médicas como um Precursor da Lesão Traumática

Várias condições médicas podem predispor as pessoas a eventos traumáticos, especialmente aquelas que resultam em alteração do nível de consciência ou déficit neurológico. Exemplos comuns incluem distúrbios convulsivos, hipoglicemia devido à dosagem imprópria da medicação, síncope por medicamentos anti-hipertensivos, arritmia cardíaca por síndrome coronariana aguda e acidentes cerebrovasculares. Como a incidência de condições médicas crônicas aumenta com a idade, os doentes geriátricos têm mais chances de sofrer trauma como consequência de um problema médico em comparação com as vítimas mais jovens. O profissional de atendimento pré-hospitalar perspicaz deve observar os indícios das avaliações primária e secundária que possam apontar para um problema médico que tenha precipitado o evento traumático, como:

- Relato de testemunha que a vítima parecia inconsciente antes do acidente.
- Um bracelete de alerta médico que indica uma condição subjacente, como o diabetes.

FICHA MÉDICA

MANTENHA AS INFORMAÇÕES ATUALIZADAS!
Faça uma revisão pelo menos a cada seis meses!
DADOS MÉDICOS REVISADOS A PARTIR DE, MÊS _ ANO

Nome: Sex: M F
Endereço:
Doutor (a):   Telefone nº:
Doutor (a):   Telefone nº:

CONTATOS DE EMERGÊNCIA

Nome: Telefone nº:
Endereço:
Nome: Telefone nº:
Endereço:

MANTENHA AS INFORMAÇÕES ATUALIZADAS!
Faça uma revisão pelo menos a cada seis meses!
DADOS MÉDICOS REVISADOS A PARTIR DE, MÊS _ ANO

Nome:
Endereço:
Doutor (a):   Telefone nº:
Hospital preferido:

CONTATOS DE EMERGÊNCIA

Nome: Telefone nº:
Endereço:
Nome: Telefone nº:
Endereço:

DADOS MÉDICOS

Use lápis de modo a facilitar fazer alterações.

Condições especiais/observações:

Medicação	Dosagem	Frequência

Farmácia: Telefone nº:
Data de Nascimento;
Tipo sanguíneo: Religião:
Procuração para cuidados médicos registrada em:
Testamento em vida registrado em:

® FICHA MÉDICA   VEJA O VERSO DO CARTÃO PARA INFORMAÇÕES ADICIONAIS

Use lápis de modo a facilitar fazer alterações.

Cirurgia recente: **Data:**

Você tem uma Diretriz de NÃO-RCP do SME ou um formulário ONR?
SIM [ ]   NÃO [ ]   Onde está?

CONDIÇÕES MÉDICAS
Marque todas as opções existentes

- [ ] Nenhuma condição médica conhecida
- [ ] ECG anormal
- [ ] Insuficiência adrenal
- [ ] Angina
- [ ] Asma
- [ ] Distúrbio hemorrágico
- [ ] Câncer
- [ ] Disritmia cardíaca
- [ ] Cataratas
- [ ] Distúrbio de coagulação
- [ ] Enxerto de ponte coronária
- [ ] Demência [ ] Alzheimer [ ]
- [ ] Diabetes/dependente de insulina
- [ ] Cirurgia ocular
- [ ] Glaucoma
- [ ] Deficiência auditiva
- [ ] Prótese de válvula cardíaca
- [ ] Outro:

- [ ] Hemodiálise
- [ ] Anemia hemolítica
- [ ] Hepatite do tipo [   ]
- [ ] Hipertensão
- [ ] Hipoglicemia
- [ ] Laringectomia
- [ ] Leucemia
- [ ] Linfomas
- [ ] Déficit de memória
- [ ] Miastenia Gravis
- [ ] Marcapasso
- [ ] Insuficiência renal
- [ ] Distúrbio convulsivo
- [ ] Anemia falciforme
- [ ] Derrame
- [ ] Tuberculose
- [ ] Deficiência visual

ALLERGIES

- [ ] Aspirina
- [ ] Barbitúrico
- [ ] Codeína
- [ ] Demerol
- [ ] Soro de cavalo
- [ ] Ambiental:
- [ ] Outro:

- [ ] Picadas de insetos
- [ ] Látex
- [ ] Lidocaína
- [ ] Morfina
- [ ] Novocaína

- [ ] Penicilina
- [ ] Sulfatos
- [ ] Tetraciclina
- [ ] Corantes para raios X
- [ ] Nenhuma alergia conhecida

SEGURO DE SAÚDE

Empresa de Seguro Médico:
Política nº:
Outra Empr. de Seguro Médico:
Política nº:
Número do Medicaid: Número do Medicaid:

Figura 15-4 Formulário de informações médicas (File of Life).

Cortesia de File of Life Foundation.

- Batimentos cardíacos irregulares ou arritmia cardíaca vistos durante monitoramento eletrocardiográfico.

O profissional de atendimento pré-hospitalar pode ser a única fonte dessas informações, as quais são altamente pertinentes para a instituição acolhedora.

Abordagem

Hemorragia Exsanguinante

O sangramento externo grave pode levar à exsanguinação rápida. Esse sangramento potencialmente fatal deve ser reconhecido e abordado rapidamente. A compressão direta deve ser aplicada em qualquer área de hemorragia. Se o sangramento grave envolver um local de extremidade, deve ser aplicado um torniquete para controle da hemorragia, se a compressão direta não for bem-sucedida.

Via Aérea

A presença de dentaduras, comuns entre doentes idosos, pode afetar a abordagem da via aérea. Habitualmente, as próteses dentárias devem ser deixadas no lugar para manter uma melhor vedação ao redor da boca com a máscara. Porém, as dentaduras parciais podem ser deslocadas durante uma emergência e podem bloquear completa ou parcialmente a via aérea; portanto, devem ser removidas.

A fragilidade dos tecidos da mucosa nasofaríngea e o possível uso de anticoagulantes colocam os idosos traumatizados sob risco aumentado de sangramento, com a colocação de uma cânula nasofaríngea. Essa hemorragia pode comprometer ainda mais a via aérea do doente, resultando em aspiração.

A artrite pode afetar as articulações temporomandibulares e a coluna cervical. A redução da flexibilidade dessas áreas pode dificultar as técnicas de abordagem da via aérea, como a intubação endotraqueal.

O objetivo da abordagem da via aérea é principalmente garantir sua permeabilidade para a oferta de oxigenação adequada para os tecidos. A ventilação mecânica precoce por dispositivo de bolsa-válva-máscara ou as intervenções de via aérea avançada devem ser consideradas em idosos traumatizados, devido à sua reserva fisiológica muito reduzida.

Respiração

Em todos os doentes com trauma, o oxigênio suplementar deve ser administrado assim que possível. Em geral, a saturação de oxigênio deve ser mantida em 94% ou mais. A população de idosos tem alta prevalência de DPOC. Mesmo se um doente apresentar DPOC grave, é improvável que a administração de oxigênio em alto fluxo seja prejudicial para o *drive* respiratório durante transportes de rotina urbanos ou suburbanos. Porém, se o profissional de atendimento pré-hospitalar observar *sonolência* ou redução da frequência respiratória, as ventilações podem ser assistidas com um dispositivo de bolsa-válvula-máscara, considerando-se a abordagem avançada da via aérea.

As pessoas idosas experimentam aumento da rigidez da parede torácica. Além disso, a redução da força muscular na parede torácica e o enrijecimento das cartilagens tornam o arcabouço torácico menos flexível. Essas e outras alterações são responsáveis pelas reduções nos volumes pulmonares. Um doente idoso pode necessitar de suporte ventilatório com ventilações assistidas por dispositivo de bolsa-válvula-máscara mais precocemente que os traumatizados mais jovens. A força mecânica aplicada à bolsa de reanimação pode precisar ser aumentada levemente para superar o aumento de resistência da parede torácica. No entanto, conforme indicado pelos menores volumes pulmonares basais, frequentemente não são necessários grandes volumes correntes ao se ventilar com bolsa-válva-máscara, pois isso pode levar a consequências não intencionais, como a distensão gástrica ou o pneumotórax.

A capnografia, medida do dióxido de carbono no fim da expiração ($ETCO_2$), pode ser outra ferramenta utilizada para auxiliar na avaliação do estado respiratório. Nos idosos com lesão grave, os dados obtidos pela capnografia devem ser correlacionados com todas as demais informações clínicas disponíveis.

Circulação

Pessoas idosas podem ter uma reserva cardiovascular ruim. Redução no volume circulante efetivo, possível anemia crônica e doença miocárdica ou coronariana preexistente deixam o doente com pouca tolerância, mesmo para quantidades modestas de perda sanguínea.

Devido à flacidez da pele ou ao uso de anticoagulantes ou anti agregantes plaquetários, os doentes geriátricos são propensos ao desenvolvimento de grandes hematomas e de hemorragia interna potencialmente mais significativa. O controle inicial da hemorragia por meio de compressão direta das feridas abertas, estabilização ou imobilização de fraturas e rápido transporte até um centro de trauma é fundamental. A reposição volêmica deve ser orientada pelo índice de suspeição para sangramento grave com base no mecanismo de lesão e no aspecto geral do choque. Ao mesmo tempo, a administração intravenosa excessiva de líquidos deve ser evitada, pois os doentes idosos são menos capazes de tolerar cargas excessivas de fluidos. O débito urinário é uma medida ruim de perfusão em pessoas idosas, especialmente no ambiente pré-hospitalar.

Restrição do Movimento da Coluna

A proteção das colunas cervical, torácica e lombar em doentes traumatizados que tenham sofrido lesão fechada multissistêmica é o padrão no atendimento. Para doentes com estado mental normal e sem outras lesões, a estabilização tradicional da coluna não é necessária na ausência de evidências específicas de lesão vertebromedular. Na população de idosos, esses padrões devem ser aplicados não apenas às situações de trauma, mas também durante problemas médicos agudos, em que as tentativas de manter a permeabilidade da via aérea são uma prioridade. A artrite degenerativa da coluna cervical pode expor o doente idoso à lesão medular devido ao posicionamento e à manipulação do pescoço durante a assistência à via aérea, mesmo quando não há evidência de dano ósseo. Os profissionais de APH devem conhecer os protocolos locais, além de compreender o valor potencial da imobilização da coluna.

Os profissionais de atendimento pré-hospitalar devem ter o cuidado de garantir que, se um colar cervical colocado em um doente idoso com cifose grave, que ele não comprima inadvertidamente a via aérea nem as artérias carótidas. Os meios menos tradicionais de imobilização, como toalhas enroladas ou blocos para a cabeça, são preferíveis se os colares padronizados forem inadequados para um doente que está sendo atendido.

Pode ser necessário colocar um coxim sob a cabeça do doente e entre os ombros, ao se estabilizar o doente idoso cifótico em posição supina (**Figura 15-5**). Serviços de APH que disponibilizam colchões a vácuo têm nessa tecnologia uma solução para redução de pontos de pressão, oferecendo imobilização apropriada com maior conforto, na medida em que se molda à anatomia do doente. Devido à pele fina e à falta de *tecido adiposo* (gordura), idosos fragilizados têm mais chances de desenvolver lesões por pressão (*úlcera de decúbito*) ao ficarem deitados de costas. Pode haver necessidade de proteção adicional se o doente é imobilizado em uma prancha longa. Deve-se verificar os pontos de pressão quando o doente está repousando sobre a prancha para fazer uma proteção adequada. Ao aplicar as tiras de fixação nas pernasdoente, o doente idoso pode não ser capaz de esticar completamente as pernas devido a uma redução na amplitude de movimentos dos quadris e dos joelhos. Isso pode exigir a colocação de coxins sob as pernas, para trazer conforto e segurança durante o transporte.[41]

Controle de Temperatura

Doentes doenteidosos devem ser cuidadosamente monitorados para hipotermia e hipertermia durante o tratamento e o transporte. Embora seja apropriado expor o doente para facilitar um exame completo, as pessoas idosas são especialmente propensas à perda de calor. Após completar o exame físico, o doente deve ser coberto com um cobertor ou outra coberta disponível para preservar o calor corporal.

Os efeitos de vários medicamentos, como aqueles usados para tratar a doença de Parkinson, depressão, psicose e náuseas, podem deixar os doentes mais propensos ao aquecimento excessivo. Devem ser consideradas medidas de resfriamento, se o doente não puder ser transferido rapidamente até um ambiente com temperatura controlada. (Ver o Capítulo 19, "Trauma Ambiental I: Calor e Frio", para uma discussão detalhada sobre a abordagem da hipertermia.)

A extricação prolongada em extremos de calor ou frio pode colocar um doente idoso em risco e isso deve ser rapidamente abordado. Métodos externos de aquecimento ou resfriamento de um idoso traumatizado devem ser considerados e os riscos ponderados, com a possibilidade de lesão térmica direta no local de aplicação, devido à estrutura cutânea atenuada do doente. Assim, um lençol ou alguma roupa do doente deve ser colocado entre a fonte de calor ou frio e a pele do doente.

Considerações Legais

Várias considerações legais podem ser importantes ao cuidar de um idoso traumatizado. Na maioria dos estados dos Estados Unidos, cônjuges, irmãos, filhos, noras e pais não têm suporte legal automático para tomar decisões médicas para um adulto. As pessoas com poder legal ou curadores apontados pela justiça podem ter autoridade sobre as questões financeiras de uma pessoa, mas não necessariamente controlam as decisões médicas pessoais do doente idoso. Os curadores ou guardiões apontados pela justiça podem ou não ter o poder para a tomada de decisões, dependendo da legislação local e do encargo específico de suas designações. Esses poderes são considerados existentes apenas quando a guarda de uma pessoa ou uma procuração

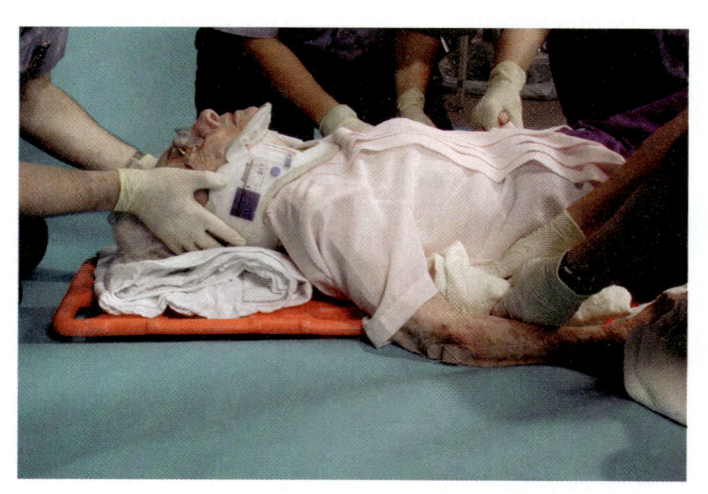

Figura 15-5 Técnica correta para obter restrição de movimento da coluna vertebral em um doente cifótico ao usar uma prancha longa. O acolchoamento é colocado atrás da cabeça para preencher o espaço formado como resultado da deformidade cifótica torácica doente.

permanente para cuidados de saúde é especificada e há documentação clara desses poderes de terceiros.

Ao fornecer os cuidados em uma cena de trauma, pode ser difícil fazer essa distinção legal adequadamente. Como a ambulância foi deslocada e foi feito um "pedido de ajuda", o conceito de consentimento implícito para os cuidados do doente se aplica em casos de doentes inconscientes ou com capacidade mental reduzida. Se os familiares do doente recusarem as ações dos profissionais de atendimento pré-hospitalar ou tentarem interferir nos cuidados do doente, deve-se chamar reforço policial no local para ajudar. Além disso, os profissionais podem contatar regulação médica e pedir para o médico regulador falar diretamente com os familiares. A documentação no registro médico do doente deve refletir claramente as decisões tomadas pelos profissionais na cena.

Relato do Abuso de Idosos

A partir de 2019, os profissionais de saúde de todos os estados americanos, incluindo os profissionais de atendimento pré-hospitalar, são legalmente obrigados a relatar casos com suspeita de maus-tratos de idosos às autoridades.[42] Se algum esclarecimento for necessário ou se alguém tentar interferir nos cuidados pré-hospitalares, o reforço policial deve ser chamado à cena (se já não estiver presente), sendo o problema apresentado à autoridade policial responsável. A lei geralmente fornece um protocolo para que a autoridade policial tome decisões oportunas na cena, com o esclarecimento ocorrendo mais tarde no hospital, quando o tempo permitir. Esses eventos devem ser cuidadosa e completamente documentados como parte do relatório médico do APH.

Maus-tratos de Idosos

Não existe uma definição universal de abuso de idosos. No entanto, o National Center for Elder Abuse (Centro Nacional de Abuso de Idosos), bem como os Centers for Disease Control and Prevention (CDC), usam o termo para incluir um ato ou omissão que resulte em danos a uma pessoa idosa. Isso inclui abuso físico, emocional e sexual, bem como exploração financeira e negligência.[35]

O abuso de idosos não é incomum, mas continua sendo pouco relatado. De acordo com o CDC, 1 em cada 10 pessoas com 60 anos ou mais sofre algum tipo de abuso por ano. Os homens apresentam taxas mais altas de agressão não fatal e homicídio do que as mulheres e, infelizmente, as taxas de homicídio na população de doentes idosos têm aumentado.[43] A subnotificação tem sido atribuída a vários fatores, incluindo a falta de uma definição clara e universal de abuso; a relutância por parte do abusado em denunciar devido à dependência do abusador ou por outros motivos; e regulamentos que variam de acordo com o estado para os relatores obrigatórios.

A Preventive Services Task Force (Força-Tarefa de Serviços Preventivos) dos EUA não encontrou evidências suficientes para recomendar a triagem de abuso de idosos.[44] No entanto, há sinais de abuso que os profissionais de atendimento pré-hospitalar devem conhecer, pois sua capacidade de reconhecer esses sinais e, posteriormente, relatar suspeitas de abuso pode ser fundamental para interromper o ciclo de abuso. Esses sinais incluem sinais emocionais, como ansiedade e depressão, e sinais físicos, incluindo os seguintes:[35]

- Ossos quebrados
- Hematomas
- Condições de vida ruins
- Lesão por pressão não tratadas
- Feridas
- Roupas rasgadas ou manchadas

O doente paciente ou qualquer pessoa de quem o doente paciente depende para as necessidades diárias e que tire vantagens dos bens ou do estado emocional da vítima.

Os relatos e as queixas de abuso, negligência, agressão sexual e outros problemas relacionados entre idosos estão aumentando. A extensão exata do abuso de idosos não é conhecida pelas seguintes razões:

1. O abuso de idosos tem sido amplamente escondido da sociedade.
2. Abuso e negligência de idosos têm definições variadas.
3. Os idosos relutam em relatar o problema às autoridades ou ao serviço social. Uma típica vítima de abuso de idosos pode ser um pai que se sente envergonhado ou culpado por ter criado o abusador. O abusado também pode se sentir traumatizado pela situação ou ter medo de represália pelo abusador.
4. Algumas localidades não têm mecanismos formais de notificação. Algumas áreas nem mesmo têm protocolos legais que exijam o relato de abuso de idosos.

Os sinais físicos e emocionais de abuso costumam passar despercebidos ou talvez não sejam precisamente definidos. Mulheres idosas têm menos chances de relatar incidentes de agressão sexual às autoridades. Déficits sensoriais, demência e outras causas de alteração do estado mental (p. ex., medicamentos) podem dificultar ou impossibilitar que a vítima faça um relato preciso dos maus-tratos.

Perfil do Abusado

Os estudos têm demonstrado maior associação com abuso entre doentes pacientes com as seguintes características:[35]

- Idade > 80 anos
- Sexo feminino
- Presença de mais de três problemas médicos

- Etnia negra
- Rede social limitada
- Renda anual > 15 mil dólares (nos Estados Unidos)
- Dificuldade para subir escadas
- Comprometimento cognitivo (score < 23 no miniexame do estado mental)
- Depressão

Perfil do Abusador

O abusador é, frequentemente, o cônjuge do doente paciente ou um filho ou genro/nora de meia-idade, que esteja cuidando de filhos ou pais dependentes. A maioria desses abusadores tem treinamento inadequado nos cuidados necessários e tem pouco tempo de descanso em relação às demandas de sua família. O perfil habitual do abusador também inclui história prévia de problemas legais e de desemprego.[36]

O abuso não está restrito ao lar. Outros ambientes como asilos, centros de recuperação ou de cuidados continuados são locais onde os idosos podem sofrer danos físicos, emocionais ou farmacológicos. Nesses ambientes, os cuidadores podem considerar que os idosos representam problemas de manejo ou os classificam como doente

Categorias de Maus-tratos

O abuso pode ser classificado de várias maneiras, como as seguintes:

- O *abuso físico* inclui agressões, força física ou coerção física que resulte em lesões corporais, bem como alimentação forçada e meios químicos de contenção. Os sinais de abuso físico podem ser evidentes, como a marca deixada por um item (p. ex., ferro de braseiro), ou podem ser sutis. Os sinais de abuso de idosos são semelhantes aos do abuso de crianças (**Figura 15-6**). (Ver o Capítulo 14, "Trauma Pediátrico".)
- O *abuso emocional* pode tomar a forma de abuso verbal, infantilização, intimidação, ameaças ou privação de estimulação sensorial.
- A *exploração financeira* pode incluir o roubo de objetos de valor ou a apropriação indevida, bem como o uso indevido de tutela ou procuração.
- *Agressão e/ou abuso sexual* inclui contato sexual não consensual e qualquer interação sexual com uma pessoa idosa que não tenha capacidade de dar consentimento.
- *Negligência* refere-se ao não cumprimento dos deveres de cuidado de uma pessoa idosa, como nutrição, manutenção do ambiente de vida e cuidados pessoais.

Impacto da COVID-19 no Abuso de Idosos

Os idosos não são apenas mais suscetíveis a doenças graves devido à COVID-19, mas também estão sujeitos

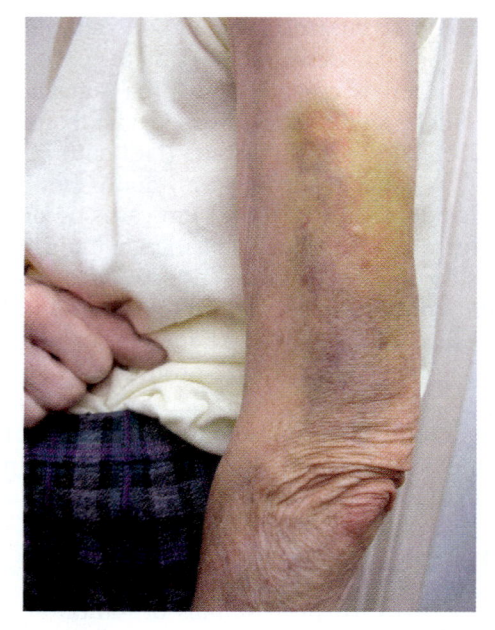

Figura 15-6 Hematomas em vários estágios de cicatrização são altamente sugestivos de abuso físico. Por exemplo, se um homem de 70 anos for levado do local de seus cuidados até o departamento de emergência com hematomas como os mostrados nesta fotografia, os profissionais de atendimento pré-hospitalar devem considerar a possibilidade de abuso.
© Libby Welch/ Alamy Stock Photo

a consequências negativas das medidas adotadas para reduzir a propagação do vírus. O distanciamento social levou a vários efeitos secundários que colocam a população idosa em maior risco de abuso. O fechamento de empresas consideradas "não essenciais" cria problemas de acesso a serviços de saúde, finanças e necessidades pessoais. Isso pode piorar condições subjacentes, como a demência, além de sobrecarregar os cuidadores, que podem ou não estar equipados ou preparados para cuidar de um familiar, amigo ou vizinho idoso durante uma pandemia. Quedas no mercado de ações podem levar à perda de fundos de aposentadoria, causando dificuldades financeiras e colocando os idosos em risco de exploração financeira. Esses fatores aumentam o risco de as pessoas sofrerem abuso de idosos e também as colocam em uma situação em que é menos provável que o abuso seja denunciado.[45]

Pontos Importantes

Muitos doentes abusados são ameaçados para que façam declarações falsas por medo de vingança ou por quererem proteger a pessoa. No caso de abuso de idosos por familiares, o medo de ser retirado de seu ambiente domiciliar pode fazer um doente idoso mentir sobre a origem do abuso. Em outros casos de abuso de idosos, a privação sensorial ou demência podem impedir explicações adequadas. Os profissionais de atendimento pré-hospitalar

Quadro 15-4 Relato de Abuso e Negligência de Idosos

Na maioria dos estados americanos, as equipes de APH são legalmente obrigadas a relatar as suspeitas de abuso, negligência e exploração de idosos (ou adultos). Os socorristas devem denunciar diretamente às instituições de serviço social responsáveis pela investigação de abuso de adultos em vez de depender de intermediários, como equipes hospitalares. Se a pessoa abusada estiver sob perigo imediato ou tiver sofrido agressão sexual, a polícia também deverá ser notificada. No caso de morte que pareça resultar de abuso ou negligência, as autoridades médico-legais e a polícia devem ser notificadas.

Os profissionais de atendimento pré-hospitalar são imputáveis no caso de não relatarem a suspeita de abuso, negligência e exploração. Eles estão protegidos contra processos civis e criminais associados ao relato e podem manter a confidencialidade. As pessoas que relatam podem compartilhar as informações médicas que sejam pertinentes ao caso, mesmo que essas informações estejam protegidas pelo Health Insurance Portability and Accountability Act (HIPAA). As leis que regulam os relatos compulsórios de abuso de idosos foram aprovadas em nível estadual. Todos os profissionais de atendimento pré-hospitalar devem estar cientes das leis no estado em que trabalham.

© National Association of Emergency Medical Technicians (NAEMT)

deve identificar o abuso e descobrir qualquer patologia relatada pelo doente. Qualquer história de maus-tratos ou achados que sustentem um abuso deve ser documentada no relatório de cuidados do doente.

O trauma adicional do doente pode ser reduzido identificando e relatando uma situação abusiva. Um alto índice de suspeição para abuso pode permitir o encaminhamento a serviços de proteção do serviço social e das agências de segurança pública (Quadro 15-4).

Encaminhamento

Um dos maiores desafios nos cuidados pré-hospitalares de doentes traumatizados é definir quais doentes têm mais chances de se beneficiar de cuidados especializados em trauma e de opções terapêuticas avançadas disponíveis em centros de trauma. Por muitas das razões citadas antes, os critérios de triagem tradicionais podem ser menos confiáveis em doentes idosos devido a alterações fisiológicas ou a efeitos de medicamentos. Doentes *Guidelines for Field Triage of Injured Patients* do CDC recomendam que

doentes traumatizados com mais de 55 anos sejam elegíveis para transporte até uma instituição de trauma.[46]

Devido às diferenças entre os doentes traumatizados idosos e mais jovens e às diferenças nos desfechos, muito trabalho tem sido feito para determinar se são necessários critérios únicos para a identificação dos idosos que necessitem ser transportados até um centro de trauma. Embora alguns estudos tenham demonstrado que o uso de critérios de triagem específicos em geriatria aumentava o número de idosos que preenchiam os critérios para transporte até um centro de trauma, outros não conseguiram demonstrar nenhum aumento.[47,48]

Transporte Prolongado

A maior parte dos cuidados de doentes idosos com trauma segue as diretrizes gerais para cuidados pré-hospitalares de qualquer doente com lesões. Porém, há várias situações especiais em cenários de transporte prolongado. Por exemplo, os doentes geriátricos com lesões anatômicas menos significativas devem passar por triagem e ir diretamente para centros de trauma.

O tratamento do choque no ambiente pré-hospitalar por período estendido exige a reavaliação cuidadosa dos sinais vitais durante o transporte. Após o controle da hemorragia com medidas locais, a reposição volêmica deve ser adequada à resposta fisiológica para otimizar a restauração de volume intravascular, ao mesmo tempo que se evita a sobrecarga volêmica, em doentes com comprometimento da função cardíaca.

A imobilização em prancha longa coloca um doente geriátrico em risco para lesões de pele relacionadas à pressão em transportes prolongados. A estrutura cutânea enfraquecida e o suprimento vascular comprometido podem levar a complicações mais precoces do que em doentes traumatizados mais jovens. Antes de um transporte longo, deve-se considerar, por meio de rolagem em bloco, a colocação do doente em uma prancha dorsal longa, colchão à vácuo ou na maca da ambulância dotada de proteção adequada para preservar a pele do doente. Os serviços que atendem em regiões remotas devem considerar a aquisição de colchões a vácuo ou pranchas dorsais de baixa pressão especialmente desenhadas que imobilizem e limitem a possibilidade de ruptura da pele do doente.

O controle ambiental é fundamental para doentes geriátricos no caso de transporte prolongado. A limitação da exposição corporal e o controle da temperatura ambiente do veículo são importantes para controlar a hipotermia e evitar suas complicações.

Por fim, o transporte de doentes geriátricos traumatizados desde regiões remotas pode ser uma indicação para o uso de recursos aeromédicos. O transporte via helicóptero pode limitar a duração da exposição ambiental, reduzir a duração do choque e garantir o acesso precoce ao centro de trauma, incluindo cirurgia e transfusões de sangue precoces.

Prevenção

Considerando o surgimento de programas móveis integrados de cuidados de saúde e paramedicina na comunidade, os profissionais de atendimento pré-hospitalar podem ter um papel mais importante nos esforços de prevenção do trauma. Muitos programas atuais de paramedicina na comunidade têm foco específico em doentes com problemas médicos crônicos, muitos dos quais são doentes idosos. Esses programas podem representar uma oportunidade única para a identificação de riscos relacionados à segurança, como risco de quedas, de doentes idosos, além de permitir a educação e/ou intervenções para ajudar a prevenir lesões. Os sistemas e profissionais de SE devem considerar esse tipo de programa para melhorar a saúde de suas comunidades.

RESUMO

- A população de idosos está crescendo rapidamente.
- Embora as diretrizes gerais de cuidados de doentes com lesão permaneçam as mesmas, várias abordagens específicas são exclusivas para o cuidado de doentes geriátricos com lesão.
- As alterações anatômicas e fisiológicas associadas ao envelhecimento, doenças crônicas e medicamentos podem fazer com que determinados tipos de trauma sejam mais prováveis, complicar lesões traumáticas e causar redução na capacidade de compensação do choque. Doentes idosos têm menor reserva fisiológica e toleram mal os traumas físicos.
- O conhecimento da história clínica e dos medicamentos de um idoso traumatizado é fundamental para poder oferecer um atendimento excelente.
- Em doentes geriátricos com trauma, muitos fatores podem mascarar os sinais iniciais de deterioração, aumentando a possibilidade de descompensação rápida e súbita sem alerta aparente.
- Em doentes idosos com trauma, as lesões podem ser mais graves do que o indicado pela apresentação inicial.
- Os profissionais de atendimento pré-hospitalar devem reconhecer os sinais de abuso de idosos e relatar qualquer suspeita às autoridades adequadas.
- É importante ter um limiar mais baixo para a triagem direta de doentes geriátricos para centros de trauma.

RECAPITULAÇÃO DO CENÁRIO

Sua unidade é despachada para a casa de uma senhora de 78 anos que caiu de um lance de escadas. A filha dela afirma que haviam se falado ao telefone apenas 15 minutos antes e que ela estava vindo para a casa de sua mãe para levá-la para fazer compras. Ao chegar à casa, encontrou a mãe no chão e chamou uma ambulância.

No contato inicial, você encontra a doente deitada no chão ao fim de um lance de escadas. Você observa que a doente é uma mulher idosa cuja aparência combina com a idade relatada. Enquanto mantém a estabilização alinhada da coluna, você nota que a doente não responde a seus comandos. Ela apresenta uma laceração visível na testa e uma deformidade evidente no punho esquerdo. Não há hemorragia externa grave evidente. Ela está usando uma pulseira de Alerta Médico que indica que tem diabetes.

- Foi a queda que causou a alteração no estado mental ou houve algum evento antecedente?
- Como a idade da doente, a história clínica e os medicamentos interagem com as lesões sofridas para tornar a fisiopatologia e as manifestações diferentes daquelas de doentes mais jovens?
- A idade avançada, isoladamente, deve ser usada como critério adicional para o transporte até um centro de trauma?

SOLUÇÃO DO CENÁRIO

Ao avaliar o trauma em doentes idosos, nem sempre é possível determinar imediatamente se o trauma foi o evento primário ou se foi secundário a um evento clínico, como um AVC, infarto agudo do miocárdio ou episódio de síncope. Os profissionais de atendimento pré-hospitalar devem procurar sinais de um evento médico precedente que possa ter levado a uma lesão traumática.

Sua avaliação primária revela que essa doente está mantendo a via aérea permeável e está respirando a uma frequência de 16 respirações por minuto. Não há hemorragia externa importante, e o sangramento da laceração na testa é facilmente controlado por uma leve compressão local direta. A FC da doente é 84 batimentos por minuto e a PA é 154/82 mmHg. Você controla manualmente a cabeça e a coluna e imobiliza a doente em um colchão à vácuo, usando a proteção adequada sob a doente. Como se sabe que a doente tem diabetes, você verifica o nível de glicose no sangue para ver se há uma causa corrigível para a alteração do estado mental. Considerando a idade, a lesão cerebral traumática aparente e a magnitude da queda, você a transporta como emergência para o centro de trauma mais próximo.

Referências

1. U.S. Census Bureau. State and county quick facts. Updated July 1, 2021. Accessed January 25, 2022. https://www.census.gov/quickfacts/fact/Tabela/US#viewtop.

2. Mather M, Jacobsen L, Pollard K, Population Reference Bureau. Aging in the United States. *Popul Bull*. 2015;70(2):2-17. Accessed January 25, 2022. https://www.prb.org/resources/population-bulletin-vol-70-no-2-aging-in-the-united-states/

3. United Nations, Department of Economic and Social Affairs, Population Division. *World Population Prospects: The 2015 Revision; Key Findings and Advance Tabelas*. United Nations; 2015.

4. Champion H, Copes WS, Sacco WJ, et al. The Major Trauma Outcome Study: establishing national norms for trauma care. *J Trauma*. 1990;30(11):1356-1365.

5. Hashmi A, Ibrahim-Zada I, Rhee P, et al. Predictors of mortality in geriatric trauma patients: a systematic review and meta-analysis. *J Trauma Acute Care Surg*. 2014;76(3):894-901.

6. Lane P, Sorondo B, Kelly JJ. Geriatric trauma patients: are they receiving trauma center care? *Ann Emerg Med*. 2003;10(3):244-250.

7. Centers for Disease Control and Prevention, National Center for Injury Prevention and Control, Web-Based Injury Statistics Query and Reporting System (WISQARS). Ten leading causes of death by age group, United States—2018. https://www.cdc.gov/injury/wisqars/LeadingCauses.html. Updated May 2, 2017. Accessed February 21, 2018. Accessed January 25, 2022. https://www.cdc.gov/injury/images/lc-charts/leading_causes_of_death_by_age_group_2018_1100w850h.jpg

8. American College of Surgeons Committee on Trauma. *Advanced Trauma Life Support, Student Course Manual*. 9th ed. American College of Surgeons; 2012:272-284.

9. Caterino J, Brown N, Hamilton M, et al. Effect of geriatric-specific trauma triage criteria on outcomes in injured older adults: a statewide retrospective cohort study. *J Am Geriatr Soc*. 2016;64(10):1944-1951.

10. Jacobs D. Special considerations in geriatric injury. *Curr Opin Crit Care*. 2003;9(6):535-539.

11. U.S. Department of Health and Human Services, Centers for Disease Control and Prevention, National Center for Health Services. Hospitalizations for patients aged 85 and over in the United States, 2000-2010. Published 2015. Accessed January 25, 2022. https://www.cdc.gov/nchs/data/databriefs/db182.pdf.

12. Roberts D, McKay M, Shaffer A. Increasing rates of emergency department visits for elderly patients in the United States, 1993 to 2003. *Ann Emerg Med*. 2008;51(6):769-774.

13. Jones C, Wasserman E, Li T, et al. The effect of older age on EMS use for transportation to an emergency department. *Prehosp Disaster Med*. 2017;13:1-8.

14. Smith CH, Boland B, Daureeawoo Y, Donaldson E, Small K, Tuomainen J. Effect of aging on stimulated salivary flow in adults. *J Am Geriatr Soc*. 2013;61(5):805-808. doi: 10.1111/jgs.12219

15. American College of Surgeons Committee on Trauma. *Advanced Trauma Life Support, Student Course Manual*. 10th ed. American College of Surgeons; 2018:214-224.

16. Smith T. Respiratory system: aging, adversity, and anesthesia. In: McCleskey CH, ed. *Geriatric Anesthesiology*. Williams & Wilkins; 1997.

17. Bergeon E, Lavoie A, Clas D, et al. Elderly trauma patients with rib fractures are at greater risk of death and pneumonia. *J Trauma*. 2003;54(3):478-485.

18. Jacobs D, Plaisier BR, Barie PS, et al. Practice management guidelines for geriatric trauma: the EAST Practice Management Guidelines Work Group. *J Trauma*. 2003;54(2):391-416. doi: 10.1097/01.TA.0000042015.54022.BE

19. Deiner S, Silverstein JH, Abrams K. Management of trauma in the geriatric patient. *Curr Opin Anaesthesiol*. 2004;17(2):165-170.

20. Carey J. *Brain Facts: A Primer on the Brain and Nervous System*. Society for Neuroscience; 2002.

21. Alzheimer's Association. 2017 Alzheimer's disease facts and Figuras. *Alzheimer's Dement*. 2017;13:325-373.

22. Pisani M, Kong S, Kasl S, et al. Days of delirium are associated with 1 year mortality in an older intensive care unit population. *Am J Crit Care Med*. 2009;180:1092-1097.

23. Aung Thein M, Pereira J, Nitchingham A, Caplan G. A call to action for delirium research: meta-analysis and regression of delirium associated mortality. *BMC Geriatrics*. 2020;20(325):1-12.

24. U.S. Department of Health and Human Services, National Institutes of Health, National Eye Institute. Facts about cataracts. Updated August 3, 2019. Accessed January 25, 2022. https://www.nei.nih.gov/learn-about-eye-health/eye-conditions-and-diseases/cataracts

25. EPOS Group. Incidence of vertebral fracture in Europe: results from the European Prospective Osteoporosis Study (EPOS). *J Bone Miner Res*. 2002;17:716-724.

26. Blackmore C. Cervical spine injury in patients 65 years old and older: epidemiologic analysis regarding the effects of age and injury mechanism on distribution, type, and stability of injuries. *Am J Roentgenol*. 2002;178:573-577.

27. Administration for Community Living. 2020 profile of older Americans. Published May 2021. Accessed January 25, 2022. https://acl.gov/sites/default/files/Aging%20and%20Disability%20in%20America/2020ProfileOlderAmericans.Final_.pdf

28. Bhasin S, Gill TM, Reuben DB, et al. A randomized trial of a multifactorial strategy to prevent serious fall injuries. *N Engl J Med*. 2020;393(2):129-140.

29. Centers for Disease Control and Prevention. Facts about falls. Last reviewed August 6, 2021. Accessed January 25, 2022. https://www.cdc.gov/falls/facts.html

30. Centers for Disease Control and Prevention. STEADI: Stopping Elderly Accidents, Deaths & Injuries. Accessed January 25, 2022. https://www.cdc.gov/steadi/materials.html

31. Centers for Disease Control and Prevention, National Center for Injury Prevention and Control, Division of Unintentional Injury Prevention. Older adult drivers. Updated December 7, 2020. Accessed August 29, 2021. https://www.cdc.gov/transportationsafety/older_adult_drivers/index.html

32. National Highway Traffic Safety Administration. Traffic safety facts: 2019 data: pedestrians. Published May 2021. Accessed August 30, 2021. https://crashstats.nhtsa.dot.gov/Api/Public/ViewPublication/813121

33. Joseph CB. Physician's guide to assessing and counseling older drivers: second edition. *J Med Libr Assoc*. 2013;101(3):230-231. doi: 10.3163/1536-5050.101.3.017

34. Yon Y, Mikton CR, Gassoumis ZD, Wilber KH. Elder abuse prevalence in community settings: a systematic review and meta-analysis. *Lancet Glob Health*. 2017 Feb;5(2):e147-e156.

35. National Center for Elder Abuse. Welcome to the National Center on Elder Abuse. Accessed August 30, 2021. https://ncea.acl.gov/

36. American Burn Association. 2016 National Burn Repository. Accessed January 25, 2022. https://ameriburn.org/wp-content/uploads/2017/05/2016abanbr_final_42816.pdf

37. Richmond R, Aldaghlas TA, Burke C, et al. Age: is it all in the head? Factors influencing mortality in elderly patients with head injuries. *J Trauma*. 2011;71(1):E8-E11.

38. Berko J, Ingram D, Saha S, et al. Deaths attributed to heat, cold, and other weather events in the United States, 2006–2010. *Natl Health Stat Rep*. 2014;76.

39. Maher R, Hanlon J, Hajjar E. Clinical consequences of polypharmacy in elderly. *Expert Opin Drug Saf*. 2014; 13(1):57-65.

40. American Geriatrics Society. 2019 updated AGS Beers criteria for potentially inappropriate medication use in older adults. *J Am Geriatr Soc*. 2019;67:674-694. doi: 10.1111/jgs.15767

41. National Association of Emergency Medical Technicians, American Geriatrics Society, Snyder, DR. *Geriatric Education for Emergency Medical Services*. 2nd ed. Jones & Bartlett Learning; 2015.

42. American Bar Association. Adult Protective Services reporting chart. Published December 2019. Accessed January 25, 2022. https://www.americanbar.org/content/dam/aba/administrative/law_aging/2020-elder-abuse-reporting-chart.pdf

43. Centers for Disease Control and Prevention. Preventing Elder Abuse. Updated June 2, 2021. Accessed September 1, 2021. https://www.cdc.gov/violenceprevention/elderabuse/fastfact.html

44. U.S. Preventive Services Task Force. Intimate Partner Violence, Elder Abuse, and Abuse of Vulnerable Adults: Screening. Published October 23, 2018. Accessed September 1, 2021. https://www.uspreventiveservicestaskforce.org/uspstf/recommendation/intimate-partner-violence-and-abuse-of-elderly-and-vulnerable-adults-screening

45. Makaroun LK, Bachrach RL, Rosland AM. Elder abuse in the time of COVID-19: increased risks for older adults and their caregivers. *Am J Geriatr Psychiatry*. 2020;28(8):876-880. doi: 10.1016/j.jagp.2020.05.017

46. Sasser SM, Hunt RC, Faul M. Guidelines for field triage of injured patients: recommendations of the National Expert Panel on Field Triage 2011. *Morb Mortal Wkly Rep*. 2012;61(1):1-20.

47. Ichwan N, Darbha S, Shah M, et al. Geriatric-specific triage criteria are more sensitive than standard adult criteria in identifying need for trauma center care in injured older adults. *Ann Emerg Med*. 2015;65(1):92-100.

48. Phillips S, Rond P, Kelly S, et al. The failure of triage criteria to identify geriatric patients with trauma: results from the Florida Trauma Triage Study. *J Trauma*. 1996;40(2):278-283.

Leituras Sugeridas

American College of Surgeons Committee on Trauma. Geriatric trauma. In: *Advanced Trauma Life Support, Student Course Manual*. 10th ed. American College of Surgeons; 2018:214-225.

American Geriatrics Society, Snyder DR. *Geriatric Education for Emergency Medical Services*. 2nd ed. Jones & Bartlett Learning; 2015.

Reske-Nielsen C, Medzon R. Geriatric trauma. *Emer Med Clin North Am*. 2016;34(3):483-500.

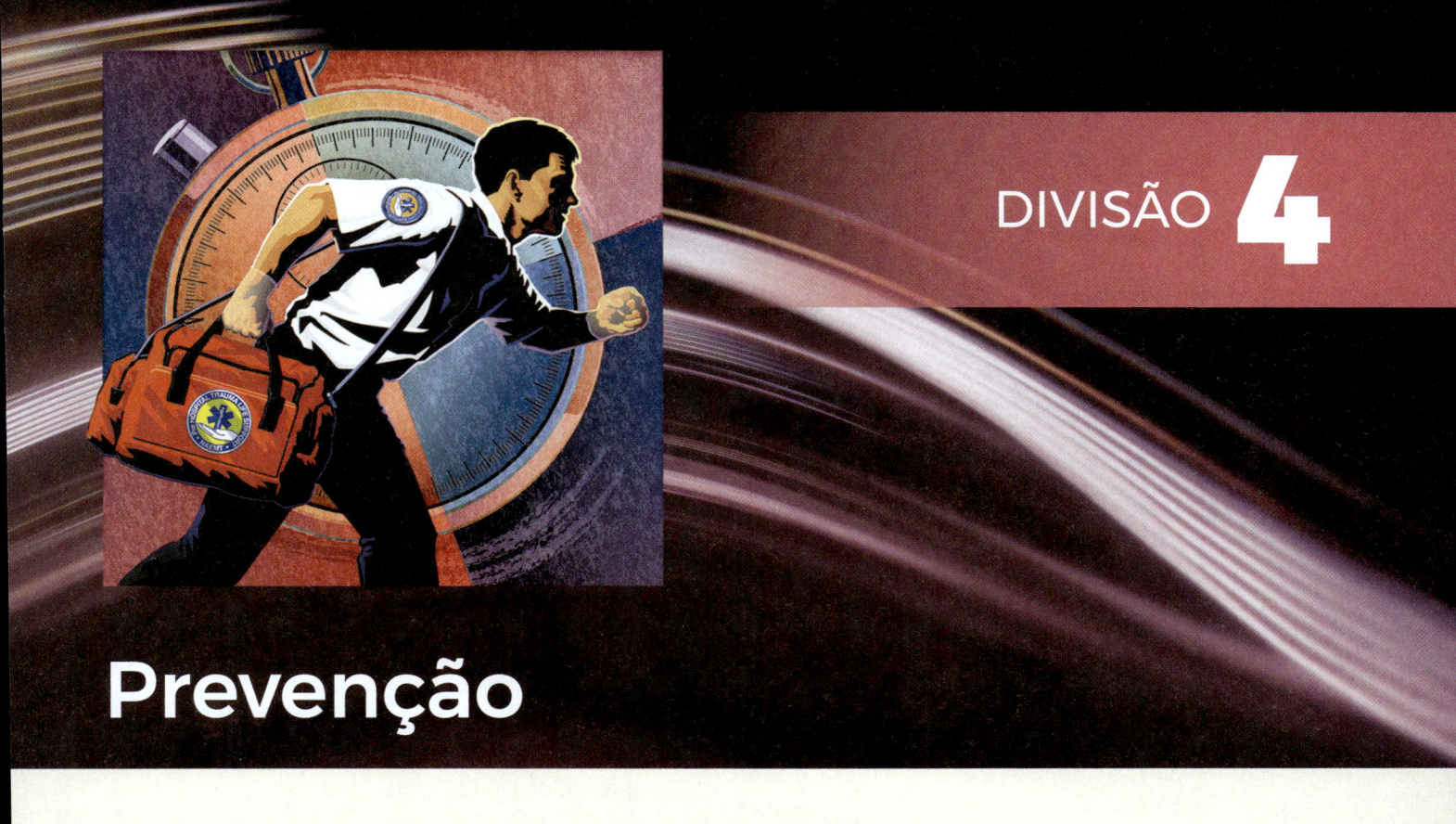

Prevenção

Imagem de fundo: © Ralf Hiemisch/fstop/Getty Images; Imagem de abertura de divisão: © National Association of Emergency Medical Technicians (NAEMT)

DIVISÃO **4**

CAPÍTULO 16 **Prevenção do Trauma**

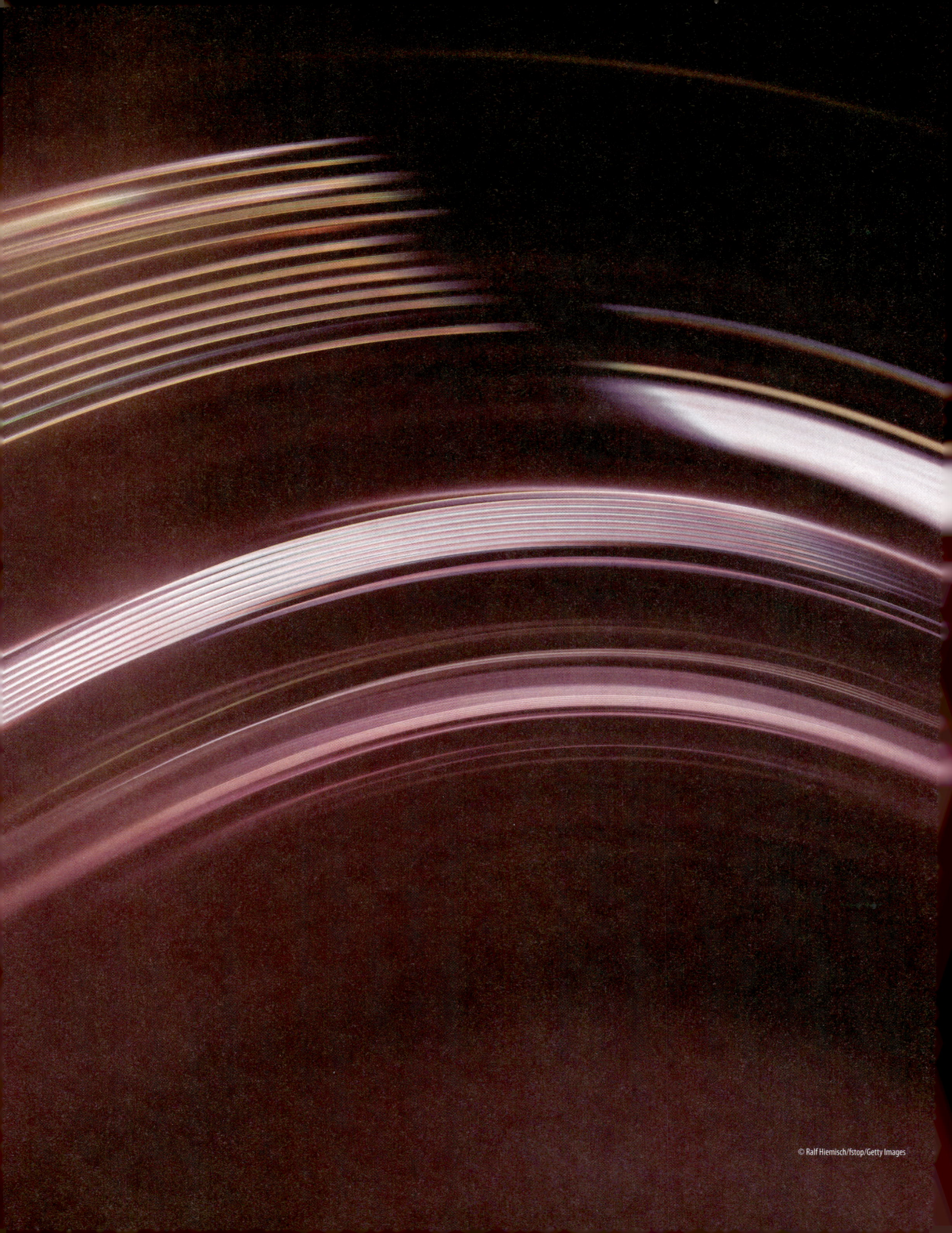

© Ralf Hiemisch/fstop/Getty Images

Prevenção do Trauma

Editores-chefes:
Heidi Abraham, MD, EMT-B, EMT-T, FAEMS
Thomas Colvin, NREMT-P
Nancy Hoffmann, MSW

OBJETIVOS DO CAPÍTULO

Ao término deste capítulo, você será capaz de:

- Descrever o conceito de energia como causa do trauma.
- Construir a matriz de Haddon para um tipo de trauma de interesse.
- Relacionar a importância das informações e de dados precisos e atentos, observados na cena pelos profissionais do atendimento pré-hospitalar, ao sucesso das iniciativas de prevenção do trauma.
- Auxiliar no desenvolvimento, na implementação e na avaliação dos programas de prevenção do trauma em sua comunidade ou nos serviços de emergências médicas (SEM).

- Descrever a prevalência da violência conjugal e a quais pistas os SEM devem estar atentos.
- Descrever e endossar o papel dos SEM na prevenção do trauma, incluindo no seu escopo:
  - Indivíduo
  - Família
  - Sociedade
  - Profissionais que atendem o trauma
  - Demais componentes da rede de urgência e emergência
- Identificar estratégias que profissionais do atendimento pré-hospitalar podem implementar para reduzir o risco de eventos traumáticos.

CENÁRIO

Você e seu parceiro estão na cena de uma colisão automobilística e estão trabalhando na retirada rápida de um doente com sobrepeso, sentado no assento do motorista do veículo, que não usava cinto de segurança durante a colisão. Você e seu parceiro estão usando coletes de segurança aprovados sobre o uniforme profissional, porque estão perto da estrada. A polícia está no local para controlar o tráfego e a ambulância está estacionada de maneira a protegê-los em relação aos veículos que se aproximam. O doente está devidamente preso à maca motorizada, que está sendo usada devido ao peso do doente. A maca motorizada permite que você e seu parceiro levem o doente com segurança para a ambulância sem sobrecarregá-los.

Ao entrar na ambulância, você se fixa na cadeira e continua a cuidar do doente enquanto seu parceiro manobra o veículo com segurança na pista e se dirige para o hospital. A ambulância chega ao hospital em segurança e você transfere o doente para o atendimento da equipe do departamento de emergência (DE).

(continua)

CENÁRIO (CONTINUAÇÃO)

Após o término de todos os registros relacionados à ocorrência que acabaram de atender, você considera as estatísticas nacionais referentes ao trauma e óbitos de profissionais do atendimento pré-hospitalar ocorridas durante os atendimentos. Você percebe que, graças à cuidadosa atenção a todos os aspectos da prevenção do trauma que você e seu parceiro observaram, a ocorrência foi concluída com segurança para todos os envolvidos.

- A prevenção do trauma é uma abordagem que impacta na redução de lesões e na mortalidade dos eventos traumáticos?
- Há evidências de que a adesão ao cinto de segurança e às demais leis de trânsito tenha impacto na prevenção do trauma e morte?
- Como profissionais do atendimento pré-hospitalar, o que podemos fazer para evitar mortes e lesões por colisões automobilísticas?

INTRODUÇÃO

Um impulso importante no desenvolvimento dos sistemas modernos de serviços de emergências médicas (SEM) foi a publicação do documento de 1966 da National Academy of Sciences/National Research Council (NAS/NRC), *Accidental Death and Disability: The Neglected Disease of Modern Society* (*Morte Acidental e Invalidez: A Doença Negligenciada da Sociedade Moderna*). O documento destacou as deficiências relacionadas á abordagem do trauma nos Estados Unidos e ajudou a lançar um protocolo formal de cuidados a serem adotados na cena, assim como o transporte rápido para os doentes com lesões resultantes de "acidentes". Essa iniciativa educacional foi importante na criação de um sistema mais eficiente para a oferta de cuidados pré-hospitalares para os doentes clínicos e para os traumatizados.[1]

A incidência de morte e invalidez por trauma nos Estados Unidos tem diminuído desde a publicação do documento.[2] Apesar do progresso, o trauma ainda é um importante problema de saúde pública. Em 2020, foram registradas 278.345 mortes por trauma nos Estados Unidos, e milhões a mais são afetados em algum grau.[3,4] O trauma ainda é uma causa importante de morte em todos os grupos etários.[5,6] Para alguns grupos etários, particularmente crianças, adolescentes e adultos com menos de 45 anos, os traumas ditos acidentais são a principal causa de morte.[7]

O trauma também é um problema global. A Organização Mundial da Saúde (OMS) estima que ocorram 4,4 milhões de mortes relacionadas ao trauma por ano e que aproximadamente 3,1 milhões de pessoas em todo o mundo tenham morrido em decorrência de lesões evitáveis em 2019 (sem incluir homicídio ou suicídio).[5,8]

O desejo de cuidar de doentes vítimas de traumas acidentais leva muitas pessoas a se integrarem nos SEM.

O curso de atendimento pré-hospitalar ao traumatizado (PHTLS, de *Prehospital Trauma Life Support*) ensina os profissionais do atendimento pré-hospitalar a serem eficientes e efetivos na avaliação dos doentes e na abordagem das lesões. A necessidade de profissionais bem-treinados para cuidar de doentes traumatizados sempre existirá. Porém, o método mais eficiente e efetivo no combate ao trauma é preveni-lo. Os profissionais de saúde de todos os níveis são importantes para a prevenção do trauma, a fim de obter os melhores resultados, não apenas para a comunidade como um todo, mas para si mesmos.

Em 1966, os autores do documento da NAS/NRC reconheceram a importância da prevenção do trauma quando escreveram:

> A solução a longo prazo para o problema do trauma é a prevenção. . . . A prevenção do trauma envolve treinamentos em casa, na escola e no trabalho, complementada por apelos frequentes à segurança nos meios de comunicação social; cursos de primeiros socorros e reuniões públicas; e inspeção e vigilância por agências reguladoras.[1]

A prevenção de algumas doenças, como raiva ou sarampo, tem sido tão eficaz que a ocorrência de um único caso gera manchetes de primeira página. As autoridades de saúde pública reconhecem que a prevenção resulta no maior benefício em relação à melhora da doença. Os currículos dos profissionais do atendimento pré-hospitalar há muito incluem educação formal em segurança da cena e equipamentos de proteção individual como um meio de prevenção do trauma para o próprio profissional dos serviços de emergências médicas. No sentido de estimular os SEM a assumirem um papel mais ativo nas estratégias de prevenção na comunidade, a *EMS Agenda for the Future*, desenvolvida por e para a comunidade dos SEM, listou a prevenção como um dos 14 atributos a serem desenvolvidos para melhorar "a saúde da comunidade e resultar no uso mais adequado dos recursos agudos de saúde".[8,9] O documento de acompanhamento, *EMS Agenda 2050: A People-Centered Vision for the Future of Emergency Medical Services* (Agenda SEM 2050: Uma visão centrada nas pessoas para o futuro dos serviços de emergências médicas), descreve em sua declaração de visão a função que o SEM desempenha no apoio "[...] ao bemestar dos residentes e visitantes da comunidade por meio de abordagens baseadas em dados, evidências e segurança para prevenção, resposta e atendimento clínico".[10]

Os sistemas de SEM estão se transformando, de uma disciplina destinada apenas à reação, em uma disciplina de saúde mais abrangente, que inclui outros aspectos como a paramedicina comunitária, colocando mais ênfase na prevenção. Os profissionais da área defendem a prevenção primária do trauma como parte da missão principal dos SEM, mas menos de 50% dos pesquisados implementam a prevenção primária do trauma durante a prática clínica.[11] Este capítulo introduz os conceitos principais da prevenção do trauma para o profissional de atendimento pré-hospitalar.

Conceitos do Trauma

Definição do Trauma

Uma discussão sobre a prevenção do trauma deve começar com uma definição do próprio termo **trauma**. O trauma é comumente definido como um evento prejudicial que surge pela liberação de formas específicas de energia física ou de barreiras ao fluxo normal de energia.[12] A ampla variabilidade das causas de trauma inicialmente representava um importante obstáculo para seu estudo e prevenção. Por exemplo, o que têm em comum uma fratura de quadril causada pela queda de um idoso e um ferimento por arma de fogo autoinfligido na cabeça por um adulto jovem? Além disso, como comparar uma fratura de fêmur causada por uma queda em uma mulher idosa com uma fratura de fêmur em um homem jovem que teve uma queda de motocicleta? Todas as possíveis causas de trauma – desde colisões automobilísticas até ferimentos por arma branca, suicídio e afogamento – têm um fator em comum: a transferência de energia para a vítima.

Trauma como Doença

O processo de doença tem sido estudado há vários anos. Hoje, compreende-se que três fatores devem estar presentes e interagir simultaneamente para que uma doença ocorra: (1) um agente que causa a doença; (2) um hospedeiro no qual o agente possa se instalar, e (3) um ambiente adequado onde o agente e o hospedeiro possam

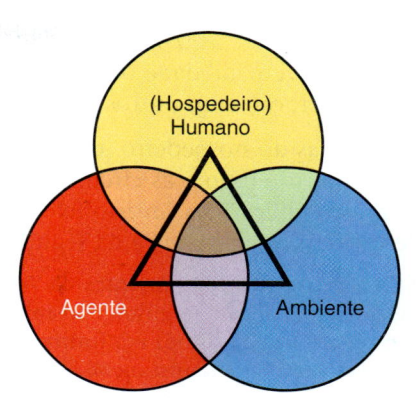

Figura 16-1 Tríade epidemiológica.
© National Association of Emergency Medical Technicians (NAEMT)

coexistir. Quando os profissionais de saúde pública reconheceram essa "tríade epidemiológica", eles descobriram como combater as doenças (**Figura 16-1**). A erradicação de determinadas doenças infecciosas foi possibilitada pela vacinação do hospedeiro, pela destruição do agente com antibióticos, pela redução na transmissão ambiental por meio de melhorias nas condições sanitárias ou por uma combinação desses três fatores.

Apenas a partir do fim da década de 1940 é que ocorreu uma exploração significativa do **processo de lesão**. Os pioneiros no estudo do trauma demonstraram que, apesar dos resultados obviamente diferentes, doença e trauma são bastante semelhantes. Ambas exigem a presença dos três elementos da tríade epidemiológica e, assim, são tratadas como doença:

1. Para que ocorra um trauma, deve existir um hospedeiro (uma pessoa). Como na doença, a suscetibilidade do hospedeiro não permanece constante em todas as pessoas; ela varia como resultado de fatores internos e externos. Os fatores *internos* incluem inteligência, sexo ou tempo de reação. Os fatores *externos* incluem intoxicação ou crenças sociais. A suscetibilidade também varia ao longo do tempo na mesma pessoa.

2. Conforme descrito antes, o agente do trauma é a *energia*. Velocidade, formato, material e tempo de exposição ao objeto que libera a energia são importantes para definir se o nível de tolerância do hospedeiro será superado.

3. O hospedeiro e o agente devem coexistir em um ambiente que permita que os dois interajam. Em geral, o ambiente é dividido em componentes físico e social. Os fatores do ambiente *físico* podem ser vistos e tocados. Os fatores do ambiente *social* incluem atitudes, crenças e juízos. Por exemplo, os adolescentes têm mais chances de assumir comportamentos de risco

(o componente físico) devido ao seu maior senso de invencibilidade (o componente social) em comparação com outros grupos etários.

As características do hospedeiro, do agente e do ambiente mudam com o tempo e as circunstâncias. Os profissionais de saúde pública Tom Christoffele e Susan Scavo Gallagher descrevem essa dinâmica da seguinte forma:

> Para ilustrar, pense nos componentes da Tríade Epidemiológica como rodas que giram constantemente. Dentro de cada roda, há seções em formato de torta, uma para cada variável circunstancial possível – boas e más. As três rodas giram em velocidades diferentes, de modo que características diferentes interagem (encontram-se) em diferentes momentos e em diferentes combinações. Algumas combinações predizem que não ocorrerá trauma; outras predizem desastres.[13]

No caso do trauma, o hospedeiro pode ser uma criança curiosa de 2 anos de idade; o agente do trauma pode ser uma piscina cheia de água com uma bola de praia flutuando próximo da margem; e o ambiente pode ser um portão para a piscina que ficou aberto enquanto a babá foi atender a um outro irmão dentro da casa. Com o hospedeiro, o agente e o ambiente juntos no mesmo momento, pode ocorrer um trauma não intencional – nesse caso, o afogamento.

Matriz de Haddon

O Dr. William J. Haddon Jr. é considerado o pai da ciência da prevenção do trauma. Trabalhando dentro do conceito da tríade epidemiológica na década de 1960, ele reconheceu que um trauma pode ser dividido nas três fases temporais a seguir:

1. *Pré-evento*: antes do trauma
2. *Evento*: o ponto em que há liberação da energia prejudicial
3. *Pós-evento*: o rescaldo do trauma (ver o Capítulo 1, "PHTLS: Passado, Presente e Futuro")

Ao examinar os três fatores da tríade epidemiológica durante cada fase temporal, Haddon criou uma matriz de "fase-fator" com nove células (**Tabela 16-1**). Essa grade ficou conhecida como a **Matriz de Haddon**. Ela oferece uma maneira de demonstrar graficamente os eventos ou ações que aumentam ou diminuem as chances de ocorrer um trauma. Isso também pode ser utilizado para identificar estratégias preventivas. A matriz de Haddon demonstra como *múltiplos* fatores podem levar a um trauma; assim, há múltiplas oportunidades para prevenir ou reduzir a sua gravidade. A matriz foi muito importante para desfazer o mito de que o trauma resultava de uma única causa, de má sorte ou do destino.

A Tabela 16-1 mostra uma matriz de Haddon para uma colisão de ambulância. Os componentes em cada célula da matriz são diferentes, dependendo do trauma a ser examinado. A *fase pré-evento* inclui fatores que podem contribuir para a probabilidade do trauma; porém, a energia ainda está sob controle. Essa fase pode durar desde alguns segundos até vários anos. A *fase do evento* mostra os fatores que influenciam na gravidade do trauma. Durante esse período, é liberada energia não controlada, ocorrendo a lesão se a transferência de energia exceder a tolerância do corpo. Em geral, a fase do evento é muito

Tabela 16-1 Matriz de Haddon para uma Colisão de Ambulância			
Tríade Epidemiológica			
Fases de Tempo	**Fatores do Hospedeiro**	**Fatores do Agente**	**Fatores do Ambiente**
Pré-evento	Acuidade visual do condutor	Manutenção de freios, pneus etc.	Perigos relacionados à visibilidade
	Experiência e julgamento	Equipamento defeituoso	Curvatura e gradiente da estrada
	Quantidade de tempo na ambulância por turno	Centro de gravidade da ambulância elevado	Coeficiente de atrito da superfície
	Nível de fadiga	Velocidade	Acostamento estreito
	Nutrição adequada	Facilidade de controle	Sinais de trânsito
	Nível de estresse		Limites de velocidade
	Adesão às leis de trânsito		
	Qualidade dos cursos de educação para condutores		

Tríade Epidemiológica			
Fases de Tempo	**Fatores do Hospedeiro**	**Fatores do Agente**	**Fatores do Ambiente**
Evento	Uso de cintos de segurança Condicionamento físico Limiar do trauma Ejeção	Capacidade de velocidade Tamanho da ambulância Contenções automáticas Dureza e agudez das superfícies de contato Dureza e agudez de itens soltos (p. ex., pranchetas, lanternas) Coluna de direção Hábito da prática de direção segura: velocidade, uso de luzes/sirene, ultrapassagens, intersecções, retornos Hábito da prática de boa parceria durante o trajeto: observação da estrada, liberação de intersecções Estacionamento seguro	Ausência de muretas de proteção Barreiras medianas Distância entre a estrada e objetos imóveis Limites de velocidade Outros tráfegos Atitudes relacionadas ao uso de cinto de segurança Manutenção de via de escape Não pressupor que um ambiente seja seguro (p. ex., "parte nobre da cidade") Clima
Pós-evento	Idade Condição física Tipo ou extensão do trauma	Integridade do sistema de combustível Encarceramento	Capacidade de comunicação de emergência Distância e qualidade da resposta do SEM Treinamento das equipes de SEM Disponibilidade de equipamento de extricação Sistema de cuidados para trauma na comunidade Programas de reabilitação na comunidade

Dados de Blau G, Chapman S, Boyer E, Flanagan R, Lam T, Monos C. Correlates of safety outcomes during patient ambulance transport: a partial test of the Haddon Matrix. *J Allied Health*. 2012;41(3):e69-72. PMID: 22968779.

breve; ela pode durar apenas uma fração de segundo e raramente dura mais do que alguns minutos. Os fatores na *fase pós-evento* afetam os desfechos após a ocorrência do trauma. Dependendo do tipo de evento, ela pode durar desde alguns segundos até o resto da vida do hospedeiro. (Ver o Capítulo 1, "PHTLS: Passado, Presente e Futuro".)

Conforme citado anteriormente, um dos propósitos fundamentais da Matriz de Haddon é reconhecer os riscos para o trauma de modo este possa ser evitado. Os programas de saúde pública adotaram a terminologia de prevenção primária, secundária e terciária.

- A *prevenção primária* visa evitar o trauma antes que ele ocorra. Esse tipo de atividade de prevenção envolve programas educativos para ajudar a minimizar os comportamentos de risco, além do uso de equipamentos de proteção como capacetes, assentos de segurança para crianças e dispositivos de retenção veiculares.

- A *prevenção secundária* se refere às ações tomadas para prevenir a progressão de uma lesão aguda após a sua ocorrência – por exemplo, evitar a ocorrência de hipóxia ou hipotensão após lesão cerebral traumática ou corrigi-la o mais rapidamente possível se já estiver presente.
- A *prevenção terciária* é dirigida para minimizar a possibilidade de morte e invalidez a longo prazo após um trauma (ou doença). Os programas de reabilitação ativa se enquadram nessa categoria.

Modelo do Queijo Suíço

O psicólogo britânico James Reason propôs outra maneira de pensar sobre como os traumas ocorrem.[14] Ele comparou o processo a um queijo suíço. Em cada situação, há uma ameaça com potencial para causar um trauma ou permitir que ocorra um erro. Costuma haver uma série de salvaguardas ou barreiras para evitar que isso aconteça. Ele sugeriu que cada uma dessas barreiras ou salvaguardas é como um pedaço de queijo suíço. Os buracos no queijo são falhas ou insuficiências que aumentam o potencial para que uma ameaça ou erro cause um trauma. Essas falhas podem ser resultado de deficiências na organização ou na administração e podem ocorrer após um descuido do sistema (condições latentes), ou como resultado de atos de missão ou comissão (falhas ativas). Reason argumentou que toda ameaça tem uma trajetória, que uma série de falhas geralmente deve ocorrer para que haja dano subsequente e que a trajetória deve ser tal que faça intersecção com buracos ou falhas alinhadas para permitir que todas as salvaguardas falhem e que ocorra o trauma (**Figura 16-2**).[14]

Classificação do Trauma

Um método comum para subclassificar o trauma se baseia na intenção. O trauma pode ser resultado de causas intencionais ou não intencionais. Embora essa seja uma maneira lógica de ver o trauma, isso reforça a dificuldade dos esforços de prevenção do trauma.

Em geral, o trauma **intencional** está associado a um ato de violência interpessoal ou autodirigida. Problemas como homicídios, suicídios, agressões, violência sexual, violência doméstica, abuso infantil e guerras se enquadram nessa categoria.

No passado, o trauma **não intencional** era chamado de acidente. Os autores do documento da NAS/NRC se referiram à incapacidade e à morte acidental de maneira apropriada; esse era o vocabulário da época.[1] Como agora acreditamos que fatores específicos devem agir em conjunto para que um trauma ocorra, os profissionais de saúde atualmente consideram que o termo *acidental* pode não descrever de forma acurada o grau de possibilidade

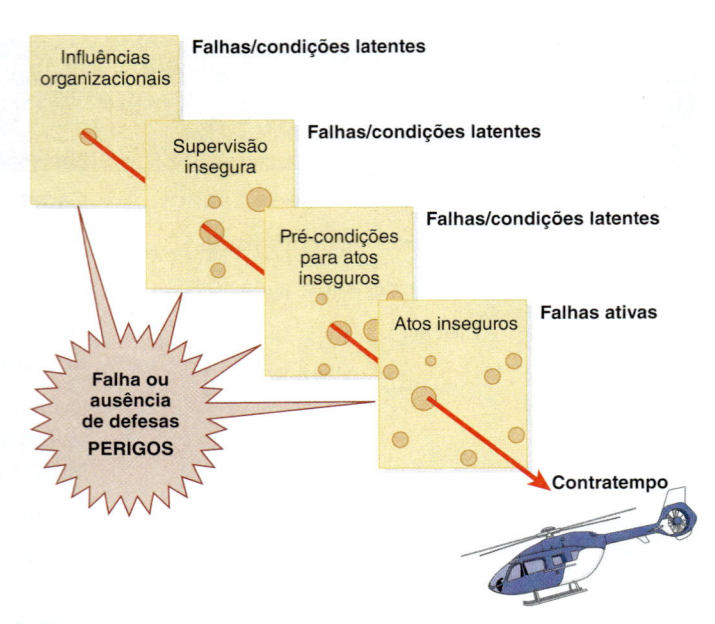

Figura 16-2 O modelo do queijo suíço de como as defesas, barreiras e proteções podem ser penetradas por uma trajetória de acidente.

Reason J. *Human Error*. Cambridge University Press; 1990.

de prevenção associado com o trauma não intencional que resulta de eventos como colisões automobilísticas, afogamentos, quedas e choques elétricos. Os sistemas de SEM adotaram esse conceito ao usar o termo *colisão de veículos automotores* (CVA) em vez de *acidente com veículos automotores* (AVA). Porém, o uso público da terminologia tem mudado muito lentamente. Os repórteres de noticiários ainda descrevem pessoas feridas em acidentes automobilísticos ou tiroteios acidentais. O termo *acidente* implica que uma lesão resultante foi aleatória e, assim, inevitável. O uso de uma linguagem alternativa visa levar as pessoas a considerar a possibilidade de prevenção ao avaliar os incidentes associados com lesões.

Também é importante observar que pode haver sobreposição entre essas duas classificações comuns de trauma.[15] Por exemplo, uma colisão de veículos automotores pode ter sido causada por um motorista tentando cometer suicídio. Classificar o incidente como um CVA apenas implica que não há intenção de causar dano por parte do motorista, enquanto o conhecimento da ideação suicida do motorista claramente implica intenção de causar a colisão.

Escopo do Problema

O trauma é um importante problema de saúde no mundo todo, resultando em 4,4 milhões de mortes anualmente (**Quadro 16-1**), com os incidentes de trânsito em rodovias causando aproximadamente 1,35 milhão, os suicídios,

Quadro 16-1 Estatísticas Mundiais Relacionadas ao Trauma[17]

Trauma Geral

- As principais causas de mortalidade relacionadas ao trauma são:
  1. Lesões relacionadas a incidentes de trânsito
  2. Atos de violência
  3. Quedas
  4. Afogamento
  5. Queimaduras
  6. Intoxicações
  7. Suicídio
- O trauma foi responsável por 9% das mortes no mundo e por 16% de todas as incapacidades.
- Para as pessoas com idade entre 5 e 29 anos, 3 dentre as 10 principais causas de morte eram relacionadas ao trauma.
- Prevê-se que as lesões causadas pelo trânsito se tornem a sétima principal causa de morte até 2030.
- O número de homens que morrem por causa do trauma é o dobro do número de mulheres; as queimaduras fatais são uma notável exceção.
- Na África, os homens têm as maiores taxas de mortalidade relacionada ao trauma.
- Cerca de 90% de todas as mortes relacionadas ao trauma ocorrem em países de baixa e média renda.
- O trauma é responsável por 12% dos anos totais de vida potencial perdidos, seja por morte prematura ou por incapacidade.

Incidentes de Trânsito

- Estima-se que 1,35 milhão de pessoas morrem todos os anos como resultado de traumas relacionados a incidentes de trânsito, e entre 20 a 50 milhões sofreram trauma ou incapacidade.
- O trauma relacionado a incidentes de trânsito é a principal causa de óbito para crianças e jovens com idade entre 5 e 29 anos.[18]
- A mortalidade por incidentes de trânsito em homens com menos de 25 anos de idade é quase três vezes maior que a de mulheres.
- Os países de baixa renda são responsáveis por mais de três vezes o número de mortes por incidentes de trânsito do que os países de renda mais alta.[18]
- A África e o Sudeste Asiático são responsáveis pela maior porcentagem de mortes por incidentes de trânsito.
- A probabilidade de um trauma e a gravidade das consequências estão diretamente ligadas a um aumento na velocidade.

Queimaduras[19]

- Estima-se que 180 mil mortes sejam causadas anualmente por queimaduras; a maioria ocorre em países de baixa e média renda.
- As mulheres no Sudeste Asiático têm as maiores taxas de mortalidade relacionadas a incêndios (devido ao cozimento em fogo aberto).
- As crianças com menos de 5 anos de idade e as pessoas idosas têm as maiores taxas de mortalidade relacionada a incêndios.
- As queimaduras não fatais são uma das principais causas de morbidade em todo o mundo.

Afogamentos[20]

- Em 2019, estima-se que 236 mil pessoas tenham morrido por afogamento.
- Mais de 90% das mortes por afogamento ocorreram em países de baixa e média renda.
- Entre os vários grupos etários, as crianças com menos de 5 anos de idade têm as maiores taxas de mortalidade por afogamento, sendo responsáveis por mais de 50% dos casos.
- A categorização oficial de dados globais não leva em consideração as mortes por afogamento causadas por inundações ou incidentes de transporte aquático, subestimando assim as mortes por afogamento em todo o mundo.

Quedas[21]

- Estima-se que 684 mil pessoas morram como resultado de quedas anualmente.
- Mais de 80% das fatalidades relacionadas a quedas ocorrem em países de baixa e média renda.
- Em todas as regiões do mundo, os adultos com mais de 60 anos de idade, particularmente as mulheres, têm a maior taxa de mortalidade por quedas.
- As quedas são atualmente a segunda principal causa de mortes por traumas não intencionais.
- Em todo o mundo, as quedas resultam em mais anos vividos com lesões do que os incidentes de trânsito, afogamentos, queimaduras e envenenamentos juntos.

Intoxicações

- Conforme os dados da OMS, em 2016 estima-se que tenham morrido 106.683 pessoas no mundo todo por intoxicação não intencional.[22]
- Mais de 80% das intoxicações fatais ocorrem em países de baixa e média renda.
- A região da Europa é responsável por mais de um terço de todas as mortes por intoxicação no mundo todo.

(continua)

Quadro 16-1 Estatísticas Mundiais Relacionadas ao Trauma (*continuação*)

- As picadas de cobra são um problema de saúde pública, em grande parte, não reconhecido. Embora seja difícil obter dados confiáveis, estima-se que mais de 5 milhões de picadas de cobra ocorram anualmente, resultando em até 2,7 milhões de envenenamentos e na morte de 80 a 100 mil pessoas.[23]

Violência Interpessoal[17]

- Estima-se que 415 mil pessoas morreram no mundo todo como resultado de violência interpessoal em 2019.[24]
- A maioria das mortes ocorreu em homens e mulheres com idades entre 15 e 49 anos.
- Entre todos os homicídios, 95% ocorreram em países de baixa e média renda.

- As maiores taxas de violência interpessoal são encontradas nas Américas entre homens com idades de 15 a 29 anos.
- Entre as mulheres, a África tem a maior taxa de mortalidade por violência interpessoal.

Suicídio[25]

- Todos os anos, cerca de 700 mil pessoas cometem suicídio no mundo todo.
- De todos os suicídios, 77% ocorreram em países de baixa e média renda.
- O suicídio ocorre durante toda a vida.
- Cerca de 20% dos suicídios em todo o mundo são causados por autointoxicação com pesticidas.

© National Association of Emergency Medical Technicians (NAEMT)

quase 700 mil, e a violência interpessoal, cerca de 520 mil.[8,16,17] As causas de mortes relacionadas ao trauma variam entre os países, tanto em termos de mecanismo como de grupo etário impactado. Devido a questões econômicas, sociais e de desenvolvimento, as causas de mortes relacionadas ao trauma variam entre os países e mesmo entre as regiões dentro do mesmo país.

Por exemplo, em países de baixa e média renda do oeste do Pacífico, as principais causas de morte relacionadas ao trauma estão relacionadas ao trânsito em rodovias, afogamentos e suicídios, enquanto, na África, as principais causas estão relacionadas ao tráfego em rodovias, guerras e violência interpessoal. Nos países de alta renda nas Américas, a principal causa de morte entre pessoas de 15 a 29 anos de idade são as lesões causadas por incidentes no trânsito. Para esse mesmo grupo etário em países de baixa e média renda das Américas, a principal causa é a violência interpessoal.[6] A **Figura 16-3** demonstra que o trauma é importante na carga global de doença.

Por exemplo, em países de baixa e média renda do oeste do Pacífico, as principais causas de morte por trauma estão relacionadas ao trânsito em rodovias, afogamentos e suicídios, enquanto, na África, as principais causas estão relacionadas ao tráfego em rodovias, guerras e violência interpessoal. Nos países de alta renda nas Américas, a principal causa de morte entre pessoas de 5 a 29 anos de idade são as lesões causadas por incidentes no trânsito. Para esse mesmo grupo etário em países de baixa e média renda das Américas, a principal causa é a violência interpessoal.[6] A Figura 16-3 demonstra que o trauma é importante na carga global de doença.

Em 2019, mais de 36 mil pessoas nos Estados Unidos morreram em colisões de veículos automotores.[26] Dessas fatalidades, 47% dos passageiros dos veículos não estavam

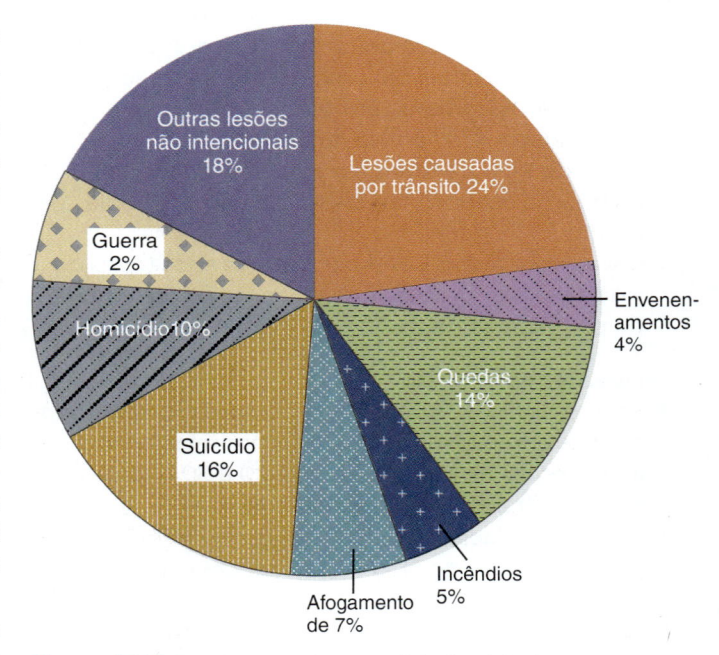

Figura 16-3 Distribuição da mortalidade global por trauma conforme a causa.

Dados da World Health Organization. Injuries and violence: the facts 2014. n.d. https://apps.who.int/iris/bitstream/handle/10665/149798/9789241508018_eng.pdf

usando cintos de segurança.[27] As mortes em colisões relacionadas ao álcool foram responsáveis por 10.142 vidas perdidas—uma taxa de 28 pessoas por dia, ou uma a cada 52 minutos.[28] Nos Estados Unidos, os traumas não intencionais são a quarta principal causa geral de morte, sendo responsáveis por cerca de 200 mil mortes anualmente[29] (**Tabela 16-2**). O trauma é um problema especialmente grave para os jovens da América, bem como na maioria das nações industrializadas do mundo. Nos Estados

Tabela 16-2 Lista de Causas de Mortes Relacionadas ao Trauma por Grupo Etário; Dados de 2020											
Grupo Etário											
	+1	1-4	5-9	10-14	15-24	25-34	35-44	45-54	55-64	65+	**Todas as idades (número de mortes)**
Trauma não intencional	4ª	Principal	Principal	Principal	Principal	Principal	Principal	Principal	4ª	8ª	4ª (200.955)
Trauma intencional											
Suicídio	*	*	10ª	2ª	3ª	2ª	4ª	7ª	9ª	*	*
Homicídio	*	3ª	4ª	4ª	3ª	2ª	7ª	10ª	*	*	*

*Dados não aplicáveis/disponíveis ou não incluídos entre as 10 principais causas de morte.

Dados do Centers for Disease Control and Prevention, National Center for Injury Prevention and Control. 10 leading causes of death, United States, 2020, all races, both sexes. Web-based Injury Statistics Query and Reporting System (WISQARS) website. Accessed March 2, 2022. https://www.cdc.gov/injury/wisqars/

Unidos, o trauma mata mais crianças e adultos jovens do que todas as doenças combinadas e continuam sendo a principal causa de morte em pessoas de 1 a 44 anos de idade.[30] Os traumas intencionais nessa faixa etária incluem suicídio—a segunda principal causa de morte—e homicídio. Os números de suicídio continuam a subir.[30] As mortes por traumas não intencionais no mesmo grupo incluem intoxicação não intencional (por exemplo, overdoses de opioides), CVA e quedas não intencionais. Somente as overdoses de opioides foram responsáveis por 49.860 mortes em 2019.[31]

Infelizmente, as mortes por trauma são apenas a ponta do *iceberg*. O trauma também é uma das principais causas de incapacidade em todas as idades, etnias e estratos socioeconômicos. O trauma exige 29 milhões de visitas anuais ao departamento de emergência e causam impactos na família, nos amigos, nos colegas de trabalho e nas comunidades.[32]

O impacto também pode ser percebido ao examinar o número de **anos potenciais de vida perdidos (APVPs)** como resultado do trauma. Os APVPs são calculados subtraindo-se a idade no momento da morte de uma idade fixa para o grupo sendo examinado, geralmente 65 ou 70 anos ou a expectativa de vida do grupo. A Organização para Cooperação Econômica e a maioria dos órgãos federais e estaduais dos EUA usam 75 anos como referência. Por exemplo, uma pessoa que morre aos 70 anos de idade tem 5 APVP, enquanto uma criança que morre aos 10 anos de idade tem 65 APVP.[33] Portanto, mesmo que o trauma mate ou incapacite pessoas de todas as idades, ele afetam de maneira desproporcional as crianças, os jovens e os adultos jovens. Como o trauma é a principal

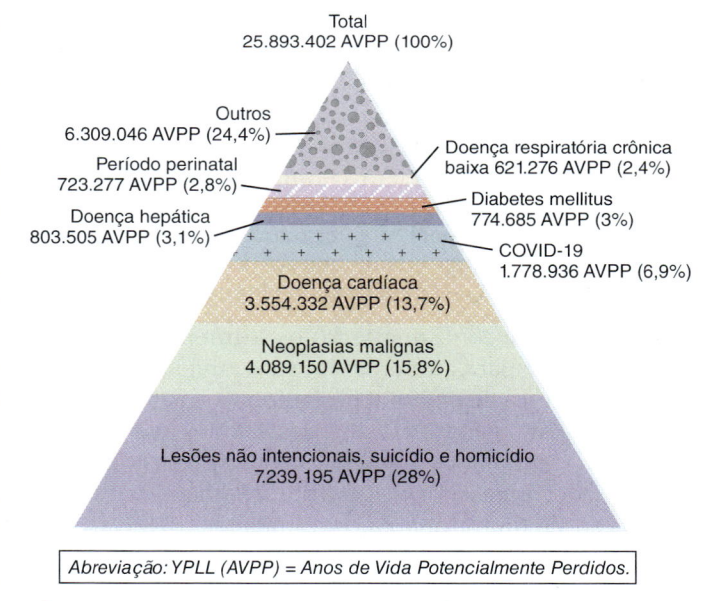

Figura 16-4 Anos potenciais de vida perdidos antes dos 75 anos de idade.

Dados do Centers for Disease Control and Prevention, National Center for Injury Prevention and Control. Years of potential life lost (YPLL) before age 75, 2020 United States, all races, both sexes, all deaths. Web-based Injury Statistics Query and Reporting System (WISQARS) website. Accessed March 2, 2022. https://www.cdc.gov/injury/wisqars/

causa de morte de norte-americanos entre 1 e 44 anos de idade, ele é responsável por mais APVPs do que qualquer outra causa de morte. Estima-se que, no ano de 2019, o trauma tenha roubado 4,9 milhões de *anos* de suas vítimas (**Figura 16-4**). A intoxicação não intencional (predominantemente overdoses de opioides) foi responsável por 1,4 milhão desses anos.

Uma terceira medida de gravidade do trauma pode ser demonstrada financeiramente. Acredita-se que os aspectos econômicos atinjam muito além do doente e de seus familiares imediatos. O custo do trauma se espalha por um amplo espectro. Todos os membros da sociedade sentem o efeito, pois são cobertos pelo governo federal e por outras agências, por seguros privados, que passam os custos para outros inscritos e empregadores, além do doente. Como resultado, todos pagam quando uma pessoa sofre um trauma grave. Em 2019, o Centers for Disease Control and Prevention (CDC) estimou o custo do trauma em 4,2 trilhões, o que inclui custos diretos de assistência médica (327 bilhões de dólares), bem como perda de trabalho, valor APVP e custos de perda de qualidade de vida.[34] Os dados da OMS indicam que as atividades de prevenção são um bom investimento:

- Cada dólar americano investido em capacetes de motocicleta resulta na economia de 32 dólares em custos médicos.
- Os cintos de segurança reduzem o risco de ejeção e de sofrer lesão grave ou fatal em 40 a 65%, salvando cerca de 255 mil vidas entre 1975 e 2008.[35]

O custo do trauma em termos de morbidade, mortalidade e estresse econômico é excessivo. Conforme citado por Cristofell e Gallagher:

> O trauma sempre foi uma ameaça para o bem-estar público, mas, até meados do século XX, as doenças infecciosas ofuscavam a terrível contribuição do trauma para a morbidade e a mortalidade dos homens. Melhorias na saúde pública... em outras áreas deixou o trauma como uma grande ameaça à saúde pública, sendo chamado de "a epidemia negligenciada".[13]

A sociedade conclama todos os segmentos da comunidade médica para aumentarem suas atividades preventivas. Com cerca de 840.600 profissionais do atendimento pré-hospitalar apenas nos Estados Unidos, conforme a American Ambulance Association, os sistemas de SEM podem fazer uma enorme contribuição para os esforços de prevenção do trauma na comunidade.

Violência Doméstica

A violência doméstica (VD) ou violência conjugal é definida como a violência física, a violência sexual, as agressões psicológicas ou a perseguição por um parceiro íntimo atual ou anterior.[36] A *National Intimate Partner and Sexual Violence Survey* (Pesquisa Nacional sobre Parceiros Íntimos e Violência Sexual) do CDC reúne dados sobre violência sexual e VD. Nos Estados Unidos, pouco mais de um terço (36,4%) das mulheres sofreram violência sexual de contato (18,3%), violência física (30,6%) e/ou perseguição (10,4%) por um parceiro íntimo. Da mesma forma, quase um terço dos homens sofreu violência sexual de contato (8,2%), violência física (31%) e/ou perseguição (2,2%) durante a vida.[37] Por fim, 36,4% das mulheres disseram já ter experimentado pelo menos um ato de agressão psicológica por um parceiro íntimo em comparação com 34,2% dos homens.[37]

Devido à natureza de sua profissão, os profissionais dos SEM estão em uma posição diferenciada para observar a dinâmica entre o doente e outros envolvidos na cena. Alguns sinais de violência por parceiro íntimo incluem os seguintes:

- *Parceiros excessivamente protetores.* Os abusadores podem hesitar em deixar a vítima sozinha quando acham que pode falar sobre o abuso.
- *Ciúmes ou comportamento controlador pelo abusador.*
- *Doente excessivamente tímido.* Você pode encontrar doentes que evitam o contato visual ou que deixam seu parceiro responder às questões.
- *Lesões inexplicadas ou lesões repetidas.* O doente pode não ser capaz de explicar um olho roxo ou hematomas cervicais, pode apresentar hematomas corporais em vários estágios de cicatrização ou pode ter histórico de ossos quebrados.

Você deve relatar qualquer suspeita de violência por parceiro íntimo às agências legais apropriadas. Os profissionais do SEM também estão em uma posição única para se tornarem vítimas secundárias nessas chamadas. Sempre preste atenção particularmente à sua própria segurança nessas chamadas e mantenha alto nível de consciência da situação. Lembre-se de que não é dever do profissional do atendimento pré-hospitalar confrontar o agressor. Essa é uma ação perigosa.

Trauma e Equipe de Atendimento Pré-hospitalar (APH)

A equipe de atendimento pré-hospitalar (APH) está exposta a uma grande variedade de situações que podem resultar em lesão dos profissionais. As cenas costumam ser inseguras apesar dos melhores esforços das equipes de APH e da polícia, pois elas envolvem pessoas em crise emocional e física. Há relatos regulares de profissionais de APH sendo agredidos em seu trabalho, recebendo tiros ou sendo alvo de algum outro tipo de violência. A própria natureza do SEM apresenta muitas oportunidades para o trauma. O próprio trajeto até a cena pode ser perigoso. Erguer peso, expor-se a perigos ambientais e a doenças infecciosas, privar-se de sono e estressar-se no trabalho representam oportunidades significativas para o trauma. As trágicas situações encontradas costumam contribuir para a depressão, a ansiedade e o transtorno de estresse pós-traumático (TEPT), o qual pode ter efeitos físicos significativos nos profissionais, além de causar estresse psicológico adicional.

A privação de sono é um fator importante que claramente afeta o desempenho dos profissionais do atendimento pré-hospitalar.[38] Quanto mais tempo uma pessoa fica acordada, maior é a fadiga e a sonolência resultantes; maior é o comprometimento do tempo de reação, da tomada de decisão e do julgamento; e maior é a probabilidade de enganos, de lesão a si e aos outros, e até mesmo de fatalidades.[39] A privação do sono foi comparada à intoxicação por álcool, com a falta de sono por 18 horas se aproximando de uma concentração de álcool no sangue (CAS) de 0,05 e a ausência de sono por 24 horas se aproximando de uma CAS de 0,1.

Além disso, a privação de sono pode ter efeitos profundos na saúde do profissional do atendimento pré-hospitalar e pode interferir nas relações pessoais e familiares. A falta de sono pode causar irritabilidade, ansiedade e depressão.

Um estudo publicado em 2011 revisou os traumas fatais e não fatais em socorristas durante o período de 2003 a 2007.[40] Os autores revisaram os dados do Census of Fatal Occupational Injuries do Bureau of Labor Statistics, além da porção ocupacional do National Electronic Injury Surveillance System. Para aquele período, foram encontradas 65 traumas fatais e 99.400 traumas não fatais. A maioria dos óbitos estava relacionada ao transporte, fossem colisões de veículos automotores (45%) ou quedas de aeronaves (31%). A taxa de mortalidade para trabalhadores do APH em tempo integral era de 7 a cada 100 mil.[41] Entre as equipes de APH em geral, a taxa de mortalidade era de 6,3 a cada 100 mil.[40] Em comparação, a taxa de mortalidade para bombeiros era de 6,1 a cada 100 mil e para todos os trabalhadores era de 4 a cada 100 mil durante esse mesmo período.[41] A única boa notícia nesse relato é de que os números de óbitos são menores do que os relatados 10 anos antes.

Esses números revelam uma realidade perturbadora. Conforme Garrison:

[...] os momentos mais perigosos para as equipes de APH são quando elas estão dentro da ambulância em movimento ou quando estão trabalhando na cena de um incidente próximo de outros veículos em movimento.[42]

É fundamental que as equipes de APH conheçam e compreendam os conceitos do trauma e suas medidas preventivas para que os riscos inerentes a estes profissionais possam ser identificados e corrigidos. Desde o primeiro dia de treinamento, ensina-se aos estudantes que ninguém é mais importante na cena que o profissional do atendimento pré-hospitalar, de modo que a segurança da equipe deve vir em primeiro lugar. O uso de cinto de segurança na ambulância é a primeira etapa para a sua proteção.

O projeto National EMS Culture of Safety foi desenvolvido a partir de uma recomendação feita em 2009 pelo National Emergency Medical Services Advisory Council (NEMSAC) para que a National Highway Traffic Safety Administration (NHTSA) do Departamento de Transporte criasse uma estratégia para melhorar a segurança do APH. O American College of Emergency Physicians (ACEP) e o programa EMS for Children (EMSC), junto com outros participantes importantes de grupos de bombeiros e SEM, eram parte de um projeto que concordava em uma estratégia envolvendo seis elementos principais:

- Cultura de justiça, o que estimula o relato de enganos ou quase erros, de modo que os erros possam ser evitados no futuro
- Suporte e recursos coordenados entre as agências dos Estados Unidos
- Um sistema de dados de segurança para o socorrista e o doente, permitindo uma melhor compreensão do escopo de alguns desses problemas
- Evolução da educação em APH de modo a incluir o melhor treinamento nesses tópicos
- Promulgação de padrões de segurança baseados em boas evidências
- Relato e investigação de incidentes[43]

Prevenção como Solução

O ideal é prevenir a ocorrência de um trauma, evitando a necessidade de tratá-lo depois de ocorrer. Quando o trauma é prevenido, isso poupa o doente e a família do sofrimento e do custo econômico. O National Center for Injury Prevention and Control (NCIPC) do CDC estima que até 40% das mortes causadas pelas cinco principais causas são evitáveis.[44]

Devido à variabilidade entre hospedeiro, agente e ambiente em qualquer dado momento, os profissionais de saúde nem sempre podem predizer ou prevenir cada trauma individualmente. Porém, é possível identificar as populações de alto risco (o que inclui os profissionais do atendimento pré-hospitalar), os produtos e os ambientes de alto risco. Os esforços preventivos focados em grupos ou cenários de alto risco influenciam uma gama da sociedade tanto quanto possível. Os profissionais de saúde podem buscar a prevenção de várias maneiras. Algumas estratégias têm sucesso comprovado nos Estados Unidos e ao redor do mundo. Porém, outras estratégias funcionam em uma região e em outras não. Antes de implementar uma estratégia de prevenção do trauma, os esforços devem concentrar-se na determinação da possibilidade de que ela funcione. Embora não seja necessário "reinventar a roda", os profissionais de saúde podem ter que modificar uma estratégia de prevenção para melhorar as chances de sucesso. Os métodos para fazer isso são examinados na próxima seção.

Conceitos da Prevenção do trauma

Objetivo

O objetivo dos programas de prevenção do trauma é mudar o conhecimento, a atitude e o comportamento por parte de um segmento da sociedade previamente identificado. Simplesmente fornecer informações para as potenciais vítimas não é suficiente para a prevenção do trauma. Um programa pode ser implementado de maneira a influenciar as atitudes da sociedade e – ainda mais importante – mudar o comportamento. A esperança é de que qualquer mudança de comportamento ocorra em longo prazo. Essa tarefa é monumental, mas não é intransponível.

Oportunidades para Intervenção

As estratégias preventivas podem ser planejadas de acordo com a abrangência e o impacto que cada tipo de trauma causa. Elas coincidem com as fases temporais da Matriz de Haddon. As intervenções pré-evento, conhecidas como intervenções primárias, tentam evitar a ocorrência do trauma. As ações que visam manter os motoristas intoxicados (que consumiram bebidas alcoólicas ou drogas) longe da estrada, as leis para evitar o envio de mensagens de texto enquanto a pessoa dirige e as medidas para a instalação de iluminação de trânsito visam evitar a ocorrência de incidentes de trânsito. As intervenções da fase do evento visam reduzir a gravidade do trauma, suavizando o impacto das lesões que ocorrem. A exigência do uso de cintos de segurança, a instalação de painéis acolchoados e *airbags* nos veículos e a aplicação de leis que obriguem o uso de assentos infantis de segurança são meios de reduzir a gravidade das lesões sofridas em colisões. As intervenções pós-evento oferecem um meio para aumentar a probabilidade de sobrevivência daqueles que sofreram incidentes traumáticos. O estímulo ao condicionamento físico, o projeto de sistemas de combustível para veículos que não explodam no momento do impacto e a implementação de sistemas de SEM de alta qualidade destinam-se a reduzir o tempo de recuperação das pessoas que sofreram um trauma.

Os serviços de APH têm tradicionalmente limitado seu envolvimento com a comunidade à fase pós-evento. Embora incontáveis vidas tenham sido salvas, devido às limitações inerentes ao fato de aguardar até a ocorrência do trauma significam que os melhores resultados não foram alcançados. Os sistemas de APH devem explorar a entrada mais precoce no ciclo do trauma. Com o uso da matriz de Haddon, os sistemas de APH podem identificar oportunidades para colaborar com outras organizações de saúde pública e de segurança pública para evitar que o trauma ocorra ou para atenuar seu impacto.

Estratégias Potenciais

Nenhuma estratégia isolada fornece a melhor abordagem para a prevenção do trauma. As opções mais efetivas dependem do tipo de trauma que é estudado. Porém, Haddon desenvolveu uma lista de 10 estratégias genéricas projetadas para quebrar a cadeia de eventos geradores de trauma em vários pontos (**Tabela 16-3**). Essas estratégias representam maneiras de evitar a liberação de energia descontrolada ou pelo menos reduzi-la até quantidades que o corpo possa tolerar melhor. A Tabela 16-3 também apresenta contramedidas que podem ser realizadas nas fases pré-evento, evento e pós-evento, e que são direcionadas para o hospedeiro, o agente ou o ambiente. Essa lista não é completa e serve apenas como ponto de entrada para ajudar a determinar as opções mais efetivas para o problema particular que é estudado.

A maioria das estratégias de prevenção é ativa ou passiva. As **estratégias passivas** exigem pouca ou nenhuma ação por parte do indivíduo; os sistemas de *sprinkler* e os *airbags* veiculares são exemplos. As **estratégias ativas** exigem a colaboração da pessoa a ser protegida; os exemplos incluem cintos de segurança manuais e a escolha pelo uso do capacete para motocicletas ou bicicletas. As medidas passivas são geralmente mais efetivas, já que as pessoas não necessitam conscientemente fazer nada para aproveitar a proteção. Contudo, estratégias passivas costumam ser mais difíceis de implementar, pois podem ser mais caras ou exigir ações legislativas ou reguladoras. Algumas vezes, uma combinação de estratégias ativas e passivas é a melhor opção.

Estratégia de Implementação

Quatro abordagens comuns para a implementação de uma estratégia de prevenção do trauma ficaram conhecidas como os quatro Es da prevenção do trauma – educação, execução, engenharia e equidade. Cada um desses elementos é descrito aqui.

Educação

As estratégias educativas visam compartilhar informações. A audiência-alvo pode ser as pessoas que participam de atividades de alto risco, políticos com autoridade para aprovar novas legislações ou regulamentações preventivas, ou profissionais do atendimento pré-hospitalar que aprendem a se tornar participantes ativos na prevenção do trauma.

A educação já foi a medida primária para a implementação de programas de prevenção, pois a sociedade acreditava que a maioria dos incidentes traumáticos era simplesmente resultado de erro humano. Embora essa suposição seja verdadeira em certa medida, muitos não reconheceram o papel da energia e do ambiente como causa de trauma. A educação ainda é comumente usada,

Tabela 16-3 Estratégias Básicas de Contramedidas para o Trauma

Estratégia	Possíveis Contramedidas
Evitar que uma situação de perigo se instale	Não produzir fogos de artifício, triciclos ou determinadas substâncias tóxicas. Eliminar jogadas violentas no futebol americano em escolas do ensino médio.
Reduzir a quantidade de energia contida na ameaça	Limitar a potência dos motores dos veículos. Empacotar fármacos tóxicos em quantidades menores e mais seguras. **Obedecer os limites de velocidade.** Demandar melhor transporte público para reduzir o número de veículos privados nas ruas. **Estimular a redução da temperatura em aquecedores de água domiciliares.** Limitar o calibre das armas de fogo. Limitar a quantidade de pólvora em fogos de artifício.
Evitar a liberação de uma ameaça já existente	**Armazenar as armas de fogo em contêineres fechados ou usar travas de armas.** Fechar piscinas e praias quando não houver salva-vidas de plantão. **Estimular o uso de superfícies não escorregadias em banheiras e chuveiros.** **Exigir recipientes à prova de crianças para todos os medicamentos e produtos químicos domésticos perigosos.** **Limitar o uso de telefones celulares em veículos ou usar modelos com viva-voz.** Exigir escudos de segurança em máquinas agrícolas rotativas. Melhorar a condução de veículos.
Modificar a frequência ou distribuição espacial da ameaça	**Exigir o uso de cintos de segurança e assentos de segurança infantis.** Fornecer freios antitravamento. Estimular o uso de grampos curtos em calçados de futebol de modo que os pés girem em vez de transmitir a força súbita para os joelhos. Exigir *airbags* nos veículos. Fornecer para-choques hidráulicos em veículos. Fornecer cintas de segurança para proteger os trabalhadores contra quedas. **Estimular o uso de EPI necessários para profissionais que trabalham em ambientes super aquecidos ou que tenham algum risco de explosão.**
Separar em tempo ou espaço a ameaça daquilo que deve ser protegido	Instalar passarelas para pedestres em cruzamentos com grande circulação. Manter as laterais da pista livres e com boa sinalização. Manter áreas de lazer devidamente sinalizadas e protegidas. Instalar ciclovias. Aplicar inseticidas quando não houver pessoas presentes. Instalar calçadas com modos de segurança e proteção. Desviar caminhões que carregam materiais perigosos para estradas de baixa densidade. **Estimular o uso de detectores de fumaça em casas, comércios e locais públicos.**

(continua)

Tabela 16-3 Estratégias Básicas de Contramedidas para o Trauma (*continuação*)	
Estratégia	**Possíveis Contramedidas**
Separar a ameaça daquilo que deve ser protegido com uma barreira material	Instalar cercas ao redor de piscinas.
	Estimular o uso de óculos de proteção para ciclistas e trabalhadores que podem sofrer riscos ocupacionais.
	Construir divisões entre as pistas das estradas.
	Construir escudos protetores ao redor de máquinas perigosas.
	Instalar muretas entre calçadas e ruas.
	Instalar painéis reforçados em portas de veículos.
	Exigir que os profissionais de saúde coloquem as agulhas usadas diretamente em recipientes para objetos perfurocortantes.
	Exigir o uso de capacetes para motociclistas, ciclistas e praticantes de atividades esportivas de alto risco.
Modificar a natureza básica da ameaça	Instituir *airbags* em veículos automotores.
	Disponibilizar colunas de direção dobráveis.
	Instalar postes que quebram com o impacto.
	Usar grades estreitas nos berços de bebês.
	Adotar bases de beisebol com sistema de segurança.
	Remover tapetes soltos das casas onde residem idosos.
Tornar mais resistente à ameaça aquilo que deve ser protegido	**Estimular a ingesta de cálcio para reduzir a osteoporose.**
	Promover campanhas como *Stop the Bleed*, reanimação cardiopulmonar somente com as mãos e outros eventos educacionais para ensinar o público a reduzir os efeitos de emergências.
	Estimular o condicionamento físico em atletas.
	Proibir a venda e o consumo de álcool próximo de áreas de recreação na água.
	Tratar as condições médicas como a epilepsia para evitar episódios que possam resultar em queimaduras, afogamentos e quedas.
	Verificar os códigos de construções resistentes a terremotos nas áreas suscetíveis.
Começar a abordar o dano já causado pela ameaça	**Fornecer cuidados médicos de emergência.**
	Armazenar DEAs em locais públicos como aeroportos, ginásios e escolas.
	Empregar sistemas de encaminhamento de pessoas traumatizadas para profissionais do atendimento pré-hospitalar adequadamente treinados.
	Desenvolver protocolos escolares de resposta a emergências traumáticas.
	Fornecer treinamentos de primeiros socorros aos moradores.
	Instalar sistemas automáticos de irrigação anti-incêndio (*sprinklers*).
Estabilizar, reparar e reabilitar o objeto do dano	Desenvolver planos de reabilitação em estágios precoces do trauma.
	Fazer uso da reabilitação ocupacional para doentes paraplégicos.

© National Association of Emergency Medical Technicians (NAEMT)

*Os exemplos listados têm apenas propósito ilustrativo e não são necessariamente as recomendações oficiais do PHTLS, da National Association of EMTs ou do American College of Surgeons Committee on Trauma.

O **negrito** indica as oportunidades para que as equipes de APH forneçam educação e liderança. DEA, desfibrilador externo automático.

porém, provavelmente é a mais fácil de implementar entre as quatro estratégias.

A experiência demonstrou que as estratégias educacionais não tiveram sucesso marcante por diversas razões. Para começar, o público-alvo a ser abordado pode nunca ouvir a mensagem sobre as estratégias de prevenção. Se a mensagem for ouvida, algumas pessoas podem rejeitá-la logo de início ou não aderir a ela de forma suficiente para a mudança de comportamento. Aqueles que aderem a ela podem fazer isso de forma esporádica ou com entusiasmo decrescente ao longo do tempo.[45] Porém, a educação ainda pode ser particularmente útil na redução de lesões nas quatro áreas a seguir:

1. *Ensinar às crianças pequenas comportamentos e habilidades de segurança básicos e que ficam com elas durante a vida.* Os exemplos incluem a resposta adequada ao soar o alarme de um detector de fumaça, ligar para o telefone de emergência para pedir ajuda em caso de urgência ou afivelar os cintos de segurança.

2. *Ensinar sobre determinados tipos e causas de trauma para determinados grupos etários.* A educação pode ser a única estratégia disponível para esses grupos.

3. *Alterar a percepção do público em relação a risco e risco aceitável para mudar as atitudes e normas sociais.* Essa abordagem foi utilizada em relação à bebida e à direção e é atualmente usada para o uso de capacete ao andar de bicicleta, patinete elétrico, *skate* e patins.

4. *Promover mudanças de políticas públicas e educar os consumidores para demandar produtos mais seguros.*[45]

Como uma abordagem singular para a prevenção de trauma, os programas educacionais têm tido resultados desapontadores. Como muitos medicamentos, a educação pode precisar ser "reajustada" após um período de tempo para ter um efeito continuado. Porém, junto com outras formas de estratégias de implementação, a educação pode ser uma ferramenta valiosa. A educação costuma servir de ponto de partida para preparar o caminho para as estratégias de execução e engenharia.

Execução

A execução utiliza o poder de persuasão da lei para aumentar a adesão a estratégias de prevenção simples, mas efetivas. Os comandos legais podem exigir ou proibir, e eles podem ser dirigidos ao comportamento individual (pessoas), a produtos (coisas) ou a condições ambientais (lugares) da seguinte maneira:

- As exigências legais aplicadas a pessoas são leis que obrigam o uso de cintos de segurança, dispositivos de retenção de crianças e capacetes.

- As leis proibitivas que se aplicam a pessoas são leis contra dirigir sob efeito de álcool, leis que estabelecem limites de velocidade e leis contra agressões.

- As exigências legais que se aplicam a produtos incluem os padrões de projeto e desempenho, como o Motor Vehicle Safety Standards federal.

- As proibições aplicadas a produtos incluem as restrições para animais perigosos e tecidos inflamáveis.

- As exigências legais aplicadas a lugares incluem a instalação de postes facilmente quebráveis (ao longo da estrada) quando exposto a grande impacto e cercas ao redor de piscinas.

- As proibições aplicadas a lugares incluem a proibição de armas de fogo em escolas e terminais de aeroportos.

- As exigências legais que se aplicam a grupos-alvo e locais específicos incluem as exigências federais para que socorristas e equipes de segurança pública usem roupas de alta visibilidade em locais de incidentes com alto tráfego.[13]

A execução também é uma contramedida ativa, pois as pessoas devem obedecer à lei para tirar benefício dela. Os públicos-alvo podem ter menos chance de aderir, se acreditarem que a diretiva infringe sua liberdade pessoal, se tiverem pouca chance de serem pegos ou se não enfrentarem consequências por violar a lei.

Considerando que a sociedade como um todo tende a obedecer às leis ou pelo menos ficar dentro de limites estreitos ao redor dela, medidas judiciais costumam ser mais efetivas que a educação. O indiciamento, em conjunto com a educação, parece produzir melhores resultados que qualquer das iniciativas isoladamente. As leis referentes a capacetes de motocicleta fornecem um estudo de caso interessante sobre o papel do indiciamento na prevenção do trauma. Nos estados em que as leis referentes ao uso de capacetes foram repelidas pelos motociclistas, a taxa de lesões graves e da mortalidade aumentaram.[46-48]

Engenharia

Muitas vezes, as maneiras mais efetivas de prevenir lesões são aquelas em que a liberação de energia destrutiva é permanentemente separada do hospedeiro. As contramedidas passivas atingem esse objetivo com pouco ou nenhum esforço da pessoa. As estratégias de engenharia tentam embutir a prevenção do trauma em produtos ou ambientes de modo que o hospedeiro não precise agir de maneira diferente para estar protegido. As estratégias de engenharia ajudam as pessoas que realmente precisam delas e fazem isso sempre. Medidas como sistemas automáticos de *sprinkler* em prédios, cascos flutuantes em botes e alarmes de reserva em ambulâncias visam salvar vidas com pouco ou nenhum esforço por parte do hospedeiro.

A engenharia parece ser a resposta perfeita para a prevenção do trauma. É passiva, efetiva e geralmente a menos perturbadora dos quatro Es. Infelizmente, costuma ser a mais cara para implementar. Projetar segurança em um produto geralmente o torna mais caro e pode necessitar de obrigatoriedade legal ou regulatória. O preço pode ser maior do que o fabricante está disposto a absorver ou do que o consumidor deseja pagar. A sociedade dita a quantidade de segurança que quer colocar em um produto e o quanto está disposta a apoiar financeiramente a medida.

Iniciativas de educação devem preceder às medidas legais e de engenharia. Por fim, as contramedidas mais efetivas podem ser as que incorporam todas as quatro estratégias de implementação.

Equidade

A equidade é frequentemente descrita como o quarto E da prevenção do trauma. Ele se distingue dos outros três pelo fato de ser aplicado em cada um dos outros quando se trabalha para diminuir as disparidades no risco de trauma na população.

Do ponto de vista da educação, é preciso fazer esforços para garantir que ela seja direcionada às populações de maior risco. Para que a mensagem atinja efetivamente o público-alvo, ela deve ser transmitida em um formato que esse público provavelmente acesse e de forma culturalmente competente.

Ajudar as pessoas a entender o risco dos aquecedores de ambiente em uma casa, por exemplo, não é eficaz se não houver esforços para garantir que métodos alternativos de aquecimento estejam disponíveis. As tentativas de alterar a percepção pública sobre o risco exigem conversas na comunidade sobre a magnitude e a atenuação do risco. Dizer a alguém para não usar um skate sem capacete é menos eficaz do que seria se fosse combinado com o fornecimento de informações precisas sobre as consequências de lesões na cabeça e incidentes com skates, bem como sobre o acesso a capacetes.

É importante ressaltar que a lente da equidade deve ser aplicada a todos os conjuntos de intervenções para reduzir o risco de lesões causadas por traumas, pois as desigualdades geralmente resultam da não consideração dos desafios diferenciados enfrentados pelas populações em risco.

Abordagem de Saúde Pública

Muito se aprendeu sobre trauma e prevenção do trauma. Infelizmente, há muita discrepância entre o que se conhece sobre o trauma e o que está sendo feito em relação a isso.[49] O trauma é um problema complexo em todas as sociedades do mundo. Infelizmente, estratégias preventivas direcionadas a uma pessoa ou a pequenos grupos isoladamente costumam ter pouco impacto. A adoção de uma abordagem de saúde pública tem alcançado sucesso ao lidar com doenças e essa mesma abordagem também está progredindo na prevenção do trauma. Os SEM que uniram forças com outras organizações públicas e privadas conseguiram alcançar tanto ou mais do que conseguiriam sozinhas. As parcerias unem a experiência de uma comunidade para lidar com uma questão complexa e desconcertante.

Uma abordagem de saúde pública cria estratégias preventivas para uma comunidade a fim de combater uma doença que se instala neste grupo por meio de um processo de quatro etapas:

1. Vigilância
2. Identificação de fatores de risco
3. Avaliação da intervenção
4. Implementação

A coalisão abrange especialistas de diversos campos, como epidemiologia, comunidade médica, escolas de saúde pública, agências de saúde pública, programas de defesa da comunidade, economia, sociologia e justiça criminal. Os sistemas de SEM têm um papel importante na abordagem de saúde pública para a prevenção do trauma. A participação em uma coalisão para melhorar a segurança de um *playground* pode não ter o efeito imediato no cuidado prestado na cena de uma colisão automobilística grave, mas os resultados serão muito mais generalizados.

Vigilância

Vigilância é o processo de coleta de dados dentro de uma comunidade. A coleta de dados populacionais ajuda na descoberta da real magnitude e efeito de um trauma sobre esta população. Uma comunidade pode ser uma vizinhança, bairro, cidade, estado ou o próprio serviço de ambulância. O suporte para o programa, a alocação adequada de recursos e até mesmo saber quem deve ser incluído na equipe multidisciplinar dependem da compreensão do escopo do problema.

As fontes de informações disponíveis dentro de uma comunidade incluem:

- Dados de mortalidade
- Estatísticas de internações e altas hospitalares
- Prontuários médicos
- Registros de trauma
- Relatos de polícia
- Boletins do SEM
- Relatos de seguradoras
- Dados exclusivos de vigilância coletados apenas para o estudo sendo realizado

Identificação de Fatores de Risco

Após um problema ser identificado e estudado, é necessário saber quem está sob risco para direcionar uma estratégia de prevenção para a população correta. As abordagens tipo "disparo com espingarda" para a prevenção do trauma são menos bem-sucedidas que aquelas direcionadas. A identificação das causas e dos fatores de risco determina quem sofre o trauma; que tipos de trauma acontecem; e onde, quando e por que esses traumas ocorrem.[50] Algumas vezes, um fator de risco é evidente, como a presença de álcool em colisões automobilísticas fatais. Outras vezes, há necessidade de uma pesquisa para descobrir os verdadeiros fatores de risco nos eventos que envolvem o trauma. Os serviços de APH podem servir como "olhos e ouvidos" da saúde pública na cena do trauma para a identificação de fatores de risco que ninguém mais conseguiria descobrir. Então, os fatores de risco podem ser colocados em uma Matriz de Haddon à medida que são adequadamente identificados.

Avaliação das Intervenções

À medida que os fatores de risco ficam claros, as estratégias de intervenção começam a surgir. A lista de Haddon das 10 estratégias para a prevenção do trauma serve como ponto de partida (ver Tabela 16-3). Mesmo que as comunidades tenham características diferentes, uma iniciativa para a prevenção do trauma pode, com modificações, funcionar em outra comunidade. Após a intervenção potencial ter sido selecionada, um programa-piloto usando um ou mais dos quatro Es pode dar indicações sobre o sucesso da implementação em ampla escala.

Implementação

As etapas finais na abordagem de saúde pública consistem em implementar e avaliar a intervenção. Procedimentos detalhados são preparados de modo que outras pessoas interessadas na implementação de programas semelhantes tenham uma orientação a ser seguida. A coleta de dados da avaliação mede a efetividade de um programa. As respostas às três questões, a seguir, podem ajudar a determinar o sucesso dessa implementação:

1. As atitudes, as habilidades ou o julgamento mudaram?
2. O comportamento mudou?
3. A mudança comportamental levou a desfechos favoráveis?[12]

A abordagem de saúde pública fornece uma maneira comprovada para combater a doença trauma. Por meio de um esforço multidisciplinar na comunidade é possível identificar "quem, o que, onde, quando e por que" relacionado ao trauma e assim desenvolver um plano de ação. Os serviços de APH devem desempenhar um papel muito mais substancial para ajudar a estreitar o hiato entre o que se sabe sobre trauma e o que está sendo feito a respeito disso. Essa abordagem pode ser pensada como uma alça contínua. A vigilância continuada ocorre após a implementação de uma estratégia de controle do trauma.

Então, esses dados são usados para modificar ou alterar a estratégia. O sucesso na prevenção do trauma pode ser ampliado para populações mais amplas que possam estar em risco.

Evolução do Papel do SEM na Prevenção do Trauma

Tradicionalmente, o papel do profissional que atua em serviços pré-hospitalares e cuidados de saúde se concentrava quase exclusivamente no tratamento individualizado pós-evento. Pouca ênfase era dada à compreensão das causas do trauma ou no que um profissional poderia fazer para evitá-lo. Assim, os doentes podiam retornar para o mesmo ambiente e sofrer traumas novamente. Além disso, as informações que poderiam ajudar no desenvolvimento de um programa de prevenção em toda a comunidade para evitar que outras pessoas sofram trauma podem não ser documentadas e, dessa forma, podem permanecer indisponíveis para outros setores da saúde pública.

A abordagem de saúde pública na prevenção do trauma é mais proativa. Ela funciona para determinar como alterar o hospedeiro, o agente e o ambiente para prevenir o trauma. Por meio de coalisões que realizam a vigilância e implementam as intervenções, a saúde pública trabalha para desenvolver programas de prevenção para toda a comunidade. A *Emergency Medical Services Agenda for the Future* prevê uma ligação maior entre os serviços de APH e a saúde pública, o que tornaria ambos os setores de cuidados de saúde mais efetivos.[9] A prática da paramedicina na comunidade é uma maneira como o APH ficou mais envolvido nesse aspecto da prevenção do trauma (e doenças).

Os profissionais do atendimento pré-hospitalar podem ter um papel mais ativo no desenvolvimento de programas de prevenção para toda a comunidade. Os serviços de APH estão em uma posição única na comunidade. Com cerca de 1 milhão de profissionais apenas nos Estados Unidos,[51] os profissionais de nível básico e avançado estão amplamente distribuídos pela comunidade. Os profissionais têm uma reputação de credibilidade na comunidade, o que os torna modelos de papel de alto perfil. Além disso, eles são prontamente bem recebidos em domicílios e empresas. Todas as fases da abordagem de saúde pública para a prevenção do trauma se beneficiam da presença do APH.

Intervenções Individualizadas

Os serviços de emergência não devem abandonar a sua abordagem individualizada de cuidados ao doente para conduzir intervenções valiosas de prevenção do trauma. A abordagem individualizada oferece ao APH uma capacidade única para conduzir as iniciativas de prevenção. Os profissionais do atendimento pré-hospitalar podem promover campanhas de medidas preventivas ao público-alvo mais suscetível, como os adultos jovens, por exemplo. Um indicador de um programa educacional bem-sucedido é quando a informação é recebida com entusiasmo suficiente para mudar o comportamento. Os profissionais podem usar a sua condição para transmitir mensagens importantes de prevenção. De maneira implícita, as pessoas olham estes profissionais como exemplo, escutam o que eles dizem e imitam o que eles fazem.

O aconselhamento preventivo na cena aproveita um "momento de ensino". Momento de ensino é aquele em que um doente que não exige intervenções médicas críticas ou os familiares do doente estão em um estado que os torna mais receptivos ao que o profissional diz. O profissional de atendimento pré-hospitalar pode pensar que o momento na cena é uma perda de tempo, quando fica aparente que não há necessidade de muita intervenção médica. Porém, pode ser o melhor momento para exercitar a prevenção primária.[52]

Nem todos os atendimentos permitem aconselhamentos sobre a prevenção do trauma. As chamadas graves e potencialmente fatais exigem concentração nos cuidados agudos. Porém, até 95% das chamadas de ambulância não são potencialmente fatais. Uma proporção significativa das chamadas de serviços de APH exigem tratamento mínimo ou nenhum tratamento. O aconselhamento preventivo individualizado pode ser adequado durante as chamadas não críticas.

As interações com o doente costumam ser encontros curtos, especialmente aqueles que exigem pouco ou nenhum tratamento. Porém, eles oferecem tempo suficiente para discutir e demonstrar aos doentes e familiares as práticas que podem evitar lesões no futuro. Os profissionais do atendimento pré-hospitalar estão em posição privilegiada, são os únicos profissionais de saúde que entram no ambiente do doente, presenciando situações que podem predispor aos traumatismos. Um modelo que discute a importância de substituir uma lâmpada queimada e remover um tapete escorregadio em um corredor mal iluminado pode impedir a queda de um residente idoso. Os profissionais têm uma atenção redobrada durante a transferência até o hospital. A prevenção é um tópico mais importante de ser comentado do que a previsão do tempo ou os times de futebol locais. Os momentos de ensino duram 1 a 2 minutos e não interferem no tratamento e no transporte.

Foram desenvolvidos programas educacionais para treinar os profissionais do atendimento pré-hospitalar a orientar, na própria cena, doentes e familiares quanto ao risco de lesões, atuando de forma preventiva.[53] Programas dessa natureza ainda devem ser desenvolvidos e avaliados para descobrir quais são os mais importantes e, portanto, passíveis de inclusão na educação primária de um profissional.

Intervenções na Comunidade

A abordagem de saúde pública para a prevenção do trauma se baseia na comunidade e envolve uma equipe multidisciplinar. Os profissionais do atendimento pré-hospitalar têm a experiência para serem membros importantes nessa equipe. As estratégias de prevenção na comunidade dependem dos dados para a abordagem adequada de "quem, o que, quando, onde e por que" de situações e fatores pelos quais se desenvolveu um trauma. Múltiplas fontes de informação, conforme descrito anteriormente, fornecem os dados necessários. Os profissionais do atendimento pré-hospitalar, talvez mais do que qualquer outro membro da equipe, têm a oportunidade de examinar a interação do doente com o ambiente no momento do trauma. Isso pode permitir a identificação de um indivíduo de alto risco, atitude de alto risco ou comportamento de alto risco que não esteja presente no momento em que o doente chega ao departamento e emergência.

O profissional de atendimento pré-hospitalar pode usar os registros de atendimento adquiridos durante o trajeto até a instituição de saúde das duas maneiras a seguir:

1. Os dados podem ser usados imediatamente pela equipe de emergência que recebe o doente. Os médicos, enfermeiros e demais profissionais da emergência também estão sendo convidados a melhorar e aumentar o seu papel na prevenção do trauma. O seu "momento ensinável" pode reforçar e suplementar o aconselhamento feito na cena pelo profissional se eles souberem o que já foi discutido ou demonstrado.
2. Outras pessoas na saúde pública podem usar os dados dos profissionais sobre os registros de trauma de maneira retrospectiva para desenvolver um programa de prevenção do trauma abrangente e para toda a comunidade.

As equipes do atendimento pré-hospitalar não costumam praticar a documentação para ajudar a apoiar um programa de prevenção para toda a comunidade. Saber o que adquirir e quando documentar as informações benéficas para o desenvolvimento de programas de prevenção para toda a comunidade exige que se abra um diálogo com outros membros da equipe de saúde pública. Os líderes do sistema de SEM devem fazer uma coalisão com outras pessoas da saúde pública para o desenvolvimento de políticas de documentação que promovam a completa documentação do trauma.

O SEM pode tomar a frente em programas factíveis e efetivos para a prevenção do trauma que tenham impacto profundo na comunidade. Foram criados programas por iniciativa de um pequeno grupo de profissionais de SEM para a prevenção de fatalidades em crianças.[54,55] Os serviços e pessoas na Carolina do Norte, na Flórida, na

Carolina do Sul, no Oregon e na Virgínia foram reconhecidos por seus esforços no delineamento, na coordenação e na condução de programas de prevenção do trauma por meio do prêmio Nicholas Rosecrans para melhores práticas de prevenção do trauma no SEM.[56,57]

Embora haja oportunidades para que os profissionais do atendimento pré-hospitalar eduquem os doentes, um estudo do Dr. David Jaslow e colaboradores sugere que uma minoria de profissionais do atendimento pré-hospitalar utiliza o momento ensinável. Eles concluíram que apenas 33% faziam como rotina a educação de seus doentes sobre como modificar comportamentos de risco para trauma, e apenas 19% forneciam como rotina as instruções sobre o uso adequado de dispositivos de proteção.[57]

Prevenção do Trauma para Profissionais do SEM

"Quem é a pessoa mais importante na cena de um trauma?". Os estudantes dos SEM sempre são questionados sobre isso no início de seu treinamento, no intuito de fazê-los pensar sobre sua própria segurança. Invariavelmente, um ou dois estudantes dirão que "é o doente", que é o que o instrutor queria ouvir. Essa resposta incorreta oferece um momento de ensino para que o instrutor comece a diretiva que dura todo o curso, reforçando o ponto de que a prevenção da autolesão é o serviço mais valioso que um profissional de atendimento pré-hospitalar pode oferecer.

Os ambientes hostis resultantes de atividades terroristas ou do derramamento de produtos perigosos infelizmente são muito comuns nos noticiários. Muitos ataques terroristas incluem explosões secundárias que visam matar ou lesar os socorristas ao chegarem à cena. Porém, mesmo as atividades diárias dos profissionais do atendimento pré-hospitalar oferecem riscos suficientes para eventos traumáticos, que podem pôr um fim na sua carreira ou na sua vida. A Bureau of Labor Statistics apresenta um quadro preciso dos perigos "normais" no SEM:

> Os socorristas trabalham em ambientes internos e externos e em todo tipo de clima. A atividade exige uma quantidade significativa de ajoelhamentos, inclinações e levantamentos de peso. Esses trabalhadores têm risco de perda auditiva causada por sirenes e lesões no dorso e na coluna causadas pelo levantamento doentes pesados. Além disso, podem estar expostos a doenças como hepatite B e Aids, além de agressões por vítimas intoxicadas por drogas ilícitas, álcool ou por doentes mentalmente instáveis. O trabalho não é apenas fisicamente extenuante, mas também é estressante, envolvendo situações de vida ou morte e o sofrimento dos doentes.[58]

Os profissionais do atendimento pré-hospitalar estão sob risco substancial para lesão ou morte ao responder às chamadas para atendimento de emergências, manejar e transportar doentes. Os riscos associados à lesão na cena e em uma ambulância em movimento podem ser minimizados com a utilização de medidas preventivas adequadas, como cintos de segurança ou roupas refletivas.

Os profissionais do atendimento pré-hospitalar podem tornar-se complacentes em relação aos perigos diários de seu trabalho. A complacência é um sentimento de tranquilidade ou segurança diante de um potencial perigo não reconhecido. A situação ainda envolve o idealismo e a invencibilidade da juventude típica de algumas equipes de SEM.[59] É preciso criar uma cultura de prevenção do trauma ou, ainda melhor, uma cultura de segurança com a instituição de políticas preventivas, mantendo a adesão aos procedimentos e recompensando os desempenhos positivos. Os próprios profissionais devem estar igualmente comprometidos com os princípios da prevenção do trauma. A falha dessa iniciativa por parte do administrador ou dos profissionais pode ter efeitos potencialmente devastadores.

Outros fatores a serem considerados são o nível de experiência da equipe e o seu grau de fadiga. Os motoristas devem estar adequadamente preparados e treinados para operar os veículos com segurança, e as equipes de APH devem ser monitoradas para garantir que tenham tido sono adequado para que mantenham as operações com segurança. Em um estudo que observou fatores comuns nas equipes de APH envolvidas em colisões de ambulâncias, as chances de colisões com o veículo de emergência eram maiores se os motoristas fossem mais jovens e se as equipes relatassem problemas de sono.[60]

O Dr. Neil Stanley da British Sleep Society observou que "ninguém deve fazer nada realmente importante nos primeiros 15 a 30 minutos após acordar". Isso tem graves implicações para o APH, considerando que as equipes dos SEM devem responder imediatamente, não importando o horário noturno, se estão acordados ou dormindo e se estão trabalhando "normalmente". A *National Highway Transportation Safety Administration* apoiou o projeto *Fatigue in EMS* (Fadiga no SEM), que criou um painel para analisar as evidências relacionadas à fadiga no departamento de emergência e desenvolver recomendações para o gerenciamento do risco da fadiga. Cinco das recomendações do painel são as seguintes:

- Usar instrumentos de pesquisa de fadiga/sono para medir e monitorar a fadiga da equipe do SEM.
- Fazer com que a equipe do SEM trabalhe em turnos com menos de 24 horas de duração.
- Permitir que a equipe do SEM tenha acesso à cafeína como medida de combate à fadiga.
- Proporcionar à equipe do SEM a oportunidade de tirar um cochilo durante o serviço para reduzir a fadiga.
- Fornecer educação e treinamento à equipe do SEM para reduzir a fadiga e os riscos relacionados à fadiga.

O painel observou que a implementação de um programa de atenuação da fadiga nos sistemas de APH exigiria várias estratégias para alcançar a verdadeira eficácia.[61] Entretanto, a prevalência da fadiga e a importância da atenuação da fadiga na segurança do profissional e do doente devem superar os obstáculos à implementação.

Em um serviço de APH, os profissionais não são apenas o bem mais valioso, mas também o mais caro. A rede de urgência e emergência, os serviços de atendimento pré-hospitalar e a sociedade se beneficiam se o profissional não se tornar um traumatizado. Um programa próprio de prevenção do trauma é válido por seus próprios méritos. Muitos serviços de APH e de policiamento perceberam os benefícios de ter preparadores físicos em suas equipes para o tratamento imediato e a reabilitação de lesões. Dessas agências americanas, 96% relataram que o preparador físico teve um impacto sobre os custos de compensação dos trabalhadores dentro de 1 ano, reduzindo os custos médicos globais em até 50%. O retorno significativamente mais rápido ao trabalho também tem um grande benefício psicológico para o profissional.[62,63]

A Dra. Janet Kinnane e colaboradores citam os programas próprios de prevenção que utilizam as estratégias de implementação com educação, execução e engenharia.[52] A ampla variabilidade dos programas demonstra os perigos envolvidos nos sistemas SEM e a necessidade de iniciativas preventivas. Ela também demonstra a variabilidade entre os profissionais do SEM, ainda que todos os sistemas de atendimento sejam semelhantes, os serviços individuais (comunidades) têm diferentes fatores de risco e diferentes prioridades de prevenção.

Os quatro Es também se aplicam aos profissionais do atendimento pré-hospitalar. Os programas de educação aumentam o bem-estar, evitam lesões no profissional, sobretudo, na coluna vertebral, e aumentam a conscientização do potencial para doentes notoriamente violentos. Os programas de execução introduzem fluxos sistematizados e objetivos de condicionamento mandatórios, estabelecendo protocolos para lidar com os doentes violentos com segurança e efetividade. As iniciativas de engenharia abordam o aumento da utilização dos cintos de segurança na parte traseira da ambulância, ao avaliar a posição dos equipamentos e a localização do assento. O rastreamento pré-admissão e o reforço físico ajudam a reduzir as lesões no dorso, sobretudo na coluna vertebral.

Um programa próprio de prevenção do trauma, adotado pelo serviço de APH, ainda que em pequena escala, pode trazer recompensas além do desfecho mais importante que é a melhora da saúde dos profissionais empregados. Os pequenos sucessos preparam o terreno para a participação em projetos maiores e mais complexos. Disponibilizam uma importante ferramenta de aprendizado no próprio trabalho para todas as partes envolvidas. Além disso, os programas próprios de prevenção oferecem uma introdução do sistema de SEM para outros serviços de saúde pública na comunidade, que auxiliam na implementação e na sua avaliação.

RESUMO

- O método mais eficiente e efetivo para combater o trauma é, em primeiro lugar, evitar que aconteça.
- Doença e trauma são semelhantes. Ambas exigem a presença dos três elementos da tríade epidemiológica: hospedeiro, agente e ambiente.
- A Matriz de Haddon ajuda a predizer o risco de trauma ao examinar os três fatores da tríade epidemiológica durante cada fase: pré-evento, evento e pós-evento.
- De acordo com o modelo do queijo suíço, cada ameaça tem uma trajetória, devendo geralmente ocorrer uma série de falhas para que haja dano subsequente.
- O trauma é classificado como intencional ou não intencional.
- Devido a questões econômicas, sociais e de desenvolvimento, as causas de mortes relacionadas a incidentes traumáticos variam conforme o país e até mesmo entre as regiões do mesmo país.
- O trauma é a principal causa de morte de norte-americanos entre 1 e 44 anos de idade e por mais anos potenciais de vida perdidos quando comparado a qualquer outra causa de morte.
- A violência doméstica ou conjugal é definida como violência física, violência sexual, agressões psicológicas ou perseguição por um parceiro íntimo atual ou anterior. Os profissionais do atendimento pré-hospitalar devem relatar qualquer suspeita de violência doméstica ou conjugal para as autoridades de segurança.
- Os programas de prevenção do trauma buscam mudar o conhecimento, as atitudes e o comportamento por parte de um segmento da sociedade previamente identificado.
- A maioria das estratégias de prevenção do trauma é ativa (exige a colaboração da pessoa que está sendo protegida) ou passiva (não exige esforço consciente).
- Os quatro Es da prevenção do trauma são educação, execução, engenharia e equidade.

RESUMO (CONTINUAÇÃO)

- Uma abordagem de saúde pública cria uma coalisão na comunidade para combater uma doença por meio de um processo de quatro etapas: (1) vigilância, (2) identificação de fatores de risco, (3) avaliação de intervenções e (4) implementação.
- Os profissionais do atendimento pré-hospitalar podem ter um papel proativo no desenvolvimento

de programas de prevenção do trauma na sociedade. Como profissionais, devem aproveitar os "momentos de ensino" para informar importantes ações de prevenção.
- A prevenção de autolesão é a atribuição mais importante que um profissional de atendimento pré-hospitalar pode oferecer.

RECAPITULAÇÃO DO CENÁRIO

Você e seu parceiro estão na cena de uma colisão automobilística e estão trabalhando na retirada rápida de um doente com sobrepeso, sentado no assento do motorista do veículo, que não usava cinto de segurança durante a colisão. Você e seu parceiro estão usando coletes de segurança aprovados sobre o uniforme profissional, porque estão perto da estrada. A polícia está no local para controlar o tráfego e a ambulância está estacionada de maneira a protegê-los em relação aos veículos que se aproximam. O doente está devidamente preso à maca motorizada, que está sendo usada devido ao peso do doente. A maca motorizada permite que você e seu parceiro levem o doente com segurança para a ambulância sem sobrecarregá-los.

Ao entrar na ambulância, você se fixa na cadeira e continua a cuidar do doente enquanto seu parceiro manobra o veículo com segurança na pista e se dirige para o hospital. A ambulância chega ao hospital em segurança e você transfere o doente para o atendimento da equipe do departamento de emergência (DE).

Após o término de todos os registros relacionados à ocorrência que acabaram de atender, você considera as estatísticas nacionais referentes ao trauma e óbitos de profissionais do atendimento pré-hospitalar ocorridas durante os atendimentos. Você percebe que, graças à cuidadosa atenção a todos os aspectos da prevenção do trauma que você e seu parceiro observaram, a ocorrência foi concluída com segurança para todos os envolvidos.

- A prevenção do trauma é uma abordagem que impacta na redução de lesões e na mortalidade dos eventos traumáticos?
- Há evidências de que a adesão ao cinto de segurança e às demais leis de trânsito tenha impacto na prevenção do trauma e morte?
- Como profissionais do atendimento pré-hospitalar, o que podemos fazer para evitar mortes e lesões por colisões automobilísticas?

SOLUÇÃO DO CENÁRIO

Você e seu parceiro de equipe permaneceram seguros enquanto trabalhavam na cena de uma colisão pois lembraram e seguiram os protocolos de segurança de seu serviço de APH. Também sabiam que os *flashes* ou luzes estroboscópicas nem sempre são suficientes para atrair a atenção dos motoristas, de modo que usaram coletes refletivos, ficando mais visíveis a outros motoristas. Durante o trabalho na cena, além de seguirem as técnicas adequadas de levantamento de uma vítima com sobrepeso, realizaram procedimentos específicos de forma adequada e, no interior da ambulância, utilizaram o cinto de segurança.

Além disso, recentemente, o serviço de APH ao qual estão vinculados atualizou o painel refletivo na traseira da ambulância para aumentar a visibilidade a distância. Para melhorar a visibilidade noturna, luzes vermelhas e brancas no exterior da ambulância foram substituídas por luzes azuis adicionais. Essas medidas são, comprovadamente, muito úteis para reduzir problemas de visibilidade na cena e garantir a segurança dos membros da equipe.

Referências

1. National Academy of Sciences/National Research Council. *Accidental Death and Disability: The Neglected Disease of Modern Society.* National Academy of Sciences/National Research Council; 1966.

2. National Center for Health Statistics. *Health, United States, 2000—With Adolescent Health Chartbook.* National Center for Health Statistics; 2000.

3. National Center for Health Statistics, Centers for Disease Control and Prevention. All injuries. Updated January 22, 2022. Accessed March 2, 2022. https://www.cdc.gov /nchs/fastats/injury.htm.

4. National Center for Health Statistics, Centers for Disease Control and Prevention. Accidents or unintentional injuries. Reviewed January 24, 2022. Accessed March 2, 2022. https://www.cdc.gov/nchs/fastats/accidental-injury.htm

5. National Safety Council. International overview. Accessed March 2, 2022. https://injuryfacts.nsc.org/international /international-overview/

6. Peden M, McGee K, Sharma G. *The Injury Chart Book: A Graphical Overview of the Global Burden of Injuries.* World Health Organization; 2002.

7. Centers for Disease Control and Prevention, National Center for Injury Prevention and Control. Ten leading causes of death by age group, United States—2018. Accessed March 2, 2022. https://www.cdc.gov/injury /images/lc-charts/leading_causes_of_death_by_age_group _2018_1100w850h.jpg

8. National Safety Council. Injury Facts: International overview. Published 2020. Accessed April 7, 2022. https:// injuryfacts.nsc.org/international/international-overview /#:~:text=According%20to%20the%20World%20Health,3 %2C159%2C000%20died%20from%20preventable %20injuries%20

9. National Safety Council. Injury Facts: International overview. Published 2020. Accessed September 1, 2024. https://injuryfacts.nsc.org/international/preventable -death-around-the-world/

10. EMS Agenda 2050 Technical Expert Panel. *EMS Agenda 2050: A People-Centered Vision for the Future of Emergency Medical Services* (Report No. DOT HS 812 664). National Highway Traffic Safety Administration; 2019.

11. Jaslow D, Ufberg J, Marsh R. Primary injury prevention in an urban EMS system. *J Emerg Med.* 2003;25(2):167-170. doi: 10.1016/s0736-4679(03)00165-3. PMID: 12902003

12. Martinez R. Injury control: a primer for physicians. *Ann Emerg Med.* 1990;19:72-77.

13. Christoffel T, Gallagher SS. *Injury Prevention and Public Health: Practical Knowledge, Skills, and Strategies.* Aspen; 1999.

14. Reason J. Human error: models and management. *BMJ.* 2000;320:768-770.

15. Cohen L, Miller T, Sheppard MA, Gordon E, Gantz T, Atnafou R. Bridging the gap: bringing together intentional and unintentional injury prevention efforts to improve health and well being. *J Safety Res.* 2003;34:473-483.

16. Centers for Disease Control and Prevention. Road traffic injuries and deaths: a global problem. Last reviewed December 14, 2020. Accessed March 2, 2022. https://www .cdc.gov/injury/features/global-road-safety/index.html

17. World Health Organization. Injuries and violence. Published March 19, 2021. Accessed March 2, 2022. https://www.who .int/news-room/fact-sheets/detail/injuries-and-violence

18. World Health Organization. Global status report on road safety 2018: summary. World Health Organization; 2018. https://www.who.int/publications/i/item/9789241565684

19. World Health Organization. Burns. https://www.who.int /news-room/fact-sheets/detail/burns#:~:text=Burns%20 are%20a%20global%20public,and%20South%2DEast %20Asia%20regions. Published March 5, 2018. Accessed March 28, 2022.

20. World Health Organization. Drowning. Published April 27, 2021. Accessed March 2, 2022. https://www .who.int/news-room/fact-sheets/detail/drowning

21. World Health Organization. Falls. Published April 26, 2021. Accessed March 2, 2022. https://www.who.int/news-room /fact-sheets/detail/falls

22. World Health Organization. Guidelines for establishing a poison centre. Published January 14, 2021. Accessed March 2, 2022. https://www.who.int/publications/i/item /9789240009523

23. World Health Organization. Snakebite envenoming. Published May 17, 2021. Accessed March 2, 2022. https:// www.who.int/news-room/fact-sheets/detail/snakebite -envenoming

24. Institute for Health Metrics and Evaluation. Interpersonal violence: level 3 cause. Accessed March 2, 2022. https://www.healthdata.org/results/gbd_summaries /2019/interpersonal-violence-level-3-cause

25. World Health Organization. Suicide. Published June 17, 2021. Accessed March 2, 2022. https://www.who.int /news-room/fact-sheets/detail/suicide

26. Federal Highway Administration. *Highway statistics, 2019.* U.S. Department of Transportation; 2020.

27. Department of Transportation, National Highway Traffic Safety Administration. Seat belts. Accessed March 2, 2022. https://www.nhtsa.gov/risky-driving/seat-belts

28. Department of Transportation, National Highway Traffic Safety Administration. Drunk driving. Accessed March 2, 2022. https://www.nhtsa.gov/risky-driving/drunk-driving

29. Centers for Disease Control and Prevention, National Center for Injury Prevention and Control. Fatal injury data. Web-based Injury Statistics Query and Reporting System (WISQARS). Reviewed February 10, 2022. Accessed March 2, 2022. https://www.cdc.gov/injury/wisqars/fatal.html

30. Centers for Disease Control and Prevention, National Center for Injury Prevention and Control. Injuries and violence are leading causes of death. Reviewed February 28, 2022. Accessed March 2, 2022. https://www.cdc.gov /injury/wisqars/animated-leading-causes.html

31. Centers for Disease Control and Prevention. Drug overdose deaths. Reviewed March 3, 2021. Accessed March 2, 2022. https://www.cdc.gov/drugoverdose/deaths/index.html

32. U.S. Department of Health and Human Services. Injury and violence. Accessed March 2, 2022. https://www.healthypeople.gov/2020/leading-health-indicators/2020-lhi-topics/Injury-and-Violence

33. Organisation for Economic Co-operation and Development. Potential years of life lost. Accessed March 2, 2022. https://data.oecd.org/healthstat/potential-years-of-life-lost.htm

34. Peterson C, Miller GF, Barnett SB, Florence C. Economic Cost of Injury—United States, 2019. *Morb Mortal Wkly Rep.* 2021;70:1655-1659.

35. Houry D. Saving lives and protecting people from injuries and violence. *Ann Emerg Med.* 2016 Aug;68(2):230-232.

36. National Center for Injury Prevention and Control, Division of Violence Prevention. Intimate partner violence: definitions. Reviewed October 9, 2021. Accessed March 2, 2022. https://www.cdc.gov/violenceprevention/intimatepartnerviolence/index.html

37. Smith SG, Zhang X, Basile KC, Merrick MT, Wang J, Kresnow M, Chen J. National Intimate Partner and Sexual Violence survey: 2015 data brief – updated release. Published November 2018. Accessed March 2, 2022. https://www.cdc.gov/violenceprevention/pdf/2015data-brief508.pdf

38. VanDale K. Sleep deprivation in EMS. Fire Engineering website. Published February 1, 2013. Accessed March 2, 2022. https://www.fireengineering.com/firefighting/sleep-deprivation-in-ems/

39. Patterson PD, Weaver MD, Frank RC, et al. Association between poor sleep, fatigue, and safety outcomes in emergency medical services providers. *Prehosp Emerg Care.* 2012;16:86-97.

40. Reichard A, Marsh S, Moore P. Fatal and nonfatal injuries among emergency medical technicians and paramedics. *Prehosp Emerg Care.* 2011;15(4):511-517.

41. Page D. Studies show dangers of working in EMS. *Journal of Emergency Medical Services.* Published October 31, 2011. Accessed March 2, 2022. https://www.jems.com/operations/studies-show-dangers-working-ems/

42. Garrison HG. Keeping rescuers safe. *Ann Emerg Med.* 2002;40:633-635.

43. Erich J. Creating a culture of safety. *EMS World.* 2014;42(1):15-16.

44. Centers for Disease Control and Prevention. Up to 40 percent of annual deaths from each of five leading US causes are preventable. Published May 1, 2014. Accessed March 2, 2022. https://www.cdc.gov/media/releases/2014/p0501-preventable-deaths.html

45. National EMS Advisory Council. Strategy for a national EMS culture of safety DRAFT 3.1. Published May 16, 2012. Accessed March 2, 2022. https://www.ems.gov/pdf/nemsac/may2012/ems_culture_of_safety-draft_3-1_05162012.pdf

46. Mertz KJ, Weiss HB. Changes in motorcycle-related head injury deaths, hospitalizations, and hospital charges following repeal of Pennsylvania's mandatory motorcycle helmet law. *Am J Public Health.* 2008;98(8):1464-1467.

47. Bledsoe GH, Li G. Trends in Arkansas motorcycle trauma after helmet law repeal. *South Med J.* 2005;98(4):436-440.

48. Chenier TC, Evans L. Motorcyclist fatalities and the repeal of mandatory helmet wearing laws. *Accid Anal Prev.* 1987;19(2):133-139.

49. Centers for Disease Control and Prevention. Ambulance crash-related injuries among emergency medical services workers—United States, 1991–2002. *Morb Mortal Wkly Rep.* 2003;52(8):154-156.

50. Todd KH. *Accidents Aren't: Proposal for Evaluation of an Injury Prevention Curriculum for EMS Providers—A Grant Proposal to the National Association of State EMS Directors.* Department of Emergency Medicine, Emory University School of Medicine; 1998.

51. National Association of State EMS Officials. 2020 National Emergency Medical Services Assessment. Published May 27, 2020. Accessed March 2, 2022. https://nasemso.org/wp-content/uploads/2020-National-EMS-Assessment_Reduced-File-Size.pdf

52. Kinnane JM, Garrison HG, Coben JH, et al. Injury prevention: is there a role for out-of-hospital emergency medical services? *Acad Emerg Med.* 1997;4(4):306-312.

53. California Paramedic Foundation. EPIC Medics. Accessed March 2, 2022. https://caparamedic.org/epic-medics/

54. Hawkins ER, Brice JH, Overby BA. Welcome to the world: findings from an emergency medical services pediatric injury prevention program. *Pediatr Emerg Care.* 2007;23(11):790-795.

55. Griffiths K. Best practices in injury prevention. *J Emerg Med Serv.* 2002;27(8):60-74.

56. Krimston J, Griffiths K. Best practices in injury prevention. *J Emerg Med Serv.* 2003;28(9):66-83.

57. Jaslow D, Ufberg J, Marsh R. Primary injury prevention in an urban EMS system. *J Emerg Med.* 2003;25(2):167-170.

58. U.S. Department of Labor. Emergency medical technicians and paramedics. In: U.S. Department of Labor, Bureau of Labor Statistics, eds. *Occupational Outlook Handbook, 2004–2005 Edition.* U.S. Department of Labor; 2004.

59. Federal Emergency Management Agency, U.S. Fire Administration. *EMS Safety: Techniques and Applications.* International Association of Fire Fighters, FEMA contract EMW-91-C-3592. Federal Emergency Management Agency; 1994.

60. Studnek JR, Fernandez AR. Characteristics of emergency medical technicians involved in ambulance crashes. *Prehosp Disaster Med.* 2008;23(5):432-437.

61. Patterson PD, Higgins JS, Van Dongen HPA, et al. Evidence-based guidelines for fatigue risk management in emergency medical services. *Prehosp Emerg Care.* 2018;22(Suppl 1):89-101.

62. Kilpatrick D. Athletic trainers: a new hope for firefighter recovery. Fire Engineering website. Published December 1, 2016. Accessed March 2, 2022. https://www.fireengineering.com/firefighting/athletic-trainers-a-new-hope-for-firefighter-recovery/

63. Kilpatrick D. The cost efficiency of athletic trainers. Firehouse website. Published December 1, 2016. Accessed March 2, 2022. https://www.firehouse.com/safety-health/health-fitness/article/12268580/the-cost-efficiency-of-athletic-trainers

Leitura Sugerida

American College of Surgeons Committee on Trauma. *Advanced Trauma Life Support, Student Course Manual*. 10th ed. American College of Surgeons; 2018.

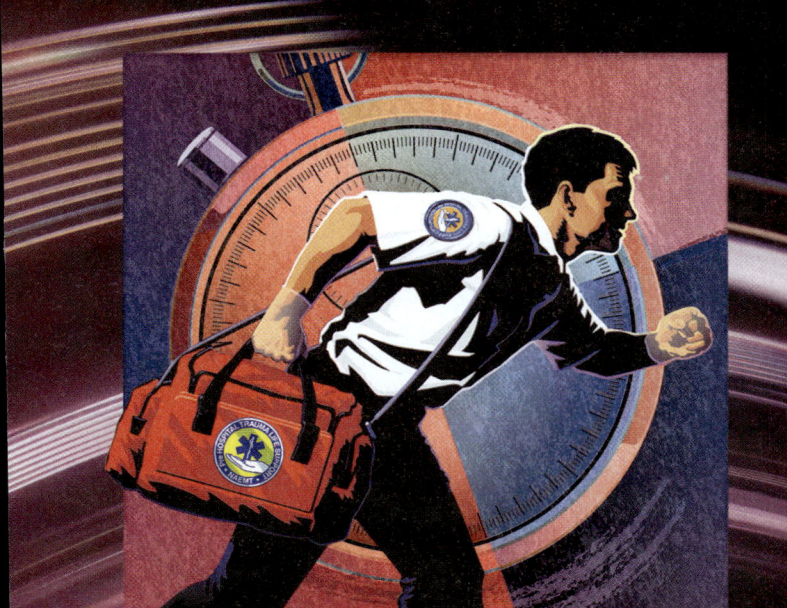

Vítimas em Massa e Terrorismo

CAPÍTULO 17 **Gerenciamento de Desastres**

CAPÍTULO 18 **Explosões e Armas de Destruição em Massa**

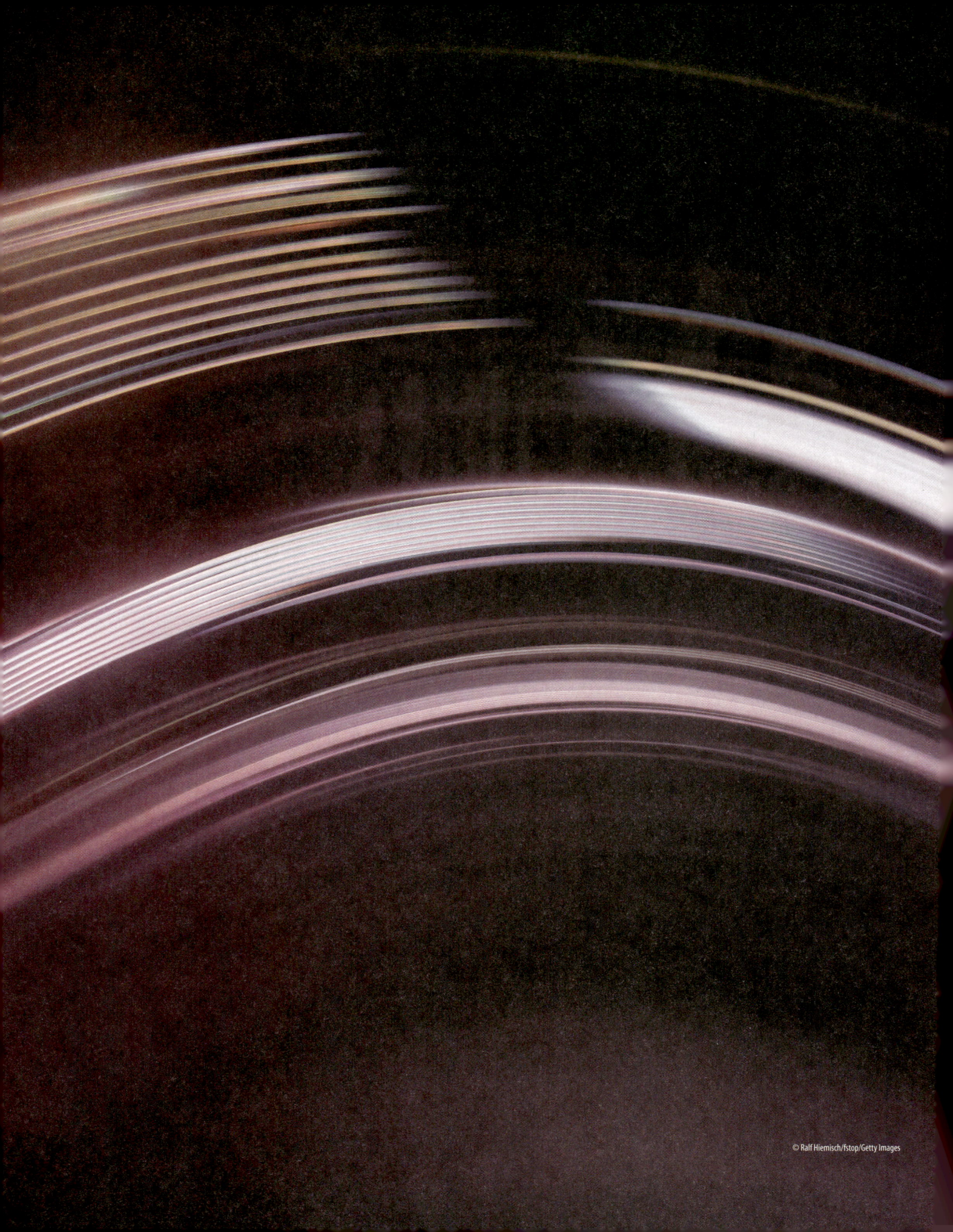

CAPÍTULO **17**

Gerenciamento de Desastres

Editor-chefe:
Faizan H. Arshad, MD

OBJETIVOS DO CAPÍTULO

Ao término deste capítulo, você será capaz de:

- Identificar as cinco fases do ciclo de desastre.
- Explicar o processo abrangente de gerenciamento de emergências.
- Discutir as armadilhas comuns encontradas durante a resposta a desastres.

- Compreender e discutir os componentes que constituem a resposta médica a um desastre.
- Reconhecer a maneira como a resposta ao desastre pode afetar o bem-estar psicológico dos profissionais de atendimento pré-hospitalar.

CENÁRIO

Você é despachado para uma escola local que está sendo utilizada como abrigo após um evento climático de larga escala ter causado uma enchente na comunidade. O prefeito e outras autoridades estão visitando a escola para ouvir as preocupações da comunidade em relação a ruas fechadas e às quedas de energia elétrica.

Durante o trajeto, a central o informa de que há vários relatos de muitas vítimas após o colapso das arquibancadas elevadas do ginásio, que estavam sendo usadas como assento durante o discurso do prefeito à comunidade. Os recursos de polícia e bombeiros também estão se deslocando para a cena, mas possuem recursos disponíveis limitados devido a outros incidentes de segurança pública relacionados ao clima.

- Quais problemas de segurança e proteção você esperaria encontrar?
- Qual sistema de triagem deve ser utilizado?
- Como a resposta a esse incidente deve ser organizada?

INTRODUÇÃO

Os desastres, em comparação com a resposta de emergência tradicional, podem consumir tempo, podem envolver múltiplas agências e incluem desafios médicos e psicológicos. Além disso, pode haver fases prolongadas na resposta ao desastre, e inclusive a reconstrução da infraestrutura, que podem continuar por muito tempo além da conclusão da resposta inicial.

O Escritório das Nações Unidas para Redução do Risco de Desastres define um desastre como:

> Uma grave ruptura no funcionamento de uma comunidade ou sociedade que causa perdas humanas, materiais, econômicas ou ambientais disseminadas, as quais excedem a capacidade da comunidade ou sociedade afetada para lidar com a situação usando seus próprios recursos.[1]

Essa ampla definição não faz referência específica a questões médicas nem à resposta médica de emergência, mas inclui a resposta geral da comunidade e sociopolítica a qualquer desastre de magnitude significativa.

Sob a perspectiva médica, a definição pode ser, ainda, refinada. Um desastre é definido como uma situação em que o número de doentes que se apresentam para assistência médica excede a capacidade do departamento de emergência médica com os recursos habituais disponíveis e, assim, exige assistência adicional e, às vezes, externa.[2] Esse conceito se aplica a todos os ambientes de cuidados médicos, incluindo tanto os cenários hospitalares e como os pré-hospitalares. Essa situação é comumente chamada de **incidente com vítimas em massa (IVM)**. A abreviatura IVM também tem sido utilizada para se referir a "incidentes com múltiplas vítimas", que são eventos que envolvem mais de uma vítima, mas que podem ser gerenciados com os recursos-padrão locais. Neste texto, IVM será usado para se referir a incidentes com vítimas em massa cuja demanda excede os recursos disponíveis na comunidade.

É importante compreender que essas definições ilustram dois conceitos principais: (1) um desastre não depende do número específico de vítimas, e (2) o impacto do desastre excede os recursos disponíveis da resposta médica e costuma haver ruptura da infraestrutura. Para simplificar, todos os IVMs são um componente de um desastre, mas nem todos os desastres são IVMs.

É difícil predizer o momento, o local ou a complexidade do próximo desastre. Contudo, todos os desastres, independentemente da etiologia, têm consequências médicas e de saúde pública semelhantes. Os desastres diferem no grau em que suas consequências ocorrem e no grau em que rompem a infraestrutura médica e de saúde pública no local do desastre. Um princípio que norteia a resposta ao desastre é fazer o melhor para o maior número de pessoas com os recursos disponíveis. Esse objetivo difere daquele do cuidado médico "convencional"

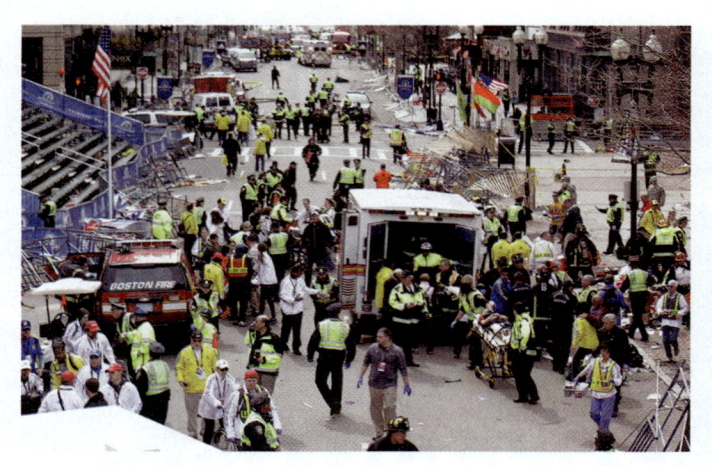

Figura 17-1 Gerenciamento de vítimas em massa na cena do ataque a bombas na Maratona de Boston.
© Charles Krupa/File/AP Images

não relacionado a desastres, o qual é fazer o melhor para o doente individualmente.

Os desastres naturais e os desastres causados pelo homem, incluindo os atos terroristas, abrangem todo o espectro de ameaças de desastres possíveis. As **armas de destruição em massa (ADMs)**, as quais criam grande número de vítimas e possivelmente também contaminam o ambiente, representam ameaças particularmente ominosas. (Ver Capítulo 18, "Explosões e Armas de Destruição em Massa".)

Uma abordagem para o gerenciamento de desastres que seja consistente, com princípios e, idealmente, preparada, está se tornando a prática aceita no mundo todo. Essa estratégia forma o modelo de **resposta ao incidente com vítimas em massa (IVM)**. O objetivo primário da resposta ao IVM é reduzir a morbidade (lesões e doenças) e a mortalidade (mortes) causadas pelo desastre. Todos os profissionais do atendimento pré-hospitalar devem incorporar os princípios fundamentais da resposta ao IVM em seu treinamento, considerando a potencial complexidade apresentada pelo atendimento ao doente, pelo gerenciamento da cena e pelas ameaças operacionais contínuas (**Figura 17-1**).

O Ciclo do Desastre

Um modelo teórico foi proposto para desastres. A sequência de eventos em um desastre pode ser analisada usando esse modelo. Essa descrição conceitual não apenas oferece uma visão geral da história natural de um desastre, mas também fornece a base para o desenvolvimento do processo de resposta.[3] As cinco fases da resposta a desastres são descritas a seguir:

1. O **período quiescente**, ou **período interdesastres**, representa o momento entre desastres ou IVMs durante o qual a avaliação de riscos e as atividades de mitigação devem ser realizadas e os planos

para a resposta a potenciais eventos são desenvolvidos, testados e implementados. A coleta de informações também é um componente do período interdesastres.

2. A segunda fase é a **fase prodrômica (pré-desastre)**, ou **fase de alerta**. Nesse ponto, um evento específico foi identificado como iminente ou com grande chance de ocorrer. Isso pode refletir uma condição climática natural (p. ex., furacão) ou o desdobramento ativo de uma situação hostil e potencialmente violenta, como um evento de atirador ativo ou agressor hostil. Durante esse período, podem ser seguidas etapas específicas para mitigar os efeitos do evento que se aproxima. Essas manobras defensivas podem incluir ações como o fortalecimento de estruturas físicas, a iniciação de planos de evacuação e a mobilização dos recursos de saúde pública para montar a fase pós-evento. Porém, deve-se observar que nem todos os incidentes terão uma fase de alerta. Por exemplo, um terremoto pode ocorrer sem alerta.

3. A terceira fase é a **fase de impacto**, ou a ocorrência própria do evento. Durante esse período, em geral, pouco pode ser feito para alterar o impacto ou o desfecho do que está acontecendo.

4. A quarta fase é a **fase de resgate, emergência ou alívio**, que é o período imediatamente seguinte ao impacto. A resposta ocorre durante essa fase e o gerenciamento e as intervenções apropriadas podem ajudar a reduzir mortes que, de outra forma, poderiam ser evitadas. As habilidades de socorristas, profissionais de atendimento pré-hospitalar, equipes de resgate e serviços de suporte médico serão utilizadas para maximizar o número de sobreviventes no evento.

5. A quinta fase é a **fase de recuperação ou reconstrução**, durante a qual os recursos da comunidade são reunidos para suportar, emergir e reconstruir após os efeitos do desastre por meio de esforços coordenados da infraestrutura médica, de saúde pública e da comunidade (física e política). Esse período é o mais longo, algumas vezes durando meses e, talvez, anos, antes que uma comunidade se recupere por completo.

A compreensão do ciclo do desastre (**Figura 17-2**) permite que os profissionais de atendimento pré-hospitalar avaliem os preparativos que foram feitos em antecipação a prováveis ameaças e eventos encontrados em sua comunidade. Após a ocorrência de um incidente, há uma oportunidade para a avaliação crítica do relatório pós-ação e da resposta individual do profissional, além da resposta de outros, para determinar a eficiência do processo e identificar as áreas para melhora no futuro. Esses

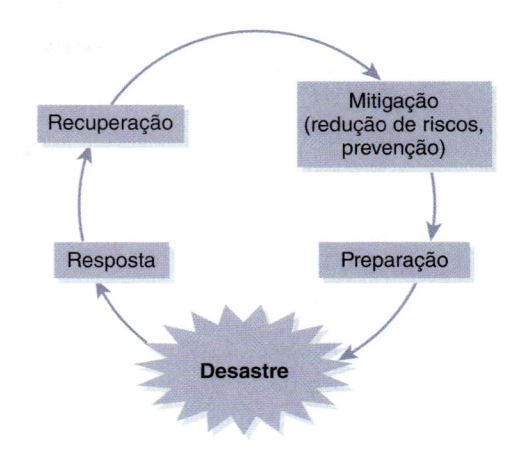

Figura 17-2 Ciclo vital dos desastres. A fase quiescente está representada pelas setas de mitigação e preparação. A fase de alerta vem logo antes do impacto do evento. Ela é seguida pelas fases de resgate e recuperação.

© National Association of Emergency Medical Technicians (NAEMT)

conceitos se aplicam a todos os desastres, independentemente do tamanho.

A duração de cada fase do ciclo do desastre varia, dependendo da frequência com que ocorrem os incidentes em uma determinada comunidade, da natureza do incidente e do grau em que a comunidade está preparada. Por exemplo, o período quiescente em alguns locais pode ser extremamente longo (medido em anos), enquanto em outras comunidades ele pode ser medido em meses ou dias (p. ex., furacões). Os estados do sudeste dos Estados Unidos se preparam anualmente para os furacões com um período quiescente entre os eventos de cerca de 6 a 8 meses. Em contrapartida, embora os furacões já tenham atingido os estados da Nova Inglaterra, eles são um evento raro com um período quiescente mais longo. Da mesma forma, as fases de resgate e recuperação podem variar significativamente dependendo do evento em particular. O resgate e a recuperação de um evento como uma queda de avião serão medidos em horas ou, às vezes, em dias, enquanto o resgate e a recuperação de uma grande inundação podem demorar semanas a meses ou mais.

Gerenciamento Abrangente de Emergências

O conhecimento do ciclo vital dos desastres pode ser usado para implementar as etapas envolvidas no **gerenciamento abrangente de emergências**. O gerenciamento abrangente de emergências define as etapas específicas necessárias para o gerenciamento de um incidente e consiste em cinco componentes: mitigação, preparação, resposta, recuperação e prevenção.

- **Mitigação:** esse componente do gerencimento de emergências geralmente ocorre durante a fase quiescente do ciclo dos desastres. As ameaças potenciais ou prováveis etiologias de IVMs na comunidade são identificadas e abordadas. Então, as etapas são seguidas para prevenir que essas ameaças causem um incidente ou para minimizar seus efeitos caso algo inesperado aconteça.

- **Preparação:** essa etapa envolve a identificação prévia de um incidente e dos suprimentos específicos necessários, incluindo as necessidades da população, equipamentos médicos duráveis para pessoas com necessidades especiais; equipamentos de resposta; equipes que seriam necessárias para gerenciar o incidente; e o plano de ação específico para o incidente que seria usado se um determinado cenário se desenrolar.
- **Resposta:** essa fase envolve a ativação e o envio dos vários recursos identificados na fase de preparação para gerenciar um incidente ativo. Os profissionais de atendimento pré-hospitalar de emergência tradicionais costumam trabalhar durante esse período.
- **Recuperação:** esse componente abrange as ações necessárias para que a comunidade retorne a seu estado funcional pré-incidente.

Embora esse processo geralmente se aplique ao gerenciamento de um desastre, essas mesmas etapas também podem ser usadas para a preparação para emergências individuais de cada socorrista.

Preparação Pessoal

Assim como é vital que cada comunidade e agência executem um processo de planejamento abrangente para que estejam preparadas para os desafios de um potencial desastre, cada profissional de atendimento pré-hospitalar deve estar pronto para encarar, em nível pessoal e profissional, os muitos desafios que um desastre pode apresentar.

Os profissionais de atendimento pré-hospitalar devem ter uma compreensão completa das muitas potenciais ameaças que podem acompanhar uma resposta ao desastre antes do real incidente, estando preparados para seguir as etapas necessárias para se proteger contra esses perigos. As falhas em saber sobre essas ameaças, como desabamento de prédios, incidentes com materiais perigosos, atiradores ativos/eventos hostis, ADMs e seus efeitos potenciais no tratamento do doente, equipamentos de proteção individual adequados e manejo geral do incidente devem ser identificadas antes para que possam ser abordadas. O treinamento regular e os exercícios entre agências são maneiras proativas de manter as habilidades e competências e praticar uma resposta conjunta com socorristas de diferentes disciplinas.

Os desastres podem estender-se além de um típico período de operação, e os profissionais do atendimento pré-hospitalar devem discutir com seus familiares os seus próprios papéis, responsabilidades e ausência potencialmente prolongada. Essa discussão inclui a preparação de seus familiares em relação ao que devem fazer e para onde devem ir durante esse tipo de evento para garantir a sua segurança. Assim como o sistema local de serviço de atendimento pré-hospitalar (APH) procura suprimentos e equipamentos antes de um desastre, os profissionais devem garantir que os suprimentos adequados estejam disponíveis em casa para atender às necessidades de seus familiares (**Quadro 17-1**, **Quadro 17-2** e **Quadro 17-3**). Os profissionais

---

Quadro 17-1 Lista de Suprimentos de Emergência

Todas as casas devem ter alguns suprimentos básicos à mão (para pelo menos 3 dias) para o caso de emergências. Segue uma lista de alguns itens básicos que o *kit* de suprimentos de emergência deve incluir. É importante que as pessoas revisem essa lista e considerem o local onde moram e as necessidades específicas de sua família para criar um *kit* de suprimentos de emergência que satisfaça suas necessidades específicas. As pessoas também devem considerar ter pelo menos dois *kits* de emergência, um completo em casa e outros menores no trabalho, no carro e em outros locais onde passam seu tempo. Medicamentos prescritos também são um aspecto importante a ser considerado ao planejar um *kit* de emergência.

- Água – cerca de 4 L por pessoa e animal de estimação por dia (suprimento para 3 dias em caso de evacuação, suprimento para 2 semanas em casa)

- Considerar o armazenamento de mais água em climas quentes, para gestantes e para pessoas que estão doentes.
- Considerar a adição de um filtro de água eficaz.
- Alimentos – itens não perecíveis e de fácil preparo, incluindo alimentos para animais de estimação (suprimento para 3 dias em caso de evacuação, suprimento para 2 semanas em casa) (ver Quadro 17-2)
  - Lembre-se: é melhor ter alimento extra que possa ser compartilhado do que ficar sem comida durante uma emergência.
- Telefones celulares com carregadores
- Rádio meteorológico da National Oceanic and Atmospheric Administration (NOAA) alimentado por bateria ou com manivela manual, com alerta sonoro e baterias extras
- Lanternas e baterias extras
- *Kit* de primeiros socorros (ver Quadro 17-3)
- Apito para pedir ajuda

- Máscara para poeira a fim de ajudar a filtrar o ar contaminado e lâmina plástica e fita adesiva para fixação
- Lenços umedecidos, sacos de lixo e lacres plásticos para higiene pessoal
- Chave inglesa ou alicate para desligar equipamentos (ou dispositivo multiferramenta que inclua ambos)
- Abridor de latas para alimentos (se o *kit* contiver alimentos não perecíveis)
- Mapas do local

Itens adicionais a serem considerados em um *kit* de suprimentos de emergência:

- *Itens para lactentes*, incluindo fórmulas infantis, fraldas, mamadeiras, chupetas, leite em pó e medicamentos que não necessitem de refrigeração
- *Itens para idosos, pessoas com necessidades especiais ou qualquer indivíduo com alergia grave*, incluindo alimentos especiais, itens para dentaduras, óculos extras, baterias para aparelhos auditivos, medicamentos prescritos e vendidos sem prescrição médica que sejam usados regularmente, inaladores e outros equipamentos essenciais
- Óculos e medicamentos vendidos com receita
- Documentos importantes para a família, como cópias de seguros, identidade, registros médicos importantes e registro de contas em bancos em uma embalagem à prova d'água e portátil
- Dinheiro e troco
- Material de referência para emergências, como livros de primeiros socorros ou informações do www.ready.gov
- Saco de dormir ou cobertor aquecido para cada pessoa (considerar roupas de cama adicionais se morar em um local de clima mais frio)
- Troca de roupa completa, incluindo camisa de mangas compridas, calças compridas e calçados resistentes (considerar roupas adicionais se morar em local de clima mais frio)
- Alvejante domiciliar e conta-gotas de medicamentos (diluindo-se 9 partes de água em 1 parte de alvejante, pode ser usado como desinfetante. Em uma emergência, pode-se usar isso para tratar a água colocando-se 16 gotas de alvejante líquido caseiro para cada galão de água; não usar alvejantes com aromas ou que sejam seguros para uso em roupas de cores, nem com substâncias limpadoras adicionadas)
- Extintor de incêndio (tipo A-B-C)
- Fósforos em embalagem à prova d'água
- Papel e lápis

- Entretenimento – incluindo jogos e livros, brinquedos favoritos e animais de pelúcia para crianças pequenas
- Acessórios de cozinha – um abridor de latas manual; *kit* de utensílios de cozinha de acampamento ou copos, pratos e utensílios descartáveis; faca de utilidades; açúcar e sal; papel-alumínio e papel-filme; sacos plásticos reutilizáveis; papel-toalha
- Itens sanitários e de higiene – xampu, desodorante, pasta e escova de dente, pente e escova de cabelos, protetor labial, filtro solar, lentes de contato e utensílios, qualquer medicamento de uso regular, papel higiênico, lenços umedecidos, sabão, higienizador de mãos, detergente líquido, suprimentos femininos, sacos de lixo plásticos (resistentes) e lacres (para uso em higiene pessoal), balde plástico de tamanho médio com tampa resistente, desinfetante, alvejante clorado domiciliar
- Agulhas e linhas
- Mapa da área marcado com os lugares para onde você poderia ir e números de telefone
- Um conjunto extra de chaves e documentos – incluindo chaves de carros e quaisquer propriedades e cópias da carteira de motorista, passaporte e identificação no trabalho
- Cópias de cartões de crédito
- Cópias de prescrições médicas
- Uma pequena barraca, compasso e bússola

Deve-se armazenar os itens em reservatórios fáceis de carregar, como em um balde de 5 litros, rotular com clareza as embalagens e guardá-los onde estejam facilmente acessíveis. Bolsas de viagem, mochilas e lixeiras são bons candidatos para embalagens. Em uma situação de desastre, uma família pode precisar ter acesso rápido ao *kit* de suprimento para desastres – seja ao abrigar-se em casa ou no caso de evacuação. Garantir que os veículos da família estejam abastecidos e os veículos elétricos carregados permitirá a evacuação imediata até um local seguro. Após um desastre, ter os suprimentos corretos pode ajudar uma família a suportar um confinamento em casa ou uma evacuação.

Certifique-se de que as necessidades de todos que usarão o *kit* sejam satisfeitas, incluindo lactentes, idosos e animais de estimação. É uma boa ideia envolver qualquer pessoa que possa usar o *kit*, incluindo as crianças, na sua montagem. Os kits devem ser atualizados anualmente para levar em conta o crescimento e o desenvolvimento das crianças, bem como as alterações nas prescrições e a revisão das datas de validade.

Dados do Federal Emergency Management Agency. Ready America. n.d. www.ready.gov. https://www.ready.gov/kit; and Centers for Disease Control and Prevention. All-Hazards Preparedness Guide. n.d. https://www.cdc.gov/cpr/documents/AHPG_FINAL_March_2013.pdf.

Quadro 17-2 *Kit* de Alimentos

- Armazenar pelo menos 3 dias de suprimentos de alimentos não perecíveis.
- Selecionar alimentos que não necessitem de refrigeração, preparação nem cozimento e pouca ou nenhuma água.
- Guardar um abridor de latas manual e utensílios de alimentação.
- Evitar alimentos salgados, pois provocarão sede.
- Escolher alimentos que a família irá comer.
- Os alimentos sugeridos incluem:
  - Carnes, frutas e vegetais enlatados prontos para o consumo
  - Barras de proteínas ou frutas
  - Cereais secos ou granola

- Manteiga de amendoim
- Frutas secas
- Nozes, castanhas, amêndoas e outras oleaginosas
- Biscoitos
- Sucos enlatados
- Leite pasteurizado não perecível
- Alimentos ricos em energia
- Vitaminas
- Alimentos para lactentes
- Alimentos reconfortante/para situações de estresse
- Colocar no *kit* uma grelha ou fogareiro a gás para cozinhar (com um reservatório extra de gás de cozinha)

Dados do Federal Emergency Management Agency. Ready America. n.d. www.ready.gov; and Centers for Disease Control and Prevention. Emergency preparedness and response. n.d. https://emergency.cdc.gov/

Quadro 17-3 *Kit* de Primeiros Socorros

Em qualquer emergência, um familiar pode sofrer um corte ou queimadura ou outro tipo de lesão. Um *kit* de emergência deve incluir:

- Dois pares de luvas de látex ou outro tipo de luva estéril (se alguém tiver alergia ao látex)
- Curativos estéreis para interromper hemorragias
- Sabão/agente de limpeza e lenços com antibiótico para desinfecção
- Pomada antibiótica para evitar infecções
- Pomada para queimaduras para evitar infecções
- Curativos adesivos de tamanhos variáveis
- Solução de limpeza ocular para irrigar os olhos ou para usar como descontaminante geral
- Termômetro
- Medicamentos de uso diário como insulina, medicamentos cardíacos e inalatórios para asma (substituir periodicamente os medicamentos de acordo com as datas de validade)
- Suprimentos médicos prescritos, como equipamentos e suprimentos de monitoração de glicemia e pressão arterial

- Qualquer equipamento médico durável, como muletas ou andadores. Deve-se dar atenção especial à energia de equipamentos médicos duráveis durante uma queda de energia (por exemplo, ventilador, máquina de pressão positiva contínua na via aérea [CPAP], scooter, elevador de cadeira).

Outros itens úteis a serem incluídos:

- Telefone celular com carregador
- Tesoura
- Pinça
- Tubo de vaselina ou outro lubrificante
- Medicamentos sem prescrição médica:
  - Ácido acetilsalicílico e analgésicos não salicilato (paracetamol)
  - Medicamentos antidiarreicos
  - Antiácidos (para desconforto estomacal)
  - Laxativos

Dados do Federal Emergency Management Agency. Ready America. n.d. www.ready.gov; and Centers for Disease Control and Prevention. Emergency preparedness and response. n.d. https://emergency.cdc.gov/

---

devem planejar quem cuidará de seus filhos e animais de estimação durante uma jornada de trabalho prolongada. Executar essas ações ajudará a tranquilizar tanto o profissional como a sua família – permitindo que o profissional continue trabalhando durante um desastre, se necessário, especialmente durante uma resposta prolongada.

Um recurso adicional com informações sobre a preparação pessoal e familiar no caso de desastres, incluindo como criar um plano de comunicação familiar, é a campanha Ready patrocinada pela Federal Emergency Management Agency (FEMA), disponível *online* em www.ready.gov.

Gerenciamento de Incidentes com Vítimas em Massa

Uma premissa importante da resposta a desastres é lembrar que todos os desastres são locais. A variabilidade dos recursos disponíveis difere muito em locais suburbanos, urbanos e rurais. Em geral, a gravidade e a diversidade das lesões, além do número total de vítimas, serão fatores importantes para determinar se um IVM exige recursos e assistência de fora da comunidade atingida.

Os desastres complexos da atualidade, especialmente os que envolvem terrorismo e ADMs (químicas, biológicas, radiológicas ou nucleares), podem resultar em um ambiente austero e/ou perigoso. Um **ambiente austero** é um cenário em que os recursos, suprimentos, equipamentos, equipes, transporte e outros aspectos dos ambientes físico, político, social e econômico são limitados. Como resultado dessas limitações, as restrições na disponibilidade e na adequação dos cuidados imediatos para a população podem variar, novamente dependendo da localização e da infraestrutura de recursos. Os profissionais de atendimento pré-hospitalar devem prever que podem não ser capazes de oferecer o mesmo nível de cuidados para um único doente doente ou com lesão ao responder a um desastre. Intervenções oportunas significativas fornecidas aos doentes que preenchem os critérios têm maior chance de otimizar os resultados para os doentes passíveis de resgate.[4]

As preocupações médicas de emergência relacionadas a IVMs incluem os cinco elementos a seguir:

- *Busca e resgate.* Essa atividade envolve o processo de procurar, de forma sistemática, por aquelas pessoas que foram impactadas pelo evento, resgatando-as das situações perigosas. Dependendo da situação, isso costuma exigir o uso de equipes com treinamento especial, particularmente quando estão envolvidas questões de extricação.
- *Triagem e estabilização inicial.* Esse é o processo de avaliar e classificar, de forma sistemática, cada vítima conforme a gravidade da lesão ou doença, fornecendo cuidados médicos iniciais para abordar as questões que ameacem imediatamente a vida ou os membros.
- *Seguimento de doentes.* Esse é o sistema pelo qual os doentes são identificados e acompanhados desde o seu contato inicial na busca e resgate, evacuação, triagem e transporte e, por fim, distribuição para os cuidados definitivos.
- *Cuidado médico definitivo.* Esse componente envolve a provisão dos cuidados médicos específicos necessários

para tratar as lesões do doente. Em geral, esse cuidado será fornecido em hospitais; porém, instituições alternativas de cuidados podem ser utilizadas em eventos maiores quando os hospitais estão sobrecarregados com as vítimas ou quando os hospitais sofreram impacto e/ou dano direto pelo incidente.
- *Evacuação.* Esse é o processo de transportar as vítimas do desastre e os doentes com lesões para longe do local do desastre, seja para um local seguro ou para uma instituição de cuidados definitivos.

As questões de saúde pública relacionadas a IVMs incluem:

- Água (garantia de suprimento de água seguro e potável)
- Alimentos (idealmente não perecíveis e que não necessitem de refrigeração nem cozimento)
- Abrigo (um local para cobertura, proteção e refúgio)
- Condições sanitárias (proteção em relação ao contato com fezes humanas e de animais, lixo sólido e esgoto)
- Segurança e proteção
- Transporte
- Comunicação (disseminação de informações para a população afetada, incluindo informações sobre doenças transmissíveis)
- Doenças endêmicas e epidêmicas (as doenças endêmicas são as que estão sempre presentes em uma determinada área ou população, mas que geralmente ocorrem com pouca frequência, enquanto uma doença epidêmica é aquela que se desenvolve e se dissemina rapidamente pela população em risco)

As atividades de resposta a desastres, tanto médicas como de saúde pública, são coordenadas por meio de uma estrutura organizacional: o sistema de comando de incidentes.

National Incident Management System (Sistema Nacional de Gerenciamento de Incidentes)

O National Incident Management System (NIMS) dos EUA foi desenvolvido para oferecer um modelo para uma abordagem abrangente e sistemática, nos Estados Unidos, para o gerenciamento de incidentes, independentemente de sua causa, tamanho, localização ou complexidade. O NIMS oferece um conjunto de conceitos e princípios de preparação para todos os eventos e ameaças. Ele descreve os princípios fundamentais para uma estrutura operacional comum e a interoperabilidade de comunicações e sistemas de gerenciamento de informações. Ele também oferece procedimentos padronizados para o gerenciamento de recursos. O NIMS utiliza o sistema de comando de incidentes para supervisionar a resposta direta a um incidente.

Sistema de Comando de Incidentes

Muitas organizações diferentes podem participar da resposta a um desastre. O **sistema de comando de incidentes (SCI)** foi criado para permitir que diferentes tipos de agências (bombeiros, polícia, serviços de APH, etc.) e múltiplas jurisdições de agências semelhantes (p. ex., municipais, distritais, estaduais) trabalhem junto de maneira efetiva, usando uma estrutura organizacional e linguagem comum para o gerenciamento da resposta a um desastre ou a outro incidente importante (**Figura 17-3**) (ver o Capítulo 5, "Avaliação da Cena" para mais informações). Os representantes das várias agências de resposta geralmente se reúnem em um posto de comando de incidentes para facilitar a tomada de decisão e a comunicação entre as agências e para trabalhar em conjunto a fim de unificar o processo de comando.

O SCI reconhece que, independentemente da natureza específica do incidente ou da primeira agência de resposta (policial, médica ou relacionada a bombeiros), há várias funções que sempre devem acontecer. O SCI é organizado ao redor dessas funções necessárias. Seus componentes são:

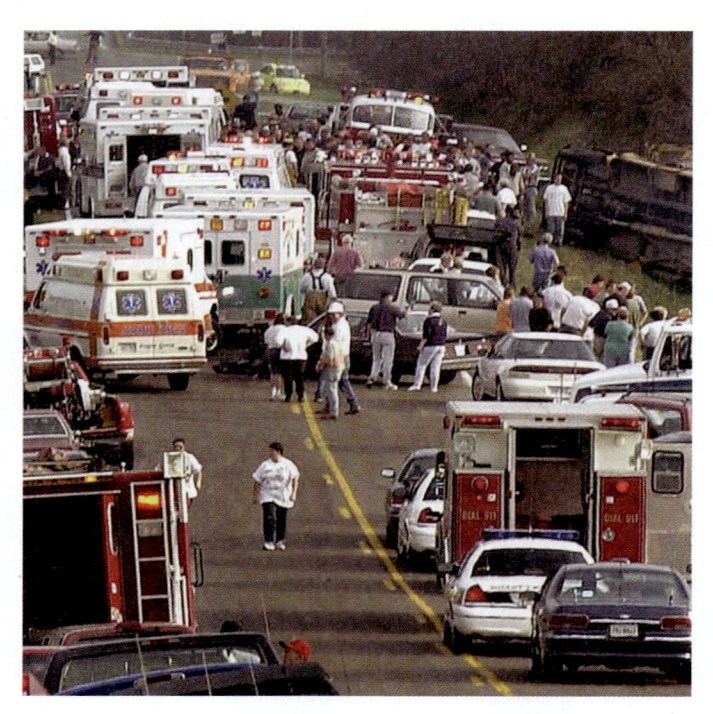

Figura 17-3 O sistema de comando de incidentes (SCI) permite a integração de bombeiros, polícia e serviço de emergência em uma cena de desastre.

- Comando
  - Oficial de segurança
  - Oficial de informações
  - Oficial de ligação
- Planejamento
- Logística
- Operações
- Finanças

Essas funções se aplicam em graus variados a todos os incidentes e são atualmente utilizadas em cenários médicos de todos os tipos, desde pré-hospitalares até hospitalares, para organizar a resposta a um desastre.

Sob uma perspectiva médica, vários importantes princípios do SCI serão úteis durante a resposta a um IVM:

1. O SCI deve ser estabelecido precocemente, de preferência na chegada do primeiro socorrista à cena. O estabelecimento do comando é a primeira etapa mais importante para qualquer socorrista, sendo importante lembrar que o comando pode ser transferido para oficiais supervisores à medida que forem chegando à cena.

2. Socorristas médicos e profissionais de saúde pública, que geralmente são encarregados de trabalhar de maneira independente, devem implementar os princípios de gerenciamento SCI para melhor integrar sua resposta com outras agências durante um IVM.

3. A implementação do SCI permitirá a integração efetiva da resposta médica na resposta geral ao incidente.

O treinamento e as informações detalhadas sobre o SCI estão disponíveis no *site* da FEMA.[5]

Características do Sistema de Comando de Incidentes

Um SCI fornece uma abordagem padronizada, profissional e organizada para o gerenciamento de incidentes de emergência. O uso de um SCI permite que a agência de resposta a uma emergência opere com mais segurança e eficiência. Uma abordagem padronizada facilita e coordena o uso dos recursos de múltiplas agências, trabalhando para objetivos comuns. Ela também elimina a necessidade de desenvolver uma abordagem única para cada situação, poupando um tempo valioso durante um IVM ou desastre. Embora muitas vezes seja pensado em referência a eventos maiores, o SCI também pode ser usado durante IVMs cotidianos que ocorrem com mais frequência em nossas comunidades locais e exigem a integração de várias agências de primeiros socorros. Por exemplo, eventos de trânsito que envolvem de dois a três veículos são um exemplo de um IVM cotidiano.

O gerenciamento efetivo de incidentes exige uma estrutura organizacional para fornecer uma hierarquia de autoridade e responsabilidade, além de estabelecer canais formais de comunicação. Por meio do uso da estrutura de comando, as responsabilidades e as autoridades específicas de qualquer pessoa na organização são claramente delineadas e predefinidas, permitindo que grupos heterogêneos operem juntos com mais facilidade.

Autoridade Jurisdicional

A autoridade jurisdicional não costuma ser um problema em um incidente com um único foco. As coisas podem ficar mais complicadas quando várias jurisdições estão envolvidas ou múltiplas agências dentro de uma única jurisdição têm autoridade sobre vários aspectos do incidente. Quando há sobreposição de responsabilidades, o SCI pode usar um **comando unificado**. Essa abordagem une representantes de diferentes agências para trabalhar em um plano, garantindo que todas as ações estejam completamente coordenadas. O *comando*, embora seja o termo escolhido para o SCI, talvez seja um nome equivocado. É importante lembrar que os incidentes são gerenciados; as equipes são comandadas. O *comando do incidente*, seja ele conduzido por uma pessoa ou por um comando unificado, é uma posição de gerenciamento e liderança. A estrutura de comando é responsável por estabelecer objetivos estratégicos e manter uma compreensão abrangente do impacto de um incidente, além de identificar as estratégias necessárias para gerenciar efetivamente a cena. A função de comando é estruturada em uma de duas maneiras: único ou unificado.

O **comando único** é a função de comando mais tradicional e conduz ao termo **comandante do incidente**. Quando um incidente ocorre dentro de uma única jurisdição e quando não há sobreposição jurisdicional ou funcional de agências, um único comandante do incidente deve ser identificado e designado com responsabilidade geral pelo gerenciamento do incidente pela autoridade jurisdicional apropriada. Isso não significa que outras agências não respondam ou não deem suporte ao gerenciamento do incidente.

O comando único é mais bem utilizado quando uma disciplina única em uma única jurisdição é responsável pelos objetivos estratégicos associados ao gerenciamento do incidente. O comando único também é apropriado em estágios posteriores de um incidente que foi inicialmente gerenciado por meio de comando unificado. Com o tempo, à medida que muitos incidentes estabilizam, os objetivos estratégicos ficam cada vez mais focados dentro de uma única jurisdição ou disciplina. Nessa situação, é apropriado fazer a transição de um comando unificado para um comando único.

Também é aceitável, se todas as agências e jurisdições concordarem, designar um único comandante do incidente nos incidentes que envolvem múltiplas agências e jurisdições. Nessa situação, porém, a equipe de comando deve ser escolhida cuidadosamente. O comandante do incidente é responsável pelo desenvolvimento dos objetivos estratégicos do incidente sobre os quais serão montados os **planos de ação para incidentes (PAIs)**. Um PAI é um plano verbal ou escrito contendo objetivos gerais que refletem a estratégia geral de gerenciamento de um incidente. O comandante do incidente é responsável pelo PAI e por todas as solicitações referentes ao ordenamento e à liberação de recursos para o incidente.

Quando múltiplas agências com jurisdições ou responsabilidades legais sobrepostas estão envolvidas no mesmo incidente, um comando unificado oferece várias vantagens. Nessa abordagem, os representantes de cada agência cooperam para compartilhar a autoridade do comando. Eles trabalham juntos e estão diretamente envolvidos no processo de tomada de decisão. Um comando unificado ajuda a garantir a cooperação, evita confusões e garante a concordância sobre alvos e objetivos. Um exemplo de comando unificado poderia incluir uma situação envolvendo a liberação de materiais perigosos. O corpo de bombeiros é responsável pelo controle do incêndio, contenção de materiais perigosos e resgate; o departamento de polícia é responsável pela evacuação e segurança da área; e as obras públicas são responsáveis pela limpeza do local.[6]

Sistema "Todos os Riscos e Todas as Ameaças"

O SCI evoluiu a um sistema todos os riscos e todas as ameaças que pode ser aplicado no gerenciamento de recursos em incêndios, enchentes, tornados, colisões aéreas, terremotos, incidentes com materiais perigosos, eventos com atiradores ativos ou agressores hostis, emergências de saúde pública, explosões ou qualquer outro tipo de situação de emergência. Esse tipo de sistema também tem sido usado no gerenciamento de muitos eventos não emergenciais, como eventos públicos de larga escala ou de aglomeração de massas, os quais têm necessidades semelhantes de comando, controle e comunicação. A flexibilidade do SCI permite que a estrutura de gerenciamento seja expandida conforme a necessidade, usando os componentes que forem necessários. As operações de múltiplas agências e organizações podem ser integradas facilmente no gerenciamento de um incidente.

Aplicabilidade na Vida Diária

Um SCI pode e deve ser usado para operações da vida diária além dos incidentes maiores. O comando deve ser estabelecido em cada incidente. O uso regular do sistema garante a familiaridade com a terminologia e os procedimentos padronizados. Isso também aumenta a confiança dos usuários no sistema. O uso frequente do SCI em situações de rotina facilita a sua aplicação em incidentes maiores.

Unidade de Comando

A **unidade de comando** é um conceito de gerenciamento em que cada pessoa tem apenas um supervisor direto. Todas as ordens e designações vêm diretamente desse supervisor, e todos os relatos são feitos para o mesmo supervisor. Essa abordagem elimina a confusão que pode acontecer quando uma pessoa recebe ordens de mais de um chefe. A unidade de comando reduz os atrasos na solução de problemas, além de diminuir o potencial para perdas de vidas e propriedades. Ao garantir que cada pessoa tenha apenas um supervisor, a unidade de comando pode aumentar o comprometimento geral, evitar a participação por conta própria, melhorar o fluxo da comunicação, ajudar na coordenação de problemas operacionais e aumentar a segurança do profissional. Um SCI não é necessariamente um sistema orientado por uma hierarquia. A pessoa melhor qualificada deve ser designada para o nível apropriado para cada situação, mesmo se isso significar que uma pessoa em hierarquia mais baixa seja temporariamente designada para uma posição de nível mais alto. Esse conceito é fundamental para a aplicação efetiva do sistema e deve ser adotado por todos os participantes. Além disso, um componente crítico do NIMS é uma série de padrões de credenciamento nacional para posições no SCI, como chefes de comando e setores de operação, planejamento, logística e finanças/administração.

Alcance do Controle

O **alcance do controle** se refere ao número de subordinados que se reportam a um supervisor em qualquer nível dentro da organização. O alcance de controle está relacionado a todos os níveis do SCI – desde o nível estratégico até o nível operacional/tático e o nível de tarefa.

Na maioria das situações, uma pessoa pode efetivamente supervisionar apenas três a sete pessoas ou recursos. Devido à natureza dinâmica dos incidentes de emergência, uma pessoa com responsabilidades de comando ou supervisão em um SCI normalmente não deve supervisionar diretamente mais de cinco pessoas. O alcance de controle real depende da complexidade do incidente e da natureza do trabalho que está sendo realizado. Por exemplo, em um incidente complexo envolvendo materiais perigosos, o alcance de controle pode ser de apenas três; durante operações menos intensas, o alcance de controle pode ser de até sete.

Organização Modular

O SCI é designado para ser flexível e modular. A estrutura organizacional do SCI – comando, operações, planejamento, logística e finanças/administração – é predefinida, pronta para ser preenchida e tornada operacional conforme a necessidade. De fato, um SCI já foi caracterizado como uma caixa de ferramentas organizacional, em que apenas as ferramentas necessárias para o incidente específico são usadas. Em um SCI, essas ferramentas consistem em títulos de posições, descrições de trabalhos e uma estrutura organizacional que define as relações entre as posições. Algumas posições e funções são frequentemente utilizadas, enquanto outras são necessárias apenas em situações complexas ou incomuns. Qualquer posição pode ser ativada simplesmente designando alguém para o papel desejado.

Terminologia Comum

O SCI promove o uso de terminologia comum dentro de uma organização e entre todas as agências envolvidas em incidentes de emergência. Terminologia comum significa que cada palavra tem uma definição única e não há duas palavras com a mesma definição utilizadas no gerenciamento de um incidente de emergência. Todos usam os mesmos termos para comunicar os mesmos pensamentos, de modo que todos compreendem o que está sendo dito. Cada trabalho vem com um conjunto de responsabilidades, e todos sabem quem é responsável por qual função.

Comunicações Integradas

As **comunicações integradas** garantem que todos em uma emergência possam se comunicar com os supervisores e os subordinados. O SCI deve apoiar a comunicação para cima e para baixo na cadeia de comando a cada nível. Uma mensagem deve conseguir se mover de forma eficiente pelo sistema, desde o comando até o nível mais baixo e desde o nível mais baixo até o nível de comando.

Planos de Ação de Incidentes Consolidados

Um SCI garante que todas as pessoas envolvidas no incidente sigam um plano geral. Diferentes componentes da organização podem realizar funções diferentes, mas todos os esforços contribuem para os mesmos alvos e objetivos abrangentes. Tudo que ocorre é coordenado dentro da resposta geral. Em incidentes menores, o comando desenvolve um plano de ação e comunica prioridades, objetivos, estratégias e táticas do incidente para todas as unidades de operação. Representantes de todas as agências participantes se encontram regularmente para desenvolver e atualizar o plano. Em incidentes maiores ou menores, as pessoas envolvidas no incidente compreendem quais são os seus papéis específicos e como eles se encaixam no plano geral.

Instalações Designadas para Incidentes

As **instalações designadas para incidentes** são locais onde funções específicas são sempre realizadas. Por exemplo, o comando sempre ficará instalado no posto de comando de incidentes. A área de preparação, a área de reabilitação, o ponto de coleta de vítimas, a área de tratamento, a base de operações e o heliponto (zona de pouso) são áreas designadas onde ocorrem funções específicas. As instalações necessárias para o incidente específico são estabelecidas conforme o PAI específico ou um plano de SCI predefinido.

Gerenciamento de Recursos

O **gerenciamento de recursos** abrange o uso de um sistema padronizado para designar e acompanhar os recursos envolvidos no incidente. O sistema de gerenciamento de recursos do SCI acompanha as várias designações de recursos. Em incidentes de larga escala, as unidades costumam ser despachadas para uma **área de preparação** em vez de irem diretamente para o local do incidente. Uma área de preparação é um local próximo à cena do incidente onde várias unidades podem ser mantidas em espera, prontas para serem designadas em caso de necessidade.

Organização do Sistema de Comando de Incidentes

A estrutura do SCI identifica todo tipo de encargos, responsabilidades e funções que são realizadas em incidentes de emergência. Alguns componentes são usados em quase todo tipo de incidente, enquanto outros se aplicam apenas às situações maiores e mais complexas. Os cinco componentes de uma organização de SCI são comando, operações, planejamento, logística e finanças/administração.

Um fluxograma de organização de um SCI pode ser básico ou ganhar complexidade à medida que componentes maiores são necessários. Cada bloco em um fluxograma da organização de um SCI se refere a uma área funcional ou à descrição de um cargo. As posições são preenchidas conforme a necessidade do comando de incidentes, o qual decide se componentes adicionais são necessários para uma determinada situação.

Comando

Em um fluxograma de SCI, o primeiro componente é o **comando** (**Figura 17-4**). O comando é a única posição no SCI que sempre deve ser preenchida em todos os incidentes, pois ter um líder claramente definido traz várias vantagens para o gerenciamento de incidentes. O comando é estabelecido quando a primeira unidade chega à cena e é mantido até que a última unidade deixe a cena.

Na estrutura do SCI, o comando (único ou unificado) é o principal responsável pelo gerenciamento de um incidente e tem a autoridade necessária para dirigir todas as atividades na cena do incidente. O comando é diretamente responsável pelas seguintes tarefas:

- Determinar a estratégia
- Selecionar as táticas para o incidente
- Definir o plano de ação
- Desenvolver a organização do SCI
- Gerenciar os recursos e solicitar recursos adicionais
- Coordenar as atividades de recursos
- Prover a segurança da cena
- Liberar informações sobre o incidente
- Coordenar com agências externas

Posto de Comando de Incidentes

O **posto de comando de incidentes** é a sede para o incidente. As funções de comando são centradas na sede; assim, o comando e toda a equipe de suporte direto devem sempre estar localizados no posto de comando de incidentes. A localização deve ser transmitida a todas as unidades assim que o posto for estabelecido.

Em relação à cena do incidente, o posto de comando deve estar em um local próximo e protegido. Em geral, para um incidente importante, o local é um prédio ou veículo especial. Essa localização permite que a equipe de comando trabalhe sem distrações ou interrupções desnecessárias. No caso de incidentes grandes, geograficamente espalhados, o posto de comando pode estar a alguma distância do incidente de emergência.

Equipe de Comando

As pessoas na **equipe de comando** realizam funções diretamente relacionadas ao comando e que não podem ser delegadas a outras seções importantes da organização. O oficial de segurança, o oficial de ligação e o oficial de informações públicas são sempre parte da equipe de comando. Além disso, auxiliares, assistentes e conselheiros podem ser designados para trabalhar diretamente para os membros da equipe de comando.

OFICIAL DE SEGURANÇA

O **oficial de segurança** é responsável por garantir que as questões de segurança sejam gerenciadas de forma efetiva na cena do incidente. Esse indivíduo é os olhos e os ouvidos do comando em termos de segurança – identifica e avalia as condições perigosas, evita práticas não seguras e garante que os procedimentos de segurança sejam adequadamente seguidos. O oficial de segurança é apontado logo que acontece o incidente. À medida que o incidente

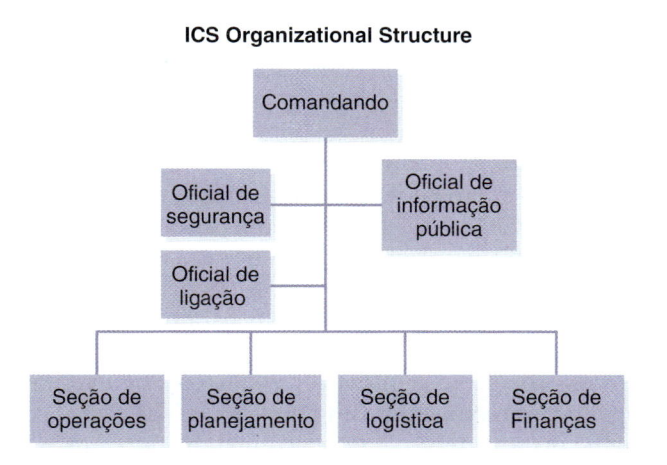

ICS Organizational Structure

Figura 17-4 Fluxograma de organização do SCI.

fica mais complexo e o número de recursos presentes na cena aumenta, outras pessoas qualificadas podem ser designadas como oficiais de segurança assistentes.

OFICIAL DE LIGAÇÃO

O **oficial de ligação** é um representante do comando que serve como ponto de contato com os representantes de agências externas. Esse membro da equipe de comando é responsável pela troca de informações com representantes das agências. Durante um incidente ativo, o comando pode não ter tempo de se encontrar diretamente com todos que se dirigem ao posto de comando de incidentes. O oficial de ligação funciona como representante do comando nessas circunstâncias, obtendo e fornecendo informações ou direcionando as pessoas para o local ou a autoridade adequados. A área de ligação deve ser adjacente, mas não dentro do posto de comando.

OFICIAL DE INFORMAÇÕES PÚBLICAS

O **oficial de informações públicas (OIP)** é responsável pela coleta e pela liberação de informações sobre o incidente para a mídia de notícias e outras agências apropriadas. Em um incidente importante, a comunicação com o público e com a imprensa é muito importante para a disseminação de informações. Como o comando deve fazer o gerenciamento do incidente ser a principal prioridade, o OIP serve como pessoa de contato para as solicitações da imprensa, o que libera o comando para se concentrar no incidente. A sede da mídia deve ser estabelecida perto – mas não dentro – do posto de comadno. A informação apresentada para a mídia pelo OIP deve ser aprovada pelo comandante de incidente. O uso de um OIP ajuda a disseminar uma mensagem consistente e coordenada, especialmente durante um evento complexo envolvendo múltiplas agências.

Funções da Equipe Geral

O comandante do incidente tem a responsabilidade geral por toda a organização do comando de incidente, embora alguns elementos das responsabilidades do comandante do incidente possam ser manejados pela equipe de comando. Quando o incidente é muito grande ou complexo para que uma pessoa faça um manejo efetivo, o comandante do incidente pode apontar alguém para supervisionar partes da operação. Tudo que ocorre no incidente de emergência pode ser dividido em quatro componentes funcionais principais dentro do SCI:

- Operações
- Planejamento
- Logística
- Finanças/administração

Os chefes dessas quatro seções são conhecidos coletivamente como a **equipe geral do SCI**. O comando decide qual (se alguma) dessas quatro posições deve ser ativada, quando ativá-la e quem deve ser colocado em cada posição. Deve-se ter em mente que os blocos no fluxograma de organização do SCI se referem a áreas funcionais ou descrições de funções e não a posições que sempre devem ser preenchidas.

As quatro principais seções da equipe geral do SCI, quando designadas, podem realizar suas operações no próprio posto de comando de incidentes, embora essa estrutura não seja necessária. Em um grande incidente, os quatro setores funcionais podem trabalhar em diferentes locais, mas sempre estarão em contato direto com o comando.

Operações

O **setor de operações** é responsável pelo gerenciamento de todas as ações diretamente relacionadas com a mitigação do incidente. O setor de operações resgata qualquer indivíduo preso, trata quaisquer doentes traumatizados e faz o que for necessário para aliviar a situação de emergência.

Em incidentes menores, o comando pode supervisionar diretamente as funções do setor de operações. Em incidentes complexos, um **chefe do setor de operações** distinto toma a responsabilidade, de modo que o comando possa se concentrar na estratégia geral enquanto o chefe do setor de operações se concentra nas táticas necessárias para o trabalho acontecer.

As operações são conduzidas em concordância com um PAI que descreve os objetivos estratégicos e como as operações estratégicas serão conduzidas. Na maioria dos incidentes, o PAI é relativamente simples e pode ser expresso em poucas palavras ou frases. O PAI para um incidente de grandes proporções pode ser um documento extenso que é regularmente atualizado e usado para encontros diários da equipe de comando.

Planejamento

O **setor de planejamento** é responsável por coletar, avaliar, disseminar e utilizar as informações relevantes para o incidente. O setor de planejamento trabalha com planos pré-incidente, plantas de construções, mapas, fotografias aéreas, diagramas, materiais de referência e quadro de *status*. Ele também é responsável por desenvolver e atualizar o PAI. O setor de planejamento desenvolve o que deve ser feito por quem e identifica os recursos necessários.

O comando ativa o setor de planejamento quando informações devem ser obtidas, gerenciadas e analisadas. O **chefe do setor de planejamento** se reporta diretamente ao comando. As pessoas designadas para o planejamento examinam a situação atual, revisam as informações disponíveis, predizem a provável evolução dos eventos e preparam as recomendações para estratégias e táticas. O setor de planejamento sempre acompanha os recursos em incidentes de grandes proporções e fornece comando com relatos regulares da situação e das condições dos recursos.

Logística

O **setor de logística** é responsável pela provisão de suprimentos, serviços, instalações e materiais durante o incidente. O **chefe do setor de logística** se reporta diretamente ao comando e serve como oficial de suprimentos para o incidente. Entre as responsabilidades desse setor estão a manutenção dos veículos abastecidos, a provisão de alimentos e descanso para os socorristas e o arranjo de equipamentos especializados.

Finanças/Administração

O **setor de finanças/administração** é o quarto componente principal do SCI gerenciado diretamente pelo comando. Esse setor é responsável pelos aspectos contábeis e financeiros de um incidente, além de questões legais que podem surgir após o incidente. Essa função não é preenchida na maioria dos incidentes, pois os problemas de custos e contábeis costumam ser abordados após o incidente. Contudo, um setor de finanças/administração pode ser necessário em incidentes de grandes proporções e de longo prazo que necessitem de manejo fiscal imediato, particularmente quando recursos externos precisam ser rapidamente buscados. Um setor de finanças/administração também pode ser estabelecido durante um desastre natural ou durante um incidente com materiais perigosos, nos quais o reembolso pode vir do remetente, do transportador, do fabricante da substância química ou da companhia de seguros. Um excelente exemplo disso é a resposta que a maioria das agências de saúde lançou para enfrentar a pandemia da COVID-19. Cada hospital, casa de repouso, agência de APH ou outra entidade que usou a estrutura do NIMS provavelmente estabeleceu um setor de finanças/administração para lidar com a infinidade de desafios financeiros associados à resposta, incluindo a necessidade de rastrear as despesas para reembolso de fontes estaduais ou federais, algumas das quais nem sequer haviam sido definidas no momento em que o setor de finanças/administração foi lançado.

Resposta Médica a Desastres

Embora possa haver múltiplos alvos simultâneos para a resposta em desastres, os componentes específicos da resposta médica, quando combinados, ajudarão a minimizar a mortalidade e a morbidade das vítimas do evento. Embora essas ações sejam discutidas de maneira sequencial neste capítulo, é importante lembrar que durante um desastre verdadeiro muitas das ações ocorrem de maneira concomitante (**Quadro 17-4**). Além disso, é importante mencionar que a resposta geral pode depender do local do incidente e dos protocolos locais, além da disponibilidade

> ### Quadro 17-4 Etapas Básicas na Resposta Médica a Desastres
>
> A resposta médica a um desastre envolve as seguintes etapas básicas:
>
> 1. Notificação e ativação do serviço de atendimento pré-hospitalar (APH)
> 2. Resposta inicial
> 3. Resposta do APH à cena
> 4. Avaliação da situação
>   a. Causa
>   b. Número de vítimas
>   c. Recursos adicionais
>   i. Médicos
>   ii. Outros
> 5. Comunicação da situação e das necessidades
> 6. Ativação da comunidade médica
>   a. Notificação das instituições acolhedoras
> 7. Busca e resgate
> 8. Triagem (tratamento de problemas da via aérea e hemorrágicos potencialmente fatais)
> 9. Coleta de vítimas
> 10. Tratamento
> 11. Transporte
> 12. Retriagem
>
> © National Association of Emergency Medical Technicians (NAEMT)

de recursos. A estrutura ou modelo de comando para a resposta pode variar consideravelmente no caso de desdobramentos internacionais.

Resposta Inicial

A primeira etapa consiste em notificar e ativar o sistema de resposta do APH. Isso costuma ser realizado por testemunhas do evento que chamam o centro local de despacho de emergências, buscando uma resposta apropriada da polícia, dos bombeiros e das agências de medicina de emergência (**Figura 17-5**).

Os primeiros profissionais de atendimento pré-hospitalar a chegar ao incidente têm várias funções importantes que prepararão o terreno para toda a resposta médica de emergência ao incidente. Contrariamente às operações normais de um socorrista, essas ações não incluem o início do atendimento ao doente. Os primeiros profissionais no local devem realizar uma avaliação geral da cena. Os objetivos dessa avaliação são analisar ameaças potenciais, estimar o número total de vítimas, determinar quais recursos médicos adicionais serão necessários na cena e avaliar se haverá necessidade de pessoal ou equipamentos especializados, como equipes de busca e resgate. Dependendo do incidente, os profissionais também devem observar sinais de algum dispositivo secundário designado intencionalmente para causar dano aos socorristas.

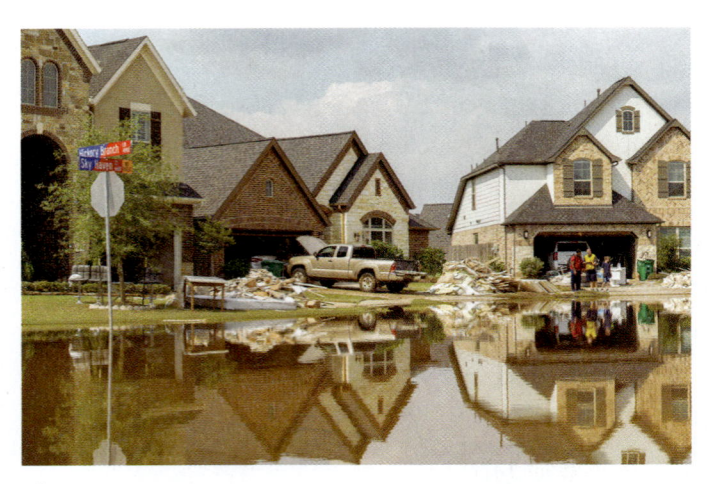

Figura 17-5 Desastres naturais, como furacões e enchentes, resultam em um fluxo de chamadas para os centros locais de despacho de emergências. Vista do dano causado pelo furacão Harvey no Texas, Estados Unidos, em 2017.

© Michelmond/Shutterstock

Após completar a avaliação básica, as informações coletadas devem ser comunicadas de maneira eficiente para o centro de despacho, o qual irá trabalhar para reunir os recursos necessários para uma resposta coordenada. Após isso, os profissionais de atendimento pré-hospitalar desviam a sua atenção para a identificação de locais apropriados para a triagem, para a coleta das vítimas e para direcionar as ambulâncias, as equipes e os suprimentos que chegam, de maneira a não impedir o acesso e saída rápidos de e para a cena e para não expor os profissionais a ameaças potenciais no evento.

Também é fundamental que os serviços de APH que estão respondendo ao incidente notifiquem os prováveis hospitais da comunidade com possibilidade de receber doentes sobre o evento, comunicando o número estimado de vítimas e seus respectivos níveis de gravidade, de modo que os centros possam se preparar adequadamente e considerar a ativação de seus planos hospitalares internos específicos para desastres. O componente de campo da resposta a desastres é o primeiro elo de toda a cadeia de sobrevivência para as vítimas de um desastre, e os serviços de APH são responsáveis pela notificação oportuna dos centros acolhedores.

Busca e Resgate

Nesse ponto, pode-se iniciar o processo de cuidado do doente em cena. Em geral, isso começará com um esforço de busca e resgate para identificar e evacuar as vítimas do local atingido para um lugar mais seguro. A população local próxima do local do desastre, além dos próprios sobreviventes, se forem capazes, costumam ser o recurso imediato de busca e resgate, podendo já ter começado a procurar por vítimas antes da chegada de qualquer equipe

de segurança pública.[7] A experiência tem demonstrado que a comunidade local pode responder a um local de desastre e começar o processo de auxiliar as vítimas.

Muitos países e comunidades desenvolveram equipes formais especializadas em busca e resgate como parte integral de seus planos de resposta a desastres nacionais e locais. Os membros dessas equipes recebem treinamento especializado em ambientes de espaço confinado e são ativados conforme a necessidade para um determinado evento. Essas unidades de busca e resgate geralmente incluem:

- Um grupo de médicos especialistas
- Especialistas técnicos com conhecimento em materiais perigosos, engenharia estrutural, operação de equipamentos pesados e métodos técnicos de busca e resgate (p. ex., equipamento de escuta, câmeras remotas)
- Cães treinados e seus treinadores

É importante observar que a ativação de equipes especializadas pode demorar e que, em ambientes austeros, costuma haver necessidade de improvisação. Por exemplo, em um IVM em um prédio, as companhias de construção locais podem prover materiais valiosos para busca e resgate, incluindo equipamentos, ferramentas e materiais que podem ser usados no local do desastre para ajudar a mover destroços pesados.

Triagem

À medida que os doentes são identificados e evacuados, eles são levados ao local de triagem, onde podem ser avaliados e receber uma classificação de triagem. O termo *triagem* é uma palavra francesa que significa "separar". Sob uma perspectiva médica, triagem significa separar as vítimas com base na gravidade de suas lesões. Esse processo foi primeiramente descrito no início da década de 1800 pelo Barão Dominique Larrey, que era cirurgião-chefe de Napoleão e deixou o seu legado por desenvolver o protótipo da ambulância durante as guerras napoleônicas. Larrey afirmou:

> Aqueles que sofrem ferimentos perigosos devem receber a primeira atenção, sem importar a hierarquia ou distinção. Aqueles que sofrem um grau de lesão menor podem aguardar até que seus irmãos de armas que estão gravemente mutilados sejam operados e recebam curativos, caso contrário estes últimos não sobreviveriam muitas horas; raramente, até o dia seguinte.[8]

Esse conceito, que foi ainda mais pesquisado e expandido depois de Larrey, serve para priorizar os doentes que necessitam de cuidado médico imediato e intervenções essenciais.

A triagem é uma das missões mais importantes de qualquer resposta médica a desastres. Conforme observado anteriormente, o objetivo da triagem convencional no ambiente não relacionado a desastres é fazer o maior bem para o doente individualmente. Esse imperativo geralmente significa tratar o doente mais grave. O objetivo da triagem de vítimas em massa é fazer o maior bem para o maior número de pessoas. A triagem em campo para vítimas em massa deve ser supervisionada por um oficial de triagem treinado. Um **oficial de triagem** deve ter ampla experiência clínica na avaliação e na abordagem de lesões em campo, pois pode ser necessário tomar decisões potencialmente difíceis sobre doentes que serão considerados críticos *versus* aqueles que serão classificados como mortalmente feridos ou expectantes. Um socorrista com experiência significativa em campo geralmente satisfaz essas exigências. Um médico treinado com experiência em campo também pode exercer essa função.[9,10] Contudo, todos os profissionais do atendimento pré-hospitalar devem ser capazes de realizar as funções básicas de triagem e ser bem treinados na aplicação de um algoritmo de triagem específico daquela agência. O treinamento especializado para lidar com populações vulneráveis, como crianças e pessoas com necessidades especiais, pode ser inestimável.

Há várias metodologias diferentes para a avaliação e a designação de uma categoria na triagem.[11] Um método envolve uma rápida avaliação do estado fisiológico e mental. Esse processo de triagem é chamado de **algoritmo de triagem START** (triagem simples e tratamento rápido [de *Simple Triage And Rapid Treatment*]). Esse sistema avalia o estado respiratório, o estado da perfusão e o estado mental do doente na priorização da transferência inicial até as instituições de cuidados definitivos.[10,12] (Ver Quadro 5-6 no Capítulo 5, "Avaliação da Cena".) Outros sistemas de triagem incluem os métodos de triagem MASS (mover, avaliar, separar, enviar [de *Move, Assess, Sort, Send*]), Smart, JumpSTART (algoritmo pediátrico) e Sacco.

Em um esforço para fornecer uma orientação nacional e trazer uniformidade ao processo de triagem, o Centers for Disease Control and Prevention (CDC) nos Estados Unidos formou um grupo multidisciplinar de especialistas para desenvolver um sistema de triagem baseado em consenso, agora conhecido como SALT.[10] (Ver Quadro 5-7 no Capítulo 5, "Avaliação da Cena".) Esse sistema de triagem envolve **S**eparar os doentes com base na sua capacidade de se mover, **A**valiar a necessidade de intervenções para salvar a vida (*Lifesaving*), realizar essas intervenções e, por fim, **T**ratar os doentes e **T**ransportá-los.

Independentemente do sistema exato de triagem, todos classificam os doentes em uma de (geralmente) quatro categorias de gravidade de lesões. Os doentes de maior prioridade são aqueles identificados como tendo lesões críticas, mas com possibilidade de sobrevivência, sendo geralmente classificados como *imediatos* e recebendo código de cor *vermelha*. Os doentes com lesões moderadas (que podem não ter capacidade de caminhar) e que podem tolerar um pequeno atraso nos cuidados são classificados como doentes *podem esperar* e recebem código de cor *amarela*. Os doentes com lesões relativamente menores, geralmente chamados de "feridos deambulantes", são classificados como vítimas *mínimas* e recebem código de cor *verde*. Os doentes que morreram na cena ou cujas lesões são tão graves que a morte é inevitável são classificados como *mortos* ou *expectantes*, recebendo código de cor *preta*. É importante observar que alguns sistemas de triagem, particularmente o SALT, especificamente separam os doentes classificados como mortalmente feridos dos mortos, atribuindo código de cor *cinza* para os expectantes. Algumas agências de resposta urbana, devido à densidade da população e da área de resposta, também observaram a importância de identificar os doentes médicos envolvidos durante um incidente (etiqueta laranja). Por exemplo, um doente que sofre uma exacerbação de doença pulmonar obstrutiva crônica após um colapso estrutural devido à inalação de detritos pode não ter uma lesão traumática, mas ainda assim precisa de transporte urgente.[13] Como os doentes de trauma podem sobrecarregar as instalações com capacidade para trauma, a identificação de condições não traumáticas permite que esses doentes sejam direcionados para instalações alternativas.

Todos esses códigos de cores se referem ao uso de "etiquetas de desastre", que são colocadas nos doentes após a triagem nas cenas de desastres. O código de cores fornece uma referência visual imediata para a categoria de triagem do doente. Alguns sistemas de triagem também usam um sistema de classificação em que os doentes imediatos, podem esperar, mínimos e mortos ou expectantes são chamados de Classe I, Classe II, Classe III e Classe IV, respectivamente.

É importante que as equipes de triagem evitem a tentação de pausar a sua função de triagem para tratar de um doente com lesão crítica que foi encontrado. Durante essa fase inicial de triagem, as intervenções médicas são limitadas às ações que são fácil e rapidamente realizadas e que não significam trabalho intensivo. Em geral, isso significa realizar apenas procedimentos como a abertura manual da via aérea, a descompressão torácica por agulha, a administração de um antídoto químico e o controle da hemorragia externa, incluindo a cobertura do ferimento e a aplicação de torniquete. Intervenções como ventilação com bolsa-válvula-máscara, compressões torácicas fechadas, estabelecimento de acesso intravenoso (IV) e intubação endotraqueal costumam ser postergadas durante o processo de triagem. Uma exceção limitada a esse princípio é que os dispositivos de vias aéreas supraglóticas às vezes são usados durante a resposta a eventos táticos.

Após a triagem dos doentes, eles são levados juntos até os **pontos de coleta de vítimas** conforme sua prioridade de triagem. Especificamente, todos os doentes imediatos (vermelhos) são agrupados, da mesma forma que

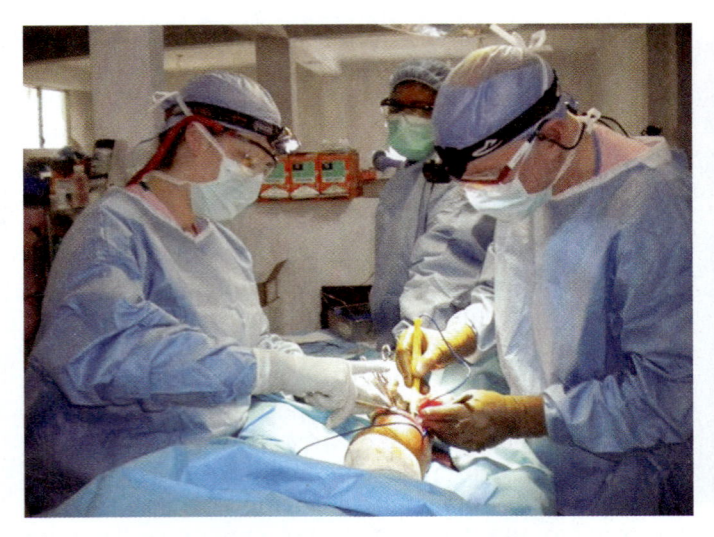

Figura 17-6 Atendimento médico definitivo em um hospital haitiano após o terremoto de 2010.

Cortesia de Andrew Pollak, MD.

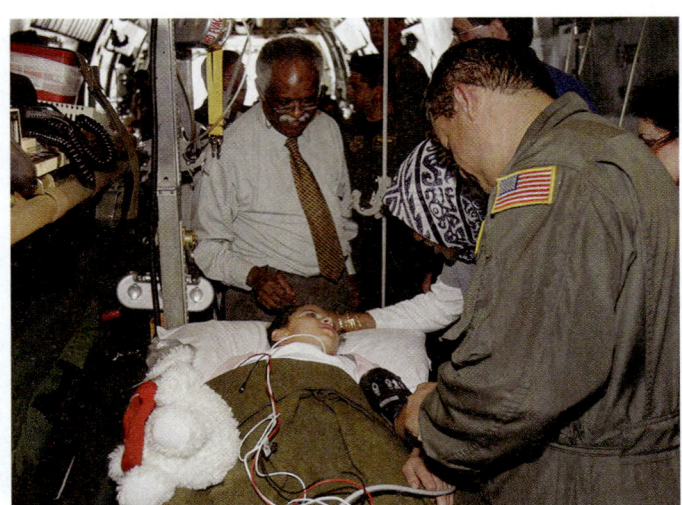

Figura 17-7 Interior de um avião de transporte militar convertido para evacuação médica com macas de doentes.

© Evan Vucci/AP Images

os doentes podem esperar (amarelos) e mínimos (verdes). Os pontos de coleta de vítimas devem estar localizados suficientemente perto do local do desastre para que a vítima possa ser facilmente carregada até eles e o tratamento seja rapidamente fornecido, mas suficientemente longe do local de impacto para serem seguros em relação a qualquer ameaça continuada. As considerações importantes incluem:

- Proximidade do local do desastre
- Segurança em relação a ameaças morro acima e contra o vento em relação a ambientes contaminados
- Proteção em relação a condições climáticas (quando possível)
- Fácil visibilidade para vítimas de desastre e equipes designadas
- Rotas convenientes para entrada e saída em caso de evacuação por terra, ar e água
- Distância segura em relação à fumaça de escapamento das ambulâncias estacionadas

À medida que chegam outras equipes e recursos médicos disponibilizados na cena, os cuidados médicos e intervenções são fornecidos nos pontos de coleta de vítimas conforme a sua prioridade de triagem. Essas são localizações apropriadas para as quais os médicos que respondem à cena podem ser designados para avaliação e tratamento adicionais dos doentes feridos.

Por fim, à medida que os recursos de transporte são disponibilizados, os doentes são transportados para os cuidados definitivos conforme, mais uma vez, a sua prioridade de triagem. Os doentes imediatos não são mantidos na cena para a provisão de cuidados médicos adicionais se houver transporte disponível (**Figura 17-6**). As intervenções médicas necessárias devem ser conduzidas

durante o transporte até a instituição de cuidados definitivos (**Figura 17-7**).

Devido a lesões críticas visíveis, frequentemente os socorristas tendem a encaminhar os doentes individuais para o tratamento imediato e transporte e ignoram o processo de triagem. Essa tendência deve ser evitada de modo que todas as vítimas possam ser separadas, reservando o tratamento para as vítimas salváveis primeiro. Contudo, ignorar o processo de triagem pode ser considerado em certos cenários:

1. Clima inclemente, que representa um risco excessivo para o socorrista e para as vítimas
2. Escuridão ou anoitecer iminente sem a possibilidade de iluminação suplementar
3. Risco continuado de lesão como resultado de eventos naturais ou não naturais
4. Ausência de instalação para triagem ou de oficial de triagem imediatamente disponível
5. Qualquer situação tática em cenário policial em que as vítimas são rapidamente retiradas do local de impacto até o ponto de coleta para o transporte[12,14]

Por fim, a triagem deve ser pensada como um processo dinâmico e continuado. Após o doente ser avaliado e classificado, ele pode não continuar com essa categoria de triagem durante todo o período de atendimento. Em vez disso, à medida que a condição do doente muda, a categoria de triagem também pode mudar. Por exemplo, um doente com um grande ferimento em uma extremidade e com hemorragia pode inicialmente ser classificado como um doente imediato; porém, após ser aplicada compressão no ferimento e controlada a hemorragia, o doente pode ser novamente triado como pode esperar.

De modo alternativo, um doente inicialmente classificado como imediato poderia piorar rapidamente e depois receber nova triagem como expectante.

A nova triagem deve ocorrer na cena enquanto os doentes estão aguardando os recursos de transporte. Além disso, os doentes serão submetidos a uma nova triagem após a chegada à instituição acolhedora e outra vez ao receberem a prioridade para cirurgia de emergência.

Tratamento

Como o número de doentes inicialmente excederá os recursos disponíveis, o tratamento na cena é geralmente limitado à abertura manual da via aérea, à descompressão de pneumotórax hipertensivo, ao controle de hemorragia externa e à administração de antídotos químicos. Apenas após a chegada dos recursos adequados na cena ou durante o transporte até o hospital é que intervenções adicionais devem ser fornecidas, como acesso IV e imobilização de fraturas.

Transporte

O transporte e o acompanhamento de doentes de um IVM até os hospitais que os receberão envolvem um esforço coordenado, usando uma variedade de veículos de transporte. Os doentes imediatos e podem esperar serão levados ao hospital em ambulâncias ou helicópteros (se disponíveis e se as condições permitirem). Os incidentes que resultam em grande número de doentes, particularmente doentes na categoria mínima, podem ser gerenciados de forma mais fácil e rápida com o uso de veículos de transporte não tradicionais, como ônibus e vans e, em alguns casos, os doentes podem ser transportados até locais não hospitalares para avaliação e tratamento. É importante lembrar, porém, que quando se usam esses mecanismos de transporte alternativos, devem ser designados profissionais de atendimento pré-hospitalar com suprimentos e equipamentos adequados para acompanhar as vítimas naquele veículo. Cada movimento e destinação do doente deve ser acuradamente registrado no diário de acompanhamento do doente ou por meio de sistemas de busca comercialmente disponíveis.

Outra questão importante na resposta efetiva a um IVM está relacionada ao processo de tomada de decisões para a destinação do doente após iniciar o transporte.[15] Eventos recentes demonstraram que os doentes que podem se mover ou ser movidos com facilidade frequentemente deixarão o local do desastre usando qualquer meio de transporte disponível, fazendo seu próprio trajeto até os hospitais da região.[6] Muitas vezes, isso resulta em grande número de "feridos deambulantes" chegando ao hospital mais próximo ao local do desastre. O tiroteio no festival de música Las Vegas Harvest de 2017, por exemplo, foi notável pelo uso de serviços de táxi baseados em aplicativos, como Uber e Lyft.

Os profissionais de atendimento pré-hospitalar devem compreender que o hospital mais próximo a uma cena de desastre pode estar sobrecarregado com doentes mesmo antes da chegada da primeira ambulância de transporte. Antes de levar um doente para o hospital mais próximo, canais de comunicação devem ser estabelecidos para definir a condição do departamento de emergência e a sua capacidade de aceitar e tratar os doentes transportados por ambulância. Se a instituição mais próxima estiver sobrecarregada, o sistema de APH pode transportar os doentes para instituições mais distantes, quando necessário. A dispersão dos doentes para múltiplas instituições terminará por melhor preservar a capacidade de todos os hospitais acolhedores de otimizar os cuidados aos doentes que podem oferecer. Também se deve considerar as instituições receptoras especializadas, se as condições dos doentes justificarem, incluindo centros de trauma, queimaduras e reimplantes.

Porém, nas comunidades com número limitado de hospitais, o APH pode não ter opção além de transportar os doentes para o hospital mais próximo. Em algumas localidades, o Centro Médico de Controle de Desastres se comunica diretamente com os hospitais para determinar sua capacidade de manejar os doentes com lesões agudas.

Equipes de Assistência Médica

No caso de o desastre ter proporções significativas a ponto de serem necessários recursos adicionais na cena, alguns hospitais desenvolveram equipes de resposta a desastres para ajudar a potencializar a resposta do APH nas cenas e oferecer cuidados no próprio local, permitindo que os profissionais de atendimento pré-hospitalar fiquem livres da tarefa de fornecer cuidados médicos nos pontos de coleta de vítimas e, em vez disso, realizem o transporte dos doentes. As agências podem ter arranjos preexistentes com as comunidades vizinhas, utilizando a ajuda mútua para fornecer capacidade pré-hospitalar adicional (**Figura 17-8**). Além disso, se houver necessidade de recursos externos do governo estadual ou federal, outras equipes de resposta médica de emergência estão disponíveis em muitas localidades. As "Go-teams" (equipes de resgate) estaduais ou outras equipes de resposta especializada, e até mesmo a Guarda Nacional, são recursos que podem ser mobilizados para uma resposta pelas autoridades locais.

Como resultado do Metropolitan Medical Response System (MMRS) nos Estados Unidos, foram criadas forças-tarefa ou equipes de combate em muitas cidades. O MMRS foi desenvolvido e fundado pelo Department of Health and Human Services (DHHS) dos Estados Unidos para ajudar a responder a emergências terroristas e de saúde pública. O objetivo é ajudar na integração das várias agências e serviços de resposta local para aumentar a resposta a esses eventos. Esses recursos de resposta

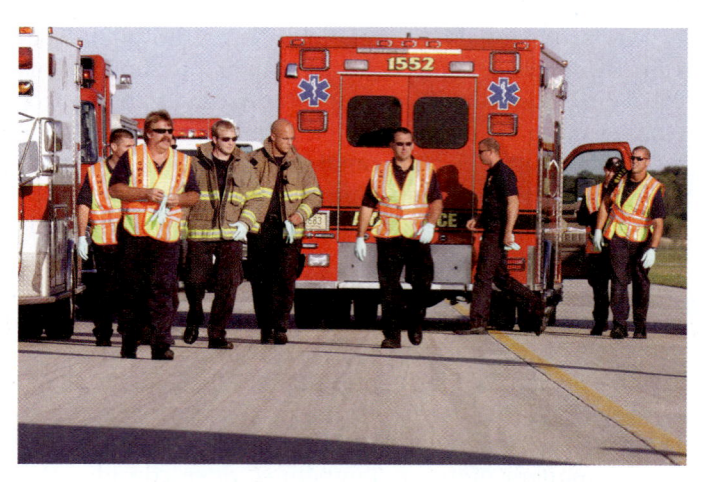

Figura 17-8 Agências de comunidades vizinhas podem prover auxílio mútuo durante uma emergência de grandes proporções.

© Nancy G Fire Photography, Narcy Greifenhagen/Alamy Stock Photo

abrangem equipes médicas de medicina de emergência, cirurgia do trauma, subespecialidades cirúrgicas e enfermagem. As forças-tarefa do MMRS podem responder com recursos que foram obtidos por meio de fundos estaduais e federais. Essas equipes de combate podem ser usadas para potencializar e suprir as instituições médicas ou para prover recursos humanos em instalações médicas móveis estabelecidas para o fornecimento de capacidade extra e cuidado médico aos doentes.

Em uma escala maior, o governo dos Estados Unidos tem capacidade, por meio do National Disaster Medical System (NDMS), de mobilizar equipes de assistência médica a desastres (DMATs, de *disaster medical assistance teams*). As DMATs podem oferecer cuidados no campo e criar instalações médicas móveis; algumas destas são capazes de realizar intervenções cirúrgicas e de satisfazer as necessidades de cuidados críticos dos doentes, quando os recursos locais estiverem sobrecarregados. A solicitação das DMATs deve chegar pelos canais apropriados, geralmente a partir do administrador de emergências local para a autoridade estadual de gerenciamento de emergências e do escritório do governador para o governo federal e o DHHS, onde funciona o programa de resposta do NDMS. Alguns estados têm equipes organizadas e estruturadas de forma semelhante que podem responder a emergências em todo o estado.

Ameaças de Terrorismo e Armas de Destruição em Massa

O terrorismo pode representar alguns dos IVMs mais desafiadores para os socorristas. O espectro de ameaças terroristas não tem limites, variando desde homens-bomba suicidas até armas e explosivos convencionais, armas militares e ADMs (químicas, biológicas, radiológicas e nucleares). Os eventos terroristas têm o maior potencial dentre todos os desastres causados pelo homem para a geração de grandes números de vítimas e fatalidades. (Ver o Capítulo 18, "Explosões e Armas de Destruição em Massa", para informações detalhadas sobre armas específicas.)

Infelizmente, os terroristas têm demonstrado uma marcante capacidade para a criação de vítimas civis. Durante os ataques terroristas de 11 de setembro de 2001, os terroristas usaram aviões de passageiros cheios de combustível para gerar destruição massiva de vidas e propriedades.

Uma das características únicas de uma ameaça terrorista, especialmente as que envolvem ADMs, é que as vítimas psicológicas costumam predominar. Os terroristas não precisam matar um grande número de pessoas para alcançar seus objetivos; eles apenas precisam criar uma atmosfera de medo e pânico para sobrecarregar a infraestrutura médica. Nos ataques com gás sarin de março de 1995 em Tóquio, no Japão, os hospitais receberam um total de 5 mil doentes. Dentre estes, menos de 1.000 apresentavam efeitos físicos do gás sarin; o restante apresentava estresse psicológico e o desejo de receber uma avaliação física. Os incidentes com antraz em 2001 nos Estados Unidos também aumentaram, de maneira drástica, o número de pessoas que se apresentaram aos setores de emergência com sintomas respiratórios inespecíficos que não resultavam de uma verdadeira exposição por antraz.

As explosões e as detonações de bombas continuam sendo a causa mais frequente de vítimas em massa em desastres causados por terroristas no mundo todo, tanto como evento primário como quando dispositivos secundários são montados para infligir danos às equipes de emergência. A maioria dessas bombas consiste em explosivos relativamente pequenos que produzem baixas taxas de mortalidade. Porém, quando estrategicamente colocadas em prédios, tubulações ou veículos em movimento, seu impacto pode ser muito maior (**Figura 17-9**). As altas

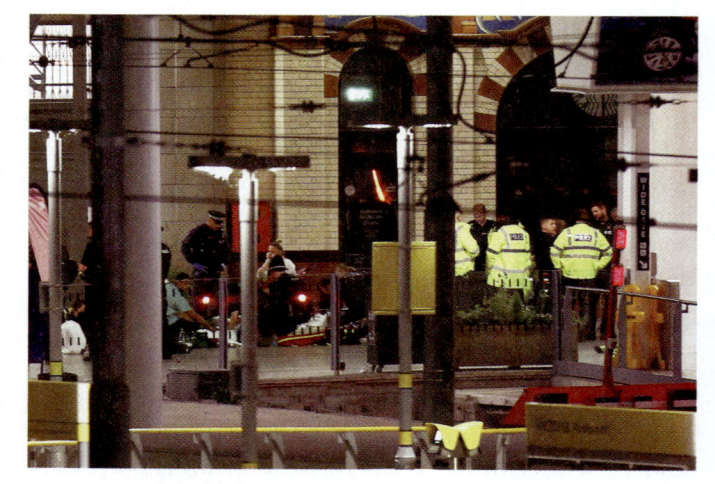

Figura 17-9 Explosão de bombas em Manchester, em 2017.

© Dave Thompson/Getty Images News/Getty Images

taxas de morbidade e mortalidade estão relacionadas não apenas com a intensidade da explosão, mas também com o dano estrutural subsequente que leva ao desabamento da construção-alvo. Uma ameaça maior pode incluir os explosivos convencionais combinados com um agente químico, biológico ou radiológico, como uma "bomba suja", que combina um agente incendiário convencional com material radioativo.

As ADMs que criam ambientes contaminados podem representar o desafio logístico mais difícil. As equipes de emergência podem ser limitadas em relação ao transporte de doentes devido aos riscos de contaminação. Os profissionais de atendimento pré-hospitalar devem estar preparados e equipados para realizar a triagem, não apenas para determinar a extensão das lesões, mas também para avaliar o potencial de contaminação e a necessidade de descontaminação e estabilização inicial. Ao mesmo tempo, os profissionais devem seguir as etapas adequadas para se protegerem de potencial contaminação, usando os equipamentos de proteção individual apropriados.

Descontaminação

A **descontaminação** é uma consideração importante em todos os desastres que envolvem materiais perigosos e ADMs (**Figura 17-10**). Os eventos terroristas com grande número de vítimas, substâncias desconhecidas e uma multidão de pessoas "saudáveis e preocupadas" aumentam, de forma significativa, o espectro de vítimas contaminadas e potencialmente contaminadas. (Ver o Capítulo 18, "Explosões e Armas de Destruição em Massa", para informações adicionais.) Como regra geral, se os doentes forem considerados contaminados, os procedimentos de descontaminação devem ocorrer antes do transporte para os cuidados definitivos. A segurança do local e a mão de obra são considerações importantes durante o processo de descontaminação, assim como a contenção e o descarte seguro dos materiais contaminados.

Área de Tratamento

Ao responder a um desastre envolvendo materiais perigosos e ADMs, é fundamental que os pontos de triagem e de coleta de vítimas estejam adequadamente posicionados contra o vento e morro acima em relação à área contaminada (275 metros).

Resposta Psicológica a Desastres

O trauma psicológico e outras **sequelas** adversas do trauma são efeitos colaterais frequentes de eventos como desastres naturais e desastres não intencionais causados por seres humanos.[16] Em contrapartida, um dos objetivos do terrorismo é infligir dor, trauma e desequilíbrio psicológicos. A manutenção de uma boa saúde mental é tão importante quanto manter a boa saúde física para todos os socorristas.

Características dos Desastres que Afetam a Saúde Mental

Nem todos os desastres têm o mesmo nível de impacto psicológico. As características dos desastres que parecem ter o impacto mais significativo sobre a saúde mental incluem:

- Pouco ou nenhum alerta antes do incidente
- Ameaça grave à segurança pessoal
- Efeitos potenciais desconhecidos sobre a saúde
- Duração incerta do evento
- Erro humano ou intenção maliciosa
- Simbolismo relacionado com o alvo terrorista

Fatores Impactam a Resposta Psicológica

Todos que experimentam um desastre, seja como vítima ou como socorrista, são afetados em algum grau. Felizmente, isso não significa que a maioria das pessoas desenvolverá um transtorno mental. Isso significa, porém,

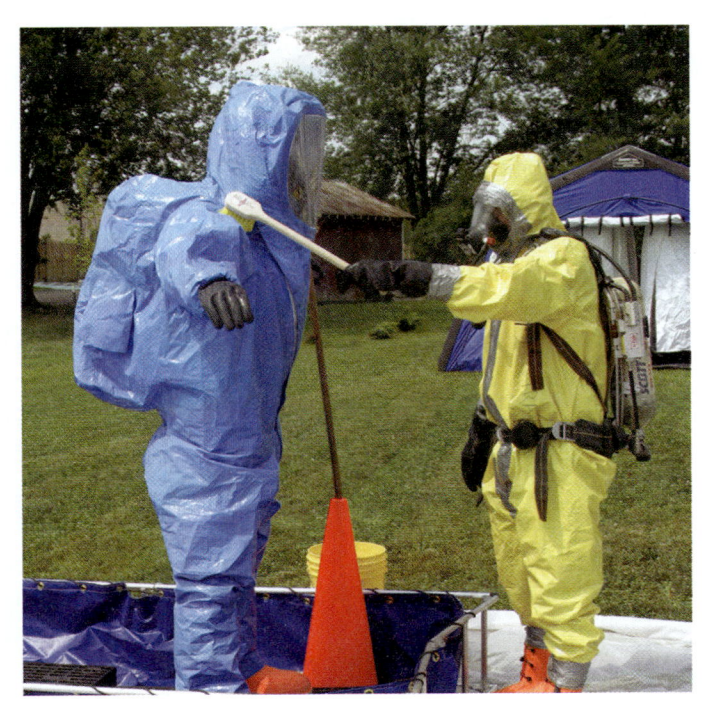

Figura 17-10 Descontaminação de equipes com equipamento de proteção individual de nível A na "zona morna" por equipes com equipamento de proteção individual de nível B.

© Jones & Bartlett Learning

que todas as pessoas afetadas, tanto vítimas como socorristas, terão algum tipo de resposta psicológica ou emocional ao evento.

Da mesma forma, há reações individuais e coletivas que podem promover a resiliência e ajudar as comunidades na recuperação desses eventos extraordinários. Os fatores que afetam a resposta individual a desastres incluem:

- Proximidade física e psicológica em relação ao evento
- Exposição a situações horríveis ou grotescas
- Diminuição do estado de saúde antes ou devido ao desastre
- Magnitude da perda
- História de trauma prévio

Os fatores que têm impacto sobre a resposta coletiva ao trauma incluem:

- Grau de alteração na comunidade
- Estabilidade familiar e da comunidade antes do desastre
- Liderança na comunidade
- Sensibilidade cultural dos esforços de recuperação

Sequelas Psicológicas de Desastres

As respostas psicológicas pós-desastre variam muito, desde respostas de estresse leve até um **transtorno de estresse pós-traumático (TEPT)** completo, depressão maior, transtorno de estresse agudo ou suicídio.[16] O TEPT é uma condição mental que resulta da exposição a eventos horríveis ou aterrorizantes e pode se manifestar por meio de *flashbacks* do incidente, pesadelos, ansiedade, resposta de sobressalto aumentada, sensibilidade a ruídos ou toques e pensamentos obsessivos sobre o incidente.

Intervenções

Várias ações relativamente simples podem ajudar as pessoas a minimizar os efeitos psicológicos de um evento e auxiliá-los a retornar aos níveis de funcionalidade anteriores ao desastre.

- As pessoas devem retornar às suas atividades normais e cotidianas assim que possível.
- Em pessoas sem diagnóstico de transtorno de saúde mental, pode ser útil fornecer material educativo que expliquem as respostas psicológicas aos desastres e como essas respostas podem afetar os indivíduos e suas famílias.
- Aconselhamento para crises deve estar disponível, seguido de encaminhamento quando houver indicação de tratamento.
- Quando uma condição de saúde mental é diagnosticada, as intervenções terapêuticas podem ser úteis, incluindo a terapia cognitivo-comportamental, cuidados

informados sobre traumas, terapia de dessensibilização, reprocessamento de movimentos oculares e a prescrição de medicamentos.

Estresse do Socorrista

Os socorristas podem tornar-se vítimas secundárias de estresse e de sofrer outras sequelas psicológicas. Essas consequências podem afetar o seu desempenho de maneira adversa durante e após um evento. O bem-estar pessoal e as relações familiares e pessoais podem sofrer impacto negativo. Os colegas e a equipe de supervisão devem estar em alerta para o desenvolvimento ou as manifestações de estresse e de sofrimento psicológico em pessoas envolvidas em uma resposta a um incidente.

Várias estratégias de intervenção costumam ser usadas para tentar evitar e para manejar o estresse após um incidente. Isso inclui sessões de *debriefing*, discussões em grupo e abordagem do luto. Coletivamente, esses processos têm sido chamados de **abordagem do estresse em incidentes críticos** (**CISM**, de *critical incident stress management*). O valor do CISM tem sido questionado, particularmente nas situações em que o CISM foi uma intervenção obrigatória para os socorristas.[17] O CISM pode ser oferecido como opção para os socorristas que se sentem inclinados a participar, mas ele nunca deve ser obrigatório para todos os socorristas, pois pode até causar dano em algumas circunstâncias. Programas alternativos, como o Psychological First Aid, capelania, apoio de colegas, programas de assistência aos funcionários e verificações de bem-estar abordam algumas das limitações do CISM e fornecem às equipes ferramentas efetivas para intervenção imediata nas situações em que os profissionais apresentem queixas relacionadas aos aspectos psicológicos ou estão mostrando sinais de angústia e que sejam passíveis de assistência.

Sinais de Estresse em Trabalhadores

Alguns sinais comuns de estresse em socorristas incluem elementos fisiológicos, emocionais, cognitivos e comportamentais.

Sinais Fisiológicos
- Fadiga, mesmo após repouso
- Náuseas
- Tremores motores finos
- Tiques
- **Parestesias**
- Tontura
- Desconforto gastrintestinal
- Palpitações cardíacas
- Sensações de sufocamento ou asfixia

Sinais Emocionais
- Ansiedade
- Irritabilidade

- Sensação de estar sobrecarregado
- Previsão não realista de dano a si ou aos outros
- Apatia
- Sentimento de culpa

Sinais Cognitivos

- Perda de memória
- Dificuldades para tomar decisões
- Anomia (incapacidade de nomear objetos comuns ou pessoas familiares)
- Problemas de concentração ou tendência à distração
- Redução da capacidade de atenção
- Dificuldade para realizar cálculos

Sinais Comportamentais

- Insônia
- Hipervigilância
- Choro fácil
- Humor inapropriado
- Comportamento ritualizado
- Afastamento/isolamento social

Abordagem Local do Estresse

As intervenções locais a seguir podem ajudar a reduzir o estresse:

- Limitação da exposição a estímulos traumáticos
- Horários razoáveis para as operações
- Períodos de repouso adequados (**Figura 17-11**)
- Dieta razoável
- Programa de exercícios regulares
- Tempo para a vida privada
- Falar com colegas empáticos
- Monitoramento dos sinais de estresse

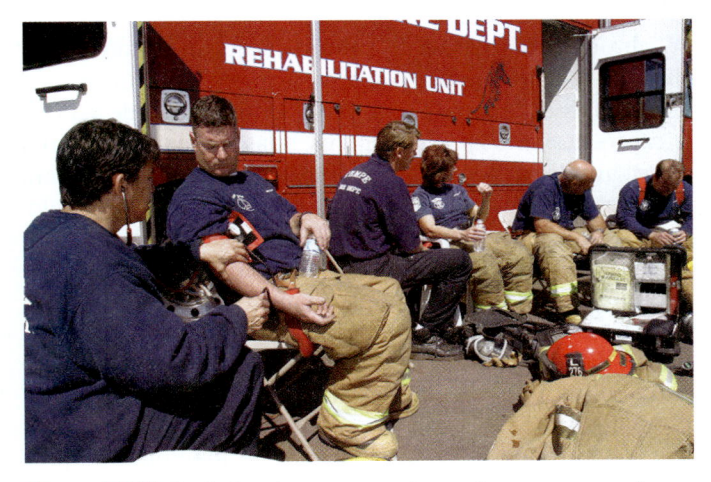

Figura 17-11 Períodos de repouso adequados na cena podem ajudar a aliviar o estresse.

© Jones & Bartlett Learning. Cortesia de MIEMSS.

Educação e Treinamento para Desastres

O desenvolvimento e a implementação de um programa formal de educação e treinamento melhoram a capacidade do profissional do atendimento pré-hospitalar de responder de maneira efetiva a um IVM. O profissional pode desempenhar vários papéis na abordagem de desastres e vítimas em massa, incluindo a mitigação e a preparação, a busca e o resgate, a triagem, o cuidado médico agudo, o transporte e a recuperação pós-evento. A preparação em relação à educação e ao treinamento pode ser feita em diversos ambientes de aprendizado estruturados, além daqueles não estruturados. Cada um tem suas vantagens e desvantagens, conforme medido pelo impacto educacional e pelo custo comparativo.

O **aprendizado independente** é a base da preparação para desastres. Muitos recursos estão disponíveis por meio de literatura impressa ou pela internet. O CDC, as agências de saúde pública, a FEMA, o Center for Domestic Preparedness e as forças militares oferecem oportunidades e recursos de aprendizado com base na internet para as pessoas. Os cursos podem ser feitos de maneira independente com horários flexíveis. Essa modalidade, porém, não permite a experiência direta na prática.

O **treinamento em grupo** é direcionado para equipes específicas relacionadas com resposta a desastres. Os programas de treinamento estão amplamente disponíveis e incluem a compreensão da estrutura do comando de incidentes e a preparação para ADMs. Diversas organizações profissionais e paraprofissionais desenvolveram programas e módulos de treinamento específicos para seu escopo de prática profissional, incluindo saúde pública, medicina de emergência, cuidados críticos e especialidades cirúrgicas e clínicas, além de todos os níveis de profissionais de atendimento pré-hospitalar. Um exemplo desse tipo de programa para profissionais de atendimento pré-hospitalar é o curso *All Hazards Disaster Response* da NAEMT (**Quadro 17-5**).

As **simulações** oferecem uma oportunidade de treinamento que une muitas pessoas de origens variadas e que são fundamentais para uma resposta a desastres efetiva. Dois exemplos incluem o exercício de mesa e exercício de treinamento em campo totalmente ativo. Os exercícios de mesa são métodos custo-efetivos e altamente úteis para testar e avaliar uma resposta a desastres. Como o nome sugere, esses exercícios são conduzidos em volta de uma mesa, com os vários participantes indicando verbalmente qual seriam as ações da resposta esperada. Os exercícios de mesa permitem a comunicação e a interação em tempo real entre as agências multidisciplinares. Essas atividades exigem a direção na forma de um facilitador experiente que guia os participantes pelos objetivos e oferece *feedback* para o grupo ao fim do exercício.

> **Quadro 17-5** All Hazards Disaster Response (Resposta a todos os perigos de desastres)
>
> A National Association of Emergency Medical Technicians (NAEMT) oferece o programa de educação continuada de 8 horas *All Hazards Disaster Response* (AHDR). O AHDR utiliza cenários realistas para preparar os socorristas para lidar melhor com os doentes durante um desastre. O AHDR apresenta uma atividade que ajuda os participantes a realizar uma análise de vulnerabilidade a riscos em suas comunidades.
>
> © National Association of Emergency Medical Technicians (NAEMT)

Os **exercícios de campo** são eventos de treinamento mais realistas, envolvendo a real execução e desempenho do plano de resposta a desastres da comunidade. O exercício de campo permite avaliar, em tempo real, a capacidade física para alcançar os objetivos definidos no plano escrito. Idealmente, os exercícios envolverão movimentação das vítimas desde o ponto de impacto e lesão pelo sistema de resposta do APH até os cuidados definitivos nas instituições médicas. Esses eventos, porém, são trabalhosos, de longa duração e potencialmente caros.

É imperativo que os eventos de treinamento multidisciplinares sejam realizados em intervalos regulares, e que incluam todas as agências e participantes apropriados que seriam esperados durante uma resposta real. Dessa forma, cada agência terá a oportunidade de aprender e compreender seus respectivos papéis, responsabilidades e capacidades durante um desastre.

Armadilhas Comuns da Resposta a Desastres

As investigações pós-ação após IVMs identificaram desafios consistentes associados à resposta médica a esses eventos.[18,19] A identificação desses desafios resultou das avaliações subsequentes da resposta a esses incidentes e das comunidades que realizaram avaliações de risco, vulnerabilidade e necessidades exigidas pelo governo dos Estados Unidos para o recebimento de financiamentos para o aumento da infraestrutura de resposta a desastres.[20]

Preparação

Sendo os profissionais do atendimento pré-hospitalar os socorristas em uma comunidade, eles se preparam para a devastação que pode ocorrer em um evento de vítimas em massa e fazem planos para esses eventos de várias maneiras. Embora o exercício de mesa possa ser um método valioso de preparação, ele não testa realmente a capacidade dos profissionais de realizar as funções necessárias ou a capacidade do serviço de APH de trazer recursos e materiais até o local de maneira oportuna e eficiente. Os exercícios funcionais realistas para desastres – durante os quais as vítimas recebem triagem, avaliação, "tratamento", transporte e acompanhamento por meio do sistema de resposta médica de emergência até a porta da instituição hospitalar de maneira realista – testam melhor a resposta médica de emergência que será necessária. A habilidade de prover *capacidade extra* (a aptidão de expandir os serviços para satisfazer um súbito aumento no número de doentes) e de suprir um grande número de profissionais, ambulâncias e outros ser adequadamente abordada por toda a comunidade médica.

Infelizmente, poucas agências testam regularmente uma resposta de capacidade extra em tempo real; em vez disso, baseiam-se em exercícios de mesa para medir sua capacidade. Os exercícios na comunidade envolvendo múltiplas agências predizem, de forma mais confiável, o nível de preparação de uma organização para a resposta a um IVM. Além disso, os IVMs podem ser altamente variados; uma resposta a um alarme de incêndio é muito diferente de uma resposta a um incidente com tiroteio ativo. Uma abordagem fundamental para responder a todos os perigos inclui a realização de uma análise de vulnerabilidade a ameaças para identificar e priorizar os cenários potenciais para IVM ou desastres com mais probabilidade de afetar um local específico. As análises de vulnerabilidade a ameaças são uma ferramenta de avaliação de risco sistêmico que facilita a identificação de ameaças ou riscos com mais chances de ter impacto na comunidade adjacente. Essa análise também adapta as iniciativas e os recursos de resposta para melhor atender aos eventos que têm maior probabilidade de ocorrer ou àqueles que apresentam maior transtorno para a comunidade.

Comunicação

A falta de um sistema de comunicação unificado prejudica, de forma significativa, a capacidade de montar uma resposta coordenada a um IVM. Os sistemas de comunicação individuais são efetivos, mas depender de uma única modalidade de comunicação é uma receita para o fracasso. O uso de telefones celulares, por exemplo, tornou-se ineficaz após a interrupção da central de comunicações localizada no World Trade Center em 11 de setembro de 2001. Além disso, a incapacidade de comunicação entre polícia, bombeiros e serviços de APH, devido a diferenças de tecnologias e frequências de rádio, é uma limitação que pode reduzir a capacidade de resposta efetiva aos IVMs.

A redundância no sistema é de fundamental importância, independentemente da fonte escolhida para a comunicação primária. Linhas terrestres, sistemas de telefonia por fio, sistemas de telefonia celular, sistemas de telefonia por satélite, rádios VHF e sistemas de frequência de 800 a 900 MHz têm, todos eles, algum grau de vulnerabilidade e poderiam ser comprometidos por um incidente em particular. Assim, ter múltiplas opções de comunicação é fundamental para garantir a comunicação continuada e efetiva.

Os dois princípios a seguir são fundamentais para manter a capacidade de comunicação:

1. Deve haver um sistema de comunicação unificado ao qual todos os socorristas pertinentes tenham acesso.
2. Deve haver redundância no sistema de modo que, se uma modalidade de comunicação falhar ou estiver incapacitada, outra fonte possa ser usada de forma eficiente e efetiva como resgate.

Outro problema comum é o uso de códigos como forma de atalhos na comunicação. Infelizmente, não há um conjunto único de códigos de emergência que seja de concordância de todas as agências; assim, uma agência de resposta pode encontrar-se em uma cena com outras agências e todas elas usarem códigos com significados diferentes. É por essa razão que o SCI e o NIMS recomendam o uso de uma linguagem clara durante um incidente para evitar qualquer confusão de significados.

Segurança na Cena

A segurança na cena se tornou um problema crescente em IVMs. A segurança e a proteção na cena são importantes pelas seguintes razões:

1. Para proteger as equipes de resposta a emergências contra um incidente secundário, resultando em mais vítimas (p. ex., dispositivos secundários visando os socorristas)
2. Para prover a chegada e a saída com segurança dos socorristas e das vítimas sem serem atrapalhados pelos espectadores
3. Para proteger e facilitar a manutenção do ambiente da cena e potenciais evidências físicas

A segurança da cena pode ser um desafio difícil durante um desastre, pois os recursos podem ficar muito espalhados durante a resposta ao evento. A coordenação com os líderes do policiamento local é fundamental para a comunidade médica e pré-hospitalar, a fim de garantir que as forças de segurança e proteção estarão disponíveis em caso de necessidade.

Assistência Autodespachada

Em alguns IVMs, as agências de segurança pública e de APH (além dos socorristas de todo tipo) de comunidades adjacentes e mesmo distantes responderam à cena sem qualquer solicitação formal para assistência pela jurisdição atingida.[4] Esses socorristas "autodespachados",

embora bem-intencionados, podem aumentar a complexidade de um evento em andamento. Com a assistência autodespachada, os esforços de resgate coordenados podem ficar sobrecarregados devido à incapacidade de se integrar efetivamente à estrutura de comando do incidente. Os problemas de comunicação podem também ser mais difíceis devido a sistemas de rádio incompatíveis trazidos pelos socorristas autodespachados.

Idealmente, as agências de segurança pública e de APH devem responder a um local de desastre apenas se tiverem sido especificamente solicitadas a fazê-lo pela jurisdição responsável e pelo comandante do incidente.[21] Além disso, é útil se o acesso à cena for controlado e uma área de preparação for estabelecida assim que possível, para a qual todas as unidades de resposta e voluntários possam ser direcionados para serem credenciados e mais bem incorporados na resposta ao incidente.

Recursos de Suprimentos e Equipamentos

A maioria dos serviços de APH tem planos para o uso rotineiro de suprimentos e já comprou suprimentos com base na demanda diária esperada. Os eventos de grande magnitude exaurem esses recursos rapidamente e podem romper as cadeias de suprimentos convencionais. É fundamental ter recursos adicionais para a reposição de suprimentos durante um desastre para a continuação da missão de cuidados de alta qualidade para os doentes. Os suprimentos devem estar disponíveis em tempo hábil e deve haver mecanismos para a sua distribuição. Os planos de distribuição não devem depender dos profissionais de atendimento pré-hospitalar enviados à cena, pois eles podem estar incumbidos de outras tarefas operacionais.

O serviço de APH também deve ter um plano para a reposição de medicamentos. Nas comunidades designadas para receber fundos do MMRS, os estoques de medicamentos da comunidade foram ou estão sendo adquiridos em preparação para esses eventos (**Figura 17-12**).

Falha na Notificação dos Hospitais

Na confusão ao responder um IVM, além da realização de numerosas tarefas que devem ser cumpridas para iniciar a resposta médica pré-hospitalar a esses eventos, o contato direto com os hospitais receptores para se prepararem para o fluxo de doentes é frequentemente ignorado. A notificação e a ativação hospitalar devem ser parte integral do plano do serviço de APH para um IVM; caso contrário, os hospitais podem ser informados tarde demais para que otimizem a entrada de doentes. É fundamental que os serviços de APH incluam a notificação hospitalar como parte de seu plano de IVM, de modo que

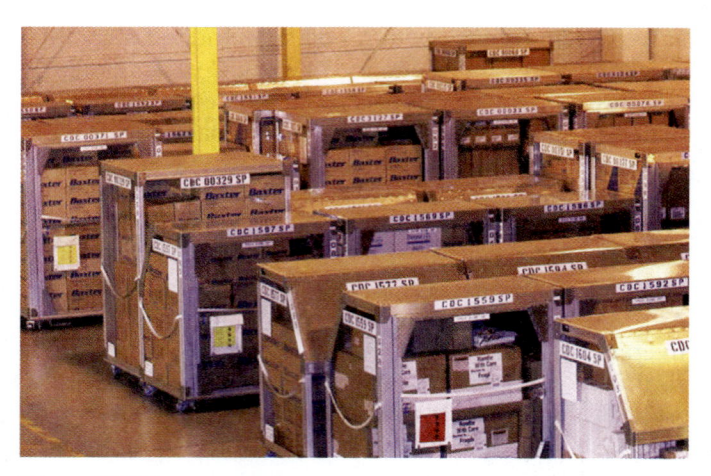

Figura 17-12 Em comunidades designadas para receber fundos do Metropolitan Medical Response System, os estoques de medicamentos foram ou estão sendo adquiridos em preparação para esses eventos.

Cortesia de Strategic National Stockpile Communications Team/Centers for Disease Control and Prevention

possa ocorrer uma transição fácil entre os cuidados em campo e os cuidados hospitalares.

Assim como os socorristas implementam o SCI, os hospitais também têm um SCI exclusivo, conhecido como SCI-H—*Hospital Incident Command System* (Sistema de Comando de Incidentes Hospitalares), que pode ser ativado e encarregado de alavancar recursos adicionais para o estabelecimento de saúde. Além disso, a comunicação continuada entre o campo e o hospital e do hospital com o campo é importante para monitorar as condições do evento e a carga de doentes para os hospitais.

Meios de Comunicação

Os meios de comunicação costumam ser vistos como prejudiciais para o processo físico e operacional. Porém, os serviços de APH são encorajados a manter uma parceria com os meios de comunicação, incluindo as mídias sociais, pois elas podem ser um recurso útil durante um desastre, quando usadas com responsabilidade. Os meios de comunicação podem ajudar a disseminar informações acuradas para a população geral, fornecendo orientações sobre as ações apropriadas antes, durante ou após um evento. O propósito da mídia é disseminar informações para o público, e os serviços pré-hospitalares têm a responsabilidade de manter uma parceria com a mídia para garantir que as informações fornecidas sejam oportunas e acuradas, além de úteis para o processo de resposta.

Ter um OIP treinado para lidar com os meios de comunicação e autorizado a falar sobre o incidente é um método importante de se comunicar com os vários representantes dos meios de comunicação que buscam informações sobre o incidente. De especial importância é o reconhecimento de que cada agência de resposta provavelmente terá um OIP presente. Sob o conceito de comando unificado, idealmente, deve ser transmitida uma mensagem consistente por um único OIP; porém, quaisquer mensagens fornecidas pelos OIPs das várias agências devem ser consistentes entre si. Como sempre, os socorristas devem ter cuidado ao compartilhar fotos de uma possível cena nas mídias sociais. A adesão às políticas de mídia social é sempre uma consideração durante a resposta operacional e uma solicitação de informações da mídia deve ser encaminhada ao OIP designado dentro da agência.

RESUMO

- Desastres resultam de eventos climáticos ou geológicos naturais; porém, eles também podem resultar de ações humanas intencionais ou não intencionais.
- Embora os desastres possam ser imprevisíveis, a preparação adequada pode transformar um evento impensável em uma situação passível de manejo.
- O sistema de comando de incidentes (SCI) permite que diferentes tipos de agências (p. ex., bombeiros, polícia, SE) e múltiplas jurisdições de agências semelhantes (p. ex., municipais, distritais, estaduais) trabalhem juntas de maneira efetiva, usando uma linguagem e estrutura organizacional comum para manejar a resposta a um desastre ou outro incidente importante.
- Os profissionais de atendimento pré-hospitalar devem compreender os conceitos de triagem

  para garantir que possam fazer o maior bem para o maior número de pessoas com os recursos disponíveis.
- O transporte deve levar em consideração fatores como se os hospitais próximos têm capacidade para suprir as demandas e se determinados doentes se beneficiariam com um transporte estendido até um centro de trauma com mais capacidade de suprir suas demandas.
- Apesar do fato de os desastres ocorrerem em tamanhos variados e por causas diferentes, foram identificadas armadilhas comuns que podem atrapalhar o gerenciamento desses eventos, incluindo:
  - Preparação inadequada
  - Falhas de comunicação
  - Medidas de segurança inadequadas na cena

RESUMO (CONTINUAÇÃO)

- Assistência autodespachada
- Escassez de suprimentos e equipamentos
- Relações ruins com a mídia
- A resposta a desastres pode impor uma carga psicológica nas pessoas envolvidas, tanto vítimas como socorristas. As agências devem considerar o *debriefing* voluntário com as pessoas afetadas para ajudar os profissionais a manter uma boa saúde mental, o que é tão importante quanto manter uma boa saúde física. À medida que a importância da saúde mental se torna ainda mais relevante, as agências estão oferecendo um número maior de recursos, incluindo programas de assistência aos funcionários, aconselhamento entre colegas, linhas diretas de crise, maior educação e conscientização sobre saúde mental e resiliência, programas de capelania e verificações contínuas de vigilância e bem-estar.
- A compreensão do ciclo do desastre é importante para os esforços de preparação e prevenção. Em geral, há cinco fases na resposta a desastres: período quiescente, ou interdesastres; fase de pródromo (alerta); fase de impacto; fase de resgate, emergência ou alívio; e fase de recuperação ou reconstrução.
- Os melhores resultados da resposta a IVMs resultam da criação de um plano de desastres bem-concebido e que tenha sido bem treinado, testado e criticado para identificar e melhorar as áreas problemáticas.

RECAPITULAÇÃO DO CENÁRIO

Você é despachado para uma escola local que está sendo utilizada como abrigo após um evento climático de larga escala ter causado uma enchente na comunidade. O prefeito e outras autoridades estão visitando a escola para ouvir as preocupações da comunidade em relação a ruas fechadas e às quedas de energia elétrica.

Durante o trajeto, a central o informa de que há vários relatos de muitas vítimas após o colapso das arquibancadas elevadas do ginásio, que estavam sendo usadas como assento durante o discurso do prefeito à comunidade. Os recursos de polícia e bombeiros também estão se deslocando para a cena, mas possuem recursos disponíveis limitados devido a outros incidentes de segurança pública relacionados ao clima.

- Quais problemas de segurança e proteção você esperaria encontrar?
- Qual sistema de triagem deve ser utilizado?
- Como a resposta a esse incidente deve ser organizada?

SOLUÇÃO DO CENÁRIO

Ao responder ao chamado na escola, os recursos de auxílio mútuo pré-planejados são simultaneamente despachados para ajudar. Os hospitais locais também são atualizados sobre a evolução do IVM. Como primeira unidade de APH a chegar, você se dirige ao posto de comando do incidente, onde uma estrutura de comando unificada está sendo montada. Como praticado, você faz uma avaliação geral da cena e das necessidades médicas, transmitindo as informações para a central do seu despacho.

Os líderes da equipe de triagem começam a separar as vítimas. As áreas de tratamento são estabelecidas a uma distância segura do desabamento. À medida que as vítimas chegam às áreas de tratamento, elas são organizadas de acordo com a gravidade da lesão. Os profissionais de atendimento pré-hospitalar começam a prestar os cuidados apropriados e a realizar a triagem secundária das pessoas com lesões. À medida que os recursos de ajuda mútua chegam às áreas de preparação, eles recebem tarefas e são colocados em serviço. Os veículos de transporte chegam e as pessoas com lesões são transportadas para os hospitais. Todos os doentes são acompanhados e considerados em cada etapa do processo. Há uma comunicação contínua com os hospitais sobre capacidade e contagem de doentes.

Após todas as vítimas terem deixado a cena, os serviços de bombeiros, os serviços de inspeção de códigos e a polícia começam a investigar as origens do desabamento.

Referências

1. United Nations Office for Disaster Risk Reduction. Disaster. Accessed January 18, 2022. https://www.undrr.org/terminology/disaster
2. Starr GA, Allen TW, Stewart CE. Chapter 4. Disaster Medicine. In: Stone C, Humphries RL, eds. *CURRENT Diagnosis & Treatment Emergency Medicine*. 7th ed. McGraw Hill; 2011. Accessed January 31, 2022. https://accessemergencymedicine.mhmedical.com/content.aspx?bookid=385&sectionid=40357217
3. Cuny FC. Introduction to disaster management: lesson 5–technologies of disaster management. *Prehosp Disaster Med*. 1993;6:372-374.
4. Phillips SJ, Knebel A, eds. *Mass Medical Care with Scarce Resources: A Community Planning Guide*. Prepared by Health Systems Research, Inc., an Altarum company, under contract No. 290-04-0010. AHRQ Publication No. 07-0001. Agency for Healthcare Research and Quality; 2007.
5. Federal Emergency Management Agency. ICS resource center. Accessed January 18, 2022. http://training.fema.gov/EMIWeb/IS/ICSResource/index.htm
6. U.S. Department of Agriculture. ICS 300 – Lesson 4: Unified Command. Accessed January 18, 2022. https://www.usda.gov/sites/default/files/documents/ICS300Lesson04.pdf
7. Auf der Heide E. The importance of evidence-based disaster planning. *Ann Emerg Med*. 2006;47:34-49.
8. Larrey DJ. *Memoires de Chirurgie Militaire, et Campagnes*. Vols. 1-4. J. Smith, Publisher; 1812-1817.
9. Burkle FM, ed. *Disaster Medicine: Application for the Immediate Management and Triage of Civilian and Military Disaster Victims*. Medication Examination Publishing; 1984.
10. Burkle FM, Hogan DE, Burstein JL. *Disaster Medicine*. Lippincott, Williams & Wilkins; 2002.
11. Lerner EB, Schwartz RB, Coule PL, et al. Mass casualty triage: an evaluation of the data and development of a proposed national guideline. *Disaster Med Public Health Preparedness*. 2008;2(Suppl 1):S25-S34.
12. Super G. *START: A Triage Training Module*. Hoag Memorial Hospital Presbyterian; 1984.
13. Arshad FH, Williams A, Asaeda G, et al. A modified Simple Triage and Rapid Treatment algorithm from the New York City (USA) Fire Department. *Prehosp Disaster Med*. 2015;30(2):1-6.
14. Burkle FM, Newland C, Orebaugh S, et al. Emergency medicine in the Persian Gulf: part II–triage methodology lessons learned. *Ann Emerg Med*. 1994;23:748-754.
15. Bloch YH, Schwartz D, Pinkert M, et al. Distribution of casualties in a mass-casualty incident with three local hospitals in the periphery of a densely populated area: lessons learned from the medical management of a terrorist attack. *Prehosp Disast Med*. 2007;22:186-192.
16. Hick JL, Ho JD, Heegaard WG, et al. Emergency medical services response to a major freeway bridge collapse. *Disaster Med Public Health Preparedness*. 2008;2(Suppl 1):S17-S24.
17. Bledsoe BE. Critical incident stress management (CISM): benefit or risk for emergency services? *Prehosp Emerg Care*. 2003;7(2):272-279. doi: 10.1080/10903120390936941
18. Assistant Secretary for Preparedness and Response. Tracie Healthcare Emergency Preparedness Information Gateway. Lessons Learned From the Pulse Nightclub Shooting: An Interview with Staff from Orlando Regional Medical Center. Accessed April 8, 2022. https://files.asprtracie.hhs.gov/documents/aspr-tracie-lessons-learned-from-the-pulse-nightclub-shooting-508.pdf
19. Assistant Secretary for Preparedness and Response. Tracie Healthcare Emergency Preparedness Information Gateway. Healthcare Response to a No-Notice Incident: Las Vegas. Published March 28, 2018. Accessed April 8, 2022. https://files.asprtracie.hhs.gov/documents/aspr-tracie-no-notice-incident-las-vegas-webinar-ppt-508.pdf
20. Assistant Secretary for Preparedness and Response. Tracie Healthcare Emergency Preparedness Information Gateway ASPR TRACIE Technical Assistance (TA) Request August 9, 2019. Accessed April 8, 2022. http://files.asprtracie.hhs.gov/documents/aspr-tracie-ta---after-action-reports--real-life-events--8-9-19-final.pdf
21. American College of Emergency Physicians. Unsolicited medical personnel volunteering at disaster scenes. Published June 2002. Reaffirmed October 2008. Revised October 2017. Accessed January 18, 2022. https://www.acep.org/patient-care/policy-statements/unsolicited-medical-personnel-volunteering-at-disaster-scenes/

Leituras Sugeridas

Briggs SM. *Advanced Disaster Medical Response: Manual for Providers*. 2nd ed. Cine-Med Inc; 2014.

De Boer J, Dubouloz M. *Handbook of Disaster Medicine: Emergency Medicine in Mass Casualty Situations*. Van der Wees; 2000.

Eachempati SR, Flomenbaum N, Barie PS. Biological warfare: current concerns for the health care provider. *J Trauma*. 2002;52:179-186.

Emergency Medicine Clinics of North America. 1996;14(2) (entire issue).

Feliciano DV, Anderson GV Jr., Rozycki GS, et al. Management of casualties from the bombing at the Centennial Olympics. *Am J Surg*. 1998;176(6):538-543.

Hirshberg A, Holcomb JB, Mattox KL. Hospital trauma care in multiple-casualty incidents: a critical view. *Ann Emerg Med*. 2001; 37(6):647-652.

Hogan DE, Burstein JL, eds. *Disaster Medicine*. 2nd ed. Lippincott, Williams & Wilkins; 2016.

Slater MS, Trunkey DD. Terrorism in America: an evolving threat. *Arch Surg*. 1997;132(10):1059-1066.

Stein M, Hirshberg A. Medical consequences of terrorism: the conventional weapon threat. *Surg Clin North Am*. 1999;79(6):1537-1552.

U.S. Department of Homeland Security, Federal Emergency Management Agency. Accessed January 18, 2022. www.fema.gov

CAPÍTULO **18**

Explosões e Armas de Destruição em Massa

Editores-chefes:
Daniel P. Nogee, MD
Faizan H. Arshad, MD

OBJETIVOS DO CAPÍTULO

Ao término deste capítulo, você será capaz de:

- Discutir as considerações essenciais em relação à mitigação de um evento com armas de destruição em massa (ADMs):
  - Avaliação da cena
  - Comando de incidentes
  - Equipamento de proteção individual
  - Triagem de pacientes
  - Princípios de descontaminação

- Descrever os mecanismos de lesão, a avaliação e a abordagem e as considerações de transporte associados com categorias específicas de ADMs:
  - Explosivos e agentes incendiários
  - Agentes químicos
  - Agentes biológicos
  - Agentes radiológicos
- Saber como ter acesso e utilizar os recursos para estudos adicionais.

CENÁRIO

É uma noite quente de verão, e você é despachado para a cena de uma explosão reportada na frente de uma cafeteria popular. Você sabe que essa cafeteria costuma estar cheia e, em geral, há clientes dentro e fora no pátio. A central informa que o número de vítimas ainda não é conhecido, embora tenha recebido várias chamadas de emergência relacionadas ao incidente. Outras agências de segurança pública também foram enviadas para o local.

Ao chegar ao local, você observa que é o primeiro profissional de atendimento pré-hospitalar na cena. Ainda não foi estabelecido nenhum comando de incidente. Dezenas de pessoas estão fugindo do café. Muitas estão implorando para que você ajude as vítimas com hemorragia evidente. Outras vítimas estão deitadas no chão com níveis de consciência variáveis.

- O que você fará primeiro?
- Quais são as suas prioridades ao determinar seu curso de ação?
- Como você cuidará de tantas pessoas?

INTRODUÇÃO

O preparo para a abordagem de um incidente que potencialmente envolve uma arma de destruição em massa (ADM) é um desafio para os sistemas de serviço de emergência (SE). Embora vários mnemônicos diferentes sejam utilizados para lembrar-se dos vários tipos de ADMs, talvez o mais fácil de recordar seja o QBRNE, que significa **Q**uímica, **B**iológica, **R**adiológica, **N**uclear e **E**xplosiva.

A história demonstrou que esses incidentes podem ocorrer sem aviso e em qualquer lugar.

- As bombas de 1995 no Murrah Federal Building em Oklahoma City, nos Estados Unidos, resultaram em 168 mortes e 700 vítimas. Cerca de 80% das mortes resultaram do desabamento do prédio em vez dos efeitos diretos do explosivo. Um terço dos pacientes levados ao hospital de Oklahoma City foram transportados pelo APH. Dentre estes pacientes transportados, 64% necessitaram de internação hospitalar, enquanto apenas 6% dos pacientes autorreferenciados para o departamento de emergência necessitaram de internação.
- Os ataques de 11 de setembro de 2001 ao World Trade Center, nos quais os terroristas usaram aviões de passageiros como bombas voadoras, resultaram em mais de 1.100 sobreviventes com lesões, com quase um terço dessas vítimas sendo transportadas para o hospital por profissionais de atendimento pré-hospitalar. Os socorristas representaram 29% das vítimas.
- Em 2004, as múltiplas bombas em trens de Madri, na Espanha, causaram 190 mortes e 2.051 pessoas traumatizadas.
- O ataque aos meios de transporte de massa em Londres, na Inglaterra, em 2005, nos quais bombas explodiram em três metrôs e em um ônibus de dois andares, causou 52 mortes e mais de 779 pessoas feridas.
- As bombas da Maratona de Boston, nos Estados Unidos, em 2013, resultaram em 3 mortos e cerca de 264 feridos.
- Os ataques de 2015 em Paris, na França, executados por homens armados e suicidas com bombas, mataram 130 pessoas e causaram lesões em outras centenas.
- Em junho de 2016, um homem armado abriu fogo contra a multidão na boate Pulse, em Orlando, Flórida, matando 49 adultos e ferindo outros 53.
- Em 2016 em Nice, na França, um terrorista deliberadamente dirigiu um grande caminhão de carga, avançando sobre uma multidão de pessoas que celebravam o Dia da Bastilha, resultando em 86 mortos e 458 feridos.
- Em 2017, bombas na Manchester Arena, em Manchester, na Inglaterra, resultaram em 22 mortes e cerca de 250 pessoas feridas. Muitas vítimas nesse incidente eram crianças.
- Um ataque em 2017 em Nova York, no qual um terrorista deliberadamente dirigiu um caminhão alugado sobre uma ciclovia, resultou na morte de 8 pessoas e em 12 pessoas feridas.
- Os tiroteios no festival country Route 91 Harvest, em outubro de 2017, mataram 58 pessoas e feriram mais de 500 outras no que foi considerado o pior tiroteio em massa da história dos EUA.

Embora os explosivos comuns sejam a forma mais comumente usada e mais provável em um evento de ADM, no mundo todo, os sistemas de SE também têm sido desafiados por eventos químicos e biológicos. O ataque com gás sarin em 1995 no metrô de Tóquio, no Japão, matou 12 pessoas, e mais de 5 mil pessoas buscaram atenção médica. Destas, muitas eram assintomáticas, mas estavam preocupadas com uma possível exposição. O Tokyo Fire Department enviou 1.364 bombeiros para os 16 locais de metrô afetados, e 135 socorristas (10%) foram afetados pela exposição direta ou indireta ao agente nervoso. Múltiplos ataques químicos alegados durante a guerra civil da Síria foram investigados pela Organização das Nações Unidas, incluindo o uso de armas químicas potentes com sarin (2015), clorino (2014) e gás mostarda (2015), resultando em muitas vítimas entre civis e socorristas.

Embora nenhum ataque bioterrorista com grande número de vítimas tenha ocorrido nos Estados Unidos, os sistemas de SE foram desafiados a se preparar para tais ameaças. Durante 1998 e 1999, quase 6 mil pessoas nos Estados Unidos foram afetadas por uma série de falsos ataques relacionados ao antraz em mais de 200 incidentes. No outono de 2001, cartas enviadas contendo antraz resultaram em apenas 22 casos de antraz clínico, porém, geraram incontáveis ligações para as agências de segurança pública para averiguação de pacotes e pós suspeitos.

Embora não seja um evento bioterrorista, a pandemia de COVID-19 colocou uma pressão significativa sobre os recursos de APH e de resposta a desastres nos níveis local, regional e nacional. No início da pandemia, muitas casas de repouso e instalações de vida assistida foram atingidas por grandes ondas de casos,[1] resultando em agências de APH e organizações de resposta a desastres, incluindo unidades estaduais da Guarda Nacional dos EUA e equipes federais de assistência médica em desastres (DMAT, de *Disaster Medical Assistance Teams*), fornecendo triagem de vítimas em massa, suporte logístico e atendimento ao paciente.[1,2] A disponibilidade limitada de equipamentos de proteção individual (EPI) eficazes fez com que muitos socorristas, incluindo equipes de APH e de departamentos de emergência, contraíssem a COVID-19 no início da pandemia, causando mais pressão sobre os recursos médicos limitados.[3] Embora outros surtos de doenças infecciosas tenham colocado uma pressão localizada semelhante sobre os recursos médicos, como a síndrome respiratória aguda grave (SRAG) em Toronto em 2003 e a doença do vírus Ebola na África Ocidental em 2013-2016, a escala maciça da pandemia da COVID-19 destacou a pressão que os surtos de doenças infecciosas podem colocar sobre o APH e outros recursos médicos. A perturbação global causada pela pandemia da COVID-19 lançou luz sobre o possível impacto de uma liberação intencional de um vírus infeccioso como esse de um laboratório voltado para a pesquisa de ganho de função viral.

A ameaça de que os SEs precisem algum dia responder a um evento de ADM por agente radioativo cresce, com especulação crescente de que os terroristas possam detonar algum dispositivo com dispersão radioativa ("bomba suja"), que geraria lesões e pânico relacionado à contaminação.

As ADMs, embora tradicionalmente imaginadas como as classes previamente citadas de QBRNE, podem assumir diferentes formas e configurações. Por exemplo, a "agressão veicular intencional", na qual os terroristas intencionalmente dirigem um veículo com rodas sobre uma multidão de pedestres, infelizmente, se tornou mais comum nos últimos anos, provavelmente devido à facilidade de obter a arma (veículo) e o alvo (multidão) em relação aos ataques tradicionais com armas QBRNE.

Além disso, os eventos de "atirador ativo" ou "tiroteio em massa em público", envolvendo uma ou mais pessoas que atacam alvos civis com armas pequenas (ou seja, pistolas, espingardas e outras armas de fogo não militares ou militares disponíveis), têm se tornado cada vez mais comuns e graves nos Estados Unidos e no exterior.[4] Embora não sejam considerados uma ADM em si, os eventos de atirador ativo são considerados no contexto de eventos de ADM, pois apresentam desafios muito semelhantes para os socorristas do APH.

Em comparação com tiroteios de menor escala, os eventos com atiradores ativos podem resultar em mais vítimas devido à hemorragia maciça, possivelmente devido ao maior tempo entre o ferimento das vítimas e o tratamento pela equipe médica e à sobrecarga dos recursos médicos locais devido ao grande número de vítimas. Os profissionais de atendimento pré-hospitalar que respondem a eventos de tiroteio ativo podem ser alvos diretos dos perpetradores, o que gera preocupações com a segurança da cena.

A Conferência do Consenso de Hartford de 2013 resultou na criação do acrônimo THREAT para preparação e mitigação de eventos de tiroteio em massa: **T**erminar/suprimir a ameaça, **H**emorragia controlada, **R**ápida **E**xtricação, **A**valiação por equipe médica e **T**ransporte para atendimento definitivo.[5] Abordagens multifacetadas, incluindo campanhas *"Stop the Bleed"* para fornecer educação médica focada em trauma para civis, pré-posicionamento de recursos de atendimento

a traumas em massa (torniquetes, bandagens, etc.) em áreas que provavelmente serão alvos, treinamento médico para profissionais de atendimento pré-hospitalar sobre atiradores ativos, como Tactical Combat Casualty Care (TCCC)/Tactical Emergency Casualty Care (TECC) e exercícios de resposta em conjunto com agências de segurança pública/execução da lei podem ajudar a reduzir as vítimas em incidentes de tiroteio em massa.

Considerações Gerais

Avaliação da Cena

A capacidade dos profissionais de atendimento pré-hospitalar de avaliar a cena de maneira adequada é fundamental para garantir a segurança pessoal e a segurança de outros socorristas. Os eventos com ADMs impõem uma ameaça significativa aos serviços de resposta a emergências. No caso de uma detonação de explosivos de alto poder de destruição, pode haver incêndio, derramamento de materiais perigosos, risco de eletroplessão (choque elétrico) causada por fios de eletricidade e risco de queda de destroços ou *subsidência* (criação de crateras). Um socorrista morreu ao ser atingido pela queda de destroços em resposta às bombas em Oklahoma City.[6] Muitos socorristas morreram no ataque de 2001 ao World Trade Center, incluindo 343 bombeiros, 15 técnicos em medicina de emergência e 3 policiais, quando os prédios desabaram.

Os ataques químicos podem expor os profissionais de atendimento pré-hospitalar ao agente agressor, não apenas pela fonte primária – a arma – mas também pela exposição secundária à contaminação da pele, das roupas e dos pertences pessoais das vítimas. Os agentes biológicos, dependendo da forma de liberação, impõem risco de doença pelo agente agressor (p. ex., esporos de antraz aerossolizados) ou por transmissão de doenças contagiosas (p. ex., peste ou varíola). Um risco adicional para os profissionais e os pacientes é a possibilidade de dispositivos adicionais. Por exemplo, uma segunda bomba poderia ser colocada na cena do incidente, preparada para explodir após a chegada dos socorristas, com a intenção de aumentar não apenas as lesões, mas também a confusão e o pânico.

Todos esses fatores devem ser considerados quando os profissionais de atendimento pré-hospitalar são enviados para a cena de um possível evento com explosivos ou ADMs e ao avaliar a cena. Antes de entrar em uma cena assim, todas as unidades de resposta de todos os serviços envolvidos devem fazer a abordagem a partir de uma direção contra o vento e morro acima com a preparação a uma distância segura do local do incidente. A abordagem a partir de uma direção contra o vento é importante, pois muitas ADMs, particularmente os agentes químicos e biológicos, têm risco de inalação, pois a exposição inadvertida é mais provável em um local a favor do vento. Uma localização morro acima é escolhida para evitar a exposição a derramamentos em incidentes que envolvem a liberação de substâncias químicas líquidas.

Os profissionais de atendimento pré-hospitalar devem conduzir uma avaliação crítica da cena, idealmente a uma distância segura, procurando indícios que os alertariam sobre potenciais ameaças. A presença de vapores visíveis ou líquidos derramados ou a possível dispersão continuada devem ser observadas; essas observações indicam um perigo ativo. Observar a maneira como os pacientes estão se apresentando deve ser incluído como parte da avaliação da cena, com particular atenção aos sinais e sintomas da apresentação do paciente, como convulsões em múltiplas vítimas, sugerindo a possibilidade de libertação de agentes químicos ou biológicos. Os profissionais devem comunicar suas observações pela cadeia de comando, de maneira que etapas apropriadas possam ser seguidas para montar uma resposta adequada e segura,

aumentando as medidas de proteção para os socorristas e para garantir a oferta efetiva de cuidados aos pacientes.

O acesso e a saída de locais potencialmente contaminados devem ser controlados. Não deve ser permitido que os espectadores preocupados e os voluntários bem-intencionados entrem na cena, pois eles podem contribuir para o aumento do número de vítimas se forem expostos ao agente. As vítimas do incidente também devem ser contidas ao tentar evacuar a cena, pois o autotransporte pode disseminar ainda mais uma substância ou agente químico perigoso para inocentes com os quais tenha contato ou em serviços de emergências hospitalares desavisados. Da mesma forma que em incidentes com materiais perigosos, as zonas de controle da cena (quente, morna, fria) devem ser estabelecidas com pontos de acesso e corredores de trânsito controlados para evitar a disseminação de contaminantes e a exposição inadvertida, provendo áreas seguras para a avaliação e a abordagem do paciente (**Figura 18-1**; ver a seção "Equipamento de Proteção Individual").

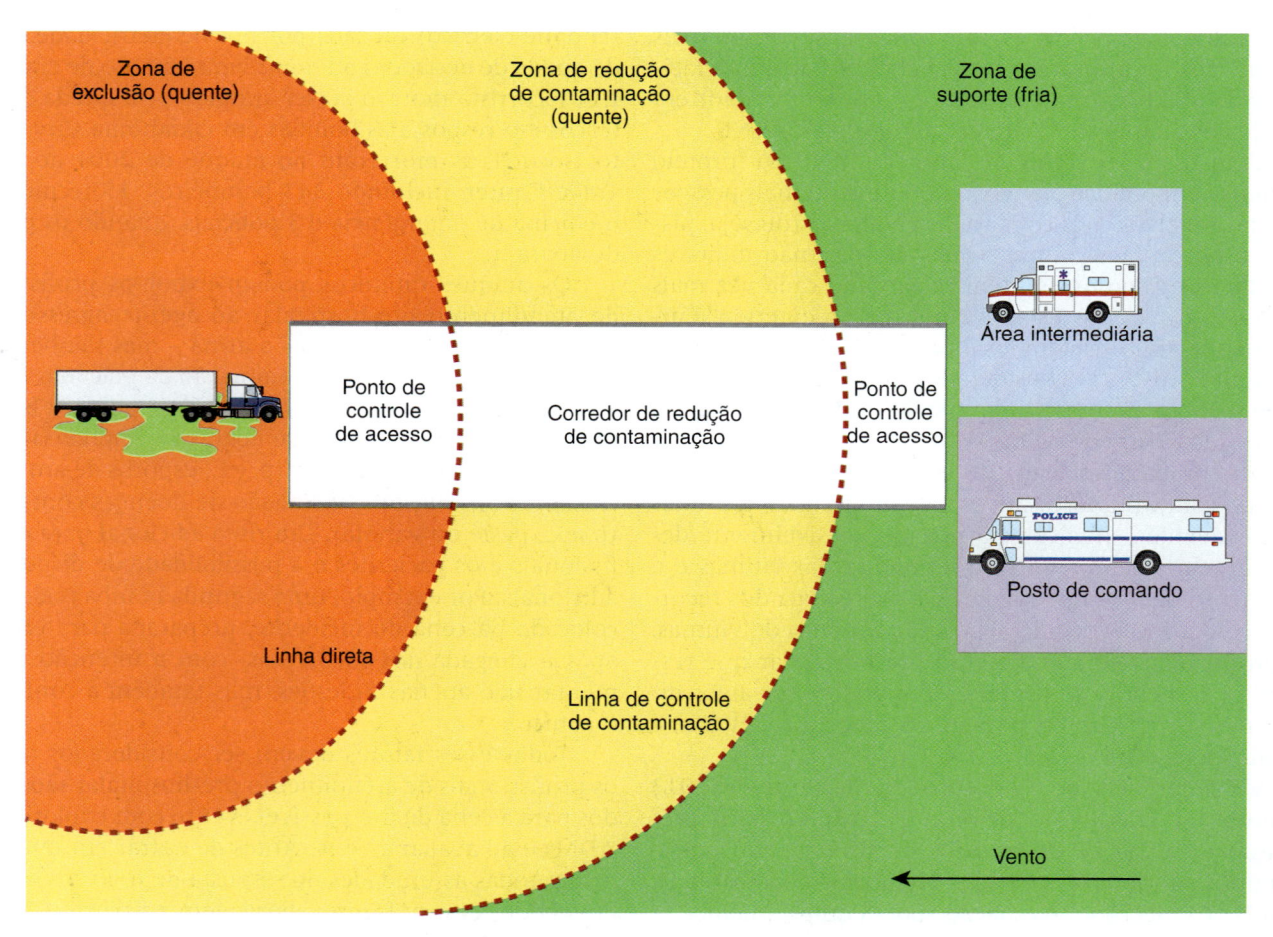

Figura 18-1 A cena de um incidente com arma de destruição em massa ou materiais perigosos é geralmente dividida em zonas quente, morna e fria. O posto de comando e a área de preparação devem estar localizados dentro da zona fria.

Sistema de Comando de Incidentes

O sistema de comando de incidentes (SCI) oferece uma estrutura de gestãoque coordena todos os recursos disponíveis para garantir uma resposta efetiva. O SCI é discutido em detalhes no Capítulo 5, "Avaliação da Cena", e no Capítulo 17, "Gerenciamento de Desastres". Todos os incidentes, independentemente do tamanho ou da complexidade, terão um comandante de incidente designado, o qual pode ser o primeiro profissional de atendimento pré-hospitalar a responder até que seja substituído por outra autoridade competente. É fundamental que os profissionais estejam familiarizados e tenham a oportunidade de praticar a implementação do SCI, idealmente em cenários interagências.

Equipamento de Proteção Individual

Ao responder a eventos de ADMs, deve ser usado o equipamento de proteção individual (EPI) adequado. As exigências para EPI podem variar, desde o uniforme diário padrão até uma roupa completamente encapsulada com equipamento de proteção autônomo ou **aparato respiratório autocontido** (**SCBA**, de *self-contained breathing apparatus*), dependendo do agente específico envolvido e do nível de treinamento do profissional de atendimento pré-hospitalar. Esse equipamento é projetado para proteger o socorrista da exposição a agentes agressores, fornecendo níveis definidos de proteção para o trato respiratório, a pele e membranas mucosas. Ao lidar com substâncias perigosas de qualquer tipo, o EPI tem sido geralmente descrito em termos dos seguintes níveis (**Figura 18-2**):

- *Nível A.* Esse nível oferece a maior quantidade de proteção respiratória e cutânea. O trato respiratório é protegido por um SCBA ou por um **respirador de ar suprido (RAS)** que fornece ar para o socorrista com pressão positiva. Uma barreira resistente a substâncias químicas que encapsula completamente o usuário protege a pele e as mucosas. Demora um tempo razoável para que se vista essa proteção, o que retarda a capacidade do profissional de acessar e ajudar os pacientes. É fundamental haver paciência por parte dos profissionais de atendimento pré-hospitalar que respondem ao caos desse tipo de evento. Recursos adicionais também devem estar presentes para ajudar os profissionais a vestir e retirar esse nível de proteção. A quantidade de tempo que um socorrista treinado pode permanecer em uma proteção de Nível A também é limitada pela disponibilidade de suprimento de ar e pelo acúmulo de calor e umidade dentro da roupa encapsulada, além de protocolos específicos da agência.

- *Nível B.* O trato respiratório é protegido da mesma maneira que no Nível A, com ar suprido por pressão positiva. Roupas não encapsuladas resistentes a substâncias químicas, incluindo uniforme, luvas e botas, os quais fornecem apenas proteção contra respingos, protegem a pele e as membranas mucosas. A maior proteção respiratória é fornecida, mas com nível mais baixo de proteção cutânea. Da mesma maneira que a proteção de Nível A, a proteção de Nível B demora para ser colocada e retirada, e o tempo de trabalho dentro da roupa é limitado.

- *Nível C.* O trato respiratório é protegido por um **respirador com purificador de ar (RPA)**. Este pode ser um **respirador motorizado com purificador de ar (RMPA)**, o qual retira o ar do ambiente através de um filtro canister e o administra sob pressão positiva para uma máscara facial ou capuz, ou um RPA não motorizado, que depende de que o usuário puxe o ar do ambiente por um filtro respirando através de uma máscara adequadamente adaptada. A proteção da pele é a mesma que para o Nível B.

- *Nível D.* Esse nível representa as roupas de trabalho padrão (i.e., uniforme-padrão para socorristas) e pode também incluir avental, luvas e máscara cirúrgica. O Nível D fornece mínima proteção respiratória e mínima proteção cutânea.

Pode-se concluir que a melhor postura protetora para um profissional de atendimento pré-hospitalar é sempre responder com o nível máximo de proteção, o Nível A, independentemente da ameaça. Porém, esta não é uma resposta razoável. A proteção de Nível A é trabalhosa e dificulta a realização das tarefas manuais. Há necessidade de treinamento e experiência significativos ao usar um SCBA. A proteção de Nível A coloca o usuário sob risco de estresse pelo calor e exaustão física. Ela pode dificultar a comunicação entre os socorristas e as vítimas. Deve ser selecionado um EPI apropriado com base na ameaça presumida, no nível de treinamento e nas responsabilidades operacionais do profissional. Mais importante ainda, o profissional deve ser treinado e ter prática no uso do EPI selecionado.

Zonas de Controle

O EPI é selecionado com base nas ameaças conhecidas (ou suspeitadas) do ambiente e na proximidade da ameaça. A proximidade da ameaça é geralmente descrita em termos das seguintes zonas de controle:

- A *zona quente* é a área onde há ameaça imediata à saúde e à vida. Isso inclui um ambiente contaminado com gás, vapor, aerossol, líquido ou pó perigoso. O EPI para proteção do socorrista é determinado com base nas potenciais vias de exposição à substância e ao provável agente. A proteção de nível A é a mais comumente utilizada na zona quente.

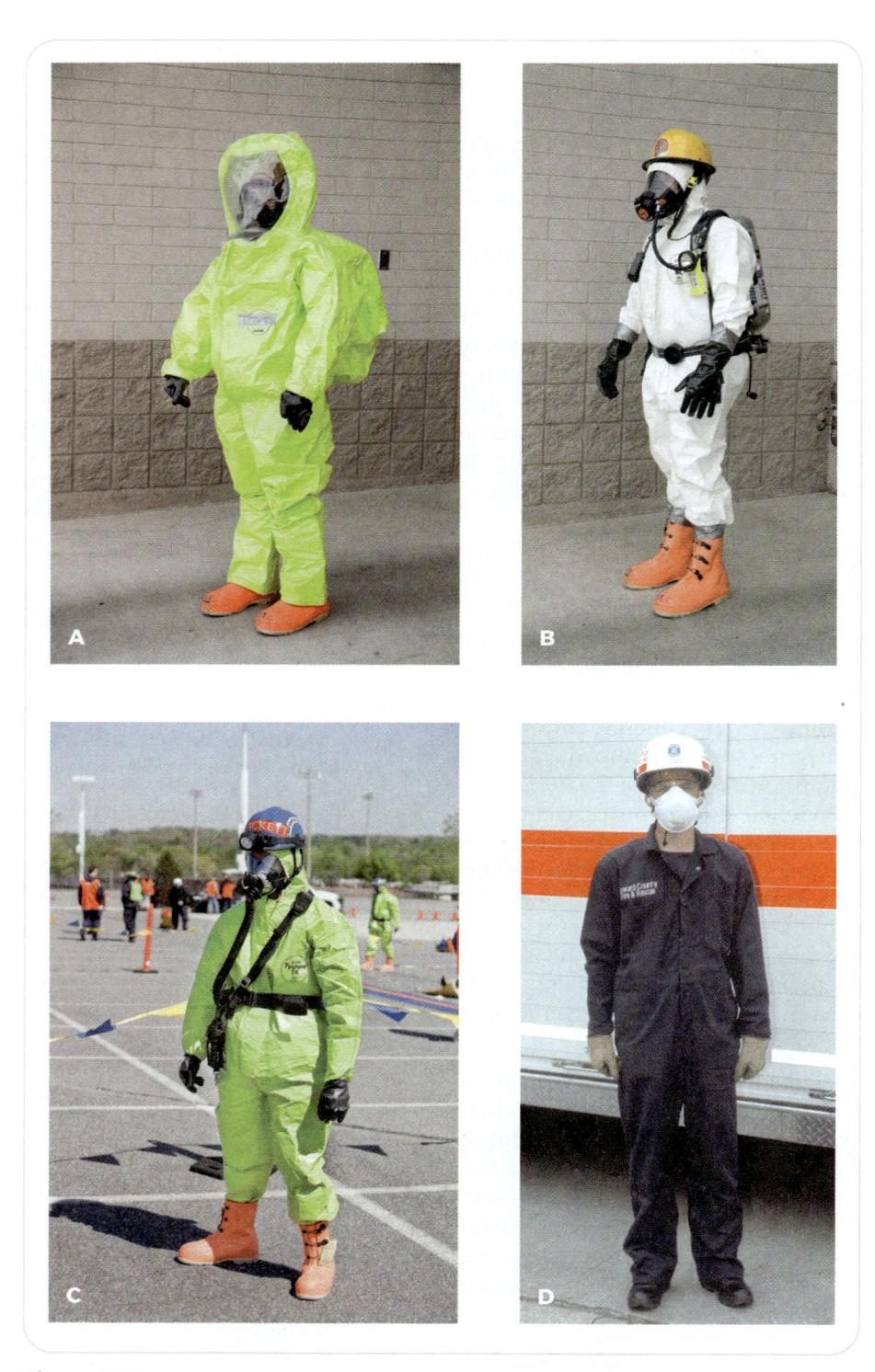

Figura 18-2 Equipamento de proteção individual. **A.** Nível A. **B.** Nível B. **C.** Nível C. **D.** Nível D.

A-C. Cortesia de Rick Brady; D. © Jones & Bartlett Learning. Cortesia de MIEMSS.

- A *zona morna* se caracteriza como uma área em que a concentração do agente agressor é limitada. No caso de uma cena com ADM, essa é a área para onde as vítimas são levadas a partir da zona quente e onde ocorre a descontaminação. O profissional de atendimento pré-hospitalar ainda está sob risco de exposição se estiver trabalhando nessa área, pois o agente é transportado nas próprias vítimas, nos socorristas e nos equipamentos a partir da zona quente. O EPI é recomendado com base nas potenciais vias de exposição à substância.

- A *zona fria* é a área fora das zonas quente e morna que não está contaminada, onde não há risco de exposição e, assim, não há necessidade de um nível específico de EPI além das precauções-padrão universais.

É importante observar que costuma ser difícil definir essas zonas de controle e que elas podem ser dinâmicas em vez de estáticas. Os fatores que contribuem para a dinâmica das zonas de controle incluem a atividade das vítimas e dos socorristas e as condições ambientais. Por exemplo, a me nos que estejam completamente incapacitadas, as vítimas contaminadas podem caminhar em direção aos profissional de atendimento pré-hospitalar na zona fria ou sair completamente da cena, seja por pânico ou com a intenção de buscar ajuda médica em um hospital próximo. Pelo projeto, as zonas mornas e as zonas frias são projetadas contra o vento da zona quente, mas, se a direção do vento mudar, os profissionais estariam em risco de exposição se não puderem vestir o EPI adequado ou fazer uma retirada rápida do local. Essas contingências devem ser previstas ao planejar ou responder a um evento de ADM.

Triagem de Pacientes

Os profissionais de atendimento pré-hospitalar podem encontrar um número grande e avassalador de vítimas que precisarão de avaliação e tratamento após um evento de ADM. Cada sistema de SE deve identificar e treinar um mecanismo para a triagem rápida das vítimas. O objetivo da triagem de pacientes em um incidente com ADM é fazer o bem maior para o maior número de vítimas.

Em geral, a triagem na cena é baseada em critérios fisiológicos facilmente mensuráveis que designam os pacientes a categorias de gravidade para identificar as vítimas que necessitam de tratamento e transporte mais urgente até uma instituição para tratamento médico.[7] Vários esquemas de triagem e critérios estão disponíveis.[8] Os sistemas de triagem incluem o sistema START (triagem simples e tratamento rápido [de *Simple Triage And Rapid Treatment*]), o sistema MASS (mover, avaliar, separar, enviar [de *Move, Assess, Sort, Send*]) e o sistema SALT (separar pela capacidade de se mover, avaliar a necessidade de intervenções potencialmente salvadoras da vida, triagem e transporte [de *sort by ability to move, Assess need for Lifesaving interventions, Triage and Transport*]) defendido pelo Centers for Disease Control and Prevention (CDC).[9] (Para mais informações sobre triagem, ver o Capítulo 17, "Gerenciamento de Desastres".)

Qualquer que seja o sistema de triagem utilizado, isso deve ser feito nas operações de rotina do SE para promover a familiaridade e garantir seu reconhecimento entre os profissional de atendimento pré-hospitalar em todos os níveis de cuidados, incluindo o hospital ou o centro de trauma.

Princípios da Descontaminação

Pacientes e profissional de atendimento pré-hospitalar necessitam ser descontaminados após a exposição a agentes que podem impor riscos à saúde. Essas pessoas devem ser submetidas a procedimentos de descontaminação realizados ainda na cena, em área designada para esse procedimento. As áreas de descontaminação deve-mestar contra o vento e morro acima, em relação à área afetada quando as condições assim permitirem. Quando a exposição apenas a vapores ou gases é conhecida, não há necessidade de descontaminação para a prevenção de contaminação secundária, porém as roupas da vítima devem ser removidas.

A descontaminação é um processo em duas etapas. A primeira consiste na remoção de todas as roupas, joias e sapatos, que são ensacados, rotulados e guardados para identificação posterior. Esses itens podem servir como prova em investigações do incidente, podendo ser devolvidos ao proprietário se passarem por descontaminação bem-sucedida. O simples ato de retirar as roupas consegue remover a maior parte da contaminação. Qualquer contaminante sólido remanescente deve ser cuidadosamente escovado, e qualquer contaminação líquida deve ser aspirada. A segunda etapa envolve a lavagem das superfícies cutâneas com água ou com água e um detergente suave para garantir a remoção de todas as substâncias da pele. Deve-se evitar o uso de detergentes potentes e de soluções alvejantes sobre a pele, escovando delicadamente. O dano químico ou físico da pele pode contribuir para o aumento da absorção do agente agressor. Durante a lavagem, dobras cutâneas, axilas, virilhas, nádegas e pés devem receber atenção especial, pois os contaminantes podem ficar acumulados nessas áreas e podem passar despercebidos. A descontaminação durante um evento radiológico é quase sempre seca, já que a lavagem pode levar a um respingo contaminado, e a descontaminação seca é muito eficaz na remoção da contaminação secundária.

Agentes de descontaminação especializada, incluindo o sistema Reactive Skin Decontamination Lotion, terra de Fuller e vários outros produtos, contêm ingredientes ativos que podem neutralizar agentes químicos perigosos antes que sejam completamente absorvidos pela pele. O mecanismo de ação exato e os procedimentos de aplicação variam conforme o produto, mas costumam ser incorporados como parte do processo de descontaminação da pele, sendo usados em lugar de ou adicionados ao uso tradicional de água e sabão ou a soluções (alvejantes) diluídas de hipoclorito de sódio. Modelos de laboratório e animais têm sugerido que o uso desses agentes de descontaminação especializada pode reduzir a toxicidade sistêmica e melhorar a sobrevida.[10,11] Os serviços de APH e as emergências dos hospitais devem considerar a adição de um ou mais desses produtos a seus conjuntos de descontaminação; o Department of Health and Human Services dos Estados Unidos mantém o *site* "Chemical Hazards Emergency Medical Management", o qual contém um banco de dados útil de contramedidas médicas e *links* para as pesquisas que sustentam os dados.[12]

A descontaminação deve ser realizada de maneira sistemática para evitar que passem despercebidas áreas de pele contaminada. As lentes de contato devem ser removidas dos olhos e as mucosas devem ser irrigadas com quantidades copiosas de água ou solução salina, especialmente se o paciente apresentar sintomas. Os pacientes que caminham devem ser capazes de realizar a sua própria descontaminação sob as instruções dos profissional de atendimento pré-hospitalar. Os pacientes que não caminham necessitarão de assistência dos socorristas adequadamente vestidos com o EPI apropriado para a descontaminação de pacientes em macas. A descontaminação oportuna e eficaz é fundamental para melhorar os resultados dos pacientes, mas requer grandes quantidades de recursos e pessoal treinado, incluindo a segurança do local (para garantir que os pacientes contaminados não entrem em áreas "limpas"), equipe médica de "zona quente" (para estabilizar os pacientes antes da descontaminação, quando possível) e equipes de descontaminação suficientes para manter um ciclo de trabalho e descanso sustentável (realizar a descontaminação com EPI completo pode ser fisicamente exaustivo, principalmente em temperaturas ambientes quentes).[13]

A descontaminação rápida pode ser necessária para reduzir o tempo de exposição a várias substâncias potencialmente letais. Todos os profissionais de atendimento pré-hospitalar devem estar familiarizados com um procedimento de descontaminação acelerado que pode ser executado mesmo antes da chegada da equipe formal de descontaminação/materiais perigosos, para minimizar o tempo de exposição tanto para os pacientes como para os socorristas.

Ao planejar e preparar uma área de descontaminação, as questões a serem consideradas incluem:

- Oferecer privacidade para que todos os pacientes e socorristas possam ficar despidos
- Ter água morna disponível, quando possível, para irrigação e banho
- Prover um substituto adequado para as roupas ao fim da descontaminação
- Assegurar as vítimas de que seus pertences pessoais serão guardados até a disposição final ser feita para a sua devolução ou descarte necessário
- Descartar a água residual de maneira adequada, se for possível

Após a descontaminação da vítima, deve haver um método local para documentar que o paciente tenha sido descontaminado. Nesse momento, a vítima não é liberada, mas, em vez disso, é observada por um período para ver se ocorrem ou retornam os sinais de toxicidade, indicando a remoção incompleta do agente agressor e a necessidade de repetição da lavagem e do tratamento.

Explosões, Explosivos e Agentes Incendiários

A compreensão das lesões causadas por explosivos é fundamental para todos os profissionais de atendimento pré-hospitalar, tanto em ambientes civis quanto militares. Os profissionais devem compreender a fisiopatologia das lesões causadas por dispositivos explosivos não intencionais e industriais e por uma ampla gama de dispositivos explosivos antipessoais como cartas-bomba, ogivas de carga moldada, granadas propelidas por foguetes, minas terrestres antipessoais, bombas de fragmentação aérea, armas explosivas potencializadas e dispositivos explosivos improvisados (DEIs). Um estudo dos 36.110 incidentes com bombas nos Estados Unidos relatado pelo Bureau of Alcohol, Tobacco, and Firearms (ATF) entre 1983 e 2002 concluiu que "a experiência dos Estados Unidos revela que os materiais usados em bombas estão prontamente disponíveis [e] os profissionais de saúde... devem estar preparados".[14]

As explosões ocorrem em casa (principalmente devido a vazamentos de gás ou incêndios) e são um risco ocupacional em muitas indústrias, incluindo mineração, demolição, manufatura química ou manuseio de combustíveis ou substâncias produtoras de poeira como grãos. As explosões industriais resultam de derramamentos químicos, incêndios, manutenção inadequada de equipamentos ou mau funcionamento de máquinas e equipamentos elétricos, podendo produzir incêndios, fumaças tóxicas, desabamento de construções, explosões secundárias, queda de destroços e grande número de vítimas. Outra causa comum de explosão é a ruptura de um reservatório pressurizado, como um aquecedor de água, quando a pressão interna excede a capacidade do reservatório de suportar a pressão elevada. A fabricação ilegal de metanfetamina, que resulta em incêndios e explosões, aumentou nas últimas duas décadas e pode resultar em riscos químicos e de explosão para os socorristas.[15] As análises dos óbitos associados ao local de trabalho entre 1995 e 2010 identificaram 2.373 incidentes entre incêndios e explosões não intencionais, causando pelo menos uma morte, com menos de 12% dos incidentes causando múltiplas fatalidades.[16]

Os terroristas no mundo todo estão cada vez mais usando bombas, especialmente os DEIs, contra alvos civis. Esses dispositivos são baratos, são feitos de materiais facilmente obtidos e resultam em estragos devastadores, atraindo a atenção internacional. Um socorrista tem muito mais chances de encontrar uma lesão causada por explosivos convencionais do que por ataques químicos, biológicos ou nucleares. Globalmente, mais de 58 mil ataques terroristas envolvendo o uso de dispositivos explosivos foram identificados entre 1970 e 2014, com aumento significativo no número de explosões terroristas ocorrendo anualmente desde o início da década de 2000. Entre esses ataques, cerca de 5% foram com bombas suicidas e estiveram associados com aumento significativo nos números de fatalidades e lesões por ataque.[17]

Como tanto socorristas civis como militares podem ser chamados durante um ataque com bombas em populações civis, todos os profissionais de atendimento pré-hospitalar devem estar familiarizados com os seus papéis durante essas ocorrências cada vez mais frequentes.

No momento, embora os Estados Unidos não estejam em geral expostos a tantos ataques com bomba como outros países, os incidentes com explosões (incluindo bombas intencionais, explosões acidentais e incidentes com intenção indeterminada ou ainda sob investigação) totalizaram 715 em 2019; esses incidentes resultaram em 86 pessoas feridas e 16 fatalidades.[18]

Categorias de Explosivos

Os profissionais de atendimento pré-hospitalar devem considerar o tipo de dispositivo explosivo e a sua localização ao avaliar as vítimas de incidentes explosivos terroristas.[19] Os explosivos se enquadram em uma de duas categorias com base na velocidade da detonação: altos explosivos e baixos explosivos.

Altos Explosivos

Os **altos explosivos** reagem quase instantaneamente. Como são projetados para detonar e liberar sua energia muito rapidamente, os altos explosivos são capazes de produzir uma *onda de choque*, ou **fenômeno de sobrepressão**, que pode resultar em lesão explosiva primária. A explosão inicial cria uma elevação instantânea na pressão, criando uma onda de choque que viaja para fora em velocidade supersônica, mas decai muito rapidamente.[20] As sobrepressões de altas explosões podem exceder 4 milhões de libras por polegada quadrada (psi [de *pounds per square inch*]), em comparação com 14,7 psi da pressão ambiente. A onda de choque é a frente principal e um componente integrante da *onda de explosão*, a qual é criada pela rápida liberação de quantidades enormes de energia, com a subsequente propulsão de fragmentos, geração de destroços ambientais e, muitas vezes, intensa radiação térmica (**Quadro 18-1**). A onda de choque, ou onda de pressão, propaga-se a partir do ponto de origem, dissipando-se rapidamente à medida que aumenta a distância a partir do ponto de detonação. Essa onda não deve ser confundida com o vento gerado por uma explosão.

Quadro 18-1 Terminologia da Explosão

- *Onda de explosão*. Uma onda de explosão resulta da súbita conversão de um alto explosivo da forma sólida (ou líquida) para um gás. Esse evento produz elevação quase instantânea na pressão atmosférica na área ao redor da detonação, resultando em moléculas de ar altamente comprimidas que viajam mais rapidamente do que a velocidade do som. Essa onda se dissipará rapidamente ao longo do tempo e da distância.
- *Onda de choque*. A margem dianteira de uma onda de explosão é a onda de choque. Essa onda de alta velocidade viaja com velocidades supersônicas. A onda de choque carrega energia que atinge e atravessa os objetos em seu caminho, causando danos.
- *Onda de estresse*. As ondas de estresse são ondas de pressão longitudinais e supersônicas de alta frequência que criam altas forças locais com pequenas distorções rápidas dos tecidos. Elas causam lesão microvascular e são reforçadas/refletidas em interfaces de tecidos, aumentando o potencial de lesão, especialmente em órgãos cheios de gás, como pulmões, orelhas e intestinos.
- *Onda de cisalhamento*. As ondas de cisalhamento são ondas transversais de baixa frequência com menor velocidade e maior duração do que as ondas de estresse. As ondas transversais são ondas em que as partículas deslocadas se movem perpendicularmente em relação à direção em que a onda está viajando. Elas causam movimento assincrônico dos tecidos. O grau de dano depende da extensão em que os movimentos assincrônicos superam a elasticidade inerente ao tecido, resultando em laceração dos tecidos e possível ruptura das fixações dos órgãos.
- *Vento de explosão*. Após a detonação de um alto explosivo, a força da explosão empurra todo o ar para fora da área imediatamente ao redor do local de detonação, criando um súbito vácuo. Quando a força da explosão tiver sido gasta, todo o ar que foi empurrado começa a voltar em resposta ao vácuo. O resultado é um poderoso vento que pode sugar objetos e destroços de volta em direção ao local da explosão.

© National Association of Emergency Medical Technicians (NAEMT)

Exemplos comuns de altos explosivos são 2,4,6-trinitrotolueno (TNT), nitroglicerina, dinamite, nitrato de amônia/óleo combustível e os mais recentes explosivos ligados a polímeros que têm 1,5 vez o poder do TNT, como gelignite e o explosivo plástico Semtex. Os altos explosivos têm um efeito destroçante e forte (*brisância*) que pode pulverizar ossos e tecidos moles, criar lesões por sobrepressão explosiva (*barotrauma*) e propelir destroços com velocidades balísticas (*fragmentação*). Também é importante observar que um alto explosivo pode resultar em explosão de baixa ordem, particularmente se o explosivo tiver sofrido deterioração como resultado da idade (Semtex) ou, em alguns casos, ficar molhado (dinamite). O inverso, todavia, não é verdadeiro; um baixo explosivo não pode produzir uma explosão de alta ordem.

Baixos Explosivos

Os **baixos explosivos** (p. ex., pólvora), quando ativados, mudam, de maneira relativamente lenta, do estado sólido para o gasoso (em uma ação mais característica de queimadura do que de detonação), geralmente criando uma onda de explosão que se move a menos de 2.000 m/s. Os exemplos de baixos explosivos incluem bombas-tubo, pólvora e bombas à base de petróleo puro, como os coquetéis Molotov.[21] As explosões resultantes da ruptura do reservatório e da ignição de compostos voláteis também se enquadram nessa categoria. Como elas liberam sua energia muito mais lentamente, os baixos explosivos não são capazes de produzir sobrepressão.

O tipo e a quantidade de explosivos determinarão o tamanho da explosão associada com a detonação do dispositivo. Esse fato torna a abordagem da cena e a localização da área de encenação dos socorristas e equipamentos uma decisão crítica. Ao responder a uma cena envolvendo um dispositivo suspeito ou um potencial dispositivo secundário, todos os socorristas devem se colocar a uma distância segura do local no caso de uma detonação secundária. (Ver a Tabela 5-1 no Capítulo 5, "Avaliação da Cena", para as diretrizes para as distâncias seguras, dependendo do possível tamanho da explosão.)

Mecanismos de Lesão

As lesões traumáticas após explosões têm sido geralmente divididas em três categorias: lesões explosivas primária, secundária e terciária.[22] Além das lesões que resultam diretamente da explosão, outras categorias de lesões, classificadas como quaternárias e quinárias, foram descritas e resultam das complicações ou dos efeitos tóxicos relacionados ao explosivo ou a contaminantes. Embora essas lesões sejam descritas de maneira separada, elas podem ocorrer em combinação nas vítimas de explosões. (A Tabela 4-1 no Capítulo 4, "A Física do Trauma", lista os efeitos de explosões no corpo humano.)

Lesão Explosiva Primária

A *lesão explosiva primária* resulta da detonação de explosivos de alta ordem e da interação da onda de sobrepressão explosiva com o corpo ou o tecido, produzindo ondas de estresse e cisalhamento. As **ondas de estresse** são ondas de pressão longitudinais supersônicas que (1) criam altas forças locais com distorções pequenas e rápidas; (2) produzem lesão microvascular; e (3) são reforçadas e refletidas em interfaces teciduais, aumentando o potencial de lesão, especialmente em órgãos cheios de gás, como pulmões, orelhas e intestinos. As lesões causadas por ondas de estresse são ocasionadas por (1) diferenciais de pressão através de estruturas delicadas como os alvéolos pulmonares, (2) compressão rápida e subsequente reexpansão de estruturas cheias de gás e (3) reflexão da onda na interface tecido-gás.

As **ondas de cisalhamento** são ondas transversas com velocidade menor e duração mais longa que causam movimentação assincrônica dos tecidos. O grau de dano depende da extensão em que os movimentos assincrônicos superam a elasticidade dos tecidos, resultando em laceração de tecidos e possível ruptura de pontos de fixação. Porém, as lesões de músculos, ossos e órgãos sólidos têm muito mais chance de resultar de efeitos secundários, terciários e quaternários da explosão do que da onda de choque isoladamente.[23,24]

Dependendo da proximidade da vítima em relação à explosão, além da sua proteção ou da potencialização da onda de choque se a explosão ocorrer em um espaço fechado, uma vítima pode sofrer lesão explosiva primária.

A lesão explosiva primária ocorre em órgãos cheios de gás, como pulmões, intestinos e orelha média. A lesão tecidual ocorre na interface gás-líquido, presumivelmente a partir de uma rápida compressão do gás no órgão, causando um colapso violento daquele órgão, seguido por expansão igualmente rápida e violenta, resultando em lesão tecidual. O dano pulmonar se manifesta como contusões pulmonares ou, possivelmente, como *hemopneumotórax*, resultando em hipoxemia se o paciente não morrer imediatamente pelas lesões (**Quadro 18-2**). A interface alveolar-capilar também pode sofrer ruptura, resultando em embolias gasosas arteriais, as quais podem causar complicações embólicas cerebrais ou cardíacas. O dano intestinal pode incluir hematomas da parede intestinal ou mesmo perfuração intestinal. Também pode ocorrer ruptura da membrana timpânica ou ruptura dos ossículos da orelha média, sendo a forma mais comum de lesão explosiva primária. (Ver o Capítulo 4, "A Física do Trauma") A perda auditiva é comum após uma explosão, podendo ser temporária ou permanente.

As evidências de lesão pulmonar explosiva (LPE) primária são encontradas mais comumente em pacientes que morrem minutos após a explosão por lesões associadas do que naqueles que sobrevivem; porém, a LPE primária tem sido observada com maior frequência entre vítimas sobreviventes de explosões em espaços confinados.[25-27] A lesão explosiva primária também tem sido associada a outras lesões graves, indicando aumento do risco de mortalidade em sobreviventes do incidente inicial. Após uma explosão em ambiente aberto em Beirute,

Quadro 18-2 Lesão Pulmonar Explosiva: O Que os Profissionais de Atendimento Pré-Hospitalar Devem Saber

Poucos profissionais de atendimento pré-hospitalar civis nos Estados Unidos já experimentaram tratar pacientes com lesões relacionadas a explosões. A **lesão pulmonar explosiva (LPE)** apresenta desafios únicos de triagem, diagnóstico e abordagem, sendo uma consequência direta da onda de explosão de detonações de altos explosivos sobre o corpo. As pessoas em explosões em espaços fechados ou aquelas em proximidade da explosão estão sob maior risco. A LPE é um diagnóstico clínico que se caracteriza por dificuldade respiratória e hipóxia. A LPE pode ocorrer, embora raramente, sem lesão externa evidente no tórax. Ela não costuma ser uma manifestação imediata, mas se desenvolve várias horas durante o curso geral da reanimação.

Apresentação Clínica
- Os sintomas podem incluir dispneia, hemoptise, tosse e dor torácica.
- Os sinais podem incluir taquipneia, hipóxia, cianose, apneia, sibilância, redução dos sons respiratórios e instabilidade hemodinâmica.
- As vítimas com mais de 10% da área de superfície corporal queimada, fraturas cranianas e lesões penetrantes em torso ou cabeça podem ter mais chances de apresentar LPE.
- Pode haver hemotórax ou pneumotórax.
- Devido à laceração da árvore vascular e pulmonar, pode haver entrada de ar na circulação arterial (*embolia aérea*), resultando em eventos embólicos envolvendo o sistema nervoso central, artérias retinianas ou artérias coronárias, o que resulta em sintomas do tipo acidente vascular cerebral.
- As evidências clínicas de LPE costumam estar presentes no momento da avaliação inicial; porém, é mais comum que ela se apresente várias horas após a lesão inicial durante a evolução da reanimação, tendo sido relatada até 24 a 48 horas após uma explosão.
- Outras lesões podem estar presentes.

Considerações de Abordagem Pré-hospitalar
Embora a segurança da cena seja sempre uma consideração importante para os profissionais de atendimento pré-hospitalar, incidentes como esses costumam necessitar de serviços de emergência de todos os tipos para entrar na cena antes que ela possa ser considerada segura. Os profissionais devem permanecer cientes do ambiente ao seu redor, estar vigilantes quanto a possíveis dispositivos adicionais e considerar outras ameaças que podem ter resultado em consequência da explosão primária. A avaliação do paciente e as etapas de abordagem são as seguintes, presumindo que as potenciais ameaças diretas e indiretas foram mitigadas e que os profissionais têm um ambiente de operação seguro consistente com o cuidado às vítimas de combate em ambiente tático (TCCC, de *tactical combat casalty care*) e o cuidado de emergência às vítimas em ambiente tático (TECC, de *tactical emergency casualty care*):

- A triagem inicial, a reanimação do trauma e o transporte de pacientes deve seguir os protocolos-padrão para pacientes com lesões múltiplas ou vítimas em massa, incluindo a avaliação e o tratamento seguindo a avaliação primária XABCDE ou o algoritmo MARCH (*control Massive hemorrhage* [controle da hemorragia grave], *Airway* [abordagem da via aérea], *Respiration* [respiração], *Circulation* [circulação], *and Head* [lesão na cabeça] *and Hypothermia* [hipotermia]).
- Observar a localização do paciente e o ambiente adjacente. As explosões em espaço confinado resultam em maior incidência de lesão explosiva primária, incluindo lesão pulmonar.
- Todos os pacientes com LPE suspeitada ou confirmada devem receber oxigênio suplementar com alto fluxo suficiente para evitar a hipoxemia.
- O comprometimento iminente da via aérea exige intervenção imediata.
- Se a insuficiência respiratória for iminente ou ocorrer, os pacientes devem ser intubados; porém, os profissionais de atendimento pré-hospitalar devem saber que a ventilação mecânica e a pressão positiva podem aumentar o risco de ruptura alveolar, pneumotórax e embolia aérea em pacientes com LPE.
- Deve ser administrado oxigênio em alto fluxo se houver suspeita de embolia aérea, e o paciente deve ser colocado em semidecúbito lateral esquerdo ou em decúbito lateral esquerdo.
- A evidência clínica ou a suspeita de hemotórax ou pneumotórax exige observação cuidadosa. A descompressão torácica deve ser realizada em pacientes que clinicamente apresentam pneumotórax hipertensivo. Há necessidade de observação cuidadosa para qualquer paciente com suspeita de LPE que seja transportado por via aérea.
- Os líquidos devem ser administrados com cautela, pois a administração exagerada de líquidos no paciente com LPE pode resultar em sobrecarga de volume e piora da condição pulmonar.
- Os pacientes com LPE devem ser transportados rapidamente para a instituição apropriada mais próxima, conforme os planos de resposta da comunidade para os eventos de vítimas em massa.

Dados de Centers for Disease Control and Prevention, National Center for Injury Prevention and Control, Division of Injury Response. Blast injuries: fact sheets for professionals. Published March 1, 2012. Accessed January 26, 2022. https://stacks.cdc.gov/view/cdc/21571

no Líbano, apenas 0,6% dos sobreviventes tinham evidência de lesão explosiva primária, e 11% deles morreram.[28] Em uma explosão em espaço confinado em Jerusalém, Israel, 38% dos sobreviventes tinham evidência de lesão explosiva primária, com taxa de mortalidade semelhante de cerca de 9%.[29] Da mesma forma, duas das três bombas que foram detonadas no sistema de metrô de Londres explodiram em túneis amplos, resultando em 6 e 7 fatalidades, respectivamente. O terceiro dispositivo detonado no sistema de metrô foi explodido em um túnel estreito, causando 26 fatalidades. Essa diferença em mortalidade entre bombas em espaços abertos e fechados resulta da reflexão da onda de explosão que volta sobre as vítimas em vez de dispersar a onda de explosão pela área circundante.

Lesão Explosiva Secundária

A *lesão explosiva secundária* é causada por destroços e fragmentos voadores de bombas. A lesão explosiva secundária é a categoria mais comum de lesão em bombas terroristas e baixas explosões. Esses projéteis podem ser componentes da própria bomba, como em armas militares projetadas para se fragmentarem, ou podem ser parte de bombas improvisadas potencializadas com pregos, parafusos e pinos. A lesão explosiva secundária também é causada por destroços transportados pelo *vento de explosão* (Quadro 18-1). A força necessária para criar sobrepressão suficiente para romper 50% das membranas timpânicas expostas (cerca de 5 psi) pode rapidamente gerar ventos de explosão de 233 km/hora. Os ventos de explosão associados com sobrepressão que resulta em lesão explosiva primária podem exceder 1.337 km/hora.[23] Embora breves em duração, esses ventos de explosão podem propelir os destroços com grande força e por grandes distâncias, causando trauma penetrante e fechado.

Lesão Explosiva Terciária

A *lesão explosiva terciária* é causada pelo vento de explosão que empurra o corpo da vítima, resultando em quedas e em colisão com objetos estacionários. Isso pode resultar em todo o espectro de lesões associadas com trauma fechado e até mesmo trauma penetrante, como empalamento.

Efeitos Quaternários e Quinários

Após a explosão, podem ser vistos os *efeitos quaternários*.[22] Essas lesões incluem queimaduras e toxicidades por combustíveis, metais, trauma por colapso estrutural e síndromes sépticas por contaminação de feridas por matéria orgânica e ambiental.

A ameaça crescente de explosivos radioativos, químicos ou biológicos (i.e., bombas sujas) deu origem a uma quinta categoria de efeitos (*quinários*), os quais incluem as lesões causadas por radiação, substâncias químicas ou agentes biológicos, além de projéteis como fragmentos de ossos de um homem-bomba.[30,31]

Padrões de Lesão

Os profissionais de atendimento pré-hospitalar serão confrontados com uma combinação de lesões familiares penetrantes, fechadas e térmicas e, possivelmente, com sobreviventes com lesão explosiva primária.[32] O número e os tipos de lesões dependem de vários fatores, incluindo a magnitude da explosão, a composição, o ambiente e a localização e o número de potenciais vítimas sob risco.

Várias taxas de mortalidade foram associadas a diferentes tipos de bombas. Um estudo que examinou bombas terroristas mostrou que 1 de cada 4 vítimas morria imediatamente após bombas que causavam colapso estrutural, 1 de cada 12 morria imediatamente após bombas em espaço fechado e 1 de cada 25 morria imediatamente após bombas em espaços abertos.[20,33] Estudos adicionais concluíram que a mortalidade é mais alta quando a explosão ocorre em espaço fechado.[34,35] Lesões de tecidos moles, traumas ortopédicos e lesão cerebral traumática predominam entre os sobreviventes (**Quadro 18-3**).

Por exemplo, dos 592 sobreviventes das bombas de Oklahoma City, 85% apresentavam lesões de tecidos moles (lacerações, feridas puntiformes, abrasões, contusões), 25% tinham entorses, 14% tinham traumatismos craniencefálicos, 10% tinham fraturas/luxações, 10% tinham lesões oculares (9 com ruptura de globo) e 2%

Quadro 18-3 Terrorismo com Bombas: Padrões de Lesões

- As lesões musculoesqueléticas são responsáveis pela grande maioria dos procedimentos cirúrgicos em sobreviventes.
- O pulmão de explosão predomina entre as vítimas que resultam em morte (17 a 47%).
- O trauma encefálico e ocular produzido pela explosão é comum, apesar da pequena área de superfície desses órgãos.
- As lesões externas em quatro ou mais áreas do corpo ou as queimaduras extensas (> 10% da área de superfície corporal) são indicadores de lesões internas graves.
- A lesão auditiva (perfuração de membrana timpânica) é comum e, na maioria das vezes, é bilateral.
- A taxa de mortalidade é significativamente maior nas explosões em espaços fechados *versus* abertos (15,8% vs. 2,8%).

Dados de Frykberg ER, Tepas JJ III. Terrorist bombings: lessons learned from Belfast to Beirut. *Ann Surg.* 1988;208:569-576; Turégano-Fuentes F, Caba-Doussoux P, Jover-Navalón JM, et al. Injury patterns from major urban terrorist bombings in trains: the Madrid experience. *World J Surg.* 2008;32(6):1168-1175.

tinham queimaduras.[36] A localização mais comum para lesões de tecidos moles foram as extremidades (74%), seguida por cabeça e pescoço (48%), face (45%) e tórax (35%). Dezoito sobreviventes tinham lesões graves de tecidos moles, incluindo lacerações de artéria carótida e veia jugular; lacerações de artéria facial e poplítea; e secção de nervos, tendões e ligamentos. Dezassete sobreviventes tinham lesões em órgãos internos, incluindo transecção intestinal parcial; lacerações de rim, baço e fígado; pneumotórax; e contusão pulmonar. Entre os pacientes com fraturas, 37% tinham fraturas múltiplas. Entre aqueles diagnosticados com traumatismo craniencefálico, 44% necessitaram de internamento hospitalar.[35]

Avaliação e Abordagem

A avaliação geral e a abordagem de vítimas de trauma são aplicáveis a vítimas de uma ADM e são abordadas em outros capítulos. Exclusiva dessa população, porém, é a possibilidade de lesão explosiva primária. As lesões explosivas primárias podem aumentar a probabilidade de os profissionais de atendimento pré-hospitalar encontrarem pacientes com hemoptise e contusões pulmonares, pneumotórax ou pneumotórax hipertensivo ou até embolia gasosa arterial. Entre os sobreviventes de lesão explosiva primária, as manifestações clínicas podem estar presentes imediatamente[37,38] ou podem ter início tardio de 24 a 48 horas.[39] A hemorragia pulmonar e o edema alveolar focal resultam em secreções hemáticas espumosas e levam a desequilíbrios entre ventilação-perfusão, aumento do *shunt* intrapulmonar e redução da complacência. Há hipóxia resultante, com aumento do trabalho respiratório. Essa fisiopatologia é semelhante àquela das contusões pulmonares induzidas por outros mecanismos de trauma torácico não penetrante.[40] A presença de fraturas de costelas deve aumentar a suspeita de lesão terciária ou quaternária no tórax.

As lesões explosivas primárias, muitas vezes, não são imediatamente aparentes e, assim, o cuidado na cena deve incluir (1) monitoramento para secreções espumosas e disfunção respiratória, (2) medidas sequenciais da saturação de oxigênio (SpO$_2$) e (3) provisão de oxigênio. A redução da SpO$_2$ é um "alerta vermelho" para LPE inicial mesmo antes de aparecerem os sintomas. A administração de líquidos deve ser manejada com cuidado, tentando evitar a sobrecarga de líquidos.[6] Como as nuances do ambiente da lesão podem afetar muito a predominância relativa de lesões primárias versus secundárias e de ordem superior, os pacientes podem apresentar lesões internas desproporcionais à sua aparência externa. Por exemplo, um paciente próximo à explosão, mas protegido por uma parede de concreto, pode ter lesões internas significativas causadas pelos efeitos primários da explosão, mas parecer menos gravemente ferido no exame inicial do que um paciente localizado mais longe da explosão com lesões explosivas secundárias causadas por detritos voadores, resultando em muitas lacerações superficiais. Os profissionais de atendimento pré-hospitalar devem monitorar atentamente todas as vítimas, reavaliar os sinais vitais com frequência e fazer uma nova triagem para categorias superiores, conforme indicado.

A probabilidade de trauma multissistêmico é aumentada em vítimas de bombas.[41] Os princípios da abordagem para esses pacientes são semelhantes aos do trauma causado por outros mecanismos.

Considerações de Transporte

Os pacientes que necessitam de transporte devem ser levados a uma instituição médica apropriada para avaliação adicional e abordagem. Esses pacientes costumam necessitar dos serviços de um centro designado para trauma. Os profissionais de atendimento pré-hospitalar devem conhecer a epidemiologia do transporte de pacientes após eventos com explosões. A chegada de pacientes ao hospital costuma ser *bimodal*, primeiramente chegando os pacientes que caminham e, depois, os pacientes mais críticos por ambulância.

Esse transporte bimodal de pacientes foi demonstrado no caso das bombas de Oklahoma City. Os pacientes começaram a chegar aos setores de emergência 5 a 30 minutos após as bombas, com os pacientes que apresentavam lesões mais graves demorando mais para chegar. Além disso, os hospitais geograficamente mais próximos em Oklahoma City receberam a maioria das vítimas, como em outros desastres. Os hospitais próximos que estão sobrecarregados pela primeira onda de pacientes podem experimentar alguma dificuldade na abordagem dos pacientes criticamente enfermos que chegam na segunda onda. Em Oklahoma City, a taxa agregada de pico para chegada de pacientes ao departamento de emergência foi de 220 por hora em 60 a 90 minutos; 64% dos pacientes foram atendidos dentro de um raio de cerca de 2,5 km do evento. Os profissionais de atendimento pré-hospitalar devem considerar este último fato ao determinar o destino de pacientes transportados por ambulância a partir da cena de bomba.[6] Nos bombardeios ocorridos em que muitos dos hospitais mais próximos sofreram danos substanciais, os padrões de distribuição foram muito mais complexos e difíceis de prever. Por exemplo, durante a explosão de nitrato de amônio no Porto de Beirute em 2020, três hospitais mais próximos ao porto sofreram danos estruturais suficientes para não receberem as vítimas da explosão e, na verdade, tiveram que transferir pacientes e funcionários feridos para outras instalações. Outros hospitais (aqueles em um raio de 5 km) ficaram tão sobrecarregados com pacientes nas 54 horas seguintes à explosão que alguns só registraram os pacientes admitidos na sala de cirurgia ou na unidade de terapia intensiva. Os pacientes que receberam cuidados primários (por exemplo, sutura ou grampeamento de ferimentos) foram vítimas não registradas, criando uma subnotificação significativa das pessoas afetadas pela explosão.[42]

Agentes Incendiários

Em geral, os agentes incendiários são encontrados em ambientes militares e são usados para queimar equipamentos, veículos e estruturas. Os terroristas podem usar esses agentes para aumentar a letalidade de DEIs. Os três agentes incendiários mais comumente reconhecidos são termite, magnésio e fósforo branco. Todos os três são compostos altamente inflamáveis que queimam em temperaturas muito altas.

Termite

A **termite** é um pó de alumínio e óxido de ferro que queima de maneira intensa a 1.982 °C e espalha ferro fundido.[43] Seu mecanismo de lesão primário são as queimaduras de espessura parcial e total da pele. As avaliações primária e secundária são realizadas com intervenção direcionada ao tratamento de queimaduras. Os ferimentos causados por termite podem ser irrigados com quantidades copiosas de água e quaisquer materiais ou partículas residuais são subsequentemente removidos.

Magnésio

O **magnésio** é também um metal na forma de pó ou sólido que queima de maneira intensamente quente. Além de sua capacidade de causar queimaduras de espessura parcial ou total, o magnésio pode reagir com os líquidos teciduais e causar queimaduras alcalinas. A mesma reação química produz gás hidrogênio, o qual pode causar bolhas na ferida ou pode resultar em enfisema subcutâneo. A inalação da poeira de magnésio pode produzir sintomas respiratórios, incluindo tosse, taquipneia, hipóxia, sibilância, pneumonite e queimaduras da via aérea. Partículas residuais de magnésio em uma ferida reagem com água, de modo que não se recomenda a irrigação até que as feridas possam ser desbridadas e as partículas, removidas. Se houver necessidade de irrigação por outras razões, como a descontaminação de outro material suspeito, deve-se ter cuidado para garantir o enxágue ou remoção das partículas de magnésio da ferida.[43]

Fósforo Branco

O fósforo branco (FB) é um sólido que entra em combustão espontaneamente ao ser exposto ao ar, causando uma chama amarela e uma fumaça branca. O FB que entra em contato com a pele pode rapidamente resultar em queimaduras de espessura parcial ou completa. O FB pode ficar aderido à pele, propelido pela explosão de munições de FB. A substância continuará a queimar na pele se for exposta ao ar. Os profissionais de atendimento pré-hospitalar podem reduzir a probabilidade de combustão na pele fazendo a imersão das áreas afetadas em água ou aplicando curativos embebidos em solução salina na região. Os curativos com óleo ou graxa são evitados nesses pacientes porque o FB é lipossolúvel, e a aplicação desses curativos pode aumentar a chance de absorção sistêmica e toxicidade. A absorção sistêmica pode levar a lesões letais cardíacas, hepáticas e renais. As roupas contaminadas devem ser removidas, pois elas podem pegar fogo se o FB entrar novamente em ignição. O FB é fluorescente sob luz ultravioleta, a qual pode ser usada para certificar-se da descontaminação completa. O sulfato de cobre tem sido historicamente usado para neutralizar o FB e facilitar a sua remoção, pois a reação resulta em um composto negro, o qual é mais fácil de identificar na pele. No entanto, o sulfato de cobre tem caído em desuso, devido a complicações do seu uso – especificamente a hemólise intravascular (quebra ou ruptura das hemácias dentro dos vasos sanguíneos). A aplicação tópica de nitrato de prata pode ser mais segura e mais efetiva na descontaminação do FB aderido à pele e a feridas.[44]

Agentes Químicos

Muitos cenários poderiam expor o profissional de atendimento pré-hospitalar a agentes químicos (**Quadro 18-4**), incluindo um acidente em um complexo industrial, um derramamento de um caminhão-tanque ou vagão de

---

Quadro 18-4 Classificação dos Agentes Químicos

- Cianetos (agentes sanguíneos ou asfixiantes)
  - Cianeto de hidrogênio, cloreto de cianogênio
- Agentes nervosos
  - Tabun (GA), sarin (GB), soman (GD), ciclosarin (GF), VX, alguns pesticidas usados na agricultura
- Tóxicos pulmonares (agentes pulmonares ou sufocantes)
  - Clorino, fosgênio, difosgênio, amônia
- Vesicantes (agentes bolhosos)
  - Mostarda nitrogenada, lewisita
- Agentes incapacitantes
  - BZ (3-quinuclidinil benzilato)
- Agentes lacrimejantes (agentes de controle de tumultos)
  - CN e CS (gás lacrimogêneo), oleorresina de *Capsicum* (OC ou *spray* de pimenta)
- Agentes eméticos
  - Adamsite

trem, artefatos militares desenterrados ou ataques terroristas. O acidente industrial de 1984 na Union Carbide em Bhopal, na Índia, e o ataque com gás sarin em Tóquio em 1995 são exemplos desses incidentes.

Propriedades Físicas dos Agentes Químicos

As propriedades físicas de uma substância são afetadas por sua estrutura química, pela temperatura ambiente e pela pressão do ambiente. Esses fatores determinarão se uma substância existe como sólido, líquido ou gás. Conhecer o estado físico de um agente químico é importante para o profissional de atendimento pré-hospitalar, pois isso fornece indícios sobre a provável via de exposição e o potencial para a transmissão e a contaminação.

Um sólido existe em um estado de matéria que tem volume e formato fixos; um pó é um exemplo de um sólido. Quando aquecidos até seu ponto de derretimento, os sólidos viram líquidos. Os líquidos que são aquecidos até seu ponto de fervura viram gás. As partículas sólidas e as partículas líquidas podem ficar suspensas no ar, de maneira semelhante a uma partícula de poeira ou uma névoa líquida. Isso é considerado como um **aerossol**. Um **vapor** é simplesmente um sólido ou líquido que está em estado gasoso, mas tecnicamente se esperaria que fosse encontrado como sólido ou líquido em um padrão de temperatura e pressão, definido como 0°C e pressão atmosférica normal (1 atmosfera = 14,7 psi). Dessa forma, alguns sólidos e líquidos podem emitir vapores em temperatura ambiente. O processo de sólidos emitirem vapores, sem passarem pelo estado líquido, é chamado de **sublimação**. A probabilidade de sólidos ou líquidos se vaporizarem na forma gasosa em temperatura ambiente é definida como a **volatilidade** da substância. As substâncias altamente voláteis facilmente se convertem em gás na temperatura ambiente.

Essas propriedades físicas têm implicações para a contaminação primária e secundária e as possíveis vias de exposição. A **contaminação primária** é definida como a exposição ao agente químico em seu ponto de liberação. Por exemplo, ocorre contaminação primária, por definição, na zona quente. Gases, vapores, líquidos, sólidos e aerossóis podem ser importantes na contaminação primária.

A **contaminação secundária** é definida como a exposição a um agente químico após ele ter sido carregado para longe de seu ponto de origem, seja por uma vítima, um socorrista ou um pedaço de equipamento ou destroços contaminados. A contaminação secundária geralmente ocorre na zona morna, embora ela possa acontecer em locais mais remotos se a vítima exposta for capaz de deixar o local por conta própria. Sólidos e líquidos (e, algumas vezes, aerossóis) geralmente contribuem para a contaminação secundária. Na maioria das vezes, gases e vapores não são importantes na contaminação secundária, pois podem causar lesão por inalação da substância e não ficam depositados na pele. Porém, os vapores podem ficar presos nas roupas e depois podem ser liberados para outras pessoas, expondo-as ao perigo.

A volatilidade tem papel significativo no risco de contaminação secundária. As substâncias mais voláteis são consideradas "menos persistentes" – isto é, como elas podem ser vaporizadas, a probabilidade de contaminação física duradoura é improvável. Esses agentes químicos serão prontamente dispersos e serão levados pelo vento. As substâncias menos voláteis são consideradas "mais persistentes". Essas substâncias não são vaporizadas, ou fazem isso de forma muito lenta, permanecendo sobre as superfícies expostas por um longo tempo, aumentando o risco de contaminação secundária. Por exemplo, o agente nervoso sarin é um agente não persistente, enquanto o agente nervoso VX é um agente persistente.[45]

Equipamento de Proteção Individual

O EPI é selecionado com base na ameaça de exposição ao agente químico. O Nível A é apropriado para socorristas que entram na zona quente, até que se conheçam os agentes específicos em uso e a sua concentração. Quando o agente for identificado, o comando de incidente pode tomar a decisão de passar para níveis mais baixos de EPI (B ou C), particularmente para os profissionais encarregados de realizar a descontaminação ou de trabalhar na "zona morna". É importante observar que os protocolos específicos de cada agência devem sempre determinar a zona em que os profissionais podem operar de maneira segura.

Avaliação e Abordagem

Após garantir a segurança da cena, o profissional de atendimento pré-hospitalar deve, primeiramente, confirmar que as vítimas estão sendo submetidas à descontaminação. Os pacientes com provável exposição cutânea à forma líquida de um agente químico necessitarão de descontaminação com água. Se disponíveis, pode-se usar também água e sabão, embora o enxágue com quantidades copiosas de água normalmente será suficiente. A exposição a um gás não exige a descontaminação com chuveiro, mas exige a remoção em relação a qualquer exposição continuada e a remoção das roupas que podem ter retido vapores residuais, o que pode subsequentemente liberar gás e impor riscos aos profissionais na cena ou no hospital.

Quando a vítima tiver sido adequadamente descontaminada, é provável que o profissional de atendimento pré-hospitalar encontre pacientes com sinais e sintomas de exposição a uma substância perigosa que ainda não foi especificamente identificada. As vítimas dos agentes químicos podem manifestar sinais e sintomas da exposição afetando as seguintes áreas:

- Sistema respiratório, afetando a oxigenação e a ventilação
- Mucosas, causando lesão ocular e em via aérea superior
- Sistema nervoso, resultando em convulsões ou coma e níveis alterados de consciência
- Trato gastrintestinal (GI), causando vômitos ou diarreia
- Pele, causando queimação e formação de bolhas

É importante avaliar os sinais e sintomas de apresentação e se eles estão melhorando ou piorando. Os pacientes com piora dos achados clínicos provavelmente passaram por uma limpeza incompleta do agente contaminante e devem ser submetidos a uma nova descontaminação para garantir a remoção completa.

Os pacientes exigem uma avaliação primária para determinar qual intervenção salvadora pode ser imediatamente necessária. Então, uma avaliação secundária pode ajudar na identificação do conjunto de sintomas que podem indicar a natureza do agente químico e sugerir um antídoto específico. Esse conjunto de sinais e sintomas clínicos sugerindo a exposição a uma determinada classe de substâncias químicas ou toxinas é chamado de **síndrome tóxica**.[46]

A *síndrome tóxica de gás irritante* inclui queimação e inflamação de mucosas, tosse e dificuldade para respirar. Os agentes responsáveis podem incluir clorino, fosgênio ou amônia.

A *síndrome tóxica asfixiante* é causada pela privação de oxigênio celular. Isso pode resultar da disponibilidade inadequada de oxigênio, como em uma atmosfera pobre em oxigênio; da oferta inadequada de oxigênio para as células, como na intoxicação por monóxido de carbono; ou da incapacidade de utilizar oxigênio em nível celular, como na intoxicação por cianeto. Os sinais e sintomas incluem falta de ar, dor torácica, arritmias, síncope, convulsões, coma e morte.

A *síndrome tóxica colinérgica* se caracteriza por rinorreia, secreções respiratórias, dificuldade para respirar, náuseas, vômitos, diarreia, sudorese profusa, pupilas puntiformes, possível alteração do estado mental, convulsões e coma. Os pesticidas e os agentes nervosos podem causar esses sinais e sintomas colinérgicos.[47,48]

Regularmente, os profissionais de atendimento pré-hospitalar iniciarão a terapia de suporte sem saber a causa química específica da lesão. Se o agente agressor for identificado adequadamente, ou se a sua identidade for sugerida pela síndrome tóxica ou apresentação clínica, a terapia específica para o agente pode ser administrada. As vítimas de cianeto e de agentes nervosos são exemplos de pacientes que podem se beneficiar com o antídoto específico.

Considerações de Transporte

Os pacientes contaminados não devem ser transportados até que tenham sido descontaminados. O transporte de pacientes contaminados resulta em contaminação cruzada do veículo de transporte e da equipe, o que os retira de serviço até que tenham sido descontaminados. Isso compromete a capacidade de resposta do serviço de ambulância e pode prolongar o tempo em cena e a abordagem de pacientes doentes ou com lesões. Essa mesma preocupação sobre não transportar pacientes contaminados se aplica aos serviços aeromédicos.

Os pacientes devem ser levados a uma instituição médica apropriada para avaliação e tratamento adicionais. O transporte até a instituição ideal é particularmente importante, pois alguns efeitos químicos tóxicos podem não ser aparentes nas primeiras 8 a 24 horas. As comunidades podem determinar os hospitais de preferência para o manejo das vítimas químicas. Essas instituições podem ter maior capacidade de manejar esses pacientes em virtude do treinamento especializado ou da disponibilidade de cuidados de terapia intensiva e antídotos específicos. Considerações semelhantes às previamente observadas, para os incidentes com explosivos em relação à epidemiologia do transporte, também se aplicam a esses pacientes.

Os setores de emergência próximos podem ficar sobrecarregados com os pacientes que caminham, que deixam a cena por conta própria e autotransportados. Entre os 640 pacientes que chegaram a um hospital de Tóquio após o incidente com gás sarin, 541 chegaram sem assistência do serviço de APH.[49] Os hospitais mais próximos ao evento provavelmente receberão o maior número de pacientes que caminham. Esses fatores devem ser considerados ao determinar a destinação dos pacientes transportados por ambulâncias.

Agentes Químicos Específicos Selecionados

Cianetos

A intoxicação por cianetos é mais comumente encontrada pelos profissionais de atendimento pré-hospitalar ao responder a um incêndio em que determinados materiais plásticos ou têxteis estão queimando ou em determinados complexos industriais, onde podem ser encontrados em grande quantidade. Os cianetos são usados em sínteses químicas, chapeamento elétrico, extração mineral, tingimento, impressões, fotografia, agricultura e manufatura de papéis, têxteis e plásticos. O cianeto também tem sido encontrado em depósitos militares e, em algumas páginas de internet, terroristas têm fornecido instruções para fazer um dispositivo de dispersão de cianeto.

O cianeto de hidrogênio é um líquido altamente volátil, sendo mais comumente encontrado como vapor ou gás. Dessa forma, tem maior potencial para causar vítimas em massa em ambientes fechados ou com ventilação insuficiente, do que se for liberado em ambientes externos. Embora um aroma de amêndoas amargas tenha sido associado a esse agente, este não é um indicador confiável da exposição a cianeto de hidrogênio, e nem todo mundo é capaz de distinguir esse cheiro.[50]

O mecanismo de ação do cianeto é a parada do metabolismo ou da respiração em nível celular, resultando rapidamente em morte celular. O cianeto se liga à mitocôndria nas células, impedindo o uso de oxigênio no metabolismo celular. As vítimas de intoxicação por cianeto conseguem inalar e absorver o oxigênio até o sangue, mas são incapazes de usá-lo em nível celular. Assim, os pacientes que estão ventilando apresentarão evidências de hipóxia acianótica.

Os órgãos mais afetados são o sistema nervoso central (SNC) e o coração. Os sintomas de intoxicação leve por cianeto incluem cefaleia, tontura, sonolência, náuseas, vômitos e irritação de mucosas. A intoxicação grave por cianeto inclui alteração do nível de consciência, arritmias, hipotensão, convulsões e morte. A morte pode ocorrer poucos minutos após a inalação de altos níveis de gás cianeto.

Abordagem

A terapia de suporte é importante, incluindo a oferta de oxigênio em alta concentração, a correção da hipotensão com fluidos ou vasopressores e a abordagem das convulsões. Há disponibilidade de *kits* com antídotos para o cianeto para pacientes com intoxicação por cianeto suspeitada ou confirmada.

A hidroxocobalamina (pró-vitamina B_{12}) é o antídoto de preferência para uso na cena para a intoxicação por cianeto, pois é fácil de usar, envolve a administração de um único medicamento em vez de dois e não cria uma substância química intermediária que é, por si só, um veneno. Os *kits* modernos de antídoto para o cianeto contêm hidroxocobalamina intravenosa (IV), a qual se liga ao cianeto para formar cianocobalamina (vitamina B_{12}), a qual é atóxica.

O *kit* tradicional, agora antiquado, de antídoto para o cianeto envolvia o tratamento com dois medicamentos, um nitrito seguido por tiossulfato. A administração de nitrito de amila inalatório ou, preferivelmente, de nitrito de sódio IV cria metemoglobina (por si só um veneno que em concentrações suficientemente altas pode matar), a qual se liga ao cianeto na corrente sanguínea, tornando-o menos disponível para intoxicar a respiração celular do paciente. O nitrito é seguido pela administração IV de tiossulfato de sódio para ajudar o organismo na conversão de cianeto para o inofensivo tiocianato, o qual é excretado pelos rins.

Agentes Nervosos

Os agentes nervosos foram originalmente desenvolvidos como inseticidas, mas após ser reconhecido o seu efeito nos seres humanos, foram desenvolvidos vários tipos diferentes no início e meados do século XX. Essas substâncias químicas mortais podem ser encontradas em depósitos militares de muitas nações. Os agentes nervosos também têm sido produzidos e usados por organizações terroristas; as liberações mais conhecidas ocorreram em Matsumoto, no Japão, em 1994 e no sistema de metrô de Tóquio, no Japão, em 1995. Mais recentemente, inspetores da Organização das Nações Unidas (ONU) confirmaram o uso do agente nervoso sarin contra civis na guerra civil da Síria em 2013, resultando em múltiplas vítimas, incluindo socorristas.[51] Os pesticidas comumente disponíveis (p. ex., malation, carbarila) e medicamentos comuns (p. ex., fisostigmina, piridostigmina) compartilham propriedades com os agentes nervosos, causando efeitos clínicos semelhantes.

Os agentes nervosos costumam ser líquidos em temperatura ambiente. O sarin é o mais volátil do grupo. O VX é o menos volátil e é encontrado como líquido oleoso. As principais vias de intoxicação são por meio de inalação do vapor (geralmente os agentes voláteis ou não persistentes) e de absorção através da pele (geralmente o VX). Os agentes nervosos podem lesar ou matar com doses muito baixas. Uma única gota pequena (do tamanho da cabeça de um alfinete) de VX, o agente nervoso mais potente já desenvolvido, colocada na pele poderia matar uma vítima. Como os agentes nervosos são líquidos, eles impõem riscos de contaminação secundária por contato com roupas, pele e outros objetos contaminados.

O mecanismo de ação dos agentes nervosos é a inibição da enzima acetilcolinesterase, uma enzima necessária para clivar a acetilcolina. A **acetilcolina** é um neurotransmissor que estimula os receptores colinérgicos. Os receptores de acetilcolina são encontrados em músculos lisos, músculos esqueléticos, no SNC e na maioria das glândulas exócrinas (secretoras). Alguns desses receptores colinérgicos são chamados de **sítios muscarínicos** (porque são experimentalmente estimulados pela muscarina) e são mais frequentemente encontrados em músculos lisos e glândulas. Outros são chamados de **sítios nicotínicos** (porque são experimentalmente estimulados pela nicotina) e são mais frequentemente encontrados no músculo esquelético. O mnemônico **DUMBELS** (**D**iarreia, **U**rina, **M**iose, **B**radicardia, **B**roncorreia, **b**roncospasmo, **Ê**mese, **L**acrimejamento, **S**alivação, **S**udorese) representa o conjunto de sintomas associados com os efeitos muscarínicos da toxicidade por agentes nervosos. O mnemônico **MTWHF** (**M**idríase [raramente vista], **T**aquicardia, fraqueza [*Weakness*], **H**ipertensão, **H**iperglicemia, **F**asciculações) representa o conjunto de sintomas associados com a estimulação de receptores nicotínicos (**Quadro 18-5**). Os efeitos no SNC, resultantes dos receptores muscarínicos e nicotínicos, incluem confusão, convulsões e coma.

Os efeitos clínicos dependem da dose e da via de exposição ao agente nervoso (por inalação ou dérmica) e

Quadro 18-5 Mnemônicas de Agentes Nervosos

A mnemônica DUMBELS (**D**iarreia, **U**rina, **M**iose, **B**radicardia, **B**roncorreia, **B**roncospasmo, **Ê**mese, **L**acrimejamento, **S**alivação, **S**udorese) representa o conjunto de sintomas associados com os efeitos muscarínicos da toxicidade por agentes nervosos.

A mnemônica MTWHF (**M**idríase [raramente vista], **T**aquicardia, fraqueza [**W**eakness], **H**ipertensão, **H**iperglicemia, **F**asciculações) representa o conjunto de sintomas associados com a estimulação de receptores nicotínicos.

© National Association of Emergency Medical Technicians (NAEMT)

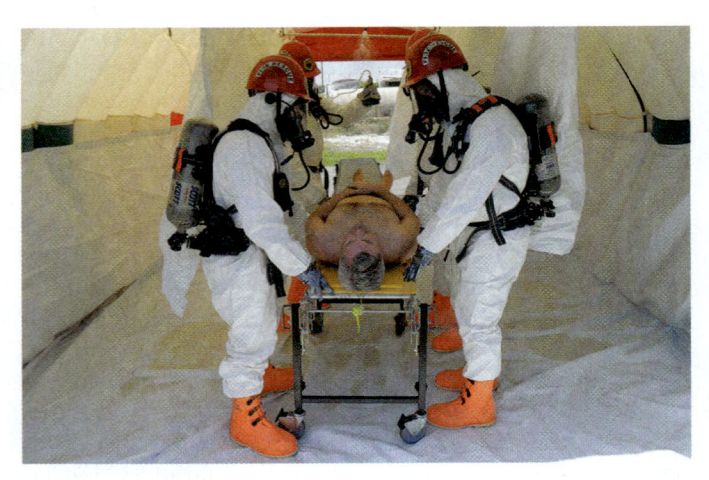

Figura 18-3 Descontaminação de agentes nervosos.
© Jones & Bartlett Learning. Fotografia por Glen E. Ellman.

se há predomínio de efeitos muscarínicos ou nicotínicos. Pequenas quantidades de exposição ao vapor primariamente causam irritação em olhos, nariz e via aérea. Grandes quantidades de exposição ao vapor podem rapidamente levar à perda de consciência, a convulsões, à apneia e à flacidez muscular. A *miose* (constrição pupilar) é o marcador mais sensível para exposição ao vapor. Os sintomas de exposição dérmica também variam conforme a dose e o tempo de início. Pequenas doses podem não resultar em sintomas por até 18 horas. Podem ocorrer fasciculações dos músculos subjacentes e sudorese localizada no local da exposição cutânea, seguidas de sintomas GI, náuseas, vômitos e diarreia. Grandes doses dérmicas resultarão no início de sintomas em minutos, com efeitos semelhantes a uma grande exposição a vapor.

Os sintomas clínicos dos agentes nervosos incluem *rinorreia* (coriza), aperto no peito, miose (pupila puntiforme com queixas de visão borrada ou reduzida), falta de ar, excesso de salivação e sudorese, náuseas, vômitos, cãibras abdominais, micção e defecação involuntárias, fasciculações musculares, confusão, convulsões, paralisia flácida, coma, insuficiência respiratória e morte.

Abordagem

A abordagem da intoxicação por agentes nervosos inclui descontaminação (**Figura 18-3**), avaliação primária, administração de antídotos e terapia de suporte. A ventilação e a oxigenação do paciente podem ser difíceis devido à broncoconstrição e às secreções copiosas. É provável que o paciente necessite de aspirações frequentes. Esses sintomas melhoram após a administração de quantidades suficientes de antídoto. Os três medicamentos terapêuticos para a abordagem da intoxicação por agentes nervosos são atropina, cloreto de pralidoxima e benzodiazepínicos.

A **atropina** é um medicamento anticolinérgico que reverte a maior parte dos efeitos muscarínicos do agente nervoso por meio de antagonismo competitivo no sítio do receptor, embora tenha pouco efeito nos sítios nicotínicos. A atropina está indicada para as vítimas expostas com queixas pulmonares. A miose isolada não é uma indicação para atropina; além disso, a atropina não corrigirá as anormalidades oculares. A atropina é administrada conforme os protocolos do sistema local. Ela é titulada até que melhore a capacidade do paciente para respirar ou ventilar ou que haja ressecamento das secreções pulmonares. Nas exposições moderadas a graves, não é incomum começar com uma dose inicial de 4 a 6 miligramas (mg), administrando até 10 a 20 mg de atropina ao longo de algumas horas.

O *cloreto de pralidoxima* (2-PAM cloreto) é uma oxima. A pralidoxima atua desfazendo a ligação entre o agente nervoso e a acetilcolinesterase, reativando a enzima e ajudando a reduzir os efeitos do agente nervoso, primariamente nos receptores nicotínicos. A terapia com oxima deve ser iniciada dentro de minutos a algumas horas da exposição para ser efetiva, dependendo do agente nervoso liberado; caso contrário, a ligação entre a acetilcolinesterase e o agente nervoso ficará permanente ("envelhecida"), retardando a recuperação do paciente.

A terapia com benzodiazepínicos é iniciada para manejar as convulsões e ajudar a reduzir a lesão cerebral e outros efeitos potencialmente fatais associados com estado de mal epiléptico. É recomendada para todos os pacientes com sinais de intoxicação significativa por agentes nervosos independentemente de terem começado a apresentar convulsões. O midazolam é o benzodiazepínico preferido devido à sua biodisponibilidade rápida e alta após injeção intramuscular (IM) ou IV. As evidências de modelos animais sugerem que os efeitos de terminação de convulsões e neuroprotetores são reduzidos se a administração é retardada após a intoxicação inicial.[52] Se o midazolam não estiver disponível, diazepam e lorazepam são agentes alternativos, mas eles podem ser menos efetivos que o midazolam.[53,54]

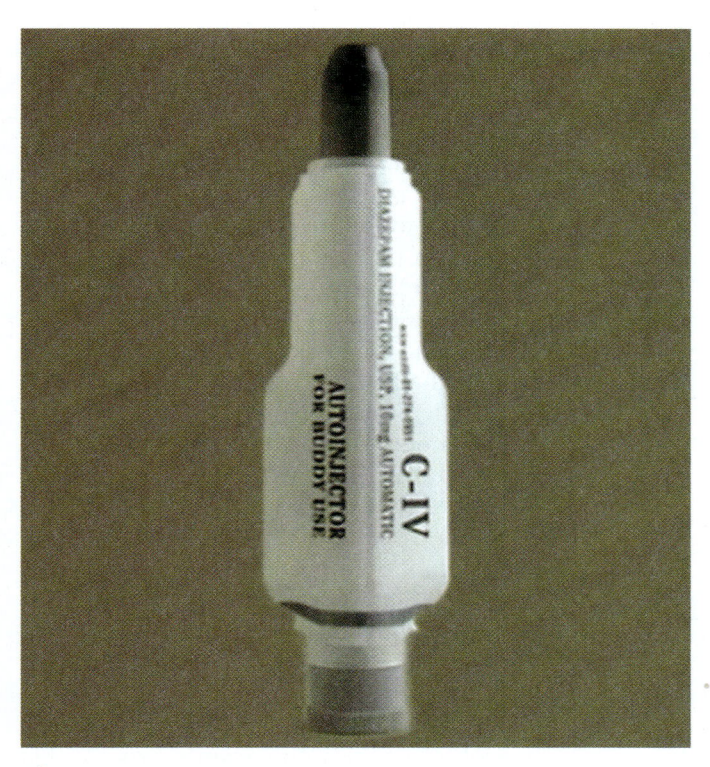

Figura 18-4 Convulsant Antidote for Nerve Agents (CANA).
Cortesia de USDHHS Radiation Emergency Medical Management.

Atropina e pralidoxima vêm em uma embalagem conjunta em um único autoinjetor, chamada de DuoDote. A dose de atropina é de 2,1 mg e a dose de pralidoxima é de 600 mg. Esse autoinjetor visa a injeção IM rápida no caso de exposição a um agente nervoso. A dose total é determinada pelo protocolo e pela titulação dos medicamentos até a obtenção do efeito. No passado, a atropina e a pralidoxima eram fornecidas em autoinjetores individuais comercializados como o *kit* "Mark-1". Esses *kits* foram, em grande medida, substituídos por um autoinjetor único contendo ambos os antídotos. O diazepam também está disponível em um autoinjetor de 10 mg, comercializado como Antídoto Convulsivo para Agentes Nervosos (CANA, de *Convulsant Antidote for Nerve Agents*; **Figura 18-4**).

O tratamento com até 6 mg de atropina por meio de 1 a 3 autoinjetores administrados em intervalos de 5 a 10 minutos deve ser suficiente para tratar a maioria das vítimas de agentes nervosos de gravidade leve a moderada até o ponto final clínico de secagem das secreções respiratórias. Entretanto, os casos mais graves de intoxicação provavelmente exigirão quantidades significativamente maiores de atropina, pralidoxima e benzodiazepínicos do que as transportadas pela maioria dos profissionais de atendimento pré-hospitalares. Se os pacientes não atingirem a estabilidade clínica dentro de alguns minutos após o uso de vários autoinjetores, considere a possibilidade de administrar atropina e benzodiazepínicos adicionais por via intravenosa até que o tratamento definitivo possa

ser realizado em um hospital.[48] O sistema CHEMPACK, administrado pelo Strategic National Stockpile (Estoque Nacional Estratégico dos EUA), distribuiu grandes quantidades de contramedidas médicas para agentes nervosos, incluindo autoinjetores e frascos multidose de atropina, pralidoxima e benzodiazepínicos, para permitir o tratamento rápido e eficaz de incidentes com vítimas em massa de agentes nervosos.[55] Os profissionais de atendimento pré-hospitalar devem se familiarizar com os locais dos recursos CHEMPACK mais próximos para considerar onde transportar vítimas graves ou com grande número de vítimas de agentes nervosos.

Intoxicantes Pulmonares

Os intoxicantes pulmonares, incluindo clorino, fosgênio, amônia, dióxido de enxofre e dióxido de nitrogênio, estão presentes em várias aplicações em manufaturas industriais. O fosgênio tem sido armazenado para aplicações militares e foi o agente mais letal usado como arma química na Primeira Guerra Mundial. Investigadores da ONU que pesquisaram ataques com armas químicas durante a guerra civil da Síria suspeitaram, mas não puderam confirmar com certeza, que o clorino foi usado como arma em múltiplos incidentes.[56]

Os intoxicantes pulmonares que são agentes químicos pulmonares podem ser gases, vapores, líquidos aerossolizados ou sólidos. As propriedades do agente influenciam a sua capacidade de causar lesões. Por exemplo, as partículas aerossolizadas de 2 micrômetros (μm) ou menos têm acesso imediato aos alvéolos pulmonares, causando lesão ali, enquanto as partículas maiores são filtradas antes de chegar aos alvéolos. A solubilidade de um agente em água também afeta o padrão de lesão. Amônia e dióxido de enxofre, os quais são altamente hidrossolúveis, causam irritação e lesão em olhos, mucosas e via aérea superior. Fosgênio e óxido de nitrogênio, os quais são pouco hidrossolúveis, tendem a causar menos irritação imediata e lesão ocular, oferecendo pouco alerta para a vítima e permitindo uma exposição prolongada a esses agentes. A exposição prolongada aumenta a chance de lesão alveolar, resultando não apenas em lesão de via aérea superior, mas também em colapso alveolar e em edema pulmonar não cardiogênico. Os agentes moderadamente solúveis em água, como o clorino, podem causar irritação de via aérea superior e alveolar.

Os mecanismos de lesão variam entre os intoxicantes pulmonares. A amônia, por exemplo, combina-se com a água nas mucosas e forma uma base forte, o hidróxido de amônia. O clorino e o fosgênio, quando combinados com a água, produzem o ácido clorídrico, causando lesão tecidual. Os intoxicantes pulmonares não têm absorção sistêmica, mas comprometem a vítima ao danificarem os componentes do sistema pulmonar, desde a via aérea superior até os alvéolos.

Os agentes altamente hidrossolúveis causam queimação em olhos, nariz e boca. É possível haver lacrimejamento, rinorreia, tosse, dispneia e disfunção respiratória secundária à irritação glótica ou ao laringospasmo. O broncospasmo pode resultar em tosse, sibilância e dispneia. Os agentes pouco hidrossolúveis, que causam pouca lesão alveolar, podem lesar imediatamente o epitélio alveolar no caso de uma exposição grande, levando à morte por insuficiência respiratória aguda ou, com exposição menos massiva, podem resultar em início tardio (24 a 48 horas) de disfunção respiratória secundária ao desenvolvimento de edema pulmonar não cardiogênico leve até a síndrome da angústia respiratória aguda fulminante, dependendo da dose.

Abordagem

A abordagem dos intoxicantes pulmonares inclui remoção do paciente em relação ao agente agressor, descontaminação com irrigação copiosa (se houver exposição a sólido, líquido ou aerossol, especialmente para amônia), avaliação primária e terapia de suporte, o que provavelmente necessitará da maximização da ventilação e da oxigenação. A irritação ocular pode ser manejada com irrigação copiosa usando soro fisiológico. As lentes de contato devem ser removidas. Deve-se esperar a abordagem para secreções profusas na via aérea, o que necessitará de aspiração. O broncospasmo pode responder à inalação de agonistas beta-adrenérgicos. A hipóxia necessitará de correção com oxigênio em alto fluxo e, possivelmente, de intubação e ventilação com pressão positiva. Os profissionais de atendimento pré-hospitalar devem estar preparados para encontrar uma abordagem difícil da via aérea secundário a secreções em quantidade, inflamação de estruturas glóticas e espasmo laríngeo. Todas as vítimas expostas a fosgênio devem ser transportadas para avaliação devido à probabilidade de sintomas tardios.

Agentes Vesicantes

Os vesicantes incluem mostarda sulfúrica, mostarda nitrogenada e lewisita. Esses agentes têm sido armazenados para operações militares por muitos países. A mostarda sulfúrica foi primeiramente introduzida no campo de batalha na Primeira Guerra Mundial. Ela teria sido usada pelo Iraque contra a sua população de curdos e também em seu conflito com o Irã em 1980. Mais recentemente, suspeita-se que tenha sido usada na guerra da Síria. A mostarda sulfúrica, além de ter um custo baixo, é facilmente fabricada.

A **mostarda sulfúrica** é um líquido oleoso de cor clara a amarelo-amarronzada que pode ser aerossolizado por uma explosão de bomba ou *spray*. A volatilidade é baixa, permitindo que ela persista nas superfícies por 1 semana ou mais. Essa persistência permite facilmente a contaminação secundária. O agente é absorvido através da pele e das mucosas, resultando em dano celular direto dentro de 3 a 5 minutos da exposição, embora os sinais e sintomas clínicos possam demorar 1 a 12 horas (geralmente 4 a 6 horas) após a exposição para aparecer. O início tardio dos sintomas costuma dificultar que a vítima reconheça que a exposição ocorreu e, assim, aumenta o potencial para contaminação secundária. A pele morna e úmida aumenta a probabilidade de absorção cutânea, fazendo as virilhas e as axilas serem regiões particularmente suscetíveis. Os olhos, a pele e a via aérea superior pode desenvolver uma gama de achados, desde eritema e edema até o desenvolvimento de vesículas e necrose da espessura completa. O envolvimento da via aérea superior pode resultar em tosse e broncospasmo. A exposição a doses elevadas pode resultar em náuseas e vômitos, além de supressão da medula óssea.

A abordagem para mostarda sulfúrica envolve a descontaminação usando água e sabão, avaliação primária e terapia de suporte; não há antídoto para os efeitos dos agentes mostarda. Na verdade, é importante observar que, como o dano celular pela mostarda sulfúrica ocorre dentro de minutos após a exposição, a descontaminação não mudará a evolução clínica do paciente exposto. Ela visa primariamente evitar a contaminação cruzada inadvertida. Olhos e pele devem ser descontaminados com quantidades copiosas de água assim que a exposição for reconhecida para minimizar a absorção adicional do agente e evitar a contaminação secundária. O líquido nas vesículas e nas bolhas resultantes não é fonte de contaminação secundária. A broncoconstrição pulmonar pode melhorar com beta-agonistas inalatórios. As feridas devem ser tratadas como queimaduras, em relação aos cuidados tópicos.

A **lewisita** tem um conjunto semelhante de sintomas, mas o início de ação é muito mais rápido, comparada à mostarda sulfúrica, resultando em imediata dor e irritação em olhos, pele e trato respiratório. Diferentemente da mostarda sulfúrica, a lewisita não causa supressão da medula óssea. Também exclusivo desse agente é o "choque por lewisita", resultante da depleção de volume intravascular secundária a extravasamento capilar.

Como no caso da mostarda sulfúrica, a abordagem pré-hospitalar desses pacientes expostos envolve descontaminação, avaliação primária e cuidados de suporte. O British antilewisita é um antídoto disponível para tratamento hospitalar de pacientes expostos à lewisita. Ele é administrado por via IV para pacientes com choque hipovolêmico ou sintomas pulmonares. Aplicado topicamente, tem sido relatado que o British antilewisita evita lesões de mucosas e pele. Os profissionais de atendimento pré-hospitalar devem cuidar para evitar o contato com o fluido dentro das bolhas causadas por lewisita, pois ele pode conter compostos tóxicos de arsênico e lewisita ativa ou subprodutos perigosos.[57]

Agentes Biológicos

Os **agentes biológicos** na forma de exposição a doenças contagiosas representam uma ameaça diária para os profissionais de atendimento pré-hospitalar (**Quadro 18-6**). Os procedimentos adequados de controle de infecção devem ser seguidos para evitar a aquisição ou transmissão de tuberculose, *influenza*, vírus da imunodeficiência humana (HIV), *Staphylococcus aureus* resistente à meticilina (MRSA, de *methicillin-resistant* Staphylococcus aureus), variantes da SRAG, meningococo e vários outros microrganismos.

As doenças mencionadas aqui são as que entendemos atualmente sua capacidade de contágio. No entanto, a função viral pode ser potencialmente manipulada em laboratório. É possível que essa manipulação resulte na produção de variantes virais com infectividade e virulência substancialmente aumentadas. A liberação intencional ou acidental de tais patógenos no ambiente poderia desencadear uma pandemia tão grande ou maior do que a recente pandemia de COVID-19. Embora não haja nenhuma prova que permita uma conclusão definitiva sobre se o vírus SARS CoV-2 responsável pela pandemia de COVID-19 foi liberado de um laboratório ou transmitido aos seres humanos a partir de um reservatório animal, o impacto resultante certamente nos lembra da possibilidade de um evento como esse no futuro, resultante de uma implantação intencional de vírus para causar uma pandemia ou de um acidente de laboratório ocorrido no contexto de uma tentativa de manipular ou mesmo apenas estudar um vírus.

A preparação para eventos de bioterrorismo aumenta a complexidade da preparação de sistemas de SE. Um ato terrorista intencional pode incluir a administração de um agente biológico com potencial para causar doença, como esporos em aerossol, microrganismos vivos em aerossol ou toxinas biológicas em aerossol. Podem ser encontrados pacientes com patógenos não vistos comumente por profissionais de atendimento pré-hospitalar, como peste, antraz e varíola, necessitando de EPI e precauções adequadas. Os procedimentos habituais de controle de infecção serão efetivos no manejo seguro desses pacientes potencialmente contagiosos. Se o profissional estiver respondendo a um evento com liberação evidente, há necessidade de precauções adequadas relacionadas à descontaminação da vítima e uso de EPIs, da mesma forma que em outros eventos com materiais perigosos. Porém, todo esse processo fica muito mais complicado no contexto de apresentação tardia. A variabilidade nos períodos de incubação dificulta a determinação das fontes de contaminação e o controle da disseminação.

Agente de Ameaça Biológica Concentrada *Versus* Paciente Infectado

Os profissionais de atendimento pré-hospitalar podem ser expostos a bioterrorismo de duas maneiras. O primeiro cenário envolve a liberação evidente de um material que é identificado como, ou que se acredita que seja, um agente biológico. Os ataques falsos com antraz em 1998 e 1999 e as cartas com antraz em 2001 são bons exemplos. Os profissionais responderam em incontáveis ocasiões a indivíduos cobertos com "pó branco" ou suspeita de antraz. Nessa situação, o profissional encontrará um ambiente ou um paciente contaminado por uma substância suspeita. Os sistemas de SE podem ser acionados por atividade suspeita, como um dispositivo que libera um agente desconhecido por aerossol. Nesses eventos, a natureza da ameaça costuma ser desconhecida, e as precauções para segurança pessoal devem sempre ter importância fundamental. Esses incidentes devem ser respeitados e tratados como incidente de ADMs até que se prove o contrário. Se a substância suspeita for de fato um aerossol concentrado de um microrganismo infeccioso ou uma toxina, há necessidade de EPI adequado para o agente biológico e descontaminação.

Nessa situação, os profissionais de atendimento pré-hospitalar estarão cuidando de vítimas contaminadas por agentes biológicos suspeitos em sua pele ou roupas. Qualquer pessoa, paciente ou profissional que entre em contato físico direto com um agente biológico suspeito

---

Quadro 18-6 Classificação de Armas de Destruição em Massa Biológicas

- Agentes bacterianos
  - Antraz
  - Brucelose
  - Mormo
  - Peste
  - Febre Q
  - Tularemia
- Agentes virais
  - Varíola
  - Encefalite equina venezuelana
  - Vírus Nipah
  - Febres hemorrágicas virais (vírus Ebola, febre amarela, hantavírus)
  - Novas ameaças relacionadas à pesquisa de ganho de função viral[58]
- Toxinas biológicas
  - Botulínica
  - Ricina
  - Enterotoxina estafilocócica B
  - Micotoxinas T-2

deve remover todos os artigos de vestuário expostos e realizar uma lavagem completa da pele com água e sabão.[59] É improvável que haja nova aerossolização de material a partir da pele ou da roupa da vítima, e o risco para o profissional é insignificante.[60] Porém, como rotina, as roupas potencialmente contaminadas normalmente removidas puxando-se o item sobre a face e a cabeça devem, em vez disso, ser cortadas para minimizar qualquer risco de inalação inadvertida do contaminante. A descontaminação pode ser feita com água e sabão ou com água. A consulta com as autoridades adequadas de saúde pública ou polícia determinará a necessidade de profilaxia com antibióticos.

O segundo cenário envolve uma resposta a um paciente que é vítima de um evento remoto disfarçado de bioterrorismo. Talvez o paciente tenha inalado esporos de antraz após um ataque disfarçado no trabalho e agora, vários dias depois, está manifestando sinais de antraz pulmonar. Talvez um terrorista tenha se autoinoculado com varíola e você tenha sido chamado para ajudar uma pessoa com uma erupção cutânea suspeita. Nesses casos, a segurança pessoal e pública pode ser garantida pelo conhecimento dos procedimentos adequados de controle de infecção e pelo uso e remoção apropriados dos EPIs adequados para a ameaça biológica (**Quadro 18-7** e **Quadro 18-8**). A descontaminação do paciente nesse cenário não é necessária, pois a exposição ocorreu há vários dias.

Todos os profissionais de atendimento pré-hospitalar devem estar familiarizados com os EPIs para controle de infecção. Diferentes tipos de EPIs são recomendados, dependendo do potencial para transmissão e da provável via de transmissão. O **EPI baseado na transmissão** é utilizado além das precauções-padrão, as quais são usadas nos cuidados de todos os pacientes. Isso inclui precauções de contato, para gotículas e para aerossóis.

Precauções de Contato

Esse nível de proteção é recomendado para reduzir a probabilidade de transmissão de microrganismos por contato direto ou indireto. As precauções de contato incluem o uso de luvas e avental.

Os microrganismos comumente encontrados que requerem precauções de contato incluem conjuntivite viral, MRSA, escabiose e herpes-vírus simples ou herpes-zóster. Os microrganismos que exigem precauções de contato estritas e que podem ser encontrados como resultado de bioterrorismo incluem peste bubônica ou febres hemorrágicas virais, como Marburg ou Ebola, desde que o paciente não apresente sintomas pulmonares ou vômito e diarreia profusos, caso em que se devem tomar as precauções respiratórias.

Precauções Respiratórias

Esse nível de proteção é recomendado para reduzir a probabilidade de transmissão de microrganismos que sejam

---

Quadro 18-7 Sequência para a Colocação de Equipamento de Proteção Individual

O tipo de equipamento de proteção individual (EPI) utilizado varia com base no nível de precauções necessárias (p. ex., precauções-padrão e de contato, gotículas, isolamento respiratório).

1. Avental
   - Cobrir todo o torso do pescoço até os joelhos, braços até o final dos punhos e fechado no dorso.
   - Fechamento na parte de trás do pescoço e da cintura.
2. Máscara ou respirador
   - Amarrar as tiras ou faixas elásticas na parte média da cabeça e pescoço.
   - Encaixar a faixa flexível na ponte nasal.
   - Encaixar de maneira confortável na face e abaixo do queixo.
   - Verificar o ajuste do respirador.
3. Óculos ou escudo facial
   - Colocar sobre a face e os olhos e ajustar para encaixar.
4. Luvas
   - Estender para cobrir os punhos do avental de isolamento.

Usar práticas de trabalho seguras para se proteger e limitar a disseminação da contaminação:

- Manter as mãos longe do rosto.
- Limitar as superfícies tocadas.
- Substituir as luvas quando rasgadas ou fortemente contaminadas.
- Realizar a higiene das mãos.

Centers for Disease Control and Prevention. PPE sequence. October 16, 2014. https://www.cdc.gov/hai/pdfs/ppe/ppe-sequence.pdf

---

sabidamente transmitidos por grandes núcleos de gotículas (maiores do que 5 μm) expelidas por uma pessoa infectada durante a fala, os espirros ou a tosse ou durante procedimentos de rotina como a aspiração. Essas gotículas infectam ao cair em mucosas expostas dos olhos, do nariz e da boca. Como as gotículas são grandes, elas não permanecem em suspensão no ar e, dessa forma, o contato deve ser bem próximo, geralmente definido como 90 centímetros ou menos. As precauções respiratórias para gotículas incluem as precauções de contato com luvas, avental, proteção ocular adicional e máscara cirúrgica. Como as gotículas não permanecem em suspensão no ar, não há necessidade de proteção respiratória adicional nem filtragem do ar.

Os microrganismos geralmente encontrados nessa categoria incluem influenza, *Mycoplasma pneumoniae* e

<table>
<tr><td colspan="1">

Quadro 18-8 Sequência para Remoção de Equipamento de Proteção Individual

</td></tr>
</table>

Com exceção do respirador, remover o equipamento de proteção individual (EPI) na porta de acesso ou em uma antessala do ambiente envolvido. Remover o respirador após deixar o ambiente contaminado e fechar a porta.

1. Luvas
   - A parte externa das luvas está contaminada!
     - Segurar a parte externa da luva com a mão oposta enluvada e retirá-la.
     - Manter a luva removida na mão enluvada.
     - Deslizar os dedos da mão não enluvada sob a luva remanescente ao nível do punho.
     - Retirar a luva sobre a primeira luva.
     - Descartar as luvas em um reservatório para lixo.
2. Óculos
   - A parte externa dos óculos ou escudo facial está contaminada!
     - Para a sua remoção, manusear pela tira da cabeça ou porção auricular.
     - Colocar em um receptáculo designado para o reprocessamento ou em reservatório para lixo.
3. Avental
   - A parte frontal do avental e as mangas estão contaminadas!
     - Desamarrar as tiras do avental.
     - Afastá-lo do pescoço e dos ombros, tocando apenas a parte interna do avental.
     - Virar o avental pelo avesso.
     - Dobrá-lo ou enrolá-lo em um feixe e descartá-lo em um recipiente de lixo.
4. Máscara ou respirador
   - A parte frontal da máscara/respirador está contaminada – não tocar!
     - Segurar a parte inferior, depois as tiras ou elásticos superiores, e remover.
     - Descartar em reservatório para lixo.

Após a remoção do EPI, lavar as mãos. Se as mãos forem contaminadas durante qualquer etapa da remoção do EPI, lave-as imediatamente ou use um desinfetante à base de álcool.

Dados do Centers for Disease Control and Prevention, Atlanta. Sequence for putting on personal protective equipment (PPE). https://www.cdc.gov/hai/pdfs/ppe/ppe-sequence.pdf

<table>
<tr><td>

Quadro 18-9 Precauções com Agentes Biológicos

</td></tr>
</table>

Muitas doenças associadas com eventos biológicos não necessitam de proteção adicional além das precauções-padrão, desde que não haja risco de exposição a um agente concentrado. Os exemplos incluem pacientes com antraz inalatório ou uma toxina biológica como a botulínica. Porém, na maioria dos casos, o agente biológico específico não será identificado até vários dias depois. Embora alguns agentes, como o antraz, não sejam disseminados de pessoa a pessoa, os profissionais de atendimento pré-hospitalar devem presumir o pior – que o agente biológico é contagioso – e usar todas as precauções disponíveis, incluindo as precauções contra aerossóis.

© National Association of Emergency Medical Technicians (NAEMT)

Precauções com Aerossóis

Esse nível de precaução é recomendado para reduzir a probabilidade de transmissão de microrganismos pela via respiratória. Alguns microrganismos podem ficar em suspensão no ar ligados a núcleos de gotículas pequenas (menores que 5 μm) ou ligados a partículas de poeira. Nesse caso, os microrganismos podem ser amplamente disseminados pelas correntes de ar imediatamente ao redor da fonte ou mais distantes da fonte, dependendo das condições ambientais. Para evitar essa dispersão, esses pacientes são mantidos em ambientes de isolamento com pressão negativa em um hospital em que a ventilação da exaustão possa ser filtrada.

As precauções com aerossóis incluem luvas, avental, proteção ocular e máscara com filtro testado para ar particulado com alta eficiência, como a N95 (**Quadro 18-9**). Os exemplos de doenças geralmente encontradas necessitando de precaução para aerossóis incluem tuberculose, sarampo, varicela, SRAG e suas variantes, incluindo o SARS-CoV-2. Varíola e febre hemorrágica viral com sintomas pulmonares são exemplos que poderiam estar relacionados a um evento de bioterrorismo.

Agentes Selecionados

O CDC categoriza os agentes de bioterrorismo por nível de prioridade, com base em seu impacto sobre o público (**Tabela 18-1**).

Antraz

O antraz é uma doença causada pela bactéria *Bacillus anthracis*, a qual é uma bactéria formadora de esporos; portanto, ela pode existir como célula vegetativa ou como esporo. A célula vegetativa vive bem em um hospedeiro,

Haemophilus influenzae ou *Neisseria meningitidis* invasivos, causando sepse ou meningite. A peste pneumônica é um exemplo de um possível agente encontrado como resultado de um evento de bioterrorismo.

Tabela 18-1 Categorias de Risco do CDC para Agentes de Bioterrorismo		
Categoria	**Riscos**	**Agentes**
A	Os agentes de categoria A são aqueles que representam um risco à segurança nacional devido a: ■ Facilidade de disseminação ou transferência de pessoa para pessoa ■ Risco de altas taxas de mortalidade ■ Potencial de grande impacto na saúde pública ■ Risco de pânico coletivo generalizado e perturbação social ■ Exigência de ação(ões) especial(is) para a preparação da saúde pública	Antraz Botulismo Peste Varíola Tularemia Febres hemorrágicas virais ■ Filovírus ■ Arenavírus
B	Os agentes da categoria B são aqueles que representam um risco devido a: ■ Facilidade de disseminação ■ Taxas de morbidade moderadas e baixas taxas de mortalidade resultantes ■ Exigência de aprimoramentos específicos da capacidade de diagnóstico e vigilância de doenças do CDC	Brucelose *Clostridium perfringens* Ameaças à segurança dos alimentos (por exemplo, espécies de *Salmonella, Escherichia coli*) Mormo Melioidose Psitacose Febre Q Toxina ricina Enterotoxina estafilocócica B Febre tifoide Encefalite viral Ameaças à segurança da água (por exemplo, *Vibrio cholerae, Cryptosporidium parvum*)
C	Os agentes da categoria C são aqueles identificados como patógenos emergentes e representam um risco devido a: ■ Potencial para ser projetado para disseminação em massa ■ Disponibilidade ■ Facilidade de produção ■ Potencial para altas taxas de morbidade e mortalidade ■ Potencial de grande impacto na saúde	Doença infecciosa emergente ■ Hantavírus ■ Vírus Nipah

Dados do Centers for Disease Control and Prevention. Bioterrorism agents/diseases. Accessed December 3, 2021. https://emergency.cdc.gov/agent/agentlist-category.asp

mas não consegue sobreviver por muito tempo fora do corpo, diferentemente do esporo, o qual pode permanecer viável no ambiente durante décadas.

A doença tem ocorrência natural, sendo contraída mais comumente por pessoas em contato com animais infectados ou com produtos animais contaminados com antraz, resultando na forma cutânea da doença. Os esporos têm sido usados como armas, e sabe-se que estão presentes nos depósitos militares de vários países. A liberação acidental de esporos de antraz aerossolizados por uma instalação militar soviética em Sverdlovsk em 1979 resultou em cerca de 79 casos de antraz pulmonar com 68 mortes relatadas. Cartas contaminadas com esporos de antraz foram enviadas pelo Serviço Postal dos Estados Unidos em 2001 para proeminentes legisladores e pessoas da mídia. Embora apenas 22 casos (11 pulmonares, 11 cutâneos) e 5 mortes tenham resultado disso, milhares de pessoas necessitaram de profilaxia com antibióticos. Estima-se que uma liberação hipotética de 100 quilogramas (kg) de esporos de antraz sobre Washington, D.C., seja capaz de causar 130 mil a 3 milhões de mortes.[61]

As vias de exposição para o antraz incluem o trato respiratório, o trato GI e lesões de pele. A exposição ao antraz pelo trato respiratório causa antraz inalatório ou pulmonar. A exposição pelo trato GI causa antraz GI, e a infecção da pele causa antraz cutâneo.

O antraz GI é raro e resultaria da ingestão de alimentos contaminados com esporos. Os pacientes têm sintomas inespecíficos de náuseas, vômitos, mal-estar, diarreia sanguinolenta e abdome agudo; a mortalidade é de cerca de 50%. O antraz cutâneo ocorre após a deposição de esporos ou microrganismos em uma lesão da pele. Isso resulta em uma pápula, a qual subsequentemente ulcera e causa uma escara seca e negra com edema local. Se não houver tratamento com antibióticos, a mortalidade alcança 20%; com antibióticos, a mortalidade é rara.[62]

Para a efetividade máxima em um ataque terrorista, o antraz seria provavelmente disseminado na forma de esporos. Os esporos de antraz têm tamanho de cerca de 1 a 5 μm, o que permite que os esporos fiquem suspensos no ar como um aerossol. Os esporos aerossolizados podem ser inalados para os pulmões e depositados nos alvéolos. Então, eles são consumidos pelos macrófagos e transportados para os linfonodos mediastinais, onde germinam, produzem toxinas e causam *mediastinite hemorrágica aguda* (sangramento em linfonodos no meio da cavidade torácica) e, geralmente, morte. O início dos sintomas após a inalação dos esporos varia, com a maioria das vítimas desenvolvendo sintomas dentro de 1 a 7 dias, embora possa haver um período de latência de até 60 dias. Inicialmente, os sintomas são inespecíficos, incluindo febre, calafrios, dispneia, tosse, dor torácica, cefaleia e vômitos. Após alguns dias, os sintomas melhoram, seguidos por uma evolução com deterioração rápida com febre, dispneia, diaforese, choque e morte.[59,62,63] Antes dos ataques com antraz em 2001, acreditava-se que a mortalidade por antraz inalatório era de 90%, mas os desfechos desses incidentes sugerem que, com a terapia antibiótica precoce e os serviços de cuidados críticos, a mortalidade pode ser significativamente menor.[62]

O antraz inalatório não é contagioso e não impõe riscos ao profissional de atendimento pré-hospitalar. Apenas a exposição a esporos aerossolizados impõe risco de infectividade. O cuidado de pacientes sabidamente infectados por antraz inalatório exige apenas as precauções-padrão; porém, se o agente específico não for conhecido, há necessidade de precauções contra aerossóis. O profissional deve fornecer terapia de suporte e transportar os pacientes doentes para instituições com disponibilidade de cuidados críticos.

Abordagem

Os esporos de antraz são extremamente difíceis de destruir e podem ser facilmente transportados na pele ou nas roupas das vítimas, representando uma ameaça infecciosa para os profissionais. As vítimas de liberações suspeitadas ou conhecidas de antraz (p. ex., cartas contendo pó branco suspeito) devem ser descontaminadas na cena pelos socorristas utilizando EPI de nível A, para evitar a contaminação de equipamentos de transporte ou a infecção de profissionais pelos esporos de antraz transportados na pele e nas roupas das vítimas.

A profilaxia com antibióticos é necessária apenas para pessoas expostas a esporos. As autoridades de saúde pública locais determinarão o antibiótico apropriado e a duração do tratamento profilático. As recomendações mais atuais sugerem 60 dias de terapia com ciprofloxacino ou doxiciclina oral, além de vacinação pós-exposição.[64]

Existe uma vacina para antraz, e um programa de imunização para militares dos Estados Unidos foi instituído em 1998. O regime atual exige uma série de seis doses iniciais e reforços anuais. Ela é recomendada apenas para os militares e para trabalhadores de laboratórios e indústrias com alto risco de exposição a esporos. O CDC adquiriu dezenas de milhares de doses de vacina contra antraz para o Strategic National Stockpile, as quais seriam disponibilizadas aos socorristas no caso de um incidente envolvendo antraz com risco de exposição.

Peste

A peste é uma doença causada pela bactéria *Yersinia pestis*. Ela ocorre naturalmente, sendo encontrada em pulgas e roedores. Se uma pulga infectada pica um ser humano, a pessoa pode desenvolver *peste bubônica*. Se essa infecção local não for tratada, o paciente pode apresentar doença sistêmica, resultando em septicemia e morte. Vários pacientes podem desenvolver sintomas pulmonares (*peste pneumônica*). A peste foi responsável pela Morte Negra de 1346, a qual matou 20 a 30 milhões de pessoas na Europa, cerca de um terço de sua população naquela época. A *Y. pestis* foi transformada em arma para estoques militares com técnicas desenvolvidas para aerossolizar o microrganismo diretamente, pulando o vetor animal. A Organização Mundial da Saúde relata que, no pior dos cenários, 50 kg de *Y. pestis* liberados como aerossol sobre uma cidade com 5 milhões de pessoas resultariam em 150 mil casos de peste pneumônica e 36 mil mortes.[65]

A peste de ocorrência natural, resultante da picada de pulgas infectadas, causa sintomas em 2 a 8 dias, iniciando com febre, calafrios, fraqueza e edema agudo de linfonodos (bubões) no pescoço, na virilha ou na axila. Os pacientes não tratados podem piorar e evoluir para doença sistêmica e morte. Cerca de 12% foram descritos como desenvolvendo peste pneumônica, com queixas de dor torácica, dispneia, tosse e hemoptise, e esses pacientes também podem morrer por doença sistêmica.

A peste que ocorre pela detonação terrorista de uma arma provavelmente resultaria de microrganismos aerossolizados e, assim, se apresentaria clinicamente como a forma pneumônica da doença. A inalação de *Y. pestis* em aerossol resultaria em sintomas em 1 a 6 dias. Os pacientes apresentarão febre, tosse e dispneia, com escarro sanguinolento ou aquoso. Eles também podem desenvolver náuseas, vômitos, diarreia e dor abdominal. Os bubões não costumam estar presentes. Sem antibióticos, a morte ocorre em 2 a 6 dias após o desenvolvimento de sintomas respiratórios.[66]

Atualmente, não há vacina disponível para proteção contra a peste pneumônica. O tratamento da doença inclui terapia antimicrobiana e de suporte, muitas vezes necessitando de serviços de cuidados intensivos. Os regimes antibióticos também são recomendados para pessoas com exposição próxima desprotegida a pacientes com peste pneumônica conhecida.

Os pacientes com peste representam risco de doença transmissível. Se os pacientes apresentarem apenas sinais e sintomas cutâneos (peste bubônica), as precauções de contato são adequadas para proteger o profissional de atendimento pré-hospitalar. Se os pacientes apresentarem sinais pulmonares de peste (peste pneumônica), um cenário mais provável após um ataque terrorista, os profissionais devem usar EPI adequado para proteção contra gotículas respiratórias. As precauções contra gotículas incluem máscara cirúrgica, proteção ocular, luvas e avental. Os socorristas na cena de uma liberação evidente de aerossol de *Y. pestis*, o que provavelmente não seria um evento reconhecido, necessitariam de EPI de nível A adequado para ambientes perigosos se entrarem na zona quente ou na zona morna.

Abordagem

As vítimas de peste são tratadas na cena com terapia de suporte. A comunicação com a instituição acolhedora é vital antes da chegada para garantir que o paciente com peste pneumônica possa ser adequadamente isolado no departamento de emergência e que a equipe esteja preparada com EPIs apropriados. Pedir para o paciente usar uma máscara cirúrgica, se tolerado, pode reduzir a probabilidade de transmissão secundária.

A descontaminação do veículo e dos equipamentos é semelhante àquela necessária após o transporte de qualquer paciente com doença transmissível. As superfícies de contato devem ser limpas com solução desinfectante aprovada pela Environmental Protection Agency (EPA)

ou com solução alvejante diluída a 1:1.000. Não há evidências sugerindo que *Y. pestis* imponha uma ameaça ambiental de longo prazo após a dissolução do aerossol primário.[66] O microrganismo é sensível ao calor e à luz do sol e não dura muito fora do hospedeiro vivo. A *Y. pestis* não forma esporos.

Varíola

A varíola é também conhecida como *varíola maior* e *varíola menor*, dependendo da gravidade da doença. Essa doença viral de ocorrência natural foi erradicada em 1977, mas ainda existe em pelo menos dois laboratórios – no Institute of Virus Preparations da Rússia e no CDC. Foi alegado que o governo soviético começou um programa em 1980 para a produção de grandes quantidades de vírus da varíola para uso em bombas e mísseis, além de desenvolver cepas mais virulentas do vírus para propósitos militares. Existe a preocupação de que o vírus da varíola possa ter trocado de mãos após a dissolução da União Soviética.[67]

O vírus da varíola infecta suas vítimas ao entrar nas mucosas da orofaringe ou na mucosa respiratória. Após um período de incubação de 12 a 14 dias, o paciente desenvolve febre, mal-estar, cefaleia e dor nas costas. Depois, o paciente desenvolve uma **erupção cutânea maculopapular** que começa na mucosa oral e rapidamente progride para uma erupção cutânea generalizada com vesículas e pústulas características arredondadas e tensas. A erupção tende a afetar a cabeça e as extremidades de maneira mais densa do que o tronco (centrífuga), com o estágio das lesões parecendo uniforme (**Figura 18-5**). Essa apresentação diferencia a varíola da *varicela*, ou catapora (**Quadro 18-10**), a qual começa e é mais densa no tronco (centrípeta) e tem lesões em vários estágios de desenvolvimento (novas lesões aparecem junto com lesões mais velhas e crostosas) (**Figura 18-6**). A mortalidade da varíola de ocorrência natural era de cerca de 30%.[67] Pouco se sabe sobre a evolução natural da doença em pacientes imunocomprometidos, como aqueles com HIV.

A varíola é uma doença contagiosa que é primariamente disseminada por núcleos de gotículas projetadas da orofaringe de pacientes infectados e por contato direto. As roupas e as roupas de cama contaminadas também podem disseminar o vírus. Os pacientes ficam contagiosos logo após o começo da erupção cutânea, embora isso nem sempre seja evidente se a erupção for sutil na orofaringe. Ao manejar um paciente com varíola, os profissionais de atendimento pré-hospitalar devem usar o EPI apropriado para precauções de contato e para aerossóis. Isso inclui máscara N95, proteção ocular, óculos e avental. Idealmente, as pessoas que manejam pacientes com varíola devem ter sido imunizadas.[68]

O programa de vacinação para varíola nos Estados Unidos foi interrompido em 1972. A imunidade residual

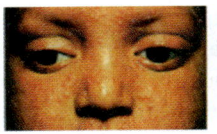
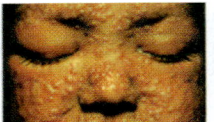
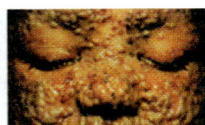

Terceiro dia de erupção

Quinto dia de erupção

Sétimo dia de erupção

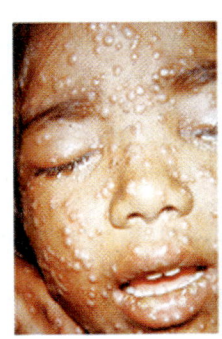
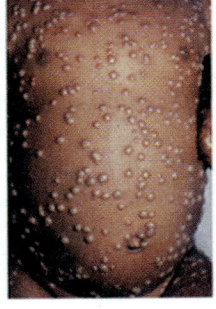
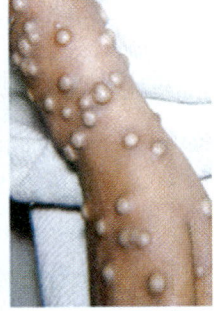

Em qualquer parte do corpo, todas as lesões estão no mesmo estágio de desenvolvimento.

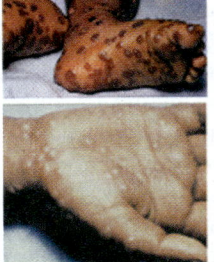
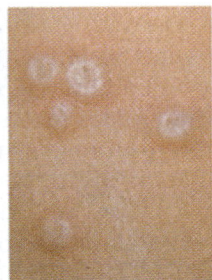
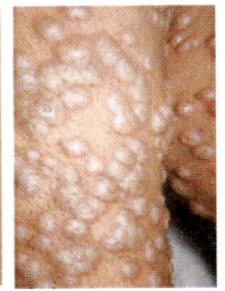

A maioria dos pacientes apresenta lesões nas palmas das mãos ou nas solas dos pés

Lesões umbilicadas

Lesões confluentes

Figura 18-5 Varíola.

Cortesia de Centers for Disease Control and Prevention.

Quadro 18-10 Diferenciação entre Catapora e Varíola

A catapora (varicela) é a condição mais provável de ser confundida com a varíola. As características da catapora incluem:

- Pródromo inexistente ou leve.
- As lesões são vesículas superficiais: "gota de orvalho em pétala de rosa".
- As lesões aparecem em aglomerados; em qualquer parte do corpo, há lesões em diferentes estágios (pápulas, vesículas, crostas).
- A distribuição é centrípeta, com a maior concentração de lesões no tronco, e com menos lesões na parte distal das extremidades. As lesões podem envolver a face/couro cabeludo; algumas vezes, o corpo inteiro é igualmente afetado.
- As primeiras lesões aparecem na face ou no tronco.
- Os pacientes raramente estão toxêmicos ou moribundos.
- As lesões evoluem rapidamente, desde máculas até pápulas e, depois, vesículas e crostas (menos de 24 horas).
- Palmas das mãos e plantas dos pés raramente são envolvidas.
- O paciente não tem história confiável de varicela ou vacinação para varicela.
- Entre esses pacientes, 50 a 80% lembram-se de uma exposição a catapora ou herpes-zóster 10 a 21 dias antes do início da erupção cutânea.

Centers for Disease Control and Prevention, National Center for Emerging and Zoonotic Infectious Diseases (NCEZID), Division of High-Consequence Pathogens and Pathology (DHCPP). Evaluating patients for smallpox: acute, generalized vesicular or pustular rash illness protocol. 2016. https://www.cdc.gov/smallpox/clinicians/algorithm-protocol.html

fornecida por esse programa de vacinação é desconhecida, sugerindo-se que as pessoas cuja última imunização tenha sido há 40 anos provavelmente estejam atualmente suscetíveis para contrair a varíola.[67] A vacinação para o vírus da varíola está disponível para determinados membros do Department of Defense e do State Department dos Estados Unidos. Ela também foi disponibilizada como parte de um programa do Department of Health and Human Services para o desenvolvimento de equipes de resposta à varíola. Ela está atualmente disponível ao público geral apenas para os participantes de ensaios clínicos. No caso de uma emergência de saúde pública, os Estados Unidos têm estoques de vacina que podem ser liberados para a imunização em massa do público. Foi demonstrado que a vacinação dentro de 4 dias da exposição oferece alguma proteção contra a aquisição da doença e proteção substancial contra um desfecho fatal.[67]

Abordagem

Para a abordagem de um paciente com varíola, os profissionais de atendimento pré-hospitalar fornecem os cuidados de suporte. O EPI recomendado deve sempre ser usado, sendo imperativo que não haja falhas nos procedimentos de controle de infecção. Os hospitais com instalações apropriadas para isolamento e com equipes adequadamente treinadas devem ser identificados na comunidade. A instituição acolhedora deve ser contatada para informar a equipe sobre a intenção de transportar o caso confirmado ou suspeito de varíola para a sua instituição, de modo que as precauções adequadas possam ser tomadas para evitar a transmissão do vírus. A identificação de um paciente com varíola seria considerada uma emergência de saúde pública de enorme significância.

A remoção adequada do EPI sem falhas nos procedimentos de controle de infecção é importante para a

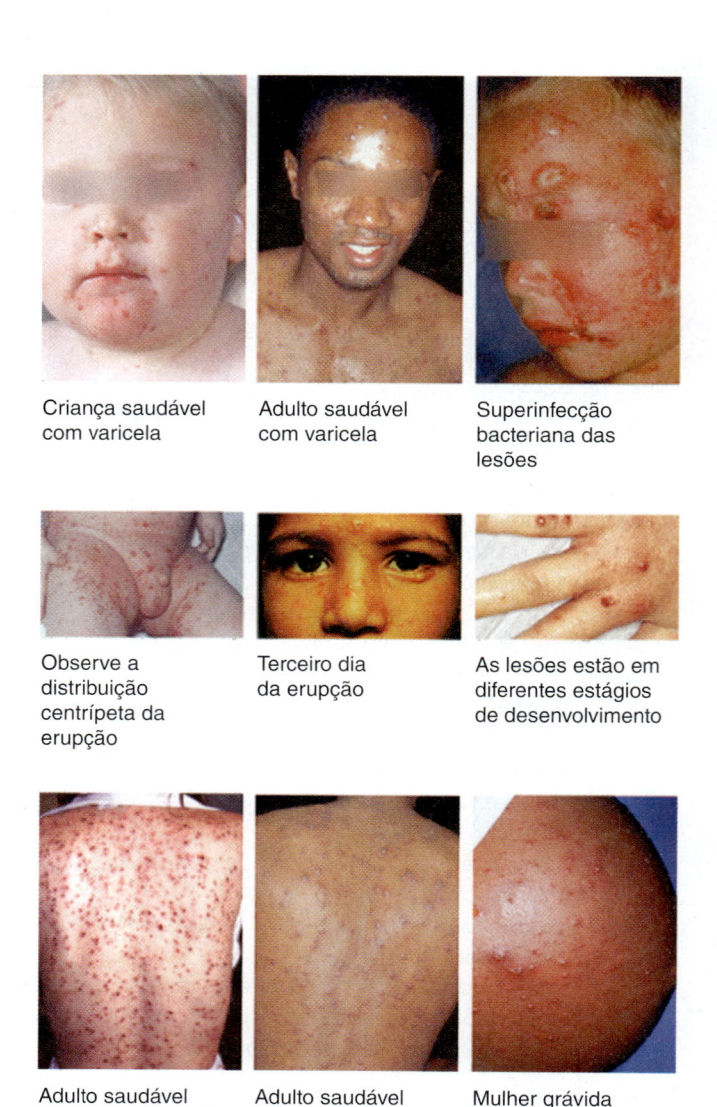

Criança saudável com varicela

Adulto saudável com varicela

Superinfecção bacteriana das lesões

Observe a distribuição centrípeta da erupção

Terceiro dia da erupção

As lesões estão em diferentes estágios de desenvolvimento

Adulto saudável com varicela

Adulto saudável com varicela

Mulher grávida com varicela

Figura 18-6 Catapora.
Cortesia de Centers for Disease Control and Prevention.

segurança do profissional de atendimento pré-hospitalar. Todo o lixo médico descartável contaminado deve ser adequadamente ensacado, rotulado e descartado da mesma forma que outros lixos médicos regulamentados. Os equipamentos médicos reutilizáveis devem ser limpos após o uso conforme o protocolo-padrão, seja por autoclave ou pela colocação do equipamento em desinfecção de alto nível. As superfícies do ambiente devem ser limpas com um detergente-desinfetante aprovado e registrado pela EPA. A descontaminação do ar ou fumigação do veículo de emergência não é necessária.[69]

Vírus Ebola e Outras Febres Hemorrágicas Virais

As **febres hemorrágicas virais (FHVs)** são uma síndrome clínica causada por vários vírus diferentes e tipificadas pela apresentação clínica de febre, mal-estar e sintomas hemorrágicos, incluindo coagulopatia, sangramento em locais de punção venosa e mucosas, petéquias e equimoses nos casos mais graves. As taxas de fatalidade dos casos, definidas como a porcentagem de pessoas infectadas que morrem devido à infecção, variam muito entre os diferentes tipos de FHV e mesmo entre surtos do mesmo vírus, mas podem ser de mais de 90%. Os exemplos de vírus que causam FHV incluem o vírus Ebola, o vírus Marburg, o vírus da febre amarela e o vírus Lassa.[70] Há algumas evidências sugerindo que a antiga União Soviética conduzia pesquisas sobre a transformação de vírus de FHV em armas, e organizações terroristas podem estar atualmente desenvolvendo seus próprios programas para explorar as FHVs.[71]

O vírus Ebola é um tipo de filovírus (esse nome deve-se ao formato filamentar das partículas virais nessa família) que foi primeiramente isolado e identificado em 1976 em pacientes de dois surtos de FHV próximos das fronteiras do atual Sudão do Sul e da República Democrática do Congo. O nome *Ebola* deriva do nome de um pequeno rio próximo ao último surto. Os trabalhos científicos posteriores identificaram várias cepas distintas responsáveis por diferentes surtos, incluindo o vírus Ebola Reston, o qual causou um surto entre macacos de pesquisa abrigados em uma instituição de quarentena em Reston, Virgínia, nos Estados Unidos, em 1989. Diferentemente da varíola, acredita-se que o vírus Ebola tenha um reservatório natural em animais, mais provavelmente morcegos, o que significa que novos surtos poderiam ocorrer a qualquer momento.[70,72] O vírus Ebola ganhou a atenção mundial em 2014, quando um surto se espalhou pelo oeste da África e causou mais de 11 mil mortes entre 28 mil casos relatados entre 2013 e 2016, incluindo vários nos Estados Unidos e em outros países ocidentais.[73]

Clinicamente, a infecção pelo vírus Ebola causa a doença pelo vírus Ebola (DVE), uma FHV que se manifesta após um período de incubação de 2 a 21 dias com febre, calafrios, mal-estar generalizado e dores musculares, progredindo para sintomas GI como dor abdominal, vômitos e diarreia, além de sintomas neurológicos incluindo cefaleia e confusão, sintomas respiratórios como tosse, dor torácica e falta de ar. No pico da doença, os casos graves podem desenvolver sintomas hemorrágicos e coagulopatia generalizada. A morte ocorre por falência de múltiplos órgãos, sepse, anormalidades eletrolíticas e choque hipovolêmico, primariamente por perda GI de volume.[72] Embora a taxa de fatalidade dos casos varie muito entre as cepas e diferentes surtos, o surto de 2013 a 2016 no oeste da África teve uma taxa de fatalidade de casos final abaixo de 40%, contra cerca de 75% no início do surto, e mais de 90% em alguns surtos prévios. Suspeita-se que a melhora nessa taxa se deva a melhoras no cuidado dos pacientes com DVE, primariamente a reposição vigorosa de volume GI e das perdas eletrolíticas.[74]

Abordagem

O transporte de vítimas com suspeita de DVE impõe risco significativo para as equipes do SE, devido à natureza altamente contagiosa do vírus. Os fluidos corporais de pacientes sintomáticos contêm quantidades extremamente grandes do vírus ativo, e mesmo uma exposição pequena basta para infectar uma pessoa. A revisão do surto do oeste da África mostrou que 3,9% dos casos eram de profissionais de saúde que foram infectados ao cuidar de pacientes com DVE.[74] O CDC publicou diretrizes específicas sobre o uso de EPIs e o transporte de pacientes com DVE, com base nas melhores evidências disponíveis atualmente. Em resumo, o CDC recomenda a proteção da pele com múltiplas camadas (roupas descartáveis, aventais impermeáveis, sobreaventais, múltiplas camadas de luvas e coberturas de botas) e proteção respiratória/das mucosas com uma preferência por um RMPA e capuz sobre máscara N95 e proteção ocular, de maneira análoga ao nível C da Occupational Safety and Health Administration. Essas recomendações podem ser atualizadas se outro surto ocorrer.[75] É extremamente recomendado que haja treinamento extensivo sobre EPI para DVE e supervisão para os procedimentos de colocação/retirada por observadores experientes.

Nos Estados Unidos, as agências de SE afiliadas do Grady Hospital em Atlanta, Geórgia, e do Nebraska Medical Center em Omaha, Nebraska, desenvolveram equipamentos e planos para o transporte de pacientes criticamente enfermos com doença altamente contagiosa antes do surto de DVE de 2013 a 2016 e após os relatos publicados de suas experiências tratando e transportando pacientes com DVE real e suspeita. Esses relatos trouxeram muitas recomendações específicas e úteis para o transporte de pacientes com DVE, incluindo:

- Utilização de EPI adequado (com estrita atenção ao procedimento de colocação/retirada e com recomendação de um RMPA sobre máscara com pressão negativa para melhor proteção do profissional e conforto durante transportes longos)
- Isolamento do compartimento do motorista da ambulância em relação ao compartimento do paciente com sistema improvisado de pressão positiva
- Cobertura de todos os equipamentos e superfícies dentro do compartimento do paciente na ambulância com folhas plásticas espessas para limitar a contaminação
- Isolamento adicional de pacientes dentro de um uniforme ou cápsula com limitação de contaminação
- Descontaminação cuidadosa da ambulância e dos equipamentos após usando lenços desinfetantes (e não com a aplicação de *spray* nas superfícies com água pressurizada, o que poderia liberar aerossóis com partículas do vírus)[76,77]

Com base na experiência adquirida no surto de 2013 a 2016, hoje a abordagem médico dos pacientes com DVE se concentra primariamente no controle de sintomas e na reposição oral de fluidos GI e das perdas eletrolíticas. Há múltiplas novas terapias que podem melhorar as taxas de sobrevida, incluindo medicamentos antivirais e imunomoduladores e vacinas, mas a sua eficácia ainda está sendo investigada. As intervenções avançadas de cuidados de suporte, como fluidos IV; monitoramento laboratorial de eletrólitos, contagens celulares e níveis virais; antibióticos; e intubação/ventilação também podem ser úteis, mas essas medidas aumentam, de forma significativa, o risco de infecção para os profissionais de saúde.[74]

Toxina Botulínica

A toxina botulínica é produzida pela bactéria *Clostridium botulinum* e é a substância mais tóxica conhecida. Ela é 15 mil vezes mais tóxica que o agente nervoso VX e 100 mil vezes mais tóxica que o sarin.[78] A toxina botulínica foi transformada em arma para uso militar pelos Estados Unidos, pela antiga União Soviética, pelo Iraque e, provavelmente, pelo Irã, pela Síria e pela Coreia do Norte.[79] O culto Aum Shinrikyo, responsável pelo ataque com sarin no metrô de Tóquio, tentou, sem sucesso, liberar um aerossol de toxina botulínica em 1995. Apesar da dificuldade relatada para concentrar e estabilizar a toxina para a disseminação, estima-se que um ponto terrorista de liberação de aerossol botulínico poderia incapacitar ou matar 10% das pessoas a favor do vento até 500 metros.[79] A toxina também poderia ser introduzida no suprimento de alimentos em uma tentativa de envenenar grande número de pessoas.

Há três formas de botulismo natural. O *botulismo de feridas* ocorre quando as toxinas são absorvidas por um ferimento sujo, geralmente com tecido desvitalizado, onde o *C. botulinum* está presente. O *botulismo alimentar* ocorre quando alimentos preparados ou enlatados de maneira inadequada permitem que as bactérias cresçam e produzam a toxina, a qual é ingerida pela vítima. O *botulismo intestinal* ocorre quando a toxina é produzida e absorvida dentro do trato GI. Além dessas três formas de ocorrência natural, pode ocorrer uma forma de botulismo causado pelo homem, chamado de *botulismo inalatório*, como resultado da toxina botulínica aerossolizada.

Independentemente da via, a toxina botulínica é transportada até a junção neuromuscular onde ela se liga de forma irreversível, impedindo a liberação normal do neurotransmissor acetilcolina, causando uma paralisia flácida descendente. O início dos sintomas é de várias horas a alguns dias. Todos os pacientes apresentarão diplopia (visão dupla) e múltiplos déficits de nervos cranianos, causando dificuldade com a visão, a fala e a deglutição. A extensão e a rapidez da paralisia descendente dependem da dose da toxina. Os pacientes apresentam fadiga, perdem a capacidade de controlar os músculos da cabeça e do pescoço, podem perder seu reflexo do vômito, ou podem progredir para a paralisia dos músculos respiratórios e desenvolver insuficiência respiratória, necessitando de intubação e meses de ventilação mecânica. Os pacientes não tratados geralmente morrem por obstrução mecânica da via aérea superior ou por ventilação inadequada. A tríade clássica do botulismo é (1) paralisia flácida simétrica descendente com déficits de nervos cranianos, (2) ausência de febre e (3) sensório adequado. Após semanas a meses, os pacientes podem apresentar recuperação à medida que novos ramos de axônio são desenvolvidos para inervar os músculos desnervados.

Abordagem

O cuidado do paciente com botulismo é de suporte, com a administração de antitoxina no hospital. O uso precoce de antitoxina minimiza a deterioração adicional, mas não reverte a paralisia existente. A antitoxina está disponível no CDC.

Os profissionais de atendimento pré-hospitalar que cuidam de vítimas de botulismo devem estar vigilantes em relação ao comprometimento da via aérea e à insuficiência ventilatória. Os pacientes podem não ser capazes de manejar suas secreções nem de manter uma via aérea permeável. Devido à paralisia diafragmática, os pacientes podem não conseguir gerar um volume corrente adequado. Isso pode ser exacerbado por manter o paciente em posição supina ou semirrecumbente. Os pacientes que experimentam dificuldade respiratória devem ser intubados e adequadamente ventilados.

As precauções-padrão são adequadas para a abordagem de pacientes com os efeitos de toxicidade botulínica, pois ela não é uma doença contagiosa. Os aerossóis de botulismo são prontamente degradados no ambiente e espera-se que, após a liberação em um incidente terrorista, a inativação substancial ocorra após 2 dias. Os socorristas em um evento claro de disseminação de aerossol necessitam de EPI de nível A adequado para um ambiente perigoso se estiverem trabalhando na zona quente ou na zona morna.

Como o aerossol pode persistir por cerca de 2 dias sob condições de clima médias, as vítimas que foram expostas ao aerossol de botulismo necessitam de descontaminação com a remoção das roupas e a lavagem com água e sabão. Os equipamentos podem ser descontaminados com o uso de solução de hipoclorito a 0,1%.[79] Os pacientes não necessitarão de isolamento após a chegada ao hospital, mas os serviços de cuidados intensivos podem ser necessários nos pacientes que precisam de ventilação mecânica.

Desastres Radiológicos

Desde os ataques terroristas de 11 de setembro de 2001, tem-se considerado a possibilidade de que os sistemas de SE precisem manejar uma emergência radiológica.

Historicamente, o planejamento se concentrava na preparação da defesa civil para um combate entre armas nucleares militares ou na rara ocorrência de um acidente em uma planta de energia nuclear. Porém, hoje há crescente conscientização para a possibilidade de que terroristas possam detonar um dispositivo nuclear improvisado ou, talvez mais provavelmente, um dispositivo de dispersão radiológica, o qual utiliza explosivos convencionais para disseminar material radioativo no ambiente. Embora os combates nucleares de maior escala temidos durante a Guerra Fria pareçam menos prováveis hoje, a proliferação de armas nucleares nas últimas décadas entre países menores gerou preocupações de que estados desonestos ou grupos terroristas obtenham armas nucleares e as usem para atacar populações civis.

Embora os acidentes radiológicos sejam raros, houve 243 acidentes com radiação desde 1944 nos Estados Unidos, com 1.342 vítimas que preencheram os critérios para exposição significativa. No mundo todo, ocorreram 403 acidentes, com 133.617 vítimas, 2.965 com exposição significativa e 120 fatalidades. O desastre de Chernobyl em 1986 foi responsável por 116.500 a 125 mil vítimas expostas e cerca de 50 mortes até 2005, embora seja estimado que o número total de mortes possa chegar a até 4 mil à medida que outras vítimas de câncer morram.[80,81] No incidente de 1987 em Goiânia, no Brasil, um tubo de césio-137, um isótopo altamente radioativo usado para radioterapia médica, foi quebrado e aberto, e o material radioativo interno foi disseminado. Das 129 pessoas que foram contaminadas, 20 foram hospitalizadas e 4 morreram; cerca de 125 mil foram rastreadas para contaminação pela radiação. A liberação do isótopo radioativo não foi percebida por até 16 dias após a abertura do tubo, quando as vítimas começaram a chegar aos hospitais locais com sintomas de intoxicação por radiação; esse atraso no reconhecimento provavelmente aumentou o número de vítimas contaminadas.[82] A planta de energia nuclear de Fukushima, no Japão, foi gravemente danificada após um terremoto e um tsunami em 2011, resultando na destruição de vários reatores e na liberação de radiação para o ambiente. Demorará anos – e até mesmo décadas – antes que o real impacto desse incidente sobre a população e o ambiente circundantes possa ser completamente avaliado.

Os desastres com radiação podem gerar medo e confusão nas vítimas e nos socorristas. A familiaridade com a ameaça e os princípios de manejo ajudará a garantir uma resposta apropriada e a reduzir o pânico e a desordem (Quadro 18-11).

A exposição à radiação ionizante e a contaminação radioativa podem resultar de vários cenários diferentes: (1) detonação de uma arma nuclear, seja de alto grau ou um dispositivo improvisado de baixo alcance; (2) detonação de uma bomba suja ou dispositivo de dispersão

Quadro 18-11 Princípios de Abordagem de um Desastre Radiológico

1. Avaliar a segurança da cena.
2. Todos os pacientes devem ser clinicamente estabilizados em relação às suas lesões traumáticas antes de considerar lesões por radiação. Depois, os pacientes são avaliados quanto à sua exposição à radiação externa e à contaminação.
3. Uma fonte externa de radiação, se suficientemente grande, pode causar lesão tecidual, mas isso não deixa o paciente radioativo. Os pacientes, mesmo com exposições letais à radiação externa, não são ameaça para os profissionais de atendimento pré-hospitalar.
4. Os pacientes podem ficar contaminados com material radioativo depositado em sua pele e roupas. Mais de 90% da contaminação de superfície pode ser removida com a retirada das roupas.[74] O restante pode ser lavado com água e sabão.
5. Os profissionais de atendimento pré-hospitalar devem se proteger da contaminação por radiação observando, no mínimo, as precauções-padrão, incluindo roupas de proteção, luvas e máscara.
6. Os pacientes que desenvolvem náuseas, vômitos ou eritema cutâneo dentro de 4 horas após a exposição provavelmente receberam alta exposição à radiação externa.
7. A contaminação radioativa em ferimentos deve ser tratada como sujeira e ser irrigada assim que possível. Deve-se evitar o manuseio de corpos estranhos metálicos.
8. O iodeto de potássio (KI) é útil apenas se há liberação de iodo radioativo. O KI não é um antídoto geral para a radiação.
9. O conceito de tempo/distância/proteção é fundamental na prevenção de efeitos indesejados da exposição à radiação. A exposição à radiação é minimizada ao reduzir o tempo na área afetada, aumentar a distância em relação à fonte de radiação e usar proteção de metal ou concreto.

Department of Homeland Security Working Group on Radiological Dispersion Device (RRD) Preparedness. Medical preparedness and response subgroup. May 1, 2003. https://www.hsdl.org/?abstract&did=437718

radiológica, em que não há detonação nuclear (em vez disso, explosivos convencionais são detonados para dispersar um *radionuclídeo* [material radioativo]); (3) sabotagem ou acidente no local de um reator nuclear; e (4) manuseio incorreto de lixo nuclear.

Efeitos Clínicos de Catástrofes Radioativas

As lesões e os riscos associados com uma catástrofe radiológica seriam multifatoriais. No caso de uma detonação nuclear, as vítimas seriam produzidas pela explosão, resultando em lesões explosivas primárias, secundárias e terciárias; lesões térmicas; e colapso estrutural. As vítimas podem, ainda, estar sujeitas a lesão por radiação causada por *irradiação*, na qual a radiação atravessa o corpo causando dano, mas sem resultar em contaminação (da mesma forma que ser submetido a um raio X); por contaminação radioativa externa, a qual pode ser depositada sobre a pele e as roupas pela chuva radioativa; ou por radiação interna por contaminação por partículas radioativas, as quais as vítimas podem ter inalado, ingerido ou ter depositado em seus ferimentos.

Os acidentes em reatores nucleares podem gerar grandes doses de radiação ionizante, sem uma detonação nuclear, especialmente sob circunstâncias em que o reator alcance um ponto de "criticalidade". Explosões, incêndios e liberação de gás também podem resultar em gás ou material particulado radioativo, o que poderia expor os socorristas ao risco de exposição à contaminação com partículas radioativas.

A detonação de um **dispositivo de dispersão radiológica (DDR)** em geral não liberaria radiação suficiente para causar lesão imediata. Porém, os DDRs complicariam a abordagem para os profissionais de atendimento pré-hospitalar por distribuir partículas radioativas que poderiam contaminar as vítimas e os socorristas, dificultando a abordagem das lesões causadas pelo explosivo convencional. Os DDRs poderiam causar confusão e pânico no público e entre os socorristas preocupados com a radioatividade, prejudicando os esforços para auxiliar as vítimas.

A radiação ionizante causa lesão celular ao interagir com átomos e depositar energia. Essa interação resulta na **ionização**, a qual pode causar dano ao núcleo da célula, seja diretamente, causando morte ou disfunção celular, ou indiretamente, danificando os componentes celulares ao interagir com a água no corpo e produzir moléculas tóxicas. A exposição aguda a grandes doses de radiação ionizante penetrante (irradiação com raios gama e nêutrons) em um curto período pode resultar em doença aguda pela radiação. Os tipos de radiação ionizante incluem partículas alfa, partículas beta, raios gama e nêutrons.

As **partículas alfa** são relativamente grandes e não conseguem penetrar mesmo nas poucas camadas da pele. A pele intacta ou um uniforme oferecem proteção adequada contra a contaminação externa por emissão de

Quadro 18-12 Terrorismo com Radiação Ionizante: Orientações Gerais	

Diagnóstico

Ficar alerta para o seguinte:

1. A síndrome aguda por radiação segue um padrão previsível após uma exposição substancial ou eventos catastróficos (Tabela 18-2).
2. As pessoas podem ficar doentes pelas fontes contaminadas na comunidade e podem ser identificadas ao longo de períodos muito maiores com base em síndromes específicas (Tabela 18-3).
3. As síndromes específicas preocupantes, especialmente com história prévia de 2 a 3 semanas de náuseas e vômitos, são:
   - Efeitos térmicos cutâneos do tipo queimaduras sem exposição térmica documentada
   - Disfunção imunológica com infecções secundárias
   - Tendência a hemorragias (epistaxe, sangramento gengival, petéquias)
   - Supressão da medula óssea (neutropenia, linfopenia e trombocitopenia)
   - Epilação (perda de pelos)

Compreendendo a Exposição

A exposição pode ser conhecida e reconhecida ou clandestina, podendo ocorrer pelos seguintes meios:

1. Grandes exposições reconhecidas, como uma bomba nuclear ou dano a uma estação de energia nuclear
2. Pequena fonte de radiação emitindo radiação gama contínua, produzindo exposições intermitentes crônicas em grupos ou pessoas (p. ex., fontes radiológicas de dispositivos médicos terapêuticos, poluição ambiental em água ou alimentos)
3. Radiação interna por material radioativo absorvido, inalado ou ingerido (contaminação interna)

Estas informações não têm a intenção de serem completas e servem apenas como um guia rápido; consulte outras referências e a opinião de especialistas.

Department of Veterans Affairs Employee Education System for Office of Public Health and Environmental Hazards. Terrorism with ionizing radiation: general guidance pocket guide. May 16, 2002. Accessed April 22, 2022. https://www.greenbeltmd.gov/home/showpublisheddocument/824/636639777504570000

partículas alfa. A radiação ionizante por partículas alfa é uma preocupação apenas se ela for internalizada pela inalação ou pela ingestão de emissores de partículas alfa. Ao ser internalizada, a radiação de partículas alfa pode causar lesão celular local significativa nas células adjacentes.

As **partículas beta** são pequenas partículas carregadas que conseguem penetrar mais profundamente que as partículas alfa, podendo afetar as camadas mais profundas da pele com a capacidade de lesar a base da pele, causando uma *queimadura beta*. A radiação por partículas beta é encontrada mais frequentemente em chuva radioativa. As partículas beta também resultam em lesão radioativa local.

Os **raios gama** são semelhantes aos raios X e podem penetrar facilmente nos tecidos. Os raios gama são emitidos por uma detonação nuclear e por uma chuva radioativa. Eles também podem ser emitidos por alguns radionuclídeos que podem estar presentes em um DDR. A radiação gama pode resultar no que se chama de *exposição corporal total*. A exposição corporal total pode resultar em doença aguda e crônica pela radiação (**Quadro 18-12**, **Tabela 18-2** e **Tabela 18-3**).

Os nêutrons podem penetrar facilmente nos tecidos, com 20 vezes a energia destrutiva dos raios gama, rompendo a estrutura atômica das células. Os nêutrons são liberados durante uma detonação nuclear, mas não representam risco de chuva radioativa. Os nêutrons também contribuem para a exposição corporal total à radiação e podem resultar na doença aguda pela radiação. Os nêutrons podem converter metais estáveis em isótopos radioativos. Essa capacidade tem significância em pacientes com implantes metálicos ou naqueles que seguravam objetos metálicos no momento da exposição.

A exposição corporal total é medida em termos de *gray* (Gy). O *rad* (dose de radiação absorvida) era uma unidade de dose familiar que foi substituída pelo gray; 1 Gy é igual a 100 rad. O *rem* (radiação equivalente em mamíferos) descreve a dose em rad multiplicada por um "fator de qualidade", o qual considera o padrão especial intrínseco de disposição dos diferentes tipos de radiação. O rem foi substituído pelo *sievert* (Sv); 1 Sv equivale a 100 rem.

A radiação afeta mais prontamente as células de divisão rápida, resultando em lesão da medula óssea e do trato GI, onde há rápida renovação celular. As doses mais altas podem afetar diretamente o SNC. A dose de exposição corporal total determina as consequências clínicas da exposição. Os pacientes que recebem até 1 Gy de irradiação corporal total em geral não mostrariam sinais de lesão. Entre 1 e 2 Gy, menos da metade dos pacientes desenvolverá náuseas e vômitos, muitos desenvolverão *leucopenia* (redução da contagem de leucócitos) subsequentemente e o número de mortes será mínimo. A maioria das vítimas que recebe mais de 2 Gy ficará doente e necessitará de hospitalização; com mais de 6 Gy, a mortalidade é alta. Em doses maiores que 30 Gy, os sinais neurológicos se manifestam, e a morte é o desfecho mais provável.[24]

Tabela 18-2 Síndrome Aguda por Radiação

Característica	Efeitos da irradiação corporal total ou absorção interna, por faixa de dose em rad (1 rad = 1 centigray; 100 rad = 1 gray)					
	(0-1 Gy)	(1-2 Gy)	(2-6 Gy)	(6-8 Gy)	(8-30 Gy)	(< 30 Gy)
Fase de Pródromos da Síndrome						
Náuseas, vômitos	Nenhum	5-50%	50-100%	75-100%	90-100%	100%
Tempo de início	—	3-6 h	2-4 h	1-2 h	< 1 h	N/D
Duração	—	< 24 h	< 24 h	< 48 h	48 h	N/D
Contagem de linfócitos	Não afetada	Minimamente reduzida	< 1.000 em 24 h	< 500 em 24 h	Redução dentro de horas	Redução dentro de horas
Função do SNC	Sem comprometimento	Sem comprometimento	Desempenho em tarefas de rotina Comprometimento cognitivo por 6-20 h	Desempenho de tarefas simples de rotina Comprometimento cognitivo > 24 h	Incapacitação rápida; pode haver intervalo de lucidez de várias horas	
Fase Latente da Síndrome						
Ausência de sintomas	> 2 semanas	7-15 dias	0-7 dias	0-2 dias	Nenhum	Nenhum
Doença Manifesta						
Sinais/sintomas	Nenhum	Leucopenia moderada	Leucopenia grave, púrpura, hemorragia, pneumonia, perda de pelos acima de 300 rad		Diarreia, febre, distúrbios eletrolíticos	Convulsões, ataxia, tremor, letargia
Tempo de início	—	> 2 sem	2 dias a 4 semanas	2 dias a 4 semanas	1-3 dias	1-3 dias
Período crítico	—	Nenhum	4-6 semanas; maior potencial para intervenção médica efetiva		2-14 dias	1-46 h
Sistemas de órgãos	Nenhum	—	Hematopoiético; sistema respiratório (mucosas)		Trato GI Sistemas de mucosas	SNC
Duração da hospitalização	0%	< 5% 45-60 dias	90% 60-90 dias	100% 100+ dias	100% Semanas a meses	100% Dias a semanas
Mortalidade	Nenhuma	Mínima	Baixa com terapia vigorosa	Alta	Muito alta; sintomas neurológicos significativos indicam dose letal	

Abreviações: GI, gastrointestinal, N/D, não disponível; SNC, sistema nervoso central.

Armed Forces Radiobiology Research Institute. *Medical Management of Radiological Casualties*. Author; 2003.

Tabela 18-3 Agrupamentos de Sintomas como Efeitos Tardios da Radiação

Geral	Gastrointestinal	Dermatológico	Hematológico
Cefaleia	Anorexia	Dano cutâneo de espessura parcial e de espessura total	Linfopenia
Fadiga	Náuseas	Epilação (perda de pelos)	Neutropenia
Fraqueza	Vômitos	Ulceração	Trombocitopenia
	Diarreia		Púrpura
			Infecções oportunistas

Armed Forces Radiobiology Research Institute. *Medical Management of Radiological Casualties*. Author; 2003.

A *síndrome aguda por radiação* geralmente segue uma progressão definida que primeiro se manifesta com uma fase de pródromos, caracterizada por mal-estar, náuseas e vômitos. Essa fase é seguida por uma fase latente, na qual o paciente é essencialmente assintomático. A duração da fase latente depende da dose total de radiação absorvida. Quanto maior for a dose de radiação, mais curta é a fase latente. A fase latente é seguida pela subsequente fase de doença, manifestada conforme o sistema de órgãos lesado. O dano à medula óssea ocorre com doses totais de 0,7 a 4,0 Gy e resulta em níveis decrescentes de leucócitos e diminuição da imunidade a infecções ao longo de dias a semanas. A redução do número de plaquetas pode resultar em hematomas e hemorragias. A redução do número de hemácias resultará em anemia. Com 6 a 8 Gy, o trato GI será afetado, resultando em diarreia, perda de volume e hematoquezia (fezes sanguinolentas). Com mais de 30 Gy, o paciente manifestará sintomas da síndrome neurovascular, experimentando a fase de pródromos com náuseas e vômitos, uma fase latente curta durando apenas algumas horas, seguida por rápida deterioração do estado mental, coma e morte, algumas vezes acompanhada de instabilidade hemodinâmica. Doses altas como essa podem ocorrer após uma detonação nuclear, mas é provável que a vítima morra devido a lesões associadas com a explosão. As vítimas também poderiam ser expostas a essas doses altas em uma instalação de energia nuclear sem a ocorrência de explosão, mas com um núcleo do reator que tenha atingido a criticalidade.[24]

Nem todos os acidentes ou eventos terroristas radioativos resultarão em exposição a altas doses de radiação. A exposição a baixas doses de radiação, como provavelmente ocorreria após a detonação de um DDR, provavelmente não produziria lesão aguda secundária à radiação. Dependendo da dose, o paciente pode ter aumento no risco futuro de desenvolver câncer. Os efeitos agudos da detonação de um DDR, além dos efeitos da detonação do explosivo convencional, serão provavelmente psicológicos, incluindo reações de estresse, medo, depressão aguda e queixas psicossomáticas, as quais sobrecarregariam, de maneira significativa, as agências de SE e a infraestrutura médica.

Os pacientes podem ficar contaminados com material que emite radiação alfa, beta ou até mesmo gama, mas os contaminantes mais comuns emitirão radiação alfa e beta. Apenas a radiação gama contribui para a irradiação corporal total, conforme descrito anteriormente. As radiações alfa e beta têm capacidade limitada de penetrar, mas ainda podem causar lesão tecidual local. Os pacientes podem ser facilmente descontaminados com a remoção das roupas e a lavagem com água e sabão. É impossível que um paciente esteja tão contaminado a ponto de ser uma ameaça radiológica para os profissionais de atendimento pré-hospitalar que cuidam dele, de modo que a abordagem de lesões traumáticas potencialmente fatais é uma prioridade imediata e não deve ser adiado enquanto se aguarda a descontaminação.[24]

Conforme descrito, as partículas radioativas podem ser inaladas, ingeridas ou absorvidas pela pele ou por ferimentos contaminados. Esse tipo de exposição à radiação não resultará em efeitos agudos da exposição à radiação, mas pode resultar em efeitos tardios. Qualquer vítima ou socorrista que opere em uma área de risco para partículas radioativas transportadas pelo ar sem o benefício da proteção respiratória necessitaria de subsequente avaliação para identificar a contaminação interna, a qual poderia necessitar de intervenção médica para diluir ou bloquear os efeitos do radionuclídeo inalado.

Equipamento de Proteção Individual

Os profissionais de atendimento pré-hospitalar operariam em um ambiente com risco de exposição à radiação ionizante após um desastre radiológico. O risco da radiação dependeria muito do tipo de evento radiológico.

O EPI disponível para os profissionais de atendimento pré-hospitalar para uso em ameaças químicas e biológicas oferecerá alguma proteção contra a contaminação por partículas radioativas. Porém, ele não fornecerá proteção contra fontes de radiação de alta energia, como um reator danificado ou no marco zero de uma explosão nuclear.

A radioatividade pode estar presente em gases, aerossóis, sólidos ou líquidos. Se gases radioativos estiverem presentes, o SCBA oferece a melhor proteção. Se aerossóis estiverem presentes, um RPA pode ser adequado para evitar a contaminação interna causada pela inalação de partículas contaminadas. Uma máscara N95 oferece alguma proteção contra a inalação de partículas. Uma roupa-padrão resistente a respingos protege contra particulados que emitam radiação alfa e oferece alguma proteção contra a radiação beta, mas não oferece proteção contra radiação gama ou nêutrons. Esse tipo de proteção de barreira ajuda na descontaminação de material particulado de uma pessoa, mas não protege contra os riscos de doença aguda pela radiação quando a pessoa é exposta a fontes de radiação externa de alta energia.

Nenhum dos EPIs típicos utilizados por profissionais de atendimento pré-hospitalar protege contra uma fonte de radiação de alta energia. Esse tipo de radiação é encontrado durante o primeiro minuto de uma detonação nuclear, no núcleo de um reator crítico ou com fontes de radiação de alta energia, como o césio-137, o qual pode ser disperso com um DDR. A melhor proteção contra essas fontes consiste em reduzir o tempo de exposição, aumentar a distância em relação à fonte e proteger com escudos. Novos materiais que podem oferecer alguma proteção contra a radiação gama de baixo nível para EPIs de socorristas estão sendo investigados.

Diferentemente do uso de EPI insuficiente para proteger contra agentes químicos, a inalação, ingestão ou absorção cutânea de gás ou partículas que emitem radiação não incapacitam imediatamente um profissionais de atendimento pré-hospitalar ou uma vítima. Todos os profissionais que operam em um ambiente potencialmente contaminado com material radioativo teriam de ser submetidos a uma avaliação para radiação a fim de determinar se ocorreu contaminação interna e se submeter ao manejo ativo se houver necessidade.

Medidores ou alarmes de dose devem ser utilizados, se possível. Há padrões para doses aceitáveis de radiação ionizante no ambiente ocupacional sob condições normais e de emergência.[18] As doses de radiação ionizante podem ser medidas para evitar que os socorristas se coloquem em risco de doença aguda pela radiação ou de uma incidência inaceitavelmente alta de câncer. O comandante do incidente deve ser contatado para orientar sobre as leituras e os limites de exposição à radiação.

Avaliação e Abordagem

Os pacientes que sofrem lesões em uma catástrofe radiológica devem receber avaliações primária e secundária conforme ditado pelo mecanismo de lesão. Os profissionais de atendimento pré-hospitalar podem esperar avaliar pacientes com lesão explosiva e lesão térmica no caso de uma detonação nuclear ou pela detonação de um alto explosivo convencional de um DDR (**Quadro 18-13**). Deve-se dar prioridade á abordagem de lesões traumáticas, com os

> **Quadro 18-13** Considerações de Tratamento e Descontaminação para Exposição à Radiação
>
> **Considerações de Tratamento**
> - Se houver trauma, tratar.
> - Se houver contaminantes radioativos externos, descontaminar (após o tratamento de problemas potencialmente fatais).
> - Se houver iodo radioativo (p. ex., acidente com reator), considerar a administração profilática de iodeto de potássio (solução de Lugol) dentro das primeiras 24 horas apenas (inefetivo depois disso).
> - Ver www.orau.gov/reacts/guidance.htm.
>
> **Considerações de Descontaminação**
> - A exposição sem contaminação não exige descontaminação.
> - A exposição com contaminação requer precauções-padrão (universais), remoção das roupas do paciente e descontaminação com água.
> - A contaminação interna será determinada no hospital.
> - O tratamento dos pacientes contaminados antes da descontaminação pode contaminar a instituição; deve-se planejar a descontaminação antes da chegada.
> - Para um paciente com uma condição potencialmente fatal, deve-se *tratar* e, depois, descontaminar.
> - Para um paciente com uma condição não potencialmente fatal, deve-se *descontaminar* e, depois, tratar.
>
> Armed Forces Radiobiology Research Institute. Medical Management of Radiological Casualties. Author; 2003.

aspectos radiológicos do caso recebendo consideração secundária. A descontaminação da vítima é recomendada para eliminar a contaminação com partículas radioativas, mas ela não deve retardar o cuidado dos pacientes que precisam de intervenção imediata para suas lesões traumáticas. Se o paciente não demonstrar sinais de lesão grave que necessite de intervenção imediata, o paciente pode ser primeiramente descontaminado.

Se houver iodo radioativo no ambiente, como pode ser encontrado em um reator nuclear, após acidente com bastão de combustível nuclear usado ou após a detonação de um dispositivo nuclear, a administração de iodeto de potássio aos socorristas e às vítimas pode ajudar a evitar o acúmulo de iodo radioativo na tireoide, onde ele pode aumentar a probabilidade de câncer. Outras *terapias bloqueadoras* e *de decorporação* podem ser recomendadas pelo hospital ou por agências federais de assistência quando houver mais informações sobre a catástrofe. A terapia de bloqueio visa interferir nos efeitos do agente radiológico, enquanto o tratamento de decorporação visa remover o agente do corpo usando medicamentos que se combinam com o agente e permitem a sua eliminação.

Considerações de Transporte

Os pacientes devem ser transportados para o centro médico mais próximo capacitado para a abordagem do trauma e de lesões por radiação. Todos os hospitais devem ter planos para a abordagem de uma emergência radiológica, mas as comunidades podem ter identificado instituições que têm instalações para descontaminação, são capazes de manejar o trauma e têm profissionais treinados para lidar efetivamente com a possibilidade de contaminação radioativa externa ou interna, além das complicações da exposição corporal total à radiação ionizante.

RESUMO

- As armas de destruição em massa produzidas por regimes terroristas impõem uma ameaça significativa às sociedades civilizadas.
- Os profissionais de atendimento pré-hospitalar podem entrar em contato com explosões e com materiais químicos e radiológicos como resultado de incidentes industriais.
- A segurança dos profissionais de atendimento pré-hospitalar é de fundamental importância. Eles devem ter conhecimento operacional dos níveis de equipamentos de proteção individual e dos princípios fundamentais da descontaminação.
- Os agentes explosivos e as armas de fogo têm predominado nos últimos ataques terroristas. Os altos explosivos produzem lesões explosivas primárias nos sobreviventes que estão próximos à explosão, e as lesões secundárias resultam de destroços voadores.
- Os agentes químicos não apenas podem causar lesão na pele e no sistema pulmonar, mas eles também podem resultar em doença sistêmica, manifestada como uma síndrome tóxica específica que gera indícios do agente. Antídotos são usados para alguns desses agentes.
- Os agentes biológicos podem ser bactérias, vírus ou toxinas produzidas por microrganismos vivos altamente virulentos. Os tipos de precauções de proteção usados pelos profissionais variam conforme os agentes específicos.
- Há vários tipos de radiação. A exposição a esses agentes pode resultar na doença aguda pela radiação, a qual é geralmente uma função do tipo de radiação e da duração da exposição.

RECAPITULAÇÃO DO CENÁRIO

É uma noite quente de verão, e você é despachado para a cena de uma explosão reportada na frente de uma cafeteria popular. Você sabe que essa cafeteria costuma estar cheia e, em geral, há clientes dentro e fora no pátio. A central informa que o número de vítimas ainda não é conhecido, embora tenha recebido várias chamadas de emergência relacionadas ao incidente. Outras agências de segurança pública também foram enviadas para o local.

Ao chegar ao local, você observa que é o primeiro profissionais de atendimento pré-hospitalar na cena. Ainda não foi estabelecido nenhum comando de incidente. Dezenas de pessoas estão fugindo do café. Muitas estão implorando para que você ajude as vítimas com hemorragia evidente. Outras vítimas estão deitadas no chão com níveis de consciência variáveis.

- O que você fará primeiro?
- Quais são as suas prioridades ao determinar seu curso de ação?
- Como você cuidará de tantas pessoas?

SOLUÇÃO DO CENÁRIO

Como sempre, a primeira prioridade é a segurança. Avaliar a cena. Observar a presença de evidências de um dispositivo secundário que possa ameaçar os socorristas. Há outras ameaças? Procure por destroços pendurados, fios caídos ou expostos, ou derramamento de materiais perigosos.

Comunique-se com a sua cadeia de comando e use o sistema de comando de incidentes (SCI). Como você é o primeiro socorrista a chegar à cena, o centro de comunicações confiará em você para obter informações. Descrever os detalhes pertinentes da cena, as ameaças observadas, o número de vítimas e o provável número de recursos necessários para manejar a cena e as vítimas. Observe cuidadosamente a multidão à procura de evidências de uma síndrome tóxica. Há uma proporção incomumente elevada de dificuldade respiratória? Há vítimas vomitando e convulsionando? Há evidências de dispersão de agente além dos explosivos? Com base em suas observações, o centro de comunicações e o supervisor encarregado podem informar as outras unidades e agências sobre a sua situação e enviar os recursos necessários. Um plano predefinido de resposta a desastres pode ser ativado.

Após a segurança pessoal de todos os socorristas ter sido assegurada e as informações terem sido comunicadas, deve-se preparar para servir como comandante do incidente até ser substituído por outra autoridade competente.

Assim que possível, colocar o EPI apropriado para o incidente e depois abordar as vítimas com a intenção de fazer a triagem delas para tratamento e transporte usando o algoritmo START. Sem iniciar a abordagem das vítimas inicialmente, separar as vítimas nas categorias imediato, urgente, retardada e expectante. Lembre-se de que as vítimas de explosões podem não ser capazes de escutar orientações e perguntas feitas pelos socorristas. À medida que chega mais assistência, direcionar os profissionais para assumirem papéis do SCI até a chegada dos supervisores, que assumirão o comando e controlarão as funções.

Referências

1. Chason R, Wiggins O, Tan R. Dozens of cases, and 10 deaths. Inside Maryland's worst coronavirus outbreak. W*ashington Post*. April 5, 2020. Accessed October 31, 2021. https://www.washingtonpost.com/local/maryland-news/pleasant-view-coronavirus-outbreak-carroll-county/2020/04/04/4a4bb2c2-7520-11ea-87da-77a8136c1a6d_story.html

2. Torrey J, Orr J, Florance J. Rapid deployment of national guard alternative healthcare facility with isolation unit capabilities in response to covid-19. *Mil Med*. 2021; 186(1-2):258-264.

3. Weiden MD, Zeig-Owens R, Singh A, et al. Pre-COVID-19 lung function and other risk factors for severe COVID-19 in first responders. *ERJ Open Res*. 2021;7(1):00610-2020. doi: 10.1183/23120541.00610-2020

4. Turner CD, Lockey DJ, Rehn M. Pre-hospital management of mass casualty civilian shootings: a systematic literature review [published correction appears in *Crit Care*. 2017 Apr 13;21(1):94]. *Crit Care*. 2016;20(1):362. doi:10.1186/s13054-016-1543-7

5. Jacobs LM, Wade DS, McSwain NE, et al. The Hartford Consensus: THREAT, a medical disaster preparedness concept. *J Am Coll Surg*. 2013;217(5):947-953. doi: 10.1016/j.jamcollsurg.2013.07.002

6. Hogan DE, Waeckerle JF, Dire DJ, et al. Emergency department impact of the Oklahoma City terrorist bombing. *Ann Emerg Med*. 1999;34:160-167.

7. Kennedy K, Aghababian R, Gans L, et al. Triage: techniques and applications in decision making. *Ann Emerg Med*. 1996;28(2):136-144.

8. Garner A, Lee A, Harrison K. Comparative analysis of multiple-casualty incident triage algorithms. *Ann Emerg Med*. 2001;38:541-548.

9. Lerner EB, Schwartz RB, Coule PL, et al. Mass casualty triage: an evaluation of the data and development of a proposed national guideline. *Disaster Med Public Health Preparedness*. 2008;2(suppl 1):S25-S34.

10. Thors L, Koch M, Wigenstam E, Koch B, Hägglund L, Bucht A. Comparison of skin decontamination efficacy of commercial decontamination products following exposure to VX on human skin. *Chem Biol Interact*. 2017;273:82-89.

11. Taysse L, Daulon S, Delamanche S, Bellier B, Breton P. Skin decontamination of mustards and organophosphates: comparative efficiency of RSDL and fuller's earth in domestic swine. *Hum Exp Toxicol*. 2007;26(2):135-141.

12. U.S. Department of Health and Human Services. Medical Countermeasures Database. Chemical Hazards Emergency Medical Management website. Updated August 16, 2021. Accessed January 31, 2022. https://chemm.hhs.gov/medical_countermeasures.htm

13. Hurst G, ed. *Field Management of Chemical and Biological Casualties Handbook*. 5th ed. Borden Institute, Walter Reed Army Medical Center; 2016.

14. Kapur GB, Hutson HR, Davis MA, Rice PL. The United States twenty-year experience with bombing incidents: implications for terrorism preparedness and medical response. *J Trauma*. 2005;59:1436-1444.

15. Melnikova N, Orr MF, Wu J, Christensen B. Injuries from methamphetamine-related chemical incidents—five states, 2001–2012. *Morb Mortal Wkly Rep*. 2015;64(33):909-912.

16. Pierce B. How rare are large, multiple-fatality work-related incidents? *Accid Anal Prev*. 2016;96:88-100.

17. Edwards DS, Mcmenemy L, Stapley SA, Patel HD, Clasper JC. 40 years of terrorist bombings: a meta-analysis of the casualty and injury profile. *Injury*. 2016;47(3):646-652.

18. U.S. Bomb Data Center. *Explosives Incident Report (EIR)—2019*. Redstone Arsenal, AL: U.S. Bomb Data Center; 2019. https://www.atf.gov/file/143481/download

19. Arnold J, Halpern P, Tsai M. Mass casualty terrorist bombings: a comparison of outcomes by bombing type. *Ann Emerg Med*. 2004;43:263-273.

20. DePalma RG, Burris DG, Champion HR, et al. Blast injuries. *N Engl J Med*. 2005;352(13):1335-1342.

21. Centers for Disease Control and Prevention. Explosions and blast injuries: a primer for clinicians. Updated May 9, 2003. Accessed January 31, 2022. https://www.cdc.gov/masstrauma/preparedness/primer.pdf

22. Wightman JM, Gladish JL. Explosions and blast injuries. *Ann Emerg Med*. 2001;37:664-678.

23. Armed Forces Radiobiology Research Institute (AFRRI). *Medical Management of Radiological Casualties*. AFRRI; 2003.

24. Plurad DS. Blast injury. *Mil Med*. 2011 Mar;176(3):276-282. doi: 10.7205/milmed-d-10-00147

25. Almogy G, Mintz Y, Zamir G, et al. Suicide bombing attacks: can external signs predict internal injuries? *Ann Surg*. 2006;243(4):541-546.

26. Garner MJ, Brett SJ. Mechanisms of injury by explosive devices. *Anesthesiol Clin*. 2007;25(1):147-160.

27. Avidan V, Hersch M, Armon Y, et al. Blast lung injury: clinical manifestations, treatment, and outcome. *Am J Surg*. 2005;190(6):927-931.

28. Frykberg ER, Tepas JJ, Alexander RH. The 1983 Beirut Airport terrorist bombing: injury patterns and implications for disaster management. *Am Surg*. 1989;55:134-141.

29. Katz E, Ofek B, Adler J, et al. Primary blast injury after a bomb explosion in a civilian bus. *Ann Surg*. 1989;209:484-488.

30. Kluger Y, Nimrod A, Biderman P, et al. Case report: the quinary pattern of blast injury. *J Emerg Mgmt*. 2006;4(1):51-55.

31. Sorkine P, Nimrod A, Biderman P, et al. The quinary (Vth) injury pattern of blast (Abstract). *J Trauma*. 2007;56(1):232.

32. Nelson TJ, Wall DB, Stedje-Larsen ET, et al. Predictors of mortality in close proximity blast injuries during Operation Iraqi Freedom. *J Am Coll Surg*. 2006;202(3):418-422.

33. Mallonee S, Shariat S, Stennies G, et al. Physical injuries and fatalities resulting from the Oklahoma City bombing. *JAMA*. 1996;276:382-387.

34. Arnold JL, Tsai MC, Halpern P, et al. Mass-casualty, terrorist bombings: epidemiological outcomes, resource utilization, and time course of emergency needs (Part I). *Prehosp Disaster Med*. 2003;18(3):220-234.

35. Halpern P, Tsai MC, Arnold JL, et al. Mass-casualty, terrorist bombings: implications for emergency department and hospital emergency response (Part II). *Prehosp Disaster Med*. 2003;18(3):235-241.

36. U.S. Bomb Data Center. *Explosive incidents 2007: 2007 USBDC explosives statistics*. U.S. Bomb Data Center; 2007.

37. Caseby NG, Porter MF. Blast injury to the lungs: clinical presentation, management and course. *Injury*. 1976;8:1-12. doi: 10.1016/0020-1383(76)90002-4

38. Leibovici D, Gofrit ON, Shapira SC. Eardrum perforation in explosion survivors: is it a marker of pulmonary blast injury? *Ann Emerg Med*. 1999;34:168-172.

39. Coppel DL. Blast injuries of the lungs. *Br J Surg*. 1976;63:735-737.

40. Cohn SM. Pulmonary contusion: review of the clinical entity. *J Trauma*. 1997;42:973-979.

41. Peleg K, Limor A, Stein M, et al. Gunshot and explosion injuries: characteristics, outcomes, and implications for care of terror-related injuries in Israel. *Ann Surg*. 2004;239(3):311-318. doi: 10.1097/01.sla.0000114012.84732.be

42. Mansour HA, Bitar E, Fares Y, Makdessi AA, et al. The Beirut Port explosion: injury trends from a mass survey of emergency admissions. *Lancet*. 2021;398:21-22.

43. Tappan J. Magnesium and thermite poisoning. Medscape. Updated August 22, 2019. Accessed January 31, 2022. http://emedicine.medscape.com/article/833495-overview

44. Irizarry L. White phosphorus exposure. Medscape. Updated January 6, 2022. Accessed January 31, 2022. http://emedicine.medscape.com/article/833585-overview

45. Sidell FR, Takafuji ET, Franz DR, eds. *Medical Aspects of Chemical and Biological Warfare, TMM Series. Part 1: Warfare, Weaponry and the Casualty*. Office of the Surgeon General, TMM Publications; 1997.

46. Walter FG, ed. *Advanced HAZMAT Life Support*. 2nd ed. Arizona Board of Regents; 2000.

47. U.S. Army, Medical Research Institute of Chemical Defense. *Medical Management of Chemical Casualties Handbook*. U.S. Army Research Institute; 2000.

48. Greenfield RA, Brown BR, Hutchins JB, et al. Microbiological, biological and chemical weapons of warfare and terrorism. *Am J Med Sci*. 2002;323(6):326-340.

49. Okumura T, Takasu N, Ishimatsu S, et al. Report on 640 victims of the Tokyo subway sarin attack. *Ann Emerg Med*. 1996;28(2):129-135.

50. Centers for Disease Control and Prevention. Emergency Preparedness and Response—Specific Hazards: Facts about Cyanide. Last reviewed April 4, 2018. Accessed March 23, 2022. https://emergency.cdc.gov/agent/cyanide/basics/facts.asp#:~:text=Cyanide%20sometimes%20is%20described%20as,CK%20(for%20cyanogen%20chloride)

51. Sellstrom A, Cairns S, Barbeschi M. Report of United Nations Mission to Investigate Allegations of the Use of Chemical Weapons in the Syrian Arab Republic on the Alleged Use of Chemical Weapons in the Ghouta Area of Damascus on 21 August 2013. United Nations. Published September 16, 2013. Accessed January 31, 2022. https://digitallibrary.un.org/record/756814?ln=en

52. Reddy SD, Reddy DS. Midazolam as an anticonvulsant antidote for organophosphate intoxication—a pharmacotherapeutic appraisal. *Epilepsia*. 2015;56(6):813-821.

53. Rotenberg JS, Newmark J. Nerve-agent attacks on children: diagnosis and management. *Pediatrics*. 2003;112:648-658.

54. McDonough JH, Capacio BR, Shih TM. Treatment of nerve-agent-induced status epilepticus in the nonhuman primate. In: *U.S. Army Medical Defense—Bioscience Review, June 2–7*. U.S. Army Medical Research Institute; 2002.

55. U.S. Department of Health and Human Services. CHEMPACK: Chemical Hazards Emergency Medical Management. Updated August 16, 2021. Accessed October 31, 2021. https://chemm.hhs.gov/chempack.htm

56. United Nations, Security Council. Organization for the Prohibition of Chemical Weapons-United Nations Joint Investigative Mechanism. Fourth report of the Organization for the Prohibition of Chemical Weapons-United Nations Joint Investigative Mechanism. Published October 21, 2016. Accessed January 31, 2022. http://undocs.org/S/2016/888

57. Tuorinsky SD. *Textbooks of Military Medicine: Medical Aspects of Chemical Warfare*. Borden Institute, Walter Reed Army Medical Center; 2008.

58. Lipsitch M. Why Do Exceptionally Dangerous Gain-of-Function Experiments in Influenza? *Methods Mol Biol*. 2018;1836:589-608. doi: 10.1007/978-1-4939-8678-1_29

59. Ingelsby TV, Henderson DA, Bartlett JG, et al. Anthrax as a biological weapon: medical and public health management. *JAMA*. 1999;281(18):1735-1745.

60. Keim M, Kaufmann AF. Principles for emergency response to bioterrorism. *Ann Emerg Med*. 1999;34(2):177-182.

61. U.S. Congress, Office of Technology Assessment. Proliferation of weapons of mass destruction, Pub. No. OTA-ISC-559. U.S. Government Printing Office; 1993.

62. Ingelsby TV, O'Toole T, Henderson DA, et al. Anthrax as a biological weapon, 2002: updated recommendations for management. *JAMA*. 2002;287:2236-2252.

63. Kman NE, Nelson RN. Infectious agents of bioterrorism: a review for emergency physicians. *Emerg Med Clin North Am*. 2008;26:517-547.

64. Stern EJ, Uhde KB, Shadomy SV, Messonnier N. Conference report on public health and clinical guidelines for anthrax. *Emerging Infect Dis*. 2008;14(4). https://wwwnc-origin.cdc.gov/eid/article/14/4/07-0969-f1

65. World Health Organization. Health Aspects of Chemical and Biological Weapons. World Health Organization; 1970

66. Ingelsby TV, Dennis DT, Henderson DA. Plague as a biological weapon: medical and public health management. *JAMA*. 2000;283(17):2281-2290.

67. Henderson DA, Inglesby TV, Bartlett JG. Smallpox as a biological weapon: medical and public health management. *JAMA*. 1999;281(22):2127-2137.

68. Centers for Disease Control and Prevention. *Smallpox Response Plan and Guidelines*. Version 3.0, Guide C, Part 1. Centers for Disease Control and Prevention; 2008:1-13.

69. Centers for Disease Control and Prevention. *Smallpox Response Plan and Guidelines*. Version 3.0, Guide F. Centers for Disease Control and Prevention; 2003:1-10.

70. Basler CF. Molecular pathogenesis of viral hemorrhagic fever. *Semin Immunopathol*. 2017;39(5):551-561.

71. Cenciarelli O, Gabbarini V, Pietropaoli S, et al. Viral bioterrorism: learning the lesson of Ebola virus in West Africa 2013–2015. *Virus Res*. 2015;210:318-326.

72. Feldmann H, Geisbert TW. Ebola haemorrhagic fever. *Lancet*. 2011;377:849-862.

73. Coltart CE, Lindsey B, Ghinai I, Johnson AM, Heymann DL. The Ebola outbreak, 2013–2016: old lessons for new epidemics. *Philos Trans R Soc Lond B Biol Sci*. 2017; 372(1721):20160297. doi: 10.1098/rstb.2016.0297

74. Duraffour S, Malvy D, Sissoko D. How to treat Ebola virus infections? A lesson from the field. *Curr Opin Virol*. 2017;24:9-15.

75. Centers for Disease Control and Prevention, National Center for Emerging and Zoonotic Infectious Diseases, Division of Healthcare Quality Promotion. Guidance on personal protective equipment (PPE) to be used by healthcare workers during management of patients with confirmed Ebola or persons under investigation (PUIs) for Ebola who are clinically unstable or have bleeding, vomiting, or diarrhea in U.S. hospitals, including procedures for donning and doffing PPE. Reviewed August 30, 2018. Accessed January 31, 2022. https://www.cdc.gov/vhf/ebola/healthcare-us/ppe/guidance.html

76. Lowe JJ, Jelden KC, Schenarts PJ, et al. Considerations for safe EMS transport of patients infected with Ebola virus. *Prehosp Emerg Care*. 2015;19(2):179-183.

77. Isakov A, Miles W, Gibbs S, Lowe J, Jamison A, Swansiger R. Transport and management of patients with confirmed or suspected Ebola virus disease. *Ann Emerg Med*. 2015;66(3):297-305.

78. Franz DR, Jahrling PB, Friedlander AM, et al. Clinical recognition and management of patients exposed to biological warfare agents. *JAMA*. 1997;278(5):399-411.

79. Arnon SS, Schechter R, Inglesby TV, et al. Botulinum toxin as a biological weapon: medical and public health management. *JAMA*. 2001;285:1059-1070.

80. Hogan DE, Kellison T. Nuclear terrorism. *Am J Med Sci*. 2002;323(6):341-349.

81. World Health Organization, International Atomic Energy Agency, United Nations Development Programme. Chernobyl: the true scale of the accident. Published September 5, 2005. Accessed January 31, 2022. https://www.who.int/news/item/05-09-2005-chernobyl-the-true-scale-of-the-accident

82. Flynn DF, Goans RE. Nuclear terrorism: triage and medical management of radiation and combined-injury casualties. *Surg Clin North Am*. 2006;86(3):601-636.

Leitura Sugerida

Centers for Disease Control. Blast injuries: fact sheet for professionals. http://www.emergency.cdc.gov/blastinjuries

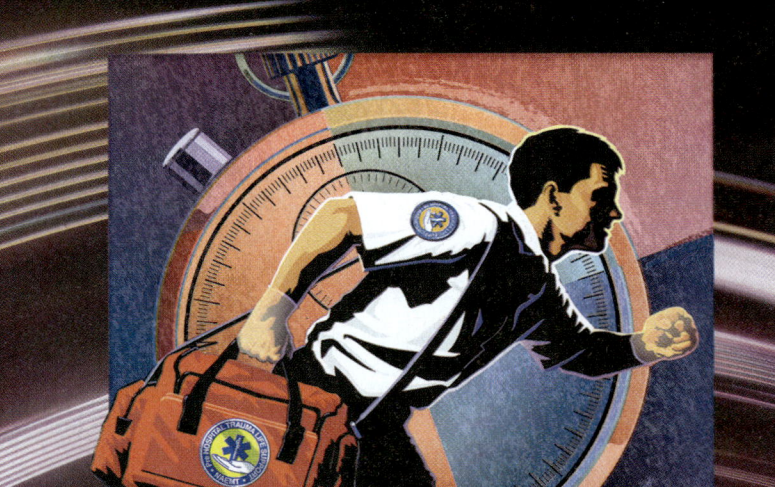

Considerações Especiais

CAPÍTULO 19   **Trauma Ambiental I: Calor e Frio**

CAPÍTULO 20   **Trauma Ambiental II: Raios, Afogamentos, Mergulhos e Altitude**

CAPÍTULO 21   **Cuidados no Trauma em Áreas Remotas**

CAPÍTULO 22   **Suporte Médico de Emergência Tático Civil**

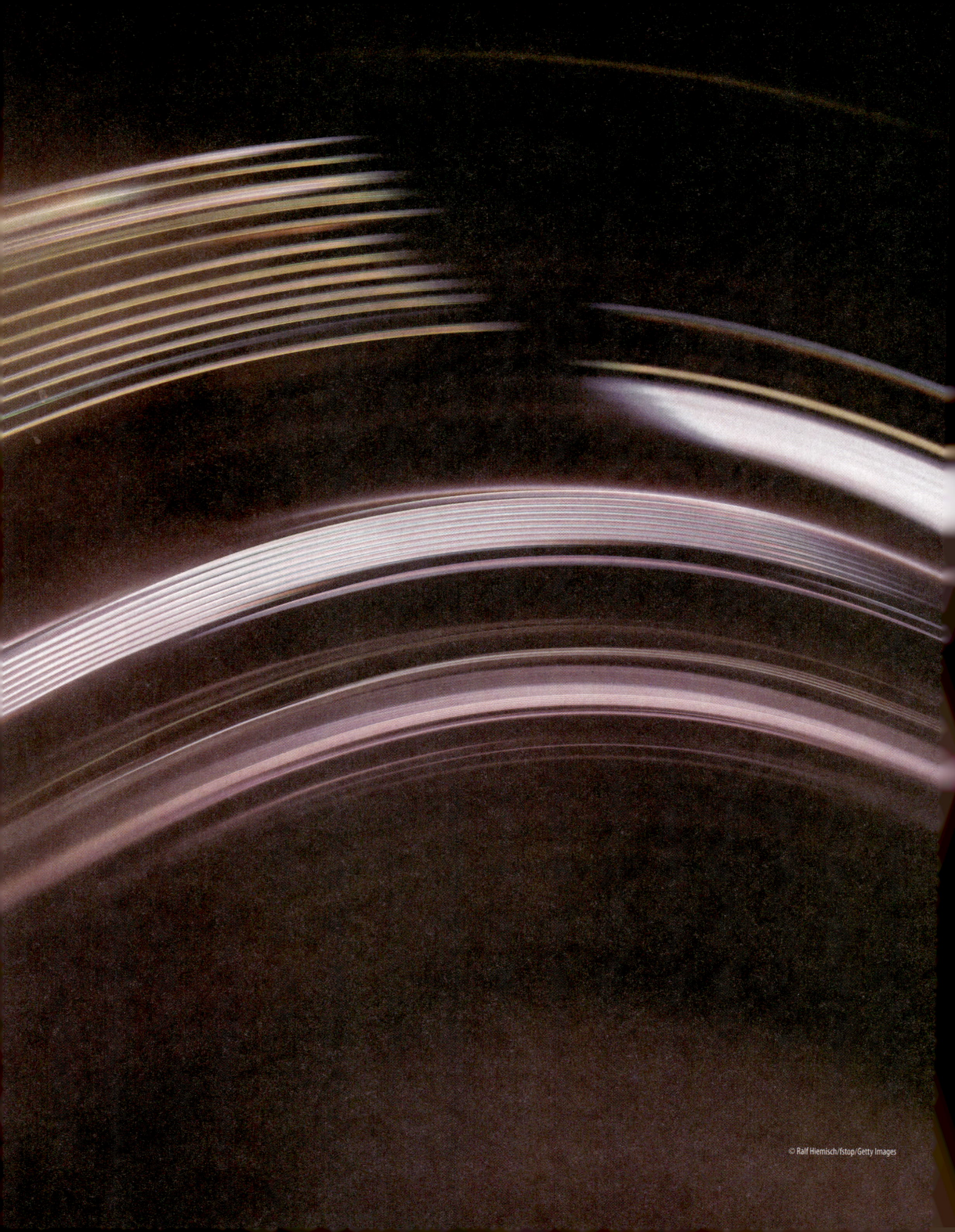

© Ralf Hiemisch/fstop/Getty Images

Trauma Ambiental I: Calor e Frio

Editores-chefes:
Seth Hawkins, MD
R. Bryan Simon, RN

OBJETIVOS DO CAPÍTULO

Ao término deste capítulo, você será capaz de:

- Explicar por que a intermação é considerada uma condição potencialmente fatal de emergência.
- Identificar as semelhanças e as diferenças entre intermação e hiponatremia associada ao exercício.
- Descrever os dois procedimentos de resfriamento mais efetivos e rápidos para a intermação.
- Listar os cinco fatores que colocam os profissionais de atendimento pré-hospitalar sob risco de doença causada pelo calor.

- Discutir as diretrizes para a hidratação com fluidos e como elas podem ser aplicadas para evitar a desidratação em ambientes quentes ou frios.
- Identificar as diferenças na abordagem de hipotermia leve e de hipotermia grave.
- Listar os sinais de lesão por congelamento leve, moderada e grave, e discutir como prevenir sua progressão.
- Explicar as razões para o aquecimento ativo de pacientes hipotérmicos em parada cardiopulmonar.

CENÁRIO

É uma tarde quente de verão com temperatura chegando a 39°C. Os últimos 30 dias foram muito úmidos, com temperaturas de mais de 38°C diariamente. A temperatura ambiente resultou em muitas condições relacionadas ao calor e que necessitaram de equipes de serviço de emergência (SE) para o transporte de vários pacientes para o departamento de emergência da cidade.

Às 17 horas, sua unidade de ambulância responde a um chamado para um homem desacordado em um veículo. Quando a sua ambulância chega ao local, você observa um homem de 76 anos que parece estar inconsciente e sem lesões em um veículo estacionado do lado de fora de uma loja de departamentos. A avaliação rápida da via aérea, da respiração e da circulação (ABC) e do nível de consciência do paciente revela que ele consegue falar, mas diz coisas sem lógica e irracionais.

- Quais são as potenciais causas para a redução do nível de consciência desse paciente?
- Quais sinais característicos sustentam um diagnóstico relacionado ao calor?
- Como você faria a abordagem emergencial desse paciente na cena e durante o trajeto até o setor de emergência?

INTRODUÇÃO

Este capítulo se concentra no reconhecimento e no tratamento da exposição a temperaturas quentes e frias. A morbidade e a mortalidade mais significativas nos Estados Unidos entre todos os traumas ambientais são causadas pelo trauma térmico.[1-5]

Os extremos ambientais de calor e frio têm um desfecho comum de lesões e potencial morte que pode afetar muitas pessoas durante os meses de pico do verão e do inverno. É fundamental saber que a mortalidade aumenta de forma significativa quando um paciente com trauma chega ao hospital com hipotermia (temperatura corporal central menor que 35°C) ou com doença relacionada ao calor (hipertermia) com temperatura corporal central geralmente maior que 38,5°C.[6,7] As pessoas que são especialmente suscetíveis a altos e baixos de temperatura são as pessoas muito jovens, os idosos, as pessoas que vivem em áreas urbanas e na pobreza, as pessoas que tomam medicamentos específicos, as pessoas em grupos ocupacionais que trabalham ao ar livre (por exemplo, trabalhadores agrícolas), as pessoas com doenças crônicas e as pessoas com dependência de álcool ou de outras substâncias.[3-5,8-11] Embora o risco relativo de passar por uma emergência relacionada ao calor ou ao frio possa ser maior em ambientes selvagens, a maioria das respostas de SE nos Estados Unidos para lesões relacionadas a calor e frio ocorrem em ambientes urbanos. Por essa razão, todos os profissionais de SE precisam estar familiarizados com esses tópicos (**Quadro 19-1**).[12] Além disso, o interesse crescente em atividades recreacionais e aventuras de alto risco em áreas remotas durante os períodos de extremos ambientais coloca mais pessoas em áreas remotas sob risco de lesões e fatalidades relacionadas ao calor e ao frio.[6,13-15]

Epidemiologia

Doença Relacionada ao Calor

Cerca de 618 pessoas morrem anualmente nos Estados Unidos por condições relacionadas ao calor extremo.[3] O

> ### Quadro 19-1 Pré-hospitalar *versus* Fora do Hospital
>
> Embora este texto se concentre nos cuidados pré-hospitalares, o termo *pré-hospitalar* não é acurado em todos os cenários. Estudos demonstraram que a maioria das pessoas atendidas em áreas remotas e em outros ambientes externos remotos não é transferida para o hospital, já que um hospital não costuma ser imediatamente acessível. Assim, algumas organizações se referem ao cuidado médico fornecido nesses ambientes como cuidado *fora do hospital*.
>

ano de 2020 empatou com o ano de 2016 como o ano documentado mais quente na história registrada (desde 1880); ele e os sete anos anteriores foram os sete anos mais quentes já registrados, dando continuidade a uma tendência de mudança climática que resultou em um aquecimento global mensurável e significativo.[16] Mais mortes são causadas pelo esforço do calor do que por furacões, raios, tornados, enchentes e terremotos combinados.[2,17] Além disso, a morbidade e a mortalidade podem ser extremamente altas quando ocorrem ondas periódicas de calor sazonal (mais de 3 dias consecutivos de temperatura do ar em 32,2°C ou mais). O Centers for Disease Control and Prevention (CDC) relatou um total de 10.527 mortes (2004 a 2018) resultando da exposição ao calor extremo (média anual = 702).[17]

Doença Relacionada ao Frio

O clima frio leve a intenso causa uma média de 774 mortes por ano nos Estados Unidos.[4,18] Quase metade dessas mortes ocorrem em pessoas com 65 anos de idade ou mais.[4,16] Quando ajustadas para a idade, as mortes por hipotermia ocorrem aproximadamente 2,5 vezes mais comumente em homens que em mulheres. A incidência de mortes relacionadas à hipotermia aumenta progressivamente conforme a idade, sendo três vezes maior em homens que em mulheres após os 15 anos de idade. Os principais fatores contribuidores para a hipotermia acidental são pobreza urbana, condições socioeconômicas, ingesta de álcool, desnutrição e idade (muito jovens e idosos).[4,9]

Muito embora a hipotermia esteja em geral associada ao clima frio e mais gelado, ela pode ocorrer em condições que não seriam ordinariamente consideradas frias, mas que permitem que a temperatura do corpo caia abaixo de 35,6°C. Por exemplo, idosos e lactentes podem desenvolver hipotermia no verão se o ar-condicionado em casa estiver muito gelado para seus mecanismos limitados de adaptação. Nadadores e surfistas podem ficar hipotérmicos no verão quando expostos à água que está mais fria que a temperatura do corpo, e a combinação de temperaturas baixas, mas não congelantes, junto com ventos e chuva pode resultar em condições que conduzem à hipotermia.[19] Portanto, é importante entender que a hipotermia não é apenas uma doença do clima frio.

Anatomia

Pele

A pele, o maior órgão do corpo, faz uma interface com o ambiente externo e serve como camada de proteção. Ela impede a invasão de microrganismos, mantém o equilíbrio de líquidos e regula a temperatura. A pele é composta por três camadas de tecidos: epiderme, derme e tecido subcutâneo (**Figura 19-1**). A camada mais externa, a epiderme, é composta inteiramente por células

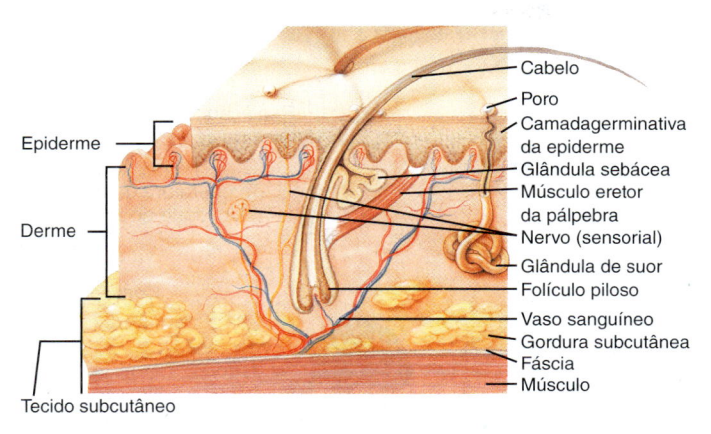

Epiderme

Derme

Tecido subcutâneo

Cabelo
Poro
Camadagerminativa da epiderme
Glândula sebácea
Músculo eretor da pálpebra
Nervo (sensorial)
Glândula de suor
Folículo piloso
Vaso sanguíneo
Gordura subcutânea
Fáscia
Músculo

Figura 19-1 A pele é composta por três camadas de tecidos – epiderme, derme e tecido subcutâneo – e músculos associados. Algumas camadas contêm estruturas como glândulas, folículos pilosos, vasos sanguíneos e nervos. Todas essas estruturas estão inter-relacionadas com a manutenção, a perda e o ganho de temperatura corporal.

© Jones & Bartlett Learning

epiteliais, sem vasos sanguíneos. Sob a epiderme está a derme, que é 20 a 30 vezes mais espessa que a epiderme. Ela é composta por uma trama de tecidos conectivos que contêm vasos sanguíneos, produtos do sangue, nervos, glândulas sebáceas e glândulas sudoríparas. A camada mais interna, a camada subcutânea, é uma combinação de tecido elástico e fibroso, além de depósitos de gordura. Abaixo dela está o músculo esquelético. Pele, nervos, vasos sanguíneos e outras estruturas anatômicas subjacentes são importantes na regulação da temperatura corporal.

Fisiologia

Termorregulação e Equilíbrio da Temperatura

Os seres humanos são considerados animais **homeotérmicos**, ou de sangue quente. Uma característica importante dos homeotérmicos é que eles conseguem regular a sua própria temperatura corporal interna em um nível constante, geralmente acima do nível do ambiente, e independentemente da variação da temperatura ambiental.

O corpo humano é essencialmente dividido em um núcleo mais quente e em uma camada externa. O cérebro e os órgãos torácicos e abdominais estão incluídos no núcleo interno, e a pele e a camada subcutânea formam a camada mais externa. A camada externa tem papel fundamental na regulação da **temperatura central** do corpo. A temperatura central é regulada por meio de um balanço entre mecanismos de produção de calor e dissipação de calor. A temperatura da superfície cutânea e a "espessura" da camada externa dependem da **temperatura ambiente**. A

camada externa fica "mais grossa" em temperaturas mais frias e "mais fina" em temperaturas mais quentes com base no desvio de sangue para longe da pele ou em direção a ela, respectivamente. Estima-se que essa camada externa, ou isolamento tecidual, que é induzida pela vasoconstrição, ofereça o mesmo nível de proteção que se sente ao vestir um terno leve.

A produção metabólica de calor varia com base nos níveis de atividade. Independentemente da variação da temperatura externa, o corpo normalmente funciona dentro de uma estreita faixa de temperatura de cerca de 0,6°C em ambos os lados de 37°C (37°C ± 0,6°C). A temperatura corporal normal é mantida em uma faixa estreita por mecanismos homeostáticos regulados no hipotálamo. O **hipotálamo** é conhecido como o **centro termorregulador** e funciona como o termostato do corpo para controlar a regulação neurológica e hormonal da temperatura corporal. O traumatismo encefálico pode afetar o hipotálamo, o que, por sua vez, causa desequilíbrio na regulação da temperatura do corpo.

Os seres humanos têm dois sistemas para regulação da temperatura corporal: **regulação comportamental** e **termorregulação fisiológica**. A regulação comportamental é controlada pela sensação e conforto térmico da pessoa, e a característica principal é o esforço consciente para reduzir o desconforto térmico (p. ex., colocar ou retirar roupas, buscar abrigo em ambientes frios). O processamento da retroalimentação sensorial das informações térmicas para o cérebro na regulação comportamental não é bem compreendido, mas a retroalimentação da sensação e conforto térmico responde mais rapidamente que as respostas fisiológicas a mudanças na temperatura do ambiente.[20]

Produção de Calor e Equilíbrio Térmico

A **taxa metabólica basal** é o calor produzido primariamente como subproduto do metabolismo, principalmente a partir dos grandes órgãos do núcleo e da contração dos músculos esqueléticos. O calor gerado é transferido para todo o corpo pelo sangue no sistema circulatório. A transferência de calor e a sua dissipação do corpo pelo sistema cardiopulmonar são importantes na avaliação e na abordagem das doenças causadas pelo calor, conforme discutido adiante neste capítulo.

O tremor aumenta a taxa metabólica ao aumentar a tensão muscular, o que leva a episódios repetidos de contração e relaxamento muscular, sendo o mais poderoso dos mecanismos de produção de calor do corpo. Embora o tremor possa ocorrer devido ao resfriamento da pele com temperaturas centrais de 37°C, em geral os tremores começam quando a temperatura central cai para 34,4 a 36,1°C e continuam enquanto a temperatura central for 30°C.[7] Com o tremor máximo, a produção de calor aumenta em 5 a 6 vezes o nível de repouso.[21,22]

Os sistemas de termorregulação fisiológica que controlam as respostas de produção de calor e de perda de calor são bem documentados.[20,22,23] Dois princípios em termorregulação são fundamentais para compreender como o corpo regula a temperatura central: **gradiente térmico** e **equilíbrio térmico**. Um gradiente térmico é a diferença de temperatura (temperatura alta vs. baixa) entre dois objetos. Equilíbrio térmico é o estado em que dois objetos em contato entre si estão na mesma temperatura; ele é alcançado pela transferência de calor de um objeto mais quente para um mais frio até que os objetos estejam na mesma temperatura.

Quando a temperatura do corpo aumenta, a resposta fisiológica normal é aumentar o fluxo de sangue para a pele e começar a sudorese. A maior parte do calor corporal é transferida ao ambiente na superfície da pele por condução, convecção, radiação e evaporação. Como o calor é transferido da temperatura maior para a temperatura menor, o corpo humano pode ganhar calor por radiação e condução durante condições de clima quente.

Os métodos para manter e dissipar o calor do corpo são conceitos importantes para os profissionais de atendimento pré-hospitalar. Eles precisam compreender como o calor e o frio são transferidos para o corpo e a partir dele, de modo que possam manejar efetivamente um paciente com hipertermia ou hipotermia (**Figura 19-2**). Os métodos para a transferência de calor e frio são descritos adiante:

- **Radiação** é a perda ou ganho de calor na forma de energia eletromagnética; é a transferência de energia de um objeto quente para um mais frio. Um paciente com doença relacionada ao calor pode adquirir calor adicional diretamente do sol. As fontes de calor radiante devem ser entendidas e manejadas pelo profissional de atendimento pré-hospitalar ao avaliar e tratar o paciente, pois elas impactarão que as intervenções esfriem ou aqueçam um paciente.
- **Condução** é a transferência de calor entre dois objetos em contato direto entre si, como um paciente deitado em um piso frio após uma queda. Em geral, um paciente perde calor mais rapidamente ao deitar-se no chão frio do que ao ser exposto ao ar frio. Assim, o profissional de atendimento pré-hospitalar deve proteger e isolar o paciente em relação a temperaturas mais frias do chão em vez de simplesmente cobrir o paciente com um cobertor.
- **Convecção** é a transferência de calor de um objeto sólido para um meio que se move através daquele objeto sólido, como o ar ou água sobre o corpo. O movimento do ar ou água frios pela pele mais quente fornece a transferência contínua de calor do corpo. O corpo perderá calor 25 vezes mais rapidamente na água que no ar com a mesma temperatura. Um paciente com roupas molhadas perderá

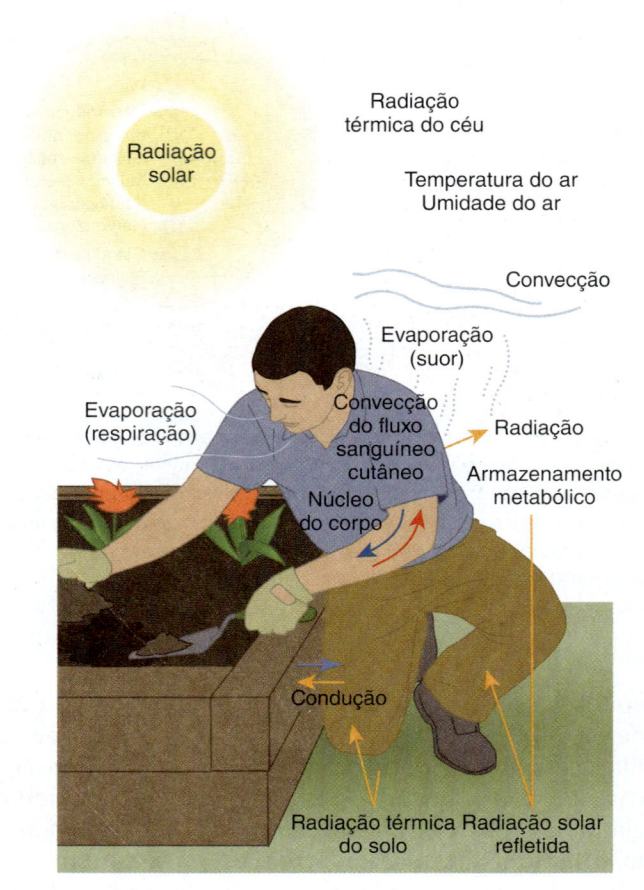

Figura 19-2 Como os seres humanos trocam energia térmica com o ambiente.

© National Association of Emergency Medical Technicians (NAEMT)

calor rapidamente em temperaturas médias a frias, de modo que os profissional de atendimento pré-hospitalar devem remover as roupas molhadas e manter o paciente seco a fim de manter o calor corporal. Quando os profissional de atendimento pré-hospitalar fazem o manejo efetivo de um paciente com doença induzida pelo calor, eles usam o princípio da perda de calor por convecção, umedecendo e ventilando o paciente para dissipar rapidamente o calor corporal.

- **Evaporação** de suor de um líquido para um vapor é um método extremamente efetivo de produzir a perda de calor pelo corpo, dependendo da umidade relativa do ar. Um **nível basal** de perda de água e calor pelo ar exalado, pele e mucosas é chamado de **perdas insensíveis** e é causado pela evaporação. Essa perda insensível costuma ser de cerca de 10% da produção basal de calor, mas quando a temperatura corporal sobe, esse processo fica mais ativo (sensível), sendo produzido o suor. A perda de calor por evaporação aumenta em condições frias, secas e ventosas, como em desertos. Coletivamente, convecção e evaporação são mais importantes que outros métodos de transferência de calor, pois são reguladas pelo corpo para controlar a temperatura central.[5]

Aumentos (hipertermia) e reduções (hipotermia) na temperatura corporal além da faixa de equilíbrio dinâmico (37°C ± 0,6°C) podem resultar de diferentes causas internas e externas, e o retorno à temperatura de equilíbrio dinâmico pode ocorrer sem complicações.[24] A hipertermia ocorre primariamente em uma de três formas:

- Como resposta normal ao exercício sustentado, quando o calor produzido eleva a temperatura central e é o estímulo para as respostas de dissipação de calor (p. ex., sudorese, aumento do fluxo sanguíneo para a pele)
- Quando a soma da produção de calor e o calor ganho do ambiente é maior que a capacidade do corpo de dissipar o calor
- Por febre

Diferentemente das primeiras duas formas, a febre costuma ocorrer em resposta à inflamação devido a uma alteração no *ponto de ajuste termorregulador* (ajuste da temperatura corporal) do cérebro, e o corpo responde elevando a temperatura corporal para um valor mais alto (37,8 a 41,1°C). A produção de calor aumenta temporariamente para alcançar um novo ponto de ajuste termorregulador em uma tentativa de tornar o ambiente mais inóspito para a infecção invasora.[23]

Homeostase

Essas estruturas anatômicas e sistemas fisiológicos são projetados para interagir de maneira que o corpo funcione adequadamente quando exposto a mudanças de temperatura. O corpo está em um estado constante de retroalimentação neurológica a partir de regiões periféricas do centro termorregulador e outras regiões no cérebro e as respostas consequentes. Todos esses sistemas interagem para manter as condições internas estáveis e constantes, a chamada homeostase, no corpo. Porém, às vezes, a homeostase não é alcançada. Por exemplo, pode haver um desequilíbrio nos ajustamentos cardiovasculares e termorreguladores para eliminar o excesso de calor corporal; um resultado disso é a perda excessiva de líquido corporal pela sudorese, o que causa desidratação aguda e pode levar a sinais e sintomas de doença induzida pelo calor.

Fatores de Risco para Doença Induzida pelo Calor

Vários estudos em seres humanos demonstraram grandes diferenças individuais na tolerância a ambientes quentes.[24] Essas diferenças podem ser parcialmente explicadas por características físicas e problemas clínicos associados com risco aumentado de doença causada pelo calor (**Quadro 19-2**). É importante perceber que qualquer situação em que a produção de calor exceda a capacidade do corpo de dissipar calor pode resultar em lesão causada pelo calor.

Os principais fatores de risco que contribuem para o início da doença induzida pelo calor são consumo de álcool, medicamentos, desidratação, índice de massa corporal mais elevado, obesidade, dieta inadequada, roupas inadequadas, pouco condicionamento físico, falta de sono, extremos de idade, doença cardiovascular, lesões cutâneas, episódio prévio de doença induzida pelo

---

Quadro 19-2 Fatores de Risco para Doença Induzida pelo Calor

Fatores de Risco que Aumentam a Produção Interna de Calor

- Exercícios físicos
- Resposta a infecções (febre)
- Hipertireoidismo
- Estados de agitação e tremor (Parkinson, psicose, mania, abstinência de drogas – opioides e álcool)
- *Overdose* de drogas (como cocaína, cafeína, LSD, cloridrato de fenciclidina, metanfetamina, *ecstasy*)

Fatores que Interferem na Dissipação do Calor

- Temperatura ambiente elevada
- Umidade elevada
- Obesidade (efeito de isolamento, dissipação menos eficiente)
- Vasodilatação prejudicada
- Diabetes
- Alcoolismo
- Medicamentos (diuréticos, tranquilizantes, betabloqueadores, anti-histamínicos, fenotiazinas, antidepressivos)
- Comprometimento da capacidade de suar (fibrose cística, doenças cutâneas, queimaduras cicatrizadas)
- Roupas pesadas ou apertadas

Fatores que Comprometem a Resposta do Corpo à Desidratação pelo Estresse do Calor

- Episódio prévio de intermação
- Infecções recentes GI ou respiratórias
- Hipopotassemia
- Doença cardiovascular

Siglas: GI, gastrintestinal; LSD, ácido lisérgico dietilamida.

Dados de Hawkins SC, Simon RB, Beissinger JP, Simon D. Vertical Aid: *Essential Wilderness Medicine for Climbers, Trekkers, and Mountaineers*. The Countryman Press; 2017; Hall B, Hall J. *Sauer's Manual of Skin Diseases*. 10th ed. Lippincott Williams & Wilkins; 2010; Krakowski A, Goldenberg A. Exposure to radiation from the sun. In: Auerbach PS, ed. *Auerbach's Wilderness Medicine*. 7th ed. Mosby Elsevier; 2017; and Lipman GS, Gaudio FFG, Eifling KP, Ellis MA, Otten EM, Grissom CK. Wilderness Medical Society practice guidelines for the prevention and treatment of heat-related illness: 2019 update. *Wilderness Environ Med*. 2019;30(4):S33-S46.

calor, traço falciforme, fibrose cística, queimadura solar, doença viral e exercícios realizados durante as horas mais quentes do dia.[18,19,25-29] As condições transitórias incluem aquelas que afetam as pessoas que viajam de climas mais frios e não estão adaptadas aos climas mais quentes na chegada. Outros fatores transitórios que colocam as pessoas em risco para doença induzida pelo calor são doenças comuns, incluindo resfriados e outras condições que causam febre, vômitos e diarreia, além de ingesta ruim de dieta e líquidos.[30,31] A exposição cumulativa também é um fator de risco conhecido para militares ou bombeiros, com o risco aumentando conforme aumentam os dias de exposição, a menos que haja folgas.[32]

Os fatores considerados como condições crônicas que colocam as pessoas em maior risco para doença induzida pelo calor são o nível de condicionamento físico, o tamanho do corpo, a idade, a condição clínica e o uso de medicamentos.

Obesidade, Condicionamento Físico e Índice de Massa Corporal

Obesidade e níveis baixos de condicionamento físico causados por fatores genéticos ou por um estilo de vida sedentário com níveis inadequados de atividade física diária reduzirão a tolerância à exposição ao calor. O condicionamento físico fornece uma reserva cardiovascular para manter o débito cardíaco conforme necessário para sustentar a termorregulação, permitindo que as pessoas se aclimatizem mais rapidamente por meio de tolerância sustentada à atividade física e aumento da produção de suor durante a hipertermia.[27,33,34] As pessoas com sobrepeso têm resposta normal à exposição ao calor – vasodilatação dos vasos sanguíneos cutâneos e aumento da sudorese. Porém, a combinação de condicionamento físico ruim, falta de aclimatação ao calor, aumento do isolamento térmico e alteração na distribuição de glândulas sudoríparas aumenta o custo energético do movimento e eleva o risco de doença induzida pelo calor.

Idade

A capacidade termorreguladora e a tolerância ao calor diminuem com a idade, particularmente nas pessoas com 65 anos ou mais. Essas pessoas podem melhorar sua tolerância ao calor mantendo baixo peso corporal e nível aumentado de condicionamento físico.

Consideração especial deve ser dada a lactentes e crianças pequenas, pois a sua área de superfície corporal representa uma proporção muito maior de seu peso global em comparação com um adulto; por isso, eles têm risco muito maior de doença relacionada ao calor. Além disso, os lactentes têm uma capacidade termorreguladora imatura, que não permite que mantenham adequadamente a temperatura corporal quando expostos a extremos de calor.

Condições Clínicas

Problemas clínicos subjacentes, como diabetes melito, distúrbios de tireoide e doença renal, podem aumentar o risco de intolerância ao calor e de doença relacionada ao calor. Doença vascular e problemas circulatórios que aumentam o fluxo sanguíneo cutâneo e a demanda circulatória são agravados pela exposição ao calor. Nessas condições ambientais extremas, a doença cardíaca e as doenças pulmonares podem ser os sinais e sintomas de apresentação agravados pelas altas temperaturas do ambiente. Uma forma leve de doença induzida pelo calor é a *miliaria rubra* (brotoeja), a qual tem sido demonstrada como causa de redução da tolerância ao calor por meio de bloqueio ou inflamação dos poros da sudorese.[19,33]

Medicamentos

O uso de medicamentos específicos vendidos com ou sem receita médica pode colocar as pessoas sob maior risco de doença induzida pelo calor (ver Quadro 19-2). Alguns medicamentos podem aumentar a produção metabólica de calor, suprimir o resfriamento do corpo e a sede, reduzir a reserva cardíaca e alterar o equilíbrio renal de água e eletrólitos.[6,33] Sedativos e narcóticos afetam o estado mental e podem afetar o raciocínio lógico e o julgamento, suprimindo potencialmente a capacidade de tomar decisões quando a pessoa é exposta ao calor.

Desidratação

A água corporal total (ACT) é o maior componente do corpo humano, representando 50 a 70% do peso corporal.[35] Por exemplo, um homem de 75 quilogramas (kg) contém cerca de 45 litros de água, representando 60% do peso corporal. Mudanças excessivas no balanço normal de água corporal (*hidratação normal*) resultantes de consumo excessivo de água (*hiperidratação*) ou déficit de líquidos (*hipoidratação*) alteram a homeostase, produzindo sinais e sintomas específicos. A desidratação, definida como hipovolemia hipotônica causada por uma perda líquida de fluidos corporais hipotônicos, pode ser um resultado grave da exposição ao calor e ao frio, sendo também vista como efeito colateral perigoso de diarreia, vômitos e febre.[35]

A desidratação é um achado comum em casos de doença induzida pelo calor que ocorrem ao longo de muitos dias, como visto em pacientes idosos, e durante a atividade física, conforme é visto com a sudorese profusa em atletas, militares e bombeiros. Nos idosos, a desidratação costuma ser causada por baixo consumo de líquidos, enquanto os atletas, militares e bombeiros consomem volumes inadequados de líquido durante as atividades diárias e, assim, não repõem a ACT perdida. As crianças (menores de 15 anos de idade) e as pessoas com mais de 65 anos são particularmente suscetíveis à desidratação.

A água corporal é perdida diariamente por suor, lágrimas, urina e fezes. Normalmente, beber líquidos e comer alimentos que contêm água repõem essas perdas. Quando uma pessoa adoece com febre, diarreia ou vômitos, ou quando um indivíduo é exposto ao calor, ocorre a desidratação. Algumas vezes, fármacos que depletam líquidos e eletrólitos corporais, como os diuréticos, podem causar desidratação.

Durante a exposição ao calor, a água corporal é primariamente perdida como sudorese, pois essa é a forma primária de remoção do calor do corpo. As pessoas podem suar 0,8 a 1,4 litro por hora (L/h), tendo sido relatado que alguns atletas de elite aclimatados ao calor podem suar até 3,7 L/h durante competições em ambientes quentes.[36] A chave para evitar o início da doença induzida pelo calor é manter o balanço de fluidos corporais e minimizar a desidratação durante as atividades diárias, particularmente durante qualquer atividade física com exposição moderada ou alta ao calor. Os sinais e sintomas de desidratação são inespecíficos e, algumas vezes, difíceis de identificar.

Com níveis leves a moderados de desidratação aguda (2 a 6% do peso corporal), as pessoas experimentam sede, fraqueza, cefaleia, tontura, irritabilidade, redução da tolerância ao calor, urina escura e malcheirosa, redução do débito urinário e deterioração cognitiva, junto com reduções na força e na capacidade física aeróbica.[33,35,37,38] Os pacientes com desidratação grave apresentarão sinais e sintomas semelhantes aos de choque hipovolêmico: pulso rápido, palidez, pele sudorética, fraqueza e náuseas.[33]

Quando as pessoas são encorajadas a beber líquidos com frequência durante a exposição ao calor, a taxa em que os líquidos podem ser repostos por via oral é limitada pela taxa de esvaziamento gástrico e pela taxa de absorção de líquido no intestino delgado.[39] Os líquidos saem do estômago para o intestino delgado, onde ocorre a absorção para a corrente sanguínea, com uma taxa máxima de 1 a 1,2 L/h.[38] Além disso, as taxas de esvaziamento gástrico estão reduzidas em cerca de 20 a 25% quando a perda de peso induzida pelo suor causa desidratação de 5% do peso corporal total (p. ex., 5% de um homem de 100 kg = perda ponderal de 5 kg).[40] Várias estratégias de hidratação e considerações são discutidas com mais detalhes adiante neste capítulo.

Sinais e Sintomas de Desidratação

A seguir, são descritos os sinais e sintomas mais comuns da desidratação em lactentes, crianças e adultos, embora as pessoas possam experimentar sintomas diferentes[33,35]:

- Diurese menos frequente e urina de cor escura
- Sede
- Pele seca
- Fadiga
- Pré-síncope

- Cefaleia
- Tontura
- Confusão
- Boca e mucosas secas
- Aumento das frequências cardíaca e respiratória

Em lactentes e crianças, os sintomas adicionais podem incluir:

- Boca e língua secas
- Ausência de lágrimas ao chorar
- Mais de 3 horas sem molhar as fraldas
- Afundamento de abdome, olhos ou bochechas
- Fontanelas afundadas (em bebês)
- Febre alta
- Apatia
- Irritabilidade
- Pele que não volta ao normal ao ser pinçada e largada (*prega cutânea*)

Lesões Causadas pelo Calor

Os distúrbios causados pelo calor variam desde menores até graves em pacientes com doença induzida pelo calor.[29,41] É importante observar que os profissionais de atendimento pré-hospitalar podem ou não ver uma progressão de sinais e sintomas, começando com síndromes menores (p. ex., *miliaria rubra*, cãibras musculares associadas a exercícios) e avançando até doenças maiores relacionadas ao calor (p. ex., intermação). Na maioria das exposições ao calor, o paciente pode dissipar o calor central do corpo adequadamente e manter a temperatura central dentro da faixa normal. Porém, quando as condições relacionadas ao calor resultam em um chamado para assistência do SE, as condições menores relacionadas ao calor podem ser aparentes para o profissional de atendimento pré-hospitalar durante a avaliação do paciente, junto com os sinais e sintomas de uma doença maior induzida pelo calor (**Tabela 19-1**).

Distúrbios Menores Relacionados ao Calor

Os distúrbios menores relacionados ao calor incluem *miliaria rubra*, edema do calor, cãibras musculares induzidas pelo calor e síncope induzida pelo calor. Esses problemas não são potencialmente fatais, mas necessitam de avaliação e tratamento.

Miliaria Rubra

A *miliaria rubra*, também chamada de "brotoeja", é uma erupção cutânea *papular* (nodulações elevadas) vermelha e *pruriginosa* (com coceira) normalmente vista na

Tabela 19-1 Distúrbios Comuns Relacionados ao Calor			
Distúrbio	**Causa/Problema**	**Sinais/Sintomas**	**Tratamento**
Cãibras musculares associadas a exercício (cãibras do calor)	Falha na reposição de líquidos e eletrólitos perdidos durante a sudorese; problemas eletrolíticos e musculares	Cãibras musculares dolorosas espasmódicas, geralmente em músculos muito exercitados, como as panturrilhas, as coxas e o abdome	Mover para um local arejado; repouso; estimular a ingesta de bebidas esportivas ou bebidas com NaCl (p. ex., suco de tomate); transportar aqueles com sinais ou sintomas listados para desidratação, exaustão pelo calor, insolação ou hiponatremia associada ao exercício.
Desidratação	Falha em repor a perda pelo suor com líquidos	Sede, náuseas, fadiga excessiva, cefaleia, hipovolemia, redução na termorregulação; redução da capacidade física e mental	Repor as perdas pelo suor com líquidos com um pouco de sal; repouso em local fresco até que o peso do corpo e as perdas de água sejam restaurados; em alguns pacientes, há necessidade de reidratação intravenosa (IV).
Exaustão pelo calor	Sobrecarga excessiva de calor com ingesta inadequada de água; problemas cardiovasculares com estase venosa, redução do tempo de enchimento cardíaco, redução do débito cardíaco; sem tratamento, pode progredir para intermação	Baixo débito urinário, taquicardia, taquipneia, fraqueza, mal-estar, instabilidade da marcha, fadiga extrema, pele pálida/fria/pegajosa, cefaleia, tontura (possível desmaio), náuseas/vômitos, temperatura normal ou levemente elevada, sudorese	Suspender o exercício, remover do estresse de calor e colocar o paciente em posição prona em local mais frio; remover roupas apertadas; esfriar o corpo com água e ventilação; estimular a ingesta de líquidos levemente salgados (p. ex., bebidas esportivas); administrar, por via IV, NaCl a 0,9% ou solução de Ringer lactato.
Intermação	Temperatura corporal central > 40,5°C; rompimento celular; é comum a disfunção de múltiplos órgãos e sistemas; distúrbio neurológico com falha do centro termorregulador	Alteração do estado mental, incluindo confusão, comportamento irracional ou *delirium*; possível tremor; taquicardia inicialmente, seguida por bradicardia; hipotensão; respiração rápida e superficial; pele quente, seca ou úmida; convulsões e coma	Emergência: aplicar resfriamento rápido imediato por imersão do paciente em água ou molhando-o, ou enrolar o paciente em lençóis frios e molhados com ventilação vigorosa; aplicar bolsas de gelo em todo o corpo ou bolsas de frio químico nas bochechas, nas palmas das mãos e nas solas dos pés[27]; continuar até que a temperatura seja de 39°C [27]; tratar para choque, se necessário, após a redução da temperatura central; proteger a via aérea e transportar imediatamente para o setor de emergência.

Distúrbio	Causa/Problema	Sinais/Sintomas	Tratamento
Hiponatremia associada ao exercício	Concentração baixa de sódio plasmático (< 135 mmol/L); em geral, vista em pessoas durante atividade prolongada em ambientes quentes; beber água (> 1,5 L/h ou que exceda a taxa de sudorese); secreção inadequada de arginina-vasopressina; falha na reposição da perda de sódio no suor	Cefaleia, náuseas, vômitos, mal-estar, tontura, ataxia, alteração do estado mental, poliúria, edema pulmonar, sinais de hipertensão intracraniana, convulsões, coma; temperatura corporal < 39°C; simula os sinais de exaustão pelo calor e desidratação	Restringir a ingestão de líquidos hipotônicos e isotônicos; administrar alimentos salgados/solução salina; os pacientes inconscientes recebem o cuidado-padrão de reanimação, oxigênio a 15 L/min por máscara não reinalante; se os níveis séricos de sódio puderem ser medidos e estiverem abaixo de 130 mmol/L, fornecer solução salina hipertônica IV, *bolus* de 100 mL de solução salina hipertônica a 3% a cada 10 minutos por três doses ou até a melhora dos sintomas neurológicos; transportar imediatamente com o paciente alerta em posição sentada ou, se estiver inconsciente, em decúbito lateral esquerdo.

Dados do Schimelpfenig T, Richards G, Tartar S. Management of heat illnesses. In: Hawkins SC, ed. Wilderness EMS. Wolters Kluwer; 2018; Bennett BL, Hew-Butler T, Rosner MH, Myers T, Lipman GS. Wilderness Medical Society Practice guidelines for treatment of exercise-associated hyponatremia: 2019 update. Wilderness Environ Med. 2020;31(1):50-62.

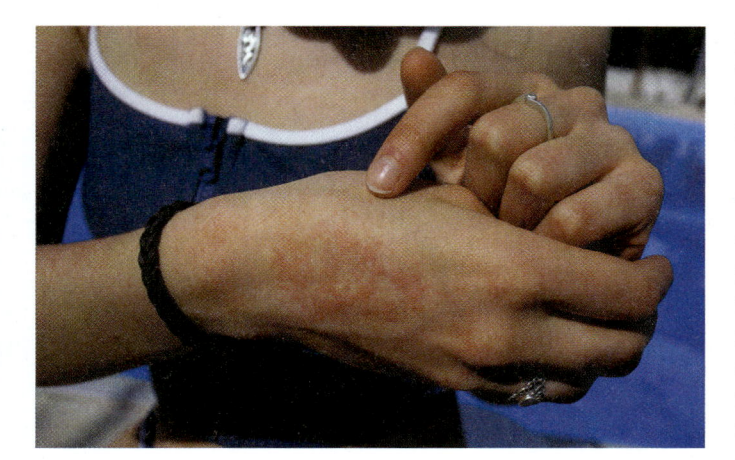

Figura 19-3 Erupção cutânea induzida pelo calor.
© Ian west/Alamy Stock Photo

pele em áreas de roupas restritivas e sudorese intensa (**Figura 19-3**). Essa condição é causada por inflamação das glândulas sudoríparas que bloqueia os ductos sudoríparos. Como resultado, as áreas afetadas não conseguem suar, colocando as pessoas sob risco aumentado de doença induzida pelo calor, dependendo da quantidade de superfície cutânea envolvida.[13,19,25,27]

Abordagem

O tratamento começa com o resfriamento e a secagem das áreas afetadas, além da prevenção de novas condições que causem sudorese nessas áreas. Por exemplo, retirar o paciente do ambiente de calor e umidade e colocá-lo em outro mais frio e seco. Um banho frio e a secagem delicada da área ajudarão a resolver essas erupções. Podem ser administrados anti-histamínicos para aliviar o prurido.[13,19,25,27]

Edema do Calor

O edema do calor é um leve edema dependente nas mãos, nos pés e nos tornozelos visto durante os estágios iniciais da aclimatação ao calor quando o volume plasmático está em expansão para compensar a necessidade aumentada de fluxo sanguíneo termorregulador. Essa forma de edema não indica ingesta excessiva de líquido nem doença cardíaca, renal ou hepática. Na ausência de outras doenças, essa condição não tem significância clínica e é autolimitada. O edema do calor é observado com mais frequência nas mulheres.

Abordagem

O tratamento consiste em afrouxar qualquer roupa que cause constrição, removendo joias apertadas ou constritoras e elevando as pernas. Os diuréticos não estão indicados e podem aumentar o risco de doença induzida pelo calor.

Cãibras Musculares Associadas ao Exercício (Cãibras do Calor)

As cãibras musculares associadas ao exercício podem ocorrer em qualquer temperatura e não estão especificamente relacionadas com elevação da temperatura corporal. Elas se manifestam como contrações musculares dolorosas e de curta duração frequentemente vistas nas panturrilhas (gastrocnêmio), mas também nos músculos voluntários do abdome e das extremidades, sendo comumente observadas após atividade física prolongada, em geral em temperaturas mornas a quentes. Essas cãibras ocorrem em pessoas durante os exercícios que produzem sudorese profusa ou durante o período de recuperação do exercício. Os músculos lisos e cardíacos, o diafragma e os músculos *bulbares* (músculos envolvidos com a fala, a mastigação e a deglutição) não são envolvidos. Podem ocorrer cãibras musculares isoladamente ou em associação com a exaustão pelo calor.

A causa das cãibras musculares não é conhecida, mas acredita-se que estejam relacionadas a uma combinação de fadiga neuromuscular com perda de água corporal e perda de sódio e de outros eletrólitos. Elas são mais comumente vistas quando as pessoas se exercitam em ambientes quentes e úmidos sem a adequada aclimatação ao calor, se exercitam além de seu nível de condicionamento físico ou experimentam sudorese profusa.[13,27,33]

Abordagem

O tratamento consiste em repouso em ambiente fresco, alongamento prolongado do músculo afetado, massagem e consumo por via oral de líquidos e alimentos contendo cloreto de sódio (p. ex., um oitavo a um quarto de colher de chá de sal de cozinha em 300 a 500 mililitros [mL] de líquido, ou lanches salgados). É raro haver necessidade de líquidos intravenosos (IV), mas as cãibras musculares difusas intensas e prolongadas podem melhorar mais rapidamente com soro fisiológico (SF) IV. Evitar o uso de tabletes de sal isoladamente, pois podem causar desconforto gastrintestinal (GI).[13,27,33]

Síncope Induzida pelo Calor

A **síncope induzida pelo calor** é vista com o ortostatismo prolongado em ambientes quentes, sendo causada por pressão arterial (PA) baixa que resulta em tontura, fraqueza ou perda breve e transitória da consciência. A exposição ao calor causa vasodilatação periférica e acúmulo venoso ortostático de sangue nas pernas, causando queda na PA. A síncope induzida pelo calor geralmente ocorre em soldados em formação ou durante um desfile, podendo ser vista em atletas após terminarem exercícios de longa duração. Outro nome comum para a síncope induzida pelo calor é hipotensão postural associada ao calor.[27,33]

Abordagem

Remover o paciente do estresse do calor para um ambiente fresco, colocando-o em decúbito elevado. Afrouxar ou remover roupas constritivas e, se houver suspeita de desidratação, fornecer reidratação oral ou IV. Se tiver havido uma queda, os pacientes devem ser completamente avaliados quanto à presença de lesões. Os pacientes com história significativa de distúrbios cardíacos ou neurológicos necessitam de avaliação adicional para a causa de seu episódio de síncope. O monitoramento dos sinais vitais e do eletrocardiograma (ECG) durante o transporte é fundamental.[27,33]

Distúrbios Maiores Relacionados ao Calor

Os distúrbios maiores relacionados ao calor incluem o colapso associado ao exercício, a exaustão pelo calor e a intermação (formas clássica e associada ao exercício), e podem ameaçar a vida se for permitido que progridam.

Colapso Associado ao Calor

Esse distúrbio ocorre quando uma pessoa sofre um colapso após exercício extenuante.[42-48] Durante o exercício, a contração dos músculos das extremidades inferiores ajuda a aumentar o retorno do sangue venoso para o coração. Quando cessa o exercício, como ao fim de uma corrida, a contração muscular que auxiliava o retorno venoso para o coração diminui de forma significativa. Isso, por sua vez, causa redução do retorno venoso para o coração, resultando em diminuição do débito cardíaco para o cérebro. Esse distúrbio costuma ser visto no fim de maratonas, ultramaratonas e triatlos.[49]

Avaliação

Os sinais e sintomas incluem dificuldade para ficar de pé ou caminhar, náuseas, sensação de desmaio iminente, tontura ou síncope. Os pacientes podem sentir-se melhor ao deitar, mas ficam tontos ao tentar ficar de pé ou sentar (*hipotensão ortostática*). A sudorese profusa não é incomum. A ventilação e a frequência de pulso podem ser rápidas. A temperatura corporal central do paciente pode ser normal ou discretamente elevada. É difícil descartar desidratação, mas esse tipo de colapso pós-exercício não é causado por hipovolemia. Em contrapartida, o colapso que ocorre durante o exercício exige avaliação imediata para outras causas (p. ex., cardiovasculares).

Abordagem

O paciente é removido para um ambiente fresco para descansar em decúbito elevado com pernas elevadas. A reidratação IV é fornecida se for realmente necessária para a desidratação moderada a grave; caso contrário, são fornecidos líquidos frescos por via oral. Como muitos desses pacientes experimentam o colapso por redução do retorno venoso ao fim do exercício e não por desidratação, é altamente recomendado postergar a terapia IV até que uma avaliação mais detalhada e o "resfriamento" passivo sejam concluídos. Como em qualquer outra forma de colapso, há necessidade de avaliação adicional para descartar outros distúrbios (p. ex., intermação, hiponatremia associada ao exercício, causas cardíacas ou neurológicas). O monitoramento dos sinais vitais e do ECG durante o transporte é fundamental para detectar arritmias cardíacas.

Exaustão pelo Calor

A exaustão pelo calor é o distúrbio relacionado ao calor mais comumente visto por profissionais de atendimento pré-hospitalar. Essa condição pode ocorrer ao longo de dias de exposição (geralmente vista em pessoas idosas) ou agudamente (geralmente vista em atletas). A exaustão pelo calor resulta de um débito cardíaco insuficiente para sustentar o aumento da carga circulatória causado por demandas concomitantes de dissipação termorreguladora do calor, aumento do fluxo sanguíneo para a pele, redução do volume plasmático, redução do retorno venoso para o coração por vasodilatação, além de depleção de sal e água induzida pelo calor.[31] A exaustão pelo calor ocorre em idosos devido a uma combinação de altas temperaturas, uso de medicamentos (p. ex., diuréticos), ingesta inadequada de água e insuficiência cardíaca preexistente.[13,33]

A diferenciação entre exaustão pelo calor e intermação costuma ser difícil, mas uma rápida avaliação do estado mental determinará o nível de envolvimento neurológico. Se a exaustão pelo calor não for efetivamente tratada, ela pode levar à intermação, uma forma potencialmente fatal de doença induzida pelo calor. A exaustão pelo calor é um *diagnóstico de exclusão* quando não há evidências de intermação. Esses pacientes necessitarão de avaliação adicional física e laboratorial no setor de emergência.

Avaliação

Os sinais e sintomas de exaustão pelo calor não são específicos nem sensíveis. Eles incluem fadiga, tontura, cefaleia, vômitos, mal-estar, hipotensão e taquicardia. A temperatura corporal central podem ser de 38,5 a 40°C, embora possam estar normais ou apenas ligeiramente elevadas.[13] Durante o estágio agudo da exaustão pelo calor, a PA é baixa e as frequências de pulso e ventilatória são rápidas. O pulso radial pode ser filiforme. O paciente geralmente parece sudorético, pálido e cinzento.

É importante obter uma boa história sobre episódios prévios de doença pelo calor e sobre o incidente de exposição atual ao calor, pois esses pacientes podem mostrar sinais e sintomas de outras condições de perda de líquidos e sódio (p. ex., hiponatremia; ver discussão adiante). A reavaliação é fundamental, pois a exaustão pelo calor pode progredir para intermação. Deve-se observar continuamente qualquer alteração no estado mental e na personalidade (p. ex., confusão, desorientação ou comportamento incomum). Qualquer alteração desse tipo deve ser considerada como um sinal de progressão da hipertermia indicando intermação – *uma condição com risco de morte imediato!*

Abordagem

Remover imediatamente o paciente do ambiente quente (p. ex., sol, piso quente, veículo quente) para um local mais fresco em um espaço na sombra ou com ar-condicionado (p. ex., ambulância). Colocar o paciente em decúbito elevado. Remover as roupas e qualquer coisa que restrinja a dissipação do calor, como cobertores. Avaliar a frequência cardíaca (FC), a PA, a frequência ventilatória e a temperatura retal do paciente (se houver um termômetro disponível e se as condições permitirem), ficando alerta particularmente para as alterações do estado do sistema nervoso central (SNC) como indicador precoce de intermação potencialmente fatal.

A reidratação oral com eletrólitos deve ser considerada para qualquer paciente que possa ingerir líquidos por via oral e que não esteja sob risco de aspiração. As bebidas esportivas são a opção ideal, mas as bebidas devem ser diluídas pela metade devido ao seu alto conteúdo de açúcar sem a diluição. Grandes quantidades de líquidos orais podem causar distensão, náuseas e vômitos. Em geral, os fluidos IV não são necessários se a PA, o pulso e a temperatura retal forem normais. Porém, em pacientes que não conseguem consumir líquidos por via oral, os fluidos IV oferecem recuperação rápida da exaustão pelo calor.[29] Se os líquidos IV forem necessários, deve-se usar a solução de Ringer lactato (RL) ou de SF. As soluções IV produzem recuperação mais rápida dos fluidos do que a administração por via oral devido ao atraso no esvaziamento gástrico e na absorção no intestino delgado causada pela desidratação.

Na exaustão pelo calor relacionada ao exercício, a maioria dos pacientes que se exercitam se recupera repousando deitado e com fluidos orais. Antes de decidir em relação à terapia IV para esses pacientes, o profissional de atendimento pré-hospitalar deve conduzir uma avaliação completa dos sinais e sintomas de desidratação, pulso *ortostático* (postural), alterações na PA e capacidade de ingerir líquidos por via oral. As alterações continuadas do estado mental devem levar a uma avaliação adicional para intermação, hiponatremia, hipoglicemia e outros problemas clínicos. No paciente com exaustão pelo calor associada a exercícios, os líquidos IV recomendados são SF ou dextrose a 5% em SF para pacientes levemente hipoglicêmicos. Porém, os profissionais devem ter cuidado para garantir que grandes quantidades de líquidos IV não sejam administradas a um paciente que tenha participado de exercícios prolongados (mais de 4 horas), especialmente nas pessoas que não apresentam evidências de desidratação, ou em um atleta que tenha sofrido colapso com suspeita de exaustão pelo calor e que tenha ingerido grandes quantidades de água. Esse tipo de paciente pode ter hiponatremia associada ao exercício (baixo nível sérico de sódio) e o fornecimento de líquidos orais e/ou IV causará ainda mais *hiponatremia dilucional*, precipitando uma condição potencialmente fatal.[50,51] Ver a discussão sobre hiponatremia associada ao exercício para informações sobre como melhor avaliar corretamente a doença relacionada ao calor ou a hiponatremia associada ao exercício.

Como a exaustão pelo calor pode ser difícil de diferenciar da intermação e como os pacientes com intermação devem ser rapidamente resfriados para reduzir a temperatura central, a melhor conduta é fornecer alguns procedimentos de resfriamento ativo a todos os pacientes com exaustão pelo calor. O resfriamento ativo pode ser feito de maneira simples e rápida, molhando-se a cabeça e a parte superior do torso com água ou um pano molhado e, então, ventilando ou posicionando o paciente no vento para aumentar a dissipação do calor do corpo por convecção. Os procedimentos de resfriamento corporal também melhoram o estado mental. Deve-se transportar rapidamente todos os pacientes inconscientes ou que não se recuperam rapidamente, pois este é um sinal de intermação com risco iminente à vida. O controle adequado da temperatura ambiental e o monitoramento dos sinais vitais e do estado mental são fundamentais durante o transporte.

Intermação

A intermação é considerada a forma mais emergencial e potencialmente fatal de doença induzida pelo calor, sendo uma das condições mais potencialmente fatais e sensíveis ao tempo que os profissionais de atendimento pré-hospitalar encontram. A intermação é uma forma de hipertermia que resulta em falha do sistema termorregulador – uma falha dos sistemas fisiológicos do organismo em dissipar o calor e resfriar. A intermação se caracteriza por elevação da temperatura corporal central de 40°C ou mais e disfunção do SNC, resultando em *delirium*, convulsões ou coma.[40,44,52]

A diferença mais significativa da intermação em comparação com a exaustão pelo calor é o comprometimento neurológico, o qual se apresenta ao profissional de atendimento pré-hospitalar como alteração do estado mental. As alterações fisiopatológicas costumam resultar em falha de múltiplos órgãos.[41,53] Essas alterações fisiopatológicas ocorrem quando a temperatura dos tecidos orgânicos aumenta acima de um nível crítico. As membranas celulares são danificadas, levando à alteração do volume celular, do metabolismo, do equilíbrio acidobásico e da permeabilidade da membrana. Em consequência, ocorre disfunção celular e orgânica, terminando com a morte celular e falência do órgão.[29] O grau de complicações em pacientes com intermação não está inteiramente relacionado com a magnitude da elevação da temperatura central.

Essa disfunção fisiopatológica de todo o organismo é a razão subjacente para a necessidade de reconhecimento precoce da intermação pelos profissionais de atendimento pré-hospitalar. Com o reconhecimento precoce, é possível o resfriamento vigoroso do corpo todo para rapidamente reduzir a temperatura central e diminuir a morbidade e mortalidade associadas à intermação.

A morbidade e a mortalidade estão diretamente associadas com a duração da temperatura central elevada, e um desfecho positivo para o paciente está diretamente relacionado à velocidade com que a temperatura central pode ser reduzida para menos de 38,9°C. Mesmo com a intervenção pré-hospitalar e a abordagem hospitalar vigorosos, a intermação costuma ser fatal e muitos pacientes que sobrevivem têm incapacidade neurológica permanente.

A intermação tem duas apresentações clínicas diferentes: a intermação clássica e a intermação associada ao exercício (**Tabela 19-2**).

A **intermação clássica** é um distúrbio mais comumente visto em lactentes, crianças febris, pessoas sem-teto ou que não têm climatização adequada no ambiente, idosos, pessoas com alcoolismo e pacientes com doenças crônicas. Ela pode estar associada aos fatores de risco listados no Quadro 19-2 (p. ex., medicamentos). Uma apresentação clássica é um paciente exposto à umidade elevada e a altas temperaturas no ambiente ao longo de vários dias sem ar-condicionado, levando à desidratação e a altas temperaturas centrais. Em geral, o mecanismo de sudorese desse paciente parou, o que é conhecido como **anidrose**. Isso é especialmente comum em grandes cidades durante ondas de calor no verão, quando a ventilação efetiva das casas não é possível ou não é usada.[54] A avaliação da cena fornecerá informações úteis na identificação da intermação clássica.

A **intermação associada ao exercício (IAE)** é um distúrbio prevenível comumente visto quando pessoas sem os requisitos de condicionamento físico ou aclimatação ao calor participam de atividades físicas extenuantes e de curta duração (p. ex., trabalhadores da indústria, atletas, recrutas militares, bombeiros e outros profissionais de segurança pública) em ambiente quente e úmido. Essas condições podem rapidamente elevar a produção interna de calor e limitar a capacidade do corpo de dissipar calor. Quase todos os pacientes com IAE exibem pele suada e pálida no momento do colapso em comparação com a pele seca, quente e vermelha do paciente com intermação clássica.[29] Mesmo que a ingesta de líquidos possa reduzir a taxa de desidratação durante atividades extenuantes e reduzir a taxa com que a temperatura central aumenta, hipertermia e IAE ainda podem ocorrer na ausência de desidratação significativa.

Com o tratamento vigoroso, ninguém deveria morrer por IAE se o cuidado imediato começar dentro de 10 minutos do colapso. Algumas das razões comuns pelas quais a morte pode ocorrer estão listadas no **Quadro 19-3**.[42-44] O ditado "resfrie antes, transporte depois" visa evitar quaisquer atrasos no início da redução da temperatura central.

Avaliação

O aparecimento de sinais e sintomas depende do grau e da duração da hipertermia.[36] Os pacientes com intermação

Tabela 19-2 Intermação Clássica *versus* Intermação Associada ao Exercício		
	Clássica	**Associada ao Exercício**
Características do paciente	Idosos	Homens (15 a 45 anos)
Estado de saúde	Cronicamente doentes	Saudáveis
Atividade concomitante	Sedentários	Exercício extenuante
Uso de fármacos	Diuréticos, antidepressivos, anti-hipertensivos, anticolinérgicos, antipsicóticos	Geralmente nenhum
Sudorese	Pode estar ausente	Geralmente presente
Acidose láctica	Geralmente ausente; prognóstico ruim quando presente	Comum
Hiperpotassemia	Geralmente ausente	Comumente presente
Hipocalcemia	Incomum	Frequente
Hipoglicemia	Incomum	Comum
Creatinina	Levemente elevada	Muito elevada
Rabdomiólise	Leve	Frequentemente grave

Reproduzido de Knochel JP, Reed G. Disorders of heat regulation. In: Kleeman CR, Maxwell MH, Narin RG, eds. *Clinical Disorders of Fluid and Electrolyte Metabolism*. McGraw-Hill; 1987.

Quadro 19-3 Causas Comuns de Morte por Intermação Associada ao Exercício (IAE)

1. *Falta de acurácia no diagnóstico ou erro na avaliação da temperatura.* Isso costuma ocorrer por incapacidade de descartar outras condições clínicas semelhantes. As medidas de temperatura oral, axilar e timpânica podem subestimar o grau de elevação da temperatura; assim, os profissionais de atendimento pré-hospitalar devem confiar apenas na temperatura retal para determinar o grau de hipertermia e manter alto índice de suspeição em pacientes de alto risco.[55]

2. *Ausência de cuidados ou atraso no tratamento.* A falha em reconhecer o potencial para IAE e o atraso na resposta de cuidados efetivos podem ter resultados desastrosos.

3. *Técnicas ineficazes para o resfriamento corporal total.* A rápida redução da temperatura central para menos de 40°C dentro de 30 minutos é fundamental. Esse objetivo é reconhecido como a "meia hora de ouro" da abordagem da intermação, sendo o padrão para satisfazer as necessidades de resfriamento corporal total.[56]

4. *Transporte imediato.* Na IAE, é fundamental começar o resfriamento corporal total para reduzir a temperatura central na cena e não fazer o transporte até que esse tratamento tenha começado. O resfriamento deve continuar durante o transporte com avaliação da temperatura retal para garantir que a temperatura central caia para menos de 40°C.

em geral apresentam pele quente e vermelha. Eles podem ou não estar suando, dependendo de onde foram encontrados e se apresentam intermação clássica ou relacionada ao exercício. A PA pode estar elevada ou reduzida, e o pulso radial costuma estar taquicárdico e filiforme; 25% desses pacientes estão hipotensos. O nível de consciência do paciente pode variar desde confuso até inconsciente, e também pode haver atividade convulsiva, particularmente durante o resfriamento.[57] Conforme confirmado em hospitais, a temperatura retal pode variar de 40 a 46,7°C, mas os pacientes podem ter intermação com temperaturas mais baixas que 40°C.[57,58]

A chave para diferenciar a intermação das outras condições relacionadas ao calor é a alteração do estado mental. A temperatura costuma estar elevada e geralmente é muito alta. Qualquer paciente que esteja quente ao toque e com alteração do estado mental (confuso, desorientado, combativo ou inconsciente) deve ser considerado como tendo intermação e ser manejado de maneira imediata e vigorosa para reduzir a temperatura central.

Abordagem

A intermação é uma verdadeira emergência sensível ao tempo. Deve-se remover imediatamente o paciente da fonte de calor. O resfriamento do paciente deve começar imediatamente na cena por um profissional de atendimento pré-hospitalar, enquanto outro profissional avalia o ABC e estabiliza o paciente. O resfriamento do paciente inicia imediatamente com os meios que estiverem disponíveis (p. ex., mangueira de jardim, água engarrafada, bolsas de 1 litro de solução salina IV), mesmo antes da remoção das roupas. A aplicação de gelo e a imersão em água gelada são os meios mais rápidos de resfriamento, mas essas abordagens podem ser limitadas no cenário pré-hospitalar.[43,59-61]

Desde o fim da década de 1950, acreditava-se que a imersão em água fria ou gelada poderia causar vasoconstrição suficiente para reduzir a perda de calor do corpo e desencadear tremores que podem produzir calor interno, limitando a troca de calor. As evidências empíricas atuais refutam a preocupação de que as taxas de resfriamento nesses pacientes seriam reduzidas. Assim, essa forma de resfriamento, se disponível, não deve ser evitada em um paciente com intermação.[47] Muitos protocolos e currículos recomendam que a temperatura não seja reduzida ativamente abaixo de 39°C para evitar tremores de rebote (aumentando a temperatura corporal), redução exagerada ou queda tardia, deixando o paciente hipotérmico.[46,61] As diretrizes práticas baseadas em evidências da Wilderness Medical Society para a abordagem da hipotermia (*Wilderness Medical Society Practice Guidelines for Hyperthermia Management*) observam que não há evidências que sustentem um risco de qualquer dessas preocupações teóricas; no entanto, eles citam 39°C como o limite para interromper o resfriamento ativo em casos de intermação.[27]

Se não houver disponibilidade imediata de água fria ou gelada, deve-se remover o excesso de roupas do paciente, molhá-lo da cabeça aos pés e fornecer ventilação contínua da pele. É fundamental que esse procedimento comece imediatamente e não seja retardado pela preparação do paciente para o transporte da cena para a ambulância. Molhar e ventilar o paciente vêm a seguir como técnicas efetivas de resfriamento, causando perda de calor por evaporação e convecção.[59] As pessoas que rapidamente recuperam a lucidez durante o resfriamento corporal total geralmente têm melhores prognósticos.

A intervenção mais importante que os profissionais de atendimento pré-hospitalar podem oferecer ao paciente com intermação (junto com a abordagem do ABC) é o resfriamento corporal total imediato e rápido para reduzir a temperatura central.

Durante o transporte, o paciente deve ser colocado em uma ambulância preparada com ar-condicionado. É um erro colocar um paciente com intermação em uma cabine interna quente em uma ambulância, mesmo se o tempo de transferência for curto. Deve-se remover quaisquer roupas adicionais, cobrir o paciente com um lençol e molhar o lençol com líquidos de irrigação junto com ventilação contínua, idealmente com ventiladores elétricos suspensos na cabine. Bolsas de gelo (se disponíveis e se o tempo permitir) podem ser colocadas na região das virilhas, das axilas e ao redor da porção anterolateral do pescoço, pois os vasos sanguíneos estão mais próximos da superfície cutânea nessas áreas. A recomendação disseminada de usar apenas bolsas de gelo é uma técnica muito menos efetiva de resfriamento central. As bolsas de gelo isoladamente são insuficientes para reduzir rapidamente a temperatura corporal central, a menos que cubram o corpo todo, devendo ser consideradas apenas como um método extra de resfriamento e não uma prioridade no cuidado do paciente.[4,27,57,59]

Se possível, a temperatura retal do paciente deve ser medida a cada 5 a 10 minutos durante o transporte para garantir o resfriamento efetivo. Outros meios de avaliar a temperatura do paciente (p. ex., oral, cutâneo, axilar) não devem ser usados para decisões terapêuticas, pois não refletem adequadamente a temperatura central do paciente.[29,62]

Deve-se fornecer oxigênio em alto fluxo, sustentar a ventilação com dispositivo de bolsa-válvula-máscara conforme a necessidade e monitorar o ritmo cardíaco do paciente.

Os pacientes com intermação geralmente não necessitam de reposição volêmica extensa e em geral recebem, de início, fluidos IV consistindo em 1 a 1,5 litro de SF. Administrar *bolus* de 500 mL e avaliar os sinais vitais. A reposição de líquidos não deve exceder 1 a 2 litros na primeira hora, ou devem ser seguidos os protocolos médicos locais. Monitorar a glicemia, pois esses pacientes estão frequentemente hipoglicêmicos e podem necessitar de um *bolus* de glicose a 50% IV. As convulsões podem ser manejadas com 5 a 10 miligramas (mg) de diazepam ou outro benzodiazepínico, conforme o protocolo local. Transportar o paciente em decúbito lateral direito ou esquerdo para manter a via aérea aberta e evitar aspiração.

Hiponatremia Associada ao Exercício

A **hiponatremia associada ao exercício (HAE)**, também conhecida como intoxicação por água, é uma condição potencialmente fatal que tem sido cada vez mais descrita após exercícios físicos prolongados em caminhadas recreativas, escaladas, maratonas, ultramaratonas, triatlos, corridas de aventura e infantaria militar.[49,63-67] Com a crescente popularidade dessas atividades externas, a incidência de HAE leve a grave tem aumentado continuamente desde que foi primeiramente relatada em meados da década de 1980.[66] Sabe-se agora que ela é uma das complicações clínicas mais graves das atividades de resistência, sendo uma causa importante de fatalidades relacionadas a eventos.[50,51]

A HAE está comumente associada ao consumo excessivo de água (1,4 litro ou mais por hora) durante atividades prolongadas.[67] Dois importantes mecanismos patogênicos são, em grande medida, responsáveis pelo desenvolvimento da HAE: (1) ingesta excessiva de líquidos e (2) comprometimento da excreção urinária de água devido, em grande parte, à secreção persistente de *arginina-vasopressina* (AVP), também chamada de hormônio antidiurético (ADH).[50,51] A HAE pode assumir duas formas – leve ou grave – dependendo dos sintomas de apresentação.

Na forma grave, a baixa concentração plasmática de sódio altera o equilíbrio osmótico através da barreira hematencefálica, resultando na rápida entrada de água no cérebro, o que causa edema cerebral.[49-51,66,68] De modo semelhante aos sinais e sintomas de hipertensão intracraniana no traumatismo craniencefálico (ver o Capítulo 8, "Trauma da Cabeça e Pescoço"), ocorrerá uma progressão dos sintomas neurológicos pela hiponatremia, incluindo cefaleia, vômitos, mal-estar, confusão e convulsões, progredindo para coma, dano cerebral permanente, herniação do tronco encefálico e morte.[50,51,66] Essas pessoas são consideradas como portadoras de **encefalopatia hiponatrêmica associada ao exercício (EHAE)**.[50,51,66]

Os pacientes com EHAE sintomática geralmente têm concentração sérica de sódio abaixo de 126 miliequivalentes (mEq)/litro (variação normal, 135 a 145 mEq/L), com o rápido desenvolvimento (menos de 48 horas) de hiponatremia, conforme visto com frequência nas atividades prolongadas de resistência.[50,51,63,67] De modo alternativo, a forma mais leve de HAE geralmente se apresenta com níveis séricos de sódio isolados entre 135 e 128 mEq/L, sem sintomas prontamente discerníveis (i.e., fraqueza, náuseas/vômitos, cefaleia ou ausência de sintomas), e sendo autolimitada com repouso, alimentação e líquidos com eletrólitos. Mesmo com a apresentação inicial de sinais e sintomas leves de HAE, um paciente pode progredir para EHAE. Foi sugerido que há queda aguda na concentração sérica de sódio no fim de um evento de resistência, causada pela absorção da água retida no trato GI.[50,51] Isso pode explicar o período transitório de lucidez após o fim de uma atividade de resistência seguido pelo desenvolvimento agudo de sinais clínicos de EHAE dentro de cerca de 30 minutos após a cessação da atividade.

Os estudos têm relatado que 18 a 23% dos ultramaratonistas e 29% dos atletas que finalizam o Hawaiian Ironman Triathlete apresentavam HAE.[46,53-55,57-71] Em 2003, 32 casos de HAE foram relatados em pessoas que estavam fazendo trilha no Grand Canyon National Park (GCNP), e 19% de todos os incidentes não fatais relacionados ao calor no GCNP entre 2004 e 2009 foram atribuídos à hiponatremia.[72-74]

A HAE pode ocorrer nas seguintes situações:

1. Perda excessiva de sódio e água na sudorese ao longo de um evento de resistência, resultando em desidratação e depleção de sódio
2. Hidratação excessiva somente com água com manutenção do sódio plasmático, criando diluição da concentração de sódio
3. Combinação de perda excessiva de sódio e líquido na sudorese e hidratação excessiva apenas com água

As evidências indicam que a HAE é resultado da retenção de líquido no espaço extracelular (*dilucional*) em vez de líquido permanecendo sem ser absorvido no intestino.[63] Em geral, esses pacientes não consumiram bebidas esportivas com eletrólitos, consumiram suplementos energéticos sem sal ou consumiram sal em quantidade insuficiente para equilibrar a perda de sódio na sudorese ou a diluição por ingesta excessiva de água.

Os fatores de risco a seguir foram ligados ao desenvolvimento de HAE:[42,43,49,75]

1. Duração da atividade ou exercício (maior que 4 horas) ou corrida/exercício em passo lento
2. Sexo feminino (pode ser explicado pelo menor peso corporal)
3. Índice de massa corporal baixo ou alto
4. Ingesta líquida excessiva (maior que 1,5 L/h) durante um evento ou atividade
5. Uso de anti-inflamatórios não esteroides, os quais reduzem a filtração renal

A HAE tem sido descrita como a "outra doença relacionada ao calor", pois os achados são inespecíficos e semelhantes aos exibidos em distúrbios menores e maiores relacionados ao calor.[72] Muitos eventos de resistência e atividades de aventura de múltiplos dias são realizados em ambientes mornos a quentes; assim, considera-se que os sinais e sintomas de HAE sejam alguma forma de doença relacionada ao calor, e os pacientes são manejados com protocolos-padrão que abordam a suposta hipovolemia e o calor corporal excessivo. Os protocolos-padrão que fornecem resfriamento corporal e *bolus* de fluidos IV para a correção da hipertermia, desidratação induzida pelo suor e alterações do estado mental podem complicar a hiponatremia dilucional e colocar o paciente em risco adicional para convulsões e coma. O tratamento de um paciente

> **Quadro 19-4** Diretrizes para a Abordagem de Hiponatremia Associada ao Exercício (HAE) e Encefalopatia Hiponatrêmica Associada ao Exercício (EHAE)
>
> A Wilderness Medical Society publicou diretrizes práticas para a abordagem de HAE e EHAE, com ênfase em como os pacientes que competem em eventos de resistência devem ser manejados no ambiente pré-hospitalar por um diretor médico e a equipe, ou pela equipe de resposta do serviço de emergência.[49,58]
>
> © National Association of Emergency Medical Technicians (NAEMT)

com HAE com líquidos e repouso piora a condição do paciente, diferentemente do paciente com exaustão pelo calor.

Esse "outro distúrbio relacionado ao calor" está se tornando mais amplamente reconhecido e corretamente tratado pelo SE e pelas equipes do departamento de emergência atualmente, em grande parte devido ao esforço aumentado para educar as equipes médicas e o público em sua prevenção, no reconhecimento precoce e na abordagem (**Quadro 19-4**). Os profissionais de atendimento pré-hospitalar que diretamente dão suporte ou respondem a chamados em eventos de resistência física em ambientes urbanos ou remotos devem estar cientes de que a HAE é mais frequentemente relatada na atualidade. É importante lembrar que, em geral, a desidratação é mais comum nas atividades com exercícios prolongados e que isso pode prejudicar o desempenho durante o exercício ou tarefas relacionadas ao trabalho, além de levar à doença grave induzida pelo calor; porém, a hiponatremia sintomática causada por ingesta líquida excessiva é mais perigosa e pode ser fatal.[75] Essa diferenciação ilustra uma tensão nas estratégias de hidratação: esperar pela sede como indicador para hidratar pode predispor as pessoas à desidratação leve, enquanto regimes definidos para a hidratação independentemente da sede têm risco de predispor as pessoas à hidratação excessiva e à HAE. Ver adiante, neste capítulo, a seção "Hidratação" para discussão adicional sobre esse tema.

Avaliação

Uma ampla gama de sinais e sintomas pode ser encontrada na população de atletas de resistência com hiponatremia (ver Tabela 19-1). A temperatura central costuma ser normal, mas pode estar baixa ou discretamente elevada, dependendo da temperatura ambiente, da dissipação do calor corporal e da intensidade do exercício recente no momento da avaliação. A FC e a PA podem estar baixas, normais ou elevadas, dependendo da temperatura central, da intensidade do exercício, de hipovolemia ou de choque. A frequência ventilatória varia desde dentro dos limites normais até discretamente elevada.

A hiperventilação observada na HAE pode explicar os distúrbios visuais, tonturas, formigamentos nas mãos e parestesias nas extremidades. Os achados principais na avaliação são estado mental alterado, fadiga, mal-estar, cefaleia e náuseas. Outras formas de alterações neurológicas incluem fala arrastada, ataxia e alterações cognitivas, incluindo comportamento irracional, agressividade e medo. Esses pacientes costumam relatar a sensação de "morte iminente".

Abordagem

A primeira etapa no tratamento é reconhecer o distúrbio e determinar sua gravidade. A abordagem se baseia na gravidade da HAE e nas ferramentas diagnósticas portáteis que estão disponíveis para medir o sódio sérico.[49] A **Figura 19-4** fornece um algoritmo para determinar se há HAE ou doença relacionada ao calor. Os sintomas leves devem ser manejados de maneira conservadora, observando-se o paciente para garantir que não haja progressão para EHAE e aguardando-se pela diurese normal do excesso de líquidos.

Colocar os pacientes sintomáticos em posição ereta para manter a via aérea e minimizar qualquer efeito posicional sobre a pressão intracraniana. Sabe-se que esses pacientes têm vômitos em jato ao serem transportados. Colocar os pacientes inconscientes em posição de decúbito lateral esquerdo, prever a possibilidade de vômitos e considerar a abordagem ativa da via aérea. Fornecer oxigênio em alto fluxo, estabelecer acesso IV com infusão para manter veia (PMV) e monitorar a presença de convulsões.

Conforme a necessidade, administrar terapia anticonvulsivante (p. ex., titular benzodiazepínicos IV, conforme o protocolo médico). Verificar com o controle médico o volume de SF a ser administrado, se for o caso, dependendo da gravidade do paciente e do tempo de transporte até o hospital. Como esses pacientes já têm sobrecarga de líquidos, está contraindicada a infusão de líquidos hipotônicos IV, pois isso pode piorar o grau de hiponatremia e sobrecarga de líquidos.[76]

Os pacientes com extensos sinais e sintomas de EHAE (i.e., edema cerebral e edema pulmonar) devem ter a sua concentração plasmática de sódio aumentada. O consenso atual para a abordagem no cenário pré-hospitalar é fornecer uma infusão em *bolus* de 100 mL de solução salina hipertônica a 3% em 10 minutos para reduzir agudamente o edema cerebral. Cada dose aumentará o sódio em 2 a 3 mEq/L, se essa solução estiver disponível.[58,76] Se não for observada melhora clínica, podem ser administradas até duas infusões adicionais em *bolus* de 100 mL a 3%, conforme o protocolo médico.[49,76] Esses casos graves de EHAE têm desfechos ruins se os pacientes não receberem solução salina hipertônica.[77] Manter o paciente calmo durante o trajeto até o departamento de emergência e continuar a monitorar a presença de alterações do estado mental ou convulsões.

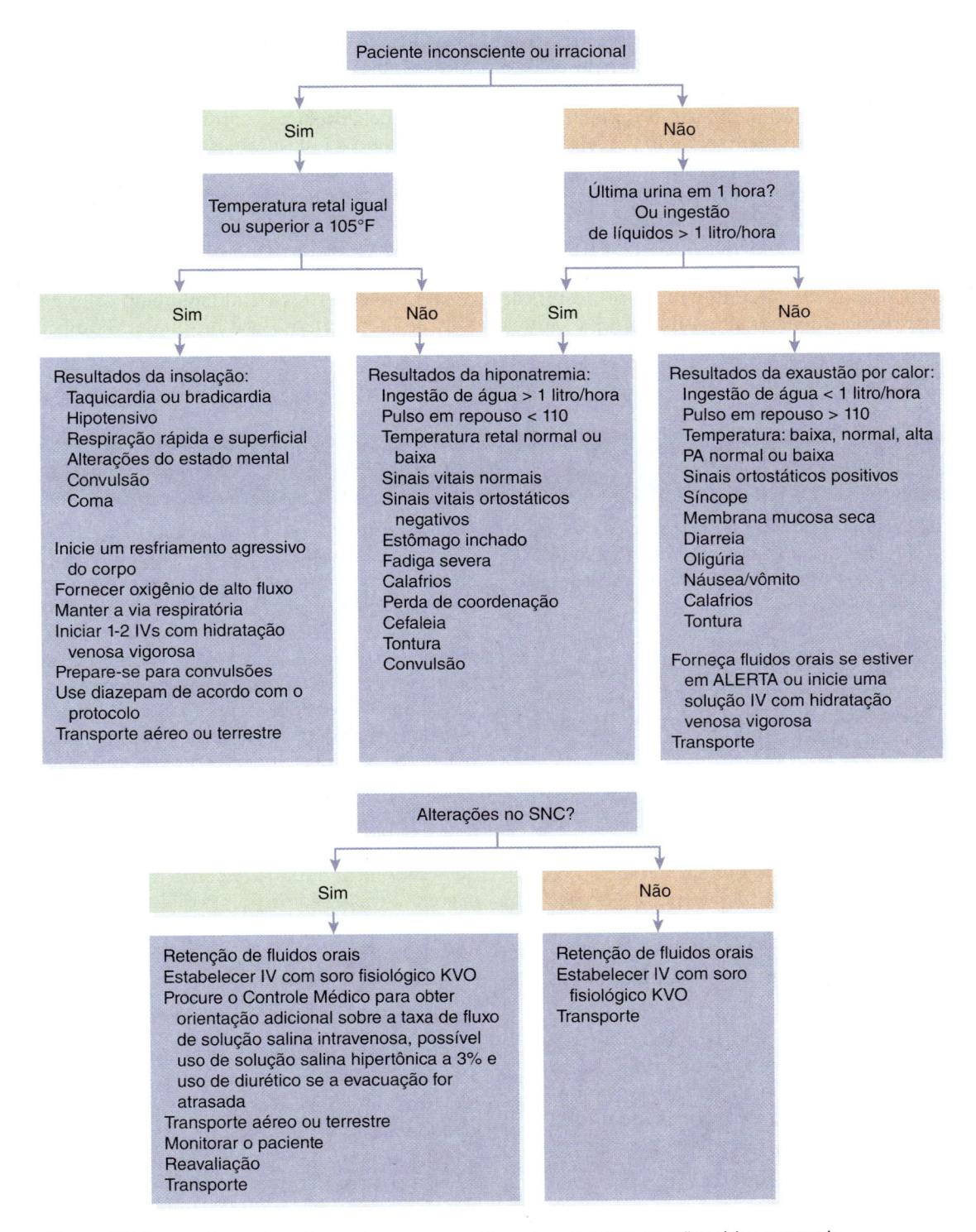

Figura 19-4 Algoritmo de tratamento para exaustão pelo calor, intermação e hiponatremia.
© National Association of Emergency Medical Technicians (NAEMT)

Prevenção de Doença Relacionada ao Calor

Como o estresse pelo calor é um fator de saúde pública significativo nos Estados Unidos, os métodos para prevenir a doença induzida pelo calor são vitais em qualquer comunidade, particularmente para as pessoas que precisam trabalhar em ambientes ocupacionais de muito calor. Por exemplo, entre 2006 e 2015, um total de 1.000 bombeiros (incluindo voluntários, profissionais e guardas florestais) morreram em serviço nos Estados Unidos,[78] com uma média anual de 100 mortes de bombeiros. Em 2015, 90 bombeiros morreram em serviço, com 60

(66,7%) mortes ocorrendo na cena devido ao estresse ou ao excesso de exercícios; a doença induzida pelo calor é incluída como causa de morte nessa categoria.[78]

Os profissionais de atendimento pré-hospitalar e suas agências de SE são um bom recurso como parceiros para a educação da comunidade sobre estratégias de prevenção do estresse induzido pelo calor em muitos formatos diferentes, incluindo aulas, materiais educativos ou boletins, apresentações na comunidade e jornal local.

Como no público em geral, a doença induzida pelo calor em profissionais de atendimento pré-hospitalar representa um risco ocupacional; assim, o SE e outras equipes de segurança pública devem usar estratégias de prevenção e se preparar para a exposição a altas temperaturas ambientais quando isso for apropriado e relevante. Essas estratégias, as quais incluem políticas administrativas, procedimentos, controles de engenharia, uso de equipamentos e programas de vigilância médicos, visam ajudar a minimizar o impacto geral da exposição aguda ou crônica ao calor. A implementação de procedimentos administrativos simples pode ter um efeito drástico sobre a redução da incidência de doença induzida pelo calor. O **Quadro 19-5** fornece uma visão geral das estratégias de prevenção do estresse induzido pelo calor para profissionais de atendimento pré-hospitalar, bombeiros e outras equipes de segurança pública.[79]

Quadro 19-5 Prevenção de Distúrbios Relacionados ao Calor em Profissionais de Atendimento Pré-hospitalar

Você pode prevenir as consequências graves dos distúrbios relacionados ao calor melhorando seu nível de condicionamento físico e ficando aclimatado ao calor.

A manutenção de um nível elevado de condicionamento aeróbico é uma das melhores maneiras de se proteger contra o estresse induzido pelo calor. O profissional de atendimento pré-hospitalar bem-condicionado tem um sistema circulatório bem-desenvolvido e um maior volume sanguíneo. Ambos são importantes para regular a temperatura corporal. Os profissionais bem-condicionados começam a suar mais cedo, de modo que trabalham com uma frequência cardíaca mais baixa e uma menor temperatura corporal. Eles se adaptam ao calor duas vezes mais rápido que os profissionais não condicionados. Eles perdem a aclimatação mais lentamente e a recuperam mais rapidamente.

O tempo necessário para a aclimatação ao calor varia dependendo do momento e da frequência da exposição. Foi mostrado que ela ocorre dentro de 10 a 14 dias de exposição ao calor à medida que o organismo muda das seguintes maneiras:[13,80-82]

- Aumenta a produção de sudorese
- Melhora a distribuição do sangue
- Reduz a frequência cardíaca
- Diminui as temperaturas da pele e do corpo

Como profissional de atendimento pré-hospitalar, você pode aclimatar-se aumentando gradualmente o tempo de trabalho no calor, tomando o cuidado de repor os líquidos e descansando conforme a necessidade. A aclimatação é mantida com o trabalho ou exercício periódico em um ambiente quente.

No Trabalho

O índice de estresse pelo calor (ver **Figura 19-5**) ilustra como a temperatura e a umidade se combinam para criar condições de estresse de calor moderado ou de calor alto. Deve-se estar alerta para o estresse relacionado ao calor quando o calor radiante do sol ou de chamas próximas é alto, quando o ar está parado ou ao realizar um trabalho pesado e, assim, criar grandes quantidades de calor metabólico. O índice de estresse induzido pelo calor não considera os efeitos de longas horas de trabalho pesado e da desidratação ou o impacto das roupas e dos equipamentos de proteção individual.

Quando há condições de estresse pelo calor, você deve modificar a maneira como trabalha ou se exercita. Avalie seu ritmo. Há diferenças individuais em condicionamento, aclimatação e tolerância ao calor. Exagere e você será um candidato a uma doença relacionada ao calor.

Quando possível, você deve fazer o seguinte:

- Evitar trabalhar próximo a fontes de calor.
- Fazer o trabalho mais pesado durante as horas mais frescas da manhã e da noite.
- Mudar as ferramentas ou tarefas para minimizar a fadiga.
- Fazer pausas frequentes.
- Mais importante, manter a hidratação repondo os líquidos perdidos.

Hidratação

A manutenção dos líquidos corporais é fundamental para a sudorese e a remoção do calor interno gerado durante atividades físicas. Para minimizar a desidratação e o risco de doença induzida pelo calor, você deve hidratar-se antes, durante e depois de exercícios ou esforço físico. A Wilderness Medical Society atualmente recomenda a ingesta de líquidos

Temperatura (°F) versus umidade relativa (%)

°F	90%	80%	70%	60%	50%	40%
80	85	84	82	81	80	79
85	101	96	92	90	86	84
90	121	113	105	99	94	90
95		133	122	113	105	98
100			142	129	118	109
105				148	133	121
110						135

Alta	Possível distúrbio por calor
80–90°F	Possível fadiga com a exposição prolongada e atividade física.
90–105°F	Pode ocorrer insolação, cãibras de calor e exaustão pelo calor.
105–130°F	Insolação, cãibras de calor e exaustão pelo calor são prováveis, e há possibilidade de insolação
130 °F ou mais	A insolação é altamente provável com a exposição contínua.

Devido à natureza do cálculo do índice de calor, os valores nas tabelas têm um erro de ± 1,3°F.

Figura 19-5 Índice de estresse pelo calor.
Cortesia de National Weather Service, Pueblo, Colorado. https://www.weather.gov/pub/

ad libitum (tomar conforme a sede) para garantir a hidratação adequada, evitando a ingesta excessiva de líquidos e o início da hiponatremia associada ao exercício. Os profissionais de atendimento pré-hospitalar devem monitorar seu nível de sede ao longo do dia e ingerir líquidos na quantidade necessária para evitar a perda de peso corporal maior que 2%.[49,58] As características individuais (p. ex., peso corporal, predisposição genética, estado de aclimatação ao calor e estado metabólico) influenciarão a taxa de sudorese para uma determinada atividade. Esses fatores resultarão em grandes taxas individuais de sudorese e de perda total por sudorese. Por exemplo, sabe-se que a corrida de longas distâncias causa uma taxa média de sudorese de 1,4 a 1,9 litro por hora nos meses de verão, enquanto jogadores de futebol americano (grande massa corporal e com uso de equipamentos de proteção) suam em média 1,9 litro por hora e até 8,5 litros por dia.[63] Um comprometimento com pausas frequentes para hidratação é necessário para garantir que a desidratação não exceda 2% do peso corporal (com base no peso corporal nu pré-atividade) ao longo da duração da atividade física.

Antes de trabalhar, você deve tomar líquidos extras para preparar-se para o calor. Tome 200 a 500 mL de água, suco ou bebidas esportivas antes de trabalhar. Evite o excesso de cafeína; ela acelera a perda de líquidos na urina. Não há vantagem fisiológica com o consumo excessivo de grandes quantidades de líquido antes da atividade física. O American College of Sports Medicine atualmente recomenda a pré-hidratação lenta durante várias horas antes de uma atividade física com o consumo de cerca de 5 a 7 mL por quilograma de peso corporal.[35] O objetivo é a produção de um débito urinário que seja claro e cor de palha na aparência, evitando começar a atividade em estado de desidratação.

Durante o trabalho, fazer várias pausas para ingerir líquidos a cada hora com base no reconhecimento da sede. As taxas individuais de sudorese variam, da mesma maneira que a quantidade de água necessária para o consumo por hora. Deve-se ter o cuidado de evitar o consumo excessivo de líquidos de mais de 1,4 L/h por períodos prolongados, a menos que você tenha determinado sua taxa individualizada de perda por sudorese por hora. O American College of Sports Medicine atualmente recomenda um ponto inicial de 400 a 800 mL em média por hora para as atividades físicas (p. ex., corrida de maratona), ajustando a quantidade consumida com base em taxas individuais mais baixas ou mais altas de sudorese para atividades em condições de temperatura frias ou quentes e para pessoas mais leves ou mais pesadas.[63]

A água é a maior necessidade do corpo durante o trabalho no calor. Os estudos mostram que os trabalhadores bebem mais quando há disponibilidade de bebidas levemente saborizadas. O fornecimento de uma porção de reposição de líquidos com uma bebida esportiva com carboidratos/eletrólitos ajudará a reter os líquidos e manter os níveis de energia e eletrólitos. Infelizmente, muitas bebidas esportivas contêm grandes quantidades de açúcar, o que pode até reduzir a absorção do líquido ingerido.

Após o trabalho, você deve continuar ingerindo líquidos para repor as perdas de líquido. Para obter uma recuperação rápida e completa para atividades que resultam em grandes perdas de suor (i.e., combate a incêndios), beber aproximadamente 1,5 litro para cada quilograma de peso perdido.[63] A reidratação aumenta quando os líquidos contêm

(continua)

Quadro 19-5 Prevenção de Distúrbios Relacionados ao Calor em Profissionais de Atendimento Pré-hospitalar (*continuação*)

sódio e potássio ou quando alimentos contendo esses eletrólitos são consumidos junto com os líquidos.

Alimentos ricos em potássio como batatas, suco de ameixa seca, suco de cenoura, bananas e frutas cítricas devem ser parte regular de sua dieta, variando sua ingesta de líquidos para incluir limonada, suco de laranja ou suco de tomate. Limitar a quantidade de bebidas cafeinadas como café e bebidas de cola, pois a cafeína aumenta a perda de líquidos na urina, embora quantidades moderadas não tenham efeitos negativos.[49] Evite bebidas alcoólicas, pois elas também causam desidratação. Para evitar as viroses comuns, evite compartilhar garrafas de água, exceto em emergências.

A hidratação pode ser reavaliada observando-se o volume, a cor e a concentração da urina. Baixos volumes de urina escura e concentrada e micção dolorosa indicam necessidade importante de reidratação. Outros sinais de desidratação incluem frequência cardíaca rápida, fraqueza, fadiga excessiva e tonturas. A perda rápida de vários quilogramas de peso corporal é sinal certo de desidratação. Deve-se fazer a reidratação antes de voltar ao trabalho. Continuar trabalhando em estado de desidratação pode ter consequências graves, incluindo intermação, lesão muscular e insuficiência renal.

Roupas

As roupas de proteção individual buscam um equilíbrio entre proteção e conforto. Pesquisadores australianos concluíram que a tarefa do equipamento de proteção individual não é manter o calor fora, mas deixá-lo sair. Cerca de 70% da carga de calor vêm de dentro, do calor metabólico gerado durante o trabalho pesado. Apenas 30% vêm do ambiente. Devem-se usar roupas folgadas para aumentar a movimentação de ar. Devem-se usar camisetas e roupas de baixo de algodão para ajudar na evaporação do suor em ambientes quentes. Evitar camadas extras de roupas que isolam, restringem a movimentação de ar e contribuem para o estresse causado pelo calor.

Diferenças Individuais

As pessoas diferem em sua resposta ao calor. Alguns profissionais de atendimento pré-hospitalar, como os bombeiros, estão sob maior risco para distúrbios relacionados ao calor devido ao seu ambiente e às necessidades de equipamentos. Outras razões incluem diferenças hereditárias na tolerância ao calor e na taxa de sudorese; peso corporal excessivo, o qual aumenta a produção metabólica de calor; e doenças, drogas ilícitas e medicamentos, os quais também

podem influenciar a resposta do corpo ao esforço em um ambiente quente.

Verifique com o seu médico ou farmacêutico se estiver usando medicamentos com ou sem receita médica, ou se apresentar um problema clínico. Você deve sempre treinar e trabalhar com um parceiro que possa ajudar no caso de ter problemas. Lembrem um ao outro de ingerir líquidos e cuidem um do outro. Se o seu parceiro desenvolver um distúrbio relacionado ao calor, comece o tratamento imediatamente.

Resumo

Prevenção

- Melhore ou mantenha seu condicionamento aeróbico.
- Faça a aclimatação ao calor.

No trabalho

- Esteja ciente das condições (temperatura, umidade, movimentação do ar).
- Faça pausas frequentes e ingira líquidos regularmente para aliviar a sede.
- Evite camadas extras de roupas.
- Mantenha um ritmo constante.

Hidratação

- O objetivo da hidratação é evitar a desidratação (perda pela sudorese) de mais do que 2% do peso corporal nu.
- Antes do trabalho, beba vários copos de água, suco ou bebida esportiva.
- Durante o trabalho, faça pausas frequentes para ingerir líquidos.
- Após o trabalho, continue ingerindo líquidos para garantir a reidratação.
- Lembre-se de que apenas você pode evitar a desidratação.

Parceiros

- Sempre trabalhe ou treine com um parceiro.

Bebidas

- Bebidas esportivas com carboidratos (5 a 10%) e eletrólitos (p. ex., sódio 20 a 30 mEq/L e potássio 2 a 5 mEq/L) estimulam a ingesta de líquidos, fornecem energia e diminuem a perda urinária de água. Os carboidratos ajudam a manter a função imunológica e o desempenho mental durante o trabalho árduo prolongado. Bebidas com cafeína e álcool interferem na reidratação por aumentar a produção de urina.

U.S. Department of Agriculture, U.S. Forest Service: Heat Stress Brochure, American College of Sports Medicine. Position stand: exercise and fluid replacement. *Med Sci Sports Exerc*. 2007;39(2):377.

Uma complexa interação de fatores que se combinam para exceder os limites de tolerância para a exposição individual ao calor pode acabar levando ao surgimento de sinais e sintomas de doença relacionada ao calor. A capacidade dos seres humanos de trabalhar em ambientes moderados a quentes pode ser maximizada por meio da preparação avançada do condicionamento físico, da aclimatação ao calor, das condições de moradia e trabalho, da higiene pessoal e do uso de alimentos e bebidas para manter e repor eletrólitos e água no corpo. O ambiente, a hidratação com fluidos, o condicionamento físico e a aclimatação ao calor são fatores fundamentais e devem ser compreendidos.

Ambiente

Os profissionais de atendimento pré-hospitalar e outras equipes de segurança pública estão sujeitos a ambientes muito quentes como parte de suas exigências ocupacionais. Durante o treinamento ou uma resposta de emergência, muitos profissionais encontrarão altos níveis de estresse pelo calor ao trabalhar com equipamento de proteção individual (EPI) (roupas impermeáveis), como roupas de proteção contra incêndio, roupas para materiais perigosos ou roupas protetoras para materiais químicos/biológicos. Esse estresse induzido pelo calor é, ainda, acrescido da necessidade de entrar em espaços pouco ventilados ou confinados, ou de trabalhar em um acidente com múltiplos veículos ao sol ou em um dia quente e úmido.

O EPI compromete a capacidade do corpo de dissipar o calor e impede a evaporação do suor durante altas cargas de trabalho. Com as altas taxas de sudorese pela produção interna de calor durante tarefas fisicamente exigentes e a exposição ao calor externo, as equipes estão sob risco elevado de desidratação e doença induzida pelo calor. Assim, o uso de EPI reduz a vantagem fisiológica obtida por meio da aclimatação ao calor e do condicionamento físico.

Esses riscos podem ser minimizados medindo-se as condições de calor do ambiente e, quando aplicável, seguindo-se as diretrizes recomendadas de trabalho/repouso e hidratação para o trabalho em ambientes muito quentes.[24,83]

Uma ferramenta tradicional para medir a carga térmica é o **índice de estresse pelo calor** (Figura 19-5). Esse índice usa a combinação de temperatura ambiente (lida em um termômetro) e umidade relativa. Esse método é mais eficaz para a predição de potencial lesão sistêmica pelo calor em comparação com a temperatura ambiente de forma isolada. Se estiver trabalhando sob luz solar direta, superfícies próximas que irradiam grandes quantidades de calor ou com roupas de proteção pesadas, cerca de 5,5°C devem ser acrescentados aos valores da tabela.

Um método mais amplamente utilizado para medir a carga de calor ambiental que é usado em muitos cenários industriais e militares é o *índice de temperatura global de bulbo úmido* (WBGT, de *wet-bulb globe temperature*)[24,84] (**Tabela 19-3**). Esse índice utiliza a combinação de um bulbo seco para a temperatura ambiente, um bulbo molhado para medir a umidade e um globo negro para o calor radiante, além do movimento do ar para fornecer um impacto mais acurado das condições ambientais. Integradas com as faixas de temperatura de cinco níveis do WBGT estão as diretrizes horárias para trabalho/repouso (em minutos) e hidratação (em quartos [medida equivalente a cerca de 1 litro]). Uma bandeira colorida (ausência de bandeira, verde, amarela, vermelha ou preta) representa cada uma das cinco faixas de temperatura do WBGT. O WBGT pode ser monitorado a cada hora, e a cor de bandeira correspondente é colocada em um mastro do lado de fora para que todas as pessoas vejam durante o dia. Quando aplicável, o ajuste apropriado de roupas, atividade física, ciclos de trabalho/repouso e ingesta de líquidos pode ser feito com base nas condições do WBGT. Esse sistema integrado de WBGT e políticas relacionadas podem ser facilmente desenvolvidos em vários locais de segurança pública e em locais de treinamento para garantir que programas efetivos de prevenção de doença induzida pelo calor sejam usados para a redução de fadiga, lesões e doença induzida pelo calor.

Hidratação

Se o sistema de bandeiras do WBGT não for usado para fornecer diretrizes para a hidratação, outro recurso excelente foi publicado pelo American College of Sports Medicine, com base em anos de pesquisa.[75] Essas diretrizes são facilmente aplicáveis a qualquer pessoa que participe de atividades físicas. As diretrizes de hidratação devem ser estabelecidas dentro de uma agência para evitar a desidratação excessiva (mais de 2% de perda de peso corporal), criando-se o fácil acesso à água e bebidas com eletrólitos, particularmente durante a atividade em ambientes mornos e quando a pessoa sente sede (**Quadro 19-6**). Idealmente, os programas de reposição de líquidos devem ser personalizados com base na taxa individualizada de perda com a sudorese, a massa corporal e a intensidade do exercício, conforme determinado por medidas da perda de peso corporal pré ou pós-atividade física.

Condicionamento Físico

Para aumentar de forma efetiva a tolerância ao calor em condições de calor intenso, os profissionais de atendimento pré-hospitalar devem aumentar o seu condicionamento aeróbico por meio de programas individualizados (p. ex., caminhada, corrida, ciclismo, natação, simulação de escada, uso de máquinas de exercícios elípticos).[84] Esses programas fornecerão a reserva cardíaca para sustentar o débito cardíaco necessário para satisfazer as demandas concomitantes de esforço físico (muscular) e mecanismos de dissipação do calor (termorregulação) em ambientes com

Tabela 19-3 Diretrizes para Reposição de Líquidos para Treinamento em Climas Mornos

Categoria de Calor	Índice WBGT (°C)	Esforço Leve		Esforço Moderado		Esforço Intenso	
		Trabalho/ Repouso (minutos)	Ingesta de Água (L/h)	Trabalho/ Repouso (minutos)	Ingesta de Água (mL/h)	Trabalho/ Repouso (minutos)	Ingesta de Água (L/h)
1	25,5 a 27,7	SL	1/2	SL	709,76	40/20	3/4
2	27,8 a 29,3	SL	1/2	50/10	709,76	30/30	1
3	29,4 a 31	SL	3/4	40/20	709,76	30/30	1
4	31,1 a 32,1	SL	3/4	30/30	709,76	20/40	1
5	> 32,2	50/10	1	20/40	946,35	10/50	1

		Esforço Leve	Esforço Moderado	Esforço Intenso
		Caminhada em superfície dura a 4 quilômetros/hora (km/h), menos de 14 kg de carga	Caminhada em superfície dura a 5 km/h, menos de 19 kg de carga Caminhada em areia solta a 4 km/h, sem carga; calistênicos	Caminhada em superfície dura a 6 km/h, mais de 18 kg de carga Caminhada em areia solta a 4 km/h, com carga

Abreviações: SL, sem limite para o tempo de trabalho; WBGT, *wet-bulb globe temperature.*

Nota: os tempos para trabalho/repouso e os volumes de reposição de líquidos sustentarão o desempenho e a hidratação por pelo menos 4 horas de trabalho na categoria de calor específica. As necessidades individuais de água variam. Repouso significa mínima atividade física (sentar ou ficar parado de pé) e, se possível, na sombra.

Cuidado: a ingesta horária de líquidos não deve exceder 1,4 L. A ingesta diária de líquidos não deve exceder 11,4 L. Ao usar uma vestimenta tipo blindagem corporal: acrescentar cerca de 2,75°C ao índice WBGT em climas úmidos. Ao usar equipamento de proteção individual sobre a roupa: acrescentar cerca de 5,5°C ao índice WBGT para esforço leve e cerca de 11°C para esforço moderado e intenso.

Versão atual das diretrizes de WBGT, hidratação e trabalho/repouso conforme atualizado pelo U.S. Army Research Institute for Environmental Medicine (USARIEM) e publicado por Montain SJ, Latzka WA, Sawka MN. *Mil Med.* 1999;64:502.

Quadro 19-6 Diretrizes de Hidratação para Minimizar a Desidratação

Princípios Gerais

É importante manter a hidratação, especialmente ao se exercitar ou realizar atividades que envolvam esforço físico intenso. As necessidades de hidratação de uma pessoa serão diferentes dependendo da intensidade da sua sudorese. Os princípios gerais a serem lembrados incluem os seguintes:

1. Ingerir líquidos antes e durante o esforço e quando sentir sede.
2. Usar água e bebidas com eletrólitos para repor os líquidos perdidos.

3. Pesar-se antes e depois do exercício para ajudar a definir se a ingesta de líquido é suficiente, deficiente ou excessiva.

Certifique-se de ingerir líquidos suficientes mesmo quando não estiver se exercitando. Se você postergar a ingesta de líquido durante seu dia regular, seu corpo pode desidratar mais rapidamente ao se exercitar.

Peso

O peso é um fator usado para determinar a hidratação (ou a desidratação). É importante repor o líquido perdido durante o esforço físico. Se uma pessoa não repõe esse líquido, ela pesará menos após o exercício. De modo inverso, se uma pessoa ingerir quantidades excessivas de líquidos durante o esforço físico, ela pode ganhar peso devido à ingesta de líquido. Idealmente, uma pessoa terá aproximadamente o mesmo peso antes e depois do exercício; isso indica que a pessoa manteve o nível apropriado de líquidos.

Quando você não ingerir líquido suficiente durante o exercício, certifique-se de repor os líquidos depois disso. Não se deve usar a desidratação como técnica de perda de peso.

Tipo de Bebida

Além de lembrar-se de ingerir quantidades suficientes de líquidos, é importante saber o tipo de líquido a tomar. Ingerir apenas água durante exercício intenso pode levar a desequilíbrios eletrolíticos. As bebidas esportivas com eletrólitos visam repor os eletrólitos perdidos com a sudorese. Porém, a maioria das bebidas esportivas comerciais tem carboidratos em excesso; as soluções de hidratação oral não devem ter mais de 6% de carboidratos.[58] Muitas bebidas esportivas comerciais podem ser diluídas com água para atingir essa concentração de carboidratos. Durante o exercício, fique alerta para o surgimento de edema em mãos e pés, cefaleia e distensão abdominal, o que poderia indicar hiponatremia.

Além disso, se você for atleta ou trabalhar em uma profissão que exija esforço intenso, inclua uma quantidade moderada de sal em sua dieta para satisfazer a necessidade aumentada de cloreto de sódio de seu corpo.

Recomendações de Ingesta de Líquidos

As recomendações para a reposição de líquidos (com água e bebidas esportivas com eletrólitos) são (**Tabela 19-4**):

Tabela 19-4 Recomendações para Ingesta de Líquidos	
Intervalo de Tempo	**Quantidade**
4 horas antes do exercício	0,5-0,6 litro
10-15 minutos antes do exercício	0,2-0,4 litro
Durante exercícios por menos de 60 minutos	0,1-0,2 litro a cada 15-20 minutos
Durante exercícios por mais de 60 minutos	0,1-0,2 litro de bebida esportiva a cada 15-20 minutos
Após o exercício (dentro de 2 horas)	0,6-0,7 litro a cada 0,5 kg perdido

Dados de American College of Sports Medicine. Selecting and effectively using hydration for fitness. Accessed October 25, 2021. https://www.yumpu.com/en/document/read/46203304/selecting-and-effectively-using-hydration-for-fitness-american

temperatura elevada.[85,86] O American College of Sports Medicine, a American Heart Association e o Department of Health and Human Services trabalharam juntos para estabelecer recomendações de atividade física nacionais atualizadas para a manutenção da saúde e do bem-estar.[86]

Aclimatação ao Calor

Uma política e protocolos para a aclimatação ao calor devem ser fornecidos dentro de uma organização de segurança pública.[87] A aclimatação ao calor pode ser alcançada com 60 a 120 minutos de exercícios com exposição ao calor diariamente por cerca de 8 a 14 dias.[35,49,88] Os benefícios da aclimatação ao calor são o aumento do desempenho no trabalho, a melhoria da tolerância ao calor e a redução da sobrecarga fisiológica. Esses ajustes incluem aumento do volume sanguíneo, aumento do volume sistólico, redução da FC em um determinado nível de atividade, redução da concentração de sódio no suor, conservação do sódio no corpo, início mais precoce da sudorese e aumento do volume da sudorese (**Quadro 19-7**). Essas mudanças melhoram a transferência de calor do corpo desde o centro até a pele para tentar aumentar a transferência de calor da pele para o ambiente. Embora a tolerância ao calor seja maior nessas pessoas (p. ex., atletas de resistência, infantaria militar) e isso seja considerado desejável, a maior produção de volume de suor (1 a 2 litros/hora) resulta em grande perda de líquidos, causando desidratação. Consequentemente, o maior volume de perda pelo suor em pessoas aclimatadas ao calor aumenta as exigências de hidratação durante a exposição ao calor, particularmente quando a pessoa não adere a um rigoroso esquema de hidratação. O **Quadro 19-8** fornece uma visão geral das diretrizes de aclimatação ao calor.

1. Conforto térmico: melhorado
2. Temperatura central: reduzida
3. Fluxo sanguíneo cutâneo: mais precoce
4. Frequência cardíaca: reduzida
5. Perdas de sais (suor e urina): reduzidas
6. Desempenho no exercício: melhorado
7. Sudorese: mais precoce e maior
8. Produção corporal de calor: menor
9. Sede: melhorada
10. Proteção dos órgãos: melhorada

Heat Acclimatization Guide, Ranger and Airborne School Students. Accessed October 25, 2021. https://www.usariem.army.mil /assets/docs/partnering/HeatAcclimatizationGuide.pdf

Reabilitação em Incidentes de Emergência

Mesmo tomando as precauções adequadas (p. ex., hidratação, aclimatação ao calor) durante o trabalho em ambientes extremamente quentes, os profissionais de SE algumas vezes serão levados aos seus limites. Os bombeiros, em particular, podem usar uma ampla gama de EPIs, dependendo da situação em que estejam trabalhando. Esse EPI costuma ser pesado e restritivo, podendo aumentar muito o estresse pelo calor experimentado na cena.[89] A reabilitação deve ocorrer antes do ponto de esforço exagerado, e não depois disso.

Quadro 19-8 Diretrizes de Aclimatação ao Calor

Segue uma versão modificada das diretrizes de aclimatação ao calor para membros saudáveis e com bom condicionamento físico da infantaria em preparação para a atividade física em ambientes quentes.

Você Deve Se Preocupar com o Clima Quente?
Se você está acostumado a trabalhar em climas frios ou temperados, a exposição ao clima quente dificultará muito a realização do trabalho. O clima quente o deixará mais fatigado, dificultará a recuperação e aumentará o risco de doença induzida pelo calor. As pessoas com as mesmas capacidades, mas que estão acostumadas a trabalhar em climas quentes, terão maior tolerância ao calor e maior capacidade física durante a exposição ao calor.

O que é Aclimatação ao Calor?
Aclimatação ao calor se refere a adaptações biológicas que reduzem a sobrecarga fisiológica (p. ex., frequência cardíaca, temperatura corporal), melhoram as capacidades de esforço físico, melhoram o conforto e protegem os órgãos vitais (cérebro, fígado, rins, músculos) contra a lesão pelo calor. A adaptação biológica mais importante pela aclimatação ao calor é a resposta maior e mais precoce da sudorese e, para que essa resposta melhore, ela deve ser invocada.

A aclimatação ao calor é específica para o clima e o nível de atividade física. Pessoas que realizam apenas esforço físico leve ou breve obterão o nível de aclimatação ao calor necessário para a realização da tarefa. Se elas tentarem realizar uma tarefa mais extenuante ou prolongada, haverá necessidade de aclimatação adicional e melhora do condicionamento físico para a realização daquela tarefa com sucesso no calor.

Como Você Fica Aclimatado ao Calor?
A aclimatação ao calor ocorre quando exposições repetidas ao calor causam estresse suficiente para elevar a temperatura corporal e provocar sudorese profusa. O repouso no calor, com atividade física limitada àquela necessária para a existência, resulta em aclimatação apenas parcial. O exercício físico no calor é necessário para alcançar a aclimatação ideal ao calor para aquela intensidade de exercício em um determinado ambiente quente.

Em geral, há necessidade de 8 a 14 dias de exposição diária ao calor para induzir a aclimatação ao calor. A aclimatação ao calor exige um mínimo de exposição diária ao calor de 1 a 2 horas (pode ser dividida em duas exposições de 1 hora) combinada com exercícios físicos que exijam resistência cardiovascular (p. ex., corrida) em vez de treinamento de força. Deve-se aumentar gradualmente a intensidade ou a duração dos exercícios a cada dia. Trabalhe até um esquema de treinamento físico apropriado adaptado para a atividade física necessária.

Após cessar a exposição, os benefícios da aclimatação ao calor serão retidos por cerca de 1 semana e depois diminuirão gradativamente, com cerca de 75% sendo perdidos depois de cerca de 3 semanas. Um ou dois dias de clima frio intercalados não interferem na aclimatação ao clima quente.

Com Que Velocidade Você Pode Ficar Aclimatado ao Calor?
Para a pessoa comum, a aclimatação ao calor exige 8 a 14 dias de exposição ao calor e aumentos progressivos no esforço físico. No segundo dia de aclimatação, são observadas reduções significativas

na sobrecarga fisiológica. No fim da primeira semana e da segunda semana, mais de 60% e mais de 80% das adaptações fisiológicas estão completas, respectivamente. As pessoas com menor condicionamento físico ou aquelas incomumente suscetíveis à exposição ao calor podem necessitar de vários dias ou semanas adicionais para uma aclimatação completa.

Pessoas com bom condicionamento físico devem ser capazes de alcançar a aclimatação ao calor em cerca de 1 semana. Porém, pode haver necessidade de várias semanas morando e trabalhando no local (temporada) para maximizar a tolerância a altas temperaturas corporais.

Quais São as Melhores Estratégias de Aclimatação ao Calor?

1. Maximizar o condicionamento físico e a aclimatação ao calor antes da exposição ao clima quente. Manter o condicionamento físico com programas de manutenção adaptados para o ambiente, como o treinamento físico nas horas mais frescas da manhã e da noite.
2. Integrar o treinamento e a aclimatação ao calor. Treinar na parte mais fresca do dia e fazer a aclimatação na parte quente do dia. Começar lentamente reduzindo a intensidade e a duração habituais de seu treinamento (em comparação com o que faria em climas temperados). Aumente o volume de treinamento e exposição ao calor conforme sua tolerância ao calor permitir. Use intervalos de treinamento para modificar seu nível de atividade.
3. Se o novo clima for muito mais quente que aquele ao qual você está acostumado, atividades recreativas podem ser apropriadas nos primeiros 2 dias com períodos de corrida/caminhada. No terceiro dia, você deve ser capaz de integrar corridas de treinamento (20 a 40 minutos) com ritmo reduzido.
4. Consumir água suficiente para repor as perdas pelo suor. Taxas de sudorese de mais de 0,9 litro por hora são comuns. A aclimatação ao calor aumenta a taxa de sudorese e, assim, aumenta as necessidades de água. Como resultado disso, as pessoas aclimatadas ao calor desidratam mais rapidamente se não consumirem líquidos. A desidratação anula muitas das vantagens termorregulatórias conferidas pela aclimatação ao calor e pelo alto condicionamento físico.

Dados de Sawka MN, Kolka MA, Montain SJ. *Ranger and Airborne School Students' Heat Acclimatization Guide.* U.S. Army Research Institute of Environmental Medicine; 2003.

A reabilitação envolve os seguintes princípios[89]:

- Abandono das condições climáticas extremas
- Repouso e recuperação
- Resfriamento ou aquecimento (conforme a necessidade)
- Reidratação (reposição de líquidos)
- Reposição de calorias e eletrólitos
- Monitoramento médico
- Busca de membros da equipe (responsabilidade)

Lesões Produzidas pelo Frio

Desidratação

A desidratação ocorre muito facilmente no frio, particularmente com o aumento da atividade física. Isso ocorre por três razões primárias:

- Evaporação do suor
- Aumento da perda respiratória de calor e líquidos causado pela secura do ar frio
- Diurese induzida pelo frio

A **diurese induzida pelo frio** é uma resposta fisiológica normal que resulta da vasoconstrição cutânea pela exposição prolongada ao frio. Essa é a resposta do organismo para reduzir a perda de calor corporal desviando o sangue para longe da periferia mais fria para veias mais profundas dentro do corpo. Essa resposta causa uma expansão do volume sanguíneo central, o que resulta em elevação na PA média, no volume sistólico e no débito cardíaco.[90] O volume sanguíneo expandido pode produzir uma diurese manifestada pela micção frequente. A diurese induzida pelo frio pode reduzir o volume plasmático de 7 para 15%, resultando em hemoconcentração e desidratação aguda por uma perda de líquidos de quase duas vezes em relação ao normal.

Como na exposição ao calor, a adesão a diretrizes de hidratação e o acesso a líquidos quando há sede durante o trabalho em ambientes frios são necessários para minimizar a desidratação juntamente com a fadiga associada e as alterações físicas e cognitivas. Como a sede é suprimida em ambientes frios, a desidratação é um risco significativo.

Distúrbios Menores Relacionados ao Frio

Lesão Congelante de Contato

Quando há contato entre materiais frios e a pele desprotegida, pode haver **lesão por congelamento** local imediata. Não tocar com as mãos em nenhuma superfície

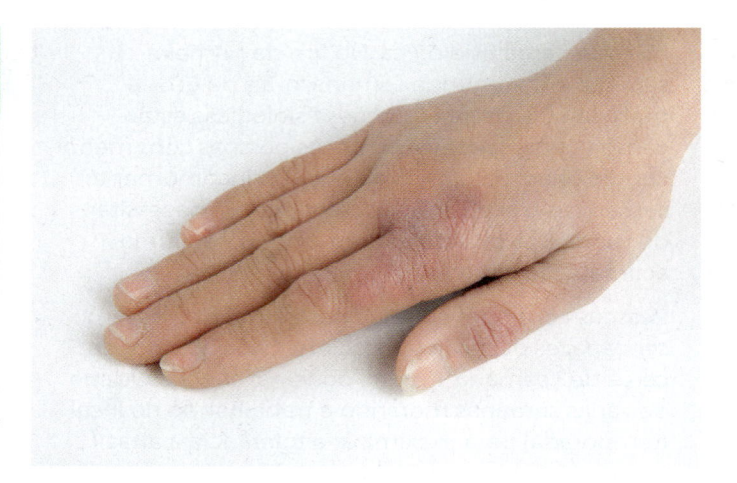

Figura 19-6 As geladuras afetam mais comumente os pés, as mãos, as pernas e as coxas.
© Kungfu01/Shutterstock

metálica, álcool, gasolina, anticongelante, gelo ou neve; ver a seção "Lesão por Congelamento" para avaliação e abordagem (**Quadro 19-9**).

Lesão por Congelamento Inicial (Frostnip)

O *frostnip* costuma ser um precursor da lesão por congelamento (*frostbite*) e produz sinais reversíveis de palidez e dormência cutânea em tecidos localizados. Em geral, ele é visto nas bochechas, no nariz e nos lóbulos da orelha. O *frostnip* é uma lesão tecidual autolimitada e não congelante desde que a exposição ao frio não continue; ele não exige intervenção do profissional de atendimento pré-hospitalar, nem transporte.

Urticária do Frio

A *urticária do frio* é um distúrbio caracterizado pelo rápido início (dentro de minutos) de prurido, vermelhidão e edema da pele após a exposição ao frio. A sensação de queimação pode ser uma característica proeminente. Essa condição, causada por uma liberação local de histamina, é algumas vezes observada quando se aplica gelo diretamente sobre a pele durante a terapia com gelo para distensões e contraturas. As pessoas com história de urticária do frio são aconselhadas a evitar a imersão em água gelada, o que poderia causar morte por anafilaxia sistêmica. O tratamento inclui a evitação do frio e, possivelmente, o uso de anti-histamínicos.

Geladura ou Pérnio (Chilblains)

Geladuras são lesões não congelantes causadas pelo frio que se apresentam como pequenas lesões cutâneas pruriginosas e dolorosas, que parecem nodulações vermelho-azuladas que ocorrem na superfície cutânea extensora dos dedos ou em qualquer superfície cutânea (mais comumente pés, mãos, pernas e coxas) pela exposição crônica ao frio. As geladuras ocorrem várias horas após a exposição ao frio em climas úmidos temperados (**Figura 19-6**). Elas são algumas vezes agravadas pela exposição ao sol. O frio causa a constrição de pequenas artérias e veias na pele, e o reaquecimento resulta no extravasamento de sangue para os tecidos com edema da pele.

As geladuras têm mais chance de ocorrer nas pessoas com circulação periférica ruim. Alguns fatores que contribuem são tendência familiar e doença vascular periférica causada por diabetes, tabagismo, hiperlipidemia (aumento dos níveis séricos de lipídeos), má nutrição (p. ex., anorexia nervosa), doença do tecido conectivo e distúrbios da medula óssea. Cada geladura surge em algumas horas como uma área de edema pruriginosa e de cor vermelho-azulada, melhorando ao longo de 7 a 14 dias. Nos casos graves, pode haver formação de bolhas, pústulas, crostas e ulceração. Algumas vezes, as lesões podem ter formato de anel. Elas podem ficar espessadas e persistir por meses.

Os sintomas diminuirão com a remoção da pessoa do frio. A abordagem envolve a proteção em relação ao frio com roupas e luvas apropriadas.

Ceratite Ultravioleta (Solar) (Cegueira da Neve)

Sem a proteção contra a exposição aos reflexos brilhantes na neve, o risco de queimaduras da pele e dos olhos por raios ultravioleta aumenta muito. Esse risco aumenta muito com as altitudes maiores. A **ceratite solar** é insidiosa durante a fase de exposição, com as queimaduras do epitélio corneano e conjuntival podendo ocorrer com apenas 2 horas de exposição, mas não ficando aparentes até 6 a 12 horas após a exposição.[19]

A abordagem da cegueira da neve se baseia nos sintomas, os quais incluem lacrimejamento excessivo, dor intensa, vermelhidão, edema palpebral, dor ao olhar para a luz, cefaleia, sensação de areia nos olhos e redução da visão (turvação). Os profissionais de atendimento pré-hospitalar devem considerar o uso de curativo nos olhos afetados se não houver outro método para evitar exposição adicional aos raios ultravioleta (p. ex., óculos de sol) ao transportar o paciente. Os colírios anestésicos tópicos, se disponíveis, podem ser usados para prover alívio sintomático. Há necessidade de atenção médica para determinar o nível de intensidade e a necessidade de antibióticos e analgésicos.[91]

Distúrbios Maiores Relacionados ao Frio

Lesão Cutânea Localizada pelo Frio

As lesões causadas pelo frio ocorrem em locais periféricos do corpo e são classificadas como lesões congelantes (p. ex., lesão por congelamento) ou não congelantes (p. ex., *frostnip*, geladura, pé de imersão). As lesões localizadas pelo frio são preveníveis com o preparo adequado para a exposição ao frio, o reconhecimento precoce da lesão pelo frio e o cuidado médico efetivo. Porém, a lesão por congelamento, a forma mais grave de lesão congelante devido ao risco de perda do membro, é a lesão de preocupação primária nesta seção.

A prevenção de lesão pelo frio por meio de uma compreensão dos fatores que contribuem é fundamental. Nicotina, intoxicação por álcool, condição de sem-teto e transtornos psiquiátricos maiores ainda são importantes fatores predisponentes.[92] Roupas apertadas ou constritivas, excesso de meias e sapatos apertados são fatores previsíveis no início da lesão por congelamento. Com um aumento nos esportes de aventura e em outras atividades recreativas realizadas no inverno, as lesões localizadas pelo frio são vistas com mais frequência.

Os profissionais de atendimento pré-hospitalar devem evitar a perda de calor corporal e proteger a pele exposta contra a lesão por congelamento nos pacientes durante a exposição prolongada a condições de frio. Por exemplo, em pacientes que necessitam de extricação veicular, em cenários que resultam na incapacidade de mover o paciente e em pacientes com edema de tecidos moles em ambientes frios, o comprometimento da circulação pode levar a uma maior incidência de lesão localizada pelo frio. A prioridade dos cuidados para todos os pacientes que apresentem lesão por congelamento ou outras lesões pelo frio é protegê-los da exposição adicional e focar na prevenção e no tratamento da hipotermia.

Lesão Associada ao Frio Não Congelante

A **lesão associada ao frio não congelante (LFNC)** é uma síndrome que causa dano aos tecidos em temperaturas geladas, mas não congelantes. Sendo mais comumente associada com pé de imersão e pé de trincheira, essa síndrome pode afetar as extremidades. A LFNC resulta de dano aos tecidos periféricos causado pela exposição prolongada (horas a dias) a condições de umidade/frio, não envolve o congelamento dos tecidos, mas pode coexistir com a lesão congelante como a lesão por congelamento.[93-96] Essa síndrome envolve primariamente os pés e se reflete em dois tipos de LFNC. Muito embora as lesões a seguir sejam clinicamente idênticas, elas são causadas por condições ambientais diferentes. O **pé de trincheira** ocorre primariamente em militares durante operações de infantaria e está relacionado aos efeitos combinados da exposição prolongada ao frio e da circulação restrita nos pés; ele não envolve a imersão em água.[92] O **pé de imersão** é causado pela imersão prolongada das extremidades na umidade fria ou gelada. Os profissionais de atendimento pré-hospitalar podem ver o pé de imersão em pessoas em situação de rua, alcoolistas ou idosas; em pessoas que fazem caminhadas e em caçadores; em vários atletas de esportes de aventura; e em sobreviventes no oceano.[93,97,98] Com frequência, essa síndrome passa despercebida durante a avaliação de pessoas que foram expostas a condições de frio ou umidade por falha em retirar as botas ou sapatos e examinar os pés, e por falta de treinamento médico formal em LFNC.[93] O pé de imersão pode estender-se até os joelhos ou acima deles, dependendo da profundidade da imersão.[97]

Essa síndrome ocorre como resultado de muitas horas de resfriamento das extremidades inferiores em temperaturas variando de 0 a 15°C.[99] A lesão de tecidos moles ocorre na pele dos pés, sendo conhecida como **maceração**. A ruptura da pele predispõe as pessoas à infecção. A maior lesão é vista nos nervos e nos vasos sanguíneos periféricos, sendo causada por lesão isquêmica secundária. A LFNC leve é inicialmente autolimitada, mas com a exposição contínua prolongada ao frio, ela se torna irreversível. Quando os pés estão molhados e frios, eles estão sob risco aumentado, e a evolução da lesão é acelerada, pois as meias molhadas isolam pouco e a água resfria mais efetivamente que o ar à mesma temperatura. Quaisquer fatores que reduzam a circulação para as extremidades contribuem para a lesão, como roupas constritivas, botas, imobilidade prolongada, hipotermia e postura agachada.

A LFNC é classificada em quatro graus, da seguinte forma:

- *Mínima*. A hiperemia ou o ingurgitamento causado por aumento do fluxo sanguíneo para os pés e as discretas alterações sensoriais permanecerão por 2 a 3 dias após a lesão. A condição é autolimitada, e não há sinais da lesão após 7 dias. Algumas vezes, permanecerá a sensibilidade ao frio.
- *Leve*. Edema, hiperemia e discretas alterações sensoriais permanecem 2 a 3 dias após a lesão. Sete dias após a lesão, encontra-se anestesia na superfície plantar do pé e na ponta dos dedos dos pés, o que dura 4 a 9 semanas. Não se observa presença de bolhas nem perda de pele. A deambulação é possível quando a caminhada não causa dor.

- *Moderada*. Edema, hiperemia, bolhas e pele mosqueada estão presentes 2 a 3 dias após a lesão. Com 7 dias, há anestesia ao toque nas superfícies dorsal e plantar e nos dedos dos pés. O edema persiste por 2 a 3 semanas, e a dor e a hiperemia duram até 14 semanas. Ocorre alguma descamação da pele de bolhas, mas sem perda de tecidos profundos. Alguns pacientes terão lesão permanente.
- *Grave*. Edema intenso, entrada forçada de sangue em tecidos circundantes (*extravasamento*) e gangrena estão presentes 2 a 3 dias após a lesão. A anestesia completa de todo o pé permanece com 7 dias, com paralisia e atrofia muscular nas extremidades afetadas. A lesão vai além do pé e até a parte inferior da perna. Essa lesão grave produz perda tecidual significativa, resultando em *autoamputação* (amputação não cirúrgica de tecidos moles). A gangrena é um risco constante até que a perda de tecido esteja completa. É possível que o paciente tenha convalescença prolongada e incapacidade permanente.[93]

AVALIAÇÃO

Como o paciente experimentou exposição leve a moderada ao frio, é fundamental descartar a hipotermia e avaliar a possibilidade de desidratação. Mesmo que não seja uma lesão congelante, a LFNC é uma lesão insidiosa e potencialmente incapacitante; o achado comum dessas duas lesões localizadas pelo frio é de que a extremidade está resfriada até o ponto da anestesia ou dormência enquanto a lesão está ocorrendo.

A chave para a abordagem da LFNC é a detecção e o reconhecimento durante a avaliação. Durante a avaliação primária, o tecido com lesão parece macerado, edematoso, pálido/branco-amarelado, anestesiado, sem pulso e imóvel, mas não congelado. Os pacientes referem falta de coordenação e cambaleio ao tentar caminhar. Após a remoção do frio, e durante ou após o reaquecimento, o fluxo periférico de sangue aumenta à medida que começa a reperfusão do tecido isquêmico. A extremidade muda de cor, de branca para azul-pálida mosqueada, permanecendo fria e dormente. O diagnóstico de pé de trincheira e de pé de imersão geralmente é feito quando esses sinais não mudam após o reaquecimento passivo dos pés. Entre 24 e 36 horas após o reaquecimento, há desenvolvimento de marcada hiperemia, junto com dor intensa em queimação e reaparecimento da sensibilidade proximal, mas não distal. Isso é causado por vasodilatação venosa. Há desenvolvimento de edema e bolhas nas áreas lesadas à medida que a perfusão aumenta. A pele permanecerá mal perfundida após começar a hiperemia, sendo provável que a pele descame à medida que a lesão evolui. Qualquer ausência de pulso após 48 horas na extremidade lesada sugere lesão profunda grave e maior chance de perda substancial de tecido, além do desenvolvimento de gangrena.

ABORDAGEM

Após a detecção de uma possível LFNC, as prioridades são a eliminação de qualquer resfriamento adicional do paciente ou da extremidade, a prevenção de trauma adicional no local da lesão e o transporte do paciente. Não permitir que o paciente caminhe sobre uma extremidade lesada. Devem-se remover com cuidado os calçados e as meias. Cobrir a parte lesada ou extremidade com curativo estéril, seco e frouxo; protegê-la do frio; e começar o reaquecimento passivo do tecido lesado durante o transporte. A área afetada pode ser agravada pelo peso de um cobertor. Não há necessidade de reaquecimento ativo. Não massagear a área afetada, pois isso pode causar mais dano tecidual. Conforme a necessidade, tratar o paciente para desidratação com um *bolus* de fluidos IV e reavaliar. Dependendo do tempo de transporte, pode ocorrer dor intensa durante o reaquecimento passivo à medida que os tecidos começam a ser reperfundidos.

Lesão Congelante pelo Frio

No contínuo de exposição adicional dos tecidos periféricos ao frio, começando com o *frostnip* (sem perda tecidual), a lesão por congelamento varia desde a destruição tecidual leve até grave, e possivelmente com a perda de tecido devido à vasoconstrição intensa.[9,10,14] As partes do corpo mais suscetíveis à lesão por congelamento são os tecidos com grandes relações entre superfície e massa, como as orelhas e o nariz ou as regiões mais distantes do centro do corpo, como as mãos, os dedos das mãos, os pés, os dedos dos pés e os órgãos genitais masculinos. Os pés e os dedos dos pés são as áreas mais comumente afetadas.[99] Essas estruturas são mais suscetíveis à lesão pelo frio porque contêm muitas **anastomoses** (conexões) capilares arteriovenosas que facilmente desviam o sangue para longe durante a vasoconstrição. A resposta normal do corpo a temperaturas abaixo do desejável consiste em reduzir o fluxo sanguíneo para a pele para reduzir a troca de calor com o ambiente. O corpo faz isso com a vasoconstrição dos vasos sanguíneos periféricos para desviar o sangue morno para o centro do corpo a fim de manter uma temperatura corporal normal. A redução desse fluxo sanguíneo reduz muito a quantidade de calor ofertada às extremidades distais.

Quanto mais longo for o período de exposição ao frio, maior será a redução do fluxo sanguíneo para a periferia. O corpo conserva a temperatura central à custa da temperatura das extremidades e da pele. A perda de calor pelo tecido se torna maior que o calor suprido para aquela área.

Quando uma extremidade é resfriada a 15°C, ocorre a máxima vasoconstrição e o mínimo de fluxo sanguíneo. Se o resfriamento continuar até 10°C, a vasoconstrição é interrompida por períodos de **vasodilatação induzida pelo frio (VDIF)** e aumento associado na temperatura tecidual causado por aumento no fluxo sanguíneo. A VDIF recorre em ciclos de 5 a 10 minutos para oferecer alguma proteção contra o frio. As pessoas demonstram diferenças na suscetibilidade à lesão por congelamento quando expostas às mesmas condições de frio, o que pode ser explicado pela quantidade de VDIF.

O tecido não congela a 0°C porque as células contêm eletrólitos e outros solutos que impedem que o tecido congele até que a temperatura chegue a cerca de −2,2°C. Em casos de temperatura abaixo do ponto de congelamento, quando as extremidades não são protegidas, os líquidos intra e extracelulares podem congelar. Isso resulta na formação de cristais de gelo. À medida que os cristais de gelo são formados, eles se expandem e causam danos aos tecidos locais. Pode haver formação de coágulos de sangue, prejudicando ainda mais a circulação para a área afetada.

O tipo e a duração da exposição ao frio são os dois fatores mais importantes na determinação da extensão da lesão por congelamento. A lesão por congelamento é classificada quanto à profundidade da lesão e à apresentação clínica.[14] Em muitos casos, o grau da lesão não será conhecido por pelo menos 24 a 72 horas após o descongelamento, exceto em exposições muito leves ou intensas. A exposição da pele ao frio curto e intenso criará uma lesão superficial, enquanto pode ocorrer lesão por congelamento grave de toda uma extremidade durante as exposições prolongadas. A lesão direta pelo frio costuma ser reversível, mas ocorre dano tecidual permanente durante o reaquecimento. Nos casos mais graves, mesmo com o reaquecimento tecidual apropriado, pode haver o desenvolvimento de trombose microvascular, levando a sinais precoces de gangrena e necrose. Se o local lesado congelar, descongelar e depois recongelar, o segundo congelamento causa uma quantidade maior de trombose grave e dano vascular com perda tecidual. Por essa razão, os profissionais de atendimento pré-hospitalar devem evitar o recongelamento de qualquer tecido congelado que tenha descongelado durante o tratamento inicial na cena.

Os métodos tradicionais de classificação da lesão por congelamento apresentam quatro graus de lesão (semelhante às queimaduras) com base nos achados físicos iniciais após o congelamento e exames de imagem avançados no hospital após o reaquecimento (**Figura 19-7** e **Figura 19-8**), da seguinte maneira:

- **Lesão por congelamento de primeiro grau.** Essa lesão epidérmica é limitada à pele que tem contato breve com metal ou ar frio. A pele parece branca ou como placa amarelada no local da lesão. Não há bolhas nem perda tecidual. A pele descongela rapidamente, parece dormente e tem aspecto vermelho com edema circundante; a cicatrização ocorre em 7 a 10 dias.

- **Lesão por congelamento de segundo grau.** Esse grau de lesão envolve toda a epiderme e a derme superficial. Ele inicialmente parece semelhante à lesão de primeiro grau; porém, os tecidos congelados são

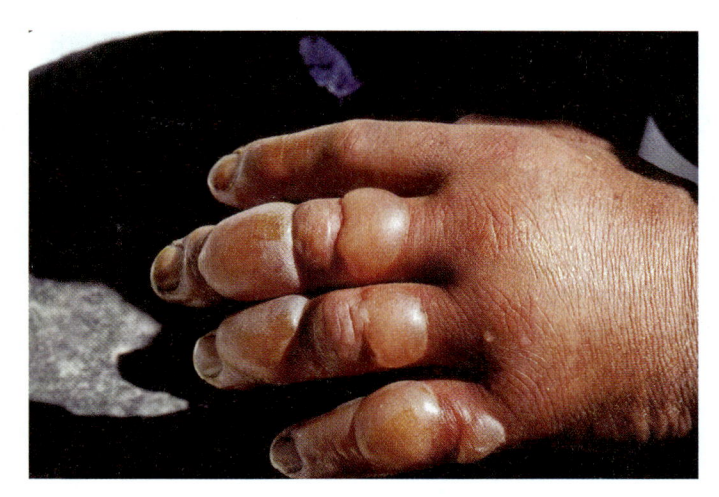

Figura 19-7 Edema e formação de bolhas 24 horas após a lesão por congelamento.
© ANT Photo Library/Science Source

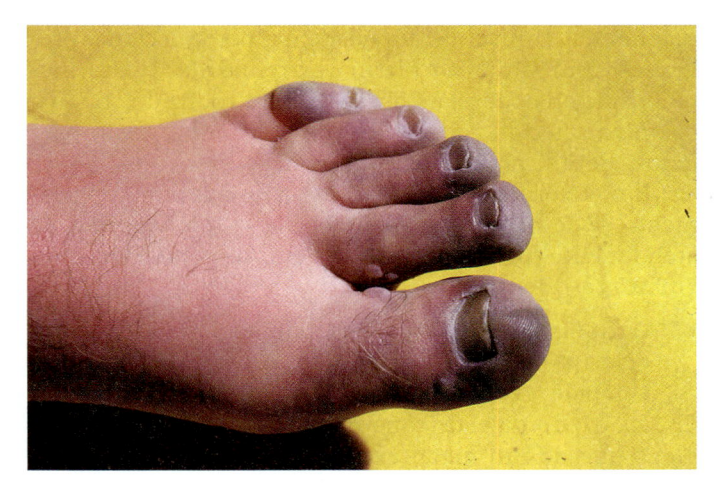

Figura 19-8 Lesão por congelamento profunda de segundo e terceiro graus com bolhas hemorrágicas um dia após o descongelamento.
© ANT Photo Library/Science Source

mais profundos. O tecido parece duro ao toque, mas o tecido cede à pressão. O descongelamento é rápido; após o descongelamento, ocorre a formação de bolhas ou vesículas com líquido claro ou leitoso após várias horas, circundadas por eritema e edema. Não há perda tecidual permanente. A cicatrização ocorre em 3 a 4 semanas.

- **Lesão por congelamento de terceiro grau.** Esse grau de lesão envolve as camadas epiderme e derme. A pele congelada é dura e tem restrição da mobilidade. Após o descongelamento do tecido, a pele incha juntamente com bolhas cheias de sangue (*bolha hemorrágica*), indicando trauma vascular em tecidos profundos; o edema restringe a mobilidade. A perda de pele ocorre lentamente, levando à mumificação e à descamação. A cicatrização é lenta.

- **Lesão por congelamento de quarto grau.** Nesse nível, o tecido congelado envolve toda a espessura da derme, com envolvimento de músculos e ossos. Não há mobilidade quando está congelado e apenas movimentação passiva quando descongelado, sem função muscular intrínseca. A perfusão da pele é ruim e não há desenvolvimento de bolhas e edema. Os sinais iniciais de tecido necrótico são evidentes. Ocorrerá um lento processo de mumificação junto com descamação de tecidos e autoamputação de tecido não viável.

Embora a classificação tradicional da lesão por congelamento seja pelos quatro graus de lesão, é mais fácil para os profissionais no cenário pré-hospitalar classificar as lesões como superficiais ou profundas.[100-102] A **lesão por congelamento superficial** (primeiro e segundo graus) afeta a pele e os tecidos subcutâneos, resultando em bolhas claras quando reaquecida. A **lesão por congelamento profunda** (terceiro e quarto graus) afeta pele, músculos e ossos, e a pele apresenta bolhas hemorrágicas quando reaquecida. O nível de gravidade e a perda tecidual prevista podem variar na mesma extremidade.[103] Um método adicional de classificação foi introduzido, o qual examina o tecido congelado após o reaquecimento para tentar identificar o risco de amputação.[104]

Em determinadas situações, a lesão por congelamento pode ocorrer rapidamente, e os profissionais de atendimento pré-hospitalar podem responder aos seguintes casos:

- Derramamento de hidrocarboneto líquido sobre a pele (p. ex., gasolina, butano, propano), que causa a rápida evaporação e condução em temperaturas abaixo do nível de congelamento
- Toque de um metal extremamente frio com a pele morna
- Ventilação intensa sobre a pele exposta causada por vento rotatório de um helicóptero médico

AVALIAÇÃO

Na chegada, avaliar a segurança da cena e depois o paciente quanto aos ABCs. Mover o paciente do frio para uma área protegida da umidade, do frio e do vento para evitar resfriamento adicional. Muitas vítimas de lesão por congelamento podem ter outras condições médicas associadas, como desidratação, hipovolemia, hipotermia, hipoglicemia e lesões traumáticas. Remover qualquer roupa molhada para minimizar a perda adicional de calor corporal. *Quando houver dúvida, tratar primeiro a hipotermia.* A lesão por congelamento superficial costuma ser avaliada por meio de uma combinação de reconhecimento das condições ambientais, localização da queixa principal do paciente de dor ou dormência e observação de alteração de cor da pele na mesma área. As condições ambientais durante a exposição devem estar abaixo do ponto de congelamento.

As lesões por lesão por congelamento são insidiosas porque o paciente pode não ter dor no local da lesão quando a pele está congelada e coberta por luva ou calçado. A detecção da área afetada requer inspeção visual direta das regiões altamente suspeitas do corpo, conforme listado antes. A palpação delicada da área pode determinar se o tecido subjacente cede ou está duro. Garantir que o paciente ou o profissional de atendimento pré-hospitalar não esfregue nem massageie a pele afetada, pois isso causará mais dano celular aos tecidos congelados. O paciente com congelamento superficial geralmente se queixará de desconforto durante a manipulação da área de lesão por congelamento. Em pacientes com lesão por congelamento profunda, o tecido congelado estará duro e não costuma apresentar dor ao toque. Após a inspeção da área afetada, é preciso decidir o método de reaquecimento, o que costuma se basear no tempo de transporte até o setor de emergência.

O protocolo do Estado do Alaska, nos Estados Unidos, para o reaquecimento da lesão por congelamento na fase pré-hospitalar afirma[105]:

1. Se o tempo de transporte for curto (no máximo 1 a 2 horas), os riscos impostos pelo reaquecimento inadequado ou o recongelamento na fase pré-hospitalar superam os riscos de retardar o tratamento para lesão por congelamento profunda.

2. Se o tempo de transporte for prolongado (mais de 1 a 2 horas), na maioria dos casos a lesão por congelamento descongela espontaneamente. É mais importante evitar a hipotermia do que reaquecer rapidamente a lesão por congelamento em água morna. Isso não significa que uma extremidade com lesão por congelamento deva ser mantida no frio para evitar o reaquecimento espontâneo. As áreas de lesão por congelamento podem reaquecer como consequência de manter o paciente aquecido; deve-se protegê-las contra o recongelamento a todo custo.

ABORDAGEM

Os pacientes com *frostnip* ou lesão por congelamento superficial devem ser colocados com a área afetada contra uma superfície corporal morna, como a cobertura das orelhas do paciente com as mãos mornas ou a colocação dos dedos afetados nas axilas ou nas virilhas. A lesão por congelamento superficial só precisa ser aquecida até as temperaturas corporais normais.

A abordagem da lesão por congelamento profunda no cenário pré-hospitalar inclui primeiramente a avaliação e o tratamento do paciente para hipotermia, se houver.[103,106] Fornecer cuidados de suporte e abrigo apropriado para o paciente e a parte afetada para minimizar a perda de calor. Não permitir que o paciente caminhe sobre os pés afetados. Proteger os tecidos frágeis contra trauma adicional durante a movimentação do paciente. Avaliar a área de lesão por congelamento. Remover quaisquer roupas e joias da área afetada e verificar a perda de sensibilidade.

Se houver lesão por congelamento distalmente a uma fratura, tentar alinhar o membro a menos que haja resistência. Imobilizar a fratura de maneira que não comprometa a circulação distal.

Secar com ar a área afetada e não esfregar os tecidos. Cobrir a área afetada com curativo volumoso estéril, seco e frouxo que não comprima e não cole. Os dedos das mãos e os dedos dos pés devem ser individualmente separados e protegidos com gaze de algodão estéril. Não drenar as bolhas. Mãos e pés devem ser imobilizados e elevados para reduzir o edema.

Pode haver necessidade de analgésicos para alívio da dor, os quais devem ser iniciados antes do descongelamento dos tecidos. Iniciar SF IV com *bolus* de 250 mL para tratar a desidratação, reduzir a viscosidade do sangue e melhorar o fluxo capilar. Garantir o transporte precoce para uma instituição apropriada.

As tentativas de iniciar o reaquecimento dos pacientes com lesão por congelamento na cena podem ser perigosas para a recuperação do paciente, não sendo recomendadas a menos que estejam envolvidos tempos de transporte prolongados (mais de 2 horas). Se um tempo de transporte prolongado estiver envolvido, descongelar a parte afetada em um banho de água morna com temperatura máxima de 37 a 39°C na área afetada até que a área fique mole e flexível ao toque (cerca de 30 minutos).[99,106] Se o recongelamento for uma preocupação, não se deve descongelar. Proteger a extremidade lesada durante o descongelamento e impedir que qualquer área toque as laterais ou o fundo no banho de água, pois a sensibilidade está diminuída ou ausente no tecido com lesão por congelamento, podendo ocorrer dano adicional.[19]

Administrar ibuprofeno (12 mg/kg até 800 mg) ou ácido acetilsalicílico (75-81 mg), se houver disponibilidade e se for permitido pelos protocolos locais.[104] Os medicamentos anti-inflamatórios como o ibuprofeno ajudam a reduzir a inflamação e a dor, além de inibir a produção de substâncias que causam vasoconstrição.

Durante o transporte, hidratar o paciente fornecendo algo morno (e não alcoólico) se estiver disponível, dependendo do nível de consciência do paciente e de outras lesões. O uso de tabaco (fumar, mascar, usar adesivos de nicotina) deve ser desestimulado, pois a nicotina causa vasoconstrição adicional.

Hipotermia Acidental

A *hipotermia* é definida como a condição em que a temperatura corporal central está em 35°C ou menos, conforme medido por termômetro retal colocado a pelo menos 15 cm dentro do reto.[15,49] A hipotermia pode ser vista como uma redução na temperatura central que deixa o paciente incapacitado para a geração de calor suficiente para retornar à homeostase ou às funções corporais normais.

A hipotermia pode ocorrer em muitas situações diferentes, resultando de ar ambiente frio, imersão em água fria ou submersão em água fria, podendo ser intencionalmente induzida durante cirurgias ou como medida terapêutica em algumas condições, como lesão cerebral traumática.[15,107,108] A hipotermia também pode ocorrer em ambientes mais moderados, especialmente no contexto de pacientes com trauma. A hipotermia por imersão ("cabeça de fora") em geral ocorre quando uma pessoa é acidentalmente colocada em um ambiente frio sem preparação ou planejamento. Por exemplo, uma pessoa que tenha caído na água gelada está imediatamente em perigo de lesão por submersão, resultando reflexo de *gasping* pelo choque por frio, perda das habilidades motoras, hipotermia e afogamento. Esses aspectos únicos dos incidentes de submersão podem levar à hipoxemia e à hipotermia. (Ver adiante a discussão e o Capítulo 20, "Trauma Ambiental II: Raios, Afogamentos, Mergulhos e Altitude".).

A progressão da hipotermia no ar frio ou na água fria pode ser retardada se a taxa metabólica de produção de calor puder equilibrar a perda de calor. A sobrevivência à exposição ao frio avassalador é possível, com muitos casos relatados de sobreviventes no mar e em outras situações extremas.[109,110] Sabe-se de muitos fatores que afetam a sobrevida após a exposição ao frio, incluindo idade, sexo, composição corporal (p. ex., relação entre área de superfície corporal e massa corporal), início e intensidade dos tremores, nível de condicionamento físico, estado nutricional e consumo de álcool.

A hipoglicemia pode ocorrer durante as fases progressivas da hipotermia e pode ser mais comum na hipotermia por imersão. Isso ocorre devido à rápida depleção das fontes de combustível—glicose sanguínea e glicogênio muscular—pela contração dos músculos durante o processo de tremores de frio. À medida que as reservas de glicose no sangue são depletadas pelos tremores, o hipotálamo, que atua como centro termorregulador do corpo, é privado de seu combustível primário. Consequentemente, uma pessoa que tenha consumido álcool corre maior risco de hipotermia, pois ele bloqueia a produção de glicose no organismo e inibe os tremores máximos para a produção de calor.[15] Dessa forma, a avaliação rápida e a abordagem efetiva da glicemia sanguínea baixa no paciente com hipotermia são fundamentais para obter o aumento efetivo no metabolismo e os tremores durante o reaquecimento.

Diferentemente da lesão por congelamento, a hipotermia que leva à morte pode ocorrer em ambientes com temperaturas bem acima do ponto de congelamento. A **hipotermia primária** geralmente ocorre quando pessoas saudáveis estão em condições adversas de clima, não estão preparados para a exposição aguda ou crônica ao frio avassalador e há queda involuntária na temperatura central (abaixo de 35°C). As mortes por hipotermia primária são resultado direto da exposição ao frio e são documentadas pelo examinador médico como acidente, homicídio ou suicídio.[14]

A **hipotermia secundária** é considerada uma consequência normal de distúrbios sistêmicos de um paciente, incluindo hipotireoidismo, hipoadrenalismo, trauma, carcinoma e sepse. Ver o **Quadro 19-10** para uma ampla variedade de condições clínicas associadas com hipotermia secundária. Se não for reconhecido ou se o tratamento não for adequado, esse tipo de hipotermia pode ser fatal, em alguns casos dentro de 2 horas. A morte em pacientes com hipotermia secundária costuma ser causada pela doença subjacente, sendo potencializada pela hipotermia. A mortalidade é maior que 50% em casos de hipotermia secundária causada por complicações de outras lesões e em casos graves nos quais a temperatura corporal central está abaixo de 32°C.[15]

O profissional de atendimento pré-hospitalar deve agir rapidamente para evitar a perda adicional de calor corporal no paciente com trauma, pois a hipotermia leve é muito comum após lesão em todas as condições climáticas.

Hipotermia e o Paciente com Trauma

É muito comum receber pacientes com hipotermia um centro de trauma e fazer com que esses pacientes sofram perda adicional de calor corporal durante a avaliação primária.[111,112] O desenvolvimento de hipotermia que começa no cenário pré-hospitalar está relacionado ao efeito do trauma na termorregulação e à inibição dos tremores como mecanismo primário para a produção de calor.[113] Em muitos pacientes, a perda de calor continua após a chegada ao hospital devido a múltiplas razões: um paciente exposto em um centro de trauma ou departamento de emergência frio, a administração de fluidos de reanimação frios, cavidades abdominais ou torácicas abertas, o uso de anestésicos e agentes bloqueadores neuromusculares que impedem os tremores que produzem calor e a exposição ao frio no ambiente do centro cirúrgico.[114,115]

No cenário pré-hospitalar, o paciente com trauma deve ser retirado do chão gelado assim que possível e colocado em uma ambulância aquecida. A temperatura na ambulância deve ser ajustada para minimizar a perda de calor do paciente e maximizar o desempenho dos profissionais de atendimento pré-hospitalar, cujo trabalho pode ser prejudicado em um ambiente de trabalho demasiadamente quente. A Wilderness Medical Society recomenda uma temperatura no compartimento da ambulância de 24°C como equilíbrio ideal entre essas duas considerações.[7] Os fluidos IV aquecidos (37,8 a 42,2°C) também ajudarão a manter a temperatura corporal do paciente.

Uma causa de maior mortalidade em pacientes com trauma hipotérmicos está relacionada à combinação de *hipotermia*, *acidose* e *coagulopatia* (incapacidade de

<table>
<tr><th colspan="2" style="background:#5a7a52;color:white">**Quadro 19-10** Condições Associadas à Hipotermia Secundária</th></tr>
</table>

Comprometimento da Termorregulação
- Falência central
- Anorexia nervosa
- Acidente vascular cerebral
- Trauma do sistema nervoso central
- Disfunção hipotalâmica
- Falência metabólica
- Neoplasia
- Doença de Parkinson
- Efeitos farmacológicos
- Hemorragia subaracnóidea
- Toxinas
- Falência periférica
- Transecção aguda da medula espinal
- Redução da produção de calor
- Neuropatia
- Falência endócrina
- Cetoacidose alcoólica ou diabética
- Hipoadrenalismo
- Hipopituitarismo
- Acidose láctica
- Energia insuficiente
- Esforço físico extremo
- Hipoglicemia
- Desnutrição
- Comprometimento neuromuscular
- Nascimento recente e idade avançada com inatividade
- Comprometimento dos tremores

Aumento da Perda de Calor
- Distúrbios dermatológicos
- Queimaduras
- Medicamentos e toxinas
- Causa iatrogênica
- Parto de emergência
- Infusões geladas
- Tratamento da intermação
- Outros estados clínicos associados
- Carcinomatose
- Doença cardiopulmonar
- Infecção significativa (bacteriana, viral, parasitária)
- Trauma multissistêmico
- Choque

Dados de ECC Committee, Subcommittees and Task Forces of the American Heart Association. 2005 American Heart Association Guidelines for cardiopulmonary resuscitation and emergency cardiovascular care. *Circulation*. 2005;112(24): ivi-203; and American Heart Association. 2010 guidelines for cardiopulmonary resuscitation and emergency cardiovascular care. *Circulation*. 2010;122:S640-S656.

coagulação normal do sangue), a qual é conhecida como a *tríade letal* em pacientes com trauma.[116] É fundamental avaliar e tratar os pacientes para o trauma e a hipotermia, pois a coagulopatia é reversível com o reaquecimento do paciente.[112] Em um estudo, 57% dos pacientes com trauma admitidos em um centro de trauma de nível I estavam hipotérmicos em algum ponto durante os cuidados. A taxa de mortalidade variava entre 40 e 100% quando a temperatura central caía abaixo de 32,2°C em pacientes com trauma. Essa taxa contrasta com uma mortalidade de 20% em um paciente com hipotermia primária (não traumática) com níveis moderados de temperatura central (27,8 a 32,2°C).[115] Consequentemente, as taxas de mortalidade associadas com hipotermia nas vítimas de trauma são muito significativas, de forma que alguns pesquisadores criaram uma classificação especial para a hipotermia traumática além da definição-padrão de hipotermia leve, moderada e grave (**Tabela 19-5**).[116,117]

Essa relação entre trauma, hipotermia e aumento de mortalidade é relatada há décadas, incluindo relatos recentes em casualidades de combates.[118] Porém, estudos clínicos recentes relataram que a hipotermia não é um fator de risco independente para a mortalidade em pacientes com trauma, mas está mais intimamente relacionada com a gravidade da lesão ou a síndrome de disfunção de múltiplos órgãos.[119-122] Um estudo relatou que determinadas práticas de cuidados pré-hospitalares podem influenciar a gravidade da hipotermia em pacientes com trauma. Essas práticas incluem prever a hipotermia, não despir os pacientes, medir frequentemente a temperatura, manter temperaturas aquecidas na cabine da ambulância e manter e fornecer apenas fluidos IV aquecidos.[121] Os potenciais benefícios terapêuticos da indução intencional de hipotermia estão sendo estudados (**Quadro 19-11**).

Hipotermia por Imersão

Durante a imersão, se não houver ganho de calor nem perda de calor pelo corpo, a temperatura da água é considerada *termoneutra*. A temperatura termoneutra da água é de 33 a 35°C; nessa temperatura, uma pessoa nua passivamente posicionada com água até o pescoço pode manter uma temperatura central quase constante por pelo menos 1 hora.[115,130,131] As pessoas em água termoneutra estão praticamente sem risco para o choque inicial por imersão e a hipotermia experimentados na exposição súbita à água fria.[132]

Quando a imersão ocorre em água com temperatura mais fria que o limite inferior termoneutro, as alterações fisiológicas imediatas são um rápido declínio na temperatura da pele, a vasoconstrição periférica que resulta em tremores e o aumento do metabolismo, ventilação, FC,

Tabela 19-5 Classificações de Hipotermia

Classificação	Temperatura Corporal Central
Hipotermia leve	35-32°C
Hipotermia moderada	32-28°C
Hipotermia grave	28-24°C
Hipotermia profunda	< 24°C

Dados de Zafren K, Giesbrecht GG, Danzl DF, et al. Wilderness Medical Society practice guidelines for the out-of-hospital evaluation and treatment of accidental hypothermia. *Wilderness Environ Med.* 2014;25:426.

Quadro 19-11 Hipotermia Terapêutica

Está bem estabelecido que a *tríade letal* prejudicial em vítimas de trauma aumenta a mortalidade. Porém, estão surgindo algumas evidências sugerindo que a hipotermia intencionalmente induzida pode ter efeito benéfico em determinadas circunstâncias de choque, transplante de órgãos, parada cardíaca não traumática e controle da pressão intracraniana na lesão cerebral traumática.[117,123]

Embora o valor de iniciar a hipotermia terapêutica (HT) no cenário pré-hospitalar não tenha sido demonstrado, a aplicação que mais cresce para essa técnica é para as vítimas de parada cardíaca súbita não traumática.[117,124,125] É bem reconhecido que o desfecho após uma parada cardíaca é muito ruim, com apenas 3 a 27% de todos os pacientes com parada cardíaca sobrevivendo até a alta hospitalar. Porém, há evidências crescentes de aumento da sobrevida com a HT após parada cardíaca não traumática. Essas declarações recomendam o resfriamento intencional até 32 a 34°C por 12 a 24 horas em adultos inconscientes com circulação espontânea após parada cardíaca não traumática (geralmente em fibrilação) com evidências de comprometimento neurológico subsequente.[123,125,126]

As evidências atuais em relação à HT no paciente com trauma múltiplo são conflitantes. Estudos pré-clínicos sugerem que a HT pode ser útil em pacientes com trauma penetrante hipotensos. Há um potencial para que a HT seja usada em casos de trauma fechado, mas isso não foi bem estudado. Os ensaios clínicos têm resultados conflitantes, ou os resultados têm significância clínica incerta nos casos de traumatismo cranioencefálico (TCE)[127,128] e de lesões da medula espinal. A HT não pode ser definitivamente recomendada para os pacientes gerais com trauma até que haja disponibilidade de melhores resultados de pesquisa.[129] Atualmente, não existe um papel definido para a HT no cenário pré-hospitalar para sobreviventes de parada cardíaca traumática ou para pacientes com trauma.

débito cardíaco e PA média. Para anular qualquer perda de calor para a água, deve ocorrer a produção de calor aumentando-se a atividade física, os tremores ou ambos. Caso contrário, a temperatura central continua a cair e há cessação dos tremores, e essas respostas fisiológicas diminuem proporcionalmente conforme a queda da temperatura central.[108]

O maior risco de hipotermia por imersão geralmente começa com temperaturas da água abaixo de 25°C.[131] Como a capacidade de dissipação de calor na água é 25 vezes maior que no ar, as pessoas estão sob risco para hipotermia mais rapidamente na água. Porém, a atividade física continuada (i.e., nadar para manter-se aquecido) na água fria acabará sendo prejudicial por aumentar a perda de calor por convecção para a água mais fria circundando o corpo, resultando em início mais rápido da hipotermia. Essa compreensão levou à recomendação para que as pessoas minimizassem a perda de calor durante a imersão em água fria usando a *postura para redução do escape de calor* (HELP, de *heat escape lessening posture*) ou a *posição de aglomeração* (*huddle*) quando há múltiplas vítimas de imersão juntas (**Figura 19-9**).[131]

A temperatura mais baixa registrada em um lactente com recuperação neurológica intacta por hipotermia acidental é de 15°C.[125] Em um adulto, 13,7°C é a menor temperatura central registrada para um sobrevivente de hipotermia acidental. Isso ocorreu em uma mulher de 29 anos que lutou para se salvar por mais de 40 minutos antes que os sintomas de hipotermia grave afetassem a contração muscular.[110] Ela ficou imersa por mais de 80 minutos antes que a equipe de resgate chegasse e a reanimação cardiopulmonar (RCP) fosse iniciada durante o transporte até o hospital local. Após 3 horas de reaquecimento contínuo, sua temperatura central voltou ao normal e ela sobreviveu com função fisiológica normal.

Como os sinais vitais podem ter diminuído até um nível quase imperceptível, a impressão inicial dos pacientes hipotérmicos pode ser de que estão mortos. Os profissionais de atendimento pré-hospitalar que cuidam de pacientes com hipotermia não devem interromper as intervenções terapêuticas e declarar o paciente morto até que o paciente tenha sido reaquecido até mais de 35°C e ainda não apresente evidências de função cardiorrespiratória e neurológica, ou que sinais de ausência de chances de sobrevida estejam presentes (gelo na via aérea, parede torácica congelada, decapitação, etc.). A sobrevivente de hipotermia de 29 anos é apenas um exemplo de paciente que foi liberada do hospital com plena função neurológica após RCP prolongada na cena. A lição desse caso, e de outros com desfecho parecido, é que, embora a impressão inicial de um paciente hipotérmico possa ser de que esteja morto, essa impressão não é suficiente para justificar que não se faça o suporte básico ou avançado de vida, a menos que haja sinais de impossibilidade irrevogável de sobrevivência. Deve-se ter sempre esta frase em

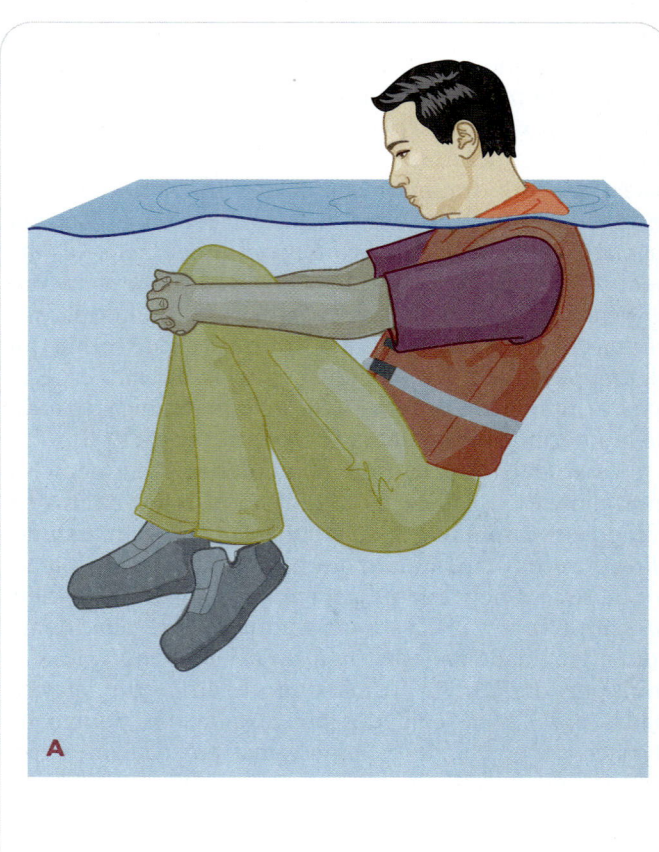

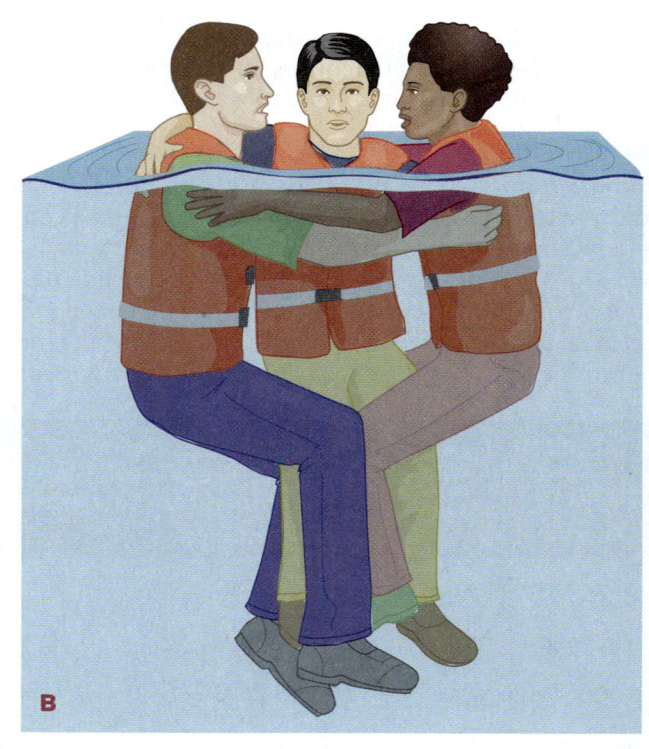

Figura 19-9 Técnicas para reduzir a taxa de resfriamento de sobreviventes em água fria. **A.** Postura para redução do escape de calor (HELP). **B.** Técnica de aglomeração.

mente: *os pacientes não estão mortos até que estejam aquecidos e mortos.*

Seja intencional ou não intencional, a imersão (cabeça para fora) em água gelada ocorre ao longo do ano nos Estados Unidos devido a atividades recreativas e comerciais, além de acidentais. Se as pessoas sobreviverem ao incidente inicial de submersão sem afogamento fatal, elas estão sob risco de hipotermia, dependendo da temperatura da água. É importante observar que o público geralmente subestima a quantidade de tempo necessária para gerar hipotermia na água muito gelada, acreditando que ela ocorre rapidamente, com um curto tempo até a morte. Porém, a morte rápida por imersão costuma resultar de pânico ou da resposta de choque pelo frio, levando à aspiração de água ou à paralisia/disfunção muscular transitória com afogamento fatal, e não da hipotermia. Os pontos principais para compreender são que (1) o choque pelo frio é inicialmente a maior ameaça e (2) os pacientes devem se concentrar mais no controle do reflexo de *gasping* e na sua respiração para sobreviver a essa resposta fisiológica inicial (**Quadro 19-12**). As respostas do corpo à imersão em água gelada podem ser divididas em quatro fases, levando à morte. É importante observar que as mortes têm sido relatadas em todas as quatro das seguintes fases[131]:

- *Primeira fase – resposta de choque pelo frio.* Essa fase começa com um reflexo cardiovascular conhecido como resposta de choque pelo frio que ocorre rapidamente (dentro de 1 a 2 minutos) após a imersão (pode ocorrer em água mais fria que 20°C). Ela começa com resfriamento rápido da pele, vasoconstrição periférica, reflexo de *gasping* e incapacidade de segurar a respiração, hiperventilação e taquicardia.[92,107,131] A resposta de *gasping* pode levar à aspiração e ao afogamento, dependendo da localização da cabeça da pessoa acima ou abaixo da água. Essas respostas podem levar à morte súbita imediata ou à morte em minutos após a imersão devido a várias condições, incluindo síncope ou convulsões resultando em afogamento, parada vagal e fibrilação ventricular.[108,131,133-135]

- *Segunda fase – incapacitação pelo frio.* Se a vítima sobreviver à fase de choque pelo frio, ocorre resfriamento significativo dos tecidos periféricos, especialmente das extremidades, ao longo dos próximos 5 a 15 minutos de imersão. Esse resfriamento tem efeitos deletérios sobre as habilidades motoras grosseiras e finas das extremidades, causando rigidez dos dedos, coordenação ruim e perda de força muscular, praticamente impossibilitando nadar, segurar uma linha de resgate ou realizar outras habilidades motoras para a sobrevida.[108,131]

- *Terceira fase – início da hipotermia.* Sobreviver às primeiras duas fases sem afogamento coloca a pessoa em risco de hipotermia devido à perda continuada de calor e redução da temperatura central por imersão mais longa que 30 minutos.[131] Se a vítima não for capaz de permanecer acima da superfície da água devido à fadiga e à hipotermia, ocorrerá aspiração e afogamento.[92,111] O período pelo qual uma pessoa pode sobreviver na água gelada depende de muitos fatores. Foi estimado que uma vítima de submersão não consegue sobreviver por mais de 1 hora com temperaturas de água de 0°C; e em temperaturas de água de 15°C, a sobrevida é incomum após 6 horas.[136]

- *Quarta fase – colapso perirresgate.* Nessa fase, têm sido observadas fatalidades durante todos os períodos do resgate de sobreviventes (antes, durante e depois) apesar da condição aparentemente estável e consciente. Os sintomas variam desde desmaios até parada cardíaca e têm sido chamados de choque por reaquecimento ou colapso pós-resgate, com as mortes ocorrendo em qualquer estágio após o resgate, até 24 horas. As três razões propostas para o colapso perirresgate são (1) queda tardia da temperatura central, (2) colapso da PA e (3) alterações em hipóxia, acidose ou mudanças rápidas no pH que induzem à fibrilação ventricular. Foi observado que até 20% das pessoas recuperadas durante a quarta fase morrerão devido ao colapso perirresgate.[131]

Para informações mais detalhadas sobre a sobrevivência na imersão em água fria, ver o **Quadro 19-13** e o **Quadro 19-14**.

Quadro 19-12 O Princípio 1-10-1

Quando uma pessoa fica imersa em água gelada, o início do choque pelo frio e da hipotermia dependem de vários fatores, incluindo o tamanho do corpo, a temperatura da água e a porção do corpo da pessoa que está imersa. Geralmente, a resposta fisiológica à imersão em água fria pode ser descrita pelo princípio 1-10-1.[111,131]

- *1 minuto.* a ameaça de choque pelo frio passará em cerca de 1 minuto. A pessoa deve evitar o pânico e focar em obter o controle de sua respiração e em manter a via aérea pérvia.

- *10 minutos.* após cerca de 10 minutos, a pessoa não conseguirá mover os braços, as pernas e outras partes do corpo. A pessoa deve usar esse tempo para o autorresgate, se possível, ou para estabelecer uma posição passível de sobrevivência até a chegada do resgate.

- *1 hora.* uma pessoa tem até 1 hora antes de ficar inconsciente pela hipotermia. O pânico ou a luta desnecessária reduzirão esse prazo. O uso de um dispositivo de flutuação pode permitir mais 1 hora antes que o coração pare de bater.

Quadro 19-13 Diretrizes para Sobrevivência em Água Fria

A Guarda Costeira dos Estados Unidos e outras organizações de busca e resgate usam diretrizes para ajudar a estimar por quanto tempo as pessoas podem sobreviver na água fria. Essas diretrizes são modelos matemáticos que estimam a taxa de resfriamento da temperatura central com base na influência das seguintes variáveis:

- Temperatura da água e condições do mar
- Isolamento pelas roupas
- Composição corporal (quantidade de gordura, músculo e ossos)
- Porção do corpo imersa em água
- Comportamento (p. ex., movimentação excessiva) e postura (p. ex., postura para redução do escape de calor, aglomeração) do corpo na água
- Termogênese pelos tremores[137-139]

Quadro 19-14 Autorresgate

Estudos iniciais nas décadas de 1960 e 1970 sugeriram que, durante uma imersão acidental em água fria, era uma melhor opção não realizar o autorresgate tentando nadar até um lugar seguro, ficando no mesmo local, flutuando com salva-vidas ou pendurado aos destroços sem nadar ao redor para manter-se aquecido. Pesquisas mais recentes sugeriram que o autorresgate a nado durante a imersão acidental em água fria (10 a 13,9°C) é uma opção viável com base nas seguintes condições:

- A vítima sobreviveu inicialmente à fase de choque pelo frio nos primeiros minutos de exposição à água fria.
- A vítima decide precocemente tentar o autorresgate ou aguardar o resgate, pois a capacidade de tomar decisões ficará prejudicada à medida que a hipotermia progride. Após 30 minutos de submersão, a probabilidade de sucesso é significativamente menor.
- Há baixa probabilidade de resgate por socorristas na área.
- A vítima pode chegar à costa dentro de 45 minutos de nado com base em seu nível de condicionamento físico e na capacidade de nadar.[131]
- Em média, uma vítima de imersão em água fria usando um dispositivo pessoal de flutuação deve ser capaz de nadar por cerca de 800 m com água a 10°C antes de ficar incapacitado devido ao resfriamento muscular e à fadiga dos braços, em vez da hipotermia.
- A distância de nado em água fria é de cerca de um terço da distância coberta em água mais quente.[140]

Efeitos Fisiopatológicos da Hipotermia Sobre o Corpo

Seja por exposição a um ambiente frio ou por imersão, a influência da hipotermia sobre o corpo afeta todos os principais sistemas de órgãos, particularmente os sistemas circulatório, renal e nervoso central. À medida que a temperatura central do corpo diminui para 35°C, ocorre a taxa máxima de vasoconstrição, tremores e metabólica, com aumentos na FC, na respiração e na PA. A demanda de oxigênio para o metabolismo cerebral diminui em 6 a 10% a cada cerca de 1°C de redução na temperatura central, e o metabolismo cerebral é preservado.

Quando a temperatura central cai para 30 a 35°C, a função cognitiva, a função cardíaca, a taxa metabólica, a frequência ventilatória e a taxa de tremores são significativamente reduzidas ou completamente inibidas. Nesse ponto, os mecanismos limitados de defesa fisiológica para a prevenção da perda de calor são superados, e a temperatura central cai rapidamente.

Com temperatura central de 29,4°C, o débito cardíaco e a taxa metabólica são reduzidos em cerca de 50%. A ventilação e a perfusão são inadequadas e não conseguem satisfazer as demandas metabólicas, causando hipóxia celular, aumento de ácido láctico e, por fim, acidose metabólica e respiratória. A oxigenação e o fluxo sanguíneo são mantidos no centro do corpo e no cérebro.

Ocorre bradicardia em uma grande porcentagem de pacientes como efeito direto do frio sobre a despolarização das células de marca-passo cardíaco e pela propagação mais lenta pelo sistema de condução. É importante observar que o uso de atropina, além de outros medicamentos cardíacos, não costuma ser efetivo para aumentar a FC

quando o miocárdio está frio.[9] Quando a temperatura central cai abaixo de 30°C, o miocárdio fica irritável. Os intervalos PR, QRS e QTc estão prolongados. Podem estar presentes alterações de segmento ST e de onda T e ondas J (ou de Osborn), podendo simular outras anormalidades no ECG, como infarto agudo do miocárdio. As ondas J têm aparência característica no ECG nos pacientes hipotérmicos, sendo vistas em cerca de um terço dos pacientes com hipotermia moderada a grave (menos de 32,2°C). A onda J é descrita como uma deflexão "tipo corcova" entre o complexo QRS e a parte inicial do segmento ST.[131,141] A onda J é mais bem visualizada nas derivações aVL, aVF e precordiais esquerdas (**Figura 19-10**).

Há desenvolvimento de fibrilação atrial e de bradicardia extrema, podendo continuar entre 28,3 e 32,2°C. Quando a temperatura central chega a 26,7 a 27,8°C, qualquer estimulação física do coração pode causar

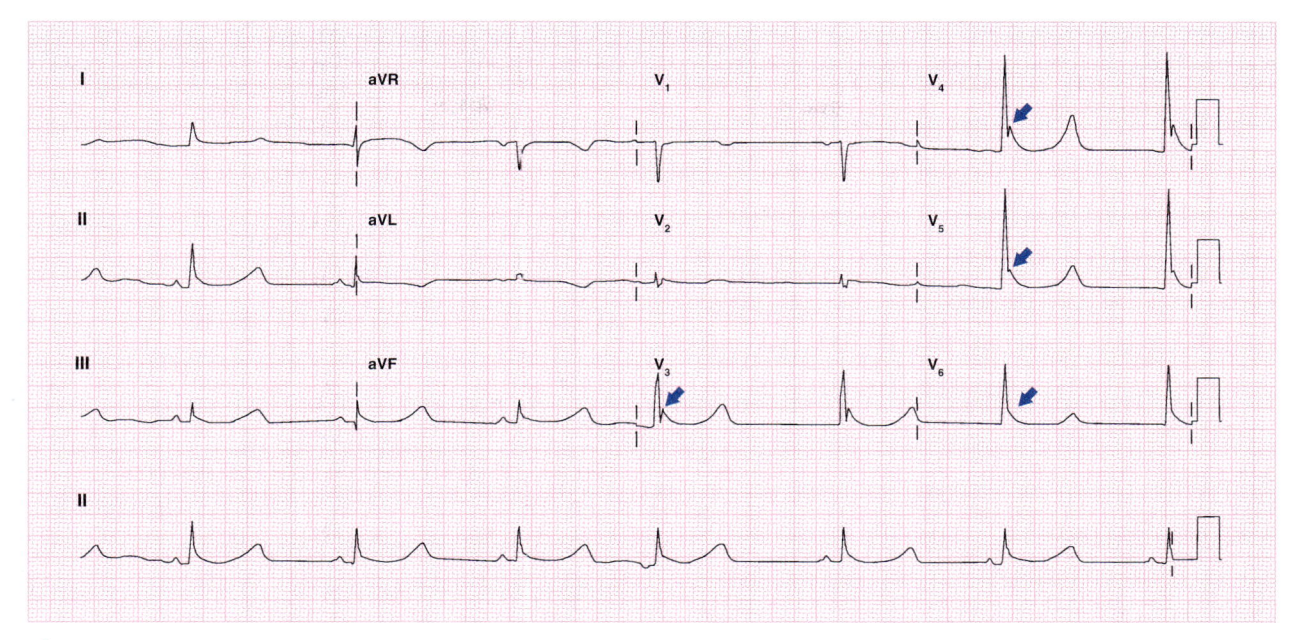

Figura 19-10 Onda J ou de Osborn em paciente hipotérmico.

Dados de 12-Lead ECG: The Art of Interpretation, cortesia de Tomas B. Garcia, MD.

fibrilação ventricular (FV). A RCP ou o manuseio grosseiro (avaliação e movimentação do paciente) poderiam ser causa suficiente de FV. Nessas temperaturas centrais extremamente baixas, pulso e PA não são detectáveis, as articulações estão rígidas e as pupilas ficam fixas e dilatadas. Lembre-se de que um paciente não deve ser considerado morto até que o reaquecimento tenha sido concluído e mesmo assim não apresente sinais de vida.

Com a exposição aguda ao frio, o fluxo sanguíneo renal aumenta devido ao desvio de sangue durante a vasoconstrição. Isso pode resultar em um fenômeno conhecido como *diurese pelo frio*, em que os pacientes produzem mais urina e podem ficar desidratados. A uma temperatura de 27 a 30°C, o fluxo sanguíneo renal é reduzido em 50%. Com esse nível moderado a grave de hipotermia, a redução no débito cardíaco causa queda no fluxo sanguíneo renal e na taxa de filtração glomerular, o que acaba resultando em insuficiência renal aguda.[131]

Avaliação

É imperativo avaliar a segurança da cena na chegada. Todos os socorristas devem maximizar a sua segurança e proteção em relação à exposição ao frio ao trabalhar nesse ambiente. Deve haver alto índice de suspeição para hipotermia, mesmo quando as condições ambientais não forem altamente sugestivas (p. ex., vento, umidade, temperatura).

Deve-se proteger os pacientes de resfriamento adicional, movendo-os cuidadosamente para um abrigo ou isolando-os contra esses elementos no próprio local. Fazer isso evita a perda adicional de calor. Avaliar os ABCs do paciente. Usar até 60 segundos para avaliar

cuidadosamente o pulso do paciente, o qual pode estar muito fraco ou ausente em um paciente com hipotermia moderada a grave. Alguns pacientes que estão alertas podem ter queixas vagas de fadiga, letargia, náuseas e tontura. A função neurológica é avaliada e monitorada frequentemente. Os pacientes com hipotermia grave geralmente apresentam bradipneia, estupor e coma.

Para medir temperaturas hipotérmicas com acurácia, costuma ser necessário um termômetro retal com faixas baixas. Porém, as temperaturas retais não costumam ser avaliadas na cena nem são amplamente usadas como sinal vital na maioria dos sistemas pré-hospitalares. As ambulâncias que tiverem acesso a um termômetro geralmente carregam um termômetro oral ou retal (para lactentes) com faixa-padrão com limite inferior de 35,6°C. Os termômetros eletrônicos não são úteis em situações de hipotermia para leituras acuradas. As medidas de temperatura com infravermelho na membrana timpânica são geralmente acuradas se for usada uma técnica cuidadosa para garantir que se dirija a sonda para a membrana timpânica, e não para o canal auricular, o que pode afetar a leitura. Além disso, a orelha deve estar livre de cerume (cera de ouvido) e de sangue. Assim, os profissionais de atendimento pré-hospitalar devem se basear na avaliação da cena, no estado mental do paciente, nos sinais vitais e nos ABCs. A **Tabela 19-6** fornece as respostas fisiológicas previstas com a redução da temperatura central.

Os sinais de tremor e alteração do estado mental são importantes na avaliação da suspeita de hipotermia. Os pacientes com hipotermia leve (temperatura central maior que 32,2°C) estarão tremendo e costumam mostrar sinais de alteração do nível de consciência (p. ex.,

Tabela 19-6 Características da Hipotermia

Classificação	Temperatura Corporal Central	Resposta Fisiológica
Hipotermia leve	35-32°C	Tremores, batidas de pé Constrição de vasos sanguíneos Aumento da frequência respiratória Afeto embotado Disartria Ataxia Diurese pelo frio
Hipotermia moderada	32-28°C	Cessação dos tremores; músculos progressivamente mais fracos e rígidos com perda da coordenação Diminuição da frequência respiratória Pulso lento Hipoventilação profunda Redução dos reflexos protetores da via aérea Redução pela metade do consumo de oxigênio Confusão Letargia
Hipotermia grave	28-24°C	Redução do volume-minuto Aumento das secreções traqueobrônquicas Pode haver broncospasmo Pulso fraco Arritmias Respiração lenta Coma
Hipotermia profunda	< 24°C	Morte aparente Parada cardíaca

© National Association of Emergency Medical Technicians (NAEMT)

apatia, confusão, fala arrastada, marcha alterada, falta de coordenação). Eles estarão lentos em suas ações e são geralmente encontrados sem condições de caminhar, sentados ou deitados. Os policiais e os profissionais de atendimento pré-hospitalar podem interpretar de forma errada essa condição como intoxicação por drogas ou álcool ou, em pacientes idosos, como acidente vascular cerebral (AVC). Porém, o nível de consciência de um paciente não é um indicador confiável do grau de hipotermia; alguns pacientes permanecem conscientes com temperatura central abaixo de 26,7°C.

Quando a temperatura central do paciente cai abaixo de 32,2°C, há hipotermia moderada, e o paciente provavelmente não se queixará de sentir frio. Os tremores podem estar ausentes e o nível de consciência do paciente estará muito reduzido, possivelmente até o ponto da perda de consciência. As pupilas do paciente reagirão lentamente ou podem estar dilatadas e fixas. Os pulsos palpáveis do paciente podem estar diminuídos ou ausentes, e o paciente terá hipotensão leve a moderada. A ventilação do paciente pode ter sido reduzida para até 2 respirações/minuto. Um ECG pode mostrar fibrilação atrial, a arritmia mais comum. Outras arritmias podem estar presentes com prolongamento dos intervalos PR, QR e QTc. Pode haver ondas J (de Osborn). À medida que o miocárdio fica progressivamente mais frio e mais irritável com cerca de 27,8°C, a FV é observada com mais frequência.

Devido às alterações no metabolismo cerebral, podem ser observadas evidências de *despimento paradoxal* antes que o paciente perca a consciência. Essa é uma tentativa do paciente de remover as roupas no ambiente frio, e acredita-se que represente uma resposta a uma falência termorregulatória iminente.

Abordagem

O cuidado pré-hospitalar do paciente com hipotermia consiste na prevenção de perda adicional de calor, manuseio delicado, início do transporte rápido e reaquecimento. Isso inclui mover o paciente para longe de qualquer fonte de frio para uma ambulância aquecida ou para um abrigo aquecido se o transporte não estiver imediatamente disponível (ver a seção "Transporte Prolongado"). Após avaliar o pulso e não encontrar sinais de vida, a RCP deve ser imediatamente iniciada.[142] Qualquer roupa molhada deve ser removida cortando-se com tesoura de trauma para evitar a movimentação desnecessária e a agitação do paciente. A preocupação com a possibilidade de arritmia ventricular causada pelo manuseio do paciente não deve retardar nenhuma intervenção crítica. Essa preocupação é mais realista em pacientes com hipotermia grave (temperatura central abaixo de 30°C). A cabeça e o corpo do paciente devem ser isolados do chão frio e completamente cobertos com cobertores aquecidos ou sacos de dormir, seguidos por uma camada externa à prova de vento para evitar a perda de calor por condução, convecção e evaporação.

Pacientes conscientes e alertas devem evitar bebidas contendo álcool ou cafeína. Prever a possibilidade de hipoglicemia e avaliar a glicemia do paciente. Para o paciente com hipotermia leve e glicemia normal, fornecer líquidos aquecidos altamente calóricos ou contendo glicose. Para pacientes com hipotermia moderada e glicemia baixa, estabelecer acesso IV e administrar dextrose IV conforme o protocolo local, repetindo a determinação da glicemia a cada 5 minutos para determinar a necessidade de um *bolus* adicional de dextrose.

Os pacientes hipotérmicos podem se beneficiar de oxigênio suplementar, pois eles têm redução da oferta de oxigênio para os tecidos. A curva de dissociação da oxi-hemoglobina é desviada para a esquerda com a redução da temperatura central. Isso significa que uma leitura de oximetria de pulso que sugira níveis adequados de saturação de hemoglobina pode não refletir a oxigenação adequada no nível celular. Idealmente, o paciente pode beneficiar-se mais se o oxigênio puder ser aquecido e umidificado (42,2 a 46,1°C).

Em pacientes hipotérmicos inconscientes, o reaquecimento passivo não será suficiente para aumentar a temperatura central. Esses pacientes precisarão de um adjunto de via aérea para a sua proteção, e isso deve ser iniciado dependendo da rigidez da mandíbula. O profissional de atendimento pré-hospitalar não deve hesitar em dar suporte definitivo à via aérea, pois o risco de desencadear arritmia fatal é baixo durante um procedimento avançado na via aérea.[111] Se a intubação endotraqueal não puder ser alcançada com sucesso sem o manuseio grosseiro, continuar a ventilação com dispositivo de bolsa-válvula-máscara e considerar outro dispositivo avançado de via aérea (p. ex., via aérea supraglótica King, máscara laríngea, intubação nasal). No mínimo, usar uma cânula faríngea oral ou nasal com a ventilação com bolsa-válvula-máscara.

O SF IV, idealmente com dextrose a 5%, deve ser aquecido a 42,8°C e administrado sem agitar o paciente. O paciente com hipotermia não deve receber líquidos "frios" (temperatura ambiente), pois isso poderia deixar o paciente mais frio ou atrasar o reaquecimento. Quando não houver disponibilidade de SF e dextrose, qualquer solução cristaloide aquecida é satisfatória. Forneça um *bolus* líquido de 500 a 1.000 mL, evitando que a solução congele ou fique mais fria colocando a bolsa IV sob o paciente para líquidos aquecidos sob pressão. O efeito do reaquecimento dos líquidos IV aquecidos é, na melhor das hipóteses, mínimo, e o profissional de atendimento pré-hospitalar deve usar um bom julgamento para decidir se os líquidos (orais ou IV) justificam os riscos de aspiração, tosse e estímulos dolorosos para o paciente. Bolsas quentes ou massagem das extremidades do paciente não são recomendadas.[7]

Em geral, o reaquecimento externo ativo ocorre apenas na região torácica, sem reaquecimento ativo das extremidades. Essa abordagem evitará o aumento da circulação periférica, o que pode causar aumento na quantidade de sangue mais frio que retorna das extremidades para o tórax antes do reaquecimento central. O retorno aumentado de sangue periférico pode aumentar a acidose e a hiperpotassemia, podendo diminuir a temperatura central (queda tardia). Isso complica a reanimação e pode precipitar a FV.

Diretrizes de 2020 da American Heart Association para a Reanimação Cardiopulmonar e Ciência dos Cuidados Cardiovasculares de Emergência

Parada Cardíaca em Situações Especiais – Hipotermia Acidental

As diretrizes para a reanimação de um paciente com hipotermia evoluíram nas últimas décadas. A revisão mais recente das diretrizes para cuidados cardiovasculares de emergência da American Heart Association (AHA) foi publicada pela AHA no periódico *Circulation* em 2020. Essas diretrizes não alteram as publicadas em 2015 em relação à parada cardíaca secundária à hipotermia acidental.[142,143]

A vítima de hipotermia pode apresentar muitas dificuldades para profissional de atendimento pré-hospitalar, particularmente o paciente inconsciente com hipotermia moderada a grave. Como a hipotermia grave é definida por uma temperatura central de menos de 30°C, o paciente pode parecer clinicamente morto, sem pulso nem respiração detectáveis, devido à redução do débito cardíaco e da PA. Historicamente, a dificuldade era a determinação sobre o início de intervenções de suporte básico de vida (BLS, de *basic life support*) ou suporte avançado de vida (ALS, de *advanced life support*) com base na viabilidade do paciente. Além disso, pode ser difícil determinar pelas testemunhas se esses pacientes tinham exposição hipotérmica primária ou se um evento médico ou lesão traumática precedeu a hipotermia. Outras preocupações para um profissional de atendimento pré-hospitalar são a proteção do paciente hipotérmico com um miocárdio potencialmente irritável contra qualquer manuseio grosseiro e o início das compressões torácicas para o paciente com pulso indetectável, no qual essas intervenções podem desencadear a FV.[142]

Independentemente de qualquer cenário que tenha criado a hipotermia primária ou secundária, os procedimentos para salvar a vida geralmente não devem ser postergados com base na apresentação clínica, seja em ambientes urbanos com distâncias de transporte curtas ou em ambientes rurais com atrasos potencialmente significativos no transporte, quando pode haver necessidade de cuidados prolongados (ver a discussão adiante).

Diretrizes de Suporte Básico de Vida para o Tratamento de Hipotermia Leve a Grave

Os pacientes com hipotermia devem ser mantidos em posição horizontal, quando possível, e certamente durante o cuidado inicial, para evitar o agravamento da hipotensão e a queda tardia da temperatura.[7] Esses pacientes costumam ter depleção de volume pela diurese induzida pelo frio. Pode ser difícil sentir ou detectar a respiração e o pulso no paciente com hipotermia. Assim, recomenda-se inicialmente avaliar a respiração e depois verificar o pulso por até 60 segundos para confirmar um dos seguintes:

- Parada respiratória
- Parada cardíaca sem pulso (assistolia, taquicardia ventricular, FV)
- Bradicardia (necessitando de RCP)

Se o paciente não estiver respirando, iniciar a respiração de resgate imediatamente a menos que a vítima esteja evidentemente morta (p. ex., decapitação, *rigor mortis*). Iniciar imediatamente as compressões torácicas em qualquer paciente com hipotermia sem pulso e sem sinais detectáveis de circulação.[142] Se houver dúvidas sobre a detecção de pulso, iniciar as compressões. Nunca deixar de administrar as intervenções de BLS até que o paciente esteja reaquecido. Se for determinado que o paciente está em parada cardíaca, usar as diretrizes atuais do BLS.

Um desfibrilador externo automático (DEA) deve ser usado se houver taquicardia ventricular sem pulso ou FV. As diretrizes atuais para cuidados cardiovasculares de emergência (ver **Figura 19-11**) recomendam que esses pacientes sejam tratados com até cinco ciclos (2 minutos) de RCP (um ciclo consiste em 30 compressões para 2 respirações) antes de verificar o ritmo no ECG e tentar administrar o choque quando o DEA chegar.[144] Se for determinado um ritmo passível de receber choque, administrar um choque e depois continuar cinco ciclos de RCP. Se o paciente com hipotermia não responder a um choque com um pulso detectável, novas tentativas de desfibrilar o paciente devem ser postergadas e os esforços devem ser direcionados para a RCP efetiva com ênfase no reaquecimento do paciente até acima de 30°C antes de tentar nova desfibrilhação.[144]

Ao realizar compressões torácicas em um paciente com hipotermia, há necessidade de uma força maior porque a elasticidade da parede torácica diminui com o frio.[145] Se a temperatura central estiver abaixo de 30°C, a conversão para ritmo sinusal normal não ocorre normalmente até obter o reaquecimento acima dessa temperatura central.[146]

Nunca é demais lembrar a importância de não declarar um paciente morto até que ele tenha sido reaquecido e permaneça inconsciente. Os estudos de vítimas de hipotermia indicam que o frio exerce efeito protetor sobre os órgãos vitais.[146,147]

Diretrizes do Suporte Avançado de Vida em Cardiologia para o Tratamento da Hipotermia

O tratamento da hipotermia grave na cena ainda é controverso.[142] Porém, as diretrizes para a administração dos procedimentos do suporte avançado de vida em cardiologia (ACLS, de *Advanced Cardiovascular Life Support*) são diferentes das de um paciente normotérmico. Os pacientes inconscientes com hipotermia devem ter a via aérea protegida e devem ser intubados. Não retardar a abordagem da via aérea devido a preocupações com a possibilidade de desencadear FV. Conforme citado antes, se for detectado um ritmo passível da administração de choque, desfibrilar uma vez com 120 a 200 joules bifásicos ou 360 joules monofásicos, reiniciar a RCP e

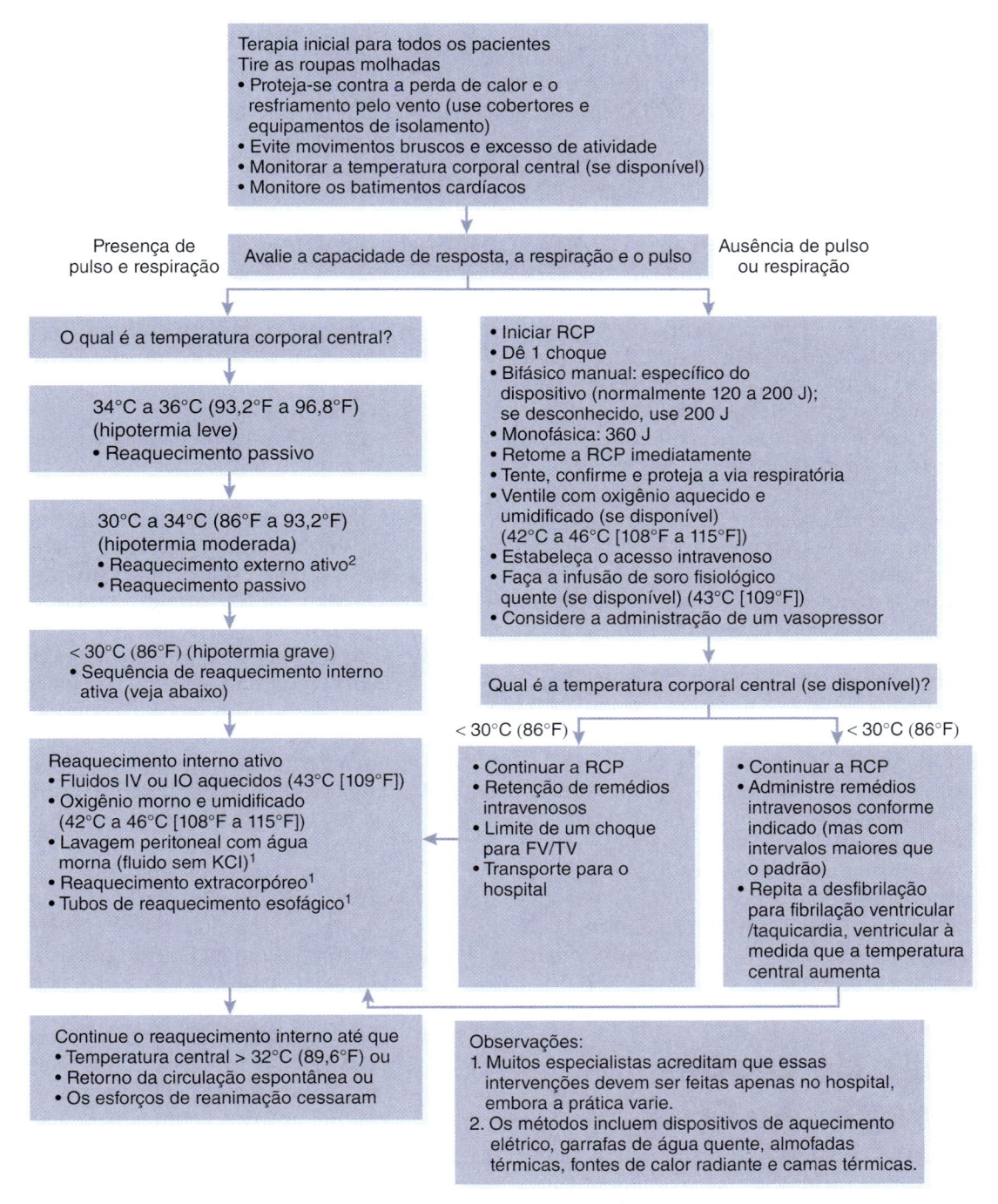

Figura 19-11 Modificada de American Heart Association (AHA) hypothermia algorithm from the 2010 Cardiopulmonary Resuscitation and Emergency Cardiovascular Care guidelines. Nota: lavagem peritoneal, reaquecimento extracorpóreo e tubos de aquecimento esofágicos costumam ser procedimentos de uso exclusivamente hospitalar. FV, fibrilação ventricular; IO, intraósseo; IV, intravenoso; RCP, reanimação cardiopulmonar; TV, taquicardia ventricular.

Dados de American Heart Association. Environmental trauma I: heat and cold. In *Handbook of Emergency Cardiovascular Care for Healthcare Providers*. AHA; 2006.

depois postergar os fármacos cardíacos e as subsequentes tentativas de desfibrilhação até que a temperatura central esteja acima de 30°C. Se possível, iniciar os procedimentos de reaquecimento ativo com oxigênio umidificado aquecido e soluções IV aquecidas, preparando o paciente para o transporte de modo que evite a perda adicional de calor. É importante observar que o reaquecimento passivo é adequado para pacientes com hipotermia leve. Porém, os pacientes com hipotermia moderada a grave precisam de reaquecimento ativo, o qual costuma ser limitado a procedimentos realizados no setor de emergência, no centro cirúrgico ou na unidade de terapia intensiva. Os procedimentos de reaquecimento passivo isoladamente para esses pacientes são totalmente inadequados para aumentar a temperatura central no cenário pré-hospitalar, e as equipes de SE devem concentrar-se nas técnicas efetivas para impedir a perda adicional de calor.[15]

O desafio com os procedimentos de ACLS em um paciente com hipotermia é que o coração pode não responder aos fármacos do ACLS, ao marca-passo e à desfibrilhação.[148] Além disso, os fármacos do ACLS (p. ex., epinefrina, amiodarona, lidocaína, procainamida) podem acumular-se até níveis tóxicos na circulação com a administração repetida no paciente com hipotermia grave, particularmente quando o paciente é reaquecido.[142] Consequentemente, recomenda-se postergar a administração de medicamentos IV em pacientes com temperatura central abaixo de 30°C. Se um paciente com hipotermia inicialmente se apresenta com temperatura central abaixo de 30°C, ou se um paciente com hipotermia grave foi reaquecido acima dessa temperatura, os medicamentos IV podem ser administrados. Porém, recomendam-se intervalos mais longos entre a administração dos fármacos em comparação com o intervalo-padrão no ACLS.[142] O uso de desfibrilhação repetida está indicado se a temperatura central continuar subindo acima de 30°C, conforme as diretrizes atuais do ACLS.[144]

Por fim, os procedimentos de BLS/ACLS realizados na cena devem ser postergados apenas se as lesões do paciente forem incompatíveis com a vida, se o corpo estiver congelado de forma que as compressões torácicas sejam impossíveis ou se a boca e o nariz estiverem bloqueados com gelo.[15,142] A Figura 19-11 fornece um algoritmo com as diretrizes para pacientes com hipotermia leve, moderada ou grave com e sem pulso.[121]

Prevenção de Lesões Relacionadas ao Frio

A prevenção de lesões pelo frio em pacientes, em si mesmo e em outros profissionais de atendimento pré-hospitalar é fundamental na cena. As recomendações para a prevenção de lesões relacionadas ao frio incluem:

1. Observar os fatores de risco geralmente associados com lesões causadas pelo frio:
   - Fadiga
   - Desidratação
   - Subnutrição
   - Falta de experiência com clima frio
   - Descendência africana
   - Tabagismo
   - Ventos frios

2. Quando não for possível permanecer seco em condições frias, molhadas e ventosas, procurar abrigo assim que possível.
3. Lembrar que as pessoas com história de lesão pelo frio estão sob maior risco de subsequente lesão pelo frio.
4. Evitar a desidratação.
5. Evitar álcool em ambientes frios.
6. Usar a técnica de aglomeração com outras pessoas se ocorrer a imersão acidental em água fria. Você tem mais chances de sobreviver se permanecer parado na água fria a menos de 20°C sem tentar nadar até a costa, a menos que ela esteja próxima (< 45 minutos de distância).
7. Aumentar a sua probabilidade de sobrevivência em ambientes frios por meio de:
   - Mantendo vontade de sobreviver
   - Sendo capaz de se adaptar e improvisar
   - Permanecendo otimista e acreditando que o evento é apenas uma situação temporária
   - Mantendo aparência calma e até mesmo com senso de humor
8. Usar o calor do corpo para aquecer as extremidades que estão frias ou quase congeladas colocando os dedos nas axilas ou nas virilhas. Os dedos dos pés e os pés podem ser colocados sobre a barriga de outra pessoa.
9. Manter roupas de proteção para clima frio (p. ex., botas, meias, luvas, chapéu de inverno, calças e casacos com isolamento, sobretudo à prova de vento) em seu carro no caso de emergências inesperadas durante os meses de clima frio. Evitar as roupas que absorvem a umidade, pois roupas molhadas exacerbam a perda de calor (p. ex., usar lã ou *fleece*).
10. Sempre usar luvas. A lesão por congelamento pode ocorrer rapidamente ao tocar em objetos metálicos no frio com as mãos desprotegidas. Luvas sem divisão para os dedos são mais efetivas que as luvas comuns para aprisionar ar ao redor dos dedos.
11. Compreender que o índice de resfriamento pelo vento (**Figura 19-12**) é composto pela velocidade do vento e pela temperatura do ar, e vestir-se para o frio extremo com roupas isoladas e à prova de vento.
12. Manter os pés secos com meias que transfiram a umidade dos pés para o calçado.
13. Não caminhar pela neve com calçados de cano curto. Se você não tiver calçados e roupas de proteção adequados, tentar permanecer em uma área protegida.
14. Não se deitar nem descansar diretamente na neve. Isolar com galhos de árvores, colchonete,

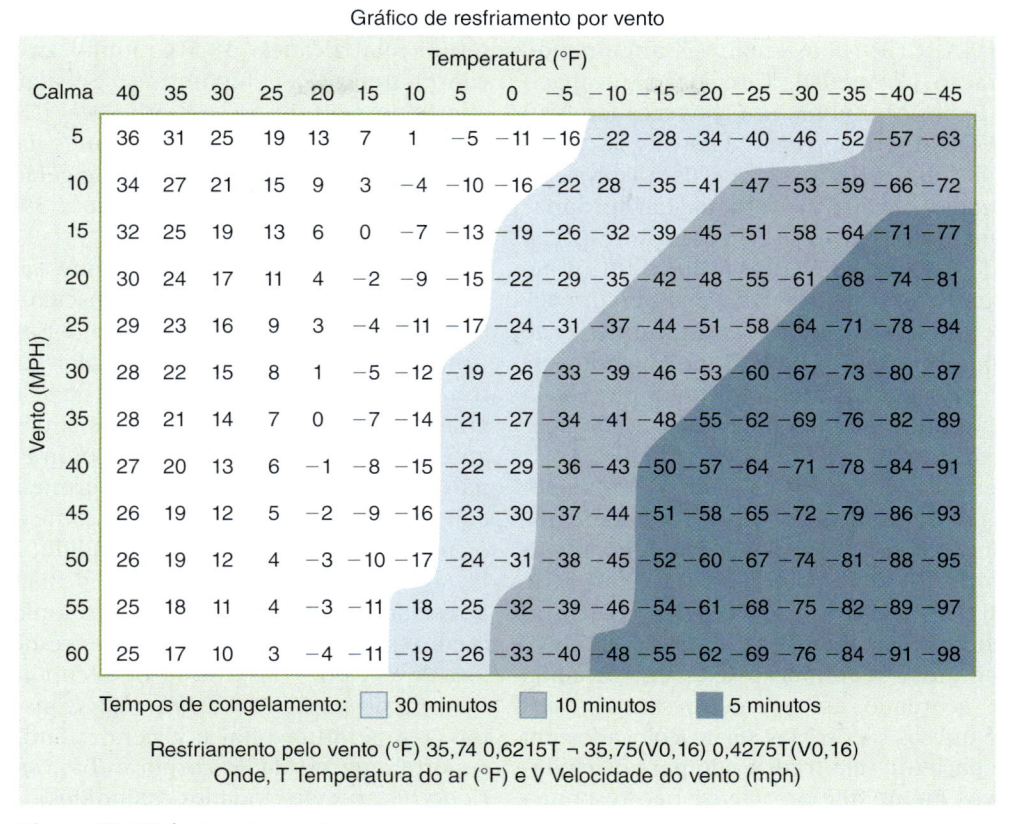

Gráfico de resfriamento por vento

Temperatura (°F)

Calma	40	35	30	25	20	15	10	5	0	−5	−10	−15	−20	−25	−30	−35	−40	−45
5	36	31	25	19	13	7	1	−5	−11	−16	−22	−28	−34	−40	−46	−52	−57	−63
10	34	27	21	15	9	3	−4	−10	−16	−22	28	−35	−41	−47	−53	−59	−66	−72
15	32	25	19	13	6	0	−7	−13	−19	−26	−32	−39	−45	−51	−58	−64	−71	−77
20	30	24	17	11	4	−2	−9	−15	−22	−29	−35	−42	−48	−55	−61	−68	−74	−81
25	29	23	16	9	3	−4	−11	−17	−24	−31	−37	−44	−51	−58	−64	−71	−78	−84
30	28	22	15	8	1	−5	−12	−19	−26	−33	−39	−46	−53	−60	−67	−73	−80	−87
35	28	21	14	7	0	−7	−14	−21	−27	−34	−41	−48	−55	−62	−69	−76	−82	−89
40	27	20	13	6	−1	−8	−15	−22	−29	−36	−43	−50	−57	−64	−71	−78	−84	−91
45	26	19	12	5	−2	−9	−16	−23	−30	−37	−44	−51	−58	−65	−72	−79	−86	−93
50	26	19	12	4	−3	−10	−17	−24	−31	−38	−45	−52	−60	−67	−74	−81	−88	−95
55	25	18	11	4	−3	−11	−18	−25	−32	−39	−46	−54	−61	−68	−75	−82	−89	−97
60	25	17	10	3	−4	−11	−19	−26	−33	−40	−48	−55	−62	−69	−76	−84	−91	−98

Vento (MPH)

Tempos de congelamento: ☐ 30 minutos ▨ 10 minutos ▨ 5 minutos

Resfriamento pelo vento (°F) 35,74 0,6215T ¬ 35,75(V0,16) 0,4275T(V0,16)
Onde, T Temperatura do ar (°F) e V Velocidade do vento (mph)

Figura 19-12 Índice de resfriamento pelo vento.

poncho ou qualquer material disponível. Usar um saco de dormir em ambientes externos.

15. Não usar roupas que absorvam e retenham o suor; qualquer suor retido em suas roupas aumentará a perda de calor e causará tremores.

16. Ao usar loções, use produtos à base de óleo (p. ex., ChapStick, Vaselina). As loções à base de água utilizadas na face, nas mãos e nas orelhas aumentarão o risco de *frostnip* e lesão por congelamento.

17. Ao proteger as extremidades inferiores do clima frio, certifique-se de proteger a região genital. Use roupas que permitam o suor, roupas de baixo longas, roupas apertadas de Lycra, calças de Gore-Tex® ou qualquer combinação destes.

18. Para evitar a lesão por congelamento:
   - Não usar roupas, luvas ou botas apertadas que restrinjam a circulação.
   - Exercitar os dedos das mãos, os dedos dos pés e a face periodicamente para mantê-los aquecidos e para detectar áreas de dormência.
   - Trabalhar ou exercitar-se com um parceiro, o qual observa a presença de sinais de alerta para lesão induzida pelo frio e hipotermia.

   - Usar roupas com isolamento adequado e mantê-las secas; sempre carregar roupas de baixo, meias e calçados extras.
   - Ficar alerta para a presença de dormência e formigamento.[149]

Transporte Prolongado

Algumas vezes, a localização de um paciente resultará em atrasos no transporte ou em transporte prolongado até uma instituição apropriada, necessitando de cuidados pré-hospitalares prolongados. Consequentemente, os profissionais podem ter que considerar opções de manejo além do que seria usado no caso de transporte rápido. A maneira como o paciente é manejado dependerá do tempo até os cuidados definitivos, dos protocolos médicos aprovados, dos equipamentos e dos suprimentos disponíveis, de profissionais e recursos adicionais e da localização do paciente e gravidade das lesões.

Algumas considerações sobre cuidados estendidos para pacientes com lesões moderadas a graves para cada um dos ambientes discutidos neste capítulo são fornecidas aqui. Como em todos os cuidados de pacientes, compreende-se que as primeiras prioridades são a segurança da cena, o XABCDE (hemorragia eXsanguinante, via Aérea, respiração [*Breathing*], Circulação, incapacidade [*Disability*], Exposição/ambiente), às vezes também expresso como MARCH (Hemorragia Massiva, via Aérea, Respiração, Circulação, Hipotermia),[19] e o uso de procedimentos padronizados de avaliação e abordagem apropriadas para esses ambientes. Deve-se dar atenção especial para a remoção do estresse ambiental (calor ou frio). Se o controle médico estiver disponível, deve-se sempre obter precocemente uma consultoria, comunicando-se de forma rotineira durante todo o período de cuidados estendidos. Qualquer dos procedimentos listados que esteja fora do escopo de prática individual deve ser usado apenas por outros profissionais médicos credenciados.

É importante saber que todas as agências estabeleceram diretrizes para a suspensão da RCP. A AHA publicou uma discussão sobre questões éticas que surgem com a não administração ou a suspensão dos esforços de reanimação do BLS ou do ALS.[144] A Wilderness Medical Society recomenda que, após o início da RCP, ela deve ser continuada até que a reanimação seja bem-sucedida com um paciente acordado, até que os socorristas estejam exaustos, até que os socorristas sejam colocados em perigo, até que o paciente seja transferido para os cuidados mais definitivos ou até que o paciente não responda a esforços de reanimação prolongados (30 minutos).[150] A National Association of EMS Physicians também fornece diretrizes para o término da RCP no ambiente extra-hospitalar (ver o Capítulo 6, "Avaliação e Abordagem do Paciente").[151] Se o controle médico estiver disponível, iniciar a consultoria do paciente cedo, se possível, para considerar o término da RCP após um tempo total de 20 minutos, dependendo de circunstâncias especiais do paciente.[151] (Ver o Capítulo 20, "Trauma Ambiental II: Raios, Afogamentos, Mergulhos e Altitude", para situações adicionais [p. ex., submersão em água fria, pessoa atingida por raio] em que a RCP pode ser estendida por mais de 20 a 30 minutos.)

Doença Relacionada ao Calor

Intermação

Fornecer resfriamento corporal o mais rapidamente possível. Considerar o uso de qualquer acesso disponível à água. Imergir o corpo até o nível do pescoço em água fria (manter o controle do corpo e proteger a via aérea) ou aplicar *spray* no corpo todo com água (p. ex., fluidos IV, solução salina, garrafas de água, água de mochilas de hidratação) e fornecer uma fonte de ventilação contínua (p. ex., corrente de ar natural, abanar com toalha, ventiladores). Quando possível, permanecer em contato com o controle médico para mantê-lo informado sobre a condição do paciente e para receber novas orientações

médicas. Parar o resfriamento corporal quando a temperatura retal alcançar 38,9°C. Então, proteger o paciente contra tremores e hipotermia. Se algum treinador de atletas porventura presente no local já tiver instituído o tratamento com banho gelado antes da chegada do SE, considerar a continuação do banho gelado até que a temperatura retal do paciente chegue a 39°C, assumindo o controle médico da situação.

À medida que resfria o paciente, fazer a abordagem da via aérea nos pacientes inconscientes e iniciar uma boa ventilação com dispositivo de bolsa-válvula-máscara com oxigênio em alto fluxo. Instalar acesso IV, administrar um *bolus* líquido com 500 mL de SF e avaliar os sinais vitais. Os pacientes devem ter os sinais vitais avaliados após cada 500 mL recebidos. O volume total de líquidos não deve exceder 1 a 2 litros na primeira hora. Um litro adicional pode ser considerado durante a segunda hora se o cuidado pré-hospitalar for estendido.

As próximas prioridades são o manejo de qualquer atividade epiléptica e hipoglicemia conforme o protocolo médico com diazepam e dextrose, respectivamente. Colocar o paciente na posição de recuperação e continuar a avaliação para incluir o nível de consciência, sinais vitais, temperatura retal e glicemia. Fornecer cuidado de suporte e necessidades corporais básicas ao longo do período restante de cuidados estendidos.

Hiponatremia Associada ao Exercício

Corrigir a supostamente baixa concentração sanguínea de sódio. Se o paciente puder se alimentar por via oral e se estes alimentos estiverem disponíveis, fornecer batatas fritas, *pretzels* ou outros alimentos salgados ou bebidas esportivas contendo eletrólitos ou que contenham sódio. Foi demonstrado que uma solução oral de sódio é um tratamento adequado de solução salina hipertônica.[152] Na cena, essa solução pode ser preparada dissolvendo-se três a quatro cubos de caldo de cozinha em meia xícara de água (125 mL) (solução salina a cerca de 9%). Os tabletes de sal administrados isoladamente não são recomendados; outros fluidos devem acompanhar os tabletes, e há risco de aumento exagerado dos níveis de sódio.

Depois disso, estabelecer um acesso IV e iniciar SF com fluxo PMV. Verificar com o controle médico para considerar uma taxa de fluxo de 250 mL/h ou mais com base no atraso estimado no transporte do paciente até o hospital ou na presença de desidratação grave ou **rabdomiólise**. Não usar líquidos IV hipotônicos, pois eles exacerbam o edema cerebral e podem piorar a condição, levando a convulsões, coma e morte. Em um paciente com sinais ou sintomas graves (convulsão ou coma), considerar a administração de furosemida (um diurético, se disponível) para reduzir o conteúdo extracelular de água e fornecer algum sódio com a infusão de SF, 250 a 500 mL/h IV.

Avaliar a presença de edema cerebral e pressão intracraniana elevada. Estabelecer um score basal da Escala de Coma de Glasgow e reavaliar a cada 10 minutos como um indicador de edema cerebral progressivo e aumento da pressão intracraniana (fazer a abordagem conforme as recomendações para edema cerebral). (Ver o Capítulo 8, "Trauma da Cabeça e Pescoço".)

Deve-se estar preparado para manejar náuseas e vômitos em jato. Pegar um dos lados de um saco de lixo grande e fazer um buraco para a cabeça do paciente com cerca de 30 centímetros abaixo da borda do saco. Colocar a cabeça do paciente através do buraco de modo que o paciente possa olhar para baixo no centro do saco. Também se deve estar preparado para manejar a urina quando começar a diurese. Usar um saco de lixo grande como fralda ou usar um balde ou outro reservatório.

Administrar oxigênio suplementar (2 a 4 litros/minuto por cânula nasal) se o paciente mostrar sinais de disfunção pulmonar ou para os pacientes letárgicos ou obnubilados. Fazer a abordagem da via aérea em pacientes inconscientes e iniciar uma boa ventilação com dispositivo de bolsa-válvula-máscara (sem hiperventilação) com oxigênio a 10 respirações/minuto. (Para mais detalhes, ver o Capítulo 8, "Trauma da Cabeça e Pescoço".)

Avaliar o nível de glicemia do paciente e fornecer dextrose IV conforme o protocolo para pacientes hipoglicêmicos. Monitorar a presença de convulsões e administrar um anticonvulsivante (p. ex., diazepam[*], inicialmente 2 a 5 mg IV/intramuscular, e titular conforme o controle médico). Colocar os pacientes inconscientes em decúbito lateral esquerdo. Continuar a avaliação do paciente.

Doença Relacionada ao Frio

Lesão por Congelamento

Proteger e tratar o paciente para hipotermia, se presente. Iniciar a hidratação com fluidos IV, ou pelo menos estabelecer um acesso IV, antes de iniciar os procedimentos de reaquecimento. Se não for possível o acesso a uma veia, a via intraóssea é uma alternativa. Em uma situação de atraso significativo no transporte, deve-se considerar o reaquecimento ativo. O reaquecimento ativo rápido pode reverter a lesão direta pelos cristais de gelo nos tecidos, mas ela pode não mudar a gravidade da lesão. É fundamental impedir que o tecido descongelado sofra novo congelamento, pois isso piora de maneira significativa os desfechos em comparação com o descongelamento passivo. Quando e onde começar o reaquecimento ativo são considerações fundamentais, se realmente for feito o reaquecimento ativo.

Um procedimento-padrão de reaquecimento consiste em imergir a extremidade afetada em água circulante aquecida até uma temperatura de 37 a 39°C em um grande reservatório para acomodar os tecidos com a lesão por congelamento sem que eles toquem nas laterais ou no fundo do reservatório.[104,105] A água deve parecer morna, mas não quente, para a mão normal. (Observar que a faixa de temperatura descrita aqui é menor que aquela previamente recomendada; essa faixa de temperatura reduz a dor para o paciente e apenas reduz um pouco a velocidade da fase de reaquecimento.) Se disponível, um termômetro oral ou retal deve ser usado para medir a temperatura da água. Uma temperatura abaixo da recomendada descongelará os tecidos, mas é menos benéfica para o descongelamento rápido e para a sobrevida dos tecidos. Qualquer temperatura acima disso causará mais dor e pode causar lesão térmica. Não reaquecer com fontes intensas de calor seco (p. ex., colocar perto de uma fogueira). Continuar a imersão até que o tecido esteja mole e elástico, o que pode demorar até 30 a 60 minutos. A movimentação ativa da extremidade durante a imersão é benéfica, sem esfregar nem massagear diretamente a região afetada. Se o aquecimento por imersão não estiver disponível, as regiões afetadas podem ser enroladas em curativos estéreis frouxos e volumosos com gaze de algodão estéril colocada entre os dedos das mãos ou dos pés para evitar dano adicional aos tecidos. As bolhas não devem ser rompidas.[106]

A dor extrema é experimentada durante o descongelamento rápido. Tratar com analgésicos IV e titular conforme a necessidade e com base nos protocolos locais. (O ácido acetilsalicílico está contraindicado em crianças devido ao risco da síndrome de Reye.)

O retorno da coloração normal da pele, do calor e da sensibilidade na região afetada é um sinal favorável. Secar todas as regiões afetadas com ar aquecido (não secar as regiões afetadas com toalhas) e, idealmente, aplicar *aloe vera* na pele, colocar gaze estéril entre os dedos das mãos e dos pés, bandagens, talas e elevar a extremidade. Cobrir a extremidade com material isolante e enrolar com um material à prova de vento e de água (p. ex., saco de lixo) como camada externa, particularmente se for continuar a retirada do paciente até um local de transporte.

Hipotermia

Iniciar os procedimentos de reaquecimento ativo. O ponto principal é evitar a perda adicional de calor com o isolamento do paciente em relação ao ambiente e a remoção das roupas molhadas, substituindo-as por roupas secas. Administrar fluidos IV aquecidos (40 a 42°C).

Os tremores são isoladamente a melhor maneira de reaquecer os pacientes sem trauma com hipotermia leve no cenário pré-hospitalar tradicional com tempos curtos de transporte em comparação com os métodos externos de reaquecimento. Os pacientes com hipotermia

---

*N. de R.T. O uso de diazepam IM não é recomendado no Brasil devido à absorção errática do fármaco.

que conseguem um tremor máximo podem aumentar a sua temperatura central em 3 a 4°C por hora. As fontes externas de calor costumam ser usadas, mas o benefício é mínimo.[93] Para o paciente com hipotermia moderada a grave, essas fontes de calor ainda são considerações importantes na situação de cuidados estendidos quando usadas em combinação com o procedimento de isolamento para hipotermia por meio do enrolamento do membro (descrito anteriormente). Algumas considerações em relação às fontes externas de calor incluem:

- Oxigênio umidificado aquecido (máximo de 42,2°C) por máscara pode impedir a perda de calor durante a ventilação e fornecer alguma transferência de calor para o tórax pelo trato respiratório.
- O contato entre corpos pode transferir calor, mas muitos estudos não conseguiram mostrar nenhuma vantagem, exceto em pacientes com hipotermia leve.
- Coxins de aquecimento elétricos e portáteis não fornecem vantagem adicional.
- O aquecimento por ar forçado tem algum benefício para minimizar o efeito de queda da temperatura central pós-resfriamento (queda tardia); ele oferece uma taxa de aquecimento efetiva comparável aos tremores para pacientes com hipotermia leve.

Isolar todos os pacientes com hipotermia em cenários remotos para minimizar a perda de calor. Preparar um curativo em camadas múltiplas para hipotermia. Colocar uma grande lâmina plástica à prova de água no piso ou no chão. Acrescentar uma camada de isolamento de uma almofada, cobertor ou saco de dormir sobre a camada à prova de água. Deitar o paciente sobre a camada de isolamento junto com quaisquer fontes externas de calor. Acrescentar uma segunda camada de isolamento sobre o paciente. O lado esquerdo do curativo de hipotermia é dobrado sobre o paciente primeiro e, depois, o lado direito. A cabeça do paciente é coberta para evitar a perda de calor, mantendo uma abertura para a face a fim de permitir a avaliação do paciente.[19,153]

Avaliar o paciente quanto à possibilidade de hipoglicemia. O fornecimento de dextrose garante a disponibilidade de energia (açúcar) adequado para o metabolismo muscular durante os tremores e evita a hipoglicemia adicional. Os pacientes alertas podem consumir líquidos doces aquecidos por via oral.

RESUMO

- Os profissionais de atendimento pré-hospitalar inevitavelmente encontrarão problemas ambientais como os descritos neste capítulo.
- Para prover rapidamente a avaliação e o tratamento no cenário pré-hospitalar, os profissionais de atendimento pré-hospitalar devem ter o conhecimento básico sobre as emergências ambientais comuns. Eles também devem compreender como o corpo regula a temperatura, incluindo o papel da pele e dos mecanismos termorreguladores no cérebro.
- Os métodos para manter e dissipar o calor corporal são conceitos importantes para os profissionais de atendimento pré-hospitalar. Os profissionais devem compreender a maneira como o calor e o frio são transferidos para e a partir do corpo (i.e., radiação, condução, convecção, evaporação) para que possam efetivamente manejar um paciente com hipertermia ou hipotermia.
- Para doenças relacionadas ao calor, os profissionais devem tratar os pacientes com intermação com o resfriamento corporal total efetivo e rápido para reduzir rapidamente a temperatura central.
- Para as doenças relacionadas ao frio, os profissionais devem manejar todos os pacientes com hipotermia moderada a grave de forma delicada, tomando o tempo necessário para removê-los do ambiente frio e começar o reaquecimento passivo enquanto monitoram a temperatura central. A solução é evitar a perda adicional de calor.
- Os profissionais devem lembrar que os fármacos e a desfibrilhação não costumam ser efetivos quando a temperatura central é menor que 30°C.
- Os pacientes não estão mortos até que estejam aquecidos e mortos, a menos que haja sinais evidentes de futilidade da reanimação (p. ex., tórax congelado, decapitação, gelo na via aérea).
- Os profissionais devem saber como se proteger contra as lesões causadas pelo calor e pelo frio e como defender a segurança de outros profissionais. Os conceitos de prevenção importantes incluem hidratação, condicionamento físico, aclimatação ao calor, roupas adequadas para clima frio e evitação de fatores de risco.
- Deve-se ter em mente que você deve manter sua própria segurança para ser um socorrista efetivo. Em muitos casos, os profissionais perderam suas vidas ao tentar um resgate.

RECAPITULAÇÃO DO CENÁRIO

É uma tarde quente de verão com temperatura chegando a 39°C. Os últimos 30 dias foram muito úmidos, com temperaturas de mais de 38°C diariamente. A temperatura ambiente resultou em muitas condições relacionadas ao calor e que necessitaram de equipes de serviço de emergência (SE) para o transporte de vários pacientes para o departamento de emergência da cidade.

Às 17 horas, sua unidade de ambulância responde a um chamado para um homem desacordado em um veículo. Quando a sua ambulância chega ao local, você observa um homem de 76 anos que parece estar inconsciente e sem lesões em um veículo estacionado do lado de fora de uma loja de departamentos. A avaliação rápida da via aérea, da respiração e da circulação (ABC) e do nível de consciência do paciente revela que ele consegue falar, mas diz coisas sem lógica e irracionais.

- Quais são as potenciais causas para a redução do nível de consciência desse paciente?
- Quais sinais característicos sustentam um diagnóstico relacionado ao calor?
- Como você faria a abordagem emergencial desse paciente na cena e durante o trajeto até o setor de emergência?

SOLUÇÃO DO CENÁRIO

Esse homem de 76 anos ficou esperando pelo retorno de sua esposa em seu carro em um *shopping center*. Ele foi exposto ao calor excessivo sem hidratação efetiva para equilibrar a perda de líquido (suor) e está desidratado. O paciente tem índice de massa corporal acima de 30, o que o coloca sob maior risco de doença relacionada ao calor devido à obesidade.

Quando a esposa retornou, ela forneceu outras informações indicando que ele está tomando um diurético para hipertensão, um betabloqueador para doença arterial coronariana e um anticolinérgico para doença de Parkinson. Todos os três medicamentos são conhecidos como fatores de risco para a doença relacionada ao calor. O paciente necessita de rápida avaliação de seu ABC e do nível de consciência usando a escala AVDI (**A**lerta, responde a estímulo **V**erbal, responde à **D**or, **I**rresponsivo), já que foi encontrado em um carro sem ar-condicionado. Devido às afirmações irracionais e ilógicas, à idade e à localização do paciente, você tem alto índice de suspeição de intermação.

Você rapidamente avalia quanto à presença de trauma fechado ou penetrante e não encontra nada. Depois disso, os pacientes idosos devem ser avaliados quanto à exacerbação de doenças subjacentes, como doença cardíaca ou distúrbio neurológico (p. ex., AVC). Sabe-se que todas as três condições médicas do paciente sabidamente pioram com a hipertermia, aumentando o risco de morte. É fundamental que esse paciente receba imediatamente o resfriamento corporal total.

Você leva o paciente para longe da luz direta do sol no assento dianteiro e retira as roupas excessivas. Você usa os frascos de soro da bolsa de trauma para começar a molhar o paciente da cabeça aos pés. Você pede para seu parceiro começar a ventilação e coloca o ar-condicionado no máximo para aumentar o fluxo de ar pelo corpo do paciente a fim de aumentar a transferência de calor por convecção. A maca é preparada para a transferência do paciente para a ambulância. Água gelada e toalhas molhadas estão prontas na parte de trás da ambulância para esse paciente com hipertermia.

Você rapidamente transfere o paciente de seu veículo para a ambulância. Quando o transporte é iniciado, o corpo todo do paciente é molhado com toalhas molhadas e frias, e o ventilador é direcionado para o paciente. O paciente é colocado em oxigênio com alto fluxo, o ECG é monitorado e um acesso IV é estabelecido inicialmente para manter veia. Você está preparado para avaliar a temperatura retal e confirmar a hipertermia (maior ou igual a 40°C). Se for confirmado, você administra 500 mL de solução salina em *bolus* IV. Você toma os sinais vitais e informa o controle médico para preparar-se para um paciente masculino de 76 anos com intermação.

Referências

1. Centers for Disease Control and Prevention/National Center for Health Statistics. Compressed mortality file. Updated November 19, 2018. Accessed October 25, 2021. https://www.cdc.gov/nchs/data_access/cmf.htm

2. Centers for Disease Control and Prevention. Heat-related deaths—Chicago, Illinois, 1996–2001, and United States, 1979–1999. *Morb Mortal Wkly Rep.* 2003;52(26):610.

3. National Center for Environmental Health (NCEH)/ Agency for Toxic Substances and Disease Registry (ATSDR), Coordinating Center for Environmental Health and Injury Prevention (CCEHIP). Natural disasters and severe weather: extreme heat. Updated June 30, 2021. Accessed October 25, 2021. https://www.cdc.gov/disasters/extremeheat/index.html.

4. Meiman J, Anderson H, Tomasallo C. Hypothermia-related deaths—Wisconsin, 2014, and United States, 2003–2013. *Morb Mortal Wkly Rep.* 2015;64(6):141-143.

5. Centers for Disease Control and Prevention. Hypothermia-related deaths—United States, 2003. *Morb Mortal Wkly Rep.* 2004;53(8);172.

6. O'Brien KK, Leon LR, Kenefick RW. Clinical management of heat-related illnesses. In: Auerbach PS, ed. *Auerbach's Wilderness Medicine.* 7th ed. St. Mosby Elsevier; 2017.

7. Dow J, Giesbrecht GG, Danzl DF, et al. Wilderness Medical Society practice guidelines for the out-of-hospital evaluation and treatment of accidental hypothermia: 2019 Update. *Wilderness Environ Med.* 2019;30(Suppl 4):S47-S69

8. Lugo-Amador NM, Rothenhaus T, Moyer P. Heat-related illness. *Emerg Med Clin North Am.* 2004;22:315-327.

9. Ulrich AS, Rathlev NK. Hypothermia and localized injuries. *Emerg Med Clin North Am.* 2004;22:281-298.

10. Centers for Disease Control and Prevention. Hypothermia-related deaths—United States, 2003. *Morb Mortal Wkly Rep.* 2004;53(8):172.

11. Brown DJA, Brugger H, Boyd J, et al. Accidental hypothermia. *N Engl J Med.* 2012;367(20);1930-1938.

12. Hawkins SC. Wilderness EMS systems. In: Hawkins SC, ed. *Wilderness EMS.* Wolters Kluwer; 2018.

13. Leon LR, Kenefick RW. Pathophysiology of heat-related illnesses. In: Auerbach PS, ed. *Auerbach's Wilderness Medicine.* 7th ed. St. Mosby Elsevier; 2017.

14. Freer L, Handford C, Imray CHE. Frostbite. In: Auerbach PS, ed. *Auerbach's Wilderness Medicine.* 7th ed. St. Mosby Elsevier; 2017.

15. Danzl DF, Huecker MR. Accidental hypothermia. In: Auerbach PS, ed. *Auerbach's Wilderness Medicine.* 7th ed. St. Mosby Elsevier; 2017.

16. National Aeronautics and Space Administration. 2020 Tied for Warmest Year on Record, NASA Analysis Shows. Published January 14, 2021. Accessed October 25, 2021. https://www.nasa.gov/press-release/2020-tied-for-warmest-year-on-record-nasa-analysis-shows

17. Vaidyanathan A, Malilay J, Schramm P, Saha S. Heat-related deaths—United States, 2004–2018. *Morb Mortal Wkly Rep.* 2020;69:729-734. doi: 10.15585/mmwr.mm6924a1

18. Centers for Disease Control and Prevention. Hypothermia-related deaths—United States, 1999–2002 and 2005. *Morb Mortal Wkly Rep.* 2006;55(10):282-284.

19. Hawkins SC, Simon RB, Beissinger JP, Simon D. *Vertical Aid: Essential Wilderness Medicine for Climbers, Trekkers, and Mountaineers.* The Countryman Press; 2017.

20. Hardy JD. Thermal comfort: skin temperature and physiological thermoregulation. In: Hardy JD, Gagge AP, Stolwijk JAJ, eds. *Physiological and Behavioral Temperature Regulation.* Charles C. Thomas; 1970.

21. Pozos RS, Danzl DF. Human physiological responses to cold stress and hypothermia. In: Pandolf KB, Burr RE, eds. *Medical Aspects of Harsh Environments.* Vol 1. Office of the Surgeon General, Borden Institute/TMM Publications; 2001:351-382.

22. Stocks JM, Taylor NAS, Tipton MJ, Greenleaf JE. Human physiological responses to cold exposure. *Aviat Space Environ Med.* 2004;75:444-457.

23. Wenger CB. The regulation of body temperature. In: Rhoades RA, Tanner GA, eds. *Medical Physiology.* Little, Brown; 1995.

24. Nunnelely SA, Reardon MJ. Prevention of heat illness. In: Pandolf KB, Burr RE, eds. *Medical Aspects of Harsh Environments.* Vol 1. Office of the Surgeon General, Borden Institute/TMM Publications; 2001:209-230.

25. Hall B, Hall J. *Sauer's Manual of Skin Diseases.* 10th ed. Lippincott Williams & Wilkins; 2010.

26. Krakowski A, Goldenberg A. Exposure to radiation from the sun. In: Auerbach PS, ed. *Auerbach's Wilderness Medicine.* 7th ed. Mosby Elsevier; 2017.

27. Lipman GS, Gaudio FFG, Eifling KP, Ellis MA, Otten EM, Grissom CK. Wilderness Medical Society practice guidelines for the prevention and treatment of heat-related illness: 2019 update. *Wilderness Environ Med.* 2019;30(4):S33-S46.

28. Yeo T. Heat stroke: a comprehensive review. *AACN Clin Issues.* 2004;15:280-293.

29. Wenger CB. Section I: human adaption to hot environments. In: Pandolf KB, Burr RE, eds. *Medical Aspects of Harsh Environments.* Vol 1. Office of the Surgeon General, Borden Institute/TMM Publications; 2001:51-86.

30. Sonna LA. Practical medical aspects of military operations in the heat. In: Pandolf KB, Burr RE, eds. *Medical Aspects of Harsh Environments.* Vol 1. Office of the Surgeon General, Borden Institute/TMM Publications; 2001:293-309.

31. Tek D, Olshaker JS. Heat illness. *Emerg Med Clin North Am.* 1992;10(2):299-310.

32. Wallace RF, Kriebel D, Punnett L, et al. The effects of continuous hot weather training on risk of exertional heat illness. *Med Sci Sports Exerc.* 2005;37(1):84-90.

33. Schimelpfenig T, Richards G, Tartar S. Management of heat illnesses. In: Hawkins SC, ed. *Wilderness EMS.* Wolters Kluwer; 2018.

34. Bedno SA, Li Y, Han W, et al. Exertional heat illness among overweight U.S. Army recruits in basic training. *Aviat Space Environ Med.* 2010;81(2):107-111.

35. Kenefick RW, Cheuvront SN, Leon LR, O'Brien KK. Dehydration and rehydration. In: Auerbach PS, ed. *Auerbach's Wilderness Medicine.* 7th ed. Mosby Elsevier; 2017.

36. Armstrong LE, Hubbard RW, Jones BH, Daniels JT. Preparing Alberto Salazar for the heat of the 1984 Olympic marathon. *Phys Sportsmed.* 1986;14:73-81.

37. Johnson RF, Kobrick JL. Psychological aspects of military performance in hot environments. In: Pandolf KB, Burr RE, eds. *Medical Aspects of Harsh Environments*. Vol 1. Office of the Surgeon General, Borden Institute/TMM Publications; 2001.

38. Sawka MN, Pandolf KB. Physical exercise in hot climates: physiology, performance, and biomedical issues. In: Pandolf KB, Burr RE, eds. *Medical Aspects of Harsh Environments*. Vol 1. Office of the Surgeon General, Borden Institute/TMM Publications; 2001.

39. Dutchman SM, Ryan AJ, Schedl HP, et al. Upper limits of intestinal absorption of dilute glucose solution in men at rest. *Med Sci Sport Exerc*. 1997;29:482-488.

40. Neufer PD, Young AJ, Sawka MN. Gastric emptying during exercise: effects of heat stress and hypohydration. *Eur J Appl Physiol*. 1989;58:433-439.

41. Bouchama A, Knochel JP. Medical progress: heatstroke. *N Engl J Med*. 2002;346(25):1978-1988.

42. Adams T, Stacey E, Stacey S, Martin D. Exertional heat stroke. *Br J Hosp Med (London)*. 2012;73(2):72-78.

43. Case DJ, Armstrong LE, Kenny GP, O'Connor FG, Huggins RA. Exertional heat stroke: new concepts regarding cause and care. *Curr Sports Med Rep*. 2012;11(3):115-123.

44. Casa DJ, McDermott BP, Lee E, Yeargin SW, Armstrong LE, Maresh CM. Cold-water immersion: the gold standard for exertional heat stroke treatment. *Exerc Sport Rev*. 2007;35(3): 141-149.

45. Holtzhausen LM, Noakes TD. Collapsed ultra-endurance athlete: proposed mechanisms and an approach to management. *Clin J Sport Med*. 1997;7(4):292-301.

46. Gardner JW, Kark JA. Clinical diagnosis, management and surveillance of exertional heat illness. In: Pandolf KB, Burr RE, eds. *Medical Aspects of Harsh Environments*. Vol 1. Office of the Surgeon General, Borden Institute/TMM Publications; 2001:231-279.

47. Asplune CA, O'Connor FG, Noakes TD. Exercise-associated collapse: an evidence-based review and primer for clinicians. *Br J Sports Med*. 2011;45:1157-1162.

48. Nichols AW. Heat-related illness in sports and exercise. *Curr Rev Musculoskelet Med*. 2014;7:355-365.

49. Bennett BL, Hew-Butler T, Rosner MH, Myers T, Lipman GS. Wilderness Medical Society practice guidelines for treatment of exercise-associated hyponatremia: 2019 update. *Wilderness Environ Med*. 2020;31(1):50-62.

50. Rosner MH. Exercise-associated hyponatremia. *Semin Nephrol*. 2009;29(3):271-281.

51. Rosner M, Bennett B, Hoffman M, Hew-Butler T. Exercise induced hyponatremia. In: Simon E, ed. *Hyponatremia: Evaluation and Treatment*. Springer; 2013.

52. Leon LR, Helwig BG. Heat stroke: role of the systemic inflammatory response. *J Appl Physiol*. 2010;109(6):1980-1988.

53. Gaffin SL, Hubbard RW. Pathophysiology of heatstroke. In: Pandolf KB, Burr RE, eds. *Medical Aspects of Harsh Environments*. Vol 1. Office of the Surgeon General, Borden Institute/TMM Publications; 2001:161-208.

54. Semenza JC, Rubin CH, Flater KH, et al. Heat-related deaths during the July 1995 heat wave in Chicago. *N Engl J Med*. 1996;335(2):84-90.

55. Miller KC, Casa DJ, Adams WM, et al. Roundtable on preseason heat safety in secondary school athletics: prehospital care of patients with exertional heat stroke. *J Athl Train*. 2021;56(4):372-382.

56. Belval LN, Casa DJ, Adams WM, et al. Consensus statement: prehospital care of exertional heat stroke. *Prehosp Emerg Care*. 2018;22(3):392-397. doi: 10.1080/10903127.2017.1392666

57. Knochel JP, Reed G. Disorders of heat regulation. In: Narins RE, ed. *Maxwell and Kleenman's Clinical Disorders of Fluid and Electrolyte Metabolism*. 5th ed. McGraw-Hill; 1994.

58. Hawkins SC. Environmental emergencies. In: Pollak AN, ed. *Caroline's Emergency Care in the Streets*. 8th ed. Jones & Bartlett Learning; 2018.

59. Armstrong LE, Crago AE, Adams R, et al. Whole-body cooling of hyperthermic runners: comparison of two field therapies. *Am J Emerg Med*. 1996;14:335-358.

60. Costrini A. Emergency treatment of exertional heatstroke and comparison of whole-body cooling techniques. *Med Sci Sports Exerc*. 1984;22:15-18.

61. Gaffin SL, Gardner J, Flinn S. Current cooling method for exertional heatstroke. *Ann Intern Med*. 2000;132:678. doi: 10.7326/0003-4819-132-8-200004180-00023

62. Miller KC, Casa DJ, Adams WM, et al. Roundtable on preseason heat safety in secondary school athletics: prehospital care of patients with exertional heat stroke. *J Athl Train*. 2021;56(4):372-382.

63. Speedy DB, Noakes TD. Exercise-associated hyponatremia: a review. *Emerg Med*. 2001;13(1):17-27.

64. Backer HD, Shopes E, Collins SL, Barkan H. Exertional heat illness and hyponatremia in hikers. *Am J Emerg Med*. 1999;17(6):532-539.

65. Gardner JW. Death by water intoxication. *Mil Med*. 2002;164(3):432-434.

66. Noakes TD, Goodwin N, Rayner BL, et al. Water intoxication: a possible complication during endurance exercise. *Med Sci Sports Exerc*. 1985;17:370-375.

67. Rosner MH, Kirven J. Exercise-associated hyponatremia. *Clin J Am Soc Nephrol*. 2007;2:151-161.

68. Adrogue HJ, Madias NE. Hyponatremia. *N Engl J Med*. 2000;342(21):1581-1589.

69. Hiller WDB. Dehydration and hyponatremia during triathlons. *Med Sci Sports Exerc*. 1989;21(Suppl 5):S219-S221.

70. Speedy DB, Noakes TD, Rodgers IR. Hyponatremia in ultra-distance triathletes. *Med Sci Sports Exerc*. 1999;31:809-815.

71. Laird RH. Medical care at ultra-endurance triathlons. *Med Sci Sports Exerc*. 1989;21(Suppl 5):S222-S225.

72. Collins S, Reynolds B. The other heat-related emergency. *JEMS*. 2004;29(7):74-88.

73. Backer HD, Shopes E, Collins SL, Barkan H. Exertional heat illness and hyponatremia in hikers. *Am J Emerg Med*. 1999;17:532-539.

74. Noe RS, Choudhary E, Cheng-Dobson J, Wolkin AF, Newman SB. Exertional heat-related illnesses at the Grand Canyon National Park, 2004–2009. *Wilderness Environ Med*. 2013;24:422-428.

75. American College of Sports Medicine. Position stand: exercise and fluid replacement. *Med Sci Sports Exerc*. 2007;39(2):377-390.

76. Hew-Bulter T, Ayus JC, Kipps C, et al. Statement of Second International Exercise-Associated Hyponatremia Consensus Development Conference, New Zealand, 2007. *Clin J Sport Med*. 2008;18(2):111-121.

77. Ayus JC, Arieff A, Moritz ML. Hyponatremia in marathon runners. *N Engl J Med*. 2005;353:427.

78. U.S. Fire Administration. Firefighter fatalities in the United States in 2015. Federal Emergency Management Agency. Published October 2016. Accessed October 25, 2021. https://www.usfa.fema.gov/downloads/pdf/publications /ff_fat15.pdf

79. U.S. Department of Agriculture, U.S. Forest Service. Heat stress brochure. Accessed October 25, 2021. http://www .fs.fed.us/fire/safety/fitness /heat_stress/hs_pg1.html

80. Brazaitis M, Skurvydas A. Heat acclimation does not reduce the impact of hyperthermia on central fatigue. *Eur J Appl Physiol*. 2010;109:771-778.

81. Cheung SS, McLellan TM. Heat acclimation, aerobic fitness, and hydration effects on tolerance during uncompensable heat stress. *J Appl Physiol*. 1998;84:1731-1739.

82. Garrett AT, Goosens NG, Rehrer NJ, Patterson MJ, Cotter JD. Induction and decay of short-term heat acclimation. *Eur J Appl Physiol*. 2009;107:659-670.

83. Montain SJ, Latzka WA, Sawka MN. Fluid replacement recommendations for training in hot weather. *Mil Med*. 1999;164(7):502-508.

84. Parson KC. International standards for the assessment of the risk of thermal strain on clothed workers in hot environments. *Ann Occup Hyg*. 1999;43(5):297-308.

85. American College of Sports Medicine. Position stand on the recommended quantity and quality of exercise for developing and maintaining cardiorespiratory and muscular fitness, and flexibility in adults. *Med Sci Sports Exerc*. 1998;30(6):975-981.

86. Haskell WL, Lee IM, Pate RR, et al. Physical activity and public health: updated recommendation for adults from the American College of Sports Medicine and the American Heart Association. *Med Sci Sports Exerc*. 2007;39(8):1423-1424.

87. Sawka MN, Kolka MA, Montain SJ. *Ranger and Airborne School Students' Heat Acclimatization Guide*. U.S. Army Research Institute of Environmental Medicine; 2003.

88. Eichna LW, Park CR, Nelson N, et al. Thermal regulation during acclimatization in a hot, dry (desert type) environment. *J Appl Physiol*. 1950;163:585-597.

89. Federal Emergency Management System, U.S. Fire Administration. Emergency Incident Rehabilitation. Published February 2008. Accessed October 25, 2021. http:// www.usfa.fema.gov/downloads/pdf/publications/fa_314 .pdf

90. Hostler D. First responder rehab: good, better, best. *JEMS*. 2007;32(12):98-112; quiz 114.

91. Paterson R, Drake B, Tabin G, Butler FK Jr, Cushing T. Wilderness Medical Society practice guidelines for treatment of eye injuries and illnesses in the wilderness: 2014 update. *Wilderness Environ Med*. 2014;25:S19-S29.

92. Ulrich AS, Rathlev NK. Hypothermia and localized injuries. *Emerg Med Clin North Am*. 2004;22(2):281-298.

93. Thomas JR, Oakley EHN. Nonfreezing cold injury. In: Pandolf KB, Burr RE, eds. *Medical Aspects of Harsh Environments*. Vol 1. Office of the Surgeon General, Borden Institute/TMM Publications; 2001:467-490.

94. Montgomery H. Experimental immersion foot: review of the physiopathology. *Physiol Rev*. 1954;34(1):127-137.

95. Francis TJR. Nonfreezing cold injury: a historical review. *J R Nav Med Serv*. 1984;70:134-139.

96. Imray CHE, Handford C, Thomas OD, Castellani JW. Nonfreezing cold-induced injuries. In: Auerbach PS, ed. *Auerbach's Wilderness Medicine*. 7th ed. Mosby Elsevier; 2017.

97. Wrenn K. Immersion foot: a problem of the homeless in the 1990s. *Arch Intern Med*. 1991;151:785-788.

98. Ramstead KD, Hughes RB, Webb AJ. Recent cases of trench foot. *Postgrad Med J*. 1980;56:879-883.

99. Laskowski-Jones L, Jones L. Management of cold injuries. In: Hawkins SC, ed. *Wilderness EMS*. Wolters Kluwer, 2018.

100. Biem J, Koehncke N, Classen D, Dosman J. Out of cold: management of hypothermia and frostbite. *Can Med Assoc J*. 2003;168(3):305-311.

101. Vogel JE, Dellon AL. Frostbite injuries of the hand. *Clin Plast Surg*. 1989;16:565-576.

102. Mills WJ. Clinical aspects of freezing injury. In: Pandolf KB, Burr RE, eds. *Medical Aspects of Harsh Environments*. Vol 1. Office of the Surgeon General, Borden Institute/TMM Publications; 2001.

103. McIntosh SE, Hamonko M, Freer L, et al. Wilderness Medical Society Practice guidelines for the prevention and treatment of frostbite. *Wilderness Environ Med*. 2011;22;156-166.

104. Cauchy E, Davis CB, Pasquier M, Meyer EF, Hackett PH. A new proposal for management of severe frostbite in the austere environment. *Wilderness Environ Med*. 2016;27:92-99.

105. Zafren K, Giesbrecht G. State of Alaska Cold Injuries Guidelines. Department of Health and Social Services, Juneau, Alaska. Revised July 2014. Accessed October 25, 2021. http://mra.org/wp-content/uploads/2016/05/Alaska -DHSS-EMS-Cold-Injuries-Guidelines-June-2014.pdf

106. McIntosh SE, Freer L, Grissom CK, Pandey P, Dow DD, Hackett PH. Wilderness Medical Society practice guidelines for the prevention and treatment of frostbite: 2019 update. *Wilderness Environ Med*. 2019;30(4):S19-S32.

107. Sessler DI. Mild preoperative hypothermia. *N Engl J Med*. 1997;336:1730-1737.

108. Giesbrecht GG. Cold stress, near drowning and accidental hypothermia: a review. *Aviat Space Environ Med*. 2000;71:733-752.

109. Stocks JM, Taylor NAS, Tipton MJ, Greenleaf JE. Human physiological responses to cold exposure. *Aviat Space Environ Med*. 2004;75:444-457.

110. Gilbert M, Busund R, Skagseth A, et al. Resuscitation from accidental hypothermia of 13.7°C with circulatory arrest. *Lancet*. 2000;355:375-376.

111. Danzl DF, Pozos RS, Auerbach PS. Multicenter hypothermia survey. *Ann Emerg Med*. 1987;16(9):1042-1055.

112. Tsuei BJ, Kearney PA. Hypothermia in the trauma patient. *Injury Int J Care Injured*. 2004;35:7-15.

113. Stoner HB. Effects of injury on the responses to thermal stimulation of the hypothalamus. *J Appl Physiol*. 1972;33(5):665-671.

114. Ferrara A, MacArthur J, Wright H. Hypothermia and acidosis worsen coagulopathy in the patient requiring massive transfusion. *Am J Surg*. 1990;160:515-518.

115. Epstein M. Renal effects of head-out immersion in man: implications for understanding volume homeostasis. *Physiol Rev*. 1978;58:529-581.

116. Jurkovich G. Hypothermia in the trauma patient. *Adv Trauma*. 1989;4:111-140.

117. Jurkovich GJ. Environmental cold-induced injury. *Surg Clin N Am*. 2007;87(1):247-267.

118. Bennett BL, Giesbrect G, Zafren K, et al. Management of hypothermia in tactical combat casualty care: TCCC guideline proposed change 20-01 (June 2020). *J Spec Oper Med*. 2020;20(3):21-35.

119. Beilman GJ, Blondett JJ, Nelson AB. Early hypothermia in severely injured trauma patients is a significant risk factor of multiple organ dysfunction syndrome but not mortality. *Ann Surg*. 2009;249:845-850.

120. Mommsen P, Andruszkow H, Fromke C, et al. Effects of accidental hypothermia on posttraumatic complications and outcome in multiple trauma patients. *Injury*. 2013;44(1):86-90.

121. Lapostolle F, Sebbah JL, Couvreur J. Risk factors for the onset of hypothermia in trauma victims: the Hypotrauma study. *Crit Care*. 2012;16(4):R142. doi: 10.1186/cc1144

122. Trentzsch H, Huber-Wagner S, Hildebrand F, et al. Hypothermia for prediction of death in severely injured blunt trauma patients. *Shock*. 2012;37(2):131-139.

123. Nolan JP, Morley PT, Vanden Hoek TL, et al. Therapeutic hypothermia after cardiac arrest: an advisory statement by the Advance Life Support Task Force of the International Liaison Committee on Resuscitation. *Circulation*. 2003;108:118-121.

124. Alzaga AG, Cerdan M, Varon J. Therapeutic hypothermia. *Resuscitation*. 2006;70:369-380.

125. Nolan JP, Neumar RW, Adrie C, et al. Post-cardiac arrest syndrome: epidemiology, pathophysiology, treatment, and prognostication: a scientific statement from the International Liaison Committee on Resuscitation; the American Heart Association Emergency Cardiovascular Care Committee; the Council on Cardiovascular Surgery and Anesthesia; the Council on Cardiopulmonary, Perioperative, and Critical Care; the Council on Clinical Cardiology; the Council on Stroke. *Resuscitation*. 2008;79:350-379.

126. Nolan JP, Hazinski MF, Billi JE, et al. Part 1: executive summary: 2010 International Consensus on Cardiopulmonary Resuscitation and emergency cardiovascular care science with treatment recommendations. *Resuscitation*. 2010;81S:e1-e25.

127. Crompton EM, Lubomirova I, Cotlarciuc I, Han T, Sharma SD, Sharma P. Meta-analysis of therapeutic hypothermia for traumatic brain injury in adult and pediatric patients. *Crit Care Med*. 2017;45(4):575-583.

128. Andres PJD, Sinclair HL, Rodriguez A, et al. Hypothermia for intracranial hypertension after traumatic brain injury. *N Engl J Med*. 2015;373:2403-2412.

129. Finkelstein RA, Alam HB. Induced hypothermia for trauma: current research and practice. *J Intensive Care Med*. 2010;25(4):205-206.

130. Carlson LD. Immersion in cold water and body tissue insulation. *Aerospace Med*. 1958;29:145-152.

131. Giesbrecht GG, Steinman AM. Immersion into cold water. In: Auerbach PS, ed. *Auerbach's Wilderness Medicine*. 7th ed. Mosby Elsevier; 2017.

132. Wittmers LE, Savage M. Cold water immersion. In: Pandolf KB, Burr RE, eds. *Medical Aspects of Harsh Environments*. Vol 1. Office of the Surgeon General, Borden Institute/TMM Publications; 2001:531-552.

133. Tipton MJ. The initial responses to cold-water immersion in man. *Clin Sci*. 1989;77:581-588.

134. Keatinge WR, McIlroy MB, Goldfien A. Cardiovascular responses to ice-cold showers. *J Appl Physiol*. 1964;19:1145-1150.

135. Mekjavic IB, La Prairie A, Burke W, Lindborg B. Respiratory drive during sudden cold water immersion. *Respir Physiol*. 1987;70(1):121-130.

136. Sempsrott J, Schmidt AC, Hawkins SC, Cushing TA. Drowning and submersion injuries. In: Auerbach PS. *Auerbach's Wilderness Medicine*. 7th ed. Mosby Elsevier; 2017.

137. Wissler EH. Probability of surviving during accidental immersion in cold water. *Aviat Space Environ Med*. 2003;74:47-55.

138. Tikuisis P. Predicting survival time at sea based on observed body cooling rates. *Aviat Space Environ Med*. 1997;68:441-448.

139. Hayward JS, Errickson JD, Collis ML. Thermal balance and survival time prediction of man in cold water. *Can J Physiol Pharmacol*. 1975;53(1):21-32.

140. Ducharme MB, Lounsbury DS. Self-rescue swimming in cold water: the latest advice. *Appl Physiol Nutr Metab*. 2007;32:799-807.

141. Van Mieghem C, Sabbe M, Knockaert D. The clinical value of the ECG in noncardiac conditions. *Chest*. 2004;125(4):1561-1576.

142. Vanden Hoek TL, Morrison LJ, Shuster M, et al. Part 12.9: cardiac arrest in special situations: accidental hypothermia: 2010 American Heart Association guidelines for cardiopulmonary resuscitation and emergency cardiovascular care. *Circulation*. 2010;122:S829-S861.

143. Panchal AR, Bartos JA, Cabañas JG, et al. Part 3: adult basic and advanced life support: special circumstances of resuscitation: accidental hypothermia. 2020 American Heart Association guidelines for cardiopulmonary resuscitation and emergency cardiovascular care. *Circulation*. 2020;142(16):S366-S468.

144. Morrison LJ, Kierzek G, Diekema DS, et al. Part 3: Ethics. 2010 American Heart Association Guidelines for cardiopulmonary resuscitation and emergency cardiovascular care. *Circulation*. 2010;122:S665-S675.

145. Danzl DF, Lloyd EL. Treatment of accidental hypothermia. In: Pandolf KB, Burr RE, eds. *Medical Aspects of Harsh Environments*. Vol 1. Office of the Surgeon General, Borden Institute/TMM Publications; 2001:491-529.

146. Southwick FS, Dalglish PH. Recovery after prolonged asystolic cardiac arrest in profound hypothermia: a case report and literature review. *JAMA*. 1980;243:1250-1253.

147. Bernard MB, Gray TW, Buist MD, et al. Treatment of comatose survivors of out-of-hospital cardiac arrest with induced hypothermia. *N Engl J Med*. 2002;346(8):557-563.

148. Reuler JB. Hypothermia: pathophysiology, clinical setting, and management. *Ann Intern Med*. 1978;89:519-527.

149. Armstrong LE. Cold, windchill, and water immersion. In: Armstrong LE. *Performing in Extreme Environments*. Human Kinetics; 2000.

150. Wilderness Medical Society. Myocardial infarction, acute coronary syndromes, and CPR. In: Forgey WW, ed. *Practice*

Guidelines for Wilderness Emergency Care. 5th ed. Globe Pequot Press; 2006.

151. National Association of EMS Physicians. Position paper of the National Association of EMS Physicians: termination of resuscitation in nontraumatic cardiac arrest. *Prehosp Emerg Care.* 2011;15(4):542. doi: 10.3109/10903127.2011.598621

152. Siegel AJ, d'Hemecourt P, Adner MM, Shirey T, Brown JL, Lewandrowski KB. Exertional dysnatremia in collapsed marathon runners: a critical role for point-of-care testing to guide appropriate therapy. *Am J Clin Pathol.* 2009;132(3):336-340.

153. Auerbach PS, Constance BB, Freer L. *Field Guide to Wilderness Medicine.* 4th ed. Mosby Elsevier; 2013.

Leituras Sugeridas

Auerbach PS, ed. *Auerbach's Wilderness Medicine.* 7th ed. Mosby Elsevier; 2017.

Hawkins SC, Simon RB, Beissinger JP, Simon D. *Vertical Aid: Essential Wilderness Medicine for Climbers, Trekkers, and Mountaineers.* The Countryman Press; 2017.

Hawkins SC. *Wilderness EMS.* Wolters Kluwer; 2017.

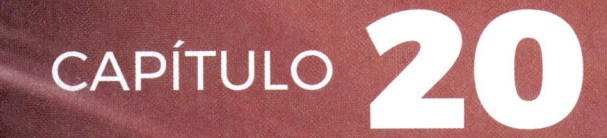

CAPÍTULO 20

© Ralf Hiemisch/fstop/Getty Images

Trauma Ambiental II: Raios, Afogamentos, Mergulhos e Altitude

Editores-chefes:
Seth Hawkins, MD
Justin Sempsrott, MD

OBJETIVOS DO CAPÍTULO

Ao término deste capítulo, você será capaz de:

- Conhecer as ameaças à segurança associadas a descargas atmosféricas em ambientes externos.
- Descrever o uso da triagem "reversa" para atendimento a múltiplas vítimas de raios.
- Identificar os principais fatores de risco para desenvolvimento de doença disbárica (em altitude)
- Conhecer a abordagem do atendimento inicial apropriado com realização do ABC (via aérea, respiração e circulação) em uma situação de afogamento.
- Descrever a abordagem em, uma situação de afogamento.

- Identificar cinco métodos para se prevenir um afogamento.
- Diferenciar os sinais e sintomas da doença disbáricas (por compressão e descompressão)
- Descrever duas intervenções terapêuticas primárias para a doença disbáricas e embolia gasosa.
- Discutir as semelhanças e diferenças entre mal agudo da montanha (mal de altitude) e o edema cerebral relacionado à altitude elevada.

CENÁRIO

Em uma cidade a beira mar, uma família de quatro pessoas passeava na praia com o cachorro durante um dia frio de inverno. O filho jogou uma bola de borracha em direção à água e o cachorro correu para pegá-la. De repente, uma grande onda quebrou na praia levando o cachorro para dentro do mar. O filho de 17 anos foi o primeiro a entrar na água para tentar salvar o cachorro, mas acabou sendo levado pela água. Ele foi visto lutando contra as ondas pelos pais e pela irmã.

O pai e a mãe do garoto pegaram um dispositivo de flutuação que estava por perto e seguiram em direção às ondas para ajudar. A filha de 19 anos permaneceu na beira da praia e pediu ajuda pelo telefone celular. O cachorro voltou para a beira da praia. Os pais retiraram o filho para fora da água fria após encontrá-lo submerso e inconsciente. A sua equipe de atendimento pré-hospitalar (APH) chegou à cena 7 minutos após o chamado.

Ao sair da ambulância, você observa um adolescente inconsciente deitado em posição supina embora com a face virada para a areia cercada de água. Ele ainda está na zona de arrebentação das ondas e poderia ainda ser submerso por uma delas. Você se une à equipe do corpo de bombeiros para fazer a abordagem da vítima.

- Como o paciente deve ser abordado neste cenário?
- Se o paciente não tem pulso nem respiração, qual é a próxima intervenção imediata a ser realizada ?
- Quais outras preocupações você tem em relação ao paciente e que devem ser abordadas na cena?

INTRODUÇÃO

A cada ano, em todo mundo, há grande taxa de morbidade e mortalidade relacionadas a ocorrências decorrentes de condições ambientais, incluindo pessoas atingidas por raios, afogamentos, mergulhos recreativos e escaladas até altitudes elevadas (Ver o Capítulo 19, "Trauma Ambiental I: Calor e Frio", para condições relacionadas a calor e frio). Os profissionais de atendimento pré-hospitalar devem conhecer os distúrbios associados a cada tipo de ambiente; compreender sua anatomia, fisiologia e fisiopatologia envolvidas; e saber como realizar rapidamente a avaliação e a abordagem do paciente. Ao mesmo tempo, eles devem saber como evitar lesões em si mesmos e em outros profissionais envolvidos neste tipo de socorro.

Lesões Relacionadas a Raios

Os raios são a ameaça que mais acomete pessoas e propriedades durante a ocorrência de tempestades, ficando atrás apenas das inundações, que são a segunda causa de mortes relacionadas a tempestades nos Estados Unidos desde 1959.[1] Mais de 50 mil tempestades ocorrem diariamente no mundo, com os raios atingindo a terra mais de 100 vezes a cada segundo.[2] A queda de raios dá início a cerca de 75 mil incêndios florestais anualmente, além de ser responsável por 40% de todos os incêndios.[3] A forma mais destrutiva de um raio é o nuvem-solo (**Figura 20-1**). Com base em sistemas de detecção de raios em tempo real nos Estados Unidos, estima-se que os raios tipo nuvem-solo (descendentes) ocorram cerca de 20 milhões de vezes ao ano, com até 50 mil relâmpagos por hora durante uma noite de verão.[4,5] Nos Estados Unidos, os raios ocorrem com uma maior frequência entre junho e agosto, mas podem ser vistos ao longo do ano todo na Flórida e na costa sudeste do Golfo do México, com Flórida e Texas respondendo por 25% das mortes causadas por raios.[6,7] No mundo todo, as populações rurais estão sob maior risco devido à ausência de estruturas seguras contra raios e de educação focada em prevenção. Consequentemente, estima-se que ocorram 24 mil fatalidades anualmente e que os raios causem cerca de 10 vezes mais lesões que mortes no mundo todo.[7,8]

Desde a década de 50, o número de mortes decorrentes de raios nos Estados Unidos diminuiu, possivelmente devido ao menor número de pessoas trabalhando em ambientes externos nas áreas rurais, melhores sistemas de alerta para a aproximação de tempestades, aumento da educação do público sobre a segurança relacionada a queda de raios e melhores cuidados médicos.[9] Embora, no início do século XX, tenham ocorrido até 400 mortes anualmente por raios, o número anual médio de mortes entre 1968 e 2010 foi de 79, e os últimos relatos indicam que hoje os raios matam cerca de 30 pessoas anualmente, causando algum tipo lesão em cerca de 400.[3,7,10-12] Com base em dados coletados entre 2006 e 2019, a crença existente de que jogadores de golfe representavam a maioria das mortes ocorridas em decorrência de queda de raios mostrou-se mito; durante esse período, pescadores representam quatro vezes mais mortes do que os jogadores de golfe, e atividades realizadas em praias/acampamentos foram responsáveis por duas vezes mais mortes do que em jogadores de golfe. Junho a agosto são, de longe, os meses de pico de incidência de raios e consequentemente de mortes por eles causados, estando a maior parte da ocorrência destas mortes nos finais de semana (sexta a domingo).[12]

As maiores ameaças decorrentes de descargas atmosféricas são o desenvolvimento de lesões neurológicas e cardiopulmonares. As diretrizes da Wilderness Medical Society (WMS) estão disponíveis, e focadas na prevenção e tratamento de lesões causadas por raios, seja no cuidados pré-hospitalar ou hospitalar.[13] Estas recomendações de manejo clínico são classificadas com base na qualidade das evidências que as sustentam. (Ver o Capítulo 2, "Princípios de Ouro, Preferências e Pensamento Crítico".)

Epidemiologia

Com base nos dados da National Oceanic and Atmospheric Administration (NOAA), entre 2006 e 2019 houve 418 mortes em decorrência da queda de raios., destes 79% eram homens.[12]

A ocorrência de queimaduras no crânio ou nas extremidades inferiores indicam maior risco de morte, e determinadas análises estatísticas mostram que as sequelas

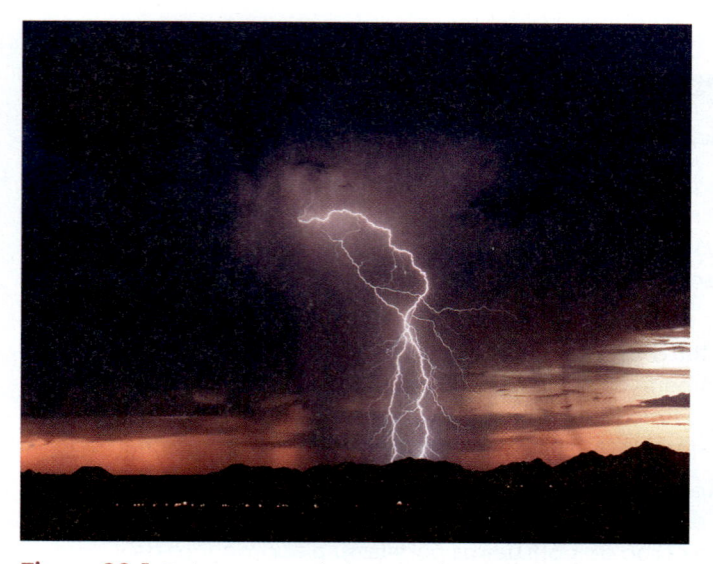

Figura 20-1 Raio nuvem-solo (com padrão bifurcado).
© Jhaz Photography/Shutterstock

permanentes estão presentes em cerca de 74% dos sobreviventes atingidos por raios.[14] No entanto, esse dado é controverso, pois outros estudos relatam número inferiores de ocorrência de lesões permanentes.[11,15] Dentre as pessoas que morreram atingidas por raios, 52% delas estavam em ambiente externo (25% estavam trabalhando). A morte ocorreu dentro de 1 hora em 63% das vezes, dado este de estudo obtido de casos ocorridos na Flórida.[9]

Mecanismo de Lesão

A lesão causada por raios pode resultar de seis mecanismos que serão descritos a seguir:[11,13,14]

- I*mpacto direto* ocorre quando uma pessoa está em um ambiente aberto incapaz de encontrar abrigo. Corresponde à somente 3 a 5% dos casos de raios que envolvem pessoas.[7]
- Impacto indireto (por meio de outros objetos) ocorre quando um raio atinge um objeto (p. ex., solo, prédio, árvore) e atinge uma ou múltiplas vítimas. A corrente passa por este objeto primariamente atingindo na sequência a pessoa. Esta passagem de energia ocorre de uma pessoa para outra, de uma árvore para uma pessoa e mesmo em ambientes internos, por meio de fios telefônicos, caso alguém esteja no telefone (algumas vezes, isso pode ser consequência de um contato direto em vez de indireto, dependendo do tipo do aparelho telefônico e da proximidade entre o fio e a pessoa).
- O *contato* ocorre quando uma pessoa está diretamente em contato com determinado objeto atingido primariamente. Esse mecanismo é responsável por um terço de todas as lesões causadas por raios. Profissionais de resgate que carreguem objetos de metal junto a seu corpo (como por exemplo, mosquetões) ou que estejam amarrados a algum tipo de sistema de resgate com cordas, durante prática de escaladas, estão sob risco, caso ocorra uma tempestade, e a WMS recomenda que este tipo de amarração seja realizada de forma individual. Além disso, objetos metálicos como mosquetões, martelos de gelo ou bastões de caminhada/esqui devam permanecer isolados e o contato direto com eles evitado.[7,13]
- Contato por meio do solo ocorre quando um raio atinge o chão ou um objeto próximo a ele, e a corrente se espalha radialmente, passando através do corpo da pessoa. O tecido humano oferece menor resistência quando comparada ao solo, e a corrente passa, por exemplo, subindo por uma perna e descendo pela outra, seguindo o caminho de menor resistência. Este tipo de corrente é responsável pela maioria das lesões causadas por raios.
- A *corrente ascendente* (*upward streamer*) ocorre quando ela se desloca do chão em sentido superior e através

da vítima, não fazendo conexão com a corrente que se desloca inferiormente. A energia que este tipo de corrente contém é menor, quando comparada com o raio que causa contato direto, sendo responsável por cerca de 1 a 15% das lesões. Esta corrente ascendente foi identificada recentemente.

- *Lesão por explosão* ou combustão, além de trauma fechado podem ocorrer desencadeadas pela onda de choque produzida pelo raio, podendo lançar uma pessoa por até 9,1 metros (m). Além disso, queimaduras e outros tipo de lesão podem ser resultantes da queda de raios que causam incêndios florestais, incêndios em edifícios ou explosões.[3,16,17]

A seguir, estão os seis fatores conhecidos que determinam a gravidade da lesão que ocorre após a passagem da corrente elétrica ou raios:

- Tipo de circuito
- Duração da exposição
- Tensão elétrica (mensurada em volts)
- Corrente elétrica (mensurada em amperes)
- Resistência do tecido
- Trajeto feito pela corrente

Após um raio ou outra fonte elétrica de alta tensão fazer contato com o corpo humano, o calor gerado dentro do mesmo é diretamente proporcional à quantidade de corrente, à resistência do tecido e à duração do contato. À medida que a resistência dos diversos tecidos é ampliada (p. ex., nervo < sangue < músculo < pele < gordura < osso), podemos dizer que o mesmo ocorre com o calor gerado pela passagem da corrente.

É fácil supor que as lesões causadas por raios são como as lesões elétricas de alta tensão. Porém, há diferenças significativas entre os dois mecanismos. Um raio é uma corrente direta (DC, de *direct current*) em oposição à corrente alternada (AC, de *alternating current*), a qual é responsável pelas lesões elétricas industriais e domiciliares. O raio produz milhões de volts de carga elétrica, com correntes que variam de 30.000 a 50.000 amperes e a duração da exposição do corpo é instantânea (10 a 100 milissegundos). A temperatura do raio varia conforme seu diâmetro, mas sua a temperatura média é de cerca de 8.000°C.[10] Em comparação, a exposição elétrica à alta tensão envolve, em geral, uma quantidade de volts muito menor. Porém, o fator mais importante que diferencia a lesão elétrica por alta tensão é a duração da exposição interna do corpo à corrente.[16] O resultado de uma exposição mais prolongada será o aparecimento de queimaduras mais profundas e maior risco de graves lesões musculares e renais A arritmia cardíaca manifesta mais comumente é a fibrilação ventricular.

Algumas vezes, os raios podem causar lesão com padrões semelhantes aqueles vistos com energia de alta tensão, em situações raras onde um raio tem duração de até 0,5 segundo. Esse tipo de raio, chamado de *arco voltaico,* pode causar queimaduras profundas em tecidos humanos, explosão em árvores e iniciar incêndios. Os raios podem causar ferimentos de entrada e de saída no corpo, mas seu trajeto mais comum ao atingir uma vítima é sua passagem sobre o corpo. Isso é chamado de *flashover*. Um *flashover* pode, também, passar através dos olhos, orelhas, nariz e boca. Foi sugerido em teoria que a ocorrência do *flashover* é a razão pela qual muitas vítimas sobrevivem aos raios. Também, sabemos que o *flashover* pode carbonizar a pele, podendo incendiar roupas ou calçados. Este *flashover* pode gerar grandes campos magnéticos, os quais, por sua vez, induzem a ocorrência de correntes elétricas secundárias dentro do corpo, e acredita-se que estas causem parada cardíaca e outras lesões internas.[18,19]

Lesões Causadas por Raios

As lesões causadas por raios variam desde ferimentos menores superficiais até trauma multissistêmico grave e morte. A **Tabela 20-1** lista os sinais e sintomas mais comuns decorrentes de raios. Como ferramenta para se determinar a probabilidade de recuperação ou prognóstico de pessoas atingidas por raios, as vítimas podem ser classificadas em uma de três categorias: leve, moderada e grave.[13,20]

Lesão Leve

Os pacientes com lesão leves, em geral, encontram-se acordados e relatam sensação desagradável e anormal (*disestesia*) na extremidade afetada. No caso de um raio de maior intensidade, as vítimas referem que foram atingidas na cabeça ou relatam ter sido atingidas por uma explosão, pois não têm certeza da origem da mesma. Um paciente pode se apresentar na cena com:

- Confusão (de curto prazo ou horas a dias)
- Amnésia (de curto prazo ou horas a dias)
- Surdez temporária
- Cegueira
- Perda temporária de consciência
- Parestesia temporária
- Dor muscular
- Queimaduras cutâneas (raras)
- Paralisia transitória

As vítimas apresentam sinais vitais normais ou hipertensão leve e transitória, e a recuperação costuma ser gradual e completa.

Lesão Moderada

As vítimas com lesão moderada têm lesões únicas ou multissistêmicas progressivas, algumas das quais potencialmente fatais.

Alguns pacientes nessa categoria podem ter sequelas permanentes. Os pacientes podem se apresentar na cena com:

- Efeitos imediatos
  - Convulsões
  - Surdez
  - Parada cardíaca e lesões cardíacas

Tabela 20-1 Lesão Causada por Raios: Sinais e Sintomas Comuns e Tratamentos		
Lesões	**Sinais/Sintomas**	**Tratamento**
Leves	Disestesia em extremidades; confusão; amnésia; perda de consciência temporária, surdez ou cegueira, ruptura da membrana timpânica	Segurança da cena; XABCDE; anamnese e avaliação secundária; monitorar ECG; administrar oxigênio e transportar todos os pacientes com lesões leves.
Moderadas	Desorientação, combatividade, paralisia, fraturas, trauma fechado, ausência de pulsos nas extremidades inferiores, trauma raquimedular, convulsões, parada cardiorrespiratória temporária, coma	Segurança da cena; XABCDE; anamnese e avaliação secundária; monitorar ECG; RCP (CAB) precocemente, quando necessário; administrar oxigênio e transportar todos os pacientes.
Graves	Quaisquer dos anteriores, otorreia (extravasamento de líquido) no canal auditivo, fibrilação ventricular ou assistolia	RCP (CAB) e procedimentos de suporte avançado de vida; usar a triagem "reversa" em casos de múltiplas vítimas.

Siglas: CAB, circulação, via aérea, respiração; ECG, eletrocardiograma; RCP, reanimação cardiopulmonar; XABCDE, hemorragia exsanguinante, via aérea, respiração, circulação, incapacidade, exposição/ambiente.

Dados de O'Keefe Gatewood M, Zane RD. Lightning injuries. *Emerg Med Clin North Am*. 2004;22:369-403; and Cooper MA, Andrews CJ, Holle RL, Blumenthal R, Aldana NN. Lightning-related injuries and safety. In: Auerbach PS, ed. *Auerbach's Wilderness Medicine*. 7th ed. Mosby Elsevier; 2017:71-118.

- Lesões pulmonares
- Confusão, amnésia
- Cegueira
- Tonturas
- Contusão pela onda de choque
- Trauma fechado (p. ex., fraturas)
- Dor torácica, dores musculares
- Ruptura da membrana timpânica
- Cefaleia, náuseas, síndrome pós-concussional
- Efeitos tardios
  - Sinais e sintomas neurológicos
  - Déficits de memória
  - Déficits de atenção
  - Alterações neuropsicológicas
  - Problemas na memória
  - Distração
  - Alterações de personalidade
  - Irritabilidade
  - Dor crônica
  - Convulsões

Dependendo do local atingido pelo raio, nos casos que afetam o centro respiratório localizado no encéfalo, este acometimento pode resultar em parada respiratória prolongada que pode evoluir à parada cardíaca secundária como resultado da hipoxemia.[14] As vítimas nessa categoria podem apresentar quadro parada cardiorrespiratória imediatamente, embora a automaticidade inerente do coração possa produzir retorno espontâneo ao ritmo sinusal.[14] Como a parada cardiorrespiratória imediata é a principal ameaça, os profissionais de atendimento pré-hospitalar devem abordar imediatamente as ameaças à vida com a sequência CAB (**c**irculação, via **a**érea, respiração [**b**reathing]) em todas as vítimas de raios, monitorando continuamente o eletrocardiograma (ECG) em busca de eventos cardíacos secundários, os quais podem ocorrer até mesmo 3 dias após o incidente.[13]

Lesão Grave

O mecanismo de morte súbita causada por raios decorre da parada simultânea cardíaca e respiratória. As vítimas com lesão grave por efeito direto do raio (lesões cardiovasculares ou neurológicas) ou sujeitas a atraso no início das manobras na reanimação cardiopulmonar (RCP) apresentam prognósticos ruins. Ao chegar à cena, o profissional de atendimento pré-hospitalar pode encontrar o paciente em parada cardíaca em assistolia ou fibrilação ventricular. O raio acarreta grande liberação de energia em forma de corrente continua que despolariza simultaneamente todo o miocárdio.[18] A American Heart Association (AHA) recomenda medidas de atendimento vigorosas para as pessoas que parecem estar mortas no momento da avaliação inicial. Essa conduta é baseada em relatos de excelente recuperação após parada cardíaca

induzida por raios e no fato de que as vítimas nessa categoria são, em geral, jovens e sem doença cardíaca prévia.[17] Dados publicados em 1980 sugeriam que apenas 23% dos pacientes atingidos por raios que recebiam RCP sobreviviam;[14] esta estatística ainda é compartilhada na literatura médica contemporânea, mas pode não levar em consideração inovações mais recentes no atendimento da RCP. Dentre todas as causas de parada cardiorrespiratória, os pacientes vítimas de raio podem apresentar prognósticos de recuperação mais promissores, pois a agressão inicial é temporária e pode ser reversível.

Não é incomum observar retorno da atividade elétrica cardíaca de forma espontânea após ocorrência de parada cardíaca após impacto de um raio, mas qualquer parada respiratória continuada devido a paralização do centro respiratório bulbar pode desencadear parada cardíaca por hipoxemia secundária.[17,21] Se tiver ocorrido isquemia cardíaca e neurológica prolongadas, pode ser muito difícil obter-se recuperação destes pacientes.[10] Outros achados comuns são ruptura da membrana timpânica com líquido cerebrospinal e sangue encontrados no canal auditivo; lesões oculares; e várias formas de trauma fechado devido a quedas, incluindo contusões de tecidos moles e fraturas de crânio, costelas, extremidades e coluna. Muitos pacientes nesta categoria não apresentam queimaduras. Nos que tem queimaduras cutâneas causadas por raios, é geralmente relatado que elas atingem menos de 20% da área total de superfície corporal.

A lesão do sistema nervoso central (SNC) é comum em vítimas de raio e é classificada em quatro grupos[14]:

- *Grupo 1* (efeitos imediatos e transitórios em SNC): perda de consciência (75%); parestesias (80%); fraqueza (80%); confusão, amnésia e cefaleia.
- *Grupo 2* (efeitos imediatos e prolongados em SNC): neuropatia isquêmica hipóxica; hemorragia intracraniana; infarto cerebral pós-parada.
- *Grupo 3* (efeitos em SNC manifestos como síndromes neurológicas tardias): doenças do neurônio motor e distúrbios dos movimentos.
- *Grupo 4* (efeitos em SNC decorrentes de queda ou explosão): hematomas subdurais e epidurais e hemorragia subaracnóidea.

Avaliação

Ao chegar à cena, como em qualquer outro chamado, a prioridade é a segurança da mesma, dos profissionais de atendimento pré-hospitalar e de outras equipes de segurança pública. Os socorristas devem determinar se ainda há chance de queda de raios na área. Mesmo quando uma tempestade se aproxima ou já passou, ainda há perigo, nem sempre aparente pois os raios podem ser ameaça real até mesmo estando a uma distância de 15 a 25 quilômetros (km) da principal célula de tempestade – daí o nome popular "raio que caiu do nada". Esta é a origem do dito popular "caiu do céu" indicando a ocorrência de um evento inesperado.[7,14]

O mecanismo de lesão pode não ser tão evidente, porque o raio pode atingir uma pessoa durante um dia de sol. Quando houver dúvida sobre o mecanismo da lesão, avaliar imediatamente o XABCDE (hemorragia e**X**sanguinante, abordagem da via **A**érea, respiração [*Breathing*], **C**irculação, incapacidade [*Disability*], **E**xposição/ambiente) e quaisquer condições potencialmente fatais, ou emergenciais. Os pacientes atingidos por raios (diferentemente daqueles eletrocutados por outros mecanismos) não mantém em seus corpos nenhuma carga elétrica, e tocar neles não impõe risco ao socorrista. Deve-se avaliar o ritmo cardíaco por meio de um ECG. É comum ver alterações inespecíficas do segmento ST e das ondas T, como prolongamento do intervalo QT e inversões transitórias da onda T, mas manifestações mais específicas de infarto agudo do miocárdio (IAM) com onda Q ou elevação de segmento ST são raramente vistas.[22]

Quando o paciente estiver estável, é necessária uma avaliação detalhada da cabeça aos pés para se identificar ampla gama de lesões que podem ocorrer nesse tipo de trauma. Avaliar a realidade situacional do paciente e a função neurológica de todas as extremidades, pois as extremidades superiores e inferiores podem manifestar paralisia transitória (conhecida como *queraunoparalisia*). Sabe-se que as vítimas de raios têm disfunção autonômica que causa pupilas dilatadas, podendo simular traumatismo craniencefálico.[21] Deve-se avaliar os olhos, pois mais da metade das vítimas apresentam algum tipo de lesão ocular. Pesquisar a presença de sangue e líquido cerebrospinal nos canais auditivos; metade destas vítimas apresentará uma ou duas membranas timpânicas com ruptura. Todas as vítimas de raios apresentam alta probabilidade de trauma fechado por serem jogadas contra objetos sólidos ou por serem atingidas por objetos que caem, ou de lesões musculoesqueléticas como luxações por espasmos musculares. A possibilidade de ocorrência de lesão vertebral deve ser considerada durante a avaliação, e as etapas de manejo correspondentes devem ser implementadas conforme determinado pelo protocolo local.

Avaliar a pele quanto a presença de queimaduras, que podem variar desde superficiais até de espessura completa. As queimaduras por raios podem ou não ser aparentes na cena, em geral, elas se desenvolvem nas primeiras horas. As queimaduras ocorrem em menos da metade dos sobreviventes de queda de raios e em sua maioria são superficiais.[13,14] É comum observar marcas vermelhas desenhadas na pele, lembrando o padrão de uma árvore e seus galhos, conhecido como **figuras de Lichtenberg**. Não são queimaduras e somem em 24 horas.

É mais comum observar queimaduras causadas pela queima ocorrida nas roupas e pelo aquecimento de joias e outros objetos.

Caso o evento com descarga elétrica envolva múltiplas vítimas, os princípios da triagem devem ser imediatamente implementados. As regras habituais da triagem se baseiam total de profissionais disponíveis e na limitação de recursos, assim pacientes com lesões moderadas e graves devem ser priorizados, abandonando o atendimento daqueles sem respiração e circulação. Porém, no caso de múltiplas vítimas atingidas por raios, a regra da triagem se altera, tendo os pacientes em parada respiratória ou cardíaca, prioridade no atendimento, levando-se em consideração a alta probabilidade de recuperação se forem rapidamente abaordados.[7,10,11,14,23] Em contrapartida, outros pacientes que sobreviveram a um raio têm baixa probabilidade de deterioração clinica, a menos que haja trauma e hemorragia oculta associados.[10]

Abordagem

As prioridades durante a abordagem de uma vítima de raio são garantir a segurança da cena para si mesmo e sua equipe e avaliar qualquer vítima utilizando o XABCDE. Se não houver respiração ou circulação espontânea, iniciar a RCP de forma efetiva e por até cinco ciclos (2 minutos) e avaliar o ritmo cardíaco com um desfibrilador externo automático (DEA) ou monitor cardíaco com base nas diretrizes atuais.[17] Os DEA se mostraram úteis em alguns casos documentados.[10] Faça uso das medidas de suporte avançado de vida (ALS, de *advanced life support*) para manejar uma parada cardiorrespiratória desencadeada pelo queda de raio, basendo-se nas diretrizes atuais da AHA para o Suporte Avançado de Vida em Cardiologia (ACLS, de *advanced cardiovascular life support*) e Suporte Avançado de Vida em Pediatria (PALS, de *pediatric advanced life support*), conforme já discutido.[17] Avaliar e tratar quadros de choque e hipotermia. Ofertar oxigênio em alto fluxo para todos os pacientes com lesões consideradas moderadas e graves. A infusão de fluidos intravenosos (IV) deve ser iniciada de maneira a se manter o acesso venoso pérvio, pois os pacientes com lesão causada por raio, diferentemente dos pacientes com lesão elétrica causada por alta tensão, não apresentam destruição maciça de tecidos e queimaduras, que obriguem maior reposição de fluidos. Pacientes com sinais de instabilidade ou com trauma associado podem ter a infusão de fluidos titulada conforme a necessidade.

Estabilizar quaisquer fraturas e manejar o paciente com trauma fechado, tendo em mente os princípios de restrição do movimento da coluna vertebral, evitando o uso do colar cervical e da prancha longa, a menos que seja indicado.[24] As vítimas atingidas por raios com lesões leves ou graves devem ser transportadas para o departamento de emergência para avaliação adicional e observação. Transportar o paciente via terrestre ou aérea, conforme disponibilidade, distância a ser percorrida assim como pelo tempo até o hospital. Considerar também o risco geral para a equipe conforme o tipo de transporte e benefício para o paciente.

Conforme antes citado, as vítimas de raio têm maior probabilidade de desfecho positivo quando o atendimento é precoce e efetivo. Porém, há poucas evidências sugerindo que esses pacientes possam recuperar a presença de pulso com a realização de procedimentos prolongados de suporte básico de vida (BLS, de *basic life support*) ou ALS com duração maior do que 20-30 minutos.[3] Antes de se encerrar o atendimento, deve-se tentar ao máximo estabilizar o paciente com proteção da via aérea, ventilação e correção de possível quadro de hipovolemia, hipotermia e acidose.

Prevenção

Com numerosas tempestades ocorrendo ao longo do ano, é comum que raios atinjam o solo. Profissionais de atendimento pré-hospitalar e o público em geral devem ser educados em relação à prevenção e aos muitos mitos e conceitos equivocados a ele relacionados (**Quadro 20-1**). São vários os informes de prevenção contra raios fornecidos por agências como o National Weather Service/NOAA, o National Lightning Safety Institute, a American Red Cross e a Federal Emergency Management Agency.[25-27]

As diretrizes oficiais são publicadas com objetivo de prevenir e tratar lesões causadas por raios por meio de comissões e organizações médicas nacionais e internacionais, incluindo a WMS, a AHA, a International Commission for Mountain Emergency Medicine e a comissão médica da International Climbing and Mountaineering Federation (**Quadro 20-2**).[13,17,28]

Profissionais de atendimento pré-hospitalar e outros profissionais da segurança pública devem estabelecer normativas de previsão de clima ruim, fornecendo alertas para tempestades e que seja atualizado ao longo do dia como método preventivo. Não há ambiente externo que seja 100% seguro. A ambulância é o abrigo mais seguro se o profissional estiver próximo dela e não houver edificação alta disponível.

Um ditado comumente usado é "ao avistá-lo, fuja; ao ouvi-lo, prepare-se". Outra regra útil é a "regra 30-30". Quando o tempo entre se avistar um relâmpago e se ouvir o trovão é de 30 segundos ou menos, as pessoas estão em perigo e devem buscar um abrigo apropriado imediatamente. Seguindo essa regra, é considerado seguro reassumir as atividades em ambiente externo apenas 30 minutos após o último raio ou trovão ser identificado, pois uma tempestade ainda é uma importante ameaça e os raios podem atingir até 15 a 25 km da célula principal da mesma, após sua passagem da tempestade.[7,27,29] Outra medida de identificação da proximidade dos raios é a regra "clarão e estrondo", a qual afirma que 5 segundos = 1,6 km; isto é, após o raio, para cada 5 segundos até o som

do trovão, o raio está a 1,6 km de distância. Observe que alguns ensinamentos errôneos da regra 30-30 sugerem que, 30 minutos após o último trovão, a célula da tempestade está a uma distância de 50 km (30 milhas) ou mais. Como a regra "clarão e estrondo" explica, quando o tempo

---

Quadro 20-1 Mitos e Conceitos Equivocados em Relação a Raios

Mitos em geral

Todas as crenças a seguir em relação aos raios são *falsas*:

- Os raios que atingem pessoas são invariavelmente fatais.
- Causa importante de mortes são as queimaduras.
- Uma vítima atingida por raio arde em chamas ou é reduzida a cinzas.
- As vítimas permanecem energizadas após serem atingidas.
- As pessoas estão sob risco de serem atingidas apenas quando as nuvens da tempestade estão sobre suas cabeças.
- Ocupar um edifício durante uma tempestade oferece 100% de proteção.
- Um raio nunca atinge o mesmo local duas vezes.
- Usar calçados com sola de borracha e casaco de chuva protege-rá a pessoa.
- Os pneus de borracha de um veículo são o elemento que protege uma pessoa contra lesões.
- Usar joias que contenham algum tipo de metal aumentan o risco de atrair raios.
- O raio sempre atinge o objeto mais alto.
- Não há perigo na queda de raios, a menos que esteja chovendo.
- Um raio pode ocorrer sem a presença de trovão.

Conceitos incorretos em Relação ao Cuidado do Paciente

Alguns mitos e conceitos incorretos realizados por profissionais de atendimento pré-hospitalar podem afetar, de forma adversa, os cuidados e os desfechos.

- As vítimas que não forem imediatamente mortas, ficarão bem.
- Se a vítima não apresentar sinais externos de lesão, o dano será leve.
- As lesões causadas por raios devem ser tratadas de forma semelhante a outras lesões elétricas causadas por alta tensão.
- As vítimas de raios submetidas a manobras de RCP durante várias horas ainda podem ter boa recuperação.

Dados de O'Keefe Gatewood M, Zane RD. Lightning injuries. Emerg Med Clin North Am. 2004;22(2):369-403.

Quadro 20-2 Diretrizes de Prevenção para Profissionais de Atendimento Pré-hospitalar em Regiões Montanhosas

Os profissionais de atendimento pré-hospitalar que trabalham em regiões montanhosas estão sob maior risco de serem atingidos por raios, especialmente indivíduos que servem como guardas florestais, membros de equipes de busca e resgate e outros profissionais de segurança pública em áreas remotas e de altitude elevada. Algumas diretrizes para esses profissionais incluem:

- Observe a previsão do tempo, pois trovões e raios nas montanhas ocorrem principalmente durante os meses de verão nos períodos do fim de tarde e à noite. Assim, o ditado "sair ao meio-dia e voltar até as 14 horas" é usado para lembrar as pessoas de retornarem para altitudes menores até o meio ou fim da tarde para reduzir o risco de ser atingidos por raios.
- O melhor lugar para fugir de uma tempestade com raios nas montanhas é uma cabana ou alguém outro lugar de refúgio. Fique longe de portas e janelas abertas.
- As barracas não oferecem nenhuma proteção contra raios e as hastes das mesmas podem agir como para-raios.
- Vales e cavernas de maior tamanho oferecem proteção, mas cavernas pequenas oferecem pouca proteção se a pessoa estiver perto de aberturas e paredes laterais.

- Leitos de rios são mais perigosos que áreas abertas.
- Fique longe de bordas e cumes de montanhas, linhas de energia, elevadores de esqui, teleféricos.
- Mantenha-se afastado da base das árvores mais altas, pois os raios percorrerão o tronco até ela. Em uma floresta, é melhor ficar embaixo de um aglomerado de árvores menores.
- Se estiver em um espaço aberto, não se sente ou deite. É melhor agachar com os pés ou joelhos juntos e manter o mínimo de área de contato com o chão de maneira de minimizar a lesão decorrente do deslocamento da energia no solo. Os profissionais de atendimento pré-hospitalar devem tentar usar algum tipo de isolamento entre si e o chão, como por exemplo, um fardo seco onde possam se ajoelhar ou sentar.
- Se estiver em grupo, devem permanecer distantes uns do outro, mas dentro do campo de visão, para se tentar reduzir o número de pessoas afetadas pela corrente se deslocando no solo ou por raios laterais que possam cair entre as pessoas.
- Considere o uso de detectores portáteis de queda de raios, que permitem a antecipação de alerta, podendo estabelecer medidas preventivas antes da chegada da tempestade.

© National Association of Emergency Medical Technicians (NAEMT)

---

entre o clarão e o estrondo é de 30 segundos ou menos, a tempestade está a apenas cerca de 10 km de distância, bem próximo da distância de cerca de 15 a 25 km para ser atingido pelo raio fora da célula principal da tempestade.[7]

Para informações mais detalhadas sobre a prevenção de lesão decorrentes de raios, ver o **Quadro 20-3**. Ver o **Quadro 20-4** para informações sobre apoio à sobreviventes atingidos por raios.

Afogamento

Afogamentos são comuns nos Estados Unidos, sendo responsáveis por mais de 4 mil mortes por ano.[30] O afogamento é causa importante de morte prevenível em todas as faixas etárias, especialmente em crianças, que se considera epidêmico.[31-34] A Organização Mundial da Saúde (OMS) estima que ocorreram cerca de 236 mil mortes por afogamento em 2019, o que representa 7% de todas as mortes relacionadas a causa externa em todo o mundo, tornando-se a terceira principal causa de morte por lesões

não intencionais.[30,31,35] É provável que essa estatística subestime a real e global taxa de afogamentos, pois nela não são incluídos casos de afogamentos que não culminaram em morte, também aqueles relacionados a inundações, suicídios ou homicídios; além disso, em muitos países de média e baixa rendas, os pacientes morrem afogados e não recebem nenhum tipo de assistência hospitalar.[30,35]

Anteriormente, o *afogamento* era definido como o *resultado* pelo qual mamíferos que respiram ar morrem devido à submersão em um líquido. Agora entendemos o afogamento como um processo, não como um resultado. Historicamente, foram usados muitos termos, incluindo *afogamento seco, afogamento molhado, afogamento secundário, afogamento tardio* e *quase afogamento*.[30] Nenhum desses termos define em termos médicos e universalmente aceitos, especialmente considerando diversos contextos culturais e internacionais. A definição atualizada adotada no World Congress on Drowning de 2002 afirma que o afogamento é o processo de comprometimento respiratório como resultado de submersão ou imersão em um meio líquido, geralmente água.[36-39]

Quadro 20-3 Diretrizes de Segurança Contra Raios

Seguem as diretrizes de segurança contra raios em caso de tempestades:

- Encontrar um veículo ou uma estrutura segura contra raios.[25,29]
  - Um automóvel todo de metal é considerado um abrigo seguro contra raios. Outros veículos de transporte, desde que de metal, como aviões, ônibus, vans e equipamentos de construção com cabines fechadas, principalmente metálicas, também são seguros. Porém, deve-se alertar que o "escudo metálico externo" de um veículo não deve estar comprometido. Isso significa:
    – As janelas devem estar fechadas.
    – Não deve ser feito nenhum contato com objetos no interior do veículo como botões do rádio, manoplas metálicas das portas, microfones de duas vias do rádio, etc., que façam conexão com objetos externos.
  - Todos os objetos que estabelecem interligação de dentro para fora devem ter seu contato evitado.
  - Os veículos feitos de fibra de vidro e outros materiais plásticos, além de pequenas máquinas ou veículos sem cabines fechadas, como motocicletas, tratores agrícolas, carros de golfe e veículos do tipo não são seguros.
  - Construções metálicas são locais seguros contra raios. O mesmo ocorre com grandes estruturas permanentes feitas de alvenaria e madeira. Mais uma vez, a questão é evitar fazer parte do trajeto de condução da energia do raio. Isso significa evitar contato com todos os circuitos elétricos, interruptores, equipamentos elétricos, portas e janelas de metal, corrimões e assim por diante. Pequenas estruturas sustentadas por postes, como paradas de ônibus, abrigos para piqueniques ou de campos de beisebol não são seguros.

Seguem as diretrizes de segurança contra raios em ambientes internos:

- Ficar longe de janelas, portas abertas, lareiras, banheira, chuveiro e objetos metálicos como pias e outros utensílios.

- Desligar o rádio e computador e evitar o uso de telefones fixos; usar telefone apenas em caso de emergência.
- Desligar torneiras, utensílios elétricos e outros dispositivos antes da chegada de uma tempestade.

Seguem as diretrizes de segurança contra raios em ambientes externos:

- Evitar o uso de rádios portáteis, telefones celulares ou outros dispositivos eletrônicos de sinalização/comunicação, se possível.
- Evitar contato com objetos metálicos, tais como bicicletas, tratores e cercas.
- Evitar contato com objetos mais altos, como árvores, e abaixar-se.
- Evitar permanecer em áreas próximas de canos, linhas de força e elevadores de esqui.
- Evitar permanecer em campo aberto.
- Evitar permanecer em abrigos abertos (p. ex., garagens, abrigos de ônibus), dependendo do seu tamanho, pois raios laterais ou correntes de energia vindas do solo podem ocorrer.
- Largar os bastões de esqui e tacos de golfe, os quais podem atrair raios.
- Em eventos públicos de grande porte realizados em ambientes externos, buscar a presença de ônibus ou minivans próximas.
- Permanecer em posição de menor contato com o solo, se possível. Na "posição de raio", a pessoa se agacha com os pés juntos e as mãos cobrindo as orelhas; e se coloca algum material isolante como uma mochila, por exemplo, sob os pés. Uma posição alternativa e confortável é se ajoelhar ou sentar com as pernas cruzadas.
- Não ficar de pé, abraçar, agachar e nem se aglomerar próximo de árvores altas; buscar uma área com arbustos de menor tamanho.
- Procurar barricadas, ou valas que não tenham contato com água.
- Se estiver na água, ir para a terra firme imediatamente. Evite nadar, boiar ou ficar perto de objetos de maior altura que estejam dentro dágua.[1,10]

Quadro 20-4 Sobreviventes de Eventos Causados por Raios

O suporte a estas vítimas encontra-se disponível em Lightning Strike & Electric Shock Survivors International, Inc. (LS&ESSI, Inc.). Esse grupo sem fins lucrativos apoia os sobreviventes, seus familiares e outros. Há membros por todos os Estados Unidos e em mais de 13 outros países (www.lightning-strike.org).

Sempre houve o desejo de definir e classificar os pacientes que foram submersos ou imersos, mas que inicialmente sobreviveram e depois morreram. As classificações baseadas na salinidade ou na presença de água nos pulmões durante autópsia, desviam a atenção da fisiopatologia primária e da via comum final do afogamento, ou seja, a anóxia cerebral. Assim como uma pessoa que sobrevive a um AVC, independentemente da sua morbidade, não pode ser considerada como tendo tido um "quase AVC", não há razão para utilizarmos termos como afogamento seco, afogamento secundário e quase afogamento. Tal posição foi também adotada pela Organização Mundial da Saúde, pelo International Liaison Committee on Resuscitation, pela WMS, pelo Centers for Disease Control and Prevention (CDC), pela AHA, pela American Red Cross e pelo American College of Emergency Physicians.[36,40]

O processo de afogamento começa com o comprometimento respiratório à medida que a via aérea da pessoa fica abaixo da superfície da água (submersão) ou que a água respinga sobre a face (imersão, com lesão por aspiração).[41] O processo de afogamento tem apenas três desfechos ou modificadores: afogamentos fatais (o paciente morre), afogamentos não fatais com morbidade (o paciente vive, mas terá sequelas) e afogamentos não fatais sem morbidade (não há sequela).[30,37,42] Outras considerações envolvendo a classificação de afogamento incluem:

- Incidentes envolvendo pacientes que vivenciam situações de submersão ou imersão *sem* comprometimento respiratório, mas que necessitam ser retirados da água, devem ser considerados como uma situação de resgate na água e não um afogamento.

- Como ocorre com os raios, a WMS desenvolveu diretrizes, práticas e consensuais sobre o afogamento, as quais são úteis e recomendáveis, além de atuais, especialmente para equipes de medicina em áreas remotas.[43]

Epidemiologia

O afogamento é a quinta principal causa de morte de causa externa não intencional em todas as idades nos Estados Unidos, mas afeta, de maneira desproporcional, principalmente as faixas etárias mais jovens.[30,44] O afogamento é a principal causa externa de morte não intencional entre as idades de 1 a 4 anos, a segunda principal causa de morte para as idades de 5 a 14 anos e a terceira principal causa de morte entre as idades de 15 a 24 anos.[45] Ele é a terceira principal causa externa de morte em lactentes (menos de 1 ano de idade), os quais estão mais expostos ao risco de afogamento em banheiras, baldes e vasos sanitários.[32,46] O CDC relatou que entre 2010 e 2019 houve uma média de 3.957 casos de afogamentos não intencionais e fatais nos Estados Unidos por ano, e um número estimado de 8.080 casos foram tratados nos departamentos de emergência nos Estados

Unidos a cada ano por afogamento não fatal.[32,33] Outras 347 pessoas morreram a cada ano por afogamento em incidentes relacionados a embarcações.[32]

Os incidentes fatais ocorrem com mais frequência em ambientes aquáticos naturais (lagos, rios e oceanos), seguidos por piscinas e banheiras.[32] Em comparação, os afogamentos não intencionais e não fatais tratados nos setores de emergência dos Estados Unidos ocorreram com maior frequência em piscinas, seguidos daqueles em ambientes naturais e banheiras. As maiores taxas de afogamento foram encontradas em crianças de 4 anos ou menos e em homens. A taxa de eventos não fatal para homens foi quase o dobro quando comparado com o ocorrido com mulheres, e 80% dos pacientes com afogamento fatal são homens.[44]

Para cada criança que se afoga fatalmente, outras quatro procuram atendimento de emergência por caso não fatal, com graus variados de lesão cerebral, muitos irreversíveis.[30,34,44,46]

A lesão neurológica grave é o desfecho mais temido para sobreviventes de afogamentos de todas as idades e demonstram o axioma de que um afogamento é realmente uma doença neurológica com um trajeto pulmonar. O principal determinante de sobrevida e da presença de sequelas no longo prazo após um episódio de afogamento é a extensão da lesão no SNC.[30]

Fatores de Risco para ocorrência de Afogamentos

Alguns fatores de risco bem específicos colocam as pessoas sob risco aumentado para sua ocorrência.[30,36,46-48] Reconhecer a presença de tal fatores aumentará a conscientização e ajudará a criação de estratégias e políticas de prevenção, minimizando sua ocorrências. Para lactentes e crianças pequenas, o principal fator de risco é a supervisão inadequada; para adolescentes e adultos, é o comportamento de risco e o uso de drogas e/ou álcool.[46]

Os fatores de risco para ocorrência de afogamento incluem:

- *Comportamentos relacionados a respiração que levam a ocorrência de um blecaute ("apagão") hipóxico.* De forma a aumentar a distância percorrida nadando, alguns praticantes desta modalidade hiperventilam intencionalmente logo antes de ficar submerso, reduzindo a pressão parcial arterial de dióxido de carbono ($PaCO_2$). Como os níveis de dióxido de carbono do organismo fornecem o estímulo para a respiração ser mantida em pacientes sem doença pulmonar obstrutiva crônica,[49] uma redução na $PaCO_2$ reduzirá sua retroalimentação ao centro respiratório localizado no hipotálamo, No entanto, esses nadadores estão sob maior risco de afogamento porque a pressão parcial arterial de oxigênio ($PaCO_2$) não muda de maneira significativa com a realização da hiperventilação. Como a pessoa continua a nadar debaixo da água, a $PaCO_2$ diminui de maneira significativa e pode causar perda de consciência e hipóxia cerebral. Essa condição tem sido chamada de blecaute em água rasa,[50,51] hipóxia de subida (em um contexto de mergulho), blecaute de superfície e blecaute da apneia estática,[52] embora os termos "blecaute hipóxico" e "perda hipóxica de consciência" sejam comumente usados para descrever esta condição.[53-55]

- *Imersão acidental em água fria levando a quadro de choque.* Outra situação que coloca as pessoas sob maior risco de afogamento é a imersão em água fria (*cabeça de fora*). As alterações fisiológicas que ocorrem na imersão em água fria podem ter tanto um desfecho desastroso como um efeito protetor sobre o organismo, dependendo de muitas variáveis.[30] Os desfechos adversos são mais comuns, resultando de colapso cardiovascular e morte súbita dentro de minutos após a imersão em água fria, uma condição conhecida como "choque pelo frio". (Ver o Capítulo 19, "Trauma Ambiental I: Calor e Frio", para mais informações.)
- *Idade.* O afogamento é reconhecido como epidemia em pessoas jovens, com as crianças pequenas sendo seu maior grupo afetado, decorrentes, em geral de sua natureza curiosa e em lapsos momentâneos na supervisão dos pais ou responsáveis. As crianças com menos de 4 anos de idade apresentam as maiores taxas de afogamentos.[32,56]
- *Sexo.* Os homens são responsáveis por 80% dos afogamentos, com dois picos de incidência relacionados à idade.[44] O primeiro pico ocorre em meninos de 2 anos de idade, a curva depois diminui até os 10 anos e depois sobe nova e rapidamente até um novo pico aos 18 anos. Os homens de maior idade podem estar sob maior risco de afogamento devido a maior frequência de exposição à atividades aquáticas, maior consumo de álcool à beira-mar e comportamento de risco.[30,57]
- *Etnia.* Devido à história de segregação nos Estados Unidos, muitas pessoas negras mais velhas não tiveram acesso a uso de piscinas e aulas de natação. Se um avô ou pai não souber nadar, as aulas de natação para as crianças podem não ser prioridade na família. Atualmente, as crianças negras se afogam com mais frequência qunado comparado as crianças brancas. As crianças negras tendem a se afogar em lagoas, lagos e outras fontes de água naturais.[31] Porém, quando o afogamento ocorre em uma piscina, as crianças afro-americanas com idade entre 5 e 19 anos sofrem afogamento fatal com frequência 5,5 vezes maior que as brancas, estando a maior disparidade no subgrupo de 11 a 12 anos, em que as crianças afro-americanas se afogam com frequência 10 vezes maior

que as brancas.[44] Em geral, foi estimado que a taxa de afogamentos em meninos negros é até três vezes maior que a de brancos e, entre os militares, os soldados negros se afogam com frequência 62% maior que os brancos.[58,59] As taxas de afogamento também são mais altas em imigrantes, hispânicos e outros grupos minoritários por motivos que ainda não são totalmente compreendidos.

- *Localização.* O afogamento, em geral, ocorre em piscinas de quintal e em área naturais, como lagos, lagoas e no mar, também acontece em baldes e banheiras.[30,60] Casas em áreas rurais com poços abertos aumentam em sete vezes o risco de uma criança pequena se afogar.[30] Outros locais considerados perigosos são barris de água, fontes e cisternas subterrâneas.
- *Álcool e drogas.* O álcool é, muitas vezes, associado a ocorrência de afogamento,[30,61,62] muito provavelmente por prejudicar a capacidade de julgamento.[47] De 20 a 30% dos casos fatais de ocorrências com afogamento em embarcações com indivíduos adultos envolvem o uso de álcool, nos quais os ocupantes mal julgaram situações e não usaram colete salva-vidas ou manejaram a embarcação sem cuidado.[30,63]
- *Trauma ou doença subjacente.* Algumas situações relacionados a presença de doenças subjacentes pode levar ao afogamento. Hipoglicemia, IAM, arritmias cardíacas, depressão, pensamentos suicidas e ocorrência de síncope predispõem as pessoas a se afogarem.[46] Um estudo relatou que o risco de afogamento em pessoas com epilepsia aumenta em 15 a 19 vezes em comparação com pessoas na população geral.[64] A uso de diversos medicamentos (polifarmácia) em idosos indicou aumento nas taxas de afogamento em pessoas com 65 anos ou mais. Deve-se suspeitar de lesões da coluna cervical e traumatismo craniencefálico em todas as ocorrências, especialmente nas não testemunhadas envolvendo praticantes de *bodyboard*, surfistas e vítimas que mergulham em água rasa ou em águas com rochas ou árvores submersas,. Observe que a imobilização em prancha longa dentro ou fora da água não é mais recomendada pelas principais organizações de salva-vidas ou autoridades de SE em áreas remotas, embora as pranchas possam ser úteis como ferramenta de transporte para estes pacientes.[65-69] (Ver o Capítulo 9, "Trauma da Coluna Vertebral e da Medula Espinal", para uma discussão detalhada sobre a proteção da coluna vertebral.)
- *Abuso infantil.* Há relatos de alta incidência de trauma não acidental por afogamento, particularmente em banheiras. Um estudo com crianças que morreram afogadas em banheira entre 1982 e 1992 concluiu que 67% tinham história ou achados físicos compatíveis com o diagnóstico de abuso ou negligência.[48] Consequentemente, é altamente recomendado que qualquer suspeita de afogamento de crianças ocorrido

em banheiras seja relatada aos serviços sociais locais para uma investigação apropriada (Conselho Tutelar, no Brasil).

- *Hipotermia.* O afogamento pode ser resultante diretamente da imersão prolongada levando à hipotermia. (Ver a seção "Distúrbio Relacionado ao Frio" no Capítulo 19, Trauma Ambiental I: Calor e Frio", para discussão adicional sobre hipotermia acidental.) A hipotermia é definida como uma temperatura corporal central menor do que 35°C. A imersão na água permite a perda rápida de calor corporal para esta, geralmente mais fria, precipitando o aparecimento da hipotermia, embora a maioria das mortes ocorrida na água fria seja reflexo direto do afogamento e não do desenvolvimento de hipotermia. Toda vez que são realizadas atividades em embarcações relacionadas ou não a prática de natação em água fria, um dispositivo de flutuação individual (DFI) deve estar disponível e deve ser usado, idealmente, durante qualquer operação que possa levar à imersão ou à submersão.

- É interessante observar que a *capacidade de nadar* não é um fator de risco inerente ao afogamento.[30] Isso pode ocorrer porque aqueles que não são nadadores podem evitar a água, enquanto os nadadores mais talentosos (como os surfistas ou militares rotineiramente envolvidos em atividades aquáticas) podem assumir maiores riscos. Os homens brancos apresentam as maiores incidências de ocorrência de afogamento quando comparado as mulheres brancas, mesmo que seja relatado sua maior capacidade de nadar.[30] Por outro lado, um estudo relatou que aqueles que não são nadadores ou iniciantes nesta prática eram responsáveis por 73% dos casos de afogamento em piscinas domésticas e por 82% das ocorrências em canais de água, lagos e lagoas.[70] Embora estatisticamente falando, a capacidade de nadar possa não estar correlacionada com um risco reduzido de afogamento, as instruções de nado são ainda recomendadas e estimuladas como medida preventiva contra o afogamento. Um estudo sugere que crianças de 1 a 4 anos de idade com alguma instrução formal de natação apresentam oito vezes menos chance de morrer em decorrência de um afogamento do seus controles correspondentes.[71] No entanto, para as crianças pequenas, muito mais protetor que ministrar lições de natação é haver a supervisão atenta de um adulto.[30] Além disso, em muitas situações de exposição não técnicas à água (p. ex., não relacionadas a surfe ou em águas turbulentas), a sobrevivência pode estar ligada à capacidade da pessoa de permanecer flutuando, e não de nadar, enfatizando a importância dos DFI ou de outros dispositivos de flutuação, além do direcionamento de prática educativas focada em habilidades de sobrevivência (flutuação) em vez de natação.

Mecanismo de Lesão

Cenário comum de ocorrência de incidentes com *imersão em água com a cabeça para fora* ou de submersão de todo o corpo tem início no momento que tal situação cria uma resposta de pânico, levando a pessoa a prender a respiração, à falta de ar e ao aumento da atividade física como tentativa de se permanecer acima ou alcançar a superfície da água. Conforme a maioria dos relatos de testemunhas, as vítimas de submersão raramente são vistas gritando e acenando para pedir ajuda enquanto lutam para permanecer acima da superfície da água. Em vez disso, elas são vistas flutuando na superfície ou em posição de imobilidade, ou elas mergulham e não voltam à superfície. À medida que o processo de afogamento progride, um reflexo de esforço inspiratório atrai a água para dentro da faringe e da laringe, causando uma resposta de sufocação. Os especialistas em afogamentos relatam que a ocorrência do laringospasmo é muito raro, provavelmente ocorrendo em 3% dos casos ou menos.[41,66] Na grande maioria dos casos, é a aspiração de água e a subsequente hipoxemia que causa a perda da consciência.[41]

Conforme já citado, os diálogos arcaicos e históricos sobre a fisiopatologia do afogamento persistem na medicina moderna, principalmente em relação a diferenças entre afogamento em água doce *versus* água salgada e sobre se a água entra ou não nos pulmões.[37,46,69] Independentemente disso, a via final comum é a ocorrência da anóxia cerebral, e essas distinções não são úteis do ponto de vista médico.

Para os profissionais de atendimento pré-hospitalar, o denominador comum em qualquer afogamento é o aparecimento da hipóxia cerebral. Independentemente da hipoxemia resultar da submersão, do laringospasmo ou de aspiração, isso não é significativo para o manejo ou desfecho do paciente. Todo o processo de afogamento com imersão ou submersão até aparecimento da hipoxemia, apneia, perda da consciência, parada cardíaca com ritmo de atividade elétrica sem pulso ou assistolia, geralmente ocorre em poucos segundos ou minutos.[41] Para aqueles que sobrevivem, a abordagem do paciente deve visar à rápida reversão da hipoxemia e da consequente hipóxia tecidual (especialmente no cérebro), evitando a ocorrência de parada cardíaca ou dano cerebral. O fator mais importante e determinante no resultado final é a duração da submersão. A idade, a salinidade, a temperatura da água ou a presença local de testemunha, não predizem o resultado.[72]

Sobrevivendo à Imersão ou à Submersão em Água Fria

São em quatro as fases que descrevem as respostas do organismo e os mecanismos relacionados à morte durante a imersão em água fria. Essas fases estão relacionadas ao princípio chamado 1-10-1[73]:

1. *Imersão inicial e resposta com quadro de choque desencadeado pelo frio.* A vítima tem 1 minuto para controlar sua frequência respiratória.
2. *Imersão por curto prazo e perdaca capacidade de se movimentar.* A vítima tem 10 minutos de prazo realizando movimentação efetiva com objetivo de sair da água.
3. *Imersão por longo prazo e início da hipotermia.* As vítimas têm até 1 hora antes de ficarem inconscientes secundariamente à hipotermia.
4. *Colapso perirresgate antes, durante ou depois do resgate.* Se a vítima sobreviver às primeiras três fases, em até 20% dos casos podem ocorrer este tipo de colapso durante o resgate.

Em cada uma dessas fases, encontramos ampla variação individual devido ao tamanho corporal, à temperatura da água e ao total de área corporal imersa. Cada fase é acompanhada de ameaças bem específicas à sobrevida, as quais se originam e são influenciadas por mecanismos fisiopatológicos diversos. As mortes podem ocorrer em todas as quatro fases.

Em casos raros de submersão prolongada – um caso ocorrido por até 66 minutos –, os pacientes chegaram ao hospital com quadro de hipotermia grave e se recuperaram com função neurológica parcialmente ou completamente praservada.[74,75] Nesses incidentes de submersão, a temperatura mais baixa encontrada em um sobrevivente foi de 13,7°C identificado numa mulher adulta.[76] Em outro caso, uma criança sobreviveu neurologicamente intacta após submersão em água gelada por 40 minutos, com temperatura central de 23,9°C. Após 1 hora de reanimação, a circulação espontânea retornou.[77] Embora esse caso seja notável como excepcionalidade, o sobrevivente demonstrou que, sob perspectiva na população geral, a única variável que pode prever um desfecho favorável é o tempo de submersão (submersão mais longa significa menor chance de sobrevida).[72]

Não existe uma explicação definitiva para esses casos. A hipotermia decorrente do resfriamento lento ao longo de vários minutos a horas leva a resultados piores e não é protetora. Um fator que pode explicar o motivo de algumas crianças menores sobreviverem se dá pela prsena do **reflexo de mergulho dos mamíferos** (Quadro 20-5). Esse reflexo reduz a frequência cardíaca e desvia o sangue para o cérebro. Evidências recentes sugerem que o reflexo de mergulho presente em diversas espécies de mamíferos está ativo em apenas 15 a 30% dos seres humanos, de modo que, embora ele não possa ser considerado como a única explicação para a sobrevivência das crianças, ele consegue explicar parte do fenômeno.[30]

Muitas vezes, há discussão sobre a necessidade de se dedicar recursos à busca e salvamento (SAR, de *search and*

Quadro 20-5 Reflexo de Mergulho dos Mamíferos

O reflexo de mergulho dos mamíferos é uma condição provavelmente presente em todos os vertebrados, embora seja mais bem estudado em mamíferos aquáticos de grande porte. O seu propósito é conservar as reservas intrínsecas de oxigênio (oxigênio ligado à hemoglobina e à mioglobina) durante a submersão em água. A bradicardia é o componente primário e reduz drasticamente o débito cardíaco. A vasoconstrição periférica massiva se contrapõe à queda na pressão sanguínea que normalmente causaria, redistribuindo o sangue disponível (e, assim, o oxigênio) para o sistema nervoso central e o coração. Este mecanismo permite que organismo continue sobrevivendo com uso muito menor de oxigênio do que seria normalmente necessário. Esse reflexo parece estar presente em lactentes humanos, mas diminui com a idade.

© National Association of Emergency Medical Technicians (NAEMT)

rescue) ou à recuperação, ou se a reanimação deve ser iniciada após o salvamento. Como dito anteriormente, o único fator validado que determina o resultado é a duração da submersão. Algumas fontes citam 60 minutos de tempo de submersão conhecido para se realizar ou não a reanimação após o resgate.[78] Essa é uma discussão difícil que, em última análise, deve ser feita individualmente com base nos recursos humanos, políticos e financeiros locais disponíveis. Com acesso ilimitado a todos os três itens listados, continuaríamos cada operação SAR indefinidamente. Anteriormente, muita atenção foi dada ao afogamento em água "fria", com relatos de casos de sobrevivência com submersão prolongada na mesma. No entanto, a duração da submersão por si só é preditiva do resultado, sem se levar em conta a temperatura da água.[72] A revisão citada reconhece que eles excluíram os relatos de casos excepcionais de sobrevivência após submersão prolongada. Tipton e Golden realizaram uma revisão com objetivo de determinar um protocolo comum a todos os casos atípicos que foram excluídos.[78] Esse trabalho serviu de base para o desenvolvimento do protocolo do United Kingdom Fire and Rescue Services (UKFRS).[79] A diretriz do UKFRS determina uma avaliação dinâmica de risco (DRA) no tempo zero; aos 30 minutos, a busca só continua se a temperatura da água for inferior a 6°C e, em seguida, mais 30 minutos se for uma criança com menos de 12 anos.

Em última análise, é necessário desenvolver um protocolo que estabeleça algum período de tempo para a transição da SAR com reanimação. Essas são decisões difíceis, e é preciso fazer uma interpretação equilibrada da literatura e do humanismo. A chave é que os diretores médicos locais e as equipes de resgate realizem estas discussões antes de um incidente e desenvolvam protocolos que se encaixem nos recursos disponíveis localmente.

Resgate na Água

Muitas organizações de segurança que atuam em ambiente aquático recomendam o emprego de profissionais altamente habilitados e que treinam regularmente este tipo de resgate, assim como a realização de reanimação na água. Se não houver disponibilidade de equipes de resgate especializados neste ambiente, os profissionais de atendimento pré-hospitalar devem considerar a sua própria segurança e a segurança de todos demais socorristas antes de tentar realizar um resgate na água. As diretrizes a seguir são recomendadas para realização de um resgate seguro de uma vítima que se enconta já fora da água. Todas essas etapas ocorrem após tentativa inicial de fornecimento de flutuação para a vítima; na maioria dos cenários de resgates aquáticos, essa intervenção potencialmente interrompe o processo de afogamento e se ganha tempo para planejar outras intervenções de resgate.

- *Alcançar*. Tentar realizar o resgate na água alcançando a pessoa com um mastro, bastão, remo ou qualquer objeto de modo que quem resgata permaneça em terra firme ou na embarcação. Deve-se ter cuidado para evitar que seja inadvertidamente conduzido para dentro da água.
- *Atirar*. Quando não é possível alcançar, jogar algo para a vítima, como um colete ou boia salva-vidas ou corda, de modo que este objeto flutue até a pessoa.
- *Rebocar*. Quando a vítima estiver ligada ao objeto que a resgata, rebocar a vítima até um local seguro.
- *Remar*. Se a entrada na água for necessária, é preferível usar um bote ou prancha para alcançar a vítima e usar um DFI.[30]
- *Ir (Não Ir)*. A técnica mais arriscada é enviar um nadador para o resgate. Alguns textos de SE em áreas remotas descrevem esta etapa de "Ir (Não Ir)", indicando que a etapa "Ir" deve ser iniciada apenas após treinamento adequado e análise completa de risco e benefício, sugerindo que estes superem os riscos.[43,67,80] Os socorristas devem usar um DFI se entrarem na água e idealmente permanecer amarrados a um sistema de segurança capaz de se autoliberar em ambientes com correnteza.[30,66,67,80]
- *Helicóptero*. Em algumas regiões dos Estados Unidos, um helicóptero pode estar equipado para ajudar em resgates de situações de enchentes e com correnteza, sendo citado nesse algoritmo.[67] O resgate por meio de helicóptero é listado como ultima etapa, pois os helicópteros tendem a introduzir um nível de complexidade e risco a operação, além de exigir outras análises de risco e benefício. O resgate com uso de helicóptero, raramente está disponível para o envio rápido, sendo geralmente parte de uma operação de resgate mais longa em que o risco de afogamento fatal imediato foi de alguma maneira controlado.

Os resgates realizados com nado não são recomendados, a menos que o profissional de atendimento pré-hospitalar tenha sido treinado adequadamente para manejar uma vítima que pode rapidamente ficar violenta devido ao pânico, criando a possibilidade de afogamento duplo. Muitos socorristas bem-intencionados já foram vítimas pelo fato de sua própria segurança não ter sido prioridade; alguns estudos sugerem que até 5% dos casos fatais por afogamento seriam de membros de equipes de resgate.[81,82] Ver a **Figura 20-2** Exemplos de equipamentos e objetos para uso em resgate na água, seja para vítima submersa e/ou com, e mesmo trauma e mesmo em águas profundas.

Itens preditores de Sobrevida

A seguir, estão descritos os fatores que nos ajudam a predizer o desfecho de morbimortalidade de uma vítima de afogamento.[41]

1. Realizar as manobras do BLS é fundamental. Para os pacientes que se encontrem em parada cardíaca ou que estejam inconscientes, o fornecimento precoce de oxigênio e de respiração de resgate ou RCP conforme indicado é de fundamental importância para bons desfechos.
2. Quanto maior a duração da submersão, maior será o risco de morte ou de comprometimento neurológico grave após a alta hospitalar:
   - 0 a 5 minutos = 10%
   - 6 a 10 minutos = 56%
   - 11 a 25 minutos = 88%
   - Mais de 25 minutos = 100%
3. A presença de sinais de lesão em tronco encefálico bem indicam o ocorrência de morte ou sequelas neurológicas graves.

Avaliação

As prioridades iniciais de avaliação para qualquer paciente vítima de afogamento incluem[30,41]:

1. Evitar o aparecimento de novas lesões ao paciente e nos socorristas; garantir o acesso a dispositivos de flutuação para todas as pessoas que se encontrem na água.
2. Iniciar precocemente a realização de planos para a retirada da água, estabelecendo disponibilidade de abordagem do SE com nível mínimo de BLS e transporte rápido até o departamento de emergência.
3. Conduzir um resgate seguro na água (considerar uma possível causa relacionada a mergulho

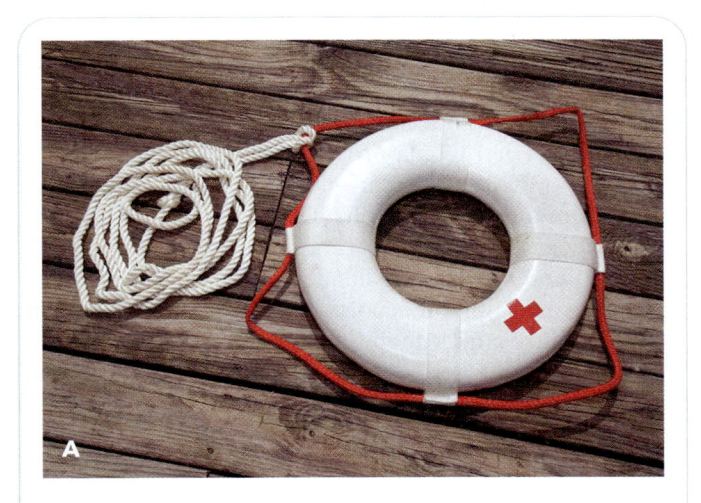

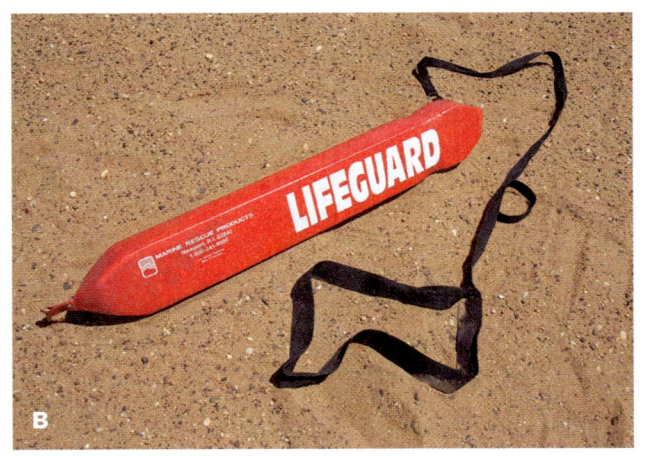

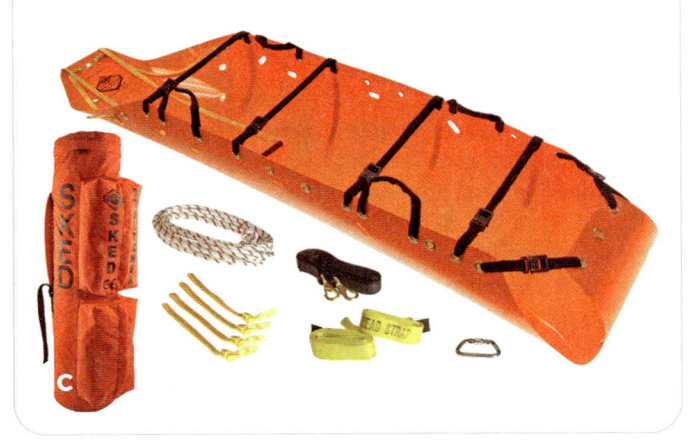

Figura 20-2 **A.** Cordas para arremesso. **B.** Dispositivo para reboque. **C.** Equipamento para imobilização, restrição do movimento da coluna e transporte do paciente que se encontra dentro dágua.

A e B. Cortesia de Rick Brady; C. © National Association of Emergency Medical Technicians (NAEMT)

e a necessidade de realização de restrição de movimento da coluna vertebral). Considerar o início das manobras de reanimação dentro dágua se for adequadamente treinado nelas.[43]

4. Devido à possibilidade de haver quadro de hipoxemia, avaliar o ABC (via **a**érea, respiração [*breathing*], **c**irculação) usando a abordagem tradicional, e não o mneumônico CAB (circulação, via aérea, respiração).

5. Reverter a presença de quadros de hipoxemia e a acidose realizando cinco respirações de resgate inicialmente, seguidas por 30 compressões torácicas, continuando com duas respirações depois disso (30:2). Observar a possibilidade de regurgitação, que é a complicação mais comum encontrada durante a respiração de resgate e a RCP.

6. A realização de RCP apenas com compressões torácicas não é aconselhada em pessoas que se afogaram.

7. Restaurar ou manter a estabilidade cardiovascular.

8. Evitar a perda adicional do calor corporal e iniciar os esforços de reaquecimento em pacientes hipotérmicos, lembrando que temperaturas utilizadas na hipotermia terapêutica podem ser consideradas em pacientes em quadros pós-parada.

Inicialmente, é mais seguro considerar que o paciente submerso está hipoxêmico e hipotérmico até que se prove o contrário. Consequentemente, deve-se tentar realizar respirações efetivas durante o resgate feito na água, pois a parada cardíaca por afogamento resulta primariamente da falta de oxigênio. Os pacientes submersos em parada cardíaca, geralmente respondem após a realização de algumas respirações de resgate. As tentativas de fornecer compressões torácicas ainda com o paciente dentro dágua não são consideradas efetivas, de modo que perder tempo verificando a presença de pulso não deve ser estimulada, pois apenas atrasará a remoção do paciente até a terra firme.

Remover o paciente que esteja dentro da água em segurança. Quando estiver em terra firme, o paciente deve ser colocado em posição supina com o tronco e a cabeça alinhados no mesmo nível, importante mantê-lo em paralelo (em praias ou margens inclinadas) em relação à costa. Verificar a presença de responsividade e continuar a realização das respiração de resgate conforme a necessidade.

Se o paciente estiver respirando e não há suspeita de trauma, podemos colocá-lo na posição de recuperação e monitorar a efetividade da respiração e presença dos pulsos. Se houver suspeita de trauma (por exemplo, quedas, acidentes de barco, mergulho em águas rasas), devemos avaliar rapidamente o paciente em busca de outras ameaças à vida, e avaliar a possibilidade de ocorrência de lesões craniencefálicas e da coluna cervical. Podemos afirmar que o afogamento está associado a baixa possibilidade de ocorrência de lesão traumática, a menos que se saiba que a pessoa mergulhou em água rasa.[83] Afira os sinais vitais e ausculte todos os focos pulmonares, eles podem apresentar ampla gama de manifestações respiratórias, incluindo falta de ar, presença de crepitações, roncos e sibilos. Os pacientes afogados podem apresentar, inicialmente sintomas mínimos e rapidamente deteriorar sua condição clinica apresentando sinais de edema pulmonar. Nunca houve publicação na literatura médica caso de paciente que se apresentasse completamente assintomático no início do exame clínico e que evoluísse para morte horas depois, manifestando sintomas abruptos de início tardio.[36]

Avaliar a saturação de oxigênio do paciente com oxímetro de pulso e monitorar os níveis de dióxido de carbono no fim da expiração (ETCO$_2$, de *end-tidal carbon dioxide*). Avaliar a presença de distúrbios do ritmo cardíaco, pois pacientes submersos frequentemente, apresentam quadro de arritmia secundariamente à hipóxia e hipotermia. Avaliar se há alteração do estado mental e da função neurológica nos quatro membros, muitos pacientes que ficaram submersos desenvolvem dano neurológico permanente. Determinar o nível glicêmico, pois a ocorrência de hipoglicemia pode ter resultado na submersão. Obter um score basal de Escala de Coma de Glasgow (GCS, de *Glasgow Coma Scale*) e continuar o avaliando. Sempre suspeitar da presença de hipotermia, minimizando qualquer perda adicional de calor. Remover todas as roupas molhadas e avaliar a temperatura (se termômetros apropriados estiverem disponíveis e a situação permitir) para determinar o grau de hipotermia, introduzindo medidas para minimizar a perda adicional de calor. (Ver o Capítulo 19, "Trauma Ambiental I: Calor e Frio", para a abordagem de hipotermia.)

Abordagem

Paciente que sofreu algum tipo de submersão, mas que não apresenta qualquer sinal ou sintoma no momento da avaliação inicial, ainda se fará necessária a realização de avaliação hospitalar devido a potencialidade de desenvolvimento de sintomas tardios. Muitos pacientes assintomáticos (Grau 2) são liberados em 6 a 8 horas, dependendo dos achados clínicos avaliados no hospital. Em um estudo com 52 nadadores que vivenciaram um incidente com submersão e se encontravam inicialmente assintomáticos, 21 deles (40%) acabaram manifestando quadro de falta de ar e insuficiência respiratória devido ao desenvolvimento de hipoxemia nas 4 horas imediatas ao mesmo.[84] De forma geral, todos os pacientes que se encontrem sintomáticos são internados por ao menos 24 horas para realização de cuidados de suporte e observação, lembrando que a avaliação clínica inicial pode ser enganosa. É fundamental realizar uma boa anamnese relativa ao fato ocorrido, detalhando a estimativa de tempo de submersão e qualquer história médica pregressa.

Todos os pacientes com suspeita de afogamento devem receber oxigênio em alto fluxo (15 litros L/minuto) independentemente de sua condição respiratória inicial ou saturação de oxigênio, esta decisão baseia-se na possibilidade de agravamento da disfunção pulmonar, particularmente se o paciente desenvolver quadro de falta de ar. Monitorar a saturação de oxigênio do paciente quanto há evidências de hipóxia progressiva. Colocar eletrodos e monitorar o ECG, particularmente em busca de atividade elétrica sem pulso ou assistolia. Obter acesso IV e fornecer soro fisiológico (SF) ou solução de ringer lactato (RL) de forma a manter a permeabilidade do mesmo, a menos que o paciente esteja hipotenso. Neste caso, fornecer um *bolus* de 500 mililitros (mL) de fluidos e reavaliar os sinais vitais.

Transportar todos os pacientes afogados para uma avaliação no departamento de emergência. Como muitas vítimas de afogamento são assintomáticas, algumas podem recusar o transporte por não apresentarem queixas neste momento. Se for o caso, use o tempo necessário para fornecer orientações, explicando que mesmo uma dificuldade mínima para se respirar pode ser um sinal de que houve aspiração, podendo se agravar nas próximas horas. A persuasão deve ser firme e persistente para que o paciente concorde em ser transportado ou para que compareça ao departamento de emergência mais próximo para avaliação adicional e observação. Se o paciente for resistente em receber cuidados, ele deve ser informado sobre as potenciais consequências desta recusa, devendo preencher um formulário próprio a expressa. Até o momento, o maior estudo publicado sobre vítimas de afogamento mostrou índices de mortalidade na ordem de 0,6 a 5% para pacientes com sintomas iniciais mínimos ou moderados.[85]

Reanimação do Paciente

A rápida aplicação de procedimentos efetivos de BLS e ALS para vítimas de afogamento em quadro de parada cardiopulmonar está associado a melhores chances de sobrevida.[60] Os pacientes podem apresentar na monitorização quadro de assistolia, atividade elétrica sem pulso ou taquicardia ventricular/fibrilação ventricular sem pulso. Devemos seguir a versão atual das diretrizes da AHA para ALS e ACLS, seja pediátrico ou para adultos. Hoje, recomenda-se a realização de hipotermia terapêutica (HT) em pacientes que permanecem em coma após apresentar parada cardíaca em ritmo de fibrilação ventricular. (Esse tópico é brevemente apresentado no Capítulo 19, "Trauma Ambiental I: Calor e Frio".) A HT pode ser igualmente efetiva para tratamento de outras causas de parada cardíaca, mas não se mostrou benéfica em pacientes que foram submersos.[86] No caso de pessoas afogadas encontradas já hipotérmicas, poderíamos hipoteticamente pensar em realizar aquecimento apenas até se chegar à temperatura-padrão para HT, conforme estabeleça o protocolo local. Essa recomendação baseie-se em pensamento hipotético sem que haja uma forte base científica para defendê-la ou refutá-la.[30,43,66] O texto do *Practice Guidelines for Drowning* da WMS tem está recomendação como de grau 2C, onde afirma-se que "as evidências, neste momento, são insuficientes para sustentar ou desestimular a indução ou a manutenção da HT em casos de afogamento".[43]

Um paciente afogado sintomático que apresente sinais de insuficiência respiratória (p. ex., ansiedade, respiração rápida, dificuldade para respirar, tosse) deve receber oxigênio e ser transportado ao hospital para avaliação adicional. Deve-se enfatizar a necessária correção da hipoxemia, da acidose e da hipotermia. Realizar restrição do movimento da coluna vertebral em todos aqueles com suspeita de trauma. Nos pacientes inconscientes, podem estar presentes grande volume de edema pulmonar do tipo não cardiogênico (espuma). O emprego de ventilação com pressão positiva e pressão expiratória final positiva (PEEP, de *positive end-expiratory pressure*) pode ser eficaz no controle desta espuma, mas deve-se evitar a realização de aspiração da via aérea que comprometa a oxigenação e ventilação. Hipoxemia e acidose podem ser corrigidas com efetivo suporte ventilatório. Os pacientes que se encontram em apneia devem receber suporte por meio de ventilação com bolsa-valva-máscara. A intubação precoce deve ser considerada para se proteger a via aérea em pacientes em apneia, presença de cianose ou com diminuição do estado mental. Num afogamento ocorre deglutição de grande quantidade de água, estando estes pacientes sob maior risco de vomitar e aspirar o conteúdo estomacal. Se a ventilação estiver comprometida, a quantidade de pressão aplicada pela mesma deverá ser modificada se forma a facilitá-la. Monitorar o traçado do ECG quanto à frequência e identificação de distúrbios do ritmo, além de buscar evidências de um evento cardíaco que possa ter precedido ou seguido o incidente com submersão. Fornecer oxigênio a 100% (15 L/minuto) com máscara não reinalante. Obter acesso IV e fornecer SF ou solução de RL de forma a mater a permeabilidade do mesmo. Realizar transporte até o departamento de emergência local.

Não há necessidade rotineira de se realizar restrição do movimento da coluna vertebral durante o resgate na água, a menos que haja suspeita de trauma (p. ex., mergulho, uso de escorregadores aquáticos, sinais de lesão raquimedular, uso de álcool).[86] Quando estes indicativos não estiverem presentes, a lesão vertebral é improvável. A realização da estabilização cervical de rotina e utilização de outros meios de imobilização da coluna durante um resgate na água causam atrasos na abertura da via aérea para que se possa começar as respirações de resgate e não devem ser implementados.[66,67,80]

A realização de compressões durante o resgate na água não é recomendado por várias razões.[43] Primeiro, a profundidade necessária das compressões torácicas será

impossível de ser obtida. Além de retardar o inicio das manobras de RCP fora da água, as tentativas de realiza-las na água, aumentam o risco de ocorrência de fadiga, exposição à água fria, ondas e correntezas nos socorristas. Deve-se enfatizar que o o estabelecimento de uma via aérea pérvia e o fornecimento de respirações de resgate para pacientes em apneia deve ser imediatas. A realização da reanimação na água é uma técnica reconhecida que fornece respirações de resgate ao paciente que se encontra ainda na água. Porém, foi demonstrado que ela é efetiva apenas quando feita por profissionais treinados e sob circunstâncias específicas. Deve ser tentada exclusivamente por pessoas treinadas.[43]

Com relação a resgate realizado em praia (ou em outro local) que envolva terrenos irregulares, atualmente, não há mais recomendação para colocação da cabeça do paciente mais baixa (ou mais alta) que o corpo de forma a se drenar a via aérea.[80] Foi demonstrado que os esforços de reanimação tem mais sucesso quando o paciente encontra-se em posição supina, deitado no chão, paralelamente à linha da costa, com ventilação e compressões torácicas efetivas sendo feitas. A manutenção de uma posição nivelada ao chão evitará a redução do fluxo sanguíneo anterógrado, ou o aumento na pressão intracraniana (PIC) caso a posição de cabeça esteja rebaixada durante a realização das compressões torácicas. Também não há evidências de que a realização da drenagem pulmonar seja efetiva seja com qualquer tipo de manobras, podendo ser prejudicial.

Previamente, sugeriu-se que a manobra de Heimlich fosse usada em pacientes afogados. Porém, a manobra de Heimlich foi desenvolvida para desobstrução da via aérea, não removendo água da via aérea e pulmões. Em vez disso, ela pode induzir a ocorrência de vômitos em pacientes afogados, os colocando sob maior risco de aspiração. Atualmente, a AHA, a WMS e o Institute of Medicine aconselham que a manobra de Heimlich não seja realizada, a menos que a via aérea esteja obstruída por corpo estranho.[43,87] Vítimas que se recuperam e tenham respiração espontânea, devem ser colocadas em posição de decúbito lateral para se reduzir o risco de aspiração se ocorrer vômito. (O Capítulo 19, "Trauma Ambiental I: Calor e Frio", descreve os procedimentos de ALS em relação à reanimação de paciente hipotérmico. Essas diretrizes são as mesmas recomendadas para todos os pacientes que se encontrem hipotérmicos independentemente da fonte de exposição ao frio.)

A maioria das vítimas de afogamento tem muita espuma saindo pela boca, o que resulta de uma mistura entre água e surfactante pulmonar, além de outros possíveis fragmentos. Não há benefício em aspirar essa espuma, e o tempo gasto tentando eliminar esse material da via aérea é tempo perdido no estabelecimento da oxigenação para o paciente. A espuma pode ser aspirada de volta para os pulmões após a remoção de quaisquer corpos estranhos grandes e sólidos da via aérea.[30,66]

Devido à natureza crítica da oxigenação e da ventilação nos casos de afogamento que se encontrem em parada cardíaca, a recomendação será para se intubar o paciente assim que possível. O uso de dispositivos supraglóticos não apresentam benefício comprovado nos casos de afogamento devido à presença de elevada resistência na via aérea.[88-90]

Prevenção de Afogamento

Estratégias preventivas são fundamentais para se reduzir as taxas de afogamento nos Estados Unidos. Estima-se que 85% de todos os casos de afogamento possam ser prevenidos pela supervisão, por ensino de natação, pela regulamentação do uso de tecnologias e pela educação pública.[41] Muitos programas educativos enfatizam a inibição da entrada não intencional na água de lactentes e crianças, estimulando a instalação de barreiras ao redor de piscinas (p. ex., cercas de isolamento, coberturas de piscinas, alarmes) e o uso de DFI como os coletes salva-vidas.[47] Além disso, as manobras de RCP iniciadas antes da chegada do profissional de atendimento pré-hospitalar está associada a melhores desfechos, de modo que o treinamento das comunidade em manobras de RCP pode certamente ser considerado como uma das intervenções preventivas.[91]

Profissionais de atendimento pré-hospitalar têm oportunidade de serem grandes defensores da educação e da segurança em suas respectivas comunidades, com ênfase na comunicação dos fatores de risco previamente identificados. Além disso, a prevenção deve ser sempre enfatizada estes profissionais e outras equipes de segurança pública que ao chegarem à cena, não se tornem também, vítimas de submersão. Uma pessoa com afogamento em curso, pode manifestar pânico e desta forma colocará um socorrista sem treinamento adequada em risco, potencializando a possibilidade de ocorrência de um afogamento duplo. Os profissionais devem avaliar cena rapidamente, evitando que testemunhas entrem na água na tentativa de ajudar, garantindo sua própria segurança.

A ensino comunitário referente à incidentes com submersão deve incluir as seguintes recomendações:

- Em praias
  - Sempre nadar próximo a um salva-vidas.
  - Perguntar ao salva-vidas sobre local seguro para se nadar.
  - Sempre nadar acompanhado de outras pessoas.
  - Não superestimar sua capacidade de nadar.
  - Sempre observar as crianças.
  - Nadar longe de cais, locais com pedras, rochas e estacas.
  - Não fazer uso de bebidas alcoólicas.
  - Levar crianças perdidas até o posto salva-vidas mais próximo.
  - Estar ciente de que a maioria dos afogamentos no mar ocorre decorrente da presença de correntes de retorno.
  - Observar as condições climáticas antes de entrar na água.
  - Nunca tentar resgatar alguém sem ter plena consciência deste ato; muitas pessoas já morreram nessas tentativas.
  - Se estiver pescando em locais com rochedos, usar um colete salva-vidas.
  - Sempre entrar na água rasa usando primariamente os pés.
  - Não mergulhar em água rasa; isso pode resultar em lesão da coluna cervical.
  - Manter distância de animais marinhos.
  - Ler e prestar atenção aos sinais e bandeiras colocados na praia.
- Em Piscinas residenciais e outras fontes de água
  - Manter supervisão constante, contínua e ininterrupta de adultos sobre as crianças.
  - Estabelecer regras de segurança na água.
  - Não deixar uma criança sozinha próxima à piscina ou de outra fonte de água, como banheiras ou baldes.
  - Instalar cerca de proteja todos os lados da piscina, tendo esta ao menos 1,2 m de altura e trava.
  - Não permitir que as crianças usem boias nós braço ou outros equipamentos auxiliares de natação que contenham ar enquanto estiverem nadando.
  - Usar colete salva-vidas certificado.
  - Evitar uso de brinquedos ao redor da piscina.
  - que atraiam a atenção de crianças.
  - Use dois drenos com pelo menos 0,9 m de distância entre eles e cobertura protetora que impeça a sucção de cabelos, ou desligar as bomba/filtros ao utilizar uma piscina.
  - Usar telefones sem fio ou celulares próximo às piscinas, evitando-se ter que sair de perto da mesma para atender a ligação em outro local.
  - Manter equipamento de resgate (p. ex., gancho de resgate, boia salva-vidas), além de um telefone próximo da piscina.
  - Não permitir a realização de prática de hiperventilação de forma a se aumentar o tempo de nado subaquático.
  - Não mergulhar em água rasa.
  - Ministrar aulas de natação para todas as crianças com idade acima de 4 anos, dê preferência para aquelas já maiores de até 1 ano.[30,92]
  - Após as crianças terminarem de nadar, proteger a piscina para que elas não possam voltar (a colocação de trancas ou alarmes sonoros nos portões é recomendada).

Quadro 20-6 Afogamento em Veículos de alguma forma Submersos

Estudos sugerem que até 10% dos afogamentos ocorrem em veículos já submersos ou que estão em processo de, e que 10% das mortes relacionadas a veículos automotivos envolvidos em desastres naturais se devem a sua submersão.[30,93,94] Estratégias equivocadas tem sido compartilhadas na mídia sobre maneiras de se escapar de dentro de um veículo que está enchendo de água. Inclui a informação que se deve aguardar que o veiculo fique totalmente cheio de água antes de se tentar abrir as portas, que podemos respirar o ar aprisionado dentro do mesmo ou para se chutar o para-brisa, na tentativa de quebrá-lo, permitindo a saída do mesmo.[66,94] No entanto, investigações recentes a cerca destas estratégias comprovaram que elas são perigosas e ineficazes.[93]

Os veículos flutuam por cerca de 30 a 120 segundos antes de afundar. Durante esse tempo, as janelas devem ser imediatamente abertas, e deve-se sair do veículo o mais rápido possível. Estudos mostraram que até três adultos podem escapar de um veículo dessa forma, permitindo ainda a liberação de um manequim infantil que se encontrava no assento traseiro, tudo isso dentro de 51 segundos.[95] Particularmente, pessoas que atendem chamadas de emergência devem saber aconselhar o interlocutor a escapar de um veículo em processo de submersão antes que qualquer outra ação seja realizada, especialmente à luz de relatos de ocorrência de várias mortes por afogamento em veículos submersos enquanto o interlocutor falava ao telefone com o atendente.[96] Uma série de ações devem ser tomadas por uma pessoa em um veículo em processo de submersão ou por alguém que esteja tentando resgatar pessoas neste veículo[30]:

1. *Cintos de segurança:* desafivelar.
2. *Janelas:* abrir.
3. *Crianças:* se presentes, liberá-las de dispositivo de contenção e deixá-las próximas de um adulto que possa ajudar na sua saída.
4. *Saída:* as crianças devem ser empurradas para fora da janela em primeiro lugar, e os adultos devem segui-las imediatamente.

- Todos os familiares e outras pessoas que cuidam de crianças devem aprender sobre realização segura de atividades dentro da água, primeiros socorros e manobras de RCP adequada a cada idade.[14]

Todas as comunidades podem evitar a ocorrência de afogamento educando seu público a acerca dos perigos de dirigir veículos em enchentes. Quando há ocorrência de grandes tempestades causando enchentes, esta mensagem se torna mais importante. Se os motoristas se encontrarem em um veículo de alguma forma submerso, eles precisarão saber como se libertar de forma rápida e segura (**Quadro 20-6**).

Lesões Relacionadas a Mergulho Autônomo Recreacional

O mergulho recreacional usando equipamento de mergulho autônomo (SCUBA, de *self-contained underwater breathing apparatus*) é uma atividade comum e realizada por pessoas de muitos grupos etários. A popularidade dessa atividade continua a crescer, com mais de 400 mil novos mergulhadores certificados a cada ano, totalizando, atualmente, quase 4 milhões de mergulhadores recreacionais com SCUBA nos Estados Unidos.[97,98] Relacionando o número crescente de novos mergulhadores que surge a cada ano, e a incidência de ocorrências a tal prática, podemos afirma que a mesma é baixa. Há preocupação com a necessidade de adequado condicionamento físico para se mergulhar, em virtude do aumento do número crescente de mergulhadores, sua da diversidade e idade crescente, além da presença de condições médicas subjacentes. O ambiente aquático, em geral, não trás perdão quando nele ocorrem problemas. Atualmente, existem diretrizes clínicas que norteiam a prática e indicam riscos relativos e temporários à saúde, além de contraindicações absolutas à tal tipo de mergulho.[98-103]

Lesões em mergulhadores ocorrem devido a presença de diversas ameaças encontradas em ambiente subaquático (p. ex., destroços de navios, recifes de corais) ou pelo contato com algum tipo de vida marinha que acarrete em perigo. No entanto, com maior frequência, os profissionais de atendimento pré-hospitalar respondem a ocorrência de casos fatais relacionados ao SCUBA causadas por **disbarismo**, ou seja por alteração das pressões atmosférica ambiental, sendo esta alteração pressórica responsável pela maioria dos distúrbios graves relacionados ao mergulho. O mecanismo de lesão tem como base os princípios físicos descritos nas leis dos gases e na utilização deles em sua forma comprimida (p. ex., oxigênio, hélio, nitrogênio) em profundidades e sob pressões subaquáticas variáveis, como será descrito em detalhes nas seções subsequentes.

As causas associadas às mortes ocorridas durante a prática de mergulho não mudaram significativamente na história recente. O problema, mais frequentemente, citado é a presença de gás (ar) insuficiente ou sua falta. Outros fatores incluem eventual aprisionamento ou emaranhamento em objetos ali encontrados, controle inadequado da flutuação, presença de água turbulenta e necessidade de realizar subida de emergência. As principais lesões ou causas de morte incluem ocorrência de afogamento ou asfixia devido à inalação de água, embolia gasosa e eventos cardíacos. Os mergulhadores com idade mais avançada estão sob maior risco de ocorrência de eventos cardíacos, tendo os homens maior risco quando comparado às mulheres, embora acima de 65 anos ou mais, o risco é semelhante.[104]

A maioria das lesões relacionadas ao SCUBA e causadas por disbarismo, manifestam-se por sinais (p. ex., pressão no ouvido durante a descida) e sintomas encontrados imediatamente ou dentro de até 60 minutos após o paciente retornar à superfície. Alguns sintomas podem demorar até 48 horas para se manifestarem após a pessoa deixar encerrar a prática do mergulho e retornar a sua casa. Consequentemente ao o número crescente de mergulhadores de SCUBA que atualmente viajam para locais populares de tal prática nos Estados Unidos, Caribe ou locais mais distantes, há maior possibilidade se socorristas responderem a ocorrências relacionadas ao SCUBA em locais distantes daquele onde tal atividade foi realizada. Profissionais de atendimento pré-hospitalar devem reconhecer esses distúrbios relacionados ao mergulho, fornecer o tratamento inicial e planejar precocemente o transporte até o departamento de emergência local ou que possua câmara hiperbárica.[101]

Epidemiologia

A associação Divers Alert Network (DAN) compila extenso banco de dados de morbimortalidade relacionada à vítimas tratadas em câmaras hiperbáricas na América do Norte. As taxas de mortalidade relativas à pratica de mergulho atingiram seu pico na década de 70, com até 150 mortes. Estas taxas permaneceram estáveis em valores mais baixos, variando de 77 a 91, anualmente.[98,104] A DAN publica esses dados em relatórios anuais, os quais podem ser encontrados em sua página na internet.[105] O número de mortes que acontecem nos Estados Unidos relatadas à DAN geralmente, aumentam à medida que o verão se aproxima, com um pico ao redor do mês de julho, diminuindo à medida que o inverno se estabelece no Hemisfério Norte. A América do Norte tem o maior número relatado de mortes relacionadas a prática do mergulho, estando a Europa em um distante segundo lugar. Três a quatro vezes mais homens sofrem lesões ao mergulhar do que mulheres.

Os homens são responsáveis por 81% das mortes, variando as idades entre 40 a 59 anos. O afogamento foi sua causa mais comum de morte. A doença cardiovascular foi a segunda causa mais comum de morte e a causa mais comum de sequela. Ambas as causas foram significativamente mais frequentes como causa de morte e sequelas que a ocorrência de embolia gasosa (EG), a terceira condição mais comumente encontrada.[105] Embora o afogamento seja a principal causa de morte, não está claro se o que levou a ocorrência do afogamento, foram eventos cardíacos, problemas nos equipamento, falta de gás nos cilindros, emaranhamento, narcose, pânico, desorientação, hipotermia ou embolia gasosa. Algumas das mortes por afogamento durante a realização de mergulho com SCUBA são resultantes da ocorrência de EG.[104]

Efeitos Mecânicos da Pressão

As lesões relacionadas ao mergulho ocorrem por mudanças na pressão atmosférica ambiental ou disbarismo como são chamadas, podem ser divididas em dois tipos: (1) aquelas condições que ocorrem secundariamente a mudança na pressão no ambiente subaquático resultando em trauma tecidual ou barotrauma em espaços corporais que contenham ar (p. ex., ouvidos, seios da face, intestinos, pulmões) e (2) problemas que ocorrem por se respirar ar comprimido com elevada pressão parcial, manifesto como doença descompressiva.

O barotrauma associado ao mergulho com SCUBA está relacionado diretamente aos efeitos da pressão que o ar e a água exercem sobre o mergulhador. Ao nível do mar, a pressão atmosférica é de 760 *torricelli* (torr), que é essencialmente o mesmo que 760 milímetros de mercúrio (mmHg) ou 14,7 libras por polegada quadrada (psi) sobre o corpo. Essa quantidade de pressão é também chamada de 1 atmosfera (1 atm). À medida que o mergulhador desce mais profundamente na água, a pressão absoluta aumenta 1 atm para cada 10 m de água do mar. Consequentemente, uma profundidade de 10 m equivale a 2 atm (ar [1 atm] e 10 m de água [1 atm]) de pressão sobre o corpo. A **Tabela 20-2** lista as unidades de pressão no ambiente subaquático.

Quando um mergulhador se aprofunda no mar, também é crescente a pressão que passa a ser exercida sobre o corpo., e elas podem apresentar diferentes efeitos em função do tipo tecidual. A força aplicada sobre tecidos sólidos se equivale aquela atuante a um meio fluido, e o mergulhador, geralmente, não percebe esta força compressiva aplicada. Nos locais do corpo que contêm ar, os gases são comprimidos à medida que o mergulhador desce a maiores profundidades. De modo inverso, esses gases se expandem à medida que o mergulhador sobe em direção à superfície. As leis de Boyle e de Henry explicam os efeitos da pressão exercida sobre o corpo que se encontra embaixo da água.

Tabela 20-2 Unidades de Pressão em Ambientes Subaquáticos			
Profundidade (FSW)	**PSIA**	**ATA**	**Torr ou mmHg (absoluta)**
Nível do mar	14,7	1	760
33	29,4	2	1.520
66	44,1	3	2.280
99	58,8	4	3.040
132	73,5	5	3.800
165	88,2	6	4.560
198	102,9	7	5.320

Siglas: ATA, atmosfera absoluta; FSW, profundidade do mar em pés (*feet seawater*); mmHg, milímetros de mercúrio; PSIA, libras por polegada quadrada (*pounds per square inch*) absolutas.

© National Association of Emergency Medical Technicians (NAEMT)

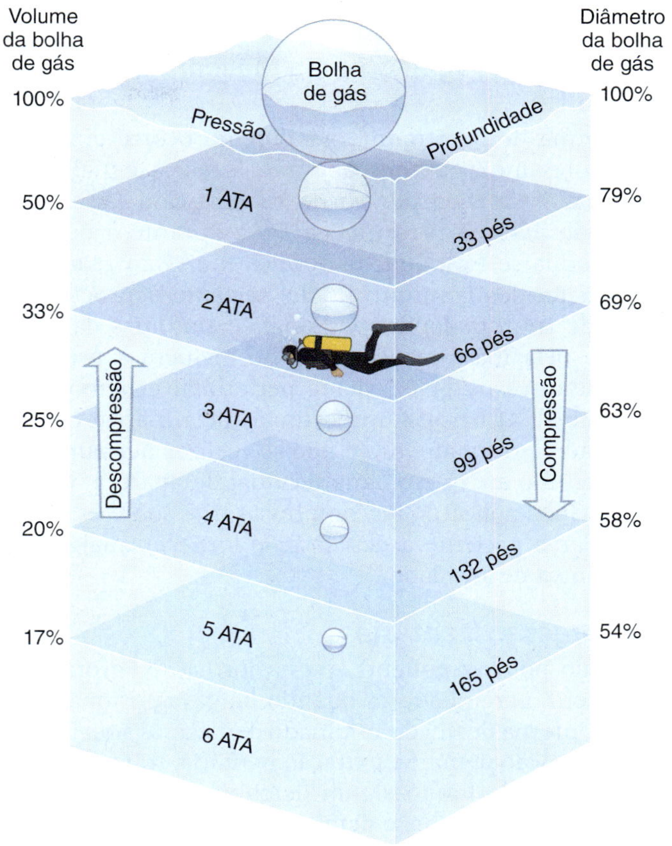

Figura 20-3 Lei de Boyle. O volume de uma determinada quantidade de gás a uma temperatura constante varia inversamente com a pressão.
© National Association of Emergency Medical Technicians (NAEMT)

Lei de Boyle

A lei de Boyle afirma que o volume de uma determinada massa de gás é inversamente proporcional à pressão absoluta encontrada naquele ambiente. Dito de outro modo, à medida que o mergulhador desce em direção a águas mais profundas, a pressão aumenta e o volume de gás (p. ex., o volume dentro do pulmão ou do ouvido) diminui. O inverso é também verdadeiro: o volume de gás (p. ex., no pulmão ou orelha) aumenta em tamanho quando o mergulhador ascende à superfície. Este é o princípio por trás dos efeitos do barotrauma e da EGA no corpo. A **Figura 20-3** mostra os efeitos da pressão sobre o volume e o diâmetro de uma bolha de gás.

Lei de Henry

A Lei de Henry afirma que a uma temperatura constante, a quantidade de gás que se dissolve em um líquido é diretamente proporcional à pressão parcial daquele gás fora do líquido. A lei de Henry é fundamental para a compreensão de como o gás de um cilindro de ar (tanque de SCUBA) se comporta no organismo à medida que o mergulhador desce em maiores profundidades. Por exemplo, a crescente pressão parcial de nitrogênio causará seu acúmulo nos diversos tecidos corporais à medida que a pressão aumenta durante uma descida a maiores profundidades. Ao retornar à superfície, o nitrogênio irá "borbulhar" no momento em que sai dos tecidos. Uma subida mais lenta permite que o nitrogênio se dissipe em vez de formar bolhas. Portanto, a lei de Henry descreve o princípio que explica por que ocorre a doença descompressiva.

Barotrauma

O **barotrauma**, é a forma mais comum de lesão relacionada ao mergulho com SCUBA.[106] Embora muitas das formas do barotrauma causem dor, na maioria das suas ocorrências há melhora espontanea e sem necessita de envolvimento do SE ou de realização de terapia em câmara hiperbárica. Porém, algumas lesões causadas por esta pressurização pulmonar excessiva podem ser muito graves. Durante o mergulho com SCUBA, o barotrauma ocorre dentro de cavidades do corpo que contenham e não sejam compressíveis (p. ex., seios da face). Se não for possível equalizar a pressão nesses espaços durante um mergulho à medida que a pressão ambiental aumenta, ocorre ingurgitamento vascular, hemorragia e edema de mucosa. que resultam do volume decrescente de ar quando o mergulhador desce em profundidade, e a ruptura dos tecidos é resultado do aumento do volume de ar quando o mergulhador ascende. As várias formas de barotrauma são descritas a seguir.

Barotrauma da Descida

Barotrauma Facial ou pela Máscara de Mergulho

Essa forma de barotrauma geralmente ocorre em mergulhadores inexperientes que não fazem a equalização da pressão exercida dentro de sua máscara facial com a pressão externa presente na água durante a descida. Recomenda-se examinar os tecidos moles ao redor dos olhos e tecidos conjuntivais do paciente à procura de sinais de ruptura capilar. Os sinais e sintomas da compressão pela máscara de mergulho incluem a presença de equimoses na pele, edema periorbital e hemorragia conjuntival. O barotrauma causado pela máscara é autolimitado e o tratamento é não se realizar nenhum tipo de mergulho até que o dano tecidual desapareça. O manejo inclui a aplicação de compressas frias sobre os olhos, estimular o paciente a descansar e fornecer analgésicos conforme a necessidade.

Compressão Dentária

É achado pouco frequente, e esta forma de barotrauma ocorre em mergulhadores quando há gás aprisionado na porção interna de um determinado dente após a realização de restauração dentária, extração dentária, tratamento de canal ou tenha ficado algum defeito na nesta restauração. Durante a descida, o dente pode se encher de sangue, podendo inclusive implodir com o aumento da pressão externa. Durante a subida, qualquer quantidade de ar forçado dentro do dente se expandirá, causando dor ou explosão dentária. Para se evitar este quadro recomenda-se que os mergulhadores não mergulhem nas 24 horas após a realização de qualquer tratamento dentário.

Examinar o dente afetado para ver se está intacto. Os sinais e sintomas de compressão dentária incluem a presença de dor e visualização de fratura dentária. Encaminhar o paciente para avaliação dentária e administrar analgésicos conforme a necessidade.

Compressão do Ouvido Médio

Esse tipo de compressão ocorre em, aproximadamente, 40% dos mergulhadores com SCUBA e é considerada a lesão mais comum a ela relacionada.[107] A compressão do ouvido médio ocorre próximo da superfície da água, onde são evidenciadas as maiores mudanças de pressão à medida que o mergulhador se aprofunda. Os mergulhadores devem começar a equalizar a pressão no ouvido médio imediatamente ao começar a descer, de modo que não haja diferença de pressão através da membrana timpânica (MT), e que cause dor intensa e, em seguida, sua ruptura. O mergulhador irá experimentar algum tipo de vertigem se houver ruptura da MT, permitindo entrada de água no ouvido médio. Os mergulhadores com algum tipo de infecção ou alergia no trato respiratório superior podem ter dificuldade para fazer esta equalização.

Examinar o canal auditivo à procura de sangramento causado por ruptura da MT. Os sinais e sintomas do barotrauma no ouvido médio incluem a presença de dor, vertigem, perda auditiva e vômitos. Se o exame do canal auditivo externo for possível, aparência avermelhada na MT geralmente estará presente.

Pacientes com barotrauma no ouvido médio não podem estar sujeitos a novas alterações de pressão (p. ex., novos mergulhos, voos). O uso de descongestionantes pode se fazer necessário, caso a ruptura da MT tenha ocorrido por falha na abertura da tuba auditiva, impedindo a equalização da pressão. Antieméticos como proclorperazina ou ondansetrona podem ser necessários caso se manifestem quadro de vertigens e vômitos. Deve-se transportar o paciente de forma sentado ou em posição de conforto. Antibióticos podem ser prescritos caso da ruptura timpânica ocasione infecções. O paciente deve ser encaminhado para avaliação audiométrica para investigar possível perda auditiva.

Barotrauma Sinusal ou dos Seios da Face

Normalmente, a pressão nos seios da face é equalizada facilmente à medida que o mergulhador desce e sobe na profundidade. O barotrauma ocorre de forma semelhante a do ouvido médio. Embora a ocorrência nos seios da face seja menos frequente. À medida que o mergulhador desce, há incapacidade de se manter a pressão nos seios da face e há o desenvolvimento de um vácuo relativo na cavidade sinusal, causando dor intensa, trauma na parede de mucosa e sangramento. Este quadro de barotrauma pode ser intensificado pela presença prévia de congestão nasal, sinusite, *hipertrofia mucosa* (aumento de volume ou espessamento), rinite ou pólipos nasais.[106] O barotrauma pode ocorrer também durante a subida (ver a discussão adiante sobre "Baraotrauma Reverso").

Examinar o nariz do paciente em busca de presença de secreção. Os sinais e sintomas incluem dor intensa sobre o seio da face afetado ou presença de secreção sanguinolenta no seio afetado.

Não há necessidade de manejo específico na cena. Como o sangramento é da mucosa, podemos tratar como fazemos em casos de epistaxe, comprimindo firmemente a parte carnosa das narinas, logo abaixo dos ossos nasais. Pode não ser eficaz, mas representa a única opção de controle em ambiente pré-hospitalar. Transportar o paciente em posição de conforto.

Baqrotrauma Reverso

Essa forma de baratrauma ocorre nos seios paranasais, durante a subida, quando há algum tipo de bloqueio na abertura dos seios paranasais impedindo a saída do gás em processo de expansão. Este gás em expansão exerce pressão sobre o revestimento da mucosa do seio, causando dor e hemorragia. O barotrauma nos seis da face ocorre em mergulhadores com presença de infecções respiratórias superiores ou alergias.

Examine o nariz verificando se há secreção. Os sinais e sintomas do barotrauma nos seios da face incluem presença de dor intensa no seio afetado e secreção sanguinolenta.

O uso de descongestionantes podem ajudar a reduzir o edema na mucosa e facilitar a drenagem do seio acometido. A realização de qualquer outro tratamento específico é desnecessário no local da ocorrência, a menos que seja observado algum sangramento de grande intensidade. Nesse caso, trate de maneira semelhante que tratamos quadros de epistaxe, apertando firmemente a parte carnosa das narinas do paciente, logo abaixo dos ossos nasais. Isso pode ter mínimo benefício, pois o sangramento é proveniente do seio nasal e não do plexo nasal anterior. Transporte o paciente em uma posição de conforto.

Barotrauma no Ouvido Interno

Embora seja muito menos comum que o barotrauma do ouvido médio, essa é a forma mais grave, e pode levar à surdez permanente.[107] Este tipo de barotrauma ocorre quando um mergulhador desce e não consegue equalizar o ouvido médio. A realização de diversas tentativas não efetivas podem resultar em grande elevação da pressão no ouvido médio, podendo levar a ruptura da janela oval, encontrada entre o ouvido médio e o interno.

Examinar o canal auditivo à procura de qualquer saída de secreção. Sinais e sintomas incluem a presença de zumbido com barulho de rugido, vertigem, perda auditiva, sensação de plenitude ou "bloqueio" no ouvido afetado, náuseas, vômitos, palidez, diaforese (sudorese), desorientação e ataxia (perda da coordenação muscular).

O paciente deve evitar a prática de atividades que elevem a PIC, atividades extenuantes, manobra do tipo Valsalva, e estar submetido à ruídos intensos e mudança de pressão (p. ex., mergulhar ou voar). Transportar o paciente em posição supina. Recomenda-se a consulta precoce ou encaminhamento ao departamento de emergência, pois pode ser difícil de se determinar se há doença descompressiva do ouvido interno, havendo necessidade imediata de tratamento com câmara hiperbárica. O paciente também deve ser encaminhado com urgência para avaliação por um otorrinolaringologista.

Barotrauma de Ascenção

Vertigem Alternobárica

Esse é um tipo de barotrauma que ocorre quando o gás em expansão se move através da tuba auditiva e há desenvolvimento de pressão desigual entre os ouvidos médios, causando vertigem. Embora os sintomas sejam breves, a vertigem pode desencadear quadro de pânico em mergulhadores, e por consequência outros tipo de lesão por ascensão rápida, até a superfície (p. ex., embolismo gasoso, afogamento).

Examinar o canal auditivo em busca da presença de secreção, perda auditiva. Os sinais e sintomas de vertigem alternobárica têm duração em geral, mais curta, resultando em quadro transitório, sensação de pressão no ouvido afetado, zumbido e perda auditiva.

Não há necessidade de intervenções específicas caso o paciente estiver assintomático após a prática do mergulho e não forem encontrados problemas ligados a equalização. Introduzir descongestionantes conforme a necessidade e as políticas e procedimentos estabelecidos pelo SE. Não há necessidade de se transporte este paciente até o departamento de emergência se os sintomas melhorarem rápida e completamente. Podendo este paciente seguir o acompanhamento com seu próprio médico. Se os sintomas persistirem, é adequado submeter o paciente a avaliação.

Barotrauma Gastrointestinal

Esse tipo de barotrauma ocorre quando o gás em expansão nos intestinos fica aprisionado à medida que o mergulhador se aproxima da superfície. O barotrauma gastrintestinal (GI) ocorre em mergulhadores que frequentemente realizam a manobra de Valsalva em posição que a cabeça esteja baixa, engolem ar durante a respiração ou consomem alimentos que causem flatulência antes do mergulho, que podem aumentar a quantidade de ar presente no estômago que por sua vez expandirá durante a subida.

Examinar os quadrantes abdominais. Os sinais e sintomas de barotrauma GI incluem a presença de sensação de plenitude abdominal, distensão e flatulência.

O barotrauma GI normalmente melhora espontaneamente e raras são as vezes que atenção médica é necessária. Se a dor e a sensação de plenitude não melhorarem, é apropriado transportar o paciente para avaliação especializada.

Existem outras causas de dor abdominal após o retorno à superfície, incluindo doença descomprressiva na medula espinhal. A presença de dor abdominal que não melhore com o mergulhador já na superfície obriga a realização de avaliação imediata no departamento de emergência.

Barotrauma por Hiperinsuflação Pulmonar

A hiperinsuflação pulmonar é uma forma grave de manifestação do barotrauma, resultante da expansão de gás nos pulmões durante a subida. Normalmente, o mergulhador elimina o gás em expansão realizando exalações ao retornar à superfície. Se este gás em expansão não for eliminado, os alvéolos sofrerão ruptura. Isso causa uma das formas mais graves de doença, dependendo da quantidade de ar que tenha escapado para fora do pulmão e do local onde tenha ocorrido. Um cenário bastante comum é a de um mergulhador que faça uma subida rápida e não controlada até a superfície causada por falta de ar, pânico ou até queda do cinto de lastro. Esse tipo de lesão é chamada de "síndrome da hiperinsuflação pulmonar" (SHP)", ou *explosão pulmonar*. A terapia de recompressão é contraindicada em todas as formas de SHP, exceto na EG.

As cinco formas de SHP são:

1. Hiperdistensão com Lesão Local
2. Enfisema mediastinal
3. Enfisema subcutâneo
4. Pneumotórax
5. Embolia gasosa.

HIPERDISTENSÃO COM LESÃO LOCAL

Esse é um tipo de barotrauma pulmonar onde não evidenciamos a presença de ar de forma extrapulmonar ou outro tipo de lesão pulmonar evidente. Auscultar os campos pulmonares em busca de diminuição de sons respiratórios. Dor torácica pode ou não estar presente. Se houver sangue no escarro (hemoptise), avaliação imediata no departamento de emergência é necessária.

Assegurar que o paciente permaneça em uma posição confortável e tratar os sintomas conforme a necessidade. Monitorar os sinais vitais e a saturação de oxigênio do paciente com oximetria de pulso; fornecer oxigênio de alto fluxo à 100%. Transportar o paciente em posição confortável. O paciente necessitará de avaliação adicional para se descartar formas mais grave de SHP e qualquer nova exposição à pressão (p. ex., mergulhos ou voos comerciais) deve ser evitada.

ENFISEMA MEDIASTINAL

O enfisema mediastinal é outra forma de manifestação da SHP, causada pelo escape de gás dos alvéolos rompidos adentrando no espaço intersticial até o mediastino. Essa condição pode ser benigna. Examinar os campos pulmonares à procura de sinais de redução dos sons respiratórios. Os sinais e sintomas incluem a presença de rouquidão, sensação de plenitude em região cervical e dor torácica subesternal leve; costuma ocorrer dor ou sensação de aperto que piora com a respiração ou tosse. Examinar o tórax e o pescoço do paciente em busca da presença de enfisema subcutâneo. Nos casos graves, o mergulhador pode apresentar quadro de dor torácica, dispneia e dificuldade de deglutição.

Garantir que o paciente descanse em posição confortável. Monitorar os sinais vitais e a saturação de oxigênio com oximetria de pulso; fornecer oxigênio em alto fluxo. O enfisema mediastinal geralmente não requer tratamento específico. Porém, alguns pacientes podem precisar de avaliação médica para se descartar outras causas de dor torácica e formas graves de SHP. Transportar o paciente em posição supina. O paciente deve evitar nova exposição à pressão (p. ex., mergulhos ou voos comerciais).

ENFISEMA SUBCUTÂNEO

No desenvolvimento do enfisema subcutâneo, o escape de ar proveniente dos alvéolos rompidos continua em sentido superior até atingir o pescoço e a região das clavículas. Examinar os campos pulmonares para busca de redução dos sons respiratórios. Os sinais e sintomas do enfisema subcutâneo incluem edema, crepitação, rouquidão, dor de garganta e dificuldade para deglutir.

Não há necessidade de tratamento específico, além de repouso. Monitorar os sinais vitais e a saturação de oxigênio do paciente com oximetria de pulso e fornecer oxigênio em alto fluxo. O paciente precisará de avaliação médica adicional para se descartar formas mais graves de SHP. Transportar o paciente em posição supina. O paciente deve evitar exposição adicional à pressão (p. ex., mergulhos ou voos comerciais).

PNEUMOTÓRAX

A ocorrência de pneumotórax não é tão frequente como as outras formas de SHP, pois o ar escapa pela pleura visceral ao redor do pulmão, apresentando maior resistência fazendo com que o ar escape pelo espaço intersticial entre o pulmão e a pleura visceral. Se o mergulhador estiver em profundidade havendo esta ruptura pulmonar, pode haver desenvolvimento de pneumotórax hipertensivo, quando o volume de gás que está escapando aumenta à medida que o mergulhador ascende. Examinar os campos pulmonares em busca de redução dos sons respiratórios. Os sinais e sintomas variam com base no tamanho do pneumotórax e incluem a presença de dor torácica aguda, redução dos sons respiratórios, falta de ar, enfisema subcutâneo e dispneia.

Realizar avaliação continuada em busca da conversão de um pneumotórax simples em um hipertensivo, com a presença de colapso respiratório ou hemodinâmico. Garantir o repouso do mergulhador em posição confortável. Monitorar os sinais vitais e a oxigenação do paciente com oximetria de pulso, fornecendo oxigênio a 100% por meio de uma máscara não reinalante. Realizar manobras padrão do ALS para tratamento do pneumotórax hipertensivo com uso de descompressão por meio de agulha (toracocentese) 14 G de 8,5 centímetros ou toracostomia manual utilizando-se os dedos conforme a necessidade. Transportar o paciente em uma posição confortável. O paciente necessita ser submetido a avaliação médica adicional para descarte da presença de formas mais graves de SHP e qualquer nova exposição à pressão deve ser evitada (p. ex., mergulhos ou voos comerciais).

EMBOLIA GASOSA

Essa é a complicação mais temida da SHP e, após o afogamento, é a principal causa de morte em mergulhadores, sendo responsável por cerca de 30% dos casos fatais.[108] A EG pode ocorrer em associação às quatro formas de SHP previamente apresentadas, ou isoladamente, como resultado do escape de ar e da formação de aeroembolismo. Em geral, a EG ocorre em mergulhadores que realizaram uma subida não ou pouco controlada até a superfície, sem executar as manobras de exalação de forma apropriada, causando lesão por hiperinsuflação pulmonar. Porém, a EG também pode acometer mergulhadores que chegam à superfície lentamente sem patologia pulmonar subjacente. Durante a subida, há possibilidade da hiperinsuflação pulmonar romper os alvéolos, entradando ar na circulação venosa pulmonar ao nível capilar; as bolhas de gás desprendidas entram no átrio e ventrículo esquerdos, depois saem do coração pela aorta e são distribuídas em toda rede vascular, seja ela cerebral, coronariana e sistêmica. As bolhas de gás podem ganhar a circulação coronariana, causando oclusão e resultando em quadros de arritmia cardíaca, parada cardíaca ou IAM.[109] Casos as bolhas de gás consigam entrar na circulação cerebral, o mergulhador poderá apresenta sinais e sintomas semelhantes a de um acidente vascular cerebral (AVC) agudo.

Diferentemente da doença descompressiva, na qual sintomas tardios podem se manifestar horas após o mergulho, os sintomas de EG aparecem imediatamente, já com o mergulhador na superfície da água ou, em geral, dentro dos 10 a 15 minutos Qualquer identificação de perda de consciência de um mergulhador que chegue à superfície deve ser considerada como uma possível EG até que se prove o contrário.[109] O tratamento primário da EGA é feito em câmara hiperbárica.

Antigamento, era recomendado que os pacientes com EG fossem colocados em posição de Trendelenburg durante o transporte, com base na crença de que isso ajudaria a manter as bolhas longe da circulação sistêmica. Porém, evidências atuais mostraram que esta posição com a cabeça em posição mais baixa não evita a circulação sistêmica das bolhas de nitrogênio, dificultando a oxigenação do paciente, piorando o edema cerebral.[110] Atualmente, recomenda-se que todos os pacientes com EG sejam colocados em posição supina na cena e durante o transporte. Oxigênio a 100% com alto fluxo por meio de máscara não reinalante e o transporte em posição supina proporcionam a eliminação de bolhas de nitrogênio, além de trazerem outros efeitos benéficos.[111,112]

Doença Descompressiva

O desenvolvimento da **doença descompressiva** (**DCS**, de *decompression sickness*) está diretamente relacionada ao estabelecido na lei de Henry. Quando os mergulhadores de SCUBA respiram ar comprimido contendo oxigênio (21%) e nitrogênio (79%), a quantidade de gás que será dissolvida no líquido é diretamente proporcional à pressão parcial do gás em contato com o líquido. O oxigênio é usado pelo metabolismo tecidual do corpo, e encontra-se em solução, não formando bolhas de gás durante a subida de uma mergulhador.

O nitrogênio, é um gás inerte não utilizado no metabolismo, é grande fonte de preocupação de mergulhadores, esteja ele utilizando hélio ou heliox. O nitrogênio é cinco vezes mais solúvel em gordura do que em água, e se dissolve nos tecidos proporcionalmente ao aumento da pressão ambiente. Em consequência, quanto mais profundamente o mergulhador tiver chegado e quanto maior tenha sido seu tempo de permanência neste local, maior será a quantidade de nitrogênio dissolvida em seus tecidos. À medida que o mergulhador ascende em direção à superfície, o nitrogênio absorvido deve ser eliminado. Se não houver tempo suficiente para se eliminar o nitrogênio durante a subida, o nitrogênio sairá dos tecidos na forma de bolhas de gás, ocupando o espaço intravascular, e por consequência obstrução dos sistemas vascular e linfático e distensão tecidual, além de ativar respostas inflamatórias.[113]

A maioria dos mergulhadores apresenta DCS nas primeiras horas logo após chegar à superfície, embora alguns apresentem os sintomas de 6 a 24 horas. Tradicionalmente, os sintomas de DCS são classificados como tipo I, uma forma leve envolvendo pele e os sistemas cutâneo, linfático e musculoesquelético, ou tipo II, uma forma grave envolvendo os sistemas neurológico e cardiopulmonar (**Quadro 20-7**). Os sintomas leves de DCS incluem manifestação de fadiga e mal-estar. No entanto, os sintomas leves podem ser indicativos do desenvolvimento de mais graves, como dormência, fraqueza e paralisia.

Atualmente, estudos sugerem que é mais importante descrever clinicamente a DCS conforme a região do corpo afetada e sua consequente evolução, e não mais como tipo I ou II.[98] Essa sugestão é aplicável para os Profissionais de atendimento pré-hospitalar devem fazer uso desta nova nomenclatura, garantindo que mesmo os pacientes com sintomas leves de DCS sejam tratados vigorosamente com oxigênio a 100% e que o use de terapia hiperbárica seja considerado. Alguns mergulhadores com manifestação leve de DCS não irão procurar assistência médica. Outros podem retardar sbstancialmente a busca por auxílio médico, pois a negação da presença de sintomas relacionados a DCS são comuns entre esta população de mergulhadores com SCUBA.[116]

Vários fatores predispõem um mergulhador ao desenvolvimento de DCS.[117,118] Sabe-se que alguns destes fatores aumentam a captação de nitrogênio pelos tecidos durante a descida e diminuem a liberação de nitrogênio durante a subida. Fatores do próprio hospedeiro e do ambiente, além da realização inadequada da descompressão

---

Quadro 20-7 Doença Causada por Descompressão

O termo *doença causada por descompressão* (DCD) tem sido proposto para abranger DCS tipos I, II e EG.[114,115]

e práticas de mergulho agressivas, aumentam o risco de manifestação da DCS.

Dor no Membro (DCS Tipo I)

Essa forma de DCS resulta da formação de bolhas no sistema musculoesquelético, em geral, ocorrendo em uma ou mais articulações (termo utilizado relacionado a este fenômeno é chamado de *the bends*). As articulações mais comumente afetadas são ombro e cotovelo, seguidos pelos joelho, quadril, punho, mão e tornozelo.[97] Essa dor é descrita como uma tendinite intensa – dor articular com sensação incômoda ao movimento. A dor inicia gradualmente, apresentando-se como uma dor constante e de intensidade que vai de leve a extrema. A forma de DCS que causa apenas dor não representa ameaça à vida, mas requer avaliação neurológica para se excluir formas mais graves de DCS e tratamento apropriado.

Em pele ou Linfática (DCS Tipo I)

A DCS cutânea é comum e afeta a pele ou o sistema linfático. O aparecimento de erupções na pele geralmente não representam sintomas graves e são classificadas como DCS leve, mas às vezes, podem estar associadas à sintomas neurológicos. Em alguns casos, a presença de manchas e marmoreio identificada minutos após um mergulho, pode ser considerada precursor de um quadro grave de DCS.[119,120] Os sintomas incluem a presença de erupção cutânea intensa que progride para placas vermelhas ou coloração azulada da pele, do tronco e das extremidades proximais.[111] O desenvolvimento de obstrução linfática pode resultar em edema e de aspecto de casca de laranja (*peau d'orange*). Ela pode estar associada a extravasamento capilar e síndrome hipovolêmica. Verifique os sinais vitais, faça um exame neurológico e tire foto das alterações vistas na pele.

Cardiopulmonar (DCS Tipo II)

Essa forma de DCS é também chamada de *sufocamento* (*chokes*) e ocorre quando grande quantidade de bolhas encontradas no sistema venosos superam a capacidade do sistema capilar pulmonar. Pode ocorrer hipotensão por aeroembolismo maciço nos pulmões. Os sintomas incluem a presença de tosse não produtiva, dor torácica subesternal, cianose, dispneia, choque e parada cardiorrespiratória. Esse distúrbio lembra a apresentação de quadros de síndrome da angústia respiratória aguda.[121] (Ver o Capítulo 7, "Via Aérea e Ventilação", para informações adicionais.)

Medula Espinal (DCS Tipo II)

A substância branca presente na medula espinal é vulnerável à formação de bolhas, e o nitrogênio é altamente solúvel neste tipo de tecido (*mielina*). O local mais comum para manifestação desta forma de DCS é a coluna torácica inferior, seguido pelas regiões lombossacra e cervical.[116]

Os sinais e sintomas mais comuns incluem dor lombar baixa e sensação de "peso" nas pernas. Nessa forma de DCS, o paciente geralmente, fornece informações vagas, descrevendo "sensações estranhas" ou parestesias que podem progridir para quadro de fraqueza, dormência e paralisia Acometimento intestinal e vesical também já foram relatadas, evoluindo-se para quadro de retenção urinária.[122]

Avaliação de EG e DCS

Abordagem padronizada para pacientes com suspeita de EG e DCS deve ser fornecida de maneira a garantir cuidados adequados. Recomenda-se que todos os pacientes com lesões relacionadas ao mergulho com SCUBA sejam examinados para identificação de sinais e sintomas de EG e DCS, pois o adequado tratamento primário salva vidas, terapia em câmara hiperbárica exige bastante planejamento e logística específico de acesso a este equipamento.[52]

Embolia Gasosa

Cerca de 5% de todos os pacientes com EG apresentam manifestação de apneia imediata, perda de consciência e parada cardiorrespiratória. Outros tem sinais e sintomas semelhantes ao um AVC agudo, com perda de consciência, estupor, confusão, hemiparesia, convulsões, vertigem, alterações visuais, alterações sensoriais e cefaleia.

Doença Descompressiva

A DCS tipo I se caracteriza por manifestação de dor articular profunda, presença de de prurido cutâneo (prurido intenso) e obstrução de vasos linfáticos (linfedema). A DCS tipo II se caracteriza pela presença de sintomas que envolvam o SNC, variando desde fraqueza e dormência até quadros de paralisia.

É importante obter um perfil do mergulho e a história clínica dos eventos que resultaram em lesões relacionadas por algum colega de mergulho, incluindo os seguintes:

- Tempo de início dos sinais e sintomas
- Fonte do meio utilizado para respiração (p. ex., ar ou gases misturados; heliox)
- Perfil do mergulho (tipo de atividade, profundidade, duração, frequência do mergulho, intervalo de superfície, intervalo entre mergulhos)
- Local do mergulho e condições da água
- Fatores de risco presentes.
- Problemas clínicos manifestos e dos equipamentos utilizados, seja na subida ou na descida
- Se o mergulhador estava tentando um mergulho sem necessária prática de descompressão ou com descompressão
- Velocidade de subida

- Parada(s) para se realizar descompressão
- Nível de atividade pós-mergulho
- Viagem de avião pós-mergulho ou exposição à altitude, com o tipo e a duração
- História clínica pregressa e recente (especialmente história de DCS prévia)
- Uso de medicamentos
- Uso habitual de álcool ou drogas ilícitas[123]

Abordagem

Garantir os ABC, proteger a via aérea do paciente e iniciar a realização dos procedimentos de BLS ou ALS conforme a necessidade. Iniciar o uso de oxigênio a 100% com fluxo de 12 a 15 L/minuto, administrando SF ou RL (sem dextrose) como terapia de infusão de fluidos IV (1 a 2 mL/kg/h). Monitorar os sinais vitais do paciente, a oximetria de pulso e o ECG. Verificar e tratar o nível de glicemia do paciente conforme a necessidade. Controlar quaisquer convulsões. Proteger o paciente da hipotermia e consultar precocemente a regulação médica local quanto a existência de um hospital com câmara hiperbárica (tratamento primário) mais próximo. Atente-se ao fato de que alguns serviços de câmaras hiperbáricas dispostas a tratar mergulhadores pode ser infrequente – por exemplo, em todo o estado da Florida são apenas quatro, o que significa que há necessidade de planejamento específico e, idealmente, prévio antes da ocorrência de tal evento, garantindo-se o transporte rápido até a instituição apropriada mais próxima.[52] Ver o **Quadro 20-8** para as informações de contato da DAN. A terapia padrão de recompressão com oxigênio hiperbárico a 100% é realizada conforme as tabelas de tratamento propostas pela Marinha dos Estados Unidos.[124] Transportar o paciente em posição supina. Para qualquer lesão relacionada ao mergulho com SCUBA, se o transporte aéreo for o escolhido,

seja por helicóptero ou outra aeronave não pressurizada, recomenda-se que se voe o mais baixo possível como medida de segurança (p. ex., 150 m), certamente não excedendo 300 m, para se minimizar a expansão adicional das bolhas de ar (lei de Boyle) e a possível exacerbação do trauma descompressivo.[52,99,103,112]

O tratamento definitivo para EG ou DCS é a administração de oxigênio a 100% a duas ou três vezes a pressão atmosférica em câmara de recompressão, seguindo os protocolos padrões.[124] Para discussão adicional sobre os métodos de tratamento com câmara hiperbárica para lesões relacionadas ao mergulho com SCUBA, ver o *U.S. Navy Diving Manual* dos Estados Unidos ou outras fontes.[98,124] O paciente se beneficia imediatamente, com base nos princípios da lei de Boyle, ao aumentar a pressão ambiente e reduzir o tamanho das bolhas formadas, aumentando a concentração de oxigênio nos tecidos. O **Quadro 20-9** descreve os benefícios das terapias de recompressão com oxigênio hiperbárico.

Quadro 20-8 Informações de Contato da Divers Alert Network (DAN) para Emergências em Mergulhos

Após a notificação do setor de emergência, ligue para a DAN

Número de emergência: 1-919-684-9111

Questões Médicas Não Emergenciais
919-684-2948 Ext. 6222
Segunda a sexta, 8h30min às 17h

Endereço
Divers Alert Network
6 West Colony Place
Durham, NC 27705 USA

Dados cortesia de Divers Alert Network® (DAN®).

Quadro 20-9 Terapia de Recompressão para Lesões Relacionadas a Mergulho com SCUBA

Os objetivos da terapia de recompressão (hiperbárica) para lesões relacionadas a mergulho com aparato respiratório autocontido subaquático (SCUBA) causadas por barotrauma com hiperinsuflação pulmonar e doença descompressiva (DCS) são a compressão das bolhas e o aumento da oferta de oxigênio aos tecidos. A terapia hiperbárica inclui os seguintes mecanismos:

- Redução do volume das bolhas contidas nos capilares pulmonares e sua eliminação.
- Promoção da reabsorção das bolhas em solução
- Aumento da oferta de oxigênio para os tecidos
- Correção da hipóxia
- Fornecimento de um gradiente de difusão aumentado para o nitrogênio
- Redução do edema
- Redução da permeabilidade dos vasos sanguíneos

Todos os mergulhadores com quadro de embolia gasosa (EG) ou doença descompressiva (DCS) devem ser considerados precocemente para realização de terapia de recompressão em instituição de tratamento hiperbárico, pois ele obtém maior taxa de sucesso quando iniciado dentro de 6 horas do início dos sintomas. Os mergulhadores nem sempre estão próximos de uma câmara hiperbárica quando há manifestação dos sintomas, podendo haver considerável demora até se chegar a uma câmara seja por terra ou por

(continua)

Quadro 20-9 Terapia de Recompressão para Lesões Relacionadas a Mergulho com SCUBA (*continuação*)

transporte aéreo. Contatar a Divers Alert Network para consultoria a cerca de assistência médica a mergulhadores e para se determinar a câmara hiperbárica mais próxima.

Enquanto isso, colocar o paciente em posição supina. A eliminação do nitrogênio pode ser aumentada fornecendo oxigênio a 100% por máscara e iniciando um acesso IV com infusão de SF ou solução de Ringer lactato a 1 a 2 mL/kg/h garantindo-se volume intravascular e perfusão capilar adequados. Durante o tratamento hiperbárico, os pacientes com EG ou DCS normalmente receberão tratamento hiperbárico a 2,8 atm por 2 a 4 horas enquanto respiram oxigênio a 100%. O tratamento mais longo e repetido será necessário caso o paciente não apresente melhora dos sintomas clínicos.

Os princípios do tratamento hiperbárico incluem:

- a presença de quaisquer sinais ou sintomas de dor ou neurológicos que ocorrem dentro de 24 horas após a prática de um mergulho podendo ser causadas por DCS até que se prove o contrário.
- a presença de quaisquer sinais ou sintomas de dor ou neurológicos que ocorram dentro de 48 horas após a prática de um mergulho podendo ser causadas por DCS até que se prove o contrário.
- Contatar o telefone da DAN nos Estados Unidos no número 919-684-9111.
- Todos os mergulhadores com sinais ou sintomas de DCS devem receber tratamento de recompressão.
- Nunca deixar de tratar os casos quando houver dúvidas em relação ao seu diagnóstico.
- O tratamento precoce geralmente melhora as taxas de desfechos favoráveis, enquanto o tratamento tardio pode piorá-los.
- Atrasos ocorridos no inicio do tratamento por longos períodos devem ser sempre discutidos com um médico especialista em medicina hiperbárica, pois os mergulhadores podem responder à terapia hiperbárica dias após o desenvolvimento da lesão.
- Monitorar cuidadosamente o paciente em busca de sinais de alívio ou progressão dos sintomas.
- O tratamento inadequado pode levar a uma recorrência das manifestações clinicas.
- Manter o tratamento até atingir melhora clínica.

Dados de Tibbles PM, Edelsberg JS. Hyperbaric oxygen therapy. *N Engl J Med*. 1996;334(25):1642; Barratt DM, Harch PG, Van Meter K. Decompression illness in divers: A review of the literature. *Neurologist*. 2002;8:186; and Van Hoesen KB, Bird NH. Diving medicine. In: Auerbach PS, ed. *Wilderness Medicine*. 6th ed. Mosby Elsevier; 2012.

Para a equipe de transporte pré-hospitalar, é fundamental garantir que o departamento de emergência seja acolhedor ou que qualquer outra instituição para qual o mergulhador tenha sido encaminhado, conheça que as condições relacionadas a mergulhos, como DCS e EG são emergências reais e que um exame clinico detalhado, incluindo a realização de exame neurológico, detalhado deverá ser feito assim que possível por um médico emergencista. Há recursos de leitura adicionais que descrevem técnicas para se otimizar a comunicação entre as equipes envolvidas em cada um das etapas. Ver o Capítulo 6, "Avaliação e Abordagem do Paciente", para mais detalhes sobre o processo de transferência do paciente.

A **Tabela 20-3** resume os sinais e sintomas do barotrauma e seu respectivo tratamento. A **Tabela 20-4** resume os sinais e sintomas de DCS e seu tratamento.

Prevenção de Lesões Relacionadas ao Mergulho com SCUBA

Mergulhadores certificados para uso de SCUBA necessitam estar constantemente atualizados nas habilidades de prevenção e o reconhecimento das lesões relacionadas a este tipo de prática. Muitos mergulhadores profissionais nos Estados Unidos, como salva-vidas, bombeiros e policiais, membros de equipes de busca e resgate, membros da Guarda Costeira e outros empregados do Departamento de Defesa, dependem que os profissionais de atendimento pré-hospitalar locais realizem atendimento inicial e de seguimento, além do transporte até hospitais locais ou com câmaras hiperbáricas. É fortemente encorajada a colaboração entre equipes de mergulho e agências locais de SE para o desenvolvimento de cenários de possível ocorrência durante o treinamento da prática de mergulho.[52] Isso deve incluir treinamento em condições subaquáticas e em outros locais, juntamente à cenários de resgate e cuidados pré-hospitalares inicialmente realizados na água, os quais são de fundamental importância para se responder de forma segura e efetiva, à resgates de nadadores/mergulhadores em se encontrem ainda na água. O treinamento em SCUBA entre os membros da equipe pré-hospitalar que poiem mergulhadores em tal prática e dos diversos profissionais locais garantirá que a comunicação seja efetiva, assim como a continuidade do cuidado. A realização deste tipo de treinamento deve incluir a presença de equipes de regulação e serviços que dispõem de câmaras hiperbáricas.

Aptidão para prática de Mergulho

Embora os profissionais de atendimento pré-hospitalar não certifiquem ninguém como aptos ou não para a prática de mergulho, eles devem conhecer os fatores

Tabela 20-3 Barotrauma: Sinais e Sintomas mais Comuns e seu Tratamento

Tipo	Sinais/Sintomas	Urgência	Tratamento*
Compressão facial (ou da máscara de mergulho)	Injeção corneana, hemorragia conjuntival	Não urgente	Autolimitada; repouso, compressas frias, analgesia
Compressão sinusal ou dos Seios da face	Dor, secreção nasal sanguinolenta Raramente há enfisema retrorbital ou pneumoencéfalo	Primeiros socorros, avaliação conforme necessidade	Analgesia, descongestionantes, anti-histamínicos
Compressão do ouvido médio	Dor, vertigem, ruptura da membrana timpânica, perda auditiva, vômitos	Primeiros socorros, avaliação conforme necessidade	Descongestionantes, anti-histamínicos, analgesia; pode haver necessidade de antibióticos; evitar mergulhos e voos
Barotraumas no ouvido interno	Zumbido, vertigem, ataxia, perda auditiva	Urgente	Repouso no leito; cabeceira elevada; evitar ruídos intensos; emolientes fecais; evitar atividades extenuantes; ficar meses sem mergulhar nem voar
Barotraumas no ouvido externo	Dificuldade com a realização da manobra de Valsalva, dor auricular, secreção sanguinolenta, possível ruptura da membrana timpânica	Primeiros socorros, avaliação conforme necessidade	Manter seco o canal auditivo; pode haver necessidade do uso de antibióticos quando houver infecção
Compressão dentária	Dor dentária ao mergulhar	Primeiros socorros, avaliação conforme necessidade	Autolimitado; analgesia
Vertigem alternobárica	Pressão, dor no ouvido afetado, vertigem, zumbido	Primeiros socorros, avaliação conforme necessidade	Geralmente de curta duração; descongestionantes; proibir realização de mergulhos até a recuperação da audição normal
Barotrauma pulmonar	Dor subesternal, alteração da voz, dispneia, enfisema subcutâneo	Urgente	Avaliar os ABC e função neurológica; oxigênio a 100% com 12 a 15 L/minuto por máscara não reinalante; transportar o paciente em posição supina; deve-se descartar EG
Enfisema subcutâneo	Dor e crepitação subesternal, voz metálica, edema cervical, dispneia, escarro sanguinolento	Urgente	Repouso; evitar mergulhos e voos; oxigênio e terapia hiperbárica apenas nos casos graves

(continua)

Tabela 20-3 Barotrauma: Sinais e Sintomas mais Comuns e seu Tratamento (*continuação*)

Tipo	Sinais/Sintomas	Urgência	Tratamento*
Pneumotórax	Dor torácica aguda, dispneia, redução dos sons respiratórios	Emergência	Oxigênio a 100% com 12 a 15 L/minuto por máscara não reinalante; monitorar a oximetria de pulso; transportar em posição confortável; avaliar pneumotórax hipertensivo
Pneumotórax hipertensivo	Cianose, distensão de veias cervicais, desvio traqueal	Emergência	Toracocentese com agulha 14G; oxigênio a 100% com 12 a 15 L/minuto por máscara não reinalante; monitorar a oximetria de pulso
EG	Perda de consciência, confusão, cefaleia, distúrbios visuais, convulsões	Emergência	Avaliar os ABC e função neurológica; iniciar manobras de BLS/ALS; controlar as convulsões; oxigênio a 100% com 12 a 15 L/minuto por máscara não reinalante; transportar o paciente em posição supina; terapia de infusão de fluidos IV sem glicose (1 a 2 mL/kg/h); monitorar o ECG; consultar a DAN (919-684-9111) ou unidade local para uso da câmara hiperbárica mais próxima (tratamento primário)

*A orientação do paciente com lesões leves na cena a cerca dos cuidados e atenção aos sinais e sintomas de progressão ou complicações por barotrauma é importante, pois algumas dessas lesões são autolimitadas e outras precisam de avaliação médica; outras precisam de encaminhamento do paciente para o médico de família ou para departamento de emergência, não necessitando de transporte realizado pelo serviço de emergência.

Siglas: ABC, via aérea, respiração, circulação; ALS, suporte avançado de vida; BLS, suporte básico de vida; DAN, Divers Alert Network; ECG, eletrocardiograma; EGA, embolia gasosa arterial.

Dados de Clenney TL, Lassen LF: Recreational scuba diving injuries. *Am Fam Physician*. 1996;53(5):1761-1764; Salahuddin M, James LA, Bass ES. SCUBA medicine: A first-responder's guide to diving injuries. *Curr Sports Med Rep*. 2011;10(3):134-139; and Van Hoesen KB, Bird NH. Diving medicine. In: Auerbach PS, ed. *Wilderness Medicine*, 6th ed. Mosby Elsevier; 2012.

Tabela 20-4 Doença Descompressiva: Sinais e Sintomas mais Comuns e seu Tratamento

Condição	Sinais/Sintomas	Tratamento
DCS Tipo I		
"*Bends*" cutâneos	Prurido intenso; placas vermelhas sobre os ombros e parte superior do tórax; pele marmórea pode preceder a sensação de queimação e o ocorrência de prurido sobre ombros e torso; cianose localizada e edema presença do sinal de cacifo.	Autolimitadas; melhoram espontaneamente; observar os sinais tardios de DCS com dor em membro. Avaliação neurológica obrigatória

Condição	Sinais/Sintomas	Tratamento
DCS com dor em membro	Dor em grandes articulações; dor leve a intensa em articulações ou extremidades; a dor é geralmente constante, mas latejante e está presente em 75% dos casos; sensação de incômodo na realização de movimentos articulares e que piora com a movimentação; a DCS tipo I pode progredir para DCS tipo II.	A dor leve isolada: geralmente melhora espontaneamente, observar por 24 horas; dor moderada a grave: iniciar oxigênio a 100% com 12 a 15 L/minuto por máscara não reinalante; transportar todos os pacientes em posição supina; terapia de infusão de fluidos IV sem glicose (1 a 2 mL/kg/h); consultoria precoce com a DAN (919-684-9111) ou unidade local para uso da câmara hiperbárica mais próxima para tratamento definitivo em tempo adequado.
DCS Tipo II		
Sufocamentos ("*chokes*") cardio- pulmonares	Dor subesternal, tosse leve, dispneia, tosse não produtiva, cianose, taquipneia, taquicardia, choque e parada cardíaca	ABC; oxigênio a 100%, 12 a 15 L/minuto por máscara não reinalante; BLS ou ALS conforme a necessidade; terapia de infusão de fluidos IV sem glicose (1 a 2 mL/kg/h); transportar todos os pacientes em posição supina; consultoria precoce com a DAN (919-684-9111) ou unidade local para uso da câmara hiperbárica mais próxima para tratamento definitivo; emergência.
Neurológica		
Cerebral	Muitas alterações visuais, cefaleia, confusão, desorientação, náuseas e vômitos	
Medula espinal	Dor nas costas, sensação de peso ou fraqueza, dormência, paralisia, retenção urinária, incontinência fecal	
Ouvido interno	Vertigem, ataxia	

Siglas: ABC, via aérea, respiração, circulação; ALS, suporte avançado de vida; BLS, suporte básico de vida; DAN, Divers Alert Network; DCS, doença descompressiva; IV, intravenosa.

Dados de Barratt DM, Harch PG, Van Meter K. Decompression illness in divers: A review of the literature. *Neurologist*. 2002;8:186-202; and Van Hoesen KB, Bird NH: Diving medicine. In: Auerbach PS, ed. *Wilderness Medicine*. 6th ed. Mosby/Elsevier; 2012.

usados pelos médicos para determinar tal aptidão. Além disso, os profissionais de atendimento pré-hospitalar que respondem a ocorrências relacionadas a mergulhos devem avaliar todos que realizam tal prática, independentemente das faixas etárias e também, não somente aqueles que apresentem distúrbios primários relacionados a um incidente de submersão (p. ex., DCS, EGA), mas aqueles com condições clínicas subjacentes (p. ex., cardíacas, pulmonares, neurológicas, endócrinas, psiquiátricas ou uma combinação de distúrbios clínicos e disbáricos). Idealmente, todos mergulhadores que iniciam tal prática, deveriam ser consultados por um médico especialista antes de iniciar o treinamento com SCUBA. Geralmente isso não ocorre. Adiante, são listadas cinco recomendações clínicas e gerais de triagem para a identificação de pessoas sob risco aumentado de desenvolvimento de problemas relacionado ao mergulho. Essas recomendações estão baseadas no consenso de médicos especialistas em mergulho.[98,103,125] As recomendações incluem:

- A incapacidade de equalizar a pressão em um ou mais espaços que contenham ar no corpo aumenta o risco de ocorrência de barotrauma.

- As condições clínicas ou comportamentais podem se manifestar sob a água e em locais de mergulho em áreas remotas, podendo ameaçar a vida do mergulhador devido à sua própria condição, por ocorrer na água, ou porque a assistência adequada não está disponível.
- O comprometimento da perfusão tecidual ou da difusão de gases inertes aumenta o risco de manifestação de DCS.
- O condicionamento físico pobre aumenta o risco de ocorrência de DCS ou de problemas clínicos relacionados à esforços. Os fatores que comprometem o condicionamento físico podem ser fisiológicos ou farmacológicos.
- Nas gestantes, o feto pode estar sob risco aumentado de desenvolvimento de lesão disbárica.

Por muitos anos, os portadores de diabetes questionaram os médicos especialistas em mergulho sobre a recomendação a cerca de qual nível de glicemia controlado seria adequado durante o mergulho com SCUBA. Em junho de 2005, foi realizado um *workshop* nos Estados Unidos, o qual foi conjuntamente patrocinado pela Undersea and Hyperbaric Medical Society (UHMS) e pela DAN. Houve o encontro de mais de 50 médicos e pesquisadores especializados de todo o mundo e foram estabelecidas diretrizes para mergulhadores recreacionais com diabetes.[126] Neste momento, houve a indicação de que os candidatos ao mergulho que usavam medicamentos (hipoglicemiantes orais ou insulina) para tratamento do diabetes, mas que estavam sob outros aspectos qualificados para mergulhar, podiam realizar o mergulho recreacional com SCUBA. Porém, eles afirmaram que critérios estritos deveriam ser atendidos antes de tal prática. Houve consenso de que as pessoas com diabetes com controle dietético poderiam facilmente atender as novas diretrizes. Esta diretriz (**Quadro 20-10**) consiste em 19 pontos, definidas como categorias de seleção e vigilância, escopo de mergulho e manejo da glicose no dia do mesmo.

Voo Após prática de Mergulho

Como o mergulho é realizado em muitos locais populares nos Estados Unidos e também em áreas remotas fora do país, há possibilidade das pessoas poderem mergulhar na véspera do voo. Devido à lei de Boyle, o voo feito muito precocemente após a prática do mergulho pode aumentar o risco de ocorrência de DCS durante o próprio ou após a chegada ao destino, devido a presença de pressão atmosférica reduzida em aeronaves comerciais pressurizadas ou não pressurizadas. O **Quadro 20-11** lista as diretrizes atualmente recomendadas pela DAN para viagens aéreas em segurança após a prática de mergulhos.[98]

Quadro 20-10 Diretrizes para Mergulho Recreacional de Pessoas com Diabetes

Seleção e Vigilância

- A pessoa deve ter ao menos 18 anos de idade (16 anos se for algum tipo de programa de treinamento especial).
- O mergulho será postergado após se iniciar/alterar o uso de medicamentos, da seguinte maneira:
  - Três meses para hipoglicemiantes orais.
  - Um ano após o início da terapia com insulina.
- Não deve ocorrer episódios de hipoglicemia ou hiperglicemia necessitando de intervenção de terceiros dentro de pelo menos 1 ano.
- Não deve haver história de quadro de hipoglicemia manifesto de forma que terceiros possam ter presenciado.
- Um teste para hemoglobina glicada (HbA1c) ≤ 9% deve ser registrado em exame realizado dentro do prazo de não mais de 1 mês antes da avaliação inicial e em cada avaliação anual.
  - Valores > 9% indicam a necessidade de avaliação adicional e possível modificação da terapia.
- Não deve apresentar complicações secundárias significativas.
- Um médico/endocrinologista deve realizar uma avaliação anual e determinar se o mergulhador tem uma adequada compreensão da doença e dos seus efeitos no exercício, em conjunto com um especialista em medicina de mergulho, conforme necessário.
- Deve ser realizada uma avaliação para presença de isquemia cardíaca silenciosa em candidatos com mais de 40 anos de idade.
  - Após a avaliação inicial, a vigilância periódica para ocorrência de isquemia cardíaca silenciosa pode acontecer em concordância com as diretrizes aceitas locais/nacionais para a avaliação do paciente diabético.
- O candidato deve documentar sua intenção de seguir o protocolo para mergulhadores com diabetes, e suspender tal prática e buscar uma avaliação médica em caso de manifestação de eventos adversos durante o mergulho, possivelmente relacionados ao diabetes.

Escopo a ser seguido durante o Mergulho

- O mergulho deve ser planejado para evitar:
  - Profundidades > 30 m no mar.
  - Durações > 60 minutos.
  - Paradas obrigatórias para realizar descompressão.

- Ambientes fechados (p. ex., cavernas, naufrágios).
- Situações que possam exacerbar quadro de hipoglicemia (p. ex., frio prolongado e mergulhos difíceis).
- Diabéticos devem ter um colega/líder mergulhador informado sobre sua condição e as etapas a ser seguidas em caso de problemas.
  - O colega mergulhador não deve ter diabetes.

Manejo da Glicose no Dia do mergulho

- As pessoas devem realizar uma autoavaliação sobre seu próprio condicionamento para o mergulho.
- A glicemia deve estar ≥ 150 miligramas por decilitro (mg/dL; 8,3 milimoles por litro [mmol/L]), estável ou subindo, antes de se entrar na água.
  - Completar três testes de glicemia antes do inicio do mergulho para se avaliar as tendências em 60 minutos, 30 minutos e imediatamente antes do mesmo.
  - Eventuais alterações na dose do hipoglicemiante oral ou insulina na noite anterior ou no dia do mergulho podem ajudar.

Dados cortesia de Divers Alert Network® (DAN®).

- Postergar o mergulho se a glicemia estiver:
  - < 150 mg/dL (8,3 mmol/L)
  - > 300 mg/dL (16,7 mmol/L)
- Considerações sobre medicamentos de resgate incluem:
  - Carregar glicose oral e prontamente acessível durante todos os mergulhos.
  - Ter glucagon parenteral disponível na superfície.
- Se for notada hipoglicemia sob a água, o mergulhador deve ir até a superfície (com um colega), estabelecer uma flutuação positiva, ingerir glicose e deixar a água.
- Verificar a glicemia frequentemente por 12 a 15 horas após o mergulho.
- Garantir hidratação adequada nos dias de mergulho.
- Colocar em um diário todos os mergulhos realizados, incluindo os resultados dos testes glicêmicos e todas as informações pertinentes ao manejo do diabetes.

Quadro 20-11 Diretrizes Atualmente Recomendadas pela Diver's Alert Network (DAN) para Voar com Segurança após a Prática de Mergulhos

As diretrizes a seguir são do consenso do Flying After Diving Workshop de 2002. Elas se aplicam a mergulhos seguidos por viagens aéreas com altitudes de cabine de 610 a 2.440 m para mergulhadores sem sintomas de doença descompressiva (DCS). Os intervalos que antecedem o voo recomendados em função do tempo que o mergulhador permaneceu na superfície não garantem que a DCS não se manifestará. Intervalos de permanência em superfície mais longos reduzirão ainda mais o risco de desenvolvimento de DCS.

- Para um único mergulho sem descompressão, sugere-se esperar ao menos 12 horas de intervalo de permanência na superfície antes do voo.
- Para múltiplos mergulhos no dia ou para múltiplos dias de mergulho, sugere-se esperar ao menos 18 horas de intervalo de permanência na superfície antes do voo.

Para mergulhos que necessitam de paradas para descompressão, há poucas evidências sobre as quais se basear uma recomendação, parecendo prudente um intervalo substancialmente maior que 18 horas de permanência na superfície antes do voo.

Dados cortesia de Divers Alert Network® (DAN®).

Doenças Relacionadas à Altitude

Nos Estados Unidos, mais de 40 milhões de pessoas viajam por ano para locais acima dos 2.500 m sem realizar aclimatação para participar de atividades que incluem *snowbarding*, esqui alpino, trilhas, acampamentos, festivais, escaladas, trabalhos e muitas outras. Assim, muitas pessoas estão sob risco para desenvolvimento de doenças relacionadas à altitude, as quais podem surgir horas ou dias após chegarem em tal altitude.[127] Os profissionais de atendimento pré-hospitalar e as equipes do departamento de emergência devem estar familiarizados com os fatores predisponentes, sinais e sintomas, manejo clínico e técnicas para educação e prevenção de redução de morbimortalidade das doenças relacionadas à altitude.

Esta seção apresenta três condições clínicas diretamente relacionadas à ambientes com altitudes elevadas, salientando condições clínicas específicas que pioram a hipóxia desencadeada pela altitude elevada (condições clínicas preexistentes exacerbadas pela altitude).

Epidemiologia

A doença relacionada à altitude é um termo que abrange síndromes cerebrais e pulmonares: (1) mal agudo da montanha (MMA) ou apenas mal da montanha, (2) edema cerebral de altitude (HACE, de *high-altitude cerebral edema*) e (3) edema pulmonar de altitude (HAPE, de *high-altitude pulmonary edema*). O MMA e o HACE podem se manifestar de formas leves até muito graves, já o HAPE envolve a ocorrência de processos distintos. Mesmo que os riscos de se desenvolver uma doença relacionada à altitudes sejam baixos, quando ela ocorre, a progressão pode ser fatal.[128,129]

O **mal da montanha (MMA)** é uma forma leve de doença relacionada a altitudes elevadas, raramente vivenciada em altitudes menores que 2.000 m, mas cuja incidência aumenta de 1,4 a 25% com altitudes crescentes de 2.060 a 2.440 m.[130,131] O MMA ocorre em 20 a 25% dos casos manifestos acima de 2.500 m e em 40 a 50% dos casos à 4.270 m. A incidência do MMA é maior que 90% quando a velocidade da subida para cerca de 4.270 m ocorre em horas *versus* dias.[132] Além disso, de 5 a 10% dos casos de MMA progridem de sintomas leves até quadro de edema cerebral, uma forma grave de MMA.[129]

O **edema cerebral de altitude (HACE)** é uma forma de manifestação neurológica grave desta doença causa. Ele tem incidência de ocorrência baixa (0,01%) na população geral a uma altitude acima de 2.500 m; essa taxa aumenta para 1 a 2% em pessoas mais ativas fisicamente e é ainda maior acima de 4.000 onde a subida tenha sido rápida.[127]

O **edema pulmonar de altitude (HAPE)** é, em geral, raro fora de determinados níveis de elevação., sendo responsável pela maioria das mortes ai ocorridas. Ele é facilmente revertido se reconhecido precocemente e manejado corretamente. Na maioria dos casos, o HAPE manifesta-se dentro de 2 a 5 dias após a chegada a determinada altitude.[129] Sua incidência é de 0,01 a 0,1% em 2.500 m considerando-se a população geral e aumenta para 2% ou mais em montanhistas que se encontram em altitudes acima de 4.000 m.

Hipóxia Hipobárica

Há três níveis definidos de altitude. A **altitude elevada** é definida como elevação de 1.500 a 3.500 m. Essa altitude é comumente encontrada nas montanhas da parte oeste dos Estados Unidos, embora a ocorrência de doença de altitude seja relatada com maior frequência em outras regiões, cujas estações de esqui estejam localizadas em pontos mais altos, como os Alpes europeus.[133] A **altitude muito elevada** é definida como a elevação de 3.500 a 5.500 m, sendo a altitude mais relacionada ao desenvolvimento de formas comum graves desta doença.[134] **Altitude extrema** é definida como elevações maiores que 5.500 m.[129] Com o aumento progressivo na altitude, o ambiente se torna mais hostil para que uma pessoa não aclimatada à menor disponibilidade de oxigênio, causando **hipóxia hipobárica**. Este tipo de hipóxia hipobárica pode ocorre em todas as altitudes, embora em graus diferente.

A altitude elevada é um ambiente único porque há redução na disponibilidade de oxigênio para a respiração, o que resulta em hipóxia celular. Mesmo que a concentração de oxigênio permaneça à 21% em todos os níveis altimétricos, a redução da pressão atmosférica em altitudes maiores resulta em menor pressão parcial de oxigênio

(PO_2). Por exemplo, a PO_2 é de 160 mmHg (1 atm) ao nível do mar e de 80 mmHg (0,5 atm) a 5.500 m, resultando em menor disponibilidade de oxigênio durante a respiração. À medida que a altitude aumenta a partir do nível do mar até altitude maiores, há redução proporcional na pressão barométrica, nos gases sanguíneos arteriais e na saturação arterial de oxigênio (SaO_2). Deve-se observar que a SaO_2 permanece, em média, acima de 91% em adultos saudáveis e aclimatados até alcançarem uma altitude acima de 2.800 m.

Essa relação entre altitude crescente e hipóxia progressiva estabelece a base para ajustes fisiológicos agudos na frequência ventilatória, no débito cardíaco e também bioquímicas.[135] Consequentemente, podemos afirmar que o desenvolvimento de hipóxia hipobárica e hipoxemia acometerão em maior grau pessoas que não estejam aclimatadas.[128]

Fatores de risco relacionados à doença relacionada à altitudes

O desenvolvimento de doença relacionada à altitudes depende de fatores específicos de exposição a esta altimetria elevada, sendo os principais a subida rápida, velocidade da aclimatação individual, esforço físico realizado na altitude, idade mais jovem e histórico de doença prévia causada pela altitude.[136] Fatores adicionais incluem:

- *Aumento da altitude e da velocidade de subida*. A incidência e a gravidade da doença relacionada à altitude estão primariamente relacionadas à velocidade da subida, à altitude alcançada e à duração da permanência (curto período de permanência, longo período de permanência; e após determinados períodos, o risco torna-se igual), pois esses três fatores aumentam o estresse hipóxico sobre o corpo.[127,134]

- *História prévia de doença relacionada à altitudes*. História prévia e documentada é considerado um importante preditor daqueles mais suscetíveis ao desenvolvimento da nova doença relacionada à altitude ao retornar para o mesmo nível de altitude em taxa de subida semelhante a da primeira vez.[137] A incidência de HAPE aumenta de 10 para 60% em pessoas com história prévia que ascendem mais rapidamente para altitude de 4.560 m.[138]

- *Pré-aclimatação*. Residir acima de 900 m de altitude fornece pré-aclimatação e está associado à menores índices de gravidade de manifestação de doença relacionada à altitude ao se subir para altitudes mais altas. Contudo, essa proteção é limitada se a taxa de subida realizada for rápida ou alcançar uma altitude consideradas extremas.[133,134]

- *Idade*. A idade é um fator de risco para o desenvolvimento de MMA; a incidência é menor nas pessoas com mais de 50 anos. O HAPE ocorre mais frequentemente e com maior intensidade em crianças e adultos jovens, sendo relatado em proporções iguais em homens e mulheres nestas faixas etárias.[128,139]

- *Condicionamento e esforço físico.* O momento de início e a gravidade da doença relacionada à altitudes não dependem do condicionamento físico; e este condicionamento não acelera a aclimatação. Um grande nível de condicionamento físico permite que as pessoas se exercitem mais, mas o esforço vigoroso realizado para chegada a uma altitude elevada exacerba a gravidade da hipoxemia e acelera o início de suas manifestações.[133,140]
- *Medicamentos e álcool.* Qualquer substância que possa deprimir a ventilação e altere o padrão de sono deve ser evitada, pois irá exacerbar aindao grau de hipoxemia induzida pela altitude. Essas substâncias incluem o álcool, os barbitúricos e opioides.[129,141]
- *Frio.* A exposição a temperaturas ambientais baixas aumenta o risco de desenvolvimento de HAPE, pois o frio aumenta a pressão arterial pulmonar.[142,143]

As condições clínicas preexistentes são outro importante fator relacionado à doença relacionada à altitude. É importante observar que, quando estudos clínicos são utilizados para se determinar a dose efetiva de medicamentos utilizados na prevenção/tratamento da ocorrência de MMA e HACE, eles geralmente, incluíram apenas pessoas saudáveis sem quaisquer problemas clínicos subjacentes. Atualmente, muitas pessoas viajam para destinos em altitudes elevadas ou que mudam sua residência para estes locais têm doenças subjacentes como diabetes, hipertensão arterial, cardiopatia ou depressão. As recomendações atuais do uso de medicamentos para a abordagem da doença relacionada à altitudes podem não ser

apropriadas para estes pacientes devido ao seu potencial de interações medicamentoso, especialmente naqueles com insuficiência renal e/ou hepática. Discussão detalhada a cerca destas questões podem ser encontrada em artigo de revisão sobre os medicamentos utilizados na prevenção e tratamento da doença relacionada à altitudes (i.e., MMA, HAPE e HACE) em pessoas saudáveis e, também, a seleção e dosagem dos medicamentos para os com condições clínicas subjacentes.[143]

A **Tabela 20-5** lista as condições que aumentam a probabilidade de desenvolvimento de doença relacionada à altitude. Além disso, a presença de condições clínicas específicas e conhecidas que possam aumentar a suscetibilidade ao desenvolvimento desta doença incluem:

- Anormalidades cardiopulmonares congênitas: ausência de artéria pulmonar, hipertensão pulmonar primária, defeitos cardíacos congênitos
- Cirurgia de artéria carótida: irradiação sobre ou estenose do bulbo carotídeo.

Mal da Montanha

O MMA é uma síndrome autolimitada e inespecífica que pode ser facilmente confundida com várias outras condições devido a presença de sintomas comuns, incluindo *influenza*, ressaca, exaustão e desidratação. Em consenso foi definido que para o diagnostico de MMA seja necessária a presença de cefaleia em pessoa não aclimatada e que tenha chegado recentemente a uma altitude acima de 2.500 m e ainda apresentar um ou mais sintomas de MMA.[144] No entanto, o MMA pode ocorrer em níveis de

Tabela 20-5 Categorias de Risco para Desenvolvimento de Doença Relacionada à Altitude

Categoria de Risco	Descrição
Baixo	■ Pessoas sem história prévia de doença relacionada à altitude e subida para níveis < 2.800 m ■ Pessoas que demorem 2 dias ou mais para chegar em altitudes entre 2.500 a 3.000 m, e com aumento subsequentes no nível de elevação onde se permanecerá durante repouso noturno de menos 500 m por dia
Moderado	■ Pessoas com história prévia de MMA e que sobem para níveis entre 2.500 a 2.800 m em 1 dia ■ Sem história de MMA, mas subindo para altitudes > 2.800 m em 1 único dia ■ Todas as pessoas que sobem taxas > 500 m por dia em altitudes acima de 3.000 m
Alto	■ História de MMA e subida para altitudes ≥ 2.800 m em 1 único dia ■ Todas as pessoas com história prévia de HAPE ou HACE ■ Todas as pessoas que sobem para níveis > 3.500 m em 1 único dia ■ Todas as pessoas que sobem taxas > 500 m por dia em altitudes acima de 3.500 m ■ Subidas muito rápidas

Siglas: HACE, edema cerebral relacionado à altitud; HAPE, edema pulmonar relacionado à altitude; MMA, mal da montanha.

Reproduzido de Luk AM, McIntosh SE, Grissom, et al. Wilderness Medical Society consensus guidelines for the prevention and treatment of acute altitude illness. *Wilderness Environ Med.* 2010;21l:46-155.

apenas 2.000 m. O HACE é visto como uma forma grave de MMA.[145,146] A maioria dos casos de MMA não progride para as formas mais graves de doença.

O sintoma mais característico de MMA é a presença de cefaleia prolongada com intensidade leve a intensa, a qual se acredita ser causada por vasodilatação cerebral induzida por hipóxia.[147] Os pacientes descrevem quadro de cefaleia latejante, localizada nas regiões occipital ou temporal e com piora à noite ou ao acordar. Outros sintomas incluem náuseas, vômitos, insônia, tontura, *estafa* (cansaço), fadiga e dificuldade para dormir. Mal estar e falta de apetite podem estar presentes, com diminuição no débito urinário inclusive. É importante reconhecer os sintomas de MMA precocemente de modo que a subida continuada não agrave tal condição. Ela é passível de prevenção, diminuindo a possibilidade de evolução para formas mais grave de HACE.

O início dos sintomas de MMA pode ocorrer apenas 1 hora após a chegada em altitudes elevadas, mas em geral ocorre após 6 a 10 horas neste ambiente. Os sintomas geralmente atingem um pico em 24 a 72 horas e desaparecem em 3 a 7 dias. Se o início dos sintomas ocorrer depois de 3 dias após a chegada na altitude e não incluir a presença de cefaleia, além da terapia com oxigênio não resultar em benefício, é provável que a condição não seja MMA.[128]

Assim como ocorre com a abordagem de raios e afogamentos, a WMS tem um conjunto de diretrizes baseadas em consenso em relação ao MMA. Essas diretrizes estão disponíveis *online* e podem ajudar os profissionais a determinar as melhores e atuais práticas baseadas em evidências.[136]

Avaliação

Se o paciente encontrar-se alerta, é fundamental realizar uma boa anamnese, incluindo dados de início e intensidade dos sintomas, a velocidade da ascensão, a duração da exposição, o uso de medicamentos que podem causar desidratação, o uso de álcool e o nível do esforço físico realizado. Obter sinais vitais, incluindo oximetria de pulso. Além disso, deve-se buscar a presença de condição subjacente.

Como a cefaleia é o achado mais comum no MMA, deve-se avaliar sua localização e qualidade. A presença de respiração de Cheyne-Stokes é um achado comum em pessoas que subiram acima de 3.000 m. Avaliar a função neurológica e, especificamente, a presença de ataxia e letargia excessiva, pois estes sintomas são indicativos de HACE.

Abordagem

A descida por 500 a 1.000 m trará resolução mais rápida dos sintomas. O MMA geralmente, melhora espontaneamente, mas os pacientes devem evitar nova subida e qualquer outros esforço até a melhora dos sintomas. Realizar analgesia para cefaleia e introduzir antieméticos para náuseas conforme o protocolo local. Para sintomas moderados, deve-se descer para altitudes menos elevadas. Avaliar a oximetria de pulso para obtenção de SpO_2 maior que 90%. Se a saturação estiver abaixo de 90%, ofertar oxigênio em 1 a 2 L/minuto e reavaliar. Porém, isso está relacionado à altitude; a 4.300 m, uma saturação considerada normal está na média dos 80%. Uma SpO_2 inesperadamente baixa pode representar o desenvolvimento de HACE, embora obtenção de SpO_2 não seja muito útil para o diagnóstico de MMA. Para pacientes com sintomas neurológicos, ver a abordagem para HACE. Os pacientes com problemas clínicos subjacentes que foram exacerbados pela altitude devem ser transportados sob terapia com oxigênio para avaliação médica de sua doença primária e de eventual desenvolvimento secundário de doença relacionada à altitude.

Ver a **Tabela 20-6** para um resumo dos sinais e sintomas, abordagem e prevenção do MMA. Ver a **Tabela 20-7** para as recomendações de dose para crianças com MMA.

Tabela 20-6 Doenças Relacionadas à Altitudes (MMA, HACE, HAPE): Sinais, Sintomas, Tratamento e Prevenção

Sinais/Sintomas	Tratamento	Prevenção
Mal da Montanha (MMA)		
Leves: cefaleia, náuseas, tontura e fadiga nas primeiras 12 horas	Oxigênio a 1 a 2 L/minuto por cânula nasal e/ou descida de 500 a 1.000 m; evitar nova subida até a melhora dos sintomas; considerar o uso de acetazolamida (250 mg, VO, 2 ×/dia) para acelerar a aclimatação; administrar analgésicos e antieméticos conforme a necessidade	Subir lentamente; permanecer à noite em altitude intermediária; evitar esforços excessivos; evitar a chegada feita de forma ininterrupta acima de 3.000 m de altitude Considerar o uso de acetazolamida 125 mg, VO, 2 ×/dia, iniciando-se na véspera da subida e continuar por 2 dias até a chegada na altitude máxima O tratamento precoce do MMA pode evitar complicações subsequentes

Sinais/Sintomas	Tratamento	Prevenção
Moderados: cefaleia moderada a intensa, náuseas, vômitos, redução do apetite, tonturas, insônia, retenção de líquidos por ≥ 12 horas	Descida, considerar uso de dexametasona* (4 mg, VO/IM, a cada 6 h) e/ou acetazolamida (250 mg, VO, 2 ×/dia); se não for possível descer, observação vigilante para deterioração; oxigênio (1 a 2 L/minuto) e/ou terapia hiperbárica portátil (2 a 4 psi) por algumas horas, se disponível	Mesma listada para forma leve, pode ser considerado o uso de dexametasona 2 mg a cada 6 horas ou 4 mg a cada 12 horas VO, começando no dia da subida e suspendendo com cuidado após 2 dias de chegada na altitude máxima, mas deve ser usada apenas se houver ascensão de alto risco e se o uso de acetazolamida estiver contraindicado
Edema Cerebral Relacionado à Altitude (HACE)		
MMA por ≥ 24 horas, ataxia, confusão, comportamento fora do habitual "bizarro", cansaço intenso; geralmente os sintomas de MMA também estão presentes no HACE	Descer imediatamente ≥ 1.000 m; administrar oxigênio 2 a 4 L/minuto; titular para manter a SpO_2 ≥ 90%; dexametasona (8 mg IV/IM/VO inicialmente; depois, 4 mg a cada 6 horas); terapia hiperbárica se a descida não for possível	Conforme listada para MMA
Edema Pulmonar Relacionado à Altitude (HAPE)		
Dispneia em repouso, tosse, estertores, limitação intensa aos esforços, cianose, sonolência, taquicardia, taquipneia, queda da saturação	Iniciar oxigênio a 4 a 6 L/minuto, depois titular para manter a SpO_2 ≥ 90%; minimizar os esforços; manter o paciente aquecido; descer 500 a 1.000 m; considerar o uso de nifedipina (30 mg de liberação prolongada VO a cada 12 horas ou 20 mg de liberação prolongada a cada 8 horas) se não houver HACE; considerar a inalação de beta-agonistas (salmeterol, 125 µg inalados a cada 12 horas, ou albuterol) apenas em pacientes de alto risco; dexametasona apenas se houver desenvolvimento de HACE	Subir lentamente; evitar esforços excessivos; considerar o uso de nifedipina (30 mg de liberação prolongada a cada 12 horas VO ou 20 mg de liberação prolongada a cada 8 horas) em pessoas com episódios repetidos de HAPE; iniciar 1 dia antes da subida e continuar por 2 dias após a chegada na altitude máxima

*A dexametasona deve ser usada apenas se não for considerada qualquer outra subida adicional; se por alguma razão operacional a pessoa precisar subir mais, a dexametasona será contraindicada relativamente.

Siglas: IM, intramuscular; IV, intravascular; m, metro; µg, micrograma; mg, miligrama; VO, via oral; psi, libras por polegada quadrada; Sao_2, saturação arterial de oxigênio.

Dados de Luks AM, Auerbach PS, Freer L, et al. Wilderness Medical Society consensus guidelines for the prevention and treatment of acute altitude illness: 2019 update. *Wilderness Environ Med.* 2019;30(4):S3-S18.

Tabela 20-7 Dosagem de Fármacos para Utilização em Crianças com Doenças Relacionadas à Altitude

Em 2001, a International Society for Mountain Medicine publicou um consenso recomendando que os algoritmos de tratamento para adultos (para MMA, HACE e HAPE) fossem seguidos com ajustes de dosagem em crianças.

MMA	Acetazolamida 2,5 mg/kg/dose VO a cada 12 horas (máximo de 250 mg por dose)
	Dexametasona 0,15 mg/kg/dose VO a cada 6 horas até 4 mg
HACE	Acetazolamida 2,5 mg/kg/dose VO a cada 12 horas (máximo de 250 mg por dose)
	Dexametasona 0,3 mg/kg por dose
HAPE	Dexametasona 0,15 mg/kg/dose VO a cada 6 horas até 4 mg

Siglas: kg, quilograma; mg, miligrama; VO, via oral.

Dados de Pollard AJ, Niermeyer S, Barry PB, et al. Children at high altitude: an international consensus statement by an ad hoc committee of the International Society for Mountain Medicine. *High Alt Med Biol*. 2001;2:389-401; and Luks AM, Auerbach PS, Freer L, et al. Wilderness Medical Society consensus guidelines for the prevention and treatment of acute altitude illness: 2019 update. *Wilderness Environ Med*. 2019;30(4):S3-S18.

Edema Cerebral Relacionado à Altitude

O HACE é uma síndrome neurológica grave que pode ocorrer em pessoas com MMA ou HAPE, ou que pode ocorrer isoladamente e sem relação com outras doenças induzidas pela altitude. Em altitudes acima de 2.440 m, o fluxo sanguíneo cerebral aumenta como resultado da vasodilatação induzida pela hipóxia. O mecanismo de lesão parece estar relacionado com a combinação de vasodilatação cerebral sustentada, aumento da permeabilidade capilar através da barreira hematencefálica e incapacidade de se compensar adequadamente o excesso de edema cerebral.[148]

O HACE pode ocorrer dentro de 3 a 5 dias após a chegada a 2.750 m, mas é mais comum ocorrer em altitudes acima de 3.600 m, com início dos sintomas dentro de poucas horas. Alguns sintomas de MMA podem estar presentes, mas as características principais do HACE são a presença de alteração do nível de consciência, sonolência, estupor e confusão que progridem para coma. A morte é causada por herniação cerebral.[149]

Avaliação

É fundamental se obter uma boa anamnese, incluindo dados de início e intensidade dos sintomas, velocidade da subida, duração da exposição e do nível de esforço físico realizado. Isso pode ser obtido ao se questionar os acompanhantes do paciente ou, menos comumente, o próprio paciente, se este estiver suficientemente alerta. Identificar os sinais vitais do paciente, incluindo a oximetria de pulso. Além disso, avaliar a presença de qualquer condição clínica subjacente, conforme já determinado pela anamnese do paciente. Pode ser útil avaliar os sons (ruídos) pulmonares do paciente e a função neurológica, pois há forte associação entre HACE e HAPE. Embora muitas vezes ocorram juntos, o HAPE se manifestará com dispneia em repouso, tosse e SpO_2 baixa, enquanto o HAPE ocorre normalmente sem a presença de estertores.

Abordagem

Não retardar implantação do plano de tratamento e saída do local tão logo sejam identificados os primeiros sinais ou sintomas de HACE. A principal prioridade para qualquer paciente com HACE é a descida imediata, junto com o início da administração de oxigênio em alto fluxo (15 L/minuto) por máscara não reinalante com monitoramento da SpO_2 até que esta esteja em 90% ou mais. Os pacientes inconscientes devem ser manipulados como um paciente com traumatismo craniencefálico (ver o Capítulo 7, "Via Aérea e Ventilação", e o Capítulo 8, "Trauma da Cabeça e Pescoço"), incluindo realização de intubação e outros procedimentos de ALS.[141] A dexametasona deve ser administrada e uma câmara hiperbárica portátil pode ser usada se o oxigênio suplementar for limitado ou ausente.

Ver a Tabela 20-6 para resumo dos sinais e sintomas, abordagem e prevenção do HACE. Ver a Tabela 20-7 para recomendações de dosagem para crianças com HACE.

Edema Pulmonar Relacionado à Altitudes

O início do HAPE segue o mesmo padrão visto no MMA e HACE, ocorrendo em pessoas não aclimatadas após uma subida rápida até uma altitude elevada. Essa doença relacionada à altitudes tem mecanismo de lesão diferente se comparado ao MMA e ao HACE, pois o HAPE é induzido por hipóxia hipobárica. O HAPE é uma forma de edema pulmonar não cardiogênico associado a presença de hipertensão pulmonar e pressão capilar elevada.[137] Mais de 50% dos pacientes com HAPE têm MMA, e 14% têm HACE.[150] É mais comum que os sinais e sintomas apareçam pela manhã após a segunda noite da chegada a altitude elevada (início de 1 a 3 dias), e raramente ocorrem 4 dias após esta.[151] O desenvolvimento da HAPE e seu índice de progressão de ocorrência aumentam com a exposição ao frio, esforços vigorosos e continuação da subida. Em comparação com as outras duas doenças relacionadas à altitudes, o HAPE é responsável pelo maioria dos casos fatais.

Avaliação

A avaliação do paciente, incluindo identificação dos sinais vitais, sons pulmonares e anamnese, é vital para diagnóstico do HAPE, sendo este definido pela presença de ao menos dois ou mais sintomas (p. ex., dispneia em repouso; tosse, fraqueza ou diminuição do desempenho durante esforços; relato de aperto no peito ou presença de congestão) e pelo menos dois sinais (p. ex., estertores ou sibilos, cianose central ou SpO_2 baixa, taquipneia ou taquicardia).[152] Os estertores estão, geralmente, presentes nos campos pulmonares, inicialmente próximos a axila direita e, por fim, tornando-se bilaterais. Avaliar a presença de febre; a febre baixa pode ser vista no HAPE, enquanto a presença de febre alta pode ser sugestiva de outras condições, como a pneumonia. Os achados tardios à medida que o HAPE progride são de taquicardia em repouso, taquipneia e escarro com sangue. Se as intervenções terapêuticas não forem iniciadas, os sintomas irão progredir em questão de horas ou dias até incluírem a não identificação de murmúrios, presença de desconforto e insuficiência respiratória e, por fim, morte.

Abordagem

A descida ou deslocamento para uma altitude menor em pelo menos 500 a 1.000 m permitirá uma recuperação mais rápida, embora inicialmente os pacientes apresentem melhora considerável com repouso e uso de oxigênio ou tratamento hiperbárico. Manter o paciente aquecido e evitar a realização de esforço físico. Esses pacientes apresentam melhora na oxigenação arterial com a administração de oxigênio a 4 a 6 L/minuto ou se titulando o fluxo de oxigênio até obter uma SaO_2 de 90% ou mais. Reavaliar os sinais vitais do paciente após se iniciar o uso do oxigênio. A melhora da oxigenação arterial reduzirá a taquicardia e a taquipneia. Como o HAPE é uma forma de edema pulmonar não cardiogênico, não foi demonstrado que o uso de diuréticos seja útil. Alguns relatos de caso sugeriram resultados mais favoráveis com o uso de pressão positiva contínua na via aérea (CPAP, de *continuous positive airway pressure*) nos casos graves de HAPE, e a WMS sugere que isso pode ser considerado como adjunto a utilização do oxigênio suplementar.[137,153,154]

Ver a Tabela 20-6 para um resumo dos sinais e sintomas, abordagem e prevenção do HAPE. Ver a Tabela 20-7 para recomendações de dosagem para crianças com HAPE.

Prevenção

A doença aguda relacionada à altitude em pessoas não aclimatadas pode ser prevenível. O fator comum para desenvolvimento de MMA, HACE e HAPE é a velocidade da subida até a altitude mais elevada. A doença relacionada à altitude pode acometer esquiadores que viajam em aviões comerciais que decolam pela manhã de cidades continentais nos Estados Unidos, estando elas ao nível do mar, e chegam em grandes altitudes por volta do meio-dia e começam a esquiar no início da tarde a cerca de 2.100 a 4.500 m. Outro cenário com risco de desenvolvimento de doença relacionada à altitudes ocorre quando há um acionamento para auxílio de profissionais de segurança pública que residem em altitudes menoes que 1.000 m. Eles se preparam rapidamente e alcançam níveis de até 2.750 m ou mais para ajudar equipes locais de busca e resgate. As equipes de atendimento pré-hospitalar, com atuação em terra ou ar, e com responsabilidades de prestar atendimento em altitudes elevadas e realizar a transferência de pacientes para outro hospital ou para evacuação de áreas montanhosas, devem ter conhecimento de maneira a para minimizar o risco de desenvolvimento de doença relacionada à altitude para sua própria segurança e de seus colaboradores (**Quadro 20-12** e **Quadro 20-13**).

Medicamentos como Profilaxia para Doença Relacionada a Altitudes Elevadas

Em todos os casos, a subida gradual com estratégias logísticas específicas para a mitigação (como "subir alto

---

> **Quadro 20-12** Procedimentos de Aclimatação à Altitude
>
> Os pontos a seguir são importantes na obtenção da aclimatação à altitudes elevadas:
>
> - Subir suficientemente alto para induzir adaptações, mas não tão alto a ponto de desenvolver doença relacionada à altitude.
> - As pessoas não aclimatadas devem subir lentamente e com cautela acima de 2.800 m.
> - Evitar esforço extremo nos primeiros 3 dias.
> - Manter-se bem hidratado com ingestão de água.
> - Evitar uso de álcool, remédios para dormir e outros sedativos.
> - Seguir uma dieta rica em carboidratos.
> - Evitar esforços exagerados.
> - Evitar o tabagismo.
> - O treinamento físico não é preventivo para o desenvolvimento de doença relacionada à altitudes.
>

Quadro 20-13 Regras de Ouro para Manifestação da Doença Relacionada à Altitude

As "regras de ouro" para a doença relacionada à altitude são:

1. Se adoecer na altitude, seus sintomas são causados por ela até que se prove o contrário.
2. Se apresentar sintomas relacionados à altitude, não continue a subida.
3. Se estiver se sentindo doente ou piorando ou se não conseguir andar com um pé à frente do outro em linha reta, desça imediatamente.
4. Uma pessoa doente com problemas relacionados à altitude deve sempre estar acompanhada de um responsável que possa realizar ou providenciar a descida caso necessário.[135]

© National Association of Emergency Medical Technicians (NAEMT)

e dormir baixo") é recomendada para a prevenção de doenças relacionadas a altitudes elevadas de todos os tipos.[130,137,155-158]

Prevenção Farmacológica de MMA/HACE

Para a prevenção de MMA e HACE, pessoas que viajam desde o nível do mar até mais de 3.000 m como altitude basal no primeiro dia ou aquelas com história de MMA devem considerar a realização de tratamento profilático. As diretrizes da WMS estratificam o risco e a importância correspondente do tratamento profilático, com base nos planos de subida e na história clínica pregressa.[137] Se a profilaxia farmacológica for considerada desejável, o fármaco de escolha é a acetazolamida por via oral (VO), 125 mg duas vezes ao dia, começando 1 dia antes da subida e continuando por 2 dias da chegada na altitude máxima ou quando a descida for iniciada.[137,155] Fármaco alternativo é a dexametasona, 4 mg VO ou intramuscular (IM) a cada 6 horas e continuando por 2 dias após a chegada em altitude máxima (essa dose supõe a realização de subida ativa com esforço físico).[155] A combinação de ambos os fármacos pode ser mais efetiva que o uso de ambos os fármacos isoladamente,[142,144] mas a WMS e os especialistas do SE em áreas remotas recomendam que essa combinação fique restrita a situações de emergência que necessitem de subida muito rápida.[137,156] O uso de ácido acetilsalicílico (325 mg) a cada 4 horas por um total de três doses reduziu a incidência de ocorrência de cefaleia de 50 para 7% em um determinado estudo.[146]

Dois estudos sugerem benefícios com o uso profilático de ibuprofeno 600 mg três vezes ao dia, começando 6 horas antes da subida desde 1.250 m até 3.800 m em comparação com placebo.[159,160] Lipman e colaboradores relataram que 43% dos participantes do grupo do uso do ibuprofeno relataram o desenvolvimento de MMA em comparação com 69% no grupo que recebeu placebo. Além disso, o grupo que fez uso de placebo relatou que a intensidade do MMA era pior do que a relatada no grupo que recebeu ibuprofeno.[159] O benefício do uso de ibuprofeno é que ele fornece uma segunda alternativa de medicamento e pode ser usado no mesmo dia da subida com poucos ou nenhum efeito colateral em comparação com o uso tradicional de acetazolamida para a prevenção de MMA.[159] No entanto, há indicativos de que o uso do ibuprofeno não favorecer uma rápida aclimatação.[155] Pelo menos um livro de referência em SE em áreas remotas argumenta que a utilização de ibuprofeno não deve ser recomendado no lugar da acetazolamida até que mais dados estejam disponíveis.[155] Além disso, um único estudo comparou especificamente a administração de acetazolamida com do ibuprofeno e encontrou incidências iguais de cefaleia relacionada à altitude e MMA em ambos os grupos.[161]

Prevenção Farmacológica do HAPE

Para a prevenção de HAPE em pessoas com história de episódios recorrentes, recomenda-se, como terapia de primeira linha, a realização de profilaxia com nifedipina VO, 60 mg por dia divididas em 2 a 3 doses (formulação de liberação prolongada).[137,155] O salmeterol também, pode ser considerado como suplementar ao uso do nifedipina, em dose de 125 µg inalados duas vezes ao dia. Estando recomendado apenas em pessoas de alto risco com história recorrente e bem definida de HAPE.[137,155] Outros medicamentos estudados para a prevenção de HAPE e mostram-se promissores incluem sildenafila, tadalafila e dexametasona,[130] mas há necessidade da realização de mais pesquisas antes que possam ser recomendados por de SE em áreas remotas.[155]

Atualmente, o tratamento profilático deve ser evitado como método preventivo da doença relacionada à altitude em crianças devido à insuficiência de dados clínicos.[162]

Transporte Prolongado

Como trauma pode ocorre em locais remotos ou em cenários que não permitam a chegada fácil de ambulâncias, o transporte do paciente até o centro de trauma mais próximo pode ser demorado. Os profissionais de atendimento pré-hospitalar poderão fazer o manejo continuado do paciente por um período prolongado de tempo, durante o trajeto até o hospital mais próximo ou enquanto aguardam a chegada de um helicóptero.

Afogamento

Pacientes minimamente sintomáticos podem pior sua condição clinica em um intervalo de 4 horas ou mais. Porém, não há nenhum caso relatado na literatura de uma vítima de afogamento inicialmente sem qualquer sintoma e que tenha piorado ou morrido em questão de horas ou dias após a submersão.[36] Iniciar manobras de RCP para vítima de afogamento, realizando cinco respirações contínuas, fazendo uso da abordagem tradicional ABC, e não a CAB, para correção da hipoxemia. Aferir a oximetria de pulso antes e depois do fornecimento de oxigênio, que deve ser em alto fluxo por meio de máscara não reinalante a 15 L/minuto.

Qualquer paciente com valores menores que 92% na oximetria de pulso (principalmente aqueles com esse nível após receberem oxigênio), alteração do estado mental, apneia ou coma pode necessitar de manejo invasivo e precoce da via aérea, a protegendo de aspiração. Qualquer paciente que continue hipoxêmico com leituras de oximetria de pulso menores que 92% após a administração de oxigênio em alto fluxo é candidato ao uso de CPAP ou sequência rápida de intubação. Deve-se ter cuidado ao aspirar o tubo endotraqueal, pois isso pode comprometer a oxigenação, embora sua realização possa ser necessária se secreções estiverem comprometendo a ventilação. Consultar a regulação médica, se disponível, para se proceder a sedação do paciente (se permitido pelo protocolo e nos EUA - nota do revisor) para garantir uma intubação bem sucedida, assim como a oxigenação e ventilação efetiva.

Outro método efetivo para se garantir a oxigenação e a ventilação adequadas é a utilização de PEEP para assistência respiratória.[30,46] A PEEP recruta os alvéolos colapsados, melhorando a relação ventilação-perfusão e a oxigenação arterial.

Determinar o score do paciente na GCS e avaliar repetidas vezes, pois são preditivas de desfecho favorável do paciente. Monitorar a presença de hipotermia e hipoglicemia. Qualquer paciente em coma deve ter seu nível glicêmico medido ou, se não for possível, deve receber glicose IV. A colocação de uma sonda nasogástrica pode ser necessária para se reduzir o conteúdo gástrico e água deglutida durante a submersão.

Lesão por Raios

As vítimas de queda de raios podem estar em parada respiratória, parada cardíaca ou ambas. Após a avaliação CAB, iniciar a RCP rapidamente. Quando estiver em uma situação com múltiplas vítimas, usar a *triagem reversa*, e manejar o atendimento primeiro naqueles que parecem estar mortos. No entanto, a RCP prolongada (várias horas) nesses pacientes apresenta desfecho ruim, com pouco benefício na realização da RCP ou de procedimentos de ACLS com duração maior que 20 a 30 minutos. Todas as medidas para se estabilizar o paciente e corrigir a hipoxemia, hipovolemia, hipotermia e acidose devem ser tentadas antes de se terminar os esforços do atendimento.[3]

Avaliar o paciente para presença de edema cerebral e aumento da PIC. Estabelecer um score basal na GCS e reavaliar o paciente a cada 10 minutos como indicador de ocorrência de edema cerebral progressivo e aumento da PIC (manejar conforme a recomendação para edema cerebral; ver o Capítulo 8, "Trauma da Cabeça e Pescoço").

Lesões Relacionadas ao Mergulho Recreacional com SCUBA

O protocolo de tratamento padrão para lesões relacionadas a mergulho com SCUBA causando síndrome de hiperinsuflação pulmonar (p. ex., EGA, DCS) é feito com o fornecimento de oxigênio em alto fluxo (15 L/minuto por meio de máscara não reinalante) na cena e de forma contínua durante todo o transporte do paciente até a câmara hiperbárica mais próxima. Conduzir avaliação neurológica detalhada e reavaliar o paciente com frequência quanto à progressão dos sinais e sintomas. Usar analgésicos para controle da dor conforme os protocolos locais. Também considerar a administração de ácido acetilsalicílico (325 ou 650 mg) por sua atividade antiplaquetária.[99]

Entrar em contato com a DAN e com a direção médica local para se obter a localização mais próxima de uma câmara hiperbárica. Antes de transportar um paciente para tal tratamento, contatar diretamente a equipe da câmara, pois a prontidão da equipe que ali trabalha pode mudar sem qualquer notificação previa. Ao realizar o transporte aéreo, usar aeronave que preferencialmente mantenha atmosfera interna de nível do mar durante o voo. Qualquer aeronave não pressurizada deverá se manter a uma altitude abaixo de 300 m durante o trajeto até o local da câmara.

Doença Relacionada à Altitudes

O MMA leve a moderado pode ser manejado com administração de oxigênio em baixo volume em 2 a 4 L/minuto por cânula nasal, também titulado em 1 a 2 L/minuto (SpO_2 maior que 90%) com o uso combinado de analgésicos (p. ex., ácido acetilsalicílico 650 mg; paracetamol 650 a 1.000 mg; ibuprofeno 600 mg) para cefaleia e proclorperazina (5 a 10 mg IM) ou ondansetrona (4 mg VO em comprimido solúvel ou IM) para náuseas. Outros medicamentos usados no tratamento do MMA leve a moderado incluem o uso de acetazolamida VO (250 mg, 2 ×/dia) e dexametasona (4 mg, VO ou IM, a cada 6 horas) até que os sintomas melhorem (embora se deva atentar que a administração de dexametasona é perigosa, em caso de subida adicional).

Tratar o HACE com a descida imediata, oxigênio por cânula nasal para se manter a SpO_2 maior que 90% (em geral, 2 a 4 L/minuto) e dexametasona (8 mg VO, IV ou IM inicialmente e, depois, 4 mg a cada 6 horas). Considerar o uso de acetazolamida VO (250 mg, 2 ×/dia) no caso de descida prolongada. Considerar o uso de câmara hiperbárica se a descida for demorar. No caso de ocorrer forma grave de HACE e o paciente estiver em coma, a abordagem deve seguir recomendações para o tratamento de edema cerebral (ver o Capítulo 3, "Choque: Fisiopatologia de Vida e Morte").

A abordagem prolongada do HAPE consiste primariamente na administração de oxigênio a 4 a 6 L/minuto por cânula nasal (SpO_2 maior que 90%) até a melhora dos sintomas, depois a 2 a 4 L/minuto para manutenção dos níveis de oxigênio, ou utilizar uma câmara hiperbárica. Se o oxigênio não estiver disponível,

administrar nifedipina VO (10 mg inicialmente, depois 30 mg de liberação prolongada a cada 12 a 24 horas). Considerar o uso de CPAP. Se o paciente desenvolver HACE, acrescentar dexametasona (8 mg, VO ou IM, a cada 6 horas).

O uso de câmaras hiperbáricas portáteis tem obtido sucesso no tratamento da doença relacionada à altitudes.[130] São bolsas de tecido leves e pressurizadas e simulam a descida do paciente até uma altitude menor com ou sem o uso de oxigênio suplementar ou medicamentos (p. ex., acetazolamida, dexametasona, nifedipino). Elas são infladas com bombas manuais de 2 psi, o que equivale à descida de uma distância variável dependendo da altitude inicial e da gravidade do HAPE. O uso dessas câmaras por 2 a 3 horas pode melhorar os sintomas de maneira bastante efetiva. A aplicação ideal desta tecnologia está na sua utilização enquanto se aguarda o transporte até os cuidados definitivos, e em algumas vezes esta câmara representa o próprio cuidado definitivo se os sintomas do paciente apresentarem melhora.

RESUMO

- O conhecimento básico das emergências relacionados ao ambiente é necessário para se fornecer a avaliação e tratamento necessários no cenário pré-hospitalar.
- Raios
  - As lesões causadas por raios variam desde ferimentos superficiais menores até trauma multissistêmico e morte.
  - O mecanismo morte súbita por queda de raios é a ocorrência de parada cardíaca e respiratória simultaneamente.
  - As prioridades na abordagem de uma vítima de queda de raio são garantir a segurança da cena e avaliar o XABCDE, assegurando a função cardíaca, o que em geral envolve realizar RCP e, possivelmente, desfibrilhação.
  - Em circunstâncias com várias vítimas, a abordagem de triagem "reversa" é usada, pois os pacientes em parada respiratória ou cardíaca apresentam alta probabilidade de recuperação se forem tratados com rapidez.
- Afogamento
  - Os profissionais de atendimento pré-hospitalar devem compreender o processo fisiopatológico do afogamento. O principal

determinante da sobrevida e da manutenção da funcionalidade no longo prazo é a extensão da lesão do SNC.
- Ao manejar pessoas afogadas, todos os pacientes recebem oxigênio em alto fluxo. Geralmente, a abordagem envolve obtenção de acesso IV e administração de fluidos (soro fisiológico ou solução de Ringer lactato), transportando o paciente para avaliação no departamento de emergência.
- O início rápido de medidas de suporte básico de vida e outros procedimentos padrão de suporte avançado de vida para afogamentos em parada cardiorrespiratória está associado a maiores chances de sobrevida.
- Os esforços de prevenção na ocorrência de afogamentos que profissionais de atendimento pré-hospitalar podem desenvolver em suas comunidades incluem a instalação de barreiras ao redor de piscinas, o monitoramento de crianças próximas da água, o uso de dispositivos de flutuação individual como coletes salva-vidas, início de manobras de RCP pelas testemunhas antes da chegada de socorro especializado e a indicação de se evitar comportamentos de alto

RESUMO (CONTINUAÇÃO)

risco, como o consumo de bebidas alcoólicas ao participar de atividades relacionadas à água.

- Mergulho recreacional
  - No mergulho recreacional, os profissionais de atendimento pré-hospitalar atendem com mais frequência lesões relacionadas ao mergulho com SCUBA causada por disbarismo (alteração da pressão ambiental).
  - O barotrauma pode resultar em vários tipos de lesões por pressão. Exemplos de lesões relacionadas à descida incluem barotrauma facial (da máscara), dentário, do ouvido médio (mais comum), dos seis da face e ouvido interno. As lesões relacionadas à subida incluem o desenvolvimento da vertigem alternobárica, barotrauma dos seios da face e a síndrome de hiperinsuflação pulmonar (SHP). Os profissionais devem estar preparados para reconhecer essas lesões e tratá-las.
  - A abordagem das lesões relacionadas a mergulhos envolve a avaliação dos ABC, a proteção da via aérea do paciente e a realização de procedimentos de suporte básico ou avançado de vida.

- Doença relacionada à altitude
  - A doença relacionada à altitude elevada é um termo que abrange síndromes cerebrais e pulmonares: mal da montanha (MMA), edema cerebral relacionado à altitude (HACE) e edema pulmonar relacionado à altitude (HAPE).
  - Os profissionais de atendimento pré-hospitalar e a equipe do departamento de emergência devem estar familiarizados com os fatores predisponentes, os sinais e sintomas, e tratamento. Assim como de técnicas focadas em educação e prevenção, a fim de se para reduzir a morbimortalidade destas doenças relacionadas à altitude.
  - A abordagem pré-hospitalar nestas condições, geralmente, envolve a descida para altitude menor, a administração de oxigênio e a possível intervenção farmacológica (conforme indicado).
- Devido à possibilidade do transporte do trauma relacionado ao ambiente ser realizado de maneira prolongada, os profissionais de atendimento pré-hospitalar devem estar preparados para realizar este manejo de forma continuada.

RECAPITULAÇÃO DO CENÁRIO

Em uma cidade a beira mar, uma família de quatro pessoas passeava na praia com o cachorro durante um dia frio de inverno. O filho jogou uma bola de borracha em direção à água e o cachorro correu para pegá-la. De repente, uma grande onda quebrou na praia levando o cachorro para dentro do mar. O filho de 17 anos foi o primeiro a entrar na água para tentar salvar o cachorro, mas acabou sendo levado pela água. Ele foi visto lutando contra as ondas pelos pais e pela irmã.

O pai e a mãe do garoto pegaram um dispositivo de flutuação que estava por perto e seguiram em direção às ondas para ajudar. A filha de 19 anos permaneceu na beira da praia e pediu ajuda pelo telefone celular. O cachorro voltou para a beira da praia. Os pais retiraram o filho para fora da água fria após encontrá-lo submerso e inconsciente. A sua equipe de atendimento pré-hospitalar (APH) chegou à cena 7 minutos após o chamado da filha.

Ao sair da ambulância, você observa um adolescente inconsciente deitado parcialmente em posição supina embora com a face virada para a areia cercado de água. Ele ainda está na zona de arrebentação das ondas e poderia ser submerso por uma delas. Você se une à equipe do corpo de bombeiros para fazer a abordagem da vítima.

- Como o paciente deve ser abordado neste cenário?
- Se o paciente não tem pulso nem respiração, qual é a próxima intervenção imediata a ser realizada?
- Quais outras preocupações você tem em relação ao paciente e que devem ser abordadas na cena?

SOLUÇÃO DO CENÁRIO

O seu plano é ter um bombeiro, equipado com um DFI, servindo como vigia para qualquer ameaça de onda que venha do mar e para que você, seu parceiro e dois outros bombeiros alcancem a vítima para pegá-la pelos quatro membros e rapidamente carregá-la para longe das ondas na arrebentação. As pessoas próximas ou dentro da água deverão ter DFI.

Como principal profissional de atendimento pré-hospitalar, você orienta a equipe na colocação da vítima em posição supina, paralelamente à costa, de modo que a cabeça e o tronco estejam no mesmo nível, verificando imediatamente a sua responsividade. Os outros socorristas começam a preparar os equipamentos de emergência a serem utilizados enquanto você verifica o ABC, lembrando que, nesse caso, a realização de uma sequência XABCDE seria considerada inadequada. O paciente pode se encontrar em apneia e precisar apenas de respiração de resgate ou pode necessitar de medidas avançadas de RCP. Em ambos os casos, você sabe que a recomendação atual para casos de afogamentos é realizar cinco respirações de resgate inicialmente seguidas por 30 compressões torácicas e depois continuar com mais duas respirações e 30 compressões até que os sinais de vida retornem ou que os esforços de reanimação sejam encerrados.

A abordagem inicial do ABC em casos de afogamento é essencial para identificação da hipoxemia. Oxigênio em alto fluxo é fornecido usando um dispositivo de bolsa-valva-máscara. Você inicia infusão de cristaloides IV. Nesse caso, a restrição do movimento da coluna vertebral não é necessária, pois não suspeita de lesão de coluna vertebral. Pode haver indicação de intubação precoce ou realização de ventilação mecânica assistida, como o CPAP, se o paciente mostrar sinais de deterioração com SpO_2 menor que 92%. Você transporta o paciente e seus pais até o hospital mais próximo para a continuação do tratamento.

Referências

1. Curran EB, Holle RL, Lopez RE. Lightning fatalities, injuries and damage reports in the United States, 1959–1994. NOAA Tech Memo NWS SR-193; 1997.

2. Centers for Disease Control and Prevention. QuickStats: number of deaths from lightning among males and females—National Vital Statistics System, United States, 1968–2010. *Morb Mortal Wkly Rep*. Accessed January 18, 2022. https://www.cdc.gov/mmwr/preview/mmwrhtml/mm6228a6.htm

3. Gatewood MO, Zane RD. Lightning injuries. *Emerg Med Clin North Am*. 2004;22:369-403.

4. Huffines GR, Orville RE. Lightning ground flash density and thunderstorm duration in the continental United States: 1989–96. *J Appl Meteorol Climatol*. 1999;38(7):1013-1019.

5. Cummins KL, Krider EP, Malone MD. A combined TOA/MDF technology upgrade of the U.S. National Lightning Detection Network. *J Geophys Res*. 1998;103:9035-9044.

6. MacGorman, DR, Rust WD. Lightning strike density for the contiguous United States from thunderstorm duration records, Pub No NUREG/CR03759. Office of Nuclear Regulatory Research; 1984.

7. Hawkins SC, Simon RB, Beissinger JP, Simon D. *Vertical Aid: Essential Wilderness Medicine for Climbers, Trekkers, and Mountaineers*. The Countryman Press; 2017.

8. Cherington M, Walker J, Boyson M, Glancy R, Hedegaard H, Clark S. Closing the gap on the actual numbers of lightning casualties and deaths. 11th Conference on Applied Climatology. Dallas, TX: American Meteorological Society; 1999:379-380.

9. Dulcos PJ, Sanderson LM, Klontz KC. Lightning-related mortality and morbidity in Florida. *Pub Health Rep*. 1990;105:276-282.

10. Cooper MA, Andrews CJ, Holle RL, Blumenthal R, Aldana NN. Lightning-related injuries and safety. In: Auerbach PS, ed. *Auerbach's Wilderness Medicine*. 7th ed. Elsevier; 2017.

11. Nelson RD, McGinnis H. Lightning injuries and severe storms. In: Hawkins SC, ed. *Wilderness EMS*. Wolters Kluwer; 2018.

12. Jensenius JS. A detailed analysis of lightning deaths in the United States from 2006 through 2019. National Lightning Safety Council. Published February 2020. Accessed January 18, 2022. https://www.weather.gov/media/safety/Analysis06-19.pdf

13. Davis C, Engeln A, Johnson E, et al. Wilderness Medical Society practice guidelines for the prevention and treatment of lightning injuries: 2014 update. *Wilderness Environ Med*. 2014;25(4):S86-S95.

14. Cooper MA. Lightning injuries: prognostic signs of death. *Ann Emerg Med*. 1980;9:134-138.

15. Cooper MA, Edlich RF. Lightning injuries. Medscape. Updated September 17, 2021. Accessed October 25, 2021. http://emedicine.medscape.com/article/770642-overview

16. Andrews CJ, Darveniza M, Mackerras D. Lightning injury: a review of the clinical aspects, pathophysiology and treatment. *Adv Trauma*. 1989;4:241-287.

17. Ashish RP, Bartos JA, Cabañas JG, et al. 2020 American Heart Association guidelines for cardiopulmonary resuscitation and emergency cardiovascular care: cardiac

arrest associated with electric shock and lightning strikes. *Circulation.* 2020;142(18):S366-S468.

18. Ritenour AE, Morton MJ, McManus JG, Barillo DJ, Cancio LC. Lightning injury: a review. *Burns.* 2008;34:585-594.

19. Beir M, Chen W, Bodnar E, Lee RC. Biophysical injury mechanisms associated with lightning injury. *Neurorehabilitation.* 2005;20(1):53-62.

20. Cooper MA. Electrical and lightning injuries. *Emerg Med Clin North Am.* 1984;2:489-501.

21. Casten JA, Kytilla J. Eye symptoms caused by lightning. *Acta Ophthalmol.* 1963;41:139-143.

22. Kleiner JP, Wilkin JH. Cardiac effects of lightning stroke. *JAMA.* 1978;240:2757-2759.

23. Taussig HB. Death from lightning and the possibility of living again. *Ann Intern Med.* 1968;68:1345-1353.

24. Hawkins SC, Williams J, Bennett BL, Islas A, Kayser DW, Quinn R. Wilderness Medical Society clinical practice guidelines for spinal cord protection. *Wilderness Environ Med.* 2019;30(4):S87-S99.

25. Zimmerman C, Cooper MA, Holle RL. Lightning safety guidelines. *Ann Emerg Med.* 2002;39:660-664.

26. National Lightning Safety Institute. Personal lightning safety. Accessed January 18, 2022. http://www.lightningsafety.com/nlsi_pls.html

27. National Weather Service. Lightning tips. Accessed January 18, 2022. https://www.weather.gov/safety/lightning-tips

28. Zafren K, Durrer B, Henry JP, Brugger H. Lightning injuries: prevention and on-site treatment in mountains and remote areas—official guidelines of the International Commission for Mountain Emergency Medicine and Medical Commission of the International Mountaineering and Climbing Federation (ICAR and UIAA MEDCOM). *Resuscitation.* 2005;65:369-372.

29. National Oceanic and Atmospheric Administration. Lightning myths. Accessed January 18, 2022. https://www.weather.gov/safety/lightning-myths

30. Sempsrott J, Schmidt AC, Hawkins SC, Cushing TA. Drowning and submersion injuries. In: Auerbach PS, ed. *Auerbach's Wilderness Medicine.* 7th ed. Elsevier; 2017.

31. Peden M, Oyegbite K, Ozanne-Smith J, et al., eds. World report on child injury prevention. World Health Organization; 2008.

32. Centers for Disease Control and Prevention. Nonfatal and fatal drowning in recreational water settings—United States, 2005–2009. *Morb Mortal Wkly Rep.* 2012;61(19):345.

33. Centers for Disease Control and Prevention. Drowning—United States, 2005–2009. *Morb Mortal Wkly Rep.* 2012;61(19);344-347.

34. Zuckerman GB, Conway EE Jr. Drowning and near-drowning. *Pediatr Ann.* 2000;29(6):360-366.

35. World Health Organization. Facts sheet: drowning. Updated April 27, 2021. Accessed October 25, 2021. https://www.who.int/news-room/fact-sheets/detail/drowning

36. Hawkins SC, Sempsrott J, Schmidt A. Drowning in a sea of misinformation: dry drowning and secondary drowning. *Emerg Med News.* 2017;39(8):1,39-40.

37. van Beeck EF, Branche CM, Szpilman D, et al. A new definition of drowning: towards documentation and prevention of a global public health program. *Bull World Health Organ.* 2005;83:853-856.

38. van Beeck EF, Branche CM, Szpilman D, et al. Definition of drowning. In: Bierens JJLM, ed. *Handbook on Drowning: Prevention, Rescue, Treatment.* Springer; 2006.

39. van Beek E, Branche C. Definition of drowning: a progress report. In: Bierens JJLM, ed. *Drowning: Prevention, Rescue, Treatment.* 2nd ed. Springer; 2014.

40. American College of Emergency Physicians. Death after swimming is extremely rare—and is NOT "dry drowning." Published July 11, 2017. Accessed January 18, 2022. https://www.prnewswire.com/news-releases/death-after-swimming-is-extremely-rare--and-is-not-dry-drowning-300486302.html

41. Szpilman D, Bierens JJLM, Handley A, Orlowshi JP. Drowning. *N Engl J Med.* 2012;366:2102-2110.

42. World Health Organization. Global report on drowning: preventing a leading killer. Published November 17, 2014. Accessed October 25, 2021. https://www.who.int/publications/i/item/global-report-on-drowning-preventing-a-leading-killer

43. Schmidt AC, Sempsrott JR, Hawkins SC, Arastu AS, Cushing TA, Auerbach PS. Wilderness Medical Society practice guidelines for the prevention and treatment of drowning: 2019 update. *Wilderness Environ Med.* 2019;30(4):S70-S86.

44. Centers for Disease Control and Prevention. Injury Center: Drowning Prevention: Drowning Facts. Accessed January 18, 2022. https://www.cdc.gov/drowning/facts/index.html. Last reviewed June 17, 2021.

45. Centers for Disease Control and Prevention. Leading causes of injury and death. Accessed January 18, 2022. https://www.cdc.gov/injury/wisqars/index.html

46. Olshaker JS. Submersion. *Emerg Med Clin North Am.* 2004;22:357-367.

47. Moran K, Quan L, Franklin R, Bennett E. Where the evidence and expert opinion meet: a review of the open-water recreational safety messages. *Int J Aquatic Res Educ.* 2011;5:251-270.

48. Lavelle JM. Ten-year review of pediatric bathtub near-drownings: evaluation for child abuse and neglect. *Ann Emerg Med.* 1995;25:344-348.

49. Craig AB Jr. Underwater swimming and loss of consciousness. *JAMA.* 1961;176:255-258.

50. Dickinson P. Shallow water blackout. In: Bierens JJLM, ed. *Drowning: Prevention, Rescue, Treatment.* 2nd ed. Springer; 2014.

51. International Life Saving Federation. Medical Position Statement—MPS 16: shallow water blackout. International Life Saving Federation position statements. https://medical.ilsf.org/shallow-water-blackout/

52. Chimiak JM, Buzzacott P. Management of diving injuries. In: Hawkins SC, ed. *Wilderness EMS.* Wolters Kluwer; 2018.

53. United States Lifesaving Association. O*pen Water Lifesaving: The United States Lifesaving Association Manual.* 3rd ed. Pearson; 2017.

54. Pearn JH, Franklin RC, Peden AE. Hypoxic blackout: diagnosis, risks, and prevention. *Int J Aquatic Res Educ.* 2015;9:342-347.

55. Royal Life Saving Australia. Hypoxic blackout. Accessed October 25, 2021. https://www.royallifesaving.com.au/stay-safe-active/risk-factors/hypoxic-blackout

56. Jensen LR, Williams SD, Thurman DJ, Keller PA. Submersion injuries in children younger than 5 years in urban Utah. *West J Med.* 1992;157(6):641-644.

57. Howland J, Hingson R, Mangione TW, Bell N, Bak S. Why are most drowning victims men? Sex differences, aquatic skills and behaviors. *Am J Public Health.* 1996;86:93-96.

58. Schuman SH, Rowe JR, Glazer HM, et al. The iceberg phenomenon of near-drowning. *Crit Care Med.* 1976;4: 127-128.

59. Bell NS, Amoros PJ, Yore MM, et al. Alcohol and other risk factors for drowning among male active duty U.S. army soldiers. *Aviat Space Environ Med.* 2001;72(12):1086-1095.

60. DeNicola LK, Falk JL, Swanson ME, Kissoon N. Submersion injuries in children and adults. *Crit Care Clin.* 1997;13(3):477-502.

61. Howland J, Mangione T, Hingson R, et al. Alcohol as a risk factor for drowning and other aquatic injuries. In: Watson RR, ed. *Alcohol and Accidents: Drug and Alcohol Abuse Reviews.* Vol 7. Humana Press; 1995.

62. Howland J, Hingson R. Alcohol as a risk factor for drownings: a review of the literature (1950–1985). *Accid Anal Prev.* 1988;20(1):19-25.

63. Howland J, Smith GS, Mangione T, et al. Missing the boat on drinking and boating. *JAMA.* 1993;270:91-92

64. Bell GS, Gaitatzis A, Bell CL, Johnson AL, Sander JW. Drowning in people with epilepsy. *Neurology.* 2008;71: 578-582.

65. White J. *StarGuard: Best Practices for Lifeguards.* 5th ed. Human Kinetics; 2017.

66. Sempsrott J. Management of drowning. In: Hawkins SC, ed. *Wilderness EMS.* Wolters Kluwer; 2018

67. Padgett J. Technical rescue interface: swiftwater rescue. In: Hawkins SC, ed. *Wilderness EMS.* Wolters Kluwer; 2018.

68. Smith B, Bledsoe B, Nicolazzo P. General management of trauma in the wilderness environment. In: Hawkins SC, ed. *Wilderness EMS.* Wolters Kluwer; 2018.

69. Smith W. Technical rescue interface introduction: principles of basic technical rescue, patient care integration, and packaging. In: Hawkins SC, ed. *Wilderness EMS.* Wolters Kluwer; 2018.

70. Rowe MI, Arango A, Allington G. Profile of pediatric drowning victims in a water-oriented society. *J Trauma.* 1977;17:587-591.

71. Brenner RA, Taneja GS, Haynie DL, et al. Association between swimming lessons and drowning in childhood: a case-control study. *Arch Pediatr Adolesc Med.* 2009; 163:203-210.

72. Quan L, Mack CD, Schiff MA. Association of water temperature and submersion duration and drowning outcome. *Resuscitation.* 2014;85(6):790-794. doi: 10.1016/j .resuscitation.2014.02.024

73. Giesbrecht GG, Steinman AM. Immersion into cold water. In: Auerbach PS, ed. *Wilderness Medicine.* 6th ed. Mosby Elsevier; 2012.

74. Bolte RG, Black PG, Bowers RS. The use of extracorporeal rewarming in a child submerged for 66 minutes. *JAMA.* 1988;260:377-379.

75. Lloyd EL. Accidental hypothermia. *Resuscitation.* 1996;32: 111-124. doi: 10.1016/0300-9572(96)00983-5

76. Gilbert M, Busund R, Skagseth A. Resuscitation from accidental hypothermia of 13.7°C with circulatory arrest. *Lancet.* 2000;355:375-376.

77. Siebke H, Breivik H, Rod T, et al. Survival after 40 minutes submersion without cerebral sequelae. *Lancet.* 1975;1: 1275-1277.

78. Tipton MJ, Golden FSC. A proposed decision-making guide for the search, rescue and resuscitation of submersion (head under) victims based on expert opinion. *Resuscitation.* 2011;82(7)819-824. doi: 10.1016/j .resuscitation.2011.02.021

79. National Fire Chiefs Council. National Operational Guidance: Rescue from water. Accessed March 11, 2022. https://www.ukfrs.com/scenarios/rescue-water

80. Schmidt A, Sempsrott J, Abo B. Technical rescue interface: open water rescue. In: Hawkins SC, ed. *Wilderness EMS.* Wolters Kluwer; 2018.

81. James Cook University. Drowning researchers look for help. Media Release, July 12, 2017. Published July 12, 2017. Accessed October 25, 2021. https://www.jcu.edu .au/news/releases/2017/july/drowning-researchers-look -for-help

82. Zhu Y, Jiang X, Li H, et al. Mortality among drowning rescuers in China, 2013: a review of 225 rescue incidents from the press. *BMC Pub Health.* 2015;15:631. doi: 10.1186/s12889-015-2010-0

83. Hwang V, Frances S, Durbin D, et al. Prevalence of traumatic injuries in drowning and near-drowning in children and adolescents. *Arch Pediatr Adolesc Med.* 2003;157(1):50-53.

84. Pratt FD, Haynes BE. Incidence of "secondary drowning" after saltwater submersion. *Ann Emerg Med.* 1986; 15(9):1084-1087.

85. Szpilman D. Near-drowning and drowning classification: a proposal to stratify mortality based on the analysis of 1,831 cases. *Chest.* 1997;112:660-665.

86. Kleinman ME, Brennan EE, Goldberger ZDD. Part 5: Adult Basic Life Support and Cardiopulmonary Resuscitation Quality. 2015 American Heart Association Guidelines Update for Cardiopulmonary Resuscitation and Emergency Cardiovascular Care. Accessed October 25, 2021. https://www.ahajournals.org/doi/full/10.1161/CIR .0000000000000259

87. Rosen P, Stoto M, Harley J. The use of the Heimlich maneuver in near-drowning: Institute of Medicine report. *J Emerg Med.* 1995;13:397-405.

88. Moran K, Quan L, Franklin R, Bennett E. Where the evidence and expert opinion meet: a review of open-water recreational safety messages. *Int J Aquatic Res Educ.* 2011;5(3):251-270.

89. Baker PA, Webber JB. Failure to ventilate with supraglottic airways after drowning. *Anaesth Intensive Care.* 2011;39: 675-677.

90. Smith T, ed. *Clinical Procedures and Guidelines: Comprehensive Edition, 2019-2022.* Guideline 11.1: Drowning. Accessed October 25, 2021. https://www.stjohn.org.nz/globalassets /documents/health-practitioners/clinical-procedures-and -guidelines---comprehensive-edition.pdf

91. Kyriacou DN, Arcinue EL, Peek C, Kraus JF. Effect of immediate resuscitation on children with submersion injury. *Pediatrics.* 1994;94:137-142.

92. Denny SA, Quan L, Gilchrist J, et al. American Academy of Pediatrics Policy Statement. Prevention of drowning prevention. *Pediatrics*. 2019;143(4):e20. Published May, 2019. Accessed October 25, 2021. https://pediatrics.aappublications.org/content/143/5/e20190850

93. Wintemute GJ, Kraus JF, Teret SP, Wright MA. Death resulting from motor vehicle immersions: the nature of the injuries, personal and environmental contributing factors, and potential interventions. *Am J Public Health*. 1990;80:1068-1070.

94. Hawkins SC. Submerged vehicles. *Wilderness Medicine Magazine*. Published February 26, 2015. Accessed October 25, 2021. www.wildernessmedicinemagazine.com/1137/drowning-submerged-vehicles

95. McDonald GK, Giesbrecht GG. Vehicle submersion: a review of the problem, associated risks, and survival information. *Aviat Space Environ Med*. 2013;84:498-510.

96. Hawkins SC. Setting the record straight to reduce fatalities in sinking vehicles. *Emerg Med News*. 2015;37:5B.

97. Melamed Y, Shupak A, Bitterman H. Medical problems associated with underwater diving. *N Engl J Med*. 1992;326:30-35.

98. Van Hoesen KB, Lang MA. Diving medicine. In: Auerbach PS, ed. *Auerbach's Wilderness Medicine*. 7th ed. Mosby Elsevier; 2017.

99. Salahuddin M, James LA, Bass ES. SCUBA medicine: a first-responder's guide to diving injuries. *Curr Sports Med Rep*. 2011;10(3):134-139.

100. Lynch JA, Bove AA. Diving medicine: a review of the current evidence. *J Am Board Fam Med*. 2009;22:399-407.

101. Strauss MB, Borer RC Jr. Diving medicine: contemporary topics and their controversies. *Am J Emerg Med*. 2001;19:232-238.

102. Morgan WP. Anxiety and panic in recreational scuba divers. *Sports Med*. 1995;20(6):398-421.

103. Della-Giustina D, Ingebretsen R. *Advanced Wilderness Life Support*. AdventureMed; 2013.

104. Divers Alert Network (DAN). Eleven-year trends (1987–1997) in diving activity: the DAN annual review of recreational SCUBA diving injuries and fatalities based on 2000 data. In: *Report on Decompression Illness, Diving Fatalities and Project Dive Exploration*. Divers Alert Network; 2000:17-29.

105. Divers Alert Network (DAN). *Report on Diving Fatalities: 2017 Edition*. Divers Alert Network; 2017.

106. Hardy KR. Diving-related emergencies. *Emerg Med Clin North Am*. 1997;15(1):223-240. doi: 10.1016/s0733-8627(05)70292-3

107. Green SM. Incidence and severity of middle-ear barotraumas in recreational scuba diving. *J Wilderness Med*. 1993;4:270-280.

108. Kizer KW. Dysbaric cerebral air embolism in Hawaii. *Ann Emerg Med*. 1987;16:535-541.

109. Cales RH, Humphreys N, Pilmanis AA, Heilig RW. Cardiac arrest from gas embolism in scuba diving. *Ann Emerg Med*. 1981;10(11):589-592.

110. Butler BD, Laine GA, Leiman BC, et al. Effect of Trendelenburg position on the distribution of arterial air emboli in dogs. *Ann Thorac Surg*. 1988;45(2):198-202.

111. Moon RE. Treatment of diving emergencies. *Crit Care Clin*. 1999;15:429-456.

112. Van Meter K. Medical field management of the injured diver. *Respir Care Clin North Am*. 1997;5(1):137-177.

113. Francis TJ, Dutka AJ, Hallenbeck JM. Pathophysiology of decompression sickness. In: Bove AA, Davis JC, eds. *Diving Medicine*. 2nd ed. Saunders; 1990.

114. Neuman TS. DCI/DCS: does it matter whether the emperor wears clothes? *Undersea Hyperb Med*. 1997;24(1):4-5.

115. Bove AA. Nomenclature of pressure disorders. *Undersea Hyperb Med*. 1997;24:1-2.

116. Spira A. Diving and marine medicine review: part II. diving diseases. *J Travel Med*. 1999;6:180-198.

117. Clenney TL, Lassen LF. Recreational scuba diving injuries. *Am Fam Physician*. 1996;53(5):1761-1774.

118. Kizer KW. Women and diving. *Physician Sportsmed*. 1981;9(2):84-92.

119. Lau AM, Johnston MJ, Rivard SC. Mottled, Blanching Skin Changes After Aggressive Diving. *J Spec Oper Med*. 2019;19(2):14-17. PMID: 31201746.

120. Estrada J, Meurer D, De Boer K, Huesgen K. Severe Decompression Illness: Case Report, Prehospital Recognition, and Regional Transport Considerations. *Case Rep Emerg Med*. 2017;2017:7203085. doi: 10.1155/2017/7203085. Epub 2017 Oct 4. PMID: 29109872; PMCID: PMC5646287.

121. Francis TJ, Dutka AJ, Hallenbeck JM. Pathophysiology of decompression sickness. In: Bove AA, Davis JC, eds. *Diving Medicine*. 2nd ed. Saunders; 1990.

122. Greer HD, Massey EW. Neurologic injury from undersea diving. *Neurol Clin*. 1992;10(4):1031-1045.

123. Kizer KW. Management of dysbaric diving casualties. *Emerg Med Clin North Am*. 1983;1:659-670.

124. Department of the Navy. *U.S. Navy Diving Manual*. Vol 1, Rev 4. U.S. Government Printing Office; 1999.

125. Davis JC. Hyperbaric medicine: critical care aspects. In: Shoemaker WC, ed. *Critical Care: State of the Art*. Society of Critical Care Medicine; 1984.

126. Pollock NW, Uguccioni DM, Dear GdeL, eds. Diabetes and recreational diving: guidelines for the future. Proceedings of the Undersea and Hyperbaric Medical Society/Divers Alert Network. June 19, 2005, Workshop. Divers Alert Network; 2005.

127. Gallagher SA, Hackett PH. High-altitude illness. *Emerg Med Clin North Am*. 2004;22:329-355.

128. Hackett PH, Roach RC. High-altitude illness. *N Engl J Med*. 2001;345(2):107-114. doi:10.1056/NEJM200107123450206

129. Hackett PH, Luks AM, Lawley JS, Roach RC. High-altitude medicine and pathophysiology. In: Auerbach PS, ed. *Auerbach's Wilderness Medicine*. 7th ed. Mosby Elsevier; 2017.

130. Houston CS. High-altitude illness disease with protean manifestations. *JAMA*. 1976;236(19):2193-2195. doi:10.1001/jama.1976.03270200031025

131. Montgomery AB, Mills J, Luce JM. Incidence of acute mountain sickness at intermediate altitude. *JAMA*. 1989;261:732-734.

132. Gertsch JH, Seto TB, Mor J, Onopa J. Ginkgo biloba for the prevention of severe acute mountain sickness (AMS) starting day one before rapid ascent. *High Alt Med Biol*. 2002;3(1):29-37.

133. Honigman B, Theis MK, Koziol-McLain J, et al. Acute mountain sickness in a general tourist population at moderate altitudes. *Ann Intern Med*. 1993;118(8):587-592.

134. Zafren K, Honigman B. High-altitude medicine. *Emerg Clin North Am*. 1997;15(1):191-222.

135. Hultgren HN. *High-Altitude Medicine*. Hultgren Publications; 1997.

136. Luks AM, Auerbach PS, Freer LF, et al. Wilderness Medical Society consensus guidelines for the prevention and treatment of acute altitude illness: 2019 update. *Wilderness Environ Med*. 2019;30(4):S3-S18.

137. Schneider M, Bernasch D, Weymann J, et al. Acute mountain sickness: influence of susceptibility, pre-exposure, and ascent rate. *Med Sci Sports Exerc*. 2002;34(12):1886-1891.

138. Bartsch P. High-altitude pulmonary edema. *Med Sci Sports Exerc*. 1999;31(suppl 1):S23-S27.

139. Roach RC, Houston CS, Honigman B. How well do older persons tolerate moderate altitude? *West J Med*. 1995;162(1):32-36.

140. Roach RC, Maes D, Sandoval D, et al. Exercise exacerbates acute mountain sickness at simulated high altitude. *J Appl Physiol*. 2000;88(2):581-585.

141. Roeggla G, Roeggla H, Roeggla M, et al. Effect of alcohol on acute ventilation adaptation to mild hypoxia at moderate altitude. *Ann Intern Med*. 1995;122:925-927.

142. Reeves JWJ, Zafren K, Honigman B, Schoene R. Seasonal variation in barometric pressure and temperature in Summit County: effect on altitude illness. In: Sutton JHC, Coates G, eds. *Hypoxia and Molecular Medicine*. Charles S. Houston; 1993:272-274.

143. Luks AM, Swenson ER. Medication and dosage considerations in the prophylaxis and treatment of high-altitude illness. *Chest*. 2008;133:744-755.

144. Roach RC, Bartcsh P, Oelz O, Hackett PH, Lake Louise Scoring Committee. The Lake Louise Acute Mountain Sickness Scoring System. In: Sutton JR, Houston CS, Coates G, eds. *Hypoxia and Molecular Medicine*. Charles S. Houston; 1993.

145. Muza SR, Lyons TP, Rock PB. Effect of altitude on exposure on brain volume and development of acute mountain sickness (AMS). In: Roach RC, Wagner PD, Hackett PH, eds. *Hypoxia: Into the Next Millennium: Advances in Experimental Medicine and Biology*. Vol 474. Kluwer-Academic/Plenum; 1999.

146. Hacket PH. High-altitude cerebral edema and acute mountain sickness: a pathological update. In: Roach RC, Wagner PD, Hackett PH, eds. *Hypoxia: Into the Next Millennium: Advances in Experimental Medicine and Biology*. Vol 474. Kluwer Academic/Plenum; 1999.

147. Sanchez del Rio M, Moskkowitz MA. High-altitude headache: lessons from aches at sea level. In: Roach RC, Wagner PD, Hackett PH, eds. *Hypoxia: Into the Next Millennium: Advances in Experimental Medicine and Biology*. Vol 474. Kluwer Academic/Plenum; 1999.

148. Hackett PH. The cerebral etiology of high-altitude cerebral edema and acute mountain sickness. *Wilderness Environ Med*. 1999;10(2):97-109.

149. Yarnell PR, Heit J, Hackett PH. High-altitude cerebral edema (HACE): the Denver/Front Range experience. *Semin Neurol*. 2000;20(2):209-217.

150. Hultgren HN, Honigman B, Theis K, Nicholas D. High-altitude pulmonary edema at ski resort. *West J Med*. 1996;164(3):222.

151. Stenmark KR, Frid M, Nemenoff R, et al. Hypoxia induces cell-specific changes in gene expression in vascular wall cells: implications for pulmonary hypertension. In: Roach RC, Wagner PD, Hackett PH, eds. *Hypoxia: Into the Next Millennium: Advances in Experimental Medicine and Biology*. Vol 474. Kluwer Academic/Plenum; 1999.

152. The Lake Louise consensus on the definition and quantification of altitude illness. In: Sutton JR, Coates G, Houston C, eds. *Hypoxia and Mountain Medicine*. Queen City Press; 1992.

153. Luks AM. Do we have a "best practice" for treating high-altitude pulmonary edema? *High Alt Med Biol*. 2008;9:111-114.

154. Koch RO, Burtscher M. Do we have a "best practice" for treating high-altitude pulmonary edema? [Letter to the Editor]. *High Alt Med Biol*. 2008;9:343-344.

155. Zafren K. Management of altitude illnesses. In: Hawkins SC, ed. *Wilderness EMS*. Wolters Kluwer; 2018.

156. Hackett PH, Rennie D, Levine HD. The incidence, importance, and prophylaxis of acute mountain sickness. *Lancet*. 1976;2:1149-1155.

157. Bartsch P, Maggiorini M, Mairbaurl H, et al. Pulmonary extravascular fluid accumulation in climbers. *Lancet*. 2002;360:571-572.

158. Singh I, Kapila CC, Khanna PK, et al. High-altitude pulmonary oedema. *Lancet*. 1965;191:229-234.

159. Lipman GS, Kanaan NC, Holck PS, et al. Ibuprofen prevents altitude illness: randomized controlled trial for prevention of altitude illness with nonsteroidal anti-inflammatories. *Ann Emerg Med*. 2012;59(6):484-490.

160. Gertsch JH, Corbett B, Holck PS, et al. Altitude sickness in climbers and efficacy of NSAIDs trial (ASCENT): randomized, controlled trial of ibuprofen versus placebo for prevention of altitude illness. *Wilderness Environ Med*. 2012;23:307-315.

161. Gertsch JH, Lipman GS, Holck PS, et al. Prospective, double-blind, randomized, placebo-controlled comparison of acetazolamide versus ibuprofen for prophylaxis against high altitude headache: the headache evaluation at altitude trial (HEAT). *Wilderness Environ Med*. 2010;21:236-243.

162. Pollard AJ, Niermeyer S, Barry PB, et al. Children at high altitude: an international consensus statement by an ad hoc committee of the International Society for Mountain Medicine. *High Alt Med Biol*. 2001;2(3):389-403.

Leituras Sugeridas

Auerbach PS, ed. *Auerbach's Wilderness Medicine*. 7th ed. Mosby Elsevier; 2017.

Bechdel L, Ray S. *River Rescue: A Manual for Whitewater Safety*. 4th ed. CFS Press; 2009.

Bennett P, Elliott D. *Bennett and Elliots' Physiology and Medicine of Diving*. 5th ed. Saunders; 2003.

Bierens JJLM. *Drowning: Prevention, Rescue, Treatment*. 2nd ed. Springer; 2014.

Bove AA. *Bove and Davis' Diving Medicine*. 4th ed. Saunders; 2003.

Hawkins SC, ed. *Wilderness EMS*. Wolters Kluwer; 2018.

Hawkins SC, Simon RB, Beissinger JP, Simon D. *Vertical Aid: Essential Wilderness Medicine for Climbers, Trekkers, and Mountaineers*. The Countryman Press; 2017.

Rodway GW, Weber DC, McIntosh SE. *Mountain Medicine and Technical Rescue*. Carreg; 2016.

United States Lifesaving Association. *Open Water Lifesaving—The United States Lifesaving Association Manual*. 3rd ed. Pearson; 2017.

CAPÍTULO 21

© Ralf Hiemisch/fstop/Getty Images

Cuidados no Trauma em Áreas Remotas

Editores-chefes:
Will Smith, MD, Paramédico, FAEMS
John Trentini, MD, PhD, FAWM

OBJETIVOS DO CAPÍTULO

Ao término deste capítulo, você será capaz de:

- Explicar os quatro princípios do acrônimo LATE, o qual representa uma abordagem simplificada aos cuidados no trauma por operações do serviço de emergência (SE) em áreas remotas.
- Identificar os níveis de atuação dos profissionais de atendimento pré-hospitalar em áreas remotas e como eles devem realizar a interface no processo-padrão de cuidados do paciente desde o local de lesão/doença até o hospital.
- Discutir as razões do ditado "todos os pacientes em áreas remotas estão hipotérmicos, hipoglicêmicos e hipovolêmicos até que se prove o contrário".

- Descrever formas escalonadas de manejar ferimentos sangrantes em áreas remotas, em que situações usar um torniquete e quando considerar uma conversão (remoção) do torniquete.
- Discutir os sinais e sintomas de picadas e ferroadas comuns e a abordagem em áreas remotas.
- Descrever uma variedade de protocolos operacionalmente específicos (escopo de prática expandido) que devem ser considerados nos cuidados do trauma em áreas remotas.

CENÁRIO

Você é o líder da equipe médica local de busca e resgate que foi despachada para um local comum de caminhada em um cânion em sua jurisdição. A única informação que você tem é uma localização de GPS (Sistema de Posicionamento Global) de uma chamada via satélite de emergência. São aproximadamente 18 horas, e a temperatura atual é de 23°C. A previsão do tempo mostra algumas formações de tempestade se aproximando durante o final da tarde e uma temperatura mínima de 2°C durante a noite. A equipe começa a planejar a resposta usando o acrônimo LATE: Localização, Acesso, Tratamento e Extricação.

Sua equipe prepara o equipamento necessário, incluindo os *kits* de resgate em águas paradas/correntezas e de resgate em planos inclinados, seu próprio equipamento de proteção individual e o *kit* de atendimento médico padrão, e começa a responder ao local. Como líder da equipe, você faz a interface com o comandante de incidente e desenvolve um plano de comunicação com um membro da equipe preparado no local

(continua)

CENÁRIO (CONTINUAÇÃO)

para providenciar uma comunicação de retransmissão desde o topo do cânion até o posto de comando do incidente.

- Quais são os itens essenciais para equipe e individual que devem constar em um *kit* médico de resgate para a abordagem das lesões mais graves e mais prováveis nesse tipo de cenário de resgate?
- Quais protocolos operacionalmente específicos (escopo de prática expandido) você iria querer para cuidar de pacientes em cenários de cuidados remotos e/ou prolongados? Você tem orientações permanentes, considerando as limitadas opções de comunicação?
- Quais preocupações de segurança você deveria considerar para sua equipe de resgate? De que maneira os fatores situacionais como hora do dia, localização do paciente e experiência/treinamento da equipe afetam a segurança?

Você *localiza* a posição do GPS e encontra uma ranhura no cânion com três descidas de rapel distintas com 30 metros (m). Você chama pela vítima e tenta fazer contato, mas não obtém nenhuma resposta. Ao soar o apito, você consegue ouvir um discreto apito de volta. Você e sua equipe partem com segurança até o local. No topo do segundo rapel, você encontra os dois membros do grupo que acionaram a emergência. Eles contam que um membro de sua equipe sofreu uma queda de cerca de 15 m para o fundo do cânion às 13 horas. Eles subiram novamente ao local para conseguir emitir um sinal do equipamento de emergência. Outro amigo desceu para avaliar a vítima e afirmou que as lesões parecem ser uma fratura aberta (exposta) de fêmur angulada, com muito sangue no local, e que o paciente parecia confuso. O paciente não perdeu a consciência nem mostrou outros sinais de traumatismo craniencefálico. Ele estava usando um capacete. O amigo está mantendo a compressão local em um sangramento contínuo.

Você continua descendo o próximo rapel e estabelece uma comunicação verbal com o amigo que está atendendo o paciente. Você o orienta a colocar um torniquete improvisado com um tecido tubular de 1 polegada (2,54 cm) proximal ao ferimento que continua sangrando. Você o orienta a apertar o tecido causando uma torção em um mosquetão sobressalente até que o sangramento pare, e depois a fixá-lo no lugar com outro mosquetão. O amigo relata que o sangramento foi controlado.

Após a chegada do equipamento adicional ao local, você começa o rapel final para *acessar* o paciente. Ao alcançar o paciente, você encontra um homem de 25 anos que está acordado, saudável em outros aspectos, e agora está mais alerta com uma evidente fratura exposta deformada no fêmur direito. O amigo tentou colocar roupas extras ao redor do paciente, mas ele está em uma poça rasa de água fria e está com as roupas molhadas e tremendo. Você começa a planejar e implementar a porção de *tratamento* da sua missão; porém, está escurecendo, e sua equipe terá que aguardar até o amanhecer para fazer a *extricação* do paciente.

- Como você pode orientar as outras pessoas a fornecer cuidados em um local de área remota? Você está familiarizado com a maneira como os atendentes utilizam o despacho da emergência médica para ajudar com instruções pré-chegada durante uma ligação de emergência, e você consegue orientar alguém remotamente a fornecer os cuidados iniciais? O que mais você orientaria o amigo a fazer se você tiver um atraso adicional até alcançar o paciente?
- Quais são as suas prioridades de cuidados na avaliação e na intervenção? Quais são as considerações para cuidados prolongados do paciente?
- Qual é o seu plano para o preparo e a extricação desse paciente?

INTRODUÇÃO

A prestação de cuidados médicos fora do hospital, em ambientes remotos e austeros, descreve o desafio do SE em áreas remotas. Embora várias condições médicas possam ocorrer de forma semelhante tanto em ambientes remotos quanto em ambientes tradicionais de SE, muitas condições podem ser exacerbadas pelo trauma associado a ambientes remotos, como exposições a extremos de calor, frio, umidade e altitude. Além disso, o terreno desafiador aumenta o risco de quedas e outros mecanismos de lesão. Certos desafios associados ao ambiente remoto são suficientemente exclusivos e complexos para que áreas inteiras de certificação de subespecialização tenham sido dedicadas ao SE em ambientes remotos. Os profissionais de atendimento pré-hospitalar responsáveis pela prestação de cuidados em tais ambientes remotos devem estar adequadamente preparados para os desafios que provavelmente enfrentarão.

Definição de Serviço de Emergência em Áreas Remotas

Muitos termos são utilizados para descrever áreas distantes da civilização (**Figura 21-1**), incluindo ambientes remotos, selvagens, rurais, isolados e austeros. As equipes de serviço de emergência (SE) tendem a agrupar esses termos sob o título de "áreas remotas". Conforme o dicionário, as definições de *áreas remotas* (no inglês, *wilderness*) são:[1]

- Um caminho ou região não cultivada nem habitada por seres humanos
- Uma área essencialmente não atingida pela atividade humana junto com a sua comunidade de vida naturalmente desenvolvida
- Uma área ou região vazia ou sem trilhas

Como o SE se concentra nos cuidados do paciente, a definição de *SE em áreas remotas* diverge um pouco das definições precedentes de áreas remotas. A definição de *SE em áreas remotas* é, na verdade, a aplicação dos cuidados médicos a pacientes nestas localidades. Este capítulo

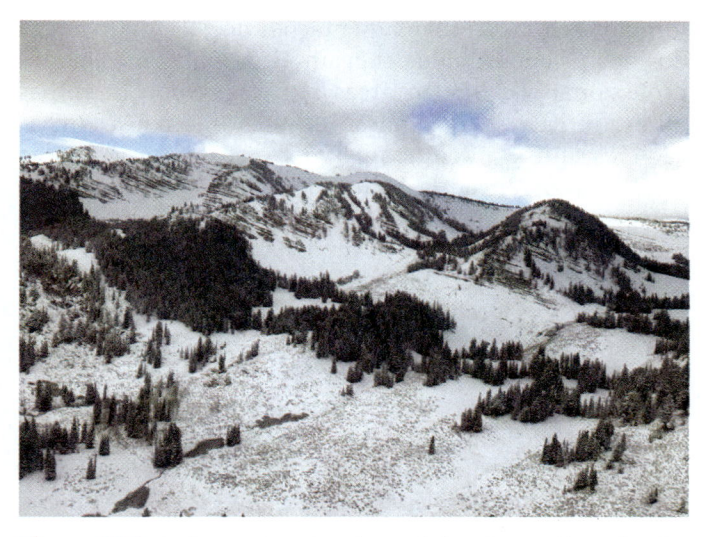

Figura 21-1 As áreas remotas são tradicionalmente imaginadas como áreas distantes da civilização, mas circunstâncias semelhantes também podem ocorrer no SE as ruas quando ocorrem desastres ou outros eventos que limitam os recursos (p. ex., ocorrências com vítimas em massa).

sobre cuidados no trauma em áreas remotas fornece uma orientação sobre questões como "Quando e onde encontramos SE em áreas remotas?". Isto é, "Quando devemos pensar e trabalhar de maneira diferente daquela que trabalhamos em cenários tradicionais ou no SE de rua?". A resposta para essas questões vai além da simples geografia e envolve muitas das seguintes considerações:

- Acesso à cena
- Clima
- Luz do dia
- Terreno e elevação
- Necessidades especiais de transporte e manuseio
- Tempos de acesso e transporte
- Equipes disponíveis
- Comunicações
- Ameaças presentes
- Equipamentos médicos e de resgate disponíveis
- Padrões de lesão para o ambiente específico

Há vários exemplos que expandem a visão tradicional do SE em áreas remotas. Por exemplo, é possível considerar os seguintes:

- Em uma cidade após um terremoto, pode ser difícil ter acesso às pessoas com lesões ou aprisionadas, pode não haver estradas para o transporte e os sistemas locais de SE podem estar incapacitados e/ou sobrecarregados. Nessa situação, é provável que os pacientes permaneçam em seu local por um prazo considerável. Eles terão as mesmas necessidades de tratamento de um montanhista que caiu na montanha e está a horas ou dias de distância do hospital.
- Uma pessoa que caiu em um grande parque suburbano, em um final de tarde, durante uma tempestade de gelo está sob risco para os mesmos fatores que o paciente que sofre o mesmo tipo de queda em áreas remotas. O paciente pode precisar de uma equipe de resgate equipada com cordas, equipamentos específicos para auxiliar na locomoção no gelo (crampons), equipamentos para acessar locais de difícil acesso e profissionais de atendimento pré-hospitalar que possam prever e manejar problemas como hipotermia, preparação do paciente, abordagem de ferimentos e dificuldades na extricação de pacientes.

SE em Áreas Remotas *Versus* SE Tradicional nas Ruas

Geralmente, falamos como o SE de *áreas remotas* difere do SE tradicional das *ruas*, mas, na realidade, todos os aspectos do SE existem em um espectro. Em uma extremidade do espectro, está um incidente a meio quarteirão de um centro de trauma de nível I, e, na outra extremidade do espectro, está um incidente na porção mais profunda de uma caverna no meio de um cânion coberto de

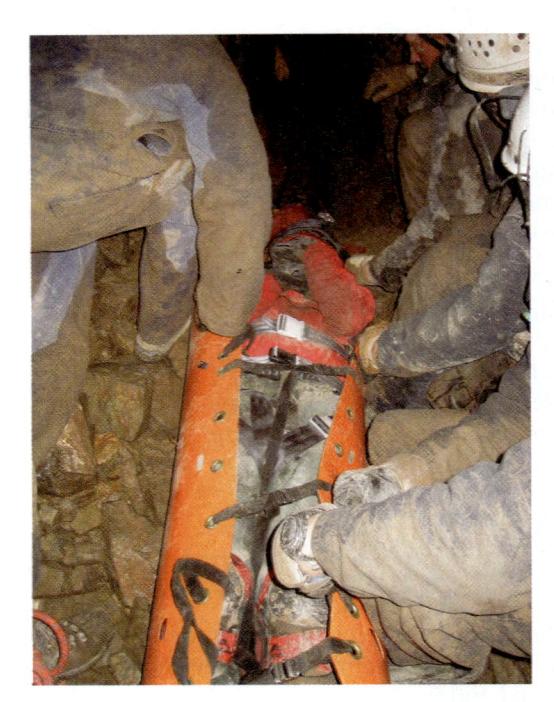

Figura 21-2 O cuidado do paciente em uma caverna sem dúvida representa o SE em área remota.

Cortesia de Will Smith.

neve (**Figura 21-2**). O SE em áreas remotas vai além dos cenários rurais e de fronteira do SE.[2] No fim das contas, onde termina a *rua* e começa a *área remota*? A resposta é "Depende". Depende da distância da ambulância até o setor de emergência. Depende do clima. Depende do terreno. Depende dos recursos disponíveis e se eles permanecem intactos e funcionais. Ainda mais importante, depende da natureza da lesão e das capacidades do SE e da equipe de resgate na cena.

Reconhecendo essas variações situacionais do SE, está claro que o SE em áreas remotas deve ser considerado como parte de um sistema médico geral, desde o local da lesão até os cuidados definitivos fornecidos no centro de trauma, a instituição de reabilitação ou domicílio, até que o paciente retorne à sua função basal. Documentação, controle de qualidade, supervisão médica, protocolos, validação de habilidades e outros fatores, todos são importantes em qualquer sistema de SE nas ruas, e também devem compor um sistema de SE em áreas remotas.

Sistema de SE em Áreas Remotas

Várias questões são críticas para o cuidado ideal ao paciente em áreas remotas, e são problemas comuns para os quais a abordagem é diferente daquele das ruas. Este capítulo fornece uma visão geral das muitas questões envolvidas nas emergências médicas em áreas remotas. Os profissionais de atendimento pré-hospitalar que trabalham em uma capacidade profissional formal no cenário remoto devem obter treinamento específico (**Quadro 21-1**).[3,4] Além disso, a supervisão de um médico experiente deve ser parte integral das atividades médicas em áreas remotas.[5-7] Em muitas regiões dos Estados Unidos, não há supervisão médica para os profissionais médicos em muitas equipes de busca e salvamento.[8] Embora esse arranjo não seja ideal, há um reconhecimento crescente de que a melhor prática de fornecimento da supervisão médica é fundamental para todos os profissionais de SE pré-hospitalares, incluindo aqueles que operam em áreas remotas e em outros cenários austeros.[6-8]

Treinamento para Profissionais de SE em Áreas Remotas

Os profissionais de SE em áreas remotas tradicionalmente são separados do SE tradicional. Algumas vezes, eles são vistos como profissionais de primeiros-socorros e, assim, fora do escopo das regulamentações do SE. Alguns estados dos Estados Unidos chegam a excluir determinados profissionais de SE em áreas remotas, como patrulhas de esqui, da regulamentação de SE. Uma conscientização crescente é a de que qualquer cuidado fornecido no local de ocorrência da lesão/doença deve ser integrado ao sistema global de cuidados. Essa integração deve começar com a prevenção, devendo abranger os socorristas imediatos no local da lesão, os quais estão provavelmente fornecendo os primeiros socorros tradicionais, além do SE tradicional e do cuidado hospitalar definitivo. Os socorristas específicos de áreas remotas são geralmente treinados em níveis determinados, embora alguns dos programas e certificações tradicionais de treinamento de SE em áreas remotas não estejam diretamente alinhados com os modelos tradicionais de SE nas ruas.[9] A National Association of EMS Physicians (NAEMSP) e outras organizações começaram a ajudar na padronização do escopo de prática desses profissionais, o que, por sua vez, ajuda a padronizar as operações de SE em áreas remotas para garantir as melhores práticas em treinamento e cuidados com o paciente.[10]

As certificações comuns para SE em áreas remotas incluem:[3,4,11,12]

- *Wilderness First Aid (WFA)*. O nível básico de treinamento em SE para áreas remotas. Costuma ser um curso de 16 a 20 horas.[4,13]
- *Wilderness Advanced First Aid (WAFA)*. Treinamento que é a continuação do currículo do WFA. Costuma ser um curso de 36 a 40 horas.
- *Wilderness Emergency Medical Responder (WEMR)/ Wilderness First Responder (WFR)*. É o nível mais comum de profissional de SE nesses locais específicos. Muitas equipes de busca e resgate, bem como serviços de guias em montanhas e outros locais, têm pessoas treinadas nesse nível. Alguns modelos de educação equiparam essa com o escopo de prática do registro nacional de técnico em medicina de emergência (NREMT, de *National Registry of Emergency Medical Technicians*) para satisfazer a certificação de socorrista (EMR, de *Emergency Medical Responder*) a fim de criar um padrão de SE nacionalmente aceito. Este é um curso de 70 a 80 horas. Alguns programas de ensino *online* ou híbridos também estão sendo desenvolvidos. Esse curso se concentra na tomada de decisão médica necessária em ambientes de cuidados remotos, nas habilidades críticas e intervenções de cuidados com o paciente, em quando evacuar e como trabalhar com segurança.[4,14-16]
- *Wilderness EMT (WEMT)*. Curso que, em geral, consiste em módulos adicionados a um curso tradicional de Técnico em Medicina de Emergência (TME), incluindo tomada de decisões em WEMR/WFR, habilidades e protocolos para atendimento em áreas remotas.
- *Outdoor Emergency Care (OEC)*. Curso de suporte básico de vida (BLS, de *basic life support*) comumente ensinado pela National Ski Patrol com duração de 80 a 100 horas.[17] Há muitas semelhanças com um treinamento tradicional em TME e WEMT, mas há algumas diferenças.[18,19] Em muitas situações, os patrulheiros de esqui fazem a interface com as equipes de busca e resgate, com ambos os grupos fornecendo cuidados de SE em áreas remotas (**Figura 21-3**).
- *ParkMedic*. Geralmente um curso em nível de técnico em medicina de emergência avançada (AEMT, de *Advanced Emergency Medical Technician*), com foco adicional nos conjuntos de habilidades de SE em ambientes remotos necessários para o cuidado ideal do paciente em muitos locais de National Park Service (NPS).[20,21] O NPS tem treinado os profissionais de SE em áreas remotas há muitos anos para essa certificação. O curso tem sido ensinado a cada 2 anos no mês de janeiro no programa Fresno Emergency Medicine da University of California, San Francisco desde a década de 1970.

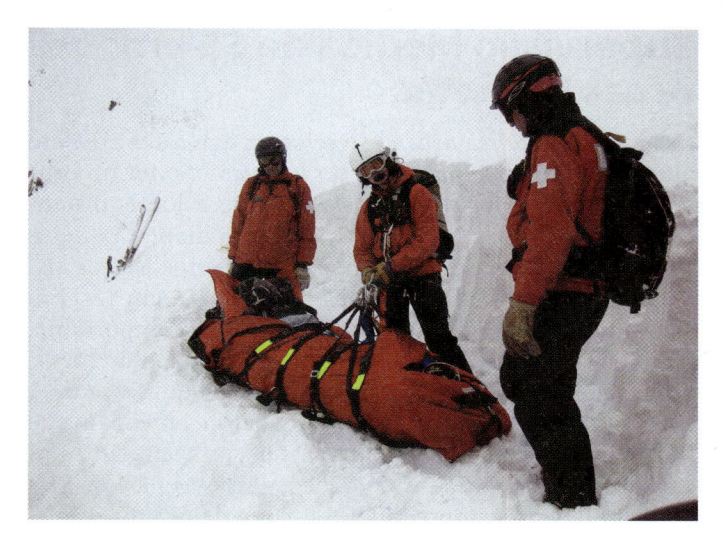

Figura 21-3 Patrulheiros de esqui e equipes de busca e resgate costumam interagir em cenários de SE em áreas remotas para fornecer os cuidados ideais para o paciente.
Cortesia de Will Smith.

- *Wilderness AEMT, Wilderness Paramedic*. Geralmente um treinamento que é semelhante aos programas tradicionais de SE, seguido por treinamento adicional por meio de conferências e cursos locais e nacionais para profissionais de suporte avançado de vida (ALS, de *advanced life support*).
- *Wilderness Physician Assistant (PA), Wilderness Advanced Practice Registered Nurse (APRN)*. Treinamento oferecido para aqueles que podem estar envolvidos em cuidados de ambientes remotos e/ou servir em papéis formais em sistemas de SE de áreas remotas. Muitos locais dos Estados Unidos têm equipes com PAs ou APRNs, especialmente em regiões remotas ou rurais.
- *Wilderness Physician (médico de áreas remotas)*. Treinamento para os médicos ordinariamente identificados em sua certificação primária e/ou de subespecialidade (p. ex., medicina de emergência, cirurgia, medicina de família, etc.), mas que, por acaso, são expostos ao cuidado de pacientes em ambientes remotos (i.e., como um bom samaritano) ou que, em alguns casos, são membros e diretores médicos de equipes de SE dedicadas a áreas remotas. Eles não apenas prestam supervisão médica para uma equipe ou agência, mas costumam fornecer cuidados diretos aos pacientes. Outros profissionais de saúde aliados (p. ex., veterinários, dentistas) também podem estar envolvidos nos cuidados médicos de áreas remotas, com treinamento e experiência apropriados. Há múltiplos programas e organizações que oferecem esse tipo de educação para os médicos, desde especializações acadêmicas formais até outros programas de treinamento.[4,22]

Supervisão Médica de SE em Áreas Remotas

Neste capítulo, *área urbana* se refere a qualquer área em que o SE convencional possa ser fornecido; o termo contrasta com *área remota*, a qual se refere a locais distantes e, muitas vezes, austeros. Da mesma maneira que os sistemas urbanos de SE têm supervisão médica, os sistemas de SE em áreas remotas também devem ter. Em alguns aspectos, essa supervisão é ainda mais importante, na medida em que complexas tomadas de decisão médicas e cuidados prolongados de pacientes quase sempre necessitam dessas orientações. Os diretores médicos que fornecem essa supervisão devem ter conhecimento nas variáveis que afetam os cuidados nesses cenários. Eles também devem compreender o escopo de prática e as limitações de seus profissionais. Em alguns cenários, o diretor médico pode até fornecer supervisão médica direta na cena e, algumas vezes, até mesmo o cuidado direto do paciente. Se ele estiver presente na cena, deve ter treinamento completo e competência no manejo seguro aos pacientes nesses ambientes.[7,8,11,23,24]

Agências de SE em Áreas Remotas

Há muitas agências que praticam os cuidados de SE em áreas remotas. Exemplos de agências de SE em ambientes remotos incluem:[12,25,26]

- Equipes de busca e resgate
- Parques nacionais, estaduais e locais
- Patrulhas de esqui
- Equipes médicas de expedições
- Equipes militares especializadas

Contexto do SE em Áreas Remotas

Princípios Importantes de SE/ Equipes de Busca e Resgate em Áreas Remotas: Localização, Acesso, Tratamento, Extricação (LATE)

Nos serviços de SE em áreas remotas, que são componentes comuns de muitas operações de busca e resgate, alguns princípios importantes podem ajudar a simplificar a missão global ou o chamado. Conforme discutido no cenário de abertura, o acrônimo LATE pode ajudar a organizar a resposta – Localização, Acesso, Tratamento, Extricação.[25] Em geral, todas as operações

---

Quadro 21-2 LATE

O acrônimo LATE (Localização, Acesso, Tratamento, Extricação) representa os princípios simplificados em busca e resgate e em outras operações de serviço de emergência (SE) em áreas remotas:[25]

- *Localização.* Em geral, essa é a primeira etapa em qualquer evento de SE em áreas remotas. O paciente deve ser localizado antes que as próximas etapas de um resgate possam ser realizadas.
- *Acesso.* Após localizar o paciente, o profissional de SE em áreas remotas deve ser capaz de ter acesso ao local para iniciar os cuidados do paciente.
- *Tratamento.* É a principal função do profissional de SE em áreas remotas, mas, em alguns cenários, a extricação pode tornar-se uma prioridade maior, retardando os cuidados até que o paciente chegue a um local seguro.
- *Extricação.* É a etapa final de uma operação de busca e resgate ou de outra operação de SE em áreas remotas. Ela envolve a remoção do paciente do ambiente técnico e o seu transporte até os cuidados definitivos.

Dados de Smith WR. Principles of basic technical rescue, packaging, and patient care integration. In: Hawkins SC, ed. *Wilderness EMS*. Wolters Kluwer; 2018.

---

de SE terão algum componente de todos os princípios (**Quadro 21-2**).

A *localização* é a primeira etapa em qualquer evento ou chamado. Você deve encontrar o paciente antes de começar os cuidados. Em algumas situações, isso pode ser fácil se tiver sido feita uma ligação para o telefone de emergência e se você conhecer a localização exata do paciente. Em outras situações, isso pode ser mais difícil, e você terá que realizar uma extensa operação de buscas.

O *acesso* pode ser um desafio técnico. Por exemplo, um paciente pode ser encontrado, mas está do lado oposto da encosta de um rio turbulento. Esse tipo de situação é o que diferencia o SE tradicional nas ruas do SE em áreas remotas.

O *tratamento* costuma ser a fase em que a definição real dos cuidados de SE em áreas remotas fica claro. Embora alguns cuidados possam ser idênticos aos realizados em cenários de SE nas ruas, a tomada de decisão médica, como sobre quando aplicar diferentes intervenções terapêuticas, pode ser diferente de maneiras cruciais. Essas decisões podem mudar drasticamente a duração da próxima etapa do resgate, além do risco para o paciente e os resgatadores.

A *extricação* é a última etapa nesses princípios simplificados de resgate. Embora alguns desses princípios possam se sobrepor, alguns podem ter prioridade sobre outros. Da mesma maneira que em uma situação tática ou de materiais perigosos, a extricação pode ter prioridade maior que as opções terapêuticas padrão, como o início de uma infusão intravenosa (IV).

Interface de Resgate Técnico

Os profissionais de SE em áreas remotas devem não apenas fornecer os cuidados apropriados, mas também devem ser capazes de obter acesso ao paciente em um terreno técnico com segurança. Isso significa que eles devem ser capazes de navegar pela *interface de resgate técnico*.[25] Esse problema ou interface é o que geralmente ajuda a definir o cenário de SE em áreas remotas. Embora as estruturas dos grupos de resgate possam apresentar inúmeras variações, alguns exemplos de como é fornecido o cuidado de SE em ambientes remotos incluem:

- Autorresgate
- Resgate por companheiros
- Resgate por testemunhas
- Pequenos grupos/equipes organizadas de resgate (i.e., equipe de busca e resgate especializada)
- Patrulha de esqui
- Resgate organizado de grandes grupos
- Equipes de resgate técnico de bombeiros
- Equipes de resgate industriais
- Sistemas militares (p. ex., pararresgate da Força Aérea)
- Resgate de múltiplos grupos/interagências coordenando uma resposta complexa

Domínio do SE em Áreas Remotas

Há muitos domínios para o SE em áreas remotas. Alguns cenários potenciais estão listados aqui, cada um com considerações específicas sobre o atendimento ao paciente, limitações de acesso ao paciente e outros fatores individuais que frequentemente devem ser mitigados ou superados[25-27]:

- Espaço
- Planos inclinados (penhasco/quase vertical)
- Planos verticais (lateral de uma estrada em uma montanha)
- Planos negativos
- Avalanche
- Caverna, espaço confinado, cânion
- Operações de helicóptero (corda longa, curta distância)
- Águas calmas, correntezas, mar aberto
- Veículos extraviários (*off-road*), *snowmobile*, *mountain bike*
- Resgate com helicóptero de asa fixa, avião
- Resgate na neve, no gelo, em fendas
- Montanhismo, escalada
- Altitudes elevadas
- Mergulho

Padrões de Lesões em Áreas Remotas

A morte por trauma tem distribuição trimodal (três fases). Consulte o Capítulo 1, PHTLS: Passado, Presente e Futuro", para mais detalhes. O **primeiro pico de morte** ocorre de segundos a minutos após a lesão. As mortes que ocorrem durante essa primeira fase são geralmente causadas por lesões no cérebro, no tronco encefálico, na medula espinal alta, no coração, na aorta ou em outros grandes vasos, podendo ser melhor manejadas por medidas preventivas como os capacetes. Apenas alguns desses pacientes podem ser salvos, em geral, somente em grandes áreas urbanas onde o transporte de emergência rápido está disponível.

O **segundo pico de morte** ocorre de minutos até algumas horas após a lesão. A avaliação e intervenções rápidas são realizadas para reduzir esse segundo pico de mortes por trauma. As mortes que ocorrem durante essa fase são geralmente causadas por hematomas subdurais e epidurais, hemopneumotórax, ruptura de baço, lacerações do fígado, fraturas pélvicas ou lesões múltiplas associadas à perda sanguínea significativa. Os princípios fundamentais de atendimento ao trauma (controle da hemorragia, abordagem da via aérea, infusão equilibrada de fluidos e transporte até uma instalação apropriada) podem ser melhor aplicados a esses pacientes. O **terceiro pico de morte** ocorre vários dias ou semanas após a lesão inicial e é quase sempre causado por sepse ou falência de órgãos.

Os profissionais de atendimento pré-hospitalar se concentram principalmente em salvar os pacientes no segundo pico de mortes. Em áreas remotas, a maioria das pessoas sobreviventes até o resgate já passou do primeiro pico de mortes e, geralmente, pela maior parte do segundo pico. No entanto, a presença de pessoas com treinamento médico em uma equipe de busca e resgate pode ser capaz de evitar as mortes relacionadas ao segundo pico de mortes.[28,29] Muitas vezes, esse cuidado em áreas remotas se concentra em "O que podemos fazer *agora* para evitar que o paciente morra ou tenha complicações tardias importantes?". Os profissionais de SE em ambientes remotos devem se certificar de que o paciente não desenvolva problemas como insuficiência renal por desidratação, infecção significativa por baixa resistência devido a jejum, hipotermia grave e necrose da pele por úlceras de decúbito devido a imobilizações desnecessárias.

Os programas de busca e resgate preventivos se tornaram um foco importante para limitar e diminuir as situações de SE em áreas remotas. Capacetes e outros itens de segurança em áreas de esqui reduziram a morbidade e a mortalidade dos usuários. O NPS e outras instituições – como o Back Country Zero, em parceria com o Teton County Search and Rescue em Jackson, Wyoming – têm programas extensivos para a promoção de educação e prevenção.

Segurança

Em áreas remotas, ainda mais que nas ruas, a segurança da cena é uma consideração fundamental.[30] Um profissional de SE em áreas remotas ferido ou morto distrai o atendimento ao paciente e limita a possibilidade de uma missão de resgate bem-sucedida. As considerações de segurança da cena nas ruas se aplicam também em ambientes remotos. Nas áreas remotas, os perigos da cena podem ser menos evidentes que nas ruas, especialmente se o profissional não for adequadamente treinado para operar em determinado ambiente.

O profissional de SE em áreas remotas e o paciente estarão expostos ao ambiente e às mudanças no clima. Uma onda de frio com chuva congelante, por exemplo, pode complicar a operação ou mesmo causar lesão ou matar o paciente e o profissional de resgate em áreas remotas. Se o resgate demorar horas ou dias, a falta de alimentos e água pode causar debilitação. Os terrenos remotos geralmente irregulares e tecnicamente perigosos podem complicar o cuidado do paciente e sua extricação (**Figura 21-4**). Os profissionais de SE em áreas remotas precisam estar atentos a riscos específicos do ambiente, como queda de rochas, risco de avalanche, elevação do nível da água, exposição a altitudes ou altitudes elevadas e redemoinhos na base de cachoeiras.

Cada membro da equipe de busca e resgate deve passar pela preparação adequada e pelas precauções de segurança, saúde e bem-estar da equipe coletivamente. Todos os membros devem ser orientados em relação às ameaças e aos perigos do ambiente específico em que trabalharão. Eles devem conhecer suas limitações e não exceder suas capacidades tentando resgatar um paciente com lesão. Cada membro da equipe de busca e resgate deve estar adequadamente preparado com roupas e equipamentos de proteção individual (EPIs) necessários para as condições ambientais e o resgate a ser feito. Por fim, garantir que as necessidades médicas da equipe de busca e resgate sejam satisfeitas deve ser parte integral do esforço de resposta. Os suprimentos apropriados para abordar as potenciais doenças ou lesões de um membro da equipe de busca e resgate, além da ênfase nos ciclos de trabalho e descanso, ajudarão a manter uma equipe capaz de exercer bem sua função.

O Cuidado Adequado Depende do Contexto

Nosso conhecimento médico, compreensão e tecnologia mudam à medida que a medicina avança; porém, alguns princípios básicos dos cuidados médicos mudam pouco ao longo dos anos e são independentes da localização do paciente. O atendimento pré-hospitalar ao traumatizado (PHTLS, de *Prehospital Trauma Life Support*) defende há muito tempo que os pacientes com lesões críticas sejam transportados o mais rapidamente possível para um destino adequado, algumas vezes sem exame físico detalhado nem tratamento das condições não críticas. Porém, o cuidado *adequado* depende do contexto. A definição de *exame físico detalhado* e de *condições não críticas* pode ser diferente em uma rua de uma cidade em relação a locais remotos (**Figura 21-5**). A situação, o nível de conhecimento, as habilidades, as condições da cena e os equipamentos disponíveis podem alterar a tomada de decisão médica e a abordagem do paciente traumatizado.[20] (Esse conceito é introduzido no Capítulo 2, "Princípios de Ouro, Preferências e Pensamento Crítico".)

Cuidado Ideal e Real

No SE em áreas remotas, às vezes é necessário tomar decisões complexas com base no conceito de cuidados "ideais e reais".[31] Esse processo de tomada de decisões é o que separa um profissional de SE em áreas remotas de um profissional de SE tradicional das ruas. A capacidade de improvisar é quase o padrão na maioria das situações de SE em ambientes remotos, e os profissionais devem

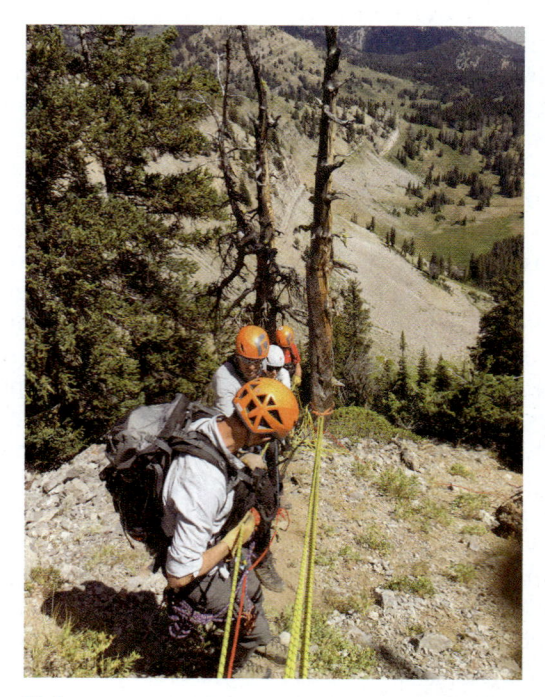

Figura 21-4 Encostas íngremes, penhascos, desabamento de rochas e pisos irregulares são perigosos e dificultam o resgate nas áreas remotas.

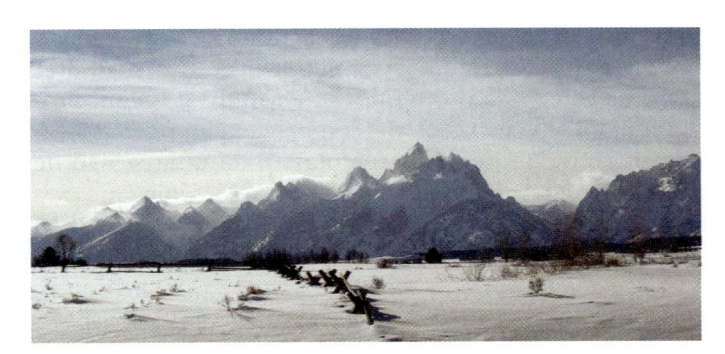

Figura 21-5 Terreno em área remota.
Cortesia de Will Smith.

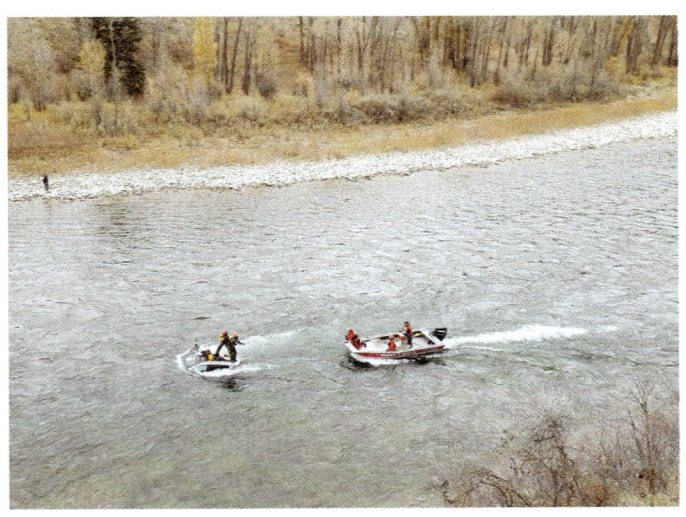

Figura 21-6 Um paciente preso em um veículo no meio de um rio após uma colisão automobilística pode precisar ser tratado com protocolos modificados. O cuidado ao trauma em ambientes remotos é geralmente limitado por condições ambientais adversas, água, lama, vegetação rasteira e espaços confinados.
Cortesia de Brian Coe.

adotar o protocolo ou tratamento tradicional de atendimento ideal e adaptar/improvisar para atender à realidade do ambiente em que se encontram.

Considere um paciente com uma fratura complexa – luxação do ombro. Qual é o cuidado adequado na sala de cirurgia? Em muitos casos, envolve redução aberta com fixação interna (RAFI). Porém, o cuidado adequado no centro cirúrgico pode não ser o cuidado adequado no setor de emergência, onde não seria adequado tentar uma redução aberta. No setor de emergência, são realizadas radiografias para avaliar a fratura-luxação, administra-se um analgésico de curta duração e realiza-se uma redução fechada da luxação para reduzir a dor e o edema, para realinhar grosseiramente os ossos e para reduzir a pressão sobre os nervos e os vasos sanguíneos. A RAFI definitiva ocorrerá mais tarde, na sala de cirurgia.

Da mesma maneira, o cuidado adequado no departamento de emergência pode não ser o cuidado adequado no cenário de SE nas ruas. Os profissionais de atendimento pré-hospitalar podem não ter a vantagem de uma grande área aquecida e seca para realizar uma avaliação e fornecer um tratamento. Eles podem estar trabalhando na chuva, onde os pacientes estão pendurados de cabeça para baixo dentro de um veículo esmagado, enquanto a equipe de resgate usa ferramentas elétricas para cortar e remover o metal e chegar até o paciente. Quando o paciente estiver liberado, o profissional de atendimento pré-hospitalar irá avaliar o paciente quanto a outras lesões, verificar a condição neurovascular distal no braço, imobilizará o ombro do paciente, fornecerá analgésicos e irá transportá-lo rapidamente até o setor de emergência. Da mesma forma, nas ruas, pode não ser adequado tentar uma redução fechada ou aberta para reduzir a fratura-luxação (com base nos protocolos locais).

Por fim, o cuidado adequado nas ruas pode não ser o cuidado apropriado em ambientes remotos. Quais protocolos podem ter de sofrer modificações para um paciente que, após uma colisão automobilística, está preso em um carro que está no meio de um rio ou que está submerso (**Figura 21-6**)? Nesse caso, as habilidades de resgate em correntezas, as técnicas e as prioridades modificadas devem ser realizadas além do atendimento ao paciente.[32] Exemplos como esse explicam por que os protocolos de SE em áreas remotas podem precisar de um escopo de prática operacionalmente específico para os melhores cuidados do paciente.[6,12]

Para a maioria das condições, porém, o cuidado apropriado é adequado independentemente de ser realizado na sala de cirurgia, no setor de emergência, nas ruas ou em áreas remotas. Com uma boa base de conhecimento, habilidades de raciocínio crítico, treinamento e compreensão dos princípios mais importantes, os profissionais de atendimento pré-hospitalar podem realizar a tomada de decisão médica na cena que reflita nas diversas situações em que encontrarão os pacientes.

Para um número pequeno, porém significativo, de situações, há diferenças importantes entre o cuidado de SE adequado nas ruas e o cuidado de SE adequado em áreas remotas. Essas situações trazem as seguintes questões importantes:

- O cuidado de SE nas ruas é sempre o ideal nos ambientes remotos?
- Se o cuidado de SE nas ruas não for o ideal, como o profissional de atendimento pré-hospitalar saberá qual é o cuidado ideal? Isso está estabelecido em protocolos locais?
- Como os profissionais de atendimento pré-hospitalar lidam com situações em campo quando não sabem exatamente quais são as lesões do paciente? Por exemplo, como os profissionais médicos de ambientes remotos determinam que há uma fratura-luxação ao

examinar um paciente que está pendurado de cabeça para baixo por uma corda no fundo de uma caverna?

- Como um profissional de atendimento pré-hospitalar, para um determinado paciente em uma situação em particular, se é *mais* apropriado o cuidado das ruas ou de áreas remotas?
- O que faz uma situação ser de rua ou de área remota? E todos os casos entre eles?

Não é fácil fornecer respostas definitivas para todas essas perguntas. Conforme afirmado anteriormente, a resposta muitas vezes é "depende". No entanto, ao menos, informações básicas boas podem ser fornecidas de modo que os profissionais de atendimento pré-hospitalar possam, conforme necessário em uma situação específica de atendimento ao paciente, responder às perguntas em seus respectivos contextos. A filosofia do PHTLS sempre foi de que, com uma boa base de conhecimentos e dos princípios fundamentais, os profissionais de atendimento pré-hospitalar são capazes de tomar boas decisões em relação aos cuidados dos pacientes. Ao final, o fornecimento dos *cuidados reais* ao paciente – com base na situação e nos recursos disponíveis e no *cuidado ideal* – representa o padrão naquele cenário.

Tomada de Decisões no SE em Áreas Remotas: Equilibrando Riscos e Benefícios

Médicos, enfermeiros e profissionais de atendimento pré-hospitalar experientes sabem que procedimentos como a abordagem da via aérea e a abordagem de ferimentos são a parte fácil da medicina. A parte difícil é saber *quando* fazer *o quê*: pensamento crítico. Ainda mais do que nas ruas, em ambientes remotos um risco deve ser ponderado cuidadosamente contra outro e contra os potenciais benefícios. Para *este* paciente de maneira singular, *neste* cenário específico, com *estes* recursos em particular, e com *esta* probabilidade específica de que *esta* ajuda em particular chegue a *esta* hora específica no futuro, quais são os potenciais riscos? Quais são os potenciais benefícios? O SE em áreas remotas é, em grande parte, uma arte de comprometimento: equilibrar os riscos e benefícios particulares para cada paciente.

Princípios de TCCC e TECC Aplicados ao Cuidado do Trauma em Áreas Remotas

A importância de considerar o contexto do incidente é evidente nos cenários táticos e de combate dos conflitos no Iraque e no Afeganistão. O desenvolvimento e a implementação de diretrizes de Tactical Combat Casualty Care (TCCC) estiveram claramente ligados a melhores taxas de sobrevida dos feridos.[33-37] Muitos dos conceitos aprendidos em cenários de combate podem ser aplicados ao contexto de áreas remotas. Toda uma sessão de pré-conferência foi realizada sobre esse tópico no Seventh World Congress of Wilderness Medicine em 2016 (Telluride, Colorado), resultando em uma publicação: *Special Edition: Tactical Combat Casualty Care: Transitioning Battlefield Lessons Learned to Other Austere Environments*.[38] Embora as fontes de perigos possam não ser os mesmos (p. ex., cuidar de um ferimento de arma de fogo que ocorreu em um combate vs. um ferimento que ocorreu durante uma caçada, ou lesões causadas por dispositivos explosivos improvisados vs. uma avalanche), muitos dos mesmos padrões de lesão e prioridades de cuidados são compartilhados por resgatadores e pacientes.[39]

As prioridades de cuidados extrapoladas do TCCC para as áreas remotas foram amplamente adotadas por muitas organizações. O NPS tem um desafio único no fornecimento de cuidados em cenários de cuidados remotos extremamente diversos (**Figura 21-7**). Os profissionais do NPS cuidam de pacientes em cenários remotos e austeros usando protocolos táticos e de áreas remotas.[20,21,40]

As diretrizes táticas do TCCC foram modificadas e adotadas pelo Committee on Tactical Emergency Casualty Care (TECC) para uso civil e federal.[41] O TECC aplica conceitos semelhantes ao TCCC em múltiplas áreas com todo tipo de risco (tático, materiais perigosos, etc.) e para populações expandidas (crianças, idosos, etc.). Muitas agências começaram a fornecer cuidados com base nas diretrizes do TECC e formalizaram programas, como de força-tarefa de resgates, para unir esse cuidado

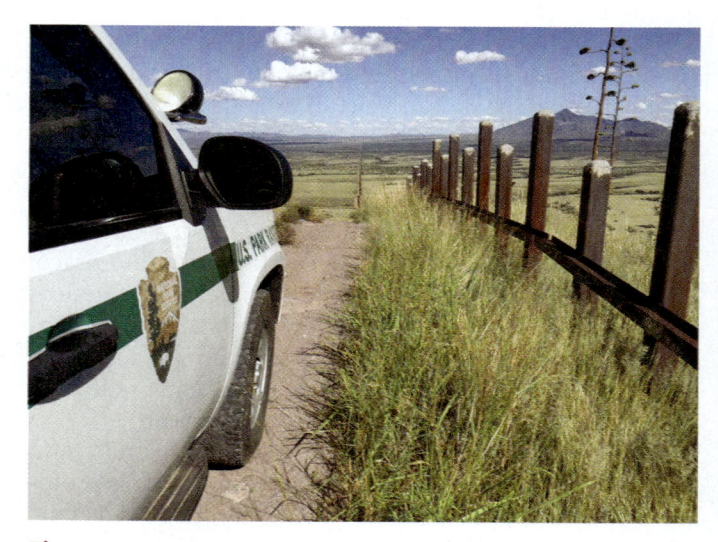

Figura 21-7 Guarda do National Park Service em patrulha na fronteira Estados Unidos-México, um ambiente remoto com a possibilidade de lesões relacionadas a trauma.

Cortesia de Will Smith.

a situações táticas e a outras ameaças (incluindo áreas remotas e atendimento ao trauma em áreas remotas).[21,42]

Ver a discussão adicional sobre TCCC/TECC e prioridades de cuidados do paciente em cenários táticos no Capítulo 22, "Suporte Médico de Emergência Tático Civil".

Princípios de Preparo Básico do Paciente

A preparação do paciente para o transporte tem importância fundamental no cuidado de SE em áreas remotas, pois o paciente acaba tendo de passar pela extricação a partir de um ambiente remoto e ser levado até os cuidados definitivos. Algumas vezes, isso pode ser uma tarefa fácil no caso de uma lesão isolada. Por exemplo, uma lesão de extremidade superior pode ser imobilizada e o paciente pode caminhar ou ser auxiliado. Porém, no caso de outras lesões menores, como distensão ou fratura de extremidade inferior, o paciente pode ter que ser carregado. As lesões mais críticas ou potencialmente fatais sempre exigem algum grau de preparação do paciente e uma extricação mais intensiva. Diferentes sistemas de resgate podem ser utilizados para a evacuação de um paciente que não caminha em situações técnicas. A **Figura 21-8** mostra um paciente preparado em uma maca com rodas, uma ferramenta de resgate comum usada para mover os pacientes quando eles não conseguem andar. Em operações sobre a água, deve-se ter o cuidado de assegurar dispositivos de flutuação adequados para o paciente (p. ex., dispositivo de flutuação individual) além da capacidade de extricação (**Figura 21-9**). Todos esses fatores devem ser considerados ao preparar os pacientes em uma situação de SE em áreas remotas. Muitas vezes, o preparo deve utilizar maior proteção que o habitual e esforços continuados para garantir um posicionamento de conforto para o paciente, pois os resgates são frequentemente prolongados.

Imobilização Fisiológica

A *imobilização fisiológica* é um conceito que pode ser aplicado a praticamente qualquer lesão em qualquer cenário de SE, e não apenas em ambientes remotos. Ela parte da premissa de estabelecer um alinhamento fisiológico normal na região da lesão e, depois, imobilizar ou sustentar aquela posição. Os mesmos conceitos de imobilização articular acima e abaixo de uma lesão de um osso longo e de imobilização do osso acima e abaixo de uma lesão articular são incorporados.[12,25] Devem-se avaliar a circulação distal, a sensibilidade e a capacidade motora antes e depois de qualquer imobilização e, depois, reavaliar esses fatores de maneira contínua.

A aplicação de *imobilização fisiológica* geralmente exige mais proteção com coxins do que na aplicação em SE tradicional. Isso se deve, principalmente, aos tempos de transporte prolongados para retirar o paciente do cenário remoto. Também é importante certificar-se de que a preparação do paciente e a imobilização fisiológica sejam feitas corretamente desde o início. Mais coxins de proteção não apenas reduzem o desconforto geral, mas também promovem a função neurovascular normal e permitem operações de resgate mais rápidas. Uma preparação apressada sem a imobilização fisiológica apropriada e sem o uso amplo de coxins pode causar atrasos no resgate se um paciente precisar ser novamente preparado.

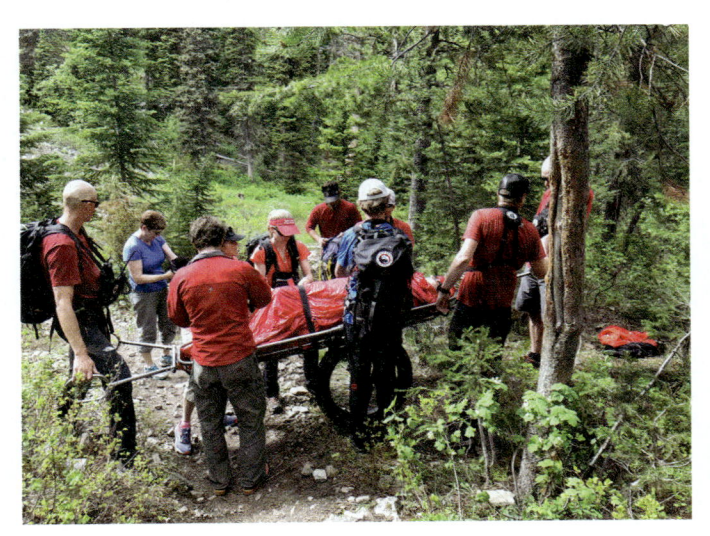

Figura 21-8 Maca com rodas usada para transporte de um paciente com lesão após colisão de *mountain bike*. Embora o seu uso seja mais fácil que carregar um paciente que não caminha, ainda exige recursos consideráveis.

Cortesia de Will Smith.

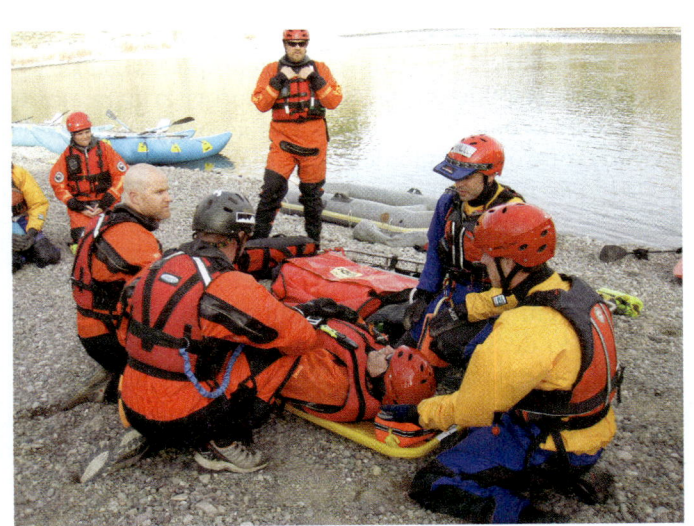

Figura 21-9 Um dispositivo de flutuação individual é um adjunto de preparação mandatório sempre que se transporta um paciente sobre a água.

Cortesia de Will Smith.

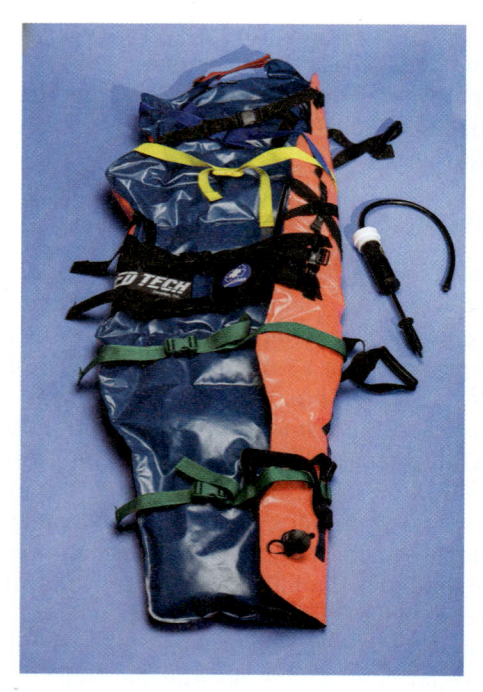

Figura 21-10 Colchão corporal total a vácuo usado na imobilização fisiológica do corpo inteiro.

Cortesia de David Bowers.

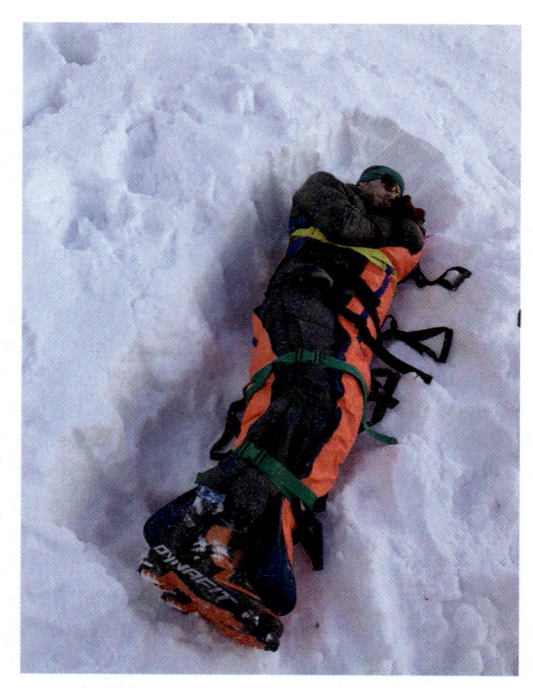

Figura 21-11 Paciente enrolado em um colchão a vácuo em posição lateral para alcançar uma imobilização fisiológica e para ajudar a manter a via aérea aberta.

Cortesia de Will Smith.

O colchão a vácuo (**Figura 21-10**) se tornou o padrão de cuidados para pacientes em *SE* em áreas remotas que necessitam de imobilização corporal total (incluindo a *restrição/imobilização do movimento da coluna vertebral*). Como ocorre com muitas ferramentas especializadas, ela deve ser levada até a cena do resgate; porém, ela geralmente é mais portátil que as alternativas urbanas.[25] Talas a vácuo menores podem ser usadas em lesões isoladas de extremidades. Porém, como ocorre comumente no SE em áreas remotas, as ferramentas ideais podem não estar disponíveis, e pode ser necessário improvisar para alcançar o mesmo objetivo nos cuidados do paciente. Essa situação é outro exemplo do conceito de cuidado *ideal* em oposição ao *real*, conforme discutido antes.

Considerações Sobre Via Aérea

A abordagem da via aérea tem sido a maior prioridade no cuidado de SE, levando ao longevo mantra do ABC (Via Aérea, Respiração [*Breathing*], Circulação). O cuidado do SE em áreas remotas também deve considerar A abordagem da via aérea, mas algumas vezes mais ainda que em outras situações. Durante a extricação de um paciente imobilizado, especialmente em posição supina, um profissional de SE em áreas remotas pode ter capacidade limitada para monitorar a via aérea e o acesso ao paciente. As complicações de via aérea relacionadas ao potencial para vômitos e comprometimento da via

aérea são de fundamental importância. Os elementos de extricação e resgate técnico devem ser equilibrados com a preparação do paciente e a imobilização fisiológica. A preparação do paciente em posição lateral é uma opção com o colchão a vácuo. Essa opção permite a drenagem mais fácil de líquidos e vômitos da via aérea com base na ação da gravidade (**Figura 21-11**). Outras considerações no cuidado prolongado do paciente incluem a previsão de problemas potenciais, como o pré-tratamento de um paciente com antiemético quando houver preocupação com a possibilidade de vômitos. Uma opção facilmente administrada é a ondansetrona como comprimido solúvel por via oral (VO). As opções típicas de antieméticos, como a prometazina, e os agentes atípicos, como a difenidramina, podem ser considerados e têm efeito aditivo. Como sempre, os medicamentos devem ser manejados pelos profissionais de SE de acordo com seu nível de habilidade; uma discussão completa está além do escopo deste texto.

Lesão e Restrição do Movimento da Coluna Vertebral

Desde o surgimento do SE, muito se debate sobre o melhor cuidado para lesões de coluna vertebral suspeitas ou confirmadas. Os pacientes com lesão vertebral verdadeira com déficit neurológico evidente têm um caminho de tratamento relativamente claro. Eles necessitam ser preparados no cenário pré-hospitalar para limitar a movimentação adicional da coluna vertebral até chegarem aos cuidados médicos definitivos. Idealmente, no contexto de tempos de transporte prolongados, isso é feito com um colchão a vácuo ou outro dispositivo que se adapte ao formato da coluna em vez de uma prancha dorsal rígida.

O dilema maior ocorre no cuidado no trauma em áreas remotas quando não há déficits neurológicos claros, mas há preocupação com a possibilidade de lesão na coluna vertebral. Por muitos anos, os pacientes eram imobilizados com base apenas no mecanismo de lesão, prevendo que uma lesão instável pudesse levar a uma lesão real da coluna vertebral e déficits em longo prazo. O tratamento para essa possibilidade de lesão se tornou a base do treinamento em SE. A aplicação de restrição do movimento da coluna vertebral (também chamada de imobilização da coluna vertebral ou estabilização da coluna vertebral) era uma característica fundamental do cuidado de SE tradicional. Muitos pacientes foram imobilizados ao longo dos anos com a tradicional prancha dorsal longa dura junto com colares cervicais rígidos.

Nas últimas décadas, vários estudos levaram a uma revisão dos paradigmas terapêuticos, limitando o número de pacientes imobilizados por "possível lesão na coluna vertebral". As pesquisas revelaram que as pranchas dorsais rígidas e os colares cervicais às vezes causavam danos aos pacientes sem fornecer os benefícios pretendidos. Os estudos mostraram dor moderada mesmo em voluntários saudáveis com 30 minutos e dor intensa após cerca de 45 minutos.[43] Outros problemas mais preocupantes ocorrem com a imobilização prolongada, como o comprometimento da via aérea, o risco de aspiração e as úlceras por pressão. Os colares cervicais rígidos podem estar associados a complicações de pressão intracraniana elevada, redução do fluxo de saída cerebral e deslocamento cervical no contexto da aplicação incorreta.[44-46] Essas complicações se somam aos fatores adicionais encontrados em cenários de cuidados prolongados. Por essa razão, os sistemas e profissionais de SE em áreas remotas foram os primeiros a adotar o uso limitado da restrição do movimento da coluna vertebral.

A restrição do movimento da coluna vertebral em cenários de cuidados em ambientes remotos e selvagens tem implicações drásticas sobre as decisões de transporte, os riscos do resgate técnico e outras dinâmicas. Esse aumento no risco para o paciente e os socorristas deve ser ponderado com o risco pequeno de uma possível lesão na coluna vertebral (em muitos casos, bem abaixo de 1% com um exame neurológico normal).[47] Para ilustrar o processo de tomada de decisão do SE em áreas remotas, considere o seguinte exemplo:

Uma mulher saudável de 22 anos estava escalando ao longo de um desfiladeiro em um rio quando caiu por 20 metros. Seus ganchos estavam colocados nas fendas do penhasco e foram caindo um de cada vez, amortecendo um pouco a sua queda. Por fim, ela acabou atingindo o chão. Ela estava usando capacete e bateu a cabeça, experimentando uma breve perda de consciência. Após uma subida de 1 hora a partir de onde a ambulância podia ser estacionada, um profissional de SE em áreas remotas chega até a paciente. Agora ela está consciente e alerta, queixando-se apenas de cefaleia leve, com exame neurológico normal e exame físico normal. Os amigos a encorajaram a permanecer parada. É fim do outono e está ficando escuro, a área de pouso mais próxima para o helicóptero fica a cerca de 1 hora pela estrada, e há previsão que comece uma nevasca esta noite. A paciente precisa ser submetida à restrição do movimento da coluna vertebral? Ela pode caminhar com auxílio se for capaz de fazê-lo? O profissional de SE em áreas remotas precisa chamar uma equipe de busca e resgate com uma maca Stokes e realizar um resgate prolongado com previsão de durar horas e entrar noite adentro? Você tem protocolos para avaliar e tratar os pacientes em situações semelhantes a essa?

Hoje, vários especialistas em trauma sustentam que as pranchas rígidas não devem mais ser usadas em operações de SE em ambientes remotos, mesmo em casos com suspeita de lesão na coluna vertebral.[25,39] Os colchões a vácuo, os quais são usados há algum tempo fora dos Estados Unidos, estão tornando-se o padrão de cuidados quando há indicação de restrição do movimento da coluna vertebral. Esses dispositivos são flexíveis e contornam a coluna; eles também podem ser utilizados para limitar os movimentos da cabeça sem um colar cervical rígido.

Um paciente sem déficit detectável, mas com dor intensa nas costas após trauma de alta energia, pode ter uma lesão de coluna vertebral instável oculta sob risco. Em geral, nos ambientes remotos, se o paciente consegue caminhar, é seguro fazê-lo. Os pacientes que não conseguem caminhar não devem ser forçados a fazê-lo.

Um exemplo de morte causada por restrição do movimento da coluna vertebral ocorreu em Cornish, New Hampshire, em 2006. Uma paciente que tinha tropeçado e sofrido lesão de tornozelo foi imobilizada em uma prancha dorsal rígida com base na preocupação com uma possível lesão na cabeça/coluna, sendo depois transportada em um bote de resgate. Quando o bote afundou, a paciente morreu por causa do resgate e não por suas lesões menores.[48] Casos como esse devem lembrar aos profissionais de SE em áreas remotas de que devem ponderar o risco real das decisões de transporte e o risco potencial de possível lesão espinal e de seguir cegamente protocolos rígidos.[25] Em geral, se um paciente é capaz de caminhar sozinho em uma situação técnica em ambiente remoto com mínima dor e sem sintomas neurológicos, essa é provavelmente a opção mais segura a ser considerada.

Opções de Extricação em Áreas Remotas

Carregar os pacientes em ambientes remotos é uma atividade extremamente difícil, demorada e potencialmente perigosa tanto para o paciente como para quem o carrega. As pessoas sem experiência em busca e resgate geralmente subestimam o tempo e a dificuldade de uma extricação de área remota em pelo menos a metade, ou algumas vezes por um fator de até cinco, para as extricações mais difíceis, especialmente nos resgates em cavernas. Em alguns casos, o transporte por helicóptero pode fornecer a transferência mais apropriada a partir de locais remotos ou técnicos (**Figura 21-12**).[49]

Se alguém sem experiência em busca e resgate disser "Demorará cerca de 2 horas para conseguirmos tirar o paciente daqui", o tempo deverá ser muito maior que isso. Os profissionais de SE em áreas remotas devem esperar que demore ainda mais se o paciente estiver em uma caverna ou em outro espaço confinado, se o terreno for particularmente difícil ou se o clima for ruim. É especialmente importante lembrar-se disso se estiver anoitecendo ou se o clima estiver piorando.

Fazer um paciente sair andando, mesmo que com várias pessoas ajudando, é sempre muito mais rápido. Se o paciente conseguir andar e começar a fazer isso logo, em vez de esperar uma maca ou equipe de busca e resgate, a extricação será muito mais rápida e terminará muito antes. Se o paciente não puder andar (p. ex., devido a uma

fratura de tornozelo), pode ser necessário carregá-lo nas costas ou fazer uma maca improvisada com pedaços de madeira e cordas.

Outras Considerações Sobre Cuidados de Pacientes em SE de Áreas Remotas

Princípios da Avaliação do Paciente

Embora a avaliação do paciente não seja única de cenários de SE em áreas remotas, os profissionais geralmente ficam com um paciente por um período muito maior. As tendências dos sinais vitais e especialmente as alterações no estado mental oferecem muito mais informações aos profissionais de cuidados prolongados sobre como os tratamentos estão afetando a condição do paciente. O estado mental é considerado como o sinal vital mais importante; ele garante que os três sistemas principais (circulatório, respiratório, nervoso) estejam funcionando. Outros sinais vitais tradicionais, como a pressão arterial, podem ser completamente impraticáveis em alguns ambientes remotos. O treinamento para a interpretação de um estado mental normal, da frequência e presença de um pulso radial pode oferecer todos os detalhes necessários para avaliar um paciente em área remota.

MARCH PAWS

A avaliação inicial do paciente é a mesma, independentemente do ambiente. A prioridade de atenção se baseia nas ameaças maiores à vida que podem ser mitigadas imediatamente no local da lesão. Uma abordagem sistemática que está em conformidade com o PHTLS poderia seguir o mnemônico MARCH PAWS, desenvolvido por militares. Essa abordagem tem ganhado reconhecimento em muitos cenários de medicina militar.[50] Também foram publicadas adaptações do MARCH PAWS para montanhistas e profissionais de resgate em montanha.[51]

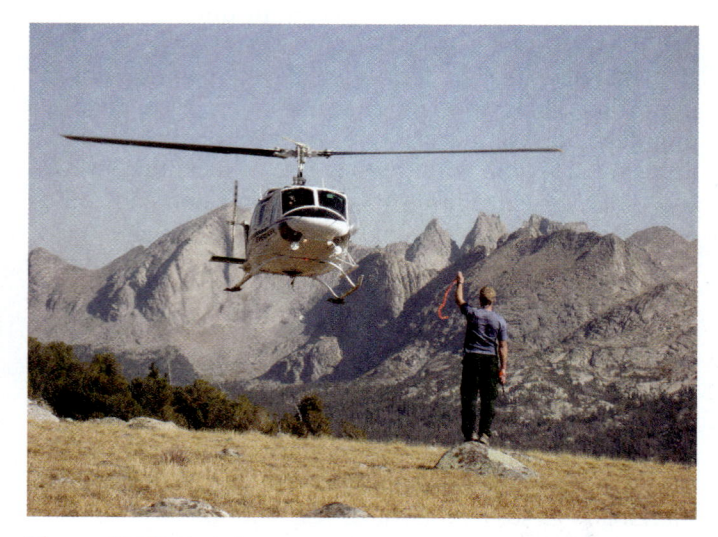

Figura 21-12 Helicópteros podem ser usados para equilibrar o risco de expor muitos socorristas a terrenos técnicos por períodos mais longos ao usarem uma ferramenta com risco potencialmente maior por um período muito curto e diminuírem o tempo do socorro. Esse equilíbrio deve ser constantemente avaliado em todas as extricações em áreas remotas.

Cortesia de Will Smith.

- *M – Hemorragia massiva.* No local da lesão, a prioridade inicial dos cuidados deve ser a identificação e o cessar de qualquer hemorragia massiva. Isso é identificado fazendo uma varredura inicial para sangue em locais de hemorragias em extremidades e áreas corporais juncionais proximais (axila e virilha). Então, uma avaliação pélvica é realizada, considerando a colocação de um imobilizador pélvico precocemente se a pélvis estiver instável.
- *A – Via aérea.* Uma avaliação simples da via aérea em pacientes conscientes é feita perguntando-se o

nome e pedindo-se para descrever a situação. Em pacientes inconscientes, uma simples manobra de anteriorização da mandíbula pode aliviar uma via aérea obstruída. Uma cânula nasofaríngea é leve e pode ser colocada para a proteção da via aérea. No caso de traumatismo maxilofacial grave, deve-se evitar a cânula nasofaríngea. Algumas vezes, o posicionamento em decúbito lateral pode ser tudo de que se precisa como manobra temporária inicial. A sequência rápida de intubação deve ser realizada apenas por profissionais altamente experientes e treinados que tenham praticado intubação em ambientes austeros. Uma cricotireotomia cirúrgica pode ser considerada como uma habilidade de proteção da via aérea por um profissional adequadamente treinado e credenciado; no entanto, deve ser realizada precocemente se for clinicamente indicada e essencial.

R – *Respiração*. A avaliação da respiração pode ser feita com ferramentas tradicionais de SE das ruas, como um estetoscópio e um oxímetro de pulso. Porém, em alguns cenários austeros, podem ser necessárias outras habilidades de avaliação do paciente, como a palpação física do tórax. Achados secundários, como enfisema subcutâneo ou crepitação associados com fratura costal, podem levar a um diagnóstico clínico de pneumotórax.

C – *Circulação*. Um objetivo importante da avaliação da circulação é confirmar se o paciente demonstra sinais de choque. Uma avaliação geral do estado circulatório do paciente deve ser determinada com base no estado mental e na aparência geral. Um paciente com alteração do estado mental ou confuso deve ser considerado como tendo sinais de choque, sendo tratado de forma apropriada. Deve-se ter atenção especial com a avaliação e a presença dos pulsos centrais (carotídeo, femoral) e distais (radial, tibial posterior, pedioso dorsal).

H – *Cabeça(head)/Hipotermia*. Um exame neurológico inicial básico deve ser conduzido para avaliar o nível de consciência do paciente. Um paciente pode ser descrito como **a**lerta, responde a estímulo **v**erbal, responde a estímulo **d**oloroso ou a **i**rresponsividade do paciente (AVDI). No caso da suspeita de traumatismo craniencefálico moderado ou grave, a prioridade de cuidados é a prevenção de hipóxia, hipotensão e hipoglicemia. Durante essa fase da avaliação, o paciente deve ser exposto para uma avaliação completa. As roupas molhadas devem ser removidas e a atenção deve ser direcionada para a prevenção de hipotermia, colocando roupas quentes e secas no paciente e afastando-o do chão usando um colchonete ou outro tipo de barreira.

P – *Dor (Pain)*. Após completar as intervenções iniciais potencialmente salvadoras na avaliação MARCH, você deve passar para a abordagem da dor do paciente. Em um paciente acordado e alerta, isso pode ser feito oferecendo uma dose de paracetamol inicialmente. Os medicamentos anti-inflamatórios não esteroides (AINEs), como ibuprofeno ou naproxeno, devem ser evitados se houver suspeita de hemorragia devido a seus efeitos antiplaquetários. O meloxicam é uma alternativa como AINE de longa ação que não afeta o tempo de sangramento e pode ser usado com mais segurança no trauma. Os profissionais de suporte avançado que transportam substâncias como fentanila ou cetamina devem seguir os protocolos locais para dosagem e guia de administração.

A – *Antibióticos*. O uso precoce de antibióticos, idealmente dentro de 6 horas de uma lesão traumática, pode estar indicado. Deve ser utilizado um antibiótico de amplo espectro com cobertura para os patógenos mais prováveis em lesões traumáticas. A doxiciclina é uma excelente opção para que os viajantes carreguem, pois ela pode ser usada para tratar várias condições, incluindo infecções cutâneas, respiratórias e gastrintestinais (GI). Os profissionais de suporte avançado que prestam atendimento no local podem administrar ertapeném por via intramuscular ou intravenosa. Caso seja possível o transporte de apenas um antibiótico pelos profissionais de SE, algumas autoridades em doenças infecciosas de SE em ambientes remotos recomendam a ceftriaxona.[52] Os profissionais devem sempre verificar a presença de alergias medicamentosas conhecidas antes da administração de qualquer medicamento para reduzir o risco de induzir anafilaxia e, assim, complicar ainda mais a condição do paciente e criar novas dificuldades nos cuidados.

W – *Lesões (Wounds)*. A irrigação e o cuidado dos ferimentos devem ser realizados antes de preparar e transportar o paciente. Uma regra geral é que, desde que a água seja potável, ela é suficientemente limpa para irrigar um ferimento. Deve-se fazer a descontaminação grosseira e a remoção de fragmentos seguidas por irrigação copiosa, aplicando curativo estéril ou limpo sobre a ferida.

S – *Imobilização (Splinting)*. A aplicação de uma imobilização modificada oferece grande alívio da dor para um paciente com fratura ou lesão grave de tecidos moles. A imobilização simples, como a fixação do punho sobre o tórax para uma luxação de ombro ou a proteção com espumas e imobilização de uma fratura de tornozelo usando as varas de trilha como talas, pode melhorar muito o controle da dor e facilitar o transporte de uma vítima.

Considerações Sobre o Cuidado Prolongado dos Pacientes

Conforme citado antes, o SE em áreas remotas ocorre em uma ampla variedade de locais de resgate remotos que podem ser semelhantes a ambientes militares e austeros. Com os teatros militares mudando do Iraque e do Afeganistão para outras áreas mais remotas do mundo (p. ex., África, Pacífico), o grupo de trabalho Prolonged Field Care (PFC) foi estabelecido para se concentrar nos cuidados médicos e no trauma em cenários de cuidados estendidos ao paciente com variação de horas a dias. O grupo identificou 10 capacidades essenciais do PFC para auxiliar no treinamento para esses cenários de cuidados prolongados (**Tabela 21-1**).[53] Praticamente todas as lições de cuidados a pacientes aprendidas podem estar relacionadas entre o profissional de SE em áreas remotas e os cenários militares de PFC.

Tabela 21-1 As 10 Capacidades Principais para o Cuidado na Cena Prolongado (PFC) em Locais Austeros

Tarefas no Cuidado na Cena Prolongado	Mínimo	Melhor	Ideal
1. Monitorar o paciente para criar uma tendência útil dos sinais vitais.	Esfigmomanômetro, estetoscópio, oximetria de pulso, cateter de Foley (medir o débito urinário), estado mental e compreensão da interpretação dos sinais vitais	Adicionar a capnometria	Monitorar os sinais vitais para fornecer dados de sinais vitais sem o uso das mãos a intervalos regulares
2. Reanimar o paciente além da infusão de cristaloides ou coloides.	Conjuntos de transfusão de sangue total fresco na cena	Cristaloides de manutenção também preparados para infusão de fluidos em uma queimadura maior e/ou traumatismo craniencefálico fechado (duas a três embalagens de solução de Ringer lactato ou PlasmaLyte A; solução salina hipertônica); considerar a adição de plasma liofilizado conforme a disponibilidade; aquecedor de líquidos	Manter um estoque de concentrado de hemácias e plasma fresco congelado tendo doadores tipo-específicos identificados para transfusão imediata de sangue total fresco
3. Ventilar/oxigenar o paciente.	Fornecer pressão positiva no fim da expiração (PEEP) por meio de bolsa-válvula-máscara (você não consegue ventilar um paciente em cenário de cuidado na cena prolongado [ventilação prolongada] sem PEEP, ou o paciente estará sob risco de desenvolver a síndrome de angústia respiratória aguda)	Fornecer oxigênio suplementar por meio de concentrador de oxigênio	Ventilador portátil com oxigênio suplementar

Tarefas no Cuidado na Cena Prolongado	Mínimo	Melhor	Ideal
4. Obter o controle definitivo da via aérea do paciente com um balonete inflado na traqueia (mantendo o paciente confortável).	Preparação para uma cricotireotomia com cetamina	Adicionar a habilidade para fornecer sedação de longa duração	Adicionar uma capacidade de sequência rápida de intubação responsável com subsequentes habilidades de manutenção da via aérea, além de fornecer sedação de longo prazo (incluir aspiração e paralisia com a sedação adequada)
5. Usar sedação/analgesia para realizar as tarefas anteriores.	Fornecer analgesia com opioides titulados intravenosos (IV)	Ter treinamento em sedação com cetamina (e midazolam adjunto conforme a necessidade)	Ter experiência e manter as habilidades de sedação de longo prazo com o uso IV de morfina, cetamina, midazolam, fentanila e assim por diante
6. Usar o exame físico/medidas diagnósticas para conhecer potenciais problemas.	Usar o exame físico sem testes diagnósticos avançados, manter a consciência sobre lesões potencialmente despercebidas (p. ex., sangramento abdominal, traumatismo craniencefálico)	Ter treinamento no uso de testes diagnósticos avançados, como ultrassonografia, laboratório no próprio ponto de cuidados e assim por diante	Experiência com ambos
7. Fornecer medidas de enfermagem, higiene e conforto.	Garantir que o paciente esteja limpo, aquecido, seco, protegido e cateterizado, fornecendo o cuidado básico de feridas	Elevar a cabeceira do leito, desbridar as feridas, realizar lavagem, trocar curativos úmidos por secos, descomprimir o estômago	Experiência em ambos
8. Realizar intervenções cirúrgicas avançadas.	Drenagem de tórax, cricotireotomia	Realizar fasciotomia, desbridamento de feridas, amputação e assim por diante	Experiência em ambos
9. Realizar consultoria de telemedicina.	Realizar comunicações confiáveis, apresentar o paciente, passar a tendência dos sinais vitais	Adicionar achados laboratoriais e imagens de ultrassom	Videoconferência
10. Preparar o paciente para o voo.	Estar familiarizado com os estressores fisiológicos do voo	Ter treinamento no transporte em cuidados críticos	Experiência em transporte em cuidados críticos

Reproduzido de Keenan S, Riesberg JC. Prolonged field care: beyond the "Golden Hour." *Wilderness Environ Med.* 2017;28(2S):S138.

Necessidades de Eliminação (Urina/Fezes)

A verdade descrita em um livro infantil popular, *Everyone Poops* (Todo mundo faz cocô),[54] aplica-se também aos pacientes de áreas remotas. Considerando os tempos de transporte relativamente curtos em um cenário urbano, a maioria dos pacientes não tem necessidade de eliminação. Os pacientes com trauma quase nunca defecam durante os cuidados pré-hospitalares e no setor de emergência. Porém, se você ficar cuidando de um paciente que está em ambiente remoto por 1 dia ou mais e demorar várias horas para você chegar até o paciente, é muito mais provável que o paciente precise urinar ou defecar, especialmente se a retirada do local for prolongada.

Algumas medidas razoáveis consistem em ter suprimentos de cuidados do paciente que incluam *panos absorventes limpos* para colocar sob o paciente, ter alguns lenços sanitários, carregar fraldas de tamanho adulto que possam ser substituídas após o paciente urinar ou defecar, ou mesmo parar para deixar o paciente urinar ou defecar (**Figura 21-13**). É possível que pessoas consigam urinar mesmo imobilizados em uma maca Stokes (**Figura 21-14**) com imobilização corporal total a vácuo, se a preparação for planejada com cuidado e a ponta da maca for levantada na extremidade dos pés. No caso das mulheres, um pequeno dispositivo em formato de funil que elas costumam carregar ao fazer trilhas será necessário para ajudar na eliminação. Em algumas equipes de resgate, um cateter de Foley pode ser usado com o treinamento adequado.

Os pacientes que ficam deitados de costas por um período prolongado tendem a desenvolver úlceras de pressão por decúbito. Essas úlceras podem requerer cirurgia ou desbridamento, resultando em maiores permanências hospitalares. Alguns pacientes morrerão por causa de infecção e de outras complicações das úlceras. Ficar deitado sobre as próprias fezes e urina por um período prolongado (apenas algumas horas são suficientes) pode aumentar a chance de úlceras de pressão por decúbito. Se o cuidado do paciente durar apenas alguns minutos durante um transporte curto, urina e fezes não são um problema importante. Porém, se um profissional de medicina em áreas remotas ficar cuidando de um paciente por várias horas e entregar o paciente ao departamento de emergência deitado sobre fezes, a probabilidade de úlcera e de sepse resultante é muito maior.

Necessidade de Alimentos e Água

Todos os pacientes em áreas remotas devem ser considerados como estando com frio, fome e sede; isto é, devem ser considerados hipotérmicos, em jejum e desidratados – ou, com um pouco menos de acurácia, *hipotérmicos, hipoglicêmicos* e *hipovolêmicos*. O jejum é muito mais que apenas hipoglicemia (glicose baixa), e nem todos os pacientes em jejum estão com hipoglicemia significativa. A desidratação é mais do que apenas hipovolemia, a qual se refere apenas ao volume intravascular dentro do sistema vascular sanguíneo. Os pacientes desidratados também perderam água de suas células e dos espaços intersticiais entre as células.

Nas ruas, água e alimentos geralmente não são administrados aos pacientes. Há muitas razões para não

Figura 21-13 Suprimentos para eliminação.

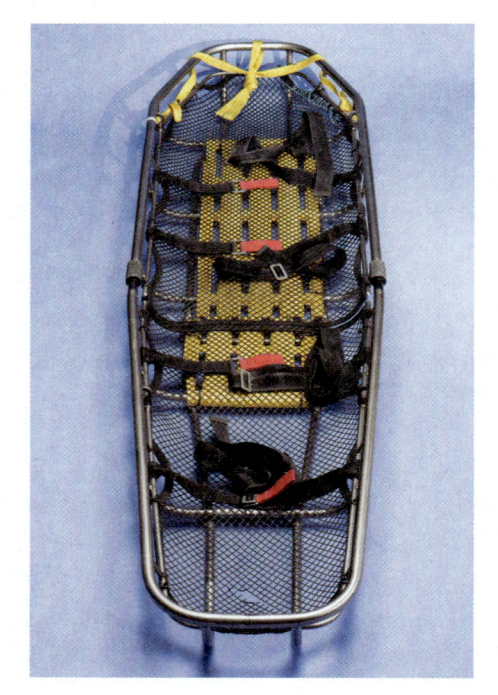

Figura 21-14 Maca Stokes. Alguns modelos são feitos de titânio para um transporte mais leve, sendo divididos em duas partes.

alimentar os pacientes durante o cuidado do SE nas ruas. Se o paciente precisar ir para o centro cirúrgico, ter alimento ou líquido no estômago é potencialmente prejudicial; isso aumenta a probabilidade de vômitos ou, mais provavelmente, de regurgitação passiva, levando a uma possível aspiração durante a indução da anestesia. Além disso, um paciente não vai ficar faminto nem desidratado no tempo que leva para chegar ao hospital.

Em áreas remotas, se um paciente resgatado precisar ir para a sala de cirurgia, demorará algum tempo para que ele seja transportado até o hospital, para que seja avaliado no departamento de emergência e para que seja preparado para a cirurgia. No caso de um paciente em ambientes remotos, o foco é garantir que ele mantenha a ingesta calórica e a hidratação, pois os tempos de transporte frequentemente são prolongados. Como o ideal é ficar em jejum por várias horas antes da anestesia, o profissional de cuidados médicos em áreas remotas pode fornecer alimentos e água para qualquer paciente razoavelmente alerta.[55,56] Mesmo que um helicóptero possa acelerar muito um resgate prolongado, os hospitais conseguem lidar com "estômagos cheios"; por exemplo, as pessoas envolvidas em uma colisão automobilística não necessariamente estão em jejum.

Vômitos e aspiração são sempre um perigo, sendo importante a constante atenção à via aérea do paciente (p. ex., posicionar o paciente lateralmente para transportes longos, mesmo se ele precisar de imobilização corporal total). Os profissionais de SE em áreas remotas podem, ainda, tentar fornecer alimentos e água para seus pacientes, mesmo que tenham vomitado uma ou duas vezes. Em muitos cenários, pequenos goles frequentes conseguem manter um paciente hidratado. Esse conceito transformou muitos centros pediátricos onde a hidratação IV, que já foi a base do tratamento para crianças com vômitos, está sendo substituída pela hidratação VO. Essa é uma boa notícia para o cuidado de pacientes de SE em ambientes remotos.

Ao preparar o material médico, considere acrescentar sais de reidratação VO para a hidratação equilibrada. Considere, ainda, lanches altamente calóricos e de baixo volume na forma de gel. Os alimentos com alto conteúdo de açúcar podem ser prontamente absorvidos e fornecem energia significativa com alto aproveitamento para um paciente durante extricação e transporte.

Síndrome de Suspensão

A **síndrome de suspensão** já foi chamada de muitas formas, incluindo trauma de suspensão, morte induzida por arreios, intolerância ortostática e síndrome da suspensão por arreios. *Síndrome de suspensão* foi estabelecido como um melhor termo que as alternativas, pois há pouco ou nenhum trauma direto, não havendo necessidade de arreios para causar a condição.[51] A real fisiopatologia é uma cascata de eventos correlacionada com uma síndrome, culminando como um estado de choque causado pelo acúmulo de sangue nas extremidades inferiores pendentes enquanto o corpo fica ortostático, sem qualquer movimento por um período prolongado.[51,57] Embora não seja comum, ela ainda é uma preocupação real para muitas atividades relacionadas a áreas remotas.

Muitas pessoas que realizam atividades de recreação (p. ex., escaladas, cavernas) e usam arreios, e podem ter suas pernas imóveis em posição pendente, estão suscetíveis a essa síndrome. Outros grupos de pessoas, como trabalhadores da indústria, membros de serviços militares (paraquedistas), artistas circenses e acrobatas, que ficam suspensos verticalmente como parte de sua ocupação, podem ser expostos a uma fisiopatologia semelhante. Os profissionais de SE em áreas remotas devem ter proficiência em práticas em planos inclinados para a extricação e o cuidado desse tipo de paciente (**Figura 21-15**).

A síndrome de suspensão pode ser piorada por outras condições, como hipovolemia (p. ex., hemorragia, desidratação), vasodilatação (p. ex., calor, infecção) ou quaisquer outros fatores que alterem a capacidade do corpo de manter sua homeostase (p. ex., drogas ilícitas ou prescritas, álcool). Os soldados que ficam parados de pé são treinados a fazer pequenos movimentos de flexão em seus músculos das panturrilhas. Isso funciona como

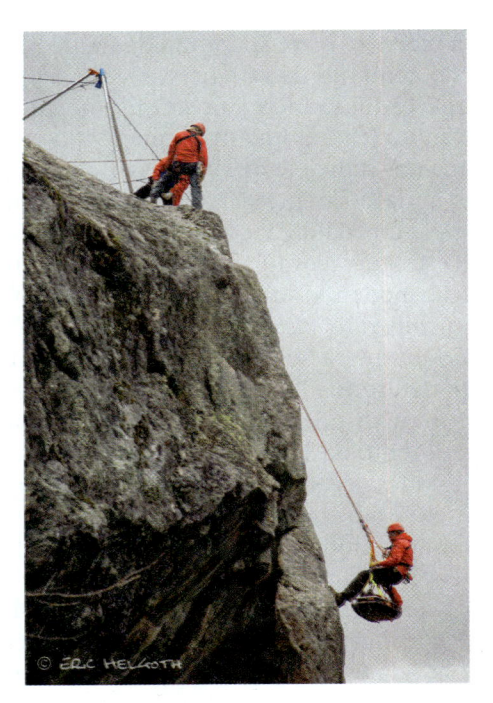

Figura 21-15 A proficiência técnica em planos inclinados é fundamental para os profissionais de SE em áreas remotas. Ela permite o cuidado dos pacientes com possibilidade de síndrome de suspensão, além de prevenir que a síndrome ocorra nos resgatadores.

Cortesia de Eric Helgoth.

bomba para acentuar o retorno venoso para o coração. Ao contrair esses músculos e as valvas unidirecionais nas veias das extremidades inferiores, o sangue é estimulado a voltar para a circulação central. Sem esse mecanismo de bomba venosa, a síndrome de suspensão pode ocorrer em questão de minutos, podendo resultar na morte em apenas 10 minutos se o paciente permanecer suspenso em posição ortostática. A importante publicação de Mortimer em 2011 no periódico *Wilderness and Environmental Medicine* fornece um dos melhores resumos de relatos de casos sobre a síndrome de suspensão.[58]

Sempre que um paciente experimenta uma situação em que fica passivamente suspenso, o sangue se acumula nas extremidades inferiores. Embora não haja perda sanguínea, é induzido um estado de hipovolemia relativa. Estima-se que até 60% do volume de sangue do organismo fique retido nas extremidades inferiores. Isso reduz, de maneira drástica, a pré-carga para o coração, impedindo que ele bombeie sangue suficiente adiante com as contrações subsequentes. Devido a essa redução do fluxo sanguíneo, o cérebro rapidamente é afetado, e o paciente perde a consciência. Isso costuma ser chamado de síncope postural e, na maioria das situações normais e sem apoio, o paciente cai no chão e fica na horizontal, restaurando o suprimento de sangue para o cérebro. Porém, no ambiente de resgate técnico, o paciente frequentemente está suspenso em postura ereta e os mecanismos protetores do corpo deixam de funcionar, muitas vezes causando a morte se isso não for rapidamente revertido.[51]

Além do acúmulo de sangue nas veias e da redução da pré-carga cardíaca, acredita-se que outras respostas de adaptação ineficientes contribuam para o colapso hemodinâmico na síndrome de suspensão. Acredita-se que hiperpotassemia e sangue acidótico contribuam para a morbidade e a mortalidade quando os pacientes são reanimados. O sangue acumulado pode ficar relativamente hipotérmico, podendo causar resfriamento sistêmico ao ser reintroduzido na circulação central. Há alguma especulação de que a sobreposição de problemas como asfixia por determinados tipos de arreios que causam constrição torácica ou o posicionamento do paciente e comprometimento da via aérea possam acelerar as alterações do estado mental e a probabilidade de morte nesses pacientes. Embora esses fatores adicionais possam ser importantes, ainda há alguns parâmetros fisiopatológicos que não estão claros.[59]

As recomendações terapêuticas para a síndrome de suspensão se concentram na extricação do paciente assim que possível até uma posição supina. Após essa etapa crítica, os profissionais de SE em áreas remotas podem começar o cuidado tradicional de BLS e ALS e o transporte rápido do paciente até os cuidados definitivos. Tem surgido a preocupação com estudos de caso de "morte por resgate",[51,59] na qual os pacientes apresentam parada cardíaca imediatamente após a extricação a partir de sua suspensão prolongada. As recomendações anteriores sugeriam que a extricação demorada e a retirada lenta dos arreios resultariam em menor morbidade e mortalidade; porém, isso não é mais recomendado. Mortimer e outros autores demonstraram que a extricação imediata para uma posição supina oferece as melhores chances para o paciente restaurar a circulação para o coração e o cérebro.[58-60] O padrão de tratamento para a síndrome de esmagamento e outras condições com rabdomiólise sugere que a hidratação IV e, possivelmente, a alcalinização da urina com bicarbonato de sódio acrescentado aos fluidos IV podem ser benéficas. Essas discussões avançadas estão fora do escopo deste texto.

Os pacientes com possibilidade de síndrome de suspensão, mesmo que os sintomas externos não estejam claramente presentes, devem ser avaliados por um profissional médico. Os sinais e sintomas de rabdomiólise tardia (ruptura muscular) e insuficiência renal poderiam ocorrer durante o resgate ou mais tarde.

Se um paciente ou resgatador ficar preso em uma posição vertical suspensa por qualquer período, o primeiro passo é pedir ajuda imediatamente, tentar um autorresgate e fazer a autoextricação da situação. Se o autorresgate não for possível ou se a vítima ficar exausta, deve-se tentar sustentar, levantar ou mover as pernas para reduzir o acúmulo de sangue dependente da gravidade. Outra medida preventiva seria utilizar o mecanismo de bomba venosa normal do corpo, contraindo os músculos da panturrilha e das pernas para ajudar no retorno de sangue para a circulação central. Fazer pressão contra uma parede rochosa ou usar um conjunto de correias de corda (por exemplo, Purcell Prusiks) para ter algo contra o que fazer pressão pode retardar a progressão da síndrome de suspensão.

Embora essa condição potencialmente fatal tenha sido relatada na literatura, apenas recentemente surgiram uma melhor compreensão da fisiopatologia e recomendações terapêuticas atualizadas. Em resumo, o melhor cuidado para a síndrome de suspensão é fazer a extricação do paciente o mais rapidamente possível para uma posição supina, restaurando o fluxo de sangue para os órgãos vitais, continuando depois os protocolos de infusão de fluídos.

Proteção de Olhos/Cabeça

Durante a saída do local, prestar bastante atenção para garantir que esteja protegendo o paciente contra lesões iatrogênicas, além de certificar-se de que todos os socorristas têm os EPIs (p. ex., capacete, óculos de segurança) apropriados para o cenário. Um traumatismo craniencefálico menor pode ser piorado por concussões repetidas no caso de o paciente deslizar e cair ou sofrer um impacto secundário na cabeça em uma pedra durante a extricação. Carregar uma pessoa em meio a arbustos e árvores ou permitir que fragmentos não percebidos caiam sobre o paciente pode causar lesões oculares. Assim, deve-se manter o paciente com capacete e óculos ou óculos de proteção. Algumas macas de resgate incluem um escudo para a face e a cabeça.

Proteção Solar

A luz do sol é fundamental para a síntese de vitamina D no corpo humano, e ela também tem efeitos benéficos sobre o humor. Porém, os raios ultravioleta (UV) do sol podem danificar a pele. A lesão aguda pode incluir queimaduras solares superficiais, de espessura parcial e de espessura total vistas em alguns casos graves de exposição. Em casos extremos, as queimaduras solares podem até contribuir para choque ou morte, especialmente com outras condições associadas e o trauma. Evitar a exposição direta à luz do sol – especialmente entre as 10 horas e as 15 horas, quando a radiação UV do sol é mais forte – reduz, mas não elimina, o risco de queimadura solar e o dano em longo prazo (fotoenvelhecimento e cânceres de pele).

Os filtros solares tópicos geralmente contêm combinações de substâncias químicas orgânicas e/ou inorgânicas que absorvem vários comprimentos de onda da luz UV. O óxido de zinco e o dióxido de titânio são exemplos comuns de filtros inorgânicos. Ambos os tipos de filtros solares visam bloquear a exposição à luz UV em duas frequências específicas, A e B (UVA e UVB). Já se acreditou que o UVA era inofensivo, mas hoje se sabe que ele atua de maneira sinérgica com o UVB para causar queimaduras. O UVB é responsável pela maior parte do *eritema* (vermelhidão) da queimadura solar. O UVA foi implicado no desenvolvimento de fototoxicidade e fotoenvelhecimento.[61] Assim, para serem efetivos, os materiais ou cremes bloqueadores solares devem bloquear tanto o UVA como o UVB. Observe o termo fator de proteção solar (FPS) de *amplo espectro* no rótulo do produto para garantir a cobertura para UVA e UVB.

O FPS é uma medida numérica de quanto a roupa ou creme aumenta a dose mínima de luz UV para deixar a pele vermelha (**Figura 21-16**). Por exemplo, uma loção de filtro solar com classificação de FPS 45 oferece proteção contra queimaduras solares por cerca de 45 vezes mais tempo do que se não fosse usado o filtro solar. Um FPS 10 bloqueia 90% da radiação UVB, um FPS 15 bloqueia 93%, um FPS 30 bloqueia 97% e um FPS 50 bloqueia 98%. Em 2012, a Food and Drug Administration restringiu os filtros solares a um FPS 50 devido ao limitado efeito protetor adicional, mas em 2019 propôs um limite de FPS 60+, permitindo a comercialização de produtos com até FPS 80.[62] O grau de proteção contra UVA é difícil de quantificar e a proteção costuma ser muito menor que para o UVB.[63-65]

É aconselhável usar roupas de proteção, como chapéus de aba larga, calças e camisas de manga longa, além

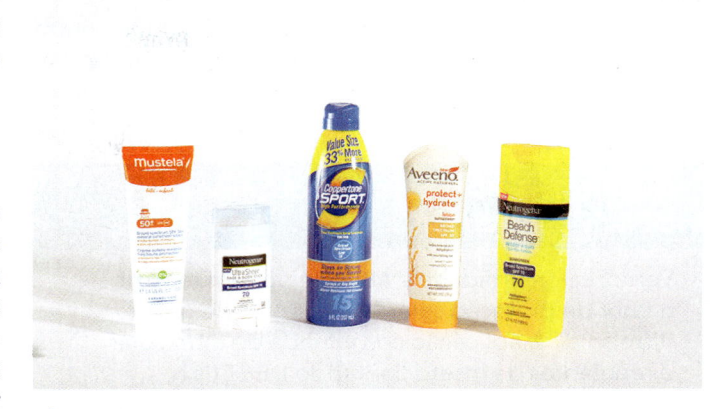

Figura 21-16 Filtros solares.
© Jones & Bartlett Learning. Fotografia por Darren Stahlman.

de aplicar filtro solar na pele exposta. Vários fatores das roupas contribuem para o fator de proteção ultravioleta (FPU), e hoje muitas marcas de roupas para uso externo oferecem uma graduação de FPU. Os fatores que contribuem para a classificação FPU de um tecido incluem os seguintes[66]:

- Composição dos fios (p. ex., algodão, poliéster)
- Trama do tecido apertada (quanto mais apertado melhor a classificação; a proximidade da costura provavelmente contribui mais que outros fatores para o FPU de uma roupa[66])
- Cor (em geral, cores escuras são melhores)
- Elasticidade (maior elasticidade reduz a classificação)
- Umidade (muitos tecidos têm menores classificações quando molhados)
- Condição (roupas usadas e gastas podem ter classificações reduzidas)
- Acabamento (alguns tecidos são tratados com materiais que absorvem UV)

Loções protetoras com FPS mínimo de 15 devem ser aplicadas na pele exposta para minimizar o potencial para lesão pela exposição solar. Nas extricações prolongadas, deve-se usar loção com FPS 30, mas o benefício de um FPS 30 isoladamente será pequeno, a menos que seja reaplicado a cada 90 minutos. Idealmente, os filtros solares devem ser aplicados 15 a 30 minutos antes de se expor ao sol. A maioria das pessoas não aplica uma camada suficientemente espessa para alcançar o FPS alegado. Um mínimo de 30 mililitros (mL) (cerca de um copo de dose cheio) deve ser aplicado em todas as áreas expostas para um adulto médio na praia. Com a sudorese profusa ou a imersão na água, o filtro solar deve ser reaplicado frequentemente dependendo do rótulo do produto. Em geral, os filtros solares resistentes à água serão efetivos por até 40 a 80 minutos, conforme a descrição do produto. Considerações adicionais em relação à aplicação do produto estão incluídas no **Quadro 21-3** e no **Quadro 21-4**.

A queimadura solar é tratada como qualquer outra queimadura, e o cuidado é fundamentalmente o mesmo em áreas remotas e nas ruas (**Quadro 21-5**).[63] A única diferença importante é que, nos ambientes remotos, os profissionais de atendimento pré-hospitalar precisam estar cientes e tratar a possibilidade de infecção tardia, perda de líquidos, desidratação ou, algumas vezes, até mesmo choque, reconhecendo que os pacientes com queimaduras solares estão sob maior risco para hipotermia.

Quadro 21-3 Fatores que Reduzem a Efetividade do FPS

Vento, calor, umidade e altitude podem reduzir o fator de proteção solar (FPS) efetivo de um filtro solar. A aplicação combinada de filtro solar e repelentes de inseto contendo DEET (N,N-dietilmetatoluamida) também reduz a efetividade do FPS.[61]

Dados de Prevention and treatment of sunburn. Med Lett Drugs Ther. 2004;46:45.

Quadro 21-4 Reações Alérgicas a Filtros Solares

Alguns pacientes podem ter uma reação alérgica aguda se a loção contiver ácido para-aminobenzoico (PABA); assim, recomendam-se produtos sem PABA.

© National Association of Emergency Medical Technicians (NAEMT)

Quadro 21-5 Tratamento de Queimaduras Solares

Prevenção
Melhor prevenção com fator de proteção solar > 30, usando roupas com proteção solar

Analgesia
Anti-inflamatórios não esteroides (AINEs; p. ex., ibuprofeno, naproxeno, ácido acetilsalicílico, indometacina)

Analgésicos: paracetamol

Imunomodificadores
Corticosteroides: tópicos ou sistêmicos (prednisona)

Cuidados com a pele
Compressas frias embebidas em água ou solução de acetato de alumínio (solução de Burrow)

Aloe vera

Anestésicos tópicos

Reanimação com fluidos (oral ou, raramente, intravenosa) conforme a necessidade

© National Association of Emergency Medical Technicians (NAEMT)

Especificidades do SE em Áreas Remotas

Esta seção revisa algumas das situações mais importantes em que o cuidado adequado ao trauma em áreas remotas difere do cuidado das ruas. As áreas cobertas em que protocolos operacionalmente específicos (escopo de prática expandido) poderiam ser benéficos incluem a abordagem de feridas, as luxações articulares, a parada cardiopulmonar e as picadas e ferroadas.

Abordagem de Feridas

A abordagem de feridas abrange:

- *Hemostasia* (parar o sangramento)
- *Antissepsia* (prevenção de infecção)
- Restauração da função (retorno da pele à sua função protetora e restauração de um membro ou outra parte do corpo à sua função normal)
- *Cosmese* (garantir uma aparência agradável)

Em áreas remotas, a prevenção de infecções e a restauração da função assumem grande importância.

Hemostasia

O controle da hemorragia é parte da avaliação primária. Nas ruas, o sangramento arterial pode matar. Em ambientes remotos, até mesmo o sangramento venoso pode matar se continuar por um tempo suficiente. Lembre-se de que cada hemácia conta. O controle da hemorragia, incluindo medidas-padrão como a compressão direta, é tão ou mais importante em atendimentos em áreas remotas. A menos que haja algum profissional de saúde capacitado no grupo do paciente lesionado, o sangramento intenso provavelmente resultará na morte do paciente antes da chegada da equipe de busca e resgate (**Quadro 21-6**).

Os programas de treinamento para as pessoas que se aventuram em áreas remotas devem abordar estas habilidades que podem salvar a vida:

- Os torniquetes devem ser a primeira opção para o sangramento intenso e potencialmente fatal.[21,39,41,51,67] Em algumas situações nos ambientes remotos, múltiplos pacientes e recursos limitados (p. ex., em um incidente de vítimas em massa) dificultam ou impossibilitam que se aplique compressão direta sobre os ferimentos; há dificuldade semelhante em uma

Quadro 21-6 Princípios Atualizados do Controle de Hemorragias

Em 2015, um consenso internacional, reunido pela American Heart Association, publicou as habilidades de primeiros socorros, incluindo os princípios do controle de hemorragias.[67] Neles, recomenda-se controlar o sangramento intenso por compressão manual direta, curativo compressivo com gazes, agentes hemostáticos e torniquete. Os métodos de usar pontos de pressão e elevação da extremidade são apenas uma observação histórica e não são recomendados devido à ausência de evidências sustentando a sua efetividade.

Dados de Singletary EM, Charlton NP, Epstein JL, et al. Part 15: first aid: 2015 American Heart Association and American Red Cross guidelines update for first aid. *Circulation*. 2015;132 (Suppl 2):S574-S589.

Quadro 21-7 Erros a Serem Evitados no Uso do Torniquete

- Não usar o torniquete quando a lesão indicar que deve ser usado (sangramento potencialmente fatal ou não controlado)
- Esperar demais para aplicar o torniquete (aplicá-lo em primeiro lugar nos casos de sangramento potencialmente fatal evidente)
- Retirá-lo quando o paciente está em choque ou tem um tempo de transporte curto até o hospital (menos de 1 a 2 horas)
- Não tirá-lo quando está indicado fazer isso (i.e., não fazer a conversão) se aplicado há menos de 6 horas
- Não apertá-lo o suficiente (o torniquete deve eliminar o pulso distal)
- Não usar um segundo torniquete quando necessário (imediatamente adjacente ao primeiro)
- Afrouxar o torniquete periodicamente para permitir o fluxo de sangue na extremidade lesada
- Usar um torniquete para sangramento mínimo (quando a compressão direta/bandagem pode ser aplicada com sucesso)

Dados de Department Defense Lessons Learned from the Committee on Tactical Combat Casualty Care. Ver Capítulo 27 na 8.ª edição de *PHTLS: Prehospital Trauma Life Support, Military Edition*.

situação técnica (p. ex., ao lado de um penhasco), quando a extração é a próxima etapa crítica e a manutenção de compressão direta não é factível. Em algumas situações, um torniquete que tenha ficado no lugar por menos de 6 horas[48] pode ser convertido (i.e., removido e substituído por um meio diferente de controle de sangramento) para uma bandagem se não mais houver sangramento potencialmente fatal e se a hemorragia for controlada de outras maneiras.[68,69] Deve haver protocolos específicos para que os socorristas cuidem de pacientes nesses tipos de cenários.

- Deve ser aplicada compressão direta bem direcionada por 10 a 15 minutos diretamente sobre o local do sangramento seguida por bandagem compressiva.
- Os agentes hemostáticos podem ser úteis nos cuidados em áreas remotas para o controle do sangramento intenso. Os profissionais de medicina em ambientes remotos podem encontrar pacientes com lesões que tiveram agentes hemostáticos já aplicados por outros do seu grupo. Muitos desses agentes estão disponíveis para a venda ao público geral; no entanto, ainda se recomenda o treinamento para sua aplicação efetiva. É importante lembrar que, mesmo com o uso de agentes hemostáticos, a compressão direta sobre a ferida ainda é parte fundamental do processo terapêutico.

Em uma situação em área remota em que se prevê a aplicação prolongada (mais de 2 horas), o torniquete deve ser aplicado acima do ferimento, o mais próximo possível da ferida (**Quadro 21-7**). A justificativa para isso é que a quantidade de tecido isquêmico como resultado do torniquete (e, portanto, com risco de morte e necessidade de amputação) é teoricamente menor do que se o torniquete fosse aplicado na posição mais proximal possível. (Para mais informações sobre agentes hemostáticos, torniquetes e outros princípios e preferências no controle de hemorragias, ver o Capítulo 3, "Choque: Fisiopatologia de Vida e Morte".)

Torniquetes Improvisados

Em muitas situações de áreas remotas, os socorristas podem ter que improvisar as ferramentas utilizadas para fornecer os cuidados. A improvisação de torniquetes usando um produto disponível, como um cinto ou roupa, é uma habilidade vital no cenário de um ambiente remoto. Embora os torniquetes fabricados sejam, em geral, mais rápidos para aplicar e possam alcançar a hemostasia de forma mais rápida e confiável,[49] um torniquete fabricado nem sempre está disponível nos cuidados ao trauma em áreas remotas.

O Army Institute of Surgical Research dos Estados Unidos identificou as principais características de um torniquete bem-sucedido ao avaliar os torniquetes dos conflitos do Iraque e do Afeganistão.[70] Estas características devem estar presentes no torniquete suprido no conjunto médico da agência de SE e devem ser a base para um dispositivo improvisado[50]:

- Pelo menos 25 milímetros (mm) de largura (p. ex., fita de escalada ou cinto)
- Molinete ou fixador para obter firmeza na faixa

- Capacidade de manter a firmeza
- Facilidade de aplicação (menos de 60 segundos para autoaplicação)
- Ajustável
- Não deslizante

Prevenção de Infecção

Após a lesão em um ambiente remoto, pode demorar muito até que o ferimento receba o tratamento definitivo no setor de emergência. O cuidado de rotina dos ferimentos no departamento de emergência inclui a limpeza apropriada para a prevenção de infecções. Os ferimentos contaminados por sujeira ou causados por penetração por um objeto sujo são limpos com irrigação por alta pressão. Os ferimentos não contaminados são limpos com irrigação por baixa pressão.

A irrigação por alta pressão pode causar edema dos ferimentos, mas, no caso de feridas contaminadas cheias de sujeira e bactérias, o benefício da sua remoção supera os riscos do edema do ferimento.[52,71,72] A infecção pode instalar-se rapidamente. Após uma ferida ficar aberta por cerca de 8 horas, as bactérias se espalharam da superfície da pele até a profundidade da ferida, e a sutura desse tipo de ferimento está associada a uma maior chance de causar uma infecção profunda na ferida. As infecções profundas de ferida desenvolvem pressão, o que mantém afastados os leucócitos, o mecanismo de defesa normal do organismo contra infecções.

O cuidado rotineiro de feridas no SE das ruas não inclui a limpeza da ferida, pois faz sentido retardar a limpeza da ferida em alguns minutos até que o paciente chegue ao setor de emergência, o qual possui melhores equipamentos para a limpeza e a avaliação dos ferimentos do paciente.

Retardar o cuidado da ferida não faz sentido nos cuidados de SE em áreas remotas. Se já há o conhecimento de que demorará horas para chegar ao setor de emergência, a ferida deve ser limpa. Em áreas extremamente remotas, a ferida pode até ficar infectada antes que o paciente chegue ao departamento de emergência vários dias depois.

Os estudos mostraram que a irrigação precoce é fundamental para a remoção de bactérias e a redução das infecções de ferida.[73-75] Não é necessário nem praticável transportar soluções estéreis para a irrigação de feridas. Não há necessidade de acrescentar um antisséptico à água.[76] A água que é suficientemente boa para beber é suficientemente boa para irrigar uma ferida. A água de riachos ou de neve derretida pode ser tratada com qualquer tratamento-padrão para água potável em áreas remotas e usada para limpar um ferimento.[71,77-81]

Se os ferimentos estiverem contaminados, eles devem ser irrigados com pressão suficiente para eliminar as bactérias. Os estudos originais mostraram que uma seringa de 35 mL com uma agulha 18 G fornece quantidade adequada de pressão (5 a 15 libras por polegada quadrada [psi]).[82-84] Esguichar a água, sob alta pressão, ao longo da ferida. Esguichar água limpa de uma garrafa de água potável ou sistema de hidratação em mochila também irá funcionar.[85] Porém, esse procedimento causa maior risco de patógenos transmitidos pelo sangue para o socorrista; há necessidade de proteção contra respingos de sangue com avental, saco de lixo limpo ou capa de chuva durante a irrigação. Proteção ocular e luvas são fundamentais ao cuidar desses pacientes.

Algumas vezes, é necessário desbridar a ferida retirando a sujeira e/ou materiais estranhos visíveis. O desbridamento de feridas deve ser realizado com o menor trauma possível da ferida, possivelmente usando gaze ou pano limpo, pinça/tesoura ou até os dedos enluvados. Pode ser necessário tratar a dor do paciente antes da limpeza da ferida. A aplicação tópica de lidocaína na ferida ou a sua injeção subcutânea para anestesia local pode oferecer alívio na maioria dos casos. De maneira inversa, os analgésicos narcóticos podem prejudicar a capacidade do paciente de caminhar e, assim, retardar a evacuação. Após completar a irrigação, colocar curativo e bandagem sobre a ferida. Reaplicar um curativo limpo pelo menos diariamente ou com frequência maior que isso se a bandagem ficar molhada ou suja.

Se o ferimento estiver abrindo, um curativo úmido evitará o dano tecidual como resultado do ressecamento; trocar ou pelo menos umedecer o curativo com água limpa várias vezes ao dia. No entanto, como o ferimento estará, em grande parte, coberto pela bandagem, um curativo seco pode ser usado na maioria dos casos.

A administração precoce de antibióticos é comumente usada após a chegada ao departamento de emergência para os pacientes com trauma significativo. Os antibióticos não são administrados na maioria dos sistemas de emergência médica civis pré-hospitalares devido aos tempos de transporte curtos encontrados no ambiente urbano. O cuidado definitivo pode ser significativamente demorado nos ambientes remotos devido às maiores distâncias a serem cobertas e às considerações de resgate em terrenos irregulares, podendo ser apropriado o uso precoce de antibióticos nesse ambiente.[52]

Os antibióticos administrados logo após a lesão são mais eficazes na prevenção de infecção de feridas. Concluiu-se que a penicilina benzatina IM iniciada dentro de 1 hora da lesão era efetiva na prevenção de infecções estreptocócicas em um modelo suíno de infecção de feridas. Se a administração fosse retardada até 6 horas após a lesão, o medicamento não era efetivo.[86]

Uma revisão militar do uso de antibióticos no campo de batalha recomendou que os antibióticos sejam usados se o tempo previsto para chegar a uma instituição de tratamento médico for de 3 horas ou mais.[87] O curso de TCCC do Department of Defense dos Estados Unidos defende a administração precoce de antibióticos para qualquer ferimento aberto no próprio local dos ferimentos. O TCCC cita múltiplos estudos de casos nos quais não houve o desenvolvimento de infecções de feridas quando homens e mulheres em serviço receberam antibióticos no campo de batalha.[87] O TCCC também recomenda que antibióticos VO sejam administrados a feridos uma vez ao dia se houver a capacidade de deglutir. Embora não haja estudos comparáveis em cenários civis, essas recomendações fazem sentido para a aplicação em áreas remotas se o diretor médico concordar.

Restauração Funcional e Cosmese: Fechamento Tardio de Feridas em Áreas Remotas

Devido à ausência de uma boa iluminação, suprimentos apropriados e limpos/estéreis e um ambiente de trabalho aquecido e seco, na maioria dos casos não faz sentido realizar o fechamento definitivo das feridas em áreas remotas. É preferível simplesmente limpar e irrigar a ferida, colocar curativo e bandagem, garantir o cuidado rotineiro continuado da ferida e, depois, realizar o **fechamento primário tardio** feito pelo profissional médico adequado. Desde que o ferimento não esteja infectado, é seguro suturar o ferimento vários dias depois como se tivesse ocorrido há pouco tempo. Embora as bactérias penetrem na ferida logo após a lesão, já deve ter ocorrido a entrada suficiente de elementos de defesa do organismo (p. ex., leucócitos) para tornar seguro o fechamento. Se um médico ou outra pessoa experiente no fechamento de feridas estiver presente, ela pode ser fechada no próprio local. Porém, ainda é razoável simplesmente limpar, colocar curativo e bandagem na ferida, permitindo que o fechamento seja feito mais tarde. Na maioria das situações, não há nenhuma vantagem clara em fechar a ferida em uma área remota, e isso geralmente prolonga significativamente os esforços de evacuação.

O fechamento de uma ferida em áreas remotas pode ser importante em uma situação: quando não é possível controlar o sangramento de outra maneira. Essas situações são incomuns e geralmente envolvem laceração de couro cabeludo. Por essa razão, alguns profissionais médicos em áreas remotas são treinados no uso de grampos cirúrgicos descartáveis para o reparo de ferimentos do couro cabeludo. Porém, o reparo de feridas é complexo e não deve ser tentado sem treinamento e experiência suficientes.[88]

Abordagem da Dor

A abordagem adequada da dor nos cuidados de SE em áreas remotas pode mudar drasticamente a tolerância do paciente à extricação e ao resgate. O objetivo ideal é reduzir a dor – e, algumas vezes, a ansiedade que a acompanha – até um nível tolerável enquanto se garante que o paciente mantenha a função fisiológica normal ou quase normal. Estão surgindo estratégias alternativas para controle da dor que usam cetamina e outros narcóticos de ação mais curta, como a fentanila.[89]

Novas estratégias de administração estão tornando-se úteis e estão sendo adotadas para uso no SE em áreas remotas. A administração transmucosa de fentanila tem obtido muito sucesso nesses cenários (p. ex., militares, patrulha de esqui, busca e resgate). A administração intranasal (cetamina, fentanila, midazolam) se tornou uma via muito mais frequente para a administração de medicamentos analgésicos durante um resgate. Os AINEs, como o ibuprofeno, além de paracetamol, são ótimas opções não narcóticas que podem prover manejo adequado da dor com poucos efeitos colaterais. Algumas lesões exigem um regime expandido de controle da dor e, nesses casos, podem-se administrar narcóticos e outros analgésicos (p. ex., cetamina, óxido nitroso, metoxiflurano). Uma estratégia híbrida de controle da dor pode reduzir o total de medicamentos narcóticos necessários, além de reduzir os efeitos colaterais relacionados à dose. Por exemplo, a administração de 50 miligramas (mg) de cetamina e 50 microgramas (μg) de fentanila intranasal pode fornecer melhor analgesia que as doses maiores de ambos os medicamentos isoladamente. Como ocorre com qualquer medicamento, o profissional de SE em áreas remotas deve considerar os riscos e benefícios do agente único escolhido em comparação com a abordagem de polifarmácia. Em muitos cenários de resgate, pode ser difícil monitorar cuidadosamente um paciente. Um oxímetro de pulso pode ser o único dispositivo de monitoramento disponível, mas, com o treinamento adequado, ele pode fornecer dados suficientes. A **Figura 21-17** mostra um *kit* de SE em áreas remotas sendo usado para tratar um paciente com uma fratura de fêmur em um resgate em local remoto. É importante escolher um plano individualizado de controle da dor para um paciente específico, não usando um algoritmo genérico, pois o monitoramento do paciente muitas vezes pode ser difícil. A sedação procedural profunda, como realizada no hospital, é difícil de realizar em ambientes austeros. O treinamento apropriado, como ocorre com qualquer outra prática de cuidados avançados, é fundamental para a administração de muitos desses medicamentos avançados.

Porém, a abordagem da dor deve ser abordado em sentido muito mais amplo e não apenas em relação a um medicamento específico que um profissional de SE em áreas remotas pode administrar. Ele abrange muito mais, incluindo a tranquilização psicológica, a imobilização fisiológica e o suporte médico. Os primeiros socorros psicológicos são um conceito em expansão, podendo ser úteis como estratégia de controle da dor.[90] Um profissional de SE em áreas remotas deve considerar todas essas opções para oferecer o cuidado ideal ao paciente. As

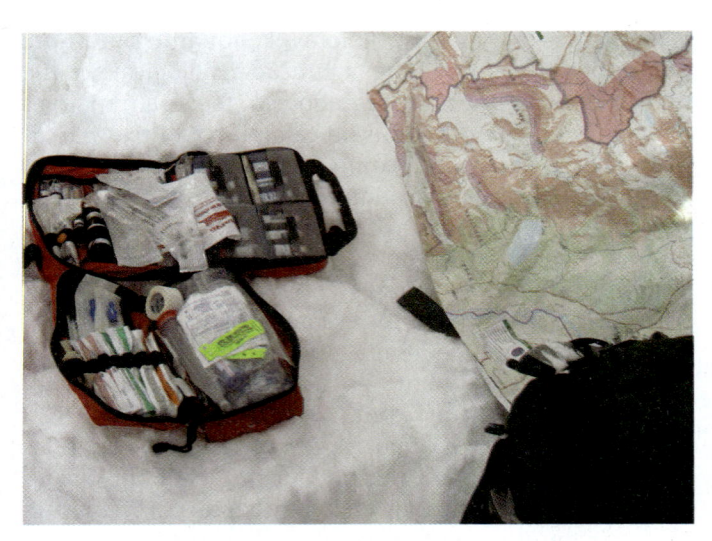

Figura 21-17 Suporte avançado de vida em *kit* médico sendo usado em um resgate em área remota de um paciente com fratura de fêmur. As opções de abordagem da dor são fundamentais para o tratamento de pacientes em cenários austeros.

Cortesia de Will Smith.

diretrizes práticas da Wilderness Medical Society (WMS) para o tratamento da dor aguda em ambientes remotos fornecem um bom resumo das opções terapêuticas, começando com os cuidados de conforto e a terapia PRICE (Proteção, Repouso, Gelo [Ice], Compressão, Elevação) e continuando com tratamentos mais avançados, até medicamentos IV e intraósseos.[25,89]

Luxações

Um homem saudável de 20 anos estava andando de caiaque em uma correnteza quando a ponta de seu remo atingiu um galho de árvore mais baixo e causou trauma indireto em seu ombro. Agora seu ombro direito está deformado e dolorido. Ele não consegue cruzar o braço à frente do tórax nem mover lateralmente o cotovelo. Os pulsos distais, o enchimento capilar, a sensibilidade e os movimentos estão preservados. Desde o local onde está a ambulância, o profissional de SE em áreas remotas anda por cerca de 1.500 metros pela mata até chegar à correnteza. O ombro deve ser imobilizado na posição em que está ou o profissional deve tentar reduzir o que parece ser uma luxação anterior do ombro?

A prática comum para fraturas e luxações nas ruas é imobilizar na posição em que estão e transportar até o tratamento definitivo. A única exceção é o paciente cujos pulsos distais não são palpáveis, situação em que a extremidade é realinhada anatomicamente para tentar restaurar a circulação.

Embora "imobilizar como está" seja uma boa regra geral para as ruas, "fazer parecer normal" com a imobilização fisiológica é uma melhor regra geral para o paciente em ambientes remotos. Isso é certamente apropriado para fraturas e luxações quando o transporte demora, embora os escopos de prática locais devam ser considerados. Em algumas jurisdições, os protocolos de SE em ambientes urbanos estão começando a permitir as técnicas de redução para algumas luxações.[71]

Há muitos tipos de luxações – dedos das mãos, dedos dos pés, ombro, patela, joelho, cotovelo, quadril, tornozelo e mandíbula –, e todas já foram reduzidas com sucesso em ambientes remotos, algumas com mais facilidade que outras. Costuma ser fácil reduzir luxações do tornozelo (as quais são quase sempre fratura-luxação), da patela, dos dedos dos pés ou dos dedos das mãos, com exceção da articulação interfalangiana proximal do dedo indicador em alguns casos. Luxações de cotovelo, joelho e quadril geralmente apresentam alto grau de dificuldade na redução. Todas elas ficam muito mais fáceis com treinamento e prática; em particular, há necessidade de treinamento ou experiência para saber, sem uma radiografia, quando uma articulação está provavelmente luxada para tentar a redução.

Os cursos tradicionais de SE nas ruas raramente fornecem treinamento para redução de luxações. Porém, como as luxações em ambientes remotos são muito comuns, a redução de uma luxação de dedo, patela ou ombro é coberta em quase todos os treinamentos de SE em áreas remotas ou em aulas de ortopedia em conferências de medicina em aéreas remotas. Aqueles que podem prestar SE em ambientes remotos ou que regularmente viajam para estes locais são aconselhados a realizar um desses cursos. No entanto, mesmo que a educação tenha sido obtida, o profissional deve também ser certificado e credenciado para realizar essas atividades, como qualquer outra habilidade de cuidado com o paciente.[9,26] Além disso, ao considerar o escopo de prática, a redução de luxações é uma das circunstâncias em que um médico de SE enviado como parte da equipe de campo pode ser particularmente útil.[39,91,92]

Reanimação Cardiopulmonar em Áreas Remotas

A parada cardíaca traumática nas ruas tem um prognóstico ruim, mesmo se a cena estiver a minutos de distância de um centro de trauma de nível I. Ninguém sobrevive mais do que alguns minutos de reanimação cardiopulmonar (RCP) após uma parada cardíaca traumática.[93-96] Essa realidade é reconhecida em muitos protocolos de SE nas ruas. Para a parada cardíaca traumática, considerar o início da RCP nas seguintes situações:

- Parada cardíaca que ocorre na presença da equipe de SE.
- Ferimento de trauma penetrante com sinais de vida dentro de 15 minutos da chegada da equipe de SE.

Parada Cardíaca em Áreas Remotas

Os sinais a seguir podem ser uniformemente igualados à ausência potencial de sobrevida:

- Decapitação
- Transecção do torso
- Paciente congelado tão rígido que seu tórax não pode ser comprimido
- Temperatura retal do paciente é muito fria e a mesma do ambiente
- Decomposição avançada

Os seguintes sinais presuntivos de morte podem ser úteis para o profissionais médicos em áreas remotas, embora nenhum sinal seja confiável por si só:

- *Rigor mortis*. A rigidez *post mortem* é bem conhecida, mas nem sempre está presente, com rigidez semelhante comumente observada em pacientes hipotérmicos.
- **Manchas hipostáticas**. Esse achado é comum em cadáveres, mas também pode ser encontrado, junto com necrose de pressão e congelamento, em alguns pacientes expostos a elementos de pressão e gelo por muito tempo.
- **Decomposição**. Esse achado frequentemente é autoevidente.
- *Ausência de sinais presuntivos de vida*. A hipotermia pode simular a morte, pois os pulsos podem não ser palpáveis, a respiração pode não ser detectável e as pupilas podem estar dilatadas e sem reação, não havendo sinais de consciência. Porém, os pacientes com hipotermia grave já foram algumas vezes tratados com recuperação neurológica completa.

Assim, no contexto de áreas remotas, a RCP é inadequada na maioria dos casos de parada cardíaca traumática. É apropriado que os profissionais médicos em áreas remotas e os membros das equipes de busca e resgate examinem o paciente e depois digam aos acompanhantes de maneira delicada, porém firme, que a vítima está morta e que não há razão para iniciar/continuar o tratamento. Embora costume ser difícil usar a palavra *morto*, os eufemismos costumam ser mal compreendidos e interpretados.

Parada Cardíaca Clínica em Áreas Remotas

O termo *parada cardíaca clínica* se aplica a um paciente que tem uma condição médica subjacente contribuidora ou que sofre de uma condição médica aguda (p. ex., dor torácica, falta de ar, diabetes) e, então, sofre uma parada cardíaca. Novamente, no contexto de áreas remotas, as chances de sobrevida são ruins ou inexistentes quando o paciente está a mais do que alguns minutos da RCP ou da desfibrilhação.[97-103] É possível que uma equipe de busca e resgate possa ter que responder a uma parada

cardíaca súbita – sofrida pelo paciente ou mesmo por um membro da equipe. Hoje existem desfibriladores leves, e algumas equipes de busca e resgaste os transportam ou pelo menos os mantêm em seus postos de comando de incidentes ou nos locais de concentração.[51] Como ocorre com todos os equipamentos médicos ou de outro tipo, deve-se examinar cuidadosamente a relação entre peso e necessidade de uso.

Há várias outras causas de parada cardíaca em áreas remotas, como a parada cardíaca em fibrilação ventricular (FV) secundária à hipotermia ou a parada cardíaca secundária à embolia pulmonar. Para essas paradas cardíacas, a sobrevivência é ainda menos provável do que com uma parada cardíaca secundária a um infarto agudo do miocárdio. Porém, pode-se sobreviver a uma parada cardíaca não traumática em áreas remotas nas seguintes situações:

- Hipotermia[103,104]
- Submersão em água fria[105-108]
- Paciente atingido por raio[109,110]
- Eletrocussão
- *Overdose* de drogas
- Soterramento por avalanche[111,112]

Em todos esses casos, um paciente pode parecer estar em parada cardíaca, mas ainda pode ser tratado pela RCP básica. No caso particular da hipotermia, há um ditado que diz: "O paciente não está morto até que esteja aquecido e morto". (Ver o Capítulo 19, "Trauma Ambiental I: Calor e Frio".) Uma minoria significativa das pessoas que parecem mortas com esses mecanismos pode ser reanimada. Há considerações especiais para cada uma dessas situações – por exemplo, a segurança da cena no caso de pessoas eletrocutadas e que ainda estão ligadas a uma linha de força, ou o fato de que a compressão cardíaca externa pode, na verdade, induzir uma parada cardíaca por FV em um paciente com hipotermia cujo coração está batendo apenas o suficiente para manter o paciente vivo.[113-116] Embora seja apropriado em um curso de SE em áreas remotas, a discussão detalhada desses tópicos está fora do escopo deste capítulo. (Ver o Capítulo 19, "Trauma Ambiental I: Calor e Frio" e o Capítulo 20, "Trauma Ambiental II: Raios, Afogamentos, Mergulhos e Altitude".)

Duas recomendações simples e padrão para a RCP em áreas remotas são[11,31,117]:

- Se um paciente parece estar em parada cardíaca por causas não relacionadas ao trauma, tentar a RCP por 15 a 30 minutos; se, ao fim desse período, o paciente não tiver sido tratado, suspender a RCP e considerar o paciente morto.
- Não iniciar a RCP se isso for colocar os socorristas em risco e reduzir as chances de eles saírem da cena com segurança, considerando questões como luz do dia, terreno, clima e disponibilidade de abrigo nas proximidades.

A posição da NAEMSP "Termination of Resuscitation of Nontraumatic Cardiopulmonary Arrest", disponível no *site* da NAEMSP, pode oferecer alguma orientação sobre quando considerar o término dos esforços de reanimação da parada cardíaca.[102]

Picadas e Ferroadas

As picadas e ferroadas são problemas comuns em áreas remotas. O tipo exato de picada ou ferroada provável em uma região remota depende do local específico. O conhecimento e os recursos locais são importantes para ajudar a orientar os cuidados para esses pacientes, mas as diretrizes de cuidados rotineiros dos pacientes ainda são necessárias.

Picadas e Ferroadas de Insetos

Muitos insetos podem ser inconvenientes em cenários remotos na América do Norte (p. ex., moscas e mosquitos que picam), mas não transmitem doenças. A maioria das pessoas com picadas ou ferroadas por um inseto desenvolve apenas uma reação local menor. Embora dolorosa e geralmente associada a ansiedade significativa, geralmente não há problemas que ameacem a vida. No entanto, doenças transmitidas por mosquitos, como o vírus do Nilo Ocidental e o vírus Zika, recentemente desencadearam muita preocupação. Além disso, as pessoas que viajam a regiões tropicais devem estar cientes de várias outras doenças transmitidas por vetores (p. ex., malária, dengue).

As reações alérgicas ocorrem em um espectro desde sinais e sintomas localizados até anafilaxia potencialmente fatal. O tempo desde a ferroada até o início de sintomas máximos pode ser variável, mas os sintomas mais graves geralmente ocorrem dentro de 1 hora da ferroada. As reações sistêmicas mais significativas podem atingir um pico em 48 horas ou mais e, em algumas hipersensibilidades tardias, o tempo pode ser ainda maior. A anafilaxia é relatada em 0,3 a 8% das ferroadas.[118-122] Pelo menos 40 mortes identificadas são relatadas por ano nos Estados Unidos.[121,123,124]

Um profissional de SE em áreas remotas deve ser capaz de identificar a gravidade da reação pela ansiedade geralmente associada ao evento. Nem todos os pacientes que sofreram uma reação alérgica grave antes desenvolverão uma reação igualmente grave em uma segunda exposição, mas isso pode acontecer ou pode ser ainda pior. Por essa razão, pode ser extremamente difícil predizer quem terá uma reação generalizada menos grave, e o profissional deve pecar pelo excesso e tratar e/ou fazer a evacuação precoce.

Algumas pessoas que são picadas progridem dentro de alguns minutos para uma reação alérgica generalizada. Essa reação pode variar desde uma *urticária* (vergões)

até uma reação anafilática completa. Embora o espectro exato da reação alérgica generalizada dependa do conteúdo da toxina injetada (o qual varia entre as muitas espécies de abelhas e vespas) e da história alérgica do paciente, um ou mais dos seguintes costumam ser vistos:

- Urticária (vergões) (**Figura 21-18**)
- Edema labial e/ou facial
- Rouquidão ou estridor
- Sibilância e/ou falta de ar
- Cólicas abdominais, vômitos ou diarreia
- Taquicardia ou bradicardia
- Hipotensão
- Síncope e/ou alteração do estado mental

Um paciente com urticária leve localizada ou, algumas vezes, até mesmo difusa após uma ferroada provavelmente terá uma boa evolução. Porém, se um paciente com urticária após uma picada ou ferroada progride para uma real anafilaxia, o sintoma inicial mais importante é rouquidão e hipotensão. A principal causa de morte após reação alérgica à ferroada de abelha é a obstrução da via aérea por edema da via aérea, e a rouquidão costuma ser o primeiro sinal de edema da via aérea. Qualquer paciente com reação generalizada a uma picada ou ferroada de inseto necessita de tratamento imediato.

Os ferrões de abelhas melíferas geralmente permanecem na pele após a saída do inseto, pois o ferrão tem ganchos. O veneno do ferrão e do saco de veneno continuará a entrar na pele por 45 a 60 segundos se o ferrão não for removido; assim, é importante remover rapidamente o ferrão. Há muita discussão sobre a maneira adequada de remover um ferrão de abelha, mas informações recentes indicam que, na verdade, não importa como ele sai, desde que seja removido o mais rapidamente possível. Unhas, ponta de uma faca ou borda de um cartão de crédito são

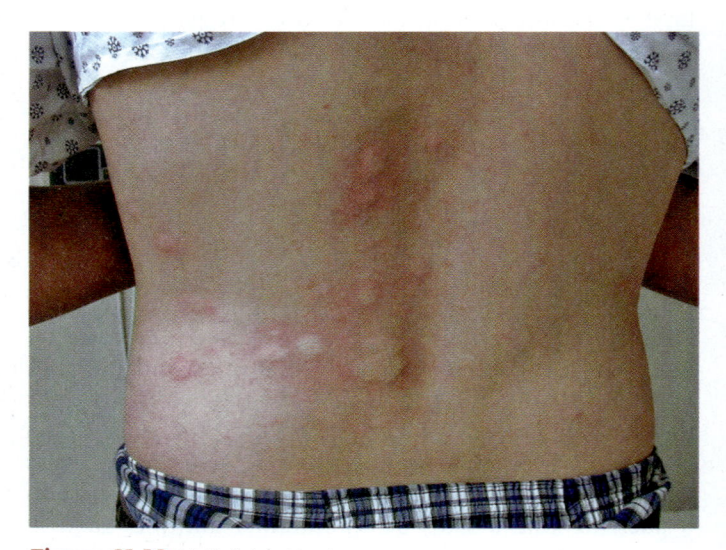

Figura 21-18 Urticária alérgica.

ferramentas efetivas para a remoção de um ferrão aderido. Se um ferrão for removido dentro de 15 segundos da ferroada, a gravidade da ferroada é reduzida. Outros insetos, como as vespas, podem causar reações alérgicas, e elas podem ferroar várias vezes um paciente sem deixar um ferrão.

As intervenções de BLS geralmente envolvem manter o paciente sentado em uma posição confortável, realizando o manejo-padrão da via aérea e fornecendo oxigênio.

Os principais medicamentos usados para tratar as reações alérgicas a picadas ou ferroadas de insetos incluem:

1. *Epinefrina (adrenalina).* Embora a epinefrina atue por apenas alguns minutos, ela pode salvar a vida do paciente. Pode haver necessidade de doses repetidas nos casos graves.
2. *Anti-histamínicos.* São usados tanto bloqueadores de histamina-1 (p. ex., difenidramina) quanto de histamina-2 (p. ex., famotidina). Qualquer pessoa que necessite de epinefrina para uma alergia à ferroada de abelha também deve receber um anti-histamínico.
3. *Esteroides* (p. ex., prednisona, dexametasona). A maioria das pessoas que necessitam de epinefrina deve também receber um esteroide para suprimir a resposta alérgica de longo prazo.

O fármaco mais importante é a epinefrina, a qual atua rapidamente para reverter a reação aguda. A epinefrina está disponível como um autoinjetor do tamanho de uma caneta, o qual é usualmente prescrito a qualquer paciente que tenha tido uma alergia generalizada a ferroadas de abelha (**Quadro 21-8**). Esses autoinjetores são encontrados em muitos *kits* de primeiros socorros para áreas remotas. A WMS publicou uma diretriz prática sobre o uso de epinefrina em ambientes remotos.[125] Essa diretriz recomenda a administração de epinefrina pelos profissionais de SE em áreas remotas treinados para o reconhecimento da anafilaxia aguda e para a administração de epinefrina.

Algumas equipes de busca e resgate em áreas remotas transportam fármacos para reações alérgicas em seus *kits* de medicamentos, e os profissionais de SE em áreas remotas têm treinamento especial em seu uso. Geralmente, as pessoas com história de alergia grave transportam esses medicamentos em seus *kits* pessoais de primeiros socorros.

Embora este capítulo se concentre nos cuidado do trauma em áreas remotas, o qual pode envolver picadas e ferroadas de insetos, os socorristas devem lembrar que um paciente pode desenvolver alergia grave por outras exposições e por alimentos, e aplica-se a mesma avaliação e tratamento ao paciente.

Picada de Cobra

Há cerca de 3 mil espécies de cobras, das quais cerca de 600 são venenosas, mas apenas 200 são consideradas como tipos venenosos clinicamente significativos.[127,128] Poucas delas são encontradas nas latitudes mais ao norte. A maioria reside naturalmente em áreas tropicais, e muitas são mortais. Embora muitas cobras tenham glândulas de veneno, há apenas dois tipos de cobras nativas da América do Norte com veneno suficientemente forte para causar mais do que uma irritação mínima em seres humanos. Todas as picadas de cobra têm potencial para causar infecção e outros danos teciduais locais e devem ser manejadas como outros ferimentos puntiformes.

A *cobra-coral* é uma cobra pequena encontrada em partes mais ao sul da América do Norte (**Figura 21-19**). Ela tem um veneno que é neurotóxico e causa paralisia. Essas cobras são pequenas, têm pequenas presas frontais, não conseguem abrir muito a boca em comparação com cobras maiores e são um pouco retraídas em comparação com outros crotalídeos; assim, os envenenamentos graves não são comuns. Dentre os tipos de cobra-coral da América do Norte, as do Leste, ou da Flórida, têm o

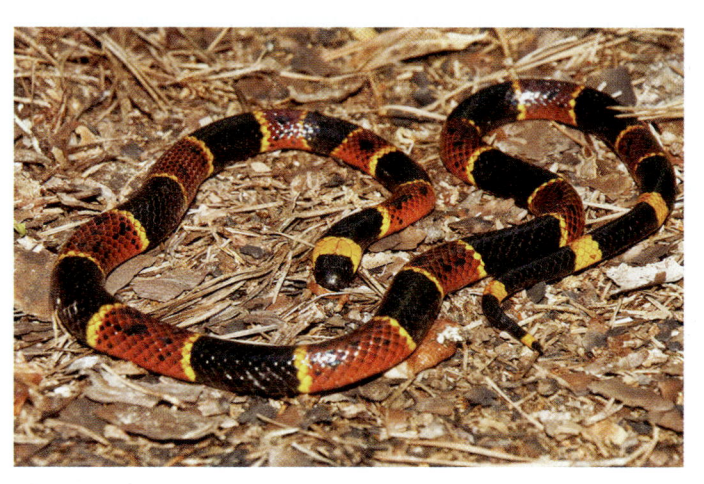

Figura 21-19 Cobra-coral.
© JasonOndreicka/iStock/Getty Images Plus/Getty Images

veneno mais tóxico. O dito popular sobre identificar a cobra-coral com base nas faixas de cor só funciona para determinados tipos de espécies da América do Norte, e não se deve basear neste parâmetro para a identificação da cobra. Os sinais de envenenamento podem demorar até 15 horas, surgem rapidamente e começam com paralisia central (ptose, visão dupla, perda da conjugação do olhar, problemas para a abordagem de secreções orais).[129]

A *cobra-covinha*, também chamada de crotalídeo, é encontrada em grande parte da América do Norte e inclui *cascavéis* de vários tipos (**Figura 21-20**), *cabeça-de-cobre* (**Figura 21-21**) e a *mocassim-da-água* ou *boca-de-algodão* (**Figura 21-22**). A maioria dos crotalídeos não ocorre em ambientes remotos, mas sim em áreas rurais, suburbanas e até urbanas. Um exemplo clássico é o homem intoxicado que estava beijando sua cascavel de estimação quando foi picado nos lábios ou na língua. As picadas em outras áreas do corpo, especialmente nas extremidades, também são comuns (**Figura 21-23**).

As picadas de cobra não são tão raras como se imagina. Nos Estados Unidos, quase 10 mil pacientes são tratados por ano para picadas de cobras, e cerca de 5 deles morrem.[130] Estima-se que, no mundo todo, ocorram cerca de 421 mil envenenamentos por ano, resultando em 20 mil mortes, embora esse número possa, na verdade, ser muito maior devido ao controle ruim do registro de morte em muitos países.[128]

Historicamente, vários tratamentos pré-hospitalares têm sido tentados pelos pacientes, testemunhas ou, algumas vezes, pela equipe de SE. O único tratamento efetivo para picadas com envenenamento por crotalídeos é o antídoto, o qual é extremamente caro (milhares de dólares por um único tratamento), não sendo rotineiramente transportado nos *kits* de primeiros socorros.

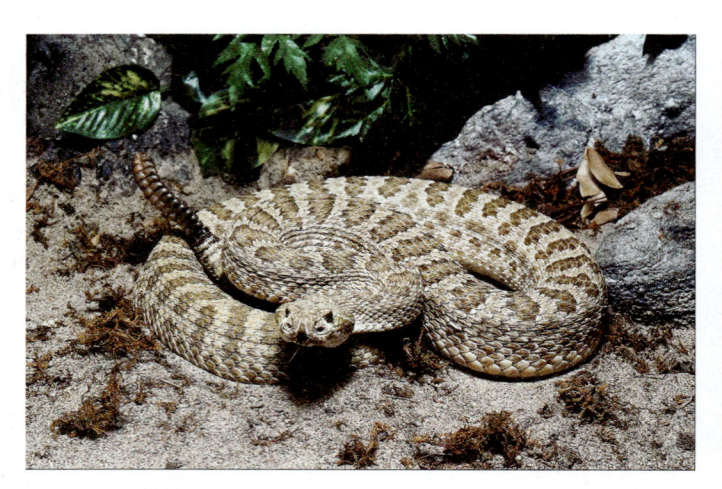

Figura 21-20 Cascavel.
© Jason Ondreicka/Thinkstock

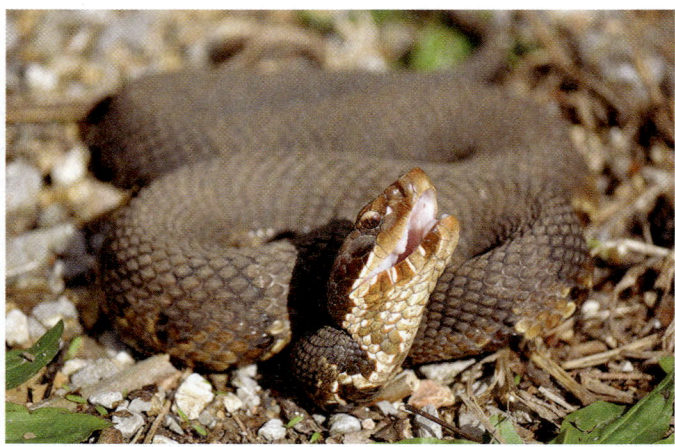

Figura 21-22 Cobra mocassim-da-água (boca-de-algodão).
© James DeBoer/Shutterstock

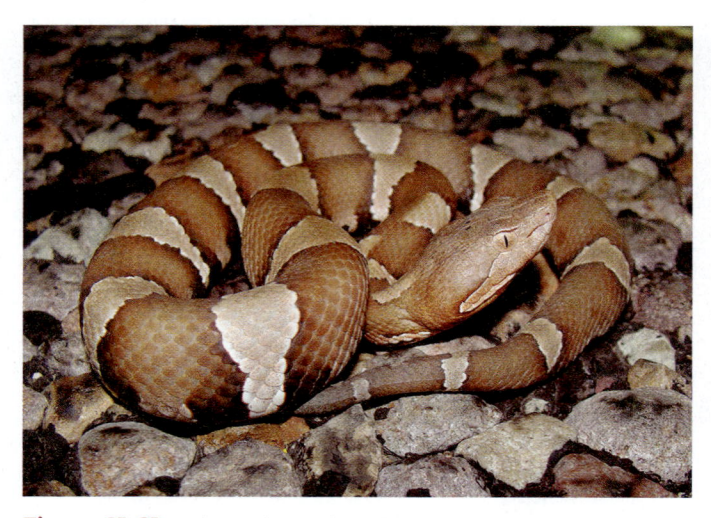

Figura 21-21 Cobra cabeça-de-cobre.
© Matt Jeppson/Shutterstock

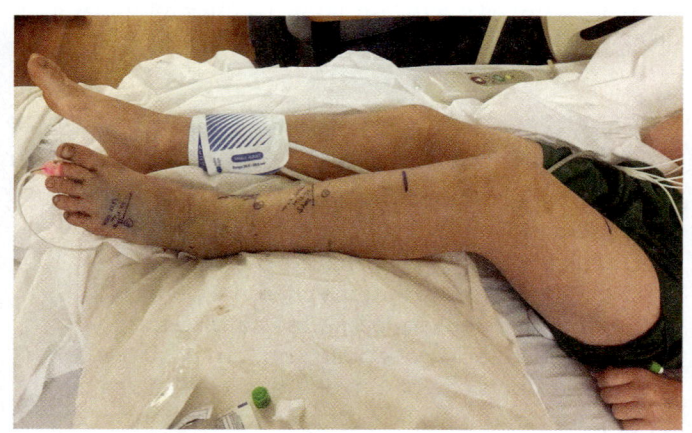

Figura 21-23 Extremidade inferior esquerda picada por uma cobra mocassim-da-água (boca-de-algodão). Observar edema e equimose progressivos.
Cortesia de Ben Abo.

O único cuidado de SE nas ruas comprovadamente útil é o cuidado de suporte e o transporte até o hospital.[131]

A primeira etapa no tratamento de picadas de cobra é *observar os sinais de envenenamento* (i.e., determinar se o veneno foi injetado). Apenas uma fração das picadas de crotalídeos de fato resulta em envenenamento (20 a 25% são picadas em seco), e os sinais de envenenamento são bastante distintos. Embora os sinais e sintomas de envenenamento geralmente se desenvolvam em alguns minutos, não é incomum que demorem até 6 a 8 horas ou mais, sendo apropriado transportar o paciente até o hospital após suspeita de picada de cobra venenosa.[129] Os sinais de envenenamento incluem:

- Vermelhidão local, edema, hematoma e dor intensos
- Dor e/ou hipersensibilidade intensas longe do local da picada (p. ex., uma picada no pé com dor ou hipersensibilidade até a virilha ou joelho)
- Sangramento não significativo continuado a partir do local da picada
- Parestesias nos dedos das mãos e dos pés (a parestesia é uma sensibilidade anormal, geralmente causada por dano aos nervos ou anormalidades bioquímicas; a sensação de "alfinetes e agulhas" é uma parestesia comum)
- Gosto metálico na boca
- Sensação de ansiedade extrema
- Náuseas, vômitos e dor abdominal

Tratamento Pré-hospitalar da Suspeita de Envenenamento por Crotalídeos

Ao manejar um paciente com suspeita de envenenamento, o cuidado inicial é semelhante a qualquer outro paciente com doença ou lesão grave[129-134]: sustentar os ABCs (Via Aérea, Respiração, Circulação), fornecer oxigênio para manter saturação de oxigênio adequada, aplicar monitor cardíaco, iniciar terapia IV (para manter acesso venoso viável) e monitorar os sinais vitais do paciente.

Avaliar o local da picada quanto a sinais de envenenamento, incluindo eritema, edema, equimose, hipersensibilidade e desenvolvimento de bolhas ou necrose de tecidos moles, e o quanto se espalha a dor e/ou hipersensibilidade. Todas as joias ou roupas apertadas devem ser removidas de qualquer lugar do corpo.

A margem do edema deve ser marcada com caneta preta a cada 15 minutos para determinar a intensidade e a velocidade de progressão. Da mesma forma, a margem da dor e da hipersensibilidade deve ser demarcada. A extremidade envolvida deve ser imobilizada e posicionada aproximadamente ao nível do coração (não elevada ou mantida dependente). As articulações maiores, como o cotovelo, devem ser mantidas em extensão relativa (menos de 45 graus de flexão). À medida que ocorre o edema, deve-se considerar constantemente a avaliação, para que nenhuma imobilização ou roupa cause comprometimento circulatório.

Caso o paciente necessite de analgesia, os opioides são preferidos em relação aos AINEs devido ao risco de sangramento associado a alguns envenenamentos e aos efeitos plaquetários do uso de AINEs.

Não tentar matar a cobra. Uma cobra morta ou decapitada ainda oferece risco de envenenamento para a equipe do SE. Se as circunstâncias permitirem, tire uma fotografia da cobra a uma distância segura. Nunca é demais reforçar a necessidade de segurança nesse cenário.[129]

Embora uma maca de resgate seja preferida, se necessário, o paciente pode ser auxiliado a caminhar lentamente para a remoção do local, com frequentes pausas para descanso e tranquilização para ajudar a manter o paciente calmo. Transportar o paciente rapidamente até uma destinação apropriada. Notificar a instituição acolhedora sobre a situação durante o trajeto e tratar de modo que possam fazer os preparativos para receber e tratar o paciente.

Imobilização da Extremidade

A imobilização compressiva tem sido usada de maneira efetiva na Austrália para a abordagem na cena de picadas de *elapídeos* (naja, mamba, coral da América do Norte) (**Figura 21-24**).[132] Essa técnica envolve o enrolamento imediato de toda a extremidade picada com bandagem ou atadura elástica tão apertado como seria feito para uma torsão, depois aplicando tala e imobilizando a extremidade.

Se o paciente estiver a mais de 2 horas do atendimento médico em uma região fora da América do Norte e a picada tiver ocorrido no braço ou na perna, pode ser razoável usar a técnica de imobilização compressiva. Essa técnica consiste em colocar um coxim de tecido de 5 por 5 centímetros (cm) sobre o local da picada. Depois, aplicar uma atadura elástica firmemente ao redor do membro envolvido diretamente sobre o local da picada com o coxim com uma margem de pelo menos 10 a 15 cm em ambos os lados da ferida. Deve-se ter o cuidado de verificar a presença de circulação adequada nos dedos das mãos e dos pés (pulsos, sensibilidade e cor normais). Um método alternativo é simplesmente enrolar todo o membro tão apertado como seria para uma torsão com bandagem elástica. A bandagem visa impedir a absorção do veneno pela circulação geral por meio de sua contenção dentro do tecido comprimido e de vasos sanguíneos e linfáticos microscópicos próximos da superfície do membro. Por fim, imobilizar o membro para impedir a movimentação. Se a picada estiver na mão ou no braço, deve-se também aplicar uma tipoia. Deve-se notar que essa recomendação é controversa, pelo fato de alguns especialistas acreditarem que restringir o veneno a uma única área pode aumentar a chance de dano tecidual local.

Historicamente, os tratamentos a seguir forem recomendados; porém, eles não são apoiados pela literatura:

1. *Repouso*. Algumas recomendações insistem que as pessoas picadas devem sempre evitar esforços.

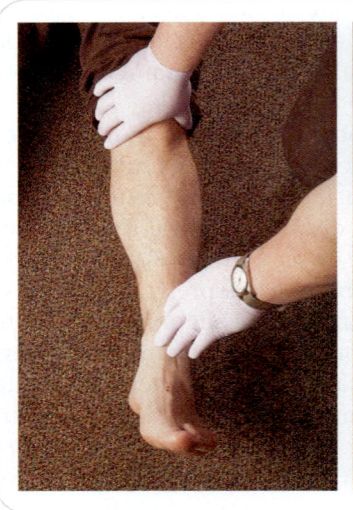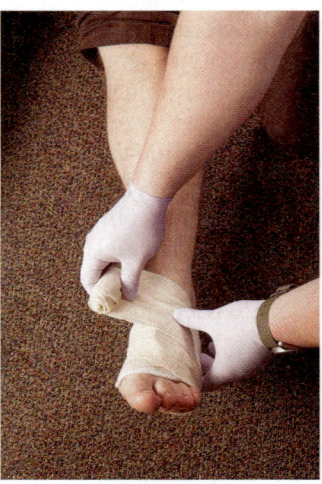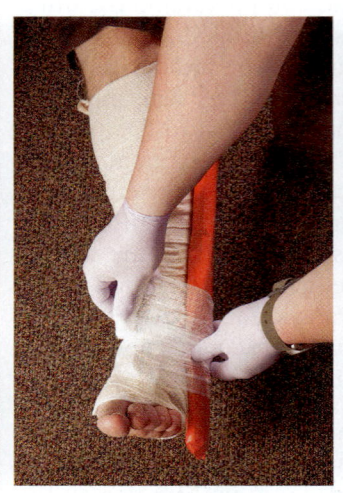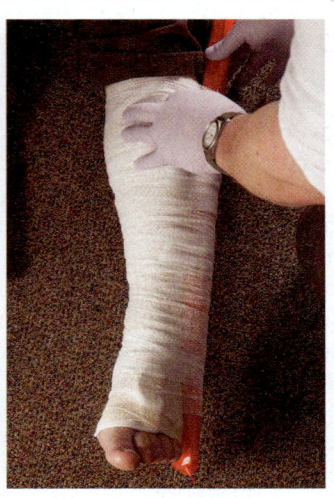

Figura 21-24 Técnica de imobilização compressiva.
© Jones & Bartlett Learning. Fotografias por Darren Stahlman.

As mortes por picadas de cobra na América do Norte são muito raras,[129,135] sendo muito improvável que o esforço de caminhar para sair do ambiente remoto piore o quadro do ferido de forma significativa. O ideal é que o ferido seja carregado. Porém, se a espera pelo transporte for atrasar a chegada da vítima ao hospital, ela deve sair caminhando com o auxílio possível.

2. *Capturar a cobra e levar para o hospital.* Há vários relatos de testemunhas que tentaram capturar uma cobra supostamente venenosa e foram picadas durante a tentativa. Um único antídoto é usado para todos os venenos de crotalídeos nos Estados Unidos, com o tratamento se baseando na graduação clínica do envenenamento, dependendo de sinais e sintomas prévios. Assim, identificar uma cobra doméstica é pouco importante em comparação com os perigos de tentar capturar a cobra. Uma fotografia digital da cobra pode ser útil, mas a identificação não vale o risco de uma picada adicional.

3. *Sucção ou incisão.* A sucção, com ou sem o corte, se mostrou inútil nos casos de picada de cobra. Os *kits* para picadas de cobra com dispositivos de sucção devem ficar de fora dos *kits* de primeiros socorros e não devem ser usados.[136,137]

4. *Choque elétrico.* O choque elétrico aplicado na picada de cobra se mostrou totalmente ineficaz e nunca deve ser usado.[138,139]

5. *Compressas frias.* Foi demonstrado que as compressas frias aumentam o dano tecidual no caso de picada por crotalídeos da América do Norte, não devendo ser usadas.[140]

6. *Imobilização, torniquetes arteriais ou venosos, constritores linfáticos ou bandagens elásticas.* Embora sejam amplamente recomendados, nenhum desses tratamentos se mostrou efetivo e podem piorar o dano local na região da picada.[141]

Contexto do SE em Áreas Remotas Revisitado

Na abertura deste capítulo, perguntamos "Quando devemos pensar em SE em áreas remotas; isto é, quando devemos pensar e trabalhar de maneira diferente daquela das ruas?". A resposta certa é: "Depende".

Tempo, distância, clima e terreno entram na tomada de decisão. A decisão de que um determinado paciente, em uma determinada situação, com um conjunto de lesões em particular, necessita de cuidados de áreas remotas em vez do cuidado das ruas é uma decisão médica – melhor tomada pelo profissional de atendimento pré-hospitalar que atende diretamente o paciente. Se o profissional de atendimento pré-hospitalar na cena conseguir realizar contato com o profissional da supervisão médica, especialmente em uma área onde o controle médico provavelmente esteja familiarizado com o SE em áreas remotas, o aconselhamento definitivamente deve ser buscado. Por fim, a decisão deve ser tomada pelo profissional de atendimento pré-hospitalar na cena com base no escopo de prática, nos protocolos locais em relação à autonomia e na supervisão médica.

O PHTLS acredita que, com uma boa base de conhecimentos, princípios-chave e treinamento pelos profissionais de supervisão médica na tomada de decisões médicas autônomas e na medicina de áreas remotas, os profissionais de atendimento pré-hospitalar podem tomar as decisões mais apropriadas para o cuidado dos pacientes em cenários remotos.

RESUMO

- Embora muitos dos princípios do SE *em áreas remotas* sejam os mesmos do SE nas *ruas*, as preferências e práticas podem mudar devido às circunstâncias únicas. Equilibrar esses fatores se torna a especialidade dos profissionais de SE em ambientes remotos.
- A supervisão feita por um médico experiente e o treinamento especializado dos profissionais que provavelmente encontrarão situações de SE em áreas remotas são componentes integrais do SE em ambientes remotos.
- O acrônimo LATE – Localização, Acesso, Treinamento, Extricação – representa os princípios simplificados em busca e resgate e outras operações de SE em áreas remotas.
- O SE em áreas remotas apresenta uma ampla variedade de ambientes e situações que exigem considerações únicas de preparação e transporte do paciente, equipamentos especializados, modificações de protocolos e procedimentos-padrão, além de considerações específicas de segurança para o contexto tanto para o paciente como para os socorristas.
- A avaliação inicial do paciente é a mesma, independentemente do ambiente. A prioridade de atenção baseia-se nas principais ameaças que podem ser mitigadas imediatamente no próprio local da lesão.
- Em muitas situações em áreas remotas, os socorristas podem ter que improvisar as ferramentas e os métodos que utilizam para o cuidado do paciente. Eles devem ter habilidade no uso de torniquetes, incluindo os métodos de improvisação, e devem compreender como melhor adaptar ao ambiente remoto as práticas de cuidado-padrão, como a administração de antibióticos, a abordagem da dor e a desfibrilhação e reanimação cardiopulmonar.
- Ao manejar os pacientes em áreas remotas, os profissionais de SE em ambientes remotos também devem considerar as necessidades de água e alimentos, além das necessidades de eliminações.
- Um princípio básico do cuidado em áreas remotas é que todos os pacientes estão hipotérmicos, hipoglicêmicos e hipovolêmicos até que se prove o contrário.
- Picadas e ferroadas são problemas comuns em áreas remotas. O conhecimento e os recursos locais são importantes para ajudar a guiar o cuidado desses pacientes, mas ainda há necessidade de diretrizes de cuidados a estes pacientes.

RECAPITULAÇÃO DO CENÁRIO

Você é o líder da equipe médica local de busca e resgate que foi despachada para um local comum de caminhada em um cânion em sua jurisdição. A única informação que você tem é uma localização de GPS de uma chamada via satélite de emergência. São aproximadamente 18 horas, e a temperatura atual é de 23°C. A previsão do tempo mostra algumas formações de tempestade se aproximando durante o final da tarde e uma temperatura mínima de 2°C durante a noite. A equipe começa a planejar a resposta usando o acrônimo LATE: Localização, Acesso, Tratamento e Extricação.

Sua equipe prepara o equipamento necessário, incluindo os *kits* de resgate em águas paradas/correntezas e de resgate em planos inclinados, seu próprio equipamento de proteção individual e o *kit* de atendimento médico padrão, e começa a responder ao local. Como líder da equipe, você faz a interface com o comandante de incidente e desenvolve um plano de comunicação com um membro da equipe preparado no local para providenciar uma comunicação de retransmissão desde o topo do cânion até o posto de comando do incidente.

- Quais são os itens essenciais para equipe e individual que devem constar em um *kit* médico de resgate para a abordagem das lesões mais graves e mais prováveis nesse tipo de cenário de resgate?
- Quais protocolos operacionalmente específicos (escopo de prática expandido) você iria querer para cuidar de pacientes em cenários de cuidados remotos e/ou prolongados? Você tem orientações permanentes, considerando as limitadas opções de comunicação?

(continua)

RECAPITULAÇÃO DO CENÁRIO (CONTINUAÇÃO)

- Quais preocupações de segurança você deveria considerar para sua equipe de resgate? De que maneira os fatores situacionais como hora do dia, localização do paciente e experiência/treinamento da equipe afetam a segurança?

Você *localiza* a posição do GPS e encontra uma ranhura no cânion com três descidas de rapel distintas com 30 metros. Você chama pela vítima e tenta fazer contato, mas não obtém nenhuma resposta. Ao soar o apito, você consegue ouvir um discreto apito de volta. Você e sua equipe partem com segurança até o local. No topo do segundo rapel, você encontra os dois membros do grupo que acionaram a emergência. Eles contam que um membro de sua equipe sofreu uma queda de cerca de 15 m para o fundo do cânion às 13 horas. Eles subiram novamente ao local para conseguir emitir um sinal do equipamento de emergência. Outro amigo desceu para avaliar a vítima e afirmou que as lesões parecem ser uma fratura aberta (exposta) de fêmur angulada, com muito sangue no local. Ele também afirmou que o paciente parecia confuso. O paciente não perdeu a consciência nem mostrou outros sinais de traumatismo craniencefálico. Ele estava usando um capacete. O amigo está mantendo a compressão local em um sangramento contínuo.

Você continua descendo o próximo rapel e estabelece uma comunicação verbal com o amigo que está atendendo o paciente. Você o orienta a colocar um torniquete improvisado com um tecido tubular de 1 polegada (2,54 cm) proximal ao ferimento que continua sangrando. Você orienta o amigo a apertar o tecido causando uma torção em um mosquetão sobressalente até que o sangramento pare, e depois a fixá-lo no lugar com outro mosquetão. O amigo relata que o sangramento foi controlado.

Após a chegada do equipamento adicional ao local, você começa o rapel final para *acessar* o paciente. Ao alcançar o paciente, você encontra um homem de 25 anos que está acordado, saudável em outros aspectos, e agora está mais alerta com uma evidente fratura exposta deformada no fêmur direito. O amigo tentou colocar roupas extras ao redor do paciente, mas o paciente está em uma poça rasa de água fria e está com as roupas molhadas e tremendo. Você começa a planejar e implementar a porção de *tratamento* da sua missão; porém, está escurecendo, e sua equipe terá que aguardar até o amanhecer para fazer a *extricação* do paciente.

- Como você pode orientar as outras pessoas a fornecer cuidados em um local de área remota? Você está familiarizado com a maneira como os atendentes utilizam o despacho da emergência médica para ajudar com instruções pré-chegada durante uma ligação de emergência, e você consegue orientar alguém remotamente a fornecer os cuidados iniciais? O que mais você orientaria o amigo a fazer se você tiver um atraso adicional até alcançar o paciente?
- Quais são as suas prioridades de cuidados na avaliação e na intervenção? Quais são as considerações para cuidados prolongados do paciente?
- Qual é o seu plano para o preparo e a extricação desse paciente?

SOLUÇÃO DO CENÁRIO

Você é a primeira pessoa a chegar à cena e logo liga a lanterna e avalia rapidamente a área garantindo a segurança sua, da vítima e de seus companheiros. Sua rede de retransmissão de comunicação no topo do cânion transmite o progresso do resgate para o comandante do incidente. O clima parece estar ajudando com poucas nuvens e sem desenvolvimento de tempestades, e você decide que terá de permanecer nesse local durante a noite. Não há disponibilidade de helicópteros na área para a realização de operações noturnas, e você não consegue mover o paciente de maneira segura e eficiente para outro local esta noite. Você solicita que o helicóptero de resgate que foi colocado em espera retorne assim que amanhecer para resgatar o paciente em uma abertura no cânion a cerca de 100 metros de seu local atual.

Há pouco espaço no local onde está o paciente, mas você consegue movê-lo para o lado, de modo que não fica no caminho direto de outros socorristas quando eles descerem até o seu local, e você consegue mover com cuidado o paciente até um local seco e sobre um coxim isolante.

SOLUÇÃO DO CENÁRIO (CONTINUAÇÃO)

Sua avaliação prossegue com o algoritmo MARCH PAWS. Você já identificou remotamente e controlou a *hemorragia massiva* e agora avalia o torniquete colocado pelo amigo usando um dispositivo tubular. Ele parece ser moderadamente efetivo, então você aplica um segundo torniquete de seu equipamento, próximalmente e adjacente ao primeiro, marcando o horário em que foi colocado. O segundo torniquete interrompe completamente o sangramento adicional, e você confirma que não há mais pulso distal. Você realiza uma avaliação da presença de sangue e não detecta nenhum outro sinal de hemorragia massiva. Porém, ao avaliar a pélvis, ela parece instável e há dor significativa; assim, você aplica uma cinta (*binder*) pélvica de seu *kit* de equipamentos.

O paciente está acordado e falando com você sem sinais de comprometimento da *via aérea*. Você coloca a mão em sua parede torácica e nota movimentação torácica igual e simétrica sem sinais de sofrimento *respiratório* ou trauma da parede torácica. Você avalia a *circulação* observando os pulsos distais e nota que a frequência cardíaca está rápida com pulso radial fraco de 120 batimentos por minuto. A pele está fria e discretamente sudorética. Você trata a *hipotermia* do paciente removendo-o da água fria, expondo sua pele e vestindo roupas quentes e secas. Você pede para um colega preparar um coxim e saco de dormir para tratar a hipotermia envolvendo o paciente com coxins aquecidos. Você avalia a *cabeça* e não observa sinais de traumatismo craniencefálico ou dorsal; porém, o paciente sofreu uma queda significativa e possivelmente uma lesão por distração, de modo que você considera a possibilidade e lesão da coluna vertebral e estabiliza a sua coluna usando um colchão a vácuo de corpo inteiro. O paciente está consciente e alerta com exame neurológico grosseiro normal em outros aspectos. Ele tem um pouco de náuseas, mas não vomitou, e você administra uma dose de 4 mg de ondansetrona com um comprimido de desintegração oral. Você trata a *dor* com uma dose de 1 grama de paracetamol oral e administra uma dose subdissociativa de 100 mg de cetamina intranasal. Isso faz com que sua dor de 10 em 10 diminua para 2 em 10, facilitando a complementação de seu exame e da imobilização/tratamento.

Com base no protocolo local para uso de *antibióticos* em fraturas abertas, você estabelece um acesso IV após a avaliação de todas as outras ameaças à vida e administra 2 gramas de cefazolina IV após confirmar a ausência de alergia. Você reavalia o corpo do paciente (da cabeça aos pés) para a pesquisa de quaisquer outros *ferimentos* ou lesões e conclui que o único local que precisa de atenção é a fratura aberta de fêmur. Você irriga grosseiramente o local da fratura aberta com água potável e aplica uma bandagem. Agora você sabe que tem uma extricação prolongada e tenta converter o torniquete em outra forma de controle de sangramento. Você consegue fazer com segurança a transição de um torniquete para um curativo compressivo para controle do sangramento. Você reavalia com frequência e confirma que o controle está mantido. A sensibilidade e os pulsos distais são recuperados.

Por fim, você completa a preparação do paciente com a *imobilização* adequada. Para a fratura aberta de fêmur, você usa tração manual e coloca a perna em posição anatômica fornecendo imobilização *fisiológica*, com proteção de coxins e colchão a vácuo para manter a posição. O colchão a vácuo agora consegue imobilizar o corpo todo, incluindo pescoço/dorso, pélvis e fratura de fêmur sem pontos de pressão indevida. Você avalia uma suspeita de fratura em punho direito, o que não é a lesão mais significativa, após a abordagem das lesões de maior prioridade. Você permite que o paciente tome alguns goles de líquidos durante a noite e que ele urine usando uma fralda para adultos, a qual você troca quando necessário.A equipe passa a noite toda com o paciente e seus companheiros, e com o pré-planejamento você está bem preparado. Seu treinamento médico, junto com as diretrizes de cuidados em campo, ajuda-o a manejar o paciente ao longo da noite. Com a sua estabilização e tratamento, o paciente evolui bem durante a noite e os sinais vitais permanecem estáveis. Após a imobilização, ele tem pouca dor. Quando amanhece, o helicóptero consegue realizar o içamento do paciente para fora do cânion. Uma ambulância que estava esperando assume os cuidados do paciente e o transporta até o centro de trauma apropriado mais próximo, que fica a 45 minutos do local. Como o paciente permaneceu estável ao longo da noite, foi determinado que um transporte em helicóptero aeromédico não era necessário após a discussão do caso com o controle médico. Sua documentação de campo é entregue com o paciente para garantir a continuidade dos cuidados do paciente. Após a sua saída do campo, você preenche um relatório final sobre o atendimento realizado. Você faz contato com o hospital e descobre que se espera o paciente evolua à recuperação total.

Referências

1. Wilderness. In: *Merriam-Webster's Collegiate Dictionary*. 11th ed. Merriam-Webster; 2014:1432.

2. McGinnis KK. *Rural and Frontier Emergency Medical Services*. National Rural Health Association; 2004.

3. Liffrig JR, Tarter SL, Schimelpfenig T, et al. Wilderness medicine education. In: Auerbach PS, ed. *Auerbach's Wilderness Medicine*. 7th ed. Elsevier; 2017:2440-2471.

4. Winstead C, Hawkins SC. Wilderness EMS education. In: Hawkins SC, ed. *Wilderness EMS*. Wolters Kluwer; 2018:61-81.

5. Bennett BL. A time has come for wilderness emergency medical service: a new direction. *Wilderness Environ Med*. 2012; 23(1):5-6.

6. Warden CR, Millin MG, Hawkins SC, et al. Medical direction of wilderness and other operational emergency services programs. *Wilderness Environ Med*. 2012;23(1):37-43.

7. Millin M. Wilderness EMS medical oversight. In: Hawkins SC, ed. *Wilderness EMS*. Wolters Kluwer; 2018:101-110.

8. Russell K, Weber D, Scheele B, et al. Search and rescue in the intermountain west states. *Wilderness Environ Med*. 2013;24: 429-433.

9. National Highway Traffic Safety Administration. *The National EMS Scope of Practice Model*. Department of Transportation/ National Highway Traffic Safety Administration; 2005.

10. Millin MG, Johnson DE, Schimelpfenig T, et al. Medical oversight, educational core content, and proposed scopes of practice of wilderness EMS providers: a joint project developed by wilderness EMS educators, medical directors, and regulators using a Delphi approach. *Prehosp Emerg Care*. 2017;21(6): 673-681.

11. Smith W. Medical professionals role in search and rescue. In: Rodway G, Weber DC, McIntosh SE, eds. *Mountain Medicine and Technical Rescue*. Carreg; 2016: 207-223.

12. Hawkins SC, Millin MC, Smith W. Wilderness emergency medical services and response systems. In: Auerbach P, ed. *Auerbach's Wilderness Medicine*. 7th ed. Elsevier; 2017:1200-1213.

13. Johnson DE, Schimelpfenig T, Hubbel F. Minimum guidelines and scope of practice for wilderness first aid. *Wilderness Environ Med*. 2013;24(4):456-462.

14. Tilton B. *Wilderness First Responder*. Falcon Guides (Globe Pequot Press); 2010.

15. American Society for Testing and Materials. *Standard Guide for Training First Responders Who Practice in Wilderness, Delayed, or Prolonged Transport Settings*. American Society for Testing and Materials; 1995:F1616-F1695.

16. Wilderness Medical Society Curriculum Committee. Wilderness first responder: recommended minimum course topics. *Wilderness Environ Med*. 1999;10:13-19.

17. McNamara EC, Johe DH, Endly DA, eds. *Outdoor Emergency Care*. 5th ed. National Ski Patrol. Brady (Pearson); 2012.

18. Hawkins SC. The relationship between ski patrols and emergency medical services systems. *Wilderness Environ Med*. 2012;23:106-111.

19. Constance BB, Auerbach PS, Johe DH. Prehospital medical care and the National Ski Patrol: how does outdoor emergency care compare to traditional EMS training? *Wilderness Environ Med*. 2012;23:177-189.

20. Spano SJ. National Park Service medicine. In: Auerbach P, ed. *Auerbach's Wilderness Medicine*. 7th ed. Elsevier; 2017: 2487-2497.

21. Smith WR. Integration of tactical EMS in the National Park Service. *Wilderness Environ Med*. 2017;28(2S):S146-S153.

22. Lipman GS, Weichenthal L, Harris NS, et al. Core content for Wilderness Medicine fellowship training of emergency medicine graduates. *Acad Emerg Med*. 2014; 21(2):204-207.

23. Hawkins S, Millin M, Smith W. Care in the wilderness. In: Cone D, Brice JH, Delbridge TR, Myers JB, eds. *Emergency Medical Services: Clinical Practice and System Oversight*. 2nd ed. Vol 2: Medical Oversight of EMS. John Wiley & Sons; 2015:377-391.

24. Vines T, Hudson S. Medical considerations in technical rescue. In: *High-Angle Rope Rescue Techniques: Levels I and II*. 4th ed. Jones & Bartlett Learning; 2016:224-245.

25. Smith WR. Principles of basic technical rescue, packaging, and patient care integration. In: Hawkins SC, ed. *Wilderness EMS*. Wolters Kluwer; 2018:101-110.

26. Hawkins SC. WEMS systems. In: Hawkins SC, ed. *Wilderness EMS*. Wolters Kluwer; 2018:21-59.

27. Zafren K, McCurley L, Shimanski C, et al. Technical rescue. In: Auerbach PS, ed. *Auerbach's Wilderness Medicine*. 7th ed. Elsevier; 2017:1242-1280.

28. Goodman T, Iserson KV, Strich H. Wilderness mortalities: a 13-year experience. *Ann Emerg Med*. 2001;37:279-283.

29. Gentile DA, Morris JA, Schimelpfenig T, Bass SM, Auerbach PS. Wilderness injuries and illnesses. *Ann Emerg Med*. 1992;21:853-861.

30. Singletary EM, Markenson DS. Injury prevention: decision making, safety, and accident avoidance. In: Auerbach PS, ed. *Auerbach's Wilderness Medicine*. 7th ed. Elsevier; 2017:593-616.

31. Isaac JE, Johnson DE. *Wilderness and Rescue Medicine*. 6th ed. Jones & Bartlett Learning; 2013.

32. Hawkins SC. Setting the record straight to reduce fatalities in sinking vehicles. *Emerg Med News*. 2015;37(8):28-29.

33. Butler FK, Blackbourne LH. Battlefield trauma care then and now: a decade of tactical combat casualty care. *J Trauma Acute Care Surg*. 2012;73:S395-S402.

34. Holcomb JB, Stansbury LG, Champion HR, Wade C, Bellamy RF. Understanding combat casualty care statistics. *J Trauma Acute Care Surg*. 2006;60:397-401.

35. Kelly J, Ritenour AE, McLaughlin DF, et al. Injury severity and causes of death from Operation Iraqi Freedom and Operation Enduring Freedom: 2003–2004 versus 2006. *J Trauma*. 2008;6:S21-S27.

36. Eastridge BJ, Mabry RL, Seguin P, et al. Death on the battlefield (2001–2011): implications for the future of combat casualty care. *J Trauma Acute Care Surg*. 2012;73:S431-S437.

37. Kotwal RS, Montgomery HR, Mabry RL, et al. Eliminating preventable death on the battlefield. *Arch Surg*. 2011;146: 1350-1358.

38. Bennett BL, Butler FK, Wedmore I, eds. Tactical combat casualty care: transitioning battlefield lessons learned to other austere environments. *Wilderness Environ Med*. 2017; 28(2S):S1-S154.

39. Smith B, Bledsoe BE, Nicolazzo P. General management of trauma in the wilderness. In: Hawkins SC, ed. *Wilderness EMS*. Wolters Kluwer; 2018:371-392.

40. Smith W. Episode 3: medical direction with Will Smith, MD [podcast]. RAW Medicine website. Published February 1, 2018. Accessed March 1, 2022. https://rawmedicine.libsyn.com/episode-3-medical-direction-with-will-smith-md

41. What is C-TECC? Committee for Tactical Emergency Casualty Care website. Accessed March 1, 2022. https://www.c-tecc.org/about-us/what-is-ctecc

42. Chan D, Goldberg R, Tascone A, et al. The effect of spinal immobilization on healthy volunteers. *Ann Emerg Med.* 1994;23(1):48-51.

43. Chan D, Goldberg R, Tascone A, et al. The effect of spinal immobilization on healthy volunteers. *Ann Emerg Med.* 1994;23(1):48-51.

44. Kwan I, Bunn F, Roberts IG. Spinal immobilisation for trauma patients. *Cochrane Database Syst Rev.* 2001(2):CD002803.

45. Ben-Galim P, Dreiangel N, Mattox KL, et al. Extrication collars can result in abnormal separation between vertebrae in the presence of dissociative injury. *J Trauma.* 2010;69:447-450.

46. Hauswald M, Ong G, Tandeberg D, et al. Out-of-hospital spinal immobilization: its effect on neurologic injury. *Acad Emerg Med.* 1998;5:214-219.

47. Oto B, Corey DJ II, Oswald J, Sifford D, Walsh B. Early secondary neurological deterioration after blunt spinal trauma: a review of the literature. *Acad Emerg Med.* 2015;22:1200-1212.

48. Senz K. New Hampshire rescue squad denies fault in woman's drowning. EMS World website. Published September 10, 2007. Accessed March 1, 2022. https://www.hmpgloballearningnetwork.com/site/emsworld/news/10408685/new-hampshire-rescue-squad-denies-fault-womans-drowning

49. Scheele BM. Technical rescue interface: off-road vehicle and helicopter WEMS response. In: Hawkins SC, ed. *Wilderness EMS.* Wolters Kluwer; 2018:503-518.

50. Kosequat J, Rush SC, Simonsen I, et al. Efficacy of the mnemonic device "MARCH PAWS" as a checklist for pararescuemen during tactical field care and tactical evacuation. *J Spec Operations Med.* 2017;4:80-84.

51. Hawkins SC, Simon RB, Beissinger JP, Simon D. *Vertical Aid: Essential Wilderness Medicine for Climbers, Trekkers, and Mountaineers.* The Countryman Press; 2017.

52. Davis C. Part 2: management of infectious diseases: general infectious diseases in the wilderness environment. In: Hawkins SC, ed. *Wilderness EMS.* Wolters Kluwer; 2018:355-370.

53. Keenan S, Riesberg JC. Prolonged field care: beyond the "Golden Hour." *Wilderness Environ Med.* 2017;28(2S):S135-S139.

54. Gomi T. *Everyone Poops.* Kane/Miller Book Publishers; 1993.

55. Wing-Gaia SL, Askew W. Nutrition, malnutrition and starvation. In: Auerbach PS, ed. *Auerbach's Wilderness Medicine.* 7th ed. Elsevier; 2017:1964-1985.

56. Kenefick RW, Cheuvront SN, Leon LR, Obrien K. Dehydration and rehydration. In: Auerbach PS, ed. *Wilderness Medicine.* 7th ed. Elsevier; 2017:2031-2044.

57. Madsen P, Svendsen LB, Jorgenesen LG, et al. Tolerance to head-up tilt and suspension with elevated legs. *Aviat Space Environ Med.* 1998;69:781-784.

58. Mortimer RB. Risks and management of prolonged suspension in an Alpine harness. *Wilderness Environ Med.* 2011;22:77-86.

59. Seddon P. *Harness Suspension: Review and Evaluation on Existing Information.* Health Safety Executive Books; 2002:CRR 451/2002.

60. Kolb JJ, Smith EL. Redefining the diagnosis and treatment of suspension trauma. *JEMS.* Published June 9, 2015. Accessed March 1, 2022. https://www.jems.com/operations/rescue-vehicle-extrication/redefining-the-diagnosis-and-treatment-of-suspension-trauma/

61. Prevention and treatment of sunburn. *Med Lett Drugs Ther.* 2004;46:45.

62. Department of Health and Human Services. Food and Drug Administration. 21 CFR Parts 201, 310, 347, and 352. Sunscreen drug products for over-the-counter human use. *Federal Register.* Vol 84. No 38. February 26, 2019/Proposed Rules. Accessed April 20, 2022. https://www.govinfo.gov/content/pkg/FR-2019-02-26/pdf/2019-03019.pdf

63. Krakowski AC, Goldenberg A. Exposure to radiation from the sun. In: Auerbach PS, ed. *Auerbach's Wilderness Medicine.* 7th ed. Elsevier; 2017:335-353.

64. Stern RS. Clinical practice: treatment of photoaging. *N Engl J Med.* 2004;350:1526-1534.

65. Richardson SD. Environmental mass spectrometry: emerging contaminants and current issues. *Anal Chem.* 2012;84:747-778.

66. Gies P. Photoprotection by clothing. *Photodermal Photimmunol Photomed.* 2007;23:264-274.

67. Singletary EM, Charlton NP, Epstein JL, et al. Part 15: first aid: 2015 American Heart Association and American Red Cross guidelines update for first aid. *Circulation.* 2015;132(Suppl 2): S574-S589.

68. Kragh JF, Walters TJ, Baer DG, et al. Practical use of emergency tourniquets to stop bleeding in major limb trauma. *J Trauma.* 2008;64(Suppl 2):38-50.

69. Drew B, Bird D, Matteucci M, Keenan S. Tourniquet conversion: a recommended approach in the prolonged field care setting. *J Spec Operations Med.* 2015;15(3):81-85.

70. Kragh JF, Dubick MA. Bleeding control with limb tourniquet use in the wilderness setting: review of science. *Wilderness Environ Med.* 2017;28(Suppl 2):S25-S32.

71. Edlich RF, Rodeheaver GT, Morgan RF, et al. Principles of emergency wound management. *Ann Emerg Med.* 1988;17(12):1284-1302.

72. Edlich RF, Thacker JG, Buchanan L, Rodeheaver GT. Modern concepts of treatment of traumatic wounds. *Adv Surg.* 1979;13:169-197.

73. Bhandari M, Thompson K, Adili A, Shaughnessy SG. High and low pressure irrigation in contaminated wounds with exposed bone. *Int J Surg Invest.* 2000;2(3):179-182.

74. Bhandari M, Adili A, Lachowski RJ. High pressure pulsatile lavage of contaminated human tibiae: an in vitro study. *J Orthop Trauma.* 1998;12(7):479-484.

75. Bhandari M, Schemitsch EH, Adili A, et al. High and low pressure pulsatile lavage of contaminated tibial fractures: an in vitro study of bacterial adherence and bone damage. *J Orthop Trauma.* 1999;13(8):526-533.

76. Anglen JO. Wound irrigation in musculoskeletal injury. *J Am Acad Orthop Surg.* 2001;9(4):219-226.

77. Valente JH, Forti RJ, Freundlich LF, et al. Wound irrigation in children: saline solution or tap water? *Ann Emerg Med.* 2003;41(5):609-616.

78. Backer HD. Field water disinfection. In: Auerbach PS, ed. *Auerbach's Wilderness Medicine*. 7th ed. Elsevier; 2017: 1985-2030.

79. Griffiths RD, Fernandez RS, Ussia CA. Is tap water a safe alternative to normal saline for wound irrigation in the community setting? *J Wound Care*. 2001;10(10):407-411.

80. Moscati R, Mayrose J, Fincher L, Jehle D. Comparison of normal saline with tap water for wound irrigation. *Am J Emerg Med*. 1998;16(4):379-381.

81. Moscati RM, Reardon RF, Lerner EB, Mayrose J. Wound irrigation with tap water. *Acad Emerg Med*. 1998;5(11): 1076-1080.

82. Rodeheaver GT, Pettry D, Thacker JG, et al. Wound cleansing by high pressure irrigation. *Surg Gynecol Obstet*. 1975;141(3):357-362.

83. Edlich RF, Reddy VR. Revolutionary advances in wound repair in emergency medicine during the last three decades: a view toward the new millennium. 5th Annual David R. Boyd, MD, Lecture. *J Emerg Med*. 2001;20(2):167-193.

84. Singer AJ, Hollander JE, Subramanian S, et al. Pressure dynamics of various irrigation techniques commonly used in the emergency department. *Ann Emerg Med*. 1994;24(1):36-40.

85. Luck JB, Campagne D, Falcon Bachs R, et al. Pressures of wilderness improvised wound irrigation techniques: how do they compare? *Wilderness Environ Med*. 2016;27(4): 476-481.

86. Mellor SG, Cooper GJ, Bowyer GW. Efficacy of delayed administration of benzylpenicillin in the control of infection in penetrating soft tissue injuries in war. *J Trauma*. 1996;40(Suppl 3):S128-S134.

87. Hospenthal DR, Murray CK, Andersen RC, et al. Guidelines for the prevention of infection after combat-related injuries. *J Trauma*. 2008;64(Suppl 3):S211-S220.

88. Jamshidi R. Wound management. In: Auerbach PS, ed. *Wilderness Medicine*. 7th ed. Elsevier; 2017: 440-450.

89. Russell KW, Scaife CL, Weber DC, et al. Wilderness Medical Society practice guidelines for the treatment of acute pain in remote environments: 2014 update. *Wilderness Environ Med*. 2014;25:S96-S104.

90. McGladrey L. Psychological first aid and stress injuries. In: Hawkins SC, ed. *Wilderness EMS*. Wolters Kluwer; 2018:189-202.

91. Switzer JA, Bovard RS, Quinn RH. Wilderness orthopedics. In: Auerbach PS, ed. *Auerbach's Wilderness Medicine*. 7th ed. Elsevier; 2017:450-492.

92. Kranc DA, Jones AW, Nackenson J, et al. Use of ultrasound for joint dislocation reduction in an austere wilderness setting: a case report. *Prehosp Emerg Care*. 2018;23(2):1-14.

93. Fulton RL, Voigt WJ, Hilakos AS. Confusion surrounding the treatment of traumatic cardiac arrest. *J Am Coll Surg*. 1995;181:209-214.

94. Pasquale MD, Rhodes M, Cipolle MD, et al. Defining "dead on arrival": impact on a level I trauma center. *J Trauma*. 1996;41:726-730.

95. Mattox KL, Feliciano DV. Role of external cardiac compression in truncal trauma. *J Trauma*. 1982;22:934-936.

96. Shimazu S, Shatney CH. Outcomes of trauma patients with no vital signs on admission. *J Trauma*. 1983;23(3): 213-216.

97. Forgey WW, Wilderness Medical Society. *Practice Guidelines for Wilderness Emergency Care*. 5th ed. Globe Pequot Press; 2006.

98. Goth P, Garnett G, Rural Affairs Committee, National Association of EMS Physicians. Clinical guidelines for delayed/prolonged transport. I. Cardiorespiratory arrest. *Prehosp Disaster Med*. 1991;6(3):335.

99. Eisenberg MS, Bergner L, Hallstrom AP. Cardiac resuscitation in the community: importance of rapid provision and implications of program planning. *JAMA*. 1979;241:1905-1907.

100. Kellermann AL, Hackman BB, Somes G. Predicting the outcome of unsuccessful prehospital advanced cardiac life support. *JAMA*. 1993;270(12):1433-1436.

101. Bonnin MJ, Pepe PE, Kimball KT, Clark PS. Distinct criteria for termination of resuscitation in the out-of-hospital setting. *JAMA*. 1993;270(12):1457-1462.

102. Millin MG, Khandker SR, Malki A. Termination of resuscitation of nontraumatic cardiopulmonary arrest: resource document for the National Association of EMS Physicians position statement. *Prehosp Emerg Care*. 2011;15(4): 547-554.

103. Leavitt M, Podgorny G. Prehospital CPR and the pulseless hypothermic patient. *Ann Emerg Med*. 1984;13:492.

104. Zafren K, Giesbrecht G, Danzl D, et al. Wilderness Medical Society practice guidelines for the out-of-hospital evaluation and treatment of accidental hypothermia: 2014 update. Wilderness Environ Med. 2014;25:S66-S85.

105. Keatinge WR. Accidental immersion hypothermia and drowning. *Practitioner*. 1977;219:183-187.

106. Olshaker JS. Near drowning. *Emerg Med Clin North Am*. 1992;10(2):339-350.

107. Bolte RG, Black PG, Bowers RS, et al. The use of extracorporeal rewarming in a child submerged for 66 minutes. *JAMA*. 1988;260(3):377-379.

108. Orlowski JP. Drowning, near-drowning, and ice-water drowning. *JAMA*. 1988;260(3):390-391.

109. Cooper MA, Andrews CJ, Holle RL, et al. Lightning-related injuries and safety. In: Auerbach PS, ed. *Auerbach's Wilderness Medicine*. 7th ed. Elsevier; 2017:71-117.

110. Davis C, Engeln A, Johnson E, McIntosh S, et al. Wilderness Medical Society practice guidelines for the prevention and treatment of lightning injuries: 2014 update. Wilderness Environ Med. 2014;25:S86-S95.

111. Durrer B, Brugger H. Recent advances in avalanche survival. Presented at the Second World Congress on Wilderness Medicine. Aspen, CO; 1995.

112. Van Tilburg C, Grissom CK, Zafren K, et al. Wilderness Medical Society practice guidelines for prevention and management of avalanche and nonavalanche snow burial accidents. *Wilderness Environ Med*. 2017;25(28):23-42.

113. Steinman AM. Cardiopulmonary resuscitation and hypothermia. *Circulation*. 1986;74(6, pt 2):29-32.

114. Zell SC. Epidemiology of wilderness-acquired diarrhea: implications for prevention and treatment. *J Wild Med*. 1992;3(3):241-249.

115. Lloyd EL. *Hypothermia and Cold Stress*. Aspen Systems; 1986.

116. Maningas PA, DeGuzman LR, Hollenbach SJ, et al. Regional blood flow during hypothermic arrest. *Ann Emerg Med*. 1986;15(4):390-396.

117. Groves LJ, Cushing TA. General management of medical conditions in the wilderness. In: Hawkins SC, ed. *Wilderness EMS*. Wolters Kluwer; 2018:393-412.

118. Sampson HA, Muñoz-Furlong A, Campbell RL, et al. Second symposium on the definition and management of anaphylaxis: summary report—Second National Institute of Allergy and Infectious Disease/Food Allergy and Anaphylaxis Network symposium. *J Allergy Clin Immunol.* 2006;117:391-397.

119. Graif Y, Romano-Zelekha O, Livne I, et al. Allergic reactions to insect stings: results from a national survey of 10,000 junior high school children in Israel. *J Allergy Clin Immunol.* 2006;117:1435-1439.

120. Golden DB. Insect sting anaphylaxis. *Immunol Allergy Clin North Am.* 2007;27:261-272.

121. Bilò BM, Bonifazi F. Epidemiology of insect-venom anaphylaxis. *Curr Opin Allergy Clin Immunol.* 2008;8:330-337.

122. Graft DF. Insect sting allergy. *Med Clin North Am.* 2006;90: 211-232.

123. Valentine MD, Schuberth KC, Kagey-Sobotka A, et al. The value of immunotherapy with venom in children with allergy to insect stings. *N Engl J Med.* 1990;323:1601-1603.

124. Barnard JH. Studies of 400 Hymenoptera sting deaths in the United States. *J Allergy Clin Immunol.* 1973;52:259-264.

125. Gaudio F, Lemery J, Johnson D. Wilderness Medical Society practice guidelines for the use of epinephrine in outdoor education and wilderness settings: 2014 update. Wilderness Environ Med. 2014;25:S15-S18.

126. Hawkins S, Weil C, Fitzpatrick D. Letter to the editor: epinephrine autoinjector warning. *Wilderness Environ Med.* 2012;23:371-378.

127. Snakes. *National Geographic.* Accessed March 1, 2022. https://www.nationalgeographic.com/animals/reptiles /facts/snakes-1

128. Kasturiratne A, Wickremasinghe AR, de Silva N, et al. The global burden of snakebite: a literature analysis and modelling based on regional estimates of envenoming and deaths. *PLoS Med.* 2008;5(11):e218. doi: 10.1371/journal .pmed.0050218

129. Abo B. Management of animal bites and envenomation. Hawkins SC, ed. *Wilderness EMS.* Wolters Kluwer; 2018:333-346.

130. O'Neil ME, Mack KA, Gilchrist J, Wozniak EJ. Snakebite injuries treated in United States emergency departments, 2001–2004. *Wilderness Environ Med.* 2007;18(4):281-287.

131. Lavonas EJ, Ruha AM, Banner W, et al. Unified treatment algorithm for the management of crotaline snakebite in the United States: results of an evidence-informed consensus workshop. *BMC Emerg Med.* 2011;11:2. doi: 10.1186/1471-227X-11-2

132. Norris RL, Bush SP, Cardwell MD. Bites by venomous reptiles in Canada, the United States, and Mexico. In: Auerbach PS, ed. *Auerbach's Wilderness Medicine*. 7th ed. Elsevier; 2017:729-760.

133. Warrell DA. Bites by venomous and nonvenomous reptiles worldwide. In: Auerbach PS, ed. *Auerbach's Wilderness Medicine*. 7th ed. Elsevier; 2017:760-828.

134. Kanaan NC, Ray J, Stewart M, et al. Wilderness Medical Society practice guidelines for the treatment of pit viper envenomations in the United States and Canada. *Wilderness Environ Med.* 2015;26:472-487.

135. Curry SC, Kunkel DB. Death from a rattlesnake bite. *Am J Emerg Med.* 1985;3(3):227-235.

136. Bush SP. Snakebite suction devices don't remove venom: they just suck. *Ann Emerg Med.* 2004;43(2):187-188.

137. Alberts MB, Shalit M, LoGalbo F. Suction for venomous snakebite: a study of "mock venom" extraction in a human model. *Ann Emerg Med.* 2004;43(2):181-186.

138. Davis D, Branch K, Egen NB, et al. The effect of an electrical current on snake venom toxicity. *J Wild Med.* 1992; 3(1):48-53.

139. Howe NR, Meisenheimer JL Jr. Electric shock does not save snakebitten rats. *Ann Emerg Med.* 1988;17(3):254-256.

140. Gill KA Jr. The evaluation of cryotherapy in the treatment of snake envenomation. *South Med J.* 1968;63:552-556.

141. Norris RL. A call for snakebite research. *Wilderness Environ Med.* 2000;11(3):149-151.

Leituras Sugeridas

Auerbach PS, ed. *Auerbach's Wilderness Medicine*. 7th ed. Elsevier; 2017.

Hawkins SC, ed. *Wilderness EMS*. Wolters Kluwer; 2018.

Rodway G, McIntosh S, Weber D, eds. *Mountain Medicine and Technical Rescue: A Manual of the Diploma in Mountain Medicine*. Carreg; 2016.

CAPÍTULO 22

Suporte Médico de Emergência Tática Civil

Editores-chefes:
Faroukh Mehkri, DO
Alexander L. Eastman, MD, MPH, FACS, FAEMS

© Ralf Hiemisch/fstop/Getty Images

OBJETIVOS DO CAPÍTULO

Ao término deste capítulo, você será capaz de:

- Descrever os componentes do suporte médico de emergência tática (TEMS, de *tactical emergency medical support* ou SMET, na sigla em português).
- Compreender as funções operacionais e de apoio do TEMS.
- Explicar os benefícios de um programa de TEMS.
- Analisar como o cuidado médico de emergência difere em cada uma das três fases de cuidado no TEMS.
- Relatar como a metodologia de avaliação remota pode ser usada em uma missão tática.
- Descrever o papel do suporte médico em operações de contraterrorismo.

CENÁRIO

A sua base de serviço de emergência (SE) fornece cobertura para a equipe local de armas e táticas especiais (SWAT, de *special weapons and tactics*), tendo um rigoroso programa de treinamento integrado com a polícia local. A sua equipe de suporte médico de emergência tática (TEMS) é acionada logo após o entardecer para o caso de um homem armado escondido em uma antiga casa abandonada. Quando a sua equipe está se preparando para entrar, dois oficiais da SWAT atravessam o quintal do suspeito e se aproximam da casa para preparar a invasão pela porta. Tiros são ouvidos saindo da janela da frente, ferindo os oficiais da SWAT. Um oficial da SWAT cai em frente à porta da casa do suspeito. O segundo cai perto de uma antiga picape. Um patrulheiro parado perto de você grita: "Vamos lá! Precisamos resgatá-los". Você segura o patrulheiro pelo braço e olha para o comandante da SWAT.

- O que você deveria fazer?
- Como você irá avaliar e tratar os oficiais da SWAT caídos, considerando o perigo da cena?

INTRODUÇÃO

O **suporte médico de emergência tática (TEMS)** é um sistema pré-hospitalar de cuidados dedicado a aumentar o sucesso de operações especiais de forças de lei, reduzindo a suscetibilidade e o risco médicos da missão e promovendo a segurança pública.[1] O TEMS se baseia nos princípios de medicina militar, medicina de áreas remotas, resposta a desastres, busca e resgate urbanos e SE convencional para criar um sistema de cuidados que sustenta as missões policiais e maximiza o desfecho clínico de vítimas no que costuma ser um ambiente com poucos recursos e com transporte prolongado, minimizando a ameaça para o profissional de atendimento pré-hospitalar.

Este capítulo fornece uma visão geral do TEMS. A participação em TEMS e a provisão de **cuidado às vítimas em ambiente tático** (**TCC**, de *tactical casualty care*) exigem experiência e treinamento específicos, como em qualquer outra situação de operações especiais. Para uma visão detalhada do TEMS, a National Association of Emergency Medical Technicians (NAEMT) oferece um curso de 16 horas dedicado aos conceitos do TEMS: Tactical Emergency Casualty Care (TECC).

História e Evolução do Suporte Médico de Emergência Tática

A primeira equipe da SWAT foi desenvolvida em Los Angeles, nos Estados Unidos, em 1968. Logo depois, o conceito de ter um "médico" ligado à equipe da SWAT foi avançado, da mesma forma que o modelo militar de ter um médico de combate atribuído a um esquadrão. Hoje, o TEMS abrange um amplo espectro de serviços médicos com estrutura e função modificadas para operar dentro de um ambiente tático de elevado risco e de alta velocidade. Atualmente, há amplo apoio para o TEMS na polícia e nas comunidades.

Há mais de 30 anos, foi desenvolvido o curso Counter Narcotics and Terrorism Operational Medical Support (CONTOMS). Esse programa foi desenvolvido como um currículo de TEMS baseado em evidências que selecionava profissionais médicos de emergência experientes e os mergulhava no fornecimento de cuidados médicos no ambiente tático ao longo do curso de 56 horas. Por meio do CONTOMS, foi desenvolvido um banco de dados de lesões para fornecer os dados de pesquisa necessários para sustentar a eficácia da Medicina Tática.

Desde então, muitos cursos semelhantes ao CONTOMS foram desenvolvidos. Os cursos sobre o cuidado às vítimas de combate em ambiente tático (TCCC, *Tactical Combat Casuaty Care*) foram desenvolvidos pelo Committee on Tactical Combat Casualty Care, parte do Defense Health Board do Department of Defense (DoD) dos Estados Unidos. Esses cursos ensinam as intervenções médicas essenciais necessárias no ambiente tático, os quais dependem da situação tática específica. O projeto original do TCCC foi realizado de 1993 a 1996 como um esforço conjunto da equipe médica de Operações Especiais (*Special Operations*) e da Uniformed Services University. Esse esforço de pesquisa de quatro anos culminou com a publicação do artigo original do TCCC em 1996.[2]

As Diretrizes do TCCC agora são mantidas pelo Comitê do TCCC (CoTCCC), que foi criado em 2001 pelo Comando de Operações Especiais dos EUA e agora é um componente do Sistema Conjunto de Trauma (JTS, de *Joint Trauma System*) do DoD. As Diretrizes de TCCC são atualizadas com base em: (1) uma revisão contínua da literatura publicada sobre trauma pré-hospitalar civil e militar; (2) interação contínua com laboratórios militares de pesquisa de atendimento a vítimas de combate; (3) informações diretas de socorristas, médicos e saltadores de paraquedistas experientes em combate; (4) informações dos serviços do Centros de Lições Aprendidas (*Lessons Learned Centers*) médicas; (5) relatos de casos discutidos nas videoconferências semanais de aprimoramento de processos do Joint Theater Trauma System (JTTS); (6) observações sobre as causas de morte em fatalidades de combate obtidas nas conferências do JTS-Armed Forces Medical Examiner System (AFMES); e (7) opinião de especialistas em trauma militares e civis.

Agora há três cursos de TCCC distintos disponíveis para diferentes categorias de pessoal de combate, incluindo médicos e não médicos. O TCCC All Service Members (TCCC-ASM) é um curso de 7 horas para todos os membros do serviço. O TCCC Combat Lifesaver (TCCC-CLS) é um curso de 40 horas para militares não-médicos que estão sendo enviados para apoiar operações de combate. O TCCC for Medical Personnel (TCCC-MP) é um curso de 16 horas para a equipe médica militar, incluindo médicos, socorristas e equipe de resgate, que estão sendo enviados para apoiar operações de combate. Nenhum dos cursos de TCCC ensina os componentes operacionais de um incidente tático. O conhecimento da movimentação e do planejamento tático é necessário para um programa de TEMS bem-desenvolvido e completo. O programa TCCC-MP e seus objetivos médicos devem ser incluídos em qualquer programa educacional de TEMS para abordar as questões de cuidados médicos de emergência no ambiente tático.

Em 2013, 27 policiais morreram devido a lesões ocorridas na linha de frente durante incidentes criminosos.[3] Em 2020, esse número subiu para 46, o que representa um aumento de 70%. Esse aumento, associado à incidência sempre crescente de incidentes com atiradores ativos/eventos hostis (ASHE, de *active shooter/hostile event*) em todo o país, reforçou a necessidade do TEMS.[4] A National Tactical Officers Association (NTOA) endossou o TEMS, começando com a sua declaração de posicionamento original em 1994, e continua a afirmá-lo como o procedimento operacional padrão e "um elemento importante no policiamento tático" para os médicos táticos.[5] Após os ataques de 11 de setembro de 2001, a National Association of EMS Physicians (NAEMSP) e o American College of Emergency Physicians (ACEP) formalmente endossaram a integração das capacidades de SE nas operações policiais especiais.[6,7]

O CoTCCC estabeleceu as diretrizes reconhecidas como o padrão global de cuidados para a Medicina pré-hospitalar militar. O American College of Surgeons Committee on Trauma (ACS-COT) e a NAEMT endossaram as diretrizes de treinamento do TCCC. A NAEMT oferece cursos de TCCC conforme especificado pelo Defense Health Agency Joint Trauma System (DHA-JTS) por meio de sua rede global de centros de treinamento.[8] Embora as operações especiais policiais e militares sejam únicas, há semelhanças nos aspectos táticos dos cuidados médicos. As diretrizes de TCCC endossadas pela NTOA forneceram uma base forte para a padronização dos protocolos de TEMS.

Com o reconhecimento crescente de que os cuidados médicos táticos são uma questão importante e com o trabalho do CoTCCC para o desenvolvimento de programas educacionais militares de TCCC, estão sendo realizados esforços para adaptar a informação militar para um ambiente civil. Uma contrapartida civil para o CoTCCC, o Committee for Tactical Emergency Casualty Care (C-TECC), desenvolveu um conjunto de diretrizes de TECC, adaptadas para a abordagem de necessidades pré-hospitalares em casos de grandes ameaças em policiamento civil.[9] As diretrizes do TECC desde então foram incorporadas pela National Joint Counterterrorism Awareness Workshop usada pelo FBI, pela Federal Emergency Management Agency e pelo National Counterterrorism Center. A NAEMT desenvolveu um curso de TECC para profissionais de atendimento pré-hospitalar civil.

Embora os programas educacionais do TCCC e os cursos do TECC sejam baseados em princípios semelhantes, o TCCC e o TECC nem sempre fazem as mesmas recomendações. Cada grupo inclui seus próprios especialistas no assunto e seus próprios processos para avaliar as mudanças de diretrizes propostas. As diferenças entre os cursos refletem as diferenças muito relevantes entre o combate militar e os ambientes táticos civis e a experiência no assunto dos membros do CoTCCC e do C-TECC, respectivamente.

Componentes da Prática de TEMS

O TEMS tem várias distinções em relação ao SE convencional. Diferentemente do SE convencional, os programas abrangentes de TEMS incluem a manutenção da saúde, a Medicina preventiva (p. ex., imunizações, práticas adequadas de sono e condicionamento físico), a avaliação de ameaças clínicas e a coordenação de cuidados com vários recursos médicos locais. Sob uma perspectiva operacional, os profissionais de TEMS frequentemente enfrentam decisões do tipo tratar e liberar. Essas situações podem variar desde um membro da equipe de TEMS que ficou desidratado até um prisioneiro furioso que pode ter sido ferido na operação tática. Ambas as situações apresentam desafios específicos.

Alguns estados incluem adendos específicos em seus protocolos de SE, abordando a prática de TEMS. Os profissionais de TEMS e seus diretores médicos devem estar familiarizados com seus protocolos locais ao operar no ambiente tático e ao credenciar possíveis habilidades avançadas.

O conjunto de habilidades médicas de TEMS é consistente com, e muitas vezes expandido, o SE convencional. Embora os conjuntos de habilidades possam ser semelhantes, no TEMS a aplicação dessas habilidades costuma ser muito influenciada pela situação tática e pelo perfil da missão. Por exemplo, o uso de uma máscara laríngea (ML) pode estar clinicamente indicado para uma vítima em condições operacionais normais, mas, se a vítima tiver que ser arrastada por uma zona de perigo linear ou carregada sobre um terreno irregular, a ML não é uma via aérea segura e, assim, pode não ser adequada.

Barreiras ao Acesso do SE Tradicional

A cena de uma operação policial especial apresenta várias barreiras para o acesso do SE tradicional. Um perímetro geográfico costuma ser estabelecido. Dentro desse perímetro, é raro haver alguma área segura para a passagem do SE ou para a realização das atividades médicas. É imperativo que os componentes médicos não dependam da equipe da SWAT. Os recursos policiais já escassos não devem ser desviados para o suporte médico.

O intervalo de tempo desde a chegada do SE à cena até o contato com o paciente pode ser uma fonte significativa de atraso no início do atendimento pré-hospitalar nas operações de SE convencionais.[10] Esse tipo de atraso pode ser muito maior durante missões táticas. Os programas integrados de TEMS minimizam os atrasos porque os profissionais de TEMS rotineiramente funcionam dentro do perímetro como parte vital da equipe tática, podendo iniciar o tratamento de ferimentos nos primeiros momentos após um policial sofrer a lesão.[11,12]

Alguns chefes de bombeiros e de resgates e administradores de SE podem recusar que seus profissionais pratiquem a Medicina tática, pois percebem que ela é perigosa demais. Ao serem questionados sobre o motivo pelo qual os bombeiros sob seu comando entram nos prédios em chamas – uma situação claramente perigosa – eles costumam responder que o combate ao fogo é

> **Quadro 22-1** Segurança do Profissional de Atendimento Pré-hospitalar
>
> Da mesma forma que um técnico em medicina de emergência (TME) ou socorrista não deve entrar na zona quente de um incidente com materiais perigosos ou em uma cena de incêndio sem o equipamento de proteção individual e treinamento adequados, o TME ou socorrista deve ter equipamento e treinamento adequados para entrar em um ambiente tático.
>
> © National Association of Emergency Medical Technicians (NAEMT)

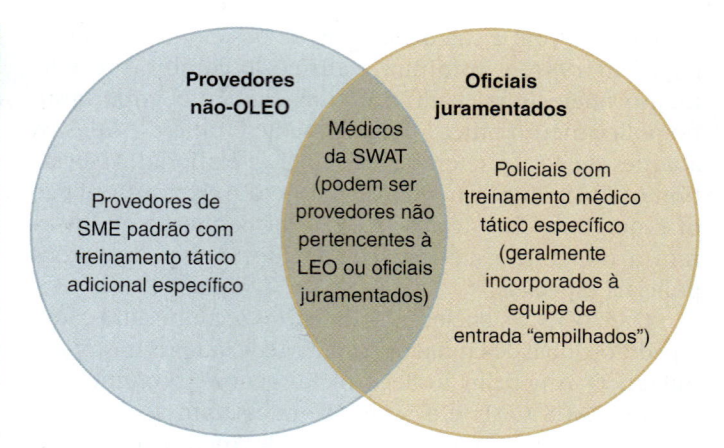

Figura 22-1 Modelos TEMS (operando dentro do perímetro operacional seguro).

© National Association of Emergency Medical Technicians (NAEMT)

diferente das operações policiais, pois os bombeiros são bem treinados e adequadamente equipados contra as ameaças do incêndio. Os mesmos argumentos são verdadeiros para o TEMS (**Quadro 22-1**).

É uma violação dos princípios básicos de segurança na cena utilizar os profissionais de SE sem treinamento ou equipamentos adequados para entrar em um perímetro de isolamento policial que não está seguro. No entanto, sabemos que simplesmente esperar que o paciente seja entregue fora do perímetro não é uma opção efetiva. Os atrasos devidos à indisponibilidade dos profissionais do TEMS resultarão em desnecessárias perdas de vida ou de função, enquanto o cuidado médico distante-avançado (o mais próximo possível do local do ferimento) mostrou reduzir a mortalidade e a morbidade em ambientes militares.[13,14] A duração do Período de Ouro é diferente para cada lesão e para cada pessoa; algumas podem esperar horas, outras apenas segundos e, dessa forma, deve-se tentar ao máximo tratar as lesões assim que for possível. A solução evidente é que o suporte médico de operações policiais especiais seja realizado por profissionais de TEMS bem-treinados e equipados que consigam operar com segurança dentro do perímetro de isolamento da operação. Há vários modelos para que os profissionais de TEMS operem de maneira avançada. Os modelos podem incluir voluntários civis, oficiais juramentados, policiais com treinamento médico tático, médicos ou uma mistura de equipes (**Figura 22-1**). Alguns incluem os profissionais de TEMS dentro do grupo de entrada. Outros colocam os profissionais de TEMS dentro do perímetro de isolamento, mas não na linha direta de fogo, geralmente próximos dos veículos de transporte.

Zonas de Operação

Durante missões táticas, o conceito de operação tática da equipe policial divide a área-alvo em zonas de operação. As equipes estabelecem um **perímetro interno** e um **perímetro externo** como fronteiras geográficas que definem a *zona fria* (fora do perímetro externo, onde não deve haver ameaça), a *zona morna* (entre os perímetros externo e interno, onde pode haver perigo de ameaça) e a **zona quente** (a área com ameaça imediata ou na qual um socorrista pode se tornar um alvo claro).[15] Esse conceito é análogo às zonas de operação em incidentes com materiais perigosos. Como em qualquer evento não contido, essas zonas não são estáticas, elas são inerentemente dinâmicas e é importante reconhecer que as fronteiras geográficas das diversas zonas podem mudar rapidamente à medida que a situação evolui. Os profissionais de TEMS devem sempre ter uma boa consciência da situação para minimizar os riscos para si e para seus pacientes.

Fases de Cuidados

As diretrizes do TCC, seja de TCCC ou TECC, dividem a oferta de cuidados médicos de emergência em *fases de cuidados*, com base na situação tática e na ameaça associada no momento em que o cuidado está sendo fornecido (**Tabela 22-1**).[9]

Independentemente de usar as diretrizes do TCCC ou do TECC, o cuidado fornecido em cada fase é fundamentalmente o mesmo. As fases de cuidados são dinâmicas, influenciadas por avaliações das ameaças a cada minuto, não devendo ser concêntricas nem contíguas; os níveis de ameaça mudam rapidamente no ambiente tático. Assim, as fases de cuidados podem nem sempre coincidir com as zonas de operação. Os profissionais de TEMS devem compreender a relação dos dois paradigmas para o funcionamento efetivo e disciplinado em um ambiente tático (**Quadro 22-2**).

Cuidado Sob Fogo/Ameaça (Cuidado Sob Ameaça Direta)

Durante o **cuidado sob fogo/ameaça** (**CUFT**, de *care under fire/threat*), a ameaça é direta e imediata. A proteção é limitada para a vítima e para o socorrista. Operações

Tabela 22-1 Fases de Cuidados		
Situação Tática	**TCCC**	**TECC**
Ameaça imediata ou ativa (ZONA QUENTE)	Cuidado sob fogo/ameaça	Cuidado sob ameaça direta
Ameaça contida, mas que pode reiniciar (ZONA MORNA)	Cuidado tático de campo	Cuidado sob ameaça indireta
Ausência de ameaça (ZONA FRIA)	Cuidado de evacuação tática	Cuidado de evacuação

© National Association of Emergency Medical Technicians (NAEMT)

dentro dessa área são extremamente perigosas e devem ser limitadas a operadores da equipe tática e de reconhecimento. A operação segura durante a zona quente durante o CUFT exige o uso de equipamento de proteção individual apropriado (p. ex., capacetes balísticos, coletes balísticos equivalentes em nível de proteção contra ameaças para os operadores, óculos, escudos, botas) e movimentos táticos (p. ex., disciplina de luz/ruídos, uso de cobertura/ocultação e uso mínimo de rádio). Um policial no quintal de uma casa com um atirador embarricado oculto atirando por uma janela é um exemplo típico de cenário de CUFT.

O cuidado de vítimas durante essa fase tem enormes riscos e é muito diferente dos princípios do SE convencional. As ações imediatas incluem a supressão das ameaças e a evacuação da vítima por cobertura/abrigo. Quanto mais cedo a ameaça puder ser neutralizada, mais cedo os recursos completos de cuidados médicos podem ser usados

---

Quadro 22-2 Diretrizes para Cuidados de Emergência às Vítimas em Ambiente Tático (Tactical Emergency Casualty Care)

Cuidado Sob Fogo/Ameaça (Cuidado sob Ameaça Direta)

1. Manter a supremacia tática: neutralizar a ameaça assim que possível (p. ex., fogo dirigido, fumaça, postura ameaçadora, supressão do fogo, mitigação de materiais perigosos).
2. Garantir a cobertura e/ou abrigo: evitar maiores lesões na vítima ou lesões adicionais ao socorrista.
3. Usar torniquete(s) para hemorragia potencialmente fatal em extremidade.
4. *Não se deve:*
   a. Realizar Abordagem invasiva da via aérea.
   b. Realizar reanimação cardiopulmonar.
   c. Empregar precauções restritas da coluna.

Cuidado Tático de Campo (Cuidado sob Ameaça Indireta)

1. O cuidado inicial do paciente deve seguir os critérios MARCH:
   a. Sangramento **m**aciço: controlar o sangramento (torniquete, curativo hemostático, curativo compressivo convencional) em hemorragias potencialmente fatais.
   b. Via **a**érea: avaliar a possibilidade de obstrução e garantir a via aérea com posicionamento corporal, cânula nasofaríngea, vias aéreas avançadas ou via aérea cirúrgica. (Essa decisão irá se basear nos protocolos médicos padrões e no treinamento da unidade.)

   c. **R**espiração: avaliar e tratar ferimentos torácicos penetrantes, ferimentos torácicos aspirativos e pneumotórax de tensão ou hipertensivo.
   d. **C**irculação: avaliar a presença de choque. Estabelecer acesso intravenoso ou intraósseo e iniciar a reanimação volêmica se clinicamente indicado. (Essa decisão irá se basear nos protocolos e no treinamento da unidade.)
   e. Cabeça (**h**ead)/**h**ipotermia: proteger a vítima contra a hipotermia. A exposição a calor, substâncias químicas ou tóxicas também pode ser um fator de risco. Imobilizar qualquer fratura maior e considerar a restrição de movimento da coluna vertebral no contexto de um mecanismo de lesão de alto risco.

Cuidado de Evacuação Tática (Cuidado de Evacuação)

1. Fornecer atendimento de SE convencional, se for o caso, e usar o transporte adequado com base na lesão e na distância até o atendimento definitivo.
2. Garantir rotas fáceis de saída para os profissionais de atendimento pré-hospitalar e ambulâncias.
3. Lidar com as considerações do cenário.
4. Ficar alerta para dispositivos secundários e ameaças não convencionais (p. ex., inundações, multidões, fogo).

© National Association of Emergency Medical Technicians (NAEMT)

para tratar a vítima. Até que isso ocorra, é imperativo abrigar a vítima. Vítimas conscientes e que conseguem se mover, devem ser orientadas a manterem-se abrigadas. Se a vítima não puder se mover, pode-se considerar um plano para o possível resgate. O cuidado médico nessa fase da operação é dirigido para reduzir a lesão adicional na vítima, evitar a lesão do socorrista, dominar a ameaça e controlar a hemorragia potencialmente fatal em extremidades. Não se deve gastar tempo com a imobilização da coluna cervical no caso de trauma cervical penetrante, com a abordagem da via aérea ou com medidas "heroicas", mas provavelmente fúteis, como a reanimação cardiopulmonar (RCP).

O **autocuidado/cuidado pelo companheiro (SA/BA, de *self-aid/buddy aid*)** são componentes fundamentais do CUFT. A maioria das lesões penetrantes não letais sofridas por policiais não costuma ser completamente incapacitante e não necessariamente irá retirar totalmente o policial da operação.[16] Os dados de operações militares no Vietnã, no Iraque e no Afeganistão indicam que o treinamento de soldados em SA/BA reduziu a mortalidade de forma significativa. Na realidade, houve uma redução de 67% nas fatalidades por hemorragia de extremidades após o início do uso precoce de torniquetes.[14,17] Por exemplo, a autoaplicação de um torniquete por uma lesão penetrante potencialmente fatal em uma extremidade poderia salvar a vítima, minimizar outras lesões e evitar que profissionais de TEMS se expusessem desnecessariamente ao fogo hostil.

A aplicação de compressão direta e os curativos compressivos não é realista em muitos cenários táticos de CUFT, podendo resultar em perda sanguínea desnecessária e atraso na evacuação da vítima até um local seguro. *O uso de torniquete para controlar a hemorragia em uma extremidade é o padrão-ouro durante a fase de CUFT*, com os benefícios de parar o sangramento claramente superando qualquer baixo risco que possa estar associado ao uso do torniquete.[18] O torniquete deve ser colocado o mais "alto e apertado" possível na extremidade. Ao contrário dos cenários menos ameaçadores, na situação de CUFT, o torniquete deve ser colocado sobre a roupa. É fundamental garantir que o fluxo sanguíneo arterial tenha sido interrompido. Os ferimentos fora da extremidade e juncionais são difíceis de tratar nessa fase. Deve-se tentar fazer a compressão direta desses ferimentos à medida que a vítima é rapidamente levada até uma posição segura e o tratamento passa para a fase de cuidado de campo tático.

Cuidado Tático de Campo (Cuidado Sob Ameaça Indireta)

Durante a fase de **cuidado tático de campo**, as ameaças podem continuar existindo, mas não são diretas nem imediatas. Por exemplo, no caso do policial tático caído ao solo, os princípios de cuidado tático de campo

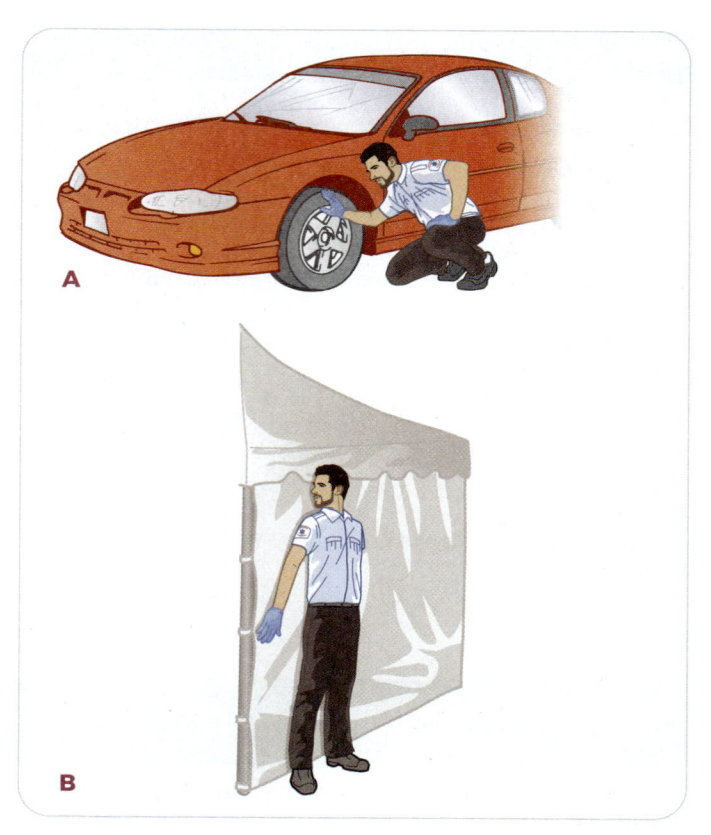

Figura 22-2 **A.** Exemplo de cobertura. **B.** Exemplo de ocultação.

© National Association of Emergency Medical Technicians (NAEMT)

seriam aplicados quando a vítima fosse movida para trás de uma cobertura ou ocultação adequada ou quando a ameaça fosse suprimida (**Figura 22-2**). É importante entender a distinção entre cobertura e ocultação, pois são elementos-chave das táticas ofensivas e defensivas.[19] Cobertura refere-se a uma barreira que oferece proteção contra um projétil que se aproxima (por exemplo, uma bala), parando-o ou desviando-o. Exemplos de cobertura incluem tijolos, pedras, aço ou um bloco de motor de veículo; no entanto, o tipo de cobertura necessária depende da arma e da munição usadas pelo agressor. A ocultação não fornece proteção contra um projétil, mas oferece uma área ou objeto que está fora da linha de visão do agressor. A ocultação pode ser encontrada em arbustos, sombras, atrás de persianas fechadas ou paredes de gesso, ou até mesmo na fumaça. O terreno natural oferece o potencial de cobertura (berma de terra, árvore madura) ou ocultação (arbustos, grama alta).

Os níveis de ameaça variam muito nessa fase da operação, demandando uma resposta médica flexível e fluida. O profissional de TEMS deve ser capaz de analisar fatores dinâmicos, adquirir dados rapidamente e ponderar com presteza todas as decisões médicas em termos de riscos para si e para a vítima. Em um cenário de TEMS, um ambiente relativamente seguro pode voltar a ser uma situação de CUFT a qualquer momento. O ditado "só porque você pode fazer algo, não significa que você deve" certamente se aplica. Os profissionais do TEMS devem ser disciplinados em suas decisões médicas e intervenções no local.

Durante o atendimento tático de campo, se for taticamente apropriado, o cuidado deve incluir uma rápida avaliação do trauma, expondo e avaliando todas as lesões. As intervenções devem concentrar-se na rápida estabilização das principais causas de morte traumática prevenível no ambiente tático: hemorragia compressível, pneumotórax hipertensivo, comprometimento simples da via aérea e hipotermia.[16,17] O algoritmo MARCH deve ser aplicado rápido e inicialmente durante o atendimento tático de campo para abordar preocupações de TEMS imediatas e estratificar as lesões da vítima por ordem de importância.

Controle da Hemorragia

O controle da hemorragia externa compressível durante o atendimentotático de campo é fundamental. A hemorragia externa grave compressível pode geralmente ser controlada de forma rápida e deve ser a prioridade. Os torniquetes são o tratamento de primeira linha de escolha para a hemorragia potencialmente fatal em extremidade quando e onde a sua aplicação for possível. Se o sangramento for potencialmente fatal, um torniquete deve ser colocado "alto e apertado" na virilha ou na axila, diretamente sobre a pele e sem qualquer roupa. Ele deve ser colocado o mais confortavelmente possível, removendo o máximo de folga na extremidade antes de apertar o molinete. Não mais do que três voltas (540 graus) devem ser dadas no molinete para evitar a deformidade da placa de estabilização do dispositivo.[20] No caso em que um torniquete não interrompa o sangramento, é aceitável e altamente recomendado usar outro torniquete acima do primeiro, até o controle do sangramento, pois isso fornece a compressão de uma área mais ampla da artéria.[17,20] Qualquer torniquete colocado em uma extremidade durante a fase de CUFT deve ser reavaliado para determinar a necessidade de seu uso continuado. Se o sangramento pela lesão for considerado como não potencialmente fatal, pode ser feita a transição de um torniquete para um curativo compressivo apropriado. Em caso de dúvida, é melhor errar por precaução e manter o torniquete aplicado, especialmente se a situação exigir mais movimento ou se o conflito não tiver terminado completamente.

As diretrizes atuais do TCCC recomendam o curativo hemostático Combat Gauze como o curativo de preferência, com Celox Gauze, ChitoGauze, XSTAT, e iTClamp como alternativas para a hemorragia em áreas não passíveis do uso de torniquete. Após a aplicação de qualquer desses curativos, deve-se aplicar compressão firme e contínua durante 3 minutos.[21-27] Os profissionais não devem usar agentes mais antigos em forma de pó ou grânulos, pois foi demonstrado que eles causam queimaduras térmicas, embolia por corpo estranho e toxicidade *endotelial* (revestimento interno dos vasos sanguíneos).[27] Em vez disso, use gazes impregnadas com agentes hemostáticos para ferimentos em zonas de transição (i.e., pescoço, axila e virilha). A falta de gaze hemostática não impede que o profissional utilize gaze simples não impregnada para tamponamento de ferimentos. O uso de todos os agentes hemostáticos e outros meios novos de tamponamento de feridas deve ser antecipadamente aprovado pelo diretor médico da unidade.[28]

Abordagem da Via Aérea

A abordagem da via aérea durante essa fase de cuidados é apropriado para as vítimas que mostram os sinais de obstrução iminente da via aérea ou de colapso cardiovascular. Nas vítimas conscientes e com reflexo de vômito intacto, o meio mais fácil de controlar a via aérea é, de longe, permitir que a vítima se sente em uma posição confortável, de preferência sentada e inclinada para frente, para preservar a via aérea. Nas vítimas inconscientes, com ou sem sinais de comprometimento da via aérea, recomenda-se uma manobra de anteriorização da mandíbula logo seguida pela colocação de cânula nasofaríngea (CNF) como opção de primeira linha. Após a inserção da CNF, colocar a vítima em posição de recuperação para manter a via aérea aberta e evitar a aspiração de secreções (**Figura 22-3**). Se houver desenvolvimento ou persistência de obstrução da via aérea apesar do uso de uma CNF, um profissional de TEMS adequadamente treinado pode considerar a inserção de um tubo endotraqueal ou via aérea supraglótica conforme a situação tática permitir. Esses dispositivos não são bem tolerados, a menos que a vítima esteja **obnubilada**.

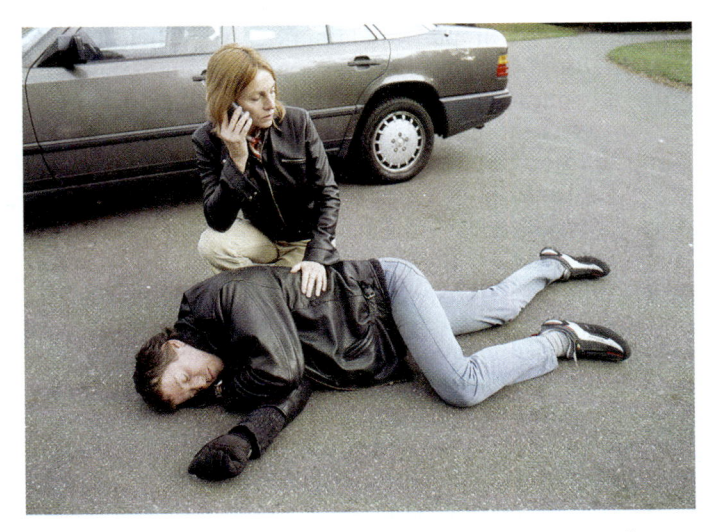

Figura 22-3 Paciente colocado na posição de recuperação.

Em alguns casos, pode estar indicada uma cricotireoidostomia cirúrgica. As vítimas com comprometimento da via aérea por trauma maxilofacial ou queimaduras por inalação podem necessitar de uma cricotireoidostomia como procedimento de primeira linha na via aérea.[6,17,29] O dispositivo CricKey é o dispositivo preferível para acricotireoidostomia de emergência, conforme as diretrizes do TCCC, e dados mostraram taxas de 100% de sucesso em modelos cadavéricos com médicos de combate treinados na realização desse procedimento.[30-32] É possível encontrar vídeos instrutivos on-line sobre esse dispositivo específico. Uma cricotireoidostomia é um procedimento altamente avançado e raramente realizado, sendo o treinamento absolutamente crucial para o seu sucesso. A realização, o treinamento e a autorização dessa intervenção dependem do diretor médico do TEMS, e apenas um seleto grupo de profissionais – geralmente apenas os médicos ou paramédicos de cuidados intensivos com treinamento aprimorado – realizará esse procedimento.

Abordagem da Respiração

A abordagem do trauma torácico fechado ou penetrante é especialmente importante para os profissionais de TEMS. Em particular, o profissional de TEMS deve estar confortável com o treinamento de ferimentos torácicos penetrantes e de pneumotórax hipertensivo. Devem-se cobrir todos os ferimentos penetrantes abertos ou aspirativos no tórax desde a região cervical anterior até o umbigo com um curativo oclusivo diretamente sobre a pele; vários materiais diferentes estão disponíveis para o uso improvisado, além de selos torácicos comercialmente fabricados, muitos com excelentes propriedades adesivas. Os selos torácicos ventilados são preferidos, sendo a opção recomendada para minimizar o risco de desenvolver pneumotórax hipertensivo em ferimentos torácicos aspirativos. É importante ensinar os profissionais de TEMS a limpar rapidamente a superfície da pele para melhorar a aderência do material imediatamente antes da aplicação.

Em uma vítima com uma lesão torácica penetrante e sofrimento respiratório progressivo, é razoável supor a presença de um pneumotórax hipertensivo e realizar descompressão por agulha (DCA) no lado da lesão penetrante para estabilizar o paciente.[33] Não se deve depender de achados como desvio traqueal ou distensão de veias do pescoço, pois esses sinais são tardios e nem sempre estão presentes em um pneumotórax inicial; além disso, eles podem ser difíceis de detectar em um ambiente tático. Mesmo a determinação da ausência de ruídos respiratórios pode não ser possível em muitos ambientes táticos; o aumento crescente do sofrimento respiratório ou evidência de colapso hemodinâmico na presença de trauma torácico penetrante é suficiente para justificar a realização de DCA (**Quadro 22-3**).

Quadro 22-3 Determinação da Necessidade de Descompressão por Agulha

Em uma vítima com trauma torácico penetrante e disfunção respiratória progressiva ou comprometimento hemodinâmico, é razoável supor a possibilidade de pneumotórax hipertensivo e realizar a descompressão por agulha no lado do trauma penetrante.

© National Association of Emergency Medical Technicians (NAEMT)

Deve-se tratar um pneumotórax hipertensivo com a inserção de uma agulha com cateter calibre 14G (ou maior) e com comprimento de 8 centímetros (cm) no quinto espaço intercostal da vítima na linha axilar anterior; de modo alternativo, pode ser usado o segundo espaço intercostal na linha hemiclavicular lateralmente ao mamilo.[34,35] Uma vítima com trauma torácico penetrante, mesmo se um pneumotórax hipertensivo não estiver presente, geralmente terá algum grau de hemotórax ou pneumotórax como resultado do ferimento primário. O trauma adicional causado por uma DCA não irá piorar a condição da vítima na ausência de um pneumotórax hipertensivo. A DCA bem-sucedida é confirmada pela melhora no estado respiratório da vítima e, se a situação permitir, pela percepção de uma rápida saída de ar através da agulha de descompressão quando a pressão intratorácica é aliviada.

A recomendação do TCCC é de que se use uma agulha 14G de 8 cm e se deixe o cateter totalmente inserido na vítima.[34-36] O profissional de TEMS deve monitorar a vítima após o procedimento para garantir que o cateter não seja deslocado nem obstrua com sangue coagulado, observando a possibilidade de retorno dos sintomas da disfunção respiratória. Se os sintomas de disfunção respiratória retornarem ou se o cateter ficar obstruído ou for deslocado, lavar o cateter ou realizar uma segunda DCA adjacente à primeira.[17] Após a realização de uma DCA, é importante documentar as indicações para o procedimento, pois a vítima irá necessitar de uma drenagem de tórax subsequente ou de intervenções adicionais. Uma última recomendação é de que a DCA bilateral deve ser realizada antes de suspender a reanimação quando uma vítima com trauma no torso ou politrauma sofre uma parada cardiopulmonar pré-hospitalar.[21] No caso de médicos de TEMS ou de profissionais de nível superior com autorização da direção médica, a toracostomia digital pode ser considerada se a DCA não estiver disponível ou se as tentativas iniciais de obter a DCA não tiverem êxito.

Acesso Vascular e Abordagem Pré-hospitalar de Fluidos

Muitos estudos demonstram o benefício da reanimação hipotensiva ("balanceada") em pacientes com trauma (ver o Capítulo 3, "Choque: Fisiopatologia de Vida e Morte", para uma discussão detalhada).[37,38] Assim, o acesso intravenoso (IV) tardio é aceitável em determinados cenários táticos. Obter o acesso IV durante a fase de cuidado de campo tático somente se houver indicação médica específica. Embora o treinamento tradicional em trauma ensine que se iniciem os acessos IV, o uso de um único cateter 18G é adequado no cenário tático; os profissionais devem primeiro tentar não causar dano e minimizar os atrasos, especialmente em ambientes táticos. O cateter 18G é adequado para a rápida administração de fluidos e medicamentos de reanimação, são mais fáceis de inserir e limita o número de suprimentos que precisam ser carregados na maleta médica. Um acesso IV não deve ser tentado em uma extremidade que possa ter um ferimento significativo proximalmente ao local de inserção do acesso IV. O uso de um sistema de fixação IV "robusto" é aconselhável se a vítima tiver que ser transportada por determinada distância antes de ser transferida para o SE convencional.

Se a vítima necessitar de reanimação volêmica ou de medicamentos IV e o acesso IV não puder ser obtido, o acesso intraósseo (IO) é uma alternativa efetiva. Os dispositivos IO estão disponíveis para uso no esterno e nas extremidades na ausência de lesão significativa no local selecionado. Como ocorre com a maioria das intervenções médicas avançadas, esse procedimento exige um programa de treinamento restrito para instilar a confiança e a competência no profissional de TEMS. O padrão de lesões em TEMS civil permite o acesso IO nas extremidades superior e inferior com mais frequência que no padrão de lesões militares. Assim, pode ser apropriado usar uma abordagem tibial para o estabelecimento do acesso IO.[39,40] Embora o úmero proximal possa ser usado, foi observado que, durante o movimento da vítima no ambiente tático, a localização do dispositivo IO na parte mais larga do corpo (ou seja, os ombros) pode facilmente levar ao deslocamento inadvertido.[39-41]

Com base nos protocolos atualmente aceitos de reanimação hipotensiva e de reanimação de controle de danos, a reposição volêmica deve ser reservada para as vítimas com choque hemorrágico, conforme indicado por alteração do estado mental na ausência de traumatismo craniencefálico e em pulso radial fraco ou ausente (**Quadro 22-4**). Esses achados indicam perda sanguínea significativa e estágios avançados de choque e, junto com a ausência da disponibilidade de hemoderivados, exigem a administração de líquidos.[17,29]

O cuidado tático de campo e o TEMS viram muitas mudanças nos últimos anos em relação ao manejo de fluidos. A escolha do líquido de reanimação depende, em grande parte, das preferências e dos protocolos locais. No contexto das evidências de melhores resultados com reanimação cristaloide limitada e hipotensão permissiva, as recomendações prévias de fornecer extensa administração de líquidos cristaloides foram removidas.[42,43]

Quadro 22-4 Segurança na Cena

Um operador armado (policial) com estado mental alterado representa um risco significativo para si e para outros na unidade. As razões para um estado mental alterado incluem (mas não se limitam a) choque, dor, lesão cerebral traumática (como uma concussão), hipóxia e administração de medicamentos analgésicos. Desarme imediatamente qualquer vítima com alteração do estado mental, incluindo sistemas de armas secundárias e dispositivos explosivos.[15]

© National Association of Emergency Medical Technicians (NAEMT)

Quando possível, o sangue total é a estratégia de transfusão recomendada no tratamento de hemorragia do TCCC.[44-47] O sangue total tipo O de baixo título armazenado a frio (CS-LTOWB) é o líquido de reanimação preferido para vítimas em choque hemorrágico. O LTOWB fresco de um banco de doadores pré-selecionados é a segunda melhor opção. O TCCC recomenda então reavaliar a vítima após cada unidade e continuar a reanimação até que haja pulso radial palpável, melhora do estado mental ou pressão arterial sistólica de 100 milímetros de mercúrio (mm Hg). Se houver transfusão de produtos sanguíneos, as Diretrizes do TCCC agora recomendam a administração de 1 grama de cálcio IV/IO após o primeiro produto transfundido. Se uma vítima com estado mental alterado devido à suspeita de lesão cerebral traumática tiver um pulso radial fraco ou ausente, as Diretrizes recomendam a reanimação conforme necessário para restaurar e manter um pulso radial normal. Se o monitoramento da pressão arterial estiver disponível para esses pacientes, deve-se estabelecer uma pressão sistólica alvo entre 100 e 110 mm Hg.[48] Especificamente, o TCCC não recomenda mais o uso de soluções cristaloides para reanimação em ambientes de combate militar. Dada a disponibilidade dramaticamente mais limitada de produtos sanguíneos em cenários táticos civis, a transição completa para o uso de sangue total e o abandono de cristaloides e outros expansores de volume não sanguíneo ainda não chegou à maioria dos protocolos táticos civis.

Hipotermia

A hipotermia em pacientes com trauma é um preditor independente de mortalidade.[49] Os pacientes com trauma estão sob alto risco para hipotermia, o que pode ocorrer independentemente da temperatura ambiente. Quanto mais tempo um paciente for exposto ao ambiente durante o tratamento e a evacuação, especialmente em condições úmidas, maior é a chance de desenvolver hipotermia.[50,51] O profissional de TEMS deve minimizar a exposição da vítima a esses elementos. Sempre que possível, substituir ou remover qualquer roupa molhada ou com sangue. Usar qualquer método disponível para manter o calor da vítima, como cobertores secos, casacos, sacos de dormir e macas de resgate com revestimento hipotérmico. Se for possível, manter todos os equipamentos de proteção na vítima após garantir que todas as lesões tenham sido tratadas, pois esse equipamento oferecerá proteção para a vítima no caso de reiniciar o fogo hostil. Para cenários de combate militar em que é provável que haja cenários pré-hospitalares prolongados em ambientes muito frios, as diretrizes do TCCC recomendam a colocação de um cobertor de aquecimento ativo no tronco anterior da vítima e sob os braços, na axila. Para evitar queimaduras, uma fonte de aquecimento nunca deve ser colocada diretamente sobre a pele ou enrolada completamente ao redor do tronco. Assim que possível, o sistema de proteção contra hipotermia deve ser atualizado para um sistema de proteção bem isolado, usando um saco de dormir com capuz ou outro isolamento prontamente disponível dentro do saco de proteção e uma barreira externa contra vapor. Nesses ambientes de combate, o uso de um dispositivo de aquecimento alimentado por bateria para administrar líquidos de reanimação IV também pode ajudar a tratar a hipotermia.[48]

Extração e Evacuação de Vítimas

A extração é a remoção da vítima da zona quente para a zona morna (de dentro do perímetro interno), ao passo que a evacuação é a retirada da vítima da área dentro do perímetro externo (zona morna) para a zona fria. A extração da vítima é um processo fisicamente difícil que interrompe o fluxo da missão e pode colocar a equipe tática em risco de exposição ao fogo hostil no processo de extração durante a situação vulnerável de lidar com a vítima.

Antes da extração de qualquer vítima, o profissional de TEMS deve analisar o risco do deslocamento e a probabilidade de sobrevivência da vítima. Essa é uma decisão conjunta feita com o líder da equipe e, em última instância, é decidido pelo líder da equipe encarregado da missão geral, sendo influenciada pelo local da lesão, pela arma que causou a lesão e pelo momento da lesão.[52] O tempo necessário para mover uma vítima para a zona fria é influenciado pela capacidade da vítima de ajudar, pela distância envolvida, pela carga de equipamentos da vítima, pelo nível relativo de ameaça na área e pelo condicionamento físico da equipe. Em algumas situações, o criminoso pode ter um campo de fogo em vantagem criando grandes áreas de insegurança, como é o caso no cenário aberto. Em muitas operações táticas civis, o alvo da missão pode ser apenas um ou dois criminosos em um local relativamente confinado. As missões desse tipo incluem serviço de cumprimento de mandados de prisão, apreensão de narcóticos e proteção de dignitários. Essas missões

tendem a ser executadas rapidamente, com os criminosos sendo levados sob custódia ou dominados. Nesses casos, após a área estar segura, ocorre a rápida transição para o cuidado tático de campo e depois para o cuidado de SE "diário e habitual", convencional.

O segundo componente do risco de movimentação é a rota do deslocamento. As zonas de fogo são áreas geográficas não contíguas com formatos irregulares e com níveis de risco dinâmicos. A extração pode precisar que se cruzem zonas lineares de perigo, em cujo caso o valor do tratamento no próprio local deve ser ponderado contra a necessidade de intervenções avançadas imediatas que podem salvar a vida da vítima. Os comandantes devem considerar seus recursos antes de iniciar uma missão de resgate. Múltiplos fatores são importantes nesses resgates de alto risco e têm envolvido, historicamente, métodos ineficazes e irrealistas que acabam aumentando o risco de lesão e morte desnecessárias. Os resgates assimétricos exigem muitas pessoas, equipamento potencialmente especializado (p. ex., macas escamoteáveis, arrastos, faixas para arrastar) e uma postura de proteção agressiva antes da implementação das opções de saída (**Figura 22-4**).[53]

Por fim, os profissionais de TEMS devem considerar a sua capacidade de oferecer o cuidado durante o deslocamento; por exemplo, durante movimentos rápidos com a maca por meio de uma zona de fogo substancial, os profissionais de TEMS podem não conseguir manter uma manobra de tração da mandíbula no trauma. Nesse caso, a inserção de um dispositivo da via aérea antes da movimentação pode ser prudente. O risco do deslocamento, ou o risco de mover uma vítima por uma possível zona de fogo, está relacionado ao tempo que demora para atravessar a zona e aos riscos associados com o trajeto

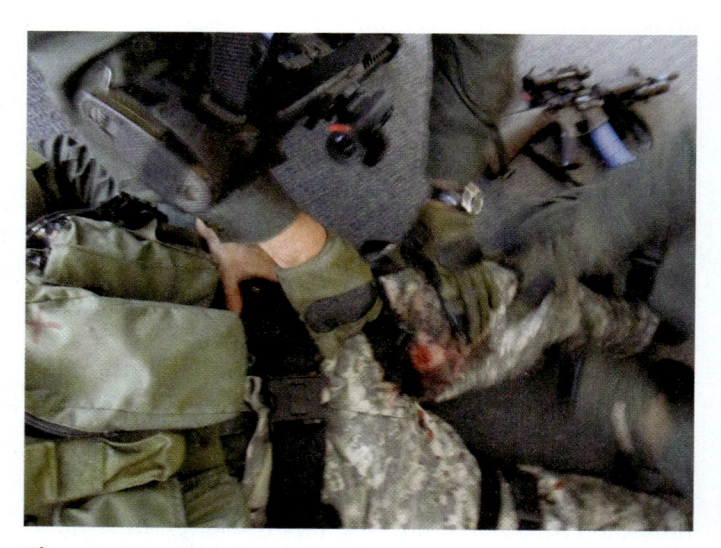

Figura 22-4 Cuidado sob fogo/ameaça e extração.
Cortesia do Comandante Al Davis, Ventura Police Department.

e os riscos de fornecer os cuidados essenciais durante a movimentação. Como ocorre com a maioria das decisões no ambiente tático, a experiência e o julgamento são fundamentais.

Metodologia de Avaliação Rápida e Remota

A **Metodologia de Avaliação Rápida e Remota** (**RAM**, de *rapid and remote assessment methodology*) foi desenvolvida pelo programa CONTOMS na Uniformed Services University of the Health Sciences, a Faculdade de Medicina do Departmento de Defesa dos Estados Unidos.[53] Esse algoritmo de avaliação é o mais aplicável durante a fase de CUFT do TCC (**Figura 22-5**). Seu principal objetivo é maximizar a oportunidade de remover e tratar uma vítima passível de salvamento e, ao mesmo tempo, minimizar o risco para os profissionais do TEMS ao tentar um resgate. Os resgates desnecessários se encaixam em duas categorias: aqueles em que a vítima pode fazer a própria extração e aqueles em que a vítima já está morta (mais apropriadamente chamado de "recuperação de corpos").

A RAM fornece uma abordagem organizada para avaliar a totalidade de circunstâncias a partir de uma posição protegida, antes de recomendar uma tentativa de resgate ao comandante.

A primeira etapa na condução de uma RAM é determinar se a área está segura. Se for esse o caso, o cuidado-padrão do SE é adequado, após garantir que a vítima não é capaz de provocar lesões aos profissionais de TEMS. Se a área não estiver segura, usar a inteligência disponível para determinar se a vítima é um criminoso ou se de alguma maneira representa uma ameaça. Nessas circunstâncias, *não está indicada nenhuma outra intervenção médica até que a ameaça esteja controlada*. Agir de outro modo pode colocar em risco a segurança dos profissionais táticos, dos profissionais de TEMS e de pessoas inocentes. Se a vítima não for considerada uma ameaça, deve ser iniciada uma **avaliação remota** para tentar definir a natureza da lesão e a estabilidade da condição da vítima.

A observação remota é a primeira técnica a ser usada durante a avaliação inicial, pois permite que os profissionais de TEMS coletem informações sem revelar a sua posição ou intenção para as forças hostis. A tecnologia

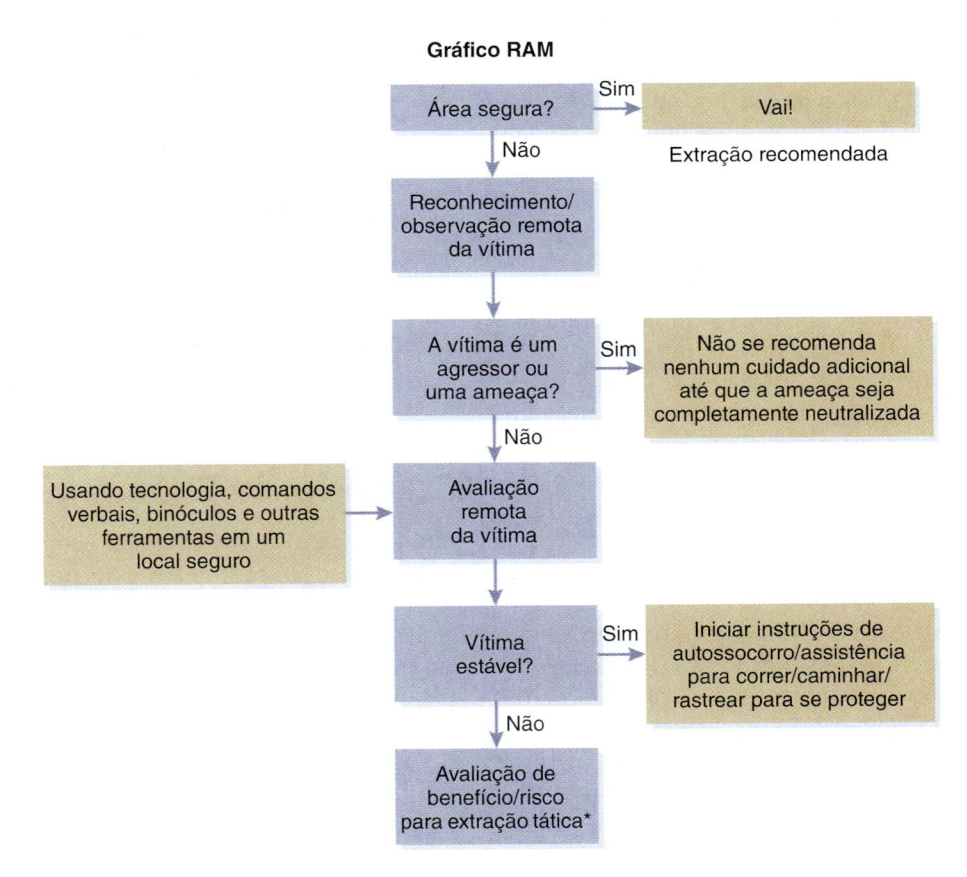

*A avaliação de benefício/risco da extração tática dependerá da probabilidade de sobrevivência da vítima. Em última análise, a decisão será tomada pelo comandante da SWAT com uma contribuição médica significativa do profissional do TEMS.

Figura 22-5 Fluxograma da Metodologia de Avaliação Rápida e Remota (RAM).

disponível para as equipes da SWAT pode melhorar a confiabilidade dessa avaliação. Por exemplo, um bom par de binóculos ou óculos de visão noturna pode, muitas vezes, ajudar a definir se a vítima está respirando, a frequência e a qualidade das respirações, a presença de hemorragia potencialmente fatal e a presença de ferimentos evidentes incompatíveis com a vida. Os sistemas de aeronaves não tripuladas (UAS, de *unmanned aerial systems*) e os drones aéreos estão se tornando mais comuns entre as equipes táticas e podem ajudar na observação da RAM sem comprometer os profissionais de TEMS. Em climas frios, uma fumaça de condensação respiratória geralmente pode ser vista saindo da boca da vítima se ela estiver respirando. Equipamentos de vigilância acústica, se disponíveis, podem ser usados para detectar fala, murmúrios, gemidos e até sons respiratórios. A tecnologia de imagem térmica melhorou nos últimos anos e pode ser considerada para aplicação na RAM.

Se a vítima parecer estável, as instruções de autocuidado e tranquilização devem ser comunicadas a ela, se possível, e a extração médica deve aguardar pela melhora na situação tática. Uma extração tática da vítima pode ser determinada como ideal pelo comandante a qualquer momento, mas a situação e não a estabilidade clínica da vítima deve informar primariamente essa decisão. Se a vítima estiver instável, o risco da extração deve ser ponderado contra os benefícios do acesso imediato aos cuidados médicos. Embora essa seja uma decisão do comando, o comandante irá se basear muito na avaliação do profissional do TEMS sobre a condição do paciente e a necessidade de extração imediata. Se a relação risco-benefício for suficientemente favorável, pode-se realizar a extração.

Embora o algoritmo pareça lógico, é fundamental ter uma estrutura de decisão que possibilite uma boa avaliação antes que a emoção supere a razão e se arrisque um resgate desnecessário. A experiência militar é cheia de exemplos de vítimas que tentaram recuperar um corpo e de tentativas de resgatar uma vítima que acabou se levantando e correndo sem assistência até um local protegido.[54]

Considerações Adicionais

Algumas intervenções convencionais comuns de SE podem ser inadequadas em uma situação tática. A RCP, por exemplo, oferece pouco benefício na parada cardíaca traumática e aumenta a exposição do socorrista.[55] Assim, a RCP tem um papel muito limitado na resposta médica tática, e a sua consideração deve ser reservada para as vítimas de afogamento, eletrocussão, hipotermia e algumas exposições tóxicas.

A ênfase diminuída em RCP, acesso IV e reposição volêmica em ambas as fases de CUFT e cuidado tático de campo ilustra algumas das distinções entre TEMS e SE convencional. Esses exemplos não visam substituir o julgamento clínico do profissional de TEMS.

Considerações Sobre Analgesia

Uma breve consideração sobre a abordagem da dor no TEMS. Os primeiros profissionais de TEMS usavam morfina e, conforme a necessidade, controlavam a frequência e a dose durante as missões pré-hospitalares. Porém, após a descoberta do uso potencial de fentanila transmucosa oral, esse medicamento foi adicionado às diretrizes de TCCC para a dor leve a moderada em vítimas sem comprometimento da via aérea ou do nível de consciência.[56,57] A cetamina é outro medicamento excepcional com amplo escopo de uso e contraindicações limitadas, que foi acrescentada às Diretrizes de TCCC em 2012. A cetamina preserva a hemodinâmica, a frequência respiratória e os reflexos da via aérea e não estar contraindicada em pessoas inconscientes ou obnubiladas.[56,58] A maioria das vítimas que necessitam de analgesia, amnésia dissociativa e sedação procedural pode se beneficiar em muito com o uso da cetamina com o monitoramento adequado e a aprovação da direção médica.

Em 2014, o TCCC desenvolveu uma abordagem de analgesia com tripla opção, que pode ser recomendada também em situações civis.[58] Inicialmente, os medicamentos orais (p. ex., medicamentos anti-inflamatórios não esteroides, paracetamol) são recomendados para a dor leve em membro da equipe continuamente funcional. Na dor moderada, mas sem risco de choque ou deterioração, é recomendada a fentanila por via transmucosa oral (ou sufentanil sublingual). Por fim, se a vítima apresentar dor intensa e se apresentar risco para ou estiver em choque ou com comprometimento pulmonar, a cetamina é o agente de escolha com fentanila IV como opção adicional.[50,55-57] As recomendações dependem da disponibilidade local, e das preferências e do julgamento do diretor médico do TEMS.

Cuidado de Evacuação Tática (Cuidado de Evacuação)

O **cuidado de evacuação tática** ocorre na zona operacional fria, além do perímetro externo, sendo uma área de risco relativamente baixo. Esse perímetro externo isola o incidente e é, em geral, controlado por equipes de patrulhamento policial convencionais com a missão primária de controle de cena, isolamento do evento e segurança do público geral. Durante a fase de cuidado de evacuação tática, o cuidado médico continua durante o transporte até o centro acolhedor apropriado. Da mesma maneira que o cuidado de SE convencional do paciente com trauma, isso pode incluir a transferência da vítima para uma ambulância ou o uso de veículos de emergência alternativos, como um veículo blindado (**Figura 22-6**). O cuidado durante essa fase depende da situação e da lesão e se baseia nos procedimentos operacionais padrão da equipe e nas decisões do comandante de incidente. Conforme as

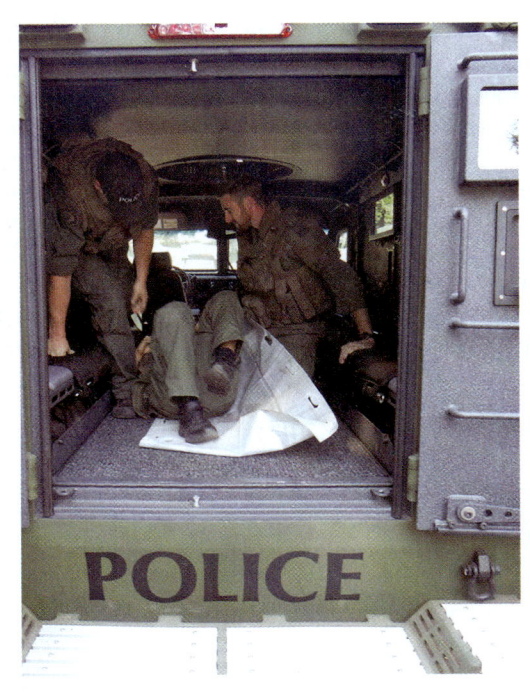

Figura 22-6 Veículo não padronizado para cuidado de evacuação tático.

Cortesia do Comandante Al Davis, Ventura Police Department.

decisões do comandante de incidente e conforme a necessidade, o controle médico pode ser estabelecido fora do alcance das armas sendo usadas pelos criminosos, com recursos médicos adicionais de SE também preparados nessa área.

No caso de serem usados veículos de emergência alternativos para o transporte de vítimas, os procedimentos de operação padrão devem ser treinados continuamente, incluindo os papéis dos membros da equipe que não têm treinamento médico ou que tenham treinamento limitado. Outros equipamentos médicos devem ser preparados nesses veículos, e todos os membros da equipe devem ser treinados em todas as quatro causas preveníveis de morte (hemorragia, obstrução da via aérea, pneumotórax e hipotermia), procedendo às intervenções que podem salvar vidas, como torniquetes, CNFs, descompressão torácica ou curativos de três pontos torácicos e prevenção de hipotermia.

Mesmo em uma área considerada segura, todos os socorristas devem permanecer vigilantes. As operações táticas são complexas e dinâmicas. Durante o tiroteio da Columbine High School em 1999, os agressores visaram os socorristas ao colocar bombas em canos e dispositivos explosivos improvisados. Felizmente, devido a falhas técnicas, esses dispositivos não detonaram. Da mesma forma, em 2012, o atirador do atentado no cinema de Aurora, Colorado, preparou e colocou explosivos em seu apartamento. Esses dispositivos incluíam fios de detonação e armadilhas com material inflamável capaz de matar os policiais que respondiam à cena e de destruir o prédio. Todos esses dispositivos foram manuseados por policiais astutos que não sofreram lesões.

O Federal Bureau of Investigation (FBI) relatou vários incidentes de emboscadas intencionais contra policiais, e a frequência desses eventos está aumentando. Além disso, foram encontrados manuais de treinamento para terroristas que detalham, explicitamente, operações que utilizam um suspeito protegido para atrair os policiais até uma cena para emboscá-los. Diligência e consciência da situação formam a base de operações seguras para policiais e profissionais de TEMS. Nos últimos anos, temos visto ataques contra civis e policiais utilizando de tudo, desde fogo a veículos e soluções organofosforadas. Os profissionais astutos de TEMS devem levar em conta o padrão inesperado de lesões em uma operação.

Incidentes com Vítimas em Massa

Os incidentes com vítimas em massa (IVMs) envolvendo atiradores ativos são cada vez mais comuns e perigosos, representando um desafio complexo para a cooperação entre as agências. O tiroteio na boate Pulse, em Orlando, na Flórida, e o tiroteio no festival de música country Route 91 Harvest, em Las Vegas, representam exemplos trágicos. Os profissionais de TEMS têm um papel único em eventos de IVMs. Primeiro, as equipes de TEMS tendem a fazer a ponte entre os policiais e os bombeiros e/ou sistemas de SE. Segundo, os profissionais de TEMS são treinados para trabalhar em ambientes caóticos, perigosos e com poucos recursos. Terceiro, os profissionais de TEMS têm ampla experiência na utilização de vários meios de comunicação, respostas programadas e planejamento de missões. Os profissionais de TEMS costumam ser recursos valiosos a serem considerados ao realizar o processo de planejamento e execução de uma resposta bem coordenada a IVMs.[35]

Inteligência Médica e Direção Médica

Um aspecto do papel do profissional de TEMS é o pré-planejamento, a coleta e a manutenção da inteligência médica. Nas equipes locais e regionais, o profissional de TEMS deve ter um conhecimento profundo dos sistemas de trauma e SE locais, endereços e informações de contato. Esse conhecimento permitirá que tome decisões apropriadas em relação a cuidados de evacuação e destinação de pacientes se houver alguma vítima na missão. As equipes de TEMS que funcionam remotamente em áreas desconhecidas, como aquelas de locais remotos, terão de conduzir um planejamento médico muito mais aprofundado para o desenvolvimento de um plano de evacuação executável e um plano de cuidados estendidos.

O papel das plataformas de evacuação aeromédicas em TEMS pode ser muito útil; porém, o profissional de TEMS deve constantemente monitorar a disponibilidade de recursos aeromédicos dedicados. Além disso, a resposta de uma plataforma de evacuação aeromédica a uma situação tática deve incluir as precauções de segurança apropriadas para evitar que a unidade aeromédica fique sob fogo hostil.

Por fim, dada a proliferação de TEMS civis, é imperativo que as equipes comecem a identificar e incluir diretores médicos como parte de suas equipes de liderança. O SE tático é, em sua essência, uma subespecialidade do SE e deve ser tratado como tal. Os médicos de SE com interesse em medicina tática devem ser procurados e mantidos para ajudar a melhorar a segurança dos agentes e o desempenho da equipe. Os médicos de SE aderem aos princípios científicos de coleta de dados, medicina baseada em evidências e gerenciamento de boa qualidade e programas de educação clínica. Esses mesmos princípios devem ser trazidos para o departamento de polícia e para a equipe SWAT a fim de produzir um sistema funcional da mais alta qualidade possível.

RESUMO

- Em geral, os princípios de cuidados médicos no ambiente tático são os mesmos com os quais os profissionais de atendimento pré-hospitalar estão acostumados.
- A austeridade e o perigo do ambiente operacional exigem que o benefício de cada intervenção médica seja ponderado contra o risco inerente daquela intervenção. Essa determinação exige um conjunto único de habilidades de tomada de decisão.
- O profissional de TEMS precisa constantemente equilibrar os benefícios de uma determinada intervenção contra os riscos especiais inerentes à realização da intervenção nesse ambiente.
- A situação tática compreende três fases de cuidado:
  - Cuidado sob fogo/ameaça (cuidado sob ameaça direta) – o cuidado médico fornecido sob fogo hostil ou em situação ativamente perigosa (zona quente)
  - Cuidado tático de campo (cuidado sob ameaça indireta) – o cuidado médico fornecido após a supressão ou controle da ameaça imediata, reconhecendo que a situação pode reverter para um cuidado sob fogo (zona morna)
  - Cuidado de evacuação tática (cuidado de evacuação) – o cuidado médico fornecido após a situação ser considerada segura, que é semelhante a um chamado-padrão de SE civil (zona fria)
- A coleta da inteligência médica permite que o profissional de TEMS conheça o ambiente, a geografia e os recursos disponíveis na área em que a operação tática será realizada.

RECAPITULAÇÃO DO CENÁRIO

A sua base de serviço de emergência (SE) fornece cobertura para a equipe local de armas e táticas especiais (SWAT, de *special weapons and tactics*), tendo um rigoroso programa de treinamento integrado com a polícia local. A sua equipe de suporte médico de emergência tático (TEMS) é acionada logo após o entardecer para o caso de um homem armado escondido em uma antiga casa abandonada. Quando a sua equipe está se preparando para entrar, dois oficiais da SWAT atravessam o quintal do suspeito e se aproximam da casa para preparar a invasão pela porta. Tiros são ouvidos saindo da janela da frente, ferindo os oficiais da SWAT. Um oficial da SWAT cai em frente à porta da casa do suspeito. O segundo cai perto de uma antiga picape. Um patrulheiro parado perto de você grita: "Precisamos resgatá-los. Vamos lá!". Você segura o patrulheiro pelo braço e olha para o comandante da SWAT.

- O que você deveria fazer?
- Como você irá avaliar e tratar os oficiais da SWAT caídos, considerando o perigo da cena?

SOLUÇÃO DO CENÁRIO

O comandante da SWAT ordena que você use sua Metodologia de Avaliação Rápida e Remota (RAM) para determinar a utilidade de um esforço de resgate. Você usa seus binóculos e o dispositivo acústico da equipe da SWAT para examinar os dois policiais caídos. O primeiro policial, deitado em frente à porta de entrada da casa do atirador, não mostra movimentação da parede torácica nem sinais de respiração ao redor da boca. Apesar dos chamados de seus companheiros, você não consegue detectar nenhuma resposta audível com o dispositivo acústico.

O segundo policial foi para trás de uma antiga picape. Você consegue visualizar um sangramento na parte inferior de sua coxa. Felizmente, você realizou um extenso treinamento médico tático com os policiais. Você se comunica com ele pelo rádio seguro da equipe e o instrui a aplicar um torniquete alto e apertado ao redor da região da virilha. Ele fixa o dispositivo e comunica que não tem outras lesões.

Com base em sua recomendação e na avaliação das ameaças, o comandante da SWAT opta por não realizar um resgate de alto risco do policial que não demonstra sinais de vida. Você permanece em contato com o segundo policial ferido enquanto os negociadores tentam convencer o suspeito a se render. Você faz contato com o centro de trauma local e os informa da possível chegada de uma vítima. Trinta minutos depois, o suspeito se rende e é levado sob custódia. Sua equipe realiza a evacuação da vítima até o hospital local, onde ela é submetida a um reparo vascular, salvando a perna e a vida do policial.

Referências

1. Rinnert KJ, Hall WL. Tactical emergency medical support. *Emerg Med Clin N Am.* 2002;20:929-952.

2. Butler FK, Hagmann J, Butler EG. Tactical combat casualty care in Special Operations. *Milit Med.* 1996;161(Suppl): 1–16.

3. Federal Bureau of Investigation. Crime data explorer. Accessed January 17, 2022. https://crime-data-explorer.app .cloud.gov/pages/home

4. Federal Bureau of Investigation. Uniform crime reports. Accessed October 6, 2021. https://ucr.fbi.gov/leoka

5. National Tactical Officers Association. Position statement on the inclusion of physicians in tactical law enforcement operations. Accessed January 17, 2022. https://www.ntoa .org/sections/tems/tems-position-statement/

6. Heck JJ, Pierluisi G. Law enforcement special operations and medical support. *Prehosp Emerg Care.* 2001;5:403-406.

7. American College of Emergency Physicians. Policy statement on tactical emergency medical support. *Ann Emerg Med.* 2005;45:108.

8. National Association of Emergency Medical Technicians. Pollak AN, ed. *Prehospital Trauma Life Support.* 9th ed. Jones & Bartlett Learning; 2018.

9. Callaway DW, Reed S, Shapiro G, et al. The Committee for Tactical Emergency Care (C-TECC): evolution and application of TCCC guidelines to civilian high threat medicine. *J Special Operations Med.* 2011;11:2.

10. Smith ER, Shapiro G, Sarani B. Fatal wounding pattern and causes of potentially preventable death following the Pulse Night Club shooting event. *Prehosp Emerg Care.* 2018;22(6):662-668.

11. Kanable R. Peak performance: well-trained tactical medics can help the team perform at its best. *Law Enforcement Tech.* August 1999.

12. Cooke, MC. How much to do at the accident scene? *BMJ.* 1999;319:1105-1106. doi: 10.1136/bmj.320.7240.1005/

13. Jagoda A, Pietrzek M, Hazen S, Vayer J. Prehospital care and the military. *Mil Med.* 1992;157(1):11-15. doi: 10.1093 /milmed/157.1.11

14. Bellamy RF. The causes of death in conventional land warfare: implications for combat casualty care research. *Mil Med.* 1984;149:55-62.

15. Callaway DW. Tactical emergency services. In: Hogan DE, Burstein JL, eds. *Disaster Medicine.* 2nd ed. Lippincott, Williams and Wilkins; 2007.

16. Gerold KB, Gibbons M, McKay S. The relevance of Tactical Combat Casualty Care (TCCC) guidelines to civilian law enforcement operations. National Tactical Officers TEMS Overview. Updated November 1, 2009. Accessed March 18, 2022. https://www.east.org/content/documents /MilitaryResources/TCCC/TCCC.pdf. Updated November 1, 2009. Accessed November 6, 2017.

17. Parsons, DL, Mott JC. *Tactical Combat Casualty Care Handbook: Observations, Insights, and Lessons.* Center for Army Lessons Learned; 2012.

18. Kragh JF, Walters TJ, Baer DG, et al. Survival with emergency tourniquet use to stop bleeding in major limb trauma. *Ann Surg.* 2009;249(1):1-7.

19. Thunholm P, Henåker L. A tentative model on effective army combat tactics. *Comparative Strategy.* 2020;39(5):490-504. doi: 10.1080/01495933.2020.1803713

20. Kragh JF, O'Neill ML, Walters TJ, et al. The military emergency tourniquet program's lessons learned with devices and designs. *Mil Med.* 2011;176:10, 1144.

21. Butler FK, Giebner SD, McSwain N, et al., eds. *Prehospital Trauma Life Support.* Military 8th ed. Jones & Bartlett Learning; 2014.

22. Bennett BL, Littlejohn LF, Kheirabadi BS, et al. Management of external hemorrhage in Tactical Combat Casualty Care: chitosan-based hemostatic gauze dressings. *J Spec Oper Med*. 2014;14:12-29.

23. Bennett BL, Littlejohn L. Review of new topical hemostatic dressings for combat casualty care. *Mil Med*. 2014;179:497-514.

24. Littlejohn L, Bennett B, Drew B. Application of current hemorrhage control techniques for backcountry care: part 2: hemostatic dressings and other adjuncts. *Wilderness Environ Med*. 2015;26:246-254.

25. Drew B, Bennett B, Littlejohn L. Application of current hemorrhage control techniques for backcountry care. Part 1: tourniquets and hemorrhage control adjuncts. *Wilderness Environ Med*. 2015;26:236-245.

26. Kheirabadi BS, Edens JW, Terrazas IB, et al. Comparison of new hemostatic granules/powders with currently deployed hemostatic products in a lethal model of extremity arterial hemorrhage in swine. *J Trauma*. 2009;66:316-326.

27. Kheirabadi BS, Mace JE, Terrazas IB, et al. Safety evaluation of new hemostatic agents, smectite granules, and kaolin-coated gauze in a vascular injury wound model in swine. *J Trauma*. 2010;68:269-278.

28. Kheirabadi BS, Edens JW, Terrazas IB, et al. Comparison of new hemostatic granules/powders with currently deployed hemostatic products in a lethal model of extremity arterial hemorrhage in swine. *J Trauma*. 2009;66(2):316-326; discussion 327-328.

29. Butler FK Jr, Hagmann J, Butler EG. Tactical combat casualty care in special operations. *Mil Med*. 1996;161(suppl):3-16.

30. Mabry R, Frankfurt A, Kharod C, et al. Emergency cricothyroidotomy in Tactical Combat Casualty Care. *J Spec Oper Med*. 2015;15:11-19.

31. Hessert MJ, Bennett BL. Optimizing emergent surgical cricothyrotomy for use in austere environments. *Wilderness Environ Med*. 2013;24:53-66.

32. Mabry R, Nichols M, Shiner D, et al. A comparison of two open surgical cricothyroidotomy techniques by military medics using a cadaver model. *Ann Emerg Med*. 2014;63:1-5.

33. Tien HC, Jung V, Riool SB, et al. An evaluation of tactical combat casualty care interventions in a combat environment. *J Am Coll Surg*. 2008;207(2):174-178.

34. Hacked HT, Parse LA, Levy AD, et al. Chest wall thickness in military personnel: implications for needle thoracentesis in tension pneumothorax. *Mil Med*. 2008;172:1260-1263.

35. Zengerink I, Brink PR, Laupland KB, et al. Needle thoracostomy in the treatment of tension pneumothorax in trauma patients: what size needle? *J Trauma*. 2008;64:111-114.

36. Givens ML, Ayotte K, Manifold C. Needle thoracostomy: implications of computed tomography chest wall thickness. *Acad Emerg Med*. 2004;11:211-213.

37. Revell M, Greaves I, Porter K. Endpoints for fluid resuscitation in hemorrhagic shock. *J Trauma*. 2003;54(suppl 5):S63-S67.

38. Morrison CA, Carrick MM, Norman MA, et al. Hypotensive resuscitation strategy reduces transfusion requirements and severe postoperative coagulopathy in trauma patients with hemorrhagic shock: preliminary results of a randomized controlled trial. *J Trauma*. 2011;70(3):652-663.

39. Benson G. Intraosseous access to the circulatory system: an under-appreciated option for rapid access. *J Perioper Pract*. 2015;25:140-143.

40. Byars DV, Tsuchitani SN, Erwin E, et al. Evaluation of success rate and access time for an adult sternal intraosseous device deployed in the prehospital setting. *Prehosp Disaster Med*. 2011;26:127-129.

41. Lewis P, Wright C. Saving the critically injured trauma patient: a retrospective analysis of 1000 uses of intraosseous access. *Emerg Med J*. 2015;32:463-467.

42. Ley E, Clond M, Srour M, et al. Emergency department crystalloid resuscitation of 1.5 L or more is associated with increased mortality in elderly and non-elderly trauma patients. *J Trauma*. 2011;70:398-400.

43. Duke MD, Guidry C, Guice J, et al. Restrictive fluid resuscitation in combination with damage control resuscitation: time for adaptation. *J Trauma*. 2012;73:674-678.

44. Spinella P, Pidcoke H, Strandenes G, et al. Whole blood transfusion for hemostatic resuscitation of major bleeding. *Transfusion*. 2016;56:S190-S202.

45. Cap A, Pidcoke H, DePasquale M, et al. Blood far forward: time to get moving! *J Trauma*. 2015;78:S2-S6.

46. Stubbs J, Zielinski M, Jenkins D. The state of the science of whole blood: lessons learned at Mayo Clinic. *Transfusion*. 2016;56:S173-S881.

47. Spinella PC, Perkins JG, Grathwohl KW, et al. Warm fresh whole blood is independently associated with improved survival for patients with combat-related traumatic injuries. *J Trauma*. 2009;66:S69-S76.

48. Montgomery HR, Drew BG, Torrisi J, et al. TCCC Guidelines Comprehensive Review and Edits 2020: TCCC Guidelines Change 20-05 01 November 2020. *J Spec Oper Med*. 2021;21(2):122-127.

49. Zafren K, Giesbrecht GG, Danzl DF, et al. Wilderness Medical Society practice guidelines for the out-of-hospital evaluation and treatment of accidental hypothermia: 2014 update. *Wilderness Environ Med*. 2014;25(suppl):S66-S85.

50. McKeague AL. Evaluation of patient active warming systems. Military Health System Research Symposium, Tactical Combat Casualty Care breakout session. Ft. Lauderdale, FL. August 2012.

51. Allen PB, Salyer SW, Dubick MA, et al. Preventing hypothermia: comparison of current devices used by the U.S. Army in an in vitro warmed fluid model. *J Trauma*. 2010;69(suppl 1):S154-S161.

52. McKay S, Hoyne S. High threat immediate extraction: the Immediate Reaction Team (IRT) model. *Tactical Edge*. Spring 2007:50-54.

53. Callaway DW. Emergency medical services in disasters. Hogan DE, Burstein JL, eds. *Disaster Medicine*. 2nd ed. Philadelphia, PA: Lippincott, Williams and Wilkins; 2007:127-139.

54. Cloonan C. *Proceedings of the Third International Conference on Tactical Emergency Medical Support*. Bethesda, MD: Uniformed Services University of the Health Sciences; 1999.

55. Rosemary AS, Norris PA, Olson SM, et al. Prehospital traumatic cardiac arrest: the cost of futility. *J Trauma*. 1998;38:468-474.

56. Butler FK, Kotwal RS, Buckenmaier CC III, et al. A triple-option analgesia plan for Tactical Combat Casualty Care. *J Spec Oper Med*. 2014;14:13-25.

57. Kotwal R, O'Connor K, Johnson T, et al. A novel pain management strategy for combat casualty care. *Ann Emerg Med.* 2004;44:121-127.

58. Dickey N, Jenkins D, Butler F. Prehospital use of ketamine in battlefield analgesia. Defense Health Board Memorandum. Published March 8, 2012. Accessed January 17, 2022. https://health.mil/Reference-Center /Reports/2012/03/08/Prehospital-Use-of-Ketamine-in -Battlefield-Analgesia

Leitura Sugerida

National Association of Emergency Medical Technicians. *PHTLS: Prehospital Trauma Life Support.* Military 9th ed. Jones & Bartlett Learning; 2019.

HABILIDADES ESPECÍFICAS

Acesso Intravenoso Rugoso

Princípio: Inserir e fixar um acesso intravenoso (IV) quando uma vítima de trauma deve ser movida, carregada ou transportada manualmente ao longo de determinada distância.

Quando um paciente com trauma deve ser movido, carregado ou transportado ao longo de determinada distância, os acessos IV colocados no paciente costumam ser deslocados durante os esforços. Os militares dos Estados Unidos desenvolveram um método para instalar e fixar os acessos IV que permite esse tipo de movimentação sem a perda do acesso IV. A habilidade demonstrada aqui foi modificada da aplicação militar para a civil.

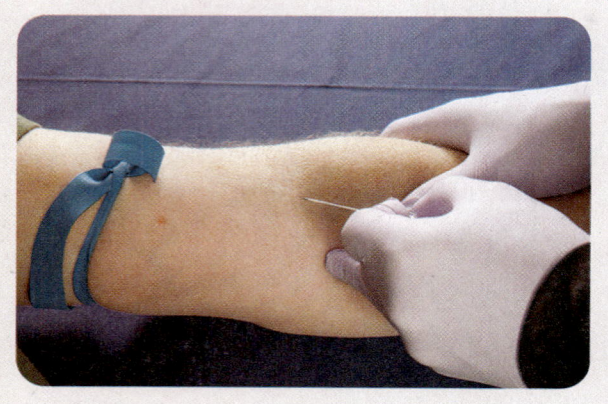

1 O profissional de TEMS obtém o acesso IV conforme o procedimento habitual, usando um cateter IV 18G ou 16G.

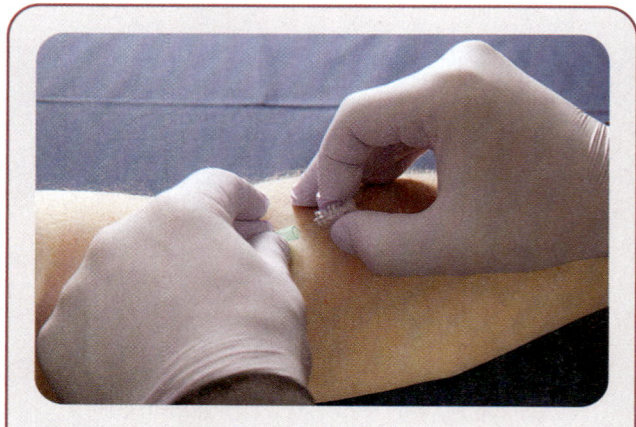

2 O profissional de TEMS acopla uma tampa bloqueadora com solução salina ao cateter IV.

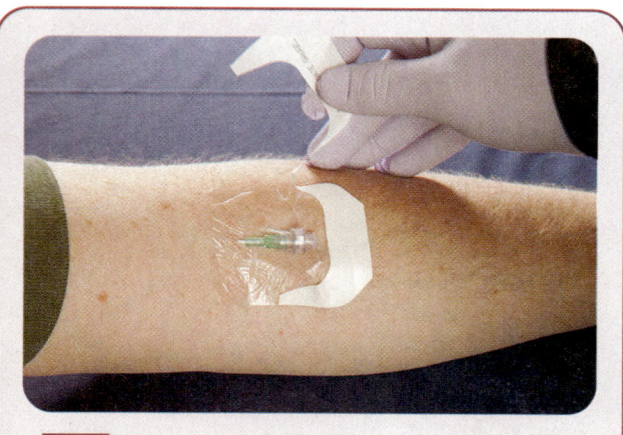

3 O profissional de TEMS cobre o cateter IV e a tampa completamente com curativo transparente (p. ex., Tegaderm).

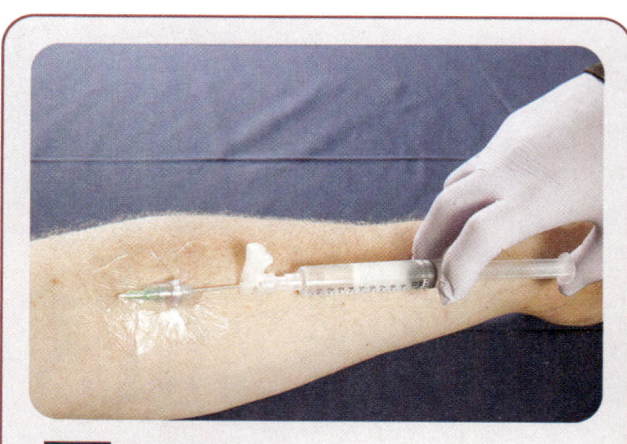

4 O profissional de TEMS injeta na tampa 5 mililitros (mL) de soro fisiológico, puncionando diretamente através do curativo e da proteção de borracha da tampa.

Acesso Intravenoso Rugoso (continuação)

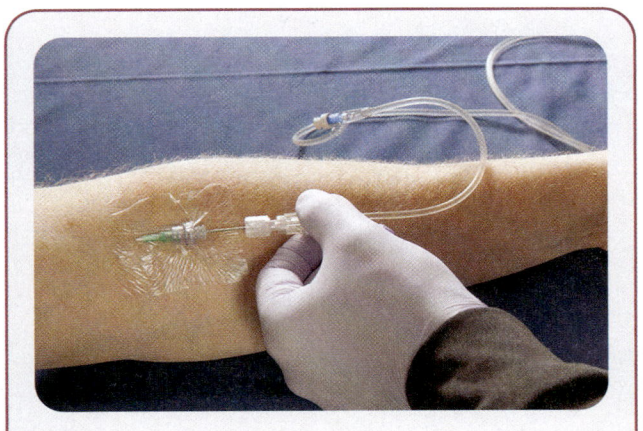

5 O profissional de TEMS insere um segundo cateter IV (18G) diretamente através do curativo e da proteção de borracha da tampa e administra líquidos e medicamentos por esse cateter.

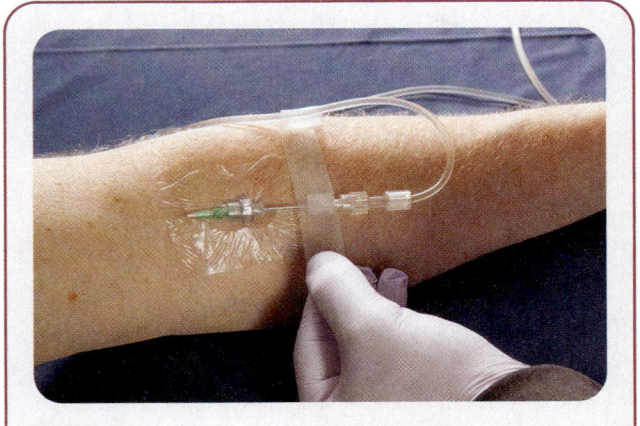

6 O profissional de TEMS fixa o segundo cateter e acopla a tubulação IV ao braço com a aplicação circunferencial de fita adesiva ou dispositivo de fixação com velcro.

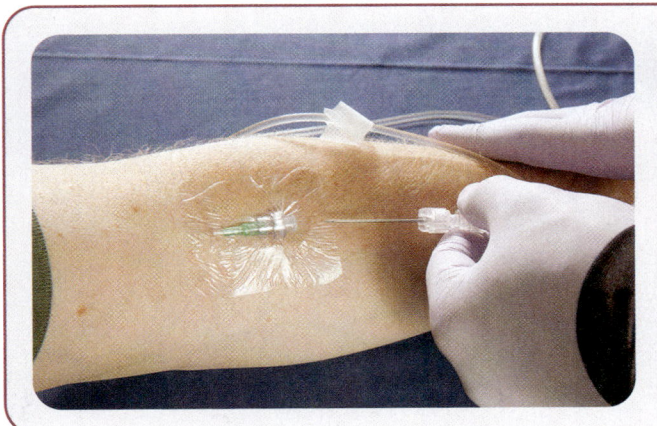

7 Se e quando o paciente com trauma tiver que ser movido, a fita ou dispositivo de fixação, a tubulação IV e o segundo cateter são removidos. O primeiro cateter e a tampa com solução salina permanecem em seu lugar, garantindo o rápido acesso IV após realizar a movimentação do paciente.

Glossário

abóbada craniana Espaço dentro do crânio.

abrasão de córnea Tipo de lesão ocular comum caracterizada por um pequeno corte ou arranhão na córnea (a parte transparente e frontal do olho).

acetilcolina Substância química que funciona como neurotransmissor, liberada na extremidade das células nervosas para a transmissão de um impulso do sistema nervoso.

ácido Substância química que tem pH menor que 7, que neutralizará uma substância alcalina.

ácido fluorídrico Tipo de ácido; a exposição, mesmo a quantidades pequenas, pode levar a reduções potencialmente fatais dos níveis séricos de cálcio e a arritmias cardíacas.

acidose Um acúmulo de ácidos e redução do pH do sangue.

acidose hiperclorémica Tipo de acidose metabólica (redução no pH sanguíneo) associada com aumento na quantidade de íons cloreto no sangue; pode resultar da administração de grandes quantidades de soro fisiológico.

aerossol Partículas sólidas e partículas líquidas em suspensão no ar.

agente biológico Bactéria, vírus ou toxina que pode ser usada como arma de destruição em massa.

agentes bolhosos Substância química que cria lesões semelhantes a queimaduras; é usado como arma de destruição em massa.

agentes de controle de tumultos Agente químico usado para incapacitar, de maneira rápida e breve, aqueles expostos a ele, causando irritação da pele, das mucosas, dos pulmões e dos olhos.

agente vesicante Agente químico, como mostarda sulfúrica e lewisite, usado como arma de destruição em massa; também chamado de agente bolhoso porque gera uma lesão que é visualmente semelhante a uma queimadura.

alcance de controle Em um sistema de comando de incidentes, é o número de subordinados que respondem a um supervisor em qualquer nível dentro da organização; na maioria das situações, uma pessoa pode efetivamente supervisionar apenas três a sete pessoas ou recursos.

algoritmo de triagem START Método para avaliação de pacientes e definição de prioridades para tratamento e transporte durante incidentes com vítimas em massa; envolve a avaliação do estado respiratório, de perfusão e do estado mental do paciente.

altitude elevada Elevação a níveis entre 1.500 e 3.500 metros.

altitude extrema Elevação maior que 5.500 metros.

altitude muito elevada Elevação a níveis entre 3.500 e 5.500 metros.

alto explosivo Tipo de explosivo projetado para detonar e liberar sua energia muito rapidamente; é capaz de produzir onda de choque ou fenómeno de sobrepressão que pode resultar em lesão explosiva primária.

alvéolos estrutras saculares, contendo ar, terminais do trato respiratório onde o sistema respiratório encontra o sistema circulatório e ocorre a troca gasosa.

ambiente austero Cenário em que recursos, suprimentos, equipamentos, pessoas, transporte e outros aspectos dos ambientes físico, político, social e económico são extremamente limitados.

anamnese SAMPLER Mnemónica para recordar os componentes da anamnese; significa sintomas, alergias, medicamentos, passado médico e cirúrgico, líquidos e lanches ingeridos, e eventos que levaram à lesão.

anastomose Conexão entre duas estruturas com lúmen, como dois vasos sanguíneos ou intestino.

anel pélvico O formato redondo que compreende a pélvis; formado por ílio, ísquio, púbis, sacro e cóccix; também chamado de cintura pélvica.

anidrose Ausência de sudorese.

anisocoria Desigualdade entre o tamanho das pupilas.

anos potenciais de vida perdidos (APVPs) Estimativa do impacto de uma lesão calculado subtraindo-se a idade no momento da morte de uma idade fixada para o grupo sendo examinado, geralmente de 65 ou 70 anos, ou da expectativa de vida do grupo.

anteriorização da mandíbula no trauma Manobra que permite a abertura da via aérea com pouca ou nenhuma movimentação da cabeça e da coluna cervical; a mandíbula é puxada para a frente colocando os polegares em cada arco zigomático e os indicadores e os dedos médios sob a mandíbula e no mesmo ângulo, puxando a mandíbula para a frente.

aparato respiratório autocontido (SCBA, de *selfcontained breathing apparatus*) Dispositivo de proteção pessoal que consiste em uma máscara e um suprimento portátil de ar, usado em ambientes deficientes em oxigênio ou com risco de inalação tóxica.

aparato respiratório autocontido subaquático (SCUBA, de *selfcontained underwater breathing apparatus*) Dispositivo respiratório portátil para uso subaquático, consistindo em uma máscara com tubos conectados a um tanque de ar comprimido.

apneia Ausência de ventilação.

aprendizagem independente Estudo por conta própria.

aracnoide-máter Membrana transparente tipo teia de aranha entre a dura-máter e a pia-máter; é a membrana que se localiza no meio entre as três membranas meníngeas ao redor do encéfalo.

arcos neurais Dois lados curvos das vértebras.

área cruenta Área que teve sua cobertura ou camada superficial removida.

área de preparação Área predeterminada onde recursos,

equipamentos e pessoal podem ser localizados com segurança e estão prontos para o uso.

armas de destruição em massa (ADM) Agente químico, biológico, radiológico ou explosivo projetado para criar dano significativo e grande número de vítimas.

artrite reumatoide (AR) Distúrbio inflamatório crónica causado por uma resposta autoimune; pode levar a edema e deformidade das articulações.

asfixia traumática Lesões fechadas ou com esmagamento de tórax e abdomen com aumento marcante da pressão intravascular, produzindo ruptura dos capilares; caracteriza-se por coloração arroxeada da pele da parte superior do torso e da face, junto com petéquias na pele.

atelectasia Colapso de alvéolos ou de parte do pulmão.

aterosclerose Condição que leva ao estreitamento do lúmen dos vasos sanguíneos; condição em que a camada interna da parede arterial fica mais espessa devido ao acúmulo de depósitos gordurosos dentro da artéria.

atividade elétrica sem pulso Condição caracterizada por atividade elétrica organizada no monitoramento cardíaco sem um pulso palpável associado.

atlas Primeira vértebra cervical (C1); o crânio se apoia nela.

atropina Substância química que inibe de forma competitiva o efeito da acetilcolina nas terminações nervosas parassimpáticas; medicamento anticolinérgico; é usada no tratamento de vítimas de intoxicação por agentes nervosos e bradicardia.

autocuidado/cuidado pelo companheiro (SA/BA de *self-aid/buddy aid***)** Procedimento de primeiros socorros empregado para ajudar a salvar a si mesmo ou a vida de outros militares. Por exemplo, a autoaplicação de um torniquete em um ferimento com risco de morte.

autonomia Direito de um paciente adulto competente de dirigir seus próprios cuidados de saúde livre de interferência ou de influências indevidas.

autorregulação Processo biológico de detecção das alterações dentro do sistema e de ajuste para aquela alteração; no sistema circulatório, é o processo de manter um fluxo sanguíneo constante conforme as mudanças da pressão arterial.

avaliação remota Processo pelo qual profissionais e operadores táticos coletam informações sem revelar a sua posição ou intenção para as forças hostis; inclui observação remota com binóculos, vigilância acústica remota e imagens térmicas.

áxis Segunda vértebra cervical (C2); seu formato permite a maior amplitude possível de rotação da cabeça.

baixo explosivo Tipo de explosivo que muda de forma relativamente lenta de sólido ou líquido para um estado gasoso (em uma ação mais característica de queima do que de detonação); como liberam sua energia de forma muito mais lenta, baixos explosivos não produzem sobrepressão explosiva.

barorreceptor Terminação nervosa sensitiva que é estimulada por alterações na pressão arterial. Os barorreceptores são encontrados nas paredes dos átrios cardíacos, na veia cava, no arco aórtico e no seio carotídeo.

barotrauma Lesão de órgãos resultante da alteração na pressão de ar.

bases Substâncias químicas com pH maior que 7; é hidrossolúvel e libera íons hidróxido ou aceita íons hidrogênio; causa necrose tecidual por liquefação.

beneficência Termo ético que significa "fazer o bem"; exige que os profissionais de atendimento pré-hospitalar atuem de maneira a maximizar os benefícios e minimizar os riscos para o paciente.

bradipneia Frequência respiratória anormalmente lenta; geralmente menor que 12 respirações por minuto.

bronquíolos Pequenas divisões dos tubos brônquicos através dos quais o ar passa até os alvéolos.

cambaleio Movimento tipo extremidade sobre extremidade. Os projéteis costumam cambalear ao encontrar resistência em sua extremidade dianteira.

cânula nasofaríngea (CNF) Cânula que é colocada na narina e acompanha o assoalho da cavidade nasal diretamente posterior à nasofaringe para levantar a língua e a retirar da parte de trás da faringe, abrindo a via aérea. Essa via aérea é comumente tolerada por pacientes com reflexo do vômito.

cânula orofaríngea (COF) Cânula que, ao ser colocada na orofaringe superiormente à língua, a mantém desviada para a frente, ajudando a manutenção da via aérea pérvia; usada apenas em pacientes sem reflexo de vômito.

capacidade pulmonar total (CPT) Volume total de ar nos pulmões após uma inalação forçada.

capilar O menor tipo de vaso sanguíneo. Esses vasos sanguíneos diminutos têm a espessura de apenas uma célula, permitindo a difusão e a osmose de oxigênio e nutrientes através das paredes capilares.

capnografia Método para medir e monitorar a pressão parcial de dióxido de carbono em uma amostra de gás. Ela pode estar relacionada com a pressão parcial arterial de dióxido de carbono ($Paco_2$).

capnometria A medição do dióxido de carbono no gás respiratório (somente análise), sem um registro escrito contínuo ou forma de onda.

catarata Condição ocular em que o cristalino fica progressivamente mais opaco, bloqueando e distorcendo a entrada de luz no olho e borrando a visão.

catecolaminas Grupo de substâncias químicas produzidas pelo corpo que funcionam como importantes neurotransmissores. As principais catecolaminas produzidas pelo corpo são dopamina, epinefrina (também chamada de adrenalina) e norepinefrina. Elas são parte do mecanismo de defesa simpático do corpo, usado na sua preparação para agir.

caudal Em direção à cauda (cóccix).

cavidade peritoneal Espaço na cavidade abdominal anterior que contém intestino, baço, fígado, estômago e vesícula biliar. O espaço peritoneal é coberto pelo peritônio.

cavitação Ato de forçar os tecidos do corpo para fora de sua posição normal; causar uma cavidade temporária ou permanente (p. ex., quando o corpo é atingido por um projétil, a aceleração de partículas teciduais para longe desse projétil produz uma área de lesão onde ocorre uma grande cavidade temporária).

centro termorregulador Região do encéfalo (hipotálamo) que controla a temperatura corporal.

ceratite solar Queimadura da córnea que resulta da exposição à luz ultravioleta, comumente como resultado de reflexo na neve; também chamada de cegueira da neve.

cerebelo Porção do encéfalo que se localiza abaixo do cérebro e atrás do bulbo, sendo responsável pela coordenação dos movimentos.

cérebro A maior porção do encéfalo; responsável pelo controle de funções específicas intelectuais, sensoriais e motoras.

chefe do setor de logística Posição responsável por dirigir a função logística para o comandante do incidente.

chefe do setor de operações Posição responsável pelo gerenciamento de todas as atividades operacionais no sistema de comando de incidentes.

chefe do setor de planejamento Posição no SCI que é responsável pela coleta e avaliação de informações e pela assistência no planejamento com o comandante do incidente.

choke Constrição no cano de uma arma de fogo para reduzir a quantidade de pólvora espalhada após o disparo.

choque medular Lesão da medula espinal que resulta em perda temporária da função sensorial e motora.

cianose Coloração azulada da pele, das mucosas ou dos leitos capilares, indicando hemoglobina não oxigenada e falta de níveis adequados de oxigênio no sangue; geralmente secundária à ventilação inadequada ou à perfusão reduzida.

cifose Curvatura da coluna para a frente, tipo corcova, comumente associada ao processo de envelhecimento. A cifose pode ser causada por envelhecimento, raquitismo ou tuberculose espinal.

cílios Estruturas celulares móveis similares a fios de cabelo que empurram partículas estranhas e muco a partir dos brônquios.

cisalhamento Força de mudança de velocidade que resulta em corte ou laceração de partes do corpo.

coagulopatia Prejuízo das capacidades normais de coagulação do sangue.

comandante do incidente (CI) Pessoa responsável por todos os aspectos da resposta a um incidente, incluindo o desenvolvimento dos objetivos, o gerenciamento de todas as operações do incidente, a definição de prioridades e a definição da organização do sistema de comando de incidentes para aquela resposta em particular; a posição do CI será sempre preenchida.

comando Primeiro componente do sistema de comando de incidentes, responsável por toda a supervisão e o gerenciamento do incidente. É a única posição no sistema de comando de incidentes que deve sempre ser preenchida.

comando único Estrutura de comando em que uma única pessoa é responsável por todos os objetivos estratégicos do incidente. Em geral, é usado quando um incidente está dentro de uma única jurisdição e é gerenciado por uma única disciplina.

comando unificado Estrutura de comando do SCI em que os comandantes de incidentes de todas as diversas agências que respondem a um evento trabalham juntos para gerenciar o incidente.

comissão Ato proposital.

commotio cordis Arritmia cardíaca súbita, geralmente fatal, que resulta de um golpe na parede torácica anterior ou no esterno.

competência (1) Termo legal que se refere à capacidade geral da pessoa de tomar boas decisões para si mesma; (2) capacidade, habilidade, conhecimento e qualificação para fazer algo de maneira bem-sucedida.

compressão Tipo de força envolvida em impactos resultando em constrição de um tecido, órgão ou outra parte do corpo entre dois ou mais objetos ou partes do corpo.

compressão medular Pressão sobre a medula espinal causada por edema, fragmentos ósseos ou hematoma, podendo resultar em isquemia tecidual; em alguns casos, pode necessitar de descompressão para evitar a perda permanente de função.

compressibilidade Capacidade de ser deformado pela transferência de energia.

comunicações integradas Sistema de comunicação que permite que todos os profissionais de resposta a um incidente se comuniquem com supervisores e subordinados.

concussão medular Perda temporária das funções da medula espinal distalmente ao local de uma lesão da medula espinal.

condução Transferência de calor entre dois objetos em contato direto entre si.

confidencialidade Obrigação que os profissionais de saúde têm de não compartilhar informações dos pacientes que tenham sido levadas a eles dentro da relação entre paciente e profissional com qualquer pessoa exceto aquelas autorizadas pelo paciente, outros profissionais médicos envolvidos nos cuidados do paciente e agências responsáveis pelo processamento de informações de notificação mandatória do Estado ou da Federação.

conjuntiva Membrana clara e (geralmente) mucosa que recobre a esclera (parte branca do olho) e reveste as pálpebras.

contaminação primária Exposição a uma substância perigosa em seu ponto de liberação.

contaminação secundária Exposição a uma substância perigosa após ela ter sido levada a partir do ponto de origem por uma vítima, um profissional de resposta ou uma parte de um equipamento.

contusão medular Hematoma ou sangramento dentro do tecido da medula espinal, o que pode também resultar em perda temporária de funções medulares distalmente à lesão.

contusão pulmonar Hematoma no pulmão; pode ser secundário a trauma fechado ou penetrante.

convecção Transferência de calor a partir do movimento ou da circulação de um gás ou líquido, como o aquecimento de água ou ar em contato com um corpo, removendo aquele ar (como pelo vento) ou água e, depois, tendo que aquecer o novo ar ou água que substitui o anterior.

córnea Porção ocular mais externa transparente e em formato de cúpula que recobre a pupila e a íris colorida.

crepitação Som crepitante produzido por extremidades ósseas atritando entre si.

cricotireoidostomia cirúrgica Procedimento cirúrgico de acesso à traqueia para abertura de via aérea. É feita por uma incisão na membrana cricotireóidea através do pescoço.

cuidado às vítimas em ambiente tático (TCC, de *tactical casualty care*) Cuidado médico de emergência fornecido em uma situação perigosa ou tática.

cuidado de evacuação tática Fase de cuidados em cuidados de vítimas táticas em que o cuidado médico é fornecido após a ameaça ou perigo ter sido completamente avaliado, de modo semelhante a situações dos serviços de emergência (SEs); também chamado de cuidado de evacuação.

cuidado sob fogo/ameaça (CUFT, de *care under fire/threat*) Cuidado médico prestado pelo primeiro profissional de resposta ou combatente a chegar no local do ferido enquanto ainda estiver sob fogo ou ameaça inimiga ativa.

cuidado tático de campo Fase nos cuidados de vítimas em ambiente tático em que a assistência médica é fornecida quando a ameaça ou perigo foi contido, mas pode ser retomado; também chamado de cuidado sob ameaça indireta.

débito cardíaco Volume de sangue bombeado pelo coração (relatado em litros por minuto).

decomposição Estado de deterioração ou apodrecimento.

defesa involuntária Rigidez ou espasmo dos músculos da parede abdominal em resposta à peritonite.

defesa voluntária Achado da avaliação em que o paciente contrai os músculos abdominais quando o profissional palpa uma área dolorosa do abdome.

delirium Alteração abrupta no estado mental secundária a uma condição médica aguda; geralmente reversível após a correção do processo agudo subjacente.

demência Termo geral para redução nas capacidades cognitivas que causa interferência na vida diária.

densidade de água Órgãos que têm densidade tecidual semelhante à da água (p. ex., fígado, baço, músculo).

densidade de ar Conforme usado neste texto, é a propriedade de órgãos que têm aproximadamente o mesmo peso e a mesma densidade que o ar (por exemplo, tecido pulmonar).

densidade de sólido Densidade tecidual consistente com osso.

derrame pericárdico Acúmulo anormal de excesso de fluido entre o coração e o saco que envolve o coração, conhecido como pericárdio.

dermátomo Área sensorial do corpo pela qual uma raiz nervosa é responsável. Coletivamente, os dermátomos permitem que as regiões do corpo sejam mapeadas para cada nível medular e ajudam a localizar uma lesão na medula espinal.

derme Camada da pele logo abaixo da epiderme composta por uma base de tecido conectivo contendo vasos sanguíneos, terminações nervosas, glândulas sebáceas e glândulas sudoríparas.

desbridamento Remoção, geralmente cirúrgica, de tecido morto ou danificado.

descontaminação Redução ou remoção de substâncias químicas perigosas, agentes biológicos ou radiológicos.

desvio da traqueia Sintoma clínico que indica mudança na posição da traqueia para longe da sua posição normal na linha média para um lado, resultante de uma pressão intratorácica desigual dentro da cavidade torácica.

desvitalizado Sem vida ou morto.

diafragma Músculo em formato de cúpula que divide o tórax e o abdome, funcionando como parte do processo respiratório.

diástole Relaxamento ventricular (enchimento ventricular).

disartria Dificuldade para falar.

disbarismo Alterações fisiológicas resultantes de mudanças na pressão do ambiente.

dispositivo de dispersão radiológica (DDR) Esse dispositivo usa uma explosão convencional para dispersar material radioativo sem uma detonação nuclear.

disseminação Ver *spray*.

distância de parada Distância na qual um objeto em movimento para; medida de quão rapidamente a energia é dissipada ou transferida.

distração Afastamento de duas estruturas (p. ex., afastamento dos componentes fraturados de um osso ou de parte da coluna).

diurese induzida pelo frio Aumento na produção de urina como resultado de vasoconstrição periférica por exposição ao frio.

diversor Dispositivo em uma arma de fogo que espalha os fragmentos de projétil em um trajeto horizontal mais amplo após o disparo.

doença descompressiva (DCS, de *decompression sickness*) Grupo de distúrbios que resultam dos efeitos da

pressão aumentada sobre os gases no corpo de um mergulhador.

dor à descompressão Achado do exame físico que ocorre ao comprimir profundamente o abdome e, depois, liberar rapidamente a pressão, causando dor mais intensa quando a compressão abdominal é subitamente liberada.

doutrina de Monro-Kellie A soma do volume de tecido encefálico, sangue e líquido cerebrospinal deve permanecer constante dentro de um crânio intacto.

DUMBELS Mnemônica que representa o conjunto de sintomas associados aos efeitos muscarínicos da toxicidade por agentes nervosos (diarreia, urina/diurese, miose, bradicardia, broncorreia, broncospasmo, êmese, lacrimejamento, salivação, sudorese).

dura-máter Membrana externa e dura que recobre a medula espinal e o encéfalo; é a mais externa das três camadas meníngeas. Literalmente significa "mãe dura".

eclâmpsia Síndrome que ocorre em gestantes e inclui hipertensão, edema periférico e convulsões; também chamada de toxemia gravídica.

ecocardiografia transesofágica Técnica de realização de ultrassonografia cardíaca que usa uma sonda de ultrassom inserida no esôfago.

edema Condição generalizada ou localizada em que tecidos corporais contêm quantidade excessiva de líquido; geralmente inclui o inchaço dos tecidos.

edema cerebral relacionado à altitude elevada (HACE, de *high-altitude cerebral edema*) Complicação potencialmente fatal de edema cerebral resultante de viagem para local de altitude elevada (geralmente acima de 2.400 metros).

edema pulmonar relacionado à altitude elevada (HAPE, de *high-altitude pulmonary edema*) Complicação potencialmente fatal de acúmulo de líquido nos pulmões resultante de viagem para local de altitude elevada (geralmente acima de 2.400 metros).

edentulismo Ausência de dentes.

elasticidade Capacidade de estiramento.

elevação do mento no trauma Manobra usada para alívio de várias obstruções anatômicas da via aérea em pacientes com respiração espontânea; é realizada segurando o mento e os incisivos inferiores e levantando para puxar a mandíbula para a frente.

encefalopatia hiponatrêmica associada ao exercício (EHAE) Condição potencialmente fatal de edema cerebral resultante de redução da concentração de sódio no sangue devido ao consumo excessivo de água (1,4 litro ou mais por hora) durante atividades prolongadas.

endoftalmite pós-traumática Infecção do conteúdo intraocular, geralmente como resultado de trauma ocular penetrante.

energia cinética Energia disponível a partir do movimento. Função do peso de um item e sua velocidade: EC = ½ da massa × velocidade elevada à segunda potência.

enfisema subcutâneo Acúmulo de ar nos tecidos moles do corpo.

entorse Uma lesão aguda nos tecidos dos ligamentos de uma articulação causada por uma lesão que tensiona a articulação e a sobrecarrega ou até mesmo rompe os ligamentos de suporte.

epiderme Camada mais externa da pele, a qual é formada inteiramente por células epiteliais mortas e sem vasos sanguíneos.

epiglote Estrutura em formato de folha que atua como porta ou válvula de abertura, direcionando o ar para a traqueia e os sólidos e líquidos para o esôfago.

epinefrina Substância química liberada pelas glândulas suprarrenais que estimula o coração a aumentar o débito cardíaco, aumentando a força e a frequência das contrações.

equilíbrio térmico Transferência de calor de um objeto mais quente para um objeto mais frio para criar a mesma temperatura entre eles.

equimose Mancha de formato irregular com tonalidade diferente da habitual como azul, roxa; área resultante de hemorragia abaixo da pele.

EPI baseado na transmissão Equipamento de proteção individual usado, além das precauções padrão, para evitar a transmissão de doenças; inclui precauções de aerossol, de contato e para gotículas respiratórias.

equipe de comando O oficial de informações públicas, o oficial de segurança e o oficial de ligação; eles se dirigem diretamente ao comandante do incidente.

equipe geral do SCI Chefes de cada um dos quatro principais setores do sistema de comando de incidentes (SCI): operações, planejamento, logística e financeiro/administração.

erupção cutânea maculopapular Erupção caracterizada por áreas de coloração avermelhada (máculas) em associação com pequenas nodulações elevadas (pápulas).

escala abreviada de lesões (AIS, de *abbreviated injury scale*) Sistema de classificação de lesões que atribui às lesões valores entre 1 e 6: (1) lesões leves, (2) lesões moderadas, (3) lesões sérias, (4) lesões graves, (5) lesões críticas e (6) não há chance de sobrevida.

escara Placa espessa de tecido morto, geralmente resultante de uma queimadura.

escarotomia Incisão feita em uma escara para permitir que os tecidos subjacentes à pele enrijecida e inelástica danificada criada por queimaduras graves se expandam à medida que incham.

esclera Camada externa branca, densa e fibrosa do globo ocular.

esôfago Tubo muscular que conecta a boca ao estômago.

espaço epidural Espaço entre a dura-máter ao redor do encéfalo e o crânio. Contém as artérias meníngeas.

espaço morto O volume de ar ventilado que não participa da troca de gases, pois permanece na via aérea condutora ou atinge alvéolos não perfundidos ou pouco perfundidos.

espaço retroperitoneal Espaço a cavidade abdominal posterior que contém rins, ureteres, bexiga, órgãos reprodutores, veia cava inferior, aorta abdominal, pâncreas, uma porção do duodeno, cólon e reto.

espessura completa, queimadura Ver *queimadura de espessura completa*.

espessura parcial, queimadura Ver *queimadura de espessura parcial*.

esqueleto apendicular Porção do esqueleto que inclui ombros e braços, além de pélvis e pernas.

estado de eucapnia Condição em que o nível de dióxido de carbono no sangue está dentro da faixa normal.

estado de mal epiléptico Condição potencialmente fatal em que as convulsões persistem por mais de 5 minutos ou em que duas ou mais convulsões ocorrem sem um período de vigília entre elas.

estenose espinal Estreitamento do canal espinal.

esterno instável Variação do tórax instável que envolve fratura de costelas em ambos os lados do esterno, permitindo que o esterno flutue livremente.

estratégias ativas Referindo-se à prevenção de lesões, são as etapas de prevenção que exigem a participação ativa do indivíduo (p. ex., uso de capacete).

estratégia passiva Na prevenção de lesões, é um método de prevenção que não exige ação por parte da pessoa (p. ex., *airbags* em automóveis).

evaporação Mudança de estado líquido para vapor.

evisceração Condição em que um órgão abdominal é deslocada através de um ferimento aberto, fazendo protrusão externamente para fora da cavidade abdominal.

exercício de campo Evento de treinamento que envolve a real execução e desempenho do plano de resposta a desastres na comunidade.

exsanguinação Perda total do volume sanguíneo, levando à morte.

faringe Garganta; estrutura tubular que funciona como um canal para os tratos respiratório e digestório. Orofaringe – área da faringe posterior à boca; nasofaringe – área da faringe além da abertura posterior das narinas.

fáscia Faixa plana de tecido que separa diferentes camadas; faixa de tecido fibroso que delimita o músculo.

fase de alerta As últimas instruções, avisos e lembretes que são comunicados às pessoas antes do surgimento do caos e da confusão de um desastre ou emergência.

fase de impacto Fase do ciclo de desastre que envolve o incidente ou o desastre real.

fase de recuperação ou reconstrução Período durante o ciclo do desastre que considera os recursos da comunidade para suportar, recuperar-se e reconstruir-se após os efeitos do desastre por meio de esforços coordenados da infraestrutura (física e política) médica, de saúde pública e da comunidade; esse período costuma ser o mais longo, durando meses ou anos, até que uma comunidade se recupere por completo.

fase de resgate, emergência ou alívio Período durante o ciclo do desastre imediatamente após o impacto, durante o qual ocorre a resposta e quando o gerenciamento e a intervenção apropriados podem salvar vidas.

fase do evento A fase de atendimento ao trauma relacionada ao momento real do trauma.

fase pós-evento A fase de atendimento ao trauma relacionada ao resultado do evento traumático.

fase pré-evento A fase de atendimento ao trauma relacionada às circunstâncias que levaram à lesão.

fase prodrômica (pré-desastre) Fase no ciclo do desastre em que um evento específico foi identificado como de ocorrência inevitável e na qual podem ser seguidas etapas específicas para mitigar os efeitos dos eventos vindouros.

febre hemorrágica viral (FHV) Síndrome clínica causada por diversos

vírus diferentes; caracterizada pela apresentação clínica de febre, mal-estar e sintomas hemorrágicos.

fechamento primário tardio Sutura tardia de um ferimento após 48 a 72 horas para permitir que qualquer edema tenha desaparecido e para garantir que não haja sinais de infecção.

fenômeno de sobrepressão Aumento súbito na pressão atmosférica ou onda de choque que ocorre na proximidade da detonação de um alto explosivo.

ferida de distância intermediária Ferida penetrante por arma de fogo que ocorre a uma distância de cerca de 1,8 a 5,5 metros.

ferida de longa distância Ferida penetrante causada por arma de fogo que ocorre a uma distância maior do que 5,5 metros.

feridas de contato Tipo de ferida que ocorre quando a boca do cano de uma arma de fogo toca no paciente no momento do disparo, resultando em ferimento de entrada circular, geralmente associado com queimadura visível, fuligem ou impressão da boca do cano.

ferimento estrelado (explosão estrelar) Ferimento em formato de estrela.

figuras de Lichtenberg Marcas cutâneas avermelhadas ramificadas ou tipo samambaia; são indolores, e resultam de ser atingido por um raio.

fontanela Espaço mole e membranoso entre os ossos ainda não fusionados do crânio de um lactente; muitas vezes chamada de "moleira".

forame intervertebral Entalhe através do qual o nervo passa na porção lateral inferior da vértebra.

forame magno Abertura na base do crânio através da qual passa o bulbo.

forame vertebral Orifício ou abertura na estrutura óssea da vértebra por onde passam vasos sanguíneos e nervos.

forames Pequenas aberturas.

força de cisalhamento Energia aplicada ao corpo que tende a mover

um órgão ou parte do corpo em uma direção enquanto a parte adjacente se move em direção diferente ou permanece fixa.

fósforo branco Agente incendiário usado na produção de munições.

fragmentação Ruptura de um objeto produzindo múltiplas partes ou estilhaços.

fratura aberta Fratura óssea associada à ruptura da pele sobrejacente.

fraturas da base do crânio Fraturas localizadas na região basal do crânio.

fratura fechada Fratura de um osso na qual a pele sobrejacente não é rompida.

frente de choque Limite entre a onda de sobrepressão explosiva criada pela detonação de alto explosivo e a pressão atmosférica normal.

gálea aponeurótica Camada espessa e dura de tecido abaixo do couro cabeludo que recobre o crânio.

geladura (chilblains) Lesões cutâneas vermelhas ou roxas que são pruriginosas e dolorosas, aparecendo depois de exposição ao frio, particularmente em pacientes com circulação subjacente ruim.

gerenciamento abrangente de emergências Etapas necessárias para o gerenciamento de um incidente, consistindo em quatro componentes: mitigação, preparação, resposta e recuperação.

gerenciamento de recursos Acordos e procedimentos que permitem que as agências locais, estaduais e federais trabalhem de maneira simultânea sob um único comando durante incidentes de larga escala.

globo aberto Lesão ocular penetrante; envolve toda a espessura da córnea ou da esclera ocular.

gradiente térmico Diferença em temperatura (temperatura alta vs. baixa) entre dois objetos.

hematoma epidural Sangramento arterial que se acumula entre o crânio e a dura-máter.

hematoma subaracnóideo Coleção de sangue no espaço preenchido por líquido cerebrospinal abaixo da aracnoide-máter.

hematoma subdural Coleção de sangue entre a dura-máter e a aracnoide-máter.

hemiparesia Fraqueza limitada a um dos lados do corpo.

hemiplegia Paralisia em um dos lados do corpo.

hemorragia subaracnóidea (HSA) Sangramento dentro do espaço preenchido por líquido cerebrospinal abaixo da aracnoide-máter.

hemorragia subconjuntival Sangramento entre a conjuntiva transparente que recobre o olho e a esclera branca.

hemotórax Sangue no espaço pleural.

hifema Coleção de sangue na câmara anterior do olho, entre a córnea transparente e a íris colorida.

hipercarbia Nível elevado de dióxido de carbono no corpo.

hiperextensão Extensão extrema ou anormal de uma articulação; posição de extensão máxima. A hiperextensão do pescoço é produzida quando a cabeça é estendida posteriormente a uma posição neutra, podendo resultar em fratura ou luxação da vértebra ou em lesão da medula espinal em paciente com instabilidade da coluna.

hiperflexão Flexão extrema ou anormal de uma articulação. Posição de flexão máxima. A flexão aumentada do pescoço pode resultar em fratura ou luxação da vértebra ou em lesão da medula espinal em paciente com instabilidade da coluna.

hiperpotassemia Termo médico que indica um alto nível de potássio (K+) no sangue.

hiper-rotação Rotação excessiva.

hipertensão Pressão arterial maior que o limite superior da normalidade; geralmente considera-se presente quando a pressão arterial sistólica de um paciente é maior que 140 mmHg.

hipertrofia miocárdica Aumento do tamanho e da massa muscular do coração.

hiperventilação neurogênica central Padrão ventilatório patológico, rápido e superficial associado com trauma

cranioencefálico e aumento da pressão intracraniana.

hipoclorito Um ânion composto de cloro e oxigênio com a fórmula química ClO-.

hipofaringe Porção inferior da faringe que se abre para a laringe anteriormente e para o esôfago posteriormente.

hiponatremia associada ao exercício (HAE) Condição potencialmente fatal associada ao consumo excessivo de água (1,4 litro ou mais por hora) durante atividades prolongadas, levando à acentuada redução na concentração sanguínea de sódio.

hipotálamo Região do encéfalo que funciona como centro termorregulador e como termostato do corpo para controlar a regulação neurológica e hormonal da temperatura corporal.

hipotermia Condição caracterizada por temperatura corporal central abaixo da normal – em geral, entre 26 e 32°C.

hipotermia primária Redução na temperatura corporal que ocorre quando pessoas saudáveis estão despreparadas para superar uma exposição aguda ou crônica ao frio.

hipotermia secundária Redução da temperatura corporal como consequência de um distúrbio sistêmico do paciente, incluindo hipotireoidismo, hipoadrenalismo, trauma, carcinoma e sepse.

hipoxemia Condição caracterizada por um nível de oxigênio no sangue abaixo do normal.

hipóxia Condição na qual o corpo ou uma região do corpo é privado do suprimento adequado de oxigênio no nível do tecido.

hipóxia hipobárica Hipóxia causada pela redução da pressão atmosférica e da pressão parcial de oxigênio em altitudes elevadas.

homeostase Ambiente interno constante e estável; equilíbrio necessário para manter processos vitais saudáveis.

homeotérmico Animal de sangue quente.

inalação (inspiração) Processo de puxar o ar para dentro dos pulmões.

incidente com vítimas em massa (IVM) Incidente (como colisão de um avião, desabamento de um prédio ou incêndio) que produz um grande número de vítimas a partir de um mecanismo, em um local e ao mesmo tempo; também chamado de incidente com múltiplas vítimas.

índice de choque (IC) pelo calor A relação entre a frequência cardíaca e a pressão arterial sistólica.

índice de estresse pelo calor Combinação de temperatura ambiente e umidade relativa.

instalações designadas para incidentes Local designado onde são realizadas funções específicas do sistema de comando de incidentes; por exemplo, o comando de incidentes se localiza no posto de comando de incidentes.

intermação associada ao exercício (IAE) Condição de temperatura corporal elevada, geralmente em homens que trabalham ou se exercitam no calor e na umidade, caracterizada por pele pálida e úmida, temperatura corporal elevada e alteração do estado mental.

intermação clássica Distúrbio que resulta da exposição à umidade elevada e a altas temperaturas, caracterizando-se por temperatura corporal elevada (acima de 40°C) e anormalidades neurológicas (alteração do estado mental).

intubação face a face Técnica de intubação endotraqueal em que o tubo endotraqueal é inserido por via oral enquanto o intubador está olhando o paciente de frente em vez da localização comum – acima da cabeça do paciente.

intubação nasotraqueal às cegas (INTC) Técnica de inserção de um tubo endotraqueal através das narinas para dentro da traqueia sem a visualização da laringe e das pregas vocais.

intubação orotraqueal Método para manter a via aérea aberta e permeável que envolve a inserção de um tubo plástico através da boca para dentro da traqueia.

ionização Processo pelo qual uma molécula fica carregada ao ganhar ou perder um elétron.

íris Porção colorida do olho; contém a abertura ajustável da pupila.

justiça Aquilo que é certo ou justo; em medicina, geralmente se refere à maneira como os recursos médicos são distribuídos em relação aos cuidados de saúde.

laceração medular Lesão que ocorre quando o tecido da medula espinal é seccionado ou cortado.

lacerações palpebrais Os cortes na pálpebra constituem um subconjunto significativo de traumas faciais e são geralmente acompanhados de outras lesões oculares, incluindo fraturas orbitais, ruptura do sistema de drenagem lacrimal, corpos estranhos, abrasões corneanas ou globo aberto.

laringe Estrutura localizada logo acima da traqueia; contém as pregas vocais e os músculos que as movimentam.

lesão Evento prejudicial que surge a partir da liberação de formas específicas de energia física ou barreiras ao fluxo normal de energia.

lesão associada ao frio não congelante (LFNC) Síndrome resultante de dano a tecidos periféricos causado por exposição prolongada (horas a dias) a umidade/frio; também chamada de pé de imersão ou pé de trincheira.

lesão intencional Lesão associada com um ato de violência interpessoal ou autodirecionada.

lesão não intencional Lesão que não foi planejada e que não envolvia a intenção de causar dano.

lesão por compressão Lesão causada por esmagamento grave e forças de constrição; pode ocorrer na estrutura externa do corpo ou nos órgãos internos.

lesão por congelamento (frostbite) Congelamento de tecido corporal como resultado da exposição a temperaturas de congelamento ou abaixo disso.

lesão por congelamento de primeiro grau Lesão epidérmica limitada à pele que teve contato breve com metal ou ar frios; a pele envolvida parece branca ou como placa amarelada; não há bolhas nem perda tecidual; a pele descongela rapidamente, parece dormente e tem aspecto vermelho com edema circundante; a cicatrização ocorre em 7 a 10 dias.

lesão por congelamento de segundo grau Lesão por congelamento devido à exposição ao frio que envolve a epiderme e a derme superficial; inicialmente parece semelhante à lesão de primeiro grau, mas os tecidos congelados são mais profundos; após o descongelamento, resulta em bolhas superficiais na pele circundadas por eritema e edema; não há perda permanente de tecido; a cicatrização ocorre em 3 a 4 semanas.

lesão por congelamento de terceiro grau Lesão por congelamento causada por exposição ao frio que envolve a epiderme e a derme; a pele está congelada e com restrição da mobilidade; após o descongelamento dos tecidos, a pele incha e desenvolve bolhas cheias de sangue (bolhas hemorrágicas), indicando trauma vascular nos tecidos profundos; a perda de pele ocorre lentamente, levando à mumificação e à descamação; a cicatrização é lenta.

lesão por congelamento de quarto grau Lesão por congelamento que envolve a pele, os tecidos subjacentes, o músculo e o osso.

lesão por congelamento profunda Congelamento de tecidos que afeta pele, músculo e osso.

lesão por congelamento superficial Lesão congelante causada por exposição ao frio; afeta a pele e os tecidos subcutâneos, resultando em bolhas claras após o reaquecimento.

lesão por golpe-contragolpe Lesão cerebral que ocorre quando a cabeça atinge um objeto fixo, causando uma lesão no local do impacto (golpe) e uma lesão no lado oposto (contragolpe), onde o cérebro colide com o lado oposto do crânio.

lesão pulmonar explosiva (LPE) Resulta da exposição a uma onda de sobrepressão explosiva de ordem elevada; o dano pulmonar varia desde petéquias esparsas até contusões e hemorragia pulmonar.

leucócitos (glóbulos brancos) Células sanguíneas quase incolores na circulação responsáveis pela resposta a microrganismos invasores.

lewisita Líquido oleoso usado como arma química para produzir bolhas tipo queimaduras; é um agente bolhoso (vesicante).

ligamento O tecido conjuntivo fibroso que conecta os ossos entre si, fornecendo estabilidade e força às articulações.

líquido cerebrospinal (LCS) Líquido encontrado no espaço subaracnóideo e espaço dural; age como um absorvedor de choques, protegendo o cérebro e a medula espinal contra fortes impactos.

líquido extracelular Todo o líquido corporal que não está contido dentro das células.

líquido intersticial Líquido extracelular localizado entre a parede celular e a parede capilar.

líquido intracelular Líquido dentro das células.

maceração amolecimento da pele como resultado de exposição constante à umidade; a pele fica branca e se rompe, podendo ficar infectada facilmente.

magnésio Elemento químico altamente inflamável usado para fazer armas incendiárias; também é um eletrólito essencial na fisiologia humana.

mal da montanha agudo (MMA) Conjunto de sinais e sintomas que resultam de viagem para altitudes elevadas (geralmente mais de 2.400 metros).

manchas hipostáticas Localização ou acúmulo de sangue nas porções mais baixas de um corpo morto.

manejo do estresse em incidentes críticos (CISM, de *critical incident stress management*) Grupo de estratégias de intervenção usadas para ajudar a evitar e gerenciar o estresse após um incidente.

máscara laríngea (ML) Dispositivo para abordagem da via aérea; a extremidade distal que é inserida na boca do paciente tem formato de máscara oval para cobrir as estruturas supraglóticas e isolar a traqueia, permitindo a passagem de ar.

matriz de Haddon Tabela que mostra as interações entre hospedeiro, agente e fatores ambientais em um incidente.

mediastino Espaço da cavidade torácica localizado ao centro, entre os pulmões, que contém o coração, os grandes vasos, a traqueia, os brônquios principais e o esôfago.

meninges Três membranas que recobrem o tecido encefálico e a medula espinal: dura-máter, aracnoide-máter e pia-máter.

Metodologia de Avaliação Rápida e Remota (RAM, de *rapid and remote assessment methodology*) Algoritmo de avaliação utilizado para maximizar a oportunidade de extrair e tratar uma vítima passível de resgate, minimizando o risco para os profissionais de serviços de emergência em ambiente tático.

mioglobina Proteína encontrada nos músculos; é responsável por dar aos músculos a sua cor vermelha característica.

mitigação Em medicina de emergência, é a redução na perda de vidas e de propriedades ao reduzir o impacto de desastres.

mostarda de nitrogênio Substância química oleosa usada como arma química para produzir bolhas tipo queimaduras; também pode causar lesão no trato respiratório, no trato gastrintestinal e na medula óssea; agente bolhoso; vesicante; também é usada como medicamento anticâncer.

mostarda sulfúrica Líquido oleoso transparente ou de cor amarelo amarronzada que pode ser aerossolizado

por explosão de bomba ou equipamento de disseminação de *spray*; agente vesicante ou bolhoso usado como arma de destruição em massa.

MTWHF Mnemônica que representa o conjunto de sintomas associados com a estimulação de receptores nicotínicos, geralmente após a exposição a agentes nervosos; MTWHF significa midríase (raramente vista), taquicardia, fraqueza (*weakness*), hipertensão, hiperglicemia, fasciculações.

mucocutâneo Composto por ou pertencente à pele e às mucosas.

músculos intercostais Músculos localizados entre as costelas que as conectam entre si e ajudam na respiração.

não maleficência Princípio ético que obriga o profissional de saúde a não realizar ações que possam prejudicar o paciente ou colocá-lo em alguma situação com risco de dano ou lesão.

nasofaringe Porção superior da via aérea, situada acima do palato mole.

necrose coagulativa Tipo de dano tecidual que resulta de exposição a ácido; o dano tecidual forma uma barreira que impede a penetração mais profunda do ácido.

necrose liquefativa Tipo de lesão tecidual que ocorre quando uma substância alcalina danifica tecidos humanos; a base liquefaz o tecido, o que permite a penetração mais profunda da substância química.

necrose tubular aguda (NTA) Dano agudo aos túbulos renais, geralmente devido à isquemia associada com choque.

nervo oculomotor Terceiro par craniano; controla a constrição pupilar e determinados movimentos oculares.

nível basal Nível de base ou mínimo.

norepinefrina Substância química liberada pelo sistema nervoso simpático que desencadeia a constrição dos vasos sanguíneos para reduzir o tamanho do compartimento vascular e deixá-lo proporcionalmente mais próximo do volume de líquido remanescente.

núcleos vestibulares Regiões do encéfalo de onde se originam os nervos vestibulares responsáveis pelo equilíbrio.

obnubilado Condição em que a capacidade mental do paciente está embotada ou reduzida; diminuição leve a moderada do nível de consciência com prejuízo da percepção sensorial.

oficial de informações públicas (OIP) Oficial da equipe de comando do sistema de comando de incidentes (SCI) que é responsável pela interação com o público e com os meios de comunicação, além da distribuição das informações.

oficial de ligação Membro da equipe de comando que ajuda ou coordena as múltiplas agências; serve como intermediário entre o comandante do incidente e as agências externas.

oficial de segurança Oficial da equipe de comando do sistema de comando de incidentes (SCI) responsável por monitorar, avaliar e garantir a segurança da equipe de emergência.

oficial de triagem Pessoa treinada para supervisionar o processo de categorização da gravidade de lesões e a priorização de transporte e tratamento.

omento Dobra de peritônio que recobre e conecta o estômago aos outros órgãos intraabdominais.

omissão Falta de ação.

onda de choque Ver *frente de choque*.

onda de cisalhamento Ver *força de cisalhamento*.

onda de estresse Onda de pressão supersônica longitudinal que (1) cria forças locais elevadas com distorções pequenas e rápidas; (2) produz lesão microvascular; e (3) é reforçada e refletida em interfaces de tecido, aumentando a lesão potencial, especialmente em órgãos cheios de gás, como pulmões, orelhas e intestinos.

onda de explosão Frente de onda bem definida de pressão aumentada que se propaga para fora a partir do centro de uma explosão.

orofaringe Porção central da faringe que se encontra entre o palato mole e a porção superior da epiglote.

osmose Movimento de água (ou de outro solvente) através de uma membrana a partir de uma região hipotônica para uma região hipertônica.

osteoartrite (OA) Condição degenerativa que afeta articulações, levando ao dano das cartilagens articulares que normalmente oferecem superfícies lisas para a movimentação articular.

osteofitose Desenvolvimento de áreas de crescimento ósseo, geralmente ao redor de articulações, particularmente da coluna; também chamada de esporões ósseos.

osteoporose Perda da densidade óssea normal com afinamento do tecido ósseo e crescimento de pequenos orifícios no osso. O distúrbio pode causar dor (especialmente na região lombar), fraturas ósseas frequentes, perda de altura corporal e várias partes do corpo com formação anormal. Costuma ser parte do processo normal de envelhecimento.

oxigenação Processo de fornecer, tratar ou enriquecer com oxigênio.

oxímetro de pulso Dispositivo que mede a saturação arterial de oxiemoglobina. O valor é determinado pela medida da razão de absorção de luz vermelha e infravermelha que passa através do tecido.

paciente com trauma de um único sistema Paciente que sofreu trauma que envolve lesão de apenas um sistema de órgãos do corpo.

paciente com trauma multissistêmico Paciente com lesão em mais de um sistema de órgãos do corpo.

partícula alfa Partícula emitida durante a decomposição de materiais radioativos; consiste em dois prótons e dois nêutrons, o que dá à partícula uma carga positiva.

partícula beta Elétron de alta velocidade ou de energia elevada emitido a partir da decomposição radioativa.

pé de imersão (pé de trincheira) Lesão por exposição ao frio não congelante causada por imersão prolongada das extremidades em líquidos ou umidade que sejam frios ou gelados.

percutâneo Que ocorre através da pele (p. ex., punção com agulha).

perdas insensíveis Perda não mensurada de água e calor pelo ar expirado, pela pele e pelas mucosas.

perfil Tamanho inicial de um objeto penetrante e grau de mudança no tamanho que ocorre no momento do impacto.

pericardiocentese Procedimento que envolve a inserção de uma agulha dentro do espaço pericárdico para a remoção do acúmulo de sangue ou outro líquido.

perímetro externo Fronteira geográfica que define a "zona de segurança" onde não devem existir ameaças em um incidente perigoso.

perímetro interno Fronteira geográfica em um incidente perigoso que circunda a área de maior perigo e de potencial letalidade.

período interdesastres Tempo entre um desastre ou um incidente com vítimas em massa e outro durante os quais se realiza a avaliação de riscos e a mitigação das atividades, e quando os planos de resposta a prováveis eventos são desenvolvidos, testados e implementados.

período quiescente Um estado ou período de inatividade ou dormência.

peritonite Inflamação do peritônio.

Permeável Aberto ou pérvio.

pia-máter Fina membrana vascular intimamente aderida ao encéfalo e à medula espinal, além das porções proximais dos nervos; é a mais interna das três membranas meníngeas que recobrem o encéfalo.

plano de ação para incidentes (PAI) Descrição continuamente atualizada da estratégia geral, das táticas e dos planos de gerenciamento de riscos desenvolvidos pelo comandante do incidente ou pela equipe do sistema de comando de incidentes.

pleura parietal Membrana fina que reveste o lado interno da cavidade torácica.

pleura visceral Membrana fina que recobre a superfície externa de cada pulmão.

pneumonite aspirativa Inflamação e pneumonia causadas pela inalação de conteúdo gástrico ou de vômitos.

pneumotórax Lesão que resulta em ar no espaço pleural, comumente produzindo colapso pulmonar. Um pneumotórax pode ser aberto, com uma abertura através da parede torácica para o exterior, ou fechado, resultando de trauma fechado ou colapso espontâneo.

pneumotórax aberto Ferimento torácico penetrante que causa a abertura da parede torácica, produzindo uma via preferencial para o movimento de ar do ambiente externo para dentro do tórax.

pneumotórax hipertensivo Condição em que a pressão de ar no espaço pleural excede a pressão atmosférica externa e não consegue escapar; o lado afetado fica hiperinsuflado, comprimindo o pulmão do lado envolvido e desviando o mediastino para o lado oposto até causar colapso parcial do outro pulmão; costuma ser progressivo e é uma condição com risco de morte iminente.

pneumotórax simples Presença de ar dentro do espaço pleural.

polifarmácia Termo usado para descrever pacientes que usam mais de cinco medicamentos.

pontilhado Múltiplos pontos pequenos resultantes de pólvora por ferimentos de arma de fogo à queima-roupa.

ponto de coleta de vítimas Local usado para coleta, triagem, tratamento e evacuação de vítimas em um incidente com múltiplas vítimas.

pós-carga Pressão contra a qual o ventrículo esquerdo deve bombear (ejetar) o sangue a cada batimento.

posição de cheirador ou posição olfativa Posição discretamente anterossuperior da cabeça e do pescoço para otimizar a ventilação e a visualização durante a intubação endotraqueal.

posição neutra Posição de uma articulação que permite a movimentação máxima; nem fletida e nem estendida.

posto de comando de incidentes (PCI) Local onde as funções de comando de incidentes são realizadas.

postura em descerebração Postura característica quando um paciente sofre um estímulo doloroso; as extremidades ficam rígidas e em extensão, e a cabeça é retraída. É uma das formas de postura (resposta) patológica associada comumente com pressão intracraniana elevada.

postura em descorticação Postura patológica característica de um paciente com pressão intracraniana elevada; quando recebe um estímulo doloroso, o paciente fica rigidamente imóvel com o dorso e as extremidades inferiores estendidos enquanto os braços são fletidos e os punhos são fechados.

pré-carga Volume e pressão do sangue que chega ao coração a partir do sistema circulatório sistêmico (retorno venoso).

preferência Maneira como o princípio de cuidados é alcançado no tempo determinado e pelo profissional de atendimento pré-hospitalar disponível.

pregas vestibulares Falsas pregas vocais que direcionam o fluxo de ar através das pregas vocais.

preparação Etapa do gerenciamento abrangente de emergências que envolve a identificação (antes do incidente) dos suprimentos específicos, dos equipamentos e da equipe necessários para o gerenciamento de um incidente, além do plano de ação específico que seria realizado na ocorrência de um incidente.

presbiacusia Condição caracterizada por declínio gradual da audição.

pressão arterial média (PAM) Média de pressão no sistema vascular, estimada ao adicionar um terço da pressão de pulso à pressão diastólica.

pressão de perfusão cerebral (PPC) Quantidade de pressão necessária para manter o fluxo sanguíneo cerebral; calculada como a diferença entre a pressão arterial média (PAM) e a pressão intracraniana (PIC).

pressão de pulso (1) Aumento na pressão (elevação) criado à medida que cada nova porção de sangue deixa o ventrículo esquerdo a cada contração; (2) diferença entre as pressões arteriais sistólica e diastólica (a pressão sistólica menos a pressão diastólica é igual à pressão de pulso).

pressão dinâmica Componente de uma explosão que é direcional e sentido como um vento de explosão.

pressão extramural (extraluminal) Pressão nos tecidos ao redor do vaso.

pressão intracraniana (PIC) Pressão exercida contra a face interna do crânio por tecido cerebral, sangue e líquido cerebrospinal; em geral, menos que 15 mmHg em adultos e de 3 a 7 mmHg em crianças.

pressão intramural (intraluminal) Pressão exercida contra a face interna das paredes de vasos sanguíneos pelo líquido intravascular e pelo ciclo da pressão arterial.

pressão oncótica Pressão que determina a quantidade de líquido dentro do espaço vascular.

pressão positiva no final da expiração (PEEP, de *positive endexpiratory pressure*) Pressão nos pulmões acima da pressão atmosférica no final da expiração; também se refere a uma técnica ventilatória para auxiliar a respiração na qual uma quantidade aumentada de pressão é aplicada aos pulmões no fim da expiração para aumentar a quantidade de ar remanescente nos pulmões e melhorar as trocas gasosas.

pressão transmural O gradiente de pressão na parede do vaso, afetado por forças intralinfáticas e extralinfáticas.

primeira lei de Newton Lei fundamental da física que afirma que um corpo em repouso permanecerá em repouso, e que um corpo em movimento permanecerá em movimento a menos que sofra ação de alguma força externa.

primeiro pico de morte Mortes por lesão traumática que ocorrem segundos a minutos após a lesão.

principalismo Uso dos quatro princípios éticos – autonomia, não maleficência, beneficência e justiça –, fornecendo um modelo para ponderar e equilibrar os benefícios e as cargas do tratamento de um paciente específico para fazer o que estiver de acordo com os interesses dele.

princípio Elemento que deve estar presente, ser realizado ou garantido pelo profissional de cuidados de saúde para otimizar a sobrevida do paciente e os desfechos; também se refere aos quatro conceitos éticos: autonomia, não maleficência, beneficência e justiça.

privacidade Direito de o paciente controlar quem tem acesso às suas informações de saúde individuais.

processo de lesão Da mesma forma que na doença, processo que envolve um hospedeiro, um agente (no caso de lesão o agente é uma energia) e um ambiente ou situação que permita a interação entre hospedeiro e agente.

processo espinhoso Estrutura em formato de cauda na região posterior da vértebra.

processos transversos Protuberância em cada lado de uma vértebra próximo das margens laterais.

prontuário do paciente Relato escrito documentando o cuidado pré-hospitalar fornecido ao paciente; inclui a anamnese, a avaliação, as intervenções pré-hospitalares, a reavaliação e a resposta do paciente ao tratamento.

pulso paradoxal Condição em que a pressão arterial sistólica do paciente diminui mais de 10 a 15 mmHg durante cada inspiração, geralmente devido ao efeito de aumento da pressão intratorácica, como ocorreria no pneumotórax hipertensivo ou no tamponamento cardíaco.

queimadura circunferencial Queimadura que circunda toda uma porção do corpo, como o braço, a perna ou o tórax.

queimadura subdérmica Lesão causada por queimadura que envolve todas as camadas da pele, além da gordura subjacente, dos músculos, do osso ou dos órgãos internos.

queimadura superficial Queimadura apenas da epiderme; pele vermelha, inflamada e dolorosa.

queimaduras de espessura completa Queimaduras que envolvem toda a epiderme e a derme.

queimaduras de espessura parcial Queimaduras que envolvem a epiderme e parte da camada derme da pele.

quemose Edema aquoso da cobertura (conjuntiva) do olho.

quimiorreceptores centrais Células sensíveis a alterações na pressão parcial cerebral de CO2 ou pH e contribuem para a estimulação da respiração provocada pelo acúmulo de dióxido de carbono na corrente sanguínea ou acidose metabólica.

quimiorreceptores periféricos Corpos carotídeos e aórticos que detectam quaisquer alterações no oxigênio do sangue arterial e iniciam reflexos importantes para manter a homeostase durante a hipoxemia.

rabdomiólise Lise do tecido muscular com liberação de componentes musculares intracelulares para a circulação.

radiação Transferência direta de energia de um objeto quente para outro mais frio por radiação infravermelha.

raio gama Raio de radiação eletromagnética de alta energia liberado como resultado da decomposição de material radioativo.

raiz dorsal Raiz nervosa espinal responsável por impulsos sensoriais.

reflexo de Cushing Caracteriza-se por hipertensão intracraniana devido a uma bradicardia e alterações do ritmo respiratório após TCE.

reflexo de mergulho dos mamíferos fenómeno que ocorre com a submersão em água fria (menos de 21°C), resultando em rápida redução do metabolismo corporal, espasmo da laringe, desvio de sangue da periferia para o coração e o cérebro, além de acentuada redução nas frequências cardíaca e respiratória.

regulação comportamental Resposta consciente de um indivíduo às alterações térmicas do ambiente e ações físicas executadas para manter-se aquecido ou resfriado.

reserva fisiológica Excesso de capacidade funcional de um órgão ou sistema de órgãos.

resistência vascular sistêmica Quantidade de resistência ao fluxo de sangue através dos vasos sanguíneos. Aumenta à medida que os vasos contraem. Qualquer alteração no diâmetro da luz ou na elasticidade do vaso pode influenciar a quantidade de resistência.

respiração Processo total ventilatório e circulatório envolvido na troca de oxigênio e dióxido de carbono entre a atmosfera exterior e as células do corpo. Algumas vezes, em medicina, limita-se à respiração e às etapas da ventilação.

respiração atáxica Padrão ventilatório irregular e descoordenado com volumes correntes variáveis e períodos aleatórios de apneia.

respiração celular Uso de oxigênio pelas células para a produção de energia.

respirador com purificador de ar (RPA) Dispositivo que utiliza um filtro, canister ou cartucho para a remoção de contaminantes do ar ambiente que passa através do componente de purificação do ar e torna o ar seguro para ser respirado.

respirador de ar suprido (RAS) Dispositivo de proteção pessoal que consiste em uma máscara e uma fonte de ar que não é carregada pelo profissional de resposta; usado em ambientes deficientes em oxigênio ou com risco de inalação tóxica.

respirador motorizado com purificador de ar (RMPA) Dispositivo respiratório protetor que retira o ar ambiente através de um filtro canister e o libera sob pressão positiva por capuz (*hood*) ou máscara facial.

resposta ao incidente com vítimas em massa (IVM) Ações pós-evento realizadas para minimizar o dano, a morbidade e a mortalidade resultantes do incidente.

rifling (raias) Sulcos internos no cano que giram um único projétil em um padrão de voo estável em direção ao alvo.

rigor mortis Rigidez temporária dos músculos e das articulações, a qual ocorre após a morte; em geral, começa dentro de 2 a 4 horas após a morte e dura cerca de 36 a 48 horas.

sacro Parte da coluna abaixo da coluna lombar contendo as cinco vértebras sacrais (S1S5), as quais estão conectadas por articulações imóveis para formar o sacro. O sacro é a base da sustentação de peso da coluna e também é parte da cintura pélvica.

SAMPLER, anamnese Mnemônica para recordar os componentes da anamnese; significa sintomas, alergias, medicamentos, passado médico e cirúrgico, líquidos e lanches ingeridos, e eventos que levaram à lesão.

score de gravidade de lesão (ISS, de *injury severity score*) Sistema de classificação da lesão que categoriza as lesões em quatro regiões corporais anatomicamente distintas: (1) cabeça e pescoço, (2) face, (3) tórax, (4) abdome.

segunda lei de Newton Lei fundamental da física que afirma que a aceleração de um objeto é diretamente proporcional à magnitude da força aplicada, tem a mesma direção da força aplicada e é inversamente proporcional à massa do objeto.

segundo pico de morte Mortes por lesão traumática que ocorrem dentro de minutos até algumas horas após a lesão.

senescência Processo de envelhecimento.

sepse resposta imunológica extrema, a uma infeçãi grave, que pode levar à falência orgânica e até à morte

sequelas Consequências ou complicações de uma doença ou lesão.

sequência atrasada de intubação (SAI) Técnica de intubação auxiliada por medicamentos que enfatiza a pré-oxigenação com CPAP e a oxigenação apneica durante a intubação.

sequência rápida de intubação (SRI) Técnica de intubação auxiliada por medicamentos que utiliza sedativos e um agente paralisante de ação rápida para deixar o paciente inconsciente e não responsivo, minimizando o período de risco de aspiração.

setor de finanças/administração Departamento responsável pelos custos e por todas as ações financeiras do incidente.

setor de logística Setor responsável por fornecer todos os serviços, equipamentos e instalações para o incidente.

setor de operações Setor responsável por todas as operações táticas no incidente.

setor de planejamento Setor do SCI responsável pela coleta e avaliação de informações relacionadas ao incidente.

simulações Forma de treinamento que envolve imitação, encenação ou representação, verbalmente ou com modelos, do gerenciamento de um incidente ou paciente.

sinal de deslizamento do pulmão O movimento entre as duas camadas pleurais que ocorre durante a respiração (duas camadas pleurais estão em aposição uma à outra e deslizam com a respiração).

síncope induzida pelo calor Desmaio ou tipo de tontura após permanecer de pé por períodos prolongados em ambiente quente; resulta da vasodilatação e do acúmulo de sangue venoso nas pernas, causando queda da pressão arterial.

síndrome compartimental Achados clínicos observados devido à isquemia e ao comprometimento da circulação que podem ocorrer por lesão vascular, causando hipóxia muscular em um compartimento de extremidades. O edema celular produz aumento da pressão em um compartimento fechado de fáscia ou osso.

síndrome da angústia respiratória aguda (SARA) Insuficiência respiratória como resultado de dano ao revestimento de capilares e alvéolos nos pulmões, levando ao extravasamento de líquido para dentro de espaços intersticiais e alvéolos.

síndrome de Brown-Séquard Condição causada por lesão penetrante que envolve a hemitransecção da medula espinal; apenas um lado da medula espinal é envolvido.

síndrome de suspensão Sucessão de eventos que culmina em estado de choque causado por acúmulo de sangue nas extremidades inferiores dependentes, enquanto o corpo é mantido ereto sem qualquer movimento por períodos prolongados.

síndrome medular anterior Dano à porção anterior da medula espinal, geralmente como resultado de fragmentos ósseos ou pressão sobre artérias espinais.

síndrome medular central Dano à porção central da medula espinal que costuma ocorrer com a hiperextensão da região cervical; caracteriza-se por fraqueza ou paralisia das extremidades superiores, mas não das extremidades inferiores.

síndrome tóxica Conjunto de sinais e sintomas clínicos que sugerem a exposição a determinada classe de substâncias químicas ou toxinas.

sistema de comando de incidentes (SCI) Sistema que define a cadeia de comando e organização dos vários recursos que respondem durante um desastre.

sistema nervoso autônomo Parte do sistema nervoso central que dirige e controla as funções involuntárias do corpo.

sistema nervoso parassimpático Divisão do sistema nervoso que mantém as funções corporais normais.

sistema nervoso simpático Divisão do sistema nervoso que produz a resposta de luta ou fuga.

sistema reticular ascendente Centro de controle no sistema nervoso central responsável pela manutenção do nível de consciência e de alerta.

sístole Contração rítmica recorrente do coração, durante a qual algumas câmaras do músculo cardíaco se contraem após o reabastecimento de sangue.

sítios muscarínicos Receptor de acetilcolina encontrado primariamente em músculo liso e glândulas.

sítios nicotínicos Receptor de acetilcolina encontrado primariamente no músculo esquelético.

sobrecarga axial Força que atua ou que é aplicada ao eixo longo de um objeto; em geral, refere-se à força aplicada na coluna da cabeça para baixo; também pode resultar do peso do corpo sendo aplicado à porção inferior da coluna, como ocorreria em uma queda de uma altura aterrissando sobre os pés.

sobrepressão da explosão Pressão que excede a pressão atmosférica normal e resulta de uma detonação explosiva de elevada ordem.

solução de Ringer lactato Solução intravenosa cristaloide que é isotônica em relação ao sangue, sendo usada para reposição de volume circulante e eletrólitos; contém água, sódio, cloreto, cálcio, potássio e lactato.

solução salina hipertônica Qualquer solução de cloreto de sódio em água com concentração de cloreto de sódio maior que a do soro fisiológico, que tem 0,9% de cloreto de sódio, o mesmo que os líquidos corporais.

soro fisiológico Solução intravenosa cristaloide formada por água e cloreto de sódio em uma concentração de 0,9%.

spray Padrão de dispersão de projéteis atirados com uma espingarda.

sublimação Processo pelo qual os sólidos emitem vapor sem passar pelo estado de líquido.

subluxação Deslocamento parcial ou incompleto.

suporte médico de emergência tático (TEMS) Sistema de cuidados pré-hospitalares dedicado a aumentar a probabilidade de sucesso de missões para aplicação da lei de operações especiais, reduzir o risco e a suscetibilidade médica da missão e promover a segurança pública.

tamponamento Fechamento ou bloqueio de uma ferida ou vaso sanguíneo; também é a compressão do coração pelo acúmulo de sangue ou outro líquido no pericárdio.

tamponamento cardíaco Compressão do coração devido ao acúmulo de líquido no pericárdio ao redor do coração; no caso de trauma, o líquido costuma ser sangue; o acúmulo de líquido impede o retorno normal de sangue para o coração ao comprimi-lo, prejudicando a circulação.

taquipneia Aumento da frequência respiratória.

taxa metabólica basal Número de calorias que o corpo queima em repouso, resultando em produção de calor como subproduto do metabolismo.

temperatura ambiente Temperatura do ar ao redor da pessoa.

temperatura central (1) Temperatura em que os órgãos vitais são mantidos e funcionam melhor; (2) temperatura medida das estruturas e órgãos profundos do corpo.

tendão Faixa de tecido fibroso duro e inelástico que conecta um músculo a um osso.

tentório do cerebelo Prega de dura-máter que forma uma cobertura sobre o cerebelo. O tentório é uma parte do assoalho da parte superior do crânio logo abaixo do cérebro.

terceira lei de Newton Lei fundamental da física que afirma que para cada ação, há uma reação igual e oposta.

terceiro pico de morte Mortes por lesão traumática que ocorrem vários dias ou semanas após o evento inicial; mais comumente causadas por sepse e falência de órgãos.

termite Composto incendiário que consiste em pó de alumínio e óxido de ferro que queima de maneira muito intensa a 1.982°C e espalha ferro fundido.

termorregulação fisiológica Processo pelo qual a temperatura corporal é controlada; envolve dilatação e contração dos vasos sanguíneos para ajudar a remover ou conservar o calor corporal.

tórax instável Tórax com um segmento instável produzido por múltiplas costelas fraturadas em dois ou mais locais, ou com a inclusão de fratura do esterno.

trabalho respiratório Trabalho ou esforço físico realizado para a movimentação da parede torácica e do diafragma para a respiração.

transecção medular completa Dano e secção completos da medula espinal; todos os tratos espinais são interrompidos, e são perdidas todas as funções neurológicas normais distais àquele local.

transecção medular incompleta Transecção parcial da medula espinal na qual alguns tratos e funções motoras/sensoriais permanecem intactos.

transtorno de estresse pós-traumático (TEPT) Condição da saúde mental que resulta da exposição a um evento horrível ou terrível, levando a recordações vivas do incidente, pesadelos, ansiedade e pensamentos incontroláveis relacionados ao incidente.

trauma fechado (ou contuso) Traumatismo não penetrante causado por um objeto em movimento rápido que sofre impacto contra o corpo.

trauma penetrante Trauma que resulta quando um objeto penetra na pele e causa dano às estruturas subjacentes. Geralmente produz cavidades permanentes e temporárias.

treinamento em grupo Treinamento de resposta a desastres direcionado para grupos de resposta específicos.

triagem Palavra de origem francesa que significa "classificar"; processo em que um os de pacientes são classificados conforme sua prioridade quanto à necessidade de cuidados. Quando há apenas alguns pacientes envolvidos, a triagem envolve a avaliação de cada paciente, satisfazendo primeiro as necessidades de maior prioridade e depois passando para itens de menor prioridade. Em um incidente com vítimas em massa com grande número de vítimas envolvidas, a triagem é feita determinando-se a urgência e o potencial de sobrevida.

Triângulo de Avaliação Pediátrica (TAP) Ferramenta rápida de avaliação de pacientes pediátricos utilizada no ponto de primeiro contato; os profissionais de cuidados préhospitalares avaliam o aspecto do paciente, seu esforço respiratório e a circulação cutânea.

tronco encefálico Porção em forma de haste do encéfalo que conecta os hemisférios cerebrais com a medula espinal.

tubo endotraqueal (TET) Tubo plástico que é inserido na traqueia para garantir uma via aérea pérvia; é usado para ajudar o paciente a respirar.

tubo laríngeo (TL) Usado para ventilação mecânica dos pulmões; uma alternativa às técnicas de gerenciamento de via aérea, como por máscara laríngea, a ventilação por máscara e a intubação traqueal.

unidades Uma coisa ou pessoa individual considerada única e completa, mas que também faz parte de um todo ou grupo.

unidade de comando Conceito de gerenciamento do sistema de comando de incidentes em que cada profissional de resposta tem apenas um supervisor direto.

valor de pico de sobrepressão Valor máximo de pressão experimentado em um determinado local no momento em que uma onda de explosão de um explosivo alto alcança o local.

vapor Sólido ou líquido em estado gasoso, geralmente visível como nuvem fina ou névoa.

vasodilatação induzida pelo frio (VDIF) Resposta fisiológica que ocorre quando uma extremidade é resfriada a 10°C, para fornecer proteção contra o frio.

veia cava inferior Veia de grande calibre que carrega sangue desoxigenado da metade inferior do corpo de volta para o coração.

veia cava superior Veia de grande calibre que carrega sangue desoxigenado da parte superior do corpo de volta para o coração.

ventilação assistida-controlada (A/C) Forma de ventilação mecânica; as respirações podem ser assistidas pelo ventilador se o paciente acionar o ventilador com uma tentativa de respiração, ou elas ocorrerão de forma automática se o paciente não respirar.

ventilação efetiva Ventilação/minuto total menos a ventilação do espaço morto.

ventilação de Cheyne-Stokes Respiração periódica em que a ventilação do paciente oscila entre apneia e hiperneia (ou seja, os pulmões e os quimiorreceptores não estão bem coordenados).

ventilação mandatória intermitente (VMI) Forma de ventilação mecânica que oferece frequência e volume corrente definidos para os pacientes.

ventilação/minuto (V°) Quantidade de ar trocado a cada minuto; calculado multiplicando-se o volume de cada respiração (volume corrente) pelo número de respirações por minuto (frequência).

vento de explosão Resultado do súbito deslocamento de ar a partir de uma explosão.

via aérea supraglótica (DSGVA) Dispositivo de via aérea inserido na boca e na faringe; projetado para isolar a traqueia em relação ao esôfago; nenhum desses dispositivos oferece vedação completa da traqueia, de modo que o risco de aspiração diminui, mas não é completamente evitado.

vigilância Processo de coleta de dados dentro de uma comunidade, em geral para doenças infecciosas.

vísceras Órgãos internos do corpo.

volatilidade Probabilidade de sólidos ou líquidos se vaporizarem em uma forma gasosa em temperatura ambiente.

volume corrente (VC) Volume normal de ar trocado a cada ventilação. Cerca de 500 mL de ar são trocados entre os pulmões e a atmosfera em cada respiração em um adulto saudável em repouso.

volume sistólico Volume de sangue bombeado a cada contração (sístole) do ventrículo esquerdo.

volume/minuto Quantidade de ar trocado a cada minuto; calculado multiplicando-se o volume de cada respiração (volume corrente) pelo número de respirações por minuto (frequência).

zona de coagulação Região de maior destruição tecidual em uma queimadura de espessura completa; o tecido nessa zona é necrótico (morto) e não é capaz de se reparar.

zona de estase Região próxima da zona de coagulação; o fluxo sanguíneo para essa região é estagnado, e as células nessa zona sofrem lesão, mas não de maneira irreversível. Se houver privação subsequente da oferta de oxigênio ou de fluxo sanguíneo, essas células viáveis morrerão e ficarão necróticas. O cuidado oportuno e apropriado da queimadura preservará o fluxo sanguíneo e a oferta de oxigênio para essas células que sofreram lesão.

zona de hiperemia Zona mais externa em uma queimadura de espessura completa; a lesão celular é mínima e se caracteriza por aumento do fluxo sanguíneo secundário a uma reação inflamatória iniciada pela lesão da queimadura.

zona quente Uma área onde estão localizados os materiais perigosos ou refere-se a uma área considerada perigosa.

Índice

Nota: Números de página seguidos por *q, f, t* indicam quadros, figuras e tabelas, respectivamente.

A

A American Academy of Pediatrics (AAP), 515
a lei de Starling, 60
AAP. *Veja* A American Academy of Pediatrics (AAP)
abdome, 139–141. *Veja também* trauma abdominal
  avaliação secundária, 210
  lesões por cisalhamento, 141, 141*f*
  lesões por compressão, 139–140, 140*f*
  trauma enetrante, efeitos regionais do, 147
abordagem da coluna, 359–373
  aplicação de colchão a vácuo, 372–373
  colar cervical/escolha do tamanho e aplicação do, 359–360
  dispositivo para imobilização de crianças, 369–370
  posição sentada, 364–368
  remoção de capacete, 370–371
  rolamento em bloco, 361–364
abordagem da exposição ocupacional, 178
abordagem da respiração, 790, 790*q*
abordagem de feridas, 764–767, 765*q*
abordagem de saúde pública, 562–563
abordagem do estresse em incidents críticos (CISM), 592
abordagem pré-hospitalar, 479
abrasão da córnea, 312
abuso e negligência/crianças, 515–516, 516–517*f*
abuso infantil, 480, 480–481*f*
abóbada craniana, 290
acesso intravenoso (IV), vítima de trauma, 800–801
acesso vascular intraósseo, 100–101
acesso vascular, 84–87, 507–508
  abordagem pré-hospitalar de fluidos, 790–791, 791*q*
  via Intravenosa, 84–85
  via intraóssea, 85–87, 85–86*f*
acetilcolina, 615
acidemia, 709
acidente com veículos automotores (AVA), 552
acidente, 552
acidose hiperclorêmica, 474
acidose, 192
ácido fluorídrico, 484
ácido tranexâmico (ATX), 92, 423
  hemorragia, 65

ácidos, 482
ACLS. *Veja* Advanced Cardiovascular Life Support (ACLS)
ACT. *Veja* água corporal total (ACT)
ADM. *Veja* armas de destruição em massa (ADM)
administração de líquidos, 461
adrenalina, 771
Advanced Cardiovascular Life Support (ACLS), 18
Advanced Practice Registered Nurse (APRN), 747
aerossol, 613
afogamento, 700–711, 733
  abordagem, 708–710
  avaliação, 706–708
  epidemiologia, 702
  fatores de risco para, 702–704
  mecanismo de lesão, 704–706, 705*q*
  preditores de sobrevida, 706
  prevenção de, 710–711, 711*q*
  resgate na água, 706, 707*f*
agente de ameaça biológica concentrada *versus* paciente infectado, 619–621, 620–621*q*
  precauções com aerossóis, 621, 621*q*
  precauções de contato, 620
  precauções respiratórias, 620–621
agentes biológicos, 619–628, 619*q*
  agente de ameaça biológica concentrada *versus* paciente infectado, 619–621, 620–621*q*
  agentes selecionados, 621–628, 622*t*, 625–626*f*, 625*q*
agentes de controle de tumultos, 485
agentes hemostáticos, 80–81, 81*f*
agentes químicos específicos selecionados, 614–618
  agentes nervosos, 615–617, 616, 616–617
  agentes vesicantes, 618
  cianetos, 614–615
  intoxicantes pulmonares, 617–618
agentes químicos, 612–618
  agentes químicos específicos selecionados, 614–618, 616*q*, 616–617*f*
  avaliação e abordagem, 613–614
  classificação dos, 612*q*
  considerações de transporte, 614
  equipamento de proteção individual, 613
  propriedades físicas dos, 613
agentes selecionados, 621–628, 622*t*
  antraz, 621–623
  peste, 623–624

  toxina botulínica, 627–628
  varíola, 624–626, 625–626, 625*q*
  vírus Ebola/febres hemorrágicas virais, 626–627
agentes vesicantes ou bolhosos, 485
agressor ativo, 165
água corporal total (ACT), 646
airbags, 129*f*, 129–130, 130*q*
alcance do controle, 582
algoritmo MARCH, 789
alterações sensoriais, envelhecimento, 528–529, 528*q*
altitude elevada, 726
altitude extrema, 726
altitude muito elevada, 726
altos explosivos, 607–608, 607*q*
alvéolos, 222
ambiente austero, 579
amputações, 446–448, 447*q*, 447–448*f*, 449*q*
analgesia, 475
anastomoses, 668
anatomia da medula espinal, 329–330, 329–331*f*
anatomia e fisiologia do envelhecimento, 524–531, 525*f*
  alterações sensoriais, 528–529, 528*q*
  influência de problemas clínicos crônicos, 524–525, 525*t*, 525*q*
  nutrição e sistema imune, 531
  ouvidos, nariz e garganta, 525–526
  pele, 530–531
  sistema circulatório, 527–528
  sistema musculoesquelético, 529–530, 530*f*
  sistema nervoso, 528
  sistema renal, 529
  sistema respiratório, 526–527, 527*f*
anatomia vertebral, 325–329, 326–329*f*
anemia, 302
anidrose, 652
anisocoria, 310
anos potenciais de vida perdidos (APVPs), 555
anteriorização da mandíbula no trauma, 233, 233*f*, 265
anteriorização da mandíbula, 265
anti-histamínicos, 771
antraz GI, 623
antraz inalatório, 623
antraz, 621–623
análise de dados, 33
aparato respiratório autocontido (SCBA), 603
aplicabilidade na vida diária, 581
apneic, 191

apoio da cabeça, 125q
aprendizado independente, 593
APRN. *Veja* Advanced Practice Registered Nurse (APRN)
APVPs. *Veja* anos potenciais de vida perdidos (APVPs)
AR. *Veja* artrite reumatoide (AR)
aracnoide-máter, 289
arco voltaico, 695
arcos neurais, 325
área de preparação, 582
área de superfície corporal (ASC), 461, 514–515
áreas cruentas, 463
áreas remotas, reanimação cardiopulmonar em, 768–770
arginina vasopressina (AVP), 655
armas de alta energia, 143–145, 144f
cavitação, 144–145
fragmentação, 145
armas de destruição em massa (ADMs), 168–169, 574, 590–591, 600–601, 602f, 611
arteriografia, 513
artrite reumatoide (AR), 529
ASC. *Veja* área de superfície corporal (ASC)
asfixia traumática, 400, 401f
aspiração, 233–234
doente intubado, 250
atelectasia, 384
Atendimento Pré-hospitalar ao Traumatizado (PHTLS), 18–19, 387, 750
filosofia do, 7–11, 9–10f
internacional, 19
na área militar, 19
Suporte Avançado de Vida no Trauma, 17–18
visão de futuro, 19–20
aterosclerose, 527
atividade elétrica sem pulso, 394–395
atlas, 328
atletas, frequência cardíaca, 76
ATLS. *Veja* Suporte Avançado de Vida no Trauma (ATLS)
atropelamentos, 133–134, 133–134f
atropina, 616–617
ATX. *Veja* ácido tranexâmico (ATX)
autocuidado/cuidado pelo companheiro (SA/BA), 788
autonomia, 34
autoridade jurisdicional, 581
autorregulação, 292
AVA. *Veja* acidente com veículos automotores (AVA)
avaliação da cena, 601–602, 601f
avaliação da circulação, em choque, 72–73
hemorragia, 72
nível de consciência, 72
pele

cor, 72–73
qualidade, 73
temperatura, 73
pulso, 72
tempo de enchimento capilar, 73
avaliação das intervenções, 563
avaliação do doente
avaliação primária, 187–188
impressão geral, 188
sequência de, 188–197
avaliação secundária, 201–205, 201f
abdome, 204–205
cabeça, 202–203, 203f
dorso, 205
exame neurológico, 205
extremidades, 205
genitália, 205
história SAMPLER, 202
pescoço, 203
pélvis, 205
sinais vitais, 202
tórax, 203–204, 204f
comunicação, 210–211
considerações especiais, 211–215
abordagem à dor, 214–215
abuso interpessoal, 215
paragem cardiopulmonar traumática, 211–214
cuidado definitivo, 206–210
duração do transporte, 208–210
método de transporte, 210
oreparo para o transporte, 206
transporte, 206
triagem na cena dos pacientes com lesões, 207–208, 209f
monitorização e reavaliação, 210
principles of, 709
prioridades, 187
reanimação, 198–201, 199f
profissionais de atendimento pré-hospitalar de nível básico *versus* avançado, 200–201
reposição volêmica, 198, 200
transporte, 198
transporte prolongado/transferências entre instituições, 215–217
problemas relacionados a equipamentos, 216–217
problemas relacionados ao paciente, 215–216
problemas relacionados à equipe, 216
avaliação focada estendida com ultrassonografia no trauma (eFAST), 382
avaliação primária, 495t, 495–496, 496f, 532–533
adjuntos para, 197–198
circulação, 533
exposição/ambiente, 533
hemorragia exsanguinante, 501

incapacidade, 533
reanimação, 466–468
avaliação neurológica, 468
circulação, 468
exposição/ambiente, 468
hemorragia externa grave, controle de, 466, 466q
respiração, 467–468
via aérea, 466–467, 467q, 467f
respiração, 532–533
sequência de, 188–197
abordagem da via aérea, 190–191
avaliação e abordagem simultâneos, 197
circulação a hemorragia, 192–194
exposição/ambiente, 196–197
hemorragia exsanguinante, 188–189
incapacidade, 195–196
respiração, 191–192, 192f
TCE, 304–311
circulação, 307–309
exposição/ambiente, 311
hemorragia com exsanguinação, 304–305
incapacidade, 309–310
respiração, 306–307
via aérea, 305–306
via aérea, 532
avaliação remota, 793
avaliação secundária, 201–206, 201, 468–470, 503–504, 533–537
abdome, 204–205
alterações fisiológicas, 534
cabeça, 202–203, 203f
curativos, 470
dificuldades de comunicação, 533–534
dorso, 205
estimativa do tamanho da queimadura, 469–470, 469–471f
exame neurológico, 205
extremidades, 205
fatores ambientais, 534
genitália, 205
história detalhada, 535–537, 536f
história SAMPLER, 202
pescoço, 203
pélvis, 205
sinais vitais, 202
transporte, 470
tórax, 203–204, 204f
avançado *versus* básico, profissionais de atendimento pré-hospitalar de nível, 200–201
aventais, 178
AVP. *Veja* arginina vasopressina (AVP)
áxis, 328

B

baixos explosivos, 608
barorreceptores, 380

barotrauma, 713–718
  da descida, 714–715
    compressão dentária, 714
    compressão do ouvido médio, 714
    facial ou pela máscara de mergulho, 714
    no ouvido interno, 715
    reverso, 714–715
    sinusal ou dos seios da face, 714
  de ascenção, 715–718
    gastrointestinal, 715
    hiperinsuflação pulmonary, 715–716
    vertigem alternobárica, 715
  doença descompressiva, 717–718, 717q
    cardiopulmonar, 718
    dor no membro, 718
    em pele ou linfática, 718
    medula espinal, 718
barreiras físicas, para patógenos, 177–178
  aventais, 178
  equipamento de reanimação, 178
  luvas, 177, 177f
  máscaras, 177
  protetores faciais, 177
  proteção ocular, 177–178
bases, 483
beneficência, 34
botulismo inalatório, 627
bradicardia hipotensiva, 334
bradicardia, 246
bradipneia, 191
British Sleep Society, 565
bronquíolos, 222

C

cabeça, 136–137
  alinhamento e estabilização manual da cabeça, 342–343
  avaliação secundária, 202–203, 203f
  cisalhamento, 136–137, 137f
  efeitos regionais do trauma penetrante, 147–148, 147–148f
  lesões por compressão, 136, 137f
  manutenção da posição neutra e alinhada da cabeça, 346–348, 347f, 348q
capacidade pulmonar total (CPT), 379
capilares, 377
capnografia em forma de onda, 382
capnografia, 253, 254f
capnometria, 307
capotamento, 128, 128f
carga axial, 332
catarata, 529
catecolaminas, 527
causas extracranianas, de lesão cerebral secundária, 301–304
  anemia, 302
  coagulopatia, 302–303, 303t

convulsões, 304
hipercapnia, 303
hiperglicemia, 303–304
hiperóxia, 302
hipocapnia, 303
hipoglicemia, 303–304
hipotensão, 301–302
hipóxia, 302
causas intracranianas de lesão cerebral secundária, 298–301
  edema cerebral, 300
  efeitos de massa, 300
  herniação, 298, 298–299f, 299t
  hipertensão intracraniana, 301
  isquemia, 300
  obstrução venosa, 300–301
  síndromes clínicas de herniação, 298–300, 300f
cavidade peritoneal, 412
cavitação, 117–119, 118–119f
Celox, 80
cenas de crimes, 165–166, 165f
centro termorregulador, 643
centros de trauma, 16q
ceratite ultravioleta (solar) (cegueira da neve), 666–667
ceratite ultravioleta (solar), 666–667
cerebelo, 290
cetamina, 794
chefe do setor de logística, 585
chefe do setor de operações, 584
chefe do setor de planejamento, 584
ChitoGauze, 80
chokes, 148
choque cardiogênico, 66–68
  causas extrínsecas, 68, 68f
  causas intrínsecas, 66–68
choque distributivo. *Veja* choque vasogênico
choque espinal, 333
choque hemorrágico, 63–66, 64f, 65f, 67f, 504
choque hipovolêmico, 63–66, 65f, 67f
choque neurogênico, 66
  versus choque espinal, 68q
choque, 38q
  abordagem, 77–92
    acesso vascular, 84–87
    circulação, 82–83
    exposição/ambiente, 83–84
    hemorragia exsanguinante, 77–82, 78f
    incapacidade, 83
    reposição volêmica, 87–92
    respiração, 82
    transporte do paciente, 84
    via aérea, 82
    ácido tranexâmico, 92
  anatomia, 58–63
    resposta cardiovascular, 58–60
    resposta endócrina, 62–63
    resposta hemodinâmica, 61–62

avaliação, 69–77, 75t
  avaliação primária, 70–74
  avaliação secundária, 74–75
  fatores de confusão, 76–77
  lesões musculoesqueléticas, 75–76
  mnemônico XABCDE, 70–74, 70q
complicações do, 92–94
  falência de múltiplos órgãos, 93–94
  falência hematológica, 93
  infecção grave, 93
  insuficiência hepática, 93
  insuficiência renal aguda, 92
  síndrome da angústia respiratória aguda, 92–93
definição de, 54, 55
fisiologia, 54–55
fisiopatologia, 55–57
  metabolismo, 55–57, 57f
  perfusão celular, 57–58
  princípio de Fick, 57, 58f
tipos de, 63–69, 63q
  cardiogênico, 66–68
  hipovolêmico, 63–66
  sinais associados aos, 68t
  vasogênico choque, 66
transporte prolongado, 94
Christoffele, Tom, 550
cianeto de hidrogênio, 614
cianose, 382
ciclo do desastre, 574–578, 575f
  gerenciamento abrangente de emergências, 575–576
  preparação pessoal, 576–578, 576–578q
cifose, 527, 530f
cinemática, 416–417, 417q
cinto de segurança, 128–129, 129f
circulação
  avaliação do paciente
    controle da hemorragia, 193
    pele, 194
    perfusão, 193–194
    pulso, 194
  hemorragia interna, 82–83
  lesão torácica, 379–380
  reanimação hipotensiva, 83
  trauma geriátrico, 537
  trauma pediátrico, 500, 501t, 502q, 507–508, 508q
cisalhamento, definida, 120
CISM. *Veja* abordagem do estresse em incidentes críticos (CISM)
cloreto de pralidoxima (2-PAM cloreto), 616
CNF. *Veja* cânula nasofaríngea (CNF)
coagulopatia, 93, 302–303, 303t
cobertura da ferida com curativo hemostático tópico ou gaze simples, 106–107
cobra-coral, 771, 771f
cobra-covinha, 771–772f

COF. *Veja* cânula orofaríngea (COF)
colapso associado ao calor, 650
colares cervicais rígidos, 343, 343–344*q*
colisão automobilística de alto
    risco, 42*q*, 43*f*
colisão de veículos automotores (MVCs),
    120–130, 552, 555
  capotamento, 128, 128*f*
  impacto frontal, 121–124, 122*f*
    trajeto para frente e para baixo,
      123–124, 123–124*f*
    trajeto para frente e para cima,
      122–123, 122–123*f*
  impacto lateral, 125–127, 126–127*f*
  impacto rotacional, 127, 127*f*
  impacto traseiro, 125, 125*f*
  incompatibilidade do veículo, 128
  sistemas de proteção e restrição de
    ocupantes, 128–130
    airbags, 129–130, 130*f*
    cinto de segurança, 128–129, 129*f*
  tipos de, 121
colisões de motocicletas, 130–132
  impacto angular, 131, 132*f*
  impacto de ejeção, 131
  impacto frontal, 131, 131*f*
  prevenção de lesões, 131–132, 132*f*
Coma de Glasgow (GCS), 6, 195–196, 195*f*,
    495, 502, 517
comando de incidentes, 171–172, 581
comando unificado, 581
comando único, 581
Combat Application Tourniquet (C-A-T),
    102–105
Combat Gauze, 80
Combat Ready Clamp (CRoC), 189*q*
comissão, 215
Committee on Tactical Combat Casualty
    Care (CoTCCC), 31, 189*q*
commotio cordis, 396–397
competência, 35
compressibilidade, 135
compressão medular, 333
compressão, 120
comunicações integradas, 582
conceitos, 549–552. *Veja também formas*
    específicas
  causadas por fragmentos, 152–153
  classificação do, 552
  como doença, 549, 549*f*
  definição do, 549
  e tratamento, 76–77
  matriz de Haddon, 550–552, 550–551*t*
  mecanismos de, 608–610
    efeitos quaternários e quinários, 610
    lesão explosiva primária, 608–610, 609*q*
    lesão explosiva secundária, 610
    lesão explosiva terciária, 610
    modelo do queijo suíço, 552, 552*f*
concussão medula, 333

condições não críticas definição de, 750
condução, transferência de calor
    e frio, 644
confidencialidade, 35–36
congelamento superficial, 670
congestão venosa espinal, 334
conjuntiva, 312
consciência situacional, 160, 164
consentimento informado, 35
considerações sobre o cuidado prolongado
    dos pacientes, 758, 758–759*t*
considerações sobre via aérea, 754, 754*f*
contaminação primária, 613
contaminação secundária, 613
CONTOMS curso. *Veja* curso Counter
    Narcotics and Terrorism
    Operational Medical Support
    (CONTOMS)
controle da dor, 508–509, 767–768, 768*f*
controle da hemorragia, 789
controle de temperatura, 538
contusão cardíaca, 393–394, 393*f*
contusão medular, 333
contusão pulmonar, 381, 385
contusões cerebrais, 297
convecção, transferência de calor
    e frio, 644
convulsões, 304
coração, 58–60, 59*f*
CoTCCC. *Veja* Committee on Tactical
    Combat Casualty Care (CoTCCC)
Cowley, R. Adams, 36
CPT. *Veja* capacidade pulmonar total (CPT)
crepitação, 311
cricotireoidostomia cirúrgica, 251–252,
    282–283, 498
cristaloides isotônicos, 87, 88
Critérios HEAVEN (Hipoxemia, Extremos
    de tamanho, Desafio Anatômico,
    Vômito/sangue/fluidos,
    Exsanguinação, Pescoço), 242*q*
CRoC. *Veja* Combat Ready Clamp (CRoC)
CUFT. *Veja* cuidado sob fogo/ameaça
    (CUFT)
cuidado adequado depende do contexto,
    SE em áreas remotas, 750, 751*f*
cuidado de evacuação tática,
    794–795, 795*f*
cuidado do doente, pensamento crítico, 34
cuidado ideal e real, SE em áreas,
    750–752, 751*f*
cuidado sob ameaça direta, 786–788
cuidado sob ameaça indireta, 788–794,
    788–789*f*
cuidado sob fogo/ameaça (CUFT), 786–788
cuidado tático de campo, 788–794, 788*f*
  abordagem da respiração, 790, 790*q*
  abordagem da via aérea, 789–790, 789*f*
  acesso vascular/abordagem pré-hospitalar
    de fluidos, 790–791, 791*q*

considerações adicionais, 794
  considerações sobre analgesia, 794
  controle da hemorragia, 789
  hipotermia, 791–792
  Metodologia de Avaliação Rápida e
    Remota, 793, 793*f*
  vítimas, extração e evacuação de,
    792–793, 792*f*
cuidados de evacuação, 794–795, 795*f*
cuidados iniciais, 470–474, 472*q*
cuidados no trauma em áreas remotas
  contexto do SE em áreas remotas
    revisitado, 774
  contexto do SE em áreas remotas,
    748–752
    cuidado ideal e real, 751–752, 751*f*
    domínio do SE em áreas remotas, 749
    interface de resgate técnico, 749
    o cuidado adequado depende do
      contexto, 750, 751*f*
    padrões de lesões em áreas remotas,
      749–750
    princípios importantes de SE/equipes
      de busca e resgate em áreas
      remotas, 748–749, 748*q*
    segurança, 750, 750*f*
  outras considerações sobre cuidados de
    pacientes em se de áreas remotas,
    756–764
  considerações sobre o cuidado
    prolongado dos pacientes, 758,
    758–759*t*
  MARCH PAWS, 756–757
  necessidade de alimentos e água,
    760–761
  necessidades de eliminação
    (urina/fezes), 760, 760*f*
  princípios da avaliação do
    paciente, 756
  proteção de olhos/cabeça, 762–763
  proteção solar, 763–764, 763*f*, 764*q*
  síndrome de suspensão, 761–762, 761*f*
  SE em áreas remotas, especificidades do,
    764–774
    abordagem da dor, 767–768, 768*f*
    abordagem de feridas, 764–767, 765*q*
    luxações, 768
    picadas e ferroadas, 770–774,
      770–774*f*, 771*q*
    áreas remotas, reanimação
      cardiopulmonar em, 720–721
  serviço de emergência, definição, 745–
    746, 745*f*
  SE em áreas remotas *versus* SE
    tradicional nas ruas, 745–746, 746*f*
  sistema de SE em áreas remotas,
    746–748, 746*q*
    agências de SE em áreas remotas, 748
    profissionais de SE em áreas remotas,
      treinamento para, 746–747, 747*f*

supervisão médica de SE em áreas remotas, 748

tomada de decisões no SE em áreas remotas, 752–756

considerações sobre via aérea, 754, 754f

imobilização fisiológica, 753–754, 754f

lesão e restrição do movimento da coluna vertebral, 754–755

opções de extricação em áreas remotas, 756, 756f

princípios de preparo básico do paciente, 753, 753f

princípios de TCCC e TECC aplicados ao, 752–753, 752f

cuidados no trauma

fases do, 11–17

fase do evento, 13–14

fase pré-evento, 11–13, 12f

fase pós-evento, 14–16, 15f, 17f

curativo compressivo, 78–79

três pontos críticos, 79

usando bandagem Israelense para trauma, 108–109

Curry, George J., 5

curso Counter Narcotics and Terrorism Operational Medical Support (CONTOMS), 784

CVA. *Veja* colisão de veículos automotores (CVA)

Cânula nasal, 254

cânula nasofaríngea (CNF), 236, 236f, 268–269, 789

cânula orofaríngea (COF), 235, 235f, 266–267

método de inserção com abaixador de língua, 268

cãibras musculares associadas ao exercício (cãibras do calor), 649–650

cílios, 526

córnea, 313

D

DAN. *Veja* Divers Alert Network (DAN)

DDR. *Veja* dispositivo de dispersão radiológica (DDR)

DE. *Veja* setor de emergência (DE)

DEA. *Veja* desfibrilador externo automático (DEA)

debate sobre a prancha dorsal, 345–346

decomposição, 769

decúbito, 538

defesa involuntária, 419

defesa voluntária, 419

delirium, 528

demência, 528

densidade de ar, 117

densidade de sólido, 117

densidade de água, 117

derme, 462

dermátomo, 330

derrame pericárdico, 383

desastres radiológicos, 628–634, 629q

avaliação e abordagem, 633–634, 633q

catástrofes radioativas, efeitos clínicos de, 629–632, 630q, 631–632t

considerações de transporte, 634

equipamento de proteção individual, 632–633

desbridamento, 443, 463

descolamento prematuro de placenta, 425

descompasso entre ventilação e perfusão, 229

descontaminação, 169

Descontaminação, princípios da, 605

desfibrilador externo automático (DEA), 680

destruição em massa, explosões e armas de

agentes biológicos, 619–628, 619q

agente de ameaça biológica concentrada *versus* paciente infectado, 619–621, 620–621q

agentes selecionados, 621–628, 622t, 625–626f, 625q

agentes químicos, 612–618, 612q

agentes químicos específicos selecionados, 614–618, 616q, 616–617f

avaliação e abordagem, 613–614

considerações de transporte, 614

equipamento de proteção individual, 613

propriedades físicas dos, 613

avaliação e abordagem, 611

agentes incendiários, 612

considerações de transporte, 611–612

mecanismos de lesão, 608–610, 609q

padrões de lesão, 610–611, 610q

considerações gerais, 601–606

avaliação da cena, 601–602, 602f

descontaminação, princípios da, 605–606

equipamento de proteção individual, 603, 604f

sistema de comando de incidentes, 603

triagem de pacientes, 605

zonas de controle, 603–605

desastres radiológicos, 628–634, 629q

avaliação e abordagem, 633–634, 633q

catástrofes radioativas, efeitos clínicos de, 629–632, 630q, 631–632t

considerações de transporte, 634

equipamento de proteção individual, 632–633

explosões, explosivos/agentes incendiários, 606–612

categorias de, 607–608, 607q

desvio da traqueia, 380

diafragma, 225

disbarismo, 711

disestesia, 696

disfunção fisiopatológica de todo o organismo, 652

dispositivo auxiliar

cânula nasofaríngea, 236, 236f

cânula orofaríngea, 235, 235f

seleção do, 234, 234q

dispositivo de bolsa-valva-máscara, 255, 270–273

dispositivo de dispersão radiológica (DDR), 629

dispositivo i-gel, 238, 274–275

dispositivos de alerta, 162–163, 163f

disseminado padrão, 149

distração, 332

distância de parada, em uma colisão, 116

distúrbios maiores relacionados ao calor, 650–657

colapso associado ao calor, 650–651

exaustão pelo calor, 651–652

hiponatremia associada ao exercício, 654–657, 656q, 657f

intermação, 652–654, 653t, 653q

distúrbios maiores relacionados ao frio, 667–679

hipotermia acidental, 671–679, 672q

abordagem, 679

avaliação, 677–679, 678t

corpo, efeitos fisiopatológicos da, 676–677, 677f

e o paciente com trauma, 672–673, 673t, 673q

hipotermia por imersão, 673–676, 673f, 675–676q

lesão cutânea localizada pelo frio, 667–671

lesão associada ao frio não congelante (LFNC), 667–668

lesão congelante pelo frio, 668–671, 669f

distúrbios menores relacionados ao calor, 647–650

cãibras musculares associadas ao exercício (cãibras do calor), 649–650

edema do calor, 649

miliaria rubra, 647, 649, 649f

síncope induzida pelo calor, 650

distúrbios menores relacionados ao frio, 665–667

ceratite ultravioleta (solar) (cegueira da neve), 666–667

geladura, 666, 666f

lesão congelante de contato, 665–666, 666q

lesão por congelamento inicial, 666

urticária do frio, 666

diurese induzida pelo frio, 665

Divers Alert Network (DAN), 712

diversores, 148
diáfise, 512
diástole, 59
doentes traumatizados
  causas de morte, 37–38
  crianças, 490–493
    demografia do, 490–491
    homeostase térmica, 492
    padrões comuns de lesões, 491–492,
      491t, 492q
    problemas psicossociais, 492–493
    recuperação e reabilitação, 493
    trauma e o trauma pediátrico, Física
      do, 491
  crítico/potencialmente crítico, 41q
  física do, 531–532
    abuso de idosos, 532
    aueimaduras, 532
    quedas, 531
    trauma veicular, 532–533, 532q
    traumatismo cranioencefálico
      (TCE), 532
doença descompressiva, Avaliação
  de, 718
doença pulmonar obstrutiva crônica
  (DPOC), 526, 537
doença relacionada ao calor, 642, 684–685
  hiponatremia associada ao exercício,
    684–685
  intermação, 684
  prevenção de, 657–665, 658–660q
    aclimatação ao calor, 663, 664–665q
    ambiente, 661, 662t
    condicionamento físico, 661–663
    hidratação, 661, 662–663q
    reabilitação em incidentes de
      emergência, 664–665
doença relacionada ao frio, 642, 685
  congelamento, 685
  hipotermia, 685–686
  lesões, 665–679
    desidratação, 665
    distúrbios maiores relacionados ao frio,
      667–679, 669f, 672q, 673t, 673q,
      674f, 675–676q, 677f, 678t
    distúrbios menores relacionados ao
      frio, 665–667, 666q, 666f
    prevenção de, 682–683, 683f
doenças relacionadas à altitude,
  725–732, 733–734
  edema cerebral relacionado à altitude,
    730, 728–730t
  edema pulmonar relacionado à altitudes,
    730–731
  epidemiologia, 725–726
  fatores de risco relacionados,
    726–727, 727t
  hipóxia hipobárica, 726
  mal da montanha, 727–728
  prevenção, 731–732, 731–732q

dor à descompressão, 419
dorso, avaliação secundária, 205
doutrina de Monro-Kellie, 298
DPOC. Veja doença pulmonar obstrutiva
  crônica (DPOC)
drenagem venosa cerebral, 293
DUMBELS (Diarreia, Urina, Miose,
  Bradicardia, Broncorreia,
  broncospasmo, Êmese,
  Lacrimejamento, Salivação,
  Sudorese) mnemônico, 615
dura-máter, 289
débito cardiac, 60

E

EAHE. Veja encefalopatia hiponatrêmica
  associada ao exercício (EAHE)
eclâmpsia, 426
ecocardiografia transesofágica, 397
edema cerebral de altitude (HACE), 726,
  730, 728–730t
edema cerebral, 300
edema do calor, 649
edema pulmonar de altitude (HAPE), 726,
  730–731
edema, 313
edemaciada, 513
edentulismo, 526
educação e treinamento/desastres,
  593–594, 594q
educação em segurança do trânsito,
  163–164
eFAST. Veja avaliação focada estendida
  com ultrassonografia no trauma
  (eFAST)
efeito de tamponamento, 423
efeitos de massa, 300
elasticidade, 118
elevação do mento no trauma, 233,
  233f, 266
embolia gasosa, 716–717
  avaliação de, 718
emergency medical services (EMS)
  era Farrington, 5
  evolução do papel do, 563–566
    intervenções individualizadas,
      563–564
    intervenções na comunidade, 564–565
    profissionais do sem, 565–566
  modern era, 5–7
    avanços no novo milênio, 7
    década de 1970, 5–6
    década de 1980, 6–7
    período antigo, 3–4
    período Larrey, 4–5, 4f
      hospitais, forças armadas e
      necrotérios, 4–5
Emergency Response Guidebook, 167f
empalamento de objetos, 423–424, 423f
EMS. Veja serviço de emergência (EMS)

encefalopatia hiponatrêmica associada ao
  exercício (EHAE)., 655
encéfalo
  lesões, 75. Veja também traumatismo
    cranioencefálico (TCE)
  regiões do, 290f, 291, 291t
endoftalmite pós-traumática, 313
energia cinética, 115
energia, 114–120
  laws of energy and motion, 114–116,
    114–116f
  troca de energia entre um bjeto sólido
    e o corpo humano, 116–120,
    117–119f
    cavitação, 117–119, 118–119f
    densidade, 117, 117f
    trauma fechado, 119–120
    trauma penetrante, 119, 120f
    área de contato, 117
enfisema mediastinal, 716
enfisema subcutâneo, 382, 716
Engenharia, 561–562
entorses, 450
EPI baseado na transmissão, 620
epiderme, 462
epiglote, 222
epinefrina, 63, 771
EPIs. Veja equipamentos de proteção
  individual (EPIs)
epífise, 512
equidade, 562
equilíbrio térmico, 644
equimose, 313
equipamento de proteção individual,
  603, 604f
equipamento de reanimação, 178
equipamentos de proteção individual
  (EPIs), 187
equipe geral do SCI., 584
eritema, 763
erros de estabilização da coluna mais
  comuns, 350–351, 351q
erupção cutânea maculopapular, 624
escala AVDI (Alerta, responde a estímulo
  Verbal, responde a estímulo
  Doloroso, Irresponsivo), 195q, 502
escara, 463
escarotomia, 467
esclera, 313
Escore de Gravidade de Lesão (ISS),
  208, 208q
espaço epidural, 289
espaço morto, 379
espaço retroperitoneal, 412
espessura completa, 463
espessura parcial, 463
esqueleto apendicular, 432–433
esquema de classificação, 180
estado de mal epiléptico, 304
estenose espinal, 530

esterno instável, 394
esteroides, 771
esteroides, uso de, 352
estratégias ativas, 558
estratégias educativas, 558, 561
estratégias passivas, 558
Estrela da Vida, 6
estrutura de comando, 171–173
   comandante de incidentes, 172–173, 174f
   comando de incidentes, 171–172
   comando unificado, 172
   National Incident Management System, 172
esôfago, 222
ética
   princípios, 34–35
      confidencialidade, 35
      Consentimento informado, 35
      dizer a verdade, 36
      privacidade, 35
eucapnic state, 82
evaporação, transferência de calor e frio, 644
event phase, cuidado do traumatizado, 13–14
Everyone Poops (Todo mundo faz cocô), 760
evisceração abdominal, 424
evisceração, 424, 424f
exame da pele, 194
exame físico detalhado, definição de, 750
exame neurológico, 335
exames seriados, 315
   transporte, 315–317, 317f
exaustão pelo calor, 651–652
excesso de reposição, 461
execução, 561
exercícios de campo, 594
explosivos, categorias de, 607–608
   altos explosivos, 607, 607q
   baixos explosivos, 608
explosão estrelar, 146
explosão primária, 417
explosões, explosivos e agentes incendiários, 606–612
   agentes incendiários, 612
   avaliação e abordagem, 611
   categorias de, 607–608, 607q
   considerações de transporte, 611–612
   lesão causada por, 151
   mecanismos de lesão, 608–610, 609q
   padrões de lesão, 610–611, 610q
exposição/ambiente, 196–197, 502
exposições percutâneas, 173, 175
extramural (extraluminal) pressão, 78
extremidade mutilada, 446, 446f

extremidades
   avaliação secundária, 205
   penetrante trauma, efeitos regionais do, 147, 148f
   trauma, 512–513

F

falência hematológica, 93
faringe, 222
Farrington, J. D., 5
fasciotomia, 446
fase de impacto, 575
fase de resgate, emergência/ou alívio, 575
fase prodrômica (prédesastre)/fase de alerta, 575
fase pré-evento, do cuidado do traumatizado, 11–13, 12f
fase pós-evento, do cuidado do traumatizado, 14–16, 15f, 17f
fatores de risco para doença induzida pelo calor, 645–647, 645q
   condições clínicas, 646
   desidratação, 646–647
   idade, 646
   medicamentos, 646
   obesidade, condicionamento físico e índice de massa corporal, 646
FB. *Veja* fósforo branco (FB)
fechamento primário tardio, 767
Federal Emergency Management Agency (FEMA), 578
FEMA. *Veja* Federal Emergency Management Agency (FEMA)
fenômeno de sobrepressão, 607
feridas de contato, 149–150
feridas de curta distância, 150
feridas de distância intermediária, 150
feridas de longa distância, 150
ferimento estrelado, 146
ferimentos por espingarda, 148–151
   avaliação das, 151
   categorias de, 149–151, 150f
      contato, 149–150
      curta distância, 150
      distância intermediária, 150
      longa distância, 150–151
figuras de Lichtenberg, 698
filosofia, do PHTLS, 7–11, 9–10f
finalização da estabilização, 348–350
fluxo sanguíneo cerebral, 291–293
   autorregulação, 292–293
   dióxido de carbono e, 293
   oxigênio e, 293
   pressão de perfusão cerebral, 291–292
fontanelas, 289
FOP. *Veja* Fraternal Order of Police (FOP)
forame intervertebral, 326
forame magno, 289
forame vertebral, 326
forames, 289

fornecimento de oxigênio. *Veja* princípio de Fick
forças de cisalhamento, 415
fossa cubital, 507
fragmentação, 142, 142f
Fraternal Order of Police (FOP), 172
fratura aberta, 441–442, 442f
fratura fechada, 441, 442f
fratura, hemorragia interna, 82–83
fraturas da base do crânio, 312
fraturas de arcos costais, 383–384
fraturas do anel pélvico, colocação da cinta pélvica para, 457
frente de choque/onda de choque, 151
frequência de pulso, 74
   atletas, 76
frequência ventilatória, 74
função pulmonar, 461
fáscia, 445
fósforo branco (FB), 484, 612

G

Gallagher, Susan Scavo, 550
GCS. *Veja* Coma de Glasgow (GCS)
geladuras, 666, 666f
genitália, avaliação secundária, 205
gerenciamento abrangente de emergências, 575
gerenciamento de cena
   avaliação de,160–161
      segurança, 160–161
      situação, 161
   problemas de segurança, 161–165
      segurança do tráfego, 161–164, 161f
      violência, 164–165
   questões na cena, 165–183
      armas de destruição em massa, 168–169
      avaliação e triagem do paciente, 178–182, 181q, 182–183f, 182q
      cenas de crimes, 165–166, 165f
      descontaminação, 169
      dispositivos secundários, 169–171
      estrutura de comando, 171–173
      materiais perigosos, 166–168, 167f
      patógenos transmitidos pelo sangue, 173–178
      planos de ação para incidentes, 173, 175q
      zonas de controle da cena, 169, 170–171t
gerenciamento de desastres
   ciclo, 574–578, 575f
      gerenciamento abrangente de emergências, 575–576
      preparação pessoal, 576–578, 576–578q
      educação e treinamento, 593–594, 594q
   gerenciamento de incidentes com vítimas em massa, 579–585

gerenciamento de desastres (*continuação*)
organização do sistema de comando de incidentes, 583–585, 583f
sistema de comando de incidentes, 580–583, 580f
sistema nacional de gerenciamento de incidentes, 579
resposta médica, 585–591, 585q
busca e resgate, 586
descontaminação, 591, 591f
destruição em massa, ameaças de terrorismo e armas de, 590–591, 590f
equipes de assistência médica, 589–590, 590f
resposta inicial, 585–586, 586f
transporte, 589
tratamento, 589
triagem, 586–589, 588f
área de tratamento, 591
resposta psicológica, 591–593
desastres que afetam a saúde mental, características dos, 591
estresse do socorrista, 592–593, 593f
fatores impactam a resposta psicológica, 591–592
intervenções, 592
sequelas psicológicas de desastres, 592
resposta, armadilhas comuns da, 594–596
assistência autodespachada, 595
comunicação, 594–595
falha na notificação dos hospitais, 595–596
meios de comunicação, 596
preparação, 594
recursos de suprimentos e equipamentos, 595, 596f
segurança na cena, 595
gerenciamento de incidentes com vítimas em massa, 579–585
organização do sistema de comando de incidentes, 583–585, 583f
sistema de comando de incidentes, 580–583, 580f
sistema nacional de gerenciamento de incidentes, 579–580
gerenciamento de recursos, 583
gestação/choque, 76
GPS. *Veja* sistema de posicionamento global (GPS)
gradiente térmico, 644
gálea aponeurótica, 288

H

HACE. *Veja* edema cerebral de altitude (HACE)
Haddon, William J., Jr., Dr., 550
HAE. *Veja* hiponatremia associada ao exercício (HAE)

HAPE. *Veja* edema pulmonar de altitude (HAPE)
HBOCs. *Veja* transportadores de oxigênio à base de hemoglobina (HBOCs)
HELP. *Veja* postura para redução do escape de calor (HELP)
hematoma epidural, 289, 295, 295f
hematoma subaracnóideo, 290
hematomas subdurais, 289, 295–296, 295f
hematúria, 427
hemidiafragma, 416
hemiparesia, 311
hemiplegia, 311
hemopneumotórax, 381
hemoptise, 399
hemorragia exsanguinante, 188, 291, 311f, 537
assessment, 65–66
management, 72–76, 78f
agentes hemostáticos, 80–81, 81f
compressão direta, 78–79
elevação e pontos de pressão, 82
hemorragia juncional, 81–82, 81f
tourniquets, 79–80, 79f
hemorragia externa grave, controle da, 475
hemorragia intracerebral, 297
hemorragia juncional, 81–82, 81f
hemorragia subaracnóidea (HSA), 296
hemorragia subconjuntival, 312
hemorragia, 63–64, 493–495
avaliação circulatória, 72
controlada, 89, 91–92
controle, 193
exsanguinante, 70, 188–190
externa, 69
interna, 69
não controlada, 89
hemostasia, 764–765, 765q
hemotórax, 380, 391–393, 393f
hepatite, 175–176, 175q
herniação, 298, 298–299f, 300, 299t
hidratação normal, 646
hidroxocobalamina (pró-vitamina B_{12}), 615
hifema, 313
hiper-rotação, 332
hipercapnia, 303
hipercarbia, 376
hiperdistensão com lesão local, 716
hiperextensão, 332
hiperflexão, 332
hiperglicemia, 303–304
hiperidratação, 646
hiperpotassemia, 450
hipertensão intracraniana, 301
hipertensão, 527
hipertermia, 645
hipertrofia miocárdica, 527
hiperventilação neurogênica central, 300
hiperóxia, 302

hipocalcemia, 484
hipocapnia, 303
hipoclorito, 485
hipofaringe, 222
hipoglicemia, 303–304
hipoidratação, 646
hiponatremia associada ao exercício (EAH), 654–656, 656q, 657f, 684
hiponatremia dilucional, 651
hipotensão ortostática, 650
hipotensão, 301–302
hipotermia acidental, 671–679, 672q
abordagem, 679
avaliação, 677–679, 678t
e o paciente com trauma, 672–673, 673t, 692q
efeitos fisiopatológicos da hipotermia sobre o corpo, 676–677, 677f
hipotermia por imersão, 673–676, 674f, 673q, 675–676q
hipotermia primária, 671
hipotermia secundária, 672, 672q
hipotermia, 197, 645, 685–686, 791–792
hipotálamo, 643
hipotérmicos, 760
hipoventilação, 229
hipovolêmicos, 760
hipoxemia, 376, 709
causas de, 229
definição, 54
hipóxia hipobárica, 726
hipóxia, 302, 334, 376, 493
definição, 54
homeostase, 524, 645
homeotérmicos, 643
Hora de Ouro, 186
HSA. *Veja* hemorragia subaracnóidea (HSA)

I

IAE. *Veja* intermação associada ao exercício (IAE)
IAEM. *Veja* International Association of Emergency Managers (IAEM)
IAFC. *Veja* International Association of Fire Chiefs (IAFC)
IC. *Veja* índice de choque (IC)
ICS. *Veja* sistema de comando de incidente (ICS)
identificação de fatores de risco, 562–563
imobilização da coluna vertebral/estabilização da coluna vertebral, 755
imobilização do tronco no dispositivo de prancha, 344–345, 344–345f
imobilização fisiológica, 753–754, 754f
imobilização, 537–538, 538f
impacto angular, colisões de motocicletas, 131, 132f

impacto de ejeção, colisões de motocicletas, 131
impacto frontal, colisões de motocicletas, 130–131, 131f
impacto frontal, colisões envolvendo veículos automotores, 120–124
  trajeto para frente e para baixo, 123–124, 123–124f
  trajeto para frente e para cima, 122–123, 122–123f
impacto lateral, colisões envolvendo veículos automotores, 125–127, 126f
impacto rotacional, colisões envolvendo veículos automotores, 127, 127f
impacto traseiro, colisões envolvendo veículos automotores, 125, 125f
implementação, abordagem de saúde pública, 562–563
inalação, 377
incapacidade, 195–196, 502, 503t
  e choque, 83
incidentes com vítimas em massa (IVMs), 574, 795
instalações designadas para incidentes, 582
insuficiência hepática, 93
insuficiência renal, aguda, 92
INTC. Veja intubação nasotraqueal às cegas (INTC)
inteligência médica/direção médica, 795–796
interface de resgate técnico, SE em áreas remotas, 749
intermação associada ao exercício (IAE), 652, 653q
intermação clássica, 652
intermação, 652–654, 653t, 653q, 684
International Association of Emergency Managers (IAEM), 172
International Association of Fire Chiefs (IAFC), 172
intubação assistida por medicamentos, 244–246, 245f
intubação com máscara laríngea de intubação, 243–244
intubação de sequência atrasada (SAI), 244
intubação em sequência rápida (SRI), 244
intubação endotraqueal, 239–250, 467
  aspiração do doente intubado, 250
  características de, 239f
  equipamento e preparação, 239t
  fixação, 250
  medicamentos, 248–249t
  métodos, 242–246
    intubação assistida por medicamentos, 244–246, 245f
    intubação com máscara laríngea, de intubação, 243–244

intubação face a face, 243
intubação nasotraqueal, 243
intubação orotraqueal, 243
videolaringoscópio, intubação com, 244, 244f
predição de potencialmente difícil, 240–242
problemas e soluções com, 242q
taxa de sucesso, 242q
técnicas alternativas, 250
verificação da posição, 247–250
intubação face a face, 243
intubação nasotraqueal às cegas (INTC), 243
intubação nasotraqueal, 243
intubação orotraqueal com visualização, 277–279
intubação orotraqueal face a face, 279–280
intubação orotraqueal, 243
  face a face, 279–280
  visualização, 277–279
índice de choque (IC), 60
índice de estresse pelo calor, 659f, 661
índice de temperatura global de bulbo úmido (WBGT), 661, 662t
ionização, 629
íris, 313
isquemia, 300
  definição de, 54
  tolerância dos órgãos, 55t
ISS. Veja Escore de Gravidade de Lesão (ISS)
iTClamp, 80
IVMs. Veja incidentes com vítimas em massa (IVMs)

J

JETT. Veja Junctional Emergency Treatment Tool (JETT)
Junctional Emergency Treatment Tool (JETT), 189q
justiça, 34

K

Kinnane, Janet, Dra. 566

L

laceração medular, 333
laceração palpebral, 312
laringe, 222
Larrey, Jean, 4–5
LATE. Veja Localização, Acesso, Tratamento, Extricação (LATE)
lavagem das mãos, 178
LCR. Veja líquido cefalorraquidiano (LCR)
lei da conservação de energia, 115
Lei de Boyle, 713, 713f, 724
lei de Henry, 713
lesão associada ao frio não congelante (LFNC), 667–668

lesão cerebral primária, 293–297
  hemorragia intracraniana, 294–297
    contusões cerebrais, 297
    hematoma epidural, 294–295, 294f
    hematoma subdural, 295–296, 295f
    hemorragia intracerebral, 297
    hemorragia subaracnóidea, 296–297
    trauma craniencefálico penetrante, 297
  TCE leve, 293–294, 294t
lesão cerebral secundária, 297–304
  causas extracranianas, 301–304
    anemia, 302
    coagulopatia, 302–303, 303t
    convulsões, 304
    hipercapnia, 303
    hiperglicemia, 303–304
    hiperóxia, 302
    hipocapnia, 303
    hipoglicemia, 303–304
    hipotensão, 301–302
    hipóxia, 302
  causas intracranianas, 298–301
    edema cerebral, 300
    efeitos de massa, 300
    herniação, 298, 298–299f, 299, 299t
    hipertensão intracraniana, 301
    isquemia, 300
    obstrução venosa, 300–301
    síndromes clínicas de herniação, 298–300, 300f
lesão congelante de contato, 665–666, 666q
lesão congelante pelo frio, 668–671, 669f
lesão contusa, 381, 381f
lesão cutânea localizada pelo frio, 667–671
  lesão associada ao frio não congelante (LFNC), 667–668
  lesão congelante pelo frio, 668–671, 669f
lesão de contragolpe, 297
lesão de globo aberto, 313
lesão e restrição/movimento da coluna vertebral, 754–755
lesão neurológica grave, 702
lesão penetrante, 380–381, 380–381f
lesão por congelamento de primeiro grau, 669
lesão por congelamento de quarto grau, 670
Lesão por congelamento de segundo grau, 669
lesão por congelamento de terceiro grau, 669
lesão por congelamento inicial, 666
lesão por congelamento profunda, 670
lesão por congelamento, 665, 685
lesão por explosão secundária, 417

lesão por inalação de gases tóxicos, 477–479
  cianeto de hidrogênio, 478–479
  monóxido de carbono, 477–478, 478*q*, 478*f*
lesão por múltiplas etiologias, 154
lesão pulmonar explosiva (LPE), 609*q*
lesão pulmonar induzida por toxinas, 479
lesões causadas pelo calor, 647–657, 648–649*t*
  distúrbios maiores relacionados ao calor, 650–657, 653*t*, 653*q*, 656*q*, 657*f*
  distúrbios menores relacionados ao calor, 647–650, 649*f*
lesões da medula espinal, 333–335, 333–334*f*
lesões de vasos cervicais, 315–317
  anamnese, 315
lesões do sistema nervoso central, 89, 495
lesões elétricas, 475–476, 475–476*f*
lesões específicas, 509–515
  avaliação e abordagem de, 383–401
    asfixia traumática, 400, 400*f*
    commotio cordis, 396–397
    contusão cardíaca, 393–394, 393*f*
    contusão pulmonar, 385
    fraturas de arcos costais, 383–384
    hemotórax, 391–393, 393*f*
    pneumotórax, 385–391, 385–387*f*, 389*q*, 390*f*, 392*q*
    ruptura diafragmática, 400–401, 401*f*
    ruptura traqueobrônquica, 397–400, 399–400*f*
    ruptura traumática da aorta, 397, 398–399*f*, 399*q*
    tamponamento cardíaco, 394–396, 394–396*f*, 395*q*
    transporte prolongado, 402–403
    tórax instável, 384–385, 384*f*
  lesão cerebral traumática, 509–511, 510*q*
  lesões abdominais, 512, 512*f*
  lesões torácicas, 512
  lesões térmicas, 513–515, 514*f*
  trauma da coluna vertebral e da medula, 511–512
  trauma de extremidade, 512–513
lesões esqueléticas, 331–332
lesões explosivas, 151–154, 417–418
  física da explosão, 151–152, 152*f*
  interação entre ondas de explosão e o corpo, 152
  lesão causada por explosões, 151, 151*f*
  lesão por múltiplas etiologias, 154
  lesões causadas por fragmentos, 152–153
  lesões relacionadas a explosões, 152, 152*t*
lesões faciais, 312–314
  fraturas da região média da face, 313–314, 314*f*
  fraturas mandibulares, 314

fraturas nasais, 313
ocular e orbital, 312–313, 313*f*
lesões musculoesqueléticas específicas, 438–445
  extremidade sem pulso, 439–441, 440*f*, 440*q*
  hemorragia, 438–439
  instabilidade, 441–445, 442*f*, 443*q*, 444*f*
lesões musculoesqueléticas, 75–76
lesões por compressão, 415
lesões por explosão quaternárias, 417–418
lesões por explosão terciárias, 418
lesões por inalação de fumaça, 477–479, 477*q*, 478*f*
lesões relacionadas a esportes, 135–136
lesões relacionadas a explosões, 152, 153*t*, 153*f*
lesões relacionadas a mergulho autônomo recreacional, 711–725
  abordagem, 719–720, 719–720*q*, 721–723*t*
  barotrauma, 713–718, 717*q*
  efeitos mecânicos da pressão, 712–713, 713*t*, 713*f*
  EG e DCS, avaliação de, 718–719
  epidemiologia, 712
  lesões relacionadas ao mergulho com scuba, prevenção de, 720–725, 680–681*q*
lesões relacionadas a raios, 694–700, 694*f*, 696*t*, 733
  abordagem, 698–699
  avaliação, 697–698
  epidemiologia, 694–695
  grave, 697
  leve, 696
  mecanismo de lesão, 695–696
  moderada, 696–697
  prevenção, 699–700, 699–701*q*
lesões relacionadas ao mergulho recreacional com SCUBA, 733
lesões torácicas, 512
lesões térmicas, 513–515, 514*f*
  abordagem, 470–475
    analgesia, 475
    cuidados iniciais, 470–472, 472*q*
    reposição volêmica, 472–475, 473*q*
  anatomia da pele, 461–462, 462*f*
  avaliação, 466–470
    avaliação primária e reanimação, 466–468, 467*q*, 467*f*
    avaliação secundária, 468–470, 469–470*f*
  características, 462–466, 462*f*
    profundidade da queimadura, 463–466, 463–465*f*, 464*q*
  considerações especiais, 475–485
    abuso infantil, 480, 480*f*
    lesões elétricas, 475–476, 475–476*f*

lesões por inalação de fumaça, 477–479, 477–478*q*, 478*f*
  queimaduras circunferenciais, 476, 477*f*
  queimaduras por radiação, 480–482
  queimaduras químicas, 482–485, 483–484*f*
  efeitos sistêmicos da, 461
  etiologia da, 460
  fisiopatologia da, 460–461
  desvio de líquidos, 461
lesões urogenitais, 427–428
leucócitos, 61
lewisita, 618
LFNC. *Veja* lesão associada ao frio não congelante (LFNC)
ligamento, 434
LME sem anormalidade radiológica (SCIWORA), 328
Localização, Acesso, Tratamento, Extricação (LATE), 748–749, 748*q*
LPE. *Veja* lesão pulmonar explosiva (LPE)
luvas, 177, 177*f*
luxações, 768
líquido cefalorraquidiano (LCR), 291
líquido extracelular, 61
líquido intersticial, 60
líquido intracelular, 61

M

maceração, 667
magnésio, 612
mal agudo da montanha (MMA), 725–726
manchas hipostáticas, 769
manobra de Heimlich, 709
manobra de sellick, 246*q*
manobras manuais simples, 232–233, 233*f*
manter a veia (PMV), 656, 698
MARCH PAWS, 756–757
materiais perigosos, 166–168, 167*f*
Matriz de Haddon, 550–552, 550–551*t*
maus-tratos de idosos, 539–541
  abuso, impacto da COVID-19 no, 540
  maus-tratos, categorias de, 540, 540*f*
  pontos importantes, 540–541, 541*q*
mediastino, 376
meninges, 289
metabolismo aeróbico, 55, 56
metabolismo anaeróbico, 54, 55, 188
Metodologia de Avaliação Rápida e Remota (RAM), 793–794, 793*f*
Metropolitan Medical Response System (MMRS), 589–590
miliaria rubra, 647, 649, 649*f*
mioglobina, 448
mitigação, gerenciamento abrangente de emergências, 575–576
ML. *Veja* máscara laríngea (ML)
MLI. *Veja* máscara laríngea de intubação (MLI)

MMA. *Veja* mal agudo da montanha (MMA)

MMRS. *Veja* Metropolitan Medical Response System (MMRS)

mnemônico MARCH, 71*q*

modelo do queijo Suíço, 552, 552*f*

monitoramento do dióxido de carbono no fim da expiração (etco₂). *Veja* capnografia

mortes no trânsito, 11, 11*f*

mostarda de nitrogênio, 485

movimento da coluna vertebral, 190–191

MTWHF (Midríase [raramente vista], Taquicardia, fraqueza [Weakness], Hipertensão, Hiperglicemia, Fasciculações), 615

mucocutâneas exposição, 173–175

máscara laríngea (ML), 238, 238*f*, 785

máscara laríngea de intubação (MLI), 238, 275–277

máscara não reinalante, 254

máscaras, 177

médico, equipe da SWAT, 784

músculo latíssimo do dorso, 376

músculos intercostais, 376

músculos peitorais, 376

músculos serráteis, 376

N

NAEMSP. *Veja* National Association of EMS Physicians (NAEMSP)

NAEMT. *Veja* National Association of Emergency Medical Technicians (NAEMT)

NASCIS. *Veja* National Acute Spinal Cord Injury Studies (NASCIS)

nasofaringe, 222

National Association of Emergency Medical Technicians (NAEMT), 6, 6*f*, 172

National Association of EMS Physicians (NAEMSP), 746

National Highway Traffic Safety Administration (NHTSA), 164, 512

National Incident Management System, 172

National Oceanic and Atmospheric Administration (NOAA), 694

National Tactical Officers Association (NTOA), 784

necessidade de alimentos e água, 713

necessidades de eliminação (urina/fezes), 760, 760*f*

necrose coagulativa, 482

necrose liquefativa, 482

necrose tubular aguda (NTA), 92

nervo oculomotor, 291

NHTSA. *Veja* National Highway Traffic Safety Administration (NHTSA)

NIMS. *Veja* National Incident Management System (NIMS)

NOAA. *Veja* National Oceanic and Atmospheric Administration (NOAA)

norepinefrina, 63

Normosol, 87

novas estratégias de administração, 767

NTA. *Veja* necrose tubular aguda (NTA)

NTOA. *Veja* National Tactical Officers Association (NTOA)

nutrição/sistema imune, envelhecimento, 531

não maleficência, 34

nível basal, transferência de calor e frio, 644

núcleo vestibular, 298

O

O Escritório das Nações Unidas para Redução do Risco de Desastres, 574

O sangue total tipo O de baixo título armazenado a frio (CS-LTOWB), 791

O texto do Practice Guidelines for Drowning da WMS tem, 709

OA. *Veja* osteoartrite (OA)

obnubiladas, 503
  abordagem da via aérea, 789–790

observação remota, 793–794

obstrução venosa, 300–301

OEC. *Veja* Outdoor Emergency Care (OEC)

oficial de informações públicas (OIP), 584

oficial de ligação, 584

oficial de segurança, 583–584

oficial de triagem, 587

OIP. *Veja* oficial de informações públicas (OIP)

omento, 424

omissão, 215

OMS. *Veja* Organização Mundial da Saúde (OMS)

onda de choque, 607, 607*q*

onda de explosão, 151, 607, 607*q*

ondas de cisalhamento, 607–609, 607*q*

ondas de estresse, 607, 608, 607*q*

opções de extricação em áreas remotas, 756, 756*f*

organização modular, 582

Organização Mundial da Saúde (OMS), 491, 548, 700

orofaringe, 222

Os estudos do National Acute Spinal Cord Injury Studies (NASCIS), 352

osmose, 62, 62*f*

osso da cauda, 327

ostarda de enxofre, mostarda sulfúrica, 485, 583

osteoartrite (OA), 529

osteofitose, 530

osteomielite, 442

osteoporose, 529

Outdoor Emergency Care (OEC), 747

ouvidos, nariz/garganta, envelhecimento, 525–526

oxigenaçao apneica durante a intubaçao, 247*q*

oxigenação, 191–192, 192*f*, 377
  definição de, 222

oximetria de pulso, 252–253, 252*f*, 382

P

paciente com trauma crítico, 200*q*

paciente com trauma multissistêmico crítico, 445

paciente com trauma multissistêmico *versus* trauma único, 187*q*

pacientes gestantes, 352, 352*f*

pacientes obesos, 351–352

pacientes obstétricas, trauma em, 424–427, 325*f*, 427*f*

padrões de lesões em áreas remotas, domínio do SE em áreas remotas, 749–750

PAIs. *Veja* planos de ação para incidentes (PAIs)

PAM. *Veja* pressão arterial media (PAM)

pandemia da COVID-19, 531, 585, 600, 619

parada cardíaca clínica em áreas remotas, 769–770

parada cardíaca em áreas remotas, 769

paragem cardiopulmonar traumática, 211–214
  encerrando a reanimação, 213–214, 214*t*
  evitando a reanimação, 212–213, 213*t*
  princípios gerais, 212

ParkMedic, 747

partículas alfa, 629

partículas beta, 630

patógenos transmitidos pelo sangue, 173–178
  abordagem da exposição ocupacional, 178
  barreiras físicas, 177–178
    aventais, 178
    equipamento de reanimação, 178
    luvas, 177, 177*f*
    máscaras, 177
    protetores faciais, 177
    proteção ocular, 177–178
  hepatite viral, 175–176, 175*q*
  lavagem das mãos, 178
  precauções-padrão, 176–177
  prevenção de lesões perfuroincisas, 178, 178*q*
  vírus da imunodeficiência humana, 176, 176*q*

PCR. *Veja* prontuário do paciente (PCR)

pedestre *versus* impacto causado por projétil, 119, 120*f*

PEEP. *Veja* pressão positiva no final da
    expiração (PEEP)
pele, 642–643, 643*f*
    anatomia da, 461–462, 462*f*
    envelhecimento, 530
pensamento crítico, 31–34
    componentes do, 31*q*
    controle de vieses, 33
    cuidado do doente, 34
    etapas avaliação, 32*q*
    na análise de dados, 33
    na tomada rápida de decisões, 33
perdas insensíveis, transferência de calor e
    frio, 644
perfil, 141, 141*q*
perfusão celular, e choque, 57
perfusão, 193–194
pericardiocentese, 396
peritonite, 413–414
permeável, 190
perímetro externo, 786
perímetro interno, 786
período quiescente/período interdesastres,
    574–575
pescoço, 137
    avaliação secundária, 203
    cisalhamento lesões, 137
    compressão lesões, 137, 137–138*f*
pesquisa
    lendo a literatura relacionada aos
        SEM, 45
    níveis de evidência médica, 45–47, 46*t*
peste, 623–624
PFC. *Veja* Prolonged Field Care (PFC)
PHTLS. *Veja* Atendimento Pré-hospitalar ao
    Traumatizado (PHTLS)
pia-máter, 289–290
PIC. *Veja* pressão intracraniana (PIC)
picada de cobra, 771–774, 771–772*f*
picadas e ferroadas de insetos, 770–771,
    770*f*, 771*q*
picadas/ferroadas, 770–774, 770–772*f*,
    771*q*, 774*f*
planos de ação de incidentes
    consolidados, 582
planos de ação para incidentes (PAIs),
    173, 581
Plasma-Lyte, 87
pleura parietal, 376
pleura visceral, 376
PMV. *Veja* manter a veia (PMV)
pneumonite aspirativa, 526
pneumotórax aberto, 386–388
pneumotórax hipertensivo, 68–69, 69*f*,
    380, 506
Pneumotórax Simples, 386
pneumotórax, 380, 385–391, 385–388*f*,
    389*q*, 390*f*, 392*q*, 716
poglicêmicos, 760
polifarmácia, 535

politrauma, 38
pontilhar, 149
pontos de coleta de vítimas, 588
posição de cheirador, 497, 497*f*
posição de Trendelenburg, 84
posição neutra, 497
postura em decorticação, 298
postura em descerebração, 298
postura para redução do escape de calor
    (HELP), 674
PPC. *Veja* pressão de perfusão cerebral (PPC)
pregas vestibulares, 222
preparação, gerenciamento abrangente de
    emergências, 575–576
preparo básico do paciente, princípios de,
    753, 753*f*
presbiacusia, 529
presbiopia, 529
pressão arterial média (PAM), 59, 334
pressão arterial, 74–75
pressão de perfusão cerebral (PPC),
    291–292
pressão de pulso, 59
pressão dinâmica, 151
pressão intracraniana (PIC), 291
pressão intramural (intraluminal), 78
pressão oncótica, 61
pressão positiva no final da expiração
    (PEEP), 256
pressão transmural, 78
pressão, efeitos mecânicos da,
    712–713, 713*t*
  lei de Boyle, 713, 713*f*
  lei de Henry, 713
prevenção de acidentes
    automobilísticos, 515
prevenção de infecção, 766–767
prevenção de lesões causadas por objetos
    perfurocortantes, 178, 178*q*
prevenção do trauma, 558–563
  colisões de motocicletas, 130–132, 132*f*
  conceitos da, 558–563
    abordagem de saúde pública, 562–563
    estratégia de implementação, 558–562
    estratégias potenciais, 558, 559–560*t*
    objetivo, 558
    oportunidades para intervenção, 558
  escopo do problema, 552–557,
    553–554*q*, 554–555*f*, 555*t*
    trauma e equipe de atendimento pré-
        hospitalar (APH), 556–557
    violência doméstica, 556
  evolução do papel do SEM,
    563–566
    intervenções individualizadas, 563–564
    intervenções na comunidade, 564–565
    profissionais do SEM, 565–566
  prevenção como solução, 557
Primeira Guerra Mundial, 448, 617
primeira lei de Newton, 114

primeiro pico de morte, 749
principialismo, 34
princípio de Fick, 57, 58*f*
princípios de ouro, 38–45
  pré-hospitalar do traumatizado, 38–45,
    39–40*t*
    abordagem da via aérea, 41–42
    analgesia, 44–45
    avaliar a situação da cena, 40
    avaliação primária, 41
    avaliação secundária, 44
    comunicação acurada, 45
    controle da hemorragia, 40–41
    física do trauma, 40
    iniciar o transporte, 43–44, 44*f*
    reposição de fluidos, 44
    restrição de movimento da coluna,
        42–43
    segurança da cena, 38, 40*f*
    terapia para o choque, 42
    ventilação e fornecimento de
        oxigênio, 42
princípios de TCCC e TECC aplicados
    ao cuidado do trauma em áreas
    remotas, 752–753, 752*f*
princípios *versus* preferências, 28*q*
  base de conhecimentos do profissional do
    atendimento pré-hospitalar, 29–30
  condição do doente, 29
  equipamento disponível, 30–31
  protocolos locais, 30
  situação, 28–29
privacidade, 35–36
privar-se de sono, 556–557
problemas clínicos crônicos, influência de,
    524–525, 525–526*t*, 525*q*
processo espinhoso, 326
processos transversos, 326
profissionais de atendimento pré-
    hospitalar de nível básico contra
    avançado, 200
profundidade da queimadura, 463–466
  queimaduras de espessura completa,
    464–465, 464–465*f*
  queimaduras de espessura parcial,
    463–464, 463*f*, 464*q*
  queimaduras subdérmicas, 465–466, 465*f*
  queimaduras superficiais, 463, 463*f*
projéteis dundum, 141*q*
projéteis expansivos, 141*q*
Prolonged Field Care (PFC), 758,
    758–759*t*
prontuário do paciente (PCR), 211
protetores faciais, 177
proteção ocular, 177, 762
proteção solar, 763–764, 763*f*, 764*q*
pré-carga, definida, 59
pré-hospitalar *versus* fora do
    hospital, 642*q*
pulso, 194

pé de imersão, 667
pé de trincheira o, 667
pélvis, avaliação secundária, 205
pós-carga, definido, 59

Q

quadro de parada cardiopulmona, 708
quedas, 134–135
queimadura solar, 764
queimaduras circunferenciais, 476, 477f
queimaduras de contato, 480
queimaduras por radiação, 480–482
queimaduras químicas, 482–485, 483–484f
queimaduras superficiais, 463, 463f
quemose, 312
quimiorreceptores centrais, 378
quimiorreceptores periféricos, 379

R

rabdomiólise, 684
radiação, transferência de calor e frio, 644
raios gama, 630
raiz dorsal, 330
RAM. *Veja* Metodologia de Avaliação
        Rápida e Remota (RAM)
RAS. *Veja* respirador de ar suprido (RAS)
reanimação cardiopulmonary/ciência
        dos cuidados cardiovasculares de
        emergência, diretrizes de 2020 da
        american heart association para
    situações especiais – hipotermia
        acidental, parada cardíaca em, 679
    tratamento da hipotermia, diretrizes
        do suporte avançado de vida em
        cardiologia para, 680–682
    tratamento de hipotermia leve a grave,
        diretrizes de suporte básico de vida
        para, 680, 681f
reanimação hipotensiva, 83
Reason, James, 552
recuperação/fase de reconstrução, 575
recusa do tratamento, 310q
reflexo de cushing, 300
regra "clarão e estrondo", 699–700
"regra 30-30," 699
regulação comportamental, 643
relato do abuso de idosos, 539
reposição volêmica, 87–92
    abordagem, 88–92, 90–91f
        hemorragia controlada, 89, 91–92
        hemorragia não controlada, 89
        lesões do sistema nervoso central, 89
    intravenosas soluções, 87–88
        aquecimento de líquidos
            intravenosos, 88
        coloides sintéticas, 88
        cristaloides hipertônicas, 88
        cristaloides isotônicas, 87
        substitutos do sangue, 88
    sangue, 87

reserva fisiológica do doente, 529
resgates realizados com nado, 706, 707f
resistência vascular sistêmica, 60
respirador com purificador de ar (RPA), 603
respirador de ar suprido (RAS), 603
respirador motorizado com purificador de
        ar (RMPA), 603
respiração atáxica, 300
respiração celular, 377
respiração, 377, 498–500, 499t,
        506, 537
    gerenciamento de choque, 82
ressuscitação fluida, 472–475, 473q
restauração funcional e cosmese, 767
restrição de movimento da coluna,
        indicações para, 337–339,
        338f, 339q
retenção abaixo, definida, 515
rifling, 148
rigor mortis, 769
RMPA. *Veja* respirador motorizado com
        purificador de ar (RMPA)
rotação, 141–142, 142f
RPA. *Veja* respirador com purificador de ar
        (RPA)
ruptura diafragmática, 400–401, 401f
ruptura traqueobrônquica, 397–400,
        399–400f
ruptura traumática da aorta, 397,
        398–399f, 399q

S

sacro, 327
SAI. *Veja* intubação de sequência atrasada
        (SAI)
SALT (S Separar pela capacidade de se
        mover, Avaliar a necessidade de
        intervenções potencialmente
        Salvadoras da vida, Triagem e
        Transporte) sistema) sistema, 182q,
        183f, 605
SAM Junctional Tourniquet (SJT), 81, 81f,
        189–190q
SAMPLER anamneses (Sintomas, Alergias
        e idade [Age], Medicamentos,
        Passado clínico e cirúrgico, Lanches
        e refeições recentes, Eventos
        anteriores à lesão, fatores de
        Risco), 44, 202, 315, 381–382, 392
sangrando, 189q, 188–189
sangue, 58–59, 61–62, 61–62f
    reposição volêmica, 87
SARA. *Veja* síndrome da angústia
        respiratória aguda (SARA)
SCBA. *Veja* aparato respiratório
        autocontido (SCBA)
SCIWORA. *Veja* LME sem anormalidade
        radiológica (SCIWORA)
SCUBA. *Veja* self-contained underwater
        breathing apparatus (SCUBA)

Segunda Guerra Mundial, 448
segundo pico de morte, 749
segurança da cena, 38, 41f
segurança do tráfego, 161–164, 161f
    condições climáticas/iluminação, 161
    educação em segurança do trânsito,
        163–164
    estratégias para redução de risco, 162
    posicionamento do veículo e dispositivos
        de alerta, 162–163, 163f
    roupas refletivas, 162, 162f
    traçado da rodovia, 162
Segurança, SE em áreas remotas, 750, 750f
self-contained underwater breathing
        apparatus (SCUBA), 711
senescência, 524
sensibilidade isquêmica, 54
sepse, 414
sequelas, 592
setor de emergência, 746, 751, 766
setor de logística, 585
setor de operações, 584
setor de planejamento, 584
SFMO. *Veja* síndrome de disfunção de
        múltiplos órgãos (SFMO)
SGAs. *Veja* vias aéreas supraglóticas (SGAs)
SHP. *Veja* "síndrome da hiperinsuflação
        pulmonar" (SHP)
simulações, 593
sinal de cullen, 393
sinal de deslizamento pleural, 383
sinal de Grey-Turner, 419
sistema circulatório, envelhecimento, 527
sistema de comando de incidente (ICS),
        173, 583–585, 603
    comando, 583–584, 583f
        equipe de comando, 583–584
        funções da equipe geral, 584
        posto de comando de incidentes, 583
    logística, 585
    operações, 584
    planejamento, 584
    setor de finanças/administração é, 585
sistema de comando de incidents (SCI), 172
sistema de posicionamento
        global (GPS), 27
sistema de triagem START, 181q, 182f, 587,
        605
sistema musculoesquelético,
        envelhecimento, 529–530, 530f
Sistema Nacional de Gerenciamento de
        Incidentes (SNGI), 579–580
sistema nervoso autônomo, 62
sistema nervoso central (SNC), 697
sistema nervoso parassimpático, 62
sistema nervoso simpático, 62
sistema nervoso, 62–63
    envelhecimento, 528
sistema pulmonar, trauma penetrante,
        efeitos regionais do, 147

sistema renal, envelhecimento, 529
sistema respiratório
  envelhecimento, 526–527, 527f
  funções primárias do, 222
sistema reticular ascendente, 291
sistema vascular, trauma penetrante,
      efeitos regionais do, 147–148
sistema "todos os riscos e todas as
      ameaças", 581
sistemas de proteção e restrição de
      ocupantes, 128–130
  airbags, 129–130, 130f
  cinto de segurança, 128–129, 129f
SJT. Veja SAM Junctional Tourniquet (SJT)
SNC. Veja sistema nervoso central (SNC)
sobrepressão da explosão, 151
sobrevivendo à imersão ou à submersão
      em água fria, 704–706, 705q
solução de Ringer Lactato, 87
solução de Ringer, 65, 198
solução salina hipertônica, 88
solução, prevenção como, 557
soluções coloides sintéticas, 88
soluções cristaloides hipertônicas, 88
soluções cristaloides isotônicas, 508
soluções cristaloides, 198
soro fisiológico, 87
spray padrão, 149
SRI. Veja intubação em sequência
      rápida (SRI)
Stanley, Neil, Dr., 565
sublimação., 613
subluxação, 332
sudorese profusa, 650
Suporte Avançado de Vida no Trauma
      (ATLS), 18
suporte médico de emergência tático
      (TEMS)
  acesso do SE Tradicional, barreiras ao,
      785–786, 786q, 786f
  acesso intravenoso, vítima de trauma,
      800–801
  componentes da prática, 785
  fases de cuidados, 786–795, 787t, 787q
    cuidado de evacuação tática,
      794–795, 795f
    cuidado sob fogo/ameaça, 786–788
    cuidado tático de campo, 788–794,
      788–789f, 790–791q, 792–793f
  história e evolução do, 784–785
  Incidentes com Vítimas em Massa, 795
  inteligência médica/direção médica,
      795–796
  zonas de operação, 786
síncope induzida pelo calor, 650
síndrome aguda por radiação, 631t, 632
síndrome compartimental, 436,
      445–446
síndrome da angústia respiratória aguda
      (SARA), 92–93

síndrome de Brown-Séquard, 334
síndrome de disfunção de múltiplos órgãos
      (SFMO), 93
síndrome de esmagamento, 448–450
síndrome de suspensão, 761–762, 761f
síndrome medular anterior, 333
síndrome medular central, 333
síndrome tóxica asfixiante, 614
síndrome tóxica colinérgica, 614
síndrome tóxica de gás irritante, 614
síndrome tóxica, 614
síndromes clínicas de herniação,
      298–300, 300f
"síndrome da hiperinsuflação pulmonar"
      (SHP), 715–716
sístole, 59
sítios muscarínicos, 615
sítios nicotínicos, 615

T

Tactical Combat Casualty Care (TCCC)
      cursos, 784
tala com tração para fraturas do fêmur,
      454–456
tamponamento cardiac, 394–396,
      394–396f, 395q
tamponar o sangramento, 440
TAP. Veja Triângulo de Avaliação Pediátrica
      (TAP)
taquipneia, 191
taxa de filtração glomerular (TFG), 529
taxa metabólica basal, 643
TCC. Veja vítimas em ambiente tático (TCC,
      de tactical casualty care)
TCCC cursos. Veja Tactical Combat Casualty
      Care cursos (TCCC)
TCE. Veja traumatismo cranioencefálico
      (TCE)
temperatura ambiente, 643
temperatura central, 644
tempo de enchimento capilar, 73, 194q
TEMS. Veja médico de emergência tático
      civil (TEMS)
tendão, 434
tentório do cerebelo, 290
TEPT. Veja transtorno de estresse
      pós-traumático (TEPT)
terapia com benzodiazepínicos, 616
terapia de fluidos, 198–200, 507
terapia de suporte, 614
terapia hiperosmolar, 316
terapias bloqueadas e de incorporação, 633
terceira lei de Newton, 115
terceiro pico de morte, 749
terminologia comum, 582
termite, 612
termorregulação fisiológica, 643
termorregulação/equilíbrio da
      temperatura, 643–645, 644f
TET. Veja tubo endotraqueal (TET)

TFG. Veja taxa de filtração glomerular
      (TFG)
TL. Veja tubo laríngeo (TL)
tomada rápida de decisões, 33
toracotomia, 376
torniquetes, 79–80, 79f
  Combat Application Tourniquet (C-A-T),
      102–105
  grau de compressão aplicada, 80
  limite de tempo, 80, 81q
  local de aplicação, 79–80
  opções de dispositivos, 79
torácica, 376
toxina botulínica, 627–628
trabalho respiratório, 379
transecção medular completa, 333
transecção medular incompleta, 333
transportadores de oxigênio à base de
      hemoglobina (HBOCs), 88
transporte do paciente, 84
  posicionamento do paciente, 84, 84f
transporte prolongado/transferências entre
      instituições, 215–217
  problemas relacionados a equipamentos,
      216–217
  problemas relacionados ao paciente,
      215–216
  problemas relacionados à equipe, 216
transporte, 509
transtorno de estresse pós-traumático
      (TEPT), 592
trato gastrintestinal, traumas
      penetrantes, 148
tratos nervosos ascendentes, 329
tratos nervosos descendentes, 329
trauma abdominal, 512, 512f
  abordagem, 422–423, 422–423f, 423q
  anatomia, 412–413, 413–415f
  avaliação, 416–422
    anamnese, 418
    cinemática, 416–417, 417q
    exame físico, 418–420, 419f, 419q
    exames especiais e indicadores
      importantes, 420–422, 421f, 421q
  considerações especiais, 423–428
    empalamento de objetos,
      423–424, 423f
    evisceração, 424, 424f
    lesões urogenitais, 427–428
    pacientes obstétricas, trauma em,
      424–427, 425f, 427f
  fisiopatologia, 413–416, 416f
trauma ambiental
  afogamento, 700–711
    abordagem, 708–711
    avaliação, 706–708
    epidemiologia, 702
    fatores de risco para, 702–704
    mecanismo de lesão, 704–706, 705q
    preditores de sobrevida, 706

prevenção de, 710–711, 711q
resgate na água, 706, 707f
anatomia, 642–643
pele, 642–643, 643f
calor, lesões causadas por, 647–657, 648–649t
distúrbios maiores relacionados ao calor, 650–657, 653t, 653q, 656q, 657f
distúrbios menores relacionados ao calor, 647–650, 649f
doença relacionada ao calor, prevenção de, 657–665, 658–660q
aclimatação ao calor, 663, 664–665q
ambiente, 661, 662t
condicionamento físico, 661–663
hidratação, 661, 662q
reabilitação em incidentes de emergência, 664–665
doenças induzidas pelo calor, fatores de risco para, 645–647, 645q
condições clínicas, 646
desidratação, 646–647
idade, 646
medicamentos, 646
obesidade, condicionamento físico/índice de massa corporal, 646
doenças relacionadas à altitude, 725–732
edema cerebral relacionado à altitude, 730–731, 728–730t
edema pulmonar relacionado à altitudes, 730–731
epidemiologia, 672–726
fatores de risco relacionados à, 726–727, 727t
hipóxia hipobárica, 726
mal da montanha, 727–728
prevenção, 731–732, 731–732q
epidemiologia, 642
doença relacionada ao calor, 642
doença relacionada ao frio, 642
fisiologia, 643–645
homeostase, 645
termorregulação/equilíbrio da temperatura, 643–645, 644f
frio, lesões produzidas por, 665–679
desidratação, 665
distúrbios maiores relacionados ao frio, 667–679, 669f, 672q, 673t, 673q, 674f, 675–676q, 677f, 678t
distúrbios menores relacionados ao frio, 665–667, 666q, 666f
lesões relacionadas a mergulho autônomo recreacional, 711–725
abordagem, 719–720, 719–720q, 721–722t
barotrauma, 713–718, 717q
efeitos mecânicos da pressão, 712–713, 713t, 713f
EG e DCS, avaliação de, 718–719

epidemiologia, 712
lesões relacionadas ao mergulho com scuba, prevenção de, 720–725, 724–725q
lesões relacionadas a raios, 694–700, 694f
avaliação, 697–698
epidemiologia, 694–695
prevenção de, 682–683, 683f
raios, lesões causadas, 696–697, 696t
management, 698–699
mecanismo de lesão, 695–696
prevenção, 699–700, 699–700q
ressuscitação cardiopulmonar/ciência de cuidados cardiovasculares de emergência, iretrizes da American Heart Association de 2020 para, 679–682
situações especiais – hipotermia acidental, parada cardíaca em, 679–680
tratamento da hipotermia, diretrizes do suporte avançado de vida em cardiologia para o, 680–682
tratamento de hipotermia leve a grave, diretrizes de suporte básico de vida para, 680, 681f
transporte prolongado, 683–686
doença relacionada ao calor, 684–685
doença relacionada ao frio, 685–686
transporte prolongado, 732
afogamento, 733
doença relacionada à altitudes, 733–734
lesão por raios, 733
lesões relacionadas ao mergulho recreacional com scuba, 733
trauma contuso, 120–141, 338, 417, 417q
atropelamentos, 133–134, 133–134f
colisões de motocicletas, 130–132
impacto angular, 131, 132f
impacto de ejeção, 131
impacto frontal, 131, 131f
prevenção de lesões, 131–132, 132f
colisões envolvendo veículos automotores, 120–130
capotamento, 128, 128f
impacto frontal, 121–124
impacto lateral, 125–127, 126–127f
impacto rotacional, 127, 127f
impacto traseiro, 125, 125f
incompatibilidade do veículo, 128
sistemas de proteção e restrição de ocupantes, 128–130
tipos de, 121
definida, 117
efeitos regionais do, 136–141
abdome, 139–141, 140f
cabeça, 136–137, 136–137f

pescoço, 137, 138f
tórax, 137–139, 138–139f
lesões relacionadas a esportes, 135–136
quedas, 134–135
trauma craniencefálico penetrante, 297
trauma da cabeça e pescoço
fraturas de crânio, 311, 312f
lesões de vasos cervicais, 315–317
anamnese, 315
exames seriados, 315
transporte, 315–317, 317f
lesões do couro cabeludo, 311, 311f
lesões faciais, 312–314
fraturas da região média da face, 313–314, 314f
fraturas mandibulares, 314
fraturas nasais, 313
ocular e orbital, 312–313, 313f
lesões laríngeas, 314–315
trauma da coluna vertebral e da medula, 511–512
abordagem da coluna, 359–373
aplicação de colchão a vácuo, 372–373
colar cervical/escolha do tamanho e aplicação do, 359–360
dispositivo para imobilização de crianças, 369–370
posição sentada, 364–368
remoção de capacete, 370–371
rolamento em bloco, 361–364
anatomia e fisiologia, 325–330
anatomia da medula espinal, 329–330, 329–331f
anatomia vertebral, 325–330, 326–328f
avaliação, 335–339
avaliar lesões da medula espinal, usando o mecanismo de lesão para, 335–337, 337q
exame neurológico, 335
restrição de movimento da coluna, indicações para, 337–339, 338f, 339q
fisiopatologia, 330–335
causam trauma da coluna vertebral e da medula espinal, mecanismos específicos de lesão que, 332–333
lesões da medula espinal, 333–335, 333–334f
lesões esqueléticas, 331–332
transporte prolongado, 352–353
tratamento, 340–352, 340–341q
cabeça, alinhamento e estabilização manual da, 342–343
cabeça, manutenção da posição neutra e alinhada da, 346–348, 347f, 348q
colares cervicais rígidos, 343–344, 343–344q
debate sobre a prancha dorsal, 345–346

trauma da coluna vertebral e da medula
(*continuação*)
dispositivo de prancha, imobilização do tronco no, 344–345, 344–345*f*
erros de estabilização da coluna mais comuns, 350–351, 351*q*
finalização da estabilização, 348–350
método geral, 342
pacientes gestantes, 352, 352*f*
pacientes obesos, 351–352
uso de esteroides, 352
trauma e equipe de atendimento pré-hospitalar (APH), 556–557
trauma geriátrico
abordagem, 537–538
circulação, 537
controle de temperatura, 538
hemorragia exsanguinante, 537
respiração, 537
restrição do movimento da coluna, 537–538, 538*f*
via aérea, 537
anatomia e fisiologia do envelhecimento, 524–531, 525*f*
alterações sensoriais, 528–529, 528*q*
influência de problemas clínicos crônicos, 524–525, 525–526*t*, 525*q*
nutrição e sistema imune, 531
ouvidos, nariz e garganta, 525–526
pele, 530–531
sistema circulatório, 527–528
sistema musculoesquelético, 529–530, 530*f*
sistema nervoso, 528
sistema renal, 529
sistema respiratório, 526–527, 527*f*
avaliação, 531–537
avaliação primária, 532–533
avaliação secundária, 533–537, 536*f*
física do trauma, 531–532, 532*q*
considerações legais, 538–539
relato do abuso de idosos, 539
encaminhamento, 541
maus-tratos de idosos, 539–541
categorias de maus-tratos, 540, 540*f*
impacto da COVID-19 no abuso de idosos, 540
pontos importantes, 540–541, 541*q*
prevenção, 542
transporte prolongado, 541–542
trauma intencional, 552
trauma multissistêmico *versus* trauma único, paciente com, 187*q*
trauma multissistêmico, 38
trauma musculoesquelético
anatomia e fisiologia, 432–434, 433–434*f*
avaliação, 434–437
avaliações primária e secundária, 435–436, 436–438*t*

lesões associadas, 436, 438*t*
mecanismo de lesão, 434–435
considerações especiais, 445–450
amputações, 446–448, 447*q*, 447–448*f*, 449*q*
entorses, 450
extremidade mutilada, 446, 446*f*
paciente com trauma multissistêmico crítico, 445
síndrome compartimental, 445–446
síndrome de esmagamento, 448–450
fraturas do anel pélvico, colocação da cinta pélvica para, 457
fraturas do fêmur, tala com tração para, 454–456
lesões musculoesqueléticas específicas, 438–445
extremidade sem pulso, 439–441, 440*f*, 440*q*
hemorragia, 438–439
instability, 415–418, 415*f*, 416*q*, 417–418*f*
transporte prolongado, 450–451
trauma não intencional, 552
trauma pediátrico
abordagem, 504–509
circulação, 507–508, 508*q*
controle da dor, 508–509
hemorragia externa grave, controle da, 504
respiração, 506–507
transporte, 509
via aérea, 504–506, 505*f*, 505–506*q*
abuso infantil/negligência, 515–516, 516–517*f*
avaliação, 495–504
avaliação primária, 495*t*, 495–496, 466*f*
avaliação secundária, 503–504
circulação, 500, 501*t*, 502*q*
exposição/ambiente, 502–503
neurológico, 502, 503*t*
respiração, 498–500, 499*t*
via aérea, 496–498, 497–498*f*
fisiopatologia, 493–495
hemorragia, 493–495
hipóxia, 493
lesão do sistema nervoso central, 495
lesões específicas, 509–515
lesão cerebral traumática, 509–511, 510*q*
lesões abdominais, 512, 512*f*
lesões torácicas, 512
lesões térmicas, 513–515, 514*f*
trauma da coluna vertebral, 511–512
trauma de extremidade, 512–513
pacientes de trauma, crianças, 490–493
demografia do, 490–491
homeostase térmica, 492

padrões comuns de lesões, 491–492, 491*t*, 492*q*
problemas psicossociais, 492–493
recuperação e reabilitação, 493
trauma e o trauma pediátrico, física do, 491
prevenção de acidentes automobilísticos, 515
transporte prolongado, 516–517
trauma penetrante, 119–120, 141–151, 337, 337*q*, 416–417
dano e níveis de energia, 142–146
armas de alta energia, 143–145, 144–145*f*
armas de baixa energia, 143, 143*f*
armas de média energia, 143–145, 144–145*f*
feridas de entrada e de saída, 145–146, 146*f*
definida, 117
efeitos regionais do, 147–148
abdome, 148
cabeça, 147, 147*f*
extremidades, 148, 148*f*
tórax, 147–148
ferimentos por espingarda, 148–151
avaliação das, 151
categorias de, 149–151
física do, 141–142
fragmentação, 142, 142*f*
perfil, 141, 141*q*
rotação, 141–142, 142*f*
trauma torácico
anatomia, 376, 377*f*
avaliação, 381–383, 383*q*
fisiologia, 377–380
circulação, 379–380
ventilação, 377–379, 377–379*f*, 379*q*
fisiopatologia, 380–381
lesão contusa, 381, 381*f*
lesão penetrante, 380–381, 380–381*f*
habilidades em trauma torácico, 407–409
habilidades, 407–409
lesões específicas, avaliação e abordagem de, 383–401
asfixia traumática, 400, 401*f*
commotio cordis, 396
contusão cardíaca, 393–394, 393*f*
contusão pulmonar, 385
fraturas de arcos costais, 383–384
hemothorax, 391–393, 393*f*
pneumotórax, 385–391, 385–387*f*, 389*q*, 390*f*, 392*q*
ruptura diafragmática, 400–401, 401*f*
ruptura traqueobrônquica, 397–400, 399–400*f*
ruptura traumática da aorta, 397, 398–399*f*, 399*q*

tamponamento cardíaco, 394–396, 394–396f, 395q

transporte prolongado, 401–402

Tórax Instável, 384–385, 384f

trauma. *Veja também* trauma contuso; trauma penetrante

energia, 114–120

leis de energia e movimento, 114–116, 114f, 116f

troca de energia entre um objeto sólido e o corpo humano, 116–120, 117–120f

fase, 113–114

evento, 113

pré-evento, 113

pós-evento, 113–114

física do, 112, 304

na avaliação, 154

lesões explosivas, 151–154

física da, 151–152, 152f

interação entre ondas de explosão e o corpo, 152

lesão causada por explosões, 151

lesão por múltiplas etiologias, 154

lesões causadas por fragmentos, 152–153

lesões relacionadas a explosões, 152, 153t, 153f

prevenção do, 113q

traumatismo cranioencefálico (TCE), 288, 493, 494, 509–511, 510q

anatomia, 288–291, 289–290f

avaliação e abordagem, 304–311

avaliação primária, 305–311

avaliação secundária, 311

física do trauma, 304

consumo de álcool e, 305q

fisiologia, 291–293

dióxido de carbono e fluxo sanguíneo cerebral, 293

drenagem venosa cerebral, 293

fluxo sanguíneo cerebral, 291–293

oxigênio e fluxo sanguíneo cerebral, 293

fisiopatologia do of, 293–304

lesão cerebral primária, 293–297

lesão cerebral secundária, 297–304

treinamento em grupo, 593

triagem de pacientes, 605

triagem, 178–183, 181q, 182–183f, 182q

relacionados ao mecanismo de trauma para, 42q

Triângulo de Avaliação Pediátrica (TAP), 496, 496f, 499

tronco encefálico, 290

tríade epidemiológica, 549, 549f

tubo endotraqueal [TET], 230

tubo laríngeo (TL), 238–239, 271–273

tórax instável, 384–385, 384f

tórax, 137–139

cisalhamento lesões, 138–139

compressão lesões, 137–139, 138–139f

trauma penetrante, efeitos regionais do, 147–148

tórax, avaliação secundária, 203–204, 204f

U

UHMS. *Veja* Undersea and Hyperbaric Medical Society (UHMS)

UKFRS. *Veja* United Kingdom Fire and Rescue Services (UKFRS)

Undersea and Hyperbaric Medical Society (UHMS), 724

unidade de comando, 582

United Kingdom Fire and Rescue Services (UKFRS), 705

urticária do frio, 666

V

valor de pico de sobrepressão, 151

vapor, 613

varíola, 624–626, 625–626f, 625q

vasodilatação induzida pelo frio (VDIF), 668

vasos sanguíneos, 60–61, 61f

VD. *Veja* violência doméstica (VD)

VDIF. *Veja* vasodilatação induzida pelo frio (VDIF)

veia cava inferior, 380

veia cava superior, 380

ventiladores com pressão positiva, 256–257

impacto negativo da, 258–259, 258f

pressão positiva no final da expiração, 256

ventilação assistida-controlada, 256

ventilação mandatória intermitente, 256

ventilação assistida-controlada (A/C), 256

ventilação efetiva, 226

ventilação mandatória intermitente (VMI), 256

ventilação mecânica, ajustes iniciais, 256–257, 257q

alarme de pressão baixa, 257

alarme/alívio da pressão elevada, 257

concentração de oxigênio, 257

frequência, 256

PEEP, 256–257

volume corrente, 256

ventilação, 191–192, 192f, 377–379, 377–379f, 379q

de definição, 222

ventilação-minuto (V^o), 379

ventilações de Cheyne-Stokes, 300

vento de explosão, 151, 607q, 610

via aérea, 496–498, 497–498f, 504–506, 505f, 505–506q, 537

abertura manual, 232–234

aspiração, 233–234

manobras manuais simples, 232–233, 233f

abordagem, 190–191, 232, 789, 789f

restrição de movimento da coluna vertebral, 190–191

anatomia, 222–224, 223f

via aérea inferior, 223–224

via aérea superior, 222, 224f

avaliação, 230–232

expansão torácica, 231–232

para obstrução da via aérea, 231

posição da via aérea e do doente, 230–231

retração, 231–232

ruídos da via aérea superior, 231

dispositivo auxiliar, seleção do, 234, 234q

dispositivos auxiliares simples, 234–236, 235f

cânula nasofaríngea, 236, 236f

cânula orofaríngea, 235, 235f

fisiologia, 225–229, 225f, 226t, 227f

espaço morto, 226–228, 228f

regulação da ventilação, 226

trajeto do oxigênio, 228–229

fisiopatologia, 229–230, 230f

gerenciamento de choque, 82

intubação, melhoria da qualidade na, 259

transporte prolongado, 259–260, 260t

ventilação, 252–259

avaliação, 252–254

otimização da oxigenação, 254

otimização da ventilação, 254–255

solução de problemas, 257q

ventilação assistida, 255–259

via aérea definitiva, 239–252

intubação endotraqueal, 239–250, 239f, 239t, 241f, 242q, 243–245f, 247q, 248–249t

via aérea cirúrgica, 251–252, 251f

vias aéreas supraglóticas, 236–239, 237–238f, 237t

dispositivo i-gel, 238

máscara laríngea de intubação, 238

máscara laríngea, 238, 238f

tubo laríngeo, 238–239

vias aéreas supraglóticas, 236–239, 236f, 237t, 271

dispositivo i-gel, 238

máscara laríngea de intubação, 238

máscara laríngea via aérea, 238, 238f

tubo laríngeo via aérea, 238–239

videolaringoscópio, intubação com, 244, 244f, 281–282

vigilância, 562

violência doméstica (VD), 556

violência, 164–165

agressor ativo, 165

controle, 164–165

viscera, 424

VMI. *Veja* ventilação mandatória intermitente (VMI)

volatilidade, 613

volume corrente (V_c), 379

volume sistólico, 60

volume-minuto, 226

$V°$. *Veja* Ventilação-minuto ($V°$)

vírus da imunodeficiência humana, 176, 176*q*

vírus Ebola/febres hemorrágicas virais, 626–627

vítimas em ambiente tático (TCC, de tactical casualty care), 784

vítimas, extração e evacuação de, 792–793, 792*f*

W

WAFA. *Veja* Wilderness Advanced First Aid (WAFA)

WBGT index. *Veja* índice de temperatura global de bulbo úmido (WBGT)

WEMR. *Veja* Wilderness Emergency Medical Responder (WEMR)

WEMT. *Veja* Wilderness EMT (WEMT)

WFA. *Veja* Wilderness First Aid (WFA)

WFR. *Veja* Wilderness First Responder (WFR)

white blood cells (WBCs) *Veja* leucócitos

Wilderness Advanced First Aid (WAFA), 747

Wilderness AEMT, 747

Wilderness Emergency Medical Responder (WEMR), 747

Wilderness EMT (WEMT), 747

Wilderness First Aid (WFA), 747

Wilderness First Responder (WFR), 747

Wilderness Medical Society (WMS), 694, 695

Wilderness Paramedic, 747

Wilderness Physician Assistant (PA), 747

Wilderness Physician, 747

WMS. *Veja* Wilderness Medical Society (WMS)

X

XABCDE (hemorragia eXsanguinante, via Aérea, respiração [Breathing], Circulação, incapacidade [Disability] e Exposição/ambiente [environment]), 7, 33, 41, 41*q*, 70–74, 70*q*, 188–197, 190*f*, 192*f*, 194*q*, 195*q*, 195*f*, 196*f*, 197*q*, 466, 684, 698

XStat, 80–81, 789

Z

zona de coagulação, 462

zona de estase, 462

zona de hiperemia, 463

zona fria, 786

zona fria, zonas de controle, 603, 605

zona morna, 613, 786

zonas de controle, 605

zona quente, 603, 786

zonas de controle da cena, 169, 170–171*t*

zonas de controle, 603–605